临床药物手册

（第五版）

主编　黄　峻　黄祖瑚

上海科学技术出版社

图书在版编目(CIP)数据

临床药物手册/黄峻,黄祖瑚主编. —5 版. —上海:上海科学技术出版社,2015.1(2024.6 重印)
ISBN 978－7－5478－2324－8

Ⅰ.①临…　Ⅱ.①黄…②黄…　Ⅲ.①临床药学－手册　Ⅳ.①R97－62

中国版本图书馆 CIP 数据核字(2014)第 160204 号

临床药物手册(第五版)
主编　黄　峻　黄祖瑚

上海世纪出版(集团)有限公司
上 海 科 学 技 术 出 版 社　出版、发行
(上海市闵行区号景路159弄A座9F-10F)
邮政编码 201101　www.sstp.cn
山东韵杰文化科技有限公司印刷
开本 787×1092　1/32　印张:62.25　插页:4
字数:1 890 千字
1979 年 6 月第 1 版
2015 年 1 月第 5 版　2024 年 6 月第 27 次印刷
ISBN 978－7－5478－2324－8/R·779
定价:98.00 元

内 容 提 要

本书为《临床药物手册》的新修订版（第五版）。与第四版相比，一是增加了一些已在我国上市或即将上市的新药，二是对原有部分药物的应用做了更新和补充，三是增加或改变了某些老药使用的适应证和方法。这样的改变依据的是国内外相关的临床指南，也来自近几年临床研究获得的证据。

本书收载临床各科常用的药物约 2 000 种。每种药物均列出其通用名、商品名或别名，便于查阅；依分类、指征和剂量、制剂、药动学、作用机制、禁忌证、相互作用、不良反应、注意事项、患者用药指导等项目加以阐述，使读者可以用最短的时间，了解每种药物必需的基本和重要信息。

本书编写的特点是：① 列出了每种药物的妊娠分类，有助于指导育龄和妊娠妇女的用药；② 不仅叙述了药物主要的不良反应，也列出了与其他药物、食物及其他因素之间可能发生的相互作用，有利于安全用药；③ 既阐述了医师用药的注意事项，又有患者用药指导，旨在促进医患双方的互动与配合，提高药物疗效和安全性。

本书附有中英文药名索引和 9 个附录。附录的内容包括了小儿用药特点、老年人合理用药、SARS 和艾滋病治疗、麻醉药和精神药品有关规定等，可供读者查阅。

编 写 人 员

主　　编

黄　峻　　黄祖瑚

编　　委

黄祖瑚	束永前	刘晓华	屠聿修	丁新生
黄　峻	孔祥清	殷凯生	李建勇	王笑云
刘　超	吴文溪	陈吉庆	王德航	常国钧
苗　毅	傅诚章	王淑玉	袁志兰	乔宗海
毕志刚	王　林			

其他编写者（以姓氏拼音为序）

陈丽梅	陈思梦	陈晓星	程　虹	程蕴琳
丁海霞	董海蓉	段　宇	葛　峥	桂　鸣
贺丹军	胡　刚	胡建明	贾雪梅	贾　悦
蒋龙凤	李　军	李　琳	李晓波	李新立
历申儿	刘桂良	刘　佳	刘连科	刘玲珍
刘　宁	刘希胜	卢凯华	陆　蓉	骆　丹
牛　琦	乔明哲	单其俊	邵志高	沈友轩
施海斌	宋春杰	孙蔚凌	唐　伟	田向阳
万小健	王宁宁	王　蔚	王一芳	吴　晋
吴　婷	吴友农	吴玉琴	武晓泓	邢昌赢
邢树忠	徐顺福	徐　卫	杨志健	姚蓓蓓
殷咏梅	印卫兵	尤志学	于　焱	俞同福
俞婉珍	俞香宝	张馥敏	张劲松	张　莉
张　廉	张缪佳	赵卫红	赵英明	周　艳
朱　宏				

前言

第五版《临床药物手册》的出版让我们感到十分欣慰。

第四版《临床药物手册》的出版发行迄今已有 9 年。这一时间段，在高速发展的临床医学和临床药学领域已足以累积一系列的新进展和新成果，临床研究和临床实践足以对既往应用的药物做出进一步的分析和评价；这一时间段，也足以让我们能够全面、客观地重新审视全书，评估其利弊得失，从而形成修订本书的计划和方案。

本书的修订仍秉持上一版工作中提出的基本要求，即适应医学模式转变的趋势，体现以人为本、患者至上的精神；贴近医疗工作的需要，重在安全用药、合理用药；使其成为临床工作中检索用药资料和信息的基本工具，成为临床医师合理用药的基本指南。

本书作为临床医师案边的工具书，应具备相应的功能：一书在手，能够方便地检索到所需要的相关信息，这些信息应该是具体明确又简洁清晰的，应该是经过更新和得到公认的，应该能够为临床决策和选择提供充分的依据。随着我国医疗体制的改革，一大批全科医师和社区医师涌现出来，越来越多地承担了大量的基层医疗工作，逐渐成为医疗卫生领域的生力军，并正朝向主力军方向迈进，他们也将是本书主要的读者群体。与在大医院工作的医师不同，他们每天要面对的疾病更为广泛，几乎覆盖内外妇儿各个领域，他们需要在更短的时间里做出清楚和明确的应对，他们需要的药理学知识应更加丰富，更有广度和深度。满足和适应他们的需求，同样是本书的重要任务。本书新版的修订工作正是朝着这个方向而努力的。

第五版的修订主要涉及以下内容。一是增加了一些新的药物和类别，这些药物均已在我国上市或即将上市，体现了该领域的进步和发展,使我们开阔了视野,也展示了未来的前进方向。二是对原有部分药物的介绍做了更新和补充,涉及药物应用方面如剂量、疗程,药物的不良反应及药物之间的相互作用,这种修改来自实践、观察和经验,有利于更好地使用这些已有长期历史的传统药物。三是增加或改变了某些老药的使用,涉及在一些新状况下的新的适应证和新的应用方法。这样的变化主要来自临床研究尤其是大样本随机对照研究获得的新证据,来自一些临床实用指南的新推荐。四是调整了某些药物的编排和归类,例如将高血压药物单列出来。在第四版中这类药物分散在其他各类药物中。高血压是常见的疾病,这就让关注高血压的医师们感到方便。总之,本书的修订体现了循证医学的发展,体现了临床工作与时俱进的理念,也体现了方便读者和临床医师的基本原则。

近百名临床医学和药学专家参加了本书的编写工作,其中绝大多数也参与了第四版的编写。他们都活跃在各自的专业领域,承担着繁重的医疗、教学和科研任务,既有丰富的实践经验,又有厚实的理论知识。长期临床工作的砥砺,使他们对各种药物特性和用法了然于胸。本书也是他们学识、智慧、经验和辛勤工作的成果与结晶,由衷地感谢他们为本书所做的贡献。

本书初版的主编、我国著名的传染病学专家陈钟英教授已于2011年逝世,享年92岁。她留给我们的不只是学术著作和创新思维,还有丰富的精神财富。无论是做人、做事、做学问,还是她的医德和医术,皆不愧为世人楷模。一代宗师驾鹤而去,除了深深的悲痛,我们更要加倍地努力编好《临床药物手册》,为医疗事业多做贡献。

黄 峻 黄祖瑚

南京医科大学第一附属医院

2014年10月

药物分类索引

（本索引中的页码为目录的页码）

目　录

第一章　抗微生物药

抗微生物药是指用以治疗由病毒、衣原体、支原体、立克次体、细菌、螺旋体及真菌所致感染的各种药物。抗寄生虫药一般不包括在内。抗微生物药这一名称比通常使用的“抗菌药物”和“抗生素”的名称更为准确，但后两者目前仍可沿用。

抗微生物药对微生物具有不同程度的选择性毒力作用，因此能杀灭或抑制致病微生物的生长而不影响人体的组织细胞。自 20 世纪 40 年代青霉素问世以后，抗微生物药层出不穷，已成为临床控制严重感染不可缺少的一类药物，使很多危重患者得到成功的救治。另一方面，抗微生物药的滥用又造成了严重后果，一是临床耐药菌株不断增加，二是由于人体正常菌群受到破坏，可以导致二重感染。“道高一尺，魔高一丈”，新的抗微生物药的研制和应用很难抗衡滥用抗微生物药所带来的危害。面对这一严峻形势，必须正确合理地使用抗微生物药。

抗微生物药不是退热剂，更不是万灵药。抗微生物药也不是越新、越贵就越好。抗微生物药的临床疗效是药物、机体和病原体三者之间相互影响、相互作用的结果。该不该使用抗微生物药？选择哪种或哪几种抗微生物药？如何使用这些抗微生物药？这是临床医生每天都要思考和回答的问题。实践证明，临床医生只有对病情（即患者的诊断）、体情（即患者的特殊生理及病理状态）、菌情（即致病微生物的特点）和药情（即所用抗微生物药的特性）了然于胸，才能正确合理地应用抗微生物药，使其最大限度地发挥治疗作用。

一、抗 生 素

(一) 青 霉 素 类

1. 青 霉 素

青霉素 Benzylpenicillin

【商品名或别名】 青霉素 G, Penicillin G, Cristicillin, Tardocillin, Bicillin

【分类】 化学：β-内酰胺类。治疗学：抗菌药物。妊娠分类：B。

【指征和剂量】 本类青霉素抗菌谱主要包括：链球菌、肺炎球菌、葡萄球菌(敏感株)、脑膜炎球菌、淋球菌(敏感株)、螺旋体(包括梅毒、回归热、钩端螺旋体)、革兰阳性杆菌(白喉、炭疽杆菌)及厌氧球菌。革兰阴性杆菌、结核分枝杆菌、真菌、立克次体及病毒均对本品耐药。临床适用于敏感菌所致的各种感染,特别在感染急性期足量应用,效果显著。

青霉素钾(钠)注射剂：一般感染,常用肌注,成人 80 万～240 万 U/d,分 2～3 次;重症感染,常用静滴,成人 1 000 万～2 000 万 U/d,分 3～4 次;儿童 5 万～25 万 U/(kg·d),分 3～4 次肌注或静滴。

普鲁卡因青霉素注射剂：成人 40 万～80 万 U,深部肌注,qd 或 bid。对普鲁卡因过敏者忌用。

苄星青霉素(长效青霉素、长效西林)注射剂：适用于长期使用青霉素者。成人 60 万～120 万 U,儿童 30 万～60 万 U,肌注,每月 1～2 次。

【制剂】 青霉素钾(钠)注射剂：每瓶 20 万 U,40 万 U,80 万 U,100 万 U。稀释后供肌注或静滴。

普鲁卡因青霉素注射剂：每瓶含普鲁卡因青霉素 30 万 U 及青霉素钾(钠)盐 10 万 U,或普鲁卡因青霉素 60 万 U 及青霉素钾(钠)盐 20 万 U。临用时以注射用水配制成混悬液。

苄星青霉素注射剂：每瓶 60 万 U,120 万 U,300 万 U。一次性肌注 60 万 U,可使血中有效浓度维持半个月,注射 120 万 U,可维持 1 个月左右。

【药动学】 本品的部分药动学参数如下。

药品	给药途径	达峰时间	$t_{1/2}\beta$(h)	尿排泄率(%)
青霉素	肌注	0.5 h	0～6	75～90
青霉素	静注	5～10 min	0～6	75～90
普鲁卡因青霉素	肌注	2 h	0～6	
苄星青霉素	肌注	不详	不详	

本品在药代药效动力学分类上属于非浓度依赖性(即时间依赖性)抗生素,t(time)＞MIC是其与临床治疗结果相关性最佳的参数。

青霉素吸收后迅速分布至各组织中,以肾、肺、横纹肌和脾中的含量较高。本品也易进入浆膜腔、关节腔、胆汁及胎儿循环。中枢神经系统、骨骼、母乳、唾液及脓肿中的含量皆低。

本品注射后53%～85%自尿排出,一部分经胆管而入肠道,随粪便排出体外。肾衰竭的患者半衰期延长不多,临床应用可不受限制。

【作用机制】 本品从青霉菌(*Penicillinum notatum*)等的分泌物中分离而得。主要作用于细菌细胞壁黏肽合成的第三步,阻止黏肽链的交叉连接,使细菌无法形成坚韧的细胞壁,渐呈丝状体和球形体,继而发生变形萎缩,最终溶解死亡。由于本品在细菌繁殖期显示其杀菌作用,故称繁殖期杀菌剂。

【禁忌证】 对青霉素过敏者禁用。对普鲁卡因过敏者禁用普鲁卡因青霉素。

【相互作用】 青霉素与丙磺舒、保泰松、阿司匹林、吲哚美辛、磺胺药等联用,因肾小管排泄过程中的竞争抑制作用,可使青霉素的血药浓度提高;青霉素静脉输入时若加入红霉素、四环素、两性霉素B、血管活性药(间羟胺、去甲肾上腺素等)、苯妥英、氯丙嗪、异丙嗪、B族维生素及维生素C等,将出现浑浊;在同一容器内青霉素与能量合剂、碳酸氢钠、氨茶碱、肝素、谷氨酸及精氨酸有配伍禁忌(抗菌活性减低或出现浑浊)。

【不良反应】 ① 本品易发生变态反应,特别是过敏性休克(最危重者可发生在做皮肤试验的当时,极少数可发生在连续用药过程中,后者称迟发性过敏性休克),如不及时抢救,可危及生命,故用药前、中、后都要加强观察,以免发生意外。② 老年人及肾功能减退者全身大剂量应用本品时易出现青霉素脑病,表现为腱反射亢进、肌肉痉挛、抽搐,甚至昏迷。③ 本品治疗梅毒、钩端螺旋体病、雅司病、鼠咬热及炭疽时,可能出现症状加剧现象,称为赫氏反应,一般发生于青霉素开始治疗后 6～8 h,多在 12～24 h 内消失。肾上腺皮质激素可以使赫氏反应减轻。④ 大剂量青霉素(4 000 万 U/d 或尿毒症患者 1 000 万 U/d)可影响血小板功能,干扰凝血因子Ⅰ转变为纤维蛋白以及增加抗凝血酶Ⅲ活性,由此导致凝血障碍。⑤ 臀部肌注青霉素有发生坐骨神经损伤的可能性,肌注普鲁卡因青霉素或苄星青霉素在个别患者可出现截瘫。

【注意事项】 ① 应用前必须询问有无过敏性疾病史,以往用青霉素后有无皮疹、发热等变态反应,用药前务必先做青霉素皮试。② 本品稀释后应立即使用,因为久置可使效价降低,并促使其致敏衍生物“青霉烯酸”等的形成。③ 青霉素钾盐每 100 万 U 含钾离子约 65 mg,青霉素钠盐每 100 万 U 含钠离子约 40 mg,应用大剂量时应注意 K^+、Na^+ 对患者的影响。青霉素钾盐不可静推。

【患者用药指导】 门诊患者尤其是初次用药后,可休息 15～30 min 再离开,以便于医务人员观察。除偶有不同程度的过敏发生外,本品是一安全性较高的药物,因此患者用药时应消除紧张情绪。

2. 苯氧青霉素

青霉素 V Phenoxymethylpenicillin

【商品名或别名】 青霉素 V 钾,美格西,通益

【分类】 化学:β-内酰胺类。治疗学:抗菌药物。妊娠分类:B。

【指征和剂量】 抗菌谱与青霉素相似,抗菌活性比青霉素略差。适用于治疗 A 组溶血性链球菌所致的扁桃体炎、猩红热、丹毒等和肺炎链球菌所致的肺炎、鼻窦炎、中耳炎等;可预防风湿热复发,亦可预防牙齿、口腔、颌部及上呼吸道手术后的心内膜炎。因本品抗菌作用弱于青霉素,故不宜用于严重感染。

剂量以青霉素 V 钾片剂为例,成人及 12 岁以上儿童,溶血性链球菌引起的上呼吸道感染,包括猩红热和丹毒,125～250 mg,q6～8 h,口服,连用 5～10 d;肺炎链球菌引起的呼吸道感染,250～500 mg,q6 h,口服;预防风湿热复发,250 mg,bid,口服;预防手术后的心内膜炎,于手术前 1 h 口服 2 g,术后 1 g,q6 h,口服,疗程 2 d。

【制剂】 青霉素 V 钾:片剂,每片 125 mg,250 mg,500 mg。美格西:片剂,每片 60 万 U,100 万 U。通益:片剂,每片 1 MU。

【药动学】 耐酸，口服后吸收良好，血药浓度较高，但较肌注同剂量青霉素的浓度为低。口服青霉素 V 0.5 g 后，血药峰浓度为 3～5 mg/L，达峰时间约 1 h。本品在肾脏和尿液中浓度最高。主要经肾脏排泄。

【作用机制】 同青霉素。

【禁忌证】 青霉素过敏者禁用。

【相互作用】 同青霉素。

【不良反应】 变态反应：荨麻疹，罕见过敏性休克；消化道反应：轻度恶心、呕吐、食欲缺乏、上腹不适。偶有谷丙转氨酶（又称丙氨酸转氨酶，ALT）、谷草转氨酶（又称天冬氨酸转氨酶，AST）增高，嗜酸粒细胞增多。

【注意事项】 使用前可免做青霉素皮试，但有过敏性疾病及支气管哮喘患者应慎用。

【患者用药指导】 不要与酸性果汁或饮料同服，这类饮品可加快青霉素的分解。饭后服药比空腹时服药吸收更好。

3. 耐酶青霉素

苯唑西林 Oxacillin，**氯唑西林** Cloxacillin，**双氯西林** Dicloxacillin，**氟氯西林** Flucloxacillin

【商品名或别名】 苯唑青霉素，新青Ⅱ，邻氯青霉素，双氯青霉素，奥佛林

【分类】 化学：β-内酰胺类。治疗学：抗菌药物。妊娠分类：B。

【指征和剂量】 本类青霉素的特点是耐青霉素酶，对不产青霉素酶的许多细菌，其抗菌活性不及青霉素。因此，应限于治疗产青霉素酶的金黄色葡萄球菌和凝固酶阴性葡萄球菌感染，包括败血症、心内膜炎、肺炎等严重感染，也可作为术后预防葡萄球菌感染用。耐甲氧西林葡萄球菌也对本类药物耐药，所以不用于耐甲氧西林葡萄球菌感染。

苯唑西林和氯唑西林的剂量为 0.5～1 g，qid；儿童 50～100 mg/(kg·d)。双氯西林和氟氯西林的剂量为 2～3 g/d。口服制剂宜空腹给药，肌内或静脉给药的剂量与口服剂量相同。静脉给药时可将药物溶于 10～20 ml 生理盐水内徐缓静注，或溶于 100～200 ml 生理盐水内快速静滴。严重患者静脉给药的剂量可加大至 200 mg/(kg·d)。

【制剂】 双氯西林仅有口服制剂，其余三者皆有口服和注射制剂。苯唑西林：注射剂，每瓶 0.5 g，1.0 g；胶囊：每粒 0.25 g。氯唑西林：注射剂，

每瓶 0.5 g;胶囊,每粒 0.25 g。双氯西林:胶囊,每粒 0.25 g。氟氯西林:注射剂,每瓶 0.25 g,0.5 g,1.0 g;胶囊:每粒 0.25 g。

【药动学】 本品的部分药动学参数如下。

药　　品	给药途径(剂量)	达峰时间(h)	血药峰浓度(mg/L)	尿排泄率(%)
苯唑西林	口服(1 g)	0.5～1	11.7	25
苯唑西林	肌注(0.5 g)		16.7	34
氯唑西林	口服(0.5 g)		9.1	40～50
氯唑西林	肌注(0.5 g)		18	
双氯西林	口服(0.5 g)	1	23.8	50～60
氟氯西林	口服(0.5 g)		23.8	50～60
氟氯西林	肌注(0.5 g)		47	

苯唑西林在肝、肾、脾、胸腔积液和关节液中均可达治疗浓度,腹水中浓度较低,痰中含量更低。氯唑西林和双氯西林均可渗入急性骨髓炎的骨组织、脓液和关节腔积液中。氯唑西林和苯唑西林皆能透过胎盘进入胎儿体内,后者还可分泌至母乳中。本类青霉素难以透过正常的血脑屏障。本类青霉素主要通过肾脏排泄。

【作用机制】 大致同青霉素。其特点是耐酸耐酶,因此对产生青霉素酶的金黄色葡萄球菌等细菌的抗菌作用增强。但对 A 组溶血性链球菌、肺炎球菌、草绿色链球菌、表皮葡萄球菌等的作用稍逊于青霉素。

【禁忌证】 对青霉素过敏者禁用。

【相互作用】 同青霉素。

【不良反应】 较少见。变态反应:耐酶青霉素之间及与青霉素之间存在交叉过敏;消化道反应:大剂量口服后可出现胃肠道不适;大剂量静滴时偶可引起抽搐;个别患者用药后血清 ALT、AST 增高,或中性粒细胞减少。

【注意事项】 ① 不应用于青霉素敏感细菌所致各种感染。② 用药前必须做青霉素皮试。③ 轻至中度肾功能减退时,其血浆半衰期延长不显著,仍可采用常规剂量。肾功能严重减退时,剂量应适当减少。

【患者用药指导】 食物显著影响本类青霉素在胃肠道的吸收,空腹服药的血药峰浓度可为进食后服药者的 2～4 倍,故宜在餐前 1 h 或餐后 2 h 空腹服药。

4. 广谱青霉素

氨苄西林 Ampicillin

【商品名或别名】 氨苄西林钠,伊西德,安必仙

【分类】 化学：氨基类广谱青霉素。治疗学：抗菌药物。妊娠分类：B。

【指征和剂量】 本品对A组和B组溶血性链球菌、肺炎球菌及对青霉素敏感的金黄色葡萄球菌有较强的抗菌活性,但其作用比青霉素略差;对革兰阴性杆菌如沙门菌、流感嗜血杆菌、百日咳杆菌、布氏杆菌,以及草绿色链球菌和肠球菌的作用则强于青霉素。适用于敏感的革兰阴性杆菌和肠球菌引起的呼吸道、胆道、尿路感染及脑膜炎、菌血症等。

口服：成人,2～4 g/d,分2～4次服。肌注或静滴：成人,3～6 g/d,分2～4次注射;儿童,50～100 mg/(kg·d),分2～4次注射。

【制剂】 注射剂：每瓶0.25 g,0.5 g,1.0 g。片剂：每片0.125 g,0.25 g。胶囊：每粒0.25 g。

【药动学】 空腹口服后2 h,肌注后0.5～1 h,静滴后15 min,分别达血药浓度峰值。口服1.0 g,肌注或静滴0.5 g,血药浓度峰值为7～14 μg/ml。

本品在体内分布广泛,肝、肾组织中浓度最高,心、肺、肌肉及脾脏中次之,脑组织中浓度最低(但在脑膜炎时局部可达有效浓度)。胆汁中浓度可达血药浓度的4～10倍。口服和肌注后24 h内分别有20%和70%以上的给药量自尿中排出。

【作用机制】 为一广谱半合成抗生素,对革兰阴性杆菌(铜绿假单胞菌和肺炎克雷伯菌除外)有较好的杀灭作用,对链球菌、脑膜炎球菌亦有一定的作用。对青霉素耐药菌株无效。

【禁忌证】 对青霉素过敏者禁用。

【相互作用】 与氨基糖苷类抗生素或碱性溶液置于同一容器内,可致本品失效;丙磺舒可延缓本品的排泄,使其血药浓度升高;本品可加快雌激素代谢,影响口服避孕药的效果。

【不良反应】 ① 变态反应：以荨麻疹和斑丘疹多见,发生率高达10%～20%,可在用药期间或停药后出现,尤易发生于传染性单核细胞增多症、淋巴细胞性白血病和淋巴瘤患者。② 消化道反应：见于大剂量口服者,表现为恶心、呕吐及稀便、腹泻等。③ 肌注局部疼痛。④ 少数患者可发生

ALT、AST升高,或中性粒细胞、血小板减少。

【注意事项】 ① 用药前必须先做皮试。② 本品对神经组织有一定的刺激性,应避免鞘内注射。③ 肌注部位宜深,速度宜慢。④ 用药过程中如出现皮疹,应严密观察,对症处理,皮疹严重者应及时停药。

【患者用药指导】 因进食会影响本品的吸收,故口服用药宜在饭前30～60 min时;用药后如出现皮疹等变态反应,应及时告知医护人员。

氨苄西林/舒巴坦 Ampicillin/Sulbactam

【商品名或别名】 优立新,舒他西林,舒氨新,Unasyn

【分类】 化学：β-内酰胺类/β-内酰胺酶抑制剂。治疗学：抗菌药物。妊娠分类：B。

【指征和剂量】 抗菌谱包括：革兰阳性菌如金黄色葡萄球菌和表皮葡萄球菌(含耐青霉素菌株和一些耐甲氧西林菌株)、肺炎链球菌、粪链球菌,革兰阴性菌如流感嗜血杆菌(含产β-内酰胺酶的菌株)、卡他布兰汉菌、大肠杆菌、克雷伯菌属、肠杆菌属和淋病奈瑟菌,以及厌氧菌如脆弱拟杆菌等。适用于呼吸道、泌尿系统、皮肤及软组织感染,腹膜炎、胆囊炎、子宫内膜炎、盆腔蜂窝织炎,细菌性脓毒血症,骨关节感染和淋球菌感染。

口服：成人,375～750 mg,bid；儿童,50 mg/(kg·d),分2次服用。肌注或静注：成人,4～6 g/d,分2～4次注射,舒巴坦最大剂量为4 g/d;儿童,150 mg/(kg·d),分3～4次注射。

【制剂】 片剂：每片375 mg。注射剂：每瓶750 mg,含氨苄西林500 mg,舒巴坦250 mg。

【药动学】 本品口服吸收后水解成舒巴坦和氨苄西林,生物利用度是同等剂量静脉给药生物利用度的80%。舒巴坦和氨苄西林的消除半衰期分别为0.75 h和1 h,50%～75%的两种成分随尿液以原型排出。

【作用机制】 舒巴坦是β-内酰胺酶不可逆的抑制剂,舒巴坦与氨苄西林按一定比例组成的复合制剂,有效克服了氨苄西林易被β-内酰胺酶水解而对产酶细菌无效的缺点,使氨苄西林能够充分发挥广谱抗生素的作用。

【禁忌证】 对青霉素类药物过敏者禁用。

【相互作用】 接受别嘌醇治疗的患者不宜应用本品。

【不良反应】 ① 变态反应：皮疹或皮肤瘙痒。② 消化道反应：恶心、呕吐、腹痛、稀便、轻至中度腹泻。③ 注射局部疼痛。④ 偶有一过性贫血、血小板减少、嗜酸粒细胞增多或中性粒细胞减少。

【注意事项】 ① 长期用药者应定期检查肝、肾功能和造血系统情况。② 肾功能损害严重(肌酐清除率<30 ml/min)者应减量使用。③ 如发生真菌等二重感染,应立即停药。

【患者用药指导】 饭后服用不影响药物吸收,故口服用药者不必空腹服药。

阿莫西林 Amoxycillin

【商品名或别名】 羟氨苄青霉素,阿莫仙,弗莱莫星,Amoxil

【分类】 化学:β-内酰胺类。治疗学:抗菌药物。妊娠分类:B。

【指征和剂量】 抗菌活性与氨苄西林相似,但对肺炎球菌和变形杆菌的作用比后者强。适用于对本品敏感的革兰阴性杆菌和肠球菌引起的泌尿系统、胆道、呼吸道和其他各种轻至中度感染。

口服:成人,1~2 g/d;儿童,40~50 mg/(kg·d),分3~4次服。可溶片:成人及10岁以上儿童,500~750 mg,bid;或375~500 mg,tid。急性无并发症的淋球菌感染,男性单剂量服用3 g,女性剂量相同,但需重复多次,每次服药时建议同时加用丙磺舒1 g。肌注或静滴:成人1~4 g/d,儿童50~100 mg/(kg·d),分4次注射。

【制剂】 胶囊:每粒125 mg,250 mg,500 mg。片剂:每片125 mg,250 mg。可溶片:每片125 mg,250 mg,500 mg。注射剂:每瓶250 mg,500 mg。

【药动学】 本品对酸稳定,口服吸收率达90%,1~2 h后达到血药浓度峰值。吸收后迅速分布至组织器官及体液中,在痰、黏膜、肺、胆、骨骼组织和房水中可达治疗浓度。不易通过正常人的血脑屏障,脑膜炎时在脑组织中可达血药浓度的20%。肾功能正常成人本品血药半衰期为1~1.5 h,肝功能损害者血药半衰期无影响,肾功能损害者(肌酐清除率≤15 ml/min)血药半衰期延长为8.5 h。服药后6 h给药量的58%~68%由尿中排出。

【作用机制】 与氨苄西林相似。

【禁忌证】 对青霉素过敏者禁用。肾功能不全者慎用。

【相互作用】【不良反应】 同氨苄西林。

【患者用药指导】 食物不影响药物吸收,故口服用药者不必空腹服药。

阿莫西林/克拉维酸 Amoxycillin/Clavulanic Acid，**阿莫西林/舒巴坦** Amoxycillin/Sulbactam

【商品名或别名】 力百汀，安灭菌，阿莫克拉，泰巴猛，Augmentin

【分类】 化学：β-内酰胺类/β-内酰胺酶抑制剂。治疗学：抗菌药物。妊娠分类：B。

【指征和剂量】 抗菌谱包括：革兰阳性菌如耐药金黄色葡萄球菌、表皮葡萄球菌、溶血性链球菌、草绿色链球菌、梭状芽孢杆菌、产气荚膜杆菌及粪肠球菌，革兰阴性菌如淋球菌、流感嗜血杆菌、肺炎杆菌、卡他莫拉菌、奇异变形杆菌及脆弱拟杆菌。适用于敏感细菌引起的呼吸道、泌尿系统、皮肤及软组织感染，淋病，外科及妇产科感染。

阿莫西林/克拉维酸：口服片剂，成人及12岁以上儿童，1～2片(375～750 mg)，tid或qid；静注，成人及12岁以上儿童，1.2 g，q6～8 h。

阿莫西林/舒巴坦：口服片剂，成人及12岁以上儿童，0.5～1 g，tid；静注，成人及12岁以上儿童，1.5 g，q8 h。

【制剂】 阿莫西林/克拉维酸：片剂，每片312.5 mg(含阿莫西林250 mg，克拉维酸62.5 mg)，375 mg(含阿莫西林250 mg，克拉维酸125 mg)，625 mg(含阿莫西林500 mg，克拉维酸125 mg)。注射剂，每瓶600 mg(含阿莫西林500 mg，克拉维酸100 mg)，1 200 mg(含阿莫西林1 000 mg，克拉维酸200 mg)。

阿莫西林/舒巴坦：片剂，每片500 mg(含阿莫西林和舒巴坦各250 mg)，1 000 mg(含阿莫西林和舒巴坦各500 mg)。注射剂，每瓶750 mg(含阿莫西林500 mg和舒巴坦250 mg)，1 500 mg(含阿莫西林1 g和舒巴坦500 mg)。

【药动学】 克拉维酸的药动学特性与阿莫西林和替卡西林相似。舒巴坦的药动学特性则与阿莫西林和氨苄西林相似。在人体内，阿莫西林和克拉维酸、阿莫西林和舒巴坦在药动学方面彼此无影响。吸收后在腹腔渗出液、滑囊液、骨组织、女性盆腔组织中均可达到有效抗菌浓度，但难以透过血脑屏障。

【作用机制】 克拉维酸和舒巴坦都是不可逆性β-内酰胺酶抑制剂，分别与阿莫西林组成复合制剂后两种成分产生协同作用，使阿莫西林不为β-内酰胺酶所破坏，从而扩大抗菌谱，并增强其抗菌活性。

【禁忌证】 对青霉素过敏者、孕妇及哺乳期妇女禁用。

【相互作用】 同阿莫西林。

【不良反应】 基本同阿莫西林。偶有注射部位静脉炎、剥脱性皮炎、过敏性休克及血管神经性水肿的病例报道，罕见多形红斑及Stevens-Johnson综合征。

【注意事项】 ① 本品不宜肌注。② 本品在体外不可与血液制品、含蛋白质的液体及静脉用脂质乳化液混合。③ 严重肝肾功能不全患者应慎用。④ 出现过量中毒时，可采用血液透析清除本品。

哌拉西林 Piperacillin

【商品名或别名】 氧哌嗪青霉素

【分类】 化学：酰脲类广谱青霉素。治疗学：抗菌药物。妊娠分类：B。

【指征和剂量】 抗菌谱包括：大肠杆菌、奇异变形杆菌、普通变形杆菌、沙雷菌、克雷伯菌、肠杆菌属（含产气肠杆菌和阴沟肠杆菌）、枸橼酸杆菌、铜绿假单胞菌和其他假单胞菌、不动杆菌、淋球菌、溶血性链球菌、草绿色链球菌、拟杆菌、某些梭状杆菌、消化链球菌及韦荣球菌属。适用于由敏感菌引起的泌尿系统、胆道、呼吸道、腹腔、盆腔感染，以及创伤及手术后感染等病症。

静滴、静注或肌注：成人 4～8 g/d，分 3～4 次给药，必要时可增加至 20 g/d；儿童 80～200 mg/(kg·d)，分 2～4 次给药。

【制剂】 注射剂：每瓶 0.5 g，1.0 g。

【药动学】 本品注射后吸收完全，生物利用度为 71%，血浆消除半衰期为 0.7～1.2 h。吸收后在体内广泛分布，肠黏膜、肺、肾、胆囊和胆汁中均有较高浓度。本品在体内不经过生物转化，69%的药物以原型经肾脏快速排泄。当肌酐清除率低于 20 ml/min 时，本品的半衰期是肾功能正常者的 2 倍。肝功能受损患者的药物半衰期虽稍有延长，但不必调整药物剂量。

【作用机制】 同青霉素。

【禁忌证】 对青霉素过敏者禁用。

【相互作用】 本品与非极化肌松剂同时应用时，可延长后者的神经阻滞作用；与妥布霉素等氨基糖苷类药物联合应用时，可使后者不同程度失活。

【不良反应】 ① 变态反应：可引起皮疹、皮肤瘙痒、支气管痉挛、肌痛和关节痛等。② 消化道反应：如口干、恶心、呕吐、腹泻等。③ 注射局部疼痛。

【注意事项】 ① 本品肌注时，每 1 g 以 0.25%～0.5%利多卡因注射液 3 ml 稀释，可减轻注射部位疼痛。② 静注速度不宜过快，静滴速度不宜过慢。③ 本品一般不用于 12 岁以下儿童。④ 与大剂量的肝素、口服抗凝剂等药物同时应用期间，应经常检测各项凝血指标。

【患者用药指导】 孕妇慎用，但哺乳期妇女可以应用。

哌拉西林/他唑巴坦 Piperacillin/Tazobactam，**哌拉西林/舒巴坦** Piperacillin/Sulbactam

【商品名或别名】 特治星，联邦他唑仙，邦达，特灭，Tazocin

【分类】 化学：β-内酰胺类/β-内酰胺酶抑制剂。治疗学：抗菌药物。妊娠分类：B。

【指征和剂量】 抗菌谱包括对哌拉西林耐药的大肠杆菌、肺炎克雷伯菌、奇异变形杆菌、不动杆菌，以及沙雷菌、铜绿假单胞菌和脆弱拟杆菌等。适用于敏感细菌所致全身和局部感染，如下呼吸道、泌尿系统、皮肤及软组织感染，妇科感染，腹腔内感染，骨与关节感染，细菌性败血症，粒细胞缺乏患者的感染，以及多种细菌的混合感染，或怀疑存在需氧菌与厌氧菌混合感染的经验治疗。

哌拉西林/他唑巴坦：静滴、静注或肌注，成人及 12 岁以上儿童，4.5 g，q8 h。

哌拉西林/舒巴坦：静滴、静注或肌注，成人及 12 岁以上儿童，3～12 g/d(轻症感染 3～6 g/d，严重感染 6～12 g/d)，分 4 次给药。

【制剂】 哌拉西林/他唑巴坦：注射剂，每瓶 1.125 g，2.25 g，4.5 g(含哌拉西林 4 g，他唑巴坦 0.5 g)。

哌拉西林/舒巴坦：注射剂，每瓶 1.5 g(含哌拉西林 1 g，舒巴坦0.5 g)。

【药动学】 哌拉西林和他唑巴坦的药动学特点相似，注射后两种药物的生物利用度分别达 70%～80%，吸收后在体内广泛分布，其血浆清除半衰期为 0.7～1.2 h，主要经肾脏排泄。当患者的肌酐清除率低于 20 ml/min 时，哌拉西林和他唑巴坦的半衰期分别比正常人延长 2 倍、4 倍。

【作用机制】 舒巴坦是一种竞争性、不可逆性的 β-内酰胺酶抑制剂，能抑制多种细菌产生的 β-内酰胺酶。他唑巴坦是舒巴坦的衍生物，也是不可逆性β-内酰胺酶抑制剂。与克拉维酸和舒巴坦比较，他唑巴坦对于质粒介导的和染色体介导的β-内酰胺酶的结合能力更强，因此对革兰阴性产酶细菌更有效。哌拉西林是青霉素类药物中抗菌谱最广的一个品种，但因不耐β-内酰胺酶而使其抗菌效果大为削弱。他唑巴坦和舒巴坦与哌拉西林组合成的复方制剂，比哌拉西林的抗菌谱广，抗菌活性也明显增强。

【禁忌证】 对青霉素、他唑巴坦和舒巴坦过敏者禁用。孕妇及哺乳期妇女慎用。

【相互作用】 同哌拉西林。

【不良反应】 除见于哌拉西林的常见不良反应外，还有以下几种：① 精神神经系统反应，如轻中度及短暂的头痛、头晕、失眠、烦躁不安，偶有精神错乱、幻觉、抑郁、震颤等。② 偶有心血管系统反应，如心动过速或过缓，以及其他各种心律失常。③ 泌尿系统反应，如尿潴留、排尿困难、尿失禁等。④ 实验室检查异常，可有直接 Coombs 试验阳性、凝血酶原时间延长、血清 ALT 升高等。

【注意事项】 ① 用药期间定期检查肝肾功能和出凝血指标。② 发现用药后有出血倾向或出血，应立即停药并进行对症处理。③ 长期用药易导致二重感染。④ 本品不推荐用于 12 岁以下儿童。

【患者用药指导】 应用本品后如用铜还原法检测尿糖可产生假阳性结果；用药期间如发生严重腹泻，应立即告知医务人员，以便及时分析处理。

替卡西林 Ticarcillin

【商品名或别名】 羧噻吩青霉素

【分类】 化学：羧基类广谱青霉素。治疗学：抗菌药物。妊娠分类：B。

【指征和剂量】 抗菌谱与哌拉西林相似，但抗菌作用较强，主要包括革兰阴性菌和某些厌氧菌。本品不耐青霉素酶。需较高浓度才能抑制铜绿假单胞菌。主要适用于大肠杆菌、吲哚阴性和阳性变形杆菌以及铜绿假单胞菌等引起的菌血症，急性上呼吸道、皮肤软组织感染，以及敏感细菌引起的尿路感染。

肌注：成人 4 g/d，分 2～4 次；儿童 0.1～0.2 g/(kg · d)，分 2～4 次。

【制剂】 注射剂：每瓶 0.5 g，1.0 g，2.0 g。

【药动学】 与氨苄西林相似，80%～90%经肾排出。

【作用机制】 与氨苄西林相同。

【禁忌证】 对青霉素过敏者禁用。

【相互作用】 与氨苄西林相同。

【不良反应】 可有皮疹等变态反应,但少而轻。

【注意事项】 与哌拉西林基本相同。

【患者用药指导】 同替卡西林/克拉维酸。

替卡西林/克拉维酸 Ticarcillin/Clavulanic Acid

【商品名或别名】 特美汀,羧噻吩青霉素/克拉维酸钾,Timentin

【分类】 化学:β-内酰胺类/β-内酰胺酶抑制剂。治疗学:抗菌药物。妊娠分类:B。

【指征和剂量】 抗菌谱主要包括:① 革兰阳性需氧菌,如金黄色葡萄球菌、表皮葡萄球菌及粪链球菌等。② 革兰阳性厌氧菌,如消化链球菌和梭状芽孢杆菌。③ 革兰阴性需氧菌,如大肠杆菌、流感嗜血杆菌、克雷伯菌、变形杆菌属、假单胞菌属、沙雷菌属及不动杆菌属等。④ 革兰阴性厌氧菌,如拟杆菌属、韦荣球菌属。本品适用于敏感菌引起的败血症、菌血症,呼吸道、泌尿系统、皮肤及软组织感染,腹腔感染和骨、关节感染,免疫功能虚损患者的感染。

静脉给药:成人常用剂量为 3.2 g,q6～8 h,最大剂量为 3.2 g,q4 h;儿童常用剂量为 80 mg/kg,q6～8 h。

【制剂】 注射剂:每瓶 1.6 g,3.2 g。

【药动学】 静脉给药后,替卡西林和克拉维酸的血药浓度立即达峰值,其平均浓度分别为 320 mg/(L·h)和 16 mg/(L·h),其血浆消除半衰期分别为 68 min 和 64 min。肾功能正常者给药 6 h 后,60%～70%的替卡西林和 35%～45%的克拉维酸以原型从尿中排出。

【作用机制】 与阿莫西林/克拉维酸相似。

【禁忌证】 对青霉素过敏者禁用。严重肝肾功能受损者慎用。

【相互作用】 不可将本品与血液制品或其他含蛋白质的液体混合。本品不可与氨基糖苷类抗生素混合于同一容器内。

【不良反应】 与其他青霉素注射剂基本相同。极少数患者大剂量应用本品时出现出血现象。

【注意事项】 ① 本品不适合肌注。② 用药后有出血现象时要立即停药。③ 本品用药过量时可用血液透析加以清除。

【患者用药指导】 怀孕妇女慎用，用药后有异常出血时应立即告知医务人员。

美洛西林 Mezlocillin

【商品名或别名】 美洛西林钠，拜朋，日林，Baypen

【分类】 化学：酰脲类广谱青霉素。治疗学：抗菌药物。妊娠分类：B。

【指征和剂量】 对革兰阴性菌和革兰阳性菌均有抗菌作用，主要作用于革兰阴性菌，如铜绿假单胞菌、大肠杆菌、吲哚阳性和阴性变形杆菌及脆弱拟杆菌等。适用于上述敏感菌引起的各种感染，如泌尿道、呼吸道、胃肠道、胆道、盆腔、骨和软组织感染及败血症等。

静注：成人 8～12 g/d，分 4 次给药；重症患者剂量可加大至 18～24 g/d，分 6 次给药。

【制剂】 注射剂：每瓶 0.5 g，1.0 g，2.0 g。

【药动学】 本品口服不能吸收，必须肠道外给药。血浆半衰期约为 60 min。吸收后很容易进入组织内，在胸腔积液、腹水、骨组织和胆汁中均有较高浓度。本品能渗入心脏瓣膜、乳头肌组织和前列腺组织，可透过有炎症时的血脑屏障。肌注后 55%～70%的剂量以抗菌活性体的形式自尿中排出，25%的剂量以抗菌活性体的形式从胆道排泄。

【作用机制】 同其他青霉素类药物。

【禁忌证】 青霉素过敏者禁用。妊娠和哺乳期妇女、过敏性体质者慎用。

【相互作用】 下列药物不能与美洛西林配伍使用，必须单独给药：氨基糖苷类、注射用四环素类、硫喷妥钠、泼尼松龙、2%普鲁卡因、氯化琥珀酰胆碱及去甲肾上腺素。

【不良反应】 参见其他青霉素类药物。

【注意事项】 ① 长期用药可导致耐药细菌或真菌的严重感染。② 长期用药应检测外周血常规。③ 任何原因引起的严重电解质紊乱的患者应用本品时，应注意其中所含钠的影响。

美洛西林/舒巴坦 Mezlocillin/Sulbactam

【商品名或别名】 凯韦可

【分类】 化学：β-内酰胺类/β-内酰胺酶抑制剂。治疗学：抗菌药物。妊娠分类：B。

【指征和剂量】 抗菌谱主要包括：金黄色葡萄球菌(含耐药株)、表皮葡萄球菌(含耐药株)、大肠杆菌(产酶株)、铜绿假单胞菌、肠球菌属及粪产碱杆菌(产酶株)等。适用于治疗中、重度下呼吸道感染，尿路感染，腹腔内感染，皮肤软组织感染及败血症等。

成人静脉给药：2.5 g，bid 或 tid。

【制剂】 注射剂：每瓶 1.25 g(含美洛西林 1.0 g，舒巴坦 0.25 g)，2.5 g(含美洛西林 2.0 g，舒巴坦 0.5 g)。

【药动学】 参见美洛西林。舒巴坦和美洛西林的药动学特性相似。

【作用机制】 与哌拉西林/舒巴坦相似。

【禁忌证】 对青霉素或舒巴坦过敏者禁用。

【相互作用】【不良反应】【注意事项】【患者用药指导】 同美洛西林。

阿洛西林 Azlocillin

【商品名或别名】 苯咪唑青霉素，阿乐欣，Alocin

【分类】 化学：酰脲类广谱青霉素。治疗学：抗菌药物。妊娠分类：B。

【指征和剂量】 抗菌谱与美洛西林相似，对革兰阴性菌如铜绿假单胞菌、流感嗜血杆菌、脑膜炎球菌和部分脆弱拟杆菌有较好的抗菌作用。对铜绿假单胞菌的抗菌活性是美洛西林的 4 倍。对粪肠球菌的作用也较强。

成人 4～6 g/d，严重病例可增至 10～16 g/d，分 2～4 次给药。

【制剂】 注射剂：每瓶 0.5 g，1.0 g，2.0 g。

【药动学】 本品口服吸收差，只用于静滴给药。血中半衰期为 1～1.5 h。体内分布与哌拉西林相似。能广泛分布于胸腔积液、腹水、组织间液、伤口渗出液和支气管分泌物中。胆汁中浓度很高，但骨骼中浓度不高。可透过胎盘。尿排泄为 60%左右，胆汁排泄为 5.3%。

【作用机制】 同其他青霉素类药物。

【禁忌证】 青霉素过敏者禁用。有过敏反应体质者慎用。

【不良反应】 同哌拉西林。

【注意事项】 参见哌拉西林。肾功能减退者应调整给药剂量。

5. 主要作用于革兰阴性菌的青霉素

美西林 Mecillinam

【商品名或别名】 氮革脒青霉素，Amidinocillin

【分类】 化学：脒基类。治疗学：抗菌药物。妊娠分类：B。

【指征和剂量】 主要作用于革兰阴性菌，尤其是对某些肠杆菌科细菌，如大肠杆菌、枸橼酸杆菌、肺炎克雷伯菌、肠杆菌属和志贺菌属等具有较强的抗菌活性。适用于敏感的肠杆菌科细菌引起的尿路感染。与其他抗生素联用，可用于治疗革兰阴性杆菌败血症、脑膜炎、肺炎、心内膜炎等严重感染。

静注或肌注：成人 1 600～2 400 mg/d，分 4 次给药。

【制剂】 注射剂：美西林盐酸盐双水化合物中含 2%的无水美西林。

【药动学】 正常人肌注本品后，40 min 达血药浓度峰值。肌注或静注后尿中药物浓度达 1 000～2 000 mg/L，12 h 内尿中药物排出率为 66%～73%。血中消除半衰期为 0.65～0.81 h。本品也通过胆汁排泄，胆汁中浓度略高于血药浓度。

【作用机制】 同其他青霉素类药物。

【禁忌证】 青霉素过敏者禁用。过敏体质者慎用。

【不良反应】 可有皮疹、嗜酸粒细胞增多等变态反应症状，但大多轻微。

【注意事项】 本品单用治疗严重的革兰阴性杆菌感染疗效欠佳，应与其他抗生素联合使用。

替莫西林 Temocillin

【商品名或别名】 坦莫西林，Temopen

【分类】 化学：β-内酰胺类。治疗学：抗菌药物。妊娠分类：B。

【指征和剂量】 抗菌谱包括大肠杆菌、克雷伯菌属、肠杆菌属、变形杆菌属、沙雷菌属、枸橼酸菌属、产酶流感杆菌、淋球菌、脑膜炎球菌和卡他莫拉菌等。多数肠杆菌科细菌对氨苄西林、替卡西林、头孢唑啉、头孢哌酮甚至头孢噻肟等 β-内酰胺类抗生素耐药者仍对本品敏感。适用于治疗由敏感菌引起的各种呼吸道、泌尿系统、胆道及皮肤软组织感染。

肌注或静注：成人 1～2 g/d，分 2 次给药。重症感染者可 4 g/d，分 2 次注射。

【制剂】 注射剂：每瓶 1.0 g。

【药动学】 本品口服吸收差，肌注后吸收良好。正常人肌注本品后 1.4 h 达血药浓度峰值，消除半衰期为 5.4 h。在胆汁中药物浓度很高，但在脑组织和脑脊液中浓度低。本品主要以原型经肾小球滤过后随尿液排泄，部分由肾小管分泌。

【作用机制】 与其他青霉素类药物相似。对多种质粒和染色体介导的β-内酰胺酶高度稳定为本品特点之一。

【禁忌证】 青霉素过敏者禁用。有过敏反应体质者慎用。

【不良反应】 少见，偶有皮疹或注射部位疼痛。

【注意事项】 肌注时可用 0.25%～0.5%的利多卡因注射液为溶剂，可减轻注射部位疼痛。

(二) 头孢菌素类

1. 第一代头孢菌素

第一代头孢菌素的共同特征：① 抗菌谱与广谱青霉素相同。② 与广谱青霉素相比，对产青霉素酶的金黄色葡萄球菌、大肠杆菌、肺炎杆菌等具有较强的抗菌活性。③ 对溶血性链球菌、肺炎链球菌、肠球菌及流感杆菌的抗菌活性不如广谱青霉素。④ 对吲哚阳性变形杆菌、肠杆菌属细菌、铜绿假单胞菌及沙雷菌无效。⑤ 对青霉素酶稳定，但易被广谱β-内酰胺酶分解。⑥ 药动学分类属于非浓度依赖性(即时间依赖性)抗生素，T＞MIC 是其与临床治疗结果相关性最佳的参数。

第一代头孢菌素的部分药动学参数如下。

药　品	给药途径	达峰时间(h)	$t_{1/2}\beta$(h)	尿排泄率(%)
头孢氨苄	口服	1～2	0.8～1.0	70～90
头孢羟氨苄	口服	1.5	1.3～1.6	90
头孢唑啉	肌内/静脉	0.5	1.8	80～90
头孢拉定	口服	1.0	1.0	80～90
头孢拉定	静脉	1.0	1.0	80～90
头孢硫脒	肌内/静脉	1.0		80～90

头孢氨苄　Cefalexin

【商品名或别名】　头孢菌素Ⅳ，头孢力新

【分类】　化学：β-内酰胺类。治疗学：抗菌药物。妊娠分类：B。

【指征和剂量】　对葡萄球菌（产或不产青霉素酶）、溶血性链球菌、肺炎球菌、白喉杆菌等革兰阳性菌有较好抗菌作用，对部分大肠杆菌、奇异变形杆菌、肺炎杆菌、沙门菌属和志贺菌属有抗菌活性，其余肠杆菌科细菌、不动杆菌属及铜绿假单胞菌皆耐药。适用于敏感菌所致的尿路感染，亦可用于革兰阳性球菌引起的咽喉炎、肺炎和软组织感染。

口服：成人 2～4 g/d，儿童 40～100 mg/(kg·d)，分 3～4 次服。

【制剂】　片剂：每片 0.25 g。胶囊：每粒 0.125 g，0.25 g。

【药动学】　本品口服吸收良好，在组织中分布迅速，肾、肝脏和胆汁中药物浓度较高，但不易透过血脑屏障。

【作用机制】　本品抑制细菌转肽酶，干扰黏肽交叉而影响细菌细胞壁的合成；还能与菌体细胞膜 PBP3 结合，使细菌发生形态学变化，并促使胞壁自溶酶活化，导致菌体溶解。

【禁忌证】　对头孢类抗生素过敏者禁用。青霉素过敏者、孕妇慎用。

【不良反应】　皮疹、药物热等变态反应少见。胃肠道反应较为多见，以恶心、呕吐、腹泻和腹部不适为主。应用本品期间出现肾损害者罕见，采用过高剂量时也可出现血尿、嗜酸粒细胞增多和血肌酐升高，停药后迅速复常。偶有患者出现 ALT 升高，Coombs 试验阳性等。

【注意事项】　肾功能减退者应适当减量：肌酐清除率＞50 ml/min，10～50 ml/min 和低于 10 ml/min 者用药间隔分别为 6 h，8～12 h 和 24～48 h。

【患者用药指导】　① 服药期间可能出现尿糖假阳性反应。② 食物可影响药物吸收，应空腹用药。

头孢唑啉　Cefazolin

【商品名或别名】　先锋霉素Ⅴ，Ancef

【分类】　化学：β-内酰胺类。治疗学：抗菌药物。妊娠分类：B。

【指征和剂量】　为广谱抗生素，对大部分革兰阳性菌和革兰阴性菌有效，特别是对大肠杆菌、葡萄球菌、链球菌、肺炎球菌、奇异变形杆菌等有很强的抗菌活性。伤寒沙门菌、志贺菌属和奈瑟菌属对本品敏感。对肠球菌属、耐甲氧西林金黄色葡萄球菌、不动杆菌和铜绿假单胞菌无效。适用于敏感菌所致的呼吸道感染、尿路感染、肝胆系统感染、皮肤软组织感染及败血症、骨髓炎等。

肌注或静脉给药:成人 1 g,q6～12 h,病情严重者可增加至 4～6 g/d。儿童 40～100 mg/(kg·d)。

【制剂】 注射剂:每瓶 500 mg。

【药动学】 本品在胸腔积液、腹水、心包液、滑囊液、炎症渗出液和胆汁中可达较高浓度,但难以透过血脑屏障。胎儿血药浓度为母体血药浓度的 70%～90%。肾衰竭患者的血药半衰期明显延长。

【作用机制】 与头孢氨苄相似。

【禁忌证】 对头孢类抗生素过敏者禁用。

【相互作用】 ① 本品与庆大霉素或阿米卡星联合应用,在体外能增强抗菌作用,但也可能增加这两者的肾毒性。② 与强利尿剂合用有可能增加肾毒性。③ 丙磺舒可使本品血药浓度提高,血中半衰期延长。④ 本品与下列药物有配伍禁忌,不可同瓶滴注:硫酸阿米卡星、葡萄糖酸红霉素、戊巴比妥及葡萄糖酸钙。

【不良反应】 本品的不良反应发生率低。药疹发生率为 1.1%,嗜酸粒细胞增高的发生率为 1.7%,偶有药物热。个别患者可出现暂时性 ALT 升高。大剂量静注偶见血栓性静脉炎。

【注意事项】 ① 对青霉素过敏者或过敏体质者慎用。② 高龄及恶病质者慎用。③ 肾功能减退患者应根据肌酐清除率调整用药剂量。

【患者用药指导】 孕妇及哺乳期妇女慎用,后者用药期间宜暂停哺乳;约 1%的用药患者可出现直接和间接 Coombs 试验阳性及尿糖假阳性反应(硫酸铜法)。

头孢拉定 Cefradine

【商品名或别名】 先锋霉素Ⅵ,泛捷复,Velosef

【分类】 化学:β-内酰胺类。治疗学:抗菌药物。妊娠分类:B。

【指征和剂量】 抗菌谱与头孢氨苄相似,抗菌活性弱于头孢唑啉。适用于金黄色葡萄球菌、表皮葡萄球菌、链球菌属、大肠杆菌等敏感菌株所致的呼吸道感染、尿路感染及软组织感染等。本品亦为骨科、胆道、心血管和腹腔手术等预防术后感染的用药之一。

口服：成人 250～500 mg，q6 h，严重感染者可增至 1 g，q6 h，但总量不应超过 4 g/d；儿童 25～50 mg/(kg·d)，分 2～4 次服。注射：成人 2～4 g/d，分 4 次注射，严重者不超过 8 g/d；儿童 50～100 mg/(kg·d)，分 4 次注射。

【制剂】 胶囊：每粒 250 mg。注射剂：每瓶 500 mg，1.0 g。

【药动学】 本品在胆汁中的浓度为血药浓度的 4 倍，肝组织中的浓度与血药浓度相同，脑组织中浓度为血药浓度的 5%～10%。在其余人体组织中多可获得有效浓度。

【作用机制】 同头孢氨苄。

【禁忌证】 对头孢类抗生素过敏者禁用。对青霉素过敏者慎用。

【不良反应】 偶见胃肠道功能紊乱、荨麻疹、关节痛和轻微的嗜酸粒细胞增多、白细胞减少。

【注意事项】 肾功能不全患者酌情减量。

【患者用药指导】 宜饭后服用。与牛奶同服可影响本品的吸收。

头孢硫脒 Cephathiamidin

【商品名或别名】 仙力素

【分类】 化学：β-内酰胺类。治疗学：抗菌药物。妊娠分类：B。

【指征和剂量】 本品特点是对肠球菌属有较好作用。对金黄色葡萄球菌和其他革兰阳性球菌和杆菌（包括梭状芽孢杆菌属）、革兰阴性球菌、流感杆菌等均有抗菌活性，对伤寒沙门菌、福氏志贺菌有一定抗菌作用。其他革兰阴性杆菌对本品多耐药。适用于敏感菌所致呼吸道、胆道、尿路感染及烧伤、创伤感染等，亦可用于心内膜炎及败血症。

肌注：成人 0.5～1 g，qid；儿童 50～100 mg/(kg·d)，分 3～4 次给药。静滴：成人 4～8 g/d，分 2～4 次给药；儿童 50～150 mg/(kg·d)，分 2～4 次给药。

【制剂】 注射剂：每支 500 mg。

【药动学】 本品口服不吸收。可广泛分布于体内组织，以胆汁、肝脏、肺等处含量为高，但难以透过血脑屏障。

【作用机制】 本品为杀菌剂，主要作用于细菌的中隔细胞壁。

【禁忌证】 对头孢类抗生素过敏者禁用。对青霉素过敏者慎用。

【不良反应】 偶有过敏反应，如荨麻疹、哮喘、皮肤瘙痒等。偶见尿素氮、ALT升高和白细胞减少。

头孢羟氨苄 Cefadroxil

【商品名或别名】 仙逢久

【分类】 化学:β-内酰胺类。治疗学:抗菌药物。妊娠分类:B。

【指征和剂量】 抗菌谱与头孢氨苄和头孢拉定极为相似,三者的抗菌活性亦大致相同。适用于敏感的葡萄球菌、链球菌和肺炎球菌引起的呼吸道、泌尿系统、皮肤软组织感染及骨关节感染。

口服颗粒剂:成人1~2 g/d,分2~3次服;儿童30 mg/(kg·d),分2次服。口服胶囊:成人1~2 g,bid;儿童15~20 mg/kg,bid。

【制剂】 颗粒剂:每包125 mg。胶囊:每粒250 mg。

【药动学】 本品口服吸收良好。能广泛分布到人体各组织与体液中,如扁桃体、肺、胆管、肝、胸膜渗出液、前列腺、骨及肌肉。

【作用机制】 同头孢氨苄。

【禁忌证】 对头孢类抗生素过敏者禁用。对青霉素过敏者慎用。

【相互作用】 丙磺舒可提高本品的血药浓度,延缓肾排泄。

【不良反应】 本品不良反应发生率约为5%,以恶心和上腹部不适等胃肠道反应为主,少数患者有皮疹,偶可出现暂时性血尿素氮及ALT升高。

【注意事项】 ① 肝功能减退患者用药剂量一般不需调整。② 肾功能损害时本品将有积蓄现象,剂量应予调整。③ 本品为口服制剂,不宜用于重症感染。

【患者用药指导】 孕妇及哺乳期妇女慎用;食物对本品血药峰浓度和半衰期均无明显影响,故可饭后服用。

2. 第二代头孢菌素

第二代头孢菌素的共同特征:① 抗革兰阳性菌活性与第一代头孢菌素相似或稍弱。② 抗革兰阴性菌如流感杆菌、吲哚阳性变形杆菌、肠杆菌、枸橼酸杆菌的活性较第一代头孢菌素强。③ 头霉素衍生物如头孢西丁、头孢美唑对厌氧菌有效。④ 头孢孟多、头孢克洛对青霉素酶稳定,但可被广谱β-内酰胺酶分解;头孢呋辛和头霉素衍生物对青霉素酶和广谱β-内酰胺酶都稳定。⑤ 药动学分类属于非浓度依赖性(即时间依赖性)抗生素,T>MIC是其与临床治疗结果相关性最佳的参数。

第二代头孢菌素的部分药动学参数如下。

药　品	给药途径	达峰时间(h)	$t_{1/2}\beta$(h)	尿排泄率(%)
头孢呋辛	肌内/静脉	0.5	1.1	90～100
头孢呋辛酯	口服	2	1.2～1.6	54
头孢克洛	口服	0.5～1	0.8	70
头孢孟多	肌内/静脉	0.75	0.8～1.0	75～85
头孢丙烯	口服	1.3～1.6	1.3	62～69
头孢西丁	肌内/静脉	0.3	0.7～1.0	85
头孢美唑	肌内/静脉	0.5～0.7	1.3～1.8	

头孢呋辛　Cefuroxime

【商品名或别名】 西力欣，新福欣，安可欣，头孢呋肟，Zinacef

【分类】 化学：β-内酰胺类。治疗学：抗菌药物。妊娠分类：B。

【指征和剂量】 对下列细菌有较强的抗菌作用：金黄色葡萄球菌(包括耐青霉素酶的菌株)、流感嗜血杆菌、克雷伯菌属、肠杆菌属、化脓性链球菌、大肠杆菌、梭状芽孢杆菌属、奇异变形杆菌、伤寒沙门菌、志贺菌属、奈瑟菌属和百日咳杆菌。适用于敏感菌引起的呼吸道、耳鼻喉、泌尿系统、皮肤软组织感染，骨和关节感染，妇产科感染，以及腹膜炎、败血症和脑膜炎等严重感染。也可用于预防各类手术的感染。

肌注或静注：成人剂量为750 mg，tid。病情严重者可增加至3～6 g/d。儿童30～100 mg/(kg·d)，分3～4次给药。新生儿和肾功能减退者剂量酌减。

【制剂】 粉针剂：每瓶750 mg。注射液：每瓶0.25 g，0.75 g，1.5 g。

【药动学】 本品在骨、滑囊液和房水中的浓度均高于对常见病原体的最低抑制浓度。当脑膜有炎症时，本品可通过血脑屏障。

【作用机制】 同其他头孢类抗生素。

【禁忌证】 对头孢类抗生素过敏者禁用。曾有青霉素过敏者和肾功能损害者、妊娠初期慎用。

【相互作用】 本品与氨基糖苷类抗生素有协同作用，不干扰以酶法为基础的尿糖试验，不影响用碱性苦味酸试验法测定肌酐。

【不良反应】 本品的不良反应多轻而短暂。皮疹最为多见，可达5%

左右。偶有嗜酸粒细胞增多、血红蛋白降低或 Coombs 试验阳性。肌注区疼痛较为多见,一般皆属轻度,静注发生静脉炎者罕见。

头孢呋辛酯 Cefuroxime axetil

【商品名或别名】 西力欣片剂,新菌灵,司佩定,头孢呋肟酯

【分类】 化学:β-内酰胺类。治疗学:抗菌药物。妊娠分类:B。

【指征和剂量】 抗菌谱与头孢呋辛相同。适用于敏感菌引起的呼吸道、耳鼻喉、泌尿系统及皮肤软组织感染。

口服:成人 250 mg,下呼吸道感染加至 500 mg,单纯性尿路感染减至 125 mg,均 bid;单纯性淋球菌尿道炎单剂疗法剂量为 1 g。儿童常用剂量为 125 mg,bid;中耳炎患儿为 250 mg,bid。

【制剂】 薄膜包衣片:每片 250 mg。

【药动学】 本品在体内不被代谢,经肾小球和肾小管分泌而被排泄。

【作用机制】 本品口服经胃肠道吸收后在酯酶作用下迅速水解为头孢呋辛而发挥抗菌作用。

【禁忌证】 对头孢类抗生素过敏者禁用。孕妇及哺乳期妇女慎用。

【相互作用】 同头孢呋辛。

【不良反应】 本品的不良反应少而轻,主要为胃肠道反应,如恶心、呕吐、腹泻等;变态反应与其他头孢菌素相似;罕见伪膜性肠炎、嗜酸粒细胞增多及一过性血清 ALT 升高。

【注意事项】 本药片剂应吞服,不可嚼碎,故 5 岁以下儿童不宜服用。

【患者用药指导】 药物应于餐后服用以增加吸收,提高血药浓度,亦可减少胃肠道反应。

头孢克洛 Cefaclor

【商品名或别名】 希刻劳,喜福来,新达罗,Ceclor

【分类】 化学:β-内酰胺类。治疗学:抗菌药物。妊娠分类:B。

【指征和剂量】 对葡萄球菌(包括凝固酶阳性和阴性菌,及产青霉素酶的菌株)、肺炎球菌、化脓性链球菌、流感嗜血杆菌、克雷伯菌属、肠杆菌属、大肠杆菌、奇异变形杆菌以及部分厌氧菌有效。适用于敏感菌引起的呼吸道、耳鼻喉、泌尿系统及皮肤、软组织感染。

口服:成人 250 mg,tid。严重感染者剂量可加倍,但总量不超过 4 g/d。

儿童 20 mg/(kg·d),分 3 次服,最大剂量为 1 g/d。肾功能中度和重度减退患者的剂量分别为正常剂量的 1/2 和 1/4。

【制剂】 胶囊:每粒 250 mg。颗粒剂:每袋 125 mg。

【药动学】 本品吸收后可在呼吸道、耳鼻喉组织中达到有效浓度;在中耳、鼻窦、咽扁桃体、腭扁桃体和咽部的浓度远超过对敏感菌的最低抑菌浓度;在痰液和支气管黏膜中的浓度也较高。

【作用机制】 同其他头孢类抗生素。

【禁忌证】 对头孢类抗生素过敏者禁用。对青霉素、青霉胺及头霉素过敏者,肾功能减退和肝功能损害者,孕妇和哺乳期妇女慎用。

【相互作用】 本品与呋塞米、依他尼酸、布美他尼等强利尿剂,卡莫司汀、链佐星等抗肿瘤药及氨基糖苷类抗生素等肾毒性药物合用有增加肾毒性的可能。

【不良反应】 不良反应总发生率为 3.4%。以软便、腹泻、胃部不适、食欲缺乏、嗳气等胃肠道反应为多见(2.3%),皮疹、瘙痒等变态反应仅占 0.8%,血清转氨酶升高者有 0.3%。因不良反应而停药者约为 1%。

【注意事项】 长期服用本品可致菌群失调。用药期间可出现 Coombs 试验假阳性。

【患者用药指导】 本品宜空腹口服,但牛奶不影响其吸收。

头孢替安 Cefotiam

【商品名或别名】 头孢噻乙胺唑,盐酸噻乙胺唑

【分类】 化学:β-内酰胺类。治疗学:抗菌药物。妊娠分类:B。

【指征和剂量】 主要用于对本品敏感的葡萄球菌属、链球菌属(肠球菌除外)、肺炎球菌、流感杆菌、大肠杆菌、克雷伯菌属、肠道菌属、枸橼酸杆菌属、奇异变形杆菌、普通变形杆菌、雷特格变形杆菌、摩根氏变形杆菌等所致下列感染:败血症、术后感染、烧伤感染、骨髓炎、化脓性关节炎、支气管炎、肺炎、胆管炎、腹膜炎、肾盂肾炎、子宫内膜炎、盆腔炎、前庭大腺炎、中耳炎、鼻窦炎。

成年人 0.5~2 g/d,分 2~4 次;小儿 40~80 mg/(kg·d),分 3~4 次,静注。本品可随年龄和症状的不同适当增减,对成年人败血症可增至 4 g/d,对小儿败血症、脑脊膜炎等重症和难治性感染,可增至 160 mg/(kg·d)。

【制剂】 粉针剂:每瓶 0.25 g,0.5 g,1 g。

【药动学】本品口服不吸收。静注本品 0.5 g 后,即刻血药浓度为 65 mg/L,30 min 后为 20 mg/L。肌注 0.5 g 后 30 min 达血药峰浓度 20 mg/L。药物吸收后,以肺中浓度为最高,在其他内脏和肌组织中也有一定浓度。不易进入脑脊液中。血消除半衰期约为 0.5 h。本品蛋白结合率约为 62%。50%~67%的药物以原型经肾随尿液排泄。血液透析可清除约 44%药物量,但腹膜透析仅能清除约 6%药物量。

【作用机制】 与细菌细胞膜上的青霉素结合蛋白(PBPs)结合,使转肽酶酰化,抑制细菌细胞壁的合成,影响细胞壁黏肽成分的交叉连接,使细胞分裂和生长受到抑制,最后溶解和死亡。头孢替安对青霉素结合蛋白 1 和青霉素结合蛋白 3 显示出较高的亲和力。此外,有报道其透过大肠埃希菌细胞外膜的速度比头孢唑啉和头孢噻吩快 2~10 倍。

【禁忌证】 对本品有休克史者,对本品或对头孢类抗生素有过敏史者禁用。

【相互作用】 本品与氨基糖苷类药合用可增加中毒性肾损害,与呋塞米等强利尿剂合用亦可增加中毒性肾损害。

【不良反应】 偶见过敏反应、胃肠道反应、血常规改变及一过性血清氨基转移酶升高。可致肠道菌群改变,造成 B 族维生素和维生素 K 缺乏。偶可出现口腔炎、念珠菌病。大量静注,可致血管疼痛和血栓性静脉炎。

【注意事项】 用药时的注意事项:① 只可用于静脉内注射。② 静注时,一般是将 1 g 药物稀释至 20 ml 后注射。静滴时,不可用注射用水稀释,因不能成等渗溶液。③ 溶解后的药液应迅速使用,若必须贮存亦应在 8 h 内用完。

对临床化验值的影响:① 除尿糖试条外,用班氏试剂、弗林试验检查尿糖有时出现假阳性反应。② 有时可使直接 Coombs 试验出现假阳性。

【患者用药指导】本品给药期间,最好定期做肝脏酶学、肾功能及外周血常规等检查。

头孢丙烯 Cefprozil

【商品名或别名】 施复捷,Cefzil

【分类】 化学:β-内酰胺类。治疗学:抗菌药物。妊娠分类:B。

【指征和剂量】 抗菌活性略高于头孢氨苄、头孢拉定,与头孢克洛、头孢呋辛相近。对肠球菌属的作用优于其他头孢菌素类，略逊于阿莫西林；对革兰阳性球菌和流感杆菌的作用与头孢克洛及头孢呋辛相近；对肠杆菌科细菌作用优于头孢氨苄，与头孢克洛、头孢呋辛相近。本品对质粒介导的β-内酰胺酶稳定。适用于治疗敏感菌所致的轻至中度上呼吸道感染（中耳炎、咽炎和扁桃体炎、鼻窦炎等）、下呼吸道感染（支气管炎和肺炎）、皮肤和软组织感染及单纯性尿路感染等。

口服：13 岁以上儿童和成人剂量为 0.5～1.0 g/d，分 1～2 次。2～12 岁儿童剂量为上呼吸道感染 7.5 mg/kg，bid；皮肤、软组织感染 20 mg/kg，qd。

【制剂】 片剂：每片 250 mg。

【药动学】 本品绝对生物利用度为 89%，在各种组织、体液中分布良好。蛋白质结合率为 45%。食物与本品同服不影响血药峰浓度，但达峰时间可延长 0.25～0.75 h。

【作用机制】 同其他头孢类抗生素。

【禁忌证】 对头孢类抗生素过敏者禁用。对青霉素过敏者慎用。

【相互作用】 与氨基糖苷类抗生素合用可能增加肾毒性。

【不良反应】 本品不良反应少而轻，主要为腹泻、恶心等胃肠道反应。

【注意事项】 ① 有青霉素过敏性休克或其他严重过敏反应史者不宜应用本品。② 长期用药者出现腹泻，应警惕伪膜性肠炎。③ 本品可引起尿糖还原试验假阳性反应。④ 肝功能受损者仍按常规剂量给药。⑤ 肾功能受损者应根据肌酐清除率调整剂量。

【患者用药指导】 以空腹时服药为宜。

头孢西丁 Cefoxitin

【商品名或别名】 美福仙，达力叮

【分类】 化学：β-内酰胺类。治疗学：抗菌药物。妊娠分类：B。

【指征和剂量】 为半合成头孢霉素 C，相当于第二代头孢菌素。其抗菌谱广，对革兰阳性菌、革兰阴性菌、厌氧菌或需氧菌皆有较强活性，对质粒或染色体介导的β-内酰胺酶高度稳定。适用于革兰阴性需氧菌和厌氧菌（尤其是脆弱拟杆菌）的混合感染，如腹膜炎、心内膜炎、呼吸道感染、盆腔感染、尿路感染、皮肤及软组织感染、败血症等。

肌注或静脉给药：成人一般剂量 1～2 g，q8 h；重度感染：3 g，q6 h。儿童一般剂量 50～150 mg/(kg·d),分 3～4 次给药。

【制剂】 粉针剂:每瓶 1 g。

【药动学】 本品在体内分布较为广泛。静注本品 2.0 g 后,胸腔积液和腹水中的药物浓度分别为同时期血药浓度的 50%和 86%。胆汁中浓度为血中浓度的 4～12 倍。本品与其他头孢菌素类一样,难以通过血脑屏障。

【作用机制】 与头孢菌素类相似。

【禁忌证】 对头孢类抗生素过敏者禁用。对青霉素过敏者或过敏体质者、孕妇慎用。

【不良反应】 不多见。可能有:① 肌注局部疼痛和静注后血栓性静脉炎。② 变态反应如皮疹、发热、嗜酸粒细胞增多。③ 一过性肝肾功能异常。④ 偶见伪膜性肠炎、溶血性贫血和白细胞减少。

【注意事项】 ① 避免与强利尿剂合用。② 肾功能不全者应调整剂量。

头孢美唑　Cefmetazole

【商品名或别名】 先锋美他醇,Cefmetazon

【分类】 化学:β-内酰胺类。治疗学:抗菌药物。妊娠分类:B。

【指征和剂量】 对大肠杆菌、克雷伯菌属、奇异变形杆菌、异型枸橼酸杆菌、金黄色葡萄球菌、A 组溶血性链球菌、肺炎球菌、流感杆菌等常见病菌的抗菌活性较头孢西丁强 2～8 倍,对吲哚阳性变形杆菌和普罗菲登菌属的活性与头孢西丁相仿。弗劳地枸橼酸杆菌、肠杆菌属、沙雷菌属、假单孢菌属、不动杆菌属等对本品耐药。本品对葡萄球菌属的活性较头孢西丁强2～4 倍;对脆弱拟杆菌的活性与头孢西丁相当或稍弱,对其他厌氧菌(包括革兰阳性厌氧球菌、梭状芽孢杆菌属等)的活性与头孢西丁相仿或较强。适用于敏感菌所致的下呼吸道感染、胆道感染、尿路感染、妇产科感染、腹膜炎和败血症。

成人 1～2 g/d,分 2 次静脉给药;重症感染可增加剂量至 4 g/d。儿童 25～100 mg/(kg·d),分 2～4 次给药;重症感染可增至 150 mg/(kg·d),分 2～4 次给药。

【制剂】 注射剂:每瓶 0.25 g,0.5 g,1 g,2 g。

【药动学】 本品可分布于痰液、阑尾组织、腹水、皮肤、皮下组织、肌肉和其他组织中,难以透过血脑屏障。肾功能不全者消除半衰期延长。

【作用机制】 同头孢西丁。

【禁忌证】 对头孢菌素过敏者禁用。青霉素过敏或过敏体质者慎用。

【相互作用】 与利尿剂呋塞米合用，可能加重肾功能损害。

【不良反应】 总发生率为2.1%。较常见的有：① 变态反应：皮疹、皮肤瘙痒。② 胃肠道反应：恶心、呕吐、腹泻等。③ 偶有肝肾功能异常及血小板、中性粒细胞减少。④ 偶可出现维生素K缺乏症状（低凝血酶原血症和出血倾向）。

【注意事项】 ① 用药前宜做皮肤试验，并做好急救处置休克的准备工作。② 肾功能不全者应调整剂量。③ 可使试纸以外的尿糖检查出现假阳性结果。

【患者用药指导】 老人和孕妇慎用；用药期间及停药后至少1周避免饮酒，以防双硫醒样反应。

3. 第三代头孢菌素

第三代头孢菌素的共同特征：① 抗金黄色葡萄球菌等革兰阳性菌的活性不如第一、第二代头孢菌素。② 对革兰阴性菌的作用优于第二代头孢菌素：抗革兰阴性菌活性普遍增强；抗菌谱扩展到吲哚阳性变形杆菌、肠杆菌、枸橼酸杆菌、沙雷菌及拟杆菌；头孢他啶、头孢哌酮、头孢咪唑、头孢匹胺对铜绿假单胞菌有效，头孢他啶活性最强。③ 对广谱β-内酰胺酶稳定，但可被超广谱β-内酰胺酶（ESBL）分解。④ 药动学分类属于非浓度依赖性（即时间依赖性）抗生素，T>MIC是其与临床治疗结果相关性最佳的参数。⑤ 某些品种的特性：头孢地秦兼具免疫调节作用；头孢哌酮、头孢匹胺经胆汁排泄多；头孢噻肟、头孢曲松向脑脊液移行好；头孢曲松半衰期长，可1次/d给药；结构中含有四唑基的头孢菌素可引起维生素K缺乏。

第三代头孢菌素（静脉用）的部分药动学参数如下。

药　品	达峰时间(h)	PB(%)	$t_{1/2}\beta$(h)	尿排泄率(%)
头孢噻肟	0.74	30～40	1.0	60
头孢哌酮	1.23	90	1.7	30
头孢他啶	1.0	17	1.87	80
头孢曲松	1.5～2.0	83～96	7.0～8.5	40～60
头孢甲肟		77～85	0.9～1.2	80
头孢唑肟	1.0	30	1.1～2.3	85
头孢地秦		81～88	2.5	51～94
头孢匹胺	1.0		4.5	23

头孢噻肟 Cefotaxime

【商品名或别名】 凯福隆,凯帝龙,泰可欣

【分类】 化学:β-内酰胺类。治疗学:抗菌药物。妊娠分类:B。

【指征和剂量】 本品为应用于临床的第一个第三代头孢菌素,系广谱抗菌药物。对革兰阴性菌及对β-内酰胺酶产生菌均有抗菌作用,尤其对肠杆菌科细菌有强大抗菌活性。与头孢呋辛或头孢西丁相比,对大肠杆菌、产气杆菌和奇异变形杆菌的作用较后两者强100倍,对鼠伤寒杆菌的作用强40倍。耐青霉素肺炎球菌对本品相对耐药,李斯特菌和肠球菌属耐药。对铜绿假单胞菌、黄单胞菌属无抗菌活性。能被某些质粒介导的超广谱β-内酰胺酶水解。适用于敏感菌引起的呼吸道、皮肤软组织、泌尿生殖器官感染,以及骨髓炎、脑膜炎、心内膜炎、菌血症和败血症。

一般感染成人2 g/d,儿童50～100 mg/(kg·d),分次给药。对重症感染成人可增至12 g/d,儿童可增至200 mg/(kg·d),分2～4次肌注或静脉给药。

【制剂】 注射剂:每瓶1 g,2 g。

【药动学】 本品在体内分布广泛,容易透过血脑屏障、眼球屏障和胎盘屏障。脑膜炎患者静注30 mg/L后,脑脊液药物浓度可达0.3～27.2 mg/L。静注或肌注1～2 g后,痰液或支气管分泌物中浓度为0.43～5.4 mg/L,骨组织中浓度可达5～20 mg/L。胆汁和乳汁中浓度不高。

【作用机制】 与青霉素相同,系通过干扰细菌细胞壁的合成而产生抗菌作用。

【禁忌证】 对头孢菌素类药物过敏者禁用。对青霉素过敏者、严重肾功能不全者、孕妇及哺乳期妇女慎用。

【不良反应】 不良反应发生率3%～5%。可发生药疹(2%)、静脉炎及腹泻等。个别患者出现白细胞减少、嗜酸粒细胞增多或血小板减少,无肾功能损害发生。

头孢哌酮 Cefoperazone

【商品名或别名】 先锋必,达诺欣,麦道必,施乐欣

【分类】 化学:β-内酰胺类。治疗学:抗菌药物。妊娠分类:B。

【指征和剂量】 抗菌谱与头孢噻肟相仿,其抗菌活性除铜绿假单胞菌外,多较头孢噻肟略差。头孢哌酮对多数β-内酰胺酶的稳定性较差,能不

同程度地为质粒和染色体介导的β-内酰胺酶水解。适用于敏感菌引起的上呼吸道感染、下呼吸道感染、尿路感染、腹膜炎、胆道感染及其他腹腔内感染、皮肤软组织感染、骨和关节感染、妇产科感染等。可预防腹腔、妇科、心血管和矫形手术引起的术后感染。

肌注或静脉给药：成人 2～4 g/d，分等量，q12 h；重度感染可增至 9 g/d，分等量，q8 h。当接受血液透析时，透析后应给予 1 次剂量。

【制剂】 注射剂：每瓶 500 mg，1 g。

【药动学】 本品在前列腺、骨组织、腹腔渗出液、子宫内膜、输卵管等组织和体液中浓度较高，在痰液、耳溢液、扁桃体和上颌窦黏膜亦有良好分布。本品约 40%从胆汁中排出，胆汁中的浓度为血药浓度的 12 倍。严重肝、肾功能损害患者，血药浓度半衰期将延长。

【作用机制】 同头孢噻肟。

【禁忌证】 对头孢菌素类药物过敏者禁用。孕妇、哺乳期妇女、新生儿和早产儿慎用。

【相互作用】 与氨基糖苷类抗生素联用有抗菌协同作用。与下列药物同时应用可能引起出血：肝素、香豆素、溶栓药、非甾体消炎镇痛药等。

【不良反应】 皮疹发生率约 2.3%；少数患者可出现腹泻、腹痛、嗜酸粒细胞增多和轻度中性粒细胞减少；个别患者血小板减少，凝血酶原时间延长。

【注意事项】 ① 肝肾功能严重损害患者应调整用药剂量，并进行血药浓度监测，如无此条件，则剂量不应超过 2 g/d。② 用药期间应进行出血时间、凝血酶原时间监测，并应用维生素 K。③ 应用本品期间饮酒或接受含乙醇药物或饮料者可出现双硫醒样反应。

【患者用药指导】 ① 用药期间有出血或出血倾向时应立即告知医务人员。② 用药期间及停药后 1 周内戒酒及含乙醇药物或饮料。

头孢哌酮/舒巴坦 Cefoperazone/Sulbactam

【商品名或别名】 舒普深，新瑞普欣

【分类】 化学：β-内酰胺类/β-内酰胺酶抑制剂。治疗学：抗菌药物。妊娠分类：B。

【指征和剂量】 对各种常见致病菌，如嗜血流感杆菌、大肠杆菌、葡萄球菌、产气杆菌、奇异变形杆菌、克雷伯菌、摩根菌、醋酸钙不动杆菌、肠杆菌等有很强抗菌活性,其 MIC 比单用头孢哌酮可降低 4 倍以上。适用于敏感菌引起的上呼吸道感染、下呼吸道感染、尿路感染、腹膜炎、胆道感染及其他腹腔内感染、皮肤软组织感染、骨和关节感染、妇产科感染等。可预防腹腔、妇科、心血管和矫形手术引起的术后感染。

静脉给药或肌注:成人 2~4 g/d,分等量,q12 h;重度感染可增至 4~8 g/d,分等量,q12 h,但舒巴坦的总量不超过 4 g/d。

【制剂】 注射剂:每瓶 1 g(含头孢哌酮钠 500 mg,舒巴坦 500 mg)。

【药动学】 头孢哌酮和舒巴坦的血中消除半衰期分别为 1.7 h 和 1 h。两者的组织分布相似,包括肝、肺、肾、胆汁、胆囊、皮肤、阑尾、卵巢等。给药后 24 h,给药量的 29.3%头孢哌酮和 85%舒巴坦经肾脏排泄,余下的头孢哌酮大部分经胆汁排泄。

【作用机制】 头孢哌酮通过抑制细菌细胞壁合成而发挥杀菌作用,舒巴坦是对耐药菌株产生的β-内酰胺酶的不可逆性抑制剂,两者的联合对各种耐药菌产生明显的协同抗菌作用。

【禁忌证】 对头孢菌素和舒巴坦过敏者禁用。青霉素过敏者和过敏体质者、孕妇、哺乳期妇女、早产儿和新生儿慎用。

【相互作用】 与氨基糖苷类抗生素有协同抗菌作用,但两者配伍有禁忌,需分开输注。

【不良反应】 偶见恶心、稀便等胃肠道不适反应。

【注意事项】 严重胆道梗阻、严重肝脏疾病或同时合并肾功能障碍的患者应调整剂量并监测血药浓度,否则,其头孢哌酮的剂量不应超过2 g/d。余参见头孢哌酮。

头孢他啶 Ceftazidime

【商品名或别名】 复达欣,凯复定,舒而欣,新日欣

【分类】 化学:β-内酰胺类。治疗学:抗菌药物。妊娠分类:B。

【指征和剂量】 抗菌谱广,抗菌作用强,对多种β-内酰胺酶稳定,对铜绿假单胞菌具有高度抗菌活性。适用于敏感的革兰阴性杆菌所致的败血症、下呼吸道感染、腹腔和胆道感染、复杂性尿路感染和严重皮肤软组织感染。尤其适用于由多种耐药革兰阴性杆菌引起的免疫缺陷者感染、医院内感染以及革兰阴性杆菌或铜绿假单胞菌所致中枢神经系统感染。

肌注或静注:成人 1 g,tid,或 2 g,bid。严重感染者可增至 2 g,bid 或

tid。严重感染时最大剂量为 6 g/d。儿童为 30～100 mg/(kg・d),分 3 次给药。

【制剂】 注射剂:每瓶 500 mg,1 g。

【药动学】 本品在组织中,如骨骼、心脏、胆汁、痰液、房水、滑囊液、胸膜液及腹膜液中均可达到对敏感致病菌的 MIC。本品易通过胎盘,但难以通过正常的血脑屏障。当脑膜有炎症时,脑脊液中的药物浓度可达 4～20 mg/L 以上。

【作用机制】 本品作用于细菌细胞壁上的蛋白质,抑制细胞壁合成,从而起到杀菌作用。

【禁忌证】 对头孢菌素过敏者禁用。对青霉素过敏者,有溃疡性结肠炎、局限性肠炎者,孕妇及哺乳期妇女慎用。

【相互作用】 ① 与氯霉素有拮抗作用。② 本品不可与万古霉素配伍。③ 不应与氨基糖苷类抗生素在同一容器或注射器内混合。

【不良反应】 本品的不良反应少见而轻微。少数患者可发生皮疹、皮肤瘙痒、药物热、恶心、腹泻、腹痛、注射部位轻度静脉炎,偶可发生一过性血清 ALT、血尿素氮、血肌酐值轻度升高,短暂性白细胞、血小板减少和嗜酸粒细胞增多。二重感染发生率为 2.5%,常见病原菌有肠球菌属、念珠菌属等。

【注意事项】 ① 肾功能明显减退者应调整用药剂量。② 对重症革兰阳性球菌感染不应首选本品。③ 用药期间 Coombs 试验和硫酸铜尿糖试验可呈假阳性。④ 65 岁以上老年患者最大剂量不超过 3 g/d。

头孢曲松 Ceftriaxone

【商品名或别名】 罗氏芬,丽珠芬,999 罗塞秦,丽康可松

【分类】 化学:β-内酰胺类。治疗学:抗菌药物。妊娠分类:B。

【指征和剂量】 抗菌谱和抗菌活性与头孢噻肟相似,对肠杆菌科细菌如大肠杆菌、肺炎杆菌、产气杆菌、弗劳地枸橼酸杆菌、吲哚阳性变形杆菌、普罗菲登菌属和沙雷菌属有很强抗菌活性,对阴沟杆菌和不动杆菌的活性较弱,对铜绿假单胞菌作用差。多数脆弱拟杆菌对本品耐药。适用于敏感致病菌所致的下呼吸道感染、尿路感染和胆道感染,以及腹腔感染、盆腔感染、皮肤软组织感染、骨和关节感染、败血症、脑膜炎及其手术期感染的预防。

12 岁以上儿童和成人,1～2 g,qd,静滴,疗程 7～14 d;严重感染者可增至 1.5～2 g,q12 h。12 岁以下儿童 20～80 mg/(kg・d),分次静滴。淋病:单剂肌注 0.25～0.5 g。

【制剂】 注射剂:每瓶 250 mg,500 mg,1 g。

【药动学】 本品平均半衰期为 8 h,是头孢菌素中最长者。在应用剂量范围内,可维持有效杀菌浓度 24 h。本品可在炎症或非炎症性脑脊液、脓性痰、胸腔积液、滑囊液、前列腺液及骨等组织、体液中达到抑制大多数革兰阴性菌所需的浓度。本品在人体内不被代谢,约 40%的药物以原型从胆管至肠道排出,51%～60%的药物自尿中排出。丙磺舒不能增高和延长本品的血药浓度。

【作用机制】 同其他头孢菌素。

【禁忌证】 对头孢菌素过敏者禁用。对青霉素过敏者,有溃疡性结肠炎、局限性肠炎者,妊娠早期妇女慎用。

【相互作用】 本品与氨基糖苷类药物有协同和增效作用,但是两种药物必须分别注射。用药期间饮酒或服含乙醇药物时,个别患者可出现双硫醒样反应。

【不良反应】 可见轻微的腹泻、皮疹、头痛,静注过快偶有静脉炎发生。罕见发热、寒战、过敏性反应。

【注意事项】 ① 慢性肝病患者不需调整剂量。② 有严重肝、肾功能损害者应调整剂量。③ 硫酸铜法尿糖试验可呈假阳性。

【患者用药指导】 ① 新生儿特别是有黄疸者应慎用或不用。② 应用本品期间及停药后数日应避免饮酒或服用含乙醇的药物等。

头孢甲肟 Cefmenoxime

【商品名或别名】 倍司特克,Bestcall

【分类】 化学:β-内酰胺类。治疗学:抗菌药物。妊娠分类:B。

【指征和剂量】 抗菌谱、抗菌活性和对β-内酰胺酶的稳定性与头孢噻肟和头孢曲松相似。除粪肠球菌、单核细胞增多性李斯特菌、不动杆菌属、假单胞菌属、脆弱拟杆菌等外,多数临床上重要的致病菌均对本品敏感。适用于敏感菌引起的败血症、脑膜炎、呼吸道感染、脓胸、肝及胆道感染、腹膜炎、尿路感染、妇产科感染和手术创口继发感染等。

肌注或静脉给药:成人 1～2 g/d,分 2 次给药;病情严重者可增至

4 g/d,分 2～4 次给药。儿童 50～150 mg/(kg・d),分 2 次给药。

【制剂】 注射剂：每瓶 500 mg,1 g。

【药动学】 本品在胆汁、痰液、脑脊液、胸腔积液、腹水、扁桃体、肾、膀胱、子宫、卵巢等体液和组织中浓度较高,但乳汁中浓度很低。

【作用机制】 同其他头孢菌素。

【禁忌证】 对头孢菌素过敏者禁用。对青霉素过敏者、严重肾功能不全者、孕妇和哺乳期妇女慎用。

【相互作用】 与强利尿剂同用可增加本品的肾损害。

【不良反应】 不良反应发生率低,较常见的有轻度皮疹,恶心、腹泻等胃肠道反应以及注射局部疼痛。少数患者有暂时性血清 ALT 升高。另有发生低凝血酶原血症和双硫醒样反应的可能。

【注意事项】 避免同时应用强利尿剂和氨基糖苷类抗生素。

【患者用药指导】 给药期间及停药后 1 周内避免饮酒。

头孢唑肟 Ceftizoxime

【商品名或别名】 头孢去甲噻肟,益保世灵

【分类】 化学：β-内酰胺类。治疗学：抗菌药物。妊娠分类：B。

【指征和剂量】 抗菌谱和体外抗菌作用与头孢噻肟相似,对肠杆菌科细菌具有很强的抗菌作用。对金黄色葡萄球菌和表皮葡萄球菌的作用较第一、第二代头孢菌素差。耐甲氧西林金黄色葡萄球菌和肠球菌属耐药。铜绿假单胞菌及其他假单胞菌属和产碱杆菌对本品耐药,不动杆菌属的敏感性亦较差。适用于治疗呼吸道感染、尿路感染、败血症、脑膜炎、胆道感染及其他腹腔内感染、妇科感染、骨关节感染、皮肤软组织感染及淋病等,细菌清除率为 83.8%～98%。

成人 2～4 g/d,严重感染可增至 10～12 g/d,分 2～4 次给药。儿童 40～80 mg/(kg・d),严重感染可增至 120 mg/(kg・d),分 2～4 次给药。

【制剂】 注射剂：每瓶 0.5 g,1 g。

【药动学】 本品在胆囊、胆汁、房水、痰液、胸腔积液、腹腔渗出液、羊水、脐带血、乳汁、骨组织和中耳组织中均可获得较高的浓度。能穿过胎盘屏障进入胎儿。静注 2 g 后前列腺组织和正常脑脊液中浓度分别为 16 mg/kg 和 0.4 mg/L。脑膜有炎症时,脑脊液中药物浓度可达血药浓度的 22%。

【作用机制】 本品对青霉素结合蛋白(PBP)的 1b 具有极强的亲和性,

其次是1a和PBP3;对革兰阴性菌外膜的通透性良好;对各种细菌产生的β-内酰胺酶稳定。

【禁忌证】 对头孢菌素过敏者禁用。对青霉素过敏或过敏体质者、孕妇、哺乳期妇女、早产儿和新生儿慎用。

【相互作用】 本品不宜与华法林和利尿剂合用。

【不良反应】 总的不良反应发生率为2.9%,小儿发生率高于成人。变态反应:皮疹、药物热等。消化道反应:食欲缺乏、恶心、呕吐、腹泻等。偶见注射区疼痛、头痛、麻木、呼吸困难及面部潮红等,暂时性碱性磷酸酶(ALP)或血清ALT升高。个别患者有一过性血尿素氮和肌酐增高。

【注意事项】 ① 严重肾功能减退者应调整剂量。② 避免与氨基糖苷类抗生素及强利尿剂同时使用。

头孢地秦 Cefodizime

【商品名或别名】 莫迪,莫敌

【分类】 化学:β-内酰胺类。治疗学:抗菌药物。妊娠分类:B。

【指征和剂量】 抗菌谱和抗菌活性与头孢噻肟和头孢曲松相似,其特点为具有广谱抗菌和增强机体免疫功能双重作用。对肠杆菌科细菌革兰阴性杆菌等具有很强抗菌活性,对甲氧西林敏感金黄色葡萄球菌、化脓性链球菌和肺炎球菌有良好抗菌作用。枸橼酸杆菌属、肠杆菌属、阴沟杆菌属、嗜麦芽苛养单胞菌、乙酸钙不动杆菌、铜绿假单胞菌和其他假单胞菌对本品耐药,表皮葡萄球菌、甲氧西林耐药金黄色葡萄球菌、粪肠球菌和单核细胞增多性李斯特菌对本品耐药。适用于敏感菌引起的各种感染,尤其是免疫功能不全合并感染者。

成人1~2 g/d,分2次注射;对重度感染或免疫缺陷患者可增至4 g/d,分2次注射。儿童60~80 mg/(kg·d),分2~3次给药。本品可静注、静滴或肌注给药。

【制剂】 注射剂:每瓶1 g。

【药动学】 本品能分布进入腹水、胆汁、脑脊液、肺、肾、子宫内膜及其他盆腔组织等各种体液和组织,在体内不被代谢。

【作用机制】 头孢地秦是首先应用于临床的兼有生物反应调节作用的抗生素,可刺激吞噬细胞杀菌功能,促进粒细胞及单核细胞趋化作用及$CD4^+$细胞数增多,$CD4^+/CH8^+$比例增高等。其体内抗菌活性较体外抗菌活性强。

【禁忌证】 对头孢菌素过敏者禁用。对青霉素过敏者、孕妇、哺乳期妇女及儿童慎用。

【不良反应】 单次给药和多次给药后的不良反应发生率分别为1.2%和3.1%。皮疹、药物热及胃肠道反应等较为多见。其他不良反应有头晕、头痛以及血清肌酐、ALT、ALP和胆红素等升高。老年患者的不良反应发生率超过8%。

【注意事项】 与氨基糖苷类抗生素同用时要监测肾功能。不能与其他抗感染药物混合注射。

【患者用药指导】 用药过程中出现严重、持续性腹泻者,应及时告知医务人员,以防伪膜性肠炎的发生。

头孢匹胺 Cefpiramide

【商品名或别名】 先福吡兰,Cefpiran

【分类】 化学:β-内酰胺类。治疗学:抗菌药物。妊娠分类:B。

【指征和剂量】 对铜绿假单胞菌的抗菌活性与头孢哌酮和哌拉西林相同或更优,但逊于头孢他啶;对多数肠杆菌科细菌有抗菌作用,但活性较头孢噻肟、头孢曲松和头孢他啶等为差。金黄色葡萄球菌和表皮葡萄球菌(均指耐青霉素菌株,但为甲氧西林敏感菌株)、化脓性链球菌、肺炎球菌、B组溶血性链球菌、草绿色链球菌和李斯特菌属等革兰阳性菌对本品敏感。革兰阴性厌氧菌较耐药,其他梭状芽孢杆菌和厌氧球菌亦耐药。适用于敏感菌所致的尿路感染、下呼吸道感染、败血症、骨关节感染、胆道感染和妇产科感染。

静注或静滴:成人剂量为1~2 g/d,小儿30~80 mg/(kg·d),均分2~3次给药。治疗严重感染时成人可增至4 g/d,小儿150 mg/(kg·d),分2~3次给药。

【制剂】 注射剂:每瓶1 g。

【药动学】 本品在肝胆组织、女性泌尿生殖道、腹腔渗出液、口腔、扁桃体、皮肤和烧伤创面及痰液中浓度均很高。肝炎患者的本品血浆半衰期是正常人的1.2~1.9倍。肾功能不全患者即使其肌酐清除率<10 ml/min,本品半衰期也仅延长1.3倍。

【作用机制】 同头孢哌酮。

【禁忌证】 对头孢菌素过敏者禁用。对青霉素过敏和有家族性过敏体质者、孕妇、哺乳期妇女、老人及早产儿、新生儿慎用。

【相互作用】 本品可影响人体内的乙醇代谢,使血中乙醛积聚;与呋塞米等降压利尿剂合用,可能增加肾功能损害。

【不良反应】 本品不良反应发生率为3.6%,主要有:① 变态反应:皮疹、荨麻疹、瘙痒、发热等。② 消化系统:食欲缺乏、恶心、呕吐、腹泻。③ 血液系统:嗜酸粒细胞增多,中性粒细胞、血小板减少。④ 维生素K和B族维生素的缺乏。⑤ 血清酶异常:ALT、AST、ALP、γ-谷氨酰转肽酶(γGT)一过性升高。

【注意事项】 ① 严重肝肾功能不全者慎用。② 用药期间硫酸铜尿糖试验和Coombs可呈假阳性。③ 为减少对血管的刺激,静注速度不宜过快。

【患者用药指导】 用药期间和停药后1周内避免饮酒。

4. 第三代头孢菌素(口服)

第三代头孢菌素(口服)的部分药动学参数如下。

药　品	达峰时间(h)	PB(%)	$t_{1/2}\beta$(h)	尿排泄率(%)
头孢克肟	3~4	70	3~4	30~40
头孢特仑酯	3		0.9	30~33
头孢他美酯	4	22~25	2.2~2.8	45~51
头孢布烯	1.7~2.6	60~64	2.0~3.0	60~70
头孢地尼	3.7		1.6~1.8	26~33
头孢泊肟酯	2.5~2.9	18~23	2.4~2.8	24~32
头孢托仑匹酯	2~4		1.1~1.17	13~34

头孢克肟 Cefixime

【商品名或别名】 世福素,Cefspan

【分类】 化学:β-内酰胺类。治疗学:抗菌药物。妊娠分类:B。

【指征和剂量】 为口服第三代头孢菌素,抗菌谱广,抗菌活性强,尤其对多数肠杆菌科细菌有较强活性,优于头孢克洛、头孢氨苄和头孢羟氨苄。金黄色葡萄球菌、表皮葡萄球菌、肠球菌属及青霉素耐药肺炎球菌一般对本品耐药,铜绿假单胞菌、不动杆菌属、无色杆菌属、黄杆菌属、梭杆菌属等也均耐药,类杆菌属和消化链球菌也多对本品耐药。适用于敏感菌引起的呼吸道、泌尿系统、胆道感染,猩红热及耳鼻喉感染。

口服:成人 400 mg,qd,或 200 mg,bid;治疗单纯性尿路感染用 400 mg 单剂即可。儿童 8 mg/(kg·d),分 2 次给药。

【制剂】 胶囊:每粒 50 mg,100 mg。干糖浆:每包 50 mg。

【药动学】 本品能分布至扁桃体、上颌窦黏膜、支气管黏膜、痰液和中耳渗出液。在胆囊及胆道的浓度比血清中浓度分别高数倍至数十倍。

【作用机制】 同其他第三代头孢菌素。

【禁忌证】 对头孢菌素过敏者禁用。对青霉素过敏者、严重肾功能损害者、孕妇、老人和新生儿慎用。

【不良反应】 不良反应多为轻、中度和一过性,较常见的有腹泻、恶心、腹痛和粪便性状改变等胃肠道症状以及皮疹、头痛和头晕等,多出现于治疗开始后数日。

【患者用药指导】 饮食不影响本品的吸收,故可饭后服用。

头孢特仑酯 Cefteram Pivoxil

【商品名或别名】 头孢特仑新戊酯,富山龙,Tomiron

【分类】 化学:β-内酰胺类。治疗学:抗菌药物。妊娠分类:B。

【指征和剂量】 对革兰阳性菌如链球菌属、肺炎球菌,革兰阴性菌如大肠杆菌、克雷伯菌属、淋球菌、流感嗜血杆菌有很强杀菌活性,对沙雷菌属、吲哚阳性变形杆菌、肠杆菌属、枸橼酸菌属亦有良好抗菌作用。适用于敏感菌所致的呼吸道、泌尿生殖道及耳鼻喉感染。

口服:成人 50～100 mg,tid;感染较重者 100～200 mg,tid。

【制剂】 薄膜衣片:每片 50 mg,100 mg。

【药动学】 本品吸收后在痰液、中耳、扁桃体、上颌窦黏膜、鼻息肉、筛窦黏膜、尿道分泌物及子宫中均达较高浓度。

【作用机制】 同其他第三代头孢菌素。

【禁忌证】 对头孢菌素过敏者禁用。对青霉素过敏者、孕妇、哺乳期妇女、老人及新生儿慎用。

【不良反应】 较少见。主要有腹泻,皮疹,食欲缺乏,胃部不适,血清 ALT、AST 升高,嗜酸粒细胞增多。

【注意事项】 肾功能不全者应调整剂量。Coombs 试验和还原法尿糖试验可呈假阳性。

【患者用药指导】 餐后服用吸收更好。

头孢他美酯 Cefetamet Pivoxil

【商品名或别名】 头孢美特酯

【分类】 化学: β-内酰胺类。治疗学: 抗菌药物。妊娠分类: B。

【指征和剂量】 对肺炎链球菌、化脓性链球菌、洋葱假单胞菌有较强抗菌活性,对肠杆菌属、变形杆菌、克雷伯菌属、产β-内酰胺酶的流感嗜血杆菌等亦有明显作用。对葡萄球菌、肠球菌、单核细胞增多性李斯特菌无活性,对耐青霉素的肺炎链球菌作用差。大多数假单胞菌和其他非发酵菌对本品耐药。适用于由敏感菌引起的中耳炎,鼻窦炎,急、慢性支气管炎,肺炎,扁桃体炎及尿路感染。

口服: 12 岁以上儿童和成人 0.5～1 g,q12 h;12 岁以下儿童 10 mg/kg,bid。

【制剂】 片剂: 每片 250 mg。

【药动学】 进食可促进本品的吸收。在扁桃体和痰液中药物浓度较高。

【作用机制】 与头孢噻肟相同。

【禁忌证】 对头孢菌素过敏者禁用。对青霉素过敏者慎用。

【不良反应】 ① 变态反应: 荨麻疹、红斑等。② 胃肠道反应: 恶心、呕吐、腹泻等。③ 一过性 ALT 升高,嗜酸粒细胞增多,中性粒细胞减少。

【患者用药指导】 宜餐后服用。

头孢布烯 Ceftibuten

【商品名或别名】 头孢布坦,先力腾

【分类】 化学: β-内酰胺类。治疗学: 抗菌药物。妊娠分类: B。

【指征和剂量】 对能产生β-内酰胺酶的肠杆菌科细菌的抗菌活性比头孢噻肟和氨曲南强。对金黄色葡萄球菌、肠球菌及厌氧菌无效,对肺炎链球菌的作用差。适用于敏感菌引起的呼吸道、泌尿系统、胃肠道、肝胆和腹腔等处的感染,以及猩红热和淋球菌感染。

口服: 成人 400 mg/d,分 2 次;儿童口服干混悬剂 9 mg/(kg · d),顿服,总量不得超过 400 mg/d。

【制剂】 胶囊：每粒 100 mg，200 mg，400 mg。

【药动学】 常用参数见第三代头孢菌素(口服)药动学参数表。

【作用机制】 与头孢噻肟相同。

【禁忌证】 对头孢菌素过敏者禁用。对青霉素过敏者、孕妇、哺乳期妇女及新生儿慎用。

【不良反应】 较轻微。与头孢他美酯相似，另偶见头昏、倦怠等神经系统症状。

【注意事项】 肾功能不全者应调整剂量。

头孢地尼 Cefdinir

【商品名或别名】 全泽复，Cefzon

【分类】 化学：β-内酰胺类。治疗学：抗菌药物。妊娠分类：B。

【指征和剂量】 对甲氧西林敏感金黄色葡萄球菌的抗菌活性在口服头孢菌素中最强，对化脓性链球菌和肺炎链球菌的作用强于头孢克肟，对大肠杆菌和肺炎克雷伯菌的作用与头孢克肟相当或稍弱，对流感嗜血杆菌的作用比头孢克肟差。本品对β-内酰胺酶的稳定性比头孢氨苄和头孢克洛强。适用于敏感菌引起的皮肤软组织感染、乳腺感染、呼吸道感染和耳鼻喉感染。

口服：成人 100 mg，tid。

【制剂】 胶囊：每粒 50 mg，100 mg。

【药动学】 本品能分布至患者的痰液、扁桃体、上颌窦黏膜组织、中耳分泌物和皮肤组织中。

【作用机制】 与头孢噻肟相同。

【禁忌证】 对头孢菌素过敏者禁用。对青霉素过敏者、肾功能不全者、孕妇、哺乳期妇女、老年人和新生儿慎用。

【相互作用】 与铁剂合用可减少本品的吸收，降低疗效。

【不良反应】 与头孢布烯相似。

【注意事项】 用药期间尿糖试验和 Coombs 试验可能出现假阳性。

头孢泊肟酯 Cefpodoxime Proxetil

【商品名或别名】 搏拿，施博，Banan，Cepodem

【分类】 化学：β-内酰胺类。治疗学：抗菌药物。妊娠分类：B。

【指征和剂量】 对β-内酰胺酶有良好的稳定性,对常见革兰阴性需氧菌和革兰阳性需氧菌有效,且显示与机体防御功能相协调的抗菌作用。但对铜绿假单胞菌和肠杆菌属细菌无效。适用于敏感菌引起的呼吸道、泌尿系统、皮肤软组织及耳鼻喉感染。

口服:成人100 mg,bid;重症感染者可增至200 mg,bid。

【制剂】 薄膜衣片:每片100 mg。

【药动学】 本品在体内广泛分布于体液和组织中,如肺、胸膜液、扁桃体、精液及皮肤破损的炎症部位等。

【作用机制】 同其他头孢菌素。

【禁忌证】 对头孢菌素过敏者禁用。

【相互作用】 与抗酸剂或H_2受体拮抗剂合用可减少本品的吸收而降低其血药浓度。

【不良反应】 与头孢布烯相似。还偶可出现菌群交替症和维生素K、B族维生素缺乏的症状。

【注意事项】 同头孢地尼。

【患者用药指导】 餐后服用为宜。

头孢托仑匹酯 Cefditoren Pivoxil

【商品名或别名】 美爱克,Meiact

【分类】 化学:β-内酰胺类。治疗学:抗菌药物。妊娠分类:B。

【指征和剂量】 对包括肺炎链球菌在内的链球菌属等革兰阳性菌,对大肠杆菌、克雷伯菌属、变形杆菌属和流感嗜血杆菌等革兰阴性菌,以及消化链球菌、痤疮短小棒状杆菌、拟杆菌属等厌氧菌有较强的抗菌作用。适用于敏感菌引起的呼吸道、泌尿系统、胆道、皮肤软组织感染,以及妇产科、眼科、口腔科感染。

口服:成人200 mg,bid。

【制剂】 薄膜衣片:每片100 mg。

【药动学】 本品分布于患者痰液、扁桃体组织、上颌窦黏膜、皮肤组织、胆囊、子宫等处,但乳汁中无渗入。

【作用机制】 同其他头孢菌素。

【禁忌证】 对头孢菌素过敏者禁用。对青霉素过敏者、孕妇和儿童慎用。

【相互作用】 曾有本品可降低血清中肉碱的报道。

【不良反应】 同头孢地尼。

【注意事项】 用药期间 Coombs 试验可出现假阳性。

【患者用药指导】 餐后服用为宜。

5. 第四代头孢菌素

第四代头孢菌素的共同特征：① 与第三代头孢菌素相比，增强了抗革兰阳性菌作用，特别对链球菌、肺炎链球菌等有很强活性，少数新品(头孢瑟利)还有较强的抗耐甲氧西林金黄色葡萄球菌(MRSA)活性。② 抗革兰阴性菌作用与第三代头孢菌素相似，对弗劳地枸橼酸杆菌、阴沟杆菌都有较强活性，抗铜绿假单胞菌活性与头孢他啶相当。③ 对染色体介导的和部分质粒介导的β-内酰胺酶稳定，但可被超广谱β-内酰胺酶分解。

第四代头孢菌素的部分药动学参数如下。

药　品	给药方式	达峰时间(h)	PB(%)	$t_{1/2}$β(h)	尿排泄率(%)
头孢匹罗	静滴		5～10	1.21～1.72	80
头孢克定	静滴		4	1.7～2.0	86
头孢吡肟	静注/肌内	0.5	16～20	2	85

头孢匹罗 Cefpirome

【商品名或别名】 派新

【分类】 化学：β-内酰胺类。治疗学：抗菌药物。妊娠分类：B。

【指征和剂量】 对常见重要病原菌的抗菌活性强于第三代头孢菌素，对革兰阴性菌的作用等于或优于头孢他啶，对肠杆菌属、枸橼酸杆菌属、不动杆菌属等有强大的抗菌力。本品对β-内酰胺酶非常稳定，对铜绿假单胞菌、大肠杆菌、黏质沙雷菌及阴沟杆菌的外膜穿透力强。对革兰阳性球菌的抗菌作用在第四代头孢菌素中最强，但对厌氧菌和耐甲氧西林金黄色葡萄球菌(MRSA)的作用不理想。适用于治疗敏感菌引起的败血症、细菌性心内膜炎、腹膜炎、肺部感染、尿路感染、肝胆及盆腔等处的感染，以及小儿化脓性脑膜炎等。

静滴：成人 2～4 g/d，分 2 次使用。

【制剂】 注射剂：每支 0.5 g,1.0 g,2.0 g。

【药动学】 本品在体内的分布浓度以肾脏最高，其次是血浆、肺、脾和肝脏，在胆汁和痰液及化脓性脑膜炎患儿的脑脊液中亦可达有效浓度。

【作用机制】 本品能快速穿透革兰阴性菌的细菌外膜，且与青霉素结合蛋白有很高的亲和力，因此能在低浓度时对许多革兰阴性菌和革兰阳性菌有杀伤作用。

【禁忌证】 对头孢菌素过敏者禁用。

【不良反应】 不良反应发生率为 3.1%，变态反应(皮疹、皮肤瘙痒或发热等)和胃肠道反应(嗳气、呕吐、软便或腹泻等)约各占一半。

头孢克定 Cefclidin

【商品名或别名】 头孢立定

【分类】 化学：β-内酰胺类。治疗学：抗菌药物。妊娠分类：B。

【指征和剂量】 对绝大多数革兰阴性菌，特别是肠杆菌科细菌具有很强的抗菌作用，对部分革兰阳性菌和厌氧菌也有良好抗菌活性。其突出优点是对铜绿假单胞菌的抗菌活性是头孢他啶的 4～16 倍，对洋葱假单胞菌有一定疗效，对嗜麦芽窄食单胞菌作用较弱。对 MRSA、耐甲氧西林表皮葡萄球菌(MRSE)、肠球菌、单核细胞增多性李斯特菌、脆弱拟杆菌及难辨梭状芽孢杆菌等无效。适用于敏感菌引起的各种严重感染，如败血症、肺部感染、腹膜炎及胆囊炎。

静脉给药：成人 2 g/d，分 2 次。

【制剂】 注射剂：每瓶 0.5 g。

【药动学】 本品在上颌窦、扁桃体、痰液、胆囊、胰液、骨骼肌、皮下组织、女性生殖系统、腹膜及腹水中分布良好。

【作用机制】 与头孢吡肟相似。

【禁忌证】 对头孢菌素过敏者禁用。

【不良反应】 本品的不良反应总发生率为 3.8%。主要有皮疹、药物热、恶心、呕吐、腹泻、头晕、嗜酸粒细胞增多及 Coombs 试验假阳性等。

头孢吡肟 Cefepime

【商品名或别名】 马斯平

【分类】 化学：β-内酰胺类。治疗学：抗菌药物。妊娠分类：B。

【指征和剂量】 抗菌谱广，对大多数革兰阳性菌和革兰阴性菌，包括一些耐氨基糖苷类抗生素或第三代头孢菌素（如头孢他啶）的菌株均有效。能抵抗多种β-内酰胺酶的水解，对染色体编码的β-内酰胺酶亲和力低，能快速渗入革兰阴性菌的胞体内，发挥杀菌作用。与氨基糖苷类抗生素有协同作用。适用于敏感菌引起的呼吸道、泌尿系统、皮肤软组织及腹腔感染，妇产科感染，败血症，儿童脑脊髓膜炎，也可用于中性粒细胞减少伴发热患者的经验治疗。

静脉给药或深部肌注：成人轻至中度感染，0.5～1.0 g，q12 h；重度感染，2 g，q12 h；极严重感染，2 g，q8 h。

【制剂】 注射剂：每瓶0.5 g，1.0 g。

【药动学】 本品在尿液、胆汁、腹膜液、气管黏膜、痰液、前列腺液、阑尾及胆囊中均能达到治疗浓度。

【作用机制】 同头孢匹罗。

【禁忌证】 对头孢菌素过敏者禁用。孕妇及哺乳期妇女慎用。

【相互作用】 本品溶液不宜与甲硝唑、万古霉素、庆大霉素、妥布霉素和奈替米星等药物混合给药。

【不良反应】 不良反应轻微，常为一过性。主要有变态反应如皮疹和瘙痒，胃肠道反应如恶心、呕吐，神经系统反应如感觉异常和头痛，局部反应如静滴后血栓性静脉炎。

【注意事项】 ① 肾功能不全者应调整用药剂量。② 用药期间如出现腹泻，应考虑伪膜性肠炎的可能。

（三）其他β-内酰胺类

1. 氧头孢烯类

拉氧头孢 Latamoxef

【商品名或别名】 头孢拉他，噻吗灵，Moxalactam

【分类】 化学：β-内酰胺类。治疗学：抗菌药物。妊娠分类：B。

【指征和剂量】 对肠杆菌科细菌（聚团肠杆菌除外）抗菌活性强，与头孢他啶、亚胺培南、氨曲南的作用相似；对不动杆菌的作用稍优于头孢哌酮、头孢噻肟和氨曲南，但弱于亚胺培南和头孢他啶；对厌氧菌作用强；对金黄色葡萄球菌作用差;肠球菌对本品耐药。适用于敏感菌引起的呼吸道、泌尿系统和外科感染。

成人轻至中度感染 2 g/d,重度感染 4 g/d,分 2 次静滴或静注;儿童一般 40~80 mg/(kg・d),重度感染可增至 150 mg/(kg・d),分 2~4 次给药。

【制剂】 注射剂:每瓶 0.5 g,1 g。

【药动学】本品的消除半衰期为 2.3 h。可分布至胆汁、肺、痰液、脑脊液、腹水、脐带血、羊水、子宫及附件等各种体液和组织中。乳汁中几乎不出现。本品在体内不代谢,主要经肾脏排泄,24 h 内给药量的 67%~87%从尿中排出。

【作用机制】 本品与细胞内膜上的靶位蛋白结合,使细菌不能维持正常形态和正常分裂繁殖,最后溶菌死亡。

【禁忌证】 对头孢菌素过敏者禁用。对青霉素过敏者、肾功能不全者、孕妇及哺乳期妇女慎用。

【相互作用】①与庆大霉素联用对铜绿假单胞菌及金黄色葡萄球菌有协同作用,但不能在同一注射器或容器内混合。② 与肝素或阿司匹林等合用可增加出血倾向。③ 与强利尿剂合用可增加肾毒性。④ 不可与甘露醇注射液配伍。

【不良反应】 较轻微,主要有皮疹、皮肤瘙痒、恶心、呕吐、腹泻及一过性 ALT、AST 升高。

【注意事项】 老年患者宜调低剂量或延长给药间隔。

2. 单 环 类

氨曲南 Aztreonam

【商品名或别名】 君刻单,Azactam

【分类】 化学:β-内酰胺类。治疗学:抗菌药物。妊娠分类:B。

【指征和剂量】 为窄谱抗生素,对大多数肠杆菌科细菌的抗菌活性与第三代头孢菌素相似或略强;对铜绿假单胞菌的作用与头孢哌酮、阿米卡星和哌拉西林相似,不及头孢他啶;对聚团肠杆菌、枸橼酸杆菌、阴沟肠杆菌、不动杆菌及军团菌的作用较差;肠球菌、梭状芽孢杆菌及脆弱拟杆菌对本品耐药。适用于敏感革兰阴性菌引起的复杂性尿路感染、下呼吸道感染、败血症、胆道及腹腔感染、盆腔感染、骨及关节感染、中枢神经系统感染等,亦用于医院内感染和免疫缺损患者的感染。

肌注、静注或静滴：成人一般性感染 3～4 g/d，分 2～3 次给药；严重感染 6～8 g/d，分 3～4 次给药；儿童一般性感染 30～50 mg/(kg·d)，严重感染 80～120 mg/(kg·d)，分 3～4 次给药。

【制剂】 注射剂：每支 0.5 g。

【药动学】 本品肌注后 1 h 血药浓度达峰值，$t_{1/2}\beta$ 为 1.5～2 h，血浆蛋白结合率为 45%～60%，肾排出率为 70%。本品在肾脏、肝脏、心脏、胆囊、骨、输卵管、卵巢、子宫内膜和前列腺等组织，以及胆汁、胸腹膜液、心包液、支气管液、羊水、唾液和脑脊液等体液中均可达到有效浓度。

【作用机制】 本品通过与革兰阴性需氧菌细胞膜 PBP3 的高度亲和而抑制细胞壁的合成。本品不诱导细菌产生 β-内酰胺酶，并对大多数 β-内酰胺酶高度稳定。

【禁忌证】 对本品或 L-精氨酸过敏者禁用。对青霉素和头孢菌素类药物过敏者、孕妇、9 个月龄以下儿童慎用。

【相互作用】 与头孢拉定、甲硝唑和万古霉素有配伍禁忌。

【不良反应】 发生率低，主要有恶心、呕吐等胃肠道反应和皮疹、皮肤瘙痒等变态反应。静脉给药偶见静脉炎和血栓性静脉炎。

【注意事项】 肾功能不全者需调整剂量。对用药后发生腹泻者应警惕伪膜性肠炎的可能。

【患者用药指导】 哺乳期妇女应暂停哺乳。

3. 碳青霉烯类

碳青霉烯类抗生素的部分药动学参数如下。

药　品	给药方式	达峰时间(h)	PB(%)	$t_{1/2}\beta$(h)	尿排泄率(%)
亚胺培南	静注	0.5	20	1.0	70
美罗培南	静滴	0.5		1.0	60～70
帕尼培南	静滴	1.0	3.0	1.0	30

亚胺培南/西司他汀 Imipenem/Cilastatin

【商品名或别名】 泰能，Tienam

【分类】 化学：甲砜霉素脒基类衍生物/肾脱氢肽酶抑制剂。治疗学：

抗菌药物。妊娠分类:C。

【指征和剂量】 为广谱抗生素,具有强力的抑制细胞壁合成的能力和对抗多种β-内酰胺酶降解的能力,可杀灭大多数常见的革兰阳性和革兰阴性的需氧和厌氧病原菌,以及对多种其他β-内酰胺抗生素耐药的细菌。耐氨苄西林的屎肠球菌、MRSA及嗜麦芽窄食单胞菌等对本品耐药。适用于需氧菌与厌氧菌的混合感染及病原菌未明的重症感染。

成人轻度感染:250 mg,q6 h,总量1 g/d;中度感染:0.5~1 g,q8~12 h,总量1.5~2 g/d;严重的敏感菌感染:500 mg,q6 h,总量2 g/d;由不敏感菌引起的严重、致命性感染:1 g,q6~8 h,总量3~4 g/d。

【制剂】 静滴粉剂:每瓶含亚胺培南500 mg和西司他汀500 mg。

【药动学】 亚胺培南在血液循环中不被破坏,可广泛分布于肺、痰液、扁桃体、上颌窦、乳突、肾、前列腺、女性生殖道、腹腔渗出液及创口引流处。

【作用机制】 含有两种成分:亚胺培南是甲砜霉素的衍生物,其抗菌谱较其他抗生素广泛;西司他汀是一种肾去氢肽酶抑制剂,可阻断亚胺培南在肾脏的代谢,继而增加尿液中未经改变的亚胺培南的浓度,起到协同增效作用。

【禁忌证】 对本品过敏者和严重休克或有心脏传导阻滞患者禁用。对青霉素和头孢菌素过敏者、老年人及中枢神经系统感染者、孕妇和哺乳期妇女、有癫痫史或有癫痫诱发因素者慎用。

【相互作用】 有报道显示,本药与丙氧鸟苷合用可引起癫痫发作;本品不可与含乳酸钠的溶液配伍,亦不可与氨基糖苷类抗生素混合注射。

【不良反应】 ① 消化道反应如恶心、呕吐、腹泻。② 短暂性血清ALT升高。③ 偶见静脉炎或白细胞减少。④ 二重感染。⑤ 诱发癫痫,主要见于原有中枢神经系统感染、肾功能损害、老年人、药物剂量较大等情况。

美罗培南 Meropenem

【商品名或别名】 美平,倍能,Mepem

【分类】 化学:β-内酰胺类。治疗学:抗菌药物。妊娠分类:C。

【指征和剂量】 抗菌谱较亚胺培南更广。对革兰阳性菌和革兰阴性菌、需氧菌和厌氧菌均有较强的抗菌活性。对荧光假单胞菌和洋葱假单胞菌的活性是亚胺培南的2倍,对铜绿假单胞菌的作用与亚胺培南相似。嗜麦芽假单胞菌对本品亦耐药。适用于敏感菌引起的中至重度或难治性感染，如败血症、肺部感染、复杂性尿路感染、妇科感染、外科感染及耳鼻喉感染等。

成人中至重度感染：500 mg，q8 h；经验性治疗严重感染：1 g，q8 h；治疗脑膜炎：2 g，q8 h。

【制剂】 静滴粉剂：每瓶 250 mg，500 mg。

【药动学】 本品在痰液、肺组织、胆汁、胆囊、腹腔渗出液中的分布良好。

【作用机制】 抗菌机制与亚胺培南相似。另由于其在体内不被肾去氢肽酶水解，因此不需与西司他汀合用。

【禁忌证】 对本品及其他碳青霉烯类抗生素过敏者禁用。对青霉素、头孢菌素过敏者，严重肝功能障碍患者，有癫痫史或中枢神经系统功能障碍患者，老人，儿童，孕妇和哺乳期妇女慎用。

【相互作用】 本品不可与丙戊酸钠、戊酸甘油酯同时使用。

【不良反应】 主要有皮疹、恶心、呕吐、软便、腹泻，以及短暂性血清ALT升高和嗜酸粒细胞增多。发生率为1.8%。

【注意事项】 肾功能不全患者应调整剂量。尿糖试验、尿胆红素试验和 Coombs 试验可呈假阳性。

帕尼培南 Panipenem

【商品名或别名】 克倍宁，康彼宁，Carbenin

【分类】 化学：β-内酰胺类。治疗学：抗菌药物。妊娠分类：C。

【指征和剂量】 对包括厌氧菌在内的革兰阳性菌和阴性菌有效，其抗菌活性与亚胺培南相当。适用于由敏感菌引起的呼吸道、泌尿生殖道、肝胆、耳鼻喉等部位的中至重度感染。

静滴：成人一般 1 g/d，分 2 次给药；重症或难治性感染可增至 2 g/d，分 2 次给药。

【制剂】 注射剂：每瓶 250 mg（含帕尼培南 250 mg，倍他米隆 250 mg），500 mg（含帕尼培南 500 mg，倍他米隆 500 mg）。

【药动学】 本品分布于痰液、前列腺、胆囊、子宫、卵巢、输卵管、前房水、皮肤、中耳、鼻窦、扁桃体、唾液及脑脊液中。

【作用机制】 抗菌机制同其他碳青霉烯类抗生素。倍他米隆既无抗菌活性，又无肾去氢肽酶抑制作用，但可减少帕尼培南在肾脏的积聚，以减低其肾毒性。

【禁忌证】 对本品过敏者禁用。老人、儿童(尤其是早产儿、新生儿)、孕妇和哺乳期妇女慎用。

【相互作用】 禁止与丙戊酸钠合用。

【不良反应】【注意事项】 同美罗培南。

(四) 氨基糖苷类

氨基糖苷类抗生素的共同特征：① 水溶性好，性质稳定。② 抗菌谱广，对葡萄球菌属、需氧革兰阴性杆菌均具良好抗菌活性，某些品种对结核分枝杆菌及其他分枝杆菌属亦有良好作用，其作用在碱性环境中较强。③ 对细菌的作用机制主要为抑制蛋白质的合成。④ 细菌对不同品种有部分或完全性交叉耐药。⑤ 与人血清蛋白结合率低，大多<10%。⑥ 具有不同程度的肾毒性和耳毒性，后者包括前庭功能损害或(和)听力减退，并可有神经肌肉接头的阻滞作用。⑦ 胃肠道吸收差，注射给药后大部分经肾脏以原型排出。肾功能减退时其血浆半衰期常显著延长，因此采用时应根据肾功能损害的程度调整给药方案。⑧ 本类药物在药动学分类上属于浓度依赖性抗生素，AUC/MIC 和 Peak/MIC 是与临床治疗结果相关性最好的参数。此外，本类药物对革兰阴性杆菌还有较明显的抗生素后效应(PAE)。

氨基糖苷类抗生素的部分药动学参数如下。

药　品	给药方式	达峰时间(h)	PB(%)	$t_{1/2}\beta$(h)	尿排泄率(%)
链霉素	肌注	0.5～0.7	35	2～3	40～90
庆大霉素	肌注	0.5～1	0	2～3	70
卡那霉素	肌注	1	0	2.5	80
妥布霉素	肌注	0.5	0	1.5～3	80～85
阿米卡星	肌注	1.5	0	2.2～2.5	81～98
奈替米星	肌注	0.5～1	0	2.5	70～80
阿贝卡星	肌注	0.5	3～12	1.66	70
异帕米星		0.9	3～8	1.8	85
小诺米星		0.5		1.69	80
大观霉素		1	0		70～80

链霉素 Streptomycin

【分类】 化学：氨基糖苷类。治疗学：抗菌药物。妊娠分类：D。

【指征和剂量】 对结核分枝杆菌有强大抗菌作用，对许多革兰阴性杆菌如大肠杆菌、肺炎杆菌、肠杆菌属、沙门菌属、志贺菌属、布鲁菌属、巴斯德杆菌属等也具抗菌作用；脑膜炎球菌和淋球菌对本品亦敏感。本品对金黄色葡萄球菌等多数革兰阳性球菌的抗菌活性差，在常用剂量时对肠球菌属无抗菌作用；各组链球菌、铜绿假单胞菌和厌氧菌对本品耐药。目前仍为抗结核的一线药物之一，还用于鼠疫、布鲁菌病及肠球菌或草绿色链球菌性心内膜炎的治疗。

肌注最常用。成人 0.75～1.5 g/d，分 1～2 次；严重感染者可增至 2 g/d，但用药不宜超过 1 周。40 岁以上患者需较长时间应用链霉素时（如结核病），以 0.75 g/d 为宜。

【制剂】 注射剂：每支 0.75 g，1.0 g，2.0 g。水针剂：每支 0.25 g/ml，0.5 g/2 ml。

【药动学】 本品很容易渗入腹腔和胸腔，当胸膜和腹膜有炎症时该药浓度几与血清药物浓度相等；常用剂量时药物可渗入结核性干酪样病灶中；可通过胎盘进入胎儿循环，羊水及胎儿血药浓度约为母体血药浓度之半。链霉素不易透过血脑屏障，正常脑脊液中药物浓度极低，即使在脑膜有炎症时仍不能达到有效浓度。

【作用机制】 本品主要作用于细菌体内的核糖体，抑制细菌蛋白质的合成，并破坏细菌细胞膜的完整性，达到杀菌目的，属于静止期杀菌剂。

【禁忌证】 对本品过敏者禁用。

【相互作用】 本品遇酸碱可灭活，钙、镁离子，氯化物，磷酸盐，乳酸盐和枸橼酸盐可使本品活性降低。

【不良反应】 ① 变态反应：以皮疹、发热、嗜酸粒细胞增多较为多见。少数可发展为剥脱性皮炎。本品也可导致过敏性休克，部分患者可能在特异性体质基础上发生。② 主要毒性反应：第一，耳毒性。是链霉素最常见而严重的毒性反应，以对前庭的损害较多见。主要症状为眩晕、头晕，急骤动作可引起恶心、呕吐。耳蜗损害一般发生较迟，常在用药数月后或停药后发生。高频听力常先受累，主要症状为耳鸣与听力减退，严重者可致聋。有报道家族性易感体质者应用小剂量链霉素（0.2～3 g）即可造成明显听力损害。第二，肾脏损害。可引起肾脏轻度损害，如出现蛋白尿、管型尿等。少数患者可有肾功能减退,但停药后可恢复。③ 神经肌肉阻滞作用:一般发生于胸腔或腹腔内给药后。④ 局部刺激:肌注处可有疼痛、肿胀。⑤ 骨髓抑制及其他:白细胞减少较多见,偶可发生粒细胞减少、血小板减少或再生障碍性贫血。其他偶可发生多毛症、结膜炎、唇指感觉异常、关节痛、中毒性脑病、高血压等。

【注意事项】 ① 抗结核治疗时如与异烟肼、利福平联用,可延缓耐药菌株的产生。② 因不易透过血脑屏障,故不宜用于中枢神经系统感染的治疗。③ 用药期间出现肾功能减退时,本品剂量应减少或停用。

【患者用药指导】 本品用后可引起胎儿听力减退,故孕妇应不用或慎用。用药期间出现持续耳鸣及耳部饱满感是听力受损的先兆,此时立即停药可防止耳聋的发生。

庆大霉素 Gentamicin

【分类】 化学:氨基糖苷类。治疗学:抗菌药物。妊娠分类:D。

【指征和剂量】 对各种肠杆菌科细菌如大肠杆菌、肺炎杆菌及其他克雷伯菌属、变形杆菌属、沙门菌属、志贺菌属、肠杆菌属及铜绿假单胞菌等均有良好抗菌作用。其MIC在不同地区有较大差异,主要与当地应用本品的普遍程度有关。除铜绿假单胞菌以外的假单胞菌属大多耐药。金黄色葡萄球菌和表皮葡萄球菌的甲氧西林敏感菌株约80%可为本品所抑制,但其中的甲氧西林耐药株则多数对本品耐药。肠球菌属对本品大多耐药。炭疽杆菌、白喉杆菌、放线菌属则多数敏感。本品对肺炎支原体具有一定抗菌活性,对结核分枝杆菌、真菌等无效。适用于敏感菌引起的各种感染,如铜绿假单胞菌感染、粒细胞减少者的感染、严重的腹腔或盆腔感染以及细菌性心内膜炎。由于耐药菌株的增多,目前本品多与青霉素类或头孢菌素类抗生素联合应用。

肌注:成人80 mg,q8 h;严重感染5 mg/(kg·d),分2~3次注射。静滴:对于严重感染或败血症患者,特别当伴有休克或出血倾向时,可采用静滴,剂量与肌注相同,qd或分2~3次使用。口服:成人240~260 mg/d,儿童10~15 mg/(kg·d),分4次服,用于肠道感染或肠道手术前准备。局部疗法:庆大霉素超声气溶吸入用0.1%溶液,每次5~10 ml。

【制剂】 注射剂:每支20 mg(2万U)/ml,40 mg(4万U)/ml,80 mg(8万U)/2 ml。片剂:每片20 mg,40 mg。

【药动学】 本品在体内主要分布于细胞外液，可渗入胸腔、腹腔和心包、胆汁及滑膜腔液中，浓度为血药浓度的10％～50％。也可通过胎盘进入胎儿循环，羊水中药物浓度为母体血药浓度的1/3～2/3。淋巴结和肌组织中的药物浓度与血清中的相仿。与其他氨基糖苷类药物相同，本品亦不易透过血脑屏障，脑膜炎患者脑脊液中药物浓度仍低于有效治疗浓度。

【作用机制】 同链霉素。

【禁忌证】 对本品过敏者禁用。孕妇和老年人应不用或慎用。

【相互作用】 本品若与β-内酰胺类抗生素同瓶用药，可降低后者的抗菌活性。

【不良反应】 与链霉素相似。

【注意事项】 ① 本品耳内滴用可引起前庭功能损害和听力减退。② 外伤或炎症局部用药更易导致细菌耐药性，应尽量避免。③ 肾功能减退患者用量应根据肾功能调整。

【患者用药指导】 用药期间如出现头晕、耳鸣等症状，应立即告知医生，以便及时判断和处理。

妥布霉素 Tobramycin

【分类】 化学：氨基糖苷类。治疗学：抗菌药物。妊娠分类：D。

【指征和剂量】 抗菌活性与庆大霉素相似。对多数革兰阴性杆菌有良好作用，对铜绿假单胞菌的作用较庆大霉素强，对肺炎杆菌、肠杆菌属、变形杆菌属及不动杆菌的作用较庆大霉素稍强，对沙雷菌属和沙门菌属的作用略差，对产青霉素酶的葡萄球菌属作用较差。主要用于各种革兰阴性杆菌所致全身感染，包括泌尿生殖道、呼吸道、皮肤软组织、骨和关节的感染，败血症，脑膜炎及腹腔感染等。

肌注或静滴：成人80 mg，q8 h。病情特别严重者可给予首次冲击量2 mg/kg，每日剂量可增至5～7.5 mg/kg，分为4次间隔给药，并需进行血药浓度监测。

【制剂】 粉针剂：每支80 mg。水针剂：每支40 mg/ml，80 mg/2 ml。

【药动学】 本品主要分布于细胞外液，用药后胸腔积液、腹水、滑膜腔液内亦可达有效浓度，但在胆汁、前列腺液及支气管分泌液中的浓度较低。本品不易通过血脑屏障，但可通过胎盘进入胎儿循环，其浓度约为母体血药浓度的20％，在羊水中亦可达一定浓度。

【作用机制】 同链霉素。

【禁忌证】 对本品过敏者禁用。孕妇慎用或不用。

【相互作用】 多巴胺可增加本品的肾清除，因此接受多巴胺治疗者妥布霉素的剂量宜酌情增加。

【不良反应】 耳、肾毒性较庆大霉素略低，亦有胃肠道反应、皮疹、白细胞减少、一过性血清 ALT 升高等。

【注意事项】 孕妇、麻醉药依赖者的剂量应适当增加。肾功能不全患者应减少剂量或延长给药间隔时间。

阿米卡星 Amikacin

【商品名或别名】 丁胺卡那霉素

【分类】 化学：氨基糖苷类。治疗学：抗菌药物。妊娠分类：D。

【指征和剂量】 对多种革兰阴性杆菌、革兰阳性球菌、铜绿假单胞菌及若干分枝杆菌属具有较强的抗菌活性。对多数细菌的作用与卡那霉素相似或略优，较庆大霉素为差，对厌氧菌无效。本品最突出的优点是对许多肠道革兰阴性杆菌和铜绿假单胞菌所产生的乙酰转移酶、磷酸转移酶和核苷转移酶等钝化酶稳定，因此临床分离的肠杆菌科细菌中对庆大霉素、妥布霉素和奈替米星等耐药菌株约 70%以上对本品仍敏感。主要用于对庆大霉素等耐药的细菌感染，或在庆大霉素耐药性普遍存在的医院中作为首选药物。粒细胞减少或其他免疫缺陷患者合并严重革兰阴性杆菌感染时，阿米卡星与β-内酰胺类抗生素联用(如哌拉西林或头孢菌素类)比单药疗效更为可靠。

肌注或静滴：成人 0.4 g/d，分 1～2 次肌注。静脉给药适用于严重感染患者，剂量与肌注相同，每次滴注时不少于 1 h。有条件者疗程中应监测血药浓度。

【制剂】 粉针剂：每瓶 50 mg，200 mg。水针剂：每支 100 mg/2 ml，200 mg/2 ml。

【药动学】 本品在体内各脏器的分布浓度由高到低依次为肾、血清、肺、脑，因此适用于尿路感染和呼吸道感染。不易透过血脑屏障，即使在脑膜有炎症时，脑脊液中也达不到有效浓度。

【作用机制】 同链霉素。

【禁忌证】 对本品过敏者禁用。

【相互作用】 本品与半合成青霉素类或头孢菌素类联合常可获协同作用,如与哌拉西林联合对铜绿假单胞菌有协同作用,与头孢菌素类联合对肺炎杆菌有协同作用。

【不良反应】 与庆大霉素相似。

【注意事项】 ① 用药期间应定期检测肾功能和尿常规。② 肾功能不全患者应减少剂量或延长给药间隔时间。③ 不宜与其他伤肾药物联用。

奈替米星 Netilmicin

【商品名或别名】 立克菌星,力确兴,奈特,乙基西梭霉素

【分类】 化学:氨基糖苷类。治疗学:抗菌药物。妊娠分类:D。

【指征和剂量】 对大多数肠杆菌科细菌的抗菌活性与庆大霉素相似,对普罗菲登菌属、沙雷菌属的作用不如庆大霉素,对铜绿假单胞菌的作用不如妥布霉素,对葡萄球菌属和其他革兰阳性球菌的作用则优于其他氨基糖苷类药物,对部分甲氧西林耐药金黄色葡萄球菌仍有抗菌作用,但对庆大霉素耐药菌株的作用显然不及阿米卡星。本品与苯唑西林或氯唑西林联合对金黄色葡萄球菌有协同作用,与阿洛西林或头孢他啶联合常对铜绿假单胞菌有协同作用,与青霉素联合时对肠球菌属有协同作用,与头孢菌素类联合时对肺炎杆菌偶有协同作用。主要适用于严重革兰阴性杆菌感染;与青霉素类或头孢菌素类联合(偶可与甲硝唑联合),用于病原菌未明的发热患者及儿童或成人粒细胞减低伴发热患者的经验治疗。

可供肌注或静滴,两者剂量相同。肾功能正常的成人一般感染 4～6 mg/(kg・d),推荐一次性给药;严重全身性感染 7.5 mg/(kg・d),分 2～3 次给药。

【制剂】 水针剂:每支 100 mg/2 ml。

【药动学】 本品在肺组织中的浓度与血药浓度大致相等,在化脓性支气管炎患者的支气管分泌物中的浓度约为血药浓度的 20%。不易透过血脑屏障。

【作用机制】 同庆大霉素。

【禁忌证】 对本品或其他氨基糖苷类抗生素过敏者禁用。孕妇及老年人慎用。

【相互作用】 强力利尿剂可增加本品的耳、肾毒性。

【不良反应】 本品的耳毒性(耳蜗及前庭)和肾毒性在动物试验中低于

其他氨基糖苷类药物,但临床应用的结果与庆大霉素、妥布霉素和阿米卡星相比均无明显差异。此外,偶可引起头痛、视力模糊、瘙痒、恶心、呕吐、皮疹、血清转氨酶升高及嗜酸粒细胞增多等。

【注意事项】 ① 疗程中应定期检测肾功能和尿常规。② 肾功能减退者应按肾功能检查结果调整用药。③ 疗程一般不宜超过 14 d。

【患者用药指导】 用药期间如出现头晕、耳鸣等症状,应立即告知医生,以便及时判断和处理。

阿贝卡星　Arbekacin

【分类】 化学:氨基糖苷类。治疗学:抗菌药物。妊娠分类:D。

【指征和剂量】 本品对耐甲氧西林金黄色葡萄球菌(MRSA)和耐头孢菌素金黄色葡萄球菌(CRSA)的抗菌作用在现有氨基糖苷类抗生素中最强,且明显优于头孢唑啉、亚胺培南/西司他汀、红霉素及氧氟沙星等。主要用于 MRSA 所致败血症、肺炎等。

肌注或静滴:成人 150～200 mg/d,分 2 次给药。

【制剂】 注射剂:每支 50 mg,100 mg。

【药动学】 参见氨基糖苷类抗生素药动学参数表。

【作用机制】 同阿米卡星。

【禁忌证】 对本品过敏者禁用。

【不良反应】 与阿米卡星相似,但耳、肾毒性较低。

【注意事项】【患者用药指导】 参见阿米卡星。

异帕米星　Isepamicin

【商品名或别名】 依克沙

【分类】 化学:氨基糖苷类。治疗学:抗菌药物。妊娠分类:D。

【指征和剂量】 抗菌谱与阿米卡星相似,对庆大霉素和阿米卡星敏感的肠杆菌科细菌的作用比阿米卡星强 2 倍,对普通变形杆菌、摩根菌属和普罗菲登菌属的作用与阿米卡星相同,对奇异变形杆菌和铜绿假单胞菌的作用与阿米卡星相同或稍差;对凝固酶阳性或阴性葡萄球菌,包括甲氧西林敏感及甲氧西林耐药金黄色葡萄球菌均有良好作用,对淋球菌或脑膜炎球菌作用差,对肠球菌属无活性。适用于对其他氨基糖苷类药物包括对阿米卡星耐药的革兰阴性杆菌(包括铜绿假单胞菌)和葡萄球菌的严重感染。

成人 400 mg/d,分 1～2 次注射。

【制剂】 注射剂：每支 200 mg,400 mg。

【药动学】 参见氨基糖苷类抗生素药动学参数表。

【作用机制】 同阿米卡星。

【禁忌证】 对本品过敏者禁用。老年人、严重肝肾功能不全者慎用。

【相互作用】 强力利尿剂、万古霉素、麻醉剂、肌松剂、环孢素和两性霉素 B 等可加重本品的耳、肾毒性。

【不良反应】 与阿米卡星相似,耳毒性较阿米卡星低。

【患者用药指导】 用药期间定期检测尿常规及肾功能。

依替米星 Etimicin

【商品名或别名】 爱大霉素,悉能

【分类】 化学：氨基糖苷类。治疗学：抗菌药物。妊娠分类：D。

【指征和剂量】 与庆大霉素相似,但对已形成庆大霉素、头孢唑啉等耐药的部分金黄色葡萄球菌、大肠杆菌和肺炎克雷伯菌仍然有效,对部分低度耐甲氧西林的金黄色葡萄球菌也有一定抗菌活性。适用于敏感菌引起的呼吸道、泌尿生殖道及皮肤软组织感染。

静滴：成人 200 mg/d,分 2 次给药。

【制剂】 注射液：每瓶 50 mg,100 mg。粉针剂：每瓶 50 mg,100 mg。

【作用机制】 与庆大霉素相同。

【禁忌证】 对本品或其他氨基糖苷类抗生素过敏者禁用。老年人和肾功能严重不全者慎用。

【相互作用】 其他氨基糖苷类药物及强力利尿剂等可加重本品的耳、肾毒性。

【不良反应】 与其他氨基糖苷类药物相似,但耳毒性相对轻微。

【患者用药指导】 用药期间注意监测尿常规和肾功能的变化。

小诺米星 Micronomicin

【商品名或别名】 沙加霉素,Sagamicin

【分类】 化学：氨基糖苷类。治疗学：抗菌药物。妊娠分类：D。

【指征和剂量】 抗菌谱广,抗菌作用与庆大霉素相近。由于其对细菌产生的某种钝化酶稳定,因此对已形成庆大霉素、妥布霉素和阿米卡星耐药的部分菌株仍有抗菌活性。本品与哌拉西林、头孢哌酮等联用有协同抗菌作用;对各组链球菌、粪肠球菌作用差,对厌氧菌无效。适用于敏感菌引起的败血症、烧伤或手术后继发感染、肺炎、胆道感染、尿路感染、中耳炎等。

肌注或静滴:成人120～240 mg/d,分2次。

【制剂】 注射剂:每支60 mg/2 ml。

【药动学】 本品在胆汁中排泄率低。本品可通过胎盘循环,羊水和脐带血中药物浓度约为母体血药浓度的50%。乳汁中浓度约为母体血药浓度的15%。

【作用机制】 与链霉素相同。

【禁忌证】 对本品过敏者禁用。孕妇、哺乳期妇女及老年人慎用。

【不良反应】 动物实验中本品的耳、肾毒性约为庆大霉素的25%,但在临床使用过程中仍应注意耳、肾毒性的发生;偶见血清ALT增高。

【注意事项】 本品不可静注。

大观霉素 Spectinomycin

【商品名或别名】 壮观霉素,淋必治,Trobicin,Kirin

【分类】 化学:氨基糖苷类。治疗学:抗菌药物。妊娠分类:D。

【指征和剂量】 对淋球菌(含青霉素敏感株和产青霉素酶株)具有高度抗菌活性,对多数肠杆菌科细菌具有中度抗菌活性,A组链球菌、肺炎球菌、表皮葡萄球菌对本品常呈敏感性,对本品耐药的菌株往往对链霉素、庆大霉素、妥布霉素、阿米卡星等仍敏感。本品应限用于对青霉素过敏的淋病患者或由产青霉素酶的耐药株引起的淋病患者。

成人单次肌注2 g,一般只用1次即可。除淋菌性尿道炎外,本疗法亦适用于淋菌性肛门直肠炎。

【制剂】 粉针剂:每瓶2 g。

【药动学】 参见氨基糖苷类抗生素药动学参数表。

【作用机制】 与庆大霉素相似。

【禁忌证】 对本品过敏者、孕妇和新生儿禁用。

【不良反应】 不良反应极少。个别患者偶可出现暂时性眩晕、发热、恶心、头痛或注射局部不适等,偶见皮疹,未见有耳毒性或肾毒性的报道。

【注意事项】 本品不得静脉给药。

（五）大环内酯类

大环内酯类抗生素的特点：① 通过作用于细菌等病原体的 70S 系统中的核蛋白体 50S 亚单位，阻碍其蛋白质的合成而发挥抗菌作用，属速效抑菌剂。② 在碱性环境中抗菌活性增强。③ 以红霉素为代表的第一代大环内酯类抗生素的抗菌谱窄，主要是需氧革兰阳性菌，且口服不耐酸、不易透过血脑屏障、胃肠道反应重、耐药情况常见。④ 克拉霉素等第二代大环内酯类抗生素对胃酸稳定，血药浓度提高，半衰期延长，组织渗透性好。⑤ 第二代大环内酯类抗生素的抗菌谱拓宽，增加了若干新的适应证。⑥ 药动学分类属于非浓度依赖性（即时间依赖性）抗生素，T＞MIC 是其与临床治疗结果相关性最佳的参数。此外，本类药物对革兰阴性杆菌还有较明显的抗生素后效应（PAE）。

大环内酯类抗生素的部分药动学参数如下。

药　品	给药方式	达峰时间（h）	PB（%）	$t_{1/2}\beta$（h）	消除途径
红霉素	口服	2	18～44	1.5～3	肝、肾
克拉霉素	口服	1.7	41～70	3.5～4.9	肝、肾
罗红霉素	口服	2			肝
地红霉素	口服	4	19	16～54	肝
阿奇霉素	口服	2.5	7～50	35～48	肝
吉他霉素	口服	2			肝
交沙霉素	口服	2		1.7	肝、肾
醋酸麦迪霉素	口服	1.3		0.83～2.5	肝、肾
乙酰螺旋霉素	口服	2～3		5～6	肝、肾

红霉素 Erythromycin

【商品名或别名】 福爱力，新红康，Eromycin

【分类】 化学：红霉素类。治疗学：抗菌药物。妊娠分类：B。

【指征和剂量】 是第一代 14 元环大环内酯类抗生素的代表性药物，对金黄色葡萄球菌、表皮葡萄球菌、各组链球菌和革兰阳性杆菌均具较强的抗菌活性，对某些革兰阴性菌如脑膜炎球菌、淋球菌、流感杆菌、百日咳杆菌、布鲁菌属等有抗菌作用,对部分耐青霉素的葡萄球菌属有一定的抗菌活性,对军团菌属、胎儿弯曲菌、某些螺旋体及非典型肺炎的病原体如肺炎支原体及肺炎衣原体也有良好作用。但由于本品在临床的广泛应用,细菌耐药性已比较严重,葡萄球菌、肺炎球菌和β溶血性链球菌均出现耐药株。目前仍适用于由敏感菌引起的各种感染。常作为青霉素过敏患者的替代治疗药物。还是治疗军团菌病和空肠弯曲菌肠炎的首选药物。

口服:成人 0.75～1.5 g/d,分 3～4 次服用;儿童 20～40 mg/(kg·d),分 3 次服用。静滴:成人和儿童均为 20～30 mg/(kg·d),分 2 次给药。

【制剂】 片剂(肠衣片):每片 100 mg,250 mg。粉针剂:每瓶 0.25 g,0.3 g,0.5 g。

【药动学】 本品能广泛分布到人体组织和体液中,在扁桃体、中耳、肺组织、痰液、胸腔积液、腹水、前列腺液中均能达到有效浓度;不能透过血脑屏障,但当脑膜有炎症时,少量药物可进入脑脊液中;可通过胎盘进入胎儿体内;在中性粒细胞、淋巴细胞内的浓度为细胞外的 4～5 倍。

【作用机制】 作用于 50S 亚单位,通过阻断转肽作用和 mRNA 位移而抑制细菌蛋白质的合成。

【禁忌证】 对本品过敏者禁用。

【相互作用】 ① 本品可抑制卡马西平的代谢,使后者血药浓度提高而发生毒性反应。② 可拮抗氯霉素和林可霉素的抗菌活性。③ 可使华法林的清除率降低,导致凝血酶原时间延长。④ 可使氨茶碱的肝清除减少,血药浓度增高,增加毒性反应。⑤ 使地高辛的还原减少,易引起洋地黄中毒。⑥ 与环孢素合用,可增加环孢素的血浓度,故要调整其剂量。

【不良反应】 ① 消化道反应较多,如恶心、呕吐、上腹不适及腹泻。② 静脉给药易引起血栓性静脉炎。③ 应用红霉素酯化物可引起肝损害。④ 可有皮疹和药物热。⑤ 罕见溶血性贫血、间质性肾炎和急性肾衰竭。

【注意事项】 ① 因本品在脑脊液和尿液中的浓度低,故不适用于中枢神经系统感染和尿路感染。② 静滴时加入少量糖皮质激素可减轻本品对静脉的刺激。③ 可致肝毒性,目前临床已较少使用;肝肾功能不全者应慎用。

【患者用药指导】 一般以空腹给药为宜。

克拉霉素 Clarithromycin

【商品名或别名】 甲红霉素,克拉仙,诺邦,圣诺得

【分类】 化学：红霉素类。治疗学：抗菌药物。妊娠分类：C。

【指征和剂量】 属第二代14元环大环内酯类抗生素。对革兰阳性菌的抗菌活性优于红霉素，为大环内酯类中作用最强者；在体内对流感杆菌的抗菌活性较红霉素增高；对嗜肺军团菌、肺炎衣原体、解脲脲原体、沙眼衣原体、肺炎支原体的抗菌活性为红霉素的数倍，且对前三者的作用为大环内酯类中最强；对幽门螺杆菌、厌氧菌、包柔螺旋体以及鸟分枝杆菌也具有抑制作用。主要用于上述敏感病原体引起的各类感染。

口服：成人200～500 mg/d，分2次服；儿童15 mg/(kg·d)，分2～3次服。

【制剂】 片剂：每片200 mg，250 mg。膜衣片：每片250 mg，500 mg。胶囊：每粒200 mg。

【药动学】 本品对酸稳定，使其抗菌活性增强，也决定了其优良的药动学特性。能广泛分布于除中枢神经系统以外的组织（如扁桃体、鼻黏膜、肺和支气管、皮肤）和体液（如唾液）中，组织内浓度为同期血药浓度的2～6倍。

【作用机制】 与红霉素相同。

【禁忌证】 对本品和其他大环内酯类有过敏史者，严重肝功能不全者，孕妇，有心动过速、Q-T间期延长等心律失常，缺血性心脏病，充血性心力衰竭者，水电解质紊乱者，服用特非拉定者禁用。哺乳期妇女和小儿慎用。

【相互作用】 与红霉素相似。

【不良反应】 主要为胃肠道反应，个别患者可出现头痛、耳鸣等神经系统症状及皮疹、皮肤瘙痒等过敏反应，也可出现血清ALT一过性升高等异常。对照研究中，克拉霉素的不良反应总发生率及因不良反应而停药者均低于红霉素。

【注意事项】 ① 老年人或轻度肾功能减退者不需减量。② 肝功能不全和严重肾功能损害者慎用。③ 对衣原体的治疗疗程必要时可延长至14 d以上。④ 静滴速度不宜过快。

【患者用药指导】 可在餐后服用。

罗红霉素 Roxithromycin

【商品名或别名】 罗力得，罗迈新，朗素，Rulid

【分类】 化学：红霉素类。治疗学：抗菌药物。妊娠分类：B。

【指征和剂量】　属第二代 14 元环大环内酯类抗生素,对革兰阳性菌的作用与红霉素相仿或略差,对流感杆菌、卡他莫拉菌的作用比红霉素弱,对厌氧菌的作用与红霉素相仿,对嗜肺军团菌的作用略强于红霉素,对肺炎衣原体、肺炎支原体、解脲脲原体有良好疗效,对弓形虫及分枝杆菌属的作用优于红霉素。用于敏感病原体引起的呼吸道感染、非淋球菌性尿道炎和皮肤软组织感染等。

口服：成人 300 mg/d,分 2 次服;儿童 2.5～5 mg/(kg・d),分 2 次服。

【制剂】　片剂：每片 50 mg,150 mg。胶囊：每粒 50 mg。

【药动学】　进食可使本品的生物利用度下降 50%。在扁桃体、鼻窦、中耳、肺、痰、前列腺及其他泌尿生殖道组织中的药物浓度均可达有效水平。

【作用机制】　与红霉素相同。

【禁忌证】　对大环内酯类抗生素过敏者禁用。肝硬化、肝功能不全患者及孕妇、哺乳期妇女慎用。

【相互作用】　本品不可与麦角胺、特非拉定、酮康唑及西沙必利配伍。

【不良反应】　与克拉霉素相似。

【注意事项】　① 老年人及肾功能损害时不需进行剂量调整。② 本品可能影响驾驶及机械操作能力。

【患者用药指导】　宜空腹时服用。

阿奇霉素　Azithromycin

【商品名或别名】　希舒美,因培康,瑞奇,Zithromax

【分类】　化学：氮红霉素类。治疗学：抗菌药物。妊娠分类：B。

【指征和剂量】　属第二代 15 元环大环内酯类抗生素,其抗菌谱与红霉素相仿,对金黄色葡萄球菌、肺炎球菌、链球菌属的抗菌活性较红霉素略差,但对革兰阴性菌的抗菌活性明显增强,对流感杆菌和淋球菌的抗菌活性达红霉素的 4 倍以上,对卡他莫拉菌、弯曲菌属的抗菌活性也有增强,对厌氧菌的作用与红霉素相仿,对包柔螺旋体的作用较红霉素强,对肺炎支原体的作用为大环内酯类中最强者。适用于院外获得性呼吸道感染(包括嗜血杆菌属引起的感染),沙眼衣原体、解脲脲原体所致的泌尿生殖系感染和单纯性淋病的治疗。也可用于由敏感菌所致的皮肤软组织感染和免疫缺陷患者的鸟分枝杆菌感染。

对大部分感染可选用 3 d 或 5 d 治疗方案,即 500 mg 顿服,连用 3 d,或第1日500 mg顿服，后4 d则250 mg/d顿服，停药后仍可维持有效组织药物浓度5～10 d。衣原体属、脲原体引起的尿道炎、宫颈炎可单剂1 g或分3 d服用。治疗莱姆病可用5 d疗法（首日500 mg，后250 mg/d，用4 d）；或250 mg，bid，服2 d，后250 mg/d，qd，用3 d。治疗鸟分枝杆菌感染，500 mg/d，共10～30 d。

【制剂】 片剂：每片125 mg，250 mg，500 mg。胶囊：每粒125 mg，250 mg，500 mg。

【药动学】 在体内分布容积大，在鼻窦分泌物、扁桃体、肺、前列腺及其他泌尿生殖系组织中可达有效浓度，为同期血药浓度的10～100倍。在中性粒细胞等细胞内的浓度为细胞外的79倍。药物在组织中释放缓慢，消除半衰期为35～48 h。

【作用机制】 与红霉素相同。

【禁忌证】 对本品及其他大环内酯类过敏者禁用。肝功能损害者慎用。

【相互作用】 本品不影响茶碱及卡马西平等药物的代谢。

【不良反应】 本品每日给药次数和给药剂量均明显减少，故不良反应发生率与红霉素相比明显下降。胃肠道反应稍多见，但仍较红霉素为低。偶可出现肝功能异常、外周血白细胞下降等检验异常。

【注意事项】 ① 本品有可能减慢洋地黄制剂的体内代谢而导致后者的蓄积中毒。② 用药期间出现腹泻症状时应考虑有无伪膜性肠炎。

吉他霉素 Kitasamycin

【商品名或别名】 柱晶白霉素，Leucomycin

【分类】 化学：吉他霉素类。治疗学：抗菌药物。妊娠分类：B。

【指征和剂量】 属第一代16元环大环内酯类抗生素。抗菌谱与红霉素相仿，对大部分革兰阳性菌作用较红霉素为差，对白喉杆菌、破伤风杆菌、百日咳杆菌、钩端螺旋体属以及立克次体属和沙眼衣原体有一定的抗微生物活性。适用于革兰阳性球菌所致的呼吸道、皮肤软组织感染及白喉、猩红热等。

口服：成人0.8～1.4 g/d，儿童20～40 mg/(kg · d)，分4次服用。静滴：成人400～800 mg/d，每200 mg至少溶于100 ml生理盐水或葡萄糖注射液中缓慢滴入；儿童10～20 mg/(kg · d)，分2次给药。

【制剂】片剂：每片100 mg,200 mg。粉针剂：每瓶含本品酒石酸盐200 mg。

【药动学】本品在体内分布良好,在肺、肌肉、肾等组织中的药物浓度高于血中浓度,在肝脏和胆汁中的浓度最高。

【作用机制】与红霉素相同。

【禁忌证】对本品过敏者禁用。

【不良反应】本品不良反应发生率较红霉素低。口服时以胃肠道反应为主,偶见皮疹和瘙痒。静脉给药引起血栓性静脉炎较红霉素少见。

交沙霉素 Josamycin

【分类】化学：吉他霉素类。治疗学：抗菌药物。妊娠分类：B。

【指征和剂量】属第一代16元环大环内酯类抗生素。抗菌谱与红霉素相仿,抗菌作用较红霉素略差。对厌氧菌有良好抗菌作用,对脆弱拟杆菌的作用优于红霉素。临床应用指征与红霉素相仿,也可作为肺炎支原体感染的选用药物。

口服：成人0.8～1.2 g/d,严重感染可增至1.6 g/d;儿童30 mg/(kg·d)。均分3～4次给药。

【制剂】片剂：每片50 mg,100 mg,200 mg。干糖浆：每包100 mg。

【药动学】本品在尿液、骨骼、牙龈、扁桃体、房水和前列腺中均可达有效浓度。

【作用机制】与红霉素相同。

【禁忌证】对本品过敏者禁用。

【相互作用】本品对茶碱等药物的体内代谢影响小。

【不良反应】不良反应甚微。消化道反应明显较红霉素轻,偶有药疹,未发现肝脏损害及其他严重不良反应。

【患者用药指导】宜在空腹时服用。

乙酰麦迪霉素 Acetylmidecamycin

【商品名或别名】米欧卡霉素,美欧卡霉素,Miocamycin,Miokamycin

【分类】化学：吉他霉素类。治疗学：抗菌药物。妊娠分类：B。

【指征和剂量】是麦迪霉素的乙酰化衍生物,属第二代16元环大环内酯类抗生素。对大多数需氧菌的作用较红霉素差,但对嗜肺军团菌、解脲脲原体的作用较红霉素强数倍。本品的体内活性明显优于麦迪霉素。适应证与红霉素相仿。

口服：成人 600 mg/d，分 3 次给药；儿童 20～40 mg/(kg·d)，分 3～4 次给药。

【制剂】 肠溶片：每片 100 mg，200 mg。干糖浆：每袋 100 mg，200 mg。

【药动学】 本品在肺、肾、脾、肝和胆汁中的浓度均显著高于血药浓度，且维持时间较长。

【作用机制】 与红霉素相似。

【禁忌证】 对本品过敏者禁用。肝功能不全者、孕妇和新生儿慎用。

【不良反应】 不良反应极微，大量病例统计显示，总的不良反应发生率仅为 0.54%。

乙酰螺旋霉素 Acetylspiramycin

【分类】 化学：螺旋霉素类。治疗学：抗菌药物。妊娠分类：B。

【指征和剂量】 是螺旋霉素的乙酰化衍生物，属第二代 16 元环大环内酯类抗生素。本品对金黄色葡萄球菌、表皮葡萄球菌和链球菌属的抗菌活性与红霉素相近，但对李斯特菌属、卡他莫拉菌、淋球菌、胎儿弯曲菌、流感杆菌、百日咳杆菌、类杆菌属、产气荚膜杆菌、痤疮短小棒状杆菌、消化球菌和消化链球菌以及支原体、衣原体、弓形虫、隐孢子虫等均有较强的抑制作用。适应证与红霉素相仿，还可用于军团菌病、严重弯曲菌属感染、获得性免疫缺陷综合征(艾滋病)患者的隐孢子虫病及弓形虫病的治疗。

口服：成人 0.8～1.2 g/d，分 4 次服，首剂可加倍；儿童 20～30 mg/(kg·d)，分 4 次服。

【制剂】 片剂：每片 100 mg，200 mg。

【药动学】 本品在肺、痰液、胆汁、尿液和前列腺组织中的浓度高于血药浓度，在胆汁和乳汁中的浓度分别是血药浓度的 15～30 倍和 2～40 倍。能透过胎盘进入胎儿体内，在脑脊液中的浓度为血药浓度的 40%～50%。

【作用机制】 与红霉素相同。

【禁忌证】 对本品过敏者禁用。肝功能不全者慎用。

【不良反应】 比红霉素轻微。可有轻度胃肠道反应和皮疹等变态反应。

【注意事项】 螺旋霉素不影响氨茶碱等药物的体内代谢。

(六) 四 环 素 类

四环素 Tetracycline,**多西环素** Doxycycline,**米诺环素** Minocycline,**美他环素** Metacycline

【商品名或别名】 强力霉素,福多力,美满霉素

【分类】 化学:四环素类。治疗学:抗菌药物。妊娠分类:D。

【指征和剂量】 抗菌谱很广,除常见的革兰阳性与阴性需氧菌和厌氧菌外,许多立克次体属、支原体属、衣原体属、非结核性分枝杆菌属、螺旋体、阿米巴原虫和某些疟原虫也对本类药物敏感。四环素对革兰阳性菌的作用强于对革兰阴性菌。由于其耐药菌株的日益增多,临床疗效显著下降。美他环素抗菌活性较四环素强。多西环素的抗菌活性为四环素的 2～8 倍,且对 70%的厌氧菌有效。米诺环素的抗菌活性比四环素强 8～12 倍,是迄今抗菌活性最强、耐药率最低的四环素类抗生素。目前首选用于衣原体感染、立克次体病、支原体肺炎、回归热、布鲁菌病和霍乱的治疗。

口服:四环素,成人 1～2 g/d,分 3～4 次服用。

多西环素,成人 100～200 mg/d,分 1～2 次服,首剂可加倍。

米诺环素,成人首次 200 mg,以后 100～200 mg/d,分 2 次服用。

美他环素,成人 0.6～0.9 g/d,分 3 次服用。

【制剂】 四环素:片剂,每片 125 mg,250 mg;胶囊,每粒 250 mg。

多西环素:片剂,每片 50 mg,100 mg;粉针剂,每瓶 100 mg,200 mg。

米诺环素:胶囊,每粒 50 mg,100 mg;片剂,每片 100 mg,200 mg。

美他环素:片剂,每片 0.1 g。

【药动学】 四环素类抗生素的部分药动学参数如下。

药　品	给药方式	达峰时间(h)	PB(%)	$t_{1/2}\beta$(h)	消除途径
四环素	口服	2～3	20～30	7	肾、肝
多西环素	口服	2～3	25～30	18～22	肾、肝
米诺环素	口服	2～3	76～83	15.5	肾、肝

本类药物能很好地渗入大多数组织、体液和细胞内。多西环素和米诺

环素的脂溶性更好,后者的亲脂性最强。药物能贮存在肝、脾、骨、骨髓、牙齿的釉质和牙质中,能透过胎盘,渗入胎儿循环和羊水中,乳汁中的浓度亦较高,但脑脊液中的药物浓度较低。此外,本类药物对革兰阴性杆菌具有抗生素后效应(PAE)。

【作用机制】 与氨基糖苷类相似,药物经细胞膜的亲水孔弥散和通过细胞内膜上能量依赖性转移系统进入细胞内,与核糖体30S亚单位特异性结合,抑制肽链延长和蛋白质合成。此外,药物可引起细菌细胞膜通透性的改变,使细胞内的核苷酸和其他重要成分外漏,迅速抑制DNA的复制。

【禁忌证】对本类药物过敏者禁用。妊娠后期伴肾功能不全者忌用。

【相互作用】 ① 长期应用抗癫痫药苯妥英或卡马西平的患者应用多西环素时,会使后者在肝内代谢加快,半衰期可从16 h缩短至7 h,降低了多西环素的抗菌效能。在应用巴比妥类药物的患者或嗜酒者中,也会发生类似的现象。② 可抑制氨茶碱的代谢,两者合用时应减少氨茶碱的用量。③ 不宜与有肝脏毒性的药物并用。④ 不宜与含钙、镁、铝、铁等金属离子的药物同服。

【不良反应】 ① 多西环素等易产生胃肠道反应,包括食管烧灼或不适感、腹痛、恶心、呕吐等。② 静注四环素偶尔会引起急性肝细胞脂肪性坏死,大多数严重病例为接受2 g/d剂量的孕妇。③ 肾功能不全者应用四环素后可加重氮质血症,多西环素很少引起肾脏损害,米诺环素未见引起明显肾毒性的报道。④ 儿童应用四环素可使牙齿黄染和釉质发育不全,新生儿和婴儿在出乳牙前应用四环素引起牙齿黄染的发生率极高,孕妇使用四环素后也可使胎儿的牙齿黄染。⑤ 米诺环素偶可引起眩晕、耳鸣、共济失调伴恶心、呕吐等前庭功能紊乱症状,常发生于最初几次用药时,停药24~48 h后恢复。⑥ 无论口服或注射本类药物均可导致二重感染,其发生率较青霉素类为高。

【注意事项】 为减少四环素类的不良反应,应注意:① 静脉给药剂量不宜大,四环素成人剂量不超过1.5 g/d,儿童不超过30 mg/(kg·d)。② 无明确适应证者避免应用。③ 有严重原发病、有全身或局部免疫功能减退者应尽量避免应用,必须选用时需密切注意二重感染的发生。④ 肝、肾功能不全者不宜选用四环素,半合成四环素亦应慎用。

【患者用药指导】 多西环素和米诺环素宜在餐后服用。8岁以下儿童及孕妇避免应用。

替加环素 Tigecycline

【商品名或别名】 泰格，Tygalic，Tigecycline for Injection

【分类】 化学：甘氨酰四环素类。治疗学：抗菌药物。妊娠分类：D。

【指征和剂量】 本品适用于18岁以上患者在下列情况下由特定细菌的敏感菌株所致感染的治疗：因弗劳地枸橼酸杆菌、阴沟肠杆菌、大肠埃希菌、产酸克雷伯菌、肺炎克雷伯菌、粪肠球菌(仅限于万古霉素敏感菌株)、金黄色葡萄球菌(甲氧西林敏感菌株和甲氧西林耐药菌株)、咽峡炎链球菌族(包括咽峡炎链球菌、中间链球菌和星座链球菌)、脆弱拟杆菌、多形似杆菌、单形拟杆菌、普通拟杆菌、产气荚膜梭菌和微小消化链球菌等所致复杂性腹腔内感染。

为了分离、鉴定病原菌并明确其对替加环素的敏感性，应该留取合适标本进行细菌学检测。在尚未获知这些试验结果之前，可采用本品作为经验性单药治疗。为了减少耐药细菌的出现并维持本品及其他抗菌药物的有效性，本品应该仅用于治疗确诊或高度怀疑细菌所致的感染。一旦获知培养及药敏试验结果，应该据之选择或调整抗菌药物治疗。缺乏此类资料时，可根据当地流行病学和敏感性模式选用经验性治疗药物。

静滴：推荐的给药方案为首剂100 mg，然后，50 mg，q12 h。替加环素的静滴给药应该为q12 h，每次30～60 min。

替加环素用于治疗复杂性腹腔内感染的推荐疗程为5～14 d。治疗疗程应该根据感染的严重程度及部位、患者的临床和细菌学进展情况而定。

轻至中度肝功能损害(Child Pugh分级A和B级)患者无需调整剂量。根据重度肝功能损害患者(Child Pugh分级C级)的药动学特征，替加环素的剂量应调整为100 mg，然后，25 mg，q12 h。重度肝功能损害患者(Child Pugh分级C级)应谨慎用药并监测治疗反应。肾功能损害或接受血液透析患者无需对替加环素进行剂量调整。

【制剂】 注射剂：每支50 mg，每盒1支，每盒10支。

【药动学】 用药后替加环素组织分布广泛，其分布超过其血浆容积。在单剂量研究中，在接受切除组织的择期手术或医疗操作之前给予受试者替加环素100 mg。与血清药物浓度相比，替加环素给药4 h后胆囊(38倍，n=6)、肺(3.7倍，n=5)、结肠(2.3倍，n=6)的药物浓度较高。替加环素的代谢并不广泛，其单剂量组 $t_{1/2}\beta$ 为27.1 h，多剂量组为42.4 h。替加环素排泄的主要途径为替加环素原型及其代谢产物的胆汁分泌。葡萄苷酸化和替加环素原型的肾脏排泄为次要途径。对于肝功能损害患者，轻度肝功能损害患者中替加环素的单剂量药动学分布并未发生改变；中度肝功能损害患者(Child Pugh 分级 B 级)中替加环素的系统清除率减少 25%，其半衰期延长 23%；重度肝功能损害患者(Child Pugh 分级 C 级)中替加环素的系统清除率减少 55%，其半衰期延长 43%。

【作用机制】 替加环素属于新一类抗生素，是已知甘氨酰四环素类抗生素的一个新类。甘氨酰四环素类抗生素制剂是米诺环素的衍生物。其他四环素类药物的作用机制是与 30S 核糖体 A 位结合，阻止氨基酸转运 RNA 进入核糖体，从而阻止了氨基酸残基形成肽链。甘氨酰四环素类与其他四环素类作用机制相似，但其亲和力比后者强。甘氨酰四环素类与核糖体 A 位的另一个区域直接相互作用。替加环素抑制肽链形成，影响细菌结构形成及一些功能实现，从而杀灭细菌或抑制细菌繁殖。替加环素不受四环素类两大耐药机制(核糖体保护和外排机制)的影响。相应的，体外和体内试验证实替加环素具有广谱抗菌活性。尚未发现替加环素与其他抗生素存在交叉耐药。替加环素不受 β-内酰胺酶(包括超广谱 β-内酰胺酶)、靶位修饰、大环内酯类外排泵或酶靶位改变(如旋转酶/拓扑异构酶)等耐药机制的影响。体外研究未证实替加环素与其他常用抗菌药物存在拮抗作用。总体上说，替加环素为抑菌剂。

【禁忌证】 禁用于已知对本品任何成分过敏者。

【相互作用】 替加环素能使地高辛的最高血药浓度轻度降低 13%，但对地高辛的浓度-时间曲线下面积(AUC)或清除率并无影响，另外地高辛不影响替加环素的药动学特性。替加环素与华法林合用时未显著改变华法林对 INR 的影响。替加环素与口服避孕药同时使用可导致口服避孕药作用降低。

【不良反应】 在临床试验中，替加环素引起的最常见不良事件为恶心和呕吐，其发生时间通常在治疗头 1～2 d 之内，程度多为轻中度。在阳性药对照临床试验中，复杂皮肤和皮肤结构感染患者应用替加环素治疗时，其恶心和呕吐的发生率分别为 35%和 20%；应用万古霉素/氨曲南治疗时，恶心和呕吐的发生率分别为 8.9%和 4.2%。复杂腹内感染患者应用替加环素治疗时，其恶心和呕吐的发生率分别为 25.3%和 19.5%；应用万古霉素/氨曲南治疗时，恶心和呕吐的发生率分别为 20.5%和 15.3%。

【注意事项】 ① 肠穿孔：当考虑单用本品治疗临床明显可见的肠穿

孔继发的复杂性腹腔内感染时,应该谨慎。② 四环素类药物效应:替加环素在结构上与其他四环素类抗生素相似,可能存在相似的不良反应。此类不良反应包括:光敏感性、假性脑瘤、胰腺炎以及抑制蛋白合成作用(后者导致BUN升高、氮质血症、酸中毒和高磷酸盐血症)。和其他四环素类药物一样,替加环素使用中报道有胰腺炎的发生。③ 二重感染:与其他抗生素类制剂相似,本品的使用可导致不敏感微生物的过度生长,包括真菌。治疗期间应该密切监测患者病情变化。如果出现二重感染,则应该采取适当措施。

【患者用药指导】 18岁以下患者的疗效及安全性尚不明确。因此,不推荐用于18岁以下患者。本品与华法林合并用药应该监测凝血酶原时间或其他合适的抗凝试验。

(七) 酰胺醇类

氯霉素 Chloramphenicol

【分类】 化学:酰胺醇类。治疗学:抗菌药物。妊娠分类:C。

【指征和剂量】 为广谱抑菌剂,对流感杆菌、脑膜炎球菌和淋球菌在低浓度时即具有强大抗菌作用。肠杆菌科多数细菌对本品较敏感,而不动杆菌属、铜绿假单胞菌、普通变形杆菌等则对本品耐药。革兰阳性菌如白喉杆菌、李斯特菌属、炭疽杆菌、肺炎球菌及链球菌属等对本品大多敏感,而部分金黄色葡萄球菌及表皮葡萄球菌已对本品耐药。对厌氧菌亦有较好抗菌作用。对分枝杆菌属、病毒、真菌和原虫无效。本品用于临床50多年来,几经盛衰,主要由于毒性和耐药两大因素而使其应用受到限制。但由于其独特的药理学特点如脂溶性强、容易透过血脑屏障及血眼屏障,并对细胞内病原菌有效,因而仍适用于某些严重感染。如流感杆菌、肺炎球菌及脑膜炎球菌所致的细菌性脑膜炎和脑脓肿,细菌性眼科感染,与甲硝唑、克林霉素等一起作为对脆弱拟杆菌感染的选择用药之一,也可用于鼻疽(与链霉素合用)、布鲁菌病、鼠疫、回归热、某些衣原体感染(鹦鹉热)及气性坏疽等。

口服:成人25～50 mg/(kg·d),分4次服。肌注或静滴:成人1～2 g/d,严重病例可增加到3 g/d,分2～4次给药。

【制剂】 片剂:每片50 mg,125 mg,250 mg。胶囊:每粒125 mg,250 mg。粉针剂:每瓶0.5 g,1.0 g。

【药动学】 本品口服后1～2 h血药浓度达峰值，$t_{1/2}\beta$为1.5～3.5 h，血浆蛋白结合率为50%～60%，肾排出率为90%。本品可广泛分布于全身组织器官如肝、肾、肺、心肌、肠、脑等，并可渗入胸腔积液、腹水和关节液中，进入炎症或化脓性腹腔、关节腔中的浓度常超过血药浓度。无论脑膜有无炎症，氯霉素均可透过血脑屏障进入中枢神经系统，脑脊液中的药物浓度可为同期血药浓度的35%～65%。氯霉素对眼组织的通透性好，无论全身或局部用药均能在眼内获得有效浓度。亦可进入乳汁、唾液腺，并可通过胎盘进入胎儿体内。

【作用机制】 本品主要作用于细菌70S核糖体的50S亚基，抑制转肽酶，使肽链的伸长受阻，从而抑制菌体蛋白的合成。

【禁忌证】 妊娠末期和产后1个月的妇女、严重肝病及肝硬化患者、对本品过敏者禁用。

【相互作用】 ① 大环内酯类和林可霉素类的作用点与氯霉素相近，故合用时可与氯霉素竞争结合位置而发生拮抗作用。② 苯巴比妥、苯妥英和利福平对肝酶的诱导作用可使氯霉素的血药浓度减低。③ 氯霉素与双香豆素和苯妥英同用时，可使后两者的血浓度增高。

【不良反应】 ① 可发生与剂量有关、呈可逆性的骨髓抑制和少见的与剂量无关、不可逆的再生障碍性贫血。② 在早产儿及新生儿中，由于应用大剂量氯霉素后血药浓度异常增高所引起的循环衰竭，又称灰婴综合征。③ 偶可引起末梢神经炎、视神经炎、视力障碍，并可发展成视神经萎缩及失明。④ 极少数患者可引起变态反应，可表现为各型皮疹、药物热及血管神经性水肿等。

【注意事项】 ① 指征要明确，有过敏史者应慎用。② 严格掌握剂量、疗程，成人剂量不宜超过2 g/d，疗程不宜长于2周。③ 早产儿、新生儿尽可能避免使用。

【患者用药指导】 用药过程中应做血液学检查，一旦发现骨髓造血功能受抑征象，应立即停药，并给予大剂量叶酸、维生素B_1和维生素B_{12}。

（八）林可霉素和克林霉素

林可霉素 Lincomycin，**克林霉素** Clindamycin

【商品名或别名】 洁霉素，丽可胜，特丽仙，克林美

【分类】 化学：林可胺类。治疗学：抗菌药物。妊娠分类：B。

【指征和剂量】 林可霉素与克林霉素的抗菌谱相同，但克林霉素的抗菌作用较林可霉素强4～8倍。本类药物最主要的特点为对各种厌氧菌包括消化球菌、消化链球菌、真杆菌、短小棒状杆菌、双歧杆菌、脆弱拟杆菌和其他类杆菌属、梭杆菌属以及大多数放线菌属具良好抗菌活性。难辨梭状芽孢杆菌对本类药物耐药。两药对金黄色葡萄球菌(包括产酶株)、表皮葡萄球菌、溶血性链球菌、肺炎球菌和草绿色链球菌均有较强抗菌活性。除少数菌株外，白喉杆菌、破伤风杆菌、产气荚膜杆菌和奴卡菌属对本品敏感。肠球菌属和革兰阴性杆菌对本类药物耐药。主要用于各种厌氧菌及金黄色葡萄球菌等革兰阳性菌引起的感染。

林可霉素：成人口服1.5～2.0 g/d，超过4周的儿童30～60 mg/(kg·d)，分3～4次服用；成人肌注或静滴1.2～2.4 g/d，儿童15～40 mg/(kg·d)，分2～3次给药。

克林霉素：成人口服0.6～1.8 g/d，超过4周的儿童10～30 mg/(kg·d)，分3～4次服用。成人肌注或静滴常用剂量为0.6～1.2 g/d，严重感染为1.2～2.4 g/d，儿童20～30 mg/(kg·d)，均分2～3次给药。

【制剂】 林可霉素：粉针剂，每支0.6 g；片剂，每片0.25 g，0.5 g。

克林霉素：注射剂，每支150 mg，300 mg；胶囊，每粒150 mg。

【药动学】 本品的部分药动学参数如下。

药　品	给药方式	达峰时间(h)	PB(%)	$t_{1/2}\beta$(h)	消除途径
林可霉素	口服	2	77～82	5.4	肝、肾
克林霉素	口服	2	68	3.5	肝、肾

本类药物在体内分布较广，在大多数组织、胸腔积液、腹水、唾液、痰液中都可达有效水平，在骨组织中的浓度尤高。药物能透过胎盘，在乳汁中的浓度大致与血药浓度相等。两药都不能透过正常脑膜，当脑膜炎症时也难渗入脑脊液中。本类药物在药动学分类上属于非浓度依赖性抗生素，T>MIC是与临床治疗结果相关性最好的参数。

【作用机制】 与红霉素相同。

【禁忌证】 对林可霉素和克林霉素过敏者、早产儿和新生儿、肝肾功能不全和腹泻患者禁用。

【相互作用】 ① 本类药物与红霉素、氯霉素有拮抗作用。② 与神经肌肉接头阻滞剂、中枢性麻醉剂及阿片类具有呼吸抑制作用的镇痛剂合用，可能引起或加重神经肌肉阻断和呼吸抑制作用。③ 与庆大霉素等合用可增强抗菌作用。

【不良反应】 ① 消化系统反应：如舌炎、口腔炎、恶心、呕吐和持续性腹泻，后者多数与药物的直接刺激或肠道菌群失调有关，个别病例与难辨梭状芽孢杆菌引起的伪膜性肠炎有关。② 血液系统反应：如白细胞、中性粒细胞减少及血小板减少性紫癜等。③ 变态反应：如血管神经性水肿、多形性红斑及荨麻疹等。④ 肝肾功能损害：出现黄疸及肝功能试验结果异常等。克林霉素与林可霉素比较，前者的不良反应特别是腹泻和伪膜性肠炎的发生率较低。

【注意事项】 老年患者对腹泻的耐受性较差，治疗期间应注意大便次数，并警惕抗生素相关的伪膜性肠炎；用药期间应定期检查血细胞计数和肝肾功能。

【患者用药指导】 本类药物对孕妇的安全性尚不确定。哺乳期妇女用药期间应暂停哺乳。

（九）多 肽 类

万古霉素 Vancomycin，**去甲万古霉素** Norvancomycin

【商品名或别名】 稳可信，万迅

【分类】 化学：多肽类。治疗学：抗菌药物。妊娠分类：C。

【指征和剂量】 对各种革兰阳性菌包括球菌与杆菌均具强大抗菌作用。耐甲氧西林金黄色葡萄球菌（MRSA）、耐甲氧西林表皮葡萄球菌（MRSE）和肠球菌属对本品非常敏感。革兰阴性菌则通常耐药。近年来临床上已出现不同程度耐万古霉素的肠球菌和葡萄球菌，需引起重视。主要用于严重的革兰阳性菌感染，特别是对其他抗感染药物耐药或疗效不佳的 MRSA 或 MRSE 或肠球菌属细菌所致的感染，也可用于伪膜性肠炎的治疗（口服）。

静滴：万古霉素，成人 1～2 g/d，儿童 20～40 mg/(kg・d)，分 2～3 次给药。去甲万古霉素，成人 0.8～1.6 g/d，儿童 16～24 mg/(kg・d)，分 2 次给药。口服：去甲万古霉素，成人 2 g/d，分 4 次给药。

【制剂】 粉针剂：万古霉素，每瓶 0.5 g；去甲万古霉素，每瓶 0.4 g，

0.5 g。片剂：去甲万古霉素，每片 0.25 g。

【药动学】 本品静滴后 1 h 血药浓度达峰值，$t_{1/2}\beta$ 为 4～6 h，血浆蛋白结合率为 55%，肾排出率为 80%。静脉给药后，本品在胸腔液、心包液、腹膜液、滑囊液、尿液和心房组织内均可达杀菌浓度。当脑脊髓膜有炎症时，能渗透至脑脊液中。去甲万古霉素的药动学特征与万古霉素相同，只是血浆蛋白结合率较低。本类药物在药动学分类上属于非浓度依赖性抗生素，T>MIC 是与临床治疗结果相关性最好的参数。

【作用机制】 本品属快效杀菌剂。作用于细菌细胞壁，与黏肽的侧链形成复合物，从而抑制细胞壁的蛋白质合成；同时对胞质中 RNA 的合成也具抑制作用。

【禁忌证】 对本品过敏者、听神经障碍和肾功能不全者禁用。孕妇、哺乳期妇女、老年人和儿童慎用。

【相互作用】 与两性霉素 B、氨基糖苷类及紫霉素、顺铂等合用会增加神经毒性和肾毒性。

【不良反应】 ① 耳毒性：听力减退，甚至耳聋是本品最严重的毒性反应。肾功能正常者接受常规剂量后发生耳毒性并不常见，及早停药则引起的听力减退可恢复正常，但部分患者在停药后听力损害仍进展，直至耳聋。耳毒性的发生与血药浓度过高有关。② 肾毒性：主要损及肾小管，轻者可有蛋白尿和管型尿，重者出现血尿、少尿、氮质血症，直至肾衰竭，少数出现间质性肾炎，发生率约 5%。药物本身肾毒性极低，与氨基糖苷类抗生素或襻利尿剂合用，或患者有肾脏基础疾病时毒性较明显。③ 变态反应：偶有药物热、皮疹、瘙痒等。部分病例静滴本品速度太快或药物浓度过高会出现后颈部、上身肢体皮肤潮红、瘙痒和血压下降(又称红人综合征)。④ 其他：静脉给药易引起血栓性静脉炎，口服时可引起呕吐和口腔异味感。偶有粒细胞或血小板减少、心力衰竭等。

【注意事项】 ① 避免大剂量、长时间应用本品，以免引起听力减退和肾毒性。② 有条件者应进行本品的血药浓度监测。③ 给药期间定期检测患者的尿常规和肾功能。④ 静滴时，每 1 g 药物至少加 200 ml 液体，在 1 h 以上时间内缓慢滴入，即万古霉素给药速度不超过 15 mg/min。

替考拉宁 Teicoplanin

【商品名或别名】 壁霉素，太古霉素

【分类】 化学：多肽类。治疗学：抗菌药物。妊娠分类：C。

【指征和剂量】 抗菌谱与抗菌活性均与万古霉素类似。对甲氧西林敏感的和对甲氧西林耐药的金黄色葡萄球菌的抗菌作用优于万古霉素，对表皮葡萄球菌的作用与万古霉素相似，对链球菌的作用约为万古霉素的一半；对棒状杆菌属如JK类白喉杆菌、难辨梭状芽孢杆菌、单核细胞增多性李斯特菌、芽孢杆菌属也具一定作用；与氨基糖苷类抗生素联合对金黄色葡萄球菌、表皮葡萄球菌呈协同作用。一些对万古霉素耐药的肠球菌仍对本品敏感。适用于β-内酰胺类抗生素耐药的革兰阳性菌严重感染，或对β-内酰胺类抗生素过敏者的革兰阳性菌严重感染，包括心内膜炎、皮肤软组织感染、骨髓炎、下呼吸道感染等。作为万古霉素和甲硝唑的替代药，用于治疗难辨梭状芽孢杆菌性伪膜性肠炎。

静注或肌注：肾功能正常的成年人和老年人中度感染时，先给予首剂负荷量400 mg静注，然后给予维持量200 mg/d，静注或肌注；严重感染时，应先每12 h给予本品400 mg，连续3次，然后qd，静注或肌注本品400 mg作为维持量。

【制剂】 注射剂：每支200 mg，400 mg。

【药动学】 本品静滴后0.5 h血药浓度达峰值，$t_{1/2}$β为45 h，血浆蛋白结合率为90%，主要经肾排泄。单剂400 mg静注后，在腹腔、水疱液、胆汁、肝、胰、黏膜及骨组织中可达有效浓度，但难以透过非炎性脑膜进入脑脊液。

【作用机制】 与万古霉素相似。

【禁忌证】 对本品过敏者禁用。

【相互作用】 本品与β-内酰胺类、氨基糖苷类、喹诺酮类和碳青霉烯类抗生素联合应用，对绝大多数革兰阳性菌有协同杀菌作用。

【不良反应】 本品的不良反应发生率为6%～13%。最常见的反应为注射部位疼痛(2.8%)与皮疹(2.4%)，暂时性肝功能异常约占2%，偶见恶心、呕吐、眩晕、震颤以及嗜酸粒细胞增多、粒细胞减少、血小板减少和药物热等发生，但耳、肾毒性少见。不良反应比较研究显示，万古霉素组的发生率明显高于替考拉宁组，特别是肾毒性的发生率差异明显，分别为14.3%与2.7%。本品与万古霉素有交叉过敏反应，但本品很少引起“红人综合征”。

【注意事项】 对于肾功能不全的成年人和老年人，前3日仍按常规剂量用药,第 4 日开始根据肾功能调整剂量,力争监测血药浓度。

二、化学合成抗菌药

(一)氟喹诺酮类

氟喹诺酮类抗菌药物的特点:① 抗菌谱广,尤其对革兰阴性杆菌杀菌作用强。② 对沙眼衣原体、肺炎支原体、解脲脲原体和人型支原体等病原微生物有一定的抑制或杀灭作用。③ 部分品种对结核分枝杆菌和其他分枝杆菌有一定抗菌作用,可作为二线抗结核药物。④ 体内分布广,在组织和体液中的药物浓度高,可达抑菌或杀菌水平。⑤ 多数药物既能口服,又能静注,便于施行序贯疗法。⑥ 血浆消除半衰期较长,每日仅需给药 1～2 次。⑦ 肠杆菌科等细菌对本类药物已出现耐药株,并呈上升趋势,且不同品种之间存在交叉耐药。⑧ 本类药物在药动学分类上属于浓度依赖性抗生素,AUC/MIC 和 Peak/MIC 是与临床治疗结果相关性最好的参数。此外,本类药物对革兰阴性杆菌还有较明显的抗生素后效应(PAE)。

几种氟喹诺酮类抗菌药口服给药的药动学参数如下。

药　品	达峰时间	生物利用度(%)	PB(%)	$t_{1/2}\beta$(%)	消除途径	尿中原型药占给药量的比例(%)
诺氟沙星	1.15	35～45	10.2	3～4	肾、肝	25～30
培氟沙星		90～100		7.5～11	肾、肝	11
依诺沙星	0.65	80～89	31.9	3.3～5.8	肾	52
氧氟沙星	0.64	85～95	6.3	5.0～7.0	肾	70～90
环丙沙星	0.63	49～70	36.7	3.3～4.9	肾、肝	29～44
洛美沙星	1.23	90～98	24.4	6.8～8.5	肾	70～86
氟罗沙星	1.8	100	32.0	9.1～13	肾	50～77
左氧氟沙星		100	30～40	5.1～7.1	肾	80～86
司帕沙星	4		42～44	16	肝、肾	12
芦氟沙星	3～4		60	35	肾	40～50
莫西沙星	0.5～4	91	45	12	肾、肝	35～38
加替沙星	1	96	20	7.4～13.9	肾	70

诺氟沙星 Norfloxacin

【商品名或别名】 氟哌酸，Floxacin

【分类】 化学：喹诺酮类。治疗学：抗菌药物。妊娠分类：C。

【指征和剂量】 对革兰阴性菌，如大肠杆菌、变形杆菌、痢疾志贺菌、伤寒沙门菌有较好的抗菌作用。适用于由敏感菌引起的泌尿系统、肠道和胆道感染的治疗。

口服：成人 600～800 mg/d，分 2～3 次服。

【制剂】 片剂：每片 100 mg。胶囊：每粒 100 mg。

【药动学】 吸收后可广泛分布于多种体液和组织中，在肾组织和前列腺中的药物浓度分别是同期血药浓度的 6.6 倍和 1.7 倍。

【作用机制】 本品作用于细菌的 DNA 促旋酶，阻碍细菌的 DNA 复制。

【禁忌证】 对本品过敏者、幼儿、孕妇及哺乳期妇女禁用。儿童、肝肾功能不全者慎用。

【相互作用】 ① 本品与茶碱类、咖啡因和口服抗凝药等药物同用，可抑制这些药物在肝脏的代谢。② 不宜与阿的平和 H_2 受体阻滞剂合用。③ 与制酸剂同用可减少本品自胃肠道的吸收。④ 与苯醋酸类或芬布芬等非皮质激素类消炎镇痛药合用，可加重本品的中枢神经系统兴奋作用，甚至引起惊厥。

【不良反应】 较为常见的有：① 胃肠道反应，如恶心、呕吐、食欲缺乏、上腹不适等。② 变态反应：如皮疹等。③ 白细胞减少及一过性 ALT 升高。④ 可影响未成年动物的软骨发育。

【患者用药指导】 宜空腹或半空腹时口服。

培氟沙星 Pefloxacin

【商品名或别名】 甲氟哌酸，培福新，万辅，Pelox

【分类】 化学：喹诺酮类。治疗学：抗菌药物。妊娠分类：C。

【指征和剂量】 抗菌谱与诺氟沙星相仿，且对细胞内感染的细菌如分枝杆菌、支原体及衣原体等有杀灭作用。适用于敏感菌引起的各种较严重感染。

口服：成人 600～800 mg/d，分 2 次服。首次剂量加倍，可迅速达到有效浓度。静滴：成人 800 mg/d，分 2 次给药。

【制剂】 片剂：每片 200 mg，400 mg。粉针剂：每瓶 400 mg。注射液：每支 400 mg/5 ml。

【药动学】 本品在体内广泛分布，在痰液、前列腺、心脏瓣膜和骨组织中可达治疗浓度，当脑膜有炎症时，脑脊液中浓度可达血药浓度的 60%。肾功能不全对本品的血药浓度影响不大，但严重肝病患者的药物半衰期延长。

【作用机制】 与诺氟沙星相同。

【禁忌证】 对本品或其他氟喹诺酮类药物过敏者、幼儿、孕妇、哺乳期妇女及葡萄糖-6-磷酸脱氢酶缺乏者禁用。肝功能异常者、中枢神经系统疾病患者慎用。

【相互作用】 避免与茶碱、氢氧化铝和含镁抗酸剂同时应用。

【不良反应】 与诺氟沙星相似，还可发生光敏反应，如光敏性皮炎等。

【注意事项】 用药期间避免日光和紫外线的照射。

【患者用药指导】 宜进餐时服用本品。

依诺沙星 Enoxacin

【商品名或别名】 氟啶酸

【分类】 化学：喹诺酮类。治疗学：抗菌药物。妊娠分类：C。

【指征和剂量】 抗菌谱与诺氟沙星相似，体内抗菌作用强于诺氟沙星。适用于敏感菌引起的呼吸道和尿路感染、前列腺炎、肠道感染及皮肤软组织感染。

口服：成人 800 mg/d，分 2 次服用。静滴：成人 400～800 mg/d，分 2 次给药。

【制剂】 片剂：每片 100 mg，200 mg。注射液：每瓶 200 mg/100 ml。

【药动学】 本品吸收后在体内广泛分布，在肺组织、痰液、唾液、前列腺和骨组织中均可达治疗浓度。

【作用机制】 与诺氟沙星相同。

【禁忌证】 对本品或其他氟喹诺酮类药物过敏者、幼儿、孕妇、哺乳期妇女及葡萄糖-6-磷酸脱氢酶缺乏者禁用。肾功能严重受损者、有精神分裂症及癫痫病史者慎用。

【相互作用】 与培氟沙星相同。

【不良反应】 与诺氟沙星相似，还可发生光敏反应，如光敏性皮炎等。

【注意事项】 用药期间避免日光和紫外线的照射。

氧氟沙星 Ofloxacin

【商品名或别名】 氟嗪酸,泰利必妥,奥氟沙星,Tarivid

【分类】 化学:喹诺酮类。治疗学:抗菌药物。妊娠分类:C。

【指征和剂量】 抗菌活性强于诺氟沙星、培氟沙星和依诺沙星,对耐氨基糖苷类抗生素和产青霉素酶的细菌有较强抗菌作用,如产气杆菌、阴沟杆菌、肺炎克雷伯菌、铜绿假单胞菌、黏质沙雷菌、大肠杆菌、枸橼酸杆菌及变形杆菌等。适用于敏感菌引起的败血症、呼吸道感染、泌尿生殖道感染、胆道和腹腔感染及严重的皮肤软组织感染。

口服:成人 300～600 mg/d,分 2～3 次服用。静滴:成人 200～400 mg/d,分 2 次给药。如系铜绿假单胞菌等所致感染,剂量宜加大至 600～800 mg/d,分 2～3 次静滴。

【制剂】 片剂:每片 100 mg。注射液:每瓶 100 mg/100 ml,200 mg/100 ml。

【药动学】 本品在体内分布广泛,在肺组织、痰液、前列腺、骨组织及耳鼻咽喉组织中均可达有效浓度。胆汁中的浓度为血药浓度的 7 倍。可透过血脑屏障,脑膜有炎症时脑脊液中本品的浓度是同期血药浓度的 50%～75%。

【作用机制】 与其他氟喹诺酮类药物相同。

【禁忌证】 对本品或其他氟喹诺酮类药物过敏者、幼儿、孕妇、哺乳期妇女及葡萄糖-6-磷酸脱氢酶缺乏者禁用。

【相互作用】 与诺氟沙星相同。此外,与降压药合用时,有可能出现血压突然下降。

【不良反应】 发生率为 2.5%～8.5%。主要包括:① 胃肠道反应较为常见,如恶心、呕吐、食欲缺乏、上腹不适等。② 头痛、眩晕等。③ 变态反应:如皮肤瘙痒和皮疹等。④ 白细胞减少及一过性 ALT 升高。

【注意事项】 与依诺沙星相同。此外,本品不可肌注或直接静推。

【患者用药指导】 长期应用本品者,应定期复查外周血常规。

环丙沙星 Ciprofloxacin

【商品名或别名】 环丙氟哌酸,悉复欢,特美力,西普乐

【分类】 化学：喹诺酮类。治疗学：抗菌药物。妊娠分类：C。

【指征和剂量】 抗菌谱与氧氟沙星相似，但抗菌活性强于后者。对铜绿假单胞菌的作用与头孢他啶及亚胺培南相似。适用于由敏感菌引起的呼吸道、泌尿系统、胆道与腹腔、盆腔、皮肤软组织、骨与关节等处的严重感染，以及败血症等全身性严重感染。

口服：成人250 mg，重症者500 mg，bid。静滴：200～400 mg，bid。

【制剂】 片剂：每片250 mg。注射液：每瓶200 mg/100 ml。

【药动学】 吸收后能迅速分布至各种组织和体液中，在肺组织、痰液、水疱液及前列腺组织中可达到较高浓度。

【作用机制】 与其他氟喹诺酮类药物相同。

【禁忌证】 对本品或其他氟喹诺酮类药物过敏者、幼儿、孕妇及哺乳期妇女禁用。有癫痫史的患者、严重肾功能不全者慎用。

【相互作用】 与诺氟沙星相同。

【不良反应】 发生率为5.4%～10.2%。包括：① 胃肠道反应，较常见，如恶心、呕吐、腹痛、腹泻、消化不良等。② 神经系统反应，如头晕、头痛、兴奋、欣快感及震颤等。③ 变态反应，如皮疹、嗜酸粒细胞增多等。④ 其他，如味觉异常等。⑤ 检测结果异常，如ALT和血尿素氮、肌酐的增高。

【患者用药指导】 口服时宜空腹。

洛美沙星 Lomefloxacin

【商品名或别名】 洛威，美西肯，罗氟沙星

【分类】 化学：喹诺酮类。治疗学：抗菌药物。妊娠分类：C。

【指征和剂量】 抗菌谱和抗菌活性均与氧氟沙星相似。适用于慢性支气管炎急性发作，单纯性和复杂性上、下尿路感染，预防经尿道手术的感染。

口服：成人400 mg/d，分1～2次服用。静注：成人400 mg/d，分1～2次注射。严重感染时可增至600 mg/d，分2次给药。

【制剂】 片剂：每片100 mg，200 mg，400 mg。注射剂：每支100 mg/10 ml，200 mg/10 ml。

【药动学】 本品在胆汁中的浓度可达血药浓度的4倍以上，在支气管、肺泡和骨组织中的浓度高于血药浓度，在上颌窦、扁桃体、前列腺中的浓度与血药浓度相似或稍高。

【作用机制】 与其他喹诺酮类药物相同。

【禁忌证】 对本品或其他氟喹诺酮类药物过敏者禁用。有癫痫等病史者慎用。

【相互作用】 与苯醋酸类或芬布芬等非皮质激素类消炎镇痛药合用，可能诱发癫痫。

【不良反应】 发生率为3.5%。主要有：① 恶心等消化道反应。② 光过敏。③ 头晕。

【注意事项】 ① 患者服药期间及停药后数日内应避免直接暴露于日光和紫外线下。② 隐性或显性的葡萄糖-6-磷酸脱氢酶缺乏者服用本品易诱发溶血。

【患者用药指导】 空腹或进食时服用本品均可。

左氧氟沙星 Levofloxacin

【商品名或别名】 可乐必妥，来立信，利复星

【分类】 化学：喹诺酮类。治疗学：抗菌药物。妊娠分类：C。

【指征和剂量】 抗菌谱与氧氟沙星相同，但抗菌活性有所增强，对肺炎球菌和铜绿假单胞菌的作用是氧氟沙星的2倍。适用于敏感菌引起的呼吸道、泌尿生殖道、胆道及皮肤软组织等感染。

口服：成人300 mg/d，分2次服用；重度感染时400～600 mg/d，分2～3次给药。静滴：成人200～300 mg/d，分2次给药。

【制剂】 片剂：每片100 mg。注射剂：每瓶100 mg/100 ml(乳酸盐)，200 mg/100 ml(甲磺酸盐)。

【药动学】 与氧氟沙星相似。

【作用机制】 本品为氧氟沙星的左旋异构体，抗菌机制与其他氟喹诺酮类药物相同。

【禁忌证】 以下情况禁用：① 对本品或其他氟喹诺酮类药物过敏者。② 孕妇及哺乳期妇女。③ 婴幼儿、儿童。严重肾功能不全者或有癫痫史者慎用。

【相互作用】 本品不宜与苯醋酸类或芬布芬等非皮质激素类消炎镇痛药合用；含铁剂和含铝、镁的抗酸剂可使本品的吸收减少，降低疗效。

【不良反应】 与氧氟沙星相似，但发生率低于氧氟沙星。

【注意事项】 老年患者应酌情减少用药剂量。

【患者用药指导】 参见氧氟沙星。

司帕沙星 Sparfloxacin

【商品名或别名】 司氟沙星,海正立特,司巴乐,Spara

【分类】 化学:喹诺酮类。治疗学:抗菌药物。妊娠分类:C。

【指征和剂量】 对包括 MRSA 和肺炎链球菌在内的革兰阳性菌的抗菌作用强于其他氟喹诺酮类药物;对支原体、衣原体、军团菌、结核分枝杆菌等病原体的作用也优于其他氟喹诺酮类药物;对革兰阴性杆菌的抗菌活性与其他氟喹诺酮类药物相似。适用于敏感病原体引起的呼吸道、泌尿系统、肠道、胆道及皮肤软组织感染,以及肺结核和肺外结核的治疗。

口服:成人 100~300 mg,qd。

【制剂】 片剂:每片 100 mg。胶囊:每粒 100 mg。

【药动学】 本品在体内分布广泛,在痰液、胸腔积液、胆囊、胆汁、前列腺、乳汁中的浓度接近或超过血药浓度,在脑脊液、唾液、泪液中的浓度比血药浓度低。本品能渗入巨噬细胞和被病原体感染的细胞内。

【作用机制】 与其他氟喹诺酮类药物相同。

【禁忌证】 对本品或其他氟喹诺酮类药物过敏者、孕妇、哺乳期妇女及儿童禁用。肝肾功能异常者、有癫痫史者、可能有 Q-T 间期延长的患者慎用。

【相互作用】 与含铁剂和含铝、镁的抗酸剂合用可使本品的吸收减少,降低疗效。

【不良反应】 发生率较低。主要包括:① 胃肠道反应,如嗳气、食欲缺乏、腹泻等。② 皮疹和光敏反应。③ 神经系统反应,如头痛、头晕及步态不稳等。④ 偶见 ALT 和血尿素氮、肌酐的增高。

【患者用药指导】 服药后应避免日光暴晒,如出现皮疹、瘙痒、水疱等光敏症状,应立即停药,并去医院处理;避免与含铁剂和含铝、镁的抗酸剂合用。

莫西沙星 Moxifloxacin

【商品名或别名】 拜复乐

【分类】 化学:喹诺酮类。治疗学:抗菌药物。妊娠分类:C。

【指征和剂量】 具有广谱抗菌活性,在体外对革兰阳性菌和革兰阴性菌、厌氧菌、分枝杆菌、支原体、衣原体和军团菌均有抗菌作用。对β-内酰胺类和大环内酯类抗生素耐药的细菌,以及一些对其他氟喹诺酮类药物耐药的细菌仍对本品敏感。适用于呼吸道和皮肤软组织感染。

口服：成人 400 mg，qd。

【制剂】 薄膜衣片：每片 400 mg。

【药动学】 本品在体内肺组织、鼻窦和炎症损伤组织中的药物浓度超过血药浓度。

【作用机制】 与其他氟喹诺酮类药物相同。

【禁忌证】 以下情况禁用：① 对本品或其他氟喹诺酮类药物过敏者。② 孕妇及哺乳期妇女。③ 婴幼儿、儿童。肝功能严重损伤患者应慎用。

【相互作用】 不宜与抗心律失常药、西沙必利、红霉素、抗精神病药及三环类抗抑郁药合用。与抗酸药、矿物质和多种维生素同时服用会减少本品的吸收。

【不良反应】 主要包括以下一些。① 消化道反应：恶心、呕吐、腹痛、腹泻及消化不良等。② 神经系统反应：头痛、眩晕等。③ 心血管系统反应：合并低钾血症患者的 Q－T 间期延长。④ 味觉异常。

【注意事项】 ① 本品有诱发癫痫的可能。② 患者用药后出现严重腹泻者要考虑伪膜性肠炎的可能。

【患者用药指导】 本品的服用时间不受进食的影响。用药期间应避免阳光直射及紫外线照射。

加替沙星 Gatifloxacin

【商品名或别名】 悦博

【分类】 化学：喹诺酮类。治疗学：抗菌药物。妊娠分类：C。

【指征和剂量】 本品对金黄色葡萄球菌、肺炎链球菌、粪肠球菌、屎肠球菌的抗菌活性是诺氟沙星、氧氟沙星、左氧氟沙星和环丙沙星的 2～8 倍；对肠杆菌属细菌的抗菌活性与环丙沙星相当；对大多数呼吸道致病菌，包括部分对环丙沙星、左氧氟沙星耐药的菌株均有较强的抗菌活性。适用于由敏感菌引起的慢性呼吸道感染和复杂性尿路感染。

口服或静注：成人 400 mg/d，qd。

【制剂】 片剂：每片 100 mg，200 mg。注射液：每瓶 200 mg/100 ml。

【药动学】 本品在痰液、肺组织和泌尿生殖道组织中可达有效治疗浓度。

【作用机制】 与其他氟喹诺酮类药物相同。

【禁忌证】 以下情况禁用本品：① 对本品或其他氟喹诺酮类药物过敏者。② 中枢神经疾病患者。③ Q-T间期延长的患者。肾功能不全者慎用。

【不良反应】 与左氧氟沙星相似。本品无明显光敏反应。

【注意事项】 应用本品时伴用降糖药或胰岛素的糖尿病患者，应监测血糖变化。

(二) 磺 胺 类

磺胺甲噁唑 Sulfamethoxazole

【商品名或别名】 新诺明，Sinomin，SMZ

【分类】 化学：磺胺类。治疗学：抗菌药物。妊娠分类：C。

【指征和剂量】 适用于对本品敏感的大肠杆菌、产气杆菌及葡萄球菌引起的单纯性尿路感染，流行性脑脊髓膜炎的预防，流感杆菌性中耳炎的治疗，沙眼、包涵体结膜炎、奴卡菌病及弓形虫病(辅助用药)的治疗。由于本品单独应用疗效有限，现主张与甲氧苄啶(TMP)联合应用。

口服：成人 2 g/d，分 2 次服用，首剂可加倍。

【制剂】 片剂：每片 0.5 g。

【药动学】 本品口服后 2～4 h 血药浓度达峰值，$t_{1/2}β$ 为 10 h，血浆蛋白结合率为 60%～68%，主要经肾排出，尿中原型药占给药量的比例为 16%～33%。本品吸收后在肝、肾、消化道和脑组织中，在胸膜腔液、腹膜腔液、滑囊液和房水中均可达到较高浓度。本品易于透过血脑屏障，脑膜炎时脑脊液中本品的浓度可达血药浓度的 80%～90%。本品还易渗入胎儿血循环，胎儿的血药浓度相当于母体血药浓度的 50%～100%。

【作用机制】 本品在结构上类似于对氨基苯甲酸(PABA)，可与 PABA 竞争性作用于细菌体内的二氢叶酸合成酶，阻断 PABA 作为原料合成四氢叶酸的过程。而四氢叶酸是细菌合成嘌呤、胸腺嘧啶核苷和脱氧核糖核酸的必需物质，阻断其合成过程，就能进一步起到抑制细菌蛋白质合成的作用。

【禁忌证】 以下情况禁用本品：① 对磺胺类药过敏者。② 妊娠后期及哺乳期妇女。③ 新生儿。④ 肝肾功能不全者。

【不良反应】 ① 变态反应：较为常见，可表现为药疹，严重者可发生渗出性多形红斑、剥脱性皮炎和大疱表皮松解萎缩性皮炎等。② 血液系统反应：可发生粒细胞减少症、血小板减少症，偶可发生再生障碍性贫血；缺乏葡萄糖-6-磷酸脱氢酶患者应用本品后易发生溶血性贫血及血红蛋白尿。③ 高胆红素血症和新生儿胆红素脑病（核黄疸）。④ 肝功能损害：可出现黄疸、肝功能减退，严重者可发生急性重型肝炎。⑤ 肾功能损害：可发生结晶尿、血尿和管型尿。⑥ 其他：可出现恶心、呕吐、胃纳减退、腹泻、头痛、乏力等，一般不影响继续用药。

【注意事项】 ① 对一种磺胺药过敏的患者对其他磺胺药可出现交叉过敏。② 老年患者慎用本品。③ 疗程中需定期进行血、尿常规等检查。

【患者用药指导】 大剂量、长疗程服用本品时，宜同服碳酸氢钠并多饮水，以防对肾功能的影响。

磺胺嘧啶 Sulfadiazine

【商品名或别名】 磺胺哒嗪，SD

【分类】 化学：磺胺类。治疗学：抗菌药物。妊娠分类：C。

【指征和剂量】 抗菌谱和抗菌活性与磺胺甲噁唑相仿。可用作敏感菌引起的脑脊髓膜炎的首选治疗药，也可用作易感者的预防药物。与甲氧苄啶（TMP）合用可提高疗效。

口服：成人 2 g/d，分 2 次服用，首剂加倍。用于预防流行性脑脊髓膜炎时，成人 1～2 g/d，分 2 次服用，疗程 2～3 d。

【制剂】 片剂：每片 0.5 g。

【药动学】 与磺胺甲噁唑基本相同。

【作用机制】【禁忌证】【不良反应】【注意事项】【患者用药指导】 与磺胺甲噁唑相同。

磺胺甲氧嗪 Sulfamethoxypyridazine

【商品名或别名】 磺胺甲氧吡嗪，Sulfalene，SMPZ

【分类】 化学：磺胺类。治疗学：抗菌药物。妊娠分类：C。

【指征和剂量】 抗菌谱、抗菌活性及适应证与磺胺甲噁唑相仿。另对麻风杆菌有中度抗菌作用；与 TMP 合用对间日疟和恶性疟原虫（包括耐氯喹株）有效，且优于乙胺嘧啶。

口服：首剂 0.5～0.75 g，以后每次 0.25 g，qd。治疗疟疾时，成人 1 片 SMZ/TMP，qd，连用 4 d 为 1 个疗程。

【制剂】 片剂：每片 0.2 g,0.25 g。

【药动学】 本品属长效磺胺药。口服后 4 h 达峰值,消除半衰期为 59～67 h,血浆蛋白结合率为 77%,自尿中 48 h 约排出给药量的 20%。

【作用机制】【禁忌证】 与磺胺甲嘧唑相同。

【不良反应】 基本与磺胺甲嘧唑相同,肾毒性反应较轻。

【注意事项】【患者用药指导】 与磺胺甲嘧唑相同。

复方磺胺甲嘧唑 SMZ/TMP

【商品名或别名】 复方新诺明

【分类】 化学：磺胺类。治疗学：抗菌药物。妊娠分类：C。

【指征和剂量】 系磺胺甲嘧唑(SMZ)和甲氧苄啶(TMP,又称磺胺增效剂或抗菌增效剂)的复方制剂,后者使磺胺药的抑菌作用提高了数倍至数十倍。抗菌谱与磺胺甲嘧唑相似,但抗菌作用较强。适用于敏感菌所致的尿路感染、呼吸道感染、肠道感染、卡氏肺孢子虫病、奴卡菌病,以及流行性脑脊髓膜炎的预防,洋葱假单胞菌及非结核性分枝杆菌感染的治疗。

口服：成人 4 片/d,分 2 次服用,治疗一般性细菌感染。其他根据医嘱。

【制剂】 片剂：每片含 SMZ 400 mg,TMP 80 mg。粉针剂：每瓶含 SMZ 400 mg,TMP 80 mg。

【药动学】 TMP 口服吸收良好,2～4 h 可达峰值,消除半衰期为 14～17 h,血清蛋白结合率为 31%,在肺、肾和尿液中的药物浓度为血药浓度的 10 倍左右。

【作用机制】 TMP 是通过选择性抑制细菌二氢叶酸还原酶的活性,来干扰四氢叶酸的形成,进而阻碍细菌核酸及蛋白质的合成。SMZ 和 TMP 联合,使细菌四氢叶酸的形成过程受到双重阻断,因而可使抗菌作用增强。

【禁忌证】【不良反应】 与磺胺甲嘧唑相同。

【注意事项】 基本与磺胺甲嘧唑相同,肝肾功能不全和血液病患者慎用。

【患者用药指导】 与磺胺甲嘧唑相同。

柳氮磺吡啶 Salicylazosulfapyridine

【商品名或别名】 维柳芬,SASP

【分类】 化学：磺胺类。治疗学：抗菌药物。妊娠分类：C。

【指征和剂量】 适用于溃疡性结肠炎的治疗，对急、慢性病例均有一定疗效，且有预防复发的作用。也用于类风湿关节炎及强直性脊柱炎的治疗。

① 治疗溃疡性结肠炎：成人初始量为 2.0～3.0 g/d，分 3～4 次口服。如无不良反应，可逐渐加量至 4.0～6.0 g/d。当病情好转时，再逐渐减少剂量至 1.5～2.0 g/d。总疗程约为 1 年。② 治疗类风湿关节炎等：由 500～1 000 mg/d 开始，逐渐增加剂量至 2 g/d。

【制剂】 肠溶片：每片 0.25 g。

【药动学】 本品口服后很少吸收，在结肠中被分解成 5-氨基水杨酸与磺胺吡啶。前者在粪便中浓度高，几乎不被吸收，最后以原型自粪便排出；后者可被吸收入血，最后从尿中排出。

【作用机制】 本品对消化道结缔组织有特殊亲和力，在肠壁结缔组织中被分解，释出 5-氨基水杨酸和磺胺吡啶。后者有一定的抗菌、抗炎及免疫抑制作用；前者虽无抗菌作用，但能抑制前列腺素的合成而有止泻效果。

【禁忌证】 与磺胺甲噁唑相同。

【相互作用】 本品可减少同时使用的地高辛的吸收，还会抑制叶酸的吸收，导致体内叶酸缺乏。

【不良反应】 ① 变态反应：皮疹、药物热等。② 胃肠道反应：恶心、呕吐、纳差等。③ 血液系统反应：长期服用可出现白细胞减少，偶见巨幼细胞贫血。

【注意事项】 用药期间定期复查外周血常规。

【患者用药指导】 治疗期间药物的剂量调整宜在医生的指导下进行，以免病情复发。

（三）噁唑烷酮类

利奈唑胺 Linezolid

【商品名或别名】 斯沃

【分类】 化学：噁唑烷酮类。治疗学：抗菌药物。

【指征和剂量】 该药在体内外对引起社区和院内感染的各种革兰阳性细菌均具有高度抗菌活性，可治疗院内感染性肺炎、皮肤及软组织感染、社区感染性肺炎等。另外，该药对 MRSA、糖肽类抗生素耐药肠球菌、青霉素耐药肺炎球菌(PRSP)等引起的感染也有效。

本品目前尚未获准用于导管相关性感染;对于复杂性皮肤及软组织感染,只有明确为敏感性革兰阳性细菌感染时才应使用本品;对于已知或怀疑联合感染革兰阳性细菌和革兰阴性细菌的复杂性皮肤及软组织感染,必须同时采取针对革兰阴性细菌的治疗;对于已知或怀疑革兰阳性细菌导致的院内感染性肺炎和社区感染性肺炎,如怀疑或证实同时感染革兰阴性细菌的,必须同时采取针对革兰阴性细菌的治疗措施。

① 院内感染性肺炎、社区感染性肺炎、复杂性皮肤及软组织感染:成人和青少年 600 mg,静脉或口服给药,q12 h;儿童 10 mg/kg,静脉或口服给药,q8 h。疗程为 10～14 d。② 耐万古霉素屎肠球菌感染:成人和青少年 600 mg,静脉或口服给药,q12 h;儿童 10 mg/kg,静脉或口服给药,q8 h。疗程为 14～28 d。

【制剂】 注射剂:每瓶 600 mg/300 ml,200 mg/100 ml。片剂:每片 600 mg。

【药动学】 用药后可迅速进入体液和组织,口服吸收快速而完全,1～2 h可达到血药峰浓度。给予标准剂量达到稳态浓度后,其血药谷浓度在敏感菌的 MIC_{90} 以上。

【作用机制】 利奈唑胺为细菌蛋白合成抑制剂。与其他药物不同,利奈唑胺不影响肽基转移酶活性,而是选择性结合于 50S 亚单位核糖体,即作用于翻译的起始阶段,干扰包括 mRNA、30S 核糖体及起始因子和 70S 起始复合物的形成,从而抑制细菌合成蛋白。利奈唑胺不易与其他抑制细菌蛋白合成的抗菌药发生交叉耐药,在体外也不易诱导产生耐药性。

【禁忌证】 禁用于已知对利奈唑胺或本品其他成分过敏者。

【不良反应】 最常见的不良反应为腹泻、头痛、恶心,85%的不良事件为轻至中度。用药过程中相关性血小板减少可能与疗程相关(疗程超过 2 周),停药后可恢复至正常。

(四) 呋 喃 类

呋喃妥因 Nitrofurantoin

【商品名或别名】 呋喃坦啶

【分类】 化学:硝基呋喃类。治疗学:抗菌药物。妊娠分类:B。

【指征和剂量】 对革兰阴性杆菌如大肠杆菌等有一定抗菌活性，但其血药浓度一般都低于常见致病菌的 MIC，故主要适用于下尿路感染和慢性菌尿症的治疗及预防，对部分肠球菌属和葡萄球菌属也有效。

口服：成人 100 mg，q6h；用于尿路感染长期抑菌治疗时，50～100 mg，qn。

【制剂】 片剂：每片 50 mg，100 mg。

【药动学】 本品血药浓度低，消除半衰期仅 20 min，唯有尿中浓度较高，服药后 30 min 即有 40%的原型药从尿中排出。

【作用机制】 本品通过干扰细菌氧化还原酶系统而发挥抗菌作用，不易产生耐药。

【禁忌证】 以下情况禁用：① 对呋喃类药物过敏者。② 肾功能不全患者。③ 新生儿。④ 葡萄糖-6-磷酸脱氢酶缺乏者。⑤ 周围神经疾病患者。老年人慎用。

【相互作用】 不宜与碳酸氢钠合用，以免失效。

【不良反应】 ① 胃肠道反应：恶心、呕吐、纳差等。② 变态反应：皮疹、药物热、嗜酸粒细胞增多等。③ 粒细胞减少。④ 神经系统反应：头痛、头晕、嗜睡、肌痛等。⑤ 偶见黄疸及 ALT 升高。⑥ 长期服用者极少数可发生间质性肺炎和肺纤维化。

【患者用药指导】 用药期间如出现尿色深如浓茶，或皮肤、巩膜黄染，应立即告知医生，以便准确判断病情及时处理。

呋喃唑酮 Furazolidone

【商品名或别名】 痢特灵

【分类】 化学：硝基呋喃类。治疗学：抗菌药物。妊娠分类：B。

【指征和剂量】 对志贺菌属、沙门菌属、肺炎杆菌、金黄色葡萄球菌、粪肠球菌、霍乱弧菌、弯曲菌属、类杆菌属等有一定抗菌活性，对毛滴虫和贾第鞭毛虫也有一定作用。主要用于胃肠道感染的治疗。

口服：成人 300 mg/d，分 3 次服用。

【制剂】 片剂：每片 100 mg。

【药动学】 本品口服吸收率仅 5%，血药浓度低，但在肠道内可保持较高的药物浓度。

【作用机制】 与呋喃妥因相似。

【禁忌证】 对呋喃类药物过敏者禁用。小儿及肝功能异常者慎用。

【相互作用】 与三环类抗抑郁药合用可引起急性中毒性精神病。

【不良反应】 与呋喃妥因类似,此外可有双硫醒样反应。

【患者用药指导】 本品治疗量与中毒量比较接近,成人不宜超过400 mg/d。

(五)硝基咪唑类

甲硝唑 Metronidazole

【商品名或别名】 灭滴灵,麦斯特,甲硝哒唑

【分类】 化学:硝基咪唑类。治疗学:抗菌药物。妊娠分类:B。

【指征和剂量】 在体内外对革兰阴性和阳性厌氧菌均具良好抗菌作用,其中包括脆弱拟杆菌及难辨梭状芽孢杆菌等。放线菌属、乳酸杆菌属、短小棒状杆菌对本品多呈耐药。所有需氧菌均耐药。主要适用于:① 厌氧菌感染的治疗。包括由敏感菌引起的腹腔和盆腔感染、牙周脓肿、鼻窦炎、骨髓炎、脓毒性关节炎、脓胸、肺脓肿等,以及联合抗需氧菌抗菌药治疗厌氧菌与需氧菌所致的混合感染;可用于脆弱拟杆菌等引起的脑膜炎和脑脓肿;口服也可用于难辨梭状芽孢杆菌所致的伪膜性肠炎。② 外科手术后厌氧菌感染的预防。本品与广谱青霉素类或氨基糖苷类抗生素联合可用于经阴道子宫切除术、阑尾穿孔切除术、小肠远端及直肠手术、腹腔穿刺伤及复杂外伤、闭塞性脉管炎的截肢术等。③ 本品尚可用于治疗肠道及肠外阿米巴病(阿米巴肝脓肿、胸膜阿米巴病等),也可治疗阴道滴虫病、贾第鞭毛虫病和皮肤利什曼病等。

① 厌氧菌感染:静脉给药首次剂量为15 mg/kg,维持量为7.5 mg/kg,每8~12 h静滴。口服剂量为0.6~1.2 g/d,分3次服用,疗程7~10 d。② 阿米巴病:成人0.4 g,tid,口服。肠阿米巴病疗程7 d,肠道外阿米巴病为20 d。③ 滴虫病:成人0.2 g,qid,疗程7 d。④ 贾第鞭毛虫病:成人0.4 g,tid,疗程5~10 d。⑤ 预防术后厌氧菌感染:手术中及手术后各静滴0.5 g。

【制剂】 片剂:每片0.2 g,0.5 g。注射液:每瓶0.1 g/20 ml,0.5 g/100 ml。

【药动学】 本品口服吸收迅速而完全。通常1~2 h可达血药峰值,消

除半衰期为5～10 h,蛋白结合率约10%。药物在体内分布广,在胎盘、胆汁及脑膜无炎症时脑脊液中的浓度为同期血药浓度的40%。脑膜有炎症时,脑脊液中药物浓度可达血药浓度的90%以上。在唾液、脓液、胸腔积液、前列腺、精液、牙槽骨中均可达有效浓度。药物经肾的排泄率为60%～75%,其中约20%以原型由尿排出。此外,本品在药动学分类上属于浓度依赖性抗生素,AUC/MIC和Peak/MIC是与临床治疗结果相关性最好的参数。

【作用机制】 抗厌氧菌的机制为:本品的硝基可被厌氧菌细胞内的铁硫蛋白还原,产生细胞毒物质,抑制敏感菌的脱氧核糖核酸合成,使细菌死亡。获得性耐药很少发生,最多的是类杆菌,其耐药发生率为万分之一。抗原虫的机制为:本品可选择性地进入原虫体内,抑制原虫的氧化还原反应,使原虫的氮链发生断裂而死亡。

【禁忌证】 禁用于:① 对本品过敏者。② 孕妇及哺乳期妇女。③ 有现症中枢神经系统疾病的患者。过敏体质及血液病患者慎用。

【不良反应】 ① 消化道反应:最为常见,如口腔金属味、恶心、呕吐、厌食、腹泻、腹痛等,剂量大、疗程长者反应明显增多。② 神经系统反应:如头痛、眩晕等,偶有感觉异常、肢体麻木、共济失调和多发性神经炎等。③ 变态反应:如荨麻疹,皮肤潮红、瘙痒等。④ 排尿困难与黑尿。⑤ 偶有双硫醒样反应及粒细胞减少。停药后各种不良反应可自行消退。

【注意事项】 ① 有神经系统反应时应及时停药。② 肝脏疾病患者或肾功能不全者需减量或延长给药间期。

【患者用药指导】 服用药物期间避免饮酒或含乙醇饮料。

替硝唑　Tinidazole

【商品名或别名】 丽珠快服净,替你净,双鹤获达,普乐施

【分类】 化学:硝基咪唑类。治疗学:抗菌药物。妊娠分类:B。

【指征和剂量】 抗菌谱与甲硝唑相同,对厌氧球菌、脆弱拟杆菌及梭状芽孢杆菌属的作用较甲硝唑强,对梭状芽孢杆菌属的抗菌活性则稍逊于甲硝唑。本品对真杆菌、产气荚膜杆菌以及阴道滴虫的最低抑菌浓度与甲硝唑相仿,但杀灭滴虫的作用很强。适用于敏感厌氧菌所致的各种感染和泌尿生殖系滴虫病。

常规剂量:成人静滴400～800 mg,bid;口服首次2 g,以后1.0 g,qd。

预防剂量：静滴 800～1 600 mg，qd，或顿服 2 g。

【制剂】 片剂：0.5 g。胶囊：每粒 0.25 g，0.5 g。注射剂：每瓶 0.4 g/100 ml。

【药动学】 与口服同剂量的甲硝唑相比，本品的血药浓度明显为高，且持续时间较长。本品组织分布好，可通过胎盘及血脑屏障，口服 2 g 后脑脊液中浓度可达同期血药浓度的 88%，亦明显高于甲硝唑。

【作用机制】 与甲硝唑相同。

【禁忌证】 禁用于：① 对本品过敏者。② 孕妇及哺乳期妇女。③ 12 岁以下儿童。④ 血液病患者及有血液病病史者。

【相互作用】 与乙醇及含乙醇饮料同服，可有双硫醒样反应；与抗凝药同用时，能增强抗凝药的作用。

【不良反应】 不良反应少见而轻微，可有恶心、呕吐、口腔金属味、食欲缺乏、腹泻、皮疹等，也有粒细胞减少和周围神经炎等。

【注意事项】 用药过程中如出现异常神经系统症状，应立即停药，并进一步观察。

【患者用药指导】 服药期间及停药后数日内应忌饮酒及含乙醇饮料。

奥硝唑 Ornidazole

【商品名或别名】 圣诺安

【分类】 化学：硝基咪唑类。治疗学：抗菌药物。妊娠分类：B。

【指征和剂量】 抗菌谱与甲硝唑、替硝唑相似，部分抗菌活性优于替硝唑。适用于腹部、盆腔、口腔、脑部及皮肤软组织的厌氧菌感染的治疗，手术前预防和手术后厌氧菌感染的治疗，以及肠道与肠外阿米巴病(阿米巴痢疾和阿米巴肝脓肿)的治疗。

① 厌氧菌感染：起始剂量为 0.5～1.0 g，静滴，继之静滴 0.5 g，q12 h，连用 3～6 d。② 阿米巴病：起始剂量为 0.5～1.0 g，静滴，继之静滴 0.5 g，q12 h，疗程同上。③ 术前术后预防厌氧菌感染：手术前 1～2 h 静滴 1.0 g，术后 12 h 静滴 0.5 g，术后 24 h 再静滴 0.5 g。

【制剂】 片剂：0.5 g。注射剂：每瓶 0.5 g/100 ml。

【药动学】 本品口服后 2 h 可达血药浓度峰值，消除半衰期为 14 h，长于甲硝唑及替硝唑，血浆蛋白结合率＜15%，广泛分布于组织和体液中，包括脑脊液。

【作用机制】 与甲硝唑相同。

【禁忌证】 对本品及其他硝基咪唑类药物过敏者和中枢神经系统疾病患者禁用。孕妇、哺乳期妇女、儿童慎用。

【相互作用】 本品能抑制抗凝血药华法林的代谢，使后者的抗凝作用增强。本品对乙醛脱氢酶无拮抗作用，故不出现双硫醒样反应。

【不良反应】 较轻微，主要有胃部不适、胃痛、口腔异味以及皮疹、瘙痒等。

【注意事项】 ① 肝功能不全患者应延长给药间隔时间。② 用药过程中发现异常神经系统症状者应立即停药，并进一步观察处理。

三、其他抗菌药

磷霉素 Fosfomycin

【商品名或别名】 复美欣，Phosphonomycin

【分类】 化学：磷霉素类。治疗学：抗菌药物。妊娠分类：C。

【指征和剂量】 具广谱抗菌作用，对葡萄球菌、大肠杆菌、志贺菌属及沙雷菌属等有较强抗菌活性，对铜绿假单胞菌、变形杆菌、产气杆菌、肺炎杆菌、链球菌属、肺炎球菌和部分厌氧菌等也有一定活性。尽管有资料认为本品的抗菌活性较青霉素类和头孢菌素类抗生素弱，但本品的体内抗菌活性比体外试验结果要强 30 倍以上(因本品的体外抗菌活性易受培养基中葡萄糖和磷酸盐成分的干扰)。主要适用于由敏感菌引起的呼吸道、泌尿系统、肠道、皮肤软组织的感染；与β-内酰胺类、氨基糖苷类等抗生素合用，可治疗由革兰阴性菌所致的败血症、骨髓炎、肺部感染、脑膜炎等严重感染；与万古霉素、利福平或大环内酯类抗生素联合，可用于金黄色葡萄球菌等革兰阳性菌所致的严重感染。

静脉给药：成人 8.0～16.0 g/d(最大剂量不超过 32 g)，分 2～3 次给药；儿童 0.1～0.3 g/(kg·d)，分 2 次静滴。

【制剂】 注射粉剂：每瓶含本品钠盐 1 g，1.32 g，2.64 g，5.28 g。

【药动学】 本品肌注后 1 h 血药浓度达峰值，$t_{1/2}\beta$ 为 1.5～2 h，血浆蛋白结合率为 0，肾排出率为 90%。本品的组织分布广泛，以肾组织浓度最高，其次为心、肺、肝等，在胎儿循环、胆汁、乳汁、骨髓及脓液中也有相应浓度，并可透过血脑屏障，也可进入胸腔积液、腹水、淋巴液、支气管分泌物和房水中。肾功能减退患者应用本品时剂量不需调整,血液透析后有70%~80%的药物被清除,故在进行血液透析后应加用一全量。

【作用机制】 本品属于繁殖期杀菌剂。其化学结构与细胞壁黏肽合成初期所需的EP转移酶的底物PEP相似,通过竞争性抑制作用阻断细菌细胞壁的合成,进而导致其死亡。由于本品化学结构不同于其他抗生素,故细菌对本品与其他抗生素间不产生交叉耐药性。

【禁忌证】 对本品过敏者禁用。

【相互作用】 本品与β-内酰胺类、氨基糖苷类抗生素联合常呈协同作用;与万古霉素联合,可增强对MRSA的抗菌活性,且可减少细菌耐药性的产生。

【不良反应】 本品使用安全,患者耐受性好。亦可产生轻度胃肠道反应,如中上腹不适、恶心、食欲缺乏、稀便或轻度腹泻等;偶可发生皮疹、嗜酸粒细胞增多和转氨酶升高;未见肝、肾及血液系统等毒性反应。

【注意事项】 ① 本品含钠量较高(每1 g含0.32 g钠离子),对于心肾功能不全和高血压患者应慎用。② 对β-内酰胺类抗生素过敏的患者可以应用。③ 孕妇感染时可以应用。④ 老年人感染可以应用。⑤ 本品的口服剂型抗菌效果较差,已很少使用。

四、抗病毒药

金刚烷胺 Amantadine

【商品名或别名】 金刚胺,三环癸胺,Virofral

【分类】 化学:三环癸烷衍生物。治疗学:抗病毒药物。妊娠分类:C。

【指征和剂量】 主要用于甲型流感的防治,对乙型流感无效。

治疗剂量:成人100 mg,bid;1~9岁小儿,1.5~3 mg/kg,q8 h,9~12岁小儿,口服100 mg,q12 h,12岁或12岁以上小儿,一般同成人量。疗程为5~7 d,最长不超过10 d。预防剂量:100 mg/d,服用时间为整个流行期(通常为4~8周);接种疫苗者服用至少2周。

帕金森病,100 mg,bid,口服。最大剂量为400 mg/d。

【制剂】 片剂:每片100 mg。

【药动学】 本品口服吸收完全,给药后2~4 h可达血药峰值。药物分布可浓集在鼻分泌物、唾液及肺组织中，其浓度接近血药浓度。脑脊液中的浓度为血药浓度的一半。药物可分泌至乳汁中。本品在体内不被代谢，几乎全部以原型经肾脏排出。半衰期为12～18 h，老年人随年龄增长而伴随肾脏功能减退，药物的半衰期可延长2倍以上。

【作用机制】 本品主要通过阻止病毒的吸附、脱壳及其核酸的释放而产生抗病毒作用。在低浓度时能够特异性地抑制甲型流感病毒，高浓度时在体外显示对乙型流感病毒、风疹病毒等有抑制作用。本品的作用无宿主特异性，其敏感性决定于病毒基因片段7编码的M蛋白。

抗帕金森病机制主要是促进纹状体多巴胺的合成和释放，减少神经细胞对多巴胺的再摄取，并有抗乙酰胆碱作用，从而改善帕金森病患者的症状。

【禁忌证】 癫痫及精神病患者、孕妇、哺乳期妇女禁用。中枢神经系统疾病、动脉硬化、有肾功能损害者慎用。

【相互作用】 与抗胆碱药物同时使用可出现急性精神症状。与左旋多巴合用有协同作用。不宜与抗癫痫药物，中枢兴奋药如咖啡因、苯丙胺等合用。

【不良反应】 常见的症状有头痛、失眠、发音不清、共济失调、食欲缺乏、腹泻、皮疹等。长期服用可引起视网膜炎、直立性低血压等，个别患者可出现充血性心力衰竭、尿潴留、视力丧失等。不良反应多出现在用药后的第1周，停药后反应即可消失。

【注意事项】 血药浓度在1.0～5.0 mg/L时，可出现精神紊乱、谵妄、幻觉、癫痫样症状，甚至昏迷等。

【患者用药指导】 本品应在发病的24～48 h内服用，否则无效。使用本品后有50%的患者发热及其他症状持续时间缩短1～2 d，并且病毒的排出量减少。预防服用可阻止50%～90%的接触者发病，尤其是老年人或有基础疾病患者（如心血管疾病、肺部疾病、神经肌肉疾病患者及免疫缺陷者等）。治疗帕金森病时不应突然停药。

金刚乙胺 Rimantadine

【商品名或别名】 甲基金刚烷胺

【分类】 化学：三环癸烷衍生物。治疗学：抗病毒药物。妊娠分类：C。

【指征和剂量】 防治甲型流行性感冒。

治疗剂量：成人 100 mg/d，分 1～2 次口服，疗程 5～7 d。

【制剂】 片剂：每片 100 mg。

【药动学】 本品的抗甲型流感病毒的作用比金刚烷胺强 2～4 倍，且抗病毒谱广。药物的体内代谢过程与金刚烷胺相似，其半衰期为 24～36 h，口服给药后仅 30%左右的药物以原型从尿中排出。

【作用机制】 与金刚烷胺相同。

【禁忌证】【相互作用】【不良反应】【注意事项】【患者用药指导】 参见金刚烷胺。

扎那米韦 Zanamivir

【商品名或别名】 Relenza，依乐韦

【分类】 化学：神经氨酸类似物。治疗学：抗病毒药物。妊娠分类：C。

【指征和剂量】 本品可用于成年患者和 12 岁以上的青少年患者，治疗由 A 型和 B 型流感病毒引起的流行性感冒(简称流感)。

成年患者和 12 岁以上的青少年患者，q12 h。5 mg，q12 h，连用 5 d。随后数日每次用药时间应尽可能保持一致，尽量间隔 12 h(如早晨或傍晚)。

【制剂】 吸入粉雾剂：吸入装置 Dishkhaler 可装入 1 片扎那米韦，每片 Rotodisk 含有 4 个泡囊，每个泡囊含扎那米韦(5 mg)和乳糖(20 mg)的混合粉末。使用时，将扎那米韦放入该吸入装置，当患者用口吸入时，泡囊被刺穿，药物随气流释放出来。

【药动学】 口腔吸入本品 10 mg 后，1～2 h 内 4%～17%的药物被全身吸收，药物峰浓度范围 17～142 ng/ml，AUC 为 111～1 364 ng · h/ml。本品的血浆蛋白结合率低于 10%。药物以原型在 24 h 内由肾排出，尚未检测到其代谢物。血浆半衰期为 2.5～5.1 h 不等。总清除率为 2.5～10.9 L/h。

轻(中)度或重度肾功能不良的患者分别静注扎那米韦 4 mg 或 2 mg 后，肾清除率明显下降：正常人总清除率平均为 5.3 L/h，轻(中)度肾功能不良者为 2.7 L/h，重度肾功能不良者为 0.8 L/h。半衰期明显增加：正常人平均为 3.1 h，轻(中)度肾功能不良者为 4.7 h，重度肾功能不良者为 18.5 h。

【作用机制】 扎那米韦是神经氨酸酶抑制剂，通过抑制流感病毒的神经氨酸酶，从而改变了流感病毒在感染细胞内的聚集和释放。

【禁忌证】 对该药物处方中的任何成分过敏者禁用。

【相互作用】 体外研究未见本品有明显的药物相互作用，本品不影响肝脏微粒体酶，也不是 P450 酶的底物。

【不良反应】 本品对哮喘或慢性阻塞性肺疾病患者治疗无效，甚至可能引起危险。有文献报道使用本品后，轻度或中度哮喘患者可引起支气管痉挛。引起支气管痉挛的患者应停药并通知其主治医生。

流感患者(尤其是儿童和青少年)在疾病早期出现癫痫、意识模糊或行为异常的风险较高。这些不良事件可能在开始使用扎那米韦后或流感未得到治疗时发生，虽然不常见，但可能对患者造成意外伤害，应密切观察患者的异常行为，美国食品和药物管理局(FDA)建议如果患者出现过敏反应的症状和体征，应停止用药。

其他不良反应包括：头痛、腹泻、恶心、呕吐、眩晕等。发生率低于 2%，多为轻度反应。

【注意事项】 患者即使感到症状好转也应完成 5 d 疗程，并应被告知服用扎那米韦不能减少流感传染的危险性。

【患者用药指导】 FDA 新近批准本品可用于出现流感症状时间不超过 2 d 的 7 岁及 7 岁以上儿童和成人流感的治疗，以及用于 5 岁及 5 岁以上儿童和成人流感的预防。患者应在医生的指导下学习正确使用吸入剂，要仔细阅读并遵守药品包装内的使用说明。哺乳期妇女使用此药应慎重。患有呼吸道疾病的患者服用扎那米韦时，身边应备有吸入型速效支气管扩张药。

磷酸奥司他韦 Oseltamivir Phosphate

【商品名或别名】 达菲，可威，Tamiflu

【分类】 化学：神经氨酸类似物。治疗学：抗病毒药物。妊娠分类：C。

【指征和剂量】 用于成人和 1 岁及 1 岁以上儿童的甲型和乙型流感治疗，用于成人和 13 岁以上青少年的甲型和乙型流感的预防。

成人口服 75 mg，bid，疗程共 5 d。对于出现流感症状不超过 2 d 的 1 岁及 1 岁以上儿童，目前建议的使用方法如下：① 13 岁及 13 岁以上青少年的用法用量同成人。② 13 岁以下儿童的用量根据体重而定，详见下表。

体重(kg)	用法用量
≤15	每次 30 mg,bid
15～23	每次 45 mg,bid
23～40	每次 60 mg,bid
>40	每次 75 mg,bid

【制剂】 片剂:75 mg。

【药动学】 磷酸奥司他韦是其活性代谢产物的药物前体,其活性代谢产物是强效的选择性的流感病毒神经氨酸酶抑制剂。口服给药后,奥司他韦容易被胃肠道吸收,大部分被肝、肠酯酶转化为活性代谢产物。至少75%的口服剂量以活性代谢产物的形式进入体循环。药物前体和其代谢产物的血浆浓度与服用剂量成比例,并且不受进食影响。

吸收的奥司他韦主要(>90%)通过转化为活性代谢产物而清除。活性代谢产物不再被进一步代谢,超过 99%的活性代谢产物由肾脏排泄,不超过 20%的剂量由粪便排泄。

【作用机制】 磷酸奥司他韦的活性代谢产物是强效的选择性的流感病毒神经氨酸酶抑制剂,通过抑制病毒神经氨酸酶而改变病毒感染在细胞内的聚集和释放。

【禁忌证】 对该药物处方中的任何成分过敏者禁用。

【相互作用】 药理和药动学研究数据表明,磷酸奥司他韦和其他药物之间基本上没有明显临床意义的相互作用。奥司他韦和其活性代谢物的低蛋白结合率表明,不可能发生药物置换性相互作用。与口服避孕药之间无药物相互作用的机制。

磷酸奥司他韦或者其活性代谢产物都不是 P450 混合功能氧化酶或葡糖醛酸转移酶的良好底物,与 P450 同工酶有关的药物相互作用是不可能的。

【不良反应】 最多的不良反应是恶心和呕吐。症状是一过性的,常在服用第 1 剂时发生。可有腹泻、头晕、疲劳、鼻塞、咽痛和咳嗽。

【注意事项】 除非临床需要,在使用减毒活流感疫苗 2 周内不应服用磷酸奥司他韦,在服用该药后 48 h 内不应使用减毒活流感疫苗。不推荐给予怀孕妇女磷酸奥司他韦。只有在确认药物对哺乳母亲的潜在利益大于对哺乳婴儿的潜在危险时,才可以使用磷酸奥司他韦。

【患者用药指导】 对肌酐清除率<30 ml/min 的患者,需要做剂量调整。上市后监测收到使用磷酸奥司他韦发生自我伤害和谵妄的报道。服用磷酸奥司他韦,尤其是儿童服用磷酸奥司他韦可能增加自我伤害、短期意识混乱的风险,应加强对服药者行为的监测,如出现行为异常迹象,应立即就医。

阿糖腺苷 Vidarabine

【商品名或别名】 Ara-A,Adenine Arabinoside

【分类】 化学:嘌呤核苷同系物。治疗学:抗病毒药物。妊娠分类:C。

【指征和剂量】 具有广谱的抗疱疹病毒和嗜肝 DNA 病毒的作用。可用于疱疹病毒属所引起的各种感染,如单纯疱疹病毒Ⅰ型、Ⅱ型引起的皮肤、黏膜感染,单纯疱疹病毒性脑炎,疱疹病毒性角膜炎,水痘-带状疱疹病毒感染等。

① 单纯疱疹病毒性脑炎:成人 15 mg/(kg·d),分 2 次静滴,疗程10 d。② 新生儿单纯疱疹病毒感染:剂量为 15 mg/(kg·d),疗程 5 d。③ 疱疹性角膜炎:采用 3%阿糖腺苷软膏治疗。

【制剂】 注射剂:每支 200 mg/ml。

【药动学】 静滴后 30 min,本品达血药峰值,但停止静滴后,血药浓度下降很快,平均 15～20 min 后即测不出。阿糖腺苷的血浆半衰期为(0.17±0.12)h。阿糖腺苷在肝、脾和肾组织中的浓度较高,骨骼肌和脑组织中的浓度较低,主要从肾脏排泄。蛋白质结合率为 20%～30%。静滴后在体内经腺苷脱氨酶作用生成阿糖次黄嘌呤,此产物对宿主无毒性,但抗病毒活性仅为阿糖腺苷的 1/30～1/50。阿糖腺苷与腺苷脱氨酶抑制剂 α-Deoxycorformicin 合用可提高抗病毒作用 10～20 倍。

【作用机制】 本品主要抑制 DNA 病毒的合成,阿糖腺苷在体内经磷酸化后与 dATP 竞争性结合病毒 DNA 聚合酶,抑制 DNA 聚合酶的活性和病毒 DNA 的复制。

【禁忌证】 孕妇及哺乳期妇女禁用(动物实验可致畸或突变)。

【相互作用】 与别嘌醇合用可增加本品对神经系统和肾脏的毒性。

【不良反应】 多与剂量成正比,且为可逆性。主要为肌痛综合征,偶有共济失调、震颤及癫痫发作。可有发热、皮疹等变态反应以及消化道症状。少数患者出现骨髓抑制现象,停药后可自行恢复。

【注意事项】 阿糖腺苷的水溶性极差,药液浓度不超过 700 mg/L,持续静滴 12 h 以上为宜,不超过 30 滴/min。

【患者用药指导】 本品对慢性乙型肝炎的治疗,争议较多,效果难以肯定。治疗时部分患者的 HBV-DNA 聚合酶水平下降,停药后多数患者的病毒聚合酶水平又回升,HBsAg 仍持续阳性。

阿昔洛韦 Aciclovir

【商品名或别名】 无环鸟苷,舒维疗,甘泰,Zovirax

【分类】 化学:核苷类。治疗学:抗病毒药物。妊娠分类:B。

【指征和剂量】 为广谱抗病毒药物,主要对单纯疱疹病毒Ⅰ型、Ⅱ型有强烈抑制作用,对其他水痘-带状疱疹病毒、EB 病毒、巨细胞病毒、乙型肝炎病毒也有抑制作用。

① 单纯疱疹病毒感染:单纯疱疹病毒性脑炎以阿昔洛韦为首选药物。成人 10 mg/kg,静滴,q8 h,疗程 10 d;儿童(1～12 岁)6 mg/kg,q8 h,疗程 5～7 d。② 其他部位(如皮肤、黏膜、生殖器等)的疱疹病毒感染:口服阿昔洛韦 200 mg,4～5 次/d,或 6 mg/kg,bid,静滴。骨髓移植者的疱疹病毒感染可在手术前 1 周应用,术后维持 5 周。③ 免疫缺陷者的水痘-带状疱疹病毒和巨细胞病毒的感染:阿昔洛韦 5～10 mg/kg,静滴,q8 h,5～7 d 为 1 个疗程;或口服 400 mg,qid,疗程 5～10 d。

【制剂】 片剂:每片 100 mg,200 mg。注射粉剂:每瓶 50 mg,100 mg,250 mg。混悬液:每支 200 mg/5 ml。

【药动学】 口服给药吸收不完全,生物利用度为 15%～30%。成人口服 200 mg,q4 h,1.5 h 后血药峰值为 0.3～0.9 mg/L。一次口服 800 mg,其血药峰值平均为 1.8 mg/L。血药浓度与药物剂量呈正比关系。阿昔洛韦吸收后可分布到全身各组织中,包括皮肤和脑组织。药物可通过血脑屏障,脑脊液和唾液中的药物浓度分别为血药浓度的 50%和 13%。血药浓度达 1.97 mg/L 时,药物也可进入胎盘和乳汁。给药后 72 h,60%～90%本品由肾脏排出,半衰期在肾功能正常者为 2.9 h,无尿者为 18 h。阿昔洛韦易被血液透析清除,透析后 6 h 血药浓度下降 60%。

【作用机制】 阿昔洛韦能选择性抑制疱疹病毒编码的胸腺嘧啶脱氧核苷激酶(TK),经磷酸化而形成单磷酸阿昔洛韦,又经细胞酶的作用形成双磷酸和三磷酸阿昔洛韦,后者通过干扰病毒 DNA 聚合酶及在 DNA 聚合酶的作用下与增长的DNA链结合,造成DNA链的中断而产生抑制病毒的作用。

【禁忌证】 对本药过敏者及孕妇禁用。肾功能不全者、小儿、老年人及哺乳期妇女慎用。

【相互作用】 青霉素类、头孢菌素类、丙磺舒可提高阿昔洛韦的血浆浓度,增加其毒性反应。与氨基糖苷类抗生素合用会增加肾毒性。

【不良反应】 ① 口服时主要为恶心、腹痛、腹泻等消化道症状。② 偶有发热、头痛、低血压、皮疹等。③ 大剂量可发生肾毒性,肾小管出现结晶而致肾小管阻塞,出现血尿素氮、肌酐升高。④ 可有暂时性的ALT升高。⑤ 可有嗜睡、谵妄、震颤、癫痫等神经系统症状,停药后可恢复。⑥ 静注后可发生静脉炎,外用软膏可有局部灼痛及过敏现象。

【患者用药指导】 阿昔洛韦每次静滴时间在1 h以上,避免快速静滴并保持足够的进水量。肾功能损害者可根据血清肌酐清除状况调整用药量。

更昔洛韦 Ganciclovir

【商品名或别名】 丙氧鸟苷,赛美维,丽科伟,Cymevene

【分类】 化学:核苷类。治疗学:抗病毒药物。妊娠分类:C。

【指征和剂量】 预防和治疗巨细胞病毒感染。

① 治疗:开始剂量为5 mg/kg,静滴,q12 h,连续14～21 d。维持剂量用于因免疫力低下可能反跳或视网膜炎的患者,为6 mg/(kg·d),1周用5 d;或5 mg/(kg·d),1周用7 d。② 预防:开始剂量为5 mg/kg,q12 h,连续7～14 d。维持剂量为6 mg/(kg·d),1周用5 d;或5 mg/(kg·d),1周用7 d。

【制剂】 注射粉剂:每瓶250 mg,500 mg。

【药动学】 本品口服吸收差,生物利用度非常低(低于投药量的5%)。脑脊液中的浓度为血药浓度的24%～70%。脑、肝和肺组织中的药物浓度分别为血药浓度的38%、92%和99%。90%的药物在24 h内经肾脏排出。本品的血浆消除半衰期为3～4 h,细胞内的半衰期>6 h,药物去除后24 h仍有40%的三磷酸盐留在血中。血液透析后更昔洛韦的血药浓度降低50%。

【作用机制】 抗病毒机制与阿昔洛韦相似,因具有阿昔洛韦所没有的

5′羟基(能竞争性抑制 GTP 掺入宿主和病毒的 DNA 中,以抑制巨细胞病毒 DNA 合成),其体外抑制病毒作用较阿昔洛韦强 25～100 倍。

【禁忌证】 对本品或阿昔洛韦过敏者、孕妇和哺乳期妇女、中性粒细胞计数$<0.5\times10^9$/L 的患者禁用。12 岁以下的儿童慎用。

【相互作用】 与丙磺舒合用可增加本药的血清浓度。齐多夫定与本品同时使用可致白细胞减少。勿与亚胺培南/西司他汀同时使用,有癫痫发作的危险。

【不良反应】 造血系统可出现血细胞计数下降(19%)及骨髓抑制(25%)。消化系统可出现恶心、厌食及肝功能轻度损害,表现为血清胆红素和碱性磷酸酶(AKP)升高。神经系统症状主要为定向力障碍。注射局部可产生静脉炎,少数患者出现发热、皮疹等。动物实验有致畸、致癌及致突变作用。

【注意事项】 有 10%～40%的患者接受本药治疗后可出现白细胞减少,因此须慎用于原先有白细胞减少病史的患者。10%的用药者可出现血小板减少($<50\times10^9$/L)。用药前血小板计数$<100\times10^9$/L 的患者,易发生用药后血小板减少。动物实验发现本品有致畸作用,目前尚不清楚药物是否可以渗入乳汁中,故妊娠及哺乳期妇女不宜使用。如哺乳期妇女必须使用本品,则用药结束 72 h 后才能恢复哺乳。老年人应根据肾功能调整本药的使用剂量。肾功能不良的患者应减量使用。

【患者用药指导】 本品溶液呈碱性,有致癌及诱畸变活性,故应避免食入、吸入或直接与皮肤黏膜接触。本品可引起精子数量减少,可能有致突变、致畸及致癌作用,因此在停止治疗的 90 d 内应采取避孕措施。

泛昔洛韦 Famciclovir

【商品名或别名】 丽珠风

【分类】 化学:核苷类。治疗学:抗病毒药物。妊娠分类:B。

【指征和剂量】 与阿昔洛韦相同。

治疗带状疱疹和原发性生殖器疱疹:成人 250 mg,tid,连用 7 d。

【制剂】 片剂:每片 125 mg。

【药动学】 本品口服吸收好,生物利用度高于阿昔洛韦。

【作用机制】 该药口服吸收后迅速转化为喷昔洛韦,并在细胞酶或病毒胸苷激酶的作用下代谢为直接具有抗病毒活性的三磷酸喷昔洛韦,以抑制病毒的 DNA 多聚酶和干扰病毒反转录过程，阻碍病毒 DNA 的合成和转录。

【禁忌证】 对本品过敏者禁用。

【相互作用】 本品与丙磺舒或其他肾小管主动排泄的药物合用时，可能导致本品的血药浓度升高。与其他由醛类氧化酶催化代谢的药物合用时可能发生相互作用。

【不良反应】 本品的不良反应与阿昔洛韦相似。

【注意事项】 肾功能不全的患者应根据肾功能状况调整用法与用量。

【患者用药指导】 18 岁以下、孕妇、哺乳期妇女一般不推荐使用本品。对预防生殖器疱疹的复发、播散性带状疱疹及免疫缺陷患者的疗效尚未得到确认。

伐昔洛韦 Valaciclovir

【商品名或别名】 缬昔洛韦，明竹欣，丽珠威，万乃洛韦

【分类】 化学：核苷类。治疗学：抗病毒药物。妊娠分类：B。

【指征和剂量】 治疗水痘-带状疱疹及单纯疱疹病毒Ⅰ型、Ⅱ型的感染，包括初发和复发的生殖器疱疹。

【制剂】 片剂：每片 300 mg。

【药动学】 本品是阿昔洛韦酯，口服吸收好，生物利用度较阿昔洛韦高 3～5 倍。

【作用机制】 同阿昔洛韦。

【禁忌证】 对阿昔洛韦过敏者及孕妇禁用。肾功能不全者、儿童及哺乳期妇女慎用。

【相互作用】【不良反应】【患者用药指导】 与阿昔洛韦相同。

利巴韦林 Ribavirin

【商品名或别名】 病毒唑，三氮唑核苷，Virazole，RBV

【分类】 化学：鸟嘌呤核苷酸类似物。治疗学：抗病毒药物。妊娠分类：C。

【指征和剂量】 为广谱抗病毒药物，对 DNA 和 RNA 病毒均有抑制作用。

① 气雾剂雾化吸入用于幼儿的呼吸道合胞病毒性支气管炎和肺炎，甲

型、乙型流感病毒和副流感病毒的感染,可减轻病情,减少排毒量。0.8 mg/(kg·h),速率为 12.5 L/min,每日给药 12 h。防治流行性感冒可鼻腔每次 1 喷,咽部每次 1～2 喷,q4～5 h。② 治疗流行性出血热,700～800 mg/d,疗程为 3～5 d。可缩短发热期,加速尿蛋白消失以及减少并发症。③ 对丙型病毒性肝炎与干扰素联合应用可提高疗效,成人为 1 000～1 200 mg/d,分次服用。④ 单纯疱疹病毒性角膜炎可用 0.1%利巴韦林溶液滴眼。

【制剂】 片剂：每片 100 mg。颗粒剂：每袋 150 mg。注射剂：每支 100 mg/ml。气雾剂：每瓶总量 10.5 g,内含利巴韦林 75 mg,每喷一次约释药 0.5 mg。

【药动学】 口服本品容易吸收,生物利用度为 45%,脑脊液中浓度为血药浓度的 65%。口服本品 1～2 h 后达血药峰值。本品主要分布在肝脏,红细胞中浓集 3%的药品。72 h 尿中排出 53%,粪便中排出 15%。血浆半衰期为 20 h,红细胞中的半衰期为 40 d。本品可通过胎盘,也能进入乳汁。

【作用机制】 本品为鸟苷、肌苷类似物,药品进入细胞后形成利巴韦林单磷酸,阻断了鸟苷单磷酸的合成,从而抑制多种 DNA 和 RNA 病毒的复制。体外试验中本品至少对 12 种 RNA 病毒和 10 种 DNA 病毒有抑制作用。

【禁忌证】 对本品过敏者、孕妇及哺乳期妇女忌用。老年人不推荐使用。

【相互作用】 本品与齐多夫定同时使用时有拮抗作用,因本品可抑制齐多夫定转变为活性型的磷酸齐多夫定。

【不良反应】 ① 长期大量使用可引起溶血性贫血、白细胞下降及免疫抑制,停药后可恢复。② 胃肠道反应,包括恶心、呕吐、胃肠道出血等。③ 可有肝功能异常和胆红素升高。④ 其他不良反应：眩晕、头痛和皮疹等。

【注意事项】 本品对早期病毒感染有抑制作用,而对极期的患者无效。有严重贫血者慎用,大剂量可引起血红蛋白量下降。

【患者用药指导】 ① 本品静脉使用宜缓慢静滴。② 用于病毒性肝炎的治疗应与干扰素联合应用,减少耐药性的产生。③ 静脉给药引起血胆红素增高者可高达 25%,易造成对诊断的干扰。

膦甲酸钠 Foscarnet Sodium

【商品名或别名】 可耐,Phosphonoformate,Foscavir,PFA

【分类】 化学：焦磷酸盐衍生物。治疗学：抗病毒药物。妊娠分类：C。

【指征和剂量】 是美国食品与药物管理局(FDA)批准最早用于获得性免疫缺陷综合征(AIDS)治疗的16种药物之一。适用于AIDS或器官移植后巨细胞病毒、疱疹病毒等病毒感染的治疗。① AIDS并发的巨细胞病毒性视网膜炎：60 mg/kg，q8 h，静滴，每次持续2 h，疗程2～3周。② 骨髓移植并发的巨细胞病毒性视网膜炎：除上述治疗外，再加维持量60 mg/kg，每周用药5 d，疗程2～12周。

【制剂】 注射液：2.4 g/500 ml。

【药动学】 膦甲酸钠口服吸收差，通常静脉给药。血浆半衰期为3～6 h，体内分布广泛，能进入脑和眼组织中。约20%的药品沉积在骨，其次为肾、肺和心脏，主要由肾脏排出。

【作用机制】 本品直接影响核酸聚合酶(包括DNA和RNA聚合酶)的焦磷酸结合部位，不涉及胸腺嘧啶脱氧核苷激酶(TK)，故本品对已产生阿昔洛韦耐药的病毒株仍有抑制作用。

【禁忌证】 肾功能严重损害的患者禁用。

【相互作用】 与有肾毒性的药物如两性霉素B、氨基糖苷类抗菌药物等同时使用，可增加肾毒性作用。体外研究显示与更昔洛韦有协同作用，同时使用可减少用量而减低毒性反应。与二磷酸盐、喷他脒等药物合用有产生低钙血症的危险。

【不良反应】 50%用药者出现血肌酐升高。可出现低钙、高磷血症及血尿酸升高等。部分患者出现贫血、注射局部血栓性静脉炎、生殖器溃疡等。可有恶心、呕吐等消化道症状，也可出现癫痫等中枢神经系统障碍表现。

【注意事项】 长期使用本品可产生耐药病毒株。

【患者用药指导】 有文献报道用本品治疗病毒性肝炎可提高急性重型肝炎的存活率，抑制HBV-DNA的复制，但这一适应证尚未得到FDA的批准。

拉米夫定　Lamivudine

【商品名或别名】 贺普丁，Heptodin，Epivir，3TC

【分类】 化学：胞嘧啶核苷酸类似物。治疗学：抗病毒药物。妊娠分类：C。

【指征和剂量】 ① 治疗AIDS的成人和儿童患者,包括无症状病毒感染和艾滋病相关综合征(ARC):150 mg,bid,口服。② 慢性乙型肝炎:治疗乙型肝炎病毒复制的慢性乙型肝炎,成人为100 mg,qd,口服。③ 肝移植前后的预防和治疗乙型肝炎病毒的感染,100 mg,qd,口服。

【制剂】 片剂:每片100 mg,150 mg。口服溶液:10 mg/ml。

【药动学】 本品口服后迅速被吸收,在0.5～1.5 h内达到其平均血清峰值,生物利用度达86%。血浆半衰期为5～7 h,细胞内半衰期为17～19 h。该药广泛分布于人体,并能渗透到中枢神经组织,其药物的浓度为血药浓度的10%。药品在血药峰值期与血浆蛋白结合(率)为35%～50%。口服给药后24 h内,约70%的药品以原型从尿中排出。肾功能有损害的患者,药物的清除延迟,使用本品时剂量需要进行调整。

【作用机制】 本品为叠氮脱氧胸苷类似物,对反转录酶活性有强烈的抑制作用。药物进入细胞内经磷酸化后与脱氧胞嘧啶核苷(dCTP)竞争,掺入合成的DNA链中,使DNA链不能继续延伸而终止复制。新的病毒颗粒不能组装,使病毒在体内的循环感染阻断。本品在治疗剂量对正常的细胞分裂无影响,对线粒体DNA的合成也无抑制作用。

【禁忌证】 严重肾功能损害者慎用。

【相互作用】 与具有相同排泄机制的药物(如甲氧苄啶)同时使用时,本品的血药浓度可增加40%。

【不良反应】 毒性小,未见严重的不良反应。有轻微的上呼吸道感染样症状、头痛、恶心、身体不适、腹痛和腹泻等。

【注意事项】 肾功能严重受损的患者不建议使用本品。治疗慢性乙型肝炎时,对16岁以下的患者、妊娠妇女慎用。

【患者用药指导】 ① 对肌酐清除率(Ccr)<50 ml/min者,建议调整本品的使用剂量。② 本品用于人类免疫缺陷病毒(HIV)感染的治疗,宜采用药物的联合治疗,减少药物的毒副作用以及病毒产生耐药性。③ 本品长期使用后,部分乙型肝炎患者的乙肝病毒(HBV)可产生耐药性,其机制为病毒的DNA多聚酶区域YMDD(酪氨酸、蛋氨酸、门冬氨酸)发生点突变,其中M(甲硫氨酸)可被V(缬氨酸)或I(异亮氨酸)所替代,形成YVDD或YIDD变异株。患者血清中HBV-DNA又重新出现,甚至病情突发。④ 少数患者停药后,HBV复制再活跃,肝炎病情可能加重,建议必须在医生的指导下调整本品的使用。⑤ 肝硬化等晚期肝病患者应用本品宜慎重。

⑥ 本品在2～12岁儿童中的绝对生物利用度较低，儿童需要剂量应以mg/kg计算。在12岁以下的儿童，3 mg/(kg·d)服用本品可取得相当于成人100 mg/d的效果。12岁以上的青少年无需剂量调整。

阿德福韦　Adefovir

【商品名或别名】　贺维力，代丁，名正，Adefovir Dipivoxil

【分类】　化学：双特戊酰氧甲基磷酸甲氧乙酰腺嘌呤。治疗学：抗病毒药物。妊娠分类：C。

【指征和剂量】　用于慢性乙型肝炎病毒感染的治疗，尤其是拉米夫定、恩替卡韦、替比夫定治疗过程出现病毒变异的患者。

口服：16岁以上的成人，10 mg，qd。

【制剂】　片剂：每片10 mg。

【药动学】　本品口服吸收后，体内经磷酸化代谢。半衰期为16～18 h。

【作用机制】　本品在体内代谢后同dATP竞争与HBV-DNA结合，阻断HBV-DNA的复制。本品还有诱导内源性干扰素产生而刺激自然杀伤(NK)细胞及机体免疫反应的作用。

【禁忌证】　对阿德福韦、阿德福韦酯或阿德福韦酯片剂中任何辅料过敏的患者禁用该药。

【相互作用】　本品与抗组胺药物如氯苯那敏(扑尔敏)以及维生素C等合用，可增加疗效，减少不良反应。

【不良反应】　可有暂时性的血清肌酐水平升高。少数患者出现低磷血症。

【注意事项】　有资料显示约25%的患者在停止阿德福韦酯治疗后发生肝炎加重(ALT≥10倍的正常值上限)，大多发生于停止治疗后的12周内。因此，患者在停止治疗后必须接受密切监测。

在有肾功能不全危险因素或有基础肾功能不全的患者中，长期使用阿德福韦酯可能引起肾毒性，与剂量呈相关性，建议常规监测血清肌酐和血清磷的变化，严重肾功能损害者慎用。

单用核苷类似物或合用其他抗反转录病毒药物会导致乳酸性酸中毒和严重的伴有脂肪变性的肝大，包括致命事件。

长期使用本品可产生耐药病毒株，乙肝病毒多聚酶的rtN236T和rtA181V变异与阿德福韦耐药有关。

【患者用药指导】 使用的剂量不允许超过推荐的剂量。本品宜在医生指导下使用,尤其有肾功能损害患者。其他相关问题参见拉米夫定。

恩替卡韦 Entecavir

【商品名或别名】 博路定,润众,Baraclude

【分类】 化学:鸟嘌呤核苷类似物。治疗学:抗病毒药物。妊娠分类:C。

【指征和剂量】 用于慢性乙型肝炎病毒感染的治疗。

① 核苷类药物初次治疗的慢性乙型肝炎:成人和16岁以上青年空腹服用(餐前或餐后至少2 h)本品,每次0.5 mg,qd。治疗的最佳疗程尚未确定。② 拉米夫定治疗时病毒血症或出现拉米夫定耐药突变的患者:每次1.0 mg(0.5 mg,2片),qd。

【制剂】 片剂:每片0.5 mg。

【药动学】 本品口服吸收后,体内经磷酸化代谢。半衰期为16～18 h。进食标准高脂餐或低脂餐的同时口服0.5 mg本品,会导致药物吸收的轻微延迟(从原来的0.75 h变为1.0～1.5 h),最高血药浓度(C_{max})降低44%～46%,浓度-时间曲线下面积(AUC)降低18%～20%。因此,本品应空腹服用(餐前或餐后至少2 h)。

【作用机制】 本品为鸟嘌呤核苷类似物,通过与HBV多聚酶的天然底物三磷酸脱氧鸟嘌呤核苷竞争,恩替卡韦三磷酸盐能抑制HBV多聚酶(反转录酶)的所有3种活性:① HBV多聚酶的启动。② 前基因组mRNA反转录负链的形成。③ HBV-DNA正链的合成。恩替卡韦通过磷酸化而成为具有活性的三磷酸盐,三磷酸盐在细胞内的半衰期为15 h。

【禁忌证】 对恩替卡韦或制剂中任何成分过敏者禁用。

【相互作用】 恩替卡韦不是细胞色素P4(CYP450)酶系统的底物、抑制剂或诱导剂,同时服用通过抑制或诱导CYP450系统而代谢的药物对恩替卡韦的药动学没有影响。同时服用恩替卡韦对已知的CYP底物的药动学也没有影响。同时服用恩替卡韦与拉米夫定、阿德福韦、替诺福韦不会引起明显的药物相互作用。

【不良反应】 本品最常见的不良反应有:ALT升高、疲劳、眩晕、恶心、腹痛、腹部不适、上腹痛、肝区不适、肌痛、失眠和风疹。这些不良反应多为轻到中度。

【注意事项】 本品应在医生指导下服用，用药过程中新出现的症状及合并用药情况应告知医生。使用本品并不能降低经性接触或污染血源传播HBV的危险性。

【患者用药指导】 患者应在医生的指导下服用恩替卡韦。慢性乙肝患者停止抗乙肝治疗后，有重度急性肝炎发作的报道。对那些停止抗乙肝治疗的患者的肝功能情况应从临床和实验室检查等方面严密监察，并且至少随访数月。如必要，可重新恢复抗乙肝病毒的治疗。

替比夫定 Telbivudine

【商品名或别名】 素比夫，Sebivo，Tyzeka

【分类】 化学：胸腺嘧啶脱氧核苷类。治疗学：抗病毒药物。妊娠分类：B。

【指征和剂量】 适用于治疗有乙型肝炎病毒活动复制证据，并伴有血清氨基酸转移酶(ATL或AST)持续升高或肝脏组织学活动性病变的肝功能代偿的成年慢性乙型肝炎患者。

成人和青少年(≥16岁)：每次600 mg，qd，饭前或饭后口服均可。治疗的最佳疗程尚未确定。

【制剂】 片剂：每片600 mg。

【药动学】 在服用1～4 h(中值为2 h)后，最高血药浓度为(3.69 ± 1.25) μg/ml (mean ± SD)，AUC 0～∞为(26.1 ± 7.2) μg · h/ml (mean ± SD)，低谷血药浓度为0.2～0.3 μg/ml。600 mg，qd，连续给药5～7 d后达到稳态浓度，药物半衰期为15 h。高脂肪、高能量食物不影响替比夫定的药动学。与人血浆蛋白结合率低(3.3%)，口服后迅速在周围组织中分布，通过被动扩散的方式以原药的形式经肾脏排出。

【作用机制】 替比夫定在细胞激酶的作用下被磷酸化为有活性的代谢产物——腺苷，腺苷的细胞内半衰期为14 h。替比夫定5′-腺苷通过与HBV中自然底物胸腺嘧啶5′-腺苷竞争，从而抑制HBV-DNA多聚酶的活性；通过整合到HBV-DNA中造成HBV-DNA链延长终止，从而抑制乙肝病毒的复制。

【禁忌证】 对替比夫定成分过敏的患者禁用该药。

【相互作用】 本品与其他经肾小管分泌的药物或改变肾小管分泌功能的药物合用，可以增加替比夫定或合用药物的血清浓度。

【不良反应】 常见的包括虚弱、头痛、腹痛、恶心、气胀、腹泻和消化不良等。

【注意事项】 勿超过推荐剂量使用,应在医生的指导下调整剂量和用法。服用本品期间,应当定期监测乙型肝炎生化指标、病毒学指标和血清标志物,每3～6个月1次。

肾功能损伤且肌酐清除率<50 ml/min的患者,包括进行血液透析的终末期肾病(ESRD)患者,服用本品应在血液透析完后进行。

【患者用药指导】 停止抗病毒药物治疗会发生肝炎的急性加重,因此停用治疗药物后的患者应密切监测HBV-DNA的水平和肝功能,如呈现反弹可以重新进行抗病毒治疗。

长期服用本品可能产生耐药病毒株,主要是乙肝病毒多聚酶突变而发生氨基酸替换,降低病毒对药物的敏感性,常见的氨基酸替换位点是M204I。

替诺福韦 Viread

【商品名或别名】 替诺福韦酯富马酸盐,Tenofovir,Tenolo-Vir disoproxil Fumarate,Viread. TDF

【分类】 化学:(R)-9-(2-磷酸甲氧基丙基)腺嘌呤二(异丙氧羰基氧甲基)酯。治疗学:抗病毒药物。妊娠分类:C。

【指征和剂量】 用于治疗HIV感染、慢性HBV感染。本品和其他反转录酶抑制剂合用于HIV-1感染、慢性乙型肝炎的治疗。

口服:300 mg,qd,与食物同服。

【制剂】 片剂:每片300 mg。

【药动学】 替诺福韦几乎不经胃肠道吸收,因此进行酯化、成盐,成为替诺福韦酯富马酸盐。替诺福韦酯具有水溶性,可被迅速吸收并降解成活性物质替诺福韦,替诺福韦然后被转变为活性代谢产物替诺福韦双磷酸盐。给药后1～2 h内替诺福韦达血药峰值。本品与食物同服时生物利用度可增大约40%。替诺福韦双磷酸盐的胞内半衰期约为10 h,从而使之适用于每日给药1次。本品主要经肾小球过滤和主动小管转运系统排泄,70%～80%以原型经尿液排出体外。

【作用机制】 本品是一种核苷酸类反转录酶抑制剂,以与核苷类反转录酶抑制剂类似的方法抑制反转录酶,从而具有潜在的抗HIV-1型病毒的活性。本品的活性成分替诺福韦双磷酸盐可通过直接竞争性地与天然脱氧核糖底物相结合而抑制病毒聚合酶，及通过插入 DNA 中终止 DNA 链。在体外，本品可有效对抗多种病毒，包括那些对核苷类反转录酶抑制剂耐药的毒株。在体外，本品对野生型 HIV－1 型的 IC_{50}（半数抑制浓度）为 1.6 μmol，对 HIV－2 型为 4.9 μmol，对 HBV 为 1.1 μmol。

【禁忌证】 对替诺福韦、替诺福韦酯或替诺福韦酯片剂中任何辅料过敏的患者禁用该药。

【相互作用】 本品与阿昔洛韦、更昔洛韦等合用，可减少替诺福韦的排泄。本品与阿德福韦或阿扎那韦等合用可以增加替诺福韦或合用药物的血清浓度。

【不良反应】 ① 全身无力。② 胃肠道反应：轻至中度的胃肠道不适，常见的有腹泻、腹痛、食欲减退、恶心、呕吐和胃肠胀气、胰腺炎。③ 代谢系统：低磷酸盐血症（1%发生率）；脂肪蓄积和重新分布，包括向心性肥胖、水牛背、末梢消瘦、乳房增大、库欣综合征。④ 可能引起乳酸中毒、与脂肪变性相关的肝大等。⑤ 神经系统：头晕、头痛。⑥ 呼吸系统：呼吸困难。⑦ 皮肤：药疹。

【注意事项】 阿德福韦和（或）替诺福韦的组合产品应避免同时使用。

在有肾功能不全危险因素或有基础肾功能不全的患者中，使用替诺福韦需监测肾功能，根据肌酐清除率调整剂量。

单用核苷类似物或合用其他抗反转录病毒药物会导致乳酸性酸中毒，严重者伴有脂肪变性的肝大。

长期使用本品可产生耐药病毒株，乙肝病毒多聚酶的 rtA194T 和 rtV214A 变异与替诺福韦耐药有关。

【患者用药指导】 使用的剂量不允许超过推荐的剂量。本品宜在医生指导下使用，尤其有肾功能损害患者。

齐多夫定 Zidovudine

【商品名或别名】 叠氮胸苷，Azidothymidine，AZT，ZDV

【分类】 化学：胸腺嘧啶核苷类似物。治疗学：抗病毒药物。妊娠分类：C。

【指征和剂量】 为抗 HIV 感染的治疗药物。① 用于 HIV 感染者，CD4 细胞计数＜500/μl，减少机会感染和延缓 HIV 感染向 AIDS 进展。

② 可用于妊娠后母婴传播的阻断。③ 可用于意外暴露而预防 HIV 感染。本品可口服或注射。

① 口服。治疗剂量：成人 400～600 mg/d，分 2 次服用；或初次剂量 500 mg/d，有症状的患者 1 000 mg/d，分 4～5 次给药。预防剂量：健康成人因意外暴露 HIV 用药 300 mg，bid，共 4 周。② 静滴：1 mg/kg，逐渐增加至 2.5 mg/kg，q8 h，静滴维持时间在 1 h 以上。疗程 2 周左右。

【制剂】 胶囊：每粒 100 mg。片剂：每片 300 mg。注射剂：每支 10 mg/ml。口服溶液：10 mg/ml。

【药动学】 本品口服后吸收良好，生物利用度为 60%。口服给药后达血药峰值时间为 0.5～1.5 h。血浆半衰期为 1.1 h，细胞内半衰期为 3 h，蛋白质结合率为 35%。药物的组织分布广泛，60%～70%经肝脏迅速代谢，74%的代谢产物从肾脏排出，以原型由尿中排出的药物只占 15%～20%。本品的血脑屏障通透性好，脑脊液中的药物浓度可达血药浓度的 50%。药物在精液中也有较高的浓度，并可通过胎盘。

【作用机制】 本品在体内经细胞的胸腺嘧啶脱氧核苷激酶(TK)作用转变为三磷酸盐，竞争性抑制反转录酶的作用及抑制核心蛋白的合成，并终止病毒 DNA 链的延长。

【禁忌证】 禁用于中性粒细胞$<0.75\times10^9$/L，或血红蛋白$<$75 g/L 的患者。对本品有过敏者禁用。

【相互作用】 与阿司匹林、保泰松等抑制葡萄糖苷酸化的药物合用可增加本品的毒性。两性霉素 B、氟胞嘧啶、膦甲酸、更昔洛韦、氟康唑、美沙酮等增加本品血药水平。克拉霉素、奈非那韦、利福平、利福布汀等降低本品血药水平。

【不良反应】 ① 血液系统：可发生骨髓抑制、粒细胞缺乏症及贫血等，发生率约为 45%。② 消化系统：如恶心、呕吐及肝功能异常等。③ 神经系统：有失眠、头痛、癫痫等。④ 其他：可出现皮肤、指甲的色素沉着，可有发热、咽痛及口腔溃疡等。

【注意事项】 患者在使用本品时应仔细监测血常规的变化。对有呼吸困难、代谢性酸中毒患者宜在酸中毒纠正后再用药。本品与其他抗病毒药物联合应用可产生协同或相加作用，并可减少对本品耐药病毒株的产生。如无特殊需要，孕期妇女慎用。

【患者用药指导】 抗 HIV 感染的治疗宜在医生指导下，进行联合药物治疗。在用药的最初 3 个月，每 2 周检查 1 次血常规，以后每月检查 1 次。妊娠最初 3 个月建议不用本品，以免发生畸胎。建议中断哺乳。

阿巴卡韦 Abacavir

【商品名或别名】 ABC

【分类】 化学：核苷类反转录酶抑制剂。治疗学：抗病毒药物。妊娠分类：C。

【指征和剂量】 为抗 HIV 感染的治疗药物。口服：成人 300 mg，bid。

【制剂】 片剂：每片 300 mg。口服溶液：20 mg/ml。

【药动学】 本品口服后吸收良好，生物利用度为 83%。血浆半衰期为 1.5 h，细胞内半衰期为 3.3 h。药物通过乙醇脱氢酶和葡糖醛酸转移酶代谢，82%的代谢物经肾脏排泄。

【作用机制】 本品通过竞争性抑制反转录酶的作用及抑制核心蛋白的合成，并终止病毒 DNA 链的延长。

【禁忌证】 对本品有过敏者禁用。

【相互作用】 乙醇可使本品血药浓度增加，对乙醇脱氢酶和葡糖醛酸转移酶活性有影响的药物可使本品血药浓度产生变化。

【不良反应】 本品可发生过敏反应，如发热、皮疹、恶心、呕吐、咽喉疼痛、咳嗽、呼吸困难等症状。过敏后如再次应用本品，可数小时内发生致命性的低血压，甚至死亡。

【注意事项】 一旦怀疑患者有过敏反应症状(包括发热、皮疹、恶心、呕吐、腹泻、腹痛等)，应立即停止使用本品，而且不能再次使用本品，否则可能在数小时内发生威胁生命的症状，甚至死亡。

【患者用药指导】 抗 HIV 感染的治疗宜在医生指导下，进行联合药物治疗。

扎西他滨 Zalcitabine

【商品名或别名】 双去氧胞嘧啶核苷，ddC，HIVID

【分类】 化学：二硫卡钠。治疗学：抗病毒药物。妊娠分类：C。

【指征和剂量】 治疗 HIV 感染者和 AIDS 患者。本品治疗有效后，能增加患者的 $CD4^{+}$ T 细胞的数量，并降低 P_{24} 抗原的水平。

口服：0.75 mg，tid。

【制剂】 片剂：每片 0.375 mg，0.75 mg。

【药动学】 本品口服吸收好，生物利用度 87%～100%。口服给药后 1～2 h 达血药峰值。血浆半衰期为 1.2 h，细胞内半衰期为 3 h，脑脊液中的浓度为血药浓度的 20%。75%的药物以原型经肾脏排出。

【作用机制】 本品与 HIV 的反转录酶有较强的亲和力，药物进入细胞内经细胞激酶作用磷酸化后形成有活性的 5′-三磷酸盐(DDCTP)，抑制 HIV 的反转录酶而产生抗病毒活性。

【禁忌证】 对本品成分有过敏的患者禁用。

【相互作用】 与齐多夫定合用有协同作用，可减少毒性反应和降低耐药株的产生。与戊酸、乙醇、膦甲酸、更昔洛韦等合用有增加胰腺炎的危险。与顺铂、异烟肼、甲硝唑、长春新碱、司他夫定等合用可增加外周神经病变的危险。

【不良反应】 可发生外周感觉神经病变，以双足灼痛、刺痛为主要症状，继之向上放射。神经系统的症状与剂量呈线性关系。可有口腔炎。血液系统的毒性反应较轻，为可逆性。

【注意事项】 肾功能减退时需要调整本品的剂量。用药期间禁止饮酒，否则可以产生双硫醒样症状，如恶心、呕吐、发热等。缓慢静脉给药无明显不适，但快速给药可出现呼吸困难等不适。

【患者用药指导】 参见其他抗 HIV 感染治疗药物。

去羟肌苷 Didanosine

【商品名或别名】 ddI，Videx

【分类】 化学：核苷类反转录酶抑制剂。治疗学：抗病毒药物。妊娠分类：B。

【指征和剂量】 治疗 HIV 感染者，尤其对齐多夫定耐药者。

口服：体重＞60 kg 者，400 mg/d，分 2 次服用；体重＜60 kg 者，250 mg/d，分 2 次服用。

【制剂】 咀嚼片：每片 25 mg，50 mg，100 mg，150 mg，200 mg。散剂：每剂 100 mg，250 mg。肠溶胶囊：每粒 400 mg。

【药动学】 本品口服后吸收不完全，对酸不稳定。生物利用度 30%～40%。血浆半衰期为 1.6 h，细胞内半衰期达 25～40 h。脑脊液中浓度为血药浓度的 20%。40%的药品经肾脏排出。

【作用机制】 本品为核苷类似物，是反转录酶抑制剂。药物经细胞的磷酸化形成三磷酸盐，竞争性抑制反转录酶而影响DNA的合成，产生抗病毒作用。

【禁忌证】 对本品过敏者、怀疑胰腺炎的患者禁用。

【相互作用】 与顺铂、异烟肼、甲硝唑、司他夫定、氨苯砜等合用可能增加外周神经病变的危险。与乙醇及拉米夫定合用可能增加胰腺炎的危险。与氟喹诺酮类、吲哚那韦、利福平等药物合用可能会减少本品的吸收。

【不良反应】 治疗2～6个月时，1/3患者出现外周神经痛。5%～10%的患者发生胰腺炎，以及恶心、呕吐、腹泻等消化道反应。部分患者有发热、皮疹。少有血液系统毒性，如白细胞和血小板减少等。

【注意事项】 本品与食物同时服用可减少吸收至少50%，因此宜餐前服用。确诊胰腺炎的患者禁止继续应用本品。有报道在接受去羟肌苷＋司他夫定(ddI＋d4T)或联合其他抗病毒药物治疗的孕妇中，出现致命的乳酸性酸中毒，故ddI＋d4T联合应用于孕妇时，只有在益处明确大于风险时才可应用。

【患者用药指导】 抗HIV感染治疗药物，宜采用多种药物的联合治疗。患者用药应在医生的严格指导下进行，并动态观察病毒载量以及免疫细胞的变化。

司他夫定 Stavudine

【商品名或别名】 D4T，Zerit

【分类】 化学：胸腺嘧啶核苷酸类似物。治疗学：抗病毒药物。妊娠分类：C。

【指征和剂量】 用于HIV感染和AIDS患者的治疗，特别是不能耐受联合抗病毒治疗的晚期患者。对齐多夫定产生耐药性的HIV病毒株也有抑制活性。使用本品治疗有效后，患者血液中P_{24}抗原水平降低，$CD4^+$ T细胞数增加，并且自觉症状改善。

口服：体重＞60 kg者，80 mg/d，分2次服用；体重＜60 kg者，60 mg/d，分2次服用。

【制剂】 胶囊：每粒15 mg，20 mg，30 mg，40 mg。口服溶液：1 mg/ml。

【药动学】 本品口服吸收好,生物利用度达86%。药品的血浆半衰期为1 h,细胞内半衰期为3.5 h。脑脊液中的浓度为血药浓度的30%~40%,50%的药物以原型经肾脏排出。

【作用机制】 本品吸收后,经细胞代谢成活性产物三磷酸盐,竞争抑制病毒的反转录酶而影响病毒DNA的合成。

【禁忌证】 对本品有过敏的患者禁用。妊娠及哺乳期妇女慎用。

【相互作用】 与非核苷类反转录酶抑制剂或蛋白酶抑制剂合用有协同抗病毒作用,并可降低毒性及减少耐药性的产生。与氨苯砜、异烟肼合用有增加外周神经病变的危险。

【不良反应】 可出现周围神经病变。部分患者可出现胰腺炎、肝损害与恶心、呕吐等。

【注意事项】 有严重肾功能损害者使用本品时注意调整剂量。与齐多夫定共同使用有拮抗作用,共同竞争细胞内磷酸化过程。

【患者用药指导】 参见其他抗HIV治疗药物。

齐多夫定/拉米夫定 Zidovudine/Lamivudine

【商品名或别名】 双汰芝,AZT/3TC, Combivir

【分类】 化学:核苷类反转录酶抑制剂。治疗学:抗病毒药物。妊娠分类:C。

【指征和剂量】 主要用于治疗HIV感染的成人及12岁以上的青少年。

口服:1片,bid。

【制剂】 片剂:每片含齐多夫定300 mg、拉米夫定150 mg。

【药动学】 本品为齐多夫定与拉米夫定的复合制剂。药动学参见齐多夫定及拉米夫定。

【作用机制】 参见齐多夫定及拉米夫定。

【禁忌证】 12岁以下儿童,中性粒细胞<7.5×10^9/L或血红蛋白水平<75 g/L的患者禁用。

【相互作用】 齐多夫定与拉米夫定合用可增强齐多夫定的作用。

【不良反应】 拉米夫定常见不良反应有头痛不适、乏力、恶心、呕吐、腹泻、上腹痛、发热及皮疹等。偶有外周神经痛(或感觉异常)及胰腺炎的报道。齐多夫定最严重的不良反应有贫血、中性粒细胞减少和白细胞减少。

其他不良反应有嗜睡、腹泻、头晕、盗汗、味觉异常、呼吸困难、焦虑、忧郁、精神异常、尿频、皮疹及流感样症状等。

【注意事项】 患者使用本品期间应仔细监测血常规的变化。在妊娠的最初 3 个月不要服用,除非治疗对母体的益处大于对胎儿的危险。

【患者用药指导】 参见齐多夫定及拉米夫定。

齐多夫定/拉米夫定/阿巴卡韦 Zidovudine/Lamivudine/Abacavir

【商品名或别名】 三协维,AZT/3TC/AB,Trizivir

【分类】 化学:核苷类反转录酶抑制剂。治疗学:抗病毒药物。妊娠分类:C。

【指征和剂量】 治疗 HIV 感染的成人及 12 岁以上的青少年。

口服:1 片,bid。

【制剂】 片剂:每片含齐多夫定 300 mg、拉米夫定 150 mg 和阿巴卡韦 300 mg。

【药动学】 本品为齐多夫定、拉米夫定及阿巴卡韦的复合制剂。药动学参见齐多夫定、拉米夫定及阿巴卡韦。

【作用机制】 参见齐多夫定、拉米夫定及阿巴卡韦。

【禁忌证】 12 岁以下儿童,中性粒细胞$<7.5\times10^9$/L 或血红蛋白水平$<$75 g/L 的患者,对本品中任一成分有过敏者禁用。

【相互作用】 齐多夫定与拉米夫定合用可增强齐多夫定的作用。乙醇可使阿巴卡韦的血药浓度增加 41%。

【不良反应】 拉米夫定常见不良反应有头痛不适、乏力、恶心、呕吐、腹泻、上腹痛、发热及皮疹等。偶有外周神经痛(或感觉异常)及胰腺炎的报道。齐多夫定最严重的不良反应有贫血、中性粒细胞减少和白细胞减少。其他不良反应有嗜睡、腹泻、头晕、盗汗、味觉异常、呼吸困难、焦虑、忧郁、精神异常、尿频、皮疹及流感样症状等。阿巴卡韦可发生发热、皮疹、呕吐、腹泻、腹痛、咳嗽、呼吸困难等过敏反应。

【注意事项】 患者使用本品期间应仔细监测血常规的变化。在妊娠的最初 3 个月不要服用,除非治疗对母体的益处大于对胎儿的危险。使用本品一旦怀疑发生过敏反应,应停药,并不可再重新应用。

【患者用药指导】 参见齐多夫定、拉米夫定及阿巴卡韦。

奈韦拉平 Nevirapine

【商品名或别名】 Viramune

【分类】 化学：非核苷类反转录酶抑制剂。治疗学：抗病毒药物。妊娠分类：C。

【指征和剂量】 用于 HIV-1 型感染和 AIDS 患者的治疗，对齐多夫定已产生耐药的患者治疗也有效。

口服：200 mg，qd。治疗 14 d 后改为 200 mg，bid。

【制剂】 片剂：每片 200 mg。口服混悬溶液：50 mg/5 ml。

【药动学】 本品口服吸收好，生物利用度>90%。血浆半衰期为 25～30 h。药物经细胞色素氧化酶 P450 代谢，80%的药品经尿排出，主要以葡糖醛酸化的代谢产物排出，仅 5%为原型；10%由粪便排出。

【作用机制】 本品能够直接抑制 HIV-1 型病毒的反转录酶，但对 HIV-2 型病毒无作用。对人的 DNA 聚合酶也无活性。

【禁忌证】 对本品成分有过敏的患者禁用。

【相互作用】 具有诱导细胞色素 P450 酶的作用，并与下列药物有相互作用，同时使用时需密切监测，如利福平、口服避孕药、咪达唑仑、蛋白酶抑制剂等。本品与齐多夫定、去羟肌苷、扎西他滨、利托那韦合用时不必调整剂量，与吲哚那韦合用可使后者的作用降低。

【不良反应】 可出现肝功能损害，引起药物性肝炎。部分患者可出现皮疹，甚至出现 Stevens-Johnson 综合征。

【注意事项】 本品在 HIV 感染治疗过程中亦容易产生耐药性，故不宜单独使用，应作为联合治疗药物。

【患者用药指导】 对 HIV 感染的治疗目前主张不同种类药物的联合治疗，以避免药物的毒性和病毒的耐药性。在治疗过程中，应动态监测患者病毒载量以及免疫指标的变化，以判断抗病毒治疗的效果。影响疗效的因素包括曾经治疗、疾病晚期、患者配合不良以及药物毒性等。

地拉韦定 Delavirdine

【商品名或别名】 Rescriptor

【分类】 化学：非核苷类反转录酶抑制剂。治疗学：抗病毒药物。妊娠分类：C。

【指征和剂量】 适应证范围与奈韦拉平相同。

口服：成人 400 mg，tid。

【制剂】 片剂：每片 100 mg，200 mg。

【药动学】 本品口服易吸收，生物利用度达 85%。血浆半衰期为 5～8 h。药物经细胞色素氧化酶 P450 代谢，51%的药品经尿排出，其中<5%以原型排出，经粪便排出的约 44%。

【作用机制】 与奈韦拉平相同。

【禁忌证】 对本品过敏者禁用。

【相互作用】 有抑制细胞色素氧化酶 P450 的作用，对经此酶代谢的药物可能会产生影响。与下列药物合用可能会增加这些药物的血药水平，如阿司咪唑、特非那定、西沙必利、克拉霉素、氨苯砜、麦角碱、蛋白酶抑制剂、利福霉素、华法林等。

【不良反应】 可有头痛、皮疹等反应。少数患者出现 ALT 升高，中性粒细胞下降。

【注意事项】 与制酸药及去羟肌苷(Didanosine)合用时，两药应间隔 1 h以上分别给药。不宜与非特拉丁、阿司咪唑、麦角衍生物、抗惊厥药、利福平等药物同时使用。肝损害患者慎用。

【患者用药指导】 参见奈韦拉平。

依非韦伦 Efevirenz

【商品名或别名】 EFV

【分类】 化学：非核苷类反转录酶抑制剂。治疗学：抗病毒药物。妊娠分类：C。

【指征和剂量】 适应证范围与奈韦拉平相同。

口服：成人 600 mg，qn。

【制剂】 胶囊：每粒 50 mg，100 mg，200 mg。

【药动学】 本品口服后生物利用度尚无数据，血浆半衰期为 40～55 h。药物通过细胞色素 P450 代谢，14%～34%以葡糖醛酸化物经尿排泄，原型代谢<1%，16%～61%通过粪便排泄。

【作用机制】 参见奈韦拉平。

【禁忌证】 对本品过敏者禁用。

【相互作用】 与利福平合用本品水平下降 25%，与利福布汀、克拉霉素合用，本品水平不变，合用药物水平下降。与抗癫痫药物、华法林合用，本品可能会影响合用药物的水平,应监测合用药物的水平。

【不良反应】 可出现皮疹、转氨酶水平升高等。

【注意事项】 在猴的实验研究中有致畸发生,孕妇慎用。

【患者用药指导】 参见其他抗 HIV 药物。避免高脂饮食后服用。

吲哚那韦 Indinavir

【商品名或别名】 茚地那韦,佳息患,Crixivan

【分类】 化学:蛋白酶抑制剂。治疗学:抗病毒药物。妊娠分类:C。

【指征和剂量】 用于治疗成人 HIV 感染,可与抗反转录病毒制剂(如核苷类和非核苷类反转录酶抑制剂)合用治疗成人的 HIV 感染。或单独应用治疗临床上不适宜用核苷或非核苷类反转录酶抑制剂治疗的成人患者。

推荐剂量为餐前口服给药,800 mg,q8 h。

【制剂】 胶囊:每粒 200 mg,333 mg,400 mg。

【药动学】 本品口服易吸收,生物利用度达 60%~70%。药品的血浆半衰期为 1.5~2 h,可通过血脑屏障渗透到中枢神经系统。在体内经细胞色素氧化酶 P450 代谢。

【作用机制】 抗病毒机制参见沙奎那韦。

【禁忌证】 儿童患者禁用。肝功能不全患者、妊娠及哺乳期妇女慎用。

【相互作用】 不宜与利福平、特非那定、阿司咪唑、西沙必利、三唑仑及咪达唑仑合用。利福平是强效的 P450 3 A4 诱导剂,能明显地降低本药的血药浓度。其他 CYP3 A4 诱导剂如苯巴比妥、苯妥英、卡马西平和地塞米松等诱导作用弱于利福平,但与本品合用时也可降低本品的血药浓度。如与去羟肌苷合用,应至少间隔 1 h,空腹时服用。

【不良反应】 可有虚弱、眩晕、感觉迟钝、失眠、味觉异常等。胃肠道反应发生率 10%~15%,肾结石的发生率为 5%~10%,可有肝肾功能异常。可出现皮肤黏膜干燥、瘙痒,皮疹等。血友病患者的自发性出血增加。可导致血糖升高或糖尿病加重,三酰甘油(甘油三酯)增高,急性溶血性贫血,等等。

【患者用药指导】 使用本品时患者应注意摄取足够的水分。如果出现肾结石的症状和体征,应在医生的指导下暂停或中断治疗。一旦发生急性溶血性贫血,应实施相应的治疗,包括停止使用本品等。

沙奎那韦 Saquinavir

【商品名或别名】 Invirase，Fortovase

【分类】 化学：蛋白酶抑制剂。治疗学：抗病毒药物。妊娠分类：B。

【指征和剂量】 为抗 HIV 药物，用于 HIV 感染及 AIDS 患者的联合抗病毒治疗。对齐多夫定产生耐药的患者也有效果。

口服：600 mg，tid。

【制剂】 硬胶囊：每粒 200 mg。软胶囊：每粒 200 mg。

【药动学】 本品水溶性低，口服吸收差，生物利用度为 4%。血浆半衰期为 1～2 h，血脑屏障渗透率低。体内药物经细胞色素氧化酶 P450 代谢。

【作用机制】 体外研究显示本品对 HIV－1 型和 HIV－2 型均有抑制作用，药物能直接与 HIV 的蛋白酶结合，阻止病毒 env 基因编码的 gp160 裂解为 gp120 和 gp41，使病毒颗粒的成熟受阻，达到抗病毒的治疗效果。对人的蛋白酶无活性。

【禁忌证】 不宜与阿司咪唑、西沙必利、麦角衍生物等同时使用。

【相互作用】 细胞色素氧化酶 P450 的抑制剂能够升高沙奎那韦的血药水平，如利托那韦、地拉夫定、酮康唑等。对细胞色素氧化酶 P450 有诱导作用的药物可能会降低本品的血药水平，如利福平、苯妥英、地塞米松、卡马西平等。

【不良反应】 可有头痛、乏力等症状，胃肠道反应的发生率为 15%～20%，部分患者可有肝功能损害。

【注意事项】 本品应餐后服用。

【患者用药指导】 建议与高脂饮食同时使用，以增加药物的吸收。

利托那韦 Ritonavir

【商品名或别名】 Norvir

【分类】 化学：蛋白酶抑制剂。治疗学：抗病毒药物。妊娠分类：B。

【指征和剂量】 用于 HIV 感染及 AIDS 患者的联合抗病毒治疗。

口服：1 200 mg/d，分 2 次服用。具体用法：第 1～2 d，300 mg，bid；第 3～5 d，400 mg，bid；第 6～13 d，500 mg，bid；14 d 后，600 mg，bid。

【制剂】 胶囊：每粒 100 mg。口服溶液：600 mg/7.5 ml。

【药动学】 餐后服用本品，生物利用度达 70%～90%，被细胞色素 P450 代谢。血浆半衰期为 3～4 h，在体内药品经细胞色素氧化酶 P450 代谢。血脑屏障渗透率低。

【作用机制】 参见沙奎那韦。

【禁忌证】 对本品过敏者禁用。

【相互作用】 本品能降低齐多夫定、磺胺甲噁唑、炔雌醇及茶碱等药物的血药水平,对甲基红霉素、地昔帕明等药物有升高血药水平的作用。

【不良反应】 胃肠道反应的发生率为20%~40%,可有肝功能损害。可出现外周神经感觉异常,如味觉异常、唇周及肢端异常发生率约10%。对三酰甘油、尿酸等代谢有影响,可引起血中相应成分的水平升高。可能增加血友病患者的出血机会。

【注意事项】 对细胞色素氧化酶P450有抑制作用,联合治疗时需注意经该酶代谢药物的血药水平。禁忌与阿司咪唑、特非那定、麦角衍生物、普罗帕酮、吡罗昔康、口服避孕药等药物同时使用。对有高三酰甘油和高胆固醇的患者应评估心血管疾病和胰腺炎的危险。

【患者用药指导】 宜餐后服用本品。高三酰甘油和高胆固醇的患者应注意饮食调控,低脂饮食,或蛋白酶抑制剂间断使用。本品胶囊制剂宜置冰箱冷藏保存,室温下保存12 h。

奈非那韦 Nelfinavir

【商品名或别名】 Viracept

【分类】 化学:蛋白酶抑制剂。治疗学:抗病毒药物。妊娠分类:B。

【指征和剂量】 用于HIV感染及AIDS患者的治疗。

口服:750 mg,tid。

【制剂】 片剂:每片250 mg。

【药动学】 本品口服吸收,餐后服用的生物利用度为20%~80%。血浆半衰期为3.5~5 h,可通过血脑屏障渗入中枢神经系统。在体内经细胞色素氧化酶P450代谢。

【作用机制】 与沙奎那韦相同。

【禁忌证】 与吲哚那韦相同。

【相互作用】 与抗惊厥药物合用可增加后者的血药水平。

【不良反应】 对血脂、血糖及尿酸等代谢有影响。2%~10%患者出现腹泻。可能增加血友病患者的出血机会。

【注意事项】 禁止与苯二氮䓬类药物合用。食物可使药物水平上升2

倍,宜与食物同时服用。

【患者用药指导】 抗 HIV 感染的治疗不宜使用单一药物。治疗期间应动态检测病毒的含量,治疗目标是使病毒含量降低至可检测水平之下。患者的合作是治疗成功的必需条件。

阿扎那韦 Atazanavir

【商品名或别名】 锐艾妥,Reyataz

【分类】 化学:蛋白酶抑制剂。治疗学:抗病毒药物。妊娠分类:B。

【指征和剂量】 本品用于与其他抗反转录病毒药物联合使用治疗 HIV-1 型病毒感染。既往未接受过治疗的患者,400 mg,qd,进食时服用;既往接受过治疗的患者,300 mg,加 100 mg 利托那韦(RTV),qd,进食时服用。

【制剂】 硬胶囊剂,每粒 100 mg,150 mg,200 mg。

【药动学】 本品吸收良好且迅速,与便餐同服的生物利用度为 60%,血浆半衰期约 2.5 h。进餐时服药可提高本品的生物利用度,减少药动学参数的波动。本品通过肝细胞色素 P450(CYP)3A 系统代谢为 3 种较小的代谢物,再经胆管清除。极少量本品及其代谢物经肾清除。给予 ^{14}C 标记的本品,13%标记物经尿液排泄,其中 7%为原型药,粪便排泄为 79%。本品代谢物无抗 HIV 或抑制 CYP 的活性。

【作用机制】 一种氮杂肽类 HIV-1 型病毒蛋白酶抑制剂。选择性抑制 HIV-1 感染细胞中病毒 Gag 和 Gag-Pol 多聚蛋白的特定加工过程,从而阻断成熟病毒体的形成。

【禁忌证】 对该药物过敏者禁用。慎用于房室传导功能障碍的患者,或者同时服用可以引起房室传导功能异常的药物的患者。

【相互作用】 本品对 CYP3A 有中度抑制作用(血钾 2.2~2.7 nmol/L),与经 CYP 代谢的药物有潜在的药物相互作用。

【不良反应】 可引起间接胆红素升高。有些患者可以引起 PR 间期延长——有症状的一度房室传导阻滞,可引起高血糖,脂肪分布不均。有可能增加血友病患者的出血概率。

【注意事项】 既往病毒学无效的经治患者不推荐阿扎那韦与利托那韦联合的治疗方案。

【患者用药指导】 建议与饮食同时使用,以增加药物的吸收。与替诺福韦合用时，推荐阿扎那韦 300 mg 与利托那韦 100 mg、替诺福韦 300 mg 合用(均为 qd，进餐时服用)。无利托那韦时，阿扎那韦不可与替诺福韦同时服用。

博赛泼韦 Boceprevir

【商品名或别名】 Victrelis

【分类】 化学：HCV NS3/4A 蛋白酶抑制剂。治疗学：抗病毒药物。妊娠分类：B。

【指征和剂量】 为抗 HCV 药物，与聚乙二醇干扰素和利巴韦林合用治疗慢性丙型肝炎病毒感染的代偿性肝脏疾病(包括肝硬化)成年患者(≥18 周岁)。

口服：800 mg，tid。

【制剂】 硬胶囊剂：每粒 200 mg。

【药动学】 本品单剂量口服后其平均达峰时间(t_{max})为 2 h，稳态 AUC，C_{max}和最低血药浓度(C_{min})以低于正比例方式增加，tid，给药接近 1 d 后达到药动学稳态，平均血浆半衰期为 3.4 h。单次 800 mg 剂量口服^{14}C-博赛泼韦后，在粪和尿中分别排泄接近 79%和 9%的剂量，这表明博赛泼韦主要经肝脏消除。

【作用机制】 NS3/4A 丝氨酸蛋白酶是 RNA 病毒复制和装配所需要的酶，博赛泼韦可捕获 NS3 活性部位的丝氨酸，其酮酰胺上羰基碳与此催化性丝氨酸结合形成共价加合物，从而导致 NS3 失活，因而能有效地抑制 HCV-RNA 的复制。此外，本品也能以类似于底物的方式与 NS3 活性部位结合。

【禁忌证】 本品不宜与盐酸阿夫唑嗪、卡马西平、苯巴比妥、利福平、西沙必利、麦角衍生物、他汀类及口服避孕药等药物合用。

【相互作用】 博赛泼韦主要在肝脏经醛酸还原酶(AKP)及细胞色素 P450 系统代谢，是 CYP3A4/5 的抑制剂，故本品与通过 CYP3A4/5 代谢药物合用时可能会改变血药浓度。体外试验显示，能有效抑制细胞色素 P450 3A酶的抗 HIV 药利托那韦等可强效抑制博赛泼韦代谢，使血药浓度增加 15 倍以上。而 CYP3A4 诱导剂如利福平、苯巴比妥、苯妥英、卡马西平和地塞米松等与本品合用时可降低本品的血药浓度，降低抗病毒疗效。肾功能不全的患者无需调整剂量。不同程度肝损害患者使用博赛泼韦治疗，药动学参数无明显差别，因此，肝硬化和肝损害患者无需调整剂量。

【不良反应】 有乏力、贫血、恶心、呕吐、腹泻、食欲减退、关节痛、头痛及味觉失调等症状，联合博赛泼韦治疗的患者最常见不良事件为贫血和味觉异常，其中血红蛋白水平<10 g/dl 的发生率为 49%，必要时减少利巴韦林的剂量。

【注意事项】 本品能够有效地抑制 HCV 基因 1 型及 2 型病毒的复制，但对 HCV 基因 3 型病毒无作用。对于接受博赛泼韦联合聚乙二醇干扰素和利巴韦林三联治疗的患者，如果治疗的第 12 周的 HCV-RNA>100 IU/ml 和(或)24 周时仍然可以检测到 HCV-RNA，应停止治疗。博赛泼韦与特拉泼韦有一定的交叉耐药，其变异位点主要位于丝氨酸蛋白酶 NS3/4A 催化的部位。目前关于病毒耐药变异的临床研究尚不明确，因此联合蛋白酶抑制剂的抗病毒治疗过程中应该严密监测血清的 HCV-RNA 水平，如果出现病毒学突破，应该停止蛋白酶抑制剂的治疗。IL28B 基因型是预测患者 SVR 的重要因素之一，因此建议在治疗前应该对患者进行 IL28B 基因型的检测。

【患者用药指导】 建议与食物同时使用，以增加药物的吸收。需与聚乙二醇干扰素和利巴韦林联合治疗。治疗过程中严密监测相关指标，在专科医生的指导下调整药物治疗方案。

特拉泼韦 Telaprevir

【商品名或别名】 Incivek

【分类】 化学：HCV NS3/4A 蛋白酶抑制剂。治疗学：抗病毒药物。妊娠分类：B。

【指征和剂量】 为抗 HCV 药物，与聚乙二醇干扰素和利巴韦林合用治疗慢性丙型肝炎病毒感染的代偿性肝脏疾病(包括肝硬化)的成人患者。

口服：750 mg，tid。

【制剂】 片剂：每片 375 mg。

【药动学】 本品口服后大部分可能在小肠吸收，单剂量给予特拉泼韦后 4～5 h 达到血浆峰浓度，达到稳态后，有效半衰期为 9～11 h。初治的基因 1 型慢性丙型肝炎患者多次予特拉泼韦(750 mg，q8 h)与聚乙二醇干扰素 α 和利巴韦林联用后，平均 C_{max} 为 3 510 ng/ml，C_{min} 为 2 030 ng/ml，AUC 8 h为 22 300 ng・h/ml。

【作用机制】 参见博赛泼韦。

【禁忌证】 参见博赛泼韦。

【相互作用】 参见博赛泼韦。

【不良反应】 常见有皮疹、瘙痒、贫血、恶心、痔疮、腹泻、肛门直肠不适、味觉障碍和疲乏、呕吐等。对于有轻至中度皮疹的患者应监视进展。如皮疹进展和成为严重皮肤反应如 Stevens－Johnson 综合征,应终止特拉泼韦联合治疗。特拉泼韦联合治疗前和治疗期间定期监测血红蛋白,必要时调整利巴韦林剂量或终止服用特拉泼韦。

【注意事项】 对于接受特拉泼韦联合聚乙二醇干扰素和利巴韦林三联治疗的患者,如果治疗的第 4 周或第 12 周的 HCV－RNA>1 000 IU/ml 和(或)第 24 周时仍然可以检测到 HCV－RNA,应停止治疗;余同博赛泼韦。

【患者用药指导】 建议与脂肪类食物同时使用,增加药物的吸收。需与聚乙二醇干扰素和利巴韦林联合治疗。治疗过程中严密监测相关指标,在专科医生的指导下调整药物治疗方案。

鬼臼树脂 Podophyllin

【商品名或别名】 足叶草脂,普达非林,疣必治

【分类】 治疗学:细胞毒类药,抗病毒药物。妊娠分类:C。

【指征和剂量】 用于各种病毒性疣,如尖锐湿疣、寻常疣、扁平疣、跖疣,亦用于皮肤癌及局限性角化性皮肤病等。

外用:清洁疣体后涂药,预先用凡士林保护周围皮肤,药物勿接触正常皮肤。待药水自然干燥,涂药后 6 h 用水冲洗,隔日 1 次,每次用量不超过 1 ml,一般 2～3 次疣即治愈。疣较大时,可先用外科方法或物理疗法将疣除去后再涂药;数量较多时,可分次治疗。

【制剂】 搽剂:含鬼臼树脂 25%、指示剂、水杨酸。软膏剂:1%,20%。

【作用机制】 主要成分为足叶草毒素,α－足叶草脂毒素、β－足叶草脂毒素及 4－去甲基足叶草毒素 4 种木脂体成分。能抑制疣病毒 DNA 有丝分裂与合成,杀死病毒,并且有腐蚀、角质溶解作用。

【禁忌证】 ① 孕妇、婴儿、糖尿病患者及疣或疣周皮肤有炎症、出血者禁用。② 患者血液循环不良或使用肾上腺皮质激素时禁用。

【不良反应】 涂药后可有轻度烧灼感,个别出现水肿、糜烂,过量可致

全身中毒。

【注意事项】 不可入眼，误入时立即冲洗。

鬼臼毒素 Podophyllotoxin

【商品名或别名】 足叶草毒素，疣脱欣，疣敌，疣特

【分类】 治疗学：抗病毒药物。妊娠分类：C。

【指征和剂量】 用于尖锐湿疣，亦可用于治疗扁平疣、寻常疣、跖疣。

0.5%搽剂外用：用本品附送的涂药器将药液涂于疣体，自然干燥，勿接触健康皮肤，bid，连用 3 d。如未愈，7 d 后重复治疗。

【制剂】 搽剂：0.5%，3 ml。软膏剂：0.5%，5 g。

【作用机制】 为鬼臼树脂中提纯的鬼臼毒素。为细胞中期分裂的抑制剂，约束细胞微管蛋白形成至少 1 个结合点，阻止微管结合所需要的微管蛋白进行聚合，能抑制受病毒感染细胞的组织生长和侵袭，能防止尖锐湿疣部位受感染的细胞进行分裂。

【禁忌证】 孕妇、哺乳期妇女和对本品过敏的患者禁用。

【不良反应】 用药 2～3 d，在疣体开始坏死时，可有局部轻微过敏。偶有触疼、肿痛、刺痛、红斑、表皮溃烂及阴茎包皮炎等，经抗感染治疗可很快痊愈。

【注意事项】 不宜用于儿童。仅供外用。误服过量，可致中毒，表现为全身困倦、眩晕、腹泻、恶心，严重者出现呼吸衰竭、肠梗阻、休克等。

酞丁安 Ftibamzone

【商品名或别名】 增光素，争光素

【分类】 化学：缩氨基硫脲类。治疗学：抗病毒药物。妊娠分类：C。

【指征和剂量】 用于单纯疱疹、带状疱疹、寻常疣、尖锐湿疣、扁平疣、跖疣、传染性软疣、各型沙眼及病毒性角膜炎。

外用涂于皮肤患处，bid 或 tid。

【制剂】 软膏、乳膏：3%。搽剂：0.25%～0.75%。

【作用机制】 是我国首创的抗沙眼衣原体药，后被证实也是抗病毒的有效药物，对沙眼衣原体、疱疹病毒和人类乳头瘤病毒有较强抑制作用。

【禁忌证】 面部皮损慎用。育龄妇女慎用，孕妇禁用。

【不良反应】 有一定的刺激性。

【注意事项】 仅供外用,不能口服及静脉给药。搽剂勿入口内、眼内。

五、抗 结 核 药

异烟肼 Isoniazid

【商品名或别名】 异烟酰肼,雷米封,Isonicotinyl Hydrazide,INH,国际通用代号"H"

【分类】 化学:4-吡啶甲酰肼。治疗学:抗结核药。妊娠分类:C。

【指征和剂量】 抗结核的杀菌剂。成人 0.3 g/d,顿服;儿童 6~10 mg/(kg·d),急性粟粒性结核和结核性脑膜炎剂量可酌情增加至 10~20 mg/(kg·d),间歇疗法一般用 14~15 mg/kg,每周 2 次。肌注:100~200 mg/次。静脉给药:200~400 mg/次(用生理盐水稀释)。肌注和静脉给药的日剂量,须视病情严重程度与是否同时口服给药而定,不宜硬性规定,以便灵活掌握。

【制剂】 片剂:每片 50 mg,100 mg。注射剂:每支 50 mg/2 ml,100 mg/2 ml,100 mg/ml。粉针剂:每支 100 mg。

【药动学】

	起始时间(min)	峰值时间(h)	维持时间(h)
口服	30	1~2	4~6
静脉	30	1~2	4~6

【作用机制】 抑制结核分枝杆菌细胞壁所特有的组分——分枝杆菌酸的合成,破坏细胞壁的完整性,使细菌丧失耐酸性、疏水性和增殖力而死亡。对静止期结核分枝杆菌仅有抑制作用,而对生长旺盛的结核分枝杆菌则有杀菌作用。在体内主要通过乙酰化而生成乙酰异烟肼,有部分经水解而失效。

【禁忌证】 肝功能明显减退者慎用,癫痫及精神病患者慎用。孕妇、哺乳期妇女慎用。

【相互作用】 ① 本品会减少苯妥英钠的排泄,引起效应过强或中毒,应调整苯妥英钠的剂量。② 乙醇会加强本品的肝毒性。③ 本品会加强香豆素类抗凝药、某些抗癫痫药、降压药、抗胆碱药、三环类抗抑郁药等的作用。④ 抗酸药，尤其是氢氧化铝可抑制本品吸收，不宜同服。⑤ 与环丝氨酸同服可增加中枢神经系统副作用。⑥ 与利福平合用增加肝毒性。⑦ 异烟肼为维生素 B_6 的拮抗剂，可导致周围神经炎。⑧ 不宜与酮康唑或咪康唑合用，因可使后两者的血药浓度降低并增加肝毒性。

【不良反应】 ① 少数患者有兴奋、失眠、头昏、头痛、口干、周围神经炎等副作用。② 皮疹、药热、血中嗜酸粒细胞增多等过敏反应，偶见排尿困难、出血倾向、女性月经过多、男子乳房发育和肝功能损害。

【注意事项】 ① 单用异烟肼容易产生耐药菌株。② 与乙硫异烟肼、吡嗪酰胺、烟酸等交叉过敏。③ 常需与链霉素、利福平或乙胺丁醇等联合应用。

【患者用药指导】 本药抗结核分枝杆菌作用强、疗效高、毒性小、价廉、口服方便，是最好的第一线抗结核药。口服本药以空腹为好，食物会减慢其吸收，但可降低胃刺激。

乙胺丁醇 Ethambutol

【商品名及别名】 盐酸乙胺丁醇，EMB，EB，通用代号“E”

【分类】 化学：丁醇二盐酸盐。治疗学：抗结核药。妊娠分类：B。

【指征和剂量】 抗结核药物，本品对结核分枝杆菌有较强的抑制作用。

口服：成人 0.75～1.0 g/d，儿童 15～20 mg/(kg・d)，前 8 周剂量宜偏大。成人间歇疗法可用 1.5～2.0 g，每周 2 次。

【制剂】 片剂：每片 0.25 g。

【药动学】 口服吸收约 80%，2～4 h 血药浓度达峰值，能渗入干酪性和纤维化病灶，并可进入炎症脑脊液。在体内仅有 10%左右的药物代谢成为非活性代谢物，主要经肾排泄，半衰期为 8 h。但本品穿透力较差。

【作用机制】 对繁殖期结核分枝杆菌有较强的抑制作用，易渗入繁殖旺盛的结核分枝杆菌体内，干扰菌体 RNA 的合成。细菌对本药可产生耐药性，故应与其他抗结核药物合用。

【禁忌证】 原有视神经炎、癫痫和肾功能减退者及婴幼儿、孕妇慎用。

【不良反应】 ① 球后视神经炎。② 少数患者会有胃肠障碍,偶见肝功能异常、下肢麻木及过敏反应。

【注意事项】 ① 成人初治病例一次服或分次服,复发病例顿服。② 本品与其他抗结核药间无交叉耐药性,但结核分枝杆菌对本品也可缓慢产生耐药性。③ 酒精中毒者、乳儿、幼儿禁用。④ 糖尿病患者必须在控制病情基础上方可使用。已发现糖尿病性眼底病者慎用,以防眼底病变加重。⑤ 肾功能不良者减量、慎用。⑥ 用药期间定期检查视力。

吡嗪酰胺 Pyrazinamide

【商品名或别名】 异烟酰胺,胺甲酰基吡嗪,PZA,PZ,通用代号"Z"

【分类】 化学:烟酰胺的衍生物。治疗学:抗结核药。妊娠分类:C。

【指征和剂量】 抗结核药物。口服:成人一般剂量为15~30 mg/(kg·d),儿童30~40 mg/(kg·d)。成人间歇治疗用2.0~3.0 g/d,每周用1~2 d。

【制剂】 片剂:每片含本品0.25 g,0.5 g。

【药动学】 口服易吸收,分布于各组织及体液中,2 h血药浓度达峰值。半衰期为9~10 h,经肝代谢为吡嗪酸而发挥抗菌作用,约70%经肾排泄。

【作用机制】 未完全阐明,一般认为可能通过菌体内酶的脱酰胺作用,转化为吡嗪酸而有杀菌作用。吡嗪酰胺对结核分枝杆菌的抗菌活性在体内外有较大的差异。体外抗菌作用较弱;体内试验表明,本品能进入细胞内特别是巨噬细胞内酸性环境中杀灭结核分枝杆菌,对减少远期复发率起重要的作用。

【相互作用】 与异烟肼、利福平具协同作用,并且可延缓耐药性产生。

【不良反应】 ① 肝脏毒性,口服3 g/d时,约15%患者出现肝损害,表现为肝大、肝区压痛、血清转氨酶增高、白蛋白减少等。② 可引起胃肠道反应,表现为食欲缺乏、恶心、呕吐等。③ 本品会促进肾脏对尿酸的重吸收,可致高尿酸血症和非痛风性关节炎,停药后可恢复。④ 变态反应如发热、皮疹偶见。

【注意事项】 用药期间需定期随访肝功能。本品禁用于严重肝损害及对本药过敏与急性痛风患者。

【患者用药指导】 必须坚持服药,定期复查肝功能。

利福平 Rifampin

【商品名或别名】 甲哌利福霉素 SV，甲哌力复霉素 SV，Rifampin，RFP，通用代号“R”

【分类】 化学：利福霉素类。治疗学：抗结核药。妊娠分类：C。

【指征和剂量】 为当前抗结核病的一线药物，与其他抗结核药合用治疗各种结核病。治疗麻风病，对瘤性麻风疗效优于氨苯砜，可与氨苯砜联合应用，以增强疗效。

抗结核：成人 0.45～0.6 g，清晨空腹顿服，儿童 10～20 mg/(kg・d)，bid，口服。抗麻风：0.6 g，清晨空腹顿服。

【制剂】 片剂：每片 0.15 g，0.3 g。

【药动学】 口服后吸收迅速而完全，生物利用度 90%～95%，1～2 h 血药浓度达峰值，有效血药浓度可维持 8～12 h，半衰期约为 4 h；由于有酶促作用，反复用药后，药物代谢加强，服药 2 周后，半衰期可缩短为 2 h。

【作用机制】 本品为广谱抗生素，对结核分枝杆菌和其他分枝杆菌均有明显的杀菌作用，能特异性地抑制细菌 DNA 依赖性 RNA 多聚酶，阻碍细菌 mRNA 合成，对动物真核的 RNA 多聚酶则无影响。细菌对本药可产生耐药性，故应与其他抗结核药合用。对繁殖期结核分枝杆菌作用最强，对静止期结核分枝杆菌有杀菌作用，但所需浓度较高。

【相互作用】 ① 与异烟肼、乙胺丁醇、链霉素等合用有协同作用，并能延缓耐药性的产生。② 与异烟肼合用时可增强肝毒性。③ 可加速双香豆素等抗凝血药、口服降糖药、洋地黄类、皮质激素、氨苯砜等药物降解。长期应用，可降低口服避孕药的作用而导致避孕失败。

【不良反应】 ① 胃肠道刺激症状常见。② 少数患者可见肝损害。③ 过敏反应如药热、皮疹、白细胞和血小板减少等多见于间歇疗法，出现过敏反应须停药。④ 对动物有致畸作用。⑤ 流感样综合征，表现为发热、打喷嚏、乏力。

【注意事项】 妊娠早期妇女和肝功能不全者慎用，用药期间应检查肝功能。

【患者用药指导】 ① 服药后尿呈橘红色，那是利福平经肝肠循环，经肾、肠、泪腺排泄关系。② 定期检查肝功能。

利福喷丁 Rifapentine

【商品名或别名】 环戊基哌嗪利福霉素，迪克菲，Rickfer，DL-473

【分类】 化学：利福霉素类。治疗学：抗结核药。妊娠分类：C。

【指征和剂量】 长效抗结核药物，每周口服1～2次，成人一般450～600 mg/次，必须清晨空腹服用，服用后需隔1～2 h以上再进食。

【制剂】 胶囊：每粒含150 mg。

【药动学】 是长效的利福霉素衍生物，在试管中对结核分枝杆菌的抗菌活性强度为利福平的2～10倍，与利福平有交叉耐药性。半衰期达30 h左右，每周用药1次的疗效可相当于同剂量利福平每周5～6次的疗效。

【作用机制】 基本同利福平。

【不良反应】 毒副反应较利福平轻，少数服药患者出现白细胞或血小板减少、肝功能异常，也可有皮疹、胃肠不适、头昏、失眠等反应。

【注意事项】 有肝病、黄疸史、嗜酒癖及白细胞减少者，慎用或忌用。妊娠3个月以内者禁用。

【患者用药指导】 基本同利福平。

对氨基水杨酸钠 Sodium Para-aminosalicylate

【商品名或别名】 对氨柳酸钠，PAS-Na，Para-aminosalicylate Acid，Aminosalicylate，通用代号“P”

【分类】 化学：水杨酸类。治疗学：抗结核药。妊娠分类：C。

【指征和剂量】 常与其他抗结核药物如异烟肼、链霉素联合应用，以延缓结核分枝杆菌耐药性的产生。由于其不良反应较多，目前已被利福平、乙胺丁醇所取代。

2～3 g，qid。小儿0.2～3 g/(kg・d)，分4次服。结核性脑膜炎等严重病例可静滴，4～12 g/d(先从小剂量开始)，以等渗氯化钠注射液或5%葡萄糖注射液溶解后，配成3%～4%浓度静滴。应在避光下2 h内滴完，变色后不可使用。

【制剂】 片剂或糖衣片：每片0.3 g，0.5 g。肠溶片：每片0.5 g。粉针剂：每支2.0 g，4.0 g，6.0 g。

【药动学】 口服吸收良好。成人一次口服4 g后，1.5～2 h到达血药峰浓度75 mg/L。静注后血药浓度比口服高10倍。能渗入全身组织、体液及干酪性病灶，但不易进入炎症脑脊液。主要经肝乙酰化而失活，由肾排出，半衰期为0.5～1.5 h。肾功能损害可延长至23 h。

【作用机制】 本药对细胞外的结核分枝杆菌有抑制作用。其抗菌机制尚未完全阐明，一般认为本药与对氨苯甲酸的结构相似，在与二氢叶酸合成酶的结合上产生竞争性拮抗，而阻碍叶酸及蛋白质合成，使结核分枝杆菌不能生长繁殖。

【禁忌证】 原有胃、肠、肝、胆疾患及有严重心、肾疾病者慎用或忌用本品。

【不良反应】 多见，最常见为胃肠道反应，饭后服用或加用抗酸药可减轻反应。乙酰化物溶解度低，易在酸性尿中析出结晶而损害肾脏，碱化尿液可减少其对肾脏的刺激，增加药物的排出量。肾功能不全者慎用。偶见过敏反应，如皮疹、药热、关节痛、哮喘、结膜炎等。忌与水杨酸类同服，以免加重胃肠道反应及导致溃疡病。本药能干扰利福平的吸收，故与之同用时，两者给药时间最好间隔 6～8 h。

【患者用药指导】 一定要按医嘱执行。进餐时、餐后服用或与制酸剂同服，或服用肠溶片以减少对胃的刺激。

氨硫脲 Thioacetazone

【商品名或别名】 结核安，硫氨脲，氨苯硫胺，Thiosemicarbazone，Tibione，TB_1，通用代号“T”

【分类】化学：硫脲衍生物类。治疗学：抗结核药物。妊娠分类：C。

【指征和剂量】 对结核分枝杆菌和麻风杆菌有抑制作用。它对结核分枝杆菌试管中 MIC 为 15 mg/L。

口服：成人一般 2～2.5 mg/(kg・d)，儿童 2.5～3.0 mg/(kg・d)。

【制剂】片剂：每片 25 mg。

【药动学】 口服后吸收缓慢，4 h 后血药浓度才能达高峰。半衰期为 48 h，经肾脏排泄缓慢，故在体内可能有蓄积作用。

【作用机制】 可能为阻抑分枝杆菌核酸的合成或其索状因子的形成。对结核分枝杆菌和麻风杆菌有抑制作用。

【禁忌证】 凡有严重贫血、肝肾疾病、糖尿病及白细胞计数$<4\times10^9$/L 者忌用。

【不良反应】可引起胃肠不适、头痛、头昏、溶血、粒细胞减少、皮肤过敏反应及肝、肾损害。

【注意事项】治疗结核病时该药不宜单独使用，否则很易产生耐药菌株。本品不适用于间歇疗法。中国人耐受性差，胃肠反应发生率高，有摒弃不用的趋向。但在东非等地，本品不良反应的发生率甚低，且其价格低廉，故第25届国际防痨会议仍推荐它为6种主要抗结核药物之一。

【患者用药指导】 本药在我国现已很少应用。

乙硫异烟胺 Ethionamide

【商品名或别名】 乙硫烟胺,1314TH

【分类】 化学:硫胺类。治疗学:抗结核药物。妊娠分类:C。

【指征和剂量】 临床作为第二线抗结核药,宜与其他抗结核药联合应用(否则甚易产生耐药菌株)。

口服:10~15 mg/(kg·d),分3~4次服用。一般成人0.5~0.8 g/d,可从小量开始,渐次增至常规剂量。间歇疗法成人口服0.75~1.0 g/d,每周服用2 d。

【制剂】 肠溶片或糖衣片:每片0.1 g。

【药动学】 口服后在胃肠内吸收良好,3 h后即过高峰血浓度。吸收后广泛分布全身,生物膜穿透力较强,易渗入胸腔积液、腹水、脑脊液及结核病灶中。半衰期2~4 h,大部分经肾排出。

【作用机制】 本品对结核分枝杆菌有较强的抑制作用,在试管中MIC为0.6~1.0 mg/L,可能主要是阻抑菌体蛋白质或细胞壁所需分枝菌酸的合成。

【禁忌证】 肝功能异常及有精神神经症状者禁用。

【不良反应】 本品胃肠反应较多,常使患者难以耐受。此外尚可见肝功能损害、过敏反应、月经紊乱、粒细胞减少、男性乳房发育症、阳痿、脱发及精神神经症状等。

【注意事项】 本品与氨硫脲有交叉耐药性。糖尿病患者服此药后容易发生肝炎,且血糖更难控制。

【患者用药指导】 一般结核病患者不用,用于耐药性结核。

丙硫异烟胺 Protionamide

【商品名或别名】 丙硫烟胺,Prothionamide,1321TH

【分类】 化学:硫胺类。治疗学:抗结核药物。妊娠分类:C。

【指征和剂量】 临床用作第二线抗结核药,宜与其他抗结核药联合应用(否则甚易产生耐药菌株)。

口服:成人0.6~1.0 g/d,儿童10~15 mg/(kg·d);成人间歇疗法用

0.75～1.0 g/d，每周用 2 d。

【制剂】 片剂，每片 0.1 g。

【药动学】 同乙硫异烟胺。

【作用机制】 本品对结核分枝杆菌有较强的抑制作用，在试管中 MIC 为 0.6～1.0 mg/L，可能主要是阻抑菌体蛋白质或细胞壁所需分枝菌酸的合成。

【禁忌证】 同乙硫异烟胺。

【不良反应】 与乙硫异烟胺相似，但较轻。

【注意事项】 本品与氨硫脲有交叉耐药性。

【患者用药指导】 同乙硫异烟胺。

帕司烟肼 Pasiniazide

【商品名或别名】 帕星肼，对氨基水杨酸异烟肼，力排肺疾，力克肺疾，结核清，PSNZ，Dipasic

【分类】 化学：硫胺类。治疗学：抗结核药物。妊娠分类：C。

【指征和剂量】 适用于各类型肺结核和肺外结核。本品为异烟肼和对氨水杨酸的化学结合物。其抗结核疗效优于异烟肼，其在体内的乙酰化灭活甚慢，因而作用更强，并能通过血脑屏障。

口服：成人 10～20 mg/(kg·d)，患结核性脑膜炎或血行播散型结核的儿童可 20～40 mg/(kg·d)，分3～4 次服用。

【制剂】 片剂：每片含 100 mg。

【不良反应】 可出现头痛、眩晕、精神错乱、多发性神经炎、肝功能异常、黄疸、皮疹、红斑狼疮、肠弛缓、便秘等。

【禁忌证】 参阅异烟肼和对氨基水杨酸钠。

【注意事项】 ① 有精神病史、癫痫病史及神经炎、肉眼可见的血尿患者忌用。② 服药期间不宜同时服用苯妥英。

【患者用药指导】 服药期间不宜饮酒。

卫非特 Rifater

【商品名或别名】 费宁

【分类】 化学：参见异烟肼、利福平、吡嗪酰胺。治疗学：抗结核药物。妊娠分类：C。

【指征和剂量】 抗结核病短程化疗强化期前 2～3 个月的治疗，品种简化可提高患者服药的依从性。

口服：早餐前 1～2 h 一次顿服。剂量：体重 30～39 kg 患者服 3 片，体重 40～49 kg 者服 4 片，体重≥50 kg 者服 5 片。

【制剂】 片剂：每片含异烟肼 80 mg、利福平 120 mg、吡嗪酰胺 250 mg。

【禁忌证】【不良反应】 请参阅利福平、异烟肼、吡嗪酰胺各药。

卫非宁 Rifinah

【商品名或别名】 费安

【分类】 化学：参见异烟肼、利福平。治疗学：抗结核药物。妊娠分类：C。

【指征和剂量】 可治疗肺内外各型结核病，短程化疗强化期(2～3 个月)结束后，继续化疗的巩固期应用本品甚宜。可加强患者的依从性。

早晨空腹顿服：体重 40～50 kg 患者服卫非宁 150，3 片/d；体重＞50 kg者服卫非宁 300，2 片/d。

【制剂】 片剂：卫非宁 150，每片含异烟肼 100 mg、利福平 150 mg；卫非宁 300，每片含异烟肼 150 mg、利福平 300 mg。

【禁忌证】【不良反应】 请参阅异烟肼和利福平。

链霉素 Streptomycin

【商品名或别名】 SM，通用代号“S”

【分类】 化学：氨基糖苷类。治疗学：抗生素类。妊娠分类：D。

【指征和剂量】 参见本章的氨基糖苷类药物。本品可阻碍细菌蛋白质的合成，对结核分枝杆菌及多种革兰阴性菌有明显抗菌作用。但本品的生物穿透性差，较难进入细胞内，不能通过正常人的血脑屏障。

成年人可肌注 0.75～1.0 g/d，儿童可肌注 15～20 mg/(kg·d)。间歇疗法 20 mg/(kg·d)，每周肌注 2 d，抗结核疗程一般为 1～3 个月。

【制剂】 注射剂：每支 0.5 g，0.75 g。

【不良反应】 参见本章的氨基糖苷类药物。

【注意事项】 有耳毒性，肾功能减退者、孕妇、婴幼儿及老年患者慎用。

卡那霉素 Kanamycin

【商品名或别名】 KM,通用代号为“K”

【分类】 化学：氨基糖苷类。治疗学：抗生素类。妊娠分类：D。

【指征和剂量】 参见本章的氨基糖苷类药物。对结核分枝杆菌的抗菌作用相当于链霉素的一半，临床用以治疗结核病的剂量与链霉素相同。单用易产生耐药性。耳毒性大于链霉素和硫酸卷曲霉素，婴幼儿及老年人慎用。

【禁忌证】 参见氨基糖苷类药。

阿米卡星 Amikacin

【商品名或别名】 丁胺卡那霉素，AMK，通用代号为“AK”

【分类】 化学：氨基糖苷类。治疗学：抗生素类。妊娠分类：C。

【指征和剂量】 参阅本章的氨基糖苷类药物。本品与卡那霉素相比，其抗菌谱更广，具有较明显的抗结核分枝杆菌活性。与异烟肼、利福平、吡嗪酰胺、乙胺丁醇等其他抗结核药联合应用，可提高疗效。0.2～0.4 g/d。

【禁忌证】 参见氨基糖苷类药。

卷曲霉素 Capreomycin

【商品名或别名】 卷须霉素，Caprocin，CPM

【分类】 化学：多肽类抗生素。治疗学：抗结核药。妊娠分类：C。

【指征和剂量】 用于对链霉素耐药的结核病。

肌注：成人一般用0.75～1.0 g/d。

【制剂】 粉针剂：每支1.0 g。

【禁忌证】 听觉或肾功能损伤的患者、孕妇禁用。儿童宜避免使用。

【不良反应】 ① 对肾脏和前庭蜗神经有损害，婴幼儿及老年人慎用。② 偶有一过性肝功能异常与皮疹、发热和嗜酸粒细胞增多等过敏反应。③ 有时出现注射局部痛性硬结。④ 勿与氨基糖苷类抗生素同时应用。

环丝氨酸 Cycloserine

【商品名或别名】 氧霉素，噁唑霉素，Oxamycin，通用代号“CS”

【分类】 化学：抗生素。治疗学：抗结核药。妊娠分类：C。

【指征和剂量】 抗结核抑菌剂，此外对部分革兰阳性菌和阴性菌、立克次体和某些原虫也有抑制作用。

口服：成人 0.25 g，bid；儿童 10 mg/(kg・d)。

【制剂】 胶囊：每粒 0.25 g。

【作用机制】 它主要是抑制分枝杆菌细胞壁的生物合成，是 D-丙氨酸的类似物。对耐异烟肼、硫酸链霉素的结核分枝杆菌有抑制活性。

【禁忌证】 原有癫痫或精神病的患者忌用。

【不良反应】 主要为中枢神经系统的毒性反应，可引起精神错乱、抑郁、行为改变，乃至突然自杀，故出现个性改变和过分抑郁，即应停药。

氧氟沙星 Ofloxacin

【商品名或别名】 奥氟沙星，氟嗪酸，奥氟星，恶嗪氟哌酸，赞诺欣，泰利必妥，康泰必妥，Tarivid，Fuldazin，Pyricoin，OFLX

【分类】 化学：喹诺酮类。治疗学：抗生素类。妊娠分类：C。

【指征和剂量】 本品对结核分枝杆菌的最低抑菌浓度为 0.63～1.25 mg/L。对链霉素、异烟肼、利福平、对氨基水杨酸钠、乙胺丁醇、硫酸卡那霉素、乙硫异烟胺等耐药的菌株用本品仍皆敏感，无交叉耐药性。对堪萨斯型、鸟复合型和偶发型分枝杆菌感染也有效。但在 pH 值<7.0 时抑菌作用减弱。本品生物膜穿透力较强，可进入巨噬细胞内，痰中浓度约为血药浓度的 50%。本品与其他抗结核药联合应用，可提高疗效。

口服：成人维持剂量 0.3～0.4 g，qd，顿服。

【制剂】 片剂：每片 0.1 g；注射剂：每瓶 100 ml。

【药动学】 口服 100 mg，200 mg，血药达峰时间为 0.7 h，高峰浓度为 0.133 μg/ml 和 2.6 μg/ml，48 h 经肾排泄 70%～87%。消除半衰期为 6.7～7.4 h。

【禁忌证】 参见本章的氟喹诺酮类。

【相互作用】 铁剂可减少该药在肠内的吸收，并降低其抗菌活性。抗酸药不影响其吸收。不升高茶碱或咖啡因的血药浓度。

【不良反应】 参见本章的氟喹诺酮类抗生素。

【注意事项】 肝肾功能不全者慎用。孕妇、哺乳期妇女及儿童禁用。服药期间多饮水，以防结晶尿。

左氧氟沙星 Levofloxacin

【商品名或别名】 可乐必妥，来立信，利复星，禾朗，Cravit，LOFX

【分类】 化学：喹诺酮类。治疗学：抗生素类。妊娠分类：C。

【指征和剂量】 对结核分枝杆菌的最低抑菌浓度为 0.39 mg/L，抗菌活性为氧氟沙星的 2～3 倍，与非氟喹诺酮类抗结核药无交叉耐药性。适用于耐多药性结核病。

口服：0.2～0.3 g(5～6 mg/kg)，qd，顿服。注射剂：成人 0.3～0.4 g/d。

【制剂】 片剂：每片 0.1 g。注射剂：每支 0.1 g /ml，0.2 g /ml，0.3 g /ml。

【不良反应】 与氧氟沙星大致相同，但发生率较低。

司氟沙星 Sparfloxacin

【商品名或别名】 司帕沙星，晶石沙星，SPFX

【分类】 化学：喹诺酮类。治疗学：抗生素类。妊娠分类：C。

【指征和剂量】 对结核分枝杆菌的最低抑菌浓度为 0.2～0.5 mg/L，较氧氟沙星的抗结核分枝杆菌活性强 3～4 倍，适用于耐多药性结核病。对细胞内复合型分枝杆菌病也有效。

口服：成人 100～300 mg/d，每晚顿服。

【制剂】 片剂：每片 0.1 g。

【药动学】 健康人空腹服本品 400 mg，4 h 后血药浓度达峰值，为 1.47±0.15 mg/L，半衰期为 16 h，血浆蛋白结合率为 37%～44%。组织浓度分布良好，痰液药浓度不低于血药浓度，但脑脊液中仅少量分布，故不宜用于结核性脑膜炎。

【禁忌证】 对其他喹诺酮类药物高度过敏者、儿童、少年、孕妇和哺乳期妇女禁用。

【不良反应】 ① 可有头痛、头昏、胃肠不适及过敏反应。② 光敏反应明显。

【患者用药指导】 要避免日光暴晒。

莫西沙星 Moxifloxacin

【商品名或别名】 莫昔沙星，拜复乐，Avelox

【分类】 化学：喹诺酮类。治疗学：抗生素类。妊娠分类：C。

【指征和剂量】 呼吸道感染，如急性窦腺炎、慢性支气管炎急性发作、社区获得性肺炎、结核病以及皮肤和软组织感染。

口服:成人 400 mg,qd。

【制剂】 片剂:每片 400 mg。注射剂:每瓶 400 mg/250 ml。

【药动学】

给药途径	起始时间(h)	峰值时间(h)	维持时间(h)
口服	0.5～1	0.5～4	12
静脉	0.5～1	0.5～4	12

【作用机制】 通过抑制 DNA 旋转酶与 DNA 拓扑异构酶Ⅳ而干扰细菌 DNA 合成。

【禁忌证】 ① 对其他氟喹诺酮类抗生素高度过敏者。② 禁用于儿童、少年、孕妇和哺乳期妇女。

【相互作用】 ① 本品能提高地高辛血药浓度。② 可降低格列本脲的浓度。③ 本品有中枢神经反应,避免与非甾体类药合用。

【不良反应】 ① 胃肠道反应:恶心、呕吐、腹痛、消化反应、腹泻。② 中枢神经反应:头痛、头晕、味觉异常。③ 对幼龄动物软骨发育有影响。④ 肝功能异常。

【注意事项】 有 QT 间期延长的患者不宜使用。

【患者用药指导】 尽管临床药理结果表明没有引起光敏反应的潜在性,但是患者仍应避免过度地暴露于紫外线辐射和太阳光照射中。

六、抗真菌药

苯甲酸 Benzoic Acid

【商品名或别名】 安息香酸,苯蚁酸

【分类】 治疗学:抗真菌药。妊娠分类:C。

【指征和剂量】 外用治疗手足癣、体癣、股癣和头癣等皮肤癣菌病。常用 6%～12%浓度,与水杨酸合配成软膏、搽剂,如复方苯甲酸软膏。

【制剂】 复方苯甲酸软膏:苯甲酸 12 g、水杨酸 6 g、羊毛脂 5 g,凡士林加至 100 g。

【作用机制】 微溶于水,易溶于乙醇,具有消毒、防腐、抗真菌、角质松解作用，药物浓度不同而作用各异。与水杨酸合用有协同作用。

【禁忌证】 禁用于破损及糜烂的皮肤黏膜。

【相互作用】 ① 本品溶液遇铁、铅及汞盐会发生沉淀。② 遇软皂开始软化，逐渐游离出脂肪酸。③ 不能与薄荷脑、酚、氨基比林配制(易潮解或液化)。④ 硼砂、枸橼酸的碱金属盐及磷酸钠能增加本品在水中溶解度。

【不良反应】 偶有过敏者，有刺激性，主要是浓度所致。

【患者用药指导】 只供外用。

间苯二酚 Resorcinol

【商品名或别名】 雷琐辛，醋雷琐辛，Resorcinol Acetate

【分类】 治疗学：抗真菌剂。

【指征和剂量】 ① 皮肤癣菌病：外搽复方间苯二酚搽剂，bid 或 tid。② 头部脂溢性皮炎、慢性毛囊炎、寻常痤疮：外搽 2%间苯二酚酊剂、1%氯霉素间苯二酚酊剂，bid 或 tid。

【制剂】 2%间苯二酚酊剂。1%氯霉素间苯二酚酊剂：氯霉素 1 g、间苯二酚 1 g，90%乙醇加至 100 ml。复方间苯二酚搽剂：间苯二酚 10 g、液化酚 2 ml、丙酮 5 ml、95%乙醇 8 ml，蒸馏水加至 100 ml。

【作用机制】 易溶于水、醇及其他溶剂，有抑制细菌和真菌作用。不同浓度对皮肤作用不同，低浓度(0.5%～1%)能止痒和促进角质形成，浓度 5%使角质松解，高浓度(20%～40%)有角质剥脱作用，浓度 40%以上有腐蚀作用。

【不良反应】 少数有局部刺激。

【患者用药指导】 只供外用。

水杨酸 Salicylic Acid

【商品名或别名】 柳酸，邻羟基苯甲酸

【分类】 治疗学：抗真菌药。

【指征和剂量】 用于治疗皮肤癣菌病、脂溢性皮炎、寻常痤疮、银屑病、鱼鳞病、掌跖角化症和疣：5%～10%水杨酸酊剂、软膏外用。

【制剂】 酊剂、软膏：5%～10%。复方水杨酸酊：水杨酸 6 g，苯甲酸 12 g，90%乙醇加至 100 ml。水杨酸碘酊：水杨酸 5～10 g，5%碘酊 10 ml，甘油 10 ml，90%乙醇加至 100 ml。25%水杨酸火棉胶：水杨酸 25 g，火棉胶、乙醚各等量加至100 ml。水杨酸硫黄软膏：5%～10%水杨酸软膏、5%～10%硫黄软膏等量混合。

【作用机制】 为广谱抗菌药，对革兰阳性菌和阴性菌、致病性酵母菌、皮肤癣菌均有抑制作用。外用不同浓度对皮肤作用不同，浓度1%～2%有止痒和角质促成作用，5%～10%有角质松解和剥脱作用。

【相互作用】 ① 本品乙醇溶液遇铅、银、汞、锌等金属盐类会生成不溶性沉淀。② 硼砂，碱金属的醋酸盐、磷酸盐、枸橼酸盐，可增加水杨酸在水中的溶解度。③ 水杨酸与软皂配伍，能逐渐分离出油状的脂肪酸，配药忌用铁器。④ 遇碘化钾析出碘，与含吐温类霜剂配伍时则破坏乳剂系统。

【不良反应】 局部刺激、儿童全身大面积使用可发生吸收性中毒。

【注意事项】 ① 注意不同浓度的水杨酸有不同的作用和适应证。② 在身体皮肤最薄的部位，如眼眶周围、乳头及乳晕处和会阴部的皮肤应慎用水杨酸制剂。

【患者用药指导】 只供外用。

二硫化硒 Selenium Sulfide

【商品名或别名】 硫化硒，希尔生

【分类】 治疗学：抗真菌药。

【指征和剂量】 ① 头部脂溢性皮炎：先用洗发水清洗头发及头皮，取药液10 g，涂于头部，轻揉出泡沫，保留10 min，用温水洗净，每周2次，1个月为一疗程。② 花斑癣：清洗局部，取药液30 g搽于患部，保留10～30 min，用清水清洗，每周2次，持续2～4周，必要时延长使用时间。③ 寻常痤疮：先清洗面部及胸部患处，取适量药液加等量水，调匀，涂于患部，保留10 min，清洗，2次/周，持续2～4周。

【制剂】 混悬液：2.5%。

【作用机制】 具有杀灭浅部真菌、寄生虫及抑制细菌作用，并能抑制皮脂形成，抑制表皮及滤泡上皮细胞过度生长。具有止痒、消炎、减少脱屑作用。

【禁忌证】 对本品过敏者。

【不良反应】 偶见脱发稍多，头发变浅色，用大量水冲洗可以避免。

【注意事项】 避免用于破损、糜烂处，不能入眼。

【患者用药指导】 用前摇匀，使用过程中勿接触金属制品，包括金银首饰。只供外用。

硫黄 Sulfur

【商品名或别名】 升华硫

【分类】 治疗学：抗真菌药。

【指征和剂量】 ① 浅部真菌病：外用5%～10%硫黄软膏，bid。② 脂溢性皮炎、痤疮、酒渣鼻：外用2%～5%硫黄霜、复方硫黄洗剂，bid。③ 疥疮、银屑病：外用10%～20%软膏，qd。

【制剂】 2%～5%、5%～10%软膏。复方硫黄洗剂：沉降硫黄5 g、硫酸锌1 g、甘油10 ml、10%樟脑醑10 ml，蒸馏水加至100 ml。

【作用机制】 与皮肤接触后，形成硫化氢和连五硫酸，对皮肤有刺激作用和角质溶解作用，亦有杀菌和抗真菌作用。

【不良反应】 偶发过敏反应，儿童外用时注意过量吸收中毒。

【患者用药指导】 只供外用。

十一烯酸(锌) Undecylenic Acid

【商品名或别名】 脚气灵，Zinc Undecylenate

【分类】 治疗学：抗真菌药。

【指征和剂量】 用于头癣、手足癣、体癣及皮肤黏膜念珠菌病：5%～10%十一烯酸酊、软膏，20%十一烯酸锌软膏外用涂患处，1～3次/d，连用数周。

【制剂】 酊、软膏：5%～10%。软膏：20%。

【作用机制】 十一烯酸为高级不饱和脂肪酸，有抑制真菌作用。十一烯酸锌是十一烯酸的锌盐，两者均具有中等抗真菌作用。用于治疗浅表性真菌病，两药常合用。

【不良反应】 偶有刺激性。

【注意事项】 ① 宜30℃以下避光保存。② 用于黏膜，浓度不宜超过1%。③ 该药有一定的刺激性，对皮肤较薄处，如股癣等会阴部的皮损应慎用。

【患者用药指导】 只供外用。

克霉唑 Clotrimazole

【商品名或别名】 氯三苯甲咪唑，氯苯甲咪唑，氯三苯咪唑，氯曲马唑

【分类】 治疗学：合成咪唑类广谱抗真菌药。妊娠分类：B。

【指征和剂量】 用于浅部真菌病，如体癣、股癣、花斑癣、手足癣及皮肤念珠菌病、真菌性阴道炎等。

口服：成人 0.5～1 g，tid；儿童 20～60 mg/(kg·d)，tid。外用：3%克霉唑霜涂患处，bid 或 tid。阴道给药：药膜 0.05～0.1 g，qd 或 bid；栓剂 0.15 g，qd。

【制剂】 溶液、霜剂：1%。

【作用机制】 为合成咪唑类广谱抗真菌药。在体内及体外对念珠菌、隐球菌、曲菌、藻菌、皮肤癣菌等均有较好的抑菌效果。口服吸收差，不良反应较多，主要供局部应用。

【禁忌证】 对本品过敏者、妊娠不足 3 个月的孕妇禁用。

【不良反应】 口服可有胃肠道反应，偶有血清 ALT 升高，白细胞减少，尿路烧灼感，抑郁与幻觉等精神系统反应。外用可有轻度刺激作用，但发生接触性皮炎者较少。

联苯苄唑 Bifonazole

【商品名或别名】 苯苄咪唑，孚琪，美克，必伏

【分类】 治疗学：咪唑类抗真菌药。

【指征和剂量】 用于足癣、手癣、体癣、股癣、红癣、花斑癣、皮肤念珠菌病等。

外用，睡前涂抹患处，qd，一般疗程为 2～4 周。

【制剂】 霜剂：1%。

【药动学】 经皮肤吸收迅速，血药浓度持续时间长，部分从尿及粪便排出，无蓄积作用。

【作用机制】 为新合成的咪唑类抗真菌外用药，能抑制真菌细胞膜麦角固醇的合成，破坏真菌细胞膜，促进真菌细胞内释放出钾离子和无机磷酸，使细胞外液 pH 值增高，致细胞死亡。局部用药，穿透力强，浓度高，保留时间长。

【禁忌证】 对咪唑类药物和硬脂酸十六烷酯过敏者禁用。

【不良反应】 少数患者有一过性皮肤发红、灼热，甚至刺痛、脱皮等症状。

【注意事项】 凝胶剂注意有效期，过期勿用。

【患者用药指导】 为达到彻底治愈目的，不应在急性炎症和主要症状

消失后马上停药。

咪康唑 Miconazole

【商品名或别名】 达克宁

【分类】 化学：1-苯乙基咪唑衍生物。治疗学：咪唑类抗真菌药。妊娠分类：C。

【指征和剂量】 ① 2%硝酸咪康唑乳剂、软膏、酊剂、洗剂、散(粉)剂外用治疗浅部真菌病、花斑癣，bid。② 阴道栓剂 100 mg，每晚 1 次，治疗白色念珠菌性阴道炎。

【制剂】 乳剂、酊剂均为 2%。

【作用机制】 作用于真菌细胞膜，抑制麦角甾醇的合成，从而改变其通透性，阻止营养的摄取，导致真菌死亡。有杀真菌作用，为广谱抗真菌药，对皮癣菌、念珠菌和酵母菌等具有抑制和杀灭作用。亦能抑制革兰阳性球菌。

【禁忌证】 对本品过敏者禁用。

【不良反应】 偶有局部刺激现象。

【注意事项】 避免将散剂喷入眼睛。

【患者用药指导】 只供外用。

益康唑 Econazole

【商品名或别名】 氯苯咪硝酸盐

【分类】 治疗学：咪唑类广谱抗真菌药。妊娠分类：C。

【指征和剂量】 ① 念珠菌性阴道炎：50 mg/d(栓剂或霜剂)，2 周为 1 疗程；或 15 mg/d(栓剂)，3 d 为 1 疗程。② 皮肤浅部真菌感染，如体股癣、足癣、花斑癣、念珠菌病等：1%霜剂、酊剂、溶液剂或气雾剂，bid 或 tid。

【制剂】 1%硝酸益康唑软膏、霜剂、洗剂。阴道栓剂：每粒 150 mg。

【作用机制】 与克霉唑相似，能干扰真菌细胞膜的生物合成而破坏其膜系统，并能抑制核糖核酸的合成。口服吸收差，主要局部应用。对皮肤癣菌、放线菌属中的奴卡菌和链丝菌，酵母菌属中的各种念珠菌和新型隐球菌均能完全抑制，对组织胞浆菌、曲霉菌、孢子丝菌也有较强的抗菌作用。

【禁忌证】 妊娠前 3 个月及月经期禁用。

【不良反应】 常见局部刺激症状，如瘙痒、烧灼感；偶见红斑和水疱，多短暂、轻微。

【注意事项】 ① 口服安全性差,不作为内服药。② 本品不宜用于眼部。

伊曲康唑 Itraconazole

【商品名或别名】 斯皮仁诺

【分类】 治疗学:三唑类广谱抗真菌药。妊娠分类:C。

【指征和剂量】 用于治疗浅部皮肤真菌病(花斑癣、体癣、股癣、手足癣)、甲真菌病、外阴阴道念珠菌病、真菌性角膜炎、口腔食管念珠菌病、肺曲霉病等。伊曲康唑注射液适用于治疗以下系统性真菌疾病:曲霉病、念珠菌病、隐球菌病(包括隐球菌性脑膜炎)和组织胞浆菌病。

口服给药:① 皮肤真菌病:200 mg/d,餐时同服或餐后服,连服 7 d。② 甲真菌病:采用冲击间歇疗法,200 mg,bid,餐后服,连服 1 周,停 3 周,为 1 疗程。指甲感染治疗 2～3 个疗程,趾甲感染治疗 3～4 个疗程。③ 急性念珠菌性阴道炎:200 mg,bid,服药 1～3 d。④ 曲霉病:200 mg/d,2～5 个月。⑤ 念珠菌病:100～200 mg/d,3～7 个月。

静脉用药:第 1、第 2 日:静滴伊曲康唑 200 mg,bid,每次 1 h;从第 3 日起:静滴伊曲康唑 200 mg,qd,每次 1 h。静脉用药超过 14 d 的安全性尚不清楚。

【制剂】 胶囊:每粒 100 mg。注射剂:每支 250 mg/25 ml。

【药动学】 本品脂溶性强,在组织中的浓度常比相应血药浓度高数倍乃至 10 余倍。与皮脂及角化细胞亲和力强,药效延续时间长。蛋白结合率低,故脑脊液中浓度极低。本品经肝脏代谢后,由尿及胆汁排出。

【作用机制】 为新一代三唑类口服广谱抗真菌药,对真菌细胞色素 P450 有很高的选择性,通过抑制细胞膜重要成分麦角固醇的合成,抑杀真菌。对皮肤癣菌、酵母菌等引起的各种真菌感染有效。具有很强的亲脂及亲角质性,可在皮肤、甲组织及黏膜中存留很长时间。

【禁忌证】 ① 孕妇禁用。② 对本药过敏者禁用。

【相互作用】 与利福平、苯巴比妥、苯妥英钠合用,血药浓度可降低。

【不良反应】 偶有胃肠道反应和血清 ALT 升高,长期大量用药可致低血钾、水肿、排尿困难等,停药后可恢复正常。本品比酮康唑毒性低,对肝脏损害少见。

【注意事项】 ① 儿童及肝功能异常者不宜使用。② 本品与利福平、苯巴比妥、苯妥英钠合用，血药浓度可降低，不宜共用。③ 服药期间定期检查肝功能和血常规。

【患者用药指导】 为达到最佳吸收，应餐后立即服药，胶囊必须整个吞服。本药从皮肤和甲组织中清除比血浆慢，因此对皮肤感染，停药后 2～4 周达到最理想的临床和真菌学疗效。对甲真菌病来说，在停药后 6～9 个月达到最理想的临床和真菌学疗效。

酮康唑 Kotoconazole

【商品名或别名】 里素劳，康特（霜），采乐（洗剂）

【分类】 治疗学：咪唑类广谱抗真菌药。妊娠分类：C。

【指征和剂量】 用于治疗白色念珠菌病、芽生菌病、花斑癣以及皮肤癣菌病（体癣、股癣、头癣、手足癣、甲癣）。

口服：成人 200 mg/d，用餐时服用，严重感染或疗效不明显时可增至 400 mg/d；儿童：体重在 20～40 kg 者，100 mg/d；40 kg 以上者同成人剂量。

疗程：真菌性口炎 10 d；皮肤、毛发真菌感染及曲霉菌、全身性念珠菌感染至少 1～2 月；类球孢子菌病和组织胞浆菌病 2～6 月；球孢子菌病、甲癣、慢性黏膜念珠菌病 6～12 月，阴道念珠菌病（400 mg/次）5 d。

外用：1%～2%霜剂外涂患处，bid 或 tid；2%洗剂外洗患处，每周 2 次，用于头皮糠疹、脂溢性皮炎、花斑癣。

【药动学】 口服后在胃内溶解吸收，体内分布广泛。血浆蛋白结合率达 80%。

【制剂】 片剂：每片 200 mg。外用剂：2%乳膏、霜剂、洗剂。

【作用机制】 能抑制真菌麦角固醇生物合成，影响细胞膜的通透性，抑制真菌生长，并阻碍孢子转变为菌丝体，从而达到治疗作用。对表浅和深部真菌均有效，如对皮肤癣菌、白念珠菌、芽生菌、着色真菌、球孢子菌、组织胞浆菌、孢子丝菌均有抗菌作用。

【禁忌证】 对本药及咪唑类药物过敏者，孕妇，哺乳期妇女，急、慢性肝炎患者禁用。

【相互作用】 与抗酸药、胆碱受体阻滞药、H_2 受体阻滞药合用影响疗效。

【不良反应】 有恶心、呕吐、腹痛、皮疹、血小板减少、一过性血清 ALT 升高等；可抑制睾酮与肾上腺皮质激素的体内合成，使男性乳房增大。

【注意事项】 用药期间应定期检查血常规及肝功能,出现肝损害症状及时停药。

氟康唑 Fluconazole

【商品名或别名】 大扶康

【分类】 治疗学:三唑类广谱抗真菌药。妊娠分类:C。

【指征和剂量】 用于念珠菌与隐球菌所致的深部真菌病、皮肤黏膜的念珠菌感染和手足癣、股癣、体癣等皮肤浅部真菌病等。亦用于艾滋病患者的隐球菌脑膜炎、口腔念珠菌感染。

① 手足癣、体股癣、花斑癣、皮肤念珠菌病:150 mg/周或 50 mg/d,顿服,疗程 2～6 周。② 严重念珠菌病或隐球菌性脑膜炎:口服或静注 400 mg,以后 200 mg/d,待脑脊液培养阴性,继续用药 10～12 周。③ 浅表念珠菌感染:1%霜剂或凝胶外用涂患处,tid 或 bid。

【制剂】 片剂:每片 50 mg,100 mg,150 mg,200 mg。胶囊:每粒 50 mg,100 mg,150 mg,200 mg。

【药动学】 口服吸收良好,体内分布广泛,脑脊液中药物浓度可达血中的60%～80%。80%以原型从肾脏排出。

【作用机制】 能较强地抑制真菌的甾醇合成及真菌生长。抗菌谱与酮康唑近似,在体外抗真菌作用比酮康唑弱,在体内抗真菌活性比酮康唑强。对深浅部真菌均有抗菌活性,尤其是对念珠菌、隐球菌等活性较高,对曲菌则较差。

【禁忌证】 对氟康唑或其他三唑类药物过敏者禁用。接受 400 mg/d 或更高剂量治疗者禁止同时使用特非那丁。接受本品治疗者禁止同时服用西沙必利。

【相互作用】 本品可使服用华法林的健康男性志愿者凝血酶原时间延长。同时服用磺酰脲类药物后能延长其血浆半衰期。与苯妥英钠合用时可使其血药浓度升高。

【不良反应】 一般耐受性好,常见的不良反应有恶心、头痛、皮疹、腰痛、呕吐和腹泻等;对肝脏有一定毒性,出现血清 ALT 升高及肌酐一过性升高。

【注意事项】 ① 孕妇、哺乳期妇女、儿童慎用。② 静滴速度不宜超过 10 ml/min。

【患者用药指导】 不推荐在静注前与其他任何药物混合。从静脉改为口服时不需要改变每日用药剂量。

环吡酮胺 Ciclopirox Olamine

【商品名或别名】 环匹罗司氨乙醇，环已吡酮氨乙醇，环匹罗司胺，环利，巴特芬

【分类】 治疗学：局部广谱抗真菌药。妊娠分类：B。

【指征和剂量】 用于手足癣、体癣、股癣、花斑癣、皮肤念珠菌病及甲真菌病，尤其是环吡酮涂剂对甲癣效果尤佳。

外用：涂患处，bid。治疗甲癣时，先用温水泡软指甲，再削薄病甲，涂软膏包扎。用环吡酮(8%甲涂剂)时先处理病甲，剪短锉薄，治疗第1个月每周涂药3次，第2个月每周涂药2次，第3个月后每周涂药1次，至痊愈为止。

【制剂】 软膏：1%，每支15 g。溶液：每瓶0.2 g/2.5 g。

【作用机制】 对皮肤癣菌、酵母菌和其他真菌有较强的抑菌和杀菌作用。对各种放线菌、革兰阳性菌和革兰阴性菌及支原体、衣原体、毛滴虫等也有一定作用。

【禁忌证】 对本品过敏者禁用。

【不良反应】 个别患者涂药后局部发红、瘙痒，停药后消失。

【注意事项】 除非绝对必要，才可将环吡酮胺用于孕妇及哺乳期妇女。不可用于眼部。

【患者用药指导】 只供外用。

阿莫罗芬 Amorolfine

【商品名或别名】 罗噻尼尔，罗每乐(甲搽剂)

【分类】 治疗学：局部抗真菌药。

【指征和剂量】 ① 阴道念珠菌病：先用温开水或1/5 000的高锰酸钾无菌液冲洗或坐浴阴道，而后将1枚栓剂置于阴道深处。② 甲癣：每周1～2次锉光和清洁受感染的指(趾)甲，再将5%搽剂均匀涂布于整个指(趾)甲，然后晾干3 min。对于指甲用药，一般需持续6个月，趾甲需持续9～12个月。③ 皮肤真菌病：0.125%～0.5%霜剂外涂患处，qd，连续1～6周。

【制剂】 5%搽剂；0.125%、0.25%、0.5%乳膏。

【作用机制】 为新型丙烯胺类抗真菌药。可能由于抑制鲨烯环氧化酶,影响真菌细胞膜合成,对不同真菌起抑制或杀菌作用。

【禁忌证】 对本品及赋形剂过敏者,孕妇及准备怀孕者禁用。

【不良反应】 偶见局部反应,如烧灼感、瘙痒等。

【注意事项】 ① 不用于系统真菌病和阴道革兰阳性菌感染。② 哺乳期妇女慎用。③ 在治疗期间,避免使用人工指甲。

【患者用药指导】 只供外用。

特比萘芬 Terbinafine

【商品名或别名】 氯化乙酰胆碱,兰美抒,丁克

【分类】 治疗学:丙烯胺类广谱抗真菌药。妊娠分类:B。

【指征和剂量】 用于皮肤癣菌引起的感染,如手癣、足癣、体癣、头癣、甲癣,以及念珠菌引起的皮肤感染。口服对花斑癣无效,外用有效。

口服:250 mg,qd,或 125 mg,bid;儿童根据体重酌减。体癣、股癣用药 2 周;手癣、足癣用药 3 周;头癣用药 4 周;甲癣用药 6~8 周,严重者遵医嘱,适当延长疗程。外用:1%霜剂涂患处,bid,疗程 1~2 周。

【制剂】 片剂:每片 250 mg。外用剂:1%霜剂。

【药动学】 本品有高度亲脂性和亲角质性,服药 2 d 内药物在角质层的浓度就可接近血浆峰值,在停药 3 周后仍可保持高于杀皮肤癣菌的浓度,吸收、分布、聚集迅速并具有后效应,停药后症状继续好转。

【作用机制】 特异性地干扰真菌麦角固醇的早期生物合成,高选择性地抑制真菌的角鲨烯环氧化酶,使真菌细胞膜的形成受阻,从而达到抑菌和杀菌的双重作用。低浓度的特比萘芬对皮肤癣菌、真菌(包括双相真菌)有杀灭作用,对致病性的酵母菌,则根据菌种的不同可呈杀菌或抑菌作用。

【禁忌证】 对特比萘芬及外用赋形剂过敏者禁用。

【相互作用】 不抑制经由细胞色素 P450 系统代谢的药物清除,但西咪替丁和利福平可改变特比萘芬的血浆清除。

【不良反应】 口服耐受性好,副作用轻,且常为一过性。常见的有胃肠道反应如食欲减退等,可发生皮疹或荨麻疹,偶见味觉改变;外用少数患者可出现局部烧灼感、瘙痒感、刺激症状或局部皮肤干燥。

【注意事项】 ① 肾功能不全者以及妊娠、哺乳期妇女慎用。② 对已有慢性稳定性肝功能障碍或肾功能不全者,口服剂量应减少,并密切随访。

布替萘芬 Butenafine

【分类】 化学：苯甲胺衍生物。治疗学：丙烯胺类局部抗真菌药。妊娠分类：B。

【指征和剂量】 用于头癣、花斑癣、浅表念珠菌病以及皮肤皱褶部的擦烂性真菌病。

1%霜剂或凝胶剂外用涂抹患处，qd。疗程随病种与部位不同，一般2～4周。

【制剂】 1%霜剂或凝胶剂。

【药动学】 透皮作用好，代谢完全，可产生大量的无活性的代谢物由尿及胆汁排泄。

【作用机制】 损伤真菌的脂质代谢，通过干扰真菌的麦角固醇的生物合成，起到杀菌和抑菌作用。对皮肤毛癣菌属、小孢子菌属、表皮癣菌属、念珠菌属、糠秕孢子菌都有杀菌作用。对念珠菌属及酵母菌具有抑菌作用。对革兰阳性菌及阴性菌均具有局部杀菌作用。

【不良反应】 不良反应罕见，少数患者有局部刺激，如烧灼及干燥等感觉，无全身不良反应。

【注意事项】 仅供局部外用；不用于眼部、急性炎症及开放性损伤。一般疗程不超过4周。

伏立康唑 Voriconazole

【商品名或别名】 威凡，Vfend

【分类】 治疗学：三唑类广谱抗真菌药。妊娠分类：D。

【指征和剂量】 主要用于治疗免疫缺陷患者的进行性的、可能威胁生命的感染，包括侵袭性曲霉病、对氟康唑耐药的严重侵袭性念珠菌病以及由足放线菌属和镰刀菌属引起的严重真菌感染。

首次给药时第1日应给予负荷剂量，以使其血药浓度在给药第1日即接近于稳态浓度。详细剂量：负荷剂量(第1个24 h)，6 mg/kg，q12 h；维持剂量(开始用药24 h以后)，4 mg/kg，bid。如果患者不能耐受，可减为3 mg/kg，bid。

【制剂】 薄膜衣片：每片50 mg，200 mg；注射剂：200 mg。

【药动学】 伏立康唑口服吸收迅速，血浆达峰时间<2 h，消除相半衰期为6 h，相对生物利用度90%，其药动学呈非线性。药物通过肝CYP450

酶系代谢,代谢物无抗菌活性。

【作用机制】 通过抑制真菌中由细胞色素 P450 介导的 14α-甾醇去甲基化,从而抑制麦角固醇的生物合成。

【禁忌证】 ① 已知对伏立康唑或任何一种赋形剂有过敏史者禁用。② 2 岁以下儿童禁用。

【相互作用】 ① 与 CYP3A4 底物如特非那定、阿司咪唑、西沙必利、匹莫齐特或奎尼丁合用时,可使上述药物的血药浓度增高,从而导致 QT 间期延长,并且偶见尖端扭转型室性心动过速。与麦角生物碱类药物(麦角胺、二氢麦角胺)合用后,麦角类药物的血药浓度增高可导致麦角中毒。② 与利福平、卡马西平和苯巴比妥合用,可以显著降低本品的血药浓度。③ 与西罗莫司合用时,西罗莫司的血药浓度可能显著增高。④ 与利托那韦同时应用,伏立康唑血药浓度显著降低,依非韦伦的血药浓度则显著增高。⑤ 与利福喷丁同时应用,伏立康唑血药浓度显著降低,利福喷丁的血药浓度则显著增高。

【不良反应】 部分患者在用药后 30 min 内发生可逆性、与剂量有关的视觉障碍,包括亮度增加、模糊、色彩感改变和畏光,但仅限于 30 min 内。少数患者用药 28 d 后可出现视网膜异常,并可持续整个用药期间。其他不良反应有发热、头痛、腹痛、恶心、呕吐、腹泻、外周水肿、皮疹、败血症、呼吸障碍和转氨酶升高,偶可发生幻觉、暴发性肝衰竭、光敏反应、stevens-johnson 综合征及表现为发热和低血压的类过敏性反应。

【注意事项】 ① 不能与特非那定、阿司咪唑、西沙必利、匹莫齐特、奎尼丁、利福平、卡马西平、麦角胺、二氢麦角胺、苯巴比妥、西罗莫司等药物合用。② 如果连续治疗超过 28 d,需监测视觉功能,包括视敏度、视力范围以及色觉。③ 在治疗之初及治疗中需检查肝功能。④ 应用于孕妇时可导致胎儿损害,如在孕期使用伏立康唑,或在用药期间怀孕,应告知患者本品对胎儿的潜在危险。

【患者用药指导】 ① 伏立康唑片剂应在餐后或餐前至少 1 h 服用。② 本品可能引起视觉改变,包括视力模糊和畏光,因此用药期间不能在夜间驾驶。③ 如果在用药过程中出现视觉改变,应避免从事有潜在危险性的工作,例如驾驶或操纵机器。④ 用药期间应避免强烈的、直接的阳光照射。

泊沙康唑 Posaconazole

【商品名或别名】 Noxafil

【分类】 化学：三唑类抗真菌药。治疗学：吡咯类抗真菌药。

【指征和剂量】 用于治疗由于免疫系统低下导致的严重念珠菌属及曲霉真菌感染。出现这些严重真菌感染的高风险患者人群包括：艾滋病进展期患者，接受了干细胞移植并发移植物抗宿主疾病(GVHD)的患者，正在接受化疗的癌症患者。也可用于治疗念珠菌属导致的真菌性口炎。

800 mg/d，分 2 次或 4 次口服。镰刀菌性角膜炎和眼内炎需同时用泊沙康唑滴眼液滴眼(10 mg/0.1 ml)，q1 h。

【制剂】 口服混悬液：40 mg/ml，每瓶 105 ml。

【药动学】 口服吸收良好，食物可增加吸收。血浆蛋白结合率 98%～99%。药物主要经葡糖醛酸化代谢为无活性的代谢产物。约 14%以葡糖醛酸结合物或原型随尿液排泄，77%以原型从粪便排出。

【作用机制】 通过抑制 14α-甾醇去甲基酶而抑制真菌麦角固醇的生物合成，对真菌细胞色素 P450 系统具有高选择性。

【禁忌证】 对本药过敏者禁用。

【相互作用】 与其他药物的相互作用尚不明确。进食时服药有利于药物吸收。

【不良反应】 至少 10%的患者用药后可出现疲乏、头痛、嗜睡、眩晕、口干和便秘，还可见低血压、发热、腹泻、腹痛、恶心、呕吐、肌肉骨骼痛和精神错乱。HIV 阳性合并口腔念珠菌病者可出现泌尿系统感染性疾病和皮疹，女性患者可出现阴道炎。

【注意事项】 对吡咯类抗真菌药有过敏史者慎用。

两性霉素 B Amphotericin B

【商品名或别名】 二性霉素，二性霉素 B，两性霉素乙，庐山霉素

【分类】 治疗学：多烯类抗真菌药物。妊娠分类：B。

【指征和剂量】 适用于敏感真菌(新型隐球菌、皮炎芽生菌、组织胞浆菌、球孢子菌属、孢子丝菌属、念珠菌属)所致的深部真菌感染且病情呈进行性发展者，如败血症、心内膜炎、脑膜炎(隐球菌及其他真菌)、腹腔感染(包括与透析相关者)、肺部感染、尿路感染和眼内炎等。外用制剂适用于着色真菌病，烧伤后皮肤真菌感染，呼吸道念珠菌、曲菌或隐球菌感染，真菌性角

膜溃疡。

静脉用药：起始剂量为1～5 mg，或按体重每次0.02～0.1 mg/kg，以后根据患者耐受情况每日或隔日增加5 mg，当增至0.6～0.7 mg/kg时即可暂停增加剂量，此为一般治疗量。成人最高剂量不超过1 mg/(kg·d)，每日或隔1～2 d给药1次，累积总量1.5～3.0 g，疗程1～3个月，也可长至6个月。

鞘内给药：首次0.05～0.1 mg，以后渐增至每次0.5 mg，最大量一次不超过1 mg，每周给药2～3次，总量15 mg左右。鞘内给药时宜与小剂量地塞米松或琥珀酸氢化可的松同时给予，并需用脑脊液反复稀释药液，边稀释边缓慢注入以减少不良反应。

局部用药：气溶吸入时成人每次5～10 mg，用灭菌注射用水溶解成0.2%～0.3%溶液应用；超声雾化吸入时本品浓度为0.01%～0.02%，每日吸入2～3次，每次吸入5～10 ml；持续膀胱冲洗时每日以两性霉素B 5 mg加入1 000 ml灭菌注射用水中，按40 ml/h注入速度进行冲洗，共用5～10 d。

外用：0.1%溶液或1%眼膏外涂。

【制剂】 注射剂：5 mg(500 U)，25 mg(2.5万U)，50 mg(5万U)。

【药动学】 血消除半衰期约为24 h，蛋白结合率为91%～95%。在肾组织中浓度最高，其次为肝、脾、肾上腺、肺、甲状腺、心、骨骼肌、胰腺等。在体内经肾脏缓慢排泄，每日有给药量的2%～5%以原型排出，7 d内自尿中排出给药量的40%。停药后自尿中排泄至少持续7周。

【作用机制】 通过与敏感真菌细胞膜上的固醇相结合，损伤细胞膜的通透性，导致细胞内重要物质如钾离子、核苷酸和氨基酸等外漏，破坏细胞的正常代谢，从而抑制其生长。

【禁忌证】 ① 对本品过敏者禁用。② 严重肝病患者禁用。

【相互作用】 ① 与肾上腺皮质激素同时应用，可加重两性霉素B诱发的低钾血症。② 本品所致的低钾血症可增强潜在的洋地黄毒性，与洋地黄苷同用时应严密监测血钾浓度和心脏功能。③ 与氟胞嘧啶具协同作用，但可增加细胞对氟胞嘧啶的摄取并损害其经肾排泄，从而增强其毒性反应。④ 与吡咯类抗真菌药如酮康唑、氟康唑、伊曲康唑等在体外具拮抗作用。⑤ 氨基糖苷类、抗肿瘤药物、卷曲霉素、多黏菌素类、万古霉素等肾毒性药物与本品同用时可增强其肾毒性。⑥ 骨髓抑制剂、放射治疗等可加重患者贫血，与两性霉素B合用时宜减少其剂量。⑦ 本品诱发的低钾血症可加强神经肌肉阻断药的作用，两者同用时需监测血钾浓度。⑧ 应用尿液碱化药可增强本品的排泄，并防止或减少肾小管酸中毒发生的可能。

【不良反应】 ① 静滴过程中或静滴后发生寒战、高热、严重头痛、食欲缺乏、恶心、呕吐，有时可出现血压下降、眩晕等。② 几乎所有患者在疗程中均可出现不同程度的肾功能损害，尿中可出现红细胞、白细胞、蛋白和管型，血尿素氮和肌酐增高，肌酐清除率降低，也可引起肾小管性酸中毒。③ 低钾血症。④ 血液系统毒性反应有正常红细胞性贫血，偶可有白细胞或血小板减少。⑤ 肝毒性，较少见，可致肝细胞坏死，急性肝功能衰竭亦有发生。⑥ 心血管系统反应，如静滴过快时可引起心室颤动或心搏骤停。此外本品所致的电解质紊乱亦可导致心律失常的发生。本品静滴时易发生血栓性静脉炎。⑦ 神经系统毒性反应，鞘内注射本品可引起严重头痛、发热、呕吐、颈项强直、下肢疼痛及尿潴留等，严重者可发生下肢截瘫等。⑧ 过敏性休克、皮疹等变态反应偶有发生。

【注意事项】 ① 本品毒性大，不良反应多见，但它又是治疗危重深部真菌感染的唯一有效药物，选用本品时必须权衡利弊后做出决定。② 重度肾功能损害者需延长给药间期或减量应用，应用其最小有效量；当治疗累积剂量>4 g时可引起不可逆性肾功能损害。③ 本品可致肝毒性，肝病患者避免应用本品。④ 治疗期间定期监测血、尿常规，肝、肾功能，血钾，心电图，等等。如血尿素氮或血肌酐明显升高时，则需减量或暂停治疗，直至肾功能恢复。⑤ 为减少本品的不良反应，给药前可给解热镇痛药和抗组胺药，如吲哚美辛和异丙嗪等，同时给予琥珀酸氢化可的松25～50 mg或地塞米松2～5 mg，一同静滴。⑥ 本品治疗如中断7 d以上者，需重新自小剂量(0.25 mg/kg)开始逐渐增加至所需量。⑦ 本品宜缓慢避光静滴，每剂静滴时间至少6 h。⑧ 药液静滴时应避免外漏，因本品可致局部刺激。

两性霉素B脂质体 Amphotericin B Liposome

【商品名或别名】 锋克松，安浮特克，两性霉素B脂质复合物，ABCD，ABLC，Abelcet，Ambisome，Amphocil

【分类】 治疗学：多烯类抗真菌药物。妊娠分类：B。

【指征和剂量】 适用于敏感真菌所致全身性深部真菌感染的治疗，包括隐球菌性脑膜炎、念珠菌病、球孢子菌病播散性脑膜炎或慢性球孢子菌病等,以及组织胞浆菌病、曲霉病、皮炎芽生菌病和内脏利什曼原虫病等。特别适用于因肾损伤或药物毒性而不能使用有效剂量的两性霉素 B 的患者。

起始剂量 0.1 mg/(kg · d),如无毒副反应,第 2 日开始剂量增加 0.25～0.50 mg/(kg · d),剂量逐日递增至 1～3 mg/(kg · d)。总剂量为 1～5 g。

【制剂】 注射剂(以两性霉素 B 计): 2 mg(2 000 U),10 mg(10 000 U)。

主要有 3 种剂型: 两性霉素 B 脂质复合体(用脂质体与两性霉素 B 交织而成)、两性霉素 B 脂体(用脂质体将两性霉素 B 包裹而成)和两性霉素 B 脂质分散体(用硫酸胆固醇与等量的两性霉素 B 混合包裹而成)。

【药动学】 静脉给药后大部分分布于网状内皮组织,其中在肝、脾、肺组织中浓度最高,在肾组织中浓度较低。平均清除半衰期为 7～10 h。

【作用机制】 有效成分为两性霉素 B。两性霉素 B 脂质体在体内多分布于网状内皮组织(如肝、脾、肺组织)中,减少了药物在肾组织中的分布,从而降低了两性霉素 B 的肾毒性,与静滴有关的毒性反应也明显降低。因此,既保留了两性霉素 B 的高度抗菌活性,又降低了其毒性。

【禁忌证】 ① 对两性霉素 B 过敏者禁用。② 严重肝病患者禁用。

【相互作用】 同两性霉素 B。

【不良反应】 两性霉素 B 脂质体的毒副反应明显低于两性霉素 B。

【注意事项】 同两性霉素 B。

制霉菌素 Nystatin

【商品名或别名】 米可定,耐丝菌素,制霉素,Fungicidin, Mycostatin, Nylstat, Nystatinum

【分类】 治疗学: 多烯类抗真菌药。妊娠分类: C。

【指征和剂量】 用于治疗口腔、消化道、阴道和体表的真菌或滴虫感染。

消化道念珠菌病: 口服,成人 50 万～100 万 U, tid; 小儿 5 万～10 万 U/(kg · d),分 3～4 次服。口腔念珠菌病: 甘油水悬液涂用,每日多次。皮肤念珠菌病: 软膏涂患处, bid; 耳霉菌病: 滴耳液滴耳, bid 或 tid; 阴道念珠菌病: 阴道片或栓剂, 1～2 粒(或片)/d。

【制剂】 片剂: 10 万 U, 25 万 U, 50 万 U。混悬液: 100 万 U 加适量甘油、蒸馏水制成 100 ml。软膏: 10 万 U/g; 栓剂: 10 万 U; 滴耳液:

15 万 U/ml;阴道片 10 万 U。

【药动学】 口服后胃肠道不吸收,几乎全部服药量以原型自粪便内排出。局部外用亦不被皮肤和黏膜吸收。

【作用机制】 可与真菌细胞膜上的固醇相结合,致细胞膜通透性的改变,以致重要细胞内容物外漏而发挥抗真菌作用。

【禁忌证】 对本品过敏的患者禁用。

【相互作用】 尚不明确。

【不良反应】 口服较大剂量时可发生腹泻、恶心、呕吐和上腹疼痛等消化道反应,减量或停药后迅速消失。局部刺激偶见,可引起接触性皮炎,阴道片或栓可引起白带增多。

【注意事项】 ① 本品对全身真菌感染无治疗作用。② 5 岁以下儿童不推荐使用。

氟胞嘧啶 Flucytosine

【商品名或别名】 5-氟胞嘧啶,安确治,5-FC,Alcobon,Ancobon,Ancotil,Flucytosinum,Fluorocytosin

【分类】 治疗学:抗真菌药。妊娠分类:C。

【指征和剂量】 用于念珠菌属心内膜炎、隐球菌属脑膜炎、念珠菌属或隐球菌属真菌败血症、肺部感染和尿路感染。

静滴:0.1~0.15 g/(kg·d),分 2~3 次给药,静滴速度 4~10 ml/min。口服:1.0~1.5 g,qid。

【制剂】 片剂:每片 0.25 g,0.5 g。注射剂:每瓶 2.5 g/250 ml。

【药动学】 药物吸收后,广泛分布于肝、肾、心、脾、肺组织中,其浓度≥同期血药浓度,炎性脑脊液中药物浓度可达同期血药浓度的 50%~100%。本品亦可进入感染的腹腔、关节腔及房水中。血清蛋白结合率为 2.9%~4%,血消除半衰期为 3~6 h。本品经肾小球滤过排泄,约 90%以上的药物以原型自尿中排出。本品可经血液透析排出体外。

【作用机制】 通过真菌细胞的渗透酶系统进入细胞内,转化为氟尿嘧啶,替代尿嘧啶进入真菌的脱氧核糖核酸中,从而阻断核酸和蛋白质的合成。

【禁忌证】 ① 严重肝肾功能不全者禁用。② 对本品过敏患者禁用。

【相互作用】 ① 阿糖胞苷可通过竞争抑制灭活本品的抗真菌活性。

② 本品与两性霉素B具协同作用，两性霉素B亦可增强本品的毒性，此与两性霉素B可使细胞摄入药物量增加以及肾排泄受损有关。③ 同时应用骨髓抑制药物可增加毒性反应，尤其是造血系统的不良反应。

【不良反应】 ① 恶心、呕吐、厌食、腹痛、腹泻等胃肠道反应。② 皮疹、嗜酸粒细胞增多等变态反应。③ 肝毒性反应可发生，一般表现为血清氨基转移酶一过性升高，偶见血清胆红素升高，肝大者甚为少见。④ 可致白细胞或血小板减少，偶可发生全血细胞减少、骨髓抑制和再生障碍性贫血。⑤ 偶可发生暂时性神经精神异常，表现为精神错乱、幻觉、定向力障碍和头痛、头晕等。

【注意事项】 ① 单用本品在短期内可产生真菌对本品的耐药菌株。治疗播散性真菌病时通常与两性霉素B联合应用。② 用药期间应定期检查血常规、肝功能、肾功能等；有骨髓抑制、血液系统疾病或同时接受骨髓抑制药物的患者及肝、肾功能损害者应慎用。③ 肾功能减退者需减量用药，并需监测血药浓度，最高血药浓度(C_{max})不宜超过 80 mg/L，以 40～60 mg/L为宜。④ 定期进行血液透析治疗的患者，每次透析后应补给 37.5 mg/kg 的一次剂量。腹膜透析者补给 0.5～1.0 g/d。

卡泊芬净 Caspofungin

【商品名或别名】 醋酸卡泊芬净，科赛斯，Cancidas，Caspofungin Acetate

【分类】 治疗学：棘白菌素类抗真菌药。妊娠分类：C。

【指征和剂量】 对许多种致病性曲霉菌属和念珠菌属真菌具有抗菌活性。适用于治疗对其他治疗无效或不能耐受的侵袭性曲霉菌病，对唑类抗真菌药物及两性霉素B耐药的念珠菌有效。

第1日给予单次 70 mg 负荷剂量，随后 50 mg/d。对于治疗无临床反应而对本品耐受性良好的患者可以考虑将剂量加大至 70 mg/d。

【制剂】 注射剂：每支 50 mg，70 mg(以醋酸卡泊芬净计)。

【药动学】 口服吸收差。与白蛋白的结合率约为 97%，大部分药物分布于组织中，仅微量分布于红细胞中。主要在肝脏和血浆中清除。用药 27 d后，肾脏和粪便中的排泄量分别占给药总量的 41%和 35%，其中少于 10%的药物以原型经尿排泄。本品不能经血液透析清除。

【作用机制】 能抑制丝状真菌和酵母菌细胞壁的 β(1,3)-D-葡聚糖的合成，导致细胞壁完整性和渗透稳定性的破坏及细胞溶解。

【禁忌证】 对本品中任何成分过敏的患者禁用。

【相互作用】 ① 本品对于细胞色素P450(CYP)系统中的任何一种酶都不抑制。本品的药动学不受伊曲康唑、两性霉素B、麦考酚酸盐或他克莫司的影响。本品对伊曲康唑、两性霉素B或有活性的麦考酚酸盐代谢产物的药动学也无影响。② 本品能使他克莫司(FK-506)的12 h血浓度($C_{12\,h}$)下降26%。③ 本品不会使环孢霉素的血浆浓度升高。当本品与环孢霉素同时使用时,会出现肝脏ALT和AST水平的一过性升高。④ 与药物清除诱导剂和(或)混合的诱导剂/抑制剂如依非韦伦、奈非那韦、奈韦拉平、利福平、地塞米松、苯妥英或卡马西平同时使用时,卡泊芬净的浓度可能下降,应考虑在给予通常70 mg负荷剂量之后,将本品的剂量加大到70 mg/d。

【不良反应】 可出现发热、头痛、静脉炎/血栓性静脉炎、恶心、呕吐、腹泻、皮肤潮红、皮疹、瘙痒等,亦可导致白细胞减少、嗜酸粒细胞增多、血小板减少、中性粒细胞减少、部分凝血激酶时间延长、凝血酶原时间延长及血清总蛋白降低、低白蛋白、低钾、低钠、低钙等。以上不良反应和实验室检查异常一般都是轻微的,且极少导致停药。

【注意事项】 ① 不推荐18岁以下的患者使用本品。② 本药与右旋葡萄糖溶液存在配伍禁忌。

碘苷 Idoxuridine

【商品名或别名】 疱疹净,碘甙,碘脱氧尿苷

【分类】 治疗学:抗病毒剂。妊娠分类:C。

【指征和剂量】 用于单纯疱疹,也可用于治疗寻常疣和带状疱疹:外用5%~20%二甲基亚砜溶液或软膏剂、乳膏剂,q 2~4 h,5~7 d为一疗程。

【制剂】 0.1%溶液、0.5%~1%二甲基亚砜溶液。

【作用机制】 通过三种途径抑制病毒DNA的合成:① 抑制脱氧胸腺嘧啶单核苷酸聚合成DNA的过程,即抑制聚合酶的作用。② 抑制从胸腺嘧啶核苷酸生成脱氧胸腺嘧啶核苷酸的过程。③ 取代胸腺嘧啶核苷酸掺入DNA分子,制造异常DNA分子,使病毒停止繁殖或失活。对DNA病毒有效,对疱疹病毒、腺病毒及痘病毒亦有效。

【不良反应】 毒性较大,可出现腹泻、口炎、脱发、骨髓抑制,并有致畸和致肿瘤的危险。

【注意事项】 ① 肝肾功能不全者、小儿及孕妇慎用。② 用药期间应定期检查血常规、肝功能等。③ 不宜长期点眼,可出现角膜染色或混浊。④ 本品药液需新鲜配制,不宜与肾上腺皮质激素混用。

【患者用药指导】 只供外用。

七、抗 麻 风 药

氨苯砜 Dapsone

【商品名或别名】 二氨二苯砜,对位氨基双苯砜,DDS

【分类】 治疗学:抗麻风药。妊娠分类:C。

【指征和剂量】 为治疗各型麻风病的首选药物。对疱疹样皮炎、持久性隆起性红斑、角层下脓疱病、嗜酸性脓疱性毛囊炎和婴儿肢端脓疱病疗效佳。对其他多种皮肤病,如大疱性皮肤病、血管炎类皮肤病、无菌性脓疱性皮肤病等亦有一定疗效。

口服:① 多菌型麻风:100 mg/d,分 2 次服,疗程至少 24 个月。② 少菌型麻风:100 mg/d,共服 6 个月。③ 其他皮肤病:一般 50~200 mg/d,待症状控制后逐渐减量,维持量为 25~100 mg/d,服药 6 d 停 1 d,每服 3 个月,停药半个月。

【制剂】 片剂:每片 50 mg,100 mg。

【药动学】 口服吸收良好,但排泄较慢,有蓄积作用。

【作用机制】 本品的抗菌谱和作用机制均与磺胺类药物相似,具有抗菌作用,对麻风杆菌有较强的抑制作用为其特点,大剂量有杀菌作用。其机制可能是干扰麻风杆菌的叶酸代谢和某些生物酶作用,使代谢发生障碍,影响了 DNA 的合成,从而达到抑菌作用。

【禁忌证】 孕妇、严重贫血、肝肾疾病患者及对本品过敏者禁用。

【相互作用】 与丙磺舒同服可提高血药浓度。

【不良反应】 较多见溶血、贫血和发绀,有时可有胃肠道反应及皮疹、药物热、头痛、失眠、中毒性精神病等,停药后可恢复。剂量过大可损伤肝功能和引起剥脱性皮炎。有致畸胎作用。

【注意事项】 ① 溃疡病患者、精神病患者慎用。② 用药期间应加服铁剂和复合维生素 B、叶酸。③ 在治疗麻风时,应采用本药与其他抗麻风药如利福平、氯法齐明联合治疗,以提高疗效,缩短疗程,防止耐药菌株的产生。④ 长期应用宜定期查血常规及肝、肾功能。

苯丙砜 Phenprofone

【商品名或别名】 扫风壮，苏乏崇，苯丙砜钠

【分类】 治疗学：抗麻风药。

【指征和剂量】 适应证与氨苯砜相同，除用于治疗麻风病外，也用于其他多种皮肤病的治疗（参照氨苯砜）。本药毒性低，适用于老人、儿童和体弱者。

口服：开始 0.5 g/d，分 3 次服，每周服用 6 d，停药 1 d。肌注：2～3 次/周，从 1 ml 开始，每周增加 1 次，渐增至 8～10 ml/周的维持量。每用药 3 个月，停药 2 周。外用：溶液和软膏涂敷麻风溃疡处可加快愈合。

【制剂】 片剂：每片 0.5 g。注射剂：50%，5 ml，10 ml。溶液剂、软膏剂：10%。

【作用机制】 是氨苯砜的衍生物，在体内分解为氨苯砜而发挥作用。

【禁忌证】 有致畸胎作用，孕妇禁用。严重贫血、肝肾病患者、对本药过敏者禁用。

【不良反应】 较多见的不良反应为溶血、贫血和发绀，有时可有胃肠道反应及皮疹、药热、头痛、失眠、中毒性精神病等，停药后可恢复。剂量过大可损伤肝功能和致剥脱性皮炎。

【注意事项】 ① 精神病患者慎用。② 服药期间保持大便通畅，以免蓄积中毒。

醋氨苯砜 Acedapsone

【商品名或别名】 二乙酰氨苯砜，乙酰氨苯砜，长效二乙酰氨苯砜，DADDS

【分类】 化学：磺胺类及其增效剂。治疗：抗麻风药。

【指征和剂量】 用于治疗结核样型麻风病或作为巩固治疗，因血药浓度低。不宜用于治疗瘤型或界限类麻风。

肌注：油剂 1.5～2 ml，60～75 d 注射 1 次，疗程长达数年。为了避免单用本药产生耐药性，可同时加服氨苯砜 100～150 mg，每周期 2 次。用前摇匀，用粗针头吸出，注入臀肌。

【制剂】 油注射剂：为 40%苯甲酸苄酯及 60%蓖麻油的混悬剂，每支

0.3 g(2 ml),0.9 g(6 ml),1.5 g(10 ml)。

【作用机制】 本药为长效氨苯砜衍生物,有良好的抗麻风作用,其疗效相当于氨苯砜,肌注后缓慢地分解成氨苯砜或乙酰氨苯砜而发挥治疗作用,注射1次可维持60～75 d。

【禁忌证】 严重肝、肾疾病和血液系统疾病、胃及十二指肠溃疡患者禁用。

【不良反应】 可见恶心、呕吐等,偶见头痛、头晕、心动过速等。血液系统可有白细胞减少、粒细胞缺乏、贫血、正铁血红蛋白血症、溶血性贫血。用药1～4周,偶致麻风反应,常表现为发热、不适、剥脱性皮炎等。偶见中毒性精神病、周围精神炎等。初次注射局部有较强的疼痛。与磺胺药合用可发生交叉过敏反应。

【注意事项】 为防止过敏反应,可先服氨苯砜数日,无反应后再用本品。

沙利度胺 Thalidomide

【商品名或别名】 反应停,酞胺哌啶酮,酞咪哌啶酮

【分类】 治疗学:抗麻风药。妊娠分类:X。

【指征和剂量】 是控制麻风反应的有效药物,对麻风病无效,对瘤型麻风反应疗效明显,对结核样型及界限类麻风反应疗效差。

口服:100～200 mg/d,分4次服用,反应控制后渐减为25～50 mg/d,重症可酌情增至300～400 mg/d。

皮肤科用于治疗其他多种皮肤病,如慢性盘状红斑狼疮、亚急性皮肤型红斑狼疮、贝赫切特综合征、结节性痒疹、多形性日光疹、光线性痒疹、天疱疮、家族性慢性良性天疱疮、结节性脂膜炎、多形红斑、成人色素性荨麻疹、坏疽性脓皮病、异位性皮炎、带状疱疹后遗神经痛、混合结缔组织病、血管炎、结节病、皮肤黑热病、泛发性硬斑病、斑秃等。

口服:50 mg,tid,10 d为一疗程,可用2～6个疗程。

【制剂】 片剂:每片25 mg,50 mg。

【作用机制】 推测有免疫抑制作用、免疫调节作用、稳定溶酶体膜、抑制中性粒细胞趋化性、非特异性抗炎作用、抗前列腺素作用、抗组胺及抗5-羟色胺作用等。

【禁忌证】 孕妇及育龄停经妇女和驾驶员、机器操纵者禁用。

【不良反应】 可有口干、头昏、倦怠、恶心、腹痛、面部水肿及皮疹等，最严重的副作用是致畸和多发性神经炎。

氯法齐明　Clofazimine

【商品名或别名】 氯苯吩嗪，克风敏，里本灵，亚甲基吩嗪

【分类】 治疗学：抗麻风药。妊娠分类：C。

【指征和剂量】 主要用于治疗瘤型麻风和麻风反应。此外，对多种皮肤病也有效，如坏疽性脓皮病、慢性盘状红斑狼疮、亚急性皮肤型红斑狼疮、掌跖脓疱病、变应性血管炎、结节性痒疹、贝赫切特综合征、多形性日光疹、天疱疮、异位性皮炎、带状疱疹后遗神经痛以及泛发性脓疱型银屑病、肉芽肿性唇炎、寻常狼疮、颜面播散性粟粒性狼疮等。

多菌型麻风病：口服 30 mg，qd。其他皮肤病：100～200 mg/d，分 2～3 次服，根据不同病种及病情而定，最大剂量不超过 200 mg。

【制剂】 胶丸：每粒 50 mg。

【作用机制】 能干扰麻风杆菌的核酸代谢，抑制菌体蛋白合成，对麻风杆菌有抑制作用，现已被 WHO 推荐作为多菌型麻风联合化疗的药物之一；也具有预防和控制Ⅱ型麻风反应的作用。此外，还能激活中性多核细胞、单核细胞及巨噬细胞，使之产生抗炎及免疫抑制作用和稳定溶酶体膜，阻止溶酶体释放，可用于治疗顽固性皮肤病。

【禁忌证】 对本药过敏者、肾病患者及妊娠妇女禁用。

【不良反应】 ① 最严重的副作用为致畸和多发性神经炎。② 皮肤色素沉着，使皮肤红染，尤以皮损处及暴露部位为明显，停药半年后消退。③ 可有皮肤干燥、脱屑、瘙痒、鱼鳞病样改变或皲裂。④ 偶有皮炎、胃肠反应、眼改变，治疗后 6 个月可以在结膜、虹膜和角膜内发现氯法齐明结晶。

【注意事项】 用药总量超过 40 g 后，应特别警惕周围神经炎的发生。

利福平　见“抗结核药”部分。

第二章　抗肿瘤药

为便于对抗肿瘤药物的认识，采用传统分类，将抗肿瘤药物分为六大类：① 烷化剂，如环磷酰胺、异环磷酰胺等。② 抗代谢药，如氟尿嘧啶、吉西他滨、卡培他滨、雷替曲塞等。③ 抗肿瘤抗生素，如阿霉素、表柔比星、丝裂霉素等。④ 植物药，如长春瑞滨、伊立替康、拓扑替康、紫杉醇等。⑤ 激素，如他莫昔芬、亮丙瑞林、来曲唑等。⑥ 金属络合物及其他类，如顺铂、卡铂、奥沙利铂、甘氨双唑钠等。近几年有许多新药进入临床，如替吉奥、楷莱、奈达铂、吉非替尼、索拉菲尼、西妥昔单抗等，其中最突出的是分子靶向治疗药物越来越多地引起临床医师的注意。为了便于临床应用，在上述基础上，加入生物靶向治疗药物类。

一、烷化剂

环磷酰胺　Cyclophosphamide

【商品名或别名】　环磷氮芥，安道生，癌得星，癌得散，Endoxan，Cytoxan，CTX

【分类】　化学：氮芥类。治疗学：烷化剂类抗肿瘤药。妊娠分类：D。

【指征和剂量】　① 用于治疗非霍奇金淋巴瘤、小细胞肺癌、乳腺癌等疗效较好。② 对急慢性白血病、霍奇金病、多发性骨髓瘤等也有较好疗效。③ 对非小细胞肺癌、卵巢癌、神经系统肿瘤（神经母细胞瘤、视神经母细胞瘤）、睾丸肿瘤、胸腺癌、头颈部肿瘤等均有一定疗效。④ 用于子宫颈癌、子宫体癌、绒毛膜细胞癌、骨肿瘤、各种肉瘤等的术后化疗，可提高远期生存率。⑤ 作为免疫抑制剂，参见第三章。

成人：静注，15～20 mg/kg 或 400～800 mg/m²，每周 1～2 次，总量 8～10 g 为 1 疗程；或环磷酰胺 1 000～1 500 mg/m²，每 3～4 周 1 次。静脉冲击疗法，一般每次不超过 1 500 mg，用生理盐水稀释，由皮管缓慢注射，每周

1 次，冲击 2～3 次，治疗无效则停药。口服，100～200 mg/d 或 60～120 mg/m^2，分 2～3 次口服，总量 10～15 g。动脉注射，200～400 mg，qd 或 qod，总量 8～10 g。

儿童：静注，2～6 mg/kg，qd 或 qod，2～3 g 为 1 疗程；冲击疗法，每次 10～20 mg/kg，每周 1 次，或分 2 次，以生理盐水 20 ml 稀释后缓慢注射。口服，2～8 mg/(kg·d)，分 2～3 次给药。环磷酰胺可以肌注，也可胸腔内、腹腔内、肿瘤内注射，但肌注及动脉注射临床应用较少。

剂量调整：需视治疗水平及血常规调整剂量。

【制剂】 注射剂：每支 100 mg，200 mg；肠溶糖衣片：每片 50 mg。

【药动学】 口服容易吸收，迅速全身分布，生物利用度为 74%～97%，血药浓度 1 h 后达高峰，与血浆蛋白结合不足 20%，半衰期为 4～6.5 h。在 48 h 内由肾脏排出 50%～70%，其中 68%为代谢物，32%为原型。静脉给药 60 mg/kg 后，血浆峰浓度为 500 μmol/L，血浆半衰期为 3～10 h。环磷酰胺可通过血脑屏障，而脑脊液中的浓度仅为血浆中的 1/5。

【作用机制】 环磷酰胺在体外无活性，在体内需经肝脏转化生成 4-羟基环磷酰胺，后者自发开环生成醛磷酰胺，二者分别被氧化成无细胞毒作用的 4-酮基环磷酰胺和羧基磷酰胺。未经氧化的醛磷酰胺可生成丙烯醛和磷酰胺氮芥(PM)，PM 是环磷酰胺的活性代谢物，具有烷化活性和细胞毒作用。4-羟基环磷酰胺可将 PM 转运到细胞内和血液循环中，PM 和 DNA 形成交叉联结，影响 DNA 功能，抑制肿瘤细胞生长与增殖。环磷酰胺为细胞周期非特异性药物，但是对 G_2 期作用显著。

【禁忌证】 对本品过敏者、孕妇及哺乳期妇女、明显恶病质者均禁用。肝肾功能异常、感染、骨髓抑制、痛风、泌尿系结石以及曾接受放疗或化疗者均慎用。

【相互作用】 ① 与巴比妥类、皮质激素、氯霉素等药酶诱导剂合用可增加本药毒性。与苯二氮䓬类药物同用时，可能使肝药酶受诱导，使本品代谢产物增多，毒性增加。② 与放射治疗、多柔比星及色霉素合用均可促使心脏毒性发生。③ 与博来霉素、丝裂霉素、甲氨蝶呤等联合应用会增加肺毒性。④ 与苯巴比妥联合应用可增加环磷酰胺的代谢率以及加重白细胞减少。环磷酰胺可增加琥珀胆碱和口服抗凝剂的活性。⑤ 汞乙磺酸钠可以减轻环磷酰胺的肾脏毒性，维生素 B_6 可以减轻环磷酰胺的胃肠道刺激。⑥ 与抗痛风药，如别嘌醇、秋水仙碱、丙磺舒同用，可以防止本品诱发尿酸性肾病或尿路结石。与别嘌醇合用,有可能加重其骨髓抑制。本品可增加血清尿酸水平,与降低尿酸的药物合用,注意调整后者的剂量。⑦ 与长春新碱、洛莫司汀、L-门冬酰胺酶、卡莫司汀、顺铂、阿糖胞苷、依托泊苷、短小棒状杆菌、维生素A、咖啡因、苯巴比妥等合用可增效。⑧ 阿托品、麻黄碱、细胞色素C及一些类固醇激素可降低本品的活化作用,影响疗效。本品与甲氨蝶呤、氯霉素、类固醇合用可减效。⑨ 与长春新碱合用,由于给药时间不同,疗效不同,可能增效,也可能减效,环磷酰胺用在VCR之后6 h可增效。⑩ 与许多中药如当归、蟾酥、党参等有协同作用。

【不良反应】 ① 骨髓抑制:最常见,为剂量限制性毒性,以白细胞减少及粒细胞减少为主,用药后7～14 d达到最低点,一般在用药后21 d左右(18～25 d)可恢复;罕见血小板减少。② 胃肠道反应:常见有恶心、呕吐、食欲缺乏,静脉用药发生率高于口服;少见腹泻,偶可引起口腔炎、胃肠黏膜溃疡、口咽部感觉异常。③ 泌尿系统反应:5%～10%可出现出血性或非出血性膀胱炎,表现为尿频、尿急、尿痛等,停药后症状可恢复,但药物对膀胱的损伤是永久性的;大剂量静注时少数患者可引起少尿、血尿、蛋白尿等。治疗白血病或淋巴瘤时因破坏大量瘤细胞,易发生高尿酸血症及尿酸性肾病。大剂量环磷酰胺可以引起急性肾小管障碍及Fanconi综合征。④ 心脏毒性:大剂量时可产生心肌坏死,可能引起心脏毒性,出现急性心衰而致死,多发生于首次给药15 d内;与放射治疗以及色霉素合用时可能加重心脏毒性的发生。⑤ 皮肤及附件反应:较常见,发生率约20%,由于环磷酰胺损害毛囊,可造成重度脱发,一般为可逆性,通常在用药后2～3周发生;可见皮炎、皮肤和甲床色素沉着、指甲变形、荨麻疹等。⑥ 其他反应:发热、头晕、烦躁不安、幻视、免疫抑制。有时可出现肝功能损害、黄疸等。久用可致闭经或精子减少。偶尔发生水分排泄障碍而诱发水中毒及稀释性低钠血症,偶尔发生抗利尿激素分泌异常综合征(SIADH综合征)。个别可发生肺纤维化,也可能引起继发性肿瘤。

【注意事项】 ① 用药期间应严密观察血、尿常规,肝肾功能。② 本品宜上午给药,大剂量冲击或中剂量间歇给药比小剂量连续给药的疗效好。体表、局部外用无直接治疗作用。③ 冲击疗法或大剂量给药时,应注意膀胱刺激症状,应多饮水,大量补液,碱化尿液,尿量保持在2 000～3 000 ml/d;或用美司钠,以减轻刺激。肿瘤负荷大的患者,可引起泌尿系统结石和尿酸性肾病,应同时补液及给予别嘌呤醇,这样也有利于预防肿瘤溶解综合征的发生。④ 目前认为环磷酰胺一次给药量超过 1 000 mg/d，疗效并不增加。⑤ 本品溶解度小，应强力摇匀，必须在完全溶解后才能注射。应用时临时配用，在 2～3 h 内应用完，存放时间不得超过 3 h。严格防止吸入或皮肤接触本品粉末。⑥ 本品为白色结晶或结晶性粉末，失去结晶水即液化。溶于水、乙醇、丙酮。干燥状态时，室温下稳定，而水溶液稳定性差；避光，密闭，30℃以下保存。

【患者用药指导】 ① 本品可能有膀胱刺激症状，若用药过程中出现尿频、尿急、尿痛等症状应及时通知医生。② 宜上午用药，患者应多饮水。排尿时，应尽量使膀胱排空，从而使药物及其代谢产物在膀胱内的潴留时间缩短，以减少膀胱炎的发生。③ 本品必须在有化疗经验的医师的指导下进行。

异环磷酰胺　Ifosfamide

【商品名或别名】 匹服平，和乐生（Holoxan），异磷酰胺，Isophosphamide，IFO

【分类】 化学：氮芥类。治疗学：烷化剂类抗肿瘤药。妊娠分类：D。

【指征和剂量】 用于治疗肺癌、恶性淋巴瘤、乳腺癌、睾丸肿瘤、前列腺癌、子宫颈癌、膀胱癌、绒毛膜细胞癌、骨和软组织肉瘤、卵巢癌，也可用于头颈部癌、食管癌、恶性黑色素瘤、急慢性白血病等的治疗。

单独用药：2.5 g/(m²·d)溶于生理盐水或林格液 500～1 000 ml 中，静滴 3～4 h，连用 5 d，21 d 为 1 周期，至少 2 个周期；异环磷酰胺高剂量为每疗程 14 g/m²，6 d 内给予。联合用药：1.2～2.5 g/(m²·d)，静滴 3～4 h，连用 5 d，每 3～4 周重复；也可 3.6 g/m²，连用 2 d。临床常采用 2 g/d，连用 3～5 d。

剂量调整：根据血常规调整剂量。

【制剂】 注射剂：每支 200 mg，500 mg，1 000 mg，2 000 mg。

【药动学】 静滴进入血液后，很快分布于各组织中。与蛋白结合不足 20%；血浆半衰期为程序依赖性，与给药方案有关，大剂量半衰期为 16 h，分次小剂量半衰期为 7 h。本品不能透过血脑屏障。给药 72 h 后，有 60%～80%的原型药和 12%～18%的代谢物从尿中排出。高剂量时更有相当多原型药物或代谢产物由尿中排出。

【作用机制】 本品体外无活性，静滴进入血液，经肝脏转化为异环磷酸胺氮芥而发挥作用。后者影响DNA-DNA交叉链的形成,阻止DNA复制。部分异环磷酰胺在活化型形成前而形成的去氯乙基异环磷酸胺及羟基异环磷酸胺等也具有烷化活性。异环磷酰胺为细胞周期非特异性药物。

【禁忌证】对本品过敏者,严重骨髓抑制、肾功能异常、双侧输尿管阻塞者均禁用。感染、电解质紊乱、孕妇、哺乳期妇女及高龄男性患者均禁用或慎用。

【相互作用】① 与苯巴比妥、苯妥英钠、水合氯醛合用会影响异环磷酰胺的疗效。② 与顺铂合用增效。用于曾用过顺铂的患者或与顺铂合用,会加重神经、骨髓以及肾毒性。③ 与别嘌醇合用可加重骨髓抑制。④ N-乙酰半胱氨酸及维生素C与异环磷酰胺合用有保护膀胱、降低毒性作用。⑤ 与降糖药(磺酰脲类)合用,可增强降血糖作用。⑥ 与抗凝药物合用,可引起抗凝血机制紊乱而导致出血危险增高。⑦ 与放疗合用可加重皮肤反应。⑧ 勿与中枢神经抑制药如镇静药、镇痛药、抗组胺药、麻醉药等同用。

【不良反应】① 骨髓抑制:剂量限制性毒性,主要表现白细胞、血小板减少等。② 胃肠道反应:恶心、呕吐、食欲减退、轻度腹泻等。③ 泌尿系统毒性:剂量限制性毒性,高剂量时对尿路刺激较重,可引起出血性膀胱炎,即使用美司钠(Mesna)保护,出血性膀胱炎发生率也可为5%~10%;异环磷酰胺累积剂量可以引起急性肾小管障碍及Fanconi综合征,偶可引起尿毒症。④ 神经系统毒性:最常见的中枢神经毒性为脑病,中度脑病多发生在老人和儿童,可在开始用药几小时内发生,表现嗜睡、精神异常,偶有癫痫样发作;多数患者在停药2~3 d后恢复正常,但也有10周以后才康复的。另外异环磷酰胺可引起锥体外系症状。偶见周围神经炎、小脑功能异常。口服等剂量的本品,中枢系统毒性发生率比静脉给药者高。⑤ 脱发:发生率为51.2%,主要为重度脱发,尤其与长春新碱、阿霉素联合应用时更易发生。⑥ 其他:常可导致不育症、垂体功能障碍、免疫抑制、过敏性肺炎,少见暂时性肝功能不良及静脉炎,罕见发热等。

【注意事项】 ① 本品应与泌尿系统保护剂美司钠合用,美司钠每次常用剂量建议至少为异环磷酰胺用量的20%,与化疗药同时,化疗后4 h、8 h三次静注。同时应多饮水,碱化尿液,使每天尿量至少2 000 ml,这样可降低膀胱炎反应。② 给药前以及治疗过程中检查血常规、尿常规及肝肾功能。③ 儿童长期应用可引起Fanconi综合征。④ 异环磷酰胺的抗癌作用有累积性,而毒性却因分次给药而降低。据此,异环磷酰胺分次给药的方案已成功用于临床，提高了抗癌疗效和患者耐受性。⑤ 本品为白色结晶性多孔质块或粉末，在水中溶解，其水溶液性质稳定。应避光，25℃以下贮存。

【患者用药指导】 鼓励患者多饮水。出现尿频、尿急、尿痛、血尿等请及时通知医生。

美法仑 Melphalan

【商品名或别名】 左旋溶肉瘤素，左旋苯丙氨酸氮芥，爱克兰(Alkelan)，马法兰

【分类】 化学：氮芥类。治疗学：烷化剂类抗肿瘤药。妊娠分类：D。

【指征和剂量】 对多发性骨髓瘤疗效显著，可作为首选药物。对于精原细胞癌、尤因肉瘤等可作为二线用药。动脉灌注对恶性黑色素瘤、恶性淋巴管血管内皮瘤、软组织肉瘤和骨肉瘤有一定疗效。目前本品很少用于治疗上述肿瘤以外的实体瘤。

静注或动脉灌注：20～40 mg。腔内注射：胸腔注射 20 mg，腹腔注射 40～60 mg，每周 1 次，4～5 次为 1 周期。

口服：常用有 2 种。① 6～10 mg/m^2，第 1～4 日，每 4～6 周重复。② 3～4 mg/m^2，连续口服 2～3 周，然后改为维持量 1～2 $mg/(m^2 \cdot d)$。

剂量调整：根据骨髓抑制程度调整剂量；对于近期接受放疗或其他化疗或联合化疗者，发生中至重度肾功能不全者均应减量。

【制剂】 注射剂：每支 50 mg；片剂：每片 2 mg，5 mg。

其余内容参见第九章。

卡莫司汀 Carmustine

【商品名或别名】 卡氮芥，氯乙亚硝脲，亚硝脲氮芥，双氯环乙硝脲，BCNU

【分类】 化学：亚硝脲类。治疗学：烷化剂类抗肿瘤药。妊娠分类：D/X。

【指征和剂量】 ① 对霍奇金病、非霍奇金淋巴瘤以及多发性骨髓瘤有一定疗效。② 对脑原发性及转移性肿瘤有缓解作用，缓解多在用药后的 3～4 周出现。③ 联合其他药物用于恶性黑色素瘤、胃肠道肿瘤、肺癌、乳腺癌、头颈部癌、睾丸肿瘤及前列腺癌等，有一定疗效。目前已经很少用于治疗无颅内转移的胃肠道肿瘤、肺癌、乳腺癌等。

静滴：成人 100 mg/(m^2 · d)，连用 2～3 d；或 50～60 mg/m^2，每周 1 次，连用 8 周；也可 200～240 mg/m^2，每 6～8 周 1 次。小儿 2.5 mg/(m^2 · d)，连用 2～3 d。均加入生理盐水或 5%葡萄糖注射液 200 ml 中，于 1～2 h 内滴完。局部治疗皮肤 T 细胞淋巴瘤斑块期，可用浓度为 0.5～3 mg/dl 的含 30%乙醇的水溶液。

剂量调整：根据血常规调整剂量。

【制剂】 注射剂：每支 25 mg，100 mg。

【药动学】 本品口服迅速吸收，一般多为静脉给药。静注本品 60～170 mg/m^2，早期血浆峰浓度可达 5 mmol/ml；在体外血浆内的分解半衰期约 15 min，在体内的半衰期比体外延长，可能由于分布于周边室内的药物重新回到血浆中所致。本品脂溶性高，易进入脑脊液，在脑脊液中的浓度为血浆中浓度的 50%或更高。代谢产物主要经肾脏排泄，口服或静注 48 h 内，有 60%以降解产物形式从尿中排出。另外在胆汁中的浓度较高，且再吸收率也较高。

【作用机制】 卡莫司汀进入体内后，在生理条件下经过 OH^- 离子的作用形成异氰酸盐和重氮氢氧化物，异氰酸盐可使蛋白质氨甲酰化，抑制 DNA 聚合酶，抑制 DNA 修复和 RNA 合成；重氢氧化物生成正碳离子使生物大分子烷化。卡莫司汀对 G_1-S 过渡期作用最强，对 S 期起延缓作用，也作用于 G_2 期。卡莫司汀为细胞周期非特异性药物，对增殖细胞各期均有作用，但对 G_1/S 边缘作用显著。本品与一般烷化剂无完全交叉耐药。

【禁忌证】 肝肾功能不全者及骨髓抑制者禁用。

【相互作用】 ① 与氟尿嘧啶合用治疗胃肠道肿瘤可以增加疗效。苯巴比妥可降低卡莫司汀的抗癌活性，西咪替丁可以拮抗卡莫司汀的作用。② 与西咪替丁或氯霉素合用可加重其骨髓抑制。③ 两性霉素 B、维生素 A 可增强其疗效，但两性霉素 B 可使其毒性增强。

【不良反应】 ① 骨髓抑制：为剂量限制性毒性，呈现为延迟性，表现白细胞及血小板减少，在给药后 3～5 周出现，4～6 周白细胞下降至最低值，持续 2 周左右。重复应用可产生累积毒性。② 胃肠道反应：50%的患者用药后出现恶心、呕吐、食欲下降、腹泻、呃逆等。可在用药 2 h 后出现严重的恶心、呕吐，持续 4～6 h。③ 肝肾功能：可有轻度肝肾功能损害，可出现无痛性黄疸及肝性脑病。④ 肺纤维化：高累积剂量可能致间质性肺炎或肺纤维化。⑤ 视神经毒性：经颈内静注可引起视神经毒性，表现眼睛疼痛，重者产生永久性视力丧失。⑥ 其他：注射部位和肢体有烧灼感及静脉炎、皮肤色素沉着。本品可能导致继发性肿瘤。

【注意事项】 ① 用药期间应密切监测血常规，两次用药间隔至少6周。本品目前多与其他抗癌药物联合应用，药物剂量和用法随肿瘤和化疗方案不同而异。② 成人累积量不宜超过1 000 mg/m^2，以防止肺及肾毒性的发生。③ 本品溶液应避免与皮肤、眼睛接触，以免引起炎症，重者可致失明；不可做颈动脉内灌注。④ 由于药液中含有乙醇，可出现面部潮红及注射部位烧灼感。⑤ 先用无水乙醇3 ml溶解，再加入生理盐水稀释滴注。若有类似油状物沉淀，不宜使用。⑥ 本品为黄色固体粉末，难溶于水，水溶液在酸性环境下稳定，在碱性环境下不稳定；本品对热不稳定，超过32℃即分解。应避光，密封，5℃以下保存，运送时需用冰盒。

【患者用药指导】 ① 在有化疗经验的肿瘤内科医师指导下用药。② 用药过程中出现面部潮红及注射部位烧灼感，不要紧张，应通知医生，可能与药液中含有乙醇有关。③ 多次、长时间用药后若出现胸闷、呼吸不畅，应及时告诉医生。

洛莫司汀 Lomustine

【商品名或别名】 环己亚硝脲，环己氯乙亚硝脲，CCNU

【分类】 化学：亚硝脲类。治疗学：烷化剂类抗肿瘤药。妊娠分类：X。

【指征和剂量】 ① 对脑部原发肿瘤（如成胶质肿瘤）和转移性脑瘤、多发性骨髓瘤、肺癌、肾癌、黑色素瘤、乳腺癌、淋巴肉瘤、睾丸肿瘤、前列腺癌、胃肠道肿瘤、各种鳞癌以及霍奇金病等有效。目前很少用于无脑部转移的肺癌、乳腺癌、胃肠道肿瘤等。② 对急性白血病脑转移亦有效。对坏死性肉芽肿疗效显著。

口服：成人100～130 mg/m^2，或3.5 mg/kg，一般200～400 mg，每隔6～8周服药1次，3次为1疗程；或75 mg/m^2，每3周1次。小儿80～100 mg/m^2，每6～8周口服1次。视血常规情况再用第2次，一般用4次左右。

剂量调整：根据血常规调整剂量。特别须注意若发现迟发性骨髓抑制，应减少剂量。

【制剂】 胶囊剂：每粒10 mg，40 mg，50 mg，100 mg。

【药动学】 洛莫司汀脂溶性高,可迅速穿过胃肠黏膜及血脑屏障。口服后 30 min 内即可完全吸收,3 h 出现血浆代谢产物的高峰;注射后 10 min 即可达到有效的血浆水平,其代谢完全而迅速。代谢产物环已基的血浆半衰期为 5 h,氯乙基为 72 h。本品在体内分布较广,器官分布以肝(胆汁)、肾、脾最多,其次为肺、心、肌肉、小肠、大肠等。脑脊液中浓度为血浆中浓度的 15%~30%,可经胆汁排入肠道,形成肠肝循环,故药效持久。口服洛莫司汀 24 h 内有 50%以代谢物形式从尿中排泄,但 4 d 排泄量<75%,粪中排出<5%,从呼吸道排出约 10%。

【作用机制】 本品进入体内后,从氨甲酰胺键处断裂为两部分,一部分为氯乙胺,将氯解离后发挥烷化作用,使 DNA 断裂,抑制核酸及蛋白质合成;另一部分为氨甲酰基,部分可转化为异氰酸酯,或转化为氨甲酸,发挥氨甲酰化作用,此作用主要与骨髓抑制有关,另外氨甲酰化作用可破坏某些酶蛋白而起抗肿瘤作用。洛莫司汀为细胞周期非特异性药物,处于 G_1-S 期边界或 S 早期的细胞对之最敏感,对 G_2 期抑制作用强于卡莫司汀。

【禁忌证】 孕妇、哺乳期妇女禁用。感染、肝肾功能不全与骨髓抑制者以及曾经放疗、化疗过的患者均慎用。有溃疡病或食管静脉曲张患者慎用。

【相互作用】 应用本品时尽量避免同时使用其他会引起骨髓抑制及胃肠道反应较重的药物。

【不良反应】 ① 骨髓抑制:为延迟性、累积性。血小板减少出现较晚,于用药后 3~5 周出现,4~6 周表现明显;白细胞降低可在服药后第 1 周及第 4 周先后出现 2 次,第 6~8 周才可恢复;也可出现红细胞减少。② 胃肠道反应:口服 1~6 h 内即可发生严重的恶心呕吐,预先用镇静药或甲氧氯普胺并空腹服药可减轻症状;少数患者可有胃肠道出血和肝功能受损、肝性脑病。③ 生殖系统:抑制睾丸或卵巢功能,可引起闭经或精子缺乏。④ 其他反应:肺毒性以及肾毒性,偶见小脑出血、全身性皮疹、脱发,可引起继发性肿瘤。

【注意事项】 ① 用药期间应定期检查血常规及肝肾功能,两次时间间隔不得少于 6 周。② 因本品胃肠道反应较重,曾主张晚 9 时或睡前服药以减轻反应,可预先服镇静剂、止吐剂。但为防止窒息死亡,目前认为白天给药较为安全。③ 使用过量(一次服用量超过 400 mg),由于 2~3 h 后可能出现严重恶心、呕吐、抽搐、痉挛及神志不清,可以预先给予镇静剂或止吐剂来减轻症状。④ 成人累积量不宜超过 1 000 mg/m^2,以防止肺及肾毒性的发生。⑤ 为黄色结晶性粉末，无臭；几乎不溶于水，溶于无水乙醇，易溶于氯仿，遇热不稳定。本品宜置冰箱内密闭、避光保存，运送时需装在冰盒中。

【患者用药指导】 在有化疗经验的肿瘤内科医师指导下用药。服药期间应避免饮酒。建议白天服药，因较为安全。空腹服药可减轻恶心、呕吐。

司莫司汀 Semustine

【商品名或别名】 甲环亚硝脲，甲基氯乙环己亚硝脲，甲基环己亚硝脲，Methyl-CCNU，Me-CCNU

【分类】 化学：亚硝脲类。治疗学：烷化剂类抗肿瘤药。妊娠分类：D/X。

【指征和剂量】 ① 对脑原发及转移性肿瘤有效。② 也可用于恶性黑色素瘤、霍奇金病、骨的转移性肿瘤等。目前很少用于无脑部转移的其他实体瘤。

口服：单用 125～200 mg/m^2，每 6～8 周 1 次，2～3 次为 1 疗程；或 36 mg/m^2，每周 1 次，6～8 周为 1 疗程；或每周 100 mg/m^2，2 个月为 1 疗程。联合用药，75～150 mg/m^2，每 6～8 周 1 次；或 30 mg/m^2，每周1次，连用 6 周。小儿 100～130 mg/m^2，每 6～8 周 1 次。

剂量调整：根据血常规调整剂量。

【制剂】 胶囊剂：每粒 10 mg，40 mg，50 mg，60 mg，80 mg。

【药动学】 本品口服从胃肠道吸收，迅速分解为氯乙基及 4-甲基环己基两部分，前者于口服后 6 h 达最高峰，后者于 1～3 h 达最高峰。口服本品 120～290 mg/m^2，血浆 4-甲基环己基 α 半衰期为 24 h，β 半衰期为 72 h；氯乙基的半衰期为 36 h。

司莫司汀分子量小，脂溶性大，易透过血脑屏障，脑脊液中的药物水平为血浆中的 15%～30%。在体内分布以肝、胃、肠、肺、肾中浓度较高，60%的药物在 48 h 后以代谢产物的形式从尿中排出，此外亦经胆汁、粪便及呼气时随 CO_2 排出。

【作用机制】 司莫司汀是洛莫司汀的甲基化衍生物，其作用机制与洛莫司汀相似。为细胞周期非特异性药物，但对 M 期及 G_1/S 期的细胞作用明显。

【禁忌证】 肝肾功能不全者慎用。

【相互作用】 与氟尿嘧啶合用对肝癌、胃癌、肠癌疗效更明显。

【不良反应】 ① 骨髓抑制：呈延迟性反应，有累积性，为剂量限制性毒性(总量>900 mg)。血小板减少在用药后 3～6 周出现;白细胞减少的低谷出现在 5～6 周,持续 6～10 d,个别可延至数周,一般 6～8 周后可恢复;可伴有红细胞减少,出现轻度贫血。② 胃肠道反应:口服后最早在 45 min 可出现恶心、呕吐,迟者到 6 h 出现,通常在 24 h 后可消失,一般患者均能耐受;服药 24 h 内可出现食欲减退。③ 其他反应:可能有肾毒性(延迟性发生)、发热、乏力、皮疹、口腔炎、脱发及肝功能异常。可能出现间质性肺炎、肺纤维化,但较轻。

【注意事项】 ① 中等毒性剂量为 225 mg/m²,相当于卡莫司汀 250 mg/m² 或洛莫司汀 130 mg/m²。用药期间应定期检查血常规及肝肾功能。用药间隔不应少于 6 周。② 在服药前应给予止吐剂,可减轻胃肠道症状。③ 本品为微黄带淡红色结晶性粉末,对光敏感。几乎不溶于水,易溶于无水乙醇、丙酮等有机溶剂。宜密闭干燥,避光,25℃以下保存,长期保存最好置于 8℃以下。运送时应在冰盒内保存。

【患者用药指导】 在有化疗经验的肿瘤内科医师指导下用药。

尼莫司汀 Nimustine

【商品名或别名】 嘧啶亚硝脲,尼氮芥,宁得朗,ACNU

【分类】 化学:亚硝脲类。治疗学:烷化剂类抗肿瘤药。妊娠分类:X。

【指征和剂量】 可用于脑肿瘤、恶性淋巴瘤、慢性粒细胞白血病、肺癌、肝癌、结直肠癌、胃癌、食管癌。目前很少用于无颅内转移的肺癌、消化道肿瘤、慢性粒细胞白血病等。

静注或静滴:以注射用水或生理盐水溶解(5 mg/ml),2～3 mg/kg,6 周后视血常规情况可重复使用,总剂量为 300～500 mg。或 2 mg/kg,每周 1 次,2～3 次为 1 个疗程。

剂量调整:根据第 1 次用药后血常规变化情况决定第 2 次、第 3 次用药,高龄患者应减量。

【制剂】 注射剂:每支 25 mg,50 mg。

【药动学】 本品静注后有 7%～16%进入脑脊液,最高可达到 30%;脑肿瘤患者静注本品 5 min 后可在脑室检测出,给药 30 min 后脑脊液中浓度达峰值,相当于血中浓度的 30%。静脉给药后 1 h 血浆中浓度明显低于用药后 5 min,血浆 $t_{1/2}$ 为 0.49 h。

【作用机制】　本品烷化DNA,与DNA链交叉联结,抑制DNA和RNA的合成。

【禁忌证】　孕妇、对本品有严重过敏史者、严重骨髓抑制者、水痘患者均禁用。肝肾功能损害及合并感染者慎用。儿童、老人慎用。

【相互作用】　与其他抗肿瘤药,放射治疗合用,可加重骨髓抑制。

【不良反应】　① 骨髓抑制：呈迟发性,用药3周后出现白细胞与血小板下降;可有贫血,偶有出血倾向。② 胃肠道反应：可出现食欲缺乏、恶心、呕吐,偶有口腔炎、腹泻等。③ 肝肾功能损害：可出现一过性转氨酶升高,可出现尿素氮升高及蛋白尿。④ 其他反应：乏力、发热、头痛、眩晕、皮疹、脱发、痉挛、低蛋白血症。偶可出现间质性肺炎,可能出现过敏反应。

【注意事项】　① 定期进行血常规、肝肾功能检查,充分观察患者状态,注意感染和出血倾向,一经发现异常应停药。每次用药间隔时间至少6周。② 小儿及育龄患者用药,应注意对性腺的影响。③ 应在白天使用本品,以观察、处理恶心、呕吐等胃肠反应。避免夜间用药引起吸入性肺炎或窒息。用药过程中出现过敏反应则应停药。④ 本品溶解后应迅速使用,且勿与其他药物混合。禁止皮下注射或肌注;静脉给药时,若药液漏于血管外,可引起注射部位硬结、坏死,故须慎重注射,以免药液漏于血管外。⑤ 本品为白色或黄白色结晶性粉末,无臭,溶于水,遇光易分解;较难溶于冰醋酸,难溶于无水乙醇,几乎不溶于无水醋酸或乙醚。宜避光,室温保存。

【患者用药指导】　在有化疗经验的肿瘤内科医师指导下用药。建议白天给药。

福莫司汀　Fotemustine

【商品名或别名】　注射用福莫司汀,武活龙,新先锋,Fotenustine

【分类】　化学：亚硝脲类。治疗学：烷化剂类抗肿瘤药。妊娠分类：X。

【指征和剂量】　用于治疗原发性恶性脑肿瘤和播散性恶性黑色素瘤(包括脑内部位)。

静滴：推荐剂量为100 mg/m^2,每周1次,连续3周,停药5周。维持期治疗每3周静注1次,共1～5次。动脉灌注：推荐剂量为100 mg/m^2,每4～6周重复(必要时)。

剂量调整：根据血常规调整剂量。

粒细胞(/L)	血小板(/L)	给药剂量(%)
$\geq 2\times 10^9$	$\geq 100\times 10^9$	100
$(1.5\sim 2)\times 10^9$	$(80\sim 100)\times 10^9$	75
$(1\sim 1.5)\times 10^9$		50
$\leq 1\times 10^9$	$\leq 80\times 10^9$	推迟治疗

【制剂】 注射剂：每瓶 208 mg。

【药动学】 人体静脉输注后，血浆消除动力学呈单指数或双指数消除，终末半衰期短。药物分子几乎完全被代谢。血浆蛋白结合率低(25%～30%)。本品可以透过血脑屏障。

【作用机制】 本品为亚硝基脲类抗肿瘤药物，具有烷基化和氨甲酰化活性，抗肿瘤谱广。其化学结构式含有一个丙氨酸的生物电子等配体(氨基-1-乙基磷酸)，使其容易穿透细胞及通过血脑屏障。

【禁忌证】 妊娠或哺乳者、不能控制的感染患者、严重的内科或精神疾病患者均禁用；合并使用黄热病疫苗和采用苯妥英作为预防治疗时也禁用。过去 4 周内接受过化疗(或 6 周内用过亚硝基脲类药物治疗)者慎用。

【相互作用】 ① 与其他化疗药物合用，具有增加不良反应的风险。② 与口服抗凝药物合用，可能增加出血的风险。③ 与苯妥英合用，可以减少苯妥英的吸收。④ 本品与大剂量达卡巴嗪同时应用时，偶尔会发生急性成年人呼吸窘迫综合征(肺毒性)，注意避免此种给药方法。

【不良反应】 ① 骨髓抑制：为剂量限制性毒性，主要表现为白细胞减少和血小板减少，Ⅱ～Ⅳ度发生率分别为 46.3%、40.3%，最低点发生在初次化疗后 43 d 左右，约经过 2 周后恢复。少见轻度贫血，发生率约为 12%。② 胃肠道反应：常见恶心及呕吐(46.7%)，多出现在注射后 2 h 内，主要为中度。少见腹泻(2.6%)、腹痛(1.3%)等。③ 肝脏毒性：约 29.5%的患者出现 ALT、AST、AKP 和胆红素升高，多为中度、暂时性、可逆性的增高。④ 其他：发热(3.3%)、注射部位静脉炎(2.9%)、尿素暂时性增加(0.8%)、瘙痒(0.7%)以及可逆性的神经功能障碍(0.7%)，神经功能障碍表现为意识障碍、感觉异常、味觉减弱或丧失等。

【注意事项】 ① 治疗前后定期复查血常规、肝肾功能，注意本品的骨髓抑制的发生时间较晚，第 2 次给药前务必等待血常规恢复正常。② 从诱导治疗开始到维持治疗开始之间，推荐的间隔期为 8 周，以后每 2 次维持治疗周期的间隔期为3周。③ 为避免肺毒性的发生，本品与达卡巴嗪联用，推荐如下。诱导治疗：福莫司汀100 mg/(m^2·d)，第1、第8日；达卡巴嗪250 mg/(m^2·d)，第15～18日，每8周重复。维持治疗：福莫司汀100 mg/(m^2·d)，第1日；达卡巴嗪250 mg/(m^2·d)，第2～5日，每8周重复。④ 本品通常不推荐与减毒活疫苗联合使用。⑤ 本品首先用自带的95%(v/v)乙醇稀释液稀释，然后计算好用药剂量，将溶液用250 ml的5%等渗葡萄糖注射液稀释后，用于静脉输注。本品在使用前立即配制溶液，溶液一经配制，必须在避光条件下给予，静脉输注给药时间1 h以上，但不要超过4 h，超过4 h则毒性增加。新配制的溶液必须立刻使用，不推荐放置。⑥ 配制时应避免本品接触皮肤和黏膜，建议配制溶液时戴口罩和保护手套。如果意外溅出，用水彻底冲洗。⑦ 本品为淡黄色冻干粉末，需遮光，密封，在2～8℃下保存。

【患者用药指导】 在有经验的肿瘤医生指导下用药。本品发生血常规异常的时间较晚，需注意定期复查。

苯丁酸氮芥 Chlorambucil

【商品名或别名】 瘤可宁，留可然(Leukeran)，CB-1348，CLB

【分类】 化学：氮芥类。治疗学：烷化剂类抗肿瘤药。妊娠分类：D。

【指征和剂量】 对卵巢癌、非霍奇金淋巴瘤、巨球蛋白血症、神经母细胞瘤、睾丸肿瘤、网状细胞肉瘤、宫颈癌、绒毛膜上皮癌、乳腺癌、胃癌、头颈部癌等均有一定疗效。目前很少用于卵巢癌、宫颈癌、乳腺癌、胃癌等的治疗。

余下内容见第九章。

达卡巴嗪 Dacarbazine

【商品名或别名】 甲氮咪胺，氮烯咪胺，抗黑瘤素，三嗪咪唑胺，DTIC

【分类】 化学：氮芥类。治疗学：烷化剂类抗肿瘤药。妊娠分类：C。

【指征和剂量】 ① 治疗黑色素瘤的首选药物，单用有效率达30%以上。② 恶性淋巴瘤，以霍奇金病疗效佳。③ 用于脑肿瘤，儿童神经母细胞瘤、神经内分泌肿瘤及软组织肉瘤等。

静注或静滴：2.5～6.0 mg/(kg·d)或200～400 mg/(m^2·d)，注射用水或生理盐水10～15 ml溶解后，立即静脉缓慢推注；或用5%葡萄糖注射液 100～250 ml 稀释后，在 15～30 min 内，快速滴完；连用 5～10 d 为 1 周期，一般间歇 4～6 周重复给药。也可采用 375 mg/(m^2 · d)，加入 5%葡萄糖注射液 500～1 000 ml 中缓慢静滴，4～6 周内静滴 2 次(第 1、第 15 日)。联合用药，200 mg/m^2，静滴，qd，连用 5 d，3 周重复。动脉插管灌注：用于四肢部位的恶性黑色素瘤，剂量同上。

剂量调整：根据血常规结果调整剂量。

【制剂】 冻干粉针剂：每支 200 mg(每支含达卡巴嗪枸橼酸盐200 mg，其中含达卡巴嗪 100 mg)。

【药动学】 本品口服吸收不可靠，静注后 30 min 血药浓度到达高峰，部分药物可透过血脑屏障，脑脊液中的浓度为血药浓度的 14%。本品 6 h 内血浆中药物基本消失，30%～60%的达卡巴嗪以原型及代谢产物经肾脏排出。

【作用机制】 达卡巴嗪在体内转化为活性的甲基碳原子与残余的重氮分子，前者与 DNA 反应，后者与 DNA 及 RNA 均发生反应，从而阻断核酸合成，抑制 RNA 和蛋白质合成作用强于对 DNA 合成的抑制。另外，本品也具有抑制嘌呤核苷酸合成的作用和较好的抗肿瘤转移活性。达卡巴嗪为细胞周期非特异性药物，主要作用于 G_2 期，使 G_2－M 期阻滞，对 G_1 期亦有延缓作用，对 S 期作用较小，不阻滞 S→G_2 期，达卡巴嗪对 RNA 和蛋白质合成的抑制比 DNA 大。

【禁忌证】 水痘或带状疱疹患者、孕妇和哺乳期妇女及严重过敏史者均禁用。肝功能不全者、感染者慎用。

【相互作用】 与多种抗癌药联合应用可见疗效增强，如治疗黑色素瘤，与长春新碱和卡莫司汀合用可以提高疗效。

【不良反应】 ① 骨髓抑制：剂量限制性毒性，常规剂量时骨髓抑制较轻，主要表现为白细胞及血小板下降，部分患者可出现贫血。一般在用药 2～3 周后出现下降，第 4～6 周可恢复至正常。② 胃肠道反应：常见，一般较轻，第 1 次用药后 1～3 h 内可出现恶心、呕吐，部分可持续 12 h，一般 1～2 d 后症状减轻或消失，部分患者 2～8 h 后即可出现症状减轻或消失。连续应用达卡巴嗪时恶心、呕吐的程度可减轻。③ 皮肤黏膜：外渗时可致中、重度组织损伤。注射部位可有血管刺激性疼痛。脱发、红斑样和荨麻疹样皮疹均少见。④ 流感样症状：少数患者可出现“流感”样症状，表现为全身不适、鼻塞、颜面潮红、肌肉酸痛、发热等，可发生于给药后 7 d，可持续数日至3周。⑤ 其他反应：肝脏可表现为肝静脉阻塞性疾病、转氨酶升高，停药后能恢复正常。偶见面部麻木，过敏反应罕见。

【注意事项】 ① 用药期间应定期检查血常规和肝肾功能。② 本品口服吸收不好，肌注刺激性较强，需采用静脉给药。注射（或滴注）速度不宜过快，药物浓度不宜过高，以免产生注射部位疼痛；也可动脉插管灌注。③ 防止药物外漏到组织中，以避免产生局部组织损伤。④ 本品对诊断有干扰：应用本品时可引起血清尿素氮、碱性磷酸酶、AST、ALT、乳酸脱氢酶的暂时性升高。⑤ 本品需临时配制，溶解后立即注射，并尽量避光；药物溶解后保存在棕色瓶内不影响其抗肿瘤活性。将本品溶于5%葡萄糖盐水100～200 ml中，静滴时间＞30 min比快速静注时静脉疼痛程度轻，冰敷可减轻疼痛。⑥ 本品为类白色或碱性棕红色固体粉末，无臭，味微涩。对光、酸、热极不稳定，遇热分解，遇光或热易变红，在水中不稳定，放置后溶液变浅红色。5℃以下低温、避光保存。

【患者用药指导】 在有化疗经验的肿瘤内科医师指导下用药。用药期间禁止活性疫苗接种。

替莫唑胺 Temozolomide

【商品名或别名】 蒂清，Methazolastone，Temodar

【分类】 化学：3,4-二氢-3-甲基-4-氧代咪唑[5,1-d]并1,2,3,5-四嗪-8-甲酰胺。治疗学：烷化剂类抗肿瘤药。妊娠分类：D。

【指征和剂量】 用于多形性恶性胶质母细胞瘤，以及间变性星形细胞瘤的治疗。

口服：最初剂量150 mg/m²，qd，连用5 d，每4周为1周期。如果治疗周期内，第22日与第29日（下一周期的第1日）测得的中性粒细胞绝对数（ANC）≥1.5×10⁹/L，血小板计数（PLT）≥100×10⁹/L时，下一周期剂量调整为200 mg/m²，qd，连用5 d，每4周为1周期。

剂量调整：在任意治疗周期内，若测得的ANC＜1.0×10⁹/L或者PLT＜50×10⁹/L时，以后定期检测血常规，直到ANC≥1.5×10⁹/L，PLT≥100×10⁹/L时，再进行下一周期的治疗。下一周期的剂量将减少50 mg/m²，但不得低于推荐剂量100 mg/m²。

【制剂】 胶囊：每粒5 mg，20 mg，50 mg，100 mg，250 mg。

【药动学】 本品口服吸收完全而迅速，生物利用度为96%～100%，

1～2 h后血药浓度达峰值,与血浆蛋白结合率平均为15%,平均表现分布容积为0.4 L/kg。在生理pH条件下,本品能迅速地分解为活性物质5-(3-甲基三嗪-1-基)咪唑-4-酰胺(MTIC)和酸性代谢物,MTIC进一步分解为5-氨基-咪唑-4-酰胺(AIC)与重氮甲烷。MTIC及AIC的AUC分别为替莫唑胺的2.4%及23%。给药7 d后,大约有38%可排泄,其中37.7%随尿排泄,0.8%由粪便排泄。本品的清除率为5.5 L/(m^2·h),平均消除半衰期为1.8 h,且在治疗剂量范围内呈线性。

【作用机制】 本品为达卡巴嗪的衍生物,进入体内经快速非酶催化转变为活性化合物MTIC,MTIC主要通过DNA鸟嘌呤的O^6和N^7位点上的甲基化(烷基化)发挥细胞毒作用。

【禁忌证】 对本品及其赋形剂过敏者、对达卡巴嗪过敏者、妊娠或计划妊娠者均禁用。肝肾功能不全者、70岁以上者、出现感染者、骨髓明显抑制者、曾行放疗或化疗者均慎用。

【相互作用】 ① 与卡莫司汀合用,后者先用,两者有协同作用。② 丙戊酸钠会影响本品的清除率约5%,合用时注意调整剂量。

【不良反应】 ① 骨髓抑制:为剂量限制性毒性,可以表现为白细胞减少、中性粒细胞减少、淋巴细胞减少和(或)血小板减少,骨髓抑制可以预测,通常发生在前几个治疗周期,女性与老年患者发生率高些;另外,贫血少见。② 胃肠道反应:恶性、呕吐为最常见的不良反应,发生率为75%;腹泻、便秘、吞咽困难、食欲缺乏的发生率为40%;另外,黏膜炎发生率为20%。其他,少见的有口腔炎、胃肠道出血等。③ 神经精神异常:以头痛发生率为最高,约65%,其次癫痫(23%)、共济失调(14%),发生率>5%的有焦虑、抑郁、失眠、抽搐、轻度麻痹、偏瘫、头昏、眩晕、嗜睡、健忘、感觉异常、协调障碍等,疲乏、短暂性神经系统恶化等少见。④ 肝脏毒性:约40%可出现转氨酶升高,19%出现高胆红素血症,其他较常见的有碱性磷酸酶升高,少见高胆红素血症。⑤ 泌尿生殖系统毒性:可见6%的尿路感染、6%的非感染性尿频,少见卵巢功能紊乱、睾丸功能受损等。⑥ 呼吸系统异常:可见咽炎、鼻窦炎,少见呼吸急促、卡氏肺囊虫性肺炎(国外)等。⑦ 其他:外周性水肿(11%)、脱发(9%)、皮疹、瘙痒、高钙血症、发热、免疫力下降等。

【注意事项】 ① 用药前后,定期检查血常规、肝肾功能。首次用药后的第21日或其后48 h应行血常规检查,以后定期复查,直到ANC≥1.5×10^9/L,PLT≥100×10^9/L时,再进行下一周期的治疗。这一点很重要。

② 食物可降低本品的吸收速率,并减少其吸收量。高脂饮食后,可使本品的平均最高血药浓度与 AUC 分别减少 32%与 9%,t_{max}增加 1 倍。③ 已有资料显示本品可持续使用长达 2 年。④ 本品对生殖系统有影响。⑤ 本品用药过量,目前暂无特效解毒剂,及时复查血常规并采取相应措施。⑥ 本品为硬胶囊剂,内容物为白色粉末。避光、密封、低温保存。

【患者用药指导】 ① 本品必须在有化疗经验的医师的指导下进行。② 本品空腹或睡前服用可以减少恶心和呕吐的发生率,建议空腹或睡前服用。注意高脂饮食的影响。③ 由于本品对生殖系统有影响,用药期间应采取避孕措施。④ 本品应放置于儿童接触不到之处。

丙卡巴肼 Procarbazine

【商品名或别名】 甲苄肼,甲基苄肼,异丙酰氨苄肼,Methylhydrazine,Matulane,Pro

【分类】 化学:环氧化物类。治疗学:烷化剂类抗肿瘤药。妊娠分类:D/X。

【指征和剂量】 ① 主要用于霍奇金病。② 对非霍奇金淋巴瘤、多发性骨髓瘤、肺癌亦有一定疗效。③ 对恶性组织细胞增多症、原发性及转移性脑瘤、恶性黑色素瘤等均有一定疗效。

口服:与其他药物联用,成人 150~300 mg/(kg・d),分 3~4 次;或 150~200 mg,睡前顿服,以后逐渐增加至 300 mg/d;总量 7~9 g 为 1 疗程。也可 100 mg/m^2,口服 7~14 d,每 4 周重复。小儿:3~5 mg/(kg・d)或 100 mg/(m^2・d),分次口服,用药 1~2 周停药 2 周。静注:2~7 mg/kg,从较低剂量开始逐渐增加,1 疗程总量为 7~10 g。

剂量调整:根据血常规和肝肾功能调整剂量。白细胞计数<4×10^9/L 或血小板计数<80×10^9/L 时应暂时停药。

【制剂】 片剂:每片 50 mg;注射剂:每支 100 mg。

【药动学】 本品口服吸收迅速、完全,吸收后迅速分布至各组织,肝、肾中浓度最高,易透过脑脊液,血浆和脑脊液浓度很快达到平衡。血浆半衰期为 7~10 min,峰值时间为 0.5~1 h,绝大部分在体内通过红细胞及肝微粒体酶的作用氧化,并进一步代谢为无活性的代谢物。主要从尿中排泄,6 h 为 55%,24 h 约为 70%,仅 5%为原型药;也可分解产生二氧化碳和甲烷从呼吸道排出。

【作用机制】 本品进入人体后自身氧化形成 H_2O_2 和 OH^-，使鸟嘌呤的第 3 位和腺嘌呤的第 1 位上发生甲基化，抑制 RNA、DNA 及蛋白质的合成。为细胞周期非特异性药物，对 G_1/S 期有延缓作用；可抑制细胞的有丝分裂，使分裂指数明显下降，导致 G_1-G_2 间期延长。

【禁忌证】 孕妇及严重骨髓抑制，肝、肾损害者禁用。糖尿病、感染或用过其他化疗药物的患者慎用，出血、过敏、口腔炎及用过安眠药、麻醉药的患者慎用。

【相互作用】 ① 与乙醇合用：可能出现类四乙秋兰姆化二巯(戒酒硫)反应，表现恶心、呕吐、视觉损害及疼痛。② 有单胺氧化酶抑制作用，避免与麻黄碱、苯丙胺、间羟胺、苯丙醇胺等拟交感药以及丙咪嗪、阿米替林合用，以免高血压患者的血压上升和过度兴奋、震颤、心绞痛、心悸等。富含酪胺的食物(干酪、白酒、香蕉等)可减弱本品对单胺氧化酶的抑制作用。与三环类抗抑郁药合用应慎重。③ 与氮芥合用可产生神经毒性。④ 与中枢神经系统抑制药合用可增加后者的治疗作用。与苄噻嗪衍生物合用有协同镇静作用，同时应用巴比妥类药、麻醉药、抗组胺药等，以免中枢神经系统过度抑制。⑤ 与烷化剂、长春新碱、皮质激素类药物及放射治疗无交叉耐药性。⑥ 与抗高血压药联合应用可增加后者的治疗作用。⑦ 胰岛素、苯乙双胍、哌甲酯、硫喷妥钠等可使本品作用延长并增强。

【不良反应】 ① 骨髓抑制：剂量限制性毒性，常于用药 4～6 周出现，表现为白细胞下降、血小板减少，停药后 2～3 周可恢复；可出现贫血。② 胃肠道反应：恶心、呕吐在用药的最初几天发生率较高，逐渐产生耐受，部分患者呕吐较重，需服用止吐药。另外可表现食欲缺乏、口干、腹泻等。当剂量超过 200 mg/d 时，胃肠道反应较明显。③ 皮肤黏膜：少见，表现为皮下出血、紫癜、鼻出血、脱发、瘙痒、药物性皮疹、皮炎、色素沉着、口炎等。④ 神经毒性：表现为头痛、乏力、不安、眩晕、嗜睡、神经异常、脑电图不正常，还可能出现下肢感觉异常、深反射消失、麻痹等。⑤ 其他反应：黑便、溶血性贫血、闭经。偶见肝功能异常，罕见视觉损害及体位性低血压。有导致继发性肿瘤的可能性。

【注意事项】 ① 用药期间应检测血常规、肝肾功能及测定血尿酸值。② 少数年轻妇女用药可致闭经，停药后可恢复。③ 本品避光，密闭保存。常用其盐酸盐，为白色或灰黄色结晶性粉末，性质较稳定；易溶于水，但水溶液不稳定，易自身氧化为偶氮化合物、H_2O_2 及 O_2。

【患者用药指导】① 避免饮酒,若患有糖尿病等疾病请告知医生。② 服药时避免进食含酪胺食物,如干酪、白酒、香蕉等。③ 若正在服用巴比妥类药、麻醉药、抗组胺药等,请告知医生。

二、抗代谢药

甲氨蝶呤 Methotrexate

【商品名或别名】氨甲蝶呤,氨甲基叶酸,Amethopterin,MTX

【分类】 化学:叶酸类。治疗学:二氢叶酸还原酶抑制剂抗代谢类抗肿瘤药。妊娠分类:X。

【指征和剂量】 ① 绒毛膜上皮癌:与放线菌素D联用治疗,可使75%的患者获长期完全缓解;若早期治疗,缓解率可达90%以上;对恶性葡萄胎、葡萄胎有效。② 用于各型急性白血病,特别是急性淋巴细胞白血病,也可用于恶性淋巴瘤、蕈样真菌病、多发性骨髓瘤等。③ 可用于头颈部癌、肝癌、胃肠道肿瘤、神经母细胞瘤。④ 大剂量甲氨蝶呤对骨肉瘤、软组织肉瘤、乳腺癌、卵巢癌、宫颈癌、睾丸肿瘤等有效。骨肉瘤术后辅助应用大剂量甲氨蝶呤可显著提高治愈率。⑤ 鞘内注射可用于脑转移瘤的治疗。⑥ 对银屑病及类风湿关节炎等有效。

临用前,加灭菌注射用水适量使之溶解,可供静脉、动脉、肌内、鞘内注射。

口服:绒毛膜上皮癌,15~30 mg/(kg·d),连用5 d,以后视患者反应可重复疗程。

静滴:绒毛膜上皮癌、恶性葡萄胎,10~30 mg/d,溶于5%或10%葡萄糖注射液500 ml中静滴,连用5 d,总量为80~100 mg。

【制剂】 注射剂:每支50 mg,500 mg,1g。

【相互作用】 ① 甲氨蝶呤与甲酰四氢叶酸、含有叶酸的维生素、肾上腺皮质激素、口服非吸收光谱抗生素相互作用。② 与博来霉素、依托泊苷、长春新碱、阿霉素、阿司匹林合用增效。③ 与氟尿嘧啶合用,同时使用或先用氟尿嘧啶,后用甲氨蝶呤,均可产生拮抗作用。先用甲氨蝶呤,4~6 h后用氟尿嘧啶,则可产生协同作用。④ 与环磷酰胺、放线菌素、巯嘌呤、羟基脲、氢化可的松、新霉素、氯霉素、青霉素、头孢噻吩、卡那霉素、皮质类固醇合用减效。⑤ 甲氨蝶呤与乙醇或有潜在肝毒性的药物并用,可能增加甲氨蝶呤引起的重型肝炎与肝纤维化;甲氨蝶呤与复方新诺明或利尿药合用可能增加骨髓抑制。⑥ 与博来霉素、丝裂霉素、环磷酰胺等联合应用会增加肺毒性。丙磺舒、甲氧苄啶、别嘌呤醇可使甲氨蝶呤的毒性增强。⑦ 与非甾体消炎药或水杨酸类合用,可以增加甲氨蝶呤毒性。⑧ 因本药可引起血中尿酸浓度升高,故痛风和高尿酸血症患者应相应调整别嘌呤醇、秋水仙碱的剂量。⑨ 磺胺药、水杨酸盐、四环素及其他能与蛋白质结合的药物,能取代甲氨蝶呤,使游离性甲氨蝶呤的含量增加。⑩ 甲氨蝶呤可促进口服抗凝剂华法林的功效,因而,两者同时应用时应严格监测凝血酶原时间。与环孢素A合用,会增加其毒性,使血肌酐上升。

其余参见第三章。

氟尿嘧啶　Fluorouracil

【商品名或别名】 5-氟尿嘧啶,5-Fluorouracil,Fluracil,5-FU

【分类】 化学：嘧啶类。治疗学：脱氧胸苷酸合成酶抑制剂抗代谢类抗肿瘤药。妊娠分类：D。

【指征和剂量】 ① 治疗胃肠道肿瘤的主要药物：用于胃癌、结直肠癌、肝癌、胰腺癌、食管癌等。② 也用于乳腺癌、卵巢癌、宫颈癌、头颈部癌、肺癌、膀胱癌、前列腺癌、肾癌等。③ 可用于皮肤恶性肿瘤棘细胞癌、基底细胞癌、皮肤附属器癌、鲍恩病、佩吉特病、放射性角化瘤、皮肤红色肥厚病、恶性淋巴瘤的皮肤转移。④ 对绒毛膜上皮癌、恶性葡萄胎疗效较显著。另外可作为放疗增敏剂。⑤ 对广泛的皮肤光化性角化及角化棘皮瘤有效。

静脉给药：500～750 mg/m^2,第1～5日,每3～4周重复。治疗绒毛膜上皮癌时可加大剂量,25～30 mg/(kg·d),溶于葡萄糖注射液500～1 000 ml中滴注6～8 h,每10 d为1周期。或200～400 mg/(m^2·d),持续性静滴,第1～15日。氟尿嘧啶与亚叶酸钙合用,可以采用340～400 mg/(m^2·d),连续滴注5 d,周期间隔21 d;也可400 mg/m^2,静推,之后600 mg/m^2,维持22 h,第1、第2日。动脉灌注：一般250～500 mg/d,周期同上。也可第1～4日持续输注800～1 200 mg/m^2,然后在第5～21日改为600 mg/m^{2}持续输注。对头颈部癌、肝癌疗效较好。腔内注射：胸腔或腹腔,每次750 mg,1 000 mg,2 000 mg或3 000 mg,每5～7 d一次;心包内,500～1 000 mg。瘤内注射(如宫颈癌)：250～500 mg。口服：5 mg/(kg·d),总量10～15 g为1个疗程,或连续服用至出现毒性,即应停药。

外用：用5%～10%软膏剂或20%霜剂，外敷，加盖塑料薄膜，每天换药1次或2次，用4周，停药休息1个月后再用。局部外用药对多发性基底细胞癌、宫颈癌、浅表鳞状细胞癌疗效较好。

剂量调整：根据血常规调整剂量。有如下情况之一者减量：① 一般情况差、蛋白质消耗或有吸收障碍者。② 广泛肝转移并有黄疸者，以及肝功能受损者。③ 肿瘤广泛骨盆转移者。④ 曾多次接受化学治疗的患者。⑤ 曾接受过大面积盆腔放疗者。⑥ 肾上腺皮质功能不全及曾做过肾上腺或垂体切除者。⑦ 大手术后。有如下情况之一者停药：① 白细胞降至 3.0×10^9/L 以下，血小板降至 80×10^9/L 以下，或血细胞急剧下降者。② 腹泻每日5次以上或有血性腹泻者。③ 黏膜反应严重及色素沉着明显者。④ 出现神经精神症状者。⑤ 经证实的心血管不良反应，如心律失常、心绞痛、ST段改变。

【制剂】注射剂：每支125 mg，250 mg，500 mg；片剂：每片50 mg；软膏剂或霜剂：1%，5%乳膏。

【药动学】 本品口服生物利用度不如静脉给药。快速静注后血药浓度达0.1～1.0 mmol/L，半衰期为15～20 min，24 h后大部分消失。若胸腔或腹腔内注射，在24 h内可维持相当水平。氟尿嘧啶能透过血脑屏障，静注后30 min到达脑脊液，持续约3 h。氟尿嘧啶主要在肝中进行代谢，最终分解为α-氟-β-丙氨酸、氨、尿素及CO_2，故60%～80%以CO_2形式由呼吸道排出，仅10%～30%由尿中排出。在缓慢静滴时，其分解代谢比快速注射明显，毒性降低，疗效提高。

【作用机制】 氟尿嘧啶进入体内被活化成5-氟尿嘧啶脱氧核苷酸(FdUMP)，抑制胸苷酸合成酶(TS)，阻止DNA合成，发挥细胞毒作用。氟尿嘧啶代谢后主要产生两种活性物，一是三磷酸氟尿嘧啶核苷（FUTP)，可以掺入RNA中影响RNA及蛋白质的合成；二是FdUMP代替脱氧尿苷酸(dUMP)与TS，$N^{5,10}$甲酰四氢叶酸形成一个以共价键结合的稳定三元复合物，结果导致TS失活，不能合成dTMP，不能合成DNA。氟尿嘧啶为周期性特异药物，除了作用于S期外，对增殖细胞各期均有一定影响，与其他药物无交叉耐药。氟尿嘧啶持续输注12～24 h，其抗肿瘤效果优于分次注射。

【禁忌证】 孕妇、哺乳期妇女、恶病质者、伴有水痘或带状疱疹者均禁用。明显胃肠道梗阻，感染，发热(体温超过38℃者)，出血(包括皮下和胃肠道)，脱水或(和)酸碱、电解质平衡失调，肝功能异常，血常规细胞计数低下者及老年患者均慎用。

【相互作用】① 与减毒疫苗合用,有出现致死性全身性疾病的危险。不能与抗病毒药 Sorivudine 同用,否则会引起严重的骨髓抑制。② 与依托泊苷、长春新碱、两性霉素 B、维生素 A 合用增效。与阿糖胞苷、放线菌素、苯巴比妥合用减效。③ 与甲氨蝶呤合用由于投放时间不同,有时增效,有时减效。宜先用甲氨蝶呤 4～6 h 后再用氟尿嘧啶,否则会减效。因用甲氨蝶呤后,可增加 5-氟尿嘧啶核苷酸的形成,增加本药的抗癌能力。④ 甲硝唑、替硝唑会降低氟尿嘧啶的排出,而使其毒性增加。与吲哚美辛合用毒性增强。⑤ α-干扰素可增加氟尿嘧啶的胃肠毒性。⑥ 别嘌呤醇可降低本药毒性,可以减轻氟尿嘧啶引起的骨髓抑制,改进治疗指数。⑦ 大剂量醛氢叶酸生化调节氟尿嘧啶,醛氢叶酸要先于氟尿嘧啶给药可增效;大剂量顺铂($>75\ mg/m^2$)可增效氟尿嘧啶,而小剂量($<30\ mg/m^2$)顺铂对氟尿嘧啶有生化调节增效作用。醛氢叶酸可增强氟尿嘧啶抑制细胞分裂的不良作用。⑧ 本品小剂量可作为放疗增敏剂,需注意本品较大剂量与放疗同用时很有可能加重不良反应的发生。

【不良反应】① 骨髓抑制:剂量限制性,主要为白细胞减少,严重者可有全血细胞下降,白细胞减少大多在用药后 10～14 d 明显减少,一般停药 2～3 周即可恢复。血小板减少、贫血少见。② 胃肠道反应:食欲缺乏、恶心、呕吐、食管炎、胃炎、腹痛、腹泻,严重者肠黏膜脱落、血性腹泻或便血,可有致命危险。③ 皮肤黏膜:口腔内膜炎是严重毒性的早期反应,表现为疼痛、红斑,逐渐发展加重为扁平状溃疡;有时面部、手及输液的静脉部位皮肤色素沉着;可出现皮疹、皮肤肥厚、甲床变黑、脱发;可有药热;持续静脉输注,常出现“手足综合征”,表现为疼痛、红斑样脱皮、手掌及足底皮肤皲裂。静推或静滴处药物外溢可引起局部疼痛、坏死、皮肤红斑、水肿、破溃。长期动脉插管给药,可引起动脉栓塞和血栓形成,局部感染或栓塞性动脉炎。④ 神经毒性:大剂量或持续反复多次给药后,少数可有小脑变性、共济失调等;另外也有表现为意识障碍,锥体系障碍,雾视及外眼肌麻痹。颈动脉插管给药可致神经系统损害,产生瘫痪。偶见意识模糊和定向力障碍,但没有小脑功能障碍的症状发生。⑤ 眼:可以产生角膜上皮损伤,部分并发流泪。⑥ 心血管毒性:偶见心肌缺血、心前区疼痛、心电图改变,极个别出现心肌梗死。⑦ 其他反应:致畸。偶见肝肾功能损害、咳嗽、气急等。

【注意事项】① 治疗前和治疗过程中应定期检查血常规、肝肾功能。

② 长期应用本品导致第二肿瘤的危险性较氮芥等烷化剂小。③ 应根据不同部位肿瘤，选择不同用药途径，比如：表浅肿瘤如皮肤基底细胞癌，宜采用软膏或霜剂外敷，疗效较好，全身反应轻微；宫颈癌瘤内注射有较好疗效；消化道癌，尤其是肝转移瘤，以口服给药较好；头颈部癌、肝癌、盆腔恶性肿瘤行动脉插管滴注较好；绒毛膜上皮癌常采用静滴给药法，疗效较佳。④ 用于肝动脉灌注时，最好与加入肝素的葡萄糖注射液一起使用，防止血栓形成。出现溃疡性疼痛或其他显著胃肠道症状时，应停止动脉内灌注，否则易出现出血或穿孔。⑤ 本品的代谢产物——氟代柠檬酸可致脑瘫，故不可用作鞘内注射。⑥ 应严格掌握剂量，对过于肥胖或有水肿患者，可根据体重计算用量。⑦ 老年患者应用本品，特别70岁以上者，需密切监测和保护脏器功能。⑧ 使用本品时不宜饮酒或同用阿司匹林类药物，以减少消化道出血的可能性。有心脏病、酒精中毒及有吸烟史的患者，在采取输液给药的最初3个疗程期间，要连续加强对患者心脏的监护。⑨ 本品为白色或类白色的结晶或结晶性粉末，无味，略溶于水，微溶于乙醇，几乎不溶于氯仿和乙醚，可溶于稀盐酸和氢氧化钠溶液中。本品也可为无色或几乎无色的澄明液体。宜避光，阴暗处保存，温度在10～35℃。

【患者用药指导】 ① 在有经验的肿瘤医生指导下用药。② 减少阳光接触，避免加重皮肤反应。③ 服药后有嗜睡现象，应提醒驾驶员和机器操作工人。④ 可能降低癫痫阈值，若有癫痫病史请提醒医生。⑤ 使用本品时不宜饮酒或同用阿司匹林类药物。⑥ 若有心脏病、酒精中毒及有吸烟史，请及时告诉医生。

复方氟尿嘧啶 Compound Fluorouracil

【商品名或别名】 复方氟尿嘧啶注射液，复方氟尿嘧啶多相脂质体，复方五氟尿嘧啶多相脂质体

【分类】 化学：嘧啶类。治疗学：脱氧胸苷酸合成酶抑制剂抗代谢类抗肿瘤药。妊娠分类：D。

【指征和剂量】 用于各种消化道癌(结直肠癌、胃癌、食管癌)、乳腺癌、原发性肝癌、淋巴瘤等治疗。

静滴：起始量 80 mg/d，随后逐渐增大剂量，一般最大量不超过160 mg/d，加入生理盐水500 ml中，滴速不超过60滴/min，qd。1个疗程总量按氟尿嘧啶计算为3～4 g，1个疗程结束后休息1～2周，继续第2疗程。

手术患者：术后 2 周开始维持给药，120～160 mg，每周 2 次。

【制剂】 水针剂：每支 40 mg(氟尿嘧啶)/10 ml。

【药动学】 本品为多相脂质体剂型，由于其淋巴定向性以及肿瘤细胞亲和性较强，在网状内皮系统、瘤体内和脑内的分布量增加，在体内的作用时间相应延长。

【作用机制】 复方氟尿嘧啶的抗肿瘤作用机制同氟尿嘧啶。由于复方氟尿嘧啶中加入了人参多糖等成分，人参多糖对机体的免疫功能有促进作用，并可以提高疗效、降低氟尿嘧啶的用药剂量、减轻化疗的不良反应。

【禁忌证】 对本品的组成成分过敏者禁用，其余同氟尿嘧啶。

【相互作用】 参照氟尿嘧啶。

【不良反应】 ① 骨髓抑制：剂量限制性毒性，外周血白细胞减少常见，大多在疗程开始后，2～3 周内达最低点，3～4 周后恢复正常；血小板减少罕见。② 胃肠道反应：可出现恶心或呕吐、食欲减退，一般多不严重，偶见口腔黏膜炎或溃疡，腹部不适或腹泻。③ 其他：极少见咳嗽、气急或小脑共济失调等。偶见用药后心肌缺血，可出现心绞痛和心电图的变化。

【注意事项】 ① 开始治疗前及疗程中应定期检查周围血常规、肝肾功能。② 本品在动物实验中有致畸和致癌性，但对人类的致突变、致畸和致癌性均明显低于氮芥类或其他细胞毒性药物。另外，长期应用本品导致第二个原发恶性肿瘤的危险性较氮芥等烷化剂小。③ 可以单用本品较小剂量作为放射增敏剂，也可以与放射治疗同时应用于同步放化疗。需注意本品较大剂量时很可能会出现明显的不良反应。④ 年龄在 70 岁以上患者慎用复方氟尿嘧啶，曾报道以氟尿嘧啶为基础的化疗有个别的严重毒性危险因素。因此有必要密切监测和保护重要脏器功能。⑤ 应用本品时，不宜饮酒或同用阿司匹林类药物，否则可能增加消化道出血。⑥ 本品能生成神经毒性代谢产物——氟代柠檬酸而致脑瘫，故不能鞘内注射。⑦ 本品不可直接静注，建议用生理盐水稀释后静滴。⑧ 本品为乳白色或淡黄色混悬液体，放置后出现分层，若经振摇后仍呈均匀的混悬液，则可应用，否则弃用。本品宜避光、密闭、凉暗处保存。

【患者用药指导】 参照氟尿嘧啶。

植入用缓释氟尿嘧啶 Fluorouracil Sustained Release for Implant

【商品名或别名】 中人氟安

【分类】化学：嘧啶类。治疗学：脱氧胸苷酸合成酶抑制剂抗代谢类抗肿瘤药。妊娠分类：X。

【指征和剂量】主要用于胃癌、结直肠癌、食管癌、肝癌、胰腺癌等消化系统肿瘤及乳腺癌、卵巢癌、宫颈癌、肺癌、癌性浆膜腔积液等的治疗。

推荐剂量范围为 100～1 200 mg；常用剂量范围 400～1 000 mg，具体用量参考如下。老年晚期肿瘤患者的姑息性化疗：200 mg/m^2，每 10 d 重复 1 次，连用 2 次后休息 10 d 为 1 周期，或遵医嘱。联合化疗：500 mg/m^2，每 3 周重复，或遵医嘱给药。体表肿瘤或肿瘤部位植药：200～500 mg/m^2，或遵医嘱。

剂量调整：老年患者用药应酌情减低每次给药剂量。

【制剂】 每瓶 0.1 g。

【药动学】 本品的主要成分为氟尿嘧啶，它经肝脏分解代谢，主要分解为二氧化碳，经呼吸道排出体外，约 20% 的氟尿嘧啶以原型从尿排泄。本品单次皮下植入 500 mg/m^2，血药浓度达峰时间为 25.2 h，峰浓度为 2.2 μg/ml，消除半衰期为 126.18 h。植药 10 d 内血药浓度仍可维持在 0.1 μg/ml 以上。

【作用机制】 同氟尿嘧啶。

【禁忌证】 对本品成分过敏者，伴水痘或带状疱疹者，明显骨髓抑制者及妊娠者均禁用。肝功能明显异常、明显肠梗阻、感染、皮下和胃肠道出血、发热超过 38℃、失水和(或)酸碱及电解质失衡者均慎用。

【相互作用】 参照氟尿嘧啶。

【不良反应】 因为局部植入，不良反应较轻微。若剂量增加，则与氟尿嘧啶相关的不良反应相对增加。① 骨髓抑制：可见轻度白细胞减少和血小板减少。② 胃肠道反应：偶见恶心、呕吐，较轻；罕见口腔黏膜炎等。③ 局部不良反应：少数患者局部红肿、硬结、轻度疼痛，数天后自行缓解。④ 其他：腹腔内给药，少见腹痛。未观察到神经系统毒性、心脏毒性及过敏反应。

【注意事项】 ① 本品常见用法：手术中直接进行粒子植入(穿刺或撒入)；在 CT、MRI、B 超、TPS 等的引导下经皮穿刺达到肝、肺、胰等实体肿瘤的部位，体表肿瘤可直接穿刺给药；在内镜的引导下应用系列内镜粒子植入器准确地将粒子植入空腔脏器，如食管、气管、胃、结肠和膀胱等部位的肿瘤；皮下给药。② 治疗前及疗程中应定期检查血常规、肝肾功能。③ 皮下给药区域应无急、慢性皮肤疾病，结节性瘢痕。④ 每一植药点植药剂量

≤150 mg,不要将药直接植于吻合口,各植药点间距≥2cm。植药部位要与大血管相隔一定的距离,以免局部肿瘤坏死后影响大血管。⑤ 老年患者应密切监测多器官的毒性。对于儿童用药的安全性未进行研究。⑥ 本品内包装分为不锈钢毛细管装和散装两种,外包装为 2 ml 管制玻璃瓶。本品应避光、密闭保存。

【患者用药指导】 在有经验的肿瘤医生指导下用药。

替加氟 Tegafur

【商品名或别名】 喃氟啶,呋喃氟尿嘧啶,呋氟啶,Ftorafur,Fluorofur,FT－207

【分类】 化学:嘧啶类。治疗学:脱氧胸苷酸合成酶抑制剂抗代谢类抗肿瘤药。妊娠分类:D。

【指征和剂量】 ① 主要用于胃癌、结直肠癌、胰腺癌、肝癌、胆囊癌等胃肠道肿瘤。② 对头颈部肿瘤、乳腺癌、肺癌、膀胱癌、脑肿瘤、前列腺癌、肾癌亦有一定疗效。③ 单独或与其他抗肿瘤药物联合用于术后或放疗后,对预防术后复发、转移有一定作用。

口服:成人 800～1 200 mg/d,分 3～4 次服用,总量 30～50 g 为 1 周期。儿童:4～6 mg/kg,qid。静滴:15～20 mg/kg,溶于 5%葡萄糖注射液 300～500 ml,qd;亦可采用 60～120 mg/kg,每周 2 次,总量 20～40 g 为 1 周期。直肠给药:500～1 000 mg/d,即栓剂 1～2 粒/d,总量同口服。

剂量调整:根据血常规结果调整剂量。轻度骨髓抑制,可继续观察;中度骨髓抑制,药物减量;重度骨髓抑制则停药。肝肾功能障碍者,应减量。

【制剂】 注射剂:每支 100 mg,200 mg,400 mg;片剂:每片 50 mg,100 mg,200 mg;栓剂:每粒 500 mg;胶囊剂:每粒 100 mg。

【药动学】 本品在胃肠中易吸收,口服后 2 h 血中浓度可达高峰,在体内分布较广,均匀分布于肝、肾、小肠、脾、脑,以肝、肾中浓度最高。血浆半衰期为 5～18.6 h,抑制 DNA、RNA 合成时间可达 12～20 h。主要由尿和呼吸道排出,给药后 24 h 有 80%排出体外,其中 55%以二氧化碳形式呼出,23%由尿中以原型和代谢物排出。

【作用机制】 本品在体内经肝细胞色素 P450 酶作用,缓慢转变为氟尿嘧啶,并进一步转变为氟尿嘧啶脱氧核苷酸而发挥抗肿瘤作用,主要抑制 DNA、RNA 和蛋白质的合成。替加氟为细胞周期特异性药物,主要作用于

S期，对 G_1/S 转换期亦有延缓作用。

【禁忌证】 孕妇及哺乳期妇女禁用，肝肾功能障碍者慎用。

【相互作用】 ① 本品注射液禁与酸性的药物配伍使用。② 不能与抗病毒药 Sorivudine 同用，否则会引起严重的骨髓抑制。③ 本品注射液呈碱性且含碳酸盐，避免与含钙、镁离子及酸性较强的药物合用。

【不良反应】 ① 骨髓抑制：反应较轻，可出现白细胞下降、血小板减少及出血倾向。② 胃肠道反应：较明显，以食欲减退、恶心为主，少见呕吐、腹痛、腹泻及胃炎。③ 神经毒性：少数患者有头痛、眩晕、小脑性共济失调、精神状态改变。④ 局部反应：在注射处可有静脉炎、肿胀和疼痛。⑤ 其他反应：部分患者可有肝肾功能损害、发热、寒战、乏力、皮肤瘙痒、色素沉着、黏膜炎等。

【注意事项】 ① 用药过程中应定期监测神经系统、胃肠道和肝肾功能变化。② 严重黏膜炎、溃疡、腹泻应停药，并给予维生素 B_{12} 等治疗。③ 本品可用于儿童，更需密切观察病情变化。④ 本品可单用或与其他抗肿瘤药物联合应用。⑤ 本品注射液遇冷析出结晶，遇热可使其溶解，应用前请摇匀。⑥ 本品为白色结晶状粉末，味苦，无臭；可溶于水、稀碱溶液；对热、光、湿较稳定。本品注射液为几乎无色的澄明液体。均为避光，密闭，20℃以下存放。

【患者用药指导】 同氟尿嘧啶。

替加氟/尿嘧啶　Tegafur/uracil

【商品名或别名】 复方喃氟啶，尿嘧啶替加氟片，尿嘧啶替加氟胶囊，复方替加氟，优福定，Compound Tegafur，UFT

【分类】 化学：嘧啶类。治疗学：脱氧胸苷酸合成酶抑制剂。妊娠分类：D。

【指征和剂量】 ① 对胃癌、贲门癌、食管癌、大肠癌、胰腺癌及乳腺癌等有肯定的疗效。② 可用于鼻腔癌、肺癌、肝癌、甲状腺癌。③ 可与其他抗肿瘤药或放射治疗联合应用。对其他嘧啶类抗肿瘤药无效者用本品仍有效。

口服：成人 6～12 片/d，分 2～3 次服用；联合化疗或放疗时，按所含呋喃尿嘧啶（FT-207）计算，即 9～15 mg/(kg·d)，6～8 周为 1 周期，总量为 20～40 g。

剂量调整：根据血常规调整剂量。小儿用量酌减。

【制剂】 片剂：每片 162 mg(含替加氟 50 mg、尿嘧啶 112 mg)；胶囊剂：每粒 324 mg(含替加氟 100 mg,尿嘧啶 224 mg)。

【药动学】 不详。

【作用机制】 本品系将 FT-207 和尿嘧啶(Uracil)以 1∶4 配伍,尿嘧啶能阻断 FT-207 的降解,提高肿瘤组织中的氟尿嘧啶及其活性代谢物质的浓度,肿瘤组织内的抗癌活性药物浓度相当于血中浓度的 23 倍左右,远较肝、肺、脑、肌肉、骨髓等组织中高。替加氟为尿嘧啶的衍生物,在体内替加氟逐渐转变为氟尿嘧啶,干扰 DNA、RNA 及蛋白质合成;尿嘧啶抑制氟尿嘧啶在肿瘤组织中的分解,进一步提高氟尿嘧啶浓度而增强疗效。

【禁忌证】 对氟尿嘧啶衍生物类药物有过敏史者禁用。骨髓抑制、肾功能损害、合并感染、水痘患者、胃溃疡患者等慎用,孕妇及哺乳期妇女慎用。

【相互作用】 参见氟尿嘧啶及替加氟。

【不良反应】 ① 骨髓抑制：轻度的白细胞、血小板下降,可能出现出血及贫血现象。② 胃肠道反应：参见氟尿嘧啶,但是较轻。③ 肝肾功能损害：可有肝功能障碍,出现血尿或轻微的蛋白尿。④ 神经毒性：倦怠、眩晕、嗜睡、味觉变化、麻木感。⑤ 过敏反应：有时可出现皮疹及光照过敏。⑥ 皮肤反应：色素沉着、潮红、溃疡、瘙痒感。⑦ 其他反应：偶尔出现胸闷感、发热、咳嗽、咯痰、尿糖升高等。

【注意事项】 ① 服用本品应定期检查血常规及肝、肾功能。② 严重感染患者服用本品应注意出血倾向,或感染症状加重。③ 儿童及生育年龄患者用药,应考虑对性腺的影响。④ 本品为白色粉末状结晶,应密闭、避光,干燥处保存。

【患者用药指导】 同氟尿嘧啶。

卡莫氟 Carmofur

【商品名或别名】 孚贝,嘧福禄,密福禄,己胺甲酰氟尿嘧啶,Mifurol,Kamfur,HCFU

【分类】 化学：嘧啶类。治疗学：脱氧胸苷酸合成酶抑制剂抗代谢类抗肿瘤药。妊娠分类：D。

【指征和剂量】 ① 用于消化系统肿瘤,如结直肠癌、食管癌、胃癌、肝癌,尤以结直肠癌有效率高。可作为大肠癌根治术后的辅助化学疗法。② 用于乳腺癌、肺腺癌治疗。

口服：单一用药，成人 140 mg/m² 或 200 mg，tid，或 12～18 mg/(kg·d)，分 2～4 次，但是不应超过 900 mg/d，总量 14～25 g，4～6 周为 1 周期。联合化疗，成人 200 mg，tid。

剂量调整：根据血常规检查结果而进行剂量调整。出现骨髓抑制，酌情减量，必要时停药。肝肾功能不全患者应适当减量。用药后出现神经精神症状时应酌情减量或停药。

【制剂】 片剂：每片 50 mg，100 mg。

【药动学】 本品口服后经肠道吸收快速，2～4 h 内血浆浓度达到峰值，血药浓度上升与给药剂量呈相关性。在体内缓慢释放氟尿嘧啶，维持氟尿嘧啶较高血浆浓度可达 6～8 h，有效血浆浓度长达 24 h。在体内以胃、膀胱、肾、肝、肺以及小肠中浓度分布较高，脑内较低。另外在血液、淋巴液、腹水及肿瘤组织内也保持高浓度。48 h 内大部分(77%～80%)代谢后由尿排出。

【作用机制】 本品作用机制与氟尿嘧啶相似，在体内不需要通过肝脏的药物代谢酶刺激(如 P450 酶)，能缓慢释放出氟尿嘧啶。在肝药酶低下的肝硬化患者，转化为氟尿嘧啶的能力无下降。维持氟尿嘧啶有效血药浓度时间长。本品为细胞周期特异性药物。

【禁忌证】 孕妇(特别是初期前 3 个月)、哺乳期妇女、恶病质者、肝肾功能不全者及有消化道溃疡、出血者均禁用。高龄患者、营养不良者慎用。

【相互作用】 ① 与胸腺嘧啶、尿嘧啶、胞苷同服，可以提高肿瘤组织中的氟尿嘧啶浓度，提高疗效。② 与其他细胞毒药物合用，不良反应可相互增强，建议酌情减少本品用量。③ 与抗胆碱药、镇静药等并用，可有一定对抗作用。④ 服药期间避免摄入含乙醇的饮料及食品，有时可使华法林钾的作用增强。⑤ 与苯妥英钠合用可能出现眼球震颤、言语障碍、运动失调、意识障碍等苯妥英钠中毒症状。⑥ 合用阿托品、抗胆碱活性的药物(莨菪浸膏、丁溴东莨菪碱)或地西泮等药可减轻热感和尿频。

【不良反应】 ① 骨髓抑制：较轻，可出现红细胞、白细胞和血小板减少，罕见出血倾向。② 胃肠道反应：可出现轻度的食欲缺乏、恶心、呕吐、腹泻。偶见便意、腹部不适、腹痛、胃灼热、口渴和味觉异常等。罕见消化道溃疡、便秘、舌麻等。③ 神经精神反应：因该药具有亲脂性，可进入中枢神经系统，用药过程中可出现脑白质病等精神神经症状，包括健忘、痴呆等精神症状，步态失调、构音障碍等小脑症状，头痛、嗜睡、知觉障碍、定向力障碍等。及时停药可望恢复。④ 皮肤黏膜：口腔黏膜炎，偶见色素沉着、脱发、角化、皮肤肿胀、水疱、糜烂。偶尔出现皮疹、瘙痒等皮肤过敏症状。⑤ 运动系统：关节疼痛。⑥ 泌尿系统：热感和尿频，为本药所特有的不良反应，系代谢产物刺激中枢所致，偶有排尿疼痛。将药物分次口服也可减少热感和尿频的发生。⑦ 其他：对心、肝、肾功能无明显影响，偶见肝肾功能异常、胸痛、心电图异常等。另外可有颜面、腹部、肛门处发热感，偶尔出现全身倦怠、乏力、发热、血痰、水肿等症状。

【注意事项】 ① 用药期间定期检查血常规。② 轻度胃肠道反应不必停药，给予对症处理即可。③ 有些患者缺乏氟尿嘧啶的代谢酶——二氢嘧啶脱氢酶(DPD)，在服药早期可能出现严重的不良反应，表现为口腔炎、腹泻、血液循环障碍、神经障碍等。④ 本品为白色结晶性粉末，无臭，易溶于氯仿、丙酮，微溶于苯，较难溶于甲醇及无水乙醇，几乎不溶于水。在固体状态时很稳定，在中性、碱性溶液中不稳定，易分解释放出氟尿嘧啶。宜密闭，干燥凉暗处保存。

【患者用药指导】 ① 用药期间不宜饮酒或含乙醇饮料，因为可能出现深度醉酒现象，引起潮红、恶心、心悸、多汗及头痛等脑贫血样症状以及意识障碍。② 用药可能会出现尿意、大便频繁。③ 若患者服用抗胆碱药、镇静药、华法林、苯妥英钠等请及时告知医生。

去氧氟尿苷 Doxifluridine

【商品名或别名】 5′-脱氧-5′-氟尿嘧啶核苷，去氧氟尿苷，脱氧氟尿苷，5′-脱氧氟尿苷，奇诺必通，艾丰，可弗，氟铁龙(Furtulon)，5′-Deoxy-5-Fluorouridine，5′-DFUR

【分类】 化学：嘧啶类。治疗学：脱氧胸苷酸合成酶抑制剂抗代谢类抗肿瘤药。妊娠分类：D。

【指征和剂量】 对胃癌、结直肠癌、乳腺癌有较好疗效，对头颈部癌、膀胱癌、子宫颈癌、卵巢癌亦有效。

口服：单用800～1 200 mg/d，分3～4次服用，6～8周为1疗程；动脉内滴注：100～400 mg/d，连用10 d为1疗程；联合用药，依方案而定。

剂量调整：① 根据血常规调整剂量。② 根据年龄、症状适当增减剂量。

【制剂】 胶囊剂：每粒100 mg，200 mg。注射剂：每支500 mg。

【药动学】 本品胃肠道吸收迅速，口服后血中去氧氟尿苷和氟尿嘧啶显示较高水平。单次口服本品 800 mg,去氧氟尿苷及氟尿嘧啶均在给药后 1～2 h 血药浓度达峰值,其后去氧氟尿苷浓度迅速下降,未被代谢的去氧氟尿苷只有 1/10 左右。肿瘤组织中的氟尿嘧啶浓度比周围正常组织及血液中的浓度高。去氧氟尿苷经 PYNPase 分解成氟尿嘧啶与 5-脱氧核糖-1-磷酸,其代谢产物主要由尿中排泄。本品的最大耐受剂量为 2 100 mg/d。

【作用机制】 本品在体内通过胸苷或去氧尿苷磷酸化酶的催化作用转化为氟尿嘧啶而起作用。另一代谢途径是通过磷酸化作用直接转变为活性代谢物 FdUMP 而起作用。去氧氟尿苷为细胞周期特异性药物,主要作用于 S 期。

【禁忌证】 对本品有严重过敏史者、妊娠妇女及哺乳期妇女禁用。正在接受索立夫定(Sorivudine)治疗者也禁用。骨髓抑制、肝肾功能障碍、并发感染、心脏疾患或有心脏病史者、水痘患者、小儿、消化道溃疡或出血的患者等慎用。一般高龄者的生理功能低下,应慎用。

【相互作用】 不能与抗病毒药 Sorivudine 同用,否则会引起严重的骨髓抑制。

【不良反应】 ① 骨髓抑制:白细胞减少,血小板减少,贫血,偶有全血细胞减少。② 胃肠道反应:恶心、呕吐、食欲缺乏、腹泻、腹胀、口干、便秘、肠胀气,偶有腹痛,偶可发生口腔炎、舌炎、胃溃疡等。③ 肝肾功能:少见 ALT、AST、ALP 上升及血尿、蛋白尿、尿素氮升高等。④ 神经精神症状:少见,可有定向、听觉、感觉等障碍,偶有健忘、步行障碍、锥体外系症状以及麻痹、尿失禁等类似于脑白质炎的症状,可出现味觉减弱、嗅觉异常等。⑤ 循环系统反应:偶有胸部压迫感、心电图异常(ST 段上升)等。⑥ 皮肤及附件反应:偶有色素沉着、瘙痒症、毛发脱落,或出现湿疹、荨麻疹、光过敏等过敏症状。⑦ 其他反应:时有发热、咽喉部不适、眼睛疲劳、倦怠,或偶有水肿。

【注意事项】 ① 定期检测血常规及肝肾功能等,预防感染与出血倾向。② 骨髓抑制、肝肾功能障碍、并发感染、心脏疾患或有心脏病史者、水痘患者应用本品,有可能导致致命性的全身障碍。③ 本品可能会引起严重的肠炎(缺血性肠炎、坏死性肠炎)、出血性膀胱炎和脱水。若出现上述情况,立即停药,对症处理。④ 儿童用药需特别慎重,特别须注意不良反应的发生,有关儿童用药的经验仍不十分充分。对于儿童及生育年龄患者,应用本品须考虑对性腺的影响。⑤ 国外报道大剂量静脉给药,可出现胸痛、心电图异常(ST 段升高、T 波倒置等)。⑥ 本品为白色结晶粉末,无臭,易溶于二甲基甲酰胺,较易溶于水、甲醇,较难溶于乙醇,极难溶于乙醚。宜密闭,室温处保存。

【患者用药指导】 ① 本品饭后口服。② 不能与抗病毒药 Sorivudine 同用。③ 其余同氟尿嘧啶。

卡培他滨 Capecitabine

【商品名或别名】 希罗达,Xeloda

【分类】 化学:嘧啶类。治疗学:脱氧胸苷酸合成酶抑制剂——抗代谢类抗肿瘤药。妊娠分类:D。

【指征和剂量】 ① 适用于紫杉醇和包括有蒽环类抗生素化疗方案治疗无效的晚期原发性或转移性乳腺癌。② 用于结直肠癌、胃癌等消化道肿瘤的治疗。

推荐剂量:2 510 mg/(m^2·d),可分早晚 2 次于饭后 0.5 h 用水吞服,连用 2 周,休息 1 周后重复下一周期;可连用 18 周,甚至可达 48 周。如病情继续恶化或出现不能耐受的毒性时,应停止治疗。

剂量调整。治疗中剂量调整:卡培他滨所引起的毒性有时需要做对症处理而不需对剂量进行调整(停药或减量)。一旦减量,以后不能再增加剂量。以下是对毒性进行剂量调整时的推荐剂量(根据加拿大国家癌症研究所制定的常见毒性标准)。

不良反应级别	处 理 建 议
Ⅰ级	维持剂量
Ⅱ级	首次出现,则停止治疗,直到恢复至 0～Ⅰ级,以原推荐剂量进行下一周期治疗。第 2 次出现,则停止治疗,直到恢复至 0～Ⅰ级,以原推荐剂量的 75%进行下一疗程治疗。第 3 次出现,则停止治疗,直到恢复至 0～Ⅰ级水平时,按推荐剂量的 50%进行下一疗程治疗。第 4 次出现:永久停止治疗
Ⅲ级	首次出现,则停止治疗,直到恢复至 0～Ⅰ级,以原推荐剂量的 75%进行下一疗程治疗。第 2 次出现,则停止治疗,直到恢复至 0～Ⅰ级水平时,以原推荐剂量的 50%进行下一疗程治疗。第 3 次出现,则永久停止使用
Ⅳ级	永久停用

如停药后需继续治疗，则应考虑到患者的最大益处，且在毒性症状恢复至0～Ⅰ级后，以原推荐剂量的50%进行使用。

特殊人群的剂量调整：对肝转移引起的轻度至中度肝功能不全的患者所进行的卡培他滨药动学研究表明，无须对这类患者进行剂量调整。尚未对肾功能不全者进行卡培他滨药动学研究。尚未在儿童中进行卡培他滨的疗效与安全性研究。老年人无须进行剂量调整，但老年人(65岁以上)比年轻人更易对卡培他滨产生毒性反应，故应对其进行密切监测。

【制剂】 包衣片剂：每片150 mg，500 mg。

【药动学】 口服后卡培他滨以完整的分子穿过肠黏膜而完全、迅速地被人体吸收，进而完全转化为5′-脱氧-5-氟胞苷和5′-脱氧-5-氟尿苷。饮食会影响卡培他滨的吸收率。给予推荐的剂量，卡培他滨、5′-脱氧-5-氟胞苷、5′-脱氧-5-氟尿苷和氟尿嘧啶的平均血清曲线下面积分别为7.40 mg·h/ml、5.21 mg·h/ml、21.7 mg·h/ml和1.63 mg·h/ml。氟尿嘧啶的血清曲线下面积大约比静注(剂量为600 mg/m^2)后低10倍。用药2 h后卡培他滨、5′-脱氧-5-氟胞苷和5′-脱氧-5-氟尿苷的血药浓度达到峰值，然后以半衰期为0.7～1.14 h的指数逐渐降低。用药3 h后，氟尿嘧啶的分解产物α-氟-β-丙氨酸达到峰值，其半衰期为3～4 h。

卡培他滨的代谢产物主要由肾脏排出，71%在尿中恢复原型，主要代谢产物为α-氟-β-丙氨酸(52%)。

【作用机制】 卡培他滨在体内先受羧酸酯酶作用分解为5′-脱氧氟胞苷(5′-DFCR)，再转化为去氧氟尿苷，最后转变为具有细胞毒性的氟尿嘧啶。其结构通过肿瘤相关性血管因子胸苷酸磷酸化酶(TP)在肿瘤所在部位转化而成，致使肿瘤内产生氟尿嘧啶较多，从而最大限度地降低了氟尿嘧啶对正常人体细胞的损害。本药AUC远远高于氟尿嘧啶。

【禁忌证】 曾对本品有严重不良反应者或对氟嘧啶(卡培他滨的代谢产物)有过敏史者禁用。

【相互作用】 ① 卡培他滨与血清蛋白结合率较低(64%)，通过置换与蛋白紧密结合的药物发生相互作用的可能性尚无法预测。② 在体外实验中，未发现卡培他滨对人类肝微粒体P450酶产生影响。

【不良反应】 本品的不良反应较少。① 消化系统反应：最常见的不良反应为可逆性胃肠道反应，如腹泻、恶心、呕吐、腹痛、胃炎等。严重的(3～4级)不良反应相对少见。② 皮肤反应：约50%患者发生手足综合征，表现为麻木、感觉迟钝、感觉异常、麻刺感、疼痛感,皮肤肿胀或红斑、脱屑、水疱或严重的疼痛。皮炎和脱发较常见,但严重者很少见。③ 神经系统反应:头痛、感觉异常、味觉障碍、眩晕、失眠等较常见,但严重者少见。④ 心血管系统反应:下肢水肿较轻且不常见。尚未见其他心血管系统不良反应。⑤ 血液系统反应:少见中性粒细胞减少且不严重,贫血极少见且不严重。⑥ 其他:厌食及脱水常见,但重者极少见。常有疲乏,但严重者极少见。其他常见的不良反应为黏膜炎、发热、虚弱、嗜睡等,但均不严重。

【注意事项】 ① 需限制剂量的毒性包括:腹泻、腹痛、恶心、胃炎及手足综合征。近半数患者会诱发腹泻,对发生脱水的严重腹泻者应严密监测并给予补液治疗。腹泻 4～6 次/d 或有夜间腹泻者为 2 级腹泻,腹泻 7～9 次/d 或大便失禁和吸收障碍者为 3 级腹泻,腹泻 10 次/d 以上或者有肉眼血便和需静脉补液者为 4 级腹泻。如发生 2、3 级或 4 级腹泻,则应停用本品,直到腹泻停止或腹泻次数减少到 1 级时再恢复使用。3 级或 4 级腹泻后再使用本品时应减少用量。近 50%使用本品的患者会发生手足综合征,但多为 1～2 级,3 级综合征者不多见。多数不良反应可以消失,仅需暂时停止用药或减少用量。② 建议不能在妊娠妇女中使用本品,建议使用本品的妇女停止授乳。生育期妇女使用本品时必须采取避孕措施。③ 未发现由于药物过量而引起的不良反应。本品过量的处理方法应包括使用利尿剂脱水治疗,必要时透析治疗。④ 由于本品给药简单易行,宜在家中进行。

【患者用药指导】 每日剂量可分早晚 2 次于饭后 0.5 h 用水吞服。本品需放置于儿童接触不到处。

替吉奥 Tegafur, Gimeracil and Oteracil Potassium

【商品名或别名】 苏立,艾奕,维康达,爱斯万,TS-1,S-1,复方奥替拉西胶囊

【分类】 成分:替加氟、吉美拉西、奥替拉西钾、乳糖、Mg(C17H35COO)$_2$、药用明胶、十二烷基硫酸钠、氧化钛等。治疗学:脱氧胸苷酸合成酶抑制剂抗代谢类抗肿瘤药。妊娠分类:D。

【指征和剂量】 可用于胃癌、结肠癌、直肠癌、头颈部癌、非小细胞肺癌和不能手术或者复发的乳腺癌、胰脏癌等。

通常成人的初次用药量(一次用量)以体表面积为基准(参照下表),bid(早餐后、晚餐后),共连续服用 28 d,随后停药 14 d。以此作为一个用药周

期循环服用。

体表面积(m^2)	初次基准量(替加氟相当量)(mg/次)
＜1.25	40
1.25～1.5	50
＞1.5	60

剂量调整：可以根据患者的症状酌情增减。增减量的阶梯为：每次40 mg、50 mg、60 mg、75 mg。增加用药量必须在各项临床检查(血常规检查，肝、肾功能检查)未出现异常以及消化系统也未出现异常、不存在安全问题的情况下，从初次用药量开始逐渐增量，以每次75 mg为上限。减少用药量则逐段减少，最低用量为每次40 mg。有肝肾功能障碍的患者使用时应慎重，酌情减量。轻度胃肠道反应可不停药，给予对症处理，严重者需减量或停药。

【制剂】 TS-胶囊20(替加氟20 mg，吉美拉西5.8 mg，奥替拉西钾19.6 mg)；

TS-胶囊25(替加氟25 mg，吉美拉西7.25 mg，奥替拉西钾24.5 mg)。

【药动学】 本品口服吸收良好，给药后2 h作用达最高峰，持续时间较长，为12～20 h，均匀分布在肝、肾、小肠、脾和脑，以肝、肾中的浓度最高。由于本品具有较高的脂溶性，可通过血脑屏障，在脑脊液中浓度比氟尿嘧啶高。替吉奥的血浆$t_{1/2}$为5 h。单次口服本品25～200 mg/m^{2}后，替加氟、吉美拉西、奥替拉西钾以及氟尿嘧啶均存在剂量依赖性上升。在体内与血清蛋白结合率分别为：替加氟49%～56%、吉美拉西32%～33%、奥替拉西钾7%～10%、氟尿嘧啶17%～20%。停止口服本品后，药物浓度迅速恢复到正常状态。本品经肝脏代谢，主要由尿和呼吸道排出，给药后24 h内由尿中以原型排出23%，由呼吸道以CO_2形式排出55%。

【作用机制】 本品为替加氟、吉美拉西、奥替拉西钾的复方制剂。吉美拉西与分布于肝脏的、作为氟尿嘧啶异化代谢酶的DPD进行选择性拮抗，导致替加氟衍生而来的氟尿嘧啶的浓度上升。由于体内氟尿嘧啶浓度的上升，可以维持肿瘤内部氟尿嘧啶的磷酸化代谢产物5-氟核苷的高浓度，从而增强抗肿瘤效果。奥替拉西钾主要与消化道组织中的orotate phosphoribosyltransferase进行选择性拮抗，从而对从氟尿嘧啶到5-氟核苷的生成进行选择性抑制,奥替拉西钾不但不会影响替吉奥引起的氟尿嘧啶的较强抗肿瘤效果,而且还可以减轻对消化器官的毒性。其余参照氟尿嘧啶。

【禁忌证】 孕妇或者可能怀孕妇女、哺乳期妇女禁用,对本药物的成分有严重过敏史者以及重度骨髓抑制、肝肾功能异常、并发感染者均禁用。同时应用其他的氟化吡啶类抗恶性肿瘤制剂或氟胞嘧啶者慎用。糖耐量受损、间质性肺炎或者具有既往史的患者、心脏疾病或者具有既往史的患者、消化道溃疡或者出血的患者以及高龄者均慎用。

【相互作用】 ① 氟化吡啶类抗肿瘤制剂,如氟尿嘧啶、替加氟/尿嘧啶合剂、替加氟、去氧氟尿苷、卡培他滨、卡莫氟等,以及亚叶酸、左亚叶酸、氟化吡啶类抗真菌制剂(氟胞嘧啶)等与本品合用,吉美拉西可以增加上述药物的浓度,可以出现重度的骨髓抑制。② 与苯妥英合用,替加氟可以抑制苯妥英的代谢,使得后者的血药浓度升高。③ 与华法林合用,可使后者的作用增强。④ 与其他的抗肿瘤制剂、放射治疗等合用,不良反应相互增强。

【不良反应】 ① 骨髓抑制:最常见,为剂量限制性毒性,白细胞、中性粒细胞、血红蛋白减少发生率高,Ⅲ度及Ⅲ度以上不良反应的发生率分别为45.7%、43.7%、38.2%,而Ⅲ度及Ⅲ度以上的血小板减少发生率为10.9%。白细胞、血红蛋白、血小板达最低值的平均时间分别为27 d、25 d和20.5 d,而三者的平均恢复天数分别为:7 d、5.5 d和5 d。弥散性血管内凝血(DIC)的发生率为0.3%。② 胃肠道反应:食欲缺乏、恶心、呕吐、腹泻常见,Ⅲ度及Ⅲ度以上不良反应的发生率分别为33.7%、31.0%、18.9%。少见腹泻、腹痛。可见消化道溃疡(0.6%)、消化道出血、消化道穿孔等发生,值得注意。重度肠炎的发生率为0.6%。③ 皮肤黏膜:口腔内膜炎常见,Ⅲ度及Ⅲ度以上的发生率为17.3%。还可见口角炎、口唇炎、舌炎等。皮肤皮疹、色素沉着较常见,少见皮肤红斑、脱屑、潮红、水疱、手足症候群、皮肤溃疡、脱毛、指尖异常、单纯疱疹、皮肤干燥开裂等。另外,可能出现频率不明的皮肤黏膜眼症候群(Stevens - Johnson综合征)和中毒性表皮坏死症(Lyell症候群)等严重不良反应。④ 神经毒性:全身疲倦感的发生率常见,Ⅲ度及Ⅲ度以上的发生率为21.9%,其他少见的有麻痹感、头痛、头昏、眩晕、步态蹒跚等。严重的神经毒性可见白质脑症的精神神经障碍。⑤ 肝肾功能:AST、ALT、胆红素升高较常见,多为轻度;可见重度肝功能受损,Ⅲ度及Ⅲ度以上的发生率约为11.7%。肾功能异常的发生率较低,不足

5%，表现为尿素氮、肌酐升高，可以出现血尿、蛋白尿，急性肾功能不全很少见。⑥ 循环系统：血压下降、血压上升、心电图异常、雷诺(Raynaud)症状、心悸等。⑦ 其他：LDH 上升、总蛋白减少，发生率约 5%。另外，发热、全身热感、鼻咽喉部不适、口渴、味觉异常、水肿、关节痛、肌肉痛、CK 上升、血糖上升、电解质异常、体重下降、淀粉酶升高等少见，发生率均不足 5%。

【注意事项】① 用药期间定期检查血常规，若出现骨髓抑制，轻者对症处理，重者需减量，必要时停药。一般停药 2～3 周即可恢复。② 用药期间必须定期检查肝功能，密切观察，努力尽早发现对肝功能的影响。一旦出现黄疸则必须立即中止用药，进行适当处理。③ 餐后服用本品可以减轻胃肠道反应。一旦出现剧烈腹痛、腹泻等异常，立即停药，并进行适当处理。④ 必须密切关注感染以及出血倾向。⑤ 本品与氟尿嘧啶在骨髓抑制上存在差异，因此必须经常性地进行临床检查。⑥ 停止使用本药之后，其他的氟化吡啶类抗肿瘤制剂或者抗真菌制剂氟胞嘧啶的使用必须间隔至少 7 d 以上。同样在停止其他的氟化吡啶类抗肿瘤制剂或者抗真菌制剂氟胞嘧啶的使用后开始使用本药时，必须考虑这些药物的影响，在中止用药一段适当的时间后再开始使用本药。⑦ 曾经有不能排除与本药品存在因果关系的间质性肺炎的死亡病例的报道。用药前必须确认是否患有间质性肺炎，用药过程中密切关注是否出现呼吸异常、咳嗽以及发热等临床症状，进行 X 线的胸部检查，注意间质性肺炎的发生和恶化。一旦出现异常立即中止用药，进行适当处理(与其他的肿瘤相比，在非小细胞肺癌中，更容易引起间质性肺炎等肺部疾病)。⑧ 对处于生育期患者的用药必须考虑本药品对性腺的影响。⑨ 氟尿嘧啶异化代谢酶 DPD 不足的患者，可能在用药初期出现严重的副作用(口炎、腹泻、血循环障碍、神经障碍等)，有条件的单位可开展此酶的检测，用于指导治疗。⑩ 有报道服用本药的患者，可能发生急性白血病、MDS 等。⑪ 尚未确定本药对低出生体重儿、新生儿、婴儿、幼儿或者小儿的安全性。虽无使用经验，但在必要的小儿用药中必须考虑对性腺的影响，特别要注意不良反应的发生。

【患者用药指导】① 本品必须在具有足够应急措施的医院中，由对肿瘤的化疗具有足够知识和丰富经验的医生，在经诊断适合使用本疗法的患者身上实施。② 在使用本药物之前，必须对患者及其家属就药物有效性和安全性进行充分说明，在征得患者同意后再实施。③ 若患者出现食欲缺乏、疲倦感，需立即告知医生，可能为肝功能异常的前兆。④ 本品须放置于儿童不宜触及之处。

吉西他滨 Gemcitabine

【商品名或别名】 健择(Gemzar),泽菲,吉西他宾,双氟胞苷,双氟脱氧阿糖胞苷,GCB

【分类】 化学:二氟核苷类。治疗学:核糖核苷酸还原酶抑制剂抗代谢类抗肿瘤药。妊娠分类:D。

【指征和剂量】 局部进展或已转移的非小细胞肺癌,局部进展期病变或已转移的胰腺癌、乳腺癌,也可用于卵巢癌、宫颈癌、小细胞肺癌、肝癌、胆囊癌、结直肠癌、膀胱癌等。

用于非小细胞肺癌,推荐剂量为800~1 250 mg/m²,静滴30 min,每周1次,连用2~3周。常与顺铂联合应用。用于胰腺癌,推荐剂量为1 000 mg/m²,静滴30 min,每周1次,连续7周,随后休息1周,以后为每周1次,连续3周,随后休息1周。

剂量调整:① 根据骨髓毒性的程度相应调整(参见下表)。② 依照患者的其他毒性反应相应减少剂量。③ 若有微血管病性溶血性贫血的表现,如血红蛋白及血小板迅速下降,血清胆红素、肌酐、尿素氮、乳酸脱氢酶上升,应立即停药。有时停药后,肾功能仍不能好转,则应给予透析治疗。

中性粒细胞绝对数(×10⁹/L)		血小板数(×10⁹/L)	占总剂量的百分比(%)
>1.0	和	>100	100
0.5~1.0	或	50~100	75
<0.5	或	<50	停药

【制剂】 针剂:每支200 mg,1 000 mg。

【药动学】 吉西他滨在体内代谢成无活性代谢物2′-deoxy-2′,2′-diflurouradine(dFdU),并自血浆中迅速清除。静注后,被胞苷脱氨酶代谢为吉西他滨单体及其二、三磷酸盐,本品的消除符合二室模型,消除末期为一室消除,$t_{1/2}$达20 h以上;二室代谢,$t_{1/2}\alpha$为3 min,$t_{1/2}\beta$为4.8 h,少于10%以原药形式排泄。血浆中仅存在吉西他滨及dFdU两种形式,并占药物尿排泄量的99%。吉西他滨几乎完全不与血浆蛋白结合。单次与多次给药后的人群药动学分析显示本药的分布容积明显受性别影响，总清除率也受年龄及性别影响。这些影响造成全身血循环中不同的血浆吉西他滨浓度和清除率（半衰期）。总清除率的范围介于 30 L/(h · m^2) 与 90 L/(h · m^2) 间。按推荐的滴注时间给药，半衰期为 32～94 min，根据年龄及性别而有不同。

【作用机制】 吉西他滨在细胞内经过核苷酸酶的作用转化成具有活性的二磷酸（dFdCDP）及三磷酸核苷（dFdCTP），此二者可抑制 DNA 合成。首先，dFdCDP 抑制核苷酸还原酶的活性，致使合成 DNA 所必需的三磷酸脱氧核苷产生受抑制，特别是 dCTP。其次，dFdCTP 与 dCTP 竞争掺入至 DNA 链中（自增强作用）。因此细胞内 dCTP 浓度的下降，促进了 dFdCDP 与 DNA 的结合。DNA 聚合酶 ε 不能将掺入的吉西他滨去除，这样就不能修复延长的 DNA 链。吉西他滨掺入 DNA 链后，延长的 DNA 链中就多了一个核苷酸，这个核苷酸可以完全抑制 DNA 链的继续延长（掩蔽性的链终止作用）。吉西他滨掺入 DNA 链后，引起凋亡。为细胞周期特异性药物，主要作用于 DNA 合成期，即 S 期细胞。在一定条件下，也可以阻止 G_1 期向 S 期的进展。吉西他滨的细胞毒作用呈时间及剂量依赖性。

【禁忌证】 对本品高度过敏者及孕妇、哺乳期妇女禁用。肝肾功能不良者慎用。

【相互作用】 ① 放射治疗：可以加重该药的毒性，尤其是大剂量放疗时，毒性更明显。② 药物：与铂类药物、IFO、VDS、MMC 等破坏 DNA 的药物具有协同的细胞毒作用。③ 与顺铂联合应用，应注意用药顺序，先用吉西他滨，后用顺铂。

【不良反应】 ① 血液及淋巴系统：可出现白细胞减少，血小板降低和贫血，骨髓抑制为剂量限制性。尤其是血小板下降为其特点之一。② 消化系统：恶心、呕吐亦常见，约 20%的患者需治疗，但极少是剂量依赖性，并且容易用抗呕吐药物控制；常见肝功能异常，但通常较轻，非进行性损害，一般无需停药；少见便秘、腹泻、口腔溃疡与红斑。③ 泌尿生殖系统：常见轻度蛋白尿与血尿，但极少伴有临床症状，血清肌酶与尿素氮的变化。偶见类似溶血尿毒综合征的临床表现，偶有微血管病性溶血性贫血的表现。④ 呼吸系统：气喘常见，静滴过程中可见支气管痉挛。呼吸困难可见，但严重的不常见；少数呼吸困难可以相当严重，表现为肺水肿、间质性肺炎、成人呼吸窘迫综合征等。若发生呼吸困难,应停止用药,给予治疗。⑤ 皮肤黏膜:常见轻度脱发,常见报道发生可逆性皮炎。⑥ 全身反应:流感样表现,大多表现为发热、头痛、寒战、肌痛、虚弱和厌食,亦可见咳嗽、鼻炎、不适、出汗和失眠等。有些患者仅表现为发热及乏力。嗜睡发生率约10%。⑦ 过敏反应:皮疹常见,但不严重,常伴瘙痒,有高度过敏报道。⑧ 其他:水肿常见报道,少数报道有低血压。

【注意事项】 ① 用药期间应定期监测血常规及肝、肾功能,特别需密切监视血小板变化。当证实有骨髓抑制时,应将化疗延期或修改治疗方案。② 本品也可 10 mg/(m^2 · min)静滴,但是滴注药物时间延长以及增加用药频率可增加药物的毒性。③ 老年患者不需特别调整剂量,尚未研究过儿童使用吉西他滨的安全性。④ 该药具有生殖毒性以及致畸胎作用,该药可能对胎儿有危险。⑤ 本品过量尚无解毒剂。⑥ 本品只能用生理盐水稀释,配制时至少将 5 ml 生理盐水稀释本品 200 mg,或 25 ml 生理盐水稀释本品 1 000 mg,振摇溶解;配制好的溶液应贮存在室温(15～30℃)下,并于 24 h 内使用;不得冷藏,以免结晶析出。

【患者用药指导】 ① 在有肿瘤治疗经验的医师指导下用药。② 用药期间及用药后一段时间避免阳光直射。多次、长期用药可以使皮肤色素加深,指/趾端特别明显。

培美曲塞 Pemetrexed

【商品名或别名】 培美曲塞二钠,赛珍,普来乐,奥天成,力比泰,Alimta,Pemetrexed disodium

【分类】 化学:L-谷氨酸,N-[4-[2-(2-氨基-4,7-二氢-4-氧-1H-吡咯并[2,3-d]嘧啶-5-烷基)乙基]苯甲酰基]-,二钠盐,七水合物。治疗学:抗代谢类抗肿瘤药。妊娠分类:D。

【指征和剂量】 ① 用于不适合手术切除的恶性胸膜间皮瘤,推荐与顺铂联合应用。② 复发或治疗进展的非小细胞肺癌(NSCLC)的二线治疗。③ 用于治疗局部晚期 NSCLC 的治疗。④ 可用于恶性间皮瘤、头颈部癌、食管癌、胰腺癌、结直肠癌、肾癌、膀胱癌、乳腺癌、子宫颈癌等治疗。

推荐剂量为 500 mg/m^2,静滴 10 min,每 21 d 重复。与顺铂合用,后者的推荐剂量为 75 mg/m^2,滴注超过 2 h,在本品用后 30 min 后给药。与吉西他滨联合用药，后者 1 250 mg/m²，第 1 日、第 8 日给药，培美曲塞第 8 日给药，在给予吉西他滨 90 min 后给药。

剂量调整：根据既往周期血细胞最低计数和最严重的非血液学毒性进行剂量调整。若患者在下一个周期治疗前仍未从不良反应中恢复，治疗应延迟进行。老年患者需根据肾功能调整剂量。

【制剂】 每瓶 0.5 g。

【药动学】 本品静脉给药后，与蛋白质的结合率约为 81%，分布容积为 16.1 L，分布半衰期为 0.6 h，主要以原药形式从尿中排泄，在给药后的 24 h 内，70%～90% 以原药的形式从尿中排出。总体清除率为 91.8 ml/min（肌酐清除率是 90 ml/min），对于肾功能正常的患者，体内半衰期为 3.5 h。

【作用机制】 本品为一种多靶点叶酸拮抗药，抗癌谱广。进入细胞内，在叶酰多谷氨酸合成酶的作用下转化为多谷氨酸的形式，滞留于细胞内，抑制胸苷酸合成酶、二氢叶酸还原酶和甘氨酰胺核苷酸甲酰转移酶等酶的活性，从而抑制胸腺嘧啶核苷酸和嘌呤核苷酸的生物合成，进而导致细胞死亡。

【禁忌证】 对本品或药品其他成分有严重过敏史者禁用。肝肾功能不全、骨髓抑制者均慎用。同时使用阿司匹林或其他非甾体类消炎药者慎用。

【相互作用】 ① 与顺铂、叶酸、维生素 B_{12} 以及低到中等剂量（325 mg，q6 h）的阿司匹林合用，无明显影响。② 本品与细胞色素 P450 酶无明显相互影响。③ 对于肾功能正常患者，布洛芬为 400 mg，qid 时，可使培美曲塞的清除率降低 20%（AUC 增加 20%）。④ 与丙磺舒等影响肾小管的药物同用，可能会延迟本品的清除。

【不良反应】 本品单药不良反应很常见，给予维生素 B_{12}、叶酸、地塞米松预防处理后，不良反应明显减少，以下介绍预防后的不良反应。① 骨髓抑制：剂量限制性毒性，白细胞与中性粒细胞减少的发生率分别为 12.1%、10.9%，其中Ⅲ～Ⅳ度分别为 4.2%、5.3%。同样血红蛋白减少的发生率与Ⅲ～Ⅳ度发生率分别 19.2%、4.2%，血小板减少分别为 8.3%、1.9%。其中中性粒细胞下降至最低点的时间为 8～9 d，中性粒细胞计数恢复至基线水平的时间为 4.2～7.5 d。② 胃肠道反应：常见的恶心、呕吐、厌食、口咽/咽炎、腹泻、便秘，发生率分别为 30.9%、16.2%、21.9%、14.7%、

12.8%、5.7%,主要为Ⅰ～Ⅱ度不良反应。其他少见的有脱水、吞咽困难、食管炎、腹痛等。③ 皮肤及附件反应:皮疹/脱屑常见,发生率为14.0%,其他还有瘙痒、脱发、荨麻疹等。④ 肝脏毒性:可见ALT、AST、ALP和胆红素等升高。⑤ 肌肉骨骼系统:关节炎等少见。⑥ 神经系统:可见神经病变或感觉异常、嗜睡、情绪改变或抑郁等。⑦ 心血管:少数可出现胸痛、水肿、心包炎、心律失常以及严重的血栓栓塞等。⑧ 其他:疲乏很常见,发生率约34%;余下少见或罕见,有呼吸困难、肾功能不全、过敏反应、发热等。

【注意事项】 ① 治疗前后定期复查血常规、肝肾功能。需特别注意监测血细胞最低点及恢复情况,建议患者在中性粒细胞计数≥1.5×10^9/L,血小板计数≥100×10^9/L,肌酐清除率≥45 ml/min时,开始本品治疗。② 与顺铂合用,若采用顺铂1次给药,顺铂用药前后注意水化。③ 有报道与顺铂合用,结膜炎的发生率约为5%,而单用本品结膜炎少见。④ 为减少本品的不良反应,需预防用药:地塞米松4 mg,口服,bid,本品给药前1 d、给药当天和给药后1 d连服3 d,可降低皮肤反应的发生率及反应程度。为了减少毒性反应,用本品治疗必须同时服用低剂量叶酸或其他含有叶酸的复合维生素制剂。参考用法如下:第1次给予本品治疗前7 d至少服用5次日剂量的叶酸,整个治疗周期一直服用,在最后1次本品给药后21 d可停服。患者还需在第1次本品给药前7 d内肌注1次维生素B_{12},以后每3个周期肌注1次,以后的维生素B_{12}可以与本品在同一天用药。叶酸给药剂量:350～1 000 μg,常用剂量是400 μg;维生素B_{12}剂量为1 000 μg。⑤ 对于肾脏肌酐清除率≥80 ml/min者,本品可以和布洛芬同时用药(400 mg,qid)。但对于肌酐清除率为45～79 ml/min者,本品与布洛芬同时使用要小心,建议在应用本品治疗前2 d、用药当天和用药后2 d,不要使用短半衰期的非甾体消炎药。⑥ 在应用本品治疗前5 d、用药当天和用药后2 d,建议中断长半衰期非甾体消炎药的治疗。若需要应用非甾体消炎药,则一定要密切监测毒性反应,特别是骨髓抑制、肾脏及胃肠道的毒性。⑦ 建议使用手套。如果本品注射液接触到皮肤,立即用肥皂和水彻底清洗。如果本品注射液接触到黏膜,用水彻底清洗。⑧ 本品过量无特效解毒剂。虽有几例本品注射液外渗的报告,但均不严重。⑨ 若出现3 d以上Ⅳ度白细胞减少或3 d以上Ⅳ度中性粒细胞减少,可以使用甲酰四氢叶酸;如果出现Ⅳ度血小板减少或Ⅳ度血小板减少相关的出血或Ⅲ～Ⅳ度黏膜炎,应立即使用甲酰四氢叶酸。甲酰四氢叶酸的推荐使用剂量和方法是：静脉给药，第 1 次剂量 100 mg/m^2，以后 50 mg/m^2，q6 h，连用 8 d。⑩ 每支 500 mg 药品用 20 ml 的 0.9%氯化钠注射液（不含防腐剂）溶解，浓度为 25 mg/ml，慢慢旋转直至粉末完全溶解。完全溶解后的溶液澄清，颜色为无色至黄色或黄绿色都是正常的。本品溶液的 pH 值为 6.6～7.8。溶液需要进一步稀释。静滴前观察药液有无沉淀及颜色变化；如果有异样，不能滴注。本品溶液配好后应用 0.9%氯化钠注射液（不含防腐剂）稀释至 100 ml，静滴超过 10 min。⑪ 本品只建议用 0.9%的氯化钠注射液（不含防腐剂）溶解稀释。不能溶于含有钙的稀释剂，包括美国药典林格氏乳酸盐注射液和美国药典林格氏注射液。其他稀释液和其他药物与本品能否混合尚未确定，因此不推荐使用。⑫ 本品为白色至淡黄色或绿黄色的冷冻干燥固体，室温保存。配好的本品溶液可置于冰箱冷藏（2～8℃）或室温保存（15～30℃），无需避光，其物理、化学特性在 24 h 内保持稳定。

【患者用药指导】 本品应在有抗肿瘤药物应用经验的医师指导下使用。治疗前后需给予维生素 B_{12}、叶酸、地塞米松处理，患者需要及时服药。若患者在哺乳期间，建议应用本品治疗者停止哺乳。

雷替曲塞 Raltitrexed

【商品名或别名】 赛维健

【分类】 成分：雷替曲塞、甘露醇、氢氧化钠和磷酸氢二钠；活性成分为雷替曲塞。治疗学：抗代谢类叶酸类似物抗肿瘤药。妊娠分类：D。

【指征和剂量】 ① 在患者无法接受联合化疗时，本品可单药用于治疗不适合使用氟尿嘧啶/亚叶酸钙的晚期结直肠癌患者。② 本品可联合奥沙利铂、伊立替康等用于结直肠癌的一线治疗。③ 可用于胃癌、胰腺癌等消化道肿瘤的治疗。

通常成人推荐剂量为 3 mg/m^2，用 50～250 ml 的 0.9%氯化钠注射液或 5%葡萄糖注射液溶解稀释后静脉输注，给药时间 15 min。如果未出现毒性，可考虑按上述治疗每 3 周重复给药 1 次。增加剂量会致使危及生命或致死性毒性反应的发生率升高，故不推荐剂量＞3 mg/m^2。

剂量调整：参照前一周期最严重的胃肠道（腹泻或黏膜炎）、血液学毒性（中性粒细胞减少或者血小板减少）而进行剂量调整，毒性均按 WHO 标准分级（见下表）。

不良反应级别	处理建议
血液学3级或胃肠道2级	剂量减少25%,后续治疗的剂量按减量后给药
血液学4级或胃肠道3级	剂量减少50%,后续治疗的剂量按减量后给药
胃肠道4级或胃肠道3级伴血液学4级	必须终止给药

肾功能不全:如果肌酐清除率<65 ml/min,进行如下剂量调整(见下表)。

肌酐清除率	以3 mg/m^{2}的百分比调整剂量	给药间隔
>65 ml/min	100%	3周
55~65 ml/min	75%	4周
25~54 ml/min	50%	4周
<25 ml/min	停止治疗	不适用

肝功能不全:对于轻到中度的肝功能损害患者不需调整剂量,但是因为部分药物经粪便排出,且这些患者预后较差,故应慎用本药。本药未在重度肝功能损害患者中进行研究,因此对于显性黄疸或肝功能失代偿的患者不推荐使用。

【制剂】 每瓶2 mg。

【药动学】 注射本品3 mg/m^2,药物浓度与时间呈三室模型。注射结束时浓度达最高峰,然后迅速下降,之后进入慢消除相。本品C_{max}与用药剂量呈线性关系。肾功能正常者连续间隔3周用药血浆中无明显药物蓄积。除在细胞内被聚谷氨酸化外,主要以原型经尿排出(40%~50%)。性别、年龄对本品药动学参数无影响,儿童药动学尚无研究。肝损伤患者的清除率降低,但降低程度尚未明确。轻到中度的肝功能不全患者血浆清除率下降低于25%。轻到中度的肾功能不全(Cr:25~65 ml/min)者,其血浆清除率下降约50%。

【作用机制】 本品为抗代谢类叶酸类似物,特异性地抑制胸苷酸合酶(TS)。抑制TS可导致DNA断裂和细胞凋亡。本品经还原叶酸载体摄入细胞，被叶酰聚谷氨酸合成酶转化成聚谷氨酸盐形式贮存于细胞中，发挥更强的TS抑制作用。本品的聚谷氨酸盐形式可通过增强TS抑制能力、延长抑制时间而提高其抗肿瘤活性。但其在正常组织中的积聚可能会使毒性增加。

【禁忌证】 孕妇、治疗期间妊娠或哺乳期妇女、重度肝肾功能损害者均禁用。造血功能低下、轻度到中度的肝功能损害、一般状况差、既往经放疗者慎用。

【相互作用】 ① 与叶酸、亚叶酸及包含这些成分的维生素制剂合用会降低本品药物作用。所以在使用本药前和使用本药期间禁用此类药物。② 与蛋白结合率为93%，有可能与其他蛋白结合率高的药物发生相互作用。③ 肾小管主动分泌能促进本品经肾排泄，提示本药有可能与其他主动分泌的药物如非甾体消炎药(NSAIDS)发生相互作用。但目前未发现接受本品治疗并伴随使用NSAIDS、华法林及其他常用药物时出现明显的相互作用。

【不良反应】 ① 造血系统：白细胞减少、贫血和血小板减少的发生率分别为22%、18%和5%，通常为轻到中度(WHO 1/2级)，于用药后第1或第2周内发生，第3周前恢复。重度(WHO 3/4级)白细胞减少(特别是中性粒细胞减少)和WHO 4级的血小板减少，可能会危及生命或致命，尤其与胃肠道毒性反应并发时。② 胃肠道：最常见的不良反应为恶心(58%)、呕吐(37%)、腹泻(38%)和食欲缺乏(28%)。较少见的不良反应包括黏膜炎、口炎(包括口腔溃疡)、消化不良和便秘。恶心、呕吐、腹泻等不良反应，通常为轻或中度(WHO 1/2级)。③ 肝脏：常见药物不良反应为AST和ALT的可逆性升高(发生率分别为16%和14%)，其他较少见的不良反应包括体重下降、脱水、外周性水肿、高胆红素血症和碱性磷酸酶升高。④ 心血管系统：可出现心律和心功能异常，如窦性心动过速、室上性心动过速到房颤和充血性心衰。心律及心功能异常的发生率分别为2.8%、1.8%。⑤ 肌肉骨骼和神经系统：可表现为关节痛、张力过强(通常为肌痉挛)，发生率低于2%。⑥ 皮肤、附件和特殊感官：皮疹常见(发生率14%)，有时伴有瘙痒，其他较少见的反应有脱皮、脱发、出汗、味觉异常和结膜炎。⑦ 全身反应：最常见的反应为乏力(发生率49%)和发热(发生率22%)，通常为轻到中度，在用药1周内发生，且可逆。有可能发生重度乏力并伴有身体不适和流感样症状，其他较少见的反应为腹痛、疼痛、头痛、蜂窝织炎和败血症。

【注意事项】 ① 本药应避免与其他药物混合输注。② 每次用药治疗前需检查全血细胞计数(包括白细胞分类计数和血小板计数)和肝、肾功能。治疗前应该保证白细胞计数＞4.0×10^9/L、中性粒细胞计数＞2.0×10^9/L和血小板计数＞100×10^9/L。用药期间定期检查血常规,若出现骨髓抑制,轻者对症处理,重者需减量,必要时停药。一般停药2～3周即可恢复。③ 出现毒性反应时,下一周期用药需延迟至不良反应消退;尤其是胃肠道毒性(腹泻或黏膜炎)及血液学毒性(中性粒细胞减少或血小板减少),需完全恢复才可进行后续治疗。出现胃肠道毒性者应至少每周检查1次全血细胞计数以监测血液学毒性。④ 患者出现胃肠道4级或胃肠道3级伴血液学4级不良反应时,根据临床前研究提示可以使用亚叶酸治疗,按照临床经验需静注亚叶酸25 mg/m^2,q6 h,直至症状缓解。对于此类患者建议停用雷替曲塞。⑤ 用药期间必须定期检查肝功能,密切观察,努力尽早发现对肝功能的影响。一旦出现黄疸(巩膜黄染)则必须立即中止用药,进行适当处理。⑥ 血清肌酐异常者,每次用药治疗前应监测肌酐清除率。对于因年龄或体重下降等因素使血清肌酐可能与肌酐清除率相关性不好而血清肌酐正常的患者,应密切观察。⑦ 老年患者更易出现毒性反应,尤其是胃肠道毒性(腹泻或黏膜炎),应严格监护。⑧ 夫妻任何一方接受本药治疗期间以及停药后至少6个月内应避孕。用药前需排除妊娠。生殖试验显示本品可损害雄性大鼠生殖力,停药3个月后恢复。本品可致孕鼠出现死胎和胚胎畸形。⑨ 无药液外渗的临床经验,但动物试验时药液外渗无明显刺激性反应。本品配制及操作按细胞毒性药物常规进行。⑩ 目前尚无确切有效的解毒剂。一旦超量使用可考虑使用亚叶酸治疗。根据经验,静注亚叶酸25 mg/m^2,q6 h。越晚使用亚叶酸,解毒效果越差。超量应用本品,预期不良反应容易扩大。应仔细监测有关胃肠道和血液学的毒性征兆,并有针对性地采取措施治疗。

【患者用药指导】 ① 本品须由掌握肿瘤化疗并能熟练处理化疗相关的毒性反应的临床医师给药或在其指导下使用。接受治疗的患者应配合监护,以便及时发现可能的不良反应(尤其是腹泻)并处理。患者出现腹泻等不良反应,须立即告知医生。② 在使用本药物之前,必须对患者及其家属就药物有效性和安全性进行充分说明,在征得患者同意后再实施。③ 本品应放置于儿童不宜触及之处。④ 此前使用氟尿嘧啶治疗方案疾病仍然进展的晚期肿瘤患者可能会对本品产生耐药性，应告知患者。

洛拉曲克 Nolatrexed

【商品名或别名】 洛拉曲塞，迪奥，AG337，Thymitaq

【分类】 化学：2-氨基-3,4-二氢-6-甲基-4-酮-5-(4-吡啶巯基)-喹唑啉二盐酸盐。治疗学：胸苷酸合成酶抑制剂类抗肿瘤药。妊娠分类：D。

【指征和剂量】 ① 用于肝癌、头颈部鳞癌(主要为鼻咽癌)、非小细胞肺癌的治疗。② 也可用于结直肠癌、胰腺癌、前列腺癌、乳腺癌、胃癌、卵巢癌等的治疗。

740 mg/(m^2·d)，连用 5 d，采用持续静滴 120 h。

剂量调整：根据不良反应的程度而相应调整剂量。

【制剂】 冻干粉剂：每瓶 400 mg。

【药动学】 本品静脉给药后，与人血浆蛋白的结合率达 95%以上。740 mg/m^2，连用 5 d，其消除半衰期为 6.38±2.45 h，AUC 为(622.6±196.2)μg·h/ml，表观分布容积为(6.21±1.88)L/m^2，清除率为(1.25±0.22)L/(m^2·h)。尿、粪、胆汁中原型药物的排泄量分别占给药总量的 2.7%、13.4%、5.6%。尿中发现 4 种代谢产物，主要为洛拉曲克原型和苯甲醇、亚枫、S-甲基化嘧啶降解产物。

【作用机制】 本品是一种非经典型叶酸类胸苷酸合成酶(TS)抑制剂，抑制 TS，干扰 DNA 的合成，阻止细胞分裂增殖而发挥抗肿瘤作用。

【禁忌证】 对本品过敏者禁用。

【相互作用】 尚不明确。

【不良反应】 ① 骨髓抑制：剂量限制性毒性，主要有白细胞减少，发生率为 53.3%，中性粒细胞减少发生率为 41.1%，其中Ⅲ～Ⅳ度中性粒细胞减少发生率为 29.9%，通常发生于治疗后第 7～第 9 日，一般可在第 10～第 12 日恢复。另外，血小板减少发生率为 34.6%，Ⅲ～Ⅳ度血小板减少发生率占 15.1%。② 胃肠道反应：恶心/呕吐发生率为 45.8%，其他可见腹泻、口炎等。③ 皮肤：可见皮疹(约 14%)、皮肤潮红、轻度脱发等。④ 其他：可见心慌、乏力、虚弱等，静脉血栓形成少见。

【注意事项】 ① 治疗前后定期复查血常规、肝肾功能。② 禁止将本品作为叶酸的替代品，用作维生素补充剂。③ 本品有增加外周静脉血栓形成的风险,若采用锁骨下静脉置管或PICC化疗,则静脉血栓形成风险增加不明显。建议采用锁骨下静脉置管或PICC给药。④ 对儿童的安全性未研究。⑤ 本品室温、避光保存。

【患者用药指导】 在有经验的肿瘤医生指导下用药。

三、抗肿瘤抗生素类

放线菌素D Dactinomycin D

【商品名或别名】 放线菌素,放线菌素23-21,放线菌素C_1,更生霉素,Dactinomycin,Cosmegen,Actinomycin D,ACTD

【分类】 化学:色肽类。治疗学:抗生素类抗肿瘤药。妊娠分类:C。

【指征和剂量】 ① 对恶性葡萄胎、绒毛膜上皮癌有较好疗效;出现肺转移时与氟尿嘧啶、AT-581、AT-1258合用,则疗效增强;对甲氨蝶呤耐药的绒毛膜上皮癌也有效。② 对恶性淋巴瘤有效,且可控制其癌性发热。③ 与手术、放射治疗合用,治疗肾母细胞瘤治愈率达80%。④ 对尤因肉瘤、Wilms肉瘤、横纹肌肉瘤、睾丸肿瘤、神经母细胞瘤、恶性黑色素瘤等有一定的疗效。⑤ 对转移性睾丸癌、卡波西肉瘤等也有一定疗效。

静滴:6~8 μg/kg(成人300~400 μg),常用量为200~400 μg,溶于生理盐水或5%葡萄糖注射液500 ml,4~6 h滴完,每日或隔日1次,10~14次为1周期,两疗程一般间隔3~4周,总量为4 000~6 000 μg。大剂量可用400 μg/d,连用5次为一疗程。治疗绒毛膜上皮癌,剂量以8~10 μg/(kg·d)为宜,10次为一疗程。治疗肾胚胎瘤剂量为7 d内注射70 μg/kg。静注:200~400 μg/d,药物溶于生理盐水20~40 ml,10 d为1周期。胸腹腔注射:400~600 μg。儿童:15 μg/kg,连续静注5 d,每3~5周重复。

剂量调整:根据血常规和肝功能调整剂量。

【制剂】 注射剂:每支100 μg,200 μg。

【药动学】 本品口服吸收不良,静注后血浆浓度较高,但2 min后即有85%从血中清除,以后则下降缓慢,血浆慢相半衰期为36 h。它很少渗入红细胞,但选择性地分布于有核细胞中。静注10 min即可从主要脏器中检出,肝、脾、肾、颌下腺中浓度较高,不易透过血脑屏障,腹水中浓度与血浆中相似,在骨髓及瘤细胞中浓度明显高于血浆中。本品很少被代谢,自尿中排泄少,静注后24 h内从肾脏排出仅12%~20%,其余(50%~90%)主要从胆汁中排泄。

【作用机制】 放线菌素D的化学结构是由一个三环发色基团与两个环状五肽组成。放线菌素D与DNA结合时其发色基团插入DNA相邻两个G-C碱基对中间，两个环状多肽位于DNA双螺旋的小沟中，通过特殊的氢链与位于对面的DNA核苷酸的鸟嘌呤相连接；处于螺旋小沟中的肽链，可抑制以DNA为模板的RNA多聚酶，从而抑制DNA依赖性mRNA的合成，干扰细胞的转录，但不能阻止DNA的复制，放线菌素D可以抑制拓扑异构酶Ⅱ。放线菌素D属细胞周期非特异性药物，但G_1/S期细胞最敏感。

【禁忌证】 水痘或最近患过水痘患者、带状疱疹患者均禁用。孕妇及哺乳期妇女慎用；骨髓功能低下，有痛风病史者，肝功能损害，感染，有尿酸盐性肾结石病史，近期接受过放射治疗或化疗药物治疗者均慎用。

【相互作用】 ① 与两性霉素B合用增效。② 与氟尿嘧啶、甲氨蝶呤、长春新碱、依托泊苷合用减效。③ 同时或贯序与多柔比星联合应用会增加其心脏毒性。④ 可能降低维生素K的疗效。⑤ 可抑制放射引起的DNA损伤的修复，因此对放疗有增强作用。⑥ 与放疗合用会加重放疗的降低白细胞和局部组织损害作用。

【不良反应】 ① 骨髓抑制：剂量限制性毒性，较严重。在治疗后8～15 d白细胞及血小板降至低谷，有时可持续21 d，表现为血小板减少、白细胞下降、贫血和出血。② 胃肠道反应：常在注射后数小时出现食欲下降、恶心、呕吐、腹泻、腹痛、胃肠道溃疡、直肠炎。③ 皮肤黏膜反应：口腔黏膜炎、口角炎、喉炎，既往有放疗史或同时行放疗更易发生。脱发、脱屑、红斑、色素沉着、狼疮样皮疹等。④ 其他反应：静注可引起静脉炎；药液外漏可引起严重的组织坏死。另外可见肝肾损害、过敏反应、发热、精子减少、免疫功能抑制、原放疗部位皮肤发红及脱皮(放射记忆反应)。罕见情感压抑。

【注意事项】 ① 用药期间应定期检查血常规及肝、肾功能。② 用药过程中一定要加强口腔护理，以便减轻口腔黏膜反应。③ 注射时应注意勿漏出血管外，以免引起局部刺激，严重者会出现中、重度组织损伤。④ 应用时，取出后应立即溶于葡萄糖注射液或灭菌注射用水中。⑤ 可使尿和血中尿酸升高，干扰诊断。⑥ 本品为鲜红色结晶或橙红色结晶性粉末，无臭，遇光、热及氧化剂均可使其效价降低；几乎不溶于水(但在10℃水中溶解)，溶于乙醇、丙二醇、丙酮和氯仿，难溶于乙醚。宜避光，密闭保存。

【患者用药指导】 在有经验的肿瘤医生指导下用药。

丝裂霉素 Mitomycin C

【商品名或别名】 丝裂霉素 C,自力霉素,MMC

【分类】 化学:苯醌类。治疗学:抗生素类抗肿瘤药。妊娠分类:C。

【指征和剂量】 ① 对消化系统肿瘤,如胃癌、结直肠癌、食管癌、肛门癌、胰腺癌、肝癌等疗效较好。② 对头颈部肿瘤、非小细胞肺癌、乳腺癌、膀胱癌、前列腺癌、卵巢癌、绒毛膜上皮癌、子宫颈癌、子宫体癌、膀胱肿瘤等也有效。③ 对癌性胸腔、腹腔积液有较好效果。

静注或静滴:① 间歇法:80 μg/kg 或 4~6 mg,用 10~20 ml 注射用水或生理盐水溶解,每周 1~2 次,40~60 mg 为 1 个疗程。② 大剂量疗法:第 1 种,每次 10~30 mg,间隔 1~3 周以上。每次 20 mg 的用法可能比常规静注应用的 6~8 mg 或肝动脉一次性化疗常用的 16 mg 更好;也可 10~30 mg溶于 300 ml 生理盐水中于 1 h 内滴完。第 2 种,20 mg/m^2,静滴,第 1 日,每 4~6 周重复。③ 连续法:第 1 种,2 mg/d,连用至总量 40~80 mg,用生理盐水或注射用水 10~20 ml 振摇,使之完全溶解后静推;或将本品溶于 5%葡萄糖注射液 500 ml,12 h 内滴注完。第 2 种,2 mg/m^2,静滴,第 1~5 日,第 8~12 日,每 4~6 周重复。第 3 种,与 ADM 和氟尿嘧啶联用,10 mg/m^2,静滴,每 8 周重复。

其他用法:动脉注射,同静脉给药常用剂量。胸腹腔内注射,每次尽量抽尽积液后注入 4~10 mg,每 5~7 d 1 次,4~6 次为 1 个疗程。膀胱内注入,预防术后复发,4~10 mg/d,qd 或隔日 1 次;也可每周 30~40 mg,连用 4~8 周,然后每月 1 次,共 6 月。口服,2~6 mg/d,总量 100~150 mg 为 1 个疗程。另外也可鞘内注射。

小儿用法:静注或静滴,30~50 μg/kg,或 2~10 mg,每周 2 次,总量 40 mg。

剂量调整:根据血常规调整剂量。

【制剂】 粉针剂:每支 2 mg,4 mg,10 mg。片剂:每片 1 mg。

【药动学】 本品口服吸收较差,口服血中浓度仅为静脉给药的 1/20,故多用静脉给药。成人静注本品 30 mg,20 mg,10 mg 后,血中最高浓度分别为 2.4 μg/ml,1.7 μg/ml,0.52 μg/ml。静脉给药,10~20 mg/m^2 的血浆半衰期为 2~7 min 至 30~45 min;丝裂霉素迅速进入细胞内,在肌肉、心、肺、肾中的浓度高，很少进入中枢神经系统。可能是在肝内经微粒体代谢，经肾小球滤过，由尿排出，24 h 内排出约 35%。

【作用机制】 丝裂霉素含有两个烷化中心，即氮丙啶基团和氨甲酰基团，与 DNA 碱基的鸟嘌呤 O－6 和 N－2 以及腺嘌呤的 N－6 结合，在 DNA 双螺旋的大沟上形成交联，抑制 DNA 的复制，并使 DNA 解聚，高浓度时对 RNA 也有抑制作用。丝裂霉素为细胞周期非特异性药物，但对晚 G_1 期及早 S 期最敏感，对 G_2 期则为低敏感。乏氧细胞对丝裂霉素亦敏感。

【禁忌证】 严重肝肾功能不全者，有严重过敏史者及孕妇禁用。合并感染者，水痘患者慎用。小儿用药须慎重。

【相互作用】 ① 本品在酸性溶液中效价降低，用葡萄糖液稀释后不宜存放，需在 3 h 内用完。② 本品与维生素 C、维生素 B_6、维生素 B_1 配伍静滴时，疗效将显著降低；与氯丙嗪合用则骨髓抑制加重；与谷胱甘肽、维生素 B_6 合用则不良反应减轻。③ 既往用过长春碱类药物的患者易产生肺毒性，与多柔比星联合应用可有心脏毒性。与博来霉素、环磷酰胺、甲氨蝶呤、阿糖胞苷等联合应用会增加肺毒性。④ 与尿激酶合用增效。

【不良反应】 ① 骨髓抑制：为剂量限制性毒性，有累积性作用，表现为白细胞和血小板下降。若单用丝裂霉素 20 mg/m^2，白细胞降至最低点一般在 3～4 周，可持续 1～2 周；血小板降至最低点平均为 4 周，持续 2～3 周，多数患者在 8 周内恢复。有时丝裂霉素引起的骨髓抑制需更长时间方可恢复。因丝裂霉素有蓄积性毒性，后续疗程的骨髓抑制将更加明显和持久。部分患者可表现为贫血、出血。② 胃肠道反应：发生率较高，一般为轻至中度，表现为食欲减退、恶心、呕吐、腹泻、胃肠炎。③ 肝肾功能：偶可出现肝功能异常，但较轻。一般认为丝裂霉素有特异性肾毒性，可表现有蛋白尿、血尿、水肿、高血压等的单纯肾毒性，也偶见溶血性尿毒症综合征（HUS），两种情况均发生在治疗期超过 6 月，且总量达到 30 mg/m^2 以上的患者。据国外报道，当丝裂霉素累积量为 40～80 mg/m^2 时，HUS 的发生率为 2%～8%，但是国内报道非常罕见。丝裂霉素诱发的肾功能不全多呈进行性。④ 皮肤黏膜：口腔炎及脱发常见，药液漏出血管外，有局部刺激作用，重者可致局部组织坏死（蜂窝织炎）、静脉炎。⑤ 肺毒性：偶可出现间质性肺炎、肺纤维化。⑥ 其他反应：乏力，皮疹，发热，附睾炎等。腔内注射可能引起化学性胸膜炎、膀胱炎。本品有诱导继发性肿瘤的可能。

【注意事项】 ① 用药期间应注意检查血常规。② 静脉给药，可引起血管痛、静脉炎、血栓,故注射时需缓慢静推,避免药液漏出血管外,否则会引起硬结或坏死。不可进行肌注或皮下注射。③ 小儿及育龄妇女,应考虑对性腺的影响。④ 本品为蓝紫色结晶或结晶性粉末,在安瓿中呈针状或柱状。可溶于水,其水溶液对酸、碱、光、热皆不稳定;亦溶于甲醇、丙酮、乙酸丁酯;略溶于苯、四氯化碳、乙醚,不溶于石油醚。结晶粉很稳定,100℃加热4 h不降低效价。宜避光,阴凉处保存(1~30℃)。

【患者用药指导】 在有经验的肿瘤医生指导下用药。若出现胸闷、呼吸不畅等请及时告知医生。

博来霉素 Bleomycin

【商品名或别名】 博莱霉素,争光霉素,Bleocin,BLM

【分类】 化学:糖肽类。治疗学:抗生素类抗肿瘤药。妊娠分类:D。

【指征和剂量】 用于治疗皮肤癌(含阴茎癌、阴囊癌、会阴癌)、头颈部癌(上腭癌、舌癌、咽喉癌、口腔癌)、食管癌、肺癌(原发或转移性鳞状上皮癌)、网状细胞肉瘤、非霍奇金淋巴瘤、霍奇金病、子宫颈癌。另外对睾丸癌、甲状腺肿瘤、前列腺癌、脑神经肿瘤、黑色素瘤、纤维肉瘤、牛皮癣等有一定疗效。

① 使用方法:用注射器吸取适量的注射用水或生理用水、葡萄糖溶液等,注入博来霉素安瓿内,使之完全溶解后,抽入注射器内备用。② 用药途径:肌注或皮下注射:用上述溶液不超出5 ml,溶解15~30 mg(效价)的博来霉素,进行注射。用于皮下注射时,以1 mg(效价)/ml以下浓度注射为适度,每周2次。动脉内注射:将药物5~15 mg溶解后,直接缓慢注射,每周2次。静注:用10~20 ml适合静注用的溶液,溶解15~30 mg(效价)的药物后,缓慢静脉滴入。如果明显发热,应减少药物单次使用量至5 mg(效价)或更少,同时可以增加使用次数,如qd,每周2次。治疗癌性胸膜炎:取60 mg(效价)本品用生理盐水50 ml溶解后,缓慢注入胸腔内,保留4~6 h后,抽出残留积液,一般一次可缓解。③ 注射频率:一般为每周2次。可根据病情调节,qd至每周1次不同。④ 使用总量:以肿瘤消失为目标,总量一般为300~450 mg(效价)。即使肿瘤消失后,有时也应适当追加治疗,如15 mg(效价)静注,每周1次,共10次。

剂量调整:治疗时应随时注意肺部变化,尤其需注意肺活量、一氧化碳扩散容积、动脉内氧气分压等指标,胸部X线检查,当发现肺部异常时,应立即停止用药，并适当地对症治疗。老年患者和心肺功能不良的患者，应特别注意，要减少用药剂量或延长用药间隔时间。肾功能不全者要调整剂量或避免应用。

【制剂】 注射剂：每支 5 mg，10 mg，15 mg，30 mg；软膏剂：5%～20%。

【药动学】 静注本品后，血浆中药物浓度约在 30 min 时达到高峰，在皮肤、膀胱、前列腺、淋巴系统、肿瘤、肺、肾中含量高，肝、脾中稍低，小肠中再次之，脑中含量极低。肾脏排泄迅速，80%的药物可在 48 h 内由尿中排出。只要肌酐清除率超过 35 ml/min，其排泄基本上不受肾脏疾病的影响。

【作用机制】 博来霉素具有广谱抗癌作用，可使 DNA 分子发生单链或双链断裂，抑制 DNA 合成，对 RNA 和蛋白质合成抑制较轻。博来霉素的器官毒性与博来霉素钝化酶活性有关，肺、皮肤和某些肿瘤组织的酶活性低，对博来霉素特别敏感。博来霉素为细胞周期非特异性药物，对 M 期细胞最敏感，其次为 G_2 期细胞，G_1 期细胞对之耐药力最强。

【禁忌证】 对本品过敏者、肺部过去有疾患者及水痘患者禁用。孕妇、哺乳期妇女、小儿、老年人及肝肾功能不良者慎用。

【相互作用】 ① 放射治疗联合应用：该药没有减少白细胞作用，而且对鳞状细胞肿瘤疗效比放疗有效。当两者合用时，疗效更显著，用于放射增敏。② 与丝裂霉素、环磷酰胺、甲氨蝶呤等联合应用会增加肺毒性。③ 与阿糖胞苷、甲氨蝶呤、长春新碱、两性霉素 B 合用可增效。

【不良反应】 ① 肺炎样症状及肺纤维化样症状：该药具有潜在的致死性肺毒性。随着使用剂量的增加，有时可出现肺炎样的症状，当大剂量使用后，可出现肺间质纤维化样症状。② 发热：注射 4～5 h 后，可能会出现发热，但是不用特殊治疗即可自然消失。如发热程度使患者无法忍受时，可减少用药剂量，每次为 5 mg(效价)，必要时可用解热镇痛药。部分患者在第 1、第 2 次用药时可出现高热。③ 坏死引起出血：治疗期间可出现肿瘤坏死而引起出血，应特别注意。④ 皮肤黏膜：色素沉着，手足以及身体受压处皮肤脱屑，甲床增厚；用药量达到 150 mg(效价)时，可出现硬皮病样表现、脱发和口腔炎，停药后可自行恢复；也可见瘙痒性红斑。⑤ 静脉炎：长期静脉用药，可出现注射部位周围静脉壁变硬，此时应改成肌注。反复肌注会引起局部硬结，应经常改变注射部位。⑥ 恶心呕吐：罕见恶心、呕吐，并呈自限性。⑦ 骨髓抑制：严重者少见，因此与骨髓抑制性药物合用不需要减量。⑧ 其他：在注射时可能出现下述情况，如肿瘤局部疼痛、头痛、恶性腹泻、残尿感、血管疼痛等不良反应。当药物吸收后，上述情况可自行消失。可见低血压发生。另外过敏、药物疹均十分罕见，发现时应立即停药。动物试验结果显示，大量药物可有致畸作用，孕妇应慎用。

【注意事项】 ① 显效时间：该药通常在用药 100～200 mg(效价)时显效，但对恶性淋巴瘤则在 45～60 mg(效价)时即显效。② 博来霉素治疗的缓解期较短，停药后易复发，比如治疗头颈部肿瘤，缓解期为 2～3 月。其最大特点是基本上不抑制骨髓和免疫功能。③ 许多研究及临床报道表明小剂量可用以治疗头颈部的乳头状瘤、白斑病、尖锐湿疣。④ 由于可能出现过敏样的、急性肺部病变或严重的高热反应，因此对淋巴瘤患者在首次剂量应用之前，肌注 1～2 mg，如果在 4 h 内无急性反应发生，则给予常规剂量。为减少肺毒性或减少发热等不良反应，使用过程中，可同时给予类固醇激素。在用药过程中，若出现高热、过敏和呼吸困难，应立即停药，给予异丙嗪、地塞米松等。⑤ 累积量不应超过 400 mg，否则与剂量有关的肺纤维化发生率极高。应对肺功能状态经常进行评估。⑥ 因代谢药物的酶在肝肾中丰富而在肺和皮肤中则缺乏，故毒性易出现在肺和皮肤，其毒性大小取决于肺和皮肤中的药量。⑦ 本品为白色或黄白色粉末，易溶于水，微溶于乙醇，几乎不溶于丙酮、醋酸乙酯及乙醇。无一定的熔点，可储存于室温下 2 年不降低效价；水溶液稳定，于 15～25℃生理盐水中至少 1 年不丧失活性。

【患者用药指导】 ① 当患者出现干咳、低热、呼吸困难等症状时，应及时提醒医生。② 须在有经验的肿瘤医生指导下用药。

平阳霉素　Pingyangmycin

【商品名或别名】 博来霉素 A_5，争光霉素 A_5，Bleomycin A_5，Pingyangmycinum，PYM

【分类】 化学：糖肽类。治疗学：抗生素类抗肿瘤药。妊娠分类：D。

【指征和剂量】 ① 对头颈部鳞癌(唇癌、舌癌、上腭癌、鼻咽癌和其他口腔癌)、恶性淋巴瘤有显著疗效。② 对乳腺癌、食管癌、宫颈癌、外阴癌、鼻咽癌等有效。③ 对肺癌、皮肤鳞癌、阴茎癌、肝癌有一定疗效。④ 另外对坏死性肉芽肿、翼状胬肉有明显疗效。

静注：用生理盐水或葡萄糖注射液 4～20 ml 溶解本品 4～15 mg，缓慢静注。肌注：成人常用剂量为 8～10 mg，用生理盐水 3～5 ml 溶解；皮肤癌或头颈部癌患者，可在患处周围以低于 1 mg/ml 的浓度注射。动脉注射：用加有抗凝剂的生理盐水 3～25 ml 溶解本品 4～8 mg，动脉内注射。成人剂量 8 mg，通常每周给药 2～3 次。显示疗效的剂量一般为 100～200 mg，1 疗程的总剂量为 200～300 mg（平均 240 mg）；小儿 10 mg/m^2，或 0.3～0.6 mg/kg，qd 或隔日 1 次，最大疗程总量 200 mg。瘤体内注射：淋巴管瘤，4～8 mg，以注射用水 2～4 ml 溶解，有囊者尽可能抽尽囊内液体后再注药，间歇期 20～30 d，5 次为 1 疗程；血管瘤，4～8 mg，用生理盐水 3～5 ml 稀释，注入瘤体内，注射 1 次未愈者，间歇 7～10 d 重复注射，药物总量一般不超过 70 mg；鼻息肉，以本品 8 mg 用生理盐水 4 ml 溶解，行息肉内注射，每个息肉注射 2～4 ml，即 1 次注射 1～2 个息肉，每周 1 次，5 次为 1 疗程。

剂量调整：出现高热、寒战，应考虑停药。1 个月以下新生儿暂不使用或减量使用。

【制剂】 注射剂：每支 8 mg，10 mg。

【药动学】 本品口服无效，静注后 30 min 血药浓度达最高峰，以后迅速下降，广泛分布于全身各组织，以肝、脾、肾、皮肤、肺中较多，少部分透过血脑屏障。在组织中经酰胺酶水解而失活，主要经肾排泄，在 24 h 内由尿中排出 50%。

【作用机制】 本品与博来霉素成分相近，平阳霉素为博来霉素多组分中的单一组分 A_5，其作用机制与博来霉素相似。近年来研究表明，平阳霉素在体内可形成具有高度活性的过氧化物和游离羟基等中间体产物，最后破坏 DNA。平阳霉素为细胞周期非特异性药物。

【禁忌证】 对博来霉素有过敏史者禁用。有肺、肝、肾功能障碍者，孕妇及 60 岁以上伴有肺部疾患者慎用。

【不良反应】 ① 胃肠道反应：恶心、呕吐、食欲下降，比博来霉素重。② 肺毒性：平阳霉素引起化学性肺炎，或肺纤维化的概率比博来霉素小，一旦发现，应立即停药。③ 发热：平阳霉素引起发热较常见，表现为发冷、发热或寒战，经数小时可消退；有 20%～50%的患者用药后 3 h 左右出现发热，50%的患者伴有发冷，体温高至 40℃，似乎与剂量大小无关。④ 其他：可有脱发、肢端麻木、皮肤色素沉着、角化增厚、皮疹等反应，偶可引起过敏性休克。

【注意事项】 ① 对出现高热、间质性肺炎、气急、呼吸困难、过敏性休克者，应立即停药，并积极对症处理。为预防高热、过敏反应，可从小剂量

(如1 mg、2 mg、4 mg)开始逐渐增至常规剂量,可用地塞米松及吲哚美辛预防、减轻发热反应。② 用药过程中应进行呼吸系统检查,出现肺炎样表现应停药,服用泼尼松及抗生素。③ 本品总量一般不宜超过300 mg。④ 肺部放疗者合用本品时,可增加肺纤维化反应,故肺部肿瘤接受放疗者不宜使用本品。⑤ 本品为白色疏松块状物或无定形固体,几乎无臭,易潮解。易溶于水和甲醇,微溶于乙醇,几乎不溶于丙酮、氯仿和乙醚。宜置阴凉干燥处保存。

【患者用药指导】 在有经验的肿瘤医生指导下用药。

柔红霉素 Daunorubicin

【商品名或别名】 正定霉素,红比霉素,佐柔比星,红比霉素,Daunomycin, Rubomycin, DNR

【分类】 化学:蒽环类。治疗学:抗生素类抗肿瘤药。妊娠分类:D。

【指征和剂量】 ① 与博来霉素、CTX合用,对成骨肉瘤有效率为61.5%。② 对神经母细胞瘤、骨骼肌肉瘤、绒癌亦有一定疗效。

其余参见“血液及造血系统药物”。

多柔比星 Adriamycin

【商品名或别名】 阿霉素,14-羟基柔红霉素,14-羟基正定霉素,法唯实,Doxorubicin, ADM

【分类】 化学:蒽环类。治疗学:抗生素类抗肿瘤药。妊娠分类:D。

【指征和剂量】 ① 对急性淋巴细胞白血病、霍奇金病、非霍奇金淋巴瘤、多发性骨髓瘤、乳腺癌、骨肉瘤、软组织肉瘤及肺癌等可作为一线治疗药物,且疗效显著。② 对卵巢癌、睾丸肿瘤、神经母细胞瘤、膀胱癌、尤因肉瘤、Wilms瘤、头颈部肿瘤、胃癌、肝癌等有一定疗效。③ 也用于治疗宫颈癌、前列腺癌、甲状腺癌、胆囊癌、胆管癌、胰腺癌、直肠癌等。

用生理盐水或50%葡萄糖注射液溶解后静注,亦可用5%葡萄糖注射液稀释后静滴。成人40~60 mg/m^2,每3周1次;或20~30 mg/m^2,第1、第8日,每4周重复(与其他药联合);或20~25 mg/m^2,连续3 d,每3周重复;或50~60 mg,每3~4周1次。儿童30 mg/m^2,连用3 d,间隔4周重复。总量不超450~550 mg/m^2。膀胱内灌注:50~60 mg,每周1次,共4周,然后每4周1次,共6周期。

剂量调整：根据血常规调整剂量。治疗时如果出现慢性或累积性心功能异常时，应立即停止应用药物，并适当对症治疗。做过胸腔或纵隔放疗者，或与丝裂霉素、达卡巴嗪、甲氨蝶呤等联合用药者，本品应减量。肝功能损害时应减量：血清胆红素为 21～51 μmol/L 时，应减量 50%，血清胆红素超过 51 μmol/L 时，给常规用量的 25%。肾功能不良者减量。

【制剂】 注射剂：每支 10 mg，50 mg。

【药动学】 本品仅供静脉给药，静注后迅速分布于心、肾、肝、脾、肺等组织中，但不能透过血脑屏障。药物通过主动转运进入细胞，大部分集中于细胞核。本品血浆蛋白结合率较低，主要在肝内代谢，代谢产物为阿霉素醇以及与心脏毒性有关的代谢产物脱氧配基；主要经胆汁排泄，50%为原药，23%为阿霉素醇，6 h 内仅 5%～10%由尿排出。

【作用机制】 本品抗肿瘤作用可归纳为四个方面：一者是其配基直接嵌入 DNA 双螺旋碱基对(主要为 G-C 碱基对)阻碍 DNA 和 RNA 的合成；二者多柔比星在酶的作用下还原为半醌自由基，后者与心脏毒性有关；三者与铜、铁形成的整合物可增强其和 DNA 的结合；四者多柔比星与细胞膜的磷脂结合，破坏膜酶(如腺苷酸环化酶)的活性、细胞膜的结构与功能。多柔比星对细胞增殖各期均有杀伤作用，为细胞周期非特异性药物，对 S 早期及 M 期作用最显著，G_1 期及 S 晚期则不敏感，并对 G_1、G_2 期有延缓作用。

【禁忌证】 孕妇、哺乳期妇女禁用，水痘、带状疱疹、电解质紊乱、恶病质、感染、心肺功能失代偿、胃肠道梗阻等患者禁用本品，有明显心功能损伤(EF≤45%)、心律失常及近期心肌梗死者禁用。心脏病患者、肝肾功能不全者、老年患者及 2 岁以下幼儿均慎用。

【相互作用】 ① 与放射治疗同时应用：有放疗增敏作用，但可加重本品介导的心力衰竭和心脏毒性。② 与 CTX 联合，具有良好的协同作用，但可加重本品介导的心力衰竭和心脏毒性，可加重对膀胱的损害作用。③ 与 MMC 联合，可加重本品介导的心力衰竭和心脏毒性。与 β 受体阻滞剂如普萘洛尔合用，心脏毒性可能增加；和肾上腺素、去甲肾上腺素、异丙肾上腺素同用，可使心脏抑制加强。④ 洋地黄毒苷可使本品的毒性降低。同时使用维生素 E、维生素 C、维生素 B_6 及辅酶 Q_{10} 等可减轻心脏毒性。⑤ 亚硝脲类、大剂量环磷酰胺、甲氨蝶呤和多柔比星合用，均应减少本品剂量。链佐星可延长本药的半衰期，合用时须注意。⑥ 与阿糖胞苷、长春新碱、博来霉素、两性霉素 B 合用可增效；与氟尿嘧啶，MTX，CDDP，达卡巴嗪，亚硝脲类等药合用有良好协同作用。⑦ 与磷霉素合用会减效。与巴比妥类药物合用,则本品作用降低。⑧ 与可致肝功能损害的药物合用,则会加重肝脏毒性,如会增强巯嘌呤的肝细胞毒性。

【不良反应】 ① 骨髓抑制：60%～80%的患者可出现白细胞、血小板减少,其中白细胞计数于用药后 10～14 d 下降至最低点,约 3 周可恢复至正常水平。② 心脏毒性：轻者表现为室上性心动过速、室性期外收缩及 ST-T 改变,重者可出现心肌炎、充血性心力衰竭。心肌损伤程度与剂量有关,总量在 450～550 mg/m^2 以上者多见;如果患者曾接受过胸部放疗或同时应用 CTX,则累积量不应超过 550 mg/m^2。③ 胃肠道反应：轻至中度恶心、呕吐、食欲减退。④ 皮肤黏膜：口腔溃疡呈剂量依赖性;脱发,于首次用药后第 2～4 周开始,停药 3～5 个月内长出新发。以往接受过化疗者,应用多柔比星后易出现回忆性皮肤反应;局部药液外溢时,可致红肿疼痛或蜂窝织炎和局部坏死;沿用药静脉区域常常发生化学性静脉炎、皮肤色素沉着;可见皮疹。⑤ 其他反应：可引起高尿酸血症、关节疼痛、肝肾功能损害、全身无力、发热、出血、静脉炎和红色尿液等。

【注意事项】 ① 多柔比星口服不吸收,由于是重要的发疱剂,能引起组织坏死,故亦不应肌注或皮下注射。应静注,避免外渗,严防漏至血管外。一般不用于鞘内注射。② 用药期间,应测定心功能、心电图、心动图,检查血常规、肝肾功能,有无口腔溃疡、腹泻、黄疸等情况。③ 停药特征：心电图显示室上性心动过速,P 波低平,ST 段降低,心律失常(房性或室性期前收缩);出现继发性弥漫性心肌病变及充血性心力衰竭。④ 总量应控制在 450 mg/m^2 以下,并在 1 年内不要重复用药。⑤ 与肝素、头孢菌素等药混合易产生沉淀。也不宜与其他药物混合注射。⑥ 用本品 1～2 d 内出现红色尿,2 d 后消失。⑦ 本品为橘红色冻干粉末,无臭,水溶液较稳定,微溶于甲醇,几乎不溶于丙酮、乙醚或氯仿,在碱性溶液中迅速分解。宜密闭,避光,阴凉处保存。

【患者用药指导】 尿液变红,不必紧张。易脱发。需在有经验的肿瘤医生指导下用药。

多柔比星脂质体 Doxorubicin Liposome

【商品名或别名】 楷莱(Caelyx),里堡多,盐酸多柔比星脂质体(Doxorubicin Hydrochloride Liposome),阿霉素脂质体,脂质体阿霉素

【分类】 化学：蒽环类。治疗学：蒽环类细胞毒性抗生素类抗肿瘤药。妊娠分级：X。

【指征和剂量】 ① 用于 $CD4^+$ T 淋巴细胞＜200/mm^3 以及有广泛皮肤黏膜内脏疾病的与艾滋病相关的卡波氏肉瘤(AIDS－KS)患者；用于病情进展的 AIDS－KS 患者的一线或二线治疗。② 用于不能耐受含长春新碱、博来霉素和多柔比星(或其他蒽环类抗生素)等联合方案化疗的患者。③ 对于阿霉素有适应证的患者，均可用本品。

成人 20 mg/m^2，用 250 ml 的 5％葡萄糖注射液稀释，静滴时间＞30 min。每 2～3 周 1 次，每次间隔不少于 10 d，应连续给药 2～3 个月。

剂量调整：根据血常规调整剂量，很少因骨髓抑制而停药，但可能需要减少用量或暂停及推迟治疗。若中性粒细胞计数＜1 000/mm^3，和(或)血小板计数＜5 万/mm^3 时应停药。对少数肝功能不全患者本品的用量要减少，建议当血清胆红素为 1.2～3.0 mg/dl 时，用常用量的 1/2；＞3 mg/dl 时，用常用量的 1/4。对于肾功能不全患者，剂量不需做调整。对于脾切除患者不推荐使用。发生口腔炎，不影响患者饮食，无须调整剂量，若影响患者进食，延长给药时间或减量。

【制剂】 每支 20 mg/10 ml。

【药动学】 本品给药后呈二相分布，第一相时间较短(约 5 h)，第二相时间较长(约 55 h)，占 AUC 的大部分。进入体内后，组织分布广泛，分布容积为 700～1 100 L/m^2，消除速率快，为 24～73 L/m^2。在卡波氏肉瘤中的浓度比正常皮肤高。多柔比星的消除依靠脂质体载体。在脂质体外渗进入组织后，多柔比星方开始起效。

【作用机制】 多柔比星抗肿瘤的确切机制尚不十分清楚。一般认为它能嵌入 DNA 双螺旋的相邻碱基对之间，从而抑制其解链后再复制，进一步影响 RNA 和蛋白合成的细胞毒作用。

【禁忌证】 对本品活性成分或其他成分过敏者，孕妇和哺乳期妇女，以及对于使用 α 干扰素进行局部或全身治疗有效的 AIDS－KS 患者，均禁用。

【相互作用】 未对本品正式进行相互作用研究。与多柔比星可产生相互作用的药物，在合用时需注意。具体参照盐酸多柔比星。

【不良反应】 ① 骨髓抑制：剂量限制性毒性，白细胞减少是患者最常见的不良反应，发生率约为 50％，也可见贫血和血小板减少。血细胞减少可发生于治疗的早期，多为暂时。② 胃肠道反应：恶心/呕吐、厌食、腹泻、便秘等。③ 静滴相关的急性反应：发生率>5%，表现为潮红、气短、面部水肿、头痛、寒战、背痛、胸部和喉部收窄感、低血压等。④ 其他：发生率较高(≥5%)的有乏力、脱发、发热、口腔炎等。发生率较低的不良反应(<5%)有手掌-足底红斑性感觉迟钝、口腔念珠菌病、体重下降、皮疹、口腔溃疡、呼吸困难、腹痛、过敏反应、血管扩张、头昏、舌炎、视网膜炎、感觉异常和意识障碍等。

【注意事项】 ① 定期检查血细胞计数，至少在每次用药前做检查。持续性骨髓抑制可导致重复感染和出血。② 本品禁用于肌注或皮下注射。禁用大剂量或给未经稀释的药液。建议本品滴注管与5%葡萄糖滴注管相连接以进一步稀释并最大限度地减少血栓形成和外渗危险。除5%葡萄糖注射液外的其他稀释剂或任何抑菌剂都可能使本品产生沉淀。③ 与静滴相关的急性反应多数情况下在第一个疗程发生，采用某种对症处理，暂停静滴或减缓静滴速率后经过几个小时不良反应可消失。④ 用于 AIDS - KS 患者，发生机会性感染较常见，常见有念珠菌感染、巨细胞病毒感染、单纯疱疹病毒感染、卡氏肺囊虫肺炎及单纯鸟分枝杆菌感染。⑤ 所有接受本品治疗的患者均须经常进行心电图监测。发生一过性心电图改变如 T 波平坦，ST 段压低和心律失常等时不必立即中止本品治疗。注意 QRS 复合波减小则是心脏毒性的重要指征，当出现改变时，应考虑采用检测蒽环类药物心脏损害最可靠的方法进行检查，如心肌内膜活检。当怀疑出现心脏病变时，如左室射血分数低于治疗前和(或)低于预后相应值(<45%)，也应进行心肌内膜活检，对继续治疗的益处与产生不可逆性心脏损害的危险进行认真评价。使用本品前后需定期测定左室射血分数，当本品累积剂量>450 mg/m^2时必须在每次用药前考虑评定左室。少数患者可在停药后数周才出现充血性心力衰竭。建议按以下次序使用：心电图监测、左心室射血分数、心肌内膜活检。心功能不全患者接受本品治疗时要谨慎。盐酸多柔比星总剂量的确定应考虑先前(或同时)使用的心脏毒性药物，如其他蒽环类/蒽醌类药物。⑥ 对于糖尿病患者静滴时用5%葡萄糖注射液稀释。

【患者用药指导】 盐酸多柔比星急性过量可加重黏膜炎、白细胞减少和血小板减少等毒性反应。严重骨髓抑制患者出现急性用药过量的治疗措施为住院、抗生素疗法、输注血小板和粒细胞，对症治疗黏膜炎。患者在用药期间，应避免驾车和操作机器。

表柔比星 Epirubicin(EPI)

【商品名或别名】 法玛新,Pharmorubicin,表阿霉素,4′-表阿霉素

【分类】 化学:蒽环类。治疗学:抗生素类抗肿瘤药。妊娠分类:D。

【指征和剂量】 ① 治疗恶性淋巴瘤、乳腺癌疗效突出。② 对ADM敏感的其他肿瘤如软组织肉瘤、胃癌、卵巢癌、小细胞肺癌有很好疗效。③ 对头颈部癌、非小细胞肺癌、食管癌、直肠癌、肝癌、胰腺癌、黑色素瘤、膀胱癌、肾盂输尿管肿瘤等有一定疗效。④ 对多发性骨髓瘤、急性白血病也有一定疗效。

静注:用生理盐水或葡萄糖液稀释后缓慢注射。目前临床上有两种给药方法:① 每次60～90 mg/m^2,3～5 min内静推,3周1次。② 35～45 $mg/(m^2 \cdot d)$,连用3 d,3周为1周期。在联合化疗方案中,可采用50～75 mg/m^2,3周1次。总量为800～1 000 mg/m^2。EPI可以膀胱内注射、肝动脉内注射。

剂量调整:根据血常规调整剂量。以往化疗、放疗、心功能异常者、老年或骨髓浸润而造成造血功能不良者均应用小剂量,每次剂量分次给予或减量;肝功能不全、肝转移患者应减量。中度肾功能不全者无须调整剂量。如果患者曾接受过胸部放疗或其他蒽环类抗肿瘤抗生素,累积量应相应降低。与其他化疗药物联合时应注意减量。

【制剂】 注射剂:每支10 mg,50 mg。

【药动学】 静脉注射表柔比星60～150 mg/m^2后,广泛分布于组织中,不能透过血脑屏障。本品主要代谢产物13-OH衍生物的血浆水平较低。本品主要在肝脏代谢,经胆汁排出。48 h内,9%～10%的给药量由尿排出,96 h内排出40%。绝大部分以原型及与葡糖醛酸的结合物排出。

【作用机制】 EPI直接嵌入DNA碱基对之间,干扰转录过程,阻止mRNA的形成,抑制DNA和RNA的合成。EPI为细胞周期非特异性药物,对细胞周期各阶段均有作用。另外,EPI对拓扑异构酶Ⅱ亦有抑制作用。

【禁忌证】 既往抗肿瘤药物治疗或放疗而造成显著骨髓抑制者,已用过大剂量蒽环类药物(如阿霉素或柔红霉素)治疗者以及近期或以往有心脏受损病史者均禁用本品。妊娠、哺乳期均禁用。

【相互作用】 ① 与肝素混合,二者化学性质不配伍,在一定浓度时会发生沉淀。② 对既往和现在接受纵隔、心包区放疗的患者,表柔比星心脏

毒性的潜在危险可能增加。

【不良反应】 ① 骨髓抑制：为剂量限制性毒性，白细胞、血小板减少的最低值出现在10～14 d，大约21 d恢复；另外可出现血红蛋白下降。② 心脏毒性：比ADM低，引起心脏毒性的平均剂量为935 mg/m²，而ADM为468 mg/m²。患者可出现心绞痛样胸痛，轻度心电图变化，重者出现充血性心力衰竭，有可能出现QRS波下降和收缩间隔比例异常增加等。③ 胃肠道反应：恶心/呕吐常见，腹泻、胃黏膜炎不常见。④ 皮肤黏膜及其附件反应：口腔黏膜炎与剂量呈正相关；皮炎、色素沉着；60%～70%的患者可出现脱发，一般可逆；男性可表现为生长胡须抑制。局部可产生静脉炎，药物溢出可致蜂窝织炎和坏死。⑤ 其他：偶有发热、寒战、荨麻疹及过敏反应等。

【注意事项】 ① 用药期间应检查血常规、心电图及肝肾功能，若有异常则应及时处理。用该药治疗的患者在第一个疗程中必须得到仔细地观察。② 对少数多柔比星治疗无效的肿瘤如肺癌、直肠癌、头颈部肿瘤可试用本品。③ 肾功能正常与否对本药的药动学影响不大，本药主要由肝胆系统排出。④ 本品不能口服，也不能肌注或鞘内给药。不与其他化疗药物在同一注射器中混合。⑤ 一般用灭菌注射用水5～25 ml稀释，最后浓度为2 mg/ml。静注本品时，最好在输液侧管冲入，避免药液漏出血管外，否则将造成严重组织损伤或坏死。小静脉注射或反复注射同一血管会造成静脉硬化。⑥ 本品粉末或溶液溅到皮肤或黏膜上时，应用大量肥皂水冲洗；如溅到结膜上，可用生理盐水冲洗。⑦ 本品为橘红色粉末状结晶，溶于水，微溶于乙醇，不溶于氯仿、丙酮等溶剂。在生理盐水中稳定，冻干制剂在室温下可保存3年以上；但在日光、高温、高湿度下不稳定，在碱性溶液中可迅速分解成有色素的混合物。配制好的溶液在室温下可存放24 h，在冰箱内(4～10℃)可存放48 h，溶液必须避光。EPI宜低温、避光保存。

【患者用药指导】 告诉患者该药可引起高尿酸症。用药后1～2 d尿液可常常呈现橘红色。患者若有心前区不适、心悸、呼吸困难等，及时告诉医生。

吡柔比星 Pirarubicin

【商品名或别名】 吡喃阿霉素，THP-ADM，THP

【分类】 化学：蒽环类。治疗学：抗生素类抗肿瘤药。妊娠分类：X。

【指征和剂量】　用于头颈部肿瘤、乳腺癌、胃癌、肝癌、膀胱癌、肾盂输尿管肿瘤、卵巢癌、子宫颈癌、恶性淋巴瘤、急性白血病等的治疗。

静注：有 5 种情况，具体如下：① 每次 40～60 mg/m^2，第 1 日，停药 3～4 周后重复，用于乳腺癌、子宫颈癌、尿路上皮癌及恶性淋巴瘤。② 30～40 mg/(m^2・d)，连用 2 次，停药 3～4 周后重复，用于尿路上皮癌。③ 每次 20～40 mg/m^2，第 1 日，间隔 1 周，用药 2～3 次，3～4 周为 1 周期，用于头颈部肿瘤、乳腺癌。④ 10～20 mg/(m^2・d)，连用 3～5 d，停药 3～4 周后重复，用于头颈部肿瘤、恶性淋巴瘤。⑤ 10～30 mg/(m^2・d)，连用 5 d，用于治疗急性粒细胞白血病(AML)或急性淋巴细胞白血病(ALL)。

动脉注射：10～20 mg/m^2，连日或隔日应用 5～10 次，适用于头颈部肿瘤、膀胱癌动脉内灌注。

膀胱内灌注：用导尿管导尿后，每次 15～30 mg 溶解成 500～1 000 μl/ml的溶液，注入膀胱内，每次在膀胱内保留药液 1～2 h，每周 3 次，为 1 个周期，可重复 2～3 个周期。

剂量调整：老年患者，有纵隔、心包放疗史者应减少剂量或慎用。曾接受蒽环类药如多柔比星、柔红霉素等的患者，应减少每次的剂量及总累积量。出现骨髓抑制时应减量或停药。

【制剂】　注射剂：每支 10 mg，20 mg。

【药动学】　静脉给予吡柔比星后，血细胞中的药物浓度高于血浆中的药物浓度。在静注的 5 min 内，血浆浓度迅速下降，24 h 后血浆中的浓度为 0.005 μg/ml，药物被迅速转移到组织中，在肿瘤组织中的浓度明显高于多柔比星。吡柔比星给药 48 h 后胆道排出 20%，肾排出 9%，在肝组织中的浓度明显比多柔比星低，在心脏组织中的浓度亦较低。

【作用机制】　吡柔比星通过抑制 DNA 聚合酶 α 和 β，阻止核酸合成，使肿瘤细胞中止于增殖周期 G_2 期，不能进入 M 期，导致肿瘤细胞死亡。吡柔比星为细胞周期非特异性药物。

【禁忌证】　孕妇、哺乳期妇女、小儿及新生儿等均慎用或禁用。心脏功能异常及有心脏病史者禁用。对本品有过敏反应者禁用。肝肾功能异常、合并感染者、水痘患者、高龄患者等均慎用。

【不良反应】　① 骨髓抑制：有白细胞、血小板减少及贫血等反应，WBC 下降多在用药后 12 d 出现，3 周可恢复；有时可有出血倾向。② 心脏毒性：可以出现心电图异常，表现心律不齐、心动过速，重者可出现心力衰竭。③ 胃肠道反应：食欲缺乏、恶心呕吐，有时出现腹泻。④ 肝肾功能：用药过程中，可能出现肝功能及肾功能异常，如AST、ALT、γ谷氨酸转肽酶(γ-GT)、乳酸脱氢酶(LDH)及血尿素氮(BUN)、血肌酐(Cr)升高，以及蛋白尿等。⑤ 精神神经系统：全身疲倦，有时可表现为头痛、头晕、麻木等。⑥ 泌尿系统：膀胱内注入可出现尿频、尿痛、血尿等膀胱刺激症状，有时出现膀胱萎缩。⑦ 皮肤黏膜：口腔炎、色素沉着、皮疹、脱发等。药物有化学刺激，可引起静脉炎。⑧ 其他反应：偶尔出现发热、心悸、气喘、总蛋白减少、电解质异常。

【注意事项】 ① 应定期做血常规、肝肾功能和心功能检查，心功能检查通常3～4周进行1次，并根据其结果调整用药剂量。② 使用过程中要十分注意感染和出血倾向及可能出现的病情恶化。③ 本药累积总量为800 mg/m^2，较多柔比星低，用药后要注意观察，出现心脏毒性表现时应暂停或中止用药，必要时给予处理。④ 静脉给药时，有时可引起血管痛、静脉炎等，应注意注射部位与注射方法；若药液漏至血管外，可引起注射部位炎症，应及时处理。本品不应肌内、皮下给药。⑤ 本品因难溶于生理盐水，故不宜以生理盐水作为溶剂，应以5%葡萄糖注射液或注射用蒸馏水10 ml溶解，同时可以避免因pH的原因而引起效价降低或混浊。溶解后的药液应及时用完，室温放置不得超过6 h。⑥ 本品为橘红色粉末，无臭，易溶于甲醇、水，微溶于氯仿、乙醇和丙酮，几乎不溶于乙醚。在pH值为6.0的水溶液中最稳定。宜置阴凉处保存。

【患者用药指导】 在有经验的肿瘤医生指导下用药。

阿克拉霉素A Aclarubicin-A，ACM-A

【商品名或别名】 阿柔比星，安乐霉素，柔红霉素A，Aclacinomycin-A

【分类】 化学：蒽环类。治疗学：抗生素类抗肿瘤药。妊娠分类：X。

【指征和剂量】 ① 主要用于急性粒细胞白血病(AML)、急性淋巴细胞白血病(ALL)、恶性淋巴瘤。② 对胃癌、食管癌、肺癌、乳腺癌、膀胱癌、卵巢癌、骨肿瘤、软组织肿瘤等也有效。目前在临床上很少用于肺癌的治疗。

成人常用量40 mg，溶于生理盐水或5%葡萄糖注射液200 ml，qd，第1、第2日(或第1、第4日)，间隔21 d可重复。急性白血病，每次0.4 mg/(kg·d)，成人常用量10～20 mg/d，7 d为1周期，休息14～21 d重复；恶性淋巴瘤，每次 0.4 mg/kg，qd，7 d 为 1 周期。

剂量调整：根据血常规调整剂量。

【制剂】 注射剂：每支 10 mg，20 mg。

【药动学】 静注阿克拉霉素 A 40～100 mg 后，血细胞中药物浓度高于血浆，全血血药浓度迅速降低，但活性代谢物浓度可维持 12 h 以上。静注后，很快全身各组织分布，以肺中浓度为最高，其次为脾、胸腺、小肠、心脏；在肝、肾中以配基类代谢物为主。原型药和糖甙类型在胆汁中排泄较多，在尿、粪中排泄较少；配基类代谢物主要由尿、粪排泄。

【作用机制】 阿克拉霉素 A 嵌入 DNA 双螺旋结构，其配基(阿克拉酮)插入附近碱基，导致 DNA 理化性状改变。阿克拉霉素 A 还干扰 DNA 模板功能，影响 RNA 聚合酶，抑制 RNA 合成，尤其是核仁的 RNA 合成。阿克拉霉素 A 为周期非特异性药物，增殖期细胞对阿克拉霉素 A 的敏感性比静止期细胞约高出 5 倍，G_1 期和 S 期细胞最敏感。

【禁忌证】 肝肾功能受损者、老年患者、水痘患者及孕妇、儿童均慎用；对用过多柔比星、柔红霉素的患者慎用；有心功能异常、心脏病史者，对本药有过敏史者禁用。

【相互作用】 目前资料较少。

【不良反应】 ① 骨髓抑制：骨髓抑制较轻，表现白细胞减少、红细胞和血小板减少。② 心脏毒性：可出现心动过速等心律失常，心力衰竭，心电图 QT 延长、T 波等异常改变，心肌毒性比多柔比星小，比多柔比星少见。③ 胃肠道反应：厌食、恶心、呕吐、腹泻，亦可合并消化道出血、口腔炎等。④ 中枢神经系统：头痛、倦怠。⑤ 其他反应：偶见转氨酶升高、肾功能异常、膀胱炎；发热、皮疹、色素沉着、脱发、乏力等。

【注意事项】 ① 用药期间应定期检查血常规、肝肾功能及心电图。② 本品有刺激性，注射时勿漏于血管外，否则会引起局部坏死。③ 用药期间若出现严重感染、发热或出血倾向、胃肠道出血、心力衰竭或心电图异常者应停药。④ 累计总剂量不宜超过 600 mg。⑤ 慎与碱性注射剂配伍，以免混浊。⑥ 本品为黄色或淡黄色冷冻疏松块状物，无臭，极易溶于氯仿和甲醇，易溶于丙酮和水，几乎不溶于乙醚和正己烷。注射液应用生理盐水或 5%葡萄糖注射液 10 ml 溶解配制，药液溶解后应及时用完。宜密封，在阴凉干燥处存放。

【患者用药指导】 在有经验的肿瘤医生指导下用药。

链佐星 Streptozotocin(STZ)

【商品名或别名】 链脲霉素,链氮霉素,葡萄亚硝脲,Zanosar

【分类】 化学:亚硝脲类。治疗学:抗生素类抗肿瘤药。妊娠分类:X。

【指征和剂量】 ① 主要用于原发或转移性胰岛细胞癌(β细胞或非β细胞癌),可使50%～60%的胰岛细胞癌患者得到缓解,与5-氟尿嘧啶(5-FU)合用,疗效可提高。② 对类癌、胰腺外分泌瘤、霍奇金病/淋巴瘤、黑色素瘤、结肠癌及肝癌等亦有一定疗效。

静注:500 mg/(m^2·d),连用5 d,6周为1周期;或1 g/m^2,每周1次,连用4周;或每周1次,初始2周每周1 000 mg/m^2,若无明显疗效及毒性,可在后几周内逐渐增加剂量,但每次不应>1 500 mg/m^2。一般起效总量为2 000 mg/m^2,疗效最佳总量为4 000 mg/m^2。

动脉灌注:治疗肝转移病时可采用肝动脉插管给药。

剂量调整:根据血常规调整剂量。

【制剂】 注射剂:每支500 mg,1 000 mg,2 000 mg。

【药动学】 静注后,血浆中初始半衰期为5～15 min,末期半衰期为35 min;给药3 h后,血浆中已检测不出链佐星,然其代谢产物于用药后24 h仍可在血浆中发现。链佐星很少进入脑脊液,而其代谢产物则很易进入,给药后24 h脑脊液中浓度几乎与血浆中药物浓度相等。用药后44 h内,经小便排泄60%～72%,其中10%～20%为原型,其余为代谢产物。

【作用机制】 链佐星可自行分解活泼的甲基正碳离子,与DNA呈链间交叉连接,从而使DNA烷化,抑制肿瘤细胞DNA合成,并能抑制嘧啶核苷代谢和糖原异生的某些关键酶。链佐星在体内也可形成异氨酸盐,后者与核蛋白分子中的赖氨酸起氨甲酰化作用,与核酸蛋白结合,抑制DNA多聚酶活力,使受损的DNA难于修复。

【禁忌证】 孕妇及严重肝肾功能低下者禁用。

【相互作用】 ① 与具有肾毒性的药物合用,加重肾脏毒性。② 与影响糖耐量的任何药物都有明显相互作用。

【不良反应】 ① 肾毒性:剂量限制性毒性,常见肾小管、肾小球功能异常,表现为蛋白尿、糖尿、酮尿、血清尿素氮及血清肌酐升高等,5%～10%的患者可有严重肾毒性,个别患者可能出现永久性肾小管损害。② 胃肠道反应:剂量限制性,呕吐发生率较高,于用药后1～4 h内出现。当发生严重恶心、呕吐时，应用氯丙嗪类等常规抗呕吐药物效果较差；10%～30%的患者可有腹泻；本药可加重或引起十二指肠溃疡。③ 骨髓抑制一般较轻，但本药可增加其他一些药物的骨髓毒性。④ 葡萄糖不耐受性：少数患者可出现轻度葡萄糖不耐受，血葡萄糖升高；对转移性胰岛瘤的治疗可引起瘤中胰岛素的释放，治疗后 24 h 内可出现低血糖昏迷。⑤ 其他反应：某些患者可产生过敏反应及中枢神经症状。皮肤黏膜不良反应少见。轻度肝毒性且可逆。

【注意事项】 ① 本品不可皮下注射或肌注，静脉输注时会出现局部疼痛，血管周围烧灼感，因此要求输注时间为 30～60 min。静注应谨慎，若漏出血管外应即刻冷敷，按局部反应处理。② 软组织瘤采用动脉插管效果比静脉好。③ 在进行抗肿瘤研究过程中发现，链佐星可使鼠类的血糖升高，在犬及猴可致糖尿病，且呈永久性。链佐星的致糖尿病作用具有种属差异性，在豚鼠不引起，在人亦不引起。其致糖尿病机制主要是由于胰岛细胞中烟酰胺腺嘌呤(NAD)含量减少，链佐星分子中的葡萄糖基可使链佐星进入胰岛 β 细胞，引起 β 细胞核内形态变化，使其染色体凝集、伸长和浓缩。链佐星对肿瘤的胰腺内分泌细胞具有一定特异性。④ 用药过程中，应定期监测肝肾功能，若出现蛋白尿，肌酐清除率下降，则应停药，以免产生不可逆病变。水化对肾功能毒性有一定的缓解作用。⑤ 本品不宜用生理盐水或注射用水稀释，以免影响疗效，5%葡萄糖液稀释后可有一定缓冲作用，并能保持疗效。配制后为无色透明水溶液，若有结晶析出或白色混浊，提示药液变质，不能使用。本品为结晶性粉末，易溶于水，溶于较低度醇，不溶于极性的有机溶剂。宜在室温下，阴凉处保存。

【患者用药指导】 在有经验的肿瘤医生指导下用药。本品对糖耐量有影响。

米托蒽醌 Mitoxantrone

【商品名或别名】 米西宁，丝裂蒽醌，二羟蒽二酮，Novantrone，NVT，MIT

【分类】 化学：蒽醌类。治疗学：抗生素类抗肿瘤药。妊娠分类：D。

【指征和剂量】 ① 主要用于恶性淋巴瘤、急性髓细胞白血病、乳腺癌，有明显疗效。尤其对耐药复发或难治性急性髓细胞白血病、急性淋巴细胞白血病和恶性淋巴瘤，常作为二线药物。② 对前列腺癌、恶性黑色素瘤、软组织肉瘤、多发性骨髓瘤、卵巢癌、鼻咽癌、子宫内膜癌、膀胱癌、睾丸癌、头颈部肿瘤等均有一定疗效。③ 对肺癌、结直肠癌、胰腺癌、胃癌、肝癌、胆管癌等也有一定的疗效。但目前临床上已很少应用。

单药剂量 12～14 mg/m²,每 3～4 周 1 次,或 4～8 mg/(m²·d),连用 3～5 d,间隔 2～3 周。联合用药,5～10 mg/m²,连用 3 d。

剂量调整：根据血常规调整剂量;对于曾用过其他蒽环类抗肿瘤抗生素、胸部放疗或有心脏疾病患者应减量。肾功能不全者,不一定需要减量。

【制剂】 注射剂：每支 2 mg,5 mg,10 mg,20 mg,25 mg。

【药动学】 米托蒽醌静滴后,血药浓度下降很快,广泛分布各组织中,在血液中大部分与血浆蛋白结合,在器官中以肝中浓度最高,依次为骨髓、心、肺、肝、肾、甲状腺等,易透过血脑屏障,消除缓慢,对靶器官具有很强的亲和力。以 1～4 mg/kg 给患者静注后测得血浆清除半衰期为 37 h,总血浆清除率为 4 ml/(kg·min)。24 h 后,9.4%从尿中排泄,其中 7.3%为原药。药物主要在肝中代谢,分解为一羧基酸与二羧基酸,药物代谢后的产物主要由粪便排出。6%～11%经肾脏排出(其中 65%为原型)。

【作用机制】 米托蒽醌抗肿瘤作用机制可能是与碱基强有力地结合而嵌入 DNA,引起 DNA 链间和链内交叉连接,导致单链与双链断裂,从而抑制 DNA 合成;其次米托蒽醌对 RNA 聚合酶亦有抑制作用。米托蒽醌为细胞周期非特异性药物,可杀灭任何细胞周期的肿瘤细胞,但对 S 后期细胞最为敏感。

【禁忌证】 有骨髓抑制或肝功能不全者及对本品过敏者禁用。一般情况差,有并发症及心肺功能不全的患者应慎用。曾用过其他蒽环类抗肿瘤抗生素,胸部放疗或有心脏疾病患者慎用。

【相互作用】 ① 有骨髓抑制作用,与其他抗肿瘤药物联合应用时应注意。② 不宜与其他药物混合注射。③ 曾用过其他蒽环类抗肿瘤抗生素、胸部放疗或有心脏疾病患者,用米托蒽醌后心脏毒性的危险性明显增加。与多柔比星同时用可加重心脏毒性。

【不良反应】 ① 骨髓抑制：为剂量限制性毒性,常见,可引起白细胞和血小板减少,用药后 7～14 d 白细胞减少至最低值,一般于治疗后 10～14 d 开始恢复,21 d 可恢复正常;血小板减少较轻。② 胃肠道反应：发生率和程度均较多柔比星低,可有恶心、呕吐、食欲减退等,偶见腹泻;对肝功能不全的患者有较大毒性。③ 心脏毒性：发生率和程度均低于多柔比星,约 3%,

少数患者可有心悸、期前收缩及心电图异常。本品引起的心脏毒性是可逆的，但如果累积量超过 125 mg/m^2，心脏毒性的危险性增加。④ 皮肤黏膜：口腔黏膜炎、脱发发生率和程度较多柔比星低，可见皮疹。药液漏出血管外，可引起严重的皮下组织坏死，局部红肿、烧灼感，第 2 日皮肤呈暗红色，第 3 日开始破溃、疼痛剧烈，以后溃疡可深至骨膜，不易愈合。⑤ 其他反应：可出现乏力、头痛、血尿、蓝绿色尿及肾功能减退等，偶有发热、呼吸困难等。

【注意事项】 ① 用药期间应严格检查血常规、心电图及肝肾功能，用过多柔比星的患者，本品的累积量不应超过 100 mg/m^2；对未用过多柔比星的患者，本品累积量不应超过 160 mg/m^2。累积量超过 160 mg/m^{2}时，须特别警惕心脏毒性。② 临用前，将本品溶于 50 ml 以上的 0.9%氯化钠或 5%葡萄糖注射液中静滴，时间不少于 30 min。③ 有心脏疾病、用过蒽环类药物或胸部放疗的患者，应密切注意心脏毒性的发生。④ 禁止鞘内注射，因可能会引起截瘫。⑤ 在低温下可能析出晶体，可将安瓿置热水中加温，待晶体溶解后使用。⑥ 药液勿漏出血管外，避免本品溶液与皮肤和眼睛接触。⑦ 由于国产品不含防腐剂，药液配置后放置时间勿超过 24 h。⑧ 本品为一种深蓝黑色澄明液体或结晶状粉末，无臭，易潮解，在水中溶解，在乙醇中微溶，在氯仿中不溶。宜避光，密闭，置于阴凉处保存。

【患者用药指导】 ① 在有经验的肿瘤医生指导下用药。② 米托蒽醌外渗引起局部皮肤水肿可伴有暂时性的蓝色改变。③ 应用后排蓝色尿，可在应用数分钟或持续数小时后发生，患者发现后不必紧张，不需处理。

四、抗肿瘤植物药

长春碱 Vinblastine

【商品名或别名】 长春花碱，Velban，VLB

【分类】 化学：长春碱类。治疗学：植物碱类抗肿瘤药。妊娠分类：D。

【指征和剂量】 ① 主要用于霍奇金病、非霍奇金淋巴瘤、睾丸肿瘤等，用于淋巴瘤显效快但缓解期短。② 也用于治疗乳腺癌、头颈部癌、网状细胞肉瘤、肺癌、卡波西肉瘤、绒毛膜上皮癌、卵巢癌、黑色素瘤等。③ 亦可用于恶性葡萄胎、畸胎瘤、膀胱癌、肾癌、尤因肉瘤、横纹肌肉瘤等。

静注：首次 0.1 mg/kg，每周 1 次，随后每周递增 0.05 mg/kg 至

0.3 mg/kg,或每次 10 mg,生理盐水 10 ml 溶解后静注,每周 1 次,共 4～6 周,总量 60～80 mg 为 1 疗程。也可 0.1～0.3 mg/ kg,连用 10 周为 1 疗程。维持量 0.05～0.1 mg/kg,每周 1 次,连用 3～4 周。与多柔比星、博来霉素、氮烯咪胺(ABVD)联用治疗霍奇金病：6 mg/m^2,静滴,第 1、第 15 日。与多柔比星、塞替派联用治疗乳腺癌：4.5 mg/m^2,每 3 周 1 次。

胸腹腔注射：每次 10～30 mg,溶于生理盐水 20～30 ml 后注入,每周 1 次。

儿童用法：静注,每次 0.1 mg/kg,用生理盐水 20～30 ml 稀释后应用,每周 1 次,一般 4～6 周为 1 疗程。

剂量调整：主要根据血常规调整剂量。若出现严重感觉异常及肌肉乏力,则剂量需减少 50%。与降低白细胞药物合用时减量。当胆红素≥3 mg/dl 时,剂量应减半。

【制剂】 注射剂：每支 10 mg。

【药动学】 口服吸收差,多用于静注。静注后很快分布全身,但很少通过血脑屏障,与蛋白结合率为 75%～80%。长春碱与血中成分的结合依次是血浆血小板、红细胞及白细胞。在肝内代谢成脱乙酰长春碱,大部分随胆汁排出。用药后前 3 天,有 33% 自粪排出,主要为代谢物,21% 以原型从尿中排出。

【作用机制】 长春碱低浓度抑制微管蛋白的聚合,高浓度时则使微管聚集成类晶体,从而妨碍纺锤体微管的形成,使核分裂停止于有丝分裂中期,引起核崩溃,呈空泡状或固缩。长春碱还干扰细胞膜对氨基酸的转运,使蛋白质合成受到抑制;亦可通过抑制 RNA 聚合酶的活力而抑制 RNA 合成。另外,较高长春碱浓度可直接破坏染色体。长春碱为细胞周期特异性药物,可使肿瘤细胞的有丝分裂停止于中期,对 M 期有延缓或阻滞作用,将细胞杀灭于 G_1 期。

【禁忌证】 ① 孕妇、哺乳期妇女慎用。有痛风病史、急性肝功能损害、感染、尿酸盐性肾结石病史,有放疗或化疗史的患者慎用。② 白细胞减少或细菌感染的患者禁用。对恶病质、贫血或化疗、放疗引起骨髓抑制者禁用。

【相互作用】 ① 与博来霉素、顺铂合用,可能引起严重的危及生命的心血管毒性。与丝裂霉素合用可能增加丝裂霉素的肺毒性,出现支气管痉挛或间质性肺炎。与黄体酮合用可致呼吸困难。② 与抑制肝酶 P450 药物如红霉素、酮康唑、依曲康唑、西咪替丁等合用时会增加长春碱的毒性。③长春碱与呋塞米属于配伍禁忌，用同一导管先后给药而间隔时没有冲洗，或混在同一注射器时，会迅速产生沉淀。④与别嘌醇、秋水仙碱或丙磺舒合用，可升高血中尿酸浓度。⑤与甲氨蝶呤合用增效。

【不良反应】①骨髓抑制：剂量限制性毒性，1次注射，4～10 d后白细胞可降低到最低值，两次用药间隔不小于1周；在一般剂量下，血小板减少很少见。②胃肠道反应：常见，较轻，可有食欲减退、恶心、呕吐、腹泻等，少数可见胃溃疡。剂量大时可有便秘。③皮肤黏膜及附件反应：药液外漏，可造成局部组织坏死、溃疡等；脱发往往是暂时性的，有时尽管继续用药，头发仍重新长出；可引起口腔黏膜炎，严重时可致危及生命的血性腹泻；可有皮疹。④神经毒性：发生率和程度低于长春新碱，但仍可见腱反射减弱或消失、四肢麻木或疼痛、肌肉震颤、手指或足趾尖发麻、颌骨痛等，一般不严重，无须减量。有报道重者可见昏迷、癫痫、四肢麻痹及巴彬斯基综合征等。高剂量长春碱可出现腹痛及麻痹性肠梗阻、便秘等。⑤其他少见反应：可引起情绪抑郁、眩晕、出血性膀胱炎及精子减少等。可能有致突变或致畸作用。少见一过性肝炎。可引起体位性低血压、抗利尿激素分泌异常综合征(SIADH综合征)、低钠血症，但均偶见。

【注意事项】①用药期间应监测血常规及肝肾功能。②药物切勿漏于血管外，宜采用静脉冲入法注入药物，静注时必须进行稀释，注射速度要慢。药物外漏可以导致严重炎性反应、疼痛和组织损伤，局部用透明质酸酶1～6 mg(150 U/ml)处理有一定好处。③禁用于鞘内注射，否则可致死。禁止肌注、皮下注射。④因长春碱主要由肝、胆排泄，故胆道阻塞及肝功能不良者毒性增加。⑤长春碱可引起血及尿中的尿酸升高，干扰诊断。⑥本品常用其硫酸盐，呈白色结晶性粉末，无臭，可潮解，遇光或热易变黄；易溶于水，在甲醇或氯仿中溶解，在乙醇中溶解极微。宜避光，阴暗处保存。

【患者用药指导】 在有经验的肿瘤医生指导下用药。

长春新碱 Vincristine

【商品名或别名】 新长春碱，醛基长春碱，安可平，VCR，Oncovin

【分类】 化学：长春碱类。治疗学：植物碱类抗肿瘤药。妊娠分类：D。

【指征和剂量】 用于治疗急性淋巴细胞白血病、霍奇金病、非霍奇金淋巴瘤、多发性骨髓瘤,也用于乳腺癌、支气管肺癌、软组织肉瘤等。另外对卵巢癌、恶性黑色素瘤、消化道肿瘤亦有效。对儿童肾母细胞瘤、神经母细胞瘤有明显疗效。亦可用于绒毛膜上皮癌、宫颈癌、尤因肉瘤、睾丸胚胎肿瘤等。

临用前加氯化钠注射液适量使其溶解。① 成人常用量:静注,1.4 mg/m^2,或 0.02～0.04 mg/kg,1 次量不超过 2 mg,溶于 10～20 ml 生理盐水,每周 1 次,1 疗程总量 10～20 mg。② 小儿常用量:静注,每次 0.05～0.125 mg/kg,可从 0.05 mg/kg 开始,每周逐渐增加,第 1 周 0.05 mg/kg,第 2 周 0.075 mg/kg,第 3 周 0.1 mg/kg;维持量每次 0.05～0.075 mg/kg,每周 1 次,连用 4～6 周。③ 胸腹腔注射:每次 1～3 mg,每周 1 次,连用 4 次,用生理盐水 10～20 ml 稀释后注入。

剂量调整:用药过程中,出现严重感觉异常、运动无力、四肢麻木、膝反射消失、严重的便秘或麻痹性肠梗阻、腹绞痛、心动过速、脑神经麻痹、白细胞过低、明显肝功能损害者应停药或减量。

【制剂】粉针剂:每支 0.5 mg,1 mg。

【药动学】口服吸收差,静注后迅速分布至各组织,进入肿瘤组织、肝脏、神经系统药物较多,很少透过血脑屏障,但浓集于神经细胞较血细胞多。长春新碱在亚细胞的分布,微管蛋白与其结合最多,高尔基体及细胞膜次之,敏感瘤细胞与长春新碱的结合量较耐药性细胞高出 3 倍。一次静注后血中浓度很快下降,其后则下降缓慢,血浆蛋白结合率 75%。在肝内代谢,通过胆汁排泄,可进入肠肝循环,70%随粪便排泄,5%～16%从尿中排泄。

【作用机制】本品是通过抑制微管聚合,使分裂的细胞不能形成纺锤体,核分裂停止于中期,对细胞增殖周期的 M 期有延缓或阻滞作用,大剂量时对 S 期细胞也有杀伤作用。此外还可抑制细多聚酶的活力,对嘌呤、RNA 或 DNA 的合成亦有抑制作用。长春新碱为细胞周期特异性药物,主要作用于 M 期,但对 G_1 期亦有作用。

【禁忌证】 孕妇、哺乳期妇女禁用或慎用。2 岁以下儿童的周围神经的髓鞘形成尚不健全,慎用;年老体弱及心血管病患者慎用。近期用过放射治疗、抗癌药治疗患者,肝肾功能损害、感染、白细胞减少、神经肌肉疾病患者,有痛风病史、有尿酸盐性肾结石病史患者均慎用。

【相互作用】 ① 本品可阻止甲氨蝶呤从细胞内渗出,提高后者的细胞内浓度,故常先注射本品,再用甲氨蝶呤可增效。另外与氟尿嘧啶,丝裂霉素合用也可增效。② 本品可作为同步化剂使用，先给长春新碱，可使细胞阻滞在 M 期，其阻滞作用在给药后 6～8 h 达高峰，故给长春新碱后 6～8 h 再给对 M 期敏感的药物如博来霉素(BIM)，每周 2 次，有效率可提高到 31%。③ 先用长春新碱，再用甲氨蝶呤，可提高甲氨蝶呤的细胞内浓度，提高疗效。因本品可阻止甲氨蝶呤从细胞内渗出。④ 与放线菌素合用减效。谷氨酸钠可降低本品抗肿瘤作用。⑤ 与环磷酰胺合用由于投放时间不同，有时增效，有时减效。⑥ 与抑制肝酶 P450－3A 药物如红霉素、酮康唑、依曲康唑、西咪替丁等合用时会增加长春碱的毒性。⑦ 与门冬氨酸酶、异烟肼、脊髓放射治疗合用可加重神经系统毒性。⑧ 单独应用很少引起肺毒性，与丝裂霉素合用可能增加丝裂霉素的肺毒性，出现支气管痉挛或间质性肺炎。⑨ 先用长春新碱后再用亚叶酸钙，可减低长春新碱的毒性反应。

【不良反应】 ① 神经毒性：剂量限制性毒性，神经毒性多在用药后6～8 周出现，可持续 2～3 个月。当总量超过 25 mg 时，可发生偏瘫等严重不可逆性的神经损害。常表现为感觉异常、肢端麻木、深层腱反射减退或消失，可有共济失调、颅神经麻痹、腹痛、便秘，偶见麻痹性肠梗阻等；神经系统毒性常持续很久，发生率与每次剂量及总剂量成正比。② 骨髓抑制：常较轻。剂量较大和用药时间较长，可出现白细胞和血小板下降。③ 胃肠道反应：少见，可表现为恶心、呕吐、胃溃疡、血性腹泻等。④ 皮肤黏膜及附件反应：口腔黏膜炎、皮疹、脱发发生率高。⑤ 血管毒性：本品局部刺激性较强，可引起静脉炎，注射时漏出血管外可引起局部组织坏死；反复注射可致血栓性静脉炎。⑥ 其他反应：发热、眼睑下垂、复视等。本品在动物中有致癌作用，长期应用可抑制睾丸或卵巢功能，引起闭经或精子缺乏。偶尔引起低钠血症及抗利尿激素分泌异常综合征(SIADH 综合征)，但是呈可逆性，停药 1～2 周后可得到改善。

【注意事项】 ① 用药期间，应定期复查血常规、肝肾功能，密切观察神经病变及肌腱反射检测等。② 禁止肌注、皮下注射、鞘内注射，不可与眼接触。③ 缓慢静推，注射药液若漏至血管外，应立即停止注射，以氧化铀注射液稀释局部，并用 1%普鲁卡因局部封闭，温湿敷或冷敷，发生皮肤破溃后按溃疡处理。④ 若药物过量，出现严重不良反应，可采取以下措施：立即停止用药。限制水分摄取或使用襻利尿药，以防止抗利尿激素过度分泌而引起的低钠血症。加强对症处理，如用苯巴比妥抗惊厥，灌肠或减压以防止肠梗阻，心血管系统监护。可用亚叶酸钙静注，5 mg，q3 h，1 d 后改为 q6 h，再用 2 d,可减轻本品毒性。⑤ 由于肿瘤细胞迅速崩解,有可能导致尿酸性肾病。长春新碱可使血钾及血、尿中的尿酸升高,干扰诊断。⑥ 本品常用其硫酸盐,为白色或类白色结晶性粉末,无臭,遇光或热易变黄,易溶于水;在甲醇或氯仿中溶解,在乙醇中微溶。宜避光、密闭、12℃以下保存。

【患者用药指导】 ① 建议在有经验的医师的指导下用药。② 因粪便软化剂、高纤维素食物有助于减轻便秘症状,建议患者使用粪便软化剂,多食用高纤维素食物。

长春地辛 Vindesine

【商品名或别名】 长春花碱酰胺,去乙酰长春花碱酰胺,西艾克,Eldisine,VDS

【分类】 化学:长春碱类。治疗学:植物碱类抗肿瘤药。妊娠分类:D。

【指征和剂量】 临床常用于乳腺癌、肺癌、食管癌、恶性黑色素瘤、恶性淋巴瘤等有效,另外对急性淋巴细胞白血病、慢性粒细胞白血病急变、结直肠癌、生殖细胞肿瘤、头颈部肿瘤、软组织肉瘤等也有一定疗效;亦可联合化疗,试用于治疗恶性胶质瘤等。

3 mg/m^2,每周 1 次,生理盐水溶解后缓慢静注;也可溶于 5%的葡萄糖注射液 500~1 000 ml 中缓慢静滴(6~12 h);可每周用药 1 次,4~6 次为 1 疗程。联合化疗时剂量酌减,并按照联合化疗方案用药。儿童:2 mg/m^2,或 0.07~0.08 mg/kg,每周 1 次。

剂量调整:根据血常规调整剂量。使用中白细胞计数降到 3×10^9/L 及血小板计数降到 50×10^9/L 应停药。

【制剂】 针剂:每支 1 mg,4 mg。

【药动学】 本品静脉给药,组织分布广泛,脾、肺、肝、周围神经和淋巴结等中的浓度高于血浆中浓度数倍,但在脑脊液中的浓度很低。药物血浆生物 $t_{1/2}$ 为 16 h。本品与血浆蛋白不结合,主要由胆汁分泌到肠道排出,约有 10%由尿中排出。

【作用机制】 长春地辛通过抑制细胞内微管蛋白的聚合,阻止增殖细胞有丝分裂中纺锤体的形成,使细胞分裂停于有丝分裂中期(M 期)。

【禁忌证】 孕妇、骨髓功能低下、严重感染、严重过敏史者禁用。肝、肾功能不全者应慎用。

【相互作用】① 不可与抗生素和其他药物混合使用。② 不可与鬼臼类药物、长春碱和长春新碱同时使用,因可以加重剂量累积性神经毒性。近期使用过中等量的长春碱改用本品时,需减少本药的剂量和次数。③ 单独应用很少引起肺毒性,与丝裂霉素合用可能增加丝裂霉素的肺毒性,出现支气管痉挛或间质性肺炎。

【不良反应】 ① 骨髓抑制:为剂量限制性毒性,常有白细胞减少,其次为血小板减少,对血红蛋白也有一定的影响。② 神经毒性:呈剂量依赖性及累积性,轻者停药后一般能恢复。神经毒性介于长春新碱和长春碱之间。临床上可表现为感觉神经异常、腱反射减退、四肢疼痛、手足发麻、肌肉疼痛。麻痹性肠梗阻少见。③ 胃肠道反应:轻度食欲缺乏、恶心和呕吐、腹泻、便秘。④ 皮肤黏膜及附件反应:脱发常见,少数患者有皮疹、口腔炎等。长春地辛有局部组织刺激作用,静注不可漏出血管外;若漏出血管外则可引起静脉炎、血管坏死。应防止溅入眼内。⑤ 其他反应:少见发热、寒战等。嗜睡及精神错乱罕见。

【注意事项】 ① 用药前后注意复查血常规。密切注意神经毒性的发生。② 最近用过长春碱类或鬼臼素类药物,若再用本品可能增加神经系统的毒性。③ 静滴时应防止外漏,若不慎漏出血管外则可能引起疼痛、皮肤炎症、坏死,一旦出现这些情况应即刻冷敷,并用 0.5% 普鲁卡因封闭。④ 注射液应用前新鲜配制,剩余的注射液应弃去,不可放置再用。药物溶解后应在 6 h 内使用。⑤ 宜遮光、密闭,在冷处(2~10℃)保存。

【患者用药指导】 在有经验的肿瘤医生指导下用药。

长春瑞滨 Vinorelbine

【商品名或别名】 去甲长春花碱,异长春花碱,失碳长春碱,盖诺,诺维本,Navelbine,NVB

【分类】 化学:长春碱类。治疗学:植物类抗肿瘤药。妊娠分类:D。

【指征和剂量】 长春瑞滨主要用于非小细胞肺癌、小细胞肺癌、乳腺癌、食管癌、胃癌、卵巢癌等。另外可用于头颈部肿瘤、前列腺癌、恶性淋巴瘤、肾癌等。

静注:仅能用生理盐水约 100 ml 稀释,并在较短时间内(一般 10 min)静脉输入,注药后输入大量生理盐水冲洗静脉。单药治疗,推荐剂量为25~30 mg/m²;联合用药根据方案而定,一般用 25 mg/m²,第 1、第 8 天用药。

长春瑞滨的最大耐受量为 35 mg/m^2,低于 20 mg/m^2 时疗效下降,甚至无效。

剂量调整:长春瑞滨主要由胆道排出,有胆管阻塞的患者应减量,血清胆红素水平为 35.91～51.3 μmol/L(2.1～3 mg/dl)时减半量,当达到 51.3 μmol/L(3 mg/dl)以上时,则减量 75%。肝功能不全的患者应减量。

【制剂】 粉针剂:10 mg/ml,50 mg/ml。

【药动学】 静脉给药后,分布广泛而且维持时间长久,与蛋白结合率达 50%～80%,血浆动力学呈三室模型,$t_{1/2}\alpha$ 为 2～6 min,$t_{1/2}\beta$ 为 1.9 h,$t_{1/2}\gamma$ 为 40 h,血浆清除率较高,约为 0.8 L/kg。主要在肝脏代谢,经胆道,从粪便排出,72 h 尿中排出不足 12%,3～4 周有 50%～70%由粪中排出,故肾功能异常的患者亦可用此药。口服制剂的生物利用度为 43%,口服的中位剂量强度为 92%。

【作用机制】 本品为一细胞周期特异性抗肿瘤药物。长春瑞滨是一种作用于细胞的微管蛋白/微管动力平衡的药物,主要抑制微管蛋白的聚合以及诱导有丝分裂的微管解聚,通过阻断 G_2 与 M 期细胞的有丝分裂,导致进入间期或分裂后期的细胞死亡。由于仅在高浓度下影响轴突微管,故神经毒性很低。

【禁忌证】 严重肝功能障碍者、孕妇及哺乳期妇女禁用。在进行包括肝脏在内的放射治疗时,忌用本品。肾功能不全的患者,初次治疗慎用。

【相互作用】 ① 卵巢癌患者既往做过腹腔手术或肝功能不佳,与顺铂合用可产生肠麻痹。② 勿用碱性溶液稀释,以免引起沉淀。

【不良反应】 ① 骨髓抑制:较明显,主要是粒细胞减少,7～10 d 降至最低,多在 14 d 内恢复;贫血较常见,但多为中度贫血,血小板减少的发生率很低。② 神经毒性:同长春碱,但较轻。周围神经毒性反应,一般限于腱反射降低,麻木及感觉异常少见,长期用药可出现下肢无力;自主神经毒性主要是小肠麻痹引起的便秘,罕见麻痹性肠梗阻。③ 胃肠道反应:轻度恶心,常见呕吐、便秘。④ 皮肤黏膜:可出现进行性中度脱发;静脉用药药物外渗可引起局部皮肤红肿,甚至组织坏死。⑤ 呼吸道毒性:与其他长春花生物碱相似,可引起呼吸困难或支气管痉挛,可在注药后数分钟或数小时内发生。⑥ 其他:可见下颌痛、转氨酶升高等。

【注意事项】 ① 治疗必须在严密的血液学监测下进行,用药期内应密切观察血常规变化,每次用药前均应检查外周血常规。② 长春瑞滨仅用于静注，随后静脉冲入地塞米松 5 mg 及大量生理盐水，或仅用生理盐水。③ 静注时不可渗出血管外，以免局部坏死。如已渗出血管外，应停止在原处继续给药，所余药物从另一静脉输入，渗出局部冷敷，注射透明质酸酶。药物外溢发生，可用半胱甲酯 0.5 g 加生理盐水 10 ml 皮下注射。④ 避免任何意外的眼睛污染，以免致角膜溃疡，遇到眼睛污染情况，应立即进行大量液体冲洗。⑤ 注意过量应用可增加毒性，甚至危及生命。药物过量，无特效的解毒药，以对症处理为主，注意观察生命体征。⑥ 本品为淡黄色透明液体，可溶于水、甲醇、二甲基亚砜，不溶于乙烷，受潮、遇光、受热后易变质。打开后，药液置于密封瓶内，经盐水稀释的溶液可在室温下保存 24 h。宜避光保存于 4℃冰箱内。⑦ 本品已有口服制剂，口服治疗疗效与静脉给药相当。口服与静脉给药的相当剂量参照如下：25 mg 静脉给药≈60 mg 口服，30 mg 静脉给药≈80 mg 口服。

【患者用药指导】 在有肿瘤化疗经验的医师指导下用药。

依托泊苷 Etoposide

【商品名或别名】 鬼臼乙叉甙，足叶乙甙，拉司太特，泊瑞，威克，泛必治，Vepeside，VP-16

【分类】 化学：鬼臼类。治疗学：植物类抗肿瘤药。妊娠分类：D。

【指征和剂量】 ① 主要治疗小细胞肺癌、恶性淋巴瘤(包括耐其他药物者)、白血病。② 可用于治疗手术、化疗及放疗后的难治性睾丸肿瘤。③ 对于非小细胞肺癌、膀胱癌、前列腺癌、胃癌、食管癌、绒毛膜上皮癌、卵巢癌、恶性葡萄胎、神经母细胞瘤、横纹肌肉瘤、尤因肉瘤、卡波西肉瘤等也有效。

静滴：① 50～100 mg/(m^2 · d)，加生理盐水 500 ml，连用 3～5 d；或 50～100 mg/(m^2 · d)，第 1、第 3、第 5 日；或 60～100 mg/d，连用 5 d，3～4 周重复。② 125～140 mg/(m^2 · d)，第 1、第 3、第 5 日，每 3～5 周重复。口服：软胶囊剂，单用 50 mg，bid，连用 10～14 d；21～28 d 为 1 周期，至少治疗 2 周期。年老体弱患者可 50 mg/d，连用 21 d 为 1 个周期。也有推荐成人 175～200 mg/d，连服 5 d，停药 3 周。联合化疗：50 mg/(m^2 · d)，连用 3 d或 5 d。

剂量调整：根据血常规调整剂量。肾脏有损害者按照肌酐清除率水平调整依托泊苷的初始剂量。若肌酐清除率＞50 ml/min，依托泊苷给 100%

的剂量;若肌酐清除率为 15～50 ml/min,依托泊苷给 75%的剂量;目前无肌酐清除率<15 ml/min 的资料,但理论上这些患者需进一步降低剂量。另外应按照患者的耐受程度及临床效果适当调整。

【制剂】 注射剂:100 mg/5 ml;胶囊剂:威克,每粒 50 mg;拉司太特,每粒 100 mg,50 mg,25 mg;泊瑞,每粒 50 mg。

【药动学】 静滴依托泊苷,74%～94%的药物与血浆蛋白结合,脑脊液中药物浓度仅为血中的 2%～10%。本品口服后,血中浓度在给药后 0.5～4 h 达到血浆浓度峰值,生物利用度 50%,平均生物利用度为 48%～57%,半衰期为 4.9±0.4 h。主要分布在胆汁、腹水、尿液、胸腔积液和肺组织中。依托泊苷主要以原型和代谢产物经尿排出,72 h 内排出 45%,其中 15%为代谢产物,仅有 1.5%～16%从粪便排泄。

【作用机制】 依托泊苷是细胞周期特异性抗肿瘤药物,作用于 S 和 G_2 期,不同的浓度下对细胞分裂的作用不同,高浓度(>10 μg/ml)时进入有丝分裂的细胞溶解,而低浓度(0.3～10 μg/ml)时则抑制细胞进入有丝分裂的前期。依托泊苷主要作用于 DNA 拓扑异构酶Ⅱ,阻碍 DNA 修复。依托泊苷似乎可通过稳定脱氧核糖核酸断裂复合物,引起 DNA 和拓扑异构酶Ⅱ的双线断裂。依托泊苷也可能形成自由基而造成 DNA 断裂。也可在体内激活某些内切酶,或通过其代谢物作用于 DNA。其非糖苷同系物 4-去甲基表鬼臼毒素则可抑制微管的组装,但是不影响微管结构。

近年来发现依托泊苷抗肿瘤作用具有疗程依赖性。依托泊苷高峰浓度(5～10 μg/ml)与严重的骨髓抑制有关;低血浓度(1～3 μg/ml)至少具有相同的肿瘤细胞毒作用与低得多的骨髓抑制作用;依托泊苷和拓扑异构酶Ⅱ的相互作用及以后对 DNA 的损伤作用可随依托泊苷的消除而逆转,使得损伤的 DNA 得到修复,降低了细胞毒作用,因此延长药物的给药时间,可能提高抗肿瘤活性。口服疗效较静注为好。

【禁忌证】 有重症骨髓抑制者及对本品有重症过敏既往史者禁用。对心肝肾功能损害者及合并感染者、水痘患者应慎用。

【相互作用】 ① 和阿糖胞苷、氟尿嘧啶、甲氨蝶呤、丝裂霉素、环磷酸胺、卡莫司汀、顺铂有协同作用。② 与放线菌素合用减效。③ 保泰松、水杨酸钠以及阿司匹林等能置换与蛋白结合的依托泊苷,增加后者的毒性。④ 与磷酸化酶抑制药物(例如盐酸左旋咪唑)同用时应慎重。⑤ 大剂量环孢素与口服依托泊苷同用,后者总清除率下降 38%,使人体受后者作用增加80%。

【不良反应】 ① 骨髓抑制：为剂量限制性毒性，白细胞减少突出，血小板减少程度较轻，可出现贫血。一般用药后7～14 d前后白细胞降至最低点，约1周后可恢复正常。② 胃肠道反应：约33%的患者发生恶心、呕吐，另外厌食、口腔炎、腹泻也常见；偶有腹痛，便秘；口服制剂的呕吐发生率较静脉制剂低。③ 皮肤黏膜及附件毒性：脱发较明显，有时全秃，但可逆；口腔炎少见。④ 过敏反应：有时可出现皮疹、红斑、瘙痒等过敏表现，极少数可发生严重过敏。⑤ 神经系统毒性：偶有手足麻木、头痛等中枢神经系统毒性，周围神经毒性少见。⑥ 其他反应：发热、心电图异常、低血压（尤其发生于快速注射时）、心动过速、支气管痉挛、静脉炎等。肝脏功能异常少见。本品有潜在的致癌作用。

【注意事项】 ① 注意监测血常规、肝肾功能。本品易引起低血压，注射速度要尽可能慢，至少30 min，静注时注意监测血压。② 不能胸腹腔注射和鞘内注射。不能皮下注射或肌注，以免引起局部坏死。静脉给药不能外漏，应充分注意注射部位的反映。③ 不能与葡萄糖液混合使用，在5%葡萄糖注射液中不稳定，可形成微粒沉淀，故要求应用20～50倍体积生理盐水稀释。稀释溶解后尽可能及时使用。稀释比例不同，则药理稳定时间不同，1∶20稀释，稳定时间为0.5 h，1∶50稀释为3 h，1∶100稀释为6 h。④ 用药前应观察药物是否透明，如果混浊沉淀，则不能使用。⑤ 如果药液溅上皮肤，应立即用水和肥皂彻底清洗。如果黏膜沾上药液，用水彻底清洗。⑥ 本品注射剂为灰白色结晶粉末，易溶于水。易溶于甲醇和氯仿，难溶于水和乙醚。注射剂、胶囊剂均宜在室温（10～20℃）下保存，并避光。

【患者用药指导】 在有肿瘤化疗经验的医师指导下用药。口服胶囊应在饭前空腹时服用。妊娠妇女应用本品或妇女使用本品过程中怀孕，应告知患者，本品可对胎儿造成潜在性伤害，育龄妇女在使用本品时应告知避免受孕。本品可使哺乳婴儿发生严重不良反应，故应停止母乳喂养。

替尼泊苷 Teniposide

【商品名或别名】 鬼臼噻吩苷，鬼臼甲叉苷，表鬼臼毒噻吩糖苷，卫萌，威猛，Vumon，邦莱，VM-26

【分类】 化学：鬼臼类。治疗学：植物类抗肿瘤药。妊娠分类：D。

【指征和剂量】 ① 主要治疗难治性急性淋巴细胞白血病，亦可用于恶性淋巴瘤、多发性骨髓瘤。② 用于中枢神经系统原发及转移瘤，如胶质母细胞瘤、室管膜瘤、星形细胞瘤；联合环甲亚硝脲提高疗效。③ 治疗小细胞肺癌，单用有效率34%，联合应用有效率为89%；对神经母细胞瘤、膀胱癌、乳腺癌、卵巢癌、大肠癌等亦有一定疗效。

静滴：单药治疗时，每个周期总剂量为300 mg/m²，在3～5 d内给予，每日量加生理盐水500 ml静滴1 h以上，每3周重复。联合用药，常用量100 mg/d，加入生理盐水50～100 ml，连用3～5 d，每隔3～4周重复；或30～50 mg/(m²·d)，连用3～5 d，每隔3～4周重复。

剂量调整：根据血常规调整剂量。由于本品主要经胆汁排泄，剂量应根据肿瘤细胞增殖周期(4～6周)的特点以及肝功能损害程度增减。Down's综合征患者由于对抑制骨髓的化疗药物反应特别敏感，应用时应考虑减少剂量。

【制剂】注射剂：每支50 mg/5 ml，100 mg/ml。

【药动学】 本品口服吸收不规则，只用作静注，进入人体后主要分布于血液中，几乎全部(99%)与蛋白质结合。本品脂溶性高能透过血脑屏障，脑脊液浓度为血浆的10%。替尼泊苷在肝脏代谢为糖基配基和葡糖醛酸，由胆道、肾脏排泄，在粪便中为43.2%，尿排泄39.5%，未经代谢的原型为6%～8%，从尿中排出。

【作用机制】 本品为鬼臼毒素的半合成衍生物，属于细胞周期特异性细胞毒药物，抗肿瘤作用与依托泊苷相似，抑制DNA拓扑异构酶Ⅱ，阻断有丝分裂于S晚期及早G_2期，阻断癌细胞的有丝分裂，也引起DNA键的单股性和双股性断裂。

【禁忌证】对本品有过敏史者禁用，严重白细胞减少或血小板减少者禁用。肝、肾功能严重损害者慎用。

【相互作用】① 苯巴比妥和苯妥英钠等对于肝脏代谢起诱导作用的药物可以增加替尼泊苷的清除，导致药物在体内的作用时间缩短。② 甲苯磺丁脲、水杨酸钠和磺胺甲噻二唑在体外可以置换与血浆蛋白结合的替尼泊苷，上述药物可以增加替尼泊苷的毒性。③ 在用本药前后，给予20%甘露醇125 ml快速静滴，可使血脑屏障暂时开放，提高中枢神经系统中药物浓度，增加抗肿瘤效果。④ 由于本品的蛋白结合率极高，少量降低与蛋白结合的药物就可以导致游离药物的显著增加，进而增强药物的作用和毒性。

【不良反应】 ① 骨髓抑制：为剂量限制性，发生率高。白细胞减少与血小板减少可发生于治疗 7～14 d 后，通常 2～3 周内可恢复。白细胞减少较血小板减少更常见及更为严重。也可发生贫血，偶见免疫性溶血性贫血。已报道本品与其他抗肿瘤药物合用可导致急性非淋巴细胞白血病的发生。② 胃肠道反应：可出现恶心、呕吐，可采用止吐药得以控制；另可发生食欲减退，偶见腹痛、腹泻；偶有口腔炎。③ 皮肤及其附件黏膜：脱发率极高，特别见于接受多疗程的患者；可伴有或不伴有荨麻疹。④ 低血压反应：快速静注后可发生暂时性低血压，甚至虚脱。低血压的发生与药物的输注速度有关，速度快时发生率高，按照推荐的剂量使用进行，在 2 h 内缓慢滴注，则低血压的发生极少。⑤ 过敏样反应：初次使用期间或用药后偶可发生，约 3.6%，表现寒战、发热、面部潮红、心动过速、支气管痉挛、呼吸困难，常见于患脑肿瘤或神经母细胞瘤的患者。一般停止输注替尼泊苷后过敏反应可自行消失，提前应用苯海拉明和氢化可的松可有效预防。初次使用或重复使用后曾发生致死的严重过敏反应。⑥ 神经精神毒性：对于使用高于推荐剂量药物以及以前用过止吐药的患者，可发生急性中枢神经系统抑制。偶见头痛、精神异常。⑦ 其他：可引起潮红、出汗、水肿、高血压、肝功能异常、局部刺激静脉炎、肺毒性等。

【注意事项】 ① 定期复查血常规、肝肾功能。发现骨髓抑制或肝肾功能异常应停止使用本品。在输注本品开始 30～60 min 内仔细监测生命体征。② 不宜动脉直接推注和口服。静脉给药勿漏出血管外，以免局部反应，可引起组织坏死和(或)血栓性静脉炎。静滴时应注意血压，滴速不宜过快。不可静推，应缓慢静滴 30 min 以上，常维持在 1.5～2 h，以避免出现低血压。③ 本品用 5%葡萄糖注射液溶解后易失效，溶解后 4 h 内必须用完。输注药液中出现沉淀禁用。④ 一旦发生严重过敏反应应立即停止输注，给予升压药、皮质激素、抗组胺药、吸氧等治疗。⑤ 本品原型从尿中排出 6%～8%，有利于膀胱癌的治疗，但直接注入膀胱可能产生刺激症状，应避免应用。⑥ 制备替尼泊苷药液时，如果药液溅上皮肤，应立即用水和肥皂彻底清洗。如果黏膜沾上药液，用水彻底清洗。⑦ 本品为中性亲脂性物质，几乎不溶于水，必须溶于有机溶媒使用，需在用一个适当的注射剂赋形溶液稀释后，以静脉溶液给药。宜避光，室温(25℃以下)保存。

【患者用药指导】 ① 本品只能在对化疗药物有经验的医师指导下，具备充分的医疗设施条件下，方可进行治疗及并发症处理。② 妊娠妇女应用本品或妇女使用本品过程中怀孕，需告知本品对胎儿有潜在性伤害；育龄妇女在使用本品时应告知其避免受孕。

紫杉醇 Paclitaxel

【商品名或别名】 安素泰(Anzatax),泰素(Taxol),福王,特素,紫素,PTX

【分类】 化学:紫杉醇类。治疗学:植物类抗肿瘤药。妊娠分类:D。

【指征和剂量】 ① 主要适用于常规治疗失败的转移性卵巢癌和转移性乳腺癌;目前已用于初治的卵巢癌和乳腺癌患者,单药对卵巢癌及乳腺癌的有效率分别为36%、54.2%,联合用药有效率进一步提高。② 对于肺癌、胃癌、食管癌,联合用药疗效高。③ 也用于治疗复发性非霍奇金淋巴瘤、头颈部癌、泌尿生殖系统肿瘤等。

静滴:单用剂量一般为135~175 mg/m^2,配合粒细胞集落刺激因子(G-CSF)时,剂量可达250 mg/m^2;联合用药为135~175 mg/m^2,静滴3 h,3~4周重复。

剂量调整:根据血常规调整剂量。

【制剂】 注射液:每支30 mg,150 mg。

【药动学】 静滴紫杉醇后,血浆中药物浓度呈两相消除,第一相快速衰减,第二相为较慢消除。紫杉醇135 mg/m^2输注3 h和175 mg/m^2输注24 h,平均终末半衰期为3.0~52.7 h,全身清除率为11.6~24.0 L/(h・m^2),平均稳态分布体积为198~688 L/m^2。紫杉醇175 mg/m^2,输注3 h的平均终末半衰期为9.9 h,全身清除率为12.4 L/(h・m^2)。本品在血管系统以外和(或)组织结合之外的分布很广;紫杉醇与血浆蛋白结合率为89%~98%。血浆C_{max}与剂量和滴注时间有关,尿中仅有少量原型(仅5%)排出。

【作用机制】 紫杉醇类药物作用于微管-微管蛋白系统,但明确的药物作用机制尚不完全清楚。即使在鸟苷三磷酸(正常微管装配所需介质)缺失的情况下,也可通过增强小管,纺锤体微管蛋白亚单位的聚合而促进微管的装配,导致形成稳定的无功能的微管,因此紫杉醇破坏了微管系统中的动态平衡,使细胞有丝分裂停止于G_2晚期和M期,从而抑制细胞复制,导致细胞凋亡,抑制肿瘤生长。紫杉醇为细胞周期特异性药物,主要作用于G_2晚期和M期,具有显著的放射增敏作用,可以诱导肿瘤坏死因子α的表达。另外低浓度的紫杉醇也可诱导肿瘤细胞凋亡的发生。紫杉醇属于广谱的抗肿瘤植物药，可以诱导对紫杉醇耐药需要使微管蛋白的二聚体α和β管蛋白失活，故对顺铂、多柔比星耐药的癌细胞也有效。紫杉醇与其他药物无交叉耐药。紫杉醇具有免疫调节功能，作用于巨噬细胞上的肿瘤坏死因子受体，对肿瘤细胞具杀伤或抑制作用。

【禁忌证】 对紫杉醇有过敏反应的患者，对聚氧乙烯基代蓖麻油(Cremophor EL)或用聚氧乙基-35-蓖麻油配制的药物有过敏史的患者，以及中性粒细胞减少(<500/mm^3)的患者、孕妇和育龄妇女等均禁用。

【相互作用】 ① 紫杉醇具有显著的放射增敏作用，紫杉醇和顺铂组成方案与放疗联合有协同作用。② 若给予紫杉醇之前先给顺铂，则紫杉醇的清除率会降低33%，注意骨髓抑制更为严重。③ 紫杉醇与顺铂和氟尿嘧啶组成的方案有协同作用，用药顺序：先给紫杉醇，后给顺铂，然后给予氟尿嘧啶。与顺铂联合应用时，应先用紫杉醇，后用顺铂，可以增强疗效，降低毒性反应。④ 影响P450同工酶的药物，如红霉素等与紫杉醇合用时，可能干扰紫杉醇的代谢，因此同时接受P450同工酶的药物治疗的患者，应用紫杉醇治疗时要特别小心。⑤ 由于酮康唑可能抑制紫杉醇的代谢，应用这两个药物的患者应密切观察，或避免两药的合并应用。⑥ 与阿霉素合用，后者的血浆浓度增高。⑦ 烟酰胺及维生素B_1等可以减少紫杉醇的神经毒性。

【不良反应】 ① 骨髓抑制：为主要的剂量限制毒性，中性粒细胞减少为最常见，24 h给药较3 h给药更严重。约68%患者发生严重的中性粒细胞减少，中性粒细胞最低计数发生在给予紫杉醇平均11 d，通常再经过5～10 d后恢复正常。先前接受过放疗或顺铂治疗的患者发生骨髓抑制更为频繁、严重。其次为血小板减少，较中性粒细胞减少轻。虽然贫血发生率约90%，不过仅有24%患者发生较严重贫血(Hb<80 g/L)。② 神经毒性：为剂量依赖性，周围神经病变通常表现为轻度麻木，刺痛和(或)烧灼痛感。高剂量紫杉醇治疗约有87%患者发生神经病变。严重的神经病变不经常发生。有2%患者由于周围神经病变需要终止紫杉醇治疗。在停止用药后数月内，症状通常会得到改善和消失。其他少见神经毒性有麻痹性肠梗阻、体位性低血压和癫痫大发作。③ 心血管系统：在输注紫杉醇期间分别有25%和12%的患者发生低血压和心动过缓，但一般不需治疗。另有报道可见心律失常和房室传导阻滞等。在滴注开始的1 h内有必要进行重要生命体征的监视；除非患者有严重的心脏传导障碍，一般不需连续的监视。

④ 消化系统：通常出现轻度到中度的胃肠道反应，如恶心/呕吐(53%)、腹泻(26%)、黏膜炎(26%)等。偶见肠穿孔。大宗报道有约8%的患者有胆红素升高，23%的患者碱性磷酸酶升高，16%的患者有天冬氨酸转移酶升高以及ALT升高。⑤ 皮肤黏膜：多数患者可发生脱发，也常见其他部位体毛全部脱落，但均可恢复。静脉输注后可发生静脉炎，输注过程中出现外渗可导致水肿、疼痛、红斑和硬结，偶见发生蜂窝织炎，也可发生皮肤变色反应。黏膜炎的发生率为26%。⑥ 过敏反应：虽然预先给予预防药物，仍有2%患者发生严重的过敏反应，通常于开始输注第1 h中表现出严重的症状，如低血压、呼吸困难、胸闷。暂时停止输注可缓解一些患者的症状，其他患者需用支气管扩张剂、肾上腺素、抗组胺药和皮质激素单独或联合用药治疗。有21%的紫杉醇疗程发生过敏反应，首次过敏反应主要发生于开始2个疗程中，过敏反应轻微表现包括常见皮肤潮红、皮疹等。⑦ 其他反应：大剂量可出现暂时性肌痛和(或)关节痛，通常在5 d或6 d内即可恢复。偶见肌无力。

【注意事项】 ① 过敏反应可由紫杉醇本身或其赋形剂——聚氧乙基代蓖麻油(cremophor)引起，可使紫杉醇具有水溶性。为防止患者发生过敏反应，接受紫杉醇治疗之前都须预防用药。通常开始前12 h、6 h口服地塞米松5～20 mg；用药30～60 min前再肌注或口服苯海拉明50 mg或异丙嗪25～50 mg，静注西咪替丁300 mg或雷尼替丁50 mg。② 紫杉醇浓缩注射液临用前用5%葡萄糖注射液或0.9%生理盐水500 ml稀释，稀释液终浓度为0.3～1.2 mg/ml。浓缩注射液最终稀释后，缓慢旋转瓶子使紫杉醇分散，不要摇动。配制输液时，紫杉醇溶液不应接触聚氧乙烯塑料(PVC)装置、导管或器械。于玻璃瓶中制备和储藏稀释的紫杉醇溶液，避免污染，上述所配制的溶液在室温下可以放置48 h。建议配制好的溶液应立即输液，并使用专用聚乙烯输注装置，过滤器的微膜孔不应>0.22 μm，过滤后静滴。目前不建议持续延长至24 h静滴，建议3 h静滴即可，这样可以减少不良反应。③ 使用本药前，白细胞计数不得低于1.5×10^9/L，用药期间定期检查血常规，每周二三次。有时需要进行必要的心电监护。④ 出现白细胞减少的大多数患者很少需要停药，与G-GSF同时用药可减少中性粒细胞减少症的持续期及并发症。⑤ 药物过量的结果为黏膜炎、严重的骨髓抑制和周围神经病变，应给予支持治疗。⑥ 静脉输注前应核实插管位置正常，避免由于不正确的输注而导致外渗、发生坏死和(或)血栓性静脉炎。⑦ 紫杉醇只能静脉输注给药，不能通过脑内、胸膜内或腹膜内途径给药。⑧ 如果药液溅上皮肤，应立即用水和肥皂彻底清洗。如果黏膜沾上药液，用水彻底清洗。⑨ 肝脏被认为是紫杉醇代谢的主要部分，肝功能减弱的患者应慎用。⑩ 本品为白色粉末，具有高度亲脂性，不溶于水，熔点在 216～217℃。该药需冷藏(2～8℃)，避光保存。本品溶入 0.9%氯化钠注射液或 5%葡萄糖注射液后，在室温(25℃)和室内灯光下 24 h 内稳定。

【患者用药指导】 紫杉醇通常限于对肿瘤化疗有经验的医师使用。只有在具备充分的医疗设施条件下，能处置并发症才有可能使用。哺乳期妇女若应用本品，必须终止哺乳。

紫杉醇脂质体 Paclitaxel Liposome

【商品名或别名】 力扑素

【分类】 化学：紫杉醇类。治疗学：植物碱类抗肿瘤药。妊娠分级：D。

【指征和剂量】 ① 可用于卵巢癌、乳腺癌、肺癌、胃癌、食管癌等治疗，主要用于治疗复发性或转移性的上述肿瘤，常与顺铂联合，可作为一线方案给药。② 曾用过含阿霉素标准化疗的乳腺癌患者的后续治疗，可以应用本品。③ 也可用于头颈部肿瘤、泌尿生殖系统肿瘤、卵巢癌外的其他妇科肿瘤等治疗。

常用剂量为 135～175 mg/m^2，最高剂量可达 225 mg/m^2。静滴 3 h，每 3～4 周重复 1 次。

剂量调整：根据血常规调整剂量。

【制剂】 每瓶 30 mg。

【药动学】 静滴紫杉醇脂质体后，89%～98%的药物与血浆蛋白结合，血浆 C_{max} 与剂量及滴注时间相关。药物在血浆中呈双相消除，消除半衰期平均为 5.3～17.4 h，尿中仅有少量原型药排出。

【作用机制】 本品为细胞毒类抗肿瘤药，可促进微管双聚体装配并阻止其解聚，也可导致整个细胞周期微管的排列异常和细胞分裂期间微管星状体的产生，从而阻碍细胞分裂，抑制肿瘤生长。本品为细胞周期特异性药物，主要作用于 G_2 晚期和 M 期。本品与其他药物无交叉耐药。

【禁忌证】 对紫杉醇类药物过敏者以及对本品其他成分过敏者、孕妇和育龄妇女、中性粒细胞计数<1.5×10^9/L 者均禁用。肝功能不全者慎用。

【相互作用】 ① 给予顺铂后再用本品,后者清除率大约降低 30%,可以加重骨髓毒性。② 酮康唑影响本品的代谢,同时应用时,需密切注意。③ 本品与顺铂及氟尿嘧啶组成的联合方案有协同作用,用药顺序:先给本品,后给顺铂,然后给予氟尿嘧啶。与顺铂联合应用时,应先用紫杉醇,后用顺铂,可以增强疗效,降低毒性反应。

【不良反应】 ① 骨髓抑制:为主要剂量限制性毒性,表现为白细胞和中性粒细胞减少,Ⅲ~Ⅳ度中性粒细胞减少发生率为 47%,一般发生在用药后 8~10 d。血小板减少少见,其中Ⅲ~Ⅳ度的血小板减少的发生率为 5%,也多发生在用药后 8~10 d。贫血较常见,多为Ⅰ~Ⅱ度,发生时间较晚。② 胃肠道反应:恶心、呕吐、腹泻和黏膜炎发生率分别为 59%、43%和 39%,多为Ⅰ~Ⅱ度。③ 神经毒性:周围神经病变发生率为 62%,最常见的表现为轻度麻木和感觉异常,其中Ⅲ~Ⅳ度的神经毒性发生率为 6%。④ 心血管毒性:可有低血压和无症状的短时间心动过缓、肌肉关节疼痛,发生率为 55%,发生于四肢关节,发生率和严重程度呈剂量依赖性。⑤ 脱发:发生率为 80%,Ⅰ~Ⅲ度为主。⑥ 过敏反应:表现为潮红、皮疹、呼吸困难、低血压及心动过速等,发生率较低。⑦ 其他:肝脏毒型,表现为 ALT、AST 和 AKP 升高;少见输注药物的静脉和药物外渗局部的炎症。

【注意事项】 ① 用药期间应定期检查外周血常规和肝功能。② 本品虽然以脂质体作为载体,但仍有可能发生过敏反应,这主要与紫杉醇被脂质体包被程度有关,使用前请认真阅读药物说明书。可以参照预防紫杉醇过敏反应的方法进行。也可在应用本品前 30 min,静注地塞米松 5~10 mg,肌注苯海拉明 50 mg,静注西咪替丁 300 mg。如发生严重过敏反应,应停药并进行治疗。③ 本品使用前先向瓶内加入 5%葡萄糖溶液 10 ml,置专用振荡器上振摇 5 min,待完全溶解后,注入 5%葡萄糖溶液 250~500 ml 中,采用符合国家标准的一次性输液器静滴 3 h。目前不采用静滴 24 h。④ 本品只能用 5%葡萄糖注射液溶解和稀释,不可用生理盐水或其他溶液溶解、稀释,以免发生脂质体聚集。⑤ 本品避光、密闭,2~8℃保存。本品溶于 5%葡萄糖注射液后,在室温(25℃)和室内灯光下 24 h 内稳定。

【患者用药指导】 在有经验的肿瘤医生指导下用药。哺乳期妇女若应用本品,必须终止哺乳。本品尚无相应的解毒药。

多西紫杉醇 Docetaxel

【商品名或别名】 紫杉特尔，泰索帝(Taxotere)，多帕菲，艾素，多西他赛，TXT

【分类】 化学：紫杉醇类。治疗学：植物类抗肿瘤药。妊娠分类：D。

【指征和剂量】 ① 适用于局部晚期或转移性非小细胞肺癌的治疗，可作为一线或二线方案。② 用于局部晚期或转移性乳腺癌：第一线治疗的有效率为70%～75%，经治过的乳腺癌的有效率为62%，耐阿霉素乳腺癌的有效率为60%。③ 卵巢癌：耐铂类卵巢癌有效率为30%。④ 为晚期前列腺癌的主要治疗药物之一。⑤ 其他肿瘤：小细胞肺癌、食管癌、胃癌、胰腺癌、黑色素瘤、肾癌、间皮瘤、脑肿瘤、宫颈癌、头颈部癌、软组织肉瘤等。

推荐剂量为每次75 mg/m^2(有报道可用到100 mg/m^2)，静滴1 h，每3周重复。也可采用每周给药1次，每次25 mg/m^2，连用3周，每4周重复。

剂量调整：根据血常规检查结果及肝肾功能进行剂量调整。治疗期间如果发生严重的中性粒细胞减少，中性粒细胞计数$<0.5\times10^9$/L并持续7 d或7 d以上者，在下一个疗程中建议减低剂量。

【制剂】 注射剂：每支20 mg，80 mg。

【药动学】 本品100 mg/m^2，1 h内静滴，与蛋白结合率超过95%，平均峰浓度为3.7 μg/ml，AUC为4.6 μg/ml，总体清除率和稳态分布容积分别为21 L/(h·m^2)与113 L。本品及其代谢产物主要从粪便排泄。经粪便和尿排出的量分别约占所给剂量的75%和6%，仅有少部分以原型排出。

【作用机制】 本品通过促进小管聚合成稳定的微管并抑制其解聚，从而使游离小管的数量显著减少。与微管的结合不改变原丝的数目。本品在细胞内浓度高且潴留时间长，对过度表达P-糖蛋白(由多药耐药基因编码)的许多肿瘤细胞株具有活性。本品是细胞周期特异性药物，将细胞阻断于M期，一般不抑制DNA、RNA及蛋白质合成。

【禁忌证】 对本品或吐温80等成分严重过敏者、中性粒细胞计数$<1.5\times10^9$/L者、肝功能有严重损害者均禁用。本品在孕期及哺乳期的安全性以及对儿童的有效性及安全性均尚未确定，不建议应用本品。

【相互作用】 ① 化疗药：与依托泊苷、环磷酰胺、氟尿嘧啶、多柔比星、顺铂有协同作用。② 酮康唑：体外研究表明该药与酮康唑之间可能发生相互作用，因此当二者同时应用时应格外小心。

【不良反应】 ① 骨髓抑制：中性粒细胞减少是最常见的不良反应且

常较严重(中性粒细胞计数<0.5×10^9/L),可逆转且不蓄积,有与中性粒细胞减少相关的发热及感染发生。多数患者可见贫血,少数发生重度血小板减少。② 过敏反应：少数患者可发生严重过敏反应,表现为低血压、支气管痉挛,需要中断治疗。立即停止静滴并且治疗,患者可恢复正常。部分可发生轻度过敏反应,表现潮红、伴有或不伴有瘙痒的红斑、胸闷、背痛、呼吸困难、药物热或寒战。③ 皮肤及附件反应：常表现为红斑,主要见于手、足,可见臂部、脸部及胸部的局部皮疹,有时伴有瘙痒。皮疹通常可能在静滴本品后1周内发生,但可在下次静滴前恢复。严重皮疹可出现脱皮,但极少发生。可能会发生指(趾)甲病变,以色素沉着或变淡为特点,有时发生疼痛和指甲脱落。④ 体液潴留：包括水肿,极少数发生胸腔积液、腹水、心包积液、毛细血管通透性增加以及体重增加。经过4周期治疗或累积剂量>400 mg/m^2后,下肢可发生液体潴留,重者发展至全身水肿。在停止本品治疗后,液体潴留逐渐消失。为了减少液体潴留,应给患者预防性使用皮质激素。⑤ 胃肠道反应：可见恶心、呕吐或腹泻等。极少见呕吐引起的脱水、胃肠道穿孔、缺血性结肠炎及中性粒细胞减少性小肠结肠炎。⑥ 神经系统毒性：神经毒性较轻。在用药过程中罕见惊厥或暂时性意识丧失。可出现感觉障碍、头痛。⑦ 其他不良反应：可以出现重度脱发、无力、口腔黏膜炎、关节痛和肌肉痛、低血压和注射部位反应。另外少见感染、发热。心血管不良反应极少发生。罕见肝炎。

【注意事项】 ① 由于可能发生较严重的过敏反应,应具备相应的急救设施,注射期间建议密切监测主要功能指标。② 治疗期间应经常对血常规进行监测。当患者中性粒细胞计数恢复至>1.5×10^9/L时才能接受本品的治疗。③ 为减轻体液潴留,除有禁忌证外,所有患者在治疗前需预服药物以减轻体液潴留的发生。预服药物包括糖皮质激素类,如地塞米松,在本品注射前一天开始服用,16 mg/d(8 mg, bid),持续3 d。④ 在本品开始静滴的最初几分钟内有可能发生过敏反应。如果发生过敏反应的症状轻微,如脸红或局部皮肤反应,则不需终止治疗。但如果发生严重过敏反应,如血压下降超过30 mmHg,支气管痉挛或全身皮疹/红斑,则需立即停止静滴并进行对症治疗。对已发生严重不良反应的患者不能再次应用本品。⑤ 对于肝功能有损害的患者,如果血清转氨酶[ALT和(或)AST]超过正常值上限1.5倍,同时伴有碱性磷酸酶超过正常值上限2.5倍,若紫杉特尔剂量为100 mg/m^2,存在发生严重不良反应的高度危险,如致死的脓毒血症、胃肠道出血，以及发热性中性粒细胞减少症、感染、血小板减少症、口炎和乏力等。因此，这些患者的推荐剂量为 75 mg/m^2，并且每个周期前都要检测肝功能。⑥ 一旦发生过量，应将患者移至监护病房内，严密监测重要器官功能。目前尚无解毒药可用。可预料的过量主要并发症包括中性粒细胞减少、皮肤反应和感觉异常。⑦ 药物配制只能由接受过培训的人员在指定地点操作。本品为一抗癌药物，与其他有毒化合物同时使用时，须格外小心；工作台表面应覆以可丢弃的塑料覆膜纸，操作者穿戴防护手套及衣服。处置废弃药品时要格外小心。细胞毒药物不能由怀孕人员处置。⑧ 如果本品预注射液或注射溶液接触了皮肤，立即用肥皂和水彻底清洗；如果接触了眼睛或黏膜，立即用水彻底清洗。⑨ 本品为黄至棕黄色的黏稠液体，配有溶剂。该药于 2～25℃避光保存。注射液在室温条件下应于配制后 4 h 内使用。

【患者用药指导】 必须在有肿瘤化疗药物应用经验的医生指导下使用。

羟喜树碱 Hydroxycamptothecin

【商品名或别名】 羟基喜树碱，拓僖，喜素，Camptothecinum，HCPT

【分类】 化学：喜树碱类。治疗学：植物类抗肿瘤药。妊娠分类：D。

【指征和剂量】① 对原发性肝癌、胃肠道肿瘤、头颈部肿瘤有效率较高。② 对慢性粒细胞白血病、恶性淋巴瘤、肺癌、膀胱癌、食管癌、卵巢癌也有较好疗效。

静注或静滴：成人 4～6 mg，溶于生理盐水 10～20 ml，qd，连用 10 次，1 个疗程可达 60～100 mg；或 6～8 mg/(m^2 · d)，连用 7～10 d，3 周重复；或 10～12 mg/m^2，每周 2 次，休息 1 周，3 周重复。用生理盐水 500 ml 静滴。

肝动脉灌注：16～20 mg，每 4～6 周 1 次，2 次为 1 周期。

膀胱灌注：10 mg，溶于 10 ml 生理盐水中，经膀胱内灌注，保留 2 h 左右，每周 3 次，2～3 周为 1 周期。

腹壁下动脉灌注：适用于直肠癌，使用腹壁下动脉插管，进入 25cm 左右，相当于肠系膜下的管分支上方，羟喜树碱 6～8 mg，加入 0.9%氯化钠注射液 500 ml，进行灌注，qd，15～20 次为 1 周期。

胸腔、腹腔灌注：10～20 mg，用 10～20 ml 生理盐水稀释后注入，每周 1～2 次。

剂量调整：根据血常规调整剂量。

【制剂】 注射剂：每支 2 mg，5 mg。

【药动学】 本品给药 1 h 后，胆囊的放射性水平为最高，小肠内容物放射性水平其次，接着为肿瘤细胞。其他依次为肝、骨髓、胃、肺、肾。主要从胆汁排泄，绝大部分由粪排出，由尿排出较少，故对泌尿系统刺激小，对肾功能无影响。24 h 总排出量为 38%，粪便约占 29.6%，尿排出不足 9%；48 h 共排泄 61%，粪便占 48%。

【作用机制】 羟喜树碱作用靶点为 DNA 拓扑异构酶Ⅰ(Topoisomerase Ⅰ)，通过捕获可切断的“酶-DNA复合物”抑制DNA拓扑异构酶Ⅰ，使酶与DNA断裂复合物稳定，从而干扰DNA复制、转录，起到抗肿瘤作用。羟喜树碱是细胞周期特异性药物，主要作用于S期，对 G_2-M 也有延缓作用，对 G_1 期也有作用，对 G_0 期细胞无抑制作用。较高浓度时，可抑制核分裂，阻止细胞进入分裂期。

【禁忌证】 孕妇慎用。

【相互作用】 先给羟喜树碱后，再给依托泊苷或替尼泊苷，可以增效。羟喜树碱和顺铂及氟尿嘧啶有协同作用。

【不良反应】 ① 骨髓抑制：主要表现为白细胞下降，多在 1.0×10^9/L 以上，红细胞、血小板减少少见。② 胃肠道反应：较轻，一般可耐受，表现为恶心、呕吐、食欲缺乏等，停药后上述症状立即减轻，迅速消失。有时可见严重腹泻，个别患者危及生命，尤其可见于老年患者。③ 皮肤黏膜：皮疹、脱发、黏膜炎少见。④ 泌尿系统反应：泌尿系统反应比喜树碱轻且少见，少数患者可出现尿路刺激症状，表现为尿急、尿频、尿痛，<5%患者出现血尿，往往影响治疗，多在停药后 1 周逐渐消失。⑤ 其他反应：少数人可出现嗜睡、乏力、头痛、心电图改变等。羟喜树碱对肝功能影响较小。

【注意事项】 ① 用药期内定期复查血常规、心电图及肾功能。用药期间发现腹泻即应停药，必要时采用补液、止泻措施。② 多饮水，用药后 2 h 使膀胱尽量排空，有肾功能不良或泌尿系统感染患者应缓用，同时用碳酸氢钠和中草药可防治。③ 本品不宜用葡萄糖液稀释。④ 药物过量可引起严重骨髓抑制、脏器功能障碍，务必注意。由于个体差异较大，临床上常有严重不良反应发生。⑤ 本品为黄色柱状结晶，不溶于水，微溶于有机溶剂，遇酸析出沉淀。宜密闭、避光保存。

【患者用药指导】 ① 用药过程中可能会感到呼吸时口腔有一种难受

的气味。② 鼓励患者多饮水，维持足够的尿量，以减少尿路刺激症状和避免血尿的发生。③ 在有经验的肿瘤医生指导下用药。

伊立替康 Irinotecan

【商品名或别名】 开普拓，艾力，亿迈林，喜树碱-11，依林特肯，Campto，CPT-11

【分类】 化学：喜树碱类。治疗学：植物类抗肿瘤药。妊娠分类：D。

【指征和剂量】 ① 主要用于转移性结直肠癌，对含有氟尿嘧啶化疗方案治疗失败者可作为二线治疗用药，也可作为一线治疗方案。② 可用于小细胞肺癌、非小细胞肺癌、胃癌、子宫颈癌、卵巢癌、生殖系统肿瘤、乳腺癌、恶性间皮瘤、头颈部肿瘤、软组织肉瘤等。③ 用于恶性淋巴瘤、急性粒细胞白血病、急性淋巴细胞白血病等治疗，目前临床较少用。

本品以生理盐水或葡萄糖注射液稀释，每次缓慢静滴 90 min 以上。推荐剂量为 350 mg/m^2，静滴 30～90 min，每 3 周 1 次。伊立替康常与氟尿嘧啶或顺铂联合应用。

剂量调整：对无症状的严重中性粒细胞减少症（计数＜500/mm^3）、中性粒细胞减少伴发热或感染（体温＞38℃，中性粒细胞≤1 000/mm^3），或严重腹泻（需静脉输液治疗）的患者，下一周期治疗剂量应从 350 mg/m^2 减至 300 mg/m^2。若此剂量仍出现严重中性粒细胞减少症，或如上述的与中性粒细胞减少相关的发热及感染或严重腹泻时，下一周期治疗剂量可进一步从 300 mg/m^2 减至 200 mg/m^2。

【制剂】 注射剂：每支 40 mg/2 ml，100 mg/5 ml（活性成分为盐酸伊立替康三水合物）。

【药动学】 对伊立替康和 SN-38 的Ⅰ期临床研究，30 min 静滴 100～750 mg/m^2，显示伊立替康的药动学是非剂量依赖性的，其血浆代谢既是二室又是三室的，三室模型第一阶段的平均血浆半衰期为 12 min，第二阶段为 2.5 h，最终阶段为 14.2 h。在使用推荐剂量 350 mg/m^2 静滴结束时伊立替康和 SN-38 达到血浆浓度，分别为 7.7ng/ml、56ng/ml。本品给药 72 h 左右几乎完全从血浆中消失。伊立替康和 SN-38 的 24 h 平均尿排泄率分别为使用剂量的 19.9％和 0.25％。在体外实验中，伊立替康和 SN-38 的血浆蛋白结合率分别约为 65％和 95％。

【作用机制】 本品在大多数组织中被羧酸酯酶代谢为 SN-38，主要是后者发挥抗肿瘤作用,伊立替康和SN-38能够特异性抑制DNA拓扑异构酶Ⅰ,诱导单链DNA损伤,从而阻断DNA复制,另外在有丝分裂、再联合及转录中也有非常重要的作用。本品为细胞周期特异性药物,主要作用于S期细胞。

【禁忌证】 有慢性肠炎和(或)肠梗阻者,对本品及其赋形剂过敏者,孕妇、哺乳期妇女,胆红素超过正常上限的1.5倍者,严重骨髓功能衰竭者,肾功能不全者,并发感染者,间质性肺炎或肺纤维化者,大量腹水或胸腔积液者,WHO行为状态评分≥2者均禁用。

【相互作用】 ① 与洛莫司汀、多柔比星、顺铂、依托泊苷、氟尿嘧啶等并用,可增强抗肿瘤作用。② 与其他药物配伍禁忌尚不清楚,请勿与其他药物混合。

【不良反应】 ① 骨髓抑制:中性粒细胞是剂量限制性毒性,约78%患者出现中性粒细胞减少,贫血发生率较高,但多为Ⅰ～Ⅱ度,血小板减少少见。② 胃肠道反应:迟发性腹泻为其剂量限制性毒性,出现第一次腹泻的中位时间为滴注后第5天,可出现严重恶心、呕吐;重症腹泻少见,可致水电解质紊乱、循环衰竭。其他轻微反应有食欲缺乏、腹痛等。③ 皮肤黏膜反应:脱发、皮疹、瘙痒、色素沉着、水肿、黏膜炎等。④ 肝肾功能损害:可有转氨酶、碱性磷酸酶、乳酸脱氢酶、胆红素升高,总蛋白及白蛋白减少,蛋白尿、血尿或糖尿、短暂的轻至中度血清肌酐升高等。⑤ 急性胆碱能综合征:9%患者可出现短暂严重的急性胆碱能综合征,为早发性腹泻及其他症状,在用药24 h内出现,表现为结膜炎、鼻炎、低血压、血管舒张、多汗、寒战、全身不适、头晕、多泪、唾液分泌增多、视物模糊、痉挛性腹痛等,轻者可自行缓解,重者可给予阿托品或洛哌丁胺等解救。⑥ 其他反应:疲劳、麻木、肺炎、倦怠、发热、颜面潮红等。

【注意事项】 ① 用药过程中,要定期复查血、粪、尿常规及肝肾功能,要积极预防致命的骨髓抑制、感染、假性肠炎、各种出血、肺炎等并发症的发生。② 本品代谢产物SN-38在尿中易形成大量结晶,诱发对肾脏的损害,应鼓励患者饮水,并碱化尿液。③ 须特别注意腹泻发生。伊立替康最大耐受量(MTD)为600 mg/m^2,在350 mg/m^2时可见腹泻,为剂量限制性毒性,但使用大量洛哌丁胺可纠正;每次宜用350 mg/m^2,加洛哌丁胺可增至500 mg/m^2。④ 本品仅能静滴使用,一旦发生过敏反应,应立即停药,并做适当处理。⑤ 本品静滴时,不得漏出血管外,否则可引起局部硬结或坏死。

⑥ 本品为淡黄或黄色结晶粉末，略有芳香味，易溶于水，微溶于芳香族溶剂。干燥状态对光稳定，对热相对稳定，水溶液对光敏感。本品静滴时应避光，溶液配制好后应尽快使用。伊立替康宜室温下(＜25℃)避光保存。

【患者用药指导】 ① 伊立替康通常用于结直肠癌和直肠癌的治疗。医生也可能将伊立替康用于其他肿瘤。如果需要更多的信息，请向医生咨询。② 接受治疗前如果有以下情况：肠梗阻病史或任何其他肠道疾病，过去曾对本品严重过敏，正在怀孕或哺乳，或认为可能已经怀孕，患有任何肝脏疾患，正在用其他药物，请告诉医生或医院药师。③ 伊立替康必须在有经验的医生指导下进行治疗。④ 在使用伊立替康时可能会感觉头晕或视物模糊，当发生这些情形时请不要开车或操作机器。⑤ 伊立替康可能引起腹泻，静滴后 24 h 以内开始腹泻(早发性腹泻)，迟发性腹泻发生于静滴结束 24 h 以后。如果发生了腹泻，请一定按医生指导进行治疗。⑥ 如果已有发热，特别伴有腹泻时，请立即通知医生或护士。⑦ 患者应多饮水。

拓扑替康 Topotecan

【商品名或别名】 拓泊替康，和美新，奥罗那，TPT

【分类】 喜树碱类。治疗学：植物类抗肿瘤药。妊娠分类：D。

【指征和剂量】 ① 小细胞肺癌、晚期转移性卵巢癌经一线化疗失败者二线治疗，也可以作为初治患者的一线方案。② 可用于治疗前列腺癌、骨髓异常增生综合征、急性髓细胞白血病及非霍奇金淋巴瘤等。

推荐剂量为 1.2 mg/(m² · d)，也有推荐 1.5 mg/(m² · d)，静滴 30 min，持续 5 d，每 3 周重复 1 次，至少 4 个疗程。

剂量调整：在任何疗程中，出现严重的中性粒细胞减少症，在其后的疗程中剂量可减少 0.20～0.25 mg/m²，或与粒细胞集落刺激因子(G-CSF)同时使用。若不减少剂量，可在下一疗程治疗第 6 日(即在持续 5 d 使用本品后再 24 h)使用 G-CSF。

特殊人群的剂量调整：① 肝功能不全者：肝功能不全(血浆胆红素 1.5～10 mg/dl)患者，一般不需剂量调整。② 肾功能不全者：对轻微肾功能不全(血肌酐清除率 40～60 ml/min)患者一般不需剂量调整，中度肾功能不全(血肌酐清除率 20～39 ml/min)患者剂量调为 0.6 mg/m²，没有足够资料可证明在严重肾功能不全者可否使用。③ 老年人：除非肾功能不全，一般不进行剂量调整。

【制剂】 注射剂：每支 2 mg，4 mg(以拓扑替康计)。

【药动学】 对肿瘤患者以 1.5 mg/m^2 的剂量静滴 30 min，药物在体内分布非常快，很容易分布到肝、肾等血流灌注好的组织，与血浆蛋白结合率大约为35%。药物可进入脑脊液中，在脑脊液中有蓄积。大部分(26%～80%)经肾脏排泄，其中90%在用药后12 h排泄，小部分经胆汁排泄。肾功能不全的患者对本药清除率降低，其MTD亦降低，肝功能不全患者对本药的代谢和毒性与正常人无明显差异。

【作用机制】 拓扑替康与拓扑异构酶Ⅰ和DNA形成的三元复合物与复制酶相互作用时产生双股DNA的损伤，另外三元复合物也可阻止DNA单股断链的重新连接。本品与拓扑异构酶Ⅰ的结合是可逆的，只有在本品存在的情况下才有效，否则很快会发生逆转。拓扑替康为细胞周期特异性药物，作用于S期。

【禁忌证】 对喜树碱类药物或其任何成分过敏者、严重骨髓抑制、中性粒细胞<1.5×10^9/L者、妊娠及哺乳期妇女均禁用。

【相互作用】 ① 目前尚无TPT与其他药物相互作用的药代动力学研究。② 与其他细胞毒药物，如顺铂联合应用时可加重骨髓抑制。

【不良反应】 ① 骨髓抑制：为剂量限制性毒性。重度白细胞减少常发生在第1疗程，其中持续时间的中位数为7 d，白细胞降至最低点为第11日；26%患者出现重度血小板减少，其中持续时间的中位数为5 d，血小板降至最低点为第15日；40%出现重度贫血，血红蛋白降至最低的中位时间为第15日。② 消化系统：恶心(77%)、呕吐(58%)、腹泻(42%)、便秘(39%)、腹痛(33%)，另外少见肠梗阻、厌食等。有时出现一过性肝功能异常，转氨酶升高。③ 皮肤黏膜：脱发(42%)，可见重度脱发，偶见严重的皮炎及瘙痒等。④ 神经肌肉：头痛最常见(21%)，9%出现感觉异常，关节痛、肌肉痛、全身痛少见。⑤ 呼吸系统：20%出现呼吸困难，虽然尚不能肯定是否会因此造成死亡，但应引起医生的重视。⑥ 其他：静注时，若药液漏在血管外，可产生局部刺激、红肿。可见乏力、不适、发热。罕见过敏反应及血管神经性水肿。

【注意事项】 ① 本品必须在对癌症化学治疗有经验的医师的特别观察下使用，对可能出现的并发症必须具有明确的诊断和适当处理的设施与条件。② 由于可能发生严重的骨髓抑制，出现中性粒细胞减少，可导致患者感染甚至死亡，因此，治疗期间要监测外周血常规，并密切观察患者有无感染、出血倾向的临床症状，如有异常做减药、停药等适当处理。注意骨髓抑制（主要是中性粒细胞）很少伴有发热或延迟治疗，在治疗中要中性粒细胞恢复至＞1.5×10^9/L，血小板恢复至100×10^9/L，血红蛋白恢复至90 g/L方可继续使用（必要时可使用G-CSF或输注成分血）。③ 按无菌注射用水1 ml溶解本品1 mg的比例溶解本品，按1.5 mg/(m^2·d)剂量抽取药液，建议用5%葡萄糖注射液稀释后静脉输注，也可用0.9%氯化钠注射液稀释。④ 目前尚不清楚本品过量的解毒方法，过量的主要并发症是骨髓抑制。⑤ 拓扑替康是一种细胞毒抗癌药，打开包装及注射液的配制应穿隔离衣，戴手套，在垂直层流罩中进行。如不小心沾染在皮肤上，立即用肥皂和清水清洗；如沾染在黏膜或角膜上，用水彻底冲洗。拓扑替康注射液外漏，仅出现局部反应，如红紫斑。⑥ 本品在避光包装内密闭保存，在20～25℃时保持稳定。由于药内无抗菌成分，故开瓶后须立即使用，稀释后在20～25℃时可保存24 h。⑦ 本品国外已有口服制剂，推荐2 mg/(m^2·d)，连用5 d，与顺铂或紫杉醇联合给药。

【患者用药指导】 ① 本品必须在对癌症化学治疗有经验的专科医师的特别观察下使用。② 拓扑替康可对胎儿造成危害，虽然无拓扑替康对孕妇的影响资料，但若在患者妊娠期使用或在用药期间妊娠，应告诫患者该药物对胎儿具有潜在危险。

五、激　素

他莫昔芬 Tamoxifen

【商品名或别名】 三苯氧胺，特茉芬，昔芬诺瓦得士，Nolvadex，TAM

【分类】 化学：抗雌激素类。治疗学：激素类抗肿瘤药。妊娠分类：D。

【指征和剂量】 ① 可用于乳腺癌，尤其雌激素受体（ER）阳性的患者（绝经前后均可使用），其中绝经后及60岁以上患者疗效为佳。② 可用于化疗无效的晚期卵巢癌及晚期复发的子宫内膜癌，亦可用于前列腺癌、肾癌及胰腺癌等。③ 可用作多药耐药逆转剂。

口服：乳腺癌，每次10 mg或20 mg，bid，一般持续给药5年。

【制剂】 片剂：每片10 mg，15.2 mg（枸橼酸他莫昔芬片，相当于他莫昔芬10 mg）。

【药动学】 本品口服给药吸收迅速,3～6 h达血药峰浓度,静滴4 h,肺、肝、肾、肾上腺、子宫、乳腺等组织中浓度较高,他莫昔芬的消除呈二房室模型,$t_{1/2}\alpha$ 为7～14 h,$t_{1/2}\beta$ 为7 d。连续服用4周(每次10 mg,bid),血中浓度可达稳态水平,浓度为100～200 μg/L。本品在体内为细胞色素P450酶系所代谢,其主要代谢产物为N-去甲基他莫昔芬及4-羟他莫昔芬。前者与ER的亲和力同他莫昔芬相当,但血药浓度较他莫昔芬高2倍;后者与ER的亲和力较他莫昔芬大100倍,主要由粪便排出,少量由肾脏排出。

【作用机制】 本品与雌激素在靶细胞内竞争雌激素受体,减少雌激素受体含量,同时阻断雌激素进入癌细胞,影响DNA合成及核分裂,从而使激素依赖性癌细胞生长停止;还可抑制卵巢合成雌二醇,导致血中雌二醇浓度下降,达到化学去势。他莫昔芬的抗雌激素作用主要是结合ER,通过改变受体的构象而干扰RNA转录,使细胞增殖受到抑制。

【禁忌证】 孕妇、哺乳期妇女及血栓栓塞性疾病患者禁用。肝肾功能异常者慎用。

【相互作用】 ① 不宜与雌激素药物合用。② 与香豆素类药合用时会明显增加抗凝作用。

【不良反应】 ① 胃肠道反应:在用药初期约20%出现轻度的恶心、呕吐,随着继续给药很快消失,部分患者出现上腹痛、腹泻、食欲缺乏等。② 生殖系统反应:月经失调、停经、阴道出血,还可出现外阴瘙痒、白带增多;有时可出现阴道黏膜分泌减少导致性交困难或疼痛;可促进阴道上皮增生。③ 其他:可有颜面潮红、皮疹、荨麻疹、脱发和体重增加等,可有头痛、眩晕、腿部肌肉痉挛、抑郁。偶见肝功能异常,罕见白细胞和血小板减少。长期服用可产生视网膜疾患、角膜变化及视神经炎。可能产生高钙血症。少数患者可于用药初期出现短时间的肿瘤局部肿胀、疼痛以及骨转移灶疼痛加剧,偶尔出现周围组织水肿。

【注意事项】 ① 他莫昔芬对骨及软组织转移的效果较好,对内脏转移效果较差。他莫昔芬可以减缓骨质疏松的发展,可以降低血清胆固醇水平。治疗初期可出现高钙血症。骨转移患者应进行血钙测定。用药后一般4～10周出现疗效,但骨转移病变可能出现疗效较迟。② 阴道大量出血应停药,需要定期妇科检查。本品对子宫内膜可能有影响,有增加子宫内膜癌发生的风险。③ 对绝经期前乳腺癌患者的疗效不如绝经后患者。对绝经期前乳腺癌患者的疗效不能替代卵巢切除。④ 定期检查血常规、肝脏及盆腔

B超。大剂量长期服用应定期做凝血指标和眼科检查。⑤ 本品为白色或淡黄色结晶性粉末，无臭，遇光色渐变黄，溶于甲醇、乙醇、丙酮，水中溶解度为 0.5 mg/ml(37℃)，熔点 96～98℃，其枸橼酸盐结晶熔点 140～142℃。宜避光、密闭、室温保存。

【患者用药指导】 本药须在有经验的临床医师指导下使用。本品应放置于儿童不易接触之处。

氟他胺 Flutamide

【商品名或别名】 氟硝丁酰胺，氟他米特，氟利坦，福至尔，缓退瘤，Anandron，Drogenil

【分类】 化学：抗雄激素类。治疗学：激素类抗肿瘤药。妊娠分类：D。

【指征和剂量】 主要用于不能进行根治术或进行放射治疗的晚期前列腺癌，也用于以往未经治疗或用激素治疗无效或复发的患者。

口服：250 mg，tid。本品可以单独应用或与促性腺素释放激素(LHRH)类似物合用，若与后者合用，二者可以同时开始使用，或者在开始使用 LHRH 类似物后 24 h 使用本品。

剂量调整：当肝功能异常和黄疸时，应减量或停药。

【制剂】 片剂：每片 250 mg。

【药动学】 口服吸收迅速、完全，口服 250 mg 后 1 h 血药浓度即可达峰值，血药浓度为 10～20 mg/ml，然后迅速在肝脏代谢，1 h 后大部分被代谢为羟基氟他胺，此时血浆中氟他胺约占 2.4%，羟基氟他胺约占 22.9%。$t_{1/2}$为 5～6 h。口服后以胃肠道、肝、肾中浓度最高。原型药物及其主要代谢产物不在前列腺、睾丸组织等内蓄积。24 h 后，经尿排出 28%，经粪便排出 0.9%。

【作用机制】 本品为非激素类的雄激素拮抗剂，在前列腺内，与肿瘤细胞表面雄激素受体结合而阻止睾丸素及其活性代谢产物二氢睾丸素与细胞核内的受体结合。本品可抑制睾丸素转变为二氢睾丸素，因此能使雄激素对前列腺的生长刺激作用在很大程度上受到抑制，从而使 DNA 合成明显减少。

【禁忌证】 对氟他胺有过敏反应者禁用，心血管病患者慎用。

【不良反应】 刺激男性乳房发育，出现乳腺触痛，有时乳腺体发生小结节状改变和出现溢乳。恶心、呕吐、食欲增加、腹泻、便秘、失眠及疲劳、暂时性肝功能异常等较少见。对心血管系统的潜在性影响较轻微。其他罕见不良反应有性欲减退、精子计数减少、淋巴结水肿、狼疮样综合征、血尿、血栓等。

【注意事项】 ① 长期服用本品应定期检查肝功能及精子计数。当肝功能异常和黄疸时,若减量或停药,则肝功能可恢复。② 本品必须在放疗前8周开始使用,且在放疗期间持续应用。③ 该药可增加睾酮和雌二醇的血浆浓度,可能发生体液潴留。④ 治疗期间应采取避孕措施。⑤ 本品为暗黄色或黄色结晶状粉末,不溶于水,熔点111.5～112.5℃。宜干燥,避光,2～30℃保存。

【患者用药指导】 本品不良反应较己烯雌酚低。宜饭后服用。

比卡鲁胺 Bicalutamide

【商品名或别名】 康士得,Casodex

【分类】 化学:抗雄激素类。治疗学:激素类抗肿瘤药。妊娠分类:D类。

【指征和剂量】 与LHRH类似物或外科睾丸切除术联合用于晚期前列腺癌的治疗。

口服:50 mg,qd,长期应用,直至病情进展或患者出现不可耐受的不良反应。

剂量调整:肾功能异常者无须调整剂量。轻度肝功能低下无须调整剂量,对于中重度肝功能低下建议停用。

【制剂】 片剂:每片50 mg。

【药动学】 本品口服吸收良好。在体内,(R)-对映体的血浆半衰期较(S)-对映体长,前者约为1周。进入体内后,96%与蛋白高度结合,经氧化与葡糖醛酸化而广泛代谢,其代谢产物约50%经肾脏代谢,约50%经胆道代谢。

【作用机制】 本品为非类固醇抗肿瘤药,无其他激素的作用,在体内与雄激素受体结合,抑制雄激素的作用,从而导致前列腺肿瘤的萎缩。

【禁忌证】 对本品过敏者,儿童,妊娠期、哺乳期妇女均禁用。中、重度肝功能低下者慎用或禁用。

【相互作用】 ① 禁止与特非那定、阿司咪唑或西沙必利联合应用。

② 与环孢素、钙通道阻滞剂联合应用时应慎重，当出现药效增加或药物不良反应迹象时，可能需要减少它们的剂量。与环孢素合用，推荐在本品治疗开始或结束后密切监测血浆浓度和临床变化。③ 与西咪替丁、酮康唑等合用，可能增加它们的不良反应。④ 与双香豆素类抗凝剂合用，如华法林，应密切监测凝血酶原时间。

【不良反应】 本品患者耐受性好，不良反应少见，主要有面色潮红、瘙痒，可有乳房触痛、乳房女性化等，也可偶见腹泻、恶心、呕吐、乏力、皮肤干燥、转氨酶升高等。偶见患者因不良反应严重而停药者。

【注意事项】 ① 本品在肝脏内代谢，肝功能严重受损者其药物清除可能会减慢，引起药物蓄积，应定期进行肝功能检测。一般在治疗的最初 6 个月内出现。② 本品用药过量，无特效的解毒药，对症治疗为主。③ 本品为白色薄膜衣片，除去包衣后显白色。低于 30℃保存。

【患者用药指导】 本药须在有经验的临床医师指导下使用。本品对驾驶或机器操作的能力无影响。若同时口服特非那定、阿司咪唑或西沙必利，请务必告诉主治医生。本品应放置于儿童触不到之处。

亮丙瑞林 Leuprorelin Acetate

【商品名或别名】 醋酸亮丙瑞林，利普安，抑那通(Enantone)，Lucrin

【分类】 化学：促黄体素激动剂类。治疗学：激素类抗肿瘤药。妊娠分类：不详。

【指征和剂量】 主要用于前列腺癌(特别是不能或不愿做睾丸切除术的患者)，对于子宫内膜癌、乳腺癌、卵巢癌有一定疗效。

皮下注射：通常成人 3.75 mg，每 4 周 1 次，常连用 3 次。

剂量调整：根据不良反应做调整。

【制剂】 粉针剂：每支 3.75 mg，附 2 ml 悬浊液。微囊注射液：3.75 mg/ml。

【药动学】 对前列腺癌患者，一次皮下注射醋酸亮丙瑞林 3.75 mg，在给药 1～2 d 后血药浓度达峰值，而后 4 周内可维持一定值约 0.15 mg/ml。一次皮下注射本品 3.75 mg，4 周后尿中排出原型药物及代谢物尿中累积排泄率分别为 2.9%、1.5%。

【作用机制】 本品与垂体前叶促性腺激素细胞的 GnRH 受体结合，引起促性腺激素的释放。单次或不频繁使用，其作用类似 GnRH，刺激促卵泡素(FSH)及促黄体素(LH)的释放。连续给药则引起激素水平的双向反应。最初1～2周,刺激Gn的分泌,导致体内性激素分泌增多,使血浆中睾酮及二氢睾酮浓度增加,随后有活性的受体数目减少,促性腺激素的分泌也随之减少,2～4周后,睾酮和二氢睾酮的浓度可降至去势水平,停药后体内性激素水平可逐渐恢复。

【禁忌证】 对本品或合成LHRH衍生物有过敏史者禁用。肾功能障碍者及老年患者生理功能低下者慎用。

【不良反应】 ① 内分泌系统:可出现性欲减退、阳痿、男子乳房发育、睾丸萎缩、会阴部不适等现象。② 肝功能损害:可出现乳酸脱氢酶上升,有时转移酶、碱性磷酸酶等可上升。③ 胃肠道反应:恶心、呕吐、食欲缺乏等。④ 心血管系统:心电图异常,X线可见心胸比例增大等。⑤ 泌尿系统:尿频,尿潴留,血尿,排尿障碍;有时尿酸、尿素氮等升高。⑥ 肌肉骨骼系统:可有骨骼痛,肩、腰、四肢疼痛,步行困难,发冷。⑦ 局部反应:注射部位疼痛、硬结、发红。⑧ 过敏反应:皮疹、瘙痒等。⑨ 其他:发热、发汗、颜面潮红、体重增加、知觉异常、耳鸣、血栓性静脉炎、水肿、胸部压迫感等。

【注意事项】 ① 用药初期,由于血睾酮升高,可暂时引起前列腺癌患者病情的恶化,表现为骨痛及排尿困难的增加,若继续用药,随着血睾酮水平的控制,主观症状也逐渐减轻,注意此时一定要排除疾病进展。② 对于病情较重者,在使用本类药物前及用药早期应该合用其他抗前列腺癌的药物。③ 有可能出现尿潴留或脊髓压迫症状时,除应慎重用药,还应于用药后的1月内,进行周密观察并采取适当的处理措施。④ 仅供皮下注射,静注可诱发血栓。皮下注射选上臂、腹部、臀部,每次需换位,针头勿小于23号。针头不得插入血管,不得按摩注射部位。⑤ 用附加的悬液调制时,摇动时注意不要有气泡,此时粒子充分混浊后立即使用。⑥ 本品常用其磷酸盐,为白色或黄白色粉末,极易溶于水或冰醋酸,几乎不溶于乙腈和乙醚。宜室温保存。

【患者用药指导】 本药须在有经验的临床医师指导下使用。

戈舍瑞林 Goserelin Acetate

【商品名或别名】 醋酸性瑞林,高瑞林,诺雷德,Zoladex

【分类】 化学:促黄体素激动剂类。治疗学:激素类抗肿瘤药。妊娠分类:X。

【指征和剂量】 主要用于治疗晚期前列腺癌、绝经前及绝经期乳腺癌、晚期转移性乳腺癌。也可用于子宫内膜异位症。

上腹部皮下注射，3.6 mg，每 4 周 1 次，3～6 次为 1 疗程。

剂量调整：肝肾功能不全者或老年患者不必调整剂量。

【制剂】 微囊注射剂：每支 3.6 mg(诺雷德)。

【药动学】 本品的生物利用度很高，每 4 周皮下注射 1 次即可以保持有效作用浓度，而无组织蓄积，其蛋白结合能力很差。在肾功能正常的情况下，$t_{1/2}$为 2～4 h，肾功能不全患者的半衰期可以延长。由于每月使用 1 次，上述影响很小，因此没有必要改变用药剂量。另外，对于肝功能不全患者，药动学无明显变化。

【作用机制】 本品系一种合成的促性腺素释放激素(LHRH)的类似物，为 LHRH 的 6 位甘氨酸为 D-丝氨酸取代，10 位甘氨酸为氮杂甘氨酸取代，作用类似亮丙瑞林，对绝经的乳腺癌患者，能直接作用于癌细胞上的 LHRH 受体，长期用药后可使垂体上的 LHRH 受体去敏感化或下调，引起男性睾酮和女性血清雌二醇的下降，从而导致生理性或化学性去势。中断用药上述作用可逆。

【禁忌证】 对 LHRH 类似物过敏者、孕妇、哺乳期妇女均禁用。尿道梗阻或脊髓压迫的男性患者慎用。

【不良反应】 ① 可出现皮疹，常不需中断治疗即可恢复；偶见注射部位的轻度肿胀、淤血。② 男性常见有面部发热、潮红、性欲降低、阳痿、排尿困难、乏力，偶见乳房肿胀和硬结等；前列腺癌患者用药初期可见暂时性骨骼疼痛加剧，可行对症治疗。③ 女性可见潮红、性欲降低、多汗、头晕、头痛、阴道干燥、乳房大小变化等。乳腺癌患者用药初期会有症状加剧。另外，女性可见骨密度降低。④ 少数患者会出现恶心、呕吐、瘙痒、多毛、耳鸣、水肿、体重增加、疲倦、疼痛、抑郁等。⑤ 个别患者可见尿道梗阻和脊髓压迫。

【注意事项】 ① 治疗初期可使肿瘤症状加剧。② 女性患者可引起骨密度降低。③ 由于容易发生尿道梗阻，在治疗的第 1 个月应密切监护患者。如果因尿道梗阻而引起脊髓压迫或肾功能不全发生并恶化，应行适当的治疗。④ 用药期间应采用非激素避孕措施。⑤ 本品男性开始时可以并用氟他胺。

【患者用药指导】 本药须在有经验的临床医师指导下使用。用药初期出现症状加剧告诉医生。女性可见潮红,性欲降低,多汗,一般不需停药。

曲普瑞林 Triptorelin

【商品名或别名】 达菲林,达必佳,Decapeptyl

【分类】 化学：促黄体素激动剂类。治疗学：激素类抗肿瘤药。妊娠分类：X。

【指征和剂量】 主要用于前列腺癌。

每4周皮下注射或肌注 3.75 mg。

【制剂】 注射剂(缓释剂型)：每支 3.75 mg。

【药动学】 皮下给药吸收迅速,15 min 血中浓度达峰值,1 h 达最大效应,半衰期为 12 h。

【作用机制】 本品为合成天然促性腺素释放激素的十肽类似物,为 LHRH 的第 6 个左旋甘氨酸为右旋丝氨酸取代,使其促效作用更为显著及血浆半衰期更长,作用机制同戈舍瑞林。

【禁忌证】 孕妇、对本品任何成分过敏者、已确诊的非激素依赖性前列腺癌患者和已做睾丸切除术者均禁用。

【不良反应】 ① 女性可出现潮热、阴道干燥、性交困难、头痛和虚弱等。② 男性可产生潮红、性欲减退、阳痿,偶见男性乳房发育、睾丸萎缩和失眠。③ 女孩有时出现少量阴道出血。④ 其他可有过敏反应,如发痒、皮疹、高热等,注射部位疼痛等。

【注意事项】 每次注射需要在身体不同部位进行。

【患者用药指导】 本药须在有经验的临床医师指导下使用。

福美坦 Formestane

【商品名或别名】 兰他隆,福美司坦,CGP32349,Lentaron,FMT

【分类】 化学：芳香化酶抑制剂类。治疗学：激素类抗肿瘤药。妊娠分类：不详。

【指征和剂量】 主要用于绝经后晚期乳腺癌,对其他内分泌治疗(如他莫昔芬)无效的患者也有效。

深部肌注：每次 250 mg,用生理盐水 4 ml 稀释后深部肌注,每 2 周 1 次。

剂量调整：肝肾功能不良者,不需调整剂量。

【制剂】 冻干粉针剂：每支 250 mg。

【药动学】 本品肌注后，达最高血药浓度时间为 30～48 h。肌注 250 mg，最高血药浓度为 10～18 μg/ml，起始消除半衰期 2～4 d，终末消除半衰期 10 d。250 mg，隔周 1 次，一般用药 3～4 次后血药浓度达到稳态；本品血浆结合率为 82%～86%，在肿瘤组织的血药浓度高于血液中 5～6 倍。在肝中经葡糖醛酸化作用途径代谢，经肾排泄，尿中排出原型药不足 10%。

【作用机制】 本品为雄烯二酮衍生物，通过与体内芳香化酶底物结合点结合，抑制芳香化酶的活性，阻断在外周组织和癌组织中由雄激素向雌激素的转化，大大减少体内雌激素的量，从而抑制肿瘤生长。

【禁忌证】 绝经前、妊娠及哺乳期妇女禁用，血常规及肝功能异常者慎用。

【不良反应】 常见者有皮肤红、痒、痛、烧灼感。偶有下肢水肿、潮热，恶心，呕吐，肌紧张，喉痛，骨痛，肿瘤处疼痛，注射局部疼痛，等等。此外，尚可出现头昏、头痛、颜面潮红、脱发、皮疹、体重增加、水肿、腹泻、月经失调、停经、阴道出血。长期大量使用可出现视力障碍及白细胞减少、血小板减少等。

【注意事项】 ① 福美坦对软组织转移效果最好，而内脏转移效果最差。② 避免将药物注入血管中，否则有效成分将迅速进入血循环中，在注射后会立即出现以下症状：口苦、面色潮红、心动过速、呼吸困难或眩晕。③ 本品为干燥的冻干块，置充氮瓶中保存。使用前加入 2 ml 生理盐水，即配成微晶悬浮液。

【患者用药指导】 驾车或操纵机器应小心，因偶见报道有头昏、嗜睡或昏睡。

阿那曲唑　Anastrozole

【商品名或别名】 瑞宁得，瑞婷，Arimidex

【分类】 化学：三唑类芳香化酶抑制剂。治疗学：激素类抗肿瘤药。妊娠分类：D。

【指征和剂量】 ① 主要用于绝经后晚期乳腺癌，也用于他莫昔芬及其他抗雌激素疗法仍不能控制的患者。② 也可用于绝经后早期乳腺癌的辅助治疗。

口服：1 mg,qd,可长期服用,直至病情进展或患者出现不可耐受的不良反应。5～10 mg,qd 的用法目前已较少使用。对于早期乳腺癌的推荐给药时间为 5 年。

剂量调整：轻度至中度肾功能损害患者不用调整剂量。轻度肝功能损害患者不用调整剂量。

【制剂】 片剂：每片 1 mg,10 mg。

【药动学】 口服吸收迅速而完全,单次 60 mg,达峰值时间约为 2 h,平均血药峰值浓度为 845 μg/ml,半衰期＞30 h,主要代谢途径为 N-脱烷基化,代谢物主要从尿中排泄,少部分通过胆汁排泄,原型经肾脏排泄不足 10%。

【作用机制】 本品为一强效的三唑类芳香化酶抑制剂,具有选择性,能抑制细胞色素 P450 所依赖的芳香酶,阻止雄甾烷二醇转化为雌酮,从而阻断此激素的生物合成。

【禁忌证】 孕妇、哺乳期妇女、绝经前妇女、对本品过敏或对任何组分过敏者、严重肾功能损害者、中重度肝功能损害者均禁用。

【相互作用】 ① 与雌激素类药物合用,后者可降低本品的疗效。② 他莫昔芬可能降低本品的药理作用,故不应同本品合用。

【不良反应】 ① 胃肠道反应：轻度,表现为恶心(10%～19%)、呕吐、食欲缺乏、腹泻和便秘,发生率每次 1 mg 比每次 10 mg 低。② 中枢神经系统反应：主要表现为乏力(17%)、头痛(13%)、抑郁(11%)、失眠(9%)、头昏(6%)、感觉异常(6%)。③ 肌肉骨骼系统反应：常见,表现为关节炎(14%)、关节疼痛(13%)、骨质疏松(7%)、骨折(7%)、骨痛(5%～11%)和关节病(5%)。④ 泌尿生殖系统反应：尿路感染(6%)、会阴阴道炎(6%)、阴道干燥(2%)、阴道出血(2%)、白带增多(2%),另外还有 5%患者表现为盆腔疼痛等。⑤ 代谢/内分泌系统反应：可发生体重增加、血清胆固醇浓度升高。⑥ 呼吸系统反应：可出现咽炎(6%～12%)、咳嗽(7%～11%)和气短(6%～10%)。⑦ 皮肤反应：可出现皮疹(6%～10%)、多汗(2%～4%),还可表现轻度或中度的皮肤潮红、头发油脂过度分泌。罕见多形性红斑、Stevens-Johnson 综合征、荨麻疹等。⑧ 超过 10%的患者出现潮热,主要为轻至中度。水肿等少见。⑨ 其他：血栓栓塞、血栓性静脉炎、肝功能异常等罕见。

【注意事项】 ① 应用本品治疗乳腺癌期间,不需要进行糖皮质激素或盐皮质激素的替代治疗。② 对停经患者,应注意由于激素平衡的破坏所致闭经者。对于激素状态有怀疑的患者,应通过生化检查的方法确定是否绝经。③ 对中到重度肝损害患者和重度肾损害(肌酐清除率≤20 ml/min)患者,尚无本品的安全性资料。④ 国外报道本品致头痛较他莫昔芬和甲地孕酮更明显。⑤ 由于本品降低了循环中雌激素的水平,故有可能导致骨密度下降。伴有骨质疏松或潜在的骨质疏松风险的妇女,应当在治疗开始以及其后定期进行正规的骨密度检查。应当在适当的时间开始骨质疏松的治疗或预防,并进行仔细监测。⑥ 本品药物过量无特效解毒药,发生药物过量主要以对症治疗为主,神志清醒者可以进行催吐,必要时可进行血液透析治疗。⑦ 尚未在儿童中确定本品的安全性和有效性,因此本品不推荐用于儿童。⑧ 本品为白色薄膜衣片,室温(30℃以下)保存。

【患者用药指导】 ① 本药须在有经验的临床医师指导下使用。② 使用本品可能出现乏力和忧郁症状及嗜睡现象,用药过程中应避免驾车或操作机械。

来曲唑 Letrozole

【商品名或别名】 弗隆,芙瑞,Femara

【分类】 化学:激素类-芳香化酶抑制剂。治疗学:激素类抗肿瘤药。妊娠分类:D。

【指征和剂量】 适用于治疗绝经后雌激素和(或)孕激素受体阳性,或受体状态不明的晚期乳腺癌患者,这些患者应为自然绝经或人工诱导绝经;适用于他莫昔芬或其他抗雌激素药治疗无效的绝经后晚期乳腺癌患者。

口服,2.5 mg,qd,给药治疗直至临床证实肿瘤出现进展或出现不可耐受不良反应。

剂量调整:肝功能和(或)肾功能不全(肌酐清除率≥10 ml/min)患者无须调整剂量。

【制剂】 片剂:每片 2.5 mg。

【药动学】 本品经口服后,迅速和完全地由胃肠道吸收,并快速、广泛地分布于组织。平均绝对生物利用度为 99.9%。本品代谢缓慢呈现明显的末端消除,血浆半衰期约为 2 d。口服 2.5 mg/d,2~6 周可达稳态。健康的绝经后妇女,一次服用 2.5 mg 后,结果发现本品对血清雌酮和雌二醇的抑制达基础水平的 78%,服药后 48~78 h 抑制作用最强。口服 0.1~

5 mg/d,在绝经后的晚期乳腺癌患者中也获得了类似的结果,抑制率可达95%。而且在整个治疗周期内,雌激素一直处于被抑制状态。

【作用机制】 来曲唑是一种选择性的、非甾体类三氮唑衍生物,对芳香化酶具有选择性和竞争性的强效抑制作用。在人胎盘线粒体标本中,本品比氨鲁米特或福美坦更有效。大鼠子宫的测定结果表明,本品是芳香化酶的强效抑制剂。

【禁忌证】 绝经前妇女、孕妇或哺乳期妇女、严重肝功能受损者均禁用,对活性药物和(或)任意一种赋形剂过敏者也禁用。严重肾功能受损者慎用。

【相互作用】 ① 来曲唑似乎不会对经 CYP3 A4 酶代谢的药物产生影响,但这些药物可能会影响 CYP3A4 酶对来曲唑的生物转化。② 与西咪替丁和华法林不会产生显著的药物相互作用。③ 与三氧苯胺(20 mg/d)合用后,血浆来曲唑水平平均下降 38%,来曲唑对三氧苯胺的血浆浓度没有影响。④ 目前还没有来曲唑与其他抗肿瘤药物合用的临床经验的资料。

【不良反应】 ① 全身反应:疲乏(11%)、胸痛(8%)、体重减轻(6%)、全身痛(5%)、虚弱(5%)等。② 消化系统:恶心(15%)、便秘(9%)、呕吐(7%)、腹泻(7%)、食欲减退(4%)、腹痛(4%)。③ 心脑血管系统:热潮红(18%)、周围性水肿(5%)、高血压(5%),另外偶见周围性血栓形成事件、心血管事件、脑血管事件等。④ 骨骼肌肉系统:骨骼肌疼痛(20%)、背痛(17%)、关节痛(14%)。⑤ 中枢神经系统:头痛(8%)、失眠(6%)。⑥ 呼吸系统:呼吸困难(14%)、咳嗽(11%)等。⑦ 其他:脱发/头发稀薄(5%)、乳腺切除术后的淋巴水肿(7%),另外病毒感染、乳房痛等少见。

【注意事项】 ① 与早期的芳香化酶抑制剂不同,本品具高度的特异性,它并不降低肾上腺皮质激素水平,因此,应用本品无须补充糖皮质激素和盐皮质激素。此外,对血浆雄激素浓度的研究表明,抑制雌激素生物合成不会造成雄激素前体的蓄积。而且,体内 LH、FSH 和孕酮水平均不受本品的影响,甲状腺功能也未受影响。② 本品疗效显著高于甲地孕酮,并有延长治疗失败时间的倾向;很多醋酸甲地孕酮组患者出现严重不良反应(心血管病变和血栓栓塞症),患者体重比以前增加约 10%,而来曲唑组患者耐受性较好,只有轻微、短暂的不良反应,未见有血液或生化方面的毒性。本品优于他莫昔芬。FDA 已通过该药作为乳癌晚期的一线治疗药物。③ 本品对芳香化酶的抑制作用比以往使用的药物更强,而且无诱发毒不良反应的危险。④ 严重肝功能不全者，其全身血药浓度和药物的终末半衰期接近健康志愿者的 2 倍，因此应对这些患者严密观察，这类患者无重复用药的临床经验。⑤ 来曲唑不能应用于儿童，老年患者无须调整剂量。⑥ 对于来曲唑过量，目前尚无特殊治疗，治疗应为全身性和支持性的。

【患者用药指导】 ① 本药须在有经验的临床医师指导下使用。② 同时进食可轻度降低来曲唑的吸收速率，但对其 AUC 无影响。因此可以进食前、后或同时服用。③ 本品一般不会影响驾驶或操纵机器的能力。但是由于在应用来曲唑过程中可观察到用药相关的疲乏和头晕，因此应提醒患者其驾驶车辆或操纵机器的能力和(或)注意力可能下降。

依西美坦 Exemestane

【商品名或别名】 阿诺新，可怡，速莱，依斯坦，优可怡，尤尼坦，Aromasin，Exemstane

【分类】 化学：6-亚甲基雄甾-1,4-二烯-3,17-二酮。治疗学：激素类抗肿瘤药。妊娠分类：D。

【指征和剂量】 用于治疗雌激素和(或)孕激素受体阳性的绝经后晚期乳腺癌。也用于他莫昔芬治疗后病情进展的绝经后晚期乳腺癌患者。

口服：25 mg，qd，直至疾病进展或患者出现不可耐受的不良反应。

剂量调整：轻度肝肾功能不全者不需调整剂量。

【制剂】 片剂：每片 25 mg。胶囊剂：每粒 25 mg。

【药动学】 本品口服吸收迅速，口服生物利用度为 42%；高脂肪餐后，可使其血浆浓度上升约 40%。绝经后乳腺癌女性患者对药物的吸收较健康绝经女性快，二者达峰时间分别为 1.2 h 和 2.9 h。本品在各组织中广泛分布，其血浆蛋白结合率为 90%。本品的代谢率广泛，主要通过 6-亚甲基的氧化和 17-酮基的还原进行代谢，代谢产物无活性或对芳香酶活性抑制较弱，其代谢物主要从尿和粪中排泄，各占 40%左右，尿中排出的原型药物低于给药量的 1%。本品的平均终末半衰期为 24 h。中或重度肝肾功能不全者，单次口服本品后的 AUC 较健康志愿者高 3 倍。

【作用机制】 本品为一种不可逆性甾体芳香酶灭活剂，结构上与该酶的自然底物雄烯二酮相似，为芳香酶的伪底物。通过抑制芳香酶来阻止雌激素生成，从而影响绝经后激素依赖性乳腺癌细胞的生长。

【禁忌证】 对本品或本品内赋形剂过敏者、孕妇、哺乳期妇女、儿童均禁用。绝经前妇女一般不用。心血管疾病、高脂血症(脂血症)、胃肠道疾病以及中、重度肝肾功能不全者均慎用。

【相互作用】① 本品不可与雌激素类药物合用,后者对本品的药效作用有抵消作用。② 虽然强效的 CYP3 A4 抑制剂酮康唑对本品的药动学无改变,但不排除已知的 CYP3 A4 诱导剂降低血浆中依西美坦水平的可能性,因此用药时仍需注意。

【不良反应】① 主要不良反应有恶心、口干、便秘、腹泻、头晕、失眠、皮疹等。② 其他不良反应有疲劳、发热、水肿、疼痛、呕吐、腹痛、食欲增加、体重增加、高血压、抑郁、焦虑、呼吸困难、咳嗽等。③ 实验室检查可出现淋巴细胞减少、ALT 升高等。④ 本品不良反应主要在依西美坦治疗的前 10 周内出现,仅有 3%的患者由于不良反应终止治疗,而后期因不良反应而中止治疗者仅为 0.3%。⑤ 本品国外不良反应与国内报道不同,请参考相关资料。

【注意事项】① 用药前应检查促黄体素(LH)、促卵泡素(FSH)和雌二醇水平。② 长期治疗期间应定期检查血常规、肝肾功能及血脂。③ 高脂饮食可促进本品的吸收,使其血药浓度增加约 42%。④ 老年患者用药无特别的注意事项。⑤ 过量服用依西美坦可使其非致命性不良反应增加。药物过量时无特殊解毒剂,对症处理,注意观察病情变化。⑥ 本品为白色薄膜衣片,除去包衣后显白色或类白色。遮光,密封,置阴凉处保存。

【患者用药指导】 本品须在有经验的临床医师指导下使用。本品一般不用于绝经前妇女。避免儿童接触本品。

六、生物靶向治疗药

吉非替尼 Gefitinib

【商品名或别名】 易瑞莎,Iressa

【分类】 化学:N-(3-氯-4-氟苯基)-7-甲氧基-6-(3-吗啉丙氧基)喹唑啉-4-胺。治疗学:酪氨酸激酶抑制剂抗肿瘤药。妊娠分类:D。

【指征和剂量】 ① 推荐用于表皮生长因子受体(EGFR)突变的非小细胞肺癌的一线治疗。② 适用于既往接受过化学治疗的局部晚期或转移性非小细胞肺癌(NSCLC)的二线或三线治疗。既往化学治疗主要是指铂类和紫杉醇类。

口服，成人推荐剂量为 250 mg，qd，空腹或与食物同服。持续用药直到疾病进展或出现不能耐受的毒性反应。

剂量调整：当患者出现不能耐受的腹泻或皮肤不良反应时，可通过短期暂停治疗解决，一般最多 14 d，随后恢复 250 mg/d 的剂量。

【制剂】 薄膜衣片：每片 250 mg。

【药动学】 本品口服给药后，血浆峰浓度出现在给药后的 3～7 h，平均吸收生物利用度为 59%。进食对其生物利用度影响不明显。主要与血清蛋白及 α-1 酸性糖蛋白结合，与血浆蛋白结合率近 90%，在体内组织分布广泛。主要在肝内由 P450 同工酶（CYP3A4）代谢，目前已证实有 3 个生物转化的位点，有 5 种代谢产物，主要代谢产物为氧-去甲基吉非替尼，其活性仅为吉非替尼的 7%。主要通过粪便排泄，约 4%通过肾脏以原型和代谢物的形式清除。

【作用机制】 本品是苯胺喹唑啉衍生物，是一种选择性 EGFR 酪氨酸激酶抑制剂，与酪氨酸激酶结合后，可以抑制肿瘤的生长、转移，抑制血管生成，并可增加肿瘤细胞的凋亡。在动物试验或体外研究中已证实，吉非替尼可提高化疗、放疗及激素治疗的抗肿瘤活性。

【禁忌证】 已知对该活性物质或该产品任一赋形剂有严重过敏反应者禁用。

【相互作用】 ① 与可升高胃 pH 值的药物合用，如与雷尼替丁、西咪替丁等 H_2 受体拮抗剂合用，可以影响本品的吸收，可以降低本品的血浆浓度，从而降低本品的疗效。其他可以升高胃 pH 值的药物也可能影响吉非替尼的吸收和疗效。② 伊曲康唑、酮康唑、克霉唑、利托那韦等有效抑制 CYP3A4 活性的药物与本品合用，可以升高吉非替尼的 AUC，可达 80%左右。③ 与利福平、苯妥英、卡马西平、巴比妥类或贯叶连翘（俗称圣约翰草）等 CYP3A4 诱导剂合用，可增加吉非替尼的代谢并降低其血浆浓度。④ 与美托洛尔合用，可以升高后者的血药浓度。同样，与其他 CYP2D6 酶代谢底物合用，可能会升高它们的血药浓度。⑤ 与华法林合用，有增加出血的风险。

【不良反应】 发生率 20%以上的不良反应有腹泻、皮疹、瘙痒、皮肤干燥和痤疮，其中腹泻与皮疹最常见，一般见于服药后 1 个月内，通常是可逆性的。余下不良反应多低于 10%。另外，大约 8%的患者会出现严重的不良反应，然而需要停止治疗者仅为 1%。

① 胃肠道反应：腹泻最常见，主要为Ⅰ度，少见中度，偶见严重腹泻伴脱水者(剂量限制性，常发生在超过 700 mg/d 时)。其余可见恶心、厌食、口腔黏膜炎、呕吐等，以及继发于腹泻、恶心、呕吐或厌食引起的脱水，它们均为Ⅰ～Ⅱ度不良反应。② 皮肤及附件：皮疹最常见，主要为Ⅰ～Ⅱ度，表现多为泡状突起、脓疱性，有时可在红斑的基础上伴皮肤干燥发痒。常见指甲异常。极罕见中毒性表皮坏死松懈症、多形性红斑以及过敏反应，包括血管形水肿和荨麻疹。③ 呼吸系统：常见呼吸困难等。日本报道间质性肺病发生率较高，约为 2%，而其他国家报道约为 0.3%，但发生间质性肺炎患者约有 33%可致命。伴有原发性肺纤维化、间质性肺炎、肺尘埃沉着病、放射性肺炎或药物诱导性肺炎的患者死亡率较高。④ 骨髓抑制：常见Ⅰ度贫血，中性粒细胞和血小板减少少见。鼻出血和血尿少见。在服用华法林的一些患者中出现 INR 升高及(或)出血事件。⑤ 眼毒性：可见结膜炎和睑炎，多为Ⅰ度。角膜糜烂少见，为可逆性，有时伴异常睫毛生长。角膜脱落、眼部缺血或出血极罕见。⑥ 肝脏毒性：常见肝功能异常，主要为无症状性的轻度或中度转氨酶升高。⑦ 其他：常见乏力，多为Ⅰ度；轻度脱发、体重下降、外周性水肿、胰腺炎等少见。

【注意事项】 ① 本品对亚裔、女性、肺腺癌、不吸烟者有效率高，在应用本品时需要注意。有条件者，在口服本品前行 EGFR 突变位点检测，对治疗有指导价值。② 建议口服本品期间，不使用升高胃中 pH 值的药物，因为这些药物可以减低本品的 AUC。③ CYP3A4 诱导剂可以增加本品的代谢，同时或在本品之前用药，建议将本品用量提高至 500 mg/d。④ 与华法林合用，应定期监测 INR 和凝血酶原时间。⑤ 若患者出现急性的呼吸困难，伴有咳嗽、低热、呼吸道不适及动脉血氧下降，应停止本品治疗，及时查明病因，根据具体情况而行进一步处理。若为间质性肺炎，不再应用本品。发生间质性肺炎患者，可在短期内症状加重，甚至出现死亡。间质性肺炎患者的放射学检查常显示肺浸润或间质有毛玻璃样阴影。⑥ 建议定期检查肝功能，肝转氨酶轻中度升高的患者应慎用本品。如果肝转氨酶升高加重，应考虑停药。⑦ 目前无本品服用过量的特异性治疗方法，只能对症处理。⑧ 本品为褐色、椭圆形、双凸面、薄膜衣片，于 30℃以下保存。

【患者用药指导】 ① 在有经验的肿瘤医生指导下用药。② 本品应放于儿童接触不到之处。③ 出现任何眼部症状，严重或持续的腹泻、恶心、呕吐或厌食等，及时与医生联系。④ 治疗期间，可出现乏力，对驾驶及操纵机器能力可有影响,禁止驾驶及操纵机器。

厄洛替尼 Erlotinib

【商品名或别名】 特罗凯,盐酸厄洛替尼,Erlotinib Hydrochloride,Tarceva

【分类】 化学:N-(3-乙炔苯基)-6,7-双(2-甲氧乙氧基)-4-喹啉胺盐酸盐。治疗学:酪氨酸激酶抑制剂抗肿瘤药。妊娠分类:D。

【指征和剂量】 ① 推荐用于EGFR突变的非小细胞肺癌的一线治疗。② 用于局部晚期或转移的非小细胞肺癌的二线或三线治疗。③ 用于治疗胰腺癌。④ 其他实体瘤也可以试用。

口服,150 mg/d,持续用药直到疾病进展或出现不能耐受的毒性反应。

剂量调整:确诊为间质性肺炎,则停药。严重腹泻洛哌丁胺无效或出现脱水的患者,需要剂量减量和暂时停止治疗。严重皮肤反应的患者也需要剂量减量和暂时停止治疗。CYP3A4强抑制剂如阿扎那韦、克拉霉素、伊曲康唑、酮康唑等药物同时应用时,应考虑剂量减量。出现严重的肝功能异常应考虑减量或暂停用药。如果必须减量,厄洛替尼应该每次减少50 mg。

【制剂】 片剂:每片25 mg,100 mg,150 mg。

【药动学】 口服本品150 mg剂量时的生物利用度大约为60%,用药后4 h达到血浆峰浓度。食物可显著提高其生物利用度,使之达到几乎100%。吸收后大约93%与白蛋白和α1酸性糖蛋白(AAG)结合,半衰期大约为36.2 h,7~8 d达到稳态血浆浓度。主要通过CYP3A4代谢清除,少量通过CYP1A2和肝外同工酶CYP1A1代谢。清除率与年龄之间无明显相关性。吸烟者的清除率增高24%。口服100 mg剂量后,可以回收到91%的药物,其中在粪便中为83%(1%剂量为原型),尿液中为8%(0.3%剂量为原型)。

【作用机制】 厄洛替尼的抗肿瘤作用机制尚未完全明确,与抑制和EGFR相关的细胞内酪氨酸激酶的磷酸化有关。对其他酪氨酸激酶受体是否有特异性抑制作用尚未完全明确。

【禁忌证】 对本品及其成分过敏者禁用。

【相互作用】 ① 同时使用CYP3A4强抑制剂如阿扎那韦、克拉霉素、印地那韦、伊曲康唑、酮康唑、奈法唑酮、奈非那韦、利托那韦、沙奎那韦、泰利霉素、醋竹桃霉素(TAO)和伏立康唑等药物时可能出现严重的不良反应。② 与CYP3A4和CYP1A2抑制剂环丙沙星联合应用时,也可能出现严重不良反应。③ 治疗前使用 CYP3A4 诱导剂利福平可减少本品的 AUC,可达 66%。④ 其他 CYP3A4 诱导剂,如利福布汀、利福喷丁、苯妥英、卡马西平、苯巴比妥等也可能对本品有影响,应尽可能避免应用这些药物。⑤ 吸烟可能会降低厄洛替尼的血浆浓度,建议吸烟者戒烟。

【不良反应】 ① 胃肠道反应: 腹泻为最常见的不良反应之一,发生率约为 54%,Ⅲ～Ⅳ度腹泻为 6%,腹泻出现中位时间为 12 d。其他胃肠道反应有恶心(为 33%)、呕吐(为 23%)、腹痛(为 11%),虽然发生率稍高,但极少见Ⅲ～Ⅳ度不良反应。② 皮肤、皮下组织及黏膜反应: 皮疹也为最常见的不良反应之一,发生率为 75%,Ⅲ～Ⅳ度为 9%,皮疹出现中位时间为 8 d。另外,皮肤瘙痒为 13%,皮肤干燥为 11%,口腔炎为 17%,几乎均为Ⅰ～Ⅱ度。③ 代谢与营养障碍: 食欲减退为主,发生率约为 52%,Ⅲ～Ⅳ度为 9%。④ 呼吸系统反应: 呼吸困难与咳嗽常见。前者发生率为 41%,其中Ⅲ～Ⅳ度为 28%;后者发生率为 33%,Ⅲ～Ⅳ度为 4%。特别需注意的是约有 0.8%患者发生严重的间质性肺病(ILD),重者可导致死亡。ILD 包括: 肺炎、间质性肺病、闭塞性细支气管炎、肺纤维化、急性呼吸应激综合征和肺渗出。症状发生于治疗后 5 d 至 9 个月,甚至更长时间,中位发生时间为 47 d。多数患者常有混杂因素导致 ILD 发生,如之前有化疗、放疗,原有实质性肺疾病、肺转移或肺部感染。当有新出现的、难以解释的肺部症状,例如呼吸困难、咳嗽、发热等,需进行检查评价。一旦诊断 ILD,应停止继续使用本品,并采取适当治疗。⑤ 全身不适: 乏力最明显,发生率为 52%,其中 18%为Ⅲ～Ⅳ度。⑥ 感染: 约 24%患者出现感染,其中 4%为Ⅲ～Ⅳ度。⑦ 眼毒性: 以结膜炎、干燥性角结膜炎较常见,发生率均约为 12%,为Ⅰ～Ⅱ度。⑧ 肝脏毒性: 可引起无症状的肝转氨酶升高。

【注意事项】 ① 至少在进食前 1 h 或进食后 2 h 服用。无证据表明进展后继续治疗能使患者受益。② 由于治疗前使用 CYP3A4 诱导剂利福平可减少厄洛替尼 AUC,若先用利福平,则上调本品的每日口服剂量,超过 150 mg/d。停止利福平或其他诱导剂时,本品口服剂量下降至 150 mg/d。尽量不用利福平,或用其可替代药物。③ 腹泻通常可用洛哌丁胺控制。④ 患者出现新的急性发作或进行性的肺部症状,如呼吸困难、咳嗽和发热,应暂停厄洛替尼治疗,进行诊断评估。如果确诊是 ILD(间质性肺病),则应停用厄洛替尼,并给予适当的治疗。⑤ 应定期复查肝功能,肝功能损害常为暂时性的或伴有肝转移。⑥ 有报道同时应用华法林的患者,可发生胃肠道出血,因此注意同时服用华法林或其他抗凝剂的患者应监测凝血酶原时间。⑦ 本品宜25℃环境下保存。15～30℃之间亦可接受。

【患者用药指导】 ① 本品必须在有此类药物使用经验的医生指导下使用。② 本品应放于儿童接触不到之处。③ 服药期间出现严重或持续的腹泻、恶心、呕吐、食欲差,出现难以解释的气促或咳嗽、眼部刺激症状等,及时与医生联系。④ 患者出现皮疹等不良反应,可能与本品相关。

埃克替尼 Icotinib

【商品名或别名】 凯美纳

【分类】 化学：4-[(3-乙炔基苯基)氨基]-喹唑啉并[6,7-b]-12-冠-4 盐酸盐。治疗学：酪氨酸激酶抑制剂抗肿瘤药。妊娠分类：D。

【指征和剂量】 用于晚期非小细胞肺癌二线治疗。

口服,成人推荐剂量为125 mg,tid,空腹或与食物同服。持续用药直到疾病进展或出现不能耐受的毒性反应。

剂量调整：当患者出现不能耐受的皮疹、腹泻等不良反应时,可暂停(1～2周)用药直至症状缓解或消失;随后恢复125 mg(1片),tid的剂量。氨基转移酶轻度升高的患者可继续服药但应密切监测;对氨基转移酶升高比较明显的患者,可暂停给药并密切监测氨基转移酶,当氨基转移酶恢复正常后可恢复给药。对不同年龄和性别等患者血药浓度资料分析的结果显示患者的血药浓度不受年龄和性别等因素的影响,故不推荐根据年龄和性别调整剂量。

【制剂】 每片125 mg。

【药动学】 本品口服后吸收迅速,组织分布广泛。单次口服125 mg,达峰时间在0.5～4 h,平均 C_{max} 为(1 400±547.52) ng/ml,平均 $AUC_{0\sim last}$ 为(3.4±1.21)h·mg/L。平均血浆半衰期约为6 h,口服7～11 d后达到稳态,没有明显的蓄积。本品主要通过细胞色素P450单加氧酶系统的CYP2C19和CYP3A4代谢。空腹和餐后服用埃克替尼,总的血浆清除率分别为46 L/h和22 L/h。主要通过粪便与尿液排泄(79.5%),其中粪便排泄占74.7%。排出形式以代谢产物为主(81.4%),原型药物占18.6%。

【作用机制】 本品是一种高效特异性的EGFR酪氨酸激酶抑制剂,可选择性抑制EGFR及其3个突变体,与酪氨酸激酶结合后,可以抑制肿瘤的生长、转移,抑制肿瘤血管生成,并可增加肿瘤细胞的凋亡。

【禁忌证】 已知对该活性物质或该产品任一赋形剂有严重过敏反应者禁用。

【相互作用】 本品主要通过细胞色素 P450 CYP2C19 和 CYP3A4 代谢。当与 CYP2C19 诱导剂(如氨鲁米特)、CYP3A4 诱导剂(如奈夫西林、奈韦拉平、苯巴比妥和利福霉素类)或 CYP2C9 底物(如华法林)、CYP3A4 底物(钙通道阻断剂、那格列奈)同时使用时,应注意潜在的药物相互作用。

【不良反应】 Ⅲ期临床试验(ICOGEN)最常见不良反应为皮疹(39.5%)、腹泻(18.5%)和转氨酶升高(8.0%),绝大多数为Ⅰ～Ⅱ级,一般见于服药后1～3周内,通常是可逆性的,无须特殊处理,可自行消失。

【注意事项】 ① 在应用本品前,建议行 EGFR 突变位点检测,对治疗有指导价值。② 现在尚不清楚过量服用本品可能产生的症状,也没有针对服用过量本品的特异性治疗方法。在Ⅰ期临床试验中,部分患者服用剂量达400 mg,tid时,不良反应(主要是皮疹和腹泻)的发生率和严重程度均增加。对于服用药物过量引起的不良反应应给予对症治疗,特别是严重腹泻应给予及时的治疗。③ 对于晚期 NSCLC 患者,本品的安全性和耐受性良好,其特性与另外两种 EGFR-TKI 吉非替尼和厄洛替尼类似,安全性相似甚至可能更具优势。④ 目前尚无针对特殊人群包括老年、儿童、孕妇或肝肾功能不全患者的临床研究结果。⑤ 建议定期检查肝功能,特别是在用药的前一个月内。⑥ 治疗期间应密切监测间质性肺病发生的迹象,如果患者出现新的急性发作或进行性加重的呼吸困难、咳嗽,应中断本品治疗,立即进行相关检查。当证实有间质性肺病时,应停止用药,并对患者进行相应的治疗。吸烟、较差的体力状态(PS≥2)、在 CT 扫描上正常肺组织覆盖范围≤50%、距非小细胞肺癌诊断时间较短(<6个月)、原有间质性肺炎、年龄较大(≥55岁)、伴有心脏疾病等患者使用本品治疗时应谨慎。

【患者用药指导】 ① 在有经验的肿瘤医生指导下用药。② 患者出现新的急性发作或进行性加重的呼吸困难、咳嗽,严重或持续的腹泻、恶心、呕吐或厌食等情况,请立刻就医。③ 应提醒驾驶员及操纵机器者,在本品治疗期间,可出现乏力的症状。④ 本品应放置于儿童接触不到之处。

甲苯磺酸索拉非尼 Soraferib Tosylate

【商品名或别名】 多吉美,索拉非尼(soraferib),Nexavar

【分类】 化学:4-[4-[3-[4-氯-3-(三氟甲基)苯基]脲基]苯氧基]-

N2-甲基吡啶-2-羧酰胺-4-甲苯磺酸盐。治疗学：抗信号传导类抗肿瘤药。妊娠分类：D。

【指征和剂量】 ① 用于治疗不能手术的晚期肾细胞癌，主要为透明细胞癌。② 可用于肝癌等多种实体瘤。

口服，400 mg，bid，一直用药至疾病进展或患者不能临床受益或出现不可耐受的不良反应。

剂量调整：出现药物不良反应，可以降低给药剂量为 400 mg，qd 或隔日 1 次。老年患者无须调整剂量，轻度至中度的肝肾功能损害均无须调整剂量。Ⅱ级皮肤不良反应，需降低剂量，或中断治疗，Ⅲ级皮肤不良反应，建议终止治疗。

【制剂】 片剂：每片 200 mg。

【药动学】 与口服溶液相比，甲苯磺酸索拉非尼片剂的相对生物利用度为 38%～49%；高脂饮食可使本品生物利用度降低 29%。与单剂量相比，重复给药 7 d 可以达到 2.5～7 倍的蓄积，给药 7 d 后，血药浓度达到稳定。口服后本品达峰值时间约为 3 h，平均消除半衰期为 25～48 h，血浆蛋白结合率为 99.5%。本品主要通过肝脏代谢酶 CYP3A4 介导的氧化作用代谢，还可通过 UGT1A9 介导的进行葡萄糖苷酸化代谢。目前已知本品有 8 种代谢产物，其中 5 种可在本品达到稳态后的患者血浆中检测到。本品约 51%以原型代谢，40%以代谢物方式随粪便排泄，另有 19%以葡萄糖苷酸化代谢产物随尿液排泄。

【作用机制】 本品是多种激酶抑制剂，在体外可以抑制多种存在于细胞内和细胞表面的激酶，包括 RAF 激酶、血管内皮生长因子受体-2(VEGFR-2)、血管内皮生长因子受体-3(VEGFR-3)、血小板衍生生长因子受体-β(PDGFR-β)、KIT 和 FLT-3 等。本品可以通过抑制 RAF/MEK/ERK 信号传导通路，直接抑制肿瘤生长，也可以通过抑制 VEGFR 和 PDGFR 而阻断肿瘤新生血管的形成，间接抑制肿瘤细胞的生长，具有双重抗肿瘤效应。

【禁忌证】 对本品或药物的非活性成分有严重过敏症状的患者禁用。有活动性出血倾向者，如胃肠道出血等，应慎用。

【相互作用】 ① 与利福平、苯妥英、卡马西平、巴比妥类或贯叶连翘(俗称圣约翰草)等 CYP3A4 诱导剂合用，可增加索拉非尼的代谢并降低其血浆浓度。② 与 CYP3A4 抑制剂合用，如酮康唑，无资料支持有相互作用，比较安全。③ 与华法林合用,INR无明显改变,但仍需要监测INR。④ 本品为CYP2C9的竞争性抑制剂,与CYP2C9底物,如塞来昔布、双氯芬酸、吡罗昔康、舍曲林、甲苯磺丁脲等合用,可能会升高这些底物的血药浓度,因此需密切观察,及早发现严重不良反应。⑤ 与阿霉素或依立替康合用,此二者AUC分别增加21%和26%~42%,虽对其增加的临床意义暂时不清楚,但建议与上述两种药物合用时应注意密切观察。

【不良反应】 最常见的不良反应为皮疹、腹泻、脱发和手足综合征。总的Ⅲ度不良反应约为31%,Ⅳ度为7%。须特别注意不同人群的不良反应频率不同,可能相差很大,总体上亚洲人群的不良反应程度较欧美人群轻。总结如下。

① 胃肠道反应:常见的有腹泻、恶心、呕吐、便秘、口腔炎、消化不良、吞咽困难等。不同人群发生率不同,如欧美以腹泻为最常见,发生率约为38%,其中Ⅲ度为2%,无Ⅳ度不良反应。而日本人群中以便秘为最常见,发生率约为10.3%,而腹泻发生率仅为6.9%。不常见的胃肠道反应有胃食管反流、胃炎等。② 皮肤及皮下组织异常:很常见的有皮疹、脱发、手足综合征、瘙痒、红斑,常见的有皮肤干燥、剥脱性皮炎、痤疮、脱屑,而湿疹、多形性红斑不常见。其中欧美人群的脱发发生率明显高于亚洲人群。③ 血液和淋巴系统:欧美人群中很常见的有淋巴细胞减少,常见的有白细胞减少、中性粒细胞减少、贫血、血小板减少。而亚洲人群中血液和淋巴系统异常发生率很低,与欧美人群明显不同。④ 营养与代谢异常:常见的有厌食、低磷血症,少见的有低钠血症、脱水等。但亚洲人群中低磷血症很少见。⑤ 血管与心脏:很常见的不良反应有高血压、出血,常见的有面红,高血压危象、心肌缺血、心肌梗死等少见。但亚洲人群中出血很少见。⑥ 神经精神异常:常见的有头痛、外周感觉神经异常、抑郁等。⑦ 呼吸系统:声嘶、鼻出血等异常少见。⑧ 实验室检查:常见淀粉酶、脂肪酶升高,少见AST、ALT、LDH、GGT升高,少见低白蛋白血症、INR异常、凝血功能异常等。⑨ 其他:常见有耳鸣、疲劳、虚弱、发热、疼痛、关节痛、肌痛、体重减轻等,少见胰腺炎、超敏反应(包括皮肤反应和荨麻疹)、甲状腺功能低下、毛囊炎、感染、勃起功能障碍、男性乳房发育等。

【注意事项】 ① 定期监测血常规,对既往曾给予放疗和化疗的患者,更应注意。本品可能有诱发血小板减少的风险。② 建议口服本品后的前6周内每周检测1次血压,对于既往有高血压病史者更应注意血压变化。

③ 对于感染患者在应用本品前宜先进行相关治疗，控制感染后再考虑口服本品。曾经感染过带状疱疹、单纯疱疹等疱疹病毒或者有其他病毒感染既往史的患者，在口服本品后，其感染有复发的可能。④ 由于本品可能增加患者出血的风险，合用华法林治疗时，应定期检查 INR。⑤ 本品不宜进行肌注。⑥ 本品宜在进食 1 h 前或进食 2 h 后服药，也可伴低脂、中脂饮食服用。以一杯温开水吞服。推荐空腹口服。⑦ 皮疹与手足综合征多在口服本品后 6 周内出现，局部用药可减轻症状。高血压用常规降压药物即可，给药后高血压仍严重者，需停药。⑧ 目前无本品服用过量的特异性治疗方法，只能对症处理。⑨ 本品需低于 25℃保存。

【患者用药指导】 在有经验的肿瘤医生指导下用药。若有高血压病史，请及时告知医生。本品应放置在儿童触不到的地方。

曲妥珠单抗 Trastuzumab

【商品名或别名】 赫赛汀，Herceptin

【分类】 治疗学：单克隆抗体。妊娠分类：D.

【指征和剂量】 本品适用于治疗人类表皮生长因子受体-2（HER2）过度表达的转移性乳腺癌。与紫杉醇联合治疗未接受过化疗的转移性乳腺癌，可作为一线治疗方案；单一药物治疗用于已接受过 1 个或多个化疗方案的转移性乳腺癌，可作为二线治疗方案。

标准剂量：作为单一药物，建议本品初次负荷量为 4 mg/kg，90 min 内静脉输入。应观察患者是否出现发热、寒战或其他输注相关症状。停止输注，这些症状可改善，待症状消失后可继续输注。维持剂量：建议每周本品用量为 2 mg/kg。如初次负荷量可耐受，则此剂量可于 30 min 内输完。一直用到疾病进展或患者出现不可耐受的不良反应。

剂量调整：临床试验中未减量使用过曲妥珠单抗。在可逆的化疗导致的骨髓抑制过程中患者仍可继续使用本品，是否减少或持续使用化疗药剂量需特别指导。

【制剂】 每个包装包括 1 小瓶含 440 mg 曲妥珠单抗的药粉，1 小瓶含苯乙醇的 20 ml 灭菌注射水。

【药动学】 对转移性乳腺癌的研究表明，每周 1 次，短时间静脉输入 10 mg、50 mg、100 mg、250 mg 和 500 mg 曲妥珠单抗的药动学呈剂量依赖性。随着剂量水平的提高，平均半衰期延长，消除率下降。在临床试验中，使用了曲妥珠单抗 4 mg/kg 的首次负荷量和 2 mg/kg 每周维持量,观察到其平均半衰期为 5.8 d(1～32 d),在 16～32 周时,曲妥珠单抗的血浆浓度达到稳定状态,平均谷浓度约 75 μg/ml。曲妥珠单抗的体内分布在不同亚群患者中均无变化。

【作用机制】 曲妥珠单抗是一种重组 DNA 衍生的人源化单克隆抗体,选择性地作用于 HER2 的细胞外部位而影响 HER2 介导的信号传导。另外,本品可以诱导抗体依赖的细胞介导的细胞毒反应(ADCC)的作用,杀伤肿瘤细胞。

【禁忌证】 对曲妥珠单抗或其制剂其他成分过敏的患者禁止使用。

【相互作用】 ① 使用聚氯乙烯或聚乙烯袋未观察到可使本品失效。② 5%葡萄糖溶液可使本品出现凝固。③ 本品不可与其他药混合或稀释。

【不良反应】 总的不良反应发生率>5%。① 输液相关症状：第一次输注本品时,约 40%患者会出现通常包括寒战和(或)发热等的症候群。这些症状一般为轻或中度,很少需停药,可用解热镇痛药如对乙酰氨基酚或抗组胺药如苯海拉明治疗。具体症状和(或)体征包括：恶心、呕吐、疼痛、寒战、头痛、眩晕、呼吸困难、低血压、皮疹和乏力。这些症状在以后的输入本品过程中很少出现。② 血液毒性：单独使用本品治疗的患者中,血液学毒性反应很少出现。WHO 分级Ⅲ级的白细胞减少、血小板减少和贫血的发生率<1%。未见 WHO Ⅳ级的血液学毒性反应。③ 心血管系统：临床试验中观察到使用本品治疗的患者中有心功能不全的表现。在单独使用本品治疗的患者中,中至重度心功能不全(NTHA 分级 HI/IV)的发生率为 6.0%～8.8%。可有心血管扩张。④ 呼吸系统反应：哮喘,咳嗽稍多,呼吸困难,鼻出血,肺部疾病,胸腔积液,咽炎,鼻炎,鼻窦炎。皮肤：瘙痒,皮疹。⑤ 消化系统反应：反胃,便秘,腹泻,腹痛,消化不良,胃肠胀气,恶心,呕吐。在单独使用本品时,约 12%发生Ⅱ～Ⅲ度肝毒性反应,其中 60%的患者其肝毒性与肝转移癌进展相关。单独使用本品治疗的患者中 27%发生腹泻。⑥ 神经系统毒性：焦虑,抑郁,眩晕,失眠,感觉异常,嗜睡。⑦ 其他：未见Ⅲ～Ⅳ度肾毒性反应;可表现意外损伤,乏力,背痛,胸痛,寒战,发热,感冒样症状,头痛,感染,颈痛,疼痛,关节痛,肌肉疼痛,周围水肿,等等。

【注意事项】 ① 用本品治疗必须在治疗方面很有经验的内科医生的监测下进行。② 在使用本品治疗的患者中观察到有心脏功能减退的症状和体征,如呼吸困难,咳嗽增加,夜间阵发性呼吸困难,周围性水肿,S3 奔马律或射血分数减低。与本品治疗相关的充血性心衰可能相当严重，并可引起致命性心衰、死亡、黏液栓子脑栓塞。特别是在本品与蒽环类药（多柔比星或表柔比星）和环磷酰胺合用治疗转移性乳腺癌患者中，观察到中至重度的心功能减退。在治疗前就有心功能不全的患者需特别小心。本品治疗前后应对心脏进行监测和功能评比。若患者出现临床显著的左室功能减退应考虑停用本品。约 2/3 有心功能减退患者因有症状被治疗，大多数治疗后症状好转。治疗通常包括利尿药、强心苷类药和（或）血管紧张素转换酶抑制剂类药。绝大多数用本品治疗临床有效的有心脏症状和表现的患者继续每周使用本品，并未产生更多的临床心脏异常情况。③ 在灭菌注射水中，苯乙醇作为防腐剂，它对新生儿和 3 岁以下的儿童有毒性。当本品用于已知对苯乙醇过敏的患者时，本品应用注射用水重新配制。每瓶仅供单次使用，其他未用的部分应丢弃。④ 目前建议本品不用于孕期妇女，除非对孕妇的潜在好处远大于对胎儿的潜在危险。本品治疗期间应避免母乳喂养。⑤ 儿童用药：＜18 岁患者使用本品的安全性和疗效尚未明确。⑥ 药物过量：人体临床试验中未使用过量曲妥珠单抗。未尝试使用单剂量＞10 mg/kg。⑦ 本品请勿静推。⑧ 每瓶注射用曲妥珠单抗应由同时配送的 20 ml 灭菌注射用水稀释，配好的溶液可以多次使用，其曲妥珠单抗的浓度为 2 mg/ml，pH 值约 6.0。配制成的溶液为无色至淡黄色的透明液体。注射用水（非同时配送）也可以用于单剂量输液准备。其他液体不能用于配制溶液。根据曲妥珠单抗初次负荷量为 4 mg/kg 或维持量为 2 mg/kg 计算所需溶液体积如下：

所需溶液体积＝［体重（kg）×剂量（4 mg/kg 负荷量或 2 mg/kg 维持量）］/21（mg/ml，配置好溶液的浓度）

所需的溶液量从小瓶中吸出后加入 250 ml 的 0.9％NaCl 输液袋中，5％的葡萄糖液不可使用。将输液袋轻轻翻转混匀，防止气泡产生。所有用药均应在使用前肉眼观察有无颗粒产生或变色。一旦输液被配好即应马上使用，如果在无菌条件下稀释的，可在 2～8℃冰箱中保存 24 h。⑨ 本品用配套提供的灭菌注射用水溶解后在 2～8℃冰箱中可稳定保存 28 d。配好的溶液中含防腐剂，因此可多次使用。28 d 后剩余的溶液应弃去。如果注射用水中不含防腐剂，则配好的曲妥珠单抗溶液应该马上使用。不要把配好的溶液冷冻起来。含 0.9％NaCl 的配好的曲妥珠单抗输注液，可在聚氯乙烯或聚乙烯袋中 2～8℃条件下稳定保存 24 h。30℃条件下,稀释后的溶液最长可稳定保存 24 h。但由于稀释后的曲妥珠单抗不含有效浓度的防腐剂,配置和稀释后溶液最好还是保存在 2～8℃冰箱内。从微生物学角度看输注液应马上使用。除非稀释是在严格控制和证实为无菌条件下进行的,否则稀释后的溶液不能保存。⑩ 活性成分:每瓶含浓缩曲妥珠单抗粉末 440 mg,为白色至淡黄色冻干粉剂,配制成溶液后为无色或淡黄色澄清或微乳光色溶液,可供静脉输注。溶解后曲妥珠单抗的浓度为 21 mg/ml。溶剂为灭菌注射用水,含 1.1%苯乙醇作为防腐剂,为无色液体。赋形剂有 L-盐酸组氨酸、L-组氨酸、α,α-双羧海藻糖、聚氧乙烯醇脂肪酸酯 20。

【患者用药指导】 ① 在专科医师指导下使用,注意药品有效期。② 药品应存放于小孩接触不到处。

贝伐珠单抗 Bevacizumab

【商品名或别名】 安维汀,阿瓦斯汀,Avastin

【分类】 组成:贝伐单抗,去水海藻糖,磷酸钠,吐温 20。治疗学:单克隆抗体类抗肿瘤药。妊娠分类:D。

【指征和剂量】 ① 联合以氟尿嘧啶为基础的化疗方案一线治疗转移性结直肠癌。② 联合化疗用于非小细胞肺癌、卵巢癌、胆管癌等的治疗。③ 也可试用于其他实体瘤,如前列腺癌、食管癌、转移性乳腺癌、转移性肾癌、头颈部肿瘤等。④ 可用于复发性、难治性急性粒细胞白血病(AML)的治疗。

转移性结直肠癌的推荐剂量为 5 mg/kg,每 2 周静注 1 次,直至疾病进展。治疗其他肿瘤的剂量一般为 5～10 mg/kg。

剂量调整:目前尚不明确。

【制剂】 注射剂:每瓶:100 mg/4 ml,400 mg/16 ml。

【药动学】 静脉给药本品剂量为 0.1～10.0 mg/kg,平均清除率为 2.75～9.29 ml/(kg·d),平均分布容积 3.26 L,起始相及消除相的半衰期分别为 1.85 d 和 18.6 d,预测达到稳态的时间为 100 d。每 2 周接受单剂量本品 10 mg/kg,本品的清除受体重、性别及肿瘤本身的影响。根据人群用药资料,没有发现稳态血药浓度与患者的年龄、性别之间有相关性。

【作用机制】 本品是一种重组人源化的单克隆 IgG1 抗体,与人类血管内皮生长因子(VEGF) 高亲和力结合,从而抑制新生血管的形成,减少肿瘤的血供、氧供和其他营养物质的供应而抑制肿瘤生长。

【禁忌证】 对本品或其制剂任何成分过敏者禁用。胃肠道穿孔、伤口裂开、近期发生过出血、明显出血、大手术后 28 d 之内者均禁用。有高血压、出血、血栓栓塞、蛋白尿病史或肾病综合征患者均慎用。

【相互作用】 与非甾体消炎药、阿司匹林、华法林等合用,需注意可能增加出血风险,合用或并用需要注意剂量调整。

【不良反应】 本品最常见的不良反应有高血压、出血、血栓和蛋白尿。需要注意可发生胃肠穿孔/伤口并发症、出血、高血压危象、肾病综合征、充血性心力衰竭等致命性不良反应。以下总结的不良反应,不排除与联合化疗有关。① 骨髓抑制:表现为白细胞减少,可表现为严重不良反应。② 胃肠道反应:常见的有腹泻、恶心、呕吐、食欲下降、口腔炎、便秘、腹痛,其中严重的有腹泻。可以出现致命性不良反应,如胃肠道穿孔或伴有腹腔内脓肿、消化道出血等。本品和 IFL 静推的化疗联用时,胃肠穿孔的发生率为 2%。罕见肠梗阻、肠坏死、肠系膜静脉闭塞等。③ 心血管反应:常见的有高血压,可以表现为严重不良反应,可以出现高血压危象、充血性心力衰竭、心肌梗死。在 10 mg/kg 剂量组中高血压的发生率较低剂量组更常见,有原发性高血压史者更易引起高血压。④ 皮肤及皮下组织反应:常见的有剥脱性皮炎。⑤ 呼吸系统反应:常见的有上呼吸道感染、鼻出血、呼吸困难、咽喉痛。严重的可偶见肺血管栓塞。⑥ 肾脏毒性:可有蛋白尿等,严重的可出现肾病综合征等。⑦ 其他:常见的有虚弱、乏力、疼痛、头痛等。严重的可见乏力、疼痛、伤口并发症、出血、深静脉血栓、腹内血栓等。罕见的严重不良反应有多浆膜炎、低钠血症等。

【注意事项】 ① 应用本品须注意可能出现胃肠穿孔。特别是治疗过程中患者出现腹痛,应考虑胃肠穿孔的可能。胃肠穿孔,有时伴有腹腔内脓肿,可发生在应用本品的全过程,但和使用时间的长短没有相关性。若出现胃肠穿孔,则本品应永久停用。② 患者出现需要医疗干预的伤口开裂,也应永久停用本品。考虑本品影响伤口愈合/伤口开裂,对于本品治疗后需要间隔多长时间再进行选择性手术,目前还没有定论。③ 对于非小细胞肺癌中的鳞癌患者,与化疗联合,约 31%患者发生严重或致命出血,而腺癌仅有 4%,单独化疗则无一例发生。④ 本品可使患者发生脑血栓、心肌梗死等风险增加,在临床应用时需特别注意。⑤ 本品应在手术 28 d 以后使用,且伤口应完全愈合。⑥ 使用时需用 0.9%氯化钠注射液 100 ml 稀释,不能用葡萄糖注射液溶解。本品不能静推,第1次静滴应在化疗后,滴注时间应超过90 min。第1次滴注耐受性好,第2次静滴时间应超过60 min。若仍然耐受好,以后滴注时间超过30 min即可。⑦ 由于本品为基因重组产品,必须储存在原包装内,于2~8℃下冷藏,不能冷冻,不能摇动,避光保存。

【患者用药指导】 ① 应在有经验的肿瘤医生指导下用药。② 本品可能出现致命的不良反应。③ 治疗过程中出现急性腹痛,及时与医生联系。

西妥昔单抗 Cetuximab

【商品名或别名】 爱必妥(Erbitux),C-225

【分类】 成分:西妥昔单抗、磷酸二氢钠、磷酸氢二钠、氯化钠。治疗学:单克隆抗体类抗肿瘤药。妊娠分类:D。

【指征和剂量】 ① 与伊立替康联合用药治疗表达表皮生长因子受体(EGFR)、经含伊立替康治疗失败的转移性结直肠癌。也可作为转移性结直肠癌的一线治疗用药。② 可用于治疗头颈部癌。③ 可用于其他恶性实体瘤,如非小细胞肺癌、胃癌、卵巢癌、食管癌等。④ 可试用于难治性肿瘤,如胰腺癌。

本品每周给药1次,初始剂量为400 mg/m^2,其后的每周给药剂量为250 mg/m^2,一直持续给药至疾病进展或出现不可耐受的不良反应。可以采用双周方案,单次剂量为400 mg/m^{2}或500 mg/m^2。

剂量调整:发生严重超敏反应需停药。发生Ⅰ~Ⅱ级皮肤不良反应,无须调整剂量,发生Ⅲ级皮肤反应,剂量调整见下表:

发生Ⅲ级皮肤反应的次数	处理建议
首次发生	中断治疗,若能缓解到Ⅱ级,继续治疗,不必调整剂量,若不能,则停药
第2次发生	再次中断治疗,当缓解到Ⅱ级,从200 mg/m^{2}开始,若不能,则停药
第3次发生	再次中断治疗,当缓解到Ⅱ级,从150 mg/m^{2}开始,若不能,则停药
4次或4次以上	永久停用

【制剂】 注射剂:每瓶100 mg/50 ml。

【药动学】 本品静滴每周 5～500 mg/m^{2}时，表现出剂量依赖性的药动学。当本品 400 mg/m^{2}滴注 2 h 后，平均分布容积大致与血容量相同，平均 C_{max}为(185±55)μg/ml，平均消除率为 0.022 L/(h·m^2)，本品在靶剂量时具有较长的清除半衰期($t_{1/2}$)，为 70～100 h。本品单药治疗的血清浓度在 3 周后达到稳态，第 3 周时平均浓度为 155.8 μg/ml，第 8 周为 151.6 μg/ml；相应的平均谷浓度分别为 41.3 μg/ml 和 55.4 μg/ml。

【作用机制】 本品可与表达于正常细胞和多种癌细胞表面的 EGFR 特异性结合，与 EGFR 的结合能力高出内源配体 5～10 倍。两者特异性结合后，通过对与 EGFR 受体结合的酪氨酸激酶(TK)的抑制作用，阻断细胞内信号转导途径，从而抑制肿瘤细胞的增殖，并诱导其凋亡。本品与 EGFR 结合后，可进一步诱导 EGFR 内吞从而导致受体数量的下降。本品可以靶向诱导 ADCC(抗体依赖的细胞介导的细胞毒作用)作用于肿瘤细胞。

【禁忌证】 对本品曾有严重超敏反应(Ⅲ～Ⅳ级)者禁用本品。孕妇及未采取避孕措施者、哺乳期妇女均慎用。

【相互作用】 与依立替康合用，两者的安全性互不影响。尚未进行本品与其他药物的相互作用的人体研究。

【不良反应】 本品耐受性好，不良反应大多可耐受，最常见的是痤疮样皮疹、疲劳、腹泻、恶心、呕吐、腹痛、发热和便秘等。① 皮肤及皮下组织：为剂量依赖性，很常见，80%以上患者可能发生皮肤反应，其中约 15%表现严重，主要为粉刺样皮疹，其次为指甲病(甲床炎)。多发生在治疗的第 1 周内。也可表现为皮肤干燥、裂伤和感染等。② 呼吸系统：25%终末期结直肠癌患者出现呼吸困难，其中老年患者、体能状况低下或伴有肺部疾患者，呼吸困难的发生率较高，有严重症状出现。很少见肺间质疾病、肺栓塞。③ 免疫系统异常：约 5%出现超敏反应，约 2.5%为严重反应。轻度表现为发热、寒战、恶心、皮疹和呼吸困难等，重者表现为急性气道阻塞、低血压等。④ 眼部疾病：约 5%发生结膜炎。⑤ 骨髓抑制：少数可发生白细胞计数减少。⑥ 其他：输液反应、低镁血症、败血症、肾衰竭和脱水等。

【注意事项】 ① 既往建议在经验丰富的试验室监测 EGFR，目前不再要求监测 EGFR。② 本品可以单药治疗，也可以与其他化疗药物、放疗或其他靶向治疗药物联合应用。本品可使用输液泵、重力滴注或注射泵经一串连过滤器(孔径为 0.2 μm 或 0.22 μm)进行静脉给药。滴注快结束时必须给予无菌的生理盐水冲洗输液管。建议初次滴注时间为 120 min，随后每周给药的滴注时间约为 60 min。③ 在用药过程中及用药结束后 1 h 内,需密切监测患者的状况,并必须配备复苏设备。首次滴注本品之前,必须给予抗组胺药治疗,建议给予异丙嗪或苯海拉明,建议在随后每次给本品之前都对患者进行抗组胺药治疗。使用本品前应进行过敏试验,静注本品 20 mg,并观察 10 min 以上,结果呈阳性的患者慎用,但阴性结果并不能完全排除严重过敏反应的发生。本品常可引起不同程度的皮肤毒性反应,此类患者用药期间应注意避光。④ 本品单药治疗和本品与伊立替康联合治疗的患者中,分别有 5%和 10%的患者因不良反应退出,临床需要注意,不支持与西妥昔单抗肯定相关。⑤ 约 3%患者出现严重的超敏[和(或)输液]反应,而致死率低于 0.1%。其中 90%发生于第 1 次应用时,以突发性气道梗阻、荨麻疹和低血压为特征。因部分输液反应发生于后续用药阶段,故应在密切监护下用药。若发生轻至中度输液反应时,可减慢输液速度和(或)给予抗组胺药物;若发生严重的输液反应,需立即停止输液,静注肾上腺素、糖皮质激素、抗组胺药物,并给予支气管扩张剂及输氧等治疗。出现严重输液反应者应禁止再次使用本品。建议体能状况低下或伴有心肺疾病者应特别注意。⑥ 皮疹处理:建议金银花煎水外用,联合润肤霜。对于痤疮样皮疹,必要时可以考虑联合抗生素。⑦ 在使用本品期间如发生急性发作的肺部症状,应立即停用,查明原因。若确系肺间质疾病,则禁用并进行相应的治疗。⑧ 研究发现女性患者的药物清除率较男性低 25%,但疗效和安全性相近,无须根据性别调整剂量。⑨ 在本品对儿童患者的安全性尚未得到确认前,不建议儿童应用。老年患者无须调整剂量,但 75 岁以上者的用药经验有限。⑩ 本品仅对肝肾功能正常者进行了研究,对于其他情况的经验不足,需临床医生特别注意,若进行其他研究,必须向患者讲清楚,并取得同意。⑪ 建议治疗过程中监测血清镁,必要时应补充镁。⑫ 本品不可与其他药物混合给药。⑬ 本品为注射用液,无色,可能含有与产品相关的白色可见的无定形颗粒。使用前请勿振荡、稀释。

【患者用药指导】① 本品必须在有使用抗肿瘤药物经验的医生指导下用药。② 本品有超敏反应延迟发生的可能性,若出现超敏反应症状须立即联系医生。③ 若发生与治疗相关的症状而影响患者的注意力和反应,建议在症状消退前不要驾车或操作机器。④ 患者若在哺乳期,建议在使用本品治疗期间和最后一次用药后 1 个月内不要哺乳。

重组人血管内皮抑制素 Recombinant Human Endostatin

【商品名或别名】 恩度，重组人血管内皮抑制素注射液，Endostar

【分类】 成分：重组人血管内皮抑制素，醋酸钠，冰醋酸，甘露醇等。治疗学：抗血管生成类抗肿瘤药物。妊娠分类：不详。

【指征和剂量】 ① 推荐本品联合NP化疗方案用于治疗初治或复治的Ⅲ/Ⅳ期非小细胞肺癌患者。② 本品可用于肝癌、神经内分泌肿瘤等其他肿瘤。③ 本品可试用于上述肿瘤以外的其他肿瘤。

本品与NP化疗方案联合给药时，在治疗周期的第1～14日，7.5 mg/m^2(1.2×10^5 U/m^2)，qd，连续给药14 d，休息1周，再继续下一周期治疗。通常可进行2～4个周期的治疗。推荐在患者能耐受的情况下可适当延长本品的使用时间，直至疾病进展或临床不能证实患者可受益。

剂量调整：目前尚缺临床资料。

【制剂】 每支15 mg/3 ml(2.4×10^5 U/支)，预灌封注射器包装，PVC吸塑泡罩密封。

【药动学】 在30～210 mg/m^{2}剂量范围内，本品在正常人体内呈近似线性药动学，可以用线性模型预测不同剂量、滴注速率和时间的血药浓度。滴注速率、时间和总剂量均可影响AUC和峰浓度水平。其末端消除半衰期($t_{1/2}$)为10 h左右，全身清除率为2.8 L/(h·m^2)左右。肿瘤患者每日2 h内静滴本品，连续28 d，个体间药时曲线差异性很大。谷浓度随给药次数增加有持续增高的趋势，总剂量和滴注次数可影响峰浓度和谷浓度水平。

【作用机制】 本品为血管生成抑制类药物，通过抑制形成血管的内皮细胞迁移来达到抑制肿瘤新生血管的生成，阻断肿瘤细胞的营养供给，从而达到抑制肿瘤增殖或转移目的。

【禁忌证】 对本品或其组分过敏者，或对大肠杆菌表达的其他制剂过敏者均禁用。严重肝、肾、心、肺功能障碍者禁用。轻度心、肾功能不全者，过敏体质或对蛋白类生物制品有过敏史者，有记录的充血性心力衰竭病史、高危性不能控制的心律失常、需药物治疗的心绞痛、临床明确诊断心瓣膜疾病、心电图提示严重心肌梗死病史以及顽固性高血压者均慎用。

【相互作用】 ① 与阿霉素类有心脏毒性的化疗药物合用，可能加重心脏毒性，应尽可能避免合用。② 与其他有心脏毒性的药物也建议避免合用。③ 对于和其他药物的相互作用，目前尚不清楚。

【不良反应】 ① 心脏毒性：为常见不良反应，给药初期可出现轻度疲乏、胸闷、心慌,绝大多数不良反应经对症处理后可以好转,不影响继续用药,极个别病例因上述症状持续存在而停止用药。心脏不良反应发生率约为6.38%,主要不良反应表现为用药后第2~7天内发生心肌缺血,多为Ⅰ~Ⅱ度,多为可逆性,不影响本品的继续使用,少部分需要对症治疗。需要注意约有2.1‰的患者因心脏反应而停止治疗。其他常见的心脏不良反应有窦性心动过速、轻度ST-T改变、房室传导阻滞、房性期前收缩、偶发室性期前收缩等,常见于有冠心病、高血压病史患者。② 消化系统反应:偶见腹泻,肝功能异常,主要包括无症状性转氨酶升高,黄疸,主要为轻度及中度,罕见重度。此不良反应均为可逆,轻度患者无须对症处理,中、重度经减缓滴注速度或暂停药物使用后适当对症处理可缓解,仅有少数病例需对症治疗,但通常不影响药物的继续使用。③ 皮肤及附件:过敏反应表现为全身斑丘疹,伴瘙痒。此不良反应为可逆,暂停使用药物后可缓解。可有发热、乏力,多为轻中度。

【注意事项】 ① 本品可在化疗前、后,或与化疗同时给药。② 本品推荐剂量为7.5 mg/m²,目前临床上有建议采用15 mg;另外,已有临床研究采用12.5 mg/m²或15 mg/m²。③ 有严重心脏病史的老年肿瘤患者,应在医师严密观察下应用。④ 本品尚未在孕妇及哺乳期妇女中使用,也未进行动物生殖毒性研究,需要时应在医师严密观察下使用。本品尚无儿童患者用药研究资料,确实需要用药时,应在医生指导下使用。⑤ 由于临床用药经验较少,在应用该药过程中,仍需密切注意药物的不良反应。既往用药过程中,未观察到与药物不良反应相关的死亡病例。目前,尚无更大使用剂量的临床使用数据资料,若剂量过大出现不良反应,请根据临床具体情况而处理。⑥ 人体可能对本品产生抗体,建议给药1个月后检测抗体,以后每月1次。虽然有抗体产生,但目前未证实该抗体对本品生物活性的影响。⑦ 在临床使用时,应注意勿与可能影响本品酸碱度的其他药物或溶液混合使用。⑧ 临用时将本品加入250~500 ml生理盐水中,匀速静滴,滴注时间3~4 h。⑨ 本品为无色澄明液体,pH值为5.5±0.5,如遇有浑浊、沉淀等异常现象,则不得使用。本品于2~8℃避光保存和运输。

【患者用药指导】 本药须在有经验的临床医师指导下使用。若为哺乳期妇女,应用本品前应停止哺乳。

重组人 p53 腺病毒注射液 Recombinant Human Ad-p53 Injection
【商品名或别名】 今又生,Gendicine

【分类】 成分：重组人 p53 腺病毒注射液等。治疗学：抗肿瘤药物。妊娠分类：不详。

【指征和剂量】 ① 与放疗联合可用于现有治疗方法无效的晚期鼻咽癌的治疗。② 也可用于头颈部肿瘤、肺癌、乳腺癌等的治疗，也可用于胸、腹腔转移性肿瘤等的治疗。③ 在患者及家属的强烈要求下，经医生同意、并共同签署知情同意书的前提下，本品可用于全身各主要系统恶性实体瘤的治疗。④ 目前建议的用药途径有：瘤内注射：可在直视、影像引导、内窥镜直视下进行，建议瘤组织内多点注射。肿瘤直径≥4 cm 者，用生理盐水稀释至 4 ml 后注射；若<4 cm 者，则稀释至 2 ml。胸、腹腔灌注：先抽出适量的胸腔积液、腹水，根据病情，用适量生理盐水稀释，通常稀释至 100～1 000 ml后灌注，并采取合适体位使药液与患处充分接触；动脉介入：通过动脉插管给药，用生理盐水稀释到 100 ml，30 min 给药完毕；静脉给药：用生理盐水 100 ml 稀释，30 min 给药完毕。⑤ 本品可以单药治疗；也可以与放疗、化疗、手术、热疗、放化疗等联合治疗，前中联合治疗，建议放疗前 72 h 给药或遵医嘱；联合化疗，建议与化疗药物至少间隔 2 h 使用；联合手术，术前、术中、术后均可局部注射。

常规治疗每周 1 次，每次 1 支(1×10^{12} VP)，4 周为 1 个疗程，建议使用 2 个疗程以上。

剂量调整：目前尚无该方面的临床资料。若增加剂量，需取得患者同意。

【制剂】 每支 1×10^{12} VP 2 ml，西林瓶包装。

【药动学】 本品局部或全身注射后 1 h 内，即可进入肿瘤细胞。注射后 3 h，*p53* 基因即开始表达，并生成 P53 蛋白质；12 h 表达率为 47%，第 3 日达到高峰，第 5 日降至 30%，14 d 内仍可检出。3 周后，进入细胞的重组腺病毒 DNA 即被降解。静注可引起广泛的组织分布，肝脏分布最多，其次是肺脏。肿瘤局部注射则主要分布在局部，在其他组织和器官的分布难以检出，未发现从尿、粪、胆汁中排泄。

【作用机制】 本品由 5 型腺病毒载体 DNA 和人 *p53* 肿瘤抑制基因重组，并形成有活性的基因工程重组腺病毒颗粒，可特异地引起肿瘤细胞程序性死亡，或者使肿瘤细胞处于严重冬眠状态，而对正常细胞无损伤。*p53* 肿瘤抑制基因可调节细胞 G1－S 期生长，防止细胞癌变；具有上调多种抗癌基因和下调多种癌基因的活性，并有抑制血管内皮生长因子(VEGF) 基因和药物多抗性(MDR)基因表达的作用,从而使其抑癌效应瀑布性增强。另外,高表达的 P53 蛋白质能有效刺激机体的特异性抗肿瘤免疫反应,局部注射可吸引 T 淋巴细胞等肿瘤杀伤性细胞聚集在瘤组织。

【禁忌证】 对本品过敏者,孕妇和哺乳期妇女,全身感染、发热等存在中毒症状患者均禁用。

【相互作用】 勿与有效的抗病毒药物同时使用。

【不良反应】 本品主要不良反应自限性发热常见,发生率约为 31.2%,为Ⅰ～Ⅱ度,体温多为 37.5～39.5℃;若出现体温过高,患者自觉不适,可酌情使用一般退热药处理。偶见恶心、呕吐。

【注意事项】 ① 本品疗效与肿瘤细胞 *p53* 基因的状态没有明确的联系,因此一般无须进行 *p53* 基因和蛋白表达的检测。② 本品若采用瘤内注射给药,需要充分考虑肿瘤转移的可能性。③ 操作时注意防护,按照预防一般传染病防护即可,尽可能防止药液产生泡沫或飞溅出来。若发生手、脸等皮肤及物品污染,请立即用 75%乙醇擦拭,再用清水冲洗。若飞溅入眼、口、鼻等部位,立即用清水反复冲洗。④ 该品属缺陷性重组腺病毒,在体内对细胞只发生一次性感染,不能繁殖,使用安全性高,不会导致人群传染和环境污染。⑤ 用前临时从－20℃取出,待完全融化后,轻轻摇匀,尽量勿使药液沾染瓶盖。⑥ 本品为淡白色澄明液体,－20℃以下低温保存,防止反复冻融。

【患者用药指导】 本品须在有经验的临床医师指导下使用。本品应用过程中出现发热,请及时与医生联系。

七、金属络合物及其他

顺铂 Cisplatin

【商品名或别名】 顺氯氨铂,顺式二氨二氯铂,DDP,PDD

【分类】 化学:铂类。治疗学:金属络合物类抗肿瘤药。妊娠分类:D。

【指征和剂量】 ① 对非精原细胞性生殖细胞癌及睾丸癌疗效显著。对骨肉瘤疗效较好。② 对肺癌、胃肠道肿瘤、卵巢癌、膀胱癌、乳腺癌疗效良好。③ 也可用于绒癌、子宫内膜癌、子宫颈癌等其他生殖系统肿瘤。④ 对头颈部癌(鼻咽癌、甲状腺癌、喉癌等)、肾盂输尿管肿瘤、恶性淋巴瘤、软组织肉瘤、前列腺癌、神经母细胞肿瘤、恶性黑色素瘤也有一定疗效。

⑤ 常用于恶性胸腔积液、腹水等。

静滴：每次 20～30 mg，或 15～20 mg/(m^2 · d)，溶于生理盐水 250～500 ml 中静滴，连用 5 d 为 1 周期，一般 3～4 周重复；30 mg/m^2，qd，连用 3 日为 1 周期，可适当水化。大剂量，80～120 mg/m^2，每 3～4 周 1 次。胸腹腔注射：胸腔，30～60 mg，每 7～10 d 注射 1 次；腹腔每次可用 100～160 mg。动脉注射：20～30 mg，溶于生理盐水 20～30 ml 中插管推注，连用 5 d 为 1 周期，间隔 3 周可重复。动脉灌注主要用于头颈部肿瘤。

剂量调整：根据血常规调整剂量。

【制剂】 注射剂：每支 10 mg，20 mg，30 mg，50 mg。

【药动学】 本品口服无效，仅能通过静脉、动脉或腔内给药，静注后迅速分布于全身各组织，在肝、肾、卵巢、子宫、大小肠及皮肤中分布最多，18～24 h 后肾内积蓄最多，脾、胰、心、肌肉中较少，脑组织中最少，肿瘤组织无选择性分布。在血浆中清除呈双相，开始血浆半衰期为 25～49 min，分布后血浆半衰期为 58～73 h。90％与血浆蛋白等结合，主要从尿中排出，排泄较慢，1 d 内尿中排出 19％～34％，4 d 内尿中仅排出 25％～44％。腹腔给药时腹腔器官的药物浓度较静脉给药高 2.5～8 倍，这对治疗卵巢癌等有利。

【作用机制】 本品是金属铂的络合物抗肿瘤药，其中心是以二价铂同 2 个氯原子和 2 个氨分子结合的重金属络合物，分子中的铂原子对其抗肿瘤作用具有重要意义。其作用类似于双功能烷化剂，主要作用部位在 DNA 的嘌呤和嘧啶碱基，在 DNA 上形成链内交联、链间交联，破坏 DNA 功能，阻止 DNA 复制，抑制 DNA 合成。对 RNA、蛋白质合成亦有较小程度抑制。顺铂为细胞周期非特异性药物，可能 G_1 期细胞对其最敏感，高浓度时亦抑制 RNA 及蛋白质合成。本品对乏氧细胞有作用，进入人体后可扩散通过带电的细胞膜。另外顺铂可作为生化调变剂而起作用。

【禁忌证】 肾功能损害、严重骨髓抑制、孕妇、哺乳期妇女、对顺铂或其他含铂化合物有过敏史者均禁用。营养状态不良者、手术后体力尚未恢复者慎用。既往有肾脏病史、肾功能不佳或中耳炎者慎用或不用。

【相互作用】 ① 本品可减少 BLM 的肾排泄而增加其肺毒性；与氨基糖苷类抗生素合用可发生致命的肾衰，并可能加重耳毒性；和呋塞米或依他尼酯合用可增加对耳的损害；抗组胺药，吩噻嗪类等可能会掩盖顺铂的耳毒性。硫代硫酸钠、次硝酸铋、乙酰唑胺、丙磺舒、磷霉素等与顺铂联合应用可减轻肾毒性。氨磷汀(Amifostine)可以减轻顺铂的肾毒性、末梢神经毒性,恶心、呕吐及血小板减少等不良反应。② 顺铂可与铝相互作用生成黑色沉淀,不可使用含铝的针头、注射器、套管或静脉装置。③ 顺铂与放疗并用,有放射增敏作用。④ 与环磷酰胺、丙亚胺、异环磷酰胺等合用增效。依托泊苷和顺铂有协同作用。

【不良反应】 ① 肾脏毒性:是常见又严重的限制性毒性反应,呈累积性及剂量相关性。反复用药,肾毒性可能更延长及加重。常发生于给药后7～14 d,主要损害肾近曲小管,病理上可见细胞空泡化、上皮脱落、管腔扩张、出现透明管型,实验室检查出现血中尿酸过多、蛋白尿、血尿、血清肌酐升高等,肾功能改变为肾小球滤过率下降。肾小管的损伤一般剂量下多可逆,剂量过大或用药过频,药物在体内蓄积,则损伤为不可逆,甚至产生肾衰竭,导致死亡。② 神经毒性、耳毒性:中枢神经毒性可出现头痛、痉挛和正常脑压的脑积水;脊髓毒性为 Lhermitte 症,表现颈部屈曲时沿脊柱或四肢产生电极样感觉;少数人表现为视神经炎,感觉异常,味觉丧失;顺铂还可产生药物依赖性末梢神经病。另外外周神经病、体位性低血压及惊厥可在应用顺铂时发生,该现象在延长顺铂用药后发生,症状明显者一般应禁止在此时用顺铂。耳毒性与总量有关,大剂量及反复用药耳毒性明显且可能不可逆,表现为高频听力障碍、听力试验异常,在一些患者表现为头昏、耳鸣、耳聋、高频听力丧失,听力丧失可为单侧、可为双侧等。③ 骨髓抑制:可出现白细胞减少,多发生于剂量超过 100 mg/(m^2 · d)时,血小板减少相对较轻。血中白细胞及血小板下降至最低点一般为 18～23 d,大多数在第 39 d(13～62 d)恢复。贫血发生率也很高,偶见溶血性贫血。④ 胃肠道反应:最常见,几乎所有患者均可发生恶心、呕吐。一般静注 1～2 h 后发生,持续 4～6 h或更长时间,停药后 2～3 d 多可以消失,但也有少数患者持续 1 周以上。CDDP 引起迟发性恶心、呕吐的发生率也较高。也可出现食欲减退、腹泻等。⑤ 过敏反应:在用药后数分钟可出现颜面水肿、喘气、心动过速、低血压等,均曾在过去接触过顺铂的患者中发生,过敏反应处理应用抗组胺药、肾上腺素及氢化可的松有效。⑥ 电解质紊乱:低镁血症相当多发,而低钙血症发生较不频繁,两者同时出现时可发生手足抽搐。也可见明显的低钠、低钾血症。上述电解质紊乱可以很严重,可以持续至治疗后数天。⑦ 其他反应:少数可有视乳头水肿,可引起视力丧失。少数患者出现心电图 ST－T 改变,肝功能损害,高尿酸血症少见,偶见 SIADH 综合征。

【注意事项】 ① 用药前、中、后必须定期检测血常规、尿常规、肝肾功能。特别是应用顺铂前必须测量尿素氮、血清肌酐、肌酐清除率等。② 在使用较大剂量（80～120 mg/m^2）顺铂时，为减轻反应，必须进行水化和利尿。在大剂量顺铂给药前先给生理盐水或葡萄糖溶液 1 000 ml 加氯化钾 20 ml，大剂量顺铂用生理盐水 500 ml 稀释后滴注。顺铂给药前，可先给 20％甘露醇 125 ml，待滴完后再用 125 ml，可用呋塞米等利尿药物。从顺铂给药前 6～12 h 开始，持续至顺铂滴完后 6 h 为止，给予液体量可达 3 000～4 000 ml。当低剂量 CDDP 合用其他具有肾毒性的药物如氨基糖苷类抗生素时，最好也配合水化。对心血管疾病患者，要适当调整水化措施，或改用卡铂。为了减轻顺铂的不良反应，将顺铂等分为 3 d 或 5 d 用药，此时水化液体量可减少。③ 使用顺铂期间的停药指征为：白细胞计数＜3.5×10^9/L，血小板计数＜75×10^9/L；严重的持续性恶心、呕吐；早期肾脏毒性（尿中白细胞：10/高倍视野；红细胞：5/高倍视野；管型：5/高倍视野以上者）；血清肌酐＞186 μmol/L 或尿素氮＞20 mg/dl 者；出现过敏反应者；在用药过程中发现有肾病史、肾功能不良及患有中耳炎的患者。当血清肌酐、尿素氮、白细胞、血小板等恢复到正常水平，一般情况良好，则可重复用药。④ 顺铂具有抗癌谱广，作用强，与多种抗肿瘤药有协同作用，且无交叉耐药等特点，为当前联合化疗中最常用的药物之一。⑤ 恶心、呕吐明显，可选用 5-HT_3受体拮抗剂、甲氧氯普胺、地塞米松等止吐药，严重呕吐应停药。预备肾上腺素、糖皮质激素、抗组胺药，以便急用。为减轻不良反应，用药期间应多饮水。⑥ 顺铂在生理盐水中溶解较慢，可加温 30℃左右振荡以利于溶解，也可选用溶液制剂。⑦ 本品为黄色结晶性粉末，无臭，微溶于水，在水溶液中可逐渐转化为反式并水解。宜避光，室温下保存。

【患者用药指导】 ① 在有化疗经验的肿瘤内科医师指导下用药。② 鼓励患者多饮水。

卡铂 Carboplatin

【商品名或别名】 碳铂，铂尔定，伯尔定，波贝，Paraplatin，CBDCA，CBP

【分类】 化学：铂类。治疗学：金属络合物抗肿瘤药。妊娠分类：D。

【指征和剂量】 ① 适用于治疗晚期上皮来源的卵巢癌，可作为一线或二线方案，卵巢上皮癌单用缓解率为 65％。② 主要用于小细胞肺癌、头颈部鳞癌等。对于小细胞肺癌，单用本品缓解率为 60％；与 VP-16、IFO 合用治疗的总缓解率为78%;头颈部鳞癌单用缓解率为29%。③ 可用于非小细胞肺癌、睾丸肿瘤、膀胱癌、子宫颈癌、胸膜间皮瘤、黑色素瘤及子宫内膜癌等,也可用于消化系统肿瘤,如肝癌等。

① 静滴或静注:推荐剂量为400 mg/m^2,缓慢静注,15~60 min,每3~4周重复,儿童可提高到560 mg/m^2;或者按照AUC计算,每3~4周用1次。② 胸腹腔内注射:其剂量高于静脉内给药。

剂量调整:血肌酐清除率为41~59 ml/min时,剂量可降到250 mg/m^2;血肌酐清除率为16~40 ml/min时,剂量可降到200 mg/m^2;肌酐清除率<16 ml/min患者尚无推荐剂量。对有危险因素的患者(以往用过有骨髓抑制的药物、ECOG2~4或KPS<80),药物剂量减少20%~25%。65岁以上,根据患者体质情况调整剂量。

【制剂】 每支100 mg,150 mg。

【药动学】 本品口服无效,静注后血浆中总铂以及可超滤的游离铂浓度与剂量为线性关系,可超滤的非结合型铂和母体药物的终末消除半衰期分别为6 h和1.5 h。血浆总铂的终末半衰期是24 h。卡铂血浆蛋白结合率仅24%,约87%的血浆铂在给药24 h内与蛋白结合。主要从尿中排出,24 h大约排出所给药的70%。

【作用机制】 本品抗肿瘤作用类似双功能烷化剂,主要作用于DNA的鸟嘌呤的N^{7}和O^{6}原子上,导致DNA链间及链内交联,破坏DNA,阻止其螺旋解链,干扰DNA复制,从而产生细胞毒作用。本品为细胞周期非特异性药物。

【禁忌证】 有严重骨髓抑制者、严重肝肾功能不全者、孕妇及有严重并发症者、对本品或其他铂类制剂及甘露醇过敏者均禁用。禁用于出血性肿瘤。

【相互作用】 ① 避免与其他肾、耳毒性药物联合应用。氨磷汀(Amifostine)可以减轻卡铂的肾毒性、末梢神经毒性,恶心、呕吐及血小板减少等不良反应。② 与其他有骨髓抑制作用的药物合用时必须仔细评估,特别注意药物的剂量和给药时间,以尽可能减少骨髓抑制的累积作用。③ 与放射治疗合用可以起到放疗增效治疗作用。

【不良反应】 ① 骨髓抑制:为剂量限制性毒性,特别见于长期大剂量给药者,常见血小板、血红蛋白、白细胞减少,一般发生在用药后的21 d(卡铂联合化疗为第15 d),停药后3~4周恢复。少数患者可见感染和出血的并发症。② 胃肠道反应：常见，较顺铂轻微，表现为食欲减退、恶心、呕吐；通常在治疗后 24 h 消失，服用止吐药一般可减轻或防治。少见疼痛、腹泻和便秘等。可有肝功能试验异常。③ 肾毒性：在常规剂量下，肾脏毒性并非剂量限制性的，且不需要水化或利尿等预防措施，可见尿素氮、肌酐升高，肌酐清除率下降等。以前肾功能受损的患者，肾毒性的发生率以及严重程度都可能增加。注意卡铂在体内可以蓄积肾脏毒性。④ 神经毒性、耳毒性及头晕等不良反应少于顺铂。外周神经病变的发生率为 4%。⑤ 其他：过敏反应，电解质紊乱如低钠、低钾、低钙、低镁血症。肝、心血管毒性均少见，脱发少见，罕见黏膜炎。偶见变态反应。

【注意事项】 ① 治疗初始和治疗后必须定期检查肾功能、血常规，判断血常规降低的最低点，以便调整下一疗程的剂量。② 使用前先用生理盐水或 5%葡萄糖注射剂 10 ml 溶解，然后用 5%葡萄糖注射剂 250 ml 或者生理盐水稀释，静滴 30 min 或 1 h。使用卡铂时，虽不必水化，但应鼓励患者多饮水，排尿量保持在 2 000 ml/d 左右。③ 本品只静脉给药，应避免漏于血管外。本品易溶解，不需水化、利尿，使用方便；溶解后，应在 8 h 内用完，并避光。④ 本品为白色或类白色粉末，或结晶状粉末，无臭，无味，溶于水，不溶于乙醇、丙醛、乙醚、氯仿，遇光易分解。应避免与铝化物接触，也不宜与其他药物混合滴注。宜室温避光保存。

【患者用药指导】 ① 应鼓励患者多饮水，排尿量保持在 2 000 ml/d 左右。② 本品只能由对化疗药物有经验的医师指导使用，只有具备充分的医疗设施条件，方可进行治疗及处理并发症。③ 妊娠妇女应用本品或妇女使用本品过程中怀孕，应告知患者本品可对胎儿造成潜在性伤害，育龄妇女在使用本品时应告知其避免受孕。

奥沙利铂 Oxaliplatin

【商品名或别名】 乐沙定，艾恒，奥正南，奥铂，草铂，草酸铂，佳乐同泰，二氨基环乙醇铂，L-OHP

【分类】 化学：环已二胺类。治疗学：金属铂类络合物抗肿瘤药。妊娠分类：D。

【指征和剂量】 ① 与氟尿嘧啶和亚叶酸钙(甲酰四氢叶酸)联合作为一线方案用于治疗转移性结直肠癌。② 可用于胃癌、食管癌、胰腺癌、胆囊癌等消化系统肿瘤的治疗，并可作为主要治疗药物之一。③ 对卵巢癌、非小细胞肺癌、头颈部肿瘤、恶性黑色素瘤、乳腺癌、非霍奇金淋巴瘤等有效。

静滴：先用注射用水或5%葡萄糖注射液10～20 ml或20～40 ml溶解冻干粉针剂，再加入5%葡萄糖注射液250～500 ml中静滴。单药或联合治疗，推荐剂量为130 mg/m²，静滴2～6 h，每3周给药1次。也可85 mg/m²，每2周1次。

剂量调整：应以安全性，尤其是神经学的安全性为依据。有轻度肾衰竭的患者中，仅有可过滤性铂的清除减少，而并不伴有毒性的增加，因此并不需要调整剂量；对于中度肾功能不全者，开始治疗时可给予推荐剂量。对于严重肝功能不全者，临床尚未研究，轻至中度肝功能异常者不需要调整剂量。患者在2个疗程之间持续存在疼痛性感觉异常或(和)功能障碍时，本品用量应减少25%；调整剂量后症状仍存在或加重，应停药。对于老年患者没有特殊的剂量调整。可根据患者的耐受程度进行剂量调整。

【制剂】 注射剂：每支50 mg。

【药动学】 以130 mg/m²的剂量连续滴注2 h，其血浆总铂峰值为5.1±0.8 μg/(ml·h)，AUC为189±45 μg/(ml·h)。当输液结束，50%的铂与红细胞结合，50%存在于血浆中，25%的血浆铂呈游离态，另外75%血浆铂与蛋白质结合。蛋白质结合铂的量逐步升高，于给药第5日后稳定于95%水平。药物清除分为两个时相，其消除半衰期约为40 h，多达50%的药物在给药48 h内从尿中排出，第5日时大约有54%药物随尿排出，粪中排出很少。肾功能不全时，奥沙利铂的清除率和体内体积分布均显著下降。

【作用机制】 奥沙利铂的中央铂原子被一草酸和1,2-二氨环已烷包围，呈反式构象，是一个立体异构体；其水溶性为顺铂的8倍，是一种极为稳定的配合物。和其他铂类衍生物一样，它通过产生烷化结合物而作用于DNA，形成链内和链间交联，从而抑制DNA的复制与转录。奥沙利铂与DNA结合迅速，最多15 min；与DNA的结合分为两个时相，其中包括一个4～8 h后的延迟相。复制过程中的DNA合成，其后DNA的分离，RNA及蛋白质的合成均被抑制。奥沙利铂有时间关系，夜间用药毒性低。

【禁忌证】 对铂类衍生物有过敏者，妊娠及哺乳期妇女，在第一个疗程开始前已有骨髓抑制者[中性粒细胞计数<2×10^9/L和(或)血小板<100×10^9/L]，在第一个疗程开始前有周围感觉神经病变伴功能障碍者，有严重肾功能不全者(肌酐清除率<30 ml/min)，均禁用。

【相互作用】 ① 不要与碱性药物或溶液(特别是氟尿嘧啶的碱性溶

液、氨丁三醇)等一起使用,因碱性药物和溶液可引起奥沙利铂降解,应避免配伍。② 勿与盐溶液或含氯的盐溶液混合,禁止用氯化钠溶液稀释奥沙利铂。③ 治疗期间禁止用类固醇药物(用于止吐、抗过敏者除外)。④ 氟尿嘧啶、甲酰四氢叶酸不可与奥沙利铂同时注射。先用奥沙利铂后,再用氟尿嘧啶,则对后者无影响。⑤ 与铝接触后会降解,使用本品时不可用铝制容器。⑥ 已证实红霉素、水杨酸盐、格拉司琼、紫杉醇和丙戊酸钠等不影响奥沙利铂与血浆蛋白的结合。

【不良反应】 ① 骨髓抑制: 白细胞减少、血小板减少及贫血,发生率不高,多为轻、中度。奥沙利铂单药(130 mg/m²,每 3 周重复)使用,很少引起Ⅲ～Ⅳ级骨髓抑制。当与氟尿嘧啶和亚叶酸钙联合应用时,粒细胞减少和血小板减少的发生率高于单用氟尿嘧啶/亚叶酸钙。② 消化系统: 奥沙利铂单药(130 mg/m²,每 3 周重复)可引起恶心、呕吐、腹泻、便秘,但不严重。当奥沙利铂与氟尿嘧啶和亚叶酸钙联合应用时,腹泻和黏膜炎的发生率较单独应用氟尿嘧啶时显著增高。治疗期间,通常可见轻度转氨酶升高。③ 神经毒性: 为剂量限制性、蓄积性,主要表现在外周神经毒性,出现肢体末端感觉障碍或(和)感觉异常,伴有或不伴有痛性痉挛,通常遇冷会激发。发生率为 85%～95%。治疗间歇期,症状通常会减轻,但随着治疗周期的增加,症状也会逐渐加重。严重的功能障碍,表现为行动和书写困难,停药后症状缓解。有时可有口腔周围、上呼吸道和上消化道的痉挛及感觉障碍。④ 皮肤黏膜: 脱发少见,皮肤毒性、注射后不适、局部静脉炎、黏膜炎等罕见。⑤ 其他反应: 罕见变态反应、药物热、耳毒性,无明显肾毒性。单用发热少见,当与氟尿嘧啶合用时,36%患者出现中度发热。

【注意事项】 ① 在每一疗程治疗之前应进行血常规检查、神经学检查,以后应定期监测血常规,特别是与具有潜在性神经毒性的药物联合用药时,更应严密监测奥沙利铂的神经学安全性。② 用于静滴,无须水化。治疗期间,建议给予预防性和(或)治疗性的止吐药物。③ 当出现血液毒性时(白细胞计数$<2.0\times10^9$/L 或血小板计数$<50\times10^9$/L),应推迟下一周期用药,直至恢复。在每一疗程治疗之前应进行血细胞计数和分类检查,在治疗开始之前应进行神经学检查,之后应定期进行。④ 本品需专业人员或经过培训人员配制。接触皮肤后,应立即用大量的水冲洗。如果漏于血管外,必须立即终止给药。⑤ 低温可以导致喉痉挛。如果在 2 h 内滴完奥沙利铂,出现急性喉痉挛,下次滴注时,应将滴注时间延长 6 h。⑥ 不要用含铝

的针头或含铝的注射用具,否则奥沙利铂会降解。⑦ 必须在使用前配置和进一步稀释,必须用规定的溶液来溶解和稀释冻干粉制剂,未稀释不能使用。只有澄清的没有沉淀的溶液才能使用。不要与其他任何药物混合或经同一个输液通道同时使用。奥沙利铂输完后用液体冲洗通道。⑧ 与氟尿嘧啶合用时,奥沙利铂必须先于氟尿嘧啶使用。⑨ 冻干粉室温避光保存。配制好的溶液在 2~8℃和 30℃,其物理和化学稳定性可达 48 h,一般不要超过 24 h。

【患者用药指导】 本品应在具有肿瘤化疗经验的医师的监督下使用。因低温可以导致喉痉挛,故不得用冰水或冷水漱口(包括冰冷食物)。使用本品不要接触冷的物体。患者的呕吐物或排泄物必须妥善处理。

奈达铂 Nedaplatin

【商品名或别名】 鲁贝,奥先达,捷佰舒,N254-S,Aqupla

【分类】 化学:铂类。治疗学:铂类化合物。妊娠分级:X。

【指征和剂量】 ① 主要用于头颈部肿瘤、小细胞肺癌、非小细胞肺癌、食管癌的治疗。② 也可用于膀胱癌、卵巢癌、子宫颈癌、睾丸肿瘤的治疗。

静滴:推荐剂量为 80~100 mg/m^2,每 3~4 周重复。建议老年患者初次用药剂量为 80 mg/m^2。

剂量调整:对骨髓功能低下及肾功能不全和应用过顺铂者,应适当降低本品首次给药剂量。出现骨髓抑制者,延长给药间隔、减少剂量或停药。

【制剂】 每瓶 10 mg。

【药动学】 单次静滴本品 80 mg/m^2 后,血浆中铂浓度呈双相性减少,$t_{1/2}\alpha$ 为 0.1~1 h,$t_{1/2}\beta$ 为 2~13 h,AUC 随给药量增大而增大。本品在血浆内主要以游离形式存在,在肾脏及膀胱分布较多,组织中浓度高于血浆中浓度。本品的排泄以尿排泄为主,24 h 尿中铂的回收率为 40%~69%。

【作用机制】 奈达铂为顺铂类似物,与 DNA 结合的方式与顺铂相同。在细胞内,甘醇酸酯配基上的醇性氧与铂之间的键断裂,水与铂结合,导致离子型活性物质或水合物的形成。断裂的甘醇酸酯配基变得不稳定并被释放,也可产生多种离子型物质并与 DNA 结合,抑制 DNA 复制,产生抗肿瘤活性。

【禁忌证】 有明显骨髓抑制及严重肝、肾功能不全者,对其他铂类制剂及右旋糖酐过敏者,以及孕妇、可能妊娠及有严重并发症者均禁用。听力损害、骨髓轻度抑制、肝肾功能轻度不全者,合并感染和水痘者以及老年患者等慎用。

【相互作用】 ① 本品与烷化剂、抗代谢药、植物碱类、抗生素类等抗肿瘤药联合应用，或与放疗并用时，骨髓抑制作用可能增强。② 与氨基糖苷类抗生素及盐酸万古霉素合用时，对肾功能和听觉器官的损害可能增加。

【不良反应】 ① 骨髓抑制：为主要不良反应，为剂量限制性毒性，表现为血常规中三系减少，发生频度目前不明，0.1%～5%患者出现出血倾向。偶见一过性白细胞增多。② 胃肠道反应：包括恶心/呕吐(约 74.9%)、食欲缺乏(约 25.3%)、腹泻等，其他少见的可有肠梗阻、腹痛、便秘等。③ 肝脏毒性：约 11.9%出现 AST 升高，12.3%出现 ALT 升高，其他少见的异常有胆红素、ALP、LDH 升高，血清总蛋白减少，血清蛋白降低，等等。④ 肾脏毒性：约 11.4%患者可出现尿素氮升高，25.3%出现血清肌酐清除率降低，其他少见的有 β_2 微球蛋白升高、血尿、蛋白尿、少尿、尿酸升高、代谢性酸中毒等。⑤ 过敏反应：轻者表现为湿疹、皮疹、皮肤发红等，严重者可出现过敏性休克，表现为潮红、呼吸困难、血压下降等。严重过敏反应发生率不超过 5%。⑥ 神经毒性：耳毒性表现为听觉障碍、听力下降、耳鸣等。另外可有痉挛、头痛、手足发冷等末梢神经功能障碍。⑦ 其他：其他少见不良反应有心电图异常(心动过速、ST 段低下)、心肌受损，尿痛、排尿困难，电解质异常，脱发，疲倦，发热，水肿，等等。其他严重而少见的不良反应有间质性肺炎、阿-斯综合征、抗利尿激素分泌异常综合征等。

【注意事项】 ① 本品应用过程中，应定期检查血常规、肝肾功能。② 本品临用前，用生理盐水溶解后，再稀释至 500 ml，静滴时间不少于 1 h，滴完后继续输液 1 000 ml。③ 本品长期给药，可能不良反应会增加，并可能出现延迟性不良反应，应密切观察。④ 应用本品过程中须确保充足的尿量，以减少药物对肾小管的损伤。必要时适当补液，给予甘露醇、呋塞米等利尿剂。⑤ 本品可通过乳汁分泌，因此哺乳期妇女用药时应终止授乳。育龄患者应考虑对性腺的影响。⑥ 本品只用于静滴，应避免漏于血管外。配置时，不可与其他抗肿瘤药物混合滴注，不宜使用氨基酸、pH 值<5 的酸性溶液(如电解质补液、5%葡萄糖及葡萄糖氯化钠注射液等)配制。本品忌与含铝器皿接触。静滴时避免日光直接照射。⑦ 本品主要经肾脏排泄，老年人可因肾功能减退而出现排泄延迟，需密切观察，建议老年患者初次用药剂量为 80 mg/m²。⑧ 本品为类白色或微黄色疏松块状物或粉末。避光，密闭，室温保存。

【患者用药指导】 本品应在有肿瘤化疗经验医生的指导下用药,应在具备应对紧急情况的处理条件的单位给药。患者在应用该药过程中,尽可能多饮水,增加尿量。

洛铂 Lobaplatin

【商品名或别名】 络铂,洛巴铂,Lobaplatin

【分类】 化学:铂类。治疗学:铂类化合物抗肿瘤药。妊娠分类:D。

【指征和剂量】 ① 主要用于治疗乳腺癌、小细胞肺癌及慢性粒细胞白血病。② 也可用于食管癌、淋巴瘤、鼻咽癌、睾丸肿瘤、卵巢上皮癌、头颈部鳞癌的治疗。③ 也可用于非小细胞肺癌、胰腺癌、泌尿道移行上皮癌、胃癌、结直肠癌等治疗,但疗效稍差。

静滴:50 mg/m^2,静滴 1 h,每 3~4 周 1 次。静注:每次剂量同上,静脉冲入,每 3~4 周 1 次。

剂量调整:根据血常规或其他不良反应而调整剂量。

【制剂】 每瓶 50 mg(以无水物计)。

【药动学】 静注本品后,血清中游离铂的血药浓度-时间曲线与完整的洛铂基本上相同,在 11 h 后,血循环中约 25%的洛铂和血清蛋白结合,在血液循环中没有或很少有代谢产物存在。洛铂的两种立体异构体曲线也完全相同。游离铂的终末半衰期($t_{1/2}$)为(131±15)min,总铂为(6.8±4.3)d。以50 mg/m^{2}的剂量静注后,游离铂标准化曲线下面积(AUC)=(13.9±1.8)min·m^2/L,总铂为(57±19)min·m^2/L。游离铂标准化平均血浆清除率(1.73 m^2)约为(125±14)ml/min,总铂为(34±11)ml/min。游离铂平均分布容积为(0.28±0.51)L/kg,总铂为(4.8±2.61)L/kg。本品主要经肾脏代谢,经尿排泄快,给药 24 h 后有(74±3)%的洛铂从尿中清除。

【作用机制】 本品的作用机制类似顺铂,即铂原子和 DNA 碱基中的氮原子形成结合键,在同一 DNA 链中形成的 DNA/药物交叉连接引起 DNA 的扭转,影响 DNA 的正常转录功能。洛铂为细胞周期非特异性药物,与顺铂无交叉耐药。

【禁忌证】 有骨髓抑制患者,有凝血机制障碍者,已有肾功能损害者,对铂类化合物有过敏反应者禁用。妊娠和哺乳期妇女禁用。对已有出血倾向的患者,包括活动性溃疡病及癌症病灶有出血危险者,应慎用或避免使用。

【相互作用】 ① 与其他骨髓抑制药物同时应用，可能增加骨髓毒性作用。既往曾行大剂量化疗的卵巢癌患者，若选用洛铂，会明显增加血小板减少的发生率及严重程度。② 可以与其他化疗药物联合应用，能增加抗肿瘤作用。

【不良反应】 ① 骨髓抑制：为剂量限制性毒性，血小板减少最为突出，约 26.9%患者出现Ⅲ～Ⅳ度血小板减少。在既往化疗患者中，血小板减少可见于 75%的患者。血小板减少常在给药后 14 d 开始，约在降低至最低点后 1 周恢复至 100×10^9/L。约 15%患者会发生Ⅲ～Ⅳ度白细胞减少。在既往化疗患者中，白细胞减少可见于 32.5%的患者。② 胃肠道反应：呕吐常见，发生率为 34.3%，Ⅲ～Ⅳ度为 6.7%；14.8%患者发生恶心后需要使用预防性止吐剂；3.5%的患者发生腹泻。③ 神经毒性：可有感觉异常、神经疾病、神经痛、耳毒性、精神错乱和视觉异常等，发生率低于 1.5%。④ 肝肾毒性：偶见 AST 和 ALT 升高，罕见肾功能异常。⑤ 过敏反应：约有 1.9%患者出现疹样紫癜、皮肤潮红、皮肤反应等过敏反应，常发生在过去用大量铂类化合物治疗的卵巢癌患者中，未见于慢性粒细胞白血病患者。⑥ 其他：可有静脉炎、脱发等。

【注意事项】 ① 定期复查血常规、肝肾功能，建议在每个疗程前和每次用药后第 2 周进行检查，必要时可以缩短检查时间间隔。洛铂有增加出血的危险，对于有凝血功能障碍或明显血小板减少者需特别注意。建议适用于基础血小板在 100×10^9/L 以上的患者。② 静注前本药用 5 ml 注射用水溶解，此溶液应在 4 h 内应用(存放温度 2～8℃)；静滴可用 5%葡萄糖注射液 500 ml 稀释。③ 本品不能用氯化钠溶液溶解，否则可增加本品的降解。④ 本品基本上对肾脏无直接的毒性，因此应用时无须采取水化或(和)利尿等措施。⑤ 儿童及老年人的用药，尚不明确。对男性生育能力的副作用不能完全排除。⑥ 不能排除发生继发性肿瘤的危险。⑦ 本品用药过量，没有特异性的解毒剂。若发生用药过量，建议给患者进行大量输液、强制性利尿，并进行严密监护和对症处理。⑧ 本品为白色冻干粉末；遮光，密闭，在 25℃下保存。

【患者用药指导】 在有化疗经验的肿瘤医生指导下用药。有生育能力的女性，在洛铂治疗期间以及洛泊治疗终止后 6 个月内，避免怀孕。若 6 个月后怀孕，请向医生咨询。

氨磷汀 Amifostine

【商品名或别名】 依硫磷酸钠，阿米福汀，安福定，Ethyol，Fosteamine

【分类】 化学：S-2-[(3-氨基丙基)氨基]乙基硫代二氢磷酸酯三水合物。治疗学：放化疗保护剂。妊娠分类：C。

【指征和剂量】 作为肿瘤放疗或细胞毒性药物化疗的辅助治疗剂。

静注：在给予抗肿瘤药物或放射治疗之前 30 min，初始剂量为 910 mg/m²，缓慢推注 15 min。

剂量调整：注射过程中，如果收缩压降至正常范围以下，应暂停给药。若血压在 5 min 内恢复正常而且患者无任何不适，方可继续注射，随后的疗程不能使用全部剂量，应给予 740 mg/m²。

【制剂】 注射剂：每支 250 ml，500 mg，1 000 mg。

【药动学】 本品口服无活性，15 min 静注 740 mg/m² 或 910 mg/m²，平均最大血药浓度分别为 0.1 mol/L 和 0.235 mol/L。本品在体内与蛋白结合作用不明显，迅速从血浆中被清除，清除率为 2.17 L/ min，分布半衰期很短，输入单次剂量约为 0.9 min，给药后 10 min 即有 90%以上的药物从血浆清除。体外分析，本品被碱性磷酸酶代谢为 WR-1065 和一种无机磷酸盐，进一步的代谢很少，大部分以原型和主要代谢物的形式经肾脏排泄。另外本品具有动态饱和特点，清除滤与剂量呈正相关。

【作用机制】 本品作用机制与内源性巯基相似，与巯基化合物不同，其辐射防护作用可能部分是由除氧功能增强和引起氧含量降低所导致。其代谢产物 WR-1065 被正常组织和肿瘤细胞吸收，选择性地保护正常组织不受放射治疗的损害，增大正常组织细胞和肿瘤细胞对抗肿瘤治疗敏感性的差别。

【禁忌证】 老年患者，肝肾功能损害的患者须慎用。

【相互作用】 ① 在用顺铂等药之前 5～15 min 给予本品，对正常组织的保护作用最强。② 会减弱甚至消除甲硝唑对肿瘤产生的致敏作用。

【不良反应】 剂量低于 250 mg/m² 时未见不良反应，剂量在 50～1 330 mg/m² 之间未观察到延迟的器官毒性作用，未见与使用本品相关的死亡报道。与本品有关的不良反应如下。① 胃肠道反应：呕吐、恶心，剂量较大时常发生，妇女易出现呕吐。② 循环系统：低血压，一般无症状。剂量大时易常见。头颈部肿瘤、食管癌或肺癌患者，曾接受过颈部放疗者，颈动脉疾病以及低钙血症者发生低血压的危险比较大。③ 低钙血症：与给药剂量有关，血钙低可致患者手足抽搐。④ 其他反应：嗜睡（妇女容易出现）、打喷嚏，两者在剂量大时易发生；还可见皮疹、发热、全身不适、寒战等；还可有金属味感、潮热感等。

【注意事项】 ① 注射本品期间，必须监测血压。在给药前补充足够的水分，以避免低血压。曾接受过颈部放射治疗患者，颈动脉疾病患者以及低钙血症患者发生低血压的危险性比较大。对于易发生低钙血症的患者以及接受降低血钙治疗的患者应监测血清钙浓度，必要时给予钙剂。② 如果在用细胞毒性药物进行化疗之前给本药，可减少细胞毒性药物化疗引起的血液系统毒性（白细胞减少和血小板减少）和顺铂引起的神经毒性、肾毒性和耳毒性。③ 在使用本品之前，常规给予止吐剂，尤其是对接受催吐作用强烈的顺铂之类抗肿瘤药物的患者更应如此，可以降低呕吐的发生率。④ 本品熔点为 160～161℃。

【患者用药指导】 ① 本药须在有经验的临床医师指导下使用。② 鼓励患者多饮水。

亚叶酸钙 Calcium Folinate

【商品名或别名】 醛氢叶酸钙，甲酰四氢叶酸钙，Leucovorin calcium，CF

【分类】 化学：叶酸类似物。治疗学：肿瘤化疗解毒剂。妊娠分类：C。

【指征和剂量】 ① 作为甲氨蝶呤等叶酸拮抗剂的解毒剂，主要用于预防甲氨蝶呤过量或大剂量治疗后所引起的严重毒性反应。② 本品与氟尿嘧啶联合，可提高后者疗效，用于治疗消化系统肿瘤、乳腺癌、头部癌等。

HD MTX-CF 解救：6～15 mg/m²，肌注或静脉给药，于大剂量甲氨蝶呤用药后 12 h 后给予，q6 h，共用 12 次。与氟尿嘧啶联合用药：200～500 mg/m²，静滴，qd，连用 5 d。用于 FolFox 方案，连用 2 d，每 2 周重复。

剂量调整：当患者发生严重黏膜反应时应减量。

【制剂】 注射剂：每支 3 mg，5 mg，30 mg，100 mg，1 000 mg；胶囊剂：每粒 15 mg。

【药动学】 口服及静脉给药后，约 90％的活性物质在空肠的近端吸收。在体内，亚叶酸钙主要还原成甲基四氢叶酸，在血清中几乎为四氢叶酸的甲基化衍生物；静脉比口服给药经肾排泄增加。

【作用机制】 本品为还原型的甲酰化衍生物，系叶酸在体内的活化形式,无抗肿瘤作用。亚叶酸钙不会被二氢叶酸还原酶抑制剂所阻滞,可用于甲氨蝶呤治疗后的解救,这样甲氨蝶呤用量可以比常规剂量高 100 倍以上。

【禁忌证】 恶性贫血者及对本品过敏者禁用,孕妇禁用。当患者出现酸性尿(pH 值<7)、腹水、脱水、胃肠道梗阻、胸腔积液或肾功能障碍等情况时,应慎用于甲氨蝶呤的"解救"治疗。

【相互作用】 ① 与维生素 B_{12} 合用,可互补,增强疗效。② 苯妥英钠、苯巴比妥、扑米酮、甲氨蝶呤、氨蝶呤、乙胺嘧啶、异烟肼、环丝氨酸、氨苯蝶啶、甲氧苄啶嘧啶、考来烯胺、乙醇等,抑制二氢叶酸还原酶,阻碍叶酸转化为四氢叶酸,降低利用率。上述药物中毒时可用甲酰四氢叶酸钙解救。

【不良反应】 偶见皮疹、荨麻疹或哮喘等过敏反应,大剂量给药时胃部有不适感。

【注意事项】 ① 作为甲氨蝶呤解毒剂,需注意给予的时间和剂量。在甲氨蝶呤用药后过早给予会影响甲氨蝶呤的疗效,过晚则甲氨蝶呤的毒性太大。在甲氨蝶呤应用 24 h 后,再用甲酰四氢叶酸钙则无效。② 亚叶酸钙-氟尿嘧啶联合治疗用于大肠癌疗效较好。③ 接受大剂量甲氨蝶呤而用本品"解救"者,最好能有血清及红细胞叶酸监测,以调整剂量,特别是对进食较少的患者。④ 本品为黄白色结晶性粉末,无臭,极易溶于水,微溶于乙醇。宜避光,置阴凉干燥处存放。

【患者用药指导】 本药须在有经验的临床医师指导下使用。

左亚叶酸钙 Calcium Levofolinate

【商品名或别名】 左旋亚叶酸钙,同奥欣,盖世复力,Isovorin

【分类】 治疗学:抗肿瘤治疗减毒剂。妊娠分类:C。

【指征和剂量】 ① 作为抗肿瘤辅助药,与氟尿嘧啶合用以增强其疗效,用于治疗胃癌、结直肠癌等肿瘤。② 预防大剂量叶酸拮抗剂中毒或用于解救大剂量叶酸拮抗剂中毒。③ 用于治疗叶酸缺乏所致的巨幼细胞贫血。

① 预防大剂量甲氨蝶呤中毒:于甲氨蝶呤开始用药后 24 h 开始给本品,可采用静注、静滴、肌注,常用剂量为 2.5~7.5 mg,q6 h,共给药 12 次。② 治疗过量甲氨蝶呤中毒:从剂量为 5 mg/m^2 开始,最大剂量可达到 50 mg/m^2,可采用静注、静滴、肌注,q6 h,用至甲氨蝶呤浓度≤0.01 μmol/L。③ 治疗叶酸缺乏所引起的巨幼细胞贫血:肌注,1 mg,qd。

④ 抗肿瘤辅助药：静注或静滴，常用剂量 100～250 mg/m^2，在给氟尿嘧啶前给药，一般连用 5 d。

剂量调整：儿童用药需调整剂量。

【制剂】 片剂：每片 7.5 mg，15 mg。胶囊：每粒 7.5 mg。注射剂：每瓶 25 mg，50 mg。

【药动学】 本品的药动学特征与亚叶酸钙相似。静注与肌注的总还原叶酸盐和 5-甲基四氢叶酸的 AUC 无显著性差异。本品与血浆蛋白的结合率约为 27%，表观分布容积约为 17.5 L，在体内以活性代谢产物 5-甲基四氢叶酸的形式存在，静脉给药后尿中仅有约 20% 的原药。本品的血浆清除率为 205 ml/min，80%～90% 经肾脏排泄，5%～8% 经胆道随粪便排泄。

【作用机制】 左亚叶酸是亚叶酸(四氢叶酸的 5-甲酰肌衍生物)的左旋异构体，是叶酸在体内的活性形式。甲氨蝶呤等叶酸拮抗剂与二氢叶酸还原酶结合而阻断叶酸向四氢叶酸的转化。本品可以直接提供活性叶酸，具有解救过量的叶酸拮抗剂在体内的毒性反应，有利于 dTMP、DNA、RNA 以至蛋白质合成的作用。活性叶酸可使氟尿嘧啶类的代谢产物-脱氧氟尿嘧啶(FdUMP)稳定结合到胸腺嘧啶核苷酸合成酶(TS)上，从而加强对该酶活性的抑制，FdUMP 与 TS 的结合能力与四氢叶酸的浓度成正比。

【禁忌证】 对本品过敏者禁用；恶性贫血和由于维生素 B_{12} 缺乏引起的巨幼细胞贫血禁用；同时缺乏叶酸和维生素 B_{12} 的巨幼细胞贫血禁止单用本品治疗。

【相互作用】 ① 本品与磺胺嘧啶、甲氧苄啶和乙胺嘧啶合用，对叶酸拮抗剂有抵消作用。② 本品可以加重氟尿嘧啶的不良反应，不良反应与药物的剂量有关。

【不良反应】 很少见，偶见过敏反应、癫痫发作和发热等。

【注意事项】 ① 当存在影响甲氨蝶呤消除的因素时，比如酸性尿、水化不足、失水、肠梗阻、胸腔积液、腹水或肾功能不全等时，本品应增加用量。② 本品溶液中含有钙离子，建议注射速度不超过 160 mg/min。③ 本品不宜鞘内注射。④ 本品不宜用注射用水等非等渗液稀释，而宜用 0.9% 的氯化钠溶液、5% 的葡萄糖溶液、5% 的葡萄糖氯化钠溶液稀释。本品通常稀释为 10 mg/ml 的溶液备用，必要时可进一步稀释为 0.5～5 mg/ml 的溶液应用。⑤ 本品不与氟尿嘧啶混合使用。⑥ 大剂量叶酸可能增加易患儿童癫痫的发生率。⑦ 本品为微黄色至黄色冻干块状物，应避免日光直射和接触热源。本品应用时,需现配现用,剩余药物应丢弃。

【患者用药指导】 本药须在有经验的临床医师指导下使用。

美司钠 Mesna

【商品名或别名】 美安,巯乙磺酸钠,Uromitexan

【分类】 化学:2-巯基乙基磺酸钠。治疗学:肿瘤化疗解毒剂。妊娠分类:C。

【指征和剂量】 主要用于预防 IFO、CTX 类引起的泌尿系统毒性,尤其是用于二者大剂量时。

静注:常用剂量为 IFO、CTX 的 20%;给药时间为 0 时(化疗药同时)、4 时、8 时各 1 次。儿童酌情增加剂量或缩短给药时间间隔,增加给药次数。

【制剂】 注射剂:每支 200 mg,400 mg,1 000 mg。

【药动学】 本品口服或静注后,在体内可代谢为 2-巯基乙基磺酸钠,主要浓集于肾脏,原型药和代谢物血浆 $t_{1/2}$ 分别为 0.17 h、1.08 h,肾清除于 8 h 完成,前 4 h 排泄以游离巯基化合物为主,以后排出主要产物为双硫化合物。静注生物利用度为 50%,24 h 内即有约 80%的药物从尿中排出。口服的生物利用度为 35%。

【作用机制】 本品自身对肿瘤无治疗作用,其主要功能是解除 CTX 或 IFO 代谢产物对泌尿系统的毒性。美司钠可通过两种形式解除 CTX 和 IFO 的毒性:一是和丙烯醛结合而生成无毒化合物 $OHCCH_2CH_2-S-CH_2CH_2SO_3Na$;二是和 4-羟基降解产物形成相对稳定的,对膀胱无毒的缩合物而减低降解速度。另外本品还能预防 CTX 引起的急性致死和组织损伤,且可预防顺铂对肾脏的毒性。

【相互作用】 ① 不宜与红霉素、四环素、氨茶碱并用。② 本品不影响异环磷酸胺的细胞毒作用。③ 本品与顺铂、氮芥不相容,不能一起混用。

【不良反应】 ① 一般治疗剂量无不良反应,大剂量(超过 60~70 mg/kg)连用数天,可出现恶心、呕吐、腹泻等胃肠道反应。② 偶有静脉刺激及皮肤、黏膜过敏反应,用注射用水稀释至 1∶3 的浓度时,可避免出现静脉并发症。

【注意事项】 ① 使用本品治疗时可引起尿酮试验假阳性反应,呈紫红色,不稳定,加冰醋酸后即褪色。② 应用细胞毒药物后引起干呕或呕吐者,或有消化道吸收障碍者,均不应采用口服方式给予本品。③ 本品为一种有特殊气味的白色物质，有吸湿性，溶于水，略溶于甲醇，不溶于普通溶剂。宜避光，密闭保存。

【患者用药指导】 本药须在有经验的临床医师指导下使用。

右丙亚胺 Dexrazoxane

【商品名或别名】 奥诺先

【分类】 成分：主要成分及其化学名称为：(S)-(+)-4,4′-(1-甲基-1,2-联亚甲基)-双(2,6-哌嗪二酮)。治疗学：螯合剂。妊娠分类：X。

【指征和剂量】 ① 本品可减少阿霉素引起的心脏毒性的发生率和严重程度，适用于接受阿霉素治疗累积量达 300 mg/m^2，并且医生认为继续使用阿霉素有利的女性转移性乳腺癌患者。对刚开始使用阿霉素者不推荐用此药。② 也可用于阿霉素治疗的其他肿瘤，比如淋巴瘤、软组织肉瘤。

推荐剂量比为 10∶1，即右丙亚胺 500 mg/m^2∶阿霉素 50 mg/m^2。

【制剂】 每瓶 250 mg，并配有 25 ml 的 0.167 mol/L 乳酸钠注射液作为溶剂。

【药动学】 本品静注后，其药动学符合二室模型，呈一级动力学消除。本品在 60～90 mg/m^2 剂量范围内，血浆药物浓度与曲线下面积呈线性关系，平均血浆峰浓度为 36.5 μg/ml。本品经快速分布相(0.2～0.3 h)后，在 2～4 h 内达到分布平衡，主要分布在体液中。本品主要由尿排泄，在人和动物的尿液中存在原型药、1 种二元酸二酰胺裂解物及 2 种一元酸一酰胺环状产物。体外实验证明本品不与血浆蛋白结合。对儿童或肝、肾功能不全的患者尚没有进行药动学研究。

【作用机制】 本品与阿霉素联合应用时对后者的心脏毒性有保护作用，但其发挥心脏保护作用的机制尚不清楚。本品为 EDTA 的环状衍生物，容易穿透细胞膜。实验研究表明，本品在细胞内转变为开环螯合剂，干扰铁离子中介的自由基的形成，而后者可能为蒽环类抗生素产生心脏毒性的部分原因。

【禁忌证】 不可用于没有联用蒽环类药物的化疗患者，本品可以增加化疗药物所引起的骨髓抑制。

【相互作用】 在肿瘤患者中进行的交叉研究显示，固定剂量阿霉素 50 mg/m^2，与本品 500 mg/m^2 合用时，本品对阿霉素及其主要代谢产物阿霉素醇，均未见有明显的影响。

【不良反应】 本品与FAC方案(氟尿嘧啶、阿霉素、环磷酰胺)联合治疗乳腺癌,不良反应主要由FAC方案引起。与FAC方案不联合本品比较,特点如下:

① 骨髓抑制:FAC加用本品比不加用本品可更多引起患者严重粒细胞减少、血小板减少,但两组恢复是相同的。② 肝、肾功能:FAC加右丙亚胺或FAC加安慰剂,肝肾功能可明显异常,但胆红素异常,碱性磷酸酶、尿素氮及肌酐异常两组相似。③ 其他:可引起注射部位疼痛。④ 另外,本品可减少恶心、呕吐、疲劳、厌食、腹泻、吞咽困难等不良反应的发生。

【注意事项】 ① 不得在右丙亚胺使用前给予阿霉素。② 本品需用0.167 mol/L乳酸钠25 ml配成溶液,浓度为10 mg/ml,缓慢静推,或转移入输液袋内,快速静滴,30 min内滴完,滴完后方可给予阿霉素。另外,用0.167 mol/L乳酸钠溶液配成的溶液可用0.9%氯化钠或5%葡萄糖注射液进一步稀释成右丙亚胺1.3～5.0 mg/ml溶液,转移入输液袋,快速静滴。配成这样的溶液,在室温15～30℃下或2～8℃冷藏,只能保存6 h。③ 在临床研究过程中没有观察到本品过量的情况,对心脏保护性试验中本品最大剂量为1 000 mg/m^2,每周3次。可用常规的腹膜或血液透析方法来处置本品。本品的解毒剂尚不清楚。对怀疑过量的患者,可采取支持疗法,以改善骨髓抑制和其他相关病情控制。对本品过量的处理应包括控制感染、体液调节及补充必需的营养。④ 本品与细胞毒药物合并使用,因此对患者要严密监测。尽管在推荐剂量下本品产生的骨髓抑制是轻微的,但可以增加化疗药物的骨髓抑制作用,对患者要定期行血常规检查。⑤ 本品的粉末或溶液接触到皮肤和黏膜,应立即用肥皂和水彻底清洗。⑥ 口服Razoxane的患者可以发生继发性恶性肿瘤(主要为急性髓性白血病)。Razoxane为右丙亚胺消旋混合物。右丙亚胺为Razoxane右旋同分异构体。用Razoxane治疗42～319周,累积量25～480 g,发生1例T细胞淋巴瘤,1例B细胞淋巴瘤,6～8例皮肤基底细胞癌和鳞状细胞癌。⑦ 有证据表明,本品一开始就和FAC并用,可影响FAC方案的抗肿瘤效果,故不推荐此方案。在3个最大的乳腺癌临床试验中,FAC第一周期即联用右丙亚胺的有效率低于不加右丙亚胺的有效率(48%∶63%,$P=0.007$),疾病进展时间也缩短。故本品只限用于阿霉素累积量300 mg/m^2,且还要继续使用阿霉素治疗的患者。虽然临床研究表明FAC加用右丙亚胺可能接受较高的阿霉素累积量(与未加右丙亚胺组比较),但不能消除蒽环类药诱导的心脏毒性，因此必须仔细检查心脏功能。⑧ 对妊娠妇女没有进行对照研究，对孕妇是否用本品应权衡利弊，只有在本品对胎儿的影响小于其益处时方可应用。

【患者用药指导】 ① 本药须在有经验的临床医师指导下使用。② 本品是否由人乳汁排出尚不清楚，因为许多药物可由人乳汁中排出，对于用本品治疗期间的妇女应停止哺乳为宜。

甘氨双唑钠 Sodium Glycididazole

【商品名或别名】 希美纳，注射用甘氨双唑钠

【分类】 化学：硝基咪唑类。治疗学：放化疗增敏剂。妊娠分类：X。

【指征和剂量】 放射增敏药，适用于对头颈部肿瘤、食管癌、肺癌等实体肿瘤进行放射治疗的患者。也适用于化疗增敏。

静滴：按体表面积每次 800 mg/m^2，于放射治疗前加入到 100 ml 生理盐水中充分摇匀后，30 min 内滴完。给药后 1～3 h 内进行放射治疗。建议于放射治疗期间按隔日 1 次，每周 3 次用药。

剂量调整：老年患者用药参照成人用法与用量，无须调整剂量。

【制剂】 每支 0.25 mg(按无水物计)。

【药动学】 静滴甘氨双唑钠后，原型药在注药后即刻达到高峰，随后迅速下降，4 h 后一般已测不出原药。给药后 1～3 h 其代谢产物甲硝唑达峰值，24～48 h 已测不出代谢产物。给药后 4 h 内可由尿中排出总药量的 53.1%～77.5%。甘氨双唑钠平均蛋白结合率为(14.2±2.2)%。

【作用机制】 甘氨双唑钠为肿瘤放疗的增敏剂，属于硝基咪唑类化合物，可将射线对肿瘤乏氧细胞 DNA 的损伤固定，抑制其 DNA 损伤的修复，从而提高肿瘤乏氧细胞对辐射的敏感性。

【禁忌证】 肝功能、肾功能和心脏功能严重异常者禁用。孕妇及哺乳期妇女禁用。

【相互作用】 尚未进行药物相互作用的研究。

【不良反应】 使用中有时会出现 ALT、AST 的轻度升高和心悸、窦性心动过速、轻度 ST 段改变。偶尔出现皮肤瘙痒、皮疹和恶心、呕吐等。

【注意事项】 ① 必须伴随放化疗使用，单独使用本品无抗癌作用。② 在使用过程中，若发生过敏反应，应立即停止给药并采取适当的措施。③ 使用时应注意监测肝功能和心电图变化，特别是肝功能、心功能异常者。

④ 包装破损或稀释液不澄明者禁止使用。⑤ 尚无儿童的临床研究资料。⑥ 尚未研究出药物过量的特殊解救方法。如发生此类情况,可按一般药物过量的处理方法解救。⑦ 本品为类白色至微黄色的疏松块状物或粉末。宜密封,在凉暗干燥处保存。

【患者用药指导】 本药须在有经验的临床医师指导下使用。

第三章　免疫抑制剂及免疫调节剂

一、免疫抑制剂

（一）细胞毒素制剂

本类制剂几乎都是非特异性细胞杀伤药物，通常用于肿瘤的治疗，但由于具有免疫抑制效应，也常用于自身免疫性疾病的治疗。在作为免疫抑制剂应用时，常采用小剂量长疗程。

硫唑嘌呤　Azathioprine

【商品名或别名】　依木兰，氮杂硫代嘌呤，Imuran

【分类】　化学分类：嘌呤拮抗剂。治疗学分类：抗代谢药。妊娠分类：X。

【指征和剂量】　① 多种自身免疫性疾病治疗的二线药。如系统性红斑狼疮、类风湿关节炎、风湿性血管炎、多发性肌炎/皮肌炎等，在应用泼尼松无效或有依赖时可加用本药。常用剂量为口服 2～2.5 mg/(kg・d)。② 用于器官移植大多与环孢素、泼尼松联合应用。如肾移植患者本品剂量可加大至术前一二日或手术当日 3～10 mg/(kg・d)，以后以 1～3 mg/(kg・d)维持。

【制剂】　片剂：每片 50 mg。

【药动学】　本品口服后 1 h 血药浓度达高峰，半衰期约 3 h，并迅速代谢成巯基嘌呤，本品及巯基嘌呤的蛋白结合率为 30%，免疫抑制作用缓慢而持久。

【作用机制】　本品为抗嘌呤制剂，在体内缓慢分解产生巯基嘌呤，通过抑制腺嘌呤和鸟嘌呤合成进而抑制免疫活性细胞的 DNA 合成。其抑制 T 淋巴细胞的强度明显大于 B 淋巴细胞，并可阻止血淋巴细胞释放巨噬细胞制动因子而抑制局部组织的炎症反应。

【禁忌证】 对本品过敏者、肝肾功能损伤者禁用。有致畸危险,孕妇忌用。

【不良反应】 有与剂量相关的骨髓抑制作用,可引起白细胞减少、血小板减少,也可引起巨幼细胞贫血。胃肠道副作用如恶心、呕吐等,少数有肝脏毒性作用。此外长期应用可增加肿瘤发生的机会,对精子、卵子也有一定损伤。

【注意事项】 ① 定期检查血常规、肝功能。② 对准备生育的患者应停药。③ 哺乳期妇女慎用。

【患者用药指导】 抗风湿治疗采用小剂量、长程疗法,对类风湿关节炎可给药 2 年,能明显改善关节炎症状;对系统性红斑狼疮,糖皮质激素控制病情后加用硫唑嘌呤 50～100 mg/d 口服,比单用糖皮质激素效果好。

甲氨蝶呤 Methotrexate

【商品名或别名】 氨甲蝶呤,Amethopterin,MTX

【分类】 化学:二氢叶酸还原酶抑制剂。治疗学:抗代谢药。妊娠分类:X。

【指征和剂量】 ① 血液病:急性淋巴细胞白血病、淋巴瘤(详见第二章)。② 结缔组织病:类风湿关节炎、多发性肌炎/皮肌炎、系统性红斑狼疮等。③ 强直性脊柱炎、幼年型慢性关节炎、Still 病、银屑病、银屑病关节炎等。

用法和剂量:可采用口服、肌注或静脉给药,口服吸收好。用于自身免疫性疾病一般采用小剂量脉冲疗法,如对类风湿关节炎,可用甲氨蝶呤10～15 mg 每周 1 次顿服,对多发性肌炎和皮肌炎患者剂量可适当加大,并多用静脉给药。

【制剂】 片剂:每片 2.5 mg,5 mg。粉针剂:每支 5 mg,100 mg。

【作用机制】 甲氨蝶呤为叶酸类似物,对二氢叶酸还原酶具有高度亲和力,与之结合后阻止二氢叶酸还原为活泼的四氢叶酸,使胸腺嘧啶核苷酸和嘌呤的合成原料耗竭,从而阻断 DNA 及 RNA 的合成,并对淋巴细胞(尤其原淋细胞)有选择性作用。甲氨蝶呤对体液及细胞免疫均有抑制作用,低浓度时还能促进自然杀伤细胞增殖来调控机体免疫反应,此外甲氨蝶呤还能抑制某些细胞因子,如 IL-1、TNF-α、IL-6、IL-8 等达到抗炎活性。

【禁忌证】 妊娠、哺乳期妇女及严重肝肾功能损害者禁用。

【不良反应】 甲氨蝶呤最常见的副作用有恶心、呕吐、口腔黏膜溃疡、腹泻和白细胞减少、巨幼细胞贫血，部分患者可有肝、肾功能损害，近年来有甲氨蝶呤引起药物性间质性肺炎的报道。甲氨蝶呤远期致癌倾向较轻。

【注意事项】 定期检查血常规、血小板、肝肾功能。

【患者用药指导】 用于自身免疫性疾病采用小剂量脉冲疗法时，为减少甲氨蝶呤的毒性反应，可加用四氢叶酸 5 mg，每周 1 次。或甲氨蝶呤大剂量使用，遇有毒副反应，可加用四氢叶酸解救治疗。一般在使用甲氨蝶呤 24 h 后(用药次日)加用。

环磷酰胺 Cyclophosphamide

【商品名或别名】 环磷酰胺，Endoxan，CTX，Cytoxan

【分类】 化学：烷化剂。治疗学：抗肿瘤药。妊娠分类：X。

【指征和剂量】 ① 抗肿瘤药(参见第二章)。② 器官移植预处理用药：大剂量使用，于移植前 50～60 mg/kg，静滴，连用 2～4 d。③ 自身免疫性疾病：主要用于系统性红斑狼疮(SLE)、皮肌炎、类风湿关节炎、银屑病关节炎、韦格纳肉芽肿、结节性多动脉炎等。大多采用每月 1 次冲击治疗，剂量每次 0.6～1.0 g/m^2；对血管炎疾病多采用口服，剂量 50～150 mg/d。

【制剂】 片剂：每片 50 mg。粉针剂：每瓶 100 mg，200 mg。

【药动学】 参见第二章。

【作用机制】 环磷酰胺为细胞周期非特异性药，但主要阻断 DNA 合成后期(G_2期)细胞，可以杀伤增殖期和静止期淋巴细胞，抑制细胞免疫反应。环磷酰胺治疗自身免疫性疾病时可采用小剂量长程给药或大剂量间歇冲击治疗，有人提出每月 1 次静脉用大剂量环磷酰胺可抑制 T 细胞的活化，减少 CD_4^+、CD_8^+、B 细胞的数量。在每月的间歇期，B 细胞的数量迅速回升至原有水平，CD_4^+ 细胞回升较慢，致 CD_4^+/CD_8^+ 比例下降。治疗量环磷酰胺(0.6～1.0 g/m^2)可特异性地抑制自身抗体的产生，使病理性自身抗体减少，但总 Ig 下降不明显。

【禁忌证】 妊娠、哺乳期妇女禁用。男性准备生育者也应停用。肝肾功能不良、骨髓抑制血细胞减少者慎用或忌用。

【不良反应】 参见第二章。

【注意事项】 ① 用药期间应定期检查血常规、肝肾功能。② 大剂量应用时应注意补充液体、稀释尿液，避免出血性膀胱炎。③ CTX致卵巢功能衰竭的作用与年龄和累积剂量有关，累积剂量在 20 岁、30 岁、40 岁时分别为20 g、9 g、5 g，并应注意一般不与其他可致卵巢功能衰竭的药物并用。

苯丁酸氮芥 Chlorambucil

【商品名或别名】 瘤可宁

【分类】 化学：烷化剂。治疗学：抗肿瘤药。妊娠分类：X。

【指征和剂量】 苯丁酸氮芥是一种作用温和的烷化剂，与其他烷化剂相比本药毒副作用较小，在血液系统疾病中是治疗慢性淋巴细胞性白血病的首选药，在自身免疫性疾病中可用于类风湿关节炎、系统性红斑狼疮等。

常用剂量：起始 6～14 mg/d，病情控制以后以 2～4 mg/d维持。

【制剂】 片剂：每片 2 mg。

【药动学】 苯丁酸氮芥口服可很快被胃肠道吸收，以 0.6 mg/kg 体重口服，1 h 内血药浓度达峰值。苯丁酸氮芥吸收后很快分解为两个化合物，其中活性代谢物苯乙酸氮芥于用药后 2～4 h 在血浆中达峰值。

【作用机制】 本品以烷化作用直接破坏 DNA 链，影响 DNA 的复制造成细胞死亡，主要作用于增殖期细胞，可降低 CD_4^+、B 细胞的数量和 CD_4^+/CD_8^+ 比值。

【禁忌证】 妊娠和哺乳期妇女禁用。骨髓抑制血细胞减少者慎用或忌用。

【不良反应】 苯丁酸氮芥对白细胞的裂解作用可导致并发感染，特别是在大剂量使用[0.1～0.2 mg/(kg・d)]时感染率可达 25%～30%，最常见的感染为带状疱疹。其他作用有胃肠反应、脱发、骨髓抑制。用苯丁酸氮芥治疗时继发性肿瘤的发生率较常人增高 2～10 倍。

【注意事项】 用药期间应定期检查血常规和肝、肾功能。

(二)糖皮质激素

本类制剂作为免疫抑制剂多选用人工合成制品，各药的免疫抑制效应基本相似，以泼尼松、甲泼尼龙为常用，有时也选用地塞米松或氢化可的松。

【分类】 化学：甾体激素。治疗学：免疫抑制剂。妊娠分类：C。

【指征和剂量】 ① 用于各类自身免疫性疾病：系统性红斑狼疮、肌炎/皮肌炎、混合性结缔组织病、幼年型慢性关节炎、类风湿关节炎、系统性血管炎等。② 可用于器官移植后的急性排斥危象。

一般以口服为主，在大剂量使用时采用静脉给药。① 常规剂量：泼尼松 1 mg/(kg · d)，或 40～60 mg/d，连用 4 周无效者应更换或加用其他免疫抑制剂，若有效可渐减量至每日或隔日 5～10 mg 顿服。② 中剂量：泼尼松 1.5～2 mg/(kg · d)，或 60～80 mg/d，用于重型自身免疫性疾病，有效后应渐减量。③ 大剂量：冲击治疗，用于重危自身免疫性疾病、急性排斥危象。甲泼尼龙 20～30 mg/(kg · d)(1 g/d)静滴，一般连用 3 d，以后递减或恢复至中剂量，无效时 2 周以后可再用 1 次。大剂量应用时需同时使用 H_2 受体拮抗剂或制酸剂，以保护胃黏膜，防止应激性溃疡，并注意感染的防治。常用糖皮质激素制剂的比较如下。

药　物	等效剂量(mg)	相当抗炎作用	受体亲和力	药理半衰期(h)
氢化可的松	20	1.0	100	8～12
泼尼松	5	4.0	5	12～36
甲泼尼龙	4	5.0	1190	12～36
地塞米松	0.75	25	710	36～72

【制剂】 片剂：泼尼松每片 5 mg，甲泼尼龙(美卓乐)每片 4 mg，地塞米松每片 0.75 mg。注射剂：氢化可的松，每支 25 mg，100 mg。甲泼尼龙，每支 40 mg，500 mg。

【药动学】【作用机制】【禁忌证】【不良反应】 见内分泌系统药物。

(三) 新型免疫抑制剂

近年来已有多种非细胞毒素类新型免疫抑制剂用于临床，这类药物高效低毒，已在临床取得了显著的治疗效果。

环孢素　Ciclosporin

【商品名或别名】 新山地明，环孢素 A，CsA，田可，赛斯平

【分类】 化学：真菌环状多肽。治疗学：免疫抑制剂。妊娠分类：C。

【指征和剂量】 ① 器官移植后：(参见泌尿系统药物)。② 自身免疫病：活动性和难治性类风湿关节炎、难治性系统性红斑狼疮、狼疮性肾炎、系统性血管炎、贝赫切特综合征、炎症性肠病等，常用剂量为成人3～3.5 mg/(kg·d)，分2次口服，疗效不佳者可增至5 mg/(kg·d)，病情稳定后减量。③ 血液病：重型再生障碍性贫血、纯红再生障碍性贫血、难治性特发性血小板减少性紫癜，常用剂量为成人3～5 mg/(kg·d)，分2次口服。

【制剂】 胶囊：每粒25 mg，100 mg。注射剂：0.1%，100 ml。溶液剂：0.1%，每瓶50 ml。

【药动学】 本药口服后吸收很不完全，生物利用度仅为20%～50%，达峰时间3.5 h。药物吸收后分布于全身各组织，组织中的浓度高于血浓度，血浆脂蛋白结合率90%。主要排出途径为胆汁(94%)、肾脏(6%)，$t_{1/2}$为10～30 h。

【作用机制】 本品免疫调节作用具选择性，可抑制T_H细胞活化，从而抑制其生成各种淋巴因子，并可抑制抗原提呈和细胞捕捉过程，间接产生抑制抗体作用。

【禁忌证】 孕妇和哺乳期妇女禁用。对有恶性肿瘤史、未控制的高血压、肾功能不全、病毒感染、免疫缺陷、心肺严重病变患者不使用。

【相互作用】 ① 可以增高环孢素血液浓度的药物：红霉素、酮康唑、钙离子拮抗剂、口服避孕药和大剂量甲泼尼龙。② 可能减低环孢素血液浓度的药物：苯巴比妥、苯妥英钠、利福平、异烟肼和卡马西平等。③ 可能增加环孢素肾毒性的药物：氨基糖苷类抗生素、两性霉素B、苯丙氨酸氮芥等。

【不良反应】 肾毒性：出现于10%～40%的服用者，随剂量的增大肾小球过滤下降、血肌酐上升，停药后可以逐渐恢复。高血压：出现于33%的患者，需加用降压药方能控制。胃肠道不良反应如纳差、恶心、呕吐等，在剂量大时可出现黄疸或肝酶升高。其他：多毛、牙龈增生、罕见过敏反应、胰腺炎、白细胞减少、雷诺病、糖尿病、血尿。

【注意事项】 ① 环孢素除可与糖皮质激素联用外，不宜与其他免疫抑制剂联用，以免发生免疫抑制过度。② 使用期间应定期测肾功能、肝功能，并需进行环孢素血浓度监测，尤其在器官移植后及更换环孢素制剂时。③ 监测血压、血常规、血电解质。

【患者用药指导】 ① 环孢素不同制剂在转换使用时需特别小心，应监测血药浓度 4～7 d，根据药物原浓度更换制剂的剂量，注意口服制剂与静注剂的更换比例为 3：1。② 口服制剂有较强异味，服用时可与果汁、饼干等同时服用。

吗替麦考酚酯　Mycophenolate mofetil

【商品名或别名】 骁悉，霉酚酸酯，MMF

【分类】 化学：嘌呤合成酶抑制剂。治疗学：免疫抑制剂。妊娠分类：C。

【指征和剂量】 ① 防治各类器官移植急性排斥反应和难治性的移植物抗宿主反应(参见泌尿系统药物)。② 非移植领域：系统性红斑狼疮、狼疮性肾炎、难治性原发性肾病综合征、原发性小血管炎性肾损害、IgA 肾病。成人推荐起始剂量为 1.5 g/d，个别体重超重或病情严重者可予 2.0 g/d，分 2 次空腹服用。2～3 个月后改为 1.0 g/d，连用 4～6 个月，以后逐渐减量维持，维持剂量不应<0.5 g/d。

剂量调整：当出现骨髓抑制，白细胞计数<3.0×10^9/L，应减半量；白细胞计数<2.0×10^9/L，应停药。

【制剂】 胶囊、片剂：每粒(片)250 mg。

【药动学】 吗替麦考酚酯口服后迅速水解，转化为具有免疫抑制活性的霉酚酸(MPA)，其血液浓度迅速达到高峰，之后下降，6～12 h 后又因肠肝再循环出现第二高峰。MPA 主要通过肠胃和肝脏代谢后形成无活性的 MPAG。93%的 MPA 通过肾脏排泄，86%的药物以 MPAG 的形式出现在尿液中，粪便中不足 6%，MPA<1%。

【作用机制】 吗替麦考酚酯是 MPA 的前体，MPA 是一种次黄嘌呤单核苷酸脱氢酶(IMPDH)抑制剂，该酶是鸟嘌呤核苷酸从头合成途径的限速酶。T 细胞和 B 细胞比其他类型细胞更多地依赖这一合成途径，因此 MPA 具有更强的抑制淋巴细胞增殖的能力，从而发挥其免疫抑制作用。此外 MPA 可抑制糖基化和一些黏附分子的表达，进而抑制淋巴细胞和单核细胞在炎症和发生排斥反应的移植物局部的聚集。MPA 还可抑制氧化亚氮的合成，以及随后由过氧化亚硝酸盐介导的组织损伤。

【禁忌证】 妊娠、哺乳期妇女禁用。

【相互作用】 ① 糖皮质激素：吗替麦考酚酯一般需与激素合用，除非对激素有禁忌证者可考虑单用吗替麦考酚酯，但单用时疗效有待进一步观察。吗替麦考酚酯可减少激素用量和较快地减量。② 硫唑嘌呤：吗替麦考酚酯不能与硫唑嘌呤合用，当停用吗替麦考酚酯后可继用硫唑嘌呤序贯治疗。③ 与阿昔洛韦共用可使两种药物的浓度均升高，丙磺舒可使吗替麦考酚酯血浆浓度升高3倍，氢氧化铝、氢氧化镁可使本药吸收减少。服用考来烯胺4 g，tid，4 d后吗替麦考酚酯的血浆浓度下降40%，可用作吗替麦考酚酯过量时的清除剂。

【不良反应】 吗替麦考酚酯的不良反应主要有恶心、消化不良、感染、白细胞减少及转氨酶增高等，但比较少见，发生率远低于环磷酰胺。

【注意事项】 用药开始时应每2周监测血常规、肝功能。用药过程中如无副作用出现，应每月定期检查血常规和肝功能。出现轻度异常时应至少每周检查1次，直至恢复正常后再改为每月1次。半年内无副作用可每3个月检查1次。如出现白细胞和血小板减少应调整用药剂量，严重减少时(白细胞计数$<2.0\times10^9$/L、血小板计数$<60\times10^9$/L)应停药。当肝功能损害为一过性ALT升高，如不伴有黄疸可观察并继续给药，多可在2～4周恢复正常，严重者或不恢复者应及时停药。

【患者用药指导】 吗替麦考酚酯药物代谢过程中存在肝肠循环，空腹服药可提高药物利用度。① 部分患者空腹服用可出现腹泻，多在减量后好转。② 本药不作为自身免疫性疾病和非难治性原发性肾病综合征的一线用药，患者应定期就诊以了解治疗效果，及时调整用药剂量，维持用药时间的长短视病情而定。

他克莫司 Tacrolimus

【商品名或别名】 普乐可复，FK-506

【分类】 化学：免疫抑制性大环内酯类。治疗学：免疫抑制剂。妊娠分类：C。

【指征和剂量】 ① 预防和治疗器官移植术后的移植物排斥反应(详见泌尿系统药物)。② 自身免疫病：他克莫司于1989年开始应用于肝移植，之后相继用于治疗贝赫切特综合征、克罗恩病及类风湿关节炎。对顽固性类风湿关节炎的治疗推荐剂量为2～6 mg/d，治疗6个月后患者的关节疼痛、肿胀指数及其他临床指标均见明显改善。

【药动学】 他克莫司主要吸收部位在胃肠道上部，口服后吸收迅速，在0.5 h内达高峰。本品在肝脏代谢，口服和静脉给药后少于1%的本品原型出现在尿中，表明该药在消除前几乎完全被代谢。该药能透过胎盘和分泌入乳汁。

【制剂】 胶囊：每粒 0.5 mg，1 mg。注射液：每支 5 mg/ml。

【作用机制】 他克莫司是真菌的代谢药物，其结构与大环内酯类抗生素相似，免疫抑制机制与环孢素类似但作用更强。该药主要作用于淋巴细胞，是 T 淋巴细胞活化的抑制剂，尤其具有很强的抑制细胞因子（如 IL－2、IL－4 等）、炎性介质及组胺释放的作用。

【禁忌证】 妊娠、哺乳期妇女禁用，对本品和其他大环内酯类药物过敏者禁用。

【相互作用】 有报道达那唑和酮康唑会增加本品血药浓度；本品会增加环孢素的半衰期，可出现协同（累加）的肾毒性副作用，因此不推荐同时应用；同样与其他有肾毒性的药物联合应用时也应注意。

【不良反应】 胃肠道反应、神经疼痛及血肌酐异常。其他如增加感染的机会，出现高血压、高血糖、贫血、白细胞减少、血小板减少、电解质紊乱等。

【注意事项】 用药期间应严密监测血常规、血压、血糖、血电解质、肝功能、血肌酐等，发生变化时应调整剂量或停用。对与治疗相关的神经系统症状、视力改变、心肺功能改变等也应进行监护。

【患者用药指导】 为达到最大口服吸收，需空腹服用或至少在餐前 1 h 或餐后 1～2 h 服用。

西罗莫司 Sirolimus

【商品名或别名】 雷帕鸣

【分类】 化学：三烯大环内酯类抗生素。治疗学：免疫抑制剂。妊娠分类：C。

【指征和剂量】 肾移植患者预防器官排斥。建议移植后与环孢素 A 和皮质激素联合使用。用法：首剂 6 mg，维持量 2 mg/d，qd，口服。

【制剂】 片剂：每片 1 mg。

【药动学】 服用西罗莫司口服溶液后迅速吸收，单剂量口服后的平均达峰时间约为 1 h；在肾移植受者中，多剂量口服后的平均达峰时间约为 2 h。高脂肪餐可增加西罗莫司的吸收，故建议口服西罗莫司片剂时应恒定地与或不与食物同服。西罗莫司分布容积（Vss/F）的平均值为（12±

8)L/kg。西罗莫司与人血浆蛋白广泛结合(约92%)。西罗莫司为细胞色素P450 Ⅲ A(CYP3A)和P-糖蛋白(P-gp)的作用底物。西罗莫司可被肠壁和肝脏中的CYP3A4代谢,并且可被P-gp从小肠上皮细胞逆转运至肠腔。西罗莫司与以上2种蛋白的抑制剂或诱导剂合用时,注意监测药物浓度。西罗莫司主要经粪便排泄,仅少量(2.2%)经尿排泄。

【作用机制】 西罗美司是从吸水链霉菌 Streptomyces hygroscopicus 中分离出来的三烯大环内酯类抗生素,它是一种新型高效免疫抑制剂,同时又是一种有效的抗真菌剂,并具有抗肿瘤的作用。抑制原理:抑制由抗原和细胞因子(重组人白介素IL-2、IL-4和IL-15)激发的T淋巴细胞的活化和增殖,它亦抑制抗体的产生。在细胞中,西罗莫司与免疫嗜素,即FK结合蛋白-12(FKBP-12)结合,生成FKBP-12免疫抑制复合物。此复合物与哺乳动物的西罗莫司BA分子(mTOR,一种关键的调节激酶)结合并抑制其活性,从而抑制细胞周期中G1期向S期的发展。

【禁忌证】 对本药中任何成分及其衍生物过敏者禁用。

【相互作用】 本药在服用环孢素后4 h服用。可升高本药血药浓度的药物:尼卡地平、维拉帕米、地尔硫䓬、克霉唑、氟康唑、伊曲康唑、酮康唑、伏立康唑、克拉霉素、红霉素、泰利霉素、西沙比利、甲氧氯普胺、溴隐亭、西咪替丁、环孢素、达那唑、HIV-蛋白酶抑制剂、西柚汁。可降低本药血药浓度的药物:卡马西平、苯巴比妥、苯妥英、利福布汀、利福喷丁、利福平。

【不良反应】 很常见不良反应(依据国际医学组织理事会频数分类指数发生率≥10%):淋巴囊肿、外周性水肿、腹痛、腹泻、低血钾、乳酸脱氢酶升高、痤疮、尿路感染。在较高剂量时很常见:贫血、高胆固醇血症、血小板减少症、高甘油三酯血症(高脂血症)。

【注意事项】 ① 服药期间应减少日照和紫外线照射。② 定期检查血脂和肾功能。③ 免疫抑制剂会增加对感染的易感性,可能发生淋巴瘤和其他恶性肿瘤。免疫缺陷、未控制的感染、活动性胃肠道疾病、肾功能不全、骨髓抑制的患者慎用。④ 治疗前、治疗期间及治疗后12周内应采取有效方法避孕。妊娠妇女慎用。哺乳期妇女用药应停止哺乳。⑤ 在阴凉、干燥、避光的环境中保存。

【患者用药指导】 固定地与或不与食物同服。

（四）生 物 制 剂

生物制剂是一类应用免疫学和生物学技术，针对性阻断某个免疫环节的特异性较强的免疫抑制剂。近年来针对某个致病环节的靶向治疗，如TNFα拮抗剂治疗类风湿关节炎，使生物制剂有了更广泛的前景。

抗胸腺细胞球蛋白　Antithymocyte Globulin

【商品名或别名】　即复宁，ATG

【分类】　化学：生物制剂。治疗学：免疫抑制剂。妊娠分类：X。

【指征和剂量】　① 预防及治疗器官移植时的移植排斥反应。② 重型再生障碍性贫血患者无法考虑做骨髓移植或慢性再生障碍性贫血患者用其他治疗效果不好者可用。静滴：用量及用药持续时间尚无统一意见。目前国外报道多为马抗胸腺细胞球蛋白（H－ATG），15～20 mg/(kg・d)，连用5 d。国内制剂为猪抗胸腺细胞球蛋白（P－ATG），15～20 mg/(kg・d)，连用5 d；或兔抗胸腺细胞球蛋白（R－ATG）3～5 mg/(kg・d)，连用5 d。以生理盐水稀释，缓慢静滴在4 h以上。第1次可以适当减量，并严密观察变态反应，若无反应，第2 d用常规剂量。持续用药时间也可根据淋巴细胞检测而定，当淋巴细胞降至0.1×10^9/L时，停用。

【作用机制】　本品是T细胞的特异性抗体，可以直接破坏T细胞，抑制细胞免疫反应，对抗体的形成也有一定作用。使用后T细胞减少，其亚群比例发生变化，T_H减少，T_S增加。对细胞免疫介导的免疫状态有效。

【禁忌证】　① 对本品过敏者禁用。② 妊娠、哺乳期妇女禁用。

【不良反应】　① 变态反应：口咽发麻，唇、舌、咽喉水肿，支气管痉挛，血压下降，大便失禁等。② 发热、皮疹（红斑、丘疹、荨麻疹）等延缓变态反应。③ 血清病：发热、关节痛、皮疹、浆膜炎等，常出现于治疗后1～2周，在应用抗胸腺细胞球蛋白的同时给泼尼松1 mg/(kg・d)，连用14 d，有可能减轻症状。④ 暂时性加重血小板减少和粒细胞减少。

【注意事项】　① 根据患者体重、耐受性及辅助治疗情况决定用药剂量。② 根据疗效、患者耐受性及辅助治疗情况，决定是否再用药。③ 应用前需做皮肤试验（用1∶1 000的抗胸腺细胞球蛋白0.1 ml皮内注射，观察15～20 min，红晕直径＞10 mm者为阳性），皮肤试验阴性者方可用药。

④ 为预防血清病及过敏反应,用药时应加用肾上腺糖皮质激素,直至停用抗胸腺细胞球蛋白后 2～3 周,再逐渐停用激素。⑤ 用药期间每日或隔日查血常规。必要时输注浓缩血小板悬液,维持血小板数在 20×10^9/L 水平,以预防出血。

抗人 T 细胞 CD3 鼠单抗 Maromonab-CD3

【商品名或别名】 奥素健体,OKT3,WUT3

【分类】 化学:生物制剂。治疗学:免疫抑制剂。妊娠分类:X。

【指征和剂量】 适用于:① 自身免疫性疾病,如难治性类风湿关节炎、难治性系统性红斑狼疮。② 急性再生障碍性贫血。③ 自体骨髓移植的体外净化,器官移植重型排异反应。④ 某些肿瘤。

静注:5 mg/d,连用 10～14 d。用前先给甲泼尼龙,用后再给氢化可的松 100 mg 静注,以减少本品的变态反应。尤其在第 1 次给药时,必须密切观察。

【制剂】 注射剂:每支 5 mg/5 ml。

【作用机制】 本品与 T 淋巴细胞的 CD3 作用,阻止其抗原表达细胞将信息传给 CD4 T 淋巴细胞,从而避免产生一连串的免疫反应。本品可阻断引起排斥反应的 T 淋巴细胞的功能,用以对抗器官移植的排斥反应。也可阻止 T 淋巴细胞的繁殖,但并不影响其他造血成分或其他组织。

【禁忌证】 ① 对本品过敏者禁用。② 妊娠、哺乳期妇女禁用。

【不良反应】 可出现变态反应、发热、胸痛、呼吸困难,个别患者有中枢神经系统症状,如头痛、畏光、颈硬、抽搐等。

【注意事项】 ① 一次用药后 0.5～6 h 可以出现明显发热、寒战、急性肺水肿等反应,故必须同时做好抢救准备。② 发热患者不宜使用本品。③ 制剂宜保存于 2°～8℃冰箱内,不能结冻及振摇。忌用塑料注射器吸注本品,以免受塑料制品吸附影响。

依那西普 Etanercept

【商品名或别名】 恩利

【分类】 化学:生物制剂。治疗学:免疫调节剂。妊娠分类:B。

【指征和剂量】 用于中度至重度活动性类风湿关节炎、强直性脊柱炎、银屑病、银屑病关节炎常规药物治疗无效的成人患者。

剂量及用法：25 mg，每周 2 次（间隔 72～96 h）；或 50 mg，每周 1 次。皮下注射，注射部位：大腿、腹部或上臂。老年患者（≥65 岁）无须进行剂量调整，用法用量与 18～64 岁的成人相同。肝肾功能损害的患者无须进行剂量调整。

【制剂】　预装注射器，每支依那西普 25 mg。

【药动学】　依那西普含 934 个氨基酸，分子量为 1.5×10^{5}。经皮下注射后在注射部位缓慢吸收。单次给药，48 h 可达血药浓度峰值。其半衰期为 115 h。

【作用机制】　依那西普为可溶性 TNF-α 受体融合蛋白，由 TNF 受体 α 蛋白的膜外区与人 IgG1 的恒定区（Fc）段融合蛋白构成的二聚体，通过结合血清中 TNF-α 及 TNF-β，并由此阻断二者与细胞表面 TNF 受体的结合，抑制有 TNF 受体介导的异常免疫反应及炎症过程。

【禁忌证】　① 对妊娠和哺乳期妇女无应用经验。② 脓毒血症、包括慢性或局部感染在内的严重活动性感染、活动性结核患者禁用。③ 对本品中活性成分或其他任何成分过敏者禁用。

【不良反应】　① 最常见的不良反应报道为注射部位反应（比如疼痛、肿胀、瘙痒、红斑和注射部位出血）、感染（比如上呼吸道感染、支气管炎、膀胱感染和皮肤感染）、变态反应、自身抗体形成和发热。② 使用依那西普的患者也有各种恶性肿瘤的报道，包括乳腺癌、皮肤癌和淋巴瘤。③ 罕见的全血细胞减少和非常罕见的再生障碍性贫血。④ 中枢和外周神经系统脱髓鞘病变，分别为罕见和非常罕见。⑤ 罕见的狼疮。⑥ 其他：包括头晕、眩晕、失眠、咳嗽、鼻炎、发热、上呼吸道感染、血压升高、血细胞淋巴细胞比例升高、肌肉关节酸痛、转氨酶升高等，大多症状轻微，无须处理。

【注意事项】　① TNF-α 是一种重要的炎性介质，在宿主的自身防疫中起重要作用。抑制 TNF-α 可能导致各种感染和使感染迁延，最常见的是结核感染，因此在使用 TNF-α 抑制剂前需行胸片检查及 PPD 皮试排除活动性结核及隐性结核感染，此外还需排除乙型肝炎病毒感染等。有反复感染病史者使用本品应极其慎重。使用时反复上呼吸道感染须及时就医。② 肿瘤坏死因子可调节炎症和细胞免疫反应，使用本药应充分考虑本药将影响患者抗感染和抗恶性肿瘤的作用。③ 使用本品时出现过敏反应应及时终止给药。④ 使用本品期间不可接种活疫苗。⑤ 有充血性心衰的患者慎用。

重组人Ⅱ型肿瘤坏死因子受体-抗体融合蛋白 Recombinant Human Tumor Necrosis Factor-α Receptor Ⅱ: IgG Fc Fusion Protein

【商品名或别名】 益赛普

【分类】 化学：生物制剂。治疗学：免疫调节剂。妊娠分类：B。

【指征和剂量】 用于中度至重度活动性类风湿关节炎、强直性脊柱炎、银屑病、银屑病关节炎常规药物治疗无效者。剂量及用法：25 mg，皮下注射，每周2次。注射部位：大腿、腹部或上臂。

【制剂】 冻干粉针剂：每支12.5 mg，25 mg。

【药动学】 同依那西普。

【作用机制】 同依那西普。

【禁忌证】 同依那西普。

【不良反应】 不良反应轻，可有轻度注射部位局部反应，包括轻至中度红斑、瘙痒、疼痛、肿胀等，极少数有全身性过敏反应。其他包括头晕、眩晕、失眠、咳嗽、鼻炎、发热、上呼吸道感染、血压升高、血细胞淋巴细胞比例升高、肌肉关节酸痛、转氨酶升高。大多症状轻微，无须处理。

【注意事项】 同依那西普。

英利西单抗 Infliximab

【商品名或别名】 类克，Remicade

【分类】 化学：生物制剂。治疗学：免疫调节剂。妊娠分类：B。

【指征和剂量】 ① 类风湿关节炎：对于中重度活动性类风湿关节炎患者，与甲氨蝶呤合用可用于减轻症状和体征，改善身体功能，预防患者残疾。② 克罗恩病：对于接受传统治疗效果不佳的中重度活动性克罗恩病患者，本品可用于减轻症状和体征，达到并维持临床疗效，促进黏膜愈合，改善生活质量，使患者减少皮质激素用量或停止使用皮质激素。瘘管性克罗恩病：对于瘘管性克罗恩病患者，本品可用于减少肠-皮肤瘘管和直肠-阴道瘘管的数量，促进并维持瘘管愈合，减轻症状和体征，改善生活质量。③ 强直性脊柱炎：对于活动性强直性脊柱炎患者，本品可用于减轻症状和体征，包括增加活动幅度，改善身体功能，改善生活质量。

静注：① 类风湿关节炎：首次给予本品 3 mg/kg，然后在首次给药后的第2周和第6周及以后每隔8周各给予1次相同剂量。本品应与甲氨蝶呤合用。对于疗效不佳的患者，可考虑将剂量调整至10 mg/kg和(或)将用药间隔调整为4周。② 中重度活动性克罗恩病、瘘管性克罗恩病：首次给予本品5 mg/kg，然后在首次给药后的第2周和第6周及以后每隔8周各给予1次相同剂量。对于疗效不佳的患者，可考虑将剂量调整至10 mg/kg。③ 强直性脊柱炎：首次给予本品5 mg/kg，然后在首次给药后的第2周和第6周及以后每隔6周各给予1次相同剂量。

【药动学】 英利西单抗在单次静注3～20 mg/kg时，最大血清药物浓度与药物剂量呈线性关系。本品主要分布于血管腔隙内，稳态时的分布容积与剂量无关。在常规用量下，本品半衰期为8.0～9.5 d。

【作用机制】 英利西单抗是TNF拮抗剂，为人-鼠嵌合性TNF单克隆抗体，可与TNF-α的可溶形式和透膜形式以高亲和力结合，抑制TNF-α与受体结合，从而使TNF失去生物活性，抑制异常免疫反应及炎症过程。

【禁忌证】 英利西单抗禁用于已知对鼠源蛋白过敏的患者。本品高剂量可加重心力衰竭，因此5 mg/kg时禁用于中重度心力衰竭患者。

【不良反应】 英利西单抗为静脉用药，在少数病例可发生输液反应(现有资料表明，在临床试验中，输液中和输液后2 h内，安慰剂组发生率10%、用药组发生率20%)。英利西单抗上市后监察显示有过敏反应的报道，包括喉水肿、支气管哮喘等，及再次给药后的迟发性过敏反应。

【注意事项】 ① 在使用本品治疗前，应评估患者是否有感染结核病的危险因素(包括与活动性结核病患者密切接触)，并应检查患者是否有潜伏性结核感染。用药前需查结核菌素试验、胸部X线检查，以及T-Spot检查。重症或免疫低下的患者应慎用。在使用本品之前，应对有潜伏性结核分枝杆菌感染的患者进行治疗。② 在接受本品治疗的过程中及结束后，应对患者(包括潜伏性结核感染试验结果阴性的患者)密切监测活动性结核病的体征和症状。③ 本品不应用于严重感染活动期的患者。伴有慢性感染或有反复感染病史的患者应慎用本品。应告知患者并使其尽可能避免处于可能引起感染的潜在危险因素中。④ 在乙肝病毒的慢性携带者中，接受肿瘤坏死因子(TNF)拮抗剂(包括阿达木单抗注射液)治疗可以出现乙型肝炎的再激活，甚至可以致命。在接受TNF拮抗剂治疗前，应对乙型肝炎病毒感染的高危患者进行检查；对于那些需要进行本品治疗的乙肝病毒携带者，应该在整个治疗过程以及治疗后几个月中严密监控乙肝病毒感染的体征和症状。⑤ 对心力衰竭患者，应在考虑其他治疗方法后，才能慎重使用本品，且剂量不应超过5 mg/kg。如果决定给心力衰竭患者使用本品，应在治疗过程中对其进行严密观察。一旦心力衰竭的症状加重或出现新的心力衰竭症状,则应停用本品。⑥ 使用本品时出现过敏反应应及时终止。⑦ 使用本品期间不可接种活疫苗。⑧ 在使用本品治疗的患者中发生肝脾 T 细胞淋巴瘤的风险是不能被排除的。

阿达木单抗 adalimumab

【商品名或别名】 修美乐,HUMIRA

【分类】 化学:生物制剂。治疗学:免疫调节剂。妊娠分类:B。

【指征和剂量】 用于改变病情药(DMARDs)包括甲氨蝶呤疗效不佳的成年中重度类风湿关节炎患者。与甲氨蝶呤联合使用可以减缓类风湿关节炎的放射学进展,并且可以改善机体功能。

成年患者 40 mg,每 2 周 1 次,皮下注射。

【制剂】 预充注射液:每支 40 mg/0.8 ml。

【作用机制】 阿达木单抗可以与 TNF 特异性结合,通过阻断 TNF 与 p55 和 p75 细胞表面 TNF 受体的相互作用,从而消除其生物学功能。阿达木单抗还可以调节由 TNF 介导或调控的生物学效应,包括改变对白细胞游走起到重要作用的黏附分子的水平(ELAM-1,VCAM-1 和 ICAM-1,半数抑制浓度为 0.1～0.2 nmol/L)。类风湿关节炎患者接受本品治疗后,与基线水平相比较,急性期炎性反应物 C 反应蛋白(CRP)、红细胞沉降率(ESR)和血清细胞因子(IL-6)水平快速下降。导致组织重塑并使软骨破坏的基质金属蛋白酶(MMP-1 和 MMP-3)的血清水平也会出现下降。接受本品治疗的患者通常会出现慢性炎症的血液学指标改善。

【禁忌证】 对于本品或制剂中其他成分过敏者禁用。活动性结核或者其他严重的感染疾患,诸如败血症和机会感染等患者禁用。中度到重度心衰患者(NYHA 分类Ⅲ/Ⅳ级)禁用。

【不良反应】 ① 感染:下呼吸道感染(包括肺炎和支气管炎),上呼吸道感染,病毒感染(包括流感和疱疹病毒感染),念珠菌、细菌感染(包括尿路感染);少见机会感染(包括结核与组织胞浆菌病)、败血症、脓肿、关节感染、皮肤感染(包括蜂窝织炎和脓疱病)、表面真菌感染(包括皮肤、指甲和足部);罕见坏死性筋膜炎、病毒性脑膜炎、憩室炎、创面感染。② 最常见注射部位反应(包括疼痛、红肿、肿胀或皮疹),常见皮疹、瘙痒。少见荨麻疹、银屑病、皮下血肿、溃破增加、紫癜、皮炎和湿疹、毛发脱离,罕见各种红斑、脂膜炎。③ 常见发热、虚弱(包括乏力和不适感)、咳嗽、鼻咽部疼痛。少见胸痛、水肿、流感样疾患、哮喘、呼吸困难、发音困难、鼻腔堵塞。罕见肺水肿、咽部水肿、胸腔积液、胸膜炎。④ 常见肝脏酶升高、腹泻、腹痛、胃炎、口腔溃疡、恶心。⑤ 常见头晕(包括眩晕)、头痛、神经感觉紊乱(包括感觉异常)、骨骼肌疼痛。⑥ 少见系统性红斑狼疮、血管性水肿、药物过敏、白细胞减少、血小板减少、贫血、淋巴结病、心律不齐、心动过缓、高血压、面部潮红、血肿,罕见血清病、季节性过敏。⑦ 少见血液肌酸激酶增高、活化部分凝血活酶时间延长、出现自身抗体。⑧ 少见皮肤乳头状瘤,罕见淋巴瘤、实质器官肿瘤(包括乳腺、卵巢和睾丸肿瘤)、恶性黑色素瘤、皮肤鳞状细胞癌。⑨ 罕见心搏骤停、冠脉血流不足、心绞痛、心包积液、充血性心衰、心悸。⑩ 罕见脱髓鞘改变(例如,视神经炎、格林-巴利综合征)

【注意事项】 ① 感染:临床研究数据表明接受本品治疗使患者增加了严重感染的风险,在使用本品之前、期间及使用后,必须严密监测患者是否出现感染,包括结核。由于阿达木单抗的清除需要5个月,因此在这个阶段中应持续进行监测。当患者出现新的严重感染时,应中断本品治疗,直到感染得到控制。对具有感染复发病史,或者存在易于感染的情况,包括使用免疫抑制剂的患者,医生在考虑对这些患者使用本品治疗时应当慎重。在同类品种药物的上市使用中发生了严重感染、败血症、结核以及其他机会感染,其中包括造成患者死亡的事件。② 在使用本品治疗前,应评估患者是否有感染结核病的危险因素(包括与活动性结核病患者密切接触),并应检查患者是否有潜伏性结核感染。用药前详细询问结核病史,以及以往与活动性结核患者的接触史,必须对所有患者进行适当的筛查检验,需进行结核菌素试验、胸部X线检查,以及T-Spot检查。重症或免疫低下的患者在使用本品之前,应对有潜伏性结核分枝杆菌感染的患者进行治疗。③ 在接受本品治疗的过程中及结束后,应对患者(包括潜伏性结核感染试验结果阴性的患者)密切监测活动性结核病的体征和症状。④ 在乙肝病毒的慢性携带者中,接受TNF拮抗剂(包括阿达木单抗)治疗可以出现乙型肝炎的再激活,甚至可以致命。在接受TNF拮抗剂治疗前,应对乙型肝炎病毒感染的高危患者进行检查。对于那些需要使用本品治疗的乙肝病毒携带者,应该在整个治疗过程以及治疗后几个月中严密监控乙肝病毒感染的体征和症状。⑤ 使用本品时出现过敏反应应及时终止给药。⑥ 使用本品期间不可接种活疫苗。⑦ 在使用本品治疗的患者中发生肝脾T细胞淋巴瘤的风险是不能被排除的。

利妥昔单抗 Rituximab

【商品名或别名】 美罗华

【分类】 化学：生物制剂。治疗学：免疫调节剂。妊娠分类：B。

【指征和剂量】 ① 用于自身免疫性疾病，如难治性类风湿关节炎、难治性系统性红斑狼疮。② B淋巴细胞性白血病、淋巴瘤(详见血液病用药章节)。

用法和剂量：375 mg/m^2，应用专用输注设备静脉输注，每周1次，共4周。用前先给甲泼尼龙，用后再给氢化可的松100 mg静注，以减少本品的变态反应。尤其在第1次给药时，必须密切观察。

【制剂】 注射剂：每支5 mg/5 ml。

【作用机制】 本品为一种特异性的针对B淋巴细胞单克隆抗体，当利妥昔单抗与B细胞表面的CD20结合后，聚集的NK细胞、巨噬细胞及单核细胞通过它们的FC段γ受体与利妥昔单抗的FC段联合，导致$CD20^+$细胞溶解。

【禁忌证】 禁用于已知对利妥昔单抗过敏的患者，以及对利妥昔单抗的任何组分或鼠蛋白过敏的患者。

【不良反应】 ① 输注相关不良反应：主要包括发热、寒战和强直，主要见于第1次输注中。其他症状有潮红、血管性水肿、恶心、皮疹、疲乏、头痛、瘙痒、呼吸困难、鼻炎、咽喉刺激、呕吐及肿瘤痛，有以上症状者可能发生低血压、支气管痉挛，个别会发生心衰。② 血液学不良反应：少数出现血液学检查轻度的、可恢复的异常，严重的血小板减少和中性粒细胞减少发生率分别为1.3%和1.9%，贫血的发生率为1.0%。可出现一过性营养不良性贫血和溶血性贫血。③ 机会性感染：利妥昔单抗可导致B细胞减少，从而导致血清免疫球蛋白减少，可发生机会性感染，但严重的感染比常规化疗合并感染的机会要低。④ 其他：可发生轻度的、暂时性的肝功能指标升高，腹泻、腹胀等胃肠道反应，及关节、肌肉疼痛等。

【注意事项】 ① 在治疗B淋巴细胞性白血病、淋巴瘤时，应注意肿瘤细胞数量较大时可发生严重的细胞因子释放综合征，表现为严重的呼吸困难。这些患者在第1次用药时应放慢输注速度、注意严密观察，一旦出现呼吸困难立即停止用药，并进一步给予对症治疗。② 过敏反应通常在用药后几分钟内出现，表现为发热、寒战、强直、荨麻疹、血管神经性水肿等，用利妥昔单抗时应备用肾上腺素、糖皮质激素和抗组胺药，有主张用药前先静滴糖皮质激素。③ 由于利妥昔单抗治疗中可能会出现低血压，治疗前 12 h 避免应用降压药，并注意监测血压。

（五）植　物　药

雷公藤总苷　Tripterygium Glycosides

【商品名或别名】　雷公藤总苷片，雷公藤多苷

【分类】　化学：植物药。治疗学：免疫抑制剂。妊娠分类：X。

【指征和剂量】　① 肾脏病：肾小球肾炎、肾病综合征、过敏性紫癜肾炎、狼疮肾炎。② 结缔组织病：类风湿关节炎、强直性脊柱炎、幼年型类风湿关节炎及 Still 病、系统性红斑狼疮、多发性肌炎/皮肌炎等。③ 皮肤病：银屑病等。

口服：10～20 mg，tid。病情控制后可减量维持或间断给药。

【制剂】　片剂：每片 10 mg。

【药动学】　目前尚没有人体内的雷公藤总苷有效成分的药动学报道。以雷公藤的另一种制剂——雷公藤甲素为代表，显示本品口服后以小肠吸收为主，吸收后主要分布于血流量较大的器官，如肝、脾、肺、心和脑，吸收峰为 40～60 min，半衰期约 58 h，未吸收的药物以原型从粪便中排出，吸收部分以原型或代谢产物形式通过肾脏排出。

【作用机制】　雷公藤总苷为雷公藤的半提纯品，体外试验表明本品具有较强的抗炎作用和免疫抑制作用。其抗炎作用可能通过增强肾上腺皮质功能和抑制炎症细胞分泌 PGE_2 而实现。雷公藤总苷的免疫抑制作用表现在抑制巨噬细胞、T 细胞功能，抑制迟发性变态反应，抑制 IL－1 等细胞因子的释放，分裂原或抗原刺激后的 T 淋巴细胞的增殖。该药可同时使体液免疫呈多克隆抑制，临床观察表明服用该药后患者外周血 IgG、IgM 水平下降，抗核抗体、类风湿因子等滴度下降，补体水平上升。

【禁忌证】　孕妇及哺乳期妇女禁用。

【不良反应】　① 生殖系统：雷公藤总苷对生殖系统有明显的影响，不仅影响女性卵巢功能，也影响男性睾丸精子发育。育龄妇女一般服药 2～3 个月后出现月经紊乱，服药半年后至少一半出现闭经，停药后约 70%的患

者月经恢复正常。男性患者常规剂量服药1个月后可使精子数目明显减少、失活甚至完全消失，一般在停药2～3个月后逐渐恢复。② 胃肠系统：恶心、呕吐、腹痛、腹泻、食欲减退等。③ 血液系统：有骨髓抑制作用，可引起白细胞及血小板减少，发生率为15%。严重者可发生粒细胞缺乏、贫血和再生障碍性贫血。④ 循环系统：偶可引起心悸、胸闷、气短和心律失常，过量中毒时可出现心源性休克，危及生命。⑤ 肝肾功能：可出现肝酶升高和肾肌酐清除率下降。这种作用一般是可逆的，但也有严重者发生急性肾衰竭而导致死亡。⑥ 其他：可出现皮肤色素沉着、皮疹、口腔溃疡、痤疮、指甲变软、皮肤瘙痒等，少部分患者可发生头晕、头痛、耳鸣、脱发、口干、乏力、失眠等症状。

【注意事项】 ① 年轻未婚或希望生育的青年妇女慎用或短期使用，以免影响生育功能。② 有肝、肾和造血系统功能障碍者及肾小球肾炎急性期患者不宜使用。③ 年老联合用药患者适当减量。

白芍总苷 Total Glucosides of Paeony

【商品名或别名】 帕夫林

【分类】 化学：植物药。治疗学：抗炎免疫抑制剂。妊娠分类：B。

【指征和剂量】 ① 抗炎、抑制自身免疫反应：主要适用于类风湿关节炎的治疗，长期应用对关节功能有一定恢复作用，远期疗效好。临床上也应用于其他风湿病，如系统性红斑狼疮、干燥综合征、贝赫切特综合征、强直性脊柱炎，以及骨关节炎和肺间质纤维化等。② 保肝：治疗慢性乙型肝炎的肝纤维化，能显著改善肝功能，并抑制肝纤维化的进展。

口服：成人2粒(0.6 g)，bid或tid。儿童推荐用量为30 mg/(kg·d)，分2次早晚服。建议首期3个月0.6 g，tid；起效后0.6 g，bid维持。

【制剂】 胶囊：每粒0.3 g。

【药动学】 芍药苷(PF)静注给药后：大鼠血药浓度-时间曲线呈二室开放模型，分布相 $t_{1/2}\alpha$ 为(2.6±0.9) min，消除相 $t_{1/2}\beta$ 为(27.4±14.4) min；兔体内的血药浓度-时间曲线也呈二室开放模型，分布相 $t_{1/2}\alpha$ 为(5.9±2.7) min，消除相 $t_{1/2}\beta$ 为(66.0±27.6) min。在狗体内的表观分布容积为539±104 ml/kg，表明芍药苷在体内分布迅速、较广，且消除也较快。本品静脉给药后迅速以原型出现在尿中。芍药苷经150 min的大鼠肝脏离体循环灌注，其浓度未发生明显变化，提示本品在体内主要以原型经肾排泄，而肝脏并非其代谢器官。

【作用机制】① 抗炎作用：主要通过调节细胞内 Ca^{2+} 的浓度，抑制关节炎大鼠体内局部致炎因子包括白三烯 B_4（LTB_4）和前列腺素 E_2（PGE_2）的合成；明显降低关节炎大鼠踝关节的纤维素渗出，炎性细胞浸润；抑制滑膜细胞过度分泌 PGE_2、IL－1、TNF－α。② 免疫调节和免疫抑制作用：本品高浓度时可抑制B淋巴细胞的增殖反应，从而抑制B细胞过度分泌IgM、IgG抗体，并可增加特异性抑制性T细胞（Ts）数目且提高其活性，使 Th_1/Th_2 比例恢复正常；可抑制异常活化的单核巨噬细胞（Mφ）功能，抑制其过度分泌IL－1与 H_2O_2，使低下的IL－2恢复正常，高浓度白芍总苷对激活的Mφ产生TNF－α和 LTB_4 有明显的抑制作用。③ 清除体内过多的自由基：可降低过高的血浆丙二醛（MDA）和 NO_2^- 水平，同时还可使过低的超氧化物歧化酶（SOD）和谷胱甘肽过氧化物酶（GSH－Px）活性恢复正常。④ 其他：可降低应激大鼠过高的皮质酮、促肾上腺皮质激素和β－内啡肽水平；并具保肝作用，能使药物性肝炎动物模型升高的ALT降低，使变性的肝细胞得到明显的改善；能保护红细胞膜，抑制红细胞渗透性溶血作用。

【禁忌证】 对白芍及其相关成分过敏者禁用。

【不良反应】 本品副作用很少，主要表现为大便性状改变，如大便变软或变稀，大便次数增多，多属轻度，无须处理。其他少见的副作用有腹胀、纳差、腹痛、恶心、头昏等，停药后即可恢复。无肝肾功能损害。

【注意事项】 本品对孕妇和哺乳期妇女的影响在人类尚不明确。动物生殖毒性实验研究发现白芍总苷在高达2 160 mg剂量时，仍无致畸作用。

【患者用药指导】 应饭后用水冲服。少数患者服药初期可能出现大便性状改变，可从小剂量开始，0.3 g，bid，1周后加到常规剂量。

（六）其　　他

γ球蛋白 Gamma Globulin

【商品名或别名】 蓉生静丙，莱士静丙，IGIV，IgG

【分类】 化学：生物制剂。治疗学：免疫抑制剂。妊娠分类：B。

【指征和剂量】 ① 各种免疫因素的血小板减少：输血后紫癜、难治性血小板减少性紫癜、血栓性血小板减少性紫癜。② 自身免疫性疾病：自身免疫性溶血性贫血、免疫性粒细胞缺乏症、难治性系统性红斑狼疮、类风湿关节炎、抗磷脂抗体和习惯性流产、ANCA 阳性系统性血管炎、川崎病等。③ 感染性疾病：严重的病毒感染，如巨细胞病毒(CMV)感染，和各种严重的细菌感染。

静滴：400 mg/(kg·d)，一般连用 5 d。抗感染治疗时 200～300 mg/(kg·d)，用药 2～3 d。用葡萄糖注射液稀释为 5%溶液滴注。

【制剂】 粉剂或溶液：每瓶 2.5 g。

【药动学】 γ球蛋白的药动学较为复杂，一般静注 200 mg/kg 后，可立即使血浆中药物浓度提高至 2.5～3.0 g/L，500 mg/kg 可提高至 10 g/L，在 24 h 内降低 20%～30%，第 3 日末降低 50%，3～4 d 中每日递减 10%，再后的改变则反映 γ球蛋白本身的半衰期衰减或代谢分解的状况。23～28 d 恢复至原来血浆中的基础水平。

【作用机制】 尚不完全明确，大多认为是使单核-巨噬细胞的 Fc 受体达饱和，并能中和或抑制自身抗体的产生，激活补体系统的活性。

【禁忌证】 对人血免疫球蛋白过敏或有其他严重过敏史者，有抗 IgA 抗体的选择性 IgA 缺乏者禁用。

【不良反应】 纯品制剂的副作用小，仅少数有寒战、发热和皮疹，偶可出现无菌性脑膜炎。若制剂中有高渗性蔗糖，有发生急性肾衰的报道。

【注意事项】 第一次使用时可以在用前先静滴氢化可的松 100～200 mg，以减少过敏反应。

二、免疫调节剂

(一) 胸腺激素类

胸腺肽　Thymopeptide

【商品名或别名】 胸腺素，小牛胸腺肽

【分类】 化学：生物制剂。治疗学：免疫调节剂。妊娠分类：C。

【指征和剂量】 用于治疗原发性和继发性细胞免疫缺陷病，可提高肿瘤患者的免疫功能，可用于重症肝炎、支气管哮喘、难治性肺结核、病毒性角膜炎、血小板减少性紫癜、格林-巴利综合征、脊髓炎、进行性肌营养不良、小儿癫痫以及各种自身免疫病的辅助治疗。配合应用于各种恶性肿瘤放疗、化疗具有明显的治疗效果。

肌注：5～20 mg，qd 或 qod。病情需要大剂量应用时可静注，40～200 mg/d，以生理盐水或等渗葡萄糖溶液稀释后应用。

【制剂】 粉针剂、水针剂：每支 5 mg，6 mg，10 mg，20 mg，100 mg。

【作用机制】 胸腺激素为一种调节机体细胞免疫功能的蛋白质类激素，能诱导 T 细胞分化和成熟，调控人体免疫平衡，具有一定程度的抗病毒、抗肿瘤、防止自身抗体产生及抗衰老的作用。

【禁忌证】 对胸腺肽过敏者禁用。

【不良反应】 不良反应较少，偶见发热、皮疹、过敏反应。

【注意事项】 过敏体质者慎用。

胸腺喷丁　Thymopentin

【商品名或别名】 和信，胸腺五肽，欧宁

【分类】 化学：生物制剂。治疗学：免疫调节剂。妊娠分类：C。

【指征和剂量】 可用于恶性肿瘤所致的免疫功能低下，乙型或丙型肝炎及其并发症，大手术患者术前术后预防感染，自身免疫性疾病，严重感染或抗生素不能有效控制的感染，糖尿病（2 型）、皮肤病及性传播疾病，年老体弱免疫功能低下及先天性胸腺功能缺陷病。

肌注：1 支/d，15～30 d 为一疗程。对肝炎患者可用 3 个月，对先天性免疫功能缺陷者疗程视病情而定。

【制剂】 粉针剂：每支 1 mg。

【作用机制】 本品为细胞免疫调节药物，具有诱导 T 细胞分化，促进 T 淋巴细胞亚群发育、成熟、活化的功能，从而调节 T 淋巴细胞亚群的比例，使 CD4/CD8 趋于正常。并能增强巨噬细胞吞噬功能，增强红细胞介导免疫功能，提高重组人白介素-2 的产生水平与受体表达水平，增强血清中超氧化物歧化酶活性。

【禁忌证】 本品无禁忌证。

【不良反应】 个别患者用后偶有嗜睡、倦怠。

胸腺肽 α_1　Thymosin α_1

【商品名】 日达仙

【分类】 化学：生物制剂。治疗学：免疫调节剂。妊娠分类：C。

【指征和剂量】 可用于慢性乙型肝炎或乙肝病毒复制者(血清 HBV-DNA 阳性)及乙肝表面抗原阳性 6 个月者。可作为慢性血液透析和老年患者及免疫损害患者的疫苗增强剂。临床研究中已试用于多种肿瘤及重症感染性疾病的辅助治疗。

治疗慢性乙型肝炎的推荐剂量是 1.6 mg,每周 2 次,皮下注射,连续 6 个月。作为疫苗增强剂的推荐剂量是 1.6 mg,每周 2 次,皮下注射,持续 4 周。使用随盒的 1.0 ml 注射用水溶解后立即注射。

【制剂】 粉针剂:每支 1.6 mg。

【作用机制】 本品为一种精制的化学合成的胸腺肽 α_1,其治疗慢性乙型肝炎及增进免疫反应的作用机制尚未完全清楚。体外实验中可起到促使致有丝分裂原激活后的 T 淋巴细胞成熟的作用,促进致敏 T 淋巴细胞分泌 IFN-α、IFN-γ、IL-2 等,并增加致敏 T 淋巴细胞表面高亲和力 IL-2 受体的表达。胸腺肽 α_1 可以调节 T 辅助细胞的功能,能透过 T 辅助细胞介导增强异体和自体人类混合淋巴细胞反应的功能;促进前自然杀伤(NK)细胞的补充和成熟,增加 IFN 激活的 NK 细胞的细胞毒性。体内实验中发现胸腺肽 α_1 能增强经刀豆球蛋白 A 激活后小鼠淋巴细胞增加 IL-2 和 IL-2 受体的表达;近日发现胸腺肽 α_1 有直接抗病毒作用,可特异性抑制 HBV 转染的 HepG2 肝母细胞瘤细胞系的肿瘤性生长。

【禁忌证】 对胸腺肽 α_1 过敏者禁用。

【不良反应】 胸腺肽 α_1 的耐受性良好,常规剂量(0.9 mg/m^2)未见引起不良反应的报道,可能出现注射局部有灼热感或短暂性失去肌质。加大剂量(2.4 mg/m^2)可以出现高热及恶心。乙肝患者应用时可能 ALT 水平短暂上升到基础值的 2 倍以上,通常可以继续使用,除非有肝衰竭的症状和预兆。

【注意事项】 胸腺肽 α_1 治疗肝炎患者时应定期进行肝功能及有关病毒指标的检测。本品不应与其他免疫调节药物同时合用,亦不应与任何其他药物混合注射。目前尚无胸腺肽 α_1 对孕妇、哺乳期妇女及儿童安全性的报道,应慎用。须储存于 2～8℃,配制后应立即注射。

(二) 细 胞 因 子 类

基因重组干扰素 α-2b

【商品名】 干扰能,IFN α-2b,干扰素

【分类】 化学：生物制剂。治疗学：免疫制剂。妊娠分类：X。

【指征和剂量】 可用于治疗多发性骨髓瘤、获得性免疫缺陷综合征(AIDS)患者的卡波西肉瘤、恶性黑色素瘤、毛细胞白血病、喉乳头状瘤、慢性髓细胞性白血病等肿瘤性疾病，尖锐湿疣，慢性和急性乙型、丙型、庚型肝炎等。

用量根据患者的耐受程度及不同病种而有所差别。一般病毒性肝炎100万～500万IU/d皮下注射，持续16周，或每日皮下注射1次，4周后隔日1次，持续12周。治疗肿瘤一般300万～600万IU/d，有的甚至可达1 000万IU，隔日1次皮下注射。具体用量可遵医嘱及参考使用说明。本品可供皮下、病灶内注射或静注，一般以皮下注射疗效最好。静注时应用1 ml灭菌注射用水将基因重组干扰素溶解，取所需剂量加入50 ml无菌生理盐水中。在静脉给药前先进行约10 min的无菌生理盐水输注，给药速率为200 ml/h，然后慢慢输入已溶解好的基因重组干扰素α-2b生理盐水溶液50 ml(应在30 min以上输完)。当药液输完后，再以200 ml/h的原速率进行10 min的生理盐水输注。

【制剂】 冻干粉针剂：每支100万IU，300万IU，500万IU。

【药动学】 人体注射基因重组干扰素后可迅速达到高峰浓度，然后有一个相对稳定时间，很快即分布于各脏器，如肾、脾、肺、肝及心脏等，然后在体内降解。

【作用机制】 基因重组干扰素α-2b是靠连接到细胞膜表面上的特异性受体而发挥其细胞作用的。研究结果表明，干扰素一旦连接到细胞上就启动了包括某些酶在内的一系列复杂的细胞过程：如在感染病毒的细胞中抑制病毒的复制；在抑制细胞增殖中，基因重组干扰素α-2b无论在细胞培养系统还是在动物的人类肿瘤移植的临床前研究中均表现出抗增殖作用；此外还有明显的免疫调节作用，可提高巨噬细胞的吞噬活性和增强淋巴细胞对靶细胞的特异性细胞毒作用等。

【禁忌证】 对干扰素有过敏史者，严重心脏病，严重肝、肾功能障碍，癫痫患者均禁用。

【不良反应】 ① 最常见的为发热、疲倦等流感样反应，其发热的程度与反应程度和用药剂量有关，一般于中断或停止用药后的72 h可自行消退。② 厌食、腹泻、恶心、肌痛、头痛、血小板减少、粒细胞减少也较常见，一般可对症处理，严重者应停药。③ 高血压、低血压、呕吐、关节痛、知觉损害、运动失调、感觉异常、焦虑抑郁、紧张、嗜睡、瘙痒、脱发及一过性皮疹等较少见。

【注意事项】 ① 儿童、妊娠或哺乳期妇女及严重慢性病患者慎用。② 本品冻干粉针剂外观应为白色或乳白色疏松体,使用时以 1 ml 灭菌注射用水将其溶解,此溶液应是无色、无沉淀及异物,在 2～30℃之间可稳定放置 24 h。干扰素溶解后需当日用完,以免生物活性下降或污染。③ 一旦发生过敏反应,应立即停止用药,并给予适当治疗。④ 用药过程中应注意监测患者血小板、白细胞等。

【患者用药指导】 基因重组干扰素 α－2b 应保存于 2～8℃的暗处。

干扰素 γ Interferon－γ

【商品名】 上生雷太,IFN γ

【分类】 化学：生物制剂。治疗学：免疫调节剂。妊娠分类：C。

【指征和剂量】 IFN 主要用于治疗血液系统肿瘤,如白血病、淋巴瘤、骨髓增生异常综合征;也可用于一些实体瘤,如黑色素瘤、肾细胞癌;近来用于过度纤维化性疾病,如硬皮病、类风湿关节炎、瘢痕疙瘩及一些过敏性疾病的治疗。

肌注：干扰素 γ 50 万～100 万 U,每周 2 次,3 个月为一疗程。

【制剂】 注射剂：干扰素 γ(DNA 重组纯化),每支 100 万 U。

【药动学】 干扰素口服不吸收,肌注或皮下注射干扰素 α 吸收率在 80%以上,干扰素 β、干扰素 γ 吸收率较低,$t_{1/2}$ 为 4～12 h。

【作用机制】 干扰素 γ 由特异性抗原刺激 T 淋巴细胞产生,又称免疫干扰素或Ⅱ型干扰素,除有抗瘤、抗病毒作用外,还有很强的免疫调节作用。干扰素 γ 能活化巨噬细胞和单核细胞,调节 T 细胞和 B 细胞功能,诱导 B 细胞产生免疫球蛋白,增强 HLA－DR 抗原及循环单核细胞的 Fc 受体表达,增强 NK 细胞活化,从而增强肿瘤及感染性疾病患者的免疫功能。干扰素 γ 能诱导一些在正常情况下不具有抗原递呈功能的细胞将抗原递呈给 T 细胞,诱导 T 细胞介导的自身免疫病。在类风湿关节炎患者,接受干扰素 γ 治疗后循环 B 细胞数减少,单核细胞 HLA－DR 抗原表达增强,但可抑制 IL－1 诱导的关节软骨细胞的胶原酶生成作用,并有抗炎和抑制胶原型成的作用。

【禁忌证】 对干扰素或其成分有过敏者,严重心脏病、肝肾功能损害或严重中枢神经系统疾病患者禁用。

【不良反应】 最常见的副反应是发热，大剂量时可引起骨髓抑制、各种血细胞减少，这些反应是可逆性的，停药后迅速恢复。

转移因子 Transfer factor(TF)

【分类】 化学：生物制剂。治疗学：免疫调节剂。妊娠分类：C。

【指征和剂量】 适用于细胞免疫功能减退或缺陷所引起的疾病，可用于其并发的难治性感染(如非结核性分枝杆菌、真菌及病毒等引起的严重感染)，也可用于自身免疫性疾病(如类风湿关节炎等)及恶性肿瘤(包括白血病)的支持治疗。按淋巴引流方向，在上臂内侧或股内侧皮下注射 1～2U，每周 1 次，可连续应用 5～10 次。

【制剂】 粉针剂：每支 2 ml(1 U、2 U)。

【作用机制】 本品是通过反复冻融裂解淋巴细胞(多数用人脾脏、扁桃体为材料)，从致敏 T 淋巴细胞提取的一种不耐热的淋巴因子，它可能是一种双螺旋 RNA 或多核苷酸与多肽组成的小分子复合物，可传递免疫信息，选择性地转移细胞免疫功能，从而提高细胞免疫能力。

【禁忌证】 对本品过敏者禁用。

【相互作用】 正在注射淋巴细胞血清、应用抗癌药物或糖皮质激素，均可减低或抑制本品的作用。

【不良反应】 注射局部胀痛，个别出现皮肤瘙痒和短暂发热等反应。

【注意事项】 使用本品而增强的细胞免疫功能可维持数月至 1 年以上，但对出生不满 1 个月的新生儿不起作用。

【患者用药指导】 本品应贮存在冷藏室，如出现融化，不得使用。

重组人白介素-2 Humaninter leukin-2

【商品名或别名】 白介素-2，IL-2

【分类】 化学：生物制剂。治疗学：免疫调节剂。妊娠分类：C。

【指征和剂量】 用于各种免疫缺陷和自身免疫性疾病，分枝杆菌、真菌等引起的感染，恶性黑色素瘤、肺癌、肾癌、乳腺癌、肝癌及食管癌等肿瘤性疾病的辅助治疗。

肌注：成人 1 000～2 000 U，qd，一般 10 次为一疗程，间隔 1 周可重复应用，连续使用 2～3 疗程。肿瘤局部浸润注射：1 000～2 000 U，隔日 1

次,10 次为 1 疗程。胸膜腔内注射(主要用于癌性胸膜腔积液):抽胸腔积液后注入,1 000～2 000 U,隔日 1 次。

【制剂】 注射剂:每支 1 ml(1 000 U、10 000 U)。

【作用机制】 本品是一种 T_H细胞分泌的细胞因子,具有多种活性,通过作用于 T 细胞、B 细胞和自然杀伤(NK)细胞膜表面 IL－2 受体而促进其效应细胞的分泌成熟。可维持激活的 T 细胞和 NK 细胞在体外持续增殖,并活化 B 细胞和巨噬细胞,从而增强免疫。临床可用其在体外增殖淋巴细胞,产生大量特异性杀伤细胞(LAK 细胞)和肿瘤浸润淋巴细胞(TIC)。

【不良反应】 可有发热反应,类似感冒症状,个别患者用药后恶心、呕吐,皮下注射局部可有红肿、硬结、疼痛,皆对症处理即可。

【注意事项】 保存于 2～8℃干燥处。

【患者用药指导】 IL－2 在体内 $t_{1/2}$仅 2～3 min,临床常直接用于肿瘤局部注射。

(三)抗炎免疫调节剂

该类药物属于慢作用抗风湿药,在一定程度上可阻止自身免疫性疾病的病情进展,主要包括以下几种药。

柳氮磺吡啶 Sulfasalazine

【商品名或别名】 柳氮磺吡啶片,维柳芬,SASP

【分类】 化学:磺胺类抗菌药。治疗学:抗炎免疫调节剂。妊娠分类:X。

【指征和剂量】 主要用于炎症性肠病,即克罗恩病和溃疡性结肠炎;近年来也有报道可作为慢作用抗风湿药治疗脊柱关节病及类风湿关节炎的联合用药。

成人首次剂量为 2～3 g/d,分 3～4 次口服;无明显不适可渐增至 4～6 g/d,待症状好转后减至维持量 1.5～2 g/d。儿童首次剂量为 40～60 mg/(kg·d),分 3～6 次口服,病情缓解后改为维持量 30 mg/(kg·d),分 3～4 次口服。

【制剂】 每片 250 mg。

【作用机制】 柳氮磺吡啶在结肠中被细菌产生的偶氮还原酶裂解为

5－ASA 和 SP，发挥其抗菌、抗炎、免疫抑制等作用。在治疗炎性肠病中主要的有效成分为 5－ASA，在类风湿关节炎中柳氮磺吡啶或 SP 或两者均有抗风湿作用，而 5－ASA 无效。

【禁忌证】 对磺胺类药物过敏者、孕妇、哺乳期妇女、2 岁以下小儿均禁用。

【不良反应】 ① 过敏反应较为常见，可表现为药疹，严重者可出现多形红斑、剥脱性皮炎等；也有为血清病样反应，如发热、光敏反应、关节肌肉疼痛等。② 血液系统损伤可见中性粒细胞减少或缺乏症、血小板减少、溶血性贫血、再生障碍性贫血等。③ 肝脏损害可发生黄疸、肝功能减退，严重者可发生急性重型肝炎。④ 肾脏损害可发生结晶尿、血尿和管型尿，严重者可发生间质性肾炎或肾小管坏死。⑤ 胃肠道反应如恶心、呕吐、胃纳减退、腹泻，及头痛、乏力等，一般症状轻，不影响继续用药。⑥ 其他偶可发生甲状腺肿大及功能减退、中枢神经系统毒性反应、胰腺炎、男性精子减少或不孕症等。

【注意事项】 ① 应用磺胺类药期间应多饮水，必要时，如疗程长、剂量大时可服碳酸氢钠碱化尿液，并注意定期检查尿常规。② 有胃肠道刺激症状者可餐后服药，必要时可分成小量多次服用。③ 定期做血常规、肝功能、肾功能检查。④ 根据患者的反应和耐药性，一般从小剂量开始逐步加量，并注意在治疗中随时调整剂量，部分患者可采用间歇用药(用药 2 周，停药 1 周)。

羟氯喹 Hydroxychloroquine

【商品名或别名】 硫酸羟氯喹片，纷乐

【分类】 化学：抗疟药。治疗学：抗炎免疫调节剂。妊娠分类：C。

【指征和剂量】 适用于系统性红斑狼疮、盘状狼疮、亚急性皮肤狼疮；近年来也有报道可作为慢作用抗风湿药联合治疗类风湿关节炎，以及用于治疗皮肌炎、干燥综合征等自身免疫性疾病。

口服：200 mg，bid。

【制剂】 片剂：每片 100 mg。

【作用机制】 抗疟药本身是一种弱碱，当它进入酸性的亚细胞环境后能调节和提高 pH 值，从而影响原本依赖酸性环境的生理功能。如改变溶酶体中的酸性微环境影响细胞功能，可抑制由 PHA 所诱导的 TNF－α、IFN－γ 的合成，以及脂多糖诱导的 TNF－α 和 IL－6 的合成。此外还可影响细胞受体的功能，阻断细胞内蛋白质的合成与加工；可能影响自身抗体的形成,减少淋巴细胞的增殖,干扰自然杀伤细胞的功能等。另外,该类药物可通过光照保护机制减轻狼疮患者的皮损,并有降脂作用。

【禁忌证】 ① 已知对4-氨基喹啉化合物过敏的患者禁用。② 对任何4-氨基喹啉化合物治疗可引起视网膜或视野改变的患者禁用。③ 孕妇及哺乳期妇女禁用。

【不良反应】 在长期应用4-氨基喹啉类化合物时可引起以下不良反应,但不同化合物的不良反应发生率及类型不同,其中以硫酸羟氯喹片副作用最少。

① 眼反应:可引起一过性睫状体调节障碍和角膜水肿,视网膜黄斑水肿、萎缩、异常色素沉着及其他眼底病变,可造成视野缺损。② 神经系统反应:可有兴奋、神经过敏、情绪改变、精神病、头痛、头昏、眩晕、耳鸣、共济失调等,并可有眼外肌麻痹、骨骼肌软弱、腱反射减退等。③ 皮肤反应:皮疹、瘙痒、皮肤和黏膜色素沉着、脱发等。④ 其他反应:胃肠道反应、体重减轻、倦怠、溶血和血细胞减少等。

【注意事项】 ① 长期治疗时应定期做眼科检查,包括视敏度、裂隙灯、眼底和视野检查。② 用药期间应定期检查血细胞计数,并观察有无肌肉软弱的现象,如发现肌软弱应停药。

青霉胺　Penicilamine teblets

【商品名或别名】 青霉胺片,D-青霉胺

【分类】 化学:D-3-巯基颉氨酸。治疗学:抗炎免疫调节剂。妊娠分类:X。

【指征和剂量】 适用于重金属中毒、肝豆状核变性、胱氨酸尿及结石,在风湿免疫性疾病可治疗其他药物无效的严重或活动性类风湿关节炎,也有报道用于硬皮病的抗纤维化治疗。

成人:重金属中毒8片/d(1 g),分4次口服;肝豆状核变性和类风湿关节炎患者初用时口服1～2片/d(125～250 mg),以后每1～2月增加1～2片,维持量为250 mg,qid。小儿:30 mg/(kg·d),分2～3次口服。

【制剂】 片剂:每片0.125 g。

【作用机制】 青霉胺是一种含巯基的氨基酸,能螯合二价阳离子如铜、铁、汞、铅等而发挥其治疗作用。青霉胺与胶原的醛基之间可发生反应,阻断胶原链间的交联,是其治疗硬皮病的生化基础。在类风湿关节炎的治疗中，其作用机制尚不明确。

【禁忌证】 孕妇及哺乳期妇女禁用。

【不良反应】 ① 胃肠道不良反应：常见有厌食、味觉异常、恶心呕吐、口腔炎及溃疡病。② 过敏反应：有皮肤瘙痒、荨麻疹、发热、关节疼痛和淋巴结肿大。③ 血液系统损害：少数患者可有白细胞、血小板减少，及溶血性贫血、再生障碍性贫血、嗜酸粒细胞增多。④ 蛋白尿：6%～20%的服药者可出现，有时有血尿、肾病综合征。⑤ 其他：秃发、耳鸣、胆汁淤积、重症肌无力等。

【注意事项】 ① 交叉过敏反应：青霉素过敏患者对本品可能有过敏反应。② 65 岁以上老人服用容易有造血系统毒性反应。③ 服药期间应定期检查血常规、尿常规、肝功能。

金诺芬 Auranofin

【商品名或别名】 金诺芬薄膜包衣片

【分类】 化学：金制剂。治疗学：抗炎、免疫调节剂。妊娠分类：C。

【指征和剂量】 适用于成人活动性类风湿关节炎。

口服：1 片，bid。

【制剂】 薄膜包衣片：每片 3 mg。

【作用机制】 金化合物直接抑制酸性磷酸酶、胶原酶、蛋白激酶 C、磷脂酶 C 等多种酶的作用，对炎症过程、免疫调节、生化反应以及组织破坏都有影响，从而发挥其抗风湿治疗作用。

【禁忌证】 ① 孕妇、哺乳期妇女及对金有过敏反应者禁用。② 在患有坏死性小肠结肠炎、肺纤维化、肾病、肝病、骨髓造血障碍等疾病时禁忌使用。

【不良反应】 胃肠道反应：常见腹泻、稀便，偶有腹痛。其他较常见的有皮疹、瘙痒。偶见口腔炎、结膜炎、白细胞减少、血小板减少、蛋白尿和血尿等。

【注意事项】 用药前应先查血、尿常规和肝肾功能，并在治疗后每月定期复查。本药不适用于非类风湿关节炎的其他关节炎患者。

沙利度胺 Thalidomide

【商品名或别名】 反应停，酞咪哌啶酮

【分类】 化学：谷氨酸衍生物。治疗学：抗炎、免疫调节剂。妊娠分类：X。

【指征和剂量】 ① 对各种复发性口腔溃疡、Behcet病的口腔和生殖器溃疡均有效。② 对盘状狼疮(DLE)有效率约90%，对SLE的皮损也有良效，近年来有用于治疗血清阴性脊柱关节病(强直性脊柱炎)的报道。③ 在皮肤科可治疗麻风性结节性红斑、多形日光疹及光线性痒疹、瘙痒症等，此外可适用于移植物抗宿主病(GVHD)、与HIV相关的阿弗他溃疡、“消耗综合征”等。

口服：100～400 mg/d。

【制剂】 每片50 mg。

【作用机制】 ① 抗炎作用：可稳定肝溶酶体膜，拮抗PGE-2α/乙酰胆碱/组胺以及5-羟色胺等炎症介质。已知沙利度胺在体内外可选择性抑制人单核细胞表达的TNF-α，还发现此药对IL-6和IL-1 mRNA也有抑制作用，而对IL-10有增强作用；此外还可抑制中性粒细胞产生超氧阴离子自由基，表明其具有抗炎作用。② 免疫调节作用：可抑制单核细胞因子(包括TNF-α)，影响T细胞活化的共刺激作用间的平衡，从而影响T细胞的功能，对体液免疫和细胞免疫均有抑制作用。

【禁忌证】 妊娠禁用，育龄妇女慎用。

【不良反应】 ① 致畸作用，一般发生在妊娠前3个月，主要表现为短肢畸形(海豹肢)，也可伴有内脏畸形。② 神经炎，主要为肢端感觉改变，包括感觉减退、感觉过敏、肌肉痛或触痛、麻木、针刺感等，以及手足发冷、苍白，腿部瘙痒和红斑。其发生与总剂量有关，一般达40～50 g时会出现，一旦出现，有50%停药4～5年仍不恢复。③ 其他可见头昏(40%)、嗜睡(14%～80%)、便秘(10%～30%)、视力模糊、口干、皮肤干燥、性欲减退、幻觉耳鸣等。

【注意事项】 建议从小剂量开始逐渐加大剂量服用，一般睡前服用可减少头昏、嗜睡等副作用。

来氟米特 Leflunomide

【商品名或别名】 爱若华，妥舒

【分类】 化学：嘧啶合成抑制剂。治疗学：抗炎免疫抑制剂。妊娠分类：C。

【指征和剂量】　本药目前已广泛用于类风湿关节炎的治疗，对狼疮性肾炎等结缔组织病也在试用中。治疗类风湿关节炎的推荐剂量为：第1～3日使用负荷量50～100 mg/d，以后改为20 mg/d，连续服用4～8周可使多数患者的临床症状缓解。

【制剂】　片剂：每片10 mg。

【药动学】　来氟米特口服后被代谢为活性产物A771726（M1），它在体内发挥所有主要的药理作用。来氟米特在血浆中的浓度非常低，达峰时间在0.558±0.506 d，半衰期8.79±0.77 d，多剂量给药（20 mg/d）连续30 d，其M1血药浓度接近稳态。M1主要分布于肝、肾和皮肤组织，脑组织中分布较少，主要在肝细胞的微粒体内代谢。活性代谢产物M1在体内进一步代谢，43％从尿中排泄，48％经胆汁从粪便中排泄。

【作用机制】　本药通过抑制二氢乳酸脱氢酶及酪氨酸激酶减少嘧啶的形成，致使DNA合成障碍。其主要作用在细胞分裂的DNA合成前期（G1期）的早期，而甲氨蝶呤则在G1期的晚期起效，因此两者有协同治疗作用。该药主要抑制淋巴细胞的增殖、活化，从而抑制免疫反应。

【禁忌证】　① 孕妇及哺乳期妇女禁用。② 对本药及其代谢产物过敏者禁用。

【相互作用】　活性炭或考来烯胺可促进药物代谢。

【不良反应】　主要表现为腹泻、瘙痒、皮疹、可逆性肝酶升高、脱发等。

【注意事项】　① 服药初始阶段应定期检查ALT和血常规。② 严重肝脏损害和有明确的乙肝或丙肝血清学指标的患者慎用。③ 免疫缺陷、未控制的感染、活动性胃肠道疾病、肾功能不全、骨髓抑制的患者慎用。

【患者用药指导】　① 如果剂量过大或出现毒性反应时，可给予考来烯胺或活性炭快速降低M1浓度。② 准备生育的男性及女性均应停药，同时服用考来烯胺。

艾拉莫德　Iguratimod

【商品名或别名】　艾得辛

【分类】　治疗学：治疗类风湿的缓解病情药（DMARDs）。妊娠分类：X。

【指征和剂量】　适用于活动期类风湿关节炎的症状治疗。

25 mg，bid，早晚各1次，饭后口服。

【制剂】 片剂：每片 25 mg。

【药动学】 口服治疗剂量的艾拉莫德后，3.1～4.6 h 达血药浓度高峰。bid，多次给药后 3 d 内达稳态浓度，平均稳态浓度 Cav 为 0.76±0.19 μg/ml。艾拉莫德清除半衰期为 10.5 h，观察到血浆中有一定蓄积性。以原型药从肾脏排出。

【作用机制】 艾拉莫德作用机制尚不清楚。文献报道，在体外艾拉莫德可以抑制转录核因子 κB(NF-κB)，进而抑制炎性细胞因子(IL-1、IL-6、IL-8、TNFα)的生成。艾拉莫德在体外可与人和小鼠 B 细胞直接作用，抑制免疫球蛋白生成。文献报道，艾拉莫德在体外可抑制纯化环氧化酶-2(COX-2)的活性，对 COX-1 则无作用。

【禁忌证】 ① 严重肝功能损害者禁用。② 有应用 NSAIDs 后诱发哮喘、荨麻疹或过敏反应者禁用。③ 应用 NSAIDs 后有胃肠道出血或穿孔者，有活动性溃疡、出血，或既往有复发性溃疡、出血者均禁用。④ 妊娠、哺乳及治疗期间有生育要求的妇女禁用。

【不良反应】 很常见(>1/10)的不良反应有氨基转移酶升高。常见(<1/10，>1/100)的不良反应有白细胞减少、血小板减少、胃部不适、纳差、恶心、腹胀、腹痛、胃痛、胃炎、十二指肠炎等胃肠道反应，还有皮疹、皮肤瘙痒、视物模糊、脱发、失眠、心电图异常、月经失调。

少见(<1/100，>1/1 000)的不良反应有胃胀、消化不良、嗳气、胃溃疡、反流性食管炎、十二指肠溃疡、胃窦部出血、呕吐、发热、口干、口腔溃疡、面部水肿、皮肤水肿、胸闷、胸痛、尿蛋白阳性、胆红素升高、流感样症状。

【注意事项】 ① 有肝损害、乙肝或丙肝血清学指标阳性、活动性胃肠疾病、免疫缺陷、未控制的感染、肾功能不全、骨髓功能不全的患者慎用，并按需减量或停用。② 服药期间避免使用免疫制剂或疫苗。③ 儿童及青少年避免使用。

(四) 其　他

左旋咪唑 Levamisole

【分类】 化学：抗蠕虫剂。治疗学：免疫调节剂。妊娠分类：C。

【指征和剂量】 ① 反复发作的感染或慢性感染的辅助治疗，如皮肤、黏膜、眼、呼吸道及全身性的病毒、细菌或真菌感染，应用本品可使病情减轻或复发减少。② 各种原发性免疫缺陷症,如变应性低丙种球蛋白血症、慢性肉芽肿病、Wiskott - Adrieh 综合征等。③ 自身免疫性疾病,如类风湿关节炎、系统性红斑狼疮、硬皮病及局限性回肠炎等。④ 恶性肿瘤,如用于乳腺癌、胃癌、结肠癌、肺癌、白血病和多发性骨髓瘤等的辅助治疗,可增强细胞免疫功能,延长缓解期,减少复发。

① 治疗自身免疫性疾病时,成人 30～50 mg,bid 或 tid,每周连续用药 1～2 d,一般以 3～6 个月为 1 个疗程。② 作为慢性感染或肿瘤的辅助治疗,成人就寝前口服 150 mg,每周 1 次,用药 6 个月如仍无效,可增加至每周 2 次给药,疗程 1 年。

【制剂】 片剂:每片 15 mg,25 mg,50 mg。

【药动学】 口服左旋咪唑 150 mg,2 h 血药浓度达峰(0.49±0.05 mg/L),半衰期 4～6 h,主要在肝内代谢,本品原型(5%)及其代谢物经肾排出,无蓄积作用,而单剂的免疫药理作用可持续 5～7 d。

【作用机制】 本品具有调节和恢复免疫功能的作用,对正常体液免疫几无影响,但对异常的体液免疫功能可呈双相调节,对低下的细胞免疫功能有提至正常的效果。本品还能增强单核巨噬细胞和多形核粒细胞的趋化和吞噬功能,能增强特异性淋巴细胞对肿瘤的细胞毒性作用,并可减轻类风湿关节炎的炎症反应。

【不良反应】 较少见,可能有轻度和短暂的胃肠道反应。偶见皮疹、口腔溃疡、流感样症状、白细胞减少等变态反应表现,或味觉嗅觉异常、失眠、情绪易于激动等中枢神经功能紊乱表现,应及时停药。

【注意事项】 ① 连续用药或过量应用时可能招致严重的白细胞减少症,甚至反而引起免疫抑制。② 肝功能异常及消化性溃疡患者慎用。

草分枝杆菌制剂 F. U. 36　Mycobacterium phlei F. U. 36

【商品名】 乌体林斯,Utilin"s"

【分类】 化学:生物制剂。治疗学:免疫调节剂。妊娠分类:C。

【指征和剂量】 可用于:① 肺和肺外结核及其他免疫功能低下的疾病,如慢性支气管炎、支气管哮喘、支气管扩张、胸膜炎、风湿性关节炎、慢性扁桃体炎、慢性胃炎、肠炎、肝炎等。② 自身免疫性疾病,如多发性硬化症、红斑狼疮。③ 肿瘤,如乳腺癌、淋巴肉瘤、支气管源性癌、胃癌、黑色素瘤、肾上腺瘤、白血病、上皮源性膀胱癌、直肠癌。④ 其他疾病,如淋病、尖锐湿疣和糖尿病等均可作为辅助治疗。

本品供深部肌注,使用前充分摇匀。一般可从极低浓度型开始,极低浓度型或低浓度型每周 1 支,中浓度型每 2～3 周 1 支,高浓度型每 8～12 周 1 支。也可根据病情,遵医嘱使用。

【制剂】 极低浓度型 1 ml(0.172 μg)、低浓度型 1 ml(1.72 μg)、中浓度型 1 ml(17.2 μg)和高浓度型 1 ml(172 μg)。

【作用机制】 草分枝杆菌是抗酸分枝杆菌中的一种,基于其同结核分枝杆菌的生物亲属性,可介入人体的免疫过程,调节机体免疫系统的免疫能力。灭活的草分枝杆菌进入人体后可刺激 T 淋巴细胞释放出多种淋巴因子如 MAF、MIF、MCF、MMF 等,这些因子作用于单核巨噬细胞系统,使之向病灶部位聚集和活化,对病原菌进行吞噬、杀伤和清除。同时也使 NK 细胞、B 淋巴细胞活化增多,使 IgM、IgG 趋正常,增强机体免疫能力。临床验证结果证明,在免疫功能检查中,T 淋巴细胞亚群 T3、T4、T8 和 T4/T8 明显增加,NK 细胞、免疫球蛋白均明显变化。

【禁忌证】 高热患者禁用。

【相互作用】 本品与其他药物及疫苗相容,疫苗注射后间隔 2 周再用本品为佳;与抗微生物药、抗结核药和降血糖药配伍使用有协同作用;同时使用免疫抑制剂,会降低本药疗效。

【不良反应】 少数患者可能会出现疲倦或发热,局部可出现红肿、硬结、疼痛,停药后可逐渐消散。

【注意事项】 ① 发热患者禁用,虚弱患者慎用。② 使用前充分摇匀。重复注射前,需认真观察注射部位症状,如出现红肿、硬结、疼痛应暂停注射,待其消失后再注射。反之,若继续注射,可能出现注射部位无菌性坏死。

【患者用药指导】 在常温、干燥、阴暗处保存,有效期为 2 年。

卡介苗多糖核酸 Polisaccharide nucleic acid fraction of Bacillus Calmette guerin

【商品名或别名】 斯奇康

【分类】 化学:生物制剂。治疗学:免疫调节剂。妊娠分类:C。

【指征和剂量】 本品为免疫调节剂,主要用于治疗和预防感冒、哮喘、慢性支气管炎、过敏性鼻炎、肺结核、荨麻疹、湿疹、扁平疣、寻常疣、尖锐湿疣、肺癌、膀胱癌及慢性乙型肝炎、丙型肝炎等疾病的辅助治疗。

肌注：1 ml,qod,18 支为 1 疗程,小儿酌减或遵医嘱。治疗尖锐湿疣时,需 2 ml,qd,3 周为 1 疗程。表浅性膀胱癌术后灌注：导尿管注入,20～30 ml,每周 1～2 次,4 次为 1 疗程。胸腔、腹腔注射：20～30 ml,每周 1～2 次,4 次为 1 疗程。

【制剂】 注射剂：每安瓿 1 ml,含卡介菌多糖 0.35 mg,核酸不低于 30 pg。

【作用机制】 本品系用卡介菌经热酚法提取多糖、核酸,配以灭菌生理氯化钠溶液配制而成,通过调节机体内的细胞免疫、体液免疫,刺激网状内皮系统,激活单核巨噬细胞功能,增强自然杀伤细胞功能,以增强机体免疫。其主要作用机制是：① 通过激活 NF - kB、拮抗 IL - 1β,即对 NF - kB 的激活具有双向调控作用,来调节 $CD4^+/CD8^+$ 比例及 TH_1/TH_2 的平衡。② 增强单核巨噬细胞的功能。③ 增强自然杀伤细胞的活性。④ 诱生白细胞介素,刺激正常小鼠产生特异性 MIF,显著提高 ConA 诱生的 IFN - γ 的水平。⑤ 显著提高小鼠脾细胞总数和脾细胞的转化功能,促进细胞毒 T 淋巴细胞(CTL)的细胞毒作用。⑥ 提高血清 C3 含量。⑦ 通过稳定肥大细胞,封闭 IgE 功能,减少脱颗粒细胞释放活性物质,以及具有抗乙酰胆碱所致的支气管痉挛作用,达到抗过敏及平喘作用。

【不良反应】 咳喘急性发作期使用本品时个别患者在使用第 1、第 2 针后有急咳现象,在第 3 针后,可逐渐平息。个别患者使用本品有低热,2～3 d 后即可恢复正常。个别患者注射部位可能出现红肿、结节现象,可自行消散。

【注意事项】 使用时应肌内深部注射以利吸收。本品为免疫调节剂,为预防复发应坚持使用 1～2 个疗程,慢性支气管炎、哮喘患者在急性发作期配合抗生素及平喘药物见效更快。对患急性传染病、急性眼结膜炎、急性中耳炎者不宜使用。

【患者用药指导】 本品应于 25℃以下避光干燥处保存和运输,自稀释之日起有效期 2 年。

香菇多糖 Lentinan for injection

【商品名或别名】 天地欣

【分类】 化学：植物药。治疗学：免疫调节剂。妊娠分类：C。

【指征和剂量】 用于恶性肿瘤的辅助治疗。

1 mg,每周 2 次,用 2 ml 注射用水振摇溶解,加入 250 ml 生理盐水或 5%葡萄糖注射液中静滴,或用 5%葡萄糖注射液 5～10 ml 完全溶解后静注。

【制剂】 片剂:每片 10 mg,100 mg。冻干粉针剂:每支 1 mg。

【药动学】 本品给药后血药浓度曲线(大鼠)半衰期 $t_{1/2}$ 为 1.9 h,其后 72 h 呈双指数衰减。主要分布于肝,其次为脾、肺、肾等脏器。绝大部分经尿排出。

【作用机制】 本品是从香菇子实体中提取、分离、纯化而制得的香菇多糖冻干粉针剂,其基本药理作用可分为免疫学活性和生物学活性两大方面。免疫学活性包括活化巨噬细胞、杀伤 T 细胞、自然杀伤细胞(NK 细胞)的诱导增强作用和 ADMC(抗体依赖巨噬细胞的细胞毒作用)的诱导增强作用等。生物学活性包括促进免疫应答有关的细胞因子(如 IL－1、IL－2、CSF、MCF)的产生与分泌等。本品具有较强的抗肿瘤作用,能使肿瘤体积缩小、抑制肿瘤转移、提高化疗的抗肿瘤效果、减轻化疗的毒副反应,从而延长患者生存时间。此外本品对多种感染也有增加抵抗力的作用。

【相互作用】 本品需避免与维生素 A 制剂混用。

【不良反应】 少数患者可出现头晕、面部潮红、胸闷等副反应。

【注意事项】 ① 目前尚未有用于早产儿、新生儿和婴幼儿的临床经验,要慎重使用。② 虽然临床试验仅有少数患者发生头晕、胸闷、面色潮红等一过性反应,临床仍应注意过敏反应的可能性。③ 本品加入溶液后要用力振摇使之完全溶解,并即刻使用。

A 型链球菌甘露聚糖 α－Polyresistin

【商品名或别名】 多抗甲素

【分类】 化学:生物多糖类。治疗学:免疫调节剂。妊娠分类:B。

【指征和剂量】 适用于免疫功能低下的各种疾病、白细胞减少症、再生障碍性贫血以及慢性反复感染和各种恶性肿瘤的辅助治疗,亦可用于复发性口疮、慢性萎缩性胃炎和变应性血管炎。

一般口服,20～30 mg,qd 或 bid。

【制剂】 口服液:每支 10 mg/10 ml,25 mg/10 ml。

【作用机制】 本品为 α 溶血性链球菌经深层培养提取的一种具有免疫

活性的多糖类物质，它能增强单核巨噬细胞的吞噬功能，激活效应淋巴细胞，提高外周血白细胞数量，具有抗炎和抗变态反应等作用。

【禁忌证】 风湿性心脏病患者忌用，过敏体质者慎用。

【不良反应】 偶见一过性发热或皮疹。

【注意事项】 虽本品水针剂可供注射用，但主张口服为主，尽量不静注；肌注因可引起注射部位疼痛，一般也不采用。

第四章　抗寄生虫药

一、抗血吸虫、肺吸虫、肝片吸虫药

吡喹酮　Praziquantel

【商品名或别名】　Biltricide，Droncil，Pyquiton，EMBAY，8440

【分类】　化学：异喹啉吡嗪衍生物，不含锑。治疗学：广谱抗吸虫和绦虫药。妊娠分类：B。

【指征和剂量】　适用于血吸虫病。对人的牛带绦虫、猪带绦虫、阔节裂头绦虫、短膜壳绦虫、华支睾吸虫、姜片虫、卫氏并殖吸虫等均有较强的杀灭作用，治疗绦虫幼虫所引起的人体寄生虫病如猪囊尾蚴病（囊虫病）、棘球蚴病（包虫病）等亦有一定的疗效，但对蛔虫、鞭虫、钩虫及丝虫病等无效。本品治疗日本血吸虫病具有高效、低毒、疗程短、使用方便等优点，是一个颇有前途的抗寄生虫药。

（1）治疗日本血吸虫病：① 2 d 疗法：10 mg/kg，tid，或 15 mg/kg，bid，连用 2 d，总剂量 60 mg/kg，体重以 60 kg 为限。儿童体重＜30 kg 者，总剂量为 70 mg/kg。② 6 d 疗法：适用于晚期血吸虫病或体质较虚弱者，宜适当减量或延长疗程，以免引起严重心律失常。5 mg/kg，tid，连用 6 d，总剂量 90 mg/kg。近年来在现场大规模治疗，轻流行区用 40 mg/kg，一剂疗法；重流行区用 50 mg/（kg・d），等分 2 次口服，也取得满意效果。左旋吡喹酮对血吸虫疗效比吡喹酮高，不良反应也较强，但短暂，总剂量为吡喹酮的1/2（中度）或 3/4（重度感染），$t_{1/2}$ 为 3～8 h。

（2）治疗其他吸虫病：① 埃及血吸虫病：30～45 mg/kg，1 次顿服。② 曼氏血吸虫病：40 mg/kg，1 次顿服。③ 间插血吸虫病：40 mg/kg，1 次顿服。

（3）驱绦虫：10 mg/kg，1 次顿服。

（4）治疗卫氏并殖吸虫病、华支睾吸虫病：50～75 mg/（kg・d），分 3 次服,2 d 或 3 d 疗法。

(5) 治疗猪囊尾蚴病:① 治疗皮肤肌肉猪囊尾蚴病:20 mg/kg,tid,连服 6 d。② 治疗脑猪囊尾蚴病:猪囊尾蚴数量少而散在者可用 10 mg/kg,tid,连服 4 d,总剂量为 120 mg/kg。如猪囊尾蚴数量多而弥漫者,用量应谨慎,以小剂量长疗程、多疗程为宜,即 20 mg/(kg·d),分 3 次口服,9 d 为 1 个疗程,一般需间歇应用 2～3 个疗程。

(6) 棘球蚴病:30 mg/(kg·d),连服 6～10 d 为 1 个疗程,必要时可间歇应用 1～3 个疗程。

(7) 姜片虫病:5～10 mg/kg,顿服。

(8) 用于治疗猪带绦虫或牛带绦虫病,5～10 mg/kg,1 次顿服。

【制剂】 片剂:每片 200 mg。

【药动学】 口服后主要在十二指肠吸收,吸收迅速,血浆药物浓度达峰时间为 2～3 h,首过效应明显,主要形成羟基代谢物,仅少量原型药物进入体循环,4 h 后在血浆中原型药物仅为口服剂量的 5%。在体内主要分布于门静脉、肝、肾、肺等,脑脊液中浓度为血浆中浓度的 10%～20%,仅微量向乳汁移行。原型药物的半衰期为 0.8～1.5 h,代谢物血浆半衰期为 4 h,血浆蛋白结合率为 80%。主要由尿液中排出,部分由胆汁、乳汁、大肠黏膜排出,尿液中主要代谢产物为一羟基化产物或二羟基化产物。在体内无蓄积。

【作用机制】 本品能促使血吸虫体肌细胞膜外的 Ca^{2+} 内流,引起血吸虫肌肉挛缩,失去吸着寄生部位的能力,同时引起糖代谢和能量代谢障碍,“伴随免疫”状态破坏,再经过宿主免疫系统,最后消灭虫体。1977 年发现本品对人体 3 种血吸虫均有效(对日本血吸虫疗效更好),服药后可使血吸虫肌肉痉挛而大量死亡,这可能与其具有 5-羟色胺样作用或激动 5-羟色胺受体有关。对雌虫作用比雄虫强;但对幼虫作用差,对虫卵无杀灭作用。动物实验证明本品对日本血吸虫以及绦虫、华支睾吸虫、卫氏并殖吸虫等均有杀灭作用。其治疗血吸虫病的特点为剂量小、疗程短、不良反应少、近期疗效高。体外抗虫浓度试验显示,本品杀灭血吸虫的作用较呋喃丙胺强 30 倍,较硝硫氰胺强 100 倍。

【禁忌证】 对本品过敏者及眼猪囊尾蚴病患者禁用。严重心律失常,房室传导阻滞,肝、肾功能障碍者不宜用本品治疗。精神病、癫痫、冠心病和心肌炎患者慎用。

【相互作用】 ① 甘露醇:颅内压增高的脑猪囊尾蚴病患者应用吡喹

酮治疗前,可以给予甘露醇静滴,qd 或 bid,降低颅内压,必要时加用速效糖皮质激素地塞米松。② 氟哌啶:精神病患者应用吡喹酮可使症状加重,联合氟哌啶或其他镇静剂可控制症状。③ 呋喃丙胺:与吡喹酮联用治疗血吸虫病有明显增效作用,疗效高于两药之和,并不增加毒性。

【不良反应】 重度血吸虫感染和用药剂量大时易出现不良反应,可有恶心、腹痛、腹泻、头痛、头晕、乏力、嗜睡、心悸、胸闷。阿-斯综合征,心搏骤停(仅个别患者,但应注意),赫氏反应,双膝关节酸痛、无力,以致不能站立或肌肉痉挛如鹰爪状,或眩晕不能移步等均可出现。但一般程度轻微,不影响治疗。极少数患者可有轻度心、肝受损。个别患者 ALT 轻度增高,心电图 T 波降低,偶尔出现房性期前收缩。治疗猪囊尾蚴病时,由于囊尾蚴被杀死,引起局部炎症和水肿反应,若位于脑内,则这种水肿可诱发脑疝。

【注意事项】 ① 有门静脉分流或肝功能受损者,均酌减剂量。② 治疗脑猪囊尾蚴病必须住院观察,从治疗前 2～3 d 直到整个治疗过程,均需使用地塞米松或甘露醇等消炎和脱水剂,以及其他防治脑水肿的急救措施,以减轻继发性过敏反应。③ 绝对不能用本品治疗眼猪囊尾蚴病,因为眼内猪囊尾蚴被杀死后,可引起危险的炎症反应。④ 所有卫氏并殖吸虫感染者均需住院治疗,因为卫氏并殖吸虫有侵犯中枢神经的可能。⑤ 哺乳期妇女在停药 72 h 后方可哺乳。⑥ 大面积化疗应有组织地进行。

【患者用药指导】 ① 半空腹用温开水吞服。② 有明显头晕、嗜睡等神经系统反应者,在服药或停药 24 h 内不宜驾驶车辆或操作机械。

硝硫氰胺 Amoscanate

【商品名或别名】 Nithiocyanamine,7505

【分类】 化学:异硫氰胺苯酯。治疗学:广谱杀虫剂,对血吸虫、钩虫、姜片虫、蛔虫等均有效。

【指征和剂量】 主要用于慢性早期、急性期和部分晚期血吸虫病,脑型血吸虫病及部分有夹杂症血吸虫病患者的治疗。对丝虫成虫及微丝蚴有杀虫效果,对华支睾吸虫、卫氏并殖吸虫等亦有一定杀灭作用。

口服:总剂量为 6～7 mg/kg,成人为 300～350 mg,等分服 3 d,qd。

【制剂】 微粉型(3～6 μm)胶囊:每粒 25 mg,50 mg。

【药动学】 本品是一种高度脂溶性物质,其生物利用度与剂型(微粒大小)有密切关系,微粉型(粒径 3～6 μm)口服 2 h 后达 C_{max}。有肝肠循环,故血药浓度维持时间较长，3 d 后仍有较高血药浓度，6 d 后尚可测到。24 h 粪中排出量为摄入量的 65%，尿中排出量甚少，4 d 内仅占给药量的 1.4%，但停药后 19 d 仍有微量从尿中排出。主要在肝内代谢，然后与葡糖醛酸结合排出体外。原型药及其代谢产物均可通过血脑屏障。

【作用机制】 本品对 3 种血吸虫均有作用，能使日本血吸虫迅速肝移，1～3 d 可自肝内检获毁形虫体或死虫片段。7 d 后死虫大量溶解。本品系广谱杀虫剂，对血吸虫、钩虫、姜片虫、蛔虫等均有效。本品在体外有直接杀虫作用，可能系通过表膜渗入虫体，影响虫体的吸收功能并干扰三羧酸循环与糖原代谢。

【禁忌证】 孕妇、哺乳期妇女、驾驶人员及高空作业者忌用。

【相互作用】 ① 五味子：治疗血吸虫病时，加服五味子或甘草、柴胡粉，可促进肝纤维化和炎性细胞的重新吸收，其中五味子的效力较强。② 油脂：可增加硝硫氰胺的吸收。治疗期间禁忌油脂可减少药物吸收，并显著减少不良反应。

【不良反应】 ① 可有头昏、乏力、眩晕、走路飘浮感、食欲减退、腹痛、恶心等。② 少数重者有步态不稳与共济失调。③ 个别出现精神症状。④ 对肝脏有一定的损害而出现黄疸和 ALT 增高。

【注意事项】 有下列疾病者应暂缓用硝硫氰胺治疗：① 有肝、心、肾等器质性病变者。② 有精神病、癔病史及严重神经症者。③ 急性肝炎及肝炎恢复期未满 1 年的患者。

硝硫氰酯 Nitroscanafe

【商品名或别名】 硝硫苯酯

【指征和剂量】 临床用于治疗血吸虫病。

口服：总剂量按 26 mg/kg 计（以 60 kg 体重为限），等量分 3 剂，1 剂/d，疗程 3 d，装胶或用糯米纸包后晚饭后半小时服用。

【制剂】 胶囊：每粒 25 mg，50 mg。片剂：每片 25 mg。

【作用机制】 本品为硝硫氰胺的衍生物，经各种动物实验治疗与毒性试验，证明有明显抗血吸虫作用，毒性较低。

【禁忌证】 精神病患者、孕妇、哺乳期妇女禁用。

【不良反应】 与硝硫氰胺大致相似但较轻。主要有头晕、头痛、眩晕、步态不稳、腹胀、腹泻、恶心、呕吐等，一般于服药第 2 日出现，1 周左右消失,少数病例有轻度黄疸,个别有心悸和期前收缩、皮疹与肌肉酸痛。

呋喃丙胺 Furapromide

【商品名或别名】 F30066

【分类】 化学:N-[(5-硝基-呋喃亚甲基)乙酰]异丙胺。治疗学:对血吸虫幼虫和成虫均有杀灭作用,对姜片虫、华支睾吸虫也有效。

【指征和剂量】 适用于急性血吸虫病,其退热作用较锑剂迅速,而且安全。对慢性血吸虫病以及晚期血吸虫病但无黄疸、腹水和肝功能尚好者,对其他寄生虫病如华支睾吸虫病、姜片虫病都有良效。

口服:治疗血吸虫成人第1日1 g,第2日2 g,分2次服,第3日开始3 g/d,分3次服,连服14~20 d为1个疗程。儿童50~70 mg/(kg·d),分2~3次服。治疗姜片虫病,成人1~2 g/d,分2次口服,连用2~3 d,儿童40~60 mg/(kg·d)。治疗华支睾吸虫病,剂量同血吸虫病。单独应用疗效较差,常与美曲膦酯栓剂合用以提高疗效。

【制剂】 片剂:每片0.125 g,0.25 g,0.5 g。

【药动学】 口服易在体内迅速被分解而转化为其代谢产物(主要在肝脏),未被吸收的药物,大部分被肠道内细菌破坏。

【作用机制】 本品为我国合成的抗血吸虫非锑剂口服药,对血吸虫的糖代谢有明显抑制作用,杀灭血吸虫幼虫的作用优于成虫。

【禁忌证】 凡有精神病史,严重神经症,活动性溃疡或有上消化道出血、急性与慢性肾炎、肝炎均列为禁忌。

【不良反应】 可有食欲减退、恶心、腹部不适、水样腹泻、血便、肌肉痉挛和精神神经症状。轻者表现为记忆力减退,表情淡漠、反应迟钝、抑郁、定向力失常,中度者表现短暂的意识模糊、兴奋躁动、幻觉妄想、打人骂人等,重者可由狂躁直到意识完全丧失。一旦发现精神神经症状,应立即中止治疗。

美曲膦酯 Metrifonate

【商品名或别名】 敌百虫,Dipterex

【分类】 化学:毒性较低有机磷化合物,胆碱酯酶抑制剂。治疗学:有杀血吸虫作用,对埃及血吸虫疗效好。

【指征和剂量】 适用于兼有心脏、肝脏疾病的血吸虫患者。可杀死并驱除蛔虫、钩虫、鞭虫等，有效率为60%～90%，临床上主要用于治疗肠蛔虫和胆道蛔虫病。曾用于治疗日本血吸虫病，因疗效不佳现已不用。目前仅限于治疗埃及血吸虫病。

肌注：成人150 mg(3 mg/kg)，以注射用水稀释，于疗程第2、第4、第6日各注射1次，共3次。或肛栓1粒(200 mg)塞肛，共3次。口服：成人7.5 mg/kg，每2周服1次，连服3次。

【制剂】 栓剂：每粒200 mg。粉针剂：每支100 mg。片剂：每片0.05 g，0.1 g，0.3 g。

【药动学】 本品在牛口服后，2 h血中浓度即达高峰，但迅速下降。代谢产物经尿中排出，12 h内排出66%，乳汁中亦排少量。家兔灌胃后血浆及肺组织中分布最多，肝、脾次之，脑组织中最低。

【作用机制】 本品是一种毒性较低的有机磷化合物，能抑制血吸虫体胆碱酯酶活力，引起虫体麻痹而肝移。呋喃丙胺与美曲膦酯合用有协同作用。由于血吸虫病患者的肠道病变以结肠下段最为严重，其肠系膜静脉内的血吸虫也较多，故宜用直肠给药。给药后可促使肠系膜下及其分支内的血吸虫肝移，因而有利于呋喃丙胺发挥其抗血吸虫的作用。联合疗法对心脏与肝脏无明显损害。

【禁忌证】 严重心、肝、肾疾患以及溃疡病、精神病患者，孕妇，产妇等忌用。

【不良反应】 部分患者可出现头痛、恶心、呕吐、腹泻、多汗、肌颤等。

【注意事项】 ① 经常接触有机磷农药的农民使用本品有协同作用的危险性，应率先测其血胆碱酯酶活性，若活性低于正常，则应改用其他抗血吸虫药。② 在使用本品治疗时和服药后48 h内，不能服琥珀胆碱等去极化神经肌肉阻滞剂。③ 过量而出现严重胆碱能症状时，成人可用硫酸阿托品1 mg，q6 h注射以缓解症状。④ 当胆碱酯酶严重受抑制而威胁生命时，可用解磷定解救。

酒石酸锑钾 Antimony and Potassium Tartrate

【商品名或别名】 吐酒石，Tartar，Emetic

【分类】 化学：三价有机锑化合物。治疗学：血吸虫病治疗药物。

【指征和剂量】 自1918年用于治疗埃及血吸虫病以来，至今仍为治疗血吸虫病的有效药。

20 d 疗法：总量 24～25 mg/kg，分为 20 次，qd，静注，最大总剂量男性不超过 1.5 g，女性不超过 1.3 g。3 d 疗法：适用于健康情况较好的患者。总量 12 mg/kg，最高总剂量不超过 0.7 g。分 6～7 次静注，每日上下午各 1 次，每次不超过 0.1 g。

【制剂】 水针剂：每支 0.1 g/10 ml。

【药动学】 静注后，15 min 时血浆中浓度最高，以后逐渐下降，细胞中含锑量为血浆中含锑量的 4～5 倍，肝脏中含锑量最高，故肝脏易致中毒。锑剂的排泄途径主要通过肾脏从尿排出，在最初 2 h 内排出注射量的 12%～25%。在治疗结束 100 d 仍有微量的锑从尿排出，故锑剂有显著的蓄积作用。

【作用机制】 锑剂对血吸虫有直接作用，刺激虫体吸盘与体表肌肉引起强烈收缩，使之失去吸附血管内膜的能力，发生肝移，继而通过药物的原浆毒作用，使生殖器官退化，虫体萎缩，最后被吞噬细胞包围而消灭。

【禁忌证】 ① 各种急性传染病患者，心、肺、肝、肾或脑有严重器质性病变者忌用。② 哺乳期妇女和孕妇暂缓锑剂治疗。

【相互作用】 ① 乙醇：抗血吸虫药物多有一定程度的肝毒性，故治疗中禁用含乙醇饮料，以免加重肝损害。② 糖皮质激素：可提高抗血吸虫药物的疗效，降低毒性反应，改善临床症状。但联用时皮质激素的用量不宜过大，用药时间不宜过长，以防止抑制机体免疫功能而诱发合并感染。③ 阿托品：锑剂所致心律失常可用阿托品、异丙肾上腺素、苯妥英钠或利多卡因等抗心律失常药物治疗，适当补给钾盐可提高疗效。④ 强心苷：锑剂可提高心肌的应激性，与强心苷联用时易发生心律失常等毒性反应。

【不良反应】 静注外漏可引起局部疼痛、红肿与静脉炎，治疗过程中食欲减退、恶心、呕吐较为常见。严重反应为：① 心脏中毒引起心律失常，严重者可致阿-斯综合征。② 肝脏中毒引起黄疸与肝功能衰竭。③ 全身急性中毒，出现高热与昏迷。

【注意事项】 因本品毒性大，现已少用。

没食子酸锑钠 Sodium Antimony Sabagallate

【商品名或别名】 锑 273

【分类】 化学：三价锑和没食子酸钠络合物。治疗学：与酒石酸锑钾相似，可口服。

【指征和剂量】 主要用于治疗慢性血吸虫病。

口服中速片。10 d 疗法：总量 350 mg/kg，儿童可酌增。本品对胃肠道刺激较大，于正规治疗前一天睡前及治疗当日早饭后分别服适应片 20 mg(2 片)及 40 mg(4 片)，不算在总量内，以刺激胃肠道使其适应。然后逐步递增剂量，每日分 2～3 次饭后服。

【制剂】 中速片：每片含锑 200 mg。适应片：每片含锑 10 mg。

【药动学】 口服后，可由胃肠道吸收。一次服药后，8～48 h 血锑维持有效血药浓度。有蓄积作用，连续服药，随服药次数增加而血锑浓度增高。测定心、肝、肾 3 个脏器的含锑量以肝脏为最高。先服小量，再逐渐增量，可减少呕吐发生率，说明消化道对本品有适应性。

【不良反应】 基本同酒石酸锑钾，唯消化道反应较重。

【禁忌证】【注意事项】 基本同酒石酸锑钾。

六氯对二甲苯 Hexachloroparaxylene

【商品名或别名】 血防 846，HPX846

【分类】 治疗学：广谱抗吸虫药，首先用于华支睾吸虫病。

【指征和剂量】 适用于健康情况较好的慢性血吸虫病、华支睾吸虫病、卫氏并殖吸虫病患者。

六氯对二甲苯片：口服，80 mg/(kg · d)，每晚 1 次或 2 次分服，连用 10 d为 1 个疗程。乳干粉：口服，50 mg/(kg · d)，qn，连用 7 d 为 1 个疗程。

治疗华支睾吸虫病：口服，50～100 mg/(kg · d)(体重以 50 kg 为限)，每日 2 次分服，疗程 3～7 d。治疗卫氏并殖吸虫病：用法与治疗华支睾吸虫病相同。

【制剂】 六氯对二甲苯片：每片 0.25 g。粉剂：100 g 乳干粉(含 21 g 基质)。

【药动学】 口服主要从小肠吸收进入血循环，在脂肪组织中停留时间较长，有明显的蓄积作用。大部分药物在肝内转化，其主要代谢物从尿中排出，少量从乳汁排出。

【作用机制】 本品系一种广谱抗吸虫药物，首先用于华支睾吸虫病，取得显著疗效。日本血吸虫病：可使成虫细胞变性，性萎缩，活动减弱，对幼虫可使其发育停滞。华支睾吸虫病：可抑制华支睾吸虫蚴虫生长发育，高浓度有杀灭作用。卫氏并殖吸虫病：对卫氏并殖吸虫成虫作用较幼虫为佳,疗效与硫二氯酚相似。

【禁忌证】 患者及家属有精神病史、癫痫病史、肝功能不良、活动性肝炎、心功能不全、出血倾向、发热,妊娠、哺乳期妇女及血片检查有红细胞异常者,均应禁用。

【不良反应】 轻者有头昏、乏力、食欲减退等。本品对肝脏毒性较低,有蓄积作用;少数患者出现头昏、乏力等延迟反应,可持续1个月以上。严重反应:① 癔症或中毒性精神病。② 黄疸、发热、血红蛋白尿、贫血等溶血反应。

【注意事项】 本品有明显蓄积作用,故毒性反应消失很慢,少数患者可出现持续数月的延迟反应,宜注意。

【患者用药指导】 在治疗期间及治疗1周内禁止高脂肪饮食。

奥沙尼喹 Oxamniguine

【商品名或别名】 羟氨喹,羟胺喹,Mansil,Vansil

【分类】 化学:四氢喹啉类衍生物。治疗学:治疗曼氏血吸虫病。妊娠分类:C。

【指征和剂量】 主要用于治疗曼氏血吸虫病,包括伴有肝大、脾大、腹水及结肠息肉的患者。不同地区的虫种,对该药的敏感性差异很大,故剂量随地区而异。

口服:成人,在西非和南美,15 mg/kg,1次顿服;在东非和阿拉伯半岛,30 mg/kg,分2次服;在埃及和南非,60 mg/kg,在2~3 d内服完,1次剂量最多不超过20 mg/kg。儿童,参照成人,按每千克体重计算剂量。

【制剂】 胶囊剂:每粒0.25 g。糖浆:0.5 g/ml。

【药动学】 口服吸收良好,口服1 g后1~1.5 h达血药浓度峰值,在体内被代谢,尿中排出物主要为代谢物,原型药不足2%,生物半衰期为2 h左右。

【作用机制】 本品对曼氏血吸虫有杀虫作用,对雄虫的作用强于雌虫,其作用机制尚不明。对日本血吸虫和埃及血吸虫无效。

【禁忌证】 癫痫病患者、孕妇和哺乳期妇女不宜应用。

【不良反应】 常见的不良反应有头晕、倦怠思睡、恶心,偶见呕吐、腹痛、腹泻、红斑及发热等。有诱发癫痫或导致精神病发作的可能。

【注意事项】 少数可见血清转氨酶暂时升高,故应密切注意肝功能变化。

【患者用药指导】 有尿液红染现象。

硫氯酚 Bithionol

【商品名或别名】 别丁，硫氯酚，Bitin，Actamer，Bacteriostat

【分类】 化学：2,2-双硫(4,6,二氯苯酚)。治疗学：对卫氏并殖吸虫囊蚴有明显杀灭作用，对牛带绦虫也有显著效果。

【指征和剂量】 对姜片虫、华支睾吸虫和卫氏并殖吸虫感染均有一定疗效，但均不如吡喹酮。

① 治疗卫氏并殖吸虫病：口服，成人 1 g，tid；儿童 50 mg/(kg·d)，隔日服药，20～30 d 为 1 个疗程。② 治疗华支睾吸虫病：剂量同上，每日服药，7～10 d 为 1 个疗程。③ 治疗姜片虫病：成人 2～3 g，qn。④ 治疗绦虫病：成人 3 g/d(50 mg/kg)，早上空腹时分 2 次服，间隔 30 min，便秘者于 3～4 h 后加服泻药。

【制剂】 片剂：每片 0.2 g。胶囊剂：每粒 0.5 g。

【药动学】 口服易吸收，在血液中可维持较高浓度，动物一次给药后 4 h血药浓度达高峰，24 h 降到峰值浓度的 1/4。健康人口服 50 mg/(kg·d)，分 3 次，首剂后 27 h 血液浓度达峰值，47 h 降到峰值浓度的 68%，75 h 仍维持在 56%以上，说明隔日服药可维持有效血浓度。

【作用机制】 本品可能阻止虫体腺苷三磷酸的合成，致使能量代谢发生障碍，麻痹虫体，用于卫氏并殖吸虫病、牛带绦虫病、姜片虫病的治疗，效果较好。对华支睾吸虫病的疗效较差。本品选择性用于牛带绦虫病，对猪带绦虫亦有效，但因节片在肠道释放虫卵或呕吐时虫卵逆流可引起猪囊尾蚴病，故不宜使用或应慎用。为此可在治疗前用镇吐药以防呕吐，治疗后服用泻药以及时清除节片。

【禁忌证】 严重肝、肾、心脏疾病患者及妊娠妇女禁用或暂缓治疗。

【不良反应】 可有轻度头晕、头痛、腹痛、腹泻、荨麻疹、出血点、恶心、呕吐、口腔和肛门刺激征。个别患者出现赫氏反应、中毒性肝炎。

【注意事项】 伴有钩虫、蛔虫感染者，应先驱钩虫、蛔虫后再用本品。对脑型卫氏并殖吸虫病需重复2～3 个疗程。

【患者用药指导】 治疗期间避免进食碱性或酸性饮料。

三氯苯达唑　Triclabendazole

【商品名或别名】 肝蛭净，Fasinex，CGA－89317

【分类】 化学：苯并咪唑衍生物。治疗学：抗肝片吸虫有效药。

【指征和剂量】 主要对肝片吸虫成虫有效，且对各期幼虫也有效。对卫氏并殖吸虫亦有效。

① 肝片吸虫病：国外于1988年即用于慢性顽固性肝片吸虫病，大多一剂即使虫卵转阴。无效者再服一剂，亦多可治愈，且饭后服药的效果比空腹服药更好，因为前者血浆中本品浓度要比后者高2.8倍。本品也用于绵羊、山羊、小牛和马的肝片吸虫病。② 卫氏并殖吸虫病：国外1992年用本品治疗儿童的肺吸虫病19例，随访10例达11个月，70%治愈。常规用药剂量为5～12 mg/kg。口服、灌胃和腹腔注射疗效相同。

【制剂】 片剂：每片100 mg，200 mg。

【药动学】 将本品10 mg/kg给绵羊灌胃，快速吸收后经门静脉入肝脏，代谢为砜和亚砜出现于血浆中。两种代谢物的达峰时间分别为36 h和18 h，峰浓度分别为(13.2±1.8)μg/ml和(13.3±3.8)μg/ml。两者的浓度-时间曲线下面积(AUC)分别为(721±288)μg·h/ml和(424±91)μg·h/ml。本品的代谢物仅6.5%经尿排出，主要通过胆汁排出，其中除微量原型外，主要为代谢产物羟基化亚砜硫酸酯，几乎占总结合性代谢产物的一半，于给药后21 h达高峰，其浓度超过40 μg/ml(而游离亚砜代谢物高浓度为6.6 μg/ml)；其余代谢产物为亚砜、砜、羟基化三氯苯达唑和羟基化亚砜。

【作用机制】 本品的杀虫机制尚未最终阐明。由于分子结构与其他苯并咪唑类不同，它不是一种广谱驱虫药。但体外实验已证明本品及其亚砜代谢物能直接透过肝片吸虫体表进入其体内，经一定程度的聚集后发挥杀虫活性。通过干扰和抑制虫体的微管结构和功能，以及抑制虫体内蛋白质合成，从而抑制成虫初级精原细胞的分化，防止精母细胞和精子的形成，也使卵壳蛋白合成降低，从而导致肝片吸虫的皮层裂解。已肯定本品对虫体的能量代谢无任何影响。虽对肝片吸虫作用的靶器官较多，但作用较慢，需一定时间方致虫体死亡。

本品用于感染卫氏并殖吸虫的棉鼠，50 mg/kg，连服2 d，可100%杀灭卫氏并殖吸虫。此外本品对大片吸虫、巨大拟片吸虫也有良好的杀虫作用。本品体外试验对曼氏血吸虫和短小膜壳绦虫有效，但体内试验无效。

【不良反应】 本品毒性小，不良反应少。大鼠和小鼠口服本品的LD_{50}

均>8 g/kg,家兔为206 mg/kg。大鼠口服砜和亚砜代谢物的 LD_{50} 皆>5 g/kg。大鼠和家兔实验证明,本品无致畸和胚胎毒以及致突变作用。常规用药剂量对人和动物均未见不良反应。

二、抗利什曼原虫、锥虫、卡氏肺孢子虫药

葡萄糖酸锑钠 Sodium Stibogluconate

【商品名或别名】 葡酸锑钠,斯锑黑克,斯锑康,Antimony,Gluconate,Stihek,Sticon

【分类】 化学：五价锑化合物。治疗学：人体组织内利什曼无鞭毛体的特效药。

【指征和剂量】 主要用于治疗黑热病、皮肤利什曼病、皮肤黏膜利什曼病以及弥散型皮肤利什曼病。

① 治疗黑热病：成人1个疗程的总剂量为五价锑 90～110 mg/kg,儿童为五价锑 150～200 mg/kg,将总量分6次,qd,肌注或缓慢静推,治愈率可达90%以上。对无效或复发者,可重复给予2个疗程。② 治疗皮肤利什曼病时,可局部用药,在皮肤基底部注射1～3 ml,若初次无效,可隔1～2 d重复1～2次;若有淋巴阻塞或软骨受累,则应加全身疗法,肌注五价锑20 mg/(kg·d),直到临床治愈,原虫转阴后再继续治疗数日。③ 治疗巴西利什曼所致的皮肤黏膜利什曼病时,应肌注五价锑 20 mg/(kg·d),直到皮肤原虫转阴,一般至少需4周。

【制剂】 注射剂：含五价锑 0.6 g/6 ml(相当于葡萄糖酸锑钠 1.9 g)。

【药动学】 注射后,肝、脾中含量最高,药物浓集于脾中,为杀灭利什曼原虫创造有利条件。主要由肾排泄,注射后 24 h 内排泄 50%～80%,此后尿中仅有微量排泄。

【作用机制】 本品一般含30%～34%的五价锑,一般认为是在体内还原为三价锑后,是一种杀灭人体组织内利什曼无鞭毛体的特效药,其作用机制不明。

【禁忌证】 有严重心、肝、肾功能异常者,急性发热病、出血性疾病者禁用。

【不良反应】 一般治疗剂量无严重不良反应。① 约1/3患者可有关

节痛、肌痛、纳差、恶心、呕吐、头痛、发热、乏力、头晕等不良反应。② 少数患者可见暂时的 ALT 和乳酸脱氢酶升高。③ 大剂量时可出现肩和腕关节炎、心电图 T 波倒置和 QT 间期延长、肝脏肿痛、肝和肾功能受损、皮肤红斑和带状疱疹等。

【注意事项】 ① 整个疗程中应密切观察心电图和肝、肾功能变化。② 极少数患者在治疗过程中出现粒细胞减少症,此时应立即停药。③ 对身体虚弱者,在治疗前应纠正虚弱和营养不良,锑剂可改为每 2～3 d 注射 1 次,疗程相应延长。④ 变成三价锑时,不可用。

喷他脒 Pentamidine

【商品名或别名】 戊烷脒,依西酸喷他脒,Lomidine,Pentam,Pentacarinat,Isthionate

【分类】 化学:芳香双脒类。治疗学:对卡氏肺孢子虫、非洲锥虫和某些利什曼原虫有效。妊娠分类:C。

【指征和剂量】 主要用于治疗:① 黑热病,临床用于对锑剂过敏,锑剂治疗中合并粒细胞缺乏症患者及锑剂治疗无效的内脏黑热病患者。患者必须住院治疗,首先纠正其营养不良,然后给予药物。② 锥虫病,对非洲锥虫病早期治疗。③ 卡氏肺孢子虫病,此病往往发生在恶性肿瘤患者或接受免疫抑制剂治疗者,采用本品有显著疗效。

① 黑热病:可单用或与葡萄糖酸锑钠合用。应在临用时新鲜配制,以 10%溶液肌注,3～5 mg/kg,qd,10～15 次为 1 个疗程,其治愈率为 36%～62%,在疗效差的地区往往间隔 1～2 周后给予第 2 个疗程。若每次剂量加大为 6 mg/kg,14～16 d 为 1 个疗程,治愈率可提高至 90%。② 锥虫病:对非洲锥虫病的早期治疗多采用 3～5 mg/kg,静注 10 次。广泛用于预防锥虫病,其用法为每 6 个月肌注 1 次,剂量仍为 3～5 mg/kg,这与本品在内脏滞留时间长有关。不能鞘内注射,因而锥虫病侵害神经系统时不应使用。③ 卡氏肺孢子虫病:肌注 4 mg/(kg · d),连续 12～14 d,严重患者应采用缓慢静注。

【制剂】 粉针剂:每瓶 0.2 g,0.3 g。

【药动学】 口服消化道吸收差,肌注吸收完全,血中浓度维持时间短暂,但在肝、肾组织中滞留时间可达数月。神经组织中含量极少,可透过胎盘,但不会经乳汁排出。

【作用机制】 本品作用机制可能与干扰原虫的 DNA 和叶酸的转化以及抑制 DNA 和蛋白质合成有关。

【禁忌证】 ① 治疗中可使原有肺结核病灶恶化，故对此类患者应该禁用。② 对该药过敏及严重肾功能损害者禁用。

【不良反应】 ① 肌注局部由于药物刺激可出现硬结与血肿。② 注射后初期可发生呼吸兴奋，随后呼吸抑制；静注可因血管扩张致血压下降，这可能与释放组胺有关，因而出现头晕、头痛、胸痛、腹痛、心悸、恶心、呕吐，并伴有脉搏加速、面部潮红及皮肤出汗等。临床一般采用肌注为好。③ 轻度肾脏毒性乃常见，但常能恢复。④ 用药初期可致过多胰岛素释放而出现低血糖，其他不良反应还有低血钙、胃肠道反应、精神错乱和幻觉、心律不齐、血小板减少、白细胞减少、肝功能异常和 Stevenson－Johnson 综合征。⑤ 原有症状加剧，在治疗早期有发热、脾大等现象。

【注意事项】 ① 为防止低血压和昏厥，每次注射后至少卧床 30 min。② 疗程中定期观察血压、心电图、全血细胞计数、血清肌酐和肝功能，每日测血糖浓度。③ 治疗锥虫病时应经常观察脑脊液，出现脑脊液中的细胞数 $>5/\mu l$，总蛋白 >0.37 g/L，找到锥虫，则往往喷他脒无效。④ 该药的水溶液易变质，配制的注射液应立即应用。⑤ 出现低血压可用阿托品部分对抗。

三甲曲沙葡糖醛酸酯 Trimexate Glucuronate

【商品名或别名】 Neutrexin，Oncottrex

【分类】 治疗学：本品为卡氏肺孢子虫肺炎治疗药。

【指征和剂量】 本品联合甲酰四氢叶酸适用于复方新诺明治疗不能耐受、无效或禁忌的免疫缺损(包括 AIDS 病)患者中度至重度卡氏肺孢子虫肺炎。

为了避免可能发生的严重毒性，本品须与甲酰四氢叶酸同时使用。在本品最后剂量完成后，甲酰四氢叶酸须继续使用 72 h。建议疗程为 21 d，qd，剂量 45 mg/m^2，静滴 60～90 min。甲酰四氢叶酸 20 mg/m^2，静滴 5～10 min(每日总量 80 mg/m^2)，q6 h；或口服 20 mg/m^2，q6 h。甲酰四氢叶酸使用 24 d。

【制剂】 注射剂：每瓶 25 mg/ml。大包装内附有甲酰四氢叶酸注射剂。

【药动学】 狗服用本品后的生物利用度为40%～60%，剂量在2 mg/kg以内，本品的吸收程度与剂量相关。恒河猴口服本品后吸收34%～68%。其血浆消除率为甲氨蝶呤消除率的1/2，本品仅10%在尿中以原型排出。

经6例AIDS患者(4例有卡氏肺孢子虫肺炎)研究了本品的药动学，静注本品30 mg/(m^2·d)，共21 d，其清除率为(38±15)ml/(m^2·min)，稳态下分布容积为(20±8)L/m^2。血液浓度时间外形超过24 h呈双相下降，$t_{1/2}$为(11±4)h。一组研究报道，本品的血药浓度在18.7～1 000 ng/ml时，蛋白结合率为95%。

【作用机制】 本品系抗叶酸类药物，对卡氏肺孢子虫肺炎的作用机制与肿瘤化疗中抗叶酸类药物的作用机制相同，即抑制二氢叶酸还原酶，该酶促使二氢叶酸还原成四氢叶酸。此酶是合成胸苷酸的关键酶，抑制此酶，可导致DNA、RNA和蛋白质合成的中断及随之的细胞死亡。

甲酰四氢叶酸须与本品同时给药，给正常细胞生物合成过程提供四氢还原型的叶酸源。卡氏肺孢子虫缺乏还原型叶酸载体运载系统，甲酰四氢叶酸不会进入虫体。治疗剂量的三甲曲沙葡糖醛酸酯加甲酰四氢叶酸所达到的浓度，使三甲曲沙葡糖醛酸酯可选择性地渗入卡氏肺孢子虫，使其致死，而甲酰四氢叶酸对正常宿主细胞起保护作用。

【禁忌证】 在大鼠和家兔已证明本品有致畸和胎儿毒性，育龄妇女使用本品时应避孕，孕妇不宜使用。

【相互作用】 影响本品体内活性的药物有红霉素、利福平、利福喷丁、酮康唑、咪康唑和氟康唑，合用这些药物时应对患者进行仔细观察。

【不良反应】 可出现发热、皮疹/瘙痒、恶心/呕吐、精神错乱、倦乏、中性粒细胞缺乏、血小板减少、贫血。可有AST、ALT、碱性磷酸酶、胆红素、血清肌酐值升高，低血糖和低钙血症。53%患者至少有1种不良反应，因不良反应而停药者为10.1%。服复方新诺明因不良反应停药者达28.8%。本品剂量限制性副作用主要是血液毒性。

【注意事项】 如转氨酶或碱性磷酸酶的水平高于正常值上限5倍，血清肌酐升高到72.5 mg/dl，患者有黏膜毒性妨碍摄食，或发热后用解热药不能控制，均应停止使用本品。同时使用和调节使用甲酰四氢叶酸可减轻本品引起的骨髓抑制、口炎和胃肠毒性程度。治疗期应每周进行2次血液学检查和某些参数的测定，包括肾功能(血清肌酐和尿素氮)和肝功能(AST、

ALT 和碱性磷酸酶)的测定。

羟芪巴脒　Hydroxystilbamidine

【商品名或别名】 羟乙磺酸羟芪巴脒,Isethionate

【分类】 化学:三脒替的二位羟基衍生物。治疗学:可治疗抗锑剂的黑热病患者。

【指征和剂量】 可用于抗锑黑热病。

使用时应新鲜配制,先用少量注射用水将药物溶解,然后再用 1%普鲁卡因溶液稀释 2.5%～5%的羟芪巴脒注射液,肌注。也可用 5%葡萄糖注射液稀释至 200 ml,静滴,在 45～120 min 内滴完。肌注 2～3 mg/kg,qd,注射 10 次后停 10 d,再注射 10 次,总剂量约 3.7 g;静滴 150～200 mg,总剂量 6～7 g。

【制剂】 粉针剂:每支 0.2 g。

【作用机制】 有抗原虫作用。

【不良反应】【注意事项】 参见喷他脒。

硝呋替莫　Nifurtimox

【商品名或别名】 硝呋噻氧,硝呋硫啉,Lampit

【分类】 化学:硝基呋喃衍生物。治疗学:杀锥虫作用。

【指征和剂量】 主要用治疗锥虫所致的早期美洲锥虫病。

口服:成人 15～20 mg/(kg・d),分 3 次服,连服 90 d。儿童 15～20 mg/(kg・d),分 4 次服,连服 90 d。

【制剂】 片剂:每片 30 mg,120 mg,250 mg。

【作用机制】 有杀锥虫作用。治疗锥虫病的临床治愈率可达 80%～90%。

依氟鸟氨酸　Eflornithine

【商品名或别名】 Eflornithine Hydrochloride,Ornidyl

【分类】 治疗学:抗寄生虫病药,治疗锥虫病。

【指征和剂量】 用于锥虫病治疗。

静滴及口服:开始以 400 mg/(kg・d)速率分 4 次静滴,用药 10～14 d,继以 100 mg/(kg・8 h)口服 14～28 d,安全有效。

【制剂】 注射剂：每瓶 5 g。片剂：每片 0.5 g。

【药动学】 经口服吸收良好，能充分进入脑脊液中，脑膜炎严重时尤甚。

【作用机制】 本品具有抑制锥虫的鸟氨酸脱羧酶的作用。是治疗伴有晚期脑膜炎非洲锥虫病的主要药物，比拉胂醇副作用轻微。对隐孢子虫病、利什曼病、疟疾、卡氏肺孢子虫肺炎等的治疗价值还在研究中。

【不良反应】 毒副作用轻微，无论口服或静注均能充分耐受。有报道可引起恶心、呕吐、稀便、贫血、血小板减少、白细胞减少、耳聋等，但均可自愈。

苄硝唑 Benynidazole

【商品名或别名】 Radanil，Rochagan

【分类】 化学：α-硝基咪唑衍生物。治疗学：杀锥虫作用。

【指征和剂量】 主要用于治疗美洲锥虫病。

口服：成人 5～7 mg/(kg · d)，分 2 次服，连服 60 d。儿童 10 mg/(kg · d)，分 2 次服，连服 60 d。

【制剂】 片剂：每片 100 mg。

【作用机制】 本品有杀锥虫作用。早期锥虫病的治愈率可达 80%～90%。

【禁忌证】 有肝、肾、血液系统功能不全者应慎用。妊娠 3 个月内不宜服本药。

【不良反应】 治疗初期可有轻度皮疹或恶心，有时还会出现严重皮疹、发热、紫癜，应立即停药。可出现与剂量相关的周围多神经炎。

【注意事项】 ① 疗程中应密切观察血常规，以及时发现粒细胞减少症。② 如发生周围多神经炎应立即停药。

三、抗　疟　药

氯喹 Chloroquine

【商品名或别名】 氯喹啉，磷酸氯喹，Aralen，Phosphate Chloroquine，Diphosphate

【分类】 化学：4-氨基喹啉类。治疗学：抗疟药，用于三日疟、间日疟急性发作。妊娠分类：C。

【指征和剂量】 临床主要用于已发作的疟疾，并可预防其发作，亦可根治恶性疟。此外本品尚可用于阿米巴肝脓肿、卫氏并殖吸虫病、肝吸虫病以及某些自身免疫性疾病。

(1) 成人(剂量按基质计)用于治疗疟疾急性发作：① 口服：首剂600 mg(高热期间酌情减量服用，或试用小剂量服药后不良反应不明显，可争取在3～4 h内将全量服完)，6～8 h后300 mg(如患者一般情况较差者可免用)，第2、第3日300 mg，qd。对间日疟和卵形疟需加用伯氨喹才能根治。不能口服时可静滴。② 静滴：首剂10 mg/kg，在不短于8 h内缓慢滴注，以后每8 h滴注5 mg/kg，直到总量达25 mg/kg为止。在滴注期间一旦患者能口服，立即改为口服。

(2) 用于抑制性预防：口服，300 mg，每周1次，直至离开疫区后4～6周。

(3) 用于治疗阿米巴肝病：第1、第2日服600 mg/d，以后300 mg/d，至少服2～3周。

(4) 儿童(剂量按基质计)用于治疗疟疾急性发作：① 口服，首剂10 mg/kg，6～8 h后5 mg/kg，第2、第3日5 mg/kg，qd。不能口服考虑静滴。② 静滴，剂量按每千克体重计，同成人。

【制剂】 片剂：每片0.25 g(相当于盐基0.15 g)。注射液：每支100 mg(基质)/2 ml，200 mg(基质)/2 ml。氯喹基质100 mg相当于磷酸氯喹161 mg。

【药动学】 氯喹口服后92%快速经肠道吸收，1～2 h内血药浓度达高峰。体内半衰期约为5 d。入血后迅速进入红细胞及肝、脾、肾、肺等组织内。氯喹在红细胞内的浓度为血浆内浓度的10～20倍，有疟原虫的红细胞内的浓度又为正常红细胞内浓度的25倍。氯喹在红细胞内高度浓集的特异性对杀灭红细胞内裂殖体，迅速控制症状十分有利。分布于肝、脾、肾、肺等组织中的氯喹含量又为血浆中含量的200～700倍，它们又可逐渐释放入血，发挥抗疟作用。氯喹大部分在肝内代谢，10%～20%以原型经肾脏排泄，其排出率与尿中酸碱度有一定关系，尿酸度高时排出率也相应地增加；只有极少量在粪便内发现。本品代谢和排泄均较缓慢，故在体内停留及发挥作用的时间较长。

【作用机制】 本品可杀灭红细胞内各发育阶段的疟原虫，从而控制各型疟疾的症状发作。对细胞外期疟原虫无效，不能阻止复发，不能根治间日疟，但由于作用持久，故能延迟复发。与其他抑制红细胞内期的药物相比，复发较少。恶性疟因无细胞外期，所以能被根治。氯喹对红细胞前期无效，不能用于病因预防，对配子体也无直接作用，不能中止疟疾的传播。本品杀灭疟原虫的作用主要与其干扰裂殖体之核蛋白的代谢有关。

【禁忌证】 ① 对氯喹过敏者禁用。② 尽量避免静脉给药，切忌静推。③ 有精神病史及血液病史者、肝肾功能不全者慎用或不用。④ 老年及器质性心脏病患者禁用。⑤ 卟啉症患者，缺乏葡糖-6-磷酸脱氢酶患者、银屑病及严重肝病患者禁用，儿童慎用。

【相互作用】 ① 与保泰松、金制剂联合可加重皮肤损害性反应(过敏性皮炎)。② 与骨髓抑制剂(抗肿瘤药、氯霉素)联用可加剧骨髓抑制反应。③ 与强心苷合用可加重强心苷的心脏传导阻滞作用。④ 与肝毒性药物(氯丙嗪等)联用可加重肝损害。⑤ 不宜与氨基糖苷类抗生素联用。⑥ 与氯胍联用可增加口腔溃疡发生率。⑦ 与吲哚美辛(消炎痛)联合抗类风湿关节炎有协同互补作用，但毒性亦呈相加性，应监测血常规和肝功能。⑧ 氯化铵使尿酸化可增加氯喹经肾排泄达20%～90%，有利于减少不良反应，但可降低疗效。⑨ 与皮质激素联用治疗系统性红斑狼疮，可提高疗效并减少激素用量。⑩ 与雌二醇联用可治疗卟啉皮肤沉积症。抗组胺药可防治氯喹所致瘙痒。与肝素、青霉胺联用可增加出血倾向。与链霉素联用可加重对神经肌肉接触点的直接抑制作用。⑪ 抗酸药：三硅酸镁可降低氯喹吸收20%，白陶土降低氯喹吸收达30%，对乙胺嘧啶也有类似影响。⑫ 与四环素联用可增强抗疟原虫作用。四环素的抗疟原虫作用不如氯喹，但可能对某些耐氯喹的虫株有作用，两药联用可提高疗效。⑬ 西咪替丁可减缓氯喹的代谢与排泄。雷尼替丁无此作用。⑭ 甲氨蝶呤、环磷酰胺、环孢素与氯喹有协同作用，并可减轻其毒性。⑮ 青霉胺在抗类风湿治疗中，与氯喹有拮抗作用。⑯ 苯丙胺、甲状腺素类，咖啡及酒均可加重氯喹的不良反应，避免联用。⑰ 伯氨喹与氯喹联用时，部分患者可产生严重心血管系统不良反应，如改为序贯服用，则疗效不减而不良反应降低。氯喹、伯氨喹及氨苯砜联用，可防止缺乏葡糖-6-磷酸脱氢酶患者发生溶血性贫血。⑱ 与曲安西龙(氟羟泼尼松龙)合用易致剥脱性皮炎。⑲ 与氨酚喹、羟基氯喹合用可使血中浓度增高。也不宜与有肝脏毒性药合用。

【不良反应】 ① 上述推荐剂量一般无不良反应，少数有头晕、恶心、呕吐、腹痛以及皮疹、药热等变态反应，停药后可缓解；严重不良反应多见于超大剂量或长期服用，严重的不良反应有进行性视网膜病和视神经萎缩、听力降低和神经性耳聋。极少数有精神病发作、再生障碍性贫血和粒细胞减少症，注射给药过快有抑制呼吸和引起心血管虚脱的危险。② 疟疾发作一次大量给药，可能发生赫氏反应，需提高警惕。③ 本品有类似奎尼丁作用，大剂量服用可致心动过缓等心律失常，血压下降，甚至阿-斯综合征，可危及生命。据报道，在妊娠 3 个月内服氯喹可发生习惯性流产，胎儿畸形(可发生耳蜗管破裂、神经性耳聋、脑积水及四肢缺陷等)，故孕妇禁用。长期用药可产生抗药性(多见于恶性疟)。如用量不足，恶性疟常在 2～4 周复发，且易引起抗药性。

【注意事项】 ① 长期服用者应每隔 3～6 个月进行定期眼科检查。② 对肝肾功能不全者要慎用，有肝病史者要密切观察肝功能变化。③ 本品成人极量每次 1.0 g(基质 600 mg)，2 g/d(基质 1 200 mg)，超过极量用药有中毒或致命危险。④ 口服过量急性中毒者，应即催吐或洗胃，同时每日口服氯化铵，酸化尿液或肌注二巯丙醇以增加排泄。

【患者用药指导】 不宜与铝剂、镁剂同服，此两者能减低其肠道吸收率。

羟氯喹 Hydroxychloroquine

【商品名或别名】 羟氯喹啉，Plaquenil

【分类】 化学：4-氨基喹啉类。治疗学：抗疟药，用于间日疟、三日疟的预防和治疗。妊娠分类：C。

【指征和剂量】 本品主要用于疟疾的预防和治疗，也用于类风湿关节炎和青少年风湿性关节炎，以及盘状红斑性狼疮和系统性红斑狼疮的治疗。

治疗疟疾急性发作：成人和儿童，首次 12.9 mg/kg，第 2 次(相隔 6 h) 6.45 mg/kg，第 3 次(距上次 18 h) 6.45 mg/kg，第 4 次(距上次 24 h) 6.45 mg/kg。预防疟疾：在进入疟疾流行区前 1 周服 400 mg，以后400 mg，每周 1 次。治疗风湿性关节炎和红斑狼疮：成人开始 400 mg/d，分次服，维持量 200～400 mg/d，剂量不超过 6.5 mg/(kg · d)。青少年患者治疗 6 个月无效即应停药。

【制剂】 片剂：每片 200 mg。

【作用机制】 本品抗疟作用与氯喹一样，但毒性仅为氯喹的一半。本品也具有抗炎和免疫调节作用，由于能减少红细胞的沉积和抑制血小板凝集，因而也具有抗凝作用。

【禁忌证】 新生儿、孕妇、肝病患者禁用。儿童慎用。

【不良反应】 ① 可有恶心、呕吐、腹泻、食欲缺乏及腹部痉挛等。少见肌无力，眩晕、耳鸣、神经性耳聋、头痛、神经过敏及情绪不稳等。也可引起皮肤反应和脱发，但停药后可以恢复。② 由于本品可造成角膜混浊、视网膜损伤、视力障碍，在治疗期间应进行眼科检查。③ 过量可致头痛、视力障碍、心力衰竭、惊厥，甚至心搏呼吸停止。

【注意事项】 肾功能不良者应根据肾小球滤过率(GFR)调节剂量，GFR 0.334～0.833 5 ml/(s · 1.73 m^2)，最大剂量为 75 mg/d，GFR 0.166 7～0.334 ml/(s · 1.73 m^2)为 50 mg，GFR＜0.166 7 ml/(s · 1.73 m^2)者禁用。

哌喹 Piperaquine

【商品名或别名】 磷酸哌喹，喹哌，双喹哌，Piperaquine，13228RP，抗矽14号。

【分类】 化学：4-氨基喹啉类化合物。治疗学：抗疟作用与氯喹相似。

【指征和剂量】 主要用于抑制性预防和治疗抗氯喹恶性疟。也可用于Ⅰ、Ⅱ期硅沉着病(矽肺)的治疗。

预防：成人2片(复方片4片)，每月服1次，睡前服，连服4～6个月。

治疗：对氯喹耐药的恶性疟疾：口服，成人首次服2片(复方片4片)，隔8～12 h继服1～2片(复方片2～4片)，总量为3～4片(复方片6～8片)。

【制剂】 片剂：每片0.25 g，0.5 g，分别相当于基质0.15 g，0.3 g。复方片制剂见防疟片3号。

【药动学】 口服吸收后，储存在肝脏，以后慢慢地释放进入血液，以达长期预防作用。

【作用机制】 本品为4-氨基喹啉类化合物，抗疟作用与氯喹相似，为口服长效预防疟疾药。主要用于疟疾的预防，对恶性疟或间日疟均有很好的预防效果，可降低疟疾发病率并控制流行；亦可用于控制恶性疟、间日疟或混合疟的临床发作。本品还能延缓硅沉着病的进展。

【禁忌证】 对磺胺药有过敏者及4岁以下儿童或患有严重肝、肾、心脏疾病者不宜服用。孕妇慎用。

【相互作用】 不详。

【不良反应】 少数患者有头痛、嗜睡、乏力、胃部不适，偶有脸部发麻感，但一般不影响正常生活。

磷酸羟哌喹 Hydroxypiperaquine Phosphate

【分类】 化学：4-哌嗪喹啉类。治疗学：抗疟药。

【指征和剂量】 控制疟疾临床症状，特别是对恶性疟有较好的效果。

口服：成人总量10片，第1、第2日4片/d，第3日2片/d。

【制剂】 片剂：每片250 mg(相当于基质150 mg)。

【作用机制】 本品对恶性疟和间日疟红细胞内期有较强的杀灭作用。

【禁忌证】 有严重心脏病及肝、肾损害者忌用。妊娠期慎用。

【不良反应】 有轻度恶心、呕吐、头昏、嗜睡。

阿莫地喹 Amodiaquine

【商品名或别名】 氨酚喹，Camoquine

【分类】 化学：4-氨基喹啉类。治疗学：抗疟药，能迅速控制症状，对抗氯喹的疟原虫也有效。

【指征和剂量】 主要用于抗氯喹恶性疟急性发作的治疗。

口服：成人用量第1天0.6 g(基质)，第2、第3天各0.4 g(基质)，qd。抗复发及预防：0.4 g(基质)，每周服1次。

【制剂】 片剂：每片200 mg(基质)，相当于盐酸盐260 mg。

【作用机制】 本品属4-氨基喹啉衍生物，药理作用和抗疟效果与氯喹相似。但对间日疟的作用不及氯喹，对抗氯喹恶性疟的疗效优于氯喹。

【不良反应】 本品无明显不良反应，孕妇及肝功能损害者并无禁忌。

甲氟喹 Mefloquine

【商品名或别名】 盐酸甲氟喹，甲氟喹宁，美化喹宁，Mefloquine，Mephaquine

【分类】 化学：合成的4-喹啉甲醇衍生物，用其盐酸盐。治疗学：强效杀灭疟原虫红内期裂殖体作用。

【指征和剂量】 主要用于治疗多抗性恶性疟原虫株所致的疟疾急性发作，和在多抗性恶性疟流行区旅游者的短期预防。

用于治疗成人和儿童的剂量均为 15 mg/kg(最大剂量不超过 1 g)，分 2 次口服。用于抑制性预防：成人每周服 0.25 g，45 kg 以下的儿童每周服 4 mg/kg，在进入疟区前 1 周开始服用，直到离开疟区后再继续服 3～4 周。

【制剂】 片剂：每片 250 mg。胶囊：每粒 50 mg。

【药动学】 本品口服易于吸收(80%)。口服后 4～6 h，血浆药物浓度达峰值，其中 98.2%与血浆蛋白结合。血液中的相对药物浓度比血浆中高 2 倍，这是由于药物浓集于红细胞内，药物在其中的浓度可比血浆中高 5 倍。分布容积平均为 20 L/kg。本品主要经肝脏消除，但消除率较低，消除半衰期平均约 20 d，变化范围较大，一小部分以原型随尿排出。大鼠的实验提示本品主要经胆汁与粪便排出。

【作用机制】 本品系 4-氨基喹啉类抗疟药，其化学结构近似奎宁，动物实验及临床研究证明其为高效的红细胞内疟原虫杀灭剂，对抗氯喹虫株也同样有效。由于本品有长效的抑制疟原虫作用，故可用作防疟药。

【禁忌证】 用于预防疟疾时，有精神病史和痉挛患者禁用。严重肝肾功能不全和(或)心脏功能紊乱患者应避免应用。

【相互作用】 禁止与奎宁或奎尼丁等影响心脏功能的药物合用，服奎宁 12 h 内不能用甲氟喹。禁止与β受体阻滞剂、钙拮抗药、地高辛、抗抑郁药合用。与伯氨喹啉合用时可增加甲氟喹血药浓度而增加不良反应发生率。氨苄西林或四环素可增加正常人甲氟喹血药浓度。甲氟喹可减弱口服活伤寒疫苗活性，因此接种该疫苗应在服用甲氟喹 3 d 前完成。

【不良反应】 ① 有呕吐、腹泻、腹痛、食欲丧失、平衡感觉障碍等。② 少数患者可有头痛、心动过缓、皮疹、瘙痒、乏力，一般在停药后可自行消失。③ 剂量过大可有眩晕、视力模糊、共济失调、幻觉、癫痫发作和精神错乱等。

【注意事项】 驾驶员、操作机床者禁用该药或用药 3 周之内不宜工作。动物试验表明可致畸胎，妊娠 3 个月孕妇不宜作为预防用药，也有推荐用药 3 个月内妇女应避孕及停止哺乳。

硝喹　Nitroquine

【商品名或别名】 C1679

【分类】 化学：喹唑啉类衍生物。治疗学：抗疟药。

【指征和剂量】 对疟原虫的红内期和组织期均有杀灭作用，并能抑制配子体在蚊体内的发育，故具有控制发作、根治和预防作用。

① 抗恶性疟：0.3～0.5 mg/(kg・d)，连服 3 d。② 用于抗氯喹恶性疟：0.5～1.0 mg/(kg・d)，连服 3 d。③ 抗间日疟：0.5～1.0 mg/(kg・d)，连服 3 d。④ 根治疟疾：1.0 mg/(kg・d)，连服 7 d。⑤ 预防疟疾：成人用量为 25 mg，每半月 1 次。

【制剂】 片剂：每片 25 mg。

【药动学】 猴口服硝喹后可吸收 70%～90%，4 h 达血药浓度峰值，消除半衰期为 36 h。被吸收部分仅 1%～2%以原型从尿排出，部分从胆汁排出，并形成肝肠循环，其余在体内代谢。本品在肺中浓度最高，其次是肾上腺、脾和肝，心脏和子宫中含量极微。红细胞中的含量仅为血浆中的 1/5。临床用以控制症状时，原虫再现时间延迟，表明本品在体内停留时间较长。

【作用机制】 本品对鼠疟、鸡疟及猴疟原虫的红细胞内期及组织期均有较好的作用，对鸡疟、猴疟及人疟在蚊体内孢子增殖期内有阻断作用。对控制疟疾流行有现实意义，且剂量小，味不苦，服用方便，不良反应小。

【禁忌证】 大剂量对肾上腺有损伤作用，故肾上腺皮质功能不全者禁用。

【不良反应】 轻度腹胀、肠鸣及恶心等不经处理，停药后可自行消失。

复方硝喹　Nitroquine Co

【指征和剂量】 用于恶性疟疗效相当于氯喹，且对后者耐药虫株有效；预防效果近似乙胺嘧啶，能抑制配子体在蚊体内发育。

恶性疟治疗：4 片/d，qd，连服 3 d。间日疟根治：4 片/d，qd，连服 8 d。疟疾预防：每半月服 4 片，qd，疗程 6 个月。

【制剂】 片剂：每片含硝喹醋酸盐和氨苯砜各 12.5 mg。

【药动学】 口服硝喹后肠道吸收率为 70%～90%，$t_{1/2}$ 为 27 h，在血浆、肺、肝、肾上腺中含量高，10%～30%从粪便排出，1%～2%以原型由尿排出。

【作用机制】 为广谱抗疟药，高效杀灭疟原虫红细胞内期的组织期，对各种疟原虫的孢子增殖期也有较强的阻断作用。治疗间日疟退热时间及原虫阴转率较氯喹慢，根治间日疟与氯喹加伯氯喹疗效相当。

【禁忌证】 肝、肾病患者慎用。肾上腺皮质功能不全患者禁用。

【相互作用】 氨苯砜为二氢叶酸合成酶抑制剂,对本品有明显增效作用,并可延长血浆中药物的有效浓度,使 $t_{1/2}$ 延长为 75 h,能更有效地阻断孢子增殖。

【不良反应】 轻度头晕、恶心、腹泻、食欲减退、腹胀。

萘酚喹 Naphthoquine phosphate

【商品名或别名】 ME－8101

【分类】 化学：4－氨基喹啉类。治疗学：抗疟药。

【指征和剂量】 ① 用于疟疾治疗,磷酸萘酚喹对各种疟疾均有良好的治愈作用。在抗氯喹和抗哌喹恶性疟流行区,应用萘酚喹治疗恶性疟疾,28 d治愈率为 99%～100%。一次口服治疗间日疟,观察 42～56 d,其治愈率为 99%。② 用于预防疟疾,在抗药性恶性疟超高度疫区的高峰流行季节,一次口服萘酚喹 0.4 g,全保护 1 个月,45 d 保护率超过 95%。

治疗恶性疟：成人首剂顿服 6 片,首剂后 8 h 再服 2～4 片;儿童首剂按 15 mg/kg,第二剂量按 8 mg/kg,用法同成人。治疗间日疟：成人 1 次顿服 6 片,儿童按 15 mg/kg 顿服。预防疟疾：成人每次服 4 片,间隔 30～45 d。

【制剂】 磷酸萘酚喹片,每片含萘酚喹 0.1 g。

【药动学】 动物口服该药吸收较快且完全,药后 15～30 min 血药浓度达到高峰。组织分布较广,药物浓度以肝脏中最高,肾、肺和脾中次之;药后 1 h 红细胞内的药物浓度高于血浆中,球浆比为 1∶(2.6～3.9),感染原虫小鼠的红细胞内的药物浓度比正常红细胞高 300 倍以上。排泄以尿为主,粪次之,胆汁排出 24%,并存在肝肠循环。消除半衰期为 40.9～57 h。该药与血浆蛋白结合率为 95%。患者(恶性疟)服萘酚喹首剂 0.6 g,8 h 再服 0.4 g,其半衰期为 500 h 以上。

【作用机制】 萘酚喹对人体各种疟原虫红内期无性体和间日疟孢子体均有杀灭作用,对抗药性恶性疟原虫也有良好的杀灭作用。对恶性疟孢子体和人疟原虫红外期可能没有作用,但需进一步证实。

通过电镜观察,萘酚喹主要作用于原虫膜系统和摄食系统,首先看到的是原虫细胞膜、核膜和线粒体膜等的病理性改变,其后是食物泡的改变。此点与氯喹不同,氯喹主要作用于原虫食物泡。这种作用于原虫部位上的不同,可能是萘酚喹对抗氯喹原虫有效的原因。

【禁忌证】 该药的中毒靶器官是肝脏,并在肝内贮存,故肝病者禁用。

【相互作用】 实验证明，该药与青蒿素类药物合用有协同增效作用，且能延缓单药的抗性出现时间。

【不良反应】 患者口服治疗药物剂量均能很好耐受，未见不良反应，各项检测指标无明显改变，因此按疗程方案用药是很安全的。

【注意事项】 由于该药在体内，特别是在疟疾患者体内滞留时间较长，且有蓄积作用，故在1个月内不宜重复应用。

青蒿素 Artemisinin

【商品名或别名】 黄花蒿素，黄蒿素，Qinghaosu，Arteannuin，QHS

【分类】 化学：从植物黄花蒿中提取，含过氧桥键的倍半萜烯内酯类化合物。治疗学：对氯喹敏感和抗氯喹的恶性疟原虫患者，疗效较好。

【指征和剂量】 用于各类疟疾，尤其适用于抗氯喹、抗哌喹恶性疟和凶险型脑型疟的救治。

口服：0.2 g，bid，儿童按年龄递减，连续5 d或7 d。直肠给药：0.4～0.6 g，bid。肌注：首剂200 mg，6～8 h后再肌注100 mg，第2、第3日各肌注100 mg，重症者第4日再注100 mg。

【制剂】 片剂：每片0.1 g。油针剂：0.1 g/2 ml。水混悬注射液：每支300 mg/2 ml。

【药动学】 口服吸收快，起效快。单剂量2 mg/kg，顿服后，血浆药物浓度达峰时间为1.33 h，血浆药物浓度峰值为0.71 μg/ml，血浆半衰期为1.57 h。本品体内特点是吸收快，分布广，排泄和代谢迅速。

【作用机制】 对疟原虫无性体有强烈的杀灭作用，能迅速控制症状和杀灭疟原虫，对抗氯喹、抗哌喹恶性疟具同样药效。

【相互作用】 与甲氧苄啶合用有增效作用，且可减少复发。

【禁忌证】 妊娠早期妇女慎用。

【不良反应】 临床使用的剂量未见明显不良反应，少数病例有轻度网织红细胞一过性减低。肌注较浅时，易致局部疼痛。

双氢青蒿素 Dihydroarteminin

【商品名或别名】 Dihydroarteannuin

【分类】 化学：青蒿素经还原其内酯环上的羟羰还原成羟基（保留双氧桥结构）而制得。治疗学：与青蒿素类似。

【指征和剂量】 可用于各类疟疾。尤其适用于抗氯喹、抗哌喹恶性疟和凶险型脑型疟的救治。

口服：成人 60 mg，qd，首次加倍，连用 5～7 d，儿童按年龄递减。

【制剂】 片剂：每片 20 mg。

【药动学】 口服后吸收良好，起效快，人体口服双氢青蒿素 2 mg/kg 后 1.33 h 血药浓度达高峰，峰值为 0.71 mg/L，血浆半衰期为 1.57 h。本品体内分布广，排泄和代谢迅速。

【作用机制】 本品对疟原虫无性体有强烈的杀灭作用，能迅速控制症状和杀灭疟原虫。对抗氯喹、抗哌喹恶性疟具有同样药效。本品毒性较低。在生殖毒性方面，小鼠妊娠敏感期给药会增加死胎的发生，未见致畸作用。

【禁忌证】 孕妇慎用。

【不良反应】 临床使用剂量未见明显不良反应，少数病例有轻度网织红细胞一过性降低。

【注意事项】 本品以存放于冰箱为宜。

蒿甲醚 Artemether

【商品名或别名】 Artenam，β-Artemether

【分类】 化学：青蒿素的衍生物，在倍半萜烯内酯结构中的 C-10 位上是β-甲基醚(β-methylether)。治疗学：高效、速效、低毒抗疟新药。能杀灭疟原虫红细胞内期裂殖体。

【指征和剂量】 可用于各种疟疾，对恶性疟(包括抗氯喹恶性疟及凶险型疟)的疗效较佳。

肌注：首剂 160 mg，qd，连用 5 d；第 1 d 为 160 mg，第 2～5 d 各80 mg；儿童首剂 3.2 mg/kg，第 2～5 d 每次 1.6 mg/kg。口服：成人 80 mg，qd，首剂加倍，连续 5 d 或 7 d，儿童按年龄递减。此外本品也可用于退热，肌注 0.5 h 后体温呈梯形逐渐下降，退热作用持续 4～6 h。可用于老人、小儿和虚弱体质的发热者。用于退热每次 0.2 g。

【制剂】 油针剂：0.1 g/ml，0.2 g/2 ml。

【药动学】 肌注后吸收较快且完全。人体肌注 10 mg/kg 后，血药浓度达峰时间为 7 h，血浆药物浓度峰值可达 0.8 μg/ml。本品体内分布广泛，以脑中分布最多，肝肾中次之。血浆半衰期约为 13 h。主要通过粪便排泄，其次由尿中排出。

【作用机制】 能杀灭疟原虫红细胞内期裂殖体，对恶性疟疗效确切，显效迅速，用药后 2 d 内多数病例血中疟原虫转阴并退热，复发率为 8%。用于治疗恶性疟、间日疟，治愈率几达 100%。

【禁忌证】 呕吐较重者及妊娠 3 个月内妇女慎用。

【不良反应】 不良反应轻微。偶见网织红细胞一过性减少，AST、ALT 轻度升高。个别患者有一过性低热，极个别患者可能有心律失常（如室性早搏等）。在顿服蒿甲醚复方片治疗的患者中，出现 1 例早孕患者于服药后第 3 天发生流产。

【注意事项】 本品遇冷如有凝固现象可微温溶解后使用。

蒿乙醚 Arteether

【商品名或别名】 α-β-Arteether

【分类】 化学：青蒿素衍生物之一。它在倍半萜烯内酯结构中的 C-10 位是一个乙基醚。治疗学：抗各类疟原虫红细胞期都有效。

【指征和剂量】 治疗各种疟原虫引起的感染，特别是对恶性疟疗效快，患者对该药耐受性好。

肌注：150 mg，qd，连续 3 d。

【制剂】 0.1 g/ml。

【药动学】 肌注蒿乙醚，吸收快，1 次注射 3.6 mg/kg，分布半衰期（$t_{1/2}\alpha$）为 0.77 h，消除半衰期（$t_{1/2}\beta$）为 23.1 h。清除率（Cl）为 0.014 ml/(kg · min)，稳态表现分容积（Vss）为 29。蒿乙醚在体内代谢，其产物不少于 15 种，主要有二氢青蒿素、去氧二氢青蒿素和 3-羟基蒿乙醚与 9-羟基蒿乙醚等。

【作用机制】 与青蒿素一样对各类疟原虫红细胞内期都有杀灭作用。对恶性疟患者，肌注 150 mg，qd，连续 3 d，80%的患者在 72 h 内完全清除血中疟原虫，清除时间范围为 1～4 d。平均退热时间为 52.04 h。本品还可以杀灭配子体。实验用食蟹猴疟原虫感染恒河猴，给动物肌注蒿乙醚 1 次，剂量为 2.5～5 mg/kg，药后蚊媒吸血，全部蚊媒均未被感染。其作用机制与青蒿素相同。

【不良反应】 常用剂量未见不良反应，但动物实验长期大量应用蒿乙醚可出现类同蒿甲醚大剂量出现的神经毒性反应，特别是斜方体脑核(trapezoideus nuclei)易受损，可影响听觉。可出现心率缓慢，故有心脏疾患史者慎用。但停药后可逆转。

青蒿琥酯　Artesunate

【商品名或别名】　Artesunic Acid SM - 804，Dihydroqinghaosu，Nemisuccinate

【分类】　化学：青蒿素的琥珀酸酯钠盐，在倍半萜烯内酯结构中 C-10 位置上有一琥珀酸钠。治疗学：治疗各种疟疾。

【指征和剂量】　用于恶性疟等的治疗，由于它起效快，常用于治疗脑型疟、严重恶性疟，以及抗氯喹恶性疟原虫引起的恶性疟。青蒿琥酯针剂具有杀虫作用快，近期疗效高，安全等优点，适用于重症抗氯喹恶性疟患者的救治。

口服：0.1 g，qd，首剂加倍，连续 5 d。用于预防，从进入疟区前 1 周开始，至离开疟区后 4 周，100 mg，每周 1 次。静注：注射剂临用前用所附的 5%碳酸氢钠注射液溶解后，加 5%葡萄糖注射液或葡萄糖氯化钠液5.4 ml，使每 1 ml 溶液含青蒿琥酯 10 mg，缓慢静注，每次 60 mg(或 1.2 mg/kg)，7 岁以下儿童 1.5 mg/kg，首次剂量加倍，4 h、24 h、48 h 分别重复注射 1 次。极度严重者，首次量可加倍。

【制剂】　片剂：每片 20 mg，50 mg。注射剂：每支 60 mg。

【药动学】　血浓度曲线符合一室开放模型，血浆半衰期比蒿甲醚更短。静注后血药浓度很快下降，血浆半衰期在 30 min 左右，体内广泛分布，以脑、肝、肾中较高。本品主要为代谢转化，尿、粪中排泄仅有少量。

【作用机制】　对伯氏疟原虫的作用比青蒿素强，对伯氏疟原虫抗氯喹株也有效。作用于疟原虫红内期无性体，通过还原青蒿素抑制细胞色素氧化酶，达到抑制原虫表膜食物胞膜、线粒体膜系细胞色素氧化酶的功能，从而阻断以宿主细胞质为营养的供给。对恶性疟配子体无效。

【禁忌证】　妊娠妇女慎用。

【不良反应】　迄今，推荐剂量未见不良反应。大剂量(>2.75 mg/kg)可能出现外周网织红细胞一过性降低。

【注意事项】　本品溶解后应及时注射，如出现混浊禁用。疟疾控制后，宜再用其他抗疟药根治。静注速度宜控制在 3～4 ml/min。

咯萘啶　Pyronaridine

【商品名或别名】　疟乃停，Malaridine

【分类】 化学：苯并萘啶的衍生物，药用其四磷酸盐。治疗学：用于疟疾临床发作治疗。

【指征和剂量】 适用于治疗耐氯喹恶性疟和抢救脑型或凶险型疟疾的危重患者，也可用于一般疟疾治疗。

肌注：2～3 mg/kg，共给药 2 次，间隔 4～6 h。静滴：3～6 mg/kg，可将药加入 5%～10%葡萄糖溶液或 5%葡萄糖盐水溶液 200～500 ml 中 2～3 h 滴完，共给药 2 次，间隔 4～6 h。口服：总剂量 24 mg/kg，分 3 次服，第 1 日服 2 次，间隔 4～6 h，第 2 日服 1 次。儿童按年龄递减。上述剂量均按咯萘啶计。

【制剂】 注射剂：每支 80 mg/2 ml。片剂：每片 100 mg（基质）（肠溶）。

【药动学】 口服和肌注达峰时间分别为 1.4 h 和 0.75 h，消除半衰期为 2～3 d。

【作用机制】 本品为苯并萘啶衍生物，是我国创制的新药。主要用于杀灭裂殖体，用于对氯喹有抗药性者有效。其水针剂用于抢救凶险型疟疾患者，具有高效、速效、低毒等特点。

【禁忌证】 有严重心、肝、肾疾病者慎用。

【相互作用】 与磺胺多辛和乙胺嘧啶并用可提高疗效，减少复发，并可延缓或防止耐药性的发生。

【不良反应】 较氯喹轻，口服给药主要为胃肠道反应如腹痛、腹泻、胃区不适等。静滴及肌注的不良反应较少，少数患者有头昏、恶心、心悸，个别患者肌注部位有硬块，这些反应一般较轻，停药后可自行消失。

【注意事项】 ① 严禁静推。② 本品对大鼠有胚胎毒性。

【患者用药指导】 ① 片剂不宜嚼碎。② 尿液呈红色。

咯啶　Pyracrine

【分类】 化学：吖啶类。治疗学：抗疟药，对良性疟、恶性疟红细胞内期原虫均有较强杀灭作用。

【指征和剂量】 适用于控制疟疾的症状。

口服：成人总剂量为 1～1.5 g。第 1 天上午顿服 4 片，下午顿服 2 片；第 2 天上午顿服 2 片，下午顿服 2 片。儿童服量按年龄递减。静滴：第 1 天 0.2 g，第 2、第 3 天各 0.15 g 加于葡萄糖注射液中滴注。极量：每次不超过

0.6 g,不超过 0.8 g/d。

【制剂】 片剂：每片 0.1 g。注射液：0.08 g/2 ml。复方咯啶片：每片含咯啶 63 mg,磺胺多辛 25 mg,甲氧苄啶 37.5 mg。

【作用机制】 本品系我国创制的化学合成治疗疟疾药物。对于良性疟、恶性疟的红细胞内期原虫均有较强的杀灭作用,能控制临床发作。对红细胞外期原虫及配子体无杀灭作用,故不宜作为预防和抗复发用。本品服用方便,在规定剂量内服用安全可靠。

【禁忌证】 肝、肾疾病患者,过敏性皮炎患者及孕妇禁用。

【不良反应】 ① 在服用本品时有些患者可出现恶心、呕吐、腹泻等胃肠道症状,一般会自行消失。② 个别患者偶有皮疹出现。③ 剂量过大,对肝脏有损害。

【患者用药指导】 服用本品后大、小便呈现棕褐色,系药物色素所致,对人体无害。

抗疟片 1 号

【分类】 治疗学：疟疾预防药物。

【指征和剂量】 对恶性疟、间日疟均有一定预防作用,在流行区的每月发病率,一般可由 10%以上控制在 2%～3%。对血中疟原虫的清除作用,在恶性疟较彻底,间日疟较差。

口服：成人 1 片(首次连服 2 d,1 片/d),每周 1 次,连用 3 个月。

【制剂】 片剂：每片含氨苯砜 100 mg,乙胺嘧啶 20 mg。

【禁忌证】 对患有急性肝炎,急、慢性肾炎和严重贫血者禁用。

【不良反应】 ① 有头昏、头痛、失眠等。② 对缺乏葡萄糖-6-磷酸脱氢酶(G-6-PD)者可发生溶血性贫血。

抗疟片 2 号

【分类】 治疗学：预防疟疾药物。妊娠分类：C。

【指征和剂量】 疟疾预防药。

口服：预防用,成人 2 片(首次连服 2 d,2 片/d),每 10～15 d 服 1 次。连续用药不超过 3 个月。治疗用,第 1 天服 4 片,第 2 天 2 片。

【制剂】 片剂：每片含磺胺多辛 250 mg,乙胺嘧啶 17.5 mg。

【禁忌证】 对患有急、慢性肝炎,肾脏疾病,血液疾病者,孕妇或有磺胺药过敏史者禁用。

【不良反应】 偶有白细胞减少和药疹。

【注意事项】 本品连用不宜超过3个月。

防治疟 Fansidar

【分类】 化学：磺胺类加二氢叶酸还原抑制剂。治疗学：疟疾的预防和治疗。妊娠分类：C。

【指征和剂量】 用于抗氯喹的疟疾发病区的预防和治疗恶性疟、间日疟和三日疟。

口服：治疗，2～3片，每周1次。半免疫力患者预防：2～3片，每4周1次；无免疫力患者：2片，每周1次。

深部肌注：用于治疗。5～7.5 ml，每周1次，对间日疟和三日疟最好加服伯氨喹2周；重症病例应和奎宁联用。

【制剂】 片剂：每片含磺胺多辛(周效磺胺)0.5 g，乙胺嘧啶0.025 g。注射剂：含量同上，每支2.5 ml。

【作用机制】 本品对某些抗药疟原虫株有效，可阻断疟原虫体内的叶酸合成酶和还原酶，对弓形虫病和卡氏肺孢子虫肺炎等也有效。

【禁忌证】 对有急性或慢性肝炎、肾脏病、血液病者，孕妇或对磺胺过敏者忌用。

【不良反应】 偶有白细胞减少和药疹。

【注意事项】 本品连用不宜超过3个月，出现皮肤反应立即停药。

抗疟片3号

【分类】 治疗：疟疾的预防和治疗药。

【指征和剂量】 用于预防或治疗恶性疟和间日疟。

口服：预防服药，成人每月1次，每次4片；或4片分2 d服，qn。连用3～4个月。治疗用，成人首次4片，第2、第3天各服3片，对耐氯喹性疟有根治作用。

【制剂】 片剂：每片含四磷酸哌喹250 mg，磺胺多辛50 mg。

【药动学】 口服吸收后贮存于肝脏，缓慢释放于血液中，具有长效作用。

【禁忌证】 急性肝炎、肾炎、心脏病患者及对磺胺类药物过敏者禁用。

【作用机制】 在疟疾爆发流行区的月发病率可控制在2%。在超高疟区和流行季节,给外来人群服用,月发病率可控制在1%以下。

【不良反应】【注意事项】 见哌喹、磺胺类项下。

疟必清

【分类】 治疗学:控制疟疾症状效果近似氯喹。

【指征和剂量】 控制疟疾。

口服:成人4片,qd,连服3 d。小儿4～6岁1片,qd,7～9岁2片,10～15岁3片。

【制剂】 片剂:每片含磺胺-3-甲氧吡嗪(SMPZ)和甲氧苄啶(TMP)各0.125 g。抗疟灵片:含SMPZ和TMP各0.25 g。

【作用机制】 控制症状效果近似氯喹。

【禁忌证】 对磺胺药过敏者忌用,肾功能不全者慎用。

【不良反应】 不良反应小,偶有轻度的胃肠道症状。

奎宁 Quinine

【商品名或别名】 金鸡纳霜,硫酸奎宁,Quinine,Bisulfate,Chinine

【分类】 化学:4-喹啉氨醇类。治疗学:抗疟药。妊娠分类:X。

【指征和剂量】 主要用于治疗重症恶性疟和急需注射给药控制症状的脑型疟,也可用于控制和治疗抗氯喹恶性疟的急性发作。

① 口服治疗无并发症的恶性疟:成人,奎宁0.6 g,q8 h,连服3～7 d。儿童,奎宁10 mg/kg,q8 h,连服3～7 d。② 用于抢救重症恶性疟:无论儿童或成人,先静滴二盐酸奎宁10 mg/kg,在4 h内滴完,以后q8～12 h滴注10 mg/kg。当患者能口服时,应立即改为口服。

【制剂】 片剂:每片0.12 g。无味奎宁又名优奎宁,每片0.3 g。硫酸奎宁每片0.3 g。注射剂:0.25 g/ml。

【药动学】 奎宁口服后在小肠内迅速吸收,1～3 h内血中浓度达高峰。入血后迅速分布于肝、肾等处,大部分在肝中经氧化分解而失效,仅10%以原型从尿中排出。奎宁排出快,24 h几乎全部排出。因在体内维持时间短,必须6～8 h给药1次。还能通过胎盘屏障和血脑屏障。

【作用机制】 本品对各种疟原虫的裂殖体都有抑制作用,对间日疟的作用最强,对配子体和红细胞外期疟原虫无作用,故只能控制疟疾的临床发作而不能根治它。此外,本品对组织有强烈的刺激性,对中枢神经系统有抑制作用,也能抑制过度兴奋的体温中枢。对心脏有抑制作用,对子宫有增加节律性收缩作用。能延长横纹肌的不应期,故能减弱横纹肌的强直性收缩。

【禁忌证】 ① 已知有重症肌无力或对本品有过敏史者禁用。② 妇女月经期及心肌病变者禁用。慢性或长期不能控制的疟疾患者,应用奎宁可发生黑尿热。

【相互作用】 四环素与奎宁联用可提高疟疾根治率,甲氟喹与奎宁联合可提高恶性疟的根治率。抗凝药与奎宁联用时抗凝效应被增强,易发生严重出血。维生素K可对抗奎宁的出血性并发症。乙胺嘧啶、磺胺类、氨苯砜与奎宁联用可提高抗疟效果,两药联用对于抗氯喹疟株有效。神经肌肉阻断药与奎宁联用可出现箭毒化和呼吸暂停。强心苷联用奎宁后,部分患者出现地高辛血药浓度升高达60%,易发生中毒反应。奎宁可降低氟卡尼代谢率达19%。西咪替丁能减缓奎宁排泄,使半衰期延长49%,可加重不良反应。利福平可降低奎宁血药浓度和疗效。尿碱化可增加奎宁在体内潴留,使排泄率降低50%。抗酸药可减少奎宁吸收,使血药浓度降低50%～70%。不宜与氨基糖苷类抗生素、呋塞米、依他尼酸并用,以免加重对第八对脑神经损害。

【不良反应】 剂量超过1 g/d可产生耳鸣、头痛、视力模糊、听力减退、恶心、呕吐等金鸡纳反应,停药后一般能恢复正常。偶可发生瘙痒、荨麻疹、红斑样皮疹、血管神经性水肿或哮喘等过敏反应。少数恶性疟患者可产生特异反应急性溶血(黑尿热)、寒战、高热、血红蛋白尿、贫血、尿闭等,可致死。成人1次口服3 g以上就可出现中毒症状,主要表现有: ① 耳鸣、听力降低、头晕,有时可致永久性耳聋。② 弱视、视野缩小、复视、夜盲,甚至可致失明。③ 可产生奎尼丁样作用所致的心率减慢、心肌收缩力减弱、心律失常、低血压,甚至心搏停止。黑矇是最严重的不良反应,最明显的症状是视野缩小及视力丧失,停药后可恢复。在早期应用星状神经节封闭治疗黑矇有效。

【注意事项】 ① 因静滴易致休克,不能随便采用,严禁静推,因为有可能引起血压剧降,造成虚脱,甚至危及生命。② 肌注易致组织坏死,除不能口服外,一般不用。③ 有黑尿热者应慎用,一旦发现溶血反应立即停药。④ 本品可致胰岛素分泌增多而出现低血糖,治疗中最好定期测血糖,一旦发现低血糖,可用50%葡萄糖注射液滴注纠正。⑤ 急性中毒者尽快催吐洗胃,并给予必要的对症支持治疗。⑥ 静滴中加入盐酸肾上腺素 0.5 mg,可防止过敏反应及对心脏的抑制作用。静注易致心室纤颤、心搏骤停。

氯胍 Proguanil

【商品名或别名】 百乐君,Paludrin,Chloroguanide

【分类】 化学：二胍类化合物,代谢成环氯胍才有抗疟作用。治疗学：对红细胞前期疟原虫有杀灭作用。妊娠分类：B。

【指征和剂量】 是二氢叶酸还原酶抑制剂,其抗疟作用与乙胺嘧啶相似,但效力较差。虽对红细胞内期无性体有抑制作用,但作用缓慢,故不用于急性发作的治疗。本品主要用于疟疾的抑制性预防。

治疗疟疾：成人 100～200 mg,bid 或 tid,连服 10 d。儿童每次 2～4 mg/kg。预防疟疾：成人 400 mg/周,分 2 d 服,儿童酌减。

【制剂】 片剂：每片 100 mg,300 mg。

【药动学】 本品在体内转化为环氯胍,后者在化学结构上更近于乙胺嘧啶。

【作用机制】 本品抗疟作用类似乙胺嘧啶,特点有：① 对某些恶性疟原虫的红细胞前期有效,能起到病因性预防作用。② 对裂殖体的作用仅限于裂殖体的未成熟期,因此对已发育至成熟阶段的疟原虫不能发挥作用,故虽能控制症状但比较缓慢。③ 疟蚊吸取已服用本品的人血液后,蚊体内原虫有性生殖芽孢的发育能被抑制,故可预防传播。临床上遇到不少应用氯喹、奎宁治疗的疟疾病例仍可用本品治疗。此外本品不良反应极少,用以预防疟疾更为安全。

【禁忌证】 肾功能受损者禁用。

【不良反应】 治疗剂量一般耐受良好,大剂量可引起呕吐、腹痛、口腔溃疡和血尿等不良反应。

【注意事项】 本品用量不足或疟原虫数量过多,易致耐药。

伯氨喹 Primaquine

【商品名或别名】 伯喹,伯氨喹啉,磷酸伯喹,Primaquine Phosphate,Primachin Phosphate

【分类】 化学：8-氨基喹啉类。治疗学：抗疟药。妊娠分类：C。

【指征和剂量】 能杀灭寄生在人体肝内的各期疟原虫,对配子体也有杀灭作用，但因毒性较大，不能常规用于病因预防。本品主要用于根治疟疾。

根据具体情况选择以下疗法。① 14 d疗法：成人26.4 mg/d，连服14 d。5岁以下儿童6.6 mg/d，6～9岁13.2 mg/d，10～14岁19.8 mg/d，均连服14 d。② 8 d疗法：成人39.6 mg/d，连服8 d。③ 4 d疗法：成人52.8 mg/d，连服4 d。1岁以下儿童1/2片/d，2岁3/4片/d，2～5岁1片/d，6～10岁2片/d，11～12岁2.5片/d，13岁以上3片/d，连服6～8 d。

【制剂】 片剂：每片13.2 mg，基质7.5 mg。

【药动学】 伯氨喹口服后吸收迅速而完全，2～6 h血中浓度达峰。并高浓度集中于肝组织内，肺、脑、心等组织内则次之。本品绝大部分在体内代谢，只有1%以原型在尿中排出。一次给药8 h后血中浓度急剧下降，24 h血中已残存很少。据推测其初期代谢产物6-羟基衍生物仍有较强的抗疟作用。由于其代谢、排泄均较快，故作用不能持久。

【作用机制】 本品为8-氨基喹啉类扑疟喹啉型抗疟药，对配子体和红细胞外期疟原虫都有杀灭作用，可用于控制疟疾复发和传播。本品对裂殖体作用较弱，尤其对恶性疟裂殖体无效，故不能控制症状发作。

【禁忌证】 禁用于：① 任何有粒细胞减少倾向和活动性类风湿关节炎及红斑性狼疮者。② G-6-PD严重缺陷者。③ 孕妇及1岁以下儿童。④ 对肝功能损害的病例。

【相互作用】 ① 抗酸药：可减轻伯氨喹的胃肠道不良反应。进食亦可减轻伯氨喹对胃肠道的刺激而不影响疗效。② 氯喹：联合可控制疟疾症状及防止复发，但同时服用反应较重，应分2个疗程分别服用。③ 磷酸咯啶：是一种疟原虫血液裂殖体杀灭剂，控制症状快，不良反应小，但需与伯氨喹联用方能杀灭恶性疟原虫配子体和防止间日疟复发。磷酸咯啶与伯氨喹在药物代谢方面相互无影响，而在药效上有协同作用。④ 鼠曲草（广东草药）：煎服对防治伯氨喹的溶血反应有特效，加用车前草、凤尾草、金钱草、茵陈蒿等更可提高疗效。⑤ 不宜与氯胍合用，因它能抑制伯氨喹代谢失活而增加毒性。

【不良反应】 本品毒性较大，易引起疲乏、头晕、恶心、呕吐、腹痛、皮肤黏膜发绀、药热等。及时停药可自行缓解。大剂量可致发绀和高铁血红蛋白症，静注亚甲蓝可治疗。超大剂量可致粒细胞减少。偶见少数特异质者（缺乏葡糖-6-磷酸脱氢酶者）可发生急性溶血性贫血，应立即进行抢救：

① 大量饮水或静滴糖盐水。② 如有发绀,可用亚甲蓝每次 1～2 mg/kg,以 25%葡萄糖注射液稀释后静注。③ 贫血严重者可输血。④ 必要时加用糖皮质激素。⑤ 对症治疗。

【注意事项】 本品不宜与其他抗疟药合用,以免发生不良反应而辨别不清。本品比其他抗疟药毒性大,剂量超过 52.8 mg/d 时,易发生疲乏、头昏、恶心、腹痛、发绀、发热,停药后可自行恢复。

乙胺嘧啶 Pyrimethamine

【商品名或别名】 息疟定,达拉匹林,Daraprine,Chloridin

【分类】 化学：二氢叶酸还原酶抑制剂。治疗学：杀灭疟原虫和弓形虫。妊娠分类：C。

【指征和剂量】 主要用于防治疟疾和治疗弓形虫病。

① 用于疟疾的病因性预防(对原发性红外期有效)：成人口服 25 mg,每 2 周 1 次。为提高疗效和减少耐药性,常与磺胺药合用。其中抗疟片 1 号(每片含氨苯砜 100 mg 和本品 20 mg),每周服 1 片;抗疟片 2 号(每片含磺胺多辛 250 mg 和本品 17.5 mg),每次服 2 片,每 2 周服 1 次。② 用于治疗抗氯喹恶性疟的急性发作：成人口服本品 75 mg,加磺胺多辛 1.5 g,1 次顿服。儿童体重 31～45 kg 者,服成人剂量的 2/3;体重 21～30 kg 者,服成人剂量的 1/2;体重 11～20 kg 者,服成人剂量的 1/3;体重 5～10 kg 者,服成人剂量的 1/6。③ 用于孕妇弓形虫病治疗：口服 25 mg/d,连服 4 周为 1 个疗程,间歇 3 周后,可用第 2 个疗程,间歇期间可用螺旋霉素 3 g/d 交替治疗。免疫缺陷者需加大本品的剂量。④ 用于治疗无症状的先天性新生儿弓形虫病：口服 1 mg/kg,连服 4 周。治疗有症状的先天性弓形虫病时,1 mg/(kg·d),连服 6 个月,以后可与螺旋霉素[30 mg/(kg·d),分次给予]交替治疗,直至满周岁。治疗弓形虫病时,若与磺胺合用有协同作用,可提高疗效 8 倍。磺胺嘧啶的剂量成人为 3 g/d,分 4 次服;新生儿 85 mg/(kg·d),分 2 次服。

【制剂】 片剂：每片 6.25 mg,25 mg。

【药动学】 本品口服后在肠道吸收完全,但较缓慢。口服后 4 h 血中浓度达高峰,分布于肺、肝、肾等组织。除哺乳期妇女可由乳汁排泄外,其代谢产物经肾缓慢排出,故作用维持时间长。

【作用机制】 抗疟作用基本上与氯胍相同。本品是二氢叶酸还原酶抑制剂，使二氢叶酸不能还原为四氢叶酸，干扰嘌呤和嘧啶核苷酸的合成，从而杀灭疟原虫和弓形虫。由于其作用缓慢，不宜用于控制急性发作；但对某些间日疟的红细胞前期有效，因此有预防作用。

【禁忌证】 对本药和磺胺类药有过敏者，严重肝、肾功能不全者禁用。

【相互作用】 叶酸可拮抗乙胺嘧啶、磷酸氯喹的血液学影响，而对抗疟作用无不良影响，故有人建议服用乙胺嘧啶时应联用叶酸。乙胺嘧啶 50～75 mg 与磺胺多辛 1～1.5 g 一次合用，能双重阻断疟原虫的叶酸代谢中两个相继环节，起协同疗效，并减少耐药性的产生。与氨苯砜合用，可增强疗效。

【不良反应】 大剂量长期应用则可产生严重不良反应，较常见的有：食欲减退、腹痛、呕吐、共济失调、癫痫发作和巨幼细胞贫血。较少见的还有粒细胞减少、再生障碍性贫血、血小板减少性紫癜和溶血性贫血。

【注意事项】 ① 长期服用能导致体内叶酸不足，产生巨幼细胞贫血，及时停药可逐渐恢复。② 出现皮疹、溶血等过敏现象或有骨髓抑制迹象者，应停药。③ 有 G-6-PD 缺陷者慎用。

【患者用药指导】 本品味香而不苦，须防止儿童误当糖果服用而引起意外。如过量误服在数小时内发现者，催吐和洗胃是有效的措施。

复方三哌喹 Tripiperaquine Compositate

【指征和剂量】 用于预防和治疗恶性疟和间日疟，疗效良好。

口服：首剂 6 片，6～8 h 再服 4 片，共 10 片为 1 个疗程。预防恶性疟：每月服 1 次，6 片；预防间日疟：每半月服 1 次，6 片。

【制剂】 片剂：每片含磷酸三哌喹 0.1 g，磺胺邻二甲氧嘧啶 25 mg，乙胺嘧啶 2.5 mg。

【禁忌证】 对磺胺过敏者禁忌。

【不良反应】 有胃肠道反应。

卤泛群 Halofantrine

【商品名或别名】 氯氟菲醇，卤泛曲林，Halofantrine，Halfan

【分类】 化学：9-菲甲醇的衍生物，属氨基乙醇类的一种。治疗学：对各种疟原虫和无论是氯喹敏感还是耐药的恶性疟原虫的红内期均有杀灭作用。

【指征和剂量】 主要用于治疗抗氯喹和多抗性恶性疟。

成人口服：0.5 g(或 8 mg/kg),q6 h,连服 3 次。

【制剂】 片剂：每片 0.25 g(相当于基质 0.15 g),0.5 g(相当于基质 0.3 g)。

【作用机制】 具有杀红细胞内期裂殖体作用,对抗氯喹和多抗性恶性疟有效。

【禁忌证】 部分药物可随乳汁排出,故孕妇和哺乳期妇女禁用。

【不良反应】 ① 有时可见腹痛、腹泻、瘙痒和皮疹等不良反应,无须特殊处理可自行消失。② 偶见血清转氨酶暂时升高,多数可在 1 周内恢复正常。

本芴醇 Benflumetol

【商品名或别名】 苯芴醇

【分类】 治疗学：我国创制治疗恶性疟新药。

【指征和剂量】 用于恶性疟疾的治疗,尤其适用于抗氯喹恶性疟疾的治疗。

口服：成人 0.4 g,qd,连续 4 d,首剂加倍。儿童按 8 mg/kg,服法同前,最大用量不超过 0.6 g。

【制剂】 胶丸：每粒 0.1 g。复方本芴醇(RIAMET)为本品与青蒿素的复方制剂。

【药动学】 口服吸收慢,在体内停留时间长。给药后血浆药物浓度达峰时间为 4～5 h,血浆半衰期为 24～72 h。

【作用机制】 能杀灭疟原虫红内期无性体,杀虫比较彻底,但对红细胞前期和配子体的疟原虫无效。抗疟作用良好,但对氯喹有交叉抗性。

【禁忌证】 心脏病和肾脏病患者慎用。恶性疟患者在症状得到控制及红内期原虫消失后可使用伯喹杀灭配子体。

【不良反应】 临床观察 217 例未见明显的不良反应,可出现心电图Q-T 间期一过性轻度延长。少数患者出现恶心、呕吐、唾液过多及头昏等。

阿托伐醌 Atovaquone

【商品名或别名】 Mepron,BW-566C80,Acuvel,Welivone

【分类】 化学：羟萘醌类化合物。治疗学：广谱抗原虫药物。

【指征和剂量】 本品主要用于治疗恶性疟原虫感染(对氯喹敏感或耐药者),因与氯胍合用有协同作用,故临床常用阿托伐醌与氯胍组合的复方治疗恶性疟。原虫血症清除时间为 72±23 h,退热时间约 16 h。临床还用于艾滋病患者合并卡氏肺孢子虫病或弓形原虫性脑炎等的治疗。还可作为艾滋病患者长期对卡氏肺孢子虫病预防用药。临床亦有试用治疗巴贝虫病者。亦可用于治疗卡氏肺孢子虫感染所致轻、中度卡氏肺炎的不能耐受 SMZ-TMP 的 ARDS 患者。

治疗疟疾可口服阿托伐醌 500 mg,合并氯胍 200 mg,bid,共 6 剂;或阿托伐醌 1 000 mg 合并氯胍 400 mg,qd,共 3 d。治疗卡氏肺孢子虫病及弓形虫性脑炎,口服 750 mg,tid。

【制剂】 片剂:每片 0.5 g。

【药动学】 本品口服吸收慢且不规则,生物利用度较低,血浆蛋白结合率高。缺乏肝脏代谢,不从尿中排出,基本上是从粪便排出。与含脂肪的食物同服可增加数倍的吸收量。服药后 4～8 h 血药浓度达峰,消除半衰期为 50～70 h。

【作用机制】 本品对疟原虫红内期裂殖体、配子体和红外期均有杀灭作用。从体内、体外实验均证实本品具有杀卡氏肺孢子虫的作用,并能抗弓形原虫的包囊。用免疫抑制大鼠模型做实验,给予 100 mg/(kg·d)阿托伐醌后,感染隐孢子虫,结果动物不发生隐孢子虫病。

【相互作用】 本品与其他一些药物合用可影响阿托伐醌的血中水平。如用氟喹诺酮、泼尼松等可升高其血浓度,用 Acetominophen、阿昔洛韦、苯二氮䓬类药、头孢菌素类、泻药及利福平等均可降低其血药浓度。

【不良反应】 较少。偶见头痛、恶心、腹泻、斑疹和发热。有时不需处理即可自愈。

【患者用药指导】 与食物同服可提高其吸收率。目前有新的配方,不需同时服用食物。

马拉龙 Malarone

【分类】 化学:羟萘醌类化合物+二胍类化合物。治疗学:用于对氯喹耐药的恶性疟。

【指征和剂量】 临床主要用于治疗无合并症的恶性疟,特别适用于耐药病例。

口服：成人,4片,qd,连服3 d,与食物或牛奶、饮料同服。儿童,体重11 kg以下不宜使用本品;体重11～20 kg者,1片,qd,连用3 d;21～30 kg者,2片,qd,连服3 d;31～40 kg者,3片,qd,连服3 d;超过40 kg者,剂量同成人。

【制剂】 薄膜包衣片：每片含阿托伐醌250 mg,氯胍盐酸盐100 mg。

【作用机制】 系阿托伐醌与氯胍盐酸盐的复方制剂,在红细胞内杀裂殖体,恶性疟原虫对许多常用的抗疟药有耐药性,而本品则对其有效。

【禁忌证】 禁用于哺乳期妇女,急性肾衰竭、腹泻、呕吐患者及孕妇需慎用。本品不适用于间日疟。

【相互作用】 与甲氧氯普胺、四环素、利福平有相互作用,应注意。

【不良反应】 可出现腹痛、头痛、纳差、恶心、呕吐、腹泻和咳嗽。

四、抗阿米巴、滴虫药

甲硝唑 Metronidazole

【商品名或别名】 甲硝达唑,甲硝基羟乙唑,灭滴灵,Atrivyl,Flagyl

【分类】 化学：硝基咪唑类的衍生物。治疗学：抗厌氧原虫和厌氧菌作用。妊娠分类：B。

【指征和剂量】 用于阿米巴病、滴虫病、厌氧菌感染的预防与治疗。

① 口服：用于滴虫病,0.2 g,tid,连续7 d为1个疗程。用于阿米巴病,0.4 g,tid,连续5～7 d为1个疗程。用于厌氧菌感染,0.2～0.4 g,tid。用于酒渣鼻,0.2 g,bid或tid,配合20%霜剂外搽,tid,连续3周为1个疗程。② 静滴：0.5 g,20～30 min滴完,bid或tid,连续7 d为1个疗程。儿童每次7.5 mg/kg。③ 外用：阴道内给药,0.2～0.4 g,连续7 d为1个疗程。直肠给药,0.5 g,tid。用于滴虫病,应用泡腾片,一次0.2 g或每晚以0.2 g栓剂塞入阴道内,连续7～10 d。为保证疗效,需男女同治。用于治阴道细菌病,由阴道特纳菌和某些类杆菌属引起的阴道炎,0.4 g,bid,塞入阴道内,连续7 d。用于口腔牙龈炎、牙髓炎,用本品含漱剂漱口,bid或tid。

【制剂】 片剂：每片0.2 g,0.5 g。栓剂：每粒0.2 g,0.5 g,1.0 g。注射剂：0.1 g/20 ml,0.25 g/10 ml,0.5 g/100 ml。

【药动学】 口服吸收迅速而完全,生物利用度90%～100%,心肌药物浓度达峰时间为1～2 h。吸收后广泛分布于各组织,可透过胎盘和血脑屏障，并向乳汁移行，在胎盘、乳汁及胆汁中的浓度与血浆中浓度相等，在精液、唾液、脓液和牙槽骨内均可达到有效浓度，健康人脑脊液中浓度为同期血浆中浓度的 43%，有效药物浓度可维持 12 h。单剂量 0.25 g、0.4 g、0.5 g、2.0 g 顿服后，约 1 h 血浆药物浓度峰值分别为 6 μg/ml、9 μg/ml、12 μg/ml、40 μg/ml。多剂量给药会累积，血浆中药物浓度维持较高，浓度依其分布形式发生变化，与食物同服会使吸收延迟但总量不变。血浆半衰期为 6～12 h。主要经肾脏排泄，约 69%的药物以原型自尿排出，25%为羟基氧化的羧酸代谢物，5%为葡糖醛酸结合物，此外还有通过唾液、乳汁、精液及阴道分泌物中排出。在结肠内浓度偏低。

【作用机制】 1960 年报道其药理试验结果显示抗滴虫作用最强。继而又发现对肠内外阿米巴均有显著的疗效。在培养基中，本品浓度为 1～2 μg/ml 时，可在数小时内使阿米巴滋养体明显变形，24 h 内全部杀死。20 世纪 70 年代以来本品亦用于抗厌氧菌的感染。本品在体内还原为具有细胞毒性作用的中间活动产物，作用于厌氧菌细胞的 DNA，使其螺旋形结构断裂或阻断其转录复制而致死亡。

【禁忌证】 妊娠 3 个月内及哺乳期的妇女，神经系统疾病、血液病患者均禁用。

【相互作用】 本品能增强华法林等抗凝药的作用。与土霉素合用可干扰甲硝唑清除阴道滴虫作用。治疗阿米巴肝脓肿可与氯喹交替使用。

【不良反应】 常见有呕吐、食欲缺乏、腹部绞痛等，但一般不影响治疗。神经系统症状有头痛、眩晕。偶见有感觉异常、肢体麻木、共济失调、多发性神经炎。少数病例发生荨麻疹、面部潮红、瘙痒、膀胱炎、排尿困难、口腔金属味及白细胞减少等，均属可逆性，停药能自行恢复。

【注意事项】 原有肝脏疾病患者剂量应减少。出现运动失调或其他中枢神经系统症状时应停药。重复 1 个疗程应检查白细胞计数。对厌氧菌感染合并肾衰竭者给药间隔应由 8 h 延长至 12 h。

【患者用药指导】 本药可抑制乙醇代谢，故用药期间应戒酒，饮酒后可能出现腹痛、呕吐、头痛等症状。治疗阴道滴虫病，为保证疗效，需夫妻同治。

替硝唑　Tinidazole

【商品名或别名】 服净，甲硝米乙砜，甲硝磺酰咪唑，Fasigin，Simplotan，Trimonase，Tricolam

【分类】 化学：硝基咪唑类药物。治疗学：对溶组织阿米巴、阴道滴虫、蓝氏贾第鞭毛虫均有较强的杀灭作用。

【指征和剂量】 治疗滴虫病、肝阿米巴病、肠梨形鞭毛虫病。

口服：治疗毛滴虫病，0.15 g，bid，连续 7 d 或男女同时 1 次用药 2 g。治疗阿米巴痢疾：成人口服 600 mg，bid，共 5 d；或 2 g，qd，连服 2～3 d。治疗阿米巴肝脓肿：2 g，qd，共 3～6 d。静注：0.8～1.6 g/d，分 2 次给予。

【制剂】 片剂：每片 0.25 g，0.5 g。注射剂：400 mg/200 ml。

【药动学】 本品由胃肠道吸收完全，生物利用度为 90%，单剂量 2 g 顿服，血浆药物浓度达峰时间为 2 h，血浆药物浓度峰值为 40～51 μg/ml，24 h 后降到 10 μg/ml，48 h 后为 2.5 μg/ml。在体内分布广泛，在胆汁、乳汁、脑脊液、唾液中及多数组织中浓度与血浆中浓度相近，可透过胎盘屏障。血浆半衰期为 12～14 h，血浆蛋白结合率为 12%。主要由尿液中排出，其中原型药物为剂量的 25%，其余经粪便排出。

【作用机制】 本品为 5-硝基咪唑衍生物，作用机制与甲硝唑相似。对厌氧菌有强大的抗菌活性。对脆弱拟杆菌、梭状芽孢杆菌、梭状杆菌、阴道嗜血杆菌、消化球菌、消化链球菌等有较强的抗菌活性。对滴虫、阿米巴原虫、鞭毛虫也有较强活性。国外报道，428 株厌氧菌(包括杆菌属、梭菌属、细梭菌属)对甲硝唑和替硝唑的敏感性试验证明后者效果较强。对 40 株拟杆菌属的 MIC，甲硝唑为 0.25 μg/ml，替硝唑为 0.1 μg/ml。另在离体试验中比较甲硝唑和替硝唑抑制阴道毛滴虫的 MIC 值和杀死阴道毛滴虫的 HCC 值，观察到替硝唑作用强于前者 2～8 倍。

【禁忌证】 有血液病、神经病史者，对本品过敏者禁用。妊娠期前 3 个月、对本品过敏者或哺乳期妇女慎用。

【不良反应】 常见有呕吐、恶心、厌食、食欲缺乏、腹泻、腹部绞痛等，但一般不影响治疗。偶见有头痛、眩晕、感觉异常、肢体麻木、共济失调、多发性神经炎、血管神经性水肿等。少见皮疹、荨麻疹、面部潮红、瘙痒、膀胱炎、排尿困难、口腔金属味及白细胞减少。

【患者用药指导】 在治疗期间禁止饮酒，饮酒者曾观察到出现戒酒样的反应。

帕硝唑　Panidazole

【商品名或别名】 硝基吡啶咪唑

【分类】 化学：硝基吡啶咪唑类。治疗学：对肠腔内阿米巴及阿米巴肝脓肿效果良好，对阴道滴虫病也有效。

【指征和剂量】 适用于阿米巴痢疾及阿米巴肝脓肿、阴道滴虫病。

① 治疗肠道阿米巴感染或阿米巴肝脓肿：成人 1.5～2.25 g/d，分 3 次服，共 6 d。② 治疗阴道滴虫病：成人 500 mg，bid，共 7～10 d。

【制剂】 片剂：每片 0.25 g。

【作用机制】 在试管中对溶组织阿米巴滋养体有明显作用，动物实验中对肠腔内阿米巴及阿米巴肝脓肿有良好效果，对阴道滴虫病也有效。

【不良反应】 可见眩晕、头痛、恶心、呕吐、上腹痛、皮疹、口麻、软弱等。

哌硝噻唑 Piperanitrozole

【分类】 化学：5-硝基噻唑类。治疗学：抗原虫药。

【指征和剂量】 适用于阴道滴虫病，肠道滴虫病，急、慢性阿米巴痢疾及阿米巴肝脓肿等。

口服：成人 0.1 g，tid，7～10 d 为 1 个疗程。如原虫检查尚未全部阴转，可连服 1～2 个疗程，直到治愈。也可用于阴道。

【制剂】 片剂：每片 0.1 g。

【作用机制】 对阴道毛滴虫和人的溶组织阿米巴原虫有抑制和杀灭作用。与甲硝唑的抗原虫作用类似。其治疗剂量小，生产成本低。

【不良反应】 肝功能异常者，服药后可使转氨酶增高，并有肝区疼痛。个别发生全身性紫癜及白细胞、血小板下降现象，停药后给以利血生、维生素 B_4 等血常规可恢复，紫癜消失。

【患者用药指导】 阴道滴虫病患者的配偶应同时服药，以免重复感染。孕妇服用不影响妊娠和婴儿健康。

二乙酰邻苯二酚

【商品名或别名】 滴见灭

【分类】 治疗学：对滴虫有抑制和杀灭作用。

【指征和剂量】 用于治疗滴虫性阴道炎。

置阴道后穹隆部：每次用泡腾片 2～3 片或栓剂 1 粒，qd，连用 5 d。

【制剂】 泡腾片：每片 0.1 g。栓剂：每粒 0.2 g。

【不良反应】 泡腾片因含枸橼酸和碳酸氢钠，对阴道有一定刺激性，可出现外阴部痒感和下腹部坠胀感。

依米丁 Emetine

【商品名或别名】 盐酸吐根碱,吐根素,Emetine Hydrochloride,Cophaeline

【分类】 化学:吐根碱。治疗学:主要作用于肠道和肝组织的阿米巴原虫。

【指征和剂量】 主要用于治疗阿米巴肝脓肿和控制急性阿米巴痢疾。

成人:深部皮下注射或肌注:0.6～1.0 mg/(kg·d),分2次注射,最大剂量不超过60 mg/d,6～10 d为1个疗程。必要时间歇6周后进行第2个疗程。儿童:皮下注射:0.5 mg/(kg·d),分2次注射,4～6 d为1个疗程。

【制剂】 水针剂:每支1 ml/30 mg,1 ml/60 mg。

【药动学】 依米丁口服吸收不规则,而且有较强的刺激性,能引起恶心、呕吐,故一般深部皮下注射给药,吸收良好。体内分布以肝脏中浓度最高,其次为肺、脾和肾、肠壁,心脑含量较少,而分泌于肠腔者更少。主要经肾缓慢排泄,在停药后1～2个月尿中仍可查见,如连续应用易致蓄积中毒。

【作用机制】 本品对大滋养体有直接杀灭作用,对肠腔内的小滋养体和包囊无效。对急性阿米巴痢疾和肠外阿米巴病能迅速控制临床症状,但达不到根治目的。

【禁忌证】 ① 有心、肾、神经肌肉疾患和低血压者禁用。② 严重贫血者、孕妇、婴幼儿禁用。

【相互作用】 与喹碘方或卡巴胂合用,可根治阿米巴痢疾。

【不良反应】 不良反应严重,主要有:① 注射局部疼痛、坏死和脓肿,恶心、呕吐、腹泻、头痛、眩晕,减量或停药后可缓解。② 心肌损害,表现为心前区疼痛、心动过速、低血压、心律失常、心电图T波倒置和Q-T间期延长,甚至阿-斯综合征、心力衰竭,乃至猝死。③ 若剂量大或疗程长还可产生肝、肾毒性。④ 肌无力,甚至吞咽、呼吸肌麻痹。

【注意事项】 ① 注射前后2 h必须卧床休息,加强观察,在每次注射前应测量血压、检查心脏,本品不宜在门诊使用。② 不可口服和静脉给药。③ 一旦发现心血管受累迹象时,应立即停药。④ 为提高疗效,减少复发,最好配用肠腔内杀阿米巴药物或甲硝唑。⑤ 如需重复治疗,至少间隔6周。

【患者用药指导】 ① 用本品期间禁酒,忌刺激性食物。② 出院后数周内应避免重体力活动。

去氢依米丁 Dehydroemetine

【商品名或别名】 去氢吐根碱,Dametine

【分类】 化学:吐根碱衍生物。治疗学:对实验动物的致死量为治疗量的29倍,余同依米丁。

【指征和剂量】 主要用于:① 病情重而不能口服甲硝唑类药物,或服该类药物后疗效不佳的阿米巴痢疾。② 阿米巴肝脓肿。

成人:肌内或深部皮下注射:1 mg/(kg·d),最多不超过60 mg/d,6~10 d为1个疗程,老弱病重者剂量可减少。儿童:1 mg/(kg·d),5 d为1个疗程。治疗较广泛的阿米巴肝脓肿时,可在间歇6周后再给第2个疗程。治疗癌症:肌注0.06 g,连用10 d,停药10 d后再用;或成人口服50 mg,qd,早饭后服,连服23 d。

【制剂】 肠溶片:每片50 mg。水针剂:每支1 ml/30 mg。

【药动学】 注射后能较快地随尿排出,蓄积较少,故毒性较依米丁轻。

【作用机制】 对实验动物的致死量为治疗量的29倍,余同吐根碱。此外,本品能抑制细胞有丝分裂,因而可阻止蛋白质的合成。对慢性粒细胞白血病、霍奇金病、直肠癌、舌癌、膀胱癌等有一定疗效,且对骨髓无抑制作用。

【禁忌证】 ① 本品对胎儿有一定毒性,故孕妇应禁用。② 有心、肾和神经肌肉病史者禁用。

【不良反应】 不良反应与依米丁相似,但较前者轻。对心肌和神经肌肉的毒性不应忽视,偶可引起血压下降、多发性神经炎等。

【注意事项】 ① 不能静注。② 治疗必须住院,严密观察心率、血压及心电图变化,一旦发现心动过速、严重低血压或心电图变化,应立即停药。③ 乏力和肌痛往往是进一步严重中毒的先兆,应视为减少剂量的警告。④ 用本药时均应辅以口服二氯尼特,以消除结肠内的阿米巴,提高疗效。

卡巴胂 Carbarsone

【商品名或别名】 对脲基苯胂酸,碳酸苯胂,P - Carbamido - phenylarsnie,Fenarsone,Amabevan

【分类】 化学:五价胂化合物。治疗学:抗阿米巴药物。妊娠分类:D。

【指征和剂量】 用于治疗轻症肠阿米巴病。对肠外阿米巴病无效。

口服：成人 0.2 g，tid；或 0.25 g，tid。连用 10 d 为 1 个疗程。儿童 8 mg/(kg·d)，分 2～3 次口服，连用 10 d。

【制剂】 片剂：每片 0.1 g，0.2 g，0.25 g。栓剂：每枚 0.13 g。

【药动学】本品口服或灌肠后，可吸收一部分，但组织内的药物含量低于有效浓度。能杀阿米巴滋养体，吸收后从肾脏缓慢排出。

【作用机制】 对阿米巴滋养体与包囊都有作用，但对滋养体不及依米丁作用强，对肠外阿米巴几乎无作用。

【禁忌证】 有严重肝、肾功能减退和对胂过敏者忌用。

【相互作用】 可与土霉素等抗生素合用，治疗急性和慢性阿米巴痢疾。

【不良反应】 该药不良反应较大，胃肠道刺激症状常见，如恶心、呕吐、腹泻等，严重者可出现皮疹、多尿、剥脱性皮炎、肝炎和粒细胞缺少症等。

【注意事项】 如重复应用，需在停药 10 d 后。

喹碘方 Chiniofon

【商品名或别名】 药特灵，磺碘喹，安利生，Yatren，Anayodin，Chinosulfan

【分类】 治疗学：能杀灭阿米巴原虫，对肠外阿米巴无效。

【指征和剂量】 适用于治疗慢性阿米巴痢疾及无症状阿米巴包囊携带者，常与依米丁联合应用，作为辅助治疗。

口服：成人 0.25～0.5 g，qid，连用 10 d 为 1 个疗程。儿童：5～10 mg/kg，tid，连服 10 d。

【制剂】 片剂：每片 0.25 g。

【药动学】口服吸收较少，仅一部分经肠道吸收，极大部分从粪便以原型排出。在组织内分布较少，在肠腔内分布高。口服吸收 2 h 后达峰值，12 h内大部分以原型经肾脏排泄，48 h 内排空。

【作用机制】 本品能杀灭阿米巴原虫，对肠外阿米巴无效。

【禁忌证】 对碘过敏、甲状腺肿大及非阿米巴引起的肝脏严重病变者和肾病患者禁用。

【相互作用】 对急性阿米巴痢疾及较顽固的病例，宜与依米丁、甲硝唑或氯喹联合应用，可收到根治效果。重复治疗应间隔 10 d。

【不良反应】 大剂量应用可致腹泻、恶心、呕吐和腹部不适等胃肠道反应,减量或停药可缓解。

氯碘羟喹 Clioquinol

【商品名或别名】 氯碘方,Iodochlorohydroxyquine,Vioform

【分类】 治疗学:同喹碘方。

【指征和剂量】 与喹碘方相同。栓剂尚可用于滴虫性阴道炎的治疗。

口服:成人 0.25 g,qid,连用 10 d 为 1 个疗程。儿童每次 5 mg/kg。

【制剂】 片剂:每片 0.25 g。

【药动学】 口服吸收不规则,但相当大一部分可吸收,在人体中发现氯碘羟喹的量达口服量的 1/4,大都为葡糖醛酸结合型,也可形成硫酸酯类化合物。1 次口服 250 mg 后最大血药浓度在 4～8 h 内均为 5 μg/ml,半衰期为 11～14 h。如果重复用药,tid,在数日之内血药浓度可达稳态。

【禁忌证】【不良反应】 同喹碘方。

双碘喹 Diodoquine

【商品名或别名】 双碘喹啉,双碘方,双碘羟喹,Amoebacid,Diiodohydroxyqumoline

【分类】 化学:8-羟喹啉的双卤化合物。治疗学:抗肠腔内阿米巴药物。

【指征和剂量】 适用于轻症慢性阿米巴痢疾或无症状的带包囊者,对急性重症阿米巴痢疾,单用效果不好,宜与其他能迅速控制症状的抗阿米巴药如依米丁等并用或交替应用。对肠外阿米巴无效。

口服:成人 0.6 g,tid,连用 20 d 为 1 个疗程。儿童每次 10 mg/kg。重复疗程,需间隔 2～3 周。

【制剂】 片剂:每片 0.2 g。

【药动学】 口服后吸收不良,是该类药中吸收最差者,只有氯碘羟喹吸收量的 1/3。

【作用机制】 对阿米巴包囊携带者疗效优于喹碘方或氯碘羟喹。由于其不良反应少,对儿童患者尤为适宜。

【禁忌证】 ① 对碘过敏者禁用。② 有严重肝、肾疾病者禁用。

【不良反应】 ① 治疗剂量比较安全,不良反应轻微。② 少数对碘过敏者可出现发热、皮疹、痤疮及唾液腺肿胀。

【注意事项】 ① 近年有引起儿童视神经萎缩、视力丧失的报道。② 偶见甲状腺肿大,甲状腺肿者慎用。能干扰抗甲状腺功能试验达数月之久,宜注意。

泛喹酮　Phanquinone

【商品名或别名】 安痢平,Phanquone,Entobex

【分类】治疗学：治疗肠阿米巴病或细菌性痢疾与肠阿米巴病混合感染。抗肠梨形虫、滴虫亦有效。

【指征和剂量】 主要用于治疗肠阿米巴病或肠阿米巴病与细菌性痢疾的混合感染。

口服：成人 100 mg,tid,连服 10 d 为 1 个疗程。儿童酌减。

【制剂】 片剂：每片 50 mg。肠溶片：每片 50 mg。

【作用机制】 本品对溶组织阿米巴滋养体、肠梨形虫、滴虫、革兰阴性杆菌都有作用。可用于急、慢性阿米巴痢疾。

【不良反应】 可见恶心、呕吐、胃肠灼热感等不良反应。

【患者用药指导】 ① 尿液中含该药的代谢产物可使尿液变为暗褐色。② 饭后服药可避免或减轻胃肠不良反应。

氯喹　Chloroquine

【商品名或别名】 Chloroquine Phosphate

【分类】 参见抗疟药。

【指征和剂量】 主要治疗阿米巴肝炎与肝脓肿。为了根治肠阿米巴病,用本品后仍需加用其他抗阿米巴药。

口服：成人第 1、第 2 日 0.5 g,bid,以后 0.25 g,bid,连服 14～20 d。儿童 10 mg/kg,bid,连用 2 d,然后减为 qd,连用 14 d。

【制剂】 参见抗疟药。

【作用机制】 本品对阿米巴滋养体有杀灭作用,在肠壁组织含量很低,而在肝、肺中的浓度比血浆中高数百倍,因此对肠阿米巴病无效。

【不良反应】【注意事项】 见抗疟药。

乙酰胂胺　Acetarsol

【商品名或别名】 滴维净,阿西太松,Amarsan,Dynarsan

【分类】 化学：五价有机砷衍生物。治疗学：抗肠腔内阿米巴,并有抗滴虫作用,也可治疗丝虫病。

【指征和剂量】 外用有杀灭阴道滴虫作用。

先用低浓度普通消毒药进行阴道冲洗,然后将乙酰胂胺1～2片放在穹窿部,次晨坐浴。

【制剂】 片剂:每片含乙酰胂胺0.25 g,硼酸0.03 g。

【不良反应】 此药有轻度局部刺激作用,使子宫分泌物略增。

【患者用药指导】 ① 月经期忌用。② 用药期禁止性交。③ 本品不可内服。

二氯尼特 Diloxanide,**二氯尼特糠酸酯** Diloxanid Furoate

【商品名或别名】 安特酰胺,二氯散,呋喃二氯散,糠酯酰胺,Furamide,Entamide

【分类】 化学:三氯乙酰胺衍生物。治疗学:主要用于肠腔的抗阿米巴药。

【指征和剂量】 主要用于:① 非流行区的无症状阿米巴包囊携带者。② 配合杀组织内阿米巴药物,治疗有症状的肠阿米巴病,以清除肠腔内残存的阿米巴原虫。

成人:500 mg,tid。儿童:30 mg/(kg・d),分3次服。10 d为1个疗程。

【制剂】 片剂:每片500 mg。

【药动学】 在实验动物中,本品60%～90%的口服剂量在48 h内由尿排出,此排出量的一半以上在服药后6 h内排出,4%～9%的服药量随粪便排出。在1 h内,血液中药物可达峰值浓度,但在6 h降至微量。口服剂量的大部分可在肠内迅速吸收,并迅速自尿排出,其糠酸酯大部分在肠腔或肠黏膜水解,所以在全身血液循环中的药物都是二氯尼特。本品在尿中大部分为葡糖醛酸结合物。

【作用机制】 体外有较强的杀虫作用,可能与阻断蛋白合成有关,能直接杀死阿米巴原虫,对肠内外阿米巴原虫都有效,对轻型及带包囊者疗效为80%～90%,是安全有效的抗阿米巴药。用于急、慢性阿米巴痢疾和阿米巴肝脓肿,前者宜与依米丁合用,后者宜与氯喹合用。在国外广泛采用,常与甲硝唑合用治疗肝脓肿,以根除再感染可能。

【不良反应】 本药毒性小,以腹胀最常见,有轻度恶心、呕吐、厌食、腹泻等。

【相互作用】　与氯喹或依米丁或甲硝唑合用可防治阿米巴肝脓肿,但与前二者合用时,本品的剂量需调整为:第 1 天 0.375 g/次,第 2 天 0.25 g/次,第 3 天以后 0.1 g,qid;连用 5 d。

比拉米可　Bialamicol

【商品名或别名】　卡马风,Camforne

【分类】　治疗学:抗阿米巴药。

【指征和剂量】　用于急、慢性阿米巴痢疾和肠外阿米巴病,可与依米丁合用。

口服:0.25～0.5 g,tid,5 d 为 1 个疗程。

【制剂】　片剂:每片 0.25 g。

美舒仿　Mexaform

【分类】　治疗学:抗阿米巴和肠道细菌所致炎症及恢复胃肠功能。

【指征和剂量】　用于调整胃肠功能紊乱,治疗细菌或阿米巴肠炎、痢疾及手术后肠胀气等。

口服:1～2 片,tid。小儿片口服:婴儿 1～2 片,1～6 岁 3～5 片,6～12 岁 6～8 片,qid。

【制剂】　片剂:每片含氯碘喹啉 0.2 g,安痢平 20 mg,奥芬溴铵 2 mg。小儿片:每片含氯碘喹啉 20 mg,安痢平 2 mg。

【禁忌证】　碘过敏,白内障及肝、肾功能不良者禁用。

【不良反应】　轻微。

奥硝唑　Ornidazole

【商品名或别名】　滴必露,氯甲硝咪唑,Tiberal,Ornidal

【分类】　化学:硝基咪唑类。治疗学:抗原虫药。

【指征和剂量】　① 毛滴虫病:单剂疗法,成人 1.5 g 顿服;5 d 疗法,成人 0.5 g,bid,连用 5 d。② 阿米巴痢疾:成人 1.5 g,qn,连用 3 d。③ 肠梨形虫病:1.5 g,qn,连用 1～2 d。小儿 40 mg/kg,qd,连用 3 d。④ 厌氧菌感染:成人开始 0.5～1.0 g/d,用 5%葡萄糖溶液 100～250 ml 稀释后静滴;以后 0.5 g,q12 h,连用 5～10 d。

【制剂】 片剂：每片 0.5 g。水针剂：每支 0.5 g/3 ml。

【药动学】 口服易吸收，1～2 h 血浆浓度达高峰，蛋白结合率低于 15%。主要通过尿(63%)，小部分经粪便(22%)排出，消除半衰期为 13 h。

【作用机制】 为广谱抗原虫药，能杀灭毛滴虫、阿米巴原虫及肠梨形虫，对厌氧菌如类杆菌属、脆弱拟杆菌、梭状芽孢杆菌属、梭菌属及厌氧球菌亦有效。

【禁忌证】 患有神经疾患或对该药有过敏史者禁用。妊娠早期慎用。

【不良反应】 可有头晕、头痛及胃肠症状，静滴局部有疼痛感。

【患者用药指导】 ① 片剂应饭后服。② 治疗毛滴虫病时，夫妻双方应同治。

替克洛占 Teclozan

【商品名或别名】 替克洛生，特克洛胺，二苯胺醚，Teclosan

【分类】 治疗学：抗包囊携带者和肠内阿米巴。

【指征和剂量】 主要用于治疗无症状的包囊携带者和有症状的肠阿米巴病。

口服：成人 300～600 mg，qd，连服 5～10 d。儿童剂量酌减。

【制剂】 片剂：每片 0.1 g。

【药动学】 口服后很少被肠道吸收，因此在结肠腔的浓度很高。

【作用机制】 本品有杀肠腔内阿米巴的作用，但作用机制不明。用于肠阿米巴病的治疗，临床治愈率可达 75%～80%。

【不良反应】 常见不良反应有胃肠道胀气，停药后即可消失。

依托法胺 Etofamide

【商品名或别名】 乙氧法米，氯硝苯醋胺，Kithos，Ethychlordiphene

【分类】 化学：二氯乙酰胺衍生物。治疗学：抗肠腔内阿米巴药。

【指征和剂量】 主要用于治疗肠阿米巴病和包囊携带者。

口服：成人 600 mg/d，分 1～2 次服，连服 5 d。儿童 20 mg/(kg·d)，分 2～3 次，连服 3 d。

【制剂】 片剂：每片 0.2 g。

【药动学】 口服后很少吸收，故在肠腔内的浓度很高，而且还能透入溃疡的创面，杀死阿米巴原虫而使溃疡愈合。

【作用机制】 本品有杀肠腔内阿米巴作用，但其机制不明，临床治愈率为90%。

【不良反应】 毒性低。

克立法胺 Clefamide

【商品名或别名】 克痢酰胺，氯硝发胺，Chlorphenodamide，Mebinol

【分类】 化学：二氯乙酰胺衍生物。治疗学：治疗无症状阿米巴包囊携带者，也可用于治疗肠内阿米巴病。

【指征和剂量】 主要用于治疗阿米巴包囊携带者，也可用于治疗有症状的肠阿米巴病，但疗效不及依托法胺。

口服：成人500 mg，tid，连服10 d。儿童剂量酌减。

【制剂】 片剂：每片0.25 g。

【药动学】 口服后很少被吸收，肠腔内药物浓度很高。

【作用机制】 本品有肠腔内杀阿米巴作用，抗虫机制不明。

【不良反应】 有时可见腹胀，偶有轻度恶心、腹痛、腹泻等不良反应，停药后即可消失，不需特殊处理。

尼莫唑 Nimorazole

【商品名或别名】 尼莫拉唑，硝基吗啉咪唑，Acterol，Sirledi，Nitrimidazine，Naxogin

【分类】 化学：5-硝基咪唑的衍生物。治疗学：对阴道滴虫病、阿米巴病、梨形鞭毛虫病有效。

【指征和剂量】 ① 治疗肠阿米巴病：口服10～20 mg/kg，bid，连服5～10 d。② 治疗贾第虫病：成人口服0.5 g，bid，连服5 d。③ 治疗阴道毛滴虫病：2 g，饭后1次顿服，或250 mg，bid，连服6 d。④ 治疗奋森牙龈炎：口服0.5 g，bid，连服2 d。

【制剂】 片剂：每片0.5 g。

【作用机制】 与甲硝唑相似。

【不良反应】 参见甲硝唑。

呋喃唑酮 Furazolidone

【商品名或别名】 痢特灵，Nifurazolidone，Furoxane，Giardil Furovag

【分类】 化学：单胺氧化酶抑制剂。治疗学：抗肠贾第虫。

【指征和剂量】 主要用于治疗肠贾第虫病(用于肠道细菌感染见抗菌药物中的呋喃唑酮)。

口服：治疗贾第虫病的成人剂量 100 mg，qid，连服 7～10 d；儿童剂量 1.25～2 mg/kg，qid，连服 7～10 d。

【制剂】 片剂：每片 10 mg，15 mg，25 mg，30 mg，50 mg，100 mg。

【药动学】 口服很少吸收，故肠道浓度高，敏感细菌对其不易产生耐药性。

【作用机制】 本品有抗阿米巴、贾第虫、阴道毛滴虫和肠道细菌作用。

【不良反应】 不良反应小，可有轻度恶心、呕吐、厌食、头痛和皮疹，偶见溶血性贫血和黄疸，停药后可自行消失。

【注意事项】 G-6-PD 缺陷者易发生溶血性贫血，但停药后即可自愈。

【患者用药指导】 若在本品服用期间饮酒，则可引起双硫醒样反应，表现为皮肤潮红、瘙痒、发热、头痛、恶心、腹痛、心动过速、血压升高、胸闷、烦躁等。故服药时和停药数日内应戒酒。

蛇床子

【商品名或别名】 野胡萝卜子

【分类】 化学：含蛇床子素、左旋蒎烯等。治疗学：抗滴虫。

【指征和剂量】 用于滴虫性阴道炎。此外尚有抑制真菌和驱蛔虫作用。

用 10%煎剂熏洗阴道，qd，连用 7 d。

【作用机制】 本品为伞形科植物蛇床的果实，对滴虫有一定杀灭作用。

白头翁 Radix Pulsatillae Chinensis

【指征和剂量】 对急、慢性阿米巴痢疾和菌痢都有一定疗效。

成人 10～15 g 制成煎剂，tid，连服 7～10 d；或将 30～50 g 制成煎剂 100 ml，保留灌肠，qd，连用 10 d。

【作用机制】 本品煎剂在试管内能抑制溶组织阿米巴滋养体生长。

鸦胆子 Fructus Bruceae Javanicae

【指征和剂量】 对急、慢性痢疾和菌痢有一定疗效。

成人 10～15 粒,tid,连服 6～10 d;去壳取仁放在胶囊内,或用龙眼肉包裹口服。小儿总量 3 粒/kg,分 6～8 d 服完,每日剂量分为 3 次,饭后服。亦可用 20～30 粒捣碎后,以 1% $NaHCO_3$ 溶液 200 ml 制成浸液,qd,保留灌肠。

【不良反应】 可有腹部不适、恶心、呕吐和腹泻等症状。

塞克硝唑 Secnidazole

【商品名或别名】 甲硝乙醇咪唑,RP-14539,Flagentyl,PM-185184

【分类】 化学:5-硝基咪唑衍生物之一。治疗学:抗滴虫、抗阿米巴原虫及抗菌作用。

【指征和剂量】 治疗急性阿米巴痢疾。临床治愈率对慢性阿米巴痢疾为 98%,急性者为 80%。观察 50 例患者,治疗前溶组织阿米巴均为阳性,而治疗后仅 2 例阳性。

口服:2 g,qd,或相隔 4 h 分 2 次服用。

【制剂】 片剂:每片 0.1 g。

【药动学】 口服后可从胃肠道吸收,消除半衰期较替硝唑长,为 17～19 h。其消除速度有性别之差,女性血药浓度下降速度较男性稍快,且从尿中排泄女性亦较男性多。

【作用机制】 与替硝唑等 5-硝基咪唑类药物作用相同,具有抗滴虫、抗阿米巴原虫及抗菌作用。用金黄色地鼠感染阿米巴造成肝及肠阿米巴病,塞克硝唑抗阿米巴作用优于替硝唑和甲硝唑,与奥硝唑的作用相当。对厌氧菌脆弱拟杆菌的作用,替硝唑及奥硝唑的抗菌作用较本品弱。其抗菌、抗原虫作用机制与其他 5-硝基咪唑相同。

【不良反应】 患者均能耐受,未见不良反应。

五、抗丝虫药

枸橼酸乙胺嗪 Diethylcarbamazine Citrate

【商品名或别名】 海群生,二乙碳酰胺嗪,灭丝净,Hetrazan,BANOCIDE

【分类】 化学:1-二乙氨基甲酰-4-甲基哌嗪。治疗学:对微丝蚴及成虫均有作用,对阴囊积液中微丝蚴无效。

【指征和剂量】 主要用于治疗淋巴丝虫病，也可用于治疗盘尾丝虫病和罗阿丝虫病。

治疗班氏丝虫病微丝蚴血症：口服，6 mg/(kg·d)，分 3 次饭后服，连服 12 d 为 1 个疗程，一般至少需 3 个疗程，每个疗程之间通常需间歇 1～2 个月。治疗马来丝虫病的微丝蚴血症：口服，3～6 mg/(kg·d)，分 3 次服，连服 6～12 d 为 1 个疗程，一般需 2～3 个疗程。10 岁以下儿童的剂量是成人剂量的一半，60 岁以上的老人也应酌减剂量。治疗盘尾丝虫病：口服，成人首剂 0.5 mg/kg，以后 2 d 渐增至 2 mg/(kg·d)，然后再增至 4～5 mg/(kg·d)，分 2 次服，连服 5 d。儿童开始 2 d 按 1 mg/kg 口服，然后渐增至 4 mg/(kg·d)，并继续用药 14 d。④ 治疗罗阿丝虫病：口服，成人首剂 1 mg/kg，第 2、第 3 天增至 2 mg/(kg·d)，顿服，然后增至 2～3 mg/kg，tid，连服 18 d。

【制剂】 片剂：每片 50 mg，100 mg。

【药动学】 本品口服在胃肠道迅速吸收，其血药浓度在服用后 3 h 达高峰，以后逐渐降低，在 48 h 内消失。药物大部分经过代谢从尿中排出。

【作用机制】 本品对微丝蚴及成虫均有杀灭作用。对马来丝虫病的疗效较班氏丝虫病为好，但服药后的反应马来丝虫病患者较班氏丝虫病患者为重。本品与卡巴胂合用能增强其杀虫作用。此外能驱蛔虫，亦可治疗嗜酸粒细胞增多症。

【禁忌证】 妊娠 3 个月内或经期妇女禁用。严重心、肝、肾脏疾病，活动性肺结核，急性传染病，发热患者慎用。

【相互作用】 石膏蔓荆子合剂：可减轻枸橼酸乙胺嗪不良反应，效果优于氯丙嗪。(处方：生石膏 15 g，蔓荆子、淡竹茹各 12 g，生甘草 10 g，1 剂/d)。卡巴胂：与枸橼酸乙胺嗪联合可提高疗效。

【不良反应】 本品毒性低，可有皮肤瘙痒、畏寒、发热、头晕、头痛、嗜睡、恶心、呕吐、全身酸痛、关节痛、皮疹、腹痛、淋巴管炎、淋巴结炎、精索炎等。多半是因大量微丝蚴和部分成虫被杀死后，释出异性蛋白所引起的变态反应。严重反应是咽喉水肿、肺水肿、高热等。处理不良反应多采取对症支持疗法：出现高热，可用泼尼松或阿司匹林；出现皮疹和瘙痒，可用苯海拉明或氯苯那敏(扑尔敏)；出现喉头水肿或支气管痉挛，可用肾上腺素 0.5～1 mg 皮下注射；胃肠道刺激反应，可用阿托品对症处理。

【注意事项】 ① 肾脏受损者应减少剂量。② 有其他重症急性疾病者，应待其恢复后再使用。③ 孕妇待分娩后再使用。④ 治疗盘尾丝虫病需住院观察。⑤ 有时使蛔虫游移引起急腹症，最好事先给驱虫治疗。⑥ 本品能治疗蛔蚴所致的肝、肺、脑等异位寄生幼虫症。

呋喃嘧酮　Furapyrimidone

【商品名或别名】 M－170

【分类】 化学：硝基呋喃类化合物。治疗学：对棉鼠丝虫、班氏丝虫和马来丝虫成虫与微丝蚴都有明显杀灭作用。

【指征和剂量】 主要用于治疗淋巴丝虫病，对罗阿丝虫病也有一定疗效。

治疗班氏丝虫病：口服 20 mg/(kg・d)，分 3 次服，连续 7 d。治疗马来丝虫病：口服 20 mg/(kg・d)，分 3 次服，连服 6 d。治疗罗阿丝虫病：口服 20 mg/(kg・d)，分 3 次服，连服 10 d。

【制剂】 肠溶片：每片 100 mg。

【药动学】 本品在人体内的过程未明。兔一次口服 50 mg/kg 后 60 min，其血药浓度可高达 30 μg/ml 以上，4 h 后降至 4 μg/ml 左右，都在体外杀成虫和微丝蚴有效浓度以上。

【作用机制】 本品对棉鼠丝虫及马来丝虫的成虫及微丝蚴都有明显杀虫作用，对宿主的毒性较低，临床试用其疗效与枸橼酸乙胺嗪相似。

【禁忌证】 大剂量有肝毒性，有致突变和胚胎毒性，故孕妇和严重心、肝、肾病者禁用。

【不良反应】 本品的不良反应一般较枸橼酸乙胺嗪为轻，但亦可见发热、头昏、头痛、不思饮食、嗜酸粒细胞增加。主要是微丝蚴裂解或成虫杀灭过程的过敏反应或淋巴系统反应，经对症处理或暂停药物即可缓解。

【患者用药指导】 用药期间戒酒。

伊维菌素　Ivermectin

【商品名或别名】 Mectizan，Dihydroabamectin，IVM，Zimeterin

【分类】 化学：放线菌的半合成大环内酯化合物。治疗学：广谱抗寄生虫和虱、螨、昆虫等节肢动物的新药。

【指征和剂量】 主要用于治疗盘尾丝虫病，也可用于淋巴丝虫病和肠道线虫病。

治疗丝虫病：0.15～0.2 mg/kg，顿服，每 6～12 个月 1 次。对人体盘尾丝虫病十分有效，能逆转淋巴腺病变、眼组织的急性炎症，并能阻止微丝蚴引起的眼病变的发展，但不能治愈，因为对成虫无影响。班氏丝虫病，成人口服 0.1 mg/kg，qd。治疗线虫病：0.1 mg/kg，qd，对粪圆线虫病有良好效果，若同时存在蛔虫、鞭虫及蛲虫也有效。

【制剂】 片剂：每片 6 mg。

【药动学】 口服后 4 h 血药浓度达到高峰，消除半衰期约 10 h。动物口服后，尿中排泄仅为给药剂量的 1%～2%，其余从粪便排出，组织中分布以肝和脂肪组织较高，脑组织含量很低。

【禁忌证】 对本品过敏者禁用。

【不良反应】 不良反应较轻，有时有短暂的头痛、瘙痒、皮疹、关节肌肉痛、淋巴结肿痛、发热、乏力、心动过速、结膜炎和恶心、呕吐等症状，一般在 72 h 后开始缓解。

【注意事项】 ① 药物过量可引起瞳孔扩大、嗜睡、肌肉活动受抑制、震颤和共济失调，若在服药后数小时内发现者，可催吐或洗胃及对症治疗。② 服药后 2 d 可出现轻度心电图改变，应注意观察。

【患者用药指导】 孕妇在分娩前不宜用，哺乳期妇女在服药期间暂停哺乳。

舒拉明钠　Suramin Sodium

【商品名或别名】 苏拉明钠，Antrypol，Naganol，Naganinum，Germanin

【分类】 化学：尿素的衍生物。治疗学：有杀非洲锥虫和盘尾丝虫成虫作用，但对微丝蚴无效。

【指征和剂量】 主要用于治疗早期非洲冈比亚和罗得西亚锥虫病，但本药不能到达脑脊液，对后期中枢神经系统受影响的患者无效。也可用于治疗盘尾丝虫病。如与乙胺嗪并用，兼有杀微丝蚴作用。对班氏、马来丝虫病无效。

治疗早期锥虫病：成人静注，分别在第 1 日、3 日、5 日、11 日、17 日、23 日、30 日给 5 mg/kg、10 mg/kg、20 mg/kg、20 mg/kg、20 mg/kg、20 mg/kg 和 20 mg/kg，均用 10%水溶液缓慢注射。儿童静注：按体重计算，剂量和疗程同成人。治疗盘尾丝虫病：最好先用乙胺嗪 1 个疗程。静注：总剂量 66.3 mg/kg，在 6 周内逐渐增加分剂量完成 1 个疗程，即在第 1、2、3、4、5、6

周分别缓慢静注 3.3 mg/kg、6.3 mg/kg、10 mg/kg、13.3 mg/kg、16.7 mg/kg、16.7 mg/kg。治疗后 6～12 d 复查,减虫率可达 90%～100%。

【制剂】 粉针剂:每支 1 g(临用时配成 10%水溶液)。

【作用机制】 本品具有杀非洲锥虫和盘尾丝虫成虫作用,对微丝蚴无作用。

【禁忌证】 有肾脏疾病者、10 岁以下儿童和年老体弱患有严重肝病者禁用。

【不良反应】 直接毒性可引起虚脱、严重蛋白尿、胃溃疡、剥脱性皮炎、重症腹泻、长期高热和衰竭、粒细胞缺乏症和溶血性贫血。对肾脏有严重损害。较轻的反应有疲劳、纳差、乏力、多尿、口渴、手掌和足底触痛。间接反应有成虫寄生部位的炎症反应和微丝蚴死亡所致过敏反应。

【注意事项】 ① 必须住院严密观察下治疗。② 为避免首次注射可能发生的虚脱,注射首剂必须特别小心,注射最初几微升后应至少停 1 min,然后再用 30 s 注射 0.5 ml 再停 1 min,接着再在数分钟内将剩余部分注射完毕。③ 注射第 1 剂出现变态反应者,以后不再用本品。④ 应每周检查蛋白尿,出现严重蛋白尿,并有管型者应立即停药。⑤ 患盘尾丝虫病的孕妇应在分娩后才使用。

六、抗钩虫、蛔虫、蛲虫、绦虫药

阿苯达唑 Albendazole

【商品名或别名】 丙硫苯咪唑,肠虫清,阿苯唑,Zentel,Abentel,Valbazen

【分类】 化学:苯并咪唑衍生物。治疗学:广谱、跨纲、高效、低毒,对人体线虫、绦虫和吸虫均有较好疗效,是当代最优秀的驱虫药之一。妊娠分类:C。

【指征和剂量】 适用于治疗蛔虫、鞭虫、蛲虫、美洲钩虫、十二指肠钩虫、绦虫、粪类圆线虫所引起的单独或混合感染,并能破坏肠虫再次感染的循环。除具有驱除各种肠道线虫作用外,并且对组织内寄生的蠕虫如肌肉内旋毛虫,肝与肺棘球蚴病,肝胆管内华支睾吸虫病与脑猪囊尾蚴病均有较好的疗效。① 成人及 2 岁以上儿童治疗蛲虫、蛔虫、鞭虫、钩虫的常用量为 400 mg(1 次服用 2 片即奏效)。② 治疗粪类圆线虫或绦虫:400 mg,bid,连服3 d。③ 治疗蛲虫：100 mg/d(半片)，连续服用7 d。④ 治疗猪囊尾蚴病：18 mg/(kg·d)，10 d为1个疗程，间隔用2～3个疗程。⑤ 治疗绦虫病：400 mg/d，连服3 d。⑥ 治疗棘球蚴病：7～10 mg/(kg·d)，疗程1～2个月。⑦ 治疗华支睾吸虫病：8 mg/(kg·d)，疗程7 d。⑧ 治疗卫氏并殖吸虫病：400 mg/d，疗程7 d。⑨ 治疗肝片吸虫病：8 mg/(kg·d)，4 d为1个疗程。⑩ 治疗旋毛虫病：32 mg/(kg·d)，疗程7 d。⑪ 治疗棘球蚴病：成人800 mg/d，儿童250～400 mg/d，30 d为1个疗程，间隔用2个疗程。

【制剂】 片剂：每片0.2 g。胶囊：每颗0.2 g。干糖浆：每袋0.2 g。

【药动学】 本品不溶于水，故在肠内吸收缓慢，原药在肝脏内转化为丙硫苯咪唑-亚砜与丙硫苯咪唑-砜，前者为杀虫成分。本品在体内分布依次为肝、肾、肌肉，可透过血脑屏障，脑组织内也有一定浓度。口服后2.5～3 h，血药浓度达峰值。原药与砜衍生物在血中的浓度极低，不能测出。而丙硫咪唑-亚砜的浓度变化很大，平均0.16 μg/ml。血浆半衰期为8.5～10.5 h，本药及其代谢产物在24 h内60%从尿排出，20%从粪便排出，在体内无蓄积作用。

【作用机制】 本品是一种安全有效的跨纲广谱抗蠕虫新药，具有杀灭成虫、幼虫及虫卵的作用。本品在体内迅速代谢成砜或亚砜，抑制寄生虫对葡萄糖的吸收，导致虫体能量丧失，同时抑制延胡索酸还原酶系统，阻碍ATP产生，致使寄生虫无法生存和发育。

【禁忌证】 2岁以下儿童、孕妇、哺乳期妇女、急性疾病、肾脏病、化脓性或弥漫性皮炎、有癫痫病史以及有其他药物过敏史者，均禁用。

【不良反应】 有少数患者伴有胃肠道不适、头痛，一般在48 h内可自行消失。

【患者用药指导】 本品可吞服、口嚼或研碎后与食物一起吞服，服药前不需空腹或灌肠。本品应放于凉暗处，密封保存。

芬苯达唑 Fenbendazole

【商品名或别名】 硫苯咪唑

【分类】 治疗学：本品是一种强效广谱杀蠕虫药，对蛔虫、钩虫、蛲虫与鞭虫病有效。

【指征和剂量】 治疗蛔虫、钩虫、蛲虫与鞭虫病有良好疗效。但对粪类圆线虫无效。① 治疗蛔虫与钩虫：成人1 g顿服，或0.5 g，bid。② 治疗蛲虫：成人 100 mg，q12 h，共 2 次。③ 治疗鞭虫及绦虫：500 mg，bid，连服 3 d。④ 治疗内脏蠕蚴移行症：500 mg，bid，连服 10 d。⑤ 治疗棘球蚴病：750 mg，bid，连服 42 d，宜饭后服。

【制剂】 片剂：每片 0.1 g。

【作用机制】 本品是一种强效广谱杀蠕虫药。

【不良反应】 人类和动物对本品均耐受良好，但亦应注意，虫体杀死后释放出大量异体蛋白，可能引起变态反应。

环苯达唑　Ciclobendazole

【商品名或别名】 环苯咪唑

【分类】 化学：苯并咪唑类衍生物。治疗学：对蛔虫、蛲虫及鞭虫有效。

【指征和剂量】 治疗蛔虫、蛲虫及鞭虫病。

成人 200～400 mg/d，连服 3 d。治疗蛲虫病，儿童 100 mg，qd，1 周后重复 1 次。

【制剂】 片剂：每片 0.1 g。

【不良反应】 除食欲缺乏外，无其他不良反应。

氟苯达唑　Flubendazole

【商品名或别名】 氟苯咪唑，氟化甲苯咪唑

【分类】 化学：甲苯达唑的含氟衍生物。治疗学：与甲苯达唑基本相同。

【指征和剂量】 我国于 1983 年合成的抗蠕虫药。本品对目前尚缺乏特效疗法的棘球蚴病和脑囊虫病有满意疗效，对多种蠕虫病，包括蛔虫、鞭虫、钩虫、蛲虫、粪类圆线虫、华支睾吸虫、后睾吸虫及异形吸虫均有较好疗效。且对钩虫性皮肤移行症亦有效。此外，对疥疮病也有治疗作用。人体对本品耐受良好。抗虫效力高，抗虫谱广，既可用于治疗单一感染，又可用于治疗几种寄生虫混合感染。

口服：① 治疗蛔虫病、钩虫病和鞭虫病：成人 200 mg/d，连服 3 d。② 治疗蠕蚴移行症：成人 200 mg，bid，连服 6～8 d。③ 治疗粪类圆线虫：成人 200～300 mg/d，3～4 d 为 1 个疗程，间隔可用 2 个疗程。④ 治疗旋毛虫病：成人 300 mg/d，连服 5 d 即可消灭肠内成虫，但对肌肉幼虫则需

1 500 mg,至少连服 2 周方可收效。⑤ 治疗棘球蚴病及脑猪囊尾蚴病：成人口服 40～50 mg,bid,连用 10 d。⑥ 治疗异形吸虫病和后睾吸虫病：成人口服 1 g/d,7 d 为 1 个疗程,可用 2～3 个疗程。⑦ 治疗华支睾吸虫病：成人口服 1 g/d,共 7 d。未愈者可 2 g/d,共服 7 d。⑧ 治疗盘尾丝虫感染,每周肌注 0.75 g,共 5 周。

【制剂】 片剂：每片 0.1 g。混悬剂：100 mg/5 ml(小儿口服用)。

【不良反应】 轻微而短暂,偶有胃肠道反应。

【药动学】 口服几乎不被肠道黏膜吸收,在 3 d 内 80%从粪便排出。

甲苯达唑 Mebendazole

【商品名或别名】 安乐士,二苯酮胍甲酯,甲苯咪唑,苯甲酰咪胺甲酯,Mebenret Vermox

【分类】 化学：苯骈咪唑类衍生物。治疗学：高效广谱驱肠虫药。妊娠分类：C。

【指征和剂量】 用于防治钩虫、蛔虫、蛲虫、鞭虫、短小膜壳绦虫、粪类圆线虫感染。对棘球蚴、猪囊尾蚴、旋毛虫等亦有作用。对多种蠕虫混合感染应用更有价值。也可治疗菲律宾毛细线虫感染。

口服：① 用于驱蛔虫、蛲虫：单剂量 0.2 g 顿服。② 驱钩虫、鞭虫：0.1 g,bid,连用 3～4 d。③ 本品被 WHO 定为棘球蚴病化疗的首选药物,大部分患者用药后状况改善,原发病灶缩小或消失,不断增生的转移灶得到控制。1982～1984 年病例统计,单房棘球蚴病给药 13～136 mg/(kg·d),连续 3 个月为 1 个疗程,总有效率为 61.2%,多房棘球蚴病给药 20.8～169.5 mg/(kg·d),总有效率为 77.8%,化疗常用剂量为 50 mg/(kg·d),时间至少需 1 年以上。④ 治疗菲律宾毛细线虫病：0.2 g,bid,连服 20～30 d。⑤ 治疗牛带绦虫或猪带绦虫病：0.2～0.3 g,bid,连服 3 d。

【制剂】 片制：每片 50 mg,100 mg。

【药动学】 口服后仅 5%～10%由胃肠道吸收,脂肪饮食可增加药物吸收。血浆药物浓度达峰时间为 4 h,24 h 内以原型药物或氨代谢物型随粪便排泄,仅 5%～10%随尿液排出。血浆半衰期为 2.5～5.5 h,肝功能不全者半衰期可延长。

【作用机制】 本品为广谱驱肠虫药,能直接抑制肠线虫类对葡萄糖的吸收,导致糖原衰竭,ATP 生成减少,抑制虫体生长和繁殖,且有显著抑制虫卵发育的作用。对蛔虫、钩虫、蛲虫、鞭虫、绦虫以及其他肠道原虫均有良好的驱虫效果,同时对蛔虫及鞭虫有杀虫卵作用。对宿主的血糖无影响。

【禁忌证】 孕妇及2岁以下儿童禁用。肝肾功能不全或有胃肠道溃疡者禁用。对甲苯达唑过敏者禁用。

【不良反应】 不良反应发生率低,少见有短暂的恶心、呕吐、腹痛、腹泻,还可发生乏力、皮疹、荨麻疹、脱发等,均可自行恢复。大剂量用药时可发生骨髓毒性。

【注意事项】 ① 本品作用缓慢,偶可促使蛔虫游走而引起腹痛或口吐蛔虫,若与左旋咪唑等速效驱虫剂合用,可提高疗效和安全性。② 哺乳期妇女在服药期间或停药后不久应暂停哺乳。③ 除习惯性便秘者外,不需同时服轻泻剂。④ 治疗包虫病时,因剂量大、疗程长,不良反应明显,应密切观察,及时处理。

【患者用药指导】 本品为咀嚼片,应先充分嚼碎后咽下。严防小儿误服。

复方甲苯达唑 Mebendazole Compositae

【商品名或别名】 速效肠虫净

【分类】 见甲苯达唑和左旋咪唑。

【指征和剂量】 对蛔虫、蛲虫、钩虫、鞭虫等感染以及蛔虫、鞭虫、钩虫混合感染疗效均显著,对绦虫、粪类圆线虫感染也有较好疗效。

口服:① 驱除钩虫、鞭虫或用于蛔虫、鞭虫、钩虫混合感染:1片,bid,连服3 d。② 驱除蛔虫:顿服2片。③ 驱除蛲虫:顿服1片。儿童剂量同成人。

【制剂】 片剂:每片含甲苯达唑0.1 g,左旋咪唑25 mg。

【禁忌证】 孕妇忌服。

【不良反应】 无明显不良反应。

噻苯达唑 Tiabendazole

【商品名或别名】 噻苯咪唑,噻苯唑,Bevizole,Thibenzole

【分类】 化学:苯并咪唑类。治疗学:抗类圆线虫病和蠕虫蚴移行症的首选药。妊娠分类:C。

【指征和剂量】 本品虽有广谱抗线虫作用，但因不良反应常见，故自甲苯达唑问世后，本品主要用于治疗粪类圆线虫和旋毛虫病。① 治疗粪类圆线虫病：口服，成人 25 mg/(kg・d)，分 3 次服，连服3 d，有免疫缺陷者，疗程可延长至10～15 d。儿童 25 mg/(kg・d)，服法和疗程同成人。② 治疗旋毛虫病：成人口服 25 mg/(kg・d)，分 3 次服，连服 5～7 d。

【制剂】 片剂：每片 0.25 g。

【药动学】 本品吸收代谢和排泄很快，服药 48 h 内约有 80%从尿排出，在组织中分布很广，因此对组织中移行的寄生虫幼虫和寄生在肠腔或附着、包埋在肠壁的成虫同样有治疗作用。系目前治疗旋毛虫病和蔓延性皮疹的有效药物。

【作用机制】 本品系广谱驱虫药，对多种肠寄生虫病均有疗效，特别对蛲虫、鞭虫、粪类圆线虫疗效超过其他驱虫药，对蛔虫、钩虫及旋毛虫亦有效。对组织中移行的幼虫亦有疗效。

【禁忌证】 已知有过敏史者禁用。肝、肾功能不全者，孕妇慎用。

【不良反应】 约有 50%患者出现不良反应。较常见的有眩晕、胃肠道刺激症状、嗜睡、瘙痒、头痛，其次有耳鸣、视觉障碍、麻木、高血糖、低血压、虚脱、肝功能障碍和暂时性粒细胞减少，有时可出现过敏反应，偶可发生结晶尿和血尿。

【注意事项】 ① 治疗前如有贫血、脱水、营养不良，最好预先纠正之。② 一旦出现可疑变态反应，应立即停药。

噻嘧啶　Pyrantel

【商品名或别名】 恩波酸噻嘧啶，驱虫灵，噻吩嘧啶，双羟萘酸噻嘧啶，Pyrantel Embonate，Pyrantel，Pamoate，Antiminth

【分类】 化学：去极化型神经肌肉阻断剂，系双羟萘酸盐。治疗学：新型广谱驱肠虫药。妊娠分类：C。

【指征和剂量】 具有驱肠道中钩虫、蛔虫、蛲虫和毛圆线虫作用，治疗上述寄生虫病的疗效优于哌嗪。

口服：① 驱钩虫：以十二指肠钩虫感染为主的地区按 5～10 mg/kg 计算，以美洲钩虫感染为主的地区按 10 mg/kg 计算，连服 2～3 d。② 驱蛔虫：按5～10 mg/kg 计算，顿服。③ 驱蛲虫：按 10 mg/kg 计算，qd，连服 2 d。

【制剂】 片剂：每片 0.3 g,含本品盐基 0.104 g。

【药动学】 口服后很少吸收,故全身毒性很低。

【作用机制】 本品为广谱驱虫药,对肠道寄生虫神经肌肉有阻滞作用,能使虫体麻痹,不致引起骚动或钻入胆道,随粪便排出体外。对钩虫、蛔虫、蛲虫或混合感染者有较好的疗效。其中对十二指肠钩虫优于美洲钩虫,对鞭虫也有一定疗效。

【禁忌证】 已知对本品过敏者、怀孕 3 个月的孕妇和肝功能受损者禁用。有严重心、肾疾患和溃疡病者慎用。

【相互作用】 本品与哌嗪有拮抗作用,不能同时服用。与左旋咪唑合用驱钩虫效果良好。

【不良反应】 有时可见短暂轻微的腹痛、腹泻、恶心、呕吐等消化道反应,一般无须特殊处理。少数出现头痛、头晕、倦怠、失眠及皮疹等不良反应,一般可耐受而不影响治疗。

【患者用药指导】 服药时以半空腹为宜,不需并用泻药。

哌嗪 Piperazine

【商品名或别名】 哌哔嗪,胡椒嗪,六氢吡嗪,驱蛔灵,Dispermine, Citrate Diapermin

【分类】 化学：对二氮六环($C_4H_{10}N_2$),常用为枸橼酸哌嗪。治疗学：肠蛔虫病,对蛲虫病亦有一定疗效。妊娠分级：B。

【指征和剂量】 适用于肠蛔虫病、胆道蛔虫病绞痛缓解期。此外对蛲虫病亦有一定疗效。

口服：① 驱蛔虫：成人 3 g/d,分 2～3 次,连服 3 d。儿童 0.15 g/(kg・d),分 2 次,连服 1～2 d。不超过 3 g/d。服药前不用灌肠,服药后不用泻药。② 驱蛲虫：成人 1～1.2 g,bid,连服 7～10 d。儿童 0.06 g/(kg・d),分 2 次,连服 7～10 d,总量不超过 2 g/d。

【制剂】 片剂：每片 0.16 g,0.25 g,0.5 g。糖浆：16%(每 1 ml 内含枸橼哌嗪 0.16 g)。磷酸哌嗪片：每片 0.1 g,0.2 g。硫酸已二酸哌嗪片：每片 0.25 g,0.5 g。

【药动学】 本品口服后可迅速吸收,被吸收的一部分药物在体内破坏,留下的一部分由尿排出。

【作用机制】 本品能抗乙酰胆碱对蛔虫的兴奋作用,使虫体肌肉发生弛缓性麻痹，因此不能停留于肠道而随肠蠕动被排出体外。蛔虫在麻痹前不表现兴奋作用故较安全。

【禁忌证】 对人类特别是儿童具有潜在的神经肌肉毒性，应避免长期或反复过量使用。肝肾功能不全、慢性肝肾疾病、神经系统疾病、抽搐性疾患、癫痫病史及对本品有过敏史者禁用。营养不良或贫血应先治疗纠正后再用药。

【相互作用】 ① 吩噻嗪：哌嗪与氯丙嗪联合可发生惊厥。两类药物联合时，毒性较各自单用时为高，大剂量哌嗪可加强氯丙嗪的作用。② 噻嘧啶：哌嗪可削弱噻嘧啶的驱肠虫作用。机制：噻嘧啶对虫体的麻痹作用可被哌嗪削弱，有拮抗作用，不宜同时服用。③ 枸橼酸乙胺嗪：与哌嗪的化学结构相似，有微弱的驱蛔虫作用，常引起肠道蛔虫的激惹活动，故在应用枸橼酸乙胺嗪前，可先服驱虫药，以防止蛔虫激烈反应。④ 硫双二氯酚或左旋咪唑：与哌嗪联合有协同作用。⑤ 恩波吡维铵：与哌嗪联合可治疗肠道线虫混合感染。

【不良反应】 偶可引起恶心、呕吐、腹痛、腹泻，有时可引起短暂的头晕和轻度共济失调。少数病例出现皮疹。

【注意事项】 ① 一旦出现过敏反应或神经系统症状立即停药。② 过量>6 g时，可引起抽搐、呼吸抑制和暂时性肢体麻痹，若在服药后数小时内发现者，可予催吐或洗胃。

【患者用药指导】 有便秘者加服泻剂。

左旋咪唑 Levamisole

【商品名或别名】 左咪唑，左旋四咪唑，左旋驱虫净，Nemicide，L-Tetramisole

【分类】 化学：四咪唑的左旋异构体常用其盐酸盐。治疗学：抗虫疗效为四咪唑的2倍，系广谱驱肠虫药。妊娠分类：C。

【指征和剂量】 适用于蛔虫病、钩虫病、钩蛔合并感染、胆道蛔虫病、蛔虫性不完全肠梗阻。

口服：① 驱蛔虫：以1.5 mg/kg计算，晚饭后1次服完，服药后如排蛔不全，必要时可1周后按同剂量重服1次。② 驱钩虫：按1.5～3.5 mg/(kg·d)计算，晚饭后1次服，连服3 d为1个疗程，必要时可连服2个疗程。③ 抗丝虫感染：2 mg/kg，bid，连用5 d。

【制剂】 盐酸盐片剂：每片含左旋咪唑 15 mg,25 mg,50 mg。扑酸盐片剂：每片含左旋咪唑 15 mg。

【药动学】 口服后迅速被吸收,其排泄分解也很迅速。实验证明,口服单剂量左旋咪唑 2 mg/kg 后 30 min,血药浓度已很低。左旋咪唑及其代谢产物可自尿、粪便及呼吸道迅速排出,自尿排出的原型药物约为服入总量的16%。给羊肌注左旋咪唑 10 mg/kg,10 min 后即可自其尿中测出,2 h 后尿中含量最高,4 h 已全部消失。

【作用机制】 本品系四咪唑左旋异物体。用于早期钩虫病及预防钩蚴侵入皮肤,有止痒和减少继发呼吸道症状的作用。本品能麻痹蛔虫肌肉,选择性地作用于虫体肌肉中的琥珀酸脱氢酶,因而影响虫体的无氧代谢。服药后排出的虫体,大多呈现挛缩僵硬状态。对蛔虫、丝虫混合感染者具有同时驱蛔虫、抗丝虫作用,不会因药物刺激蛔虫骚动而引起胆道、肠道梗阻。本品具有剂量较小、疗效高、毒性低、不良反应少的优点,并能提高机体的细胞免疫功能。

【禁忌证】 妊娠早期、活动性肝炎患者禁用。肝功能不全者慎用。

【相互作用】 与噻苯达唑或恩波吡维铵(扑蛲灵)合用,治疗蛔、蛲虫混合感染。枸橼酸乙胺嗪可提高左旋咪唑治疗丝虫病的疗效。卡介苗与左旋咪唑联用可提高机体免疫力。抗肿瘤药与左旋咪唑联合可提高疗效。噻嘧啶与左旋咪唑联用,可治疗严重钩虫感染,提高驱除美洲钩虫的疗效。葡萄糖酸锌与左旋咪唑联用,预防小儿反复呼吸道感染,有效率达 95.7%,优于单用左旋咪唑。抗真菌药与左旋咪唑联用可提高疗效。

【不良反应】 仅少数患者服药后出现轻微恶心、头昏、头痛、腹泻、兴奋、皮疹、白细胞减少等,但时间短暂,可逐渐自行消失。

【注意事项】 不需服泻剂,不忌油脂。

双硫氰苯　Bitoscanate

【商品名或别名】 苯硫氰,逼杀钩

【分类】 治疗学：主要对钩虫疗效好。

【指征和剂量】 对线虫、绦虫、吸虫均有显著作用。特别是对钩虫的作用较好,对蛔虫、鞭虫作用不明显。

口服：成人 100 mg,q12 h,连用 2～3 次。

【制剂】 片剂：每片 0.1 g。

【药动学】 本品从胃肠道可吸收一部分，口服后 8～48 h 血中浓度达高峰，排泄较慢，半衰期为 26 d。80％未被吸收，从粪便排出。

【禁忌证】 5 岁以下儿童、孕妇和哺乳期妇女、需精神集中进行机敏活动者禁用。

【不良反应】 主要表现为头昏、呕吐、腹痛、腹泻等。

奥克太尔 Oxantel

【商品名或别名】 间酚嘧啶，酚嘧啶，羟嘧啶，CP－1445－16，Pamoate

【分类】 治疗学：本品为目前较好的驱虫药，对鞭虫有独特的选择活性。

【指征和剂量】 本品是一种高效驱鞭虫药，临床应用于鞭虫、钩虫、蛔虫、蛲虫等多种混合感染。本品与噻嘧啶合用，对蛔虫、钩虫、鞭虫疗效显著优于甲苯咪唑。

口服：总剂量为 10～20 mg/kg，分 2～3 次，严重感染者可连用 2～3 d。与噻嘧啶合并治疗蛔虫、钩虫、鞭虫混合感染：剂量均为 3 mg/kg，bid，连服 2 d。

【制剂】 片剂：每片 100 mg，330 mg。

【药动学】 本品双羟萘酸盐口服几乎不被吸收，在肠道保持高浓度，有利于驱虫并避免不良反应，但其盐酸盐则可被吸收，故不良反应较大。

【作用机制】 为噻嘧啶同类药，作用机制同噻嘧啶。为鞭虫病首选药物，治疗绦虫病也有特效。

【禁忌证】 孕妇、心脏病患者禁用。

【相互作用】 本品与噻嘧啶合用有协同作用，疗效堪称满意。

【不良反应】 偶见恶心、呕吐、腹痛、腹泻等胃肠道反应，一般无须特殊处理可自行缓解消失。

【患者用药指导】 宜餐间服用。

美曲膦酯 Metrifonate

【商品名或别名】 敌百虫，Dipterex

【分类】 见抗血吸虫药。

【指征和剂量】 对蛔虫、钩虫和鞭虫均有驱除或杀灭作用。

口服：成人 25～30 ml，儿童 14～16 岁 15～20 ml，10～14 岁 10～

15 ml,6～10 岁 8～10 ml,顿服。

【制剂】 2%糖浆剂。

【作用机制】 本品能与虫体胆碱酯酶结合,抑制此酶的活性,使乙酰胆碱积累,引起虫体肌肉强直性痉挛直到死亡。

【相互作用】 见抗血吸虫药。

【不良反应】 ① 本品具有一定毒性,应避免过量以防中毒。② 一旦出现中毒症状,立即采用阿托品和胆碱酯酶复活剂急救。

噻乙吡啶 Thioethyl Pyridine

【分类】 化学:噻嘧啶衍生物。治疗学:驱钩虫、蛔虫、蛲虫及混合感染,对肝吸虫病亦有较好疗效。

【指征和剂量】 适用于治疗人体钩虫、蛲虫和蛔虫混合感染。

口服:1 次,成人 0.25 g。小儿按 5 mg/kg 计算给药。

【制剂】 片剂:每片 250 mg。

【作用机制】 本品系一种水溶性季铵型驱肠虫药,药理试验表明它有交感神经兴奋作用。与目前广泛应用的噻嘧啶相比,驱蛔虫效果稍差,驱蛲虫疗效较噻嘧啶更优,而对鞭虫的效果不定。

【不良反应】 可引起神经系统和消化道反应,成人较儿童多见,其症状以头昏、恶心为主,亦可见呕吐、头痛、流涎等反应。多出现在服药后 1～4 h,持续约 5 h,一般无须特殊处理可自行消失。

恩波吡维铵 Pyrvinium Embonate

【商品名或别名】 扑蛲灵,吡维胺,扑蛲喹,Pamoate,POVAN

【分类】 化学:青胺染料。治疗学:主要驱蛲虫。妊娠分类:C。

【指征和剂量】 主要用于蛲虫病。可能对粪类圆线虫属感染有效,但需用较大剂量和较长的治疗时间。

口服:5～7.5 mg/kg,顿服,最大剂量不超过 250 mg。一次口服适当剂量在 2 周内可治愈 80%～95%的患者。

【制剂】 片剂:每片 50 mg。

【作用机制】 本品干扰蠕虫的呼吸酶系抑制需氧呼吸,并阻碍虫体对葡萄糖的吸收,影响虫体生长繁殖,有显著抗线虫作用。但对哺乳类则无或仅有轻微影响。

【不良反应】 偶有恶心、肌肉痉挛和呕吐。

【相互作用】 与左旋咪唑合用治疗肠线虫混合感染。

【注意事项】 防止重复感染是治疗蛲虫病的重要一环，因此家庭成员中有此病者必须同时治疗。如有复发，需隔 2～3 周再服 1 次。胃肠道炎症时不宜使用，以免增加吸收，造成严重不良反应。

【患者用药指导】 本品能将粪便染成鲜红色，可能会污染衣裤。吞服，不宜嚼碎。

司替碘铵 Stilbazium Iodide

【商品名或别名】 驱蛲净

【分类】 化学：季胺类化合物。治疗学：抗蛲虫作用强。

【指征和剂量】 用于蛲虫病。口服：5 mg/kg，1 次顿服。

【制剂】 肠溶片：每片 50 mg。

【药动学】 胃肠道吸收很差。

【作用机制】 本品系一种季铵类化合物，抗蛲虫作用较强，国内试用阴转率为 96.2%，较哌嗪、甲紫的疗效高、不良反应少。对蛔虫病和鞭虫病疗效较差，也有报道经多次治疗可得 40%～80%治愈率。

【不良反应】 有恶心、呕吐、眩晕等不良反应。肠溶片不良反应较少。

【患者用药指导】 服药后能将粪便染红。

碘二噻宁 Dithiazanine Iodide

【商品名或别名】 碘化噻唑青铵

【分类】 化学：碘唑青铵类。治疗学：抗鞭虫，并可驱蛔虫、蛲虫、圆线虫。

【指征和剂量】 主要用于鞭虫病，亦可用于蛔虫病、蛲虫病、圆线虫病。

口服：成人 0.2 g，tid；儿童 45 mg/(kg·d)，分 3 次。极量 0.6 g/d。驱鞭虫、蛔虫、蛲虫 5～10 d 为 1 个疗程，驱圆线虫 14～21 d 为 1 个疗程。

【制剂】 片剂：每片 0.2 g。

【作用机制】 为广谱驱肠虫药，能抑制肠虫的驱氧代谢和糖酵解，可驱除鞭虫、蛲虫、蛔虫、绦虫、圆线虫，其中对鞭虫的作用最强。

【不良反应】 全身毒性低，但胃肠刺激症状较重，恶心、呕吐发生率可达 40%，故目前仅用于鞭虫感染。

氯硝柳胺　Niclosamide

【商品名或别名】　灭绦灵，血防 67，Yomesan，Atenase

【分类】　化学：卤化水杨苯胺衍生物。治疗学：杀绦虫作用。妊娠分类：B。

【指征和剂量】　用于驱除牛带绦虫、猪带绦虫、裂头绦虫和短膜壳绦虫。

口服：① 治疗牛带绦虫及猪带绦虫：成人 2～3 g，分 2 次服，间隔 1 h。② 治疗短膜壳绦虫：成人 2 g/d，分 2 次，连服 7～8 d。

【制剂】　每片含氯硝柳胺 0.5 g。

【作用机制】　通过抑制虫体细胞内线粒体氧化磷酸化反应，阻断葡萄糖摄取，使绦虫头节和近端节片脱落死亡。口服胃肠吸收较少。为驱除牛带绦虫、猪带绦虫和短膜壳绦虫的有效药物，亦为杀灭血吸虫中间宿主钉螺的有效药物。

【不良反应】　偶见乏力、头晕、胸闷、恶心、呕吐、腹痛、发热、瘙痒等。

【注意事项】 ① 为防止服药后呕吐而使虫卵逆流入胃及十二指肠引起猪囊尾蚴病，服本药前宜先服止吐药(如甲氧氯普胺)。② 本品吸收量极少，不引起严重的不良反应，故孕妇或心、肝、肾等脏器有病的患者亦可服用。③ 如需重复治疗，需间隔 3～4 个月。

【患者用药指导】　服药时应尽量少喝水，使药物在十二指肠上部达到较高浓度。服时应充分嚼碎。

胆蛔宁

【指征和剂量】　适用于胆道蛔虫病。

口服：成人 6 片，bid，连服 2 d。儿童 4～6 岁，每次 2 片；7～11 岁，每次 3 片；12～14 岁，每次 4 片。

【制剂】　每片含精制敌百虫 28 mg 和阿司匹林 200 mg。

【禁忌证】　溃疡病、严重肝肾疾病以及对本品组成药物有过敏者忌用。

【注意事项】　适用于胆绞痛缓解期服用，忌与碱性药物合用。

槟榔　Areca Catechu，**南瓜子**　Cucurbita Moschta

【分类】　化学：槟榔碱、南瓜子氨酸。治疗学：治疗绦虫病。

【指征和剂量】 ① 驱猪带绦虫：35%槟榔煎剂，成人 200～300 ml，儿童 60～120 ml，清晨 1 次服。② 驱牛带绦虫：先服去皮南瓜子 60～120 g，2 h后服槟榔煎剂 150～200 ml。如大便不畅，30 min 后服硫酸镁或硫酸钠导泻。

【作用机制】 槟榔对猪带绦虫各部均有麻痹作用，用于驱猪带绦虫、短膜壳绦虫及阔节裂头绦虫效果更好。驱牛带绦虫宜南瓜子及槟榔合用，前者使绦虫的中段和后段瘫痪，后者主要作用于绦虫头节及前段，二药合用，可以发挥协同作用而提高疗效。对其他肠寄生虫如姜片虫、蛔虫等亦有一定疗效。

【禁忌证】 高热、溃疡病、妊娠及严重心、肾、呼吸疾病患者禁用。

【不良反应】 本品毒性很低，用量较大可引起头昏、心慌、恶心、腹痛。个别病例则有呕血与肠梗阻现象。如将槟榔煎剂冷却后服用或服后保持安静，可减少不良反应。

【注意事项】 ① 槟榔有缓泻作用，一般不用泻剂，但服后 2～4 h 仍无便意，可用硫酸镁或硫酸钠导泻。② 槟榔煎剂 1 次顿服的效果比多次分服为佳。③ 新鲜槟榔的效果比放置已久的好。

川楝素 Toosendanin

【分类】 化学：川楝树的根皮及树皮中提出的有效抗虫成分。治疗学：驱除蛔虫、蛲虫、鞭虫作用，尤以对蛔虫疗效好。

【指征和剂量】 用于蛔虫感染。

口服：成人 200～250 mg，1 次顿服。儿童 2～4 岁，每次 50～100 mg；4～8 岁，每次 100～150 mg；8～15 岁，每次 150～200 mg。

【制剂】 片剂：每片 25 mg。

鹤草酚 Agrimophol

【分类】 化学：蔷薇科植物仙鹤草的根芽中提取的单体，现已能化学合成。治疗学：治疗绦虫病。

【指征和剂量】 主要用于绦虫病，也可用于滴虫性肠炎和滴虫性阴道炎。

口服：① 治疗绦虫病：口服，成人每次 0.8 g；用于驱牛带绦虫每次 1.2 g，儿童 25 mg/kg。清晨空腹顿服，当晨禁食早餐和油类，服药 1.5 h 后服酚酞或硫酸镁导泻。② 治疗滴虫性肠炎：成人 0.3 g，tid，连用 14 d。③ 治疗滴虫性阴道炎：每晚睡前置阴道深部 0.3 g，连用 1～3 周。

【制剂】 片剂：每片 0.1 g。胶囊剂：每粒 0.15 g。

【药动学】 难溶于水，其混悬液在胃肠内吸收缓慢，服药 12 h 后，在胃肠道中仍留所服药量的 58.2%，而其碱性溶液的吸收量约增加 1 倍。本品在各组织中分布较均匀，但以肝中浓度最高，脑中最低。在体内被代谢，但排泄缓慢。其混悬液和碱性液 3 d 内从粪便分别排出服药量的 31% 和 18%，从尿中仅排出 0.61% 和 1.63%。

【作用机制】 为鹤草芽的驱虫有效成分，能穿透绦虫体壁，显著而持久地抑制虫体糖原分解和琥珀酸的生成，切断能量供应。强烈作用于绦虫头节，对颈节、体节也有作用，使虫体痉挛致死，对成虫的作用比对幼虫和尾蚴更强。此外，本品也有杀血吸虫成虫的作用，但效果有待验证。口服吸收慢，$t_{1/2}$ 为 7.5 min，12 h 后仍有一半留在胃肠道，吸收后分布以肝中最高。用于治疗牛带绦虫病、猪带绦虫病及短膜壳绦虫病，治愈率约 95%，复发率 5.5%，亦可用于治疗混合感染、驱蛔虫。

【禁忌证】 孕妇禁用。

【不良反应】 少数患者有恶心、呕吐、头晕、出汗及剧烈腹痛现象。

【患者用药指导】 服药期间忌食油腻饮食及饮酒，为防止呕吐，可事先服镇吐药，导泻不可用蓖麻油。

双氯酚 Dichlorophen

【商品名或别名】 甲双氯酚

【分类】 治疗学：驱绦虫。

【指征和剂量】 主要用于绦虫病。

口服：成人空腹服 6 g，儿童 4 g，疗程 1～2 d。不需应用泻剂。药片吞时以嚼碎为宜。有人认为 6 g/d，分 3 次服用，疗程 3 d，可以提高疗效。

【制剂】 片剂：每片 0.25 g，0.5 g。

【作用机制】 本品对绦虫有快速杀死和毒性作用，机制不详。虫体排出时多不成形，头节不易找到。对短膜壳绦虫亦有效。

【禁忌证】 黄疸与严重肝病患者禁用。

【不良反应】 有恶心、呕吐、腹痛、腹泻等，一般轻微。

【注意事项】 猪带绦虫病患者服药前宜给止吐剂，服药后给轻泻剂。

奥苯达唑　Oxibendazole

【商品名或别名】　丙氧咪唑

【分类】　治疗学：驱钩虫和蛔虫。

【指征和剂量】　对蛔虫和钩虫均有明显疗效，对十二指肠钩虫疗效佳，对美洲钩虫 3 d 疗法虫卵转阴率达 56%～100%，驱鞭虫疗效与奥克太尔相当(70%)。

口服：成人 10 mg/(kg·d)，连用 3 d。

【制剂】　片剂：每片 100 mg。胶囊：每粒 100 mg。

【不良反应】　乏力、头昏，不影响心、肝、肾功能。

第五章　中枢神经系统药

一、精 神 科 药

（一）抗 精 神 病 药

氯丙嗪　Chlorpromazine

【商品名或别名】　冬眠灵，氯普马嗪，可乐静，氯硫二苯胺，阿密纳金，Wintermin，Aminazine，Largactil，Klorpromex，Thorzaine

【分类】　化学：吩噻嗪类。治疗学：抗精神病药物。妊娠分类：C。

【指征和剂量】　① 治疗精神病如精神分裂症、躁狂抑郁症的躁狂期、激动攻击行为和焦虑紧张状态：口服，开始 12.5～25 mg，bid 或 tid，以后渐增量至 400～600 mg/d，分次服用，慢性病例可达 600～800 mg/d，一般不宜超过 1 000 mg/d；常用维持量为 100～300 mg/d。② 镇吐和治疗顽固性呃逆：口服 12.5～50 mg，tid 或 qid，连服 2～3 d；如未见效，可用 25～50 mg 深部肌注；如仍不见效，用 25～50 mg 加入注射用生理盐水 500～1 000 ml 中缓慢静注，患者平卧，监测血压。③ 治疗心力衰竭：5～10 mg，深部肌注，qd 或 bid，或静滴，0.5 mg/min。④ 氯丙嗪 25～50 mg、盐酸异丙嗪 25～50 mg、哌替啶 50～100 mg 组成冬眠混合液肌注，用于极度躁动的患者或人工冬眠。⑤ 老年人、儿童、体弱者开始用成人一般剂量的 1/3～1/2，以后酌情缓慢增加。

【制剂】　片剂：每片 5 mg，12.5 mg，25 mg，50 mg。注射剂：每支 10 mg/ml，25 mg/ml，50 mg/ml。

【药动学】

给药途径	起始时间	峰值时间(h)	维持时间(h)
口服	不详	2～4	30

【作用机制】 为 D_2/D_1 受体阻滞剂，且对 $5-HT_6$ 和 $5-HT_7$ 受体亲和力高，其药理作用很复杂，药效作用主要涉及中枢神经系统及自主神经系统等。对中枢神经系统，特别是皮质下的脑干、边缘系统及间脑有明显抑制作用，而药物选择性作用于这些部位，与药物控制各种症状有密切关系。有较强的镇静作用，能控制精神运动性兴奋及消除幻觉、妄想等症状，还有降低血压、降低体温及基础代谢、抗肾上腺素、抗胆碱、抗组胺、镇吐、加强麻醉药和催眠药的作用。

【禁忌证】 严重心力衰竭、重症高血压、肝炎急性期、严重肾病、急性肾炎、原因不明的急性感染、发热、血液病、氯丙嗪过敏者禁用。

【相互作用】 ① 氯丙嗪会加重乙醇、全身麻醉药、镇静催眠药和阿片类药物等的中枢抑制作用。② 氯丙嗪的镇吐作用可能掩盖摄入的其他药物的作用或者胃肠梗阻等的症状，此时如欲排出胃内容物，用催吐药将无效。③ 氯丙嗪会降低胍乙啶及其他肾上腺素能神经元阻断剂的抗高血压作用。④ 氯丙嗪会加重其他抗毒蕈碱药物的不良反应，并可能对治疗帕金森病的药物有拮抗作用。⑤ 同时应用甲氧氯普胺会增加抗精神病药物引起的锥体外系反应的风险。⑥ 同时应用延长 QT 间期的抗心律失常药会增加抗精神病药物引起的室性心律失常的可能性。⑦ X 线摄片时欲应用甲泛影葡胺之前应停用氯丙嗪以避免增加癫痫发作的风险。

【不良反应】 ① 常见的不良反应：有镇静作用所致的乏力、嗜睡和自主神经功能失调所致的口干、心悸、便秘、视物模糊、排尿困难。前列腺增生患者忌用。② 锥体外系反应，如静坐不能、震颤和急性肌张力障碍等，合用苯海索可以改善，但会降低疗效；帕金森病患者忌用。长期服药可出现多巴胺受体超敏症状(迟发性运动障碍)，表现为不自主的刻板式运动，抗胆碱药可加重之，宜减低剂量或考虑停药，包括停用一切具有中枢抗胆碱作用的药物。③ 心血管系统反应：注射用药或大剂量口服用药后常可引起体位性低血压，故用药后应平卧 30～60 min；血压过低者可静滴去甲肾上腺素，但不可用明显兴奋 β 受体的肾上腺素；偶见心律失常和心电图 ST－T 改变。心血管系统疾病患者慎用或忌用。④ 肝功能异常及黄疸：及时停药和对症处理后可恢复，长期用药者应定期检查肝功能。⑤ 过敏反应：有皮疹、粒细胞减少等，立即停药处理后可好转。有过敏史及造血系统功能不良者忌用。⑥ 眼部并发症：角膜及晶状体混浊，偶见色素沉着性视网膜病。长期用药者应做眼科检查。眼内压可能升高，青光眼患者禁用。⑦ 对内分泌系统的影响：长期用药可出现溢乳、排卵延迟、男子女性型乳房、体重增加、高血糖和糖耐量改变。糖尿病患者和甲状腺功能过低者慎用或忌用。⑧ 降低癫痫发作阈：有癫痫发作史者慎用或忌用。⑨ 偶见猝死：可能因特异体质或者由于咳嗽与呕吐反射被抑制致食物或痰液阻塞呼吸道而窒息，须加小心。

【注意事项】 ① 长期用药后突然撤药可出现类似戒断症状样反应，虽一般较轻，但仍宜逐渐减量停药。② 过量摄入者应立即洗胃，用对症治疗和支持疗法抢救，透析并无价值。③ 遇光或空气色泽变红或者棕色，不宜使用。④ 用药宜个体化。

【患者用药指导】 ① 急性发作期的患者应在医护人员或家属的监护下用药。② 避免过量摄入和突然停药。

三氟拉嗪 Trifluoperazine

【商品名或别名】 甲哌氟丙嗪，盐酸三氟拉嗪，三氟吡啦嗪，三锁吩噻嗪，司替拉嗪，司替啦静，氟吡嗪，Trifuoperazine Hydrochloride，Calmazine，Eskazine，Jatroneural，Stalazine，Terfluzine

【分类】 化学：吩噻嗪类。治疗学：抗精神病药物。妊娠分类：C。

【指征和剂量】 ① 治疗单纯性、紧张型、妄想型精神分裂症：口服 2～5 mg，bid，渐增至 15～30 mg/d；重症或耐药患者可用至 40 mg/d 或更多；症状缓解 2～3 周后开始减量；维持量为 10～20 mg/d。儿童开始服 1 mg，qd 或 bid，或 50 μg/(kg·d)，分次肌注。② 控制急性精神病症状：1～3 mg/d，分次深部肌注，重症可增至 6 mg/d。③ 控制恶心、呕吐：1～2 mg，bid，口服，必要时增至 6 mg/d，分次服。儿童 3～5 岁，1 mg/d，分次服；12 岁可用至最大量 4 mg/d。④ 治疗非精神病性焦虑症状：口服 1～2 mg，bid，作为辅助用药。一般先用地西泮类药物治疗。

【制剂】 片剂：每片 1 mg，5 mg。

【药动学】

给药途径	起始时间	峰值时间(h)	维持时间(h)
口服	迅速	1.5～4.5	6

【作用机制】 类似氯丙嗪，但抗精神病作用强得多，镇吐作用也较强，

作用快而持久。镇静作用及催眠作用较弱，具有一定的振奋激活作用。此外，具有轻度抗组胺、抗 5－HT 及抗抽搐作用，对抗幻觉及妄想的作用较强，对慢性精神分裂症有一定疗效，能改善患者的情感淡漠及行为退缩。

【禁忌证】 禁用于由于中枢神经抑制所引起的深度抑制状态；对伴有冠心病的患者应谨慎使用，肝脏病或心功能不全者不宜使用。

【相互作用】 同氯丙嗪。

【不良反应】 同氯丙嗪，但镇静、低血压和抗毒蕈碱反应少见，而锥体外系症状发生率较高（约 60%），主要发生于中老年人（40 岁以上），可在用药期间发生，也可在长期用药停药后出现，减低剂量或应用抗帕金森病药可减轻之；此外可见失眠、烦躁不安、心动过速等不良反应。还可出现头昏、视力模糊、恶心、呕吐、便秘、腹泻、食欲缺乏症状，偶可出现肝功能损害、血常规改变，但较氯丙嗪少见。

【注意事项】 不宜晚间服用，有失眠、烦躁者可酌情用催眠药。

【患者用药指导】 有报道用药后心绞痛加重，应引起注意，必要时停药。

奋乃静 Perphenazine

【商品名或别名】 羟哌氯丙嗪，氯吩嗪，哌非纳嗪，过二苯嗪，丕芬那辛，Chlorperphenazine，Fentazin，Perphenan，PZC，TRILAFON

【分类】 化学：吩噻嗪类。治疗学：抗精神病药物。妊娠分类：C。

【指征和剂量】 ① 用于治疗各种精神病，如偏执型、反应性精神障碍、单纯型及慢性精神分裂症：口服 4～8 mg，tid，2～3 周后疗效不明显，可加大剂量，偶可增至 64 mg/d；如病情好转，2～3 个月后可减至 10～20 mg/d，分 2～3 次口服，作为维持治疗。② 制止恶心、呕吐：口服 2～4 mg，tid，必要时增至 8 mg，tid。③ 控制急性精神病或严重恶心、呕吐，可行肌注：初始量 5～10 mg，必要时 5 mg，q6 h，最大量 15～30 mg/d。控制严重呕吐或顽固性呃逆亦可静注给药：用 0.9%氯化钠注射液稀释奋乃静至 0.5 mg/ml，分次静注，或持续输注，最大量 5 mg。④ 长效制剂奋乃静癸酸酯或庚酸酯深部肌注 50～300 mg，每 2～4 周重复应用。

【制剂】 片剂：每片 2 mg，4 mg。注射剂：每支 5 mg/ml。

【作用机制】 类似氯丙嗪，但抗精神病作用与镇吐作用均较强，效价较氯丙嗪高 6～10 倍，而镇静作用较弱。

【禁忌证】 对吩噻嗪类药物过敏者慎用。肝功能损害者不宜使用。余同氯丙嗪。

【相互作用】 ① 能加强镇静剂或镇痛剂的作用,合用时应减量。② 禁止与肾上腺素合用,因其可致肾上腺素作用逆转。

【不良反应】 ① 少数患者可有心悸、心动过速、口干、恶心、呕吐、便秘、食欲改变及体重增加等,有时可产生体位性低血压,偶可发生皮疹、过敏性皮炎。阻塞性黄疸、肝功能改变及粒细胞减少极为罕见。偶见心电图 ST-T 改变。② 锥体外系反应:较多见且较重。长期服用可发生迟发性运动障碍。

【注意事项】 锥体外系症状发生率高。

【患者用药指导】 无。

氟奋乃静 Fluphenazine

【商品名或别名】 羟哌氟丙嗪,氟非拉嗪,Fluphenazine Hydrochloride, PERMITIL, Prolixin

【分类】 化学:吩噻嗪类。治疗学:抗精神病药物。妊娠分类:C。

【指征和剂量】 ① 治疗精神病:尤其对妄想型、紧张型和口服不合作的精神分裂症患者效果优于氯丙嗪:口服盐酸氟奋乃静 2~10 mg/d,1 次或分次服,视情况可渐增量,最大量为 20 mg/d,维持量为 1~5 mg/d;盐酸氟奋乃静亦可肌注(宜深部肌注以减少疼痛),剂量相当于口服量的 1/3~1/2。长效制剂通常供维持治疗用,深部肌注,开始剂量 12.5 mg,以后每 2 周注射 25 mg;视病情和不良反应调整用量和注射间隔时间,剂量范围:12.5~100 mg,间隔时间 1~6 周。② 治疗非精神病性病症,包括严重焦虑症、行为障碍、舞蹈病、神经性疼痛、神经性皮炎等病症:口服盐酸氟奋乃静 1 mg,bid;必要时增量至 2 mg,bid。

【制剂】 片剂:每片 2 mg,5 mg。注射剂:每支 2 mg/ml,5 mg/2 ml。

【药动学】

给药途径	起始时间	峰值时间(h)	维持时间(h)
口服	迅速	1~2	6

【作用机制】 类似氯丙嗪,抗精神病作用强,为目前吩噻嗪类中作用最

强者,约相当于氯丙嗪的25倍、奋乃静的3～7倍,且作用较迅速而持久。

【禁忌证】 ① 有抽搐史,脑器质性病变,肝、肾、心功能不全,白细胞减少,血压较低者及有青光眼症状者慎用。② 对本品过敏、有严重抑郁症状者、孕妇和哺乳期妇女禁用。③ 老年人和小儿慎用。

【相互作用】 与其他药物尚未发现配伍禁忌。

【不良反应】 与三氟拉嗪相似,锥体外系反应较为常见,其中以静坐不能、运动障碍及类震颤麻痹较多,此外还可以发生皮疹、黄疸、多尿症、低血压及颗粒性白细胞缺乏。对原有癫痫的患者,可促使其发作或恶化。

【注意事项】 宜小剂量开始,按病情渐增。对伴有心血管系统疾病的患者,可采用本品,很少引起低血压,但应注意选用最小有效量。5岁以上儿童,按0.05～0.1 mg/(kg・d),不超过10 mg。

【患者用药指导】 氟奋乃静镇静作用弱,对不希望产生镇静作用的患者可选用本品。本品较少损害肝功能,对肝功能不良或潜在黄疸者可以采用。

硫利达嗪 Thioridazine

【商品名或别名】 甲硫达嗪,甲硫哌啶,美立廉,硫醚嗪,利达新,Melleril,Ridazine,Novoridazide,Sonapax,Orsanil

【分类】 化学:吩噻嗪类。治疗学:抗精神病药物。妊娠分类:C。

【指征和剂量】 ① 治疗伴有焦虑、紧张、抑郁及躯体感觉异常的精神障碍患者:150～300 mg/d,分次口服;如用至800 mg/d,必须在密切监护下应用;维持量100～200 mg/d;连用不应超过4周。短程治疗激动不安和躁动行为:口服75～200 mg/d。治疗儿童严重行为障碍(如多动症等):1～5岁,1 mg/(kg・d);>5岁,75～150 mg/d,偶可用至300 mg/d。② 用于神经症:口服,25～200 mg/d。③ 用于戒酒综合征:口服,100～200 mg/d。

【制剂】 片剂:每片10 mg,25 mg,50 mg,100 mg,200 mg。

【药动学】

给药途径	起始时间(h)	峰值时间(h)	维持时间(h)
口服	1	4	8～12

【作用机制】 效价较低,抗精神病作用大致与氯丙嗪类似;镇静作用及

抗幻觉作用较弱,控制兴奋躁动效果也差。对焦虑、紧张、抑郁及躯体感觉异常的效果良好,降温及加强麻醉药作用均不及氯丙嗪。

【禁忌证】 昏迷状态,严重中枢神经系统功能降低,对其他吩噻嗪类药物过敏,有维生素 C 缺乏病史,有脑炎、脑外伤后遗症,孕妇,哺乳期妇女,器质性心脏病者慎用。

【相互作用】 可能与各种三环类抗抑郁药的抗毒蕈碱作用及奎尼丁样作用相加,合用时应极谨慎。

【不良反应】 同氯丙嗪,但抗毒蕈碱反应和低血压反应发生率较高,而锥体外系反应发生率较低。性功能失调多见,几乎没有致癫痫反应。本品有视网膜毒性,大剂量时尤甚。过量时还可出现室性心律失常、心脏传导阻滞而猝死。可见心电图 T 波异常。长期服用可出现闭经、血小板减少、白细胞减少等。

【注意事项】 应用中须定期检查肝肾功能、血常规及眼底和心电图,出现 QT 间期延长或其他严重异常时,应随时考虑终止服药,并进行适当处理。服药期间避免驾驶和操作机器及高空作业。

【患者用药指导】 本品经常抑制射精,但不影响勃起功能,男性患者应注意。剂量达到 800 mg/d,对眼的毒性作用大大增加,因此主张本品用量一般不要超过 600 mg/d。

五氟利多　Penfluridol

【商品名或别名】 Cyperon,Semap

【分类】 化学:丁酰苯类。治疗学:抗精神病药物。妊娠分类:C。

【指征和剂量】 本品为口服强效、长效抗精神失常药。主要用于慢性精神分裂症的维持治疗,也可用于急性精神分裂症。

口服,首次 20 mg,渐增至 60 mg,1 次/周;重症或者耐药患者可加至 120～250 mg/周,1 次服用或者分 2 次服用(一半在前半周,另一半在后半周)。

【制剂】 片剂:每片 5 mg,20 mg。

【药动学】 本品口服吸收后先贮存于脂肪组织中,然后缓慢释出,透入和离开脑组织均较缓慢,在脑中与某些受体结合稳定。约给药量的 80%以原型在 48 h 内从粪便中排泄。

给药途径	起始时间(h)	峰值时间(h)	维持时间(周)
口服	8	8～16	1

【作用机制】 类似氟哌啶醇，是一种强有力的多巴胺受体阻滞剂，无抗肾上腺素能作用，抗胆碱能作用较弱，抗精神病作用强大，镇静作用轻，对各型精神分裂症、各病程阶段均有确切疗效，能控制幻觉、妄想、兴奋、冲动等症状。有效剂量时不致诱发癫痫。

【禁忌证】 孕妇及哺乳期患者，严重心、肝、肾疾病和血液病患者慎用。老年患者伴有帕金森病者禁用。

【相互作用】 与其他药物尚未发现配伍禁忌。

【不良反应】 ① 锥体外系不良反应较多，主要表现为精神运动迟滞、静止性震颤、流涎、吞咽困难、静坐不能、肌张力障碍、动眼危象、扭转痉挛、抽搐等。② 可出现失眠、焦虑、头昏、嗜睡、视物模糊、多梦、抑郁、欣快、恐惧等不同表现。③ 少数病例有一过性低血压、心动过速或过缓、窦性心律不齐。④ 可出现口干、食欲减退、便秘、恶心等胃肠道症状，但为数不多。⑤ 偶见排尿困难、皮疹、泌乳及月经不调。⑥ 长期使用对肝肾功能无明显损害。

【注意事项】 无。

【患者用药指导】 无。

氟哌啶醇　Haloperidol

【商品名或别名】 氟哌啶苯，氟哌醇，卤吡醇，氟哌多，氟哌丁苯，哈尔都得，卡挪司，哈力多，Serenas，Haldol

【分类】 化学：丁酰苯类。治疗学：抗精神病药物。妊娠分类：C。

【指征和剂量】 ① 治疗精神病：开始口服 0.5～5 mg，bid 或 tid；重症或耐药患者可增至 100 mg/d，分次服用；维持剂量一般为 4～8 mg/d。儿童用量为 25～50 μg/(kg·d)，分 2 次口服，必要时谨慎增至 150 μg/(kg·d)。控制急性发作可用 2～10 mg 肌注，q1 h，直至症状控制，一般总量为 30～40 mg/d，然后 q8 h；对极其严重的躁狂患者可 1 次肌注 30 mg 以紧急控制症状，或静注 5～10 mg，用 25％葡萄糖注射液稀释后在 1～2 min 内缓缓注入，q8 h，无效者剂量加倍，好转后改口服。对慢性精神分裂症或者口服不合作的患者可用癸酸酯长效制剂深部肌注：初次 50 mg，2～3 周后再次注射，必要时增量至100～200 mg；以后每隔4周注射1次，或按病情及反应调整剂量和给药间隔时间。② 制止恶心、呕吐：常用量1～5 mg，q12 h，肌注。③ 治疗顽固性呃逆、严重抽搐或者抽动秽语综合征：开始1.5 mg，tid，口服，必要时谨慎增量至10 mg/d，并视病情小心调整剂量以达最佳疗效。④ 非精神病性焦虑状态：口服0.5 mg，bid，作为短期辅助治疗。一般应先使用地西泮类，无效时再用本品。

【制剂】 片剂：每片2 mg，4 mg；注射剂：每支5 mg/ml。

【药动学】

给药途径	起始时间	峰值时间	维持时间
肌注	1～3 d	6 d	3～4 周
口服	迅速	2～6 h	72 h

【作用机制】 是一种强有力的多巴胺受体阻滞剂，抗精神病作用及中枢抑制作用强，控制兴奋躁动效果较好，抗精神病作用和止吐作用都较强、较快、较持久；而镇静作用、降温作用不明显，α受体阻断作用及抗毒蕈碱作用亦较弱。

【禁忌证】 ① 患有心、肝、肾、肺疾病，青光眼，尿潴留，癫痫，甲状腺功能亢进，有抑郁史和重症肌无力的患者均慎用。② 对地西泮类药物过敏者、中枢神经抑制状态、肝功能不全者、基底神经节病变患者、正在接受抗凝药治疗的患者、帕金森病患者、孕妇、乳儿均禁用。

【相互作用】 ① 本品能增强催眠药、麻醉药、镇痛药作用，合用时应减量。② 不宜与甲基多巴、锂盐、抗凝剂、茶叶、咖啡及苯妥英类抗癫痫药合用，以免增加毒性和不良反应。③ 与苯巴比妥合用，可能使本品血药浓度下降。④ 治疗躁狂症时可与锂盐合用，以迅速控制症状，但本品可使血锂浓度升高，应谨慎。

【不良反应】 同氯丙嗪相似，但较少出现镇静、低血压与毒蕈碱样反应，而锥体外系反应发生率高。儿童和青少年用后可发生严重肌张力障碍和行为异常。长期用药可致迟发性运动障碍。

【注意事项】 本品有导致药源性抑郁反应的可能，有导致自杀行为的严重后果。在超大剂量时可致角弓反张、痉挛和抽搐、昏迷等急性脑病症状和心肌损害。静注时可引起严重的心血管反应，甚至发生猝死。本品还有一定的蓄积性，停药后数天仍可在血中测到少量药物。在治疗精神病时通常不与其他药物合用，对吩噻嗪类治疗无效者本品可能有效。

【患者用药指导】 警惕药源性抑郁症，监视患者的自杀行为。近年来美国常采用大剂量(40～70 mg/d)的氟哌啶醇连续肌注或静注作为快速镇静法，对急性精神运动性兴奋卓有成效，且不良反应小。

利培酮　Risperidone

【商品名或别名】 利培酮，利哌利酮，利司环酮，维思通，Rispendal

【分类】 化学：苯并异噁唑衍生物。治疗学：新一代抗精神病药物。妊娠分类：C。

【指征和剂量】 抗精神病作用强而迅速，对偏执型和紧张型的疗效较优。

本品每日应给药 2 次。一般第 1 日从 1 mg，bid 开始，第 2 日增为 2 mg，bid；如果患者可以耐受，第 3 日再增加到 3 mg，bid。对多数患者总量 6 mg/d比较合适。

【制剂】 片剂：每片 1 mg，2 mg，3 mg，4 mg。

【药动学】

给药途径	起始时间	峰值时间(h)	维持时间(h)
口服	迅速	1	12

【作用机制】 本品是选择性单胺能拮抗剂，它与 5-HT 能的 5-HT2 型受体和中枢的多巴胺能 D2 型受体有很高的亲和力，故称为非典型抗精神病药。另外，对 α_1 肾上腺素能受体有高度的亲和力，对 H_1 组胺和 α_2 肾上腺素能受体有低亲和力。对胆碱能受体或多巴胺 D1 受体无亲和力。

【禁忌证】 肝、肾功能损害者慎用。对本品过敏者及 15 岁以下儿童禁用。

【相互作用】 ① 鉴于本药对中枢神经系统的作用，在与其他作用于中枢神经系统的药物同时服用时应慎重。② 本药可能拮抗左旋多巴和其他多巴胺促效剂的作用。③ 吩噻嗪类、三环类抗抑郁药物及某些 β 受体阻滞剂会增加本药的血药浓度，但不增加抗精神病药活性成分的血药浓度。④ 卡马西平会降低本药活性成分的血药浓度，其他肝酶诱导剂也会有相似的作用。一旦停用卡马西平或其他肝酶诱导剂,则应重新确定使用本药的剂量,必要时减量。⑤ 当和其他与蛋白高度结合的药物一起使用时,不存在有临床意义的血浆蛋白的相互置换。⑥ 由于本品能够潜在引起低血压,可能会加强某些抗高血压药的作用,合用时应加注意。⑦ 长期与卡马西平合用,能增加本品的清除率;长期与氯氮平合用,能减少本品的清除率。

【不良反应】 锥体外系反应比经典抗精神病药少而轻。常见的不良反应有失眠、焦虑、激越、头痛。较少见的不良反应有嗜睡、疲劳、头昏、注意力下降、恶心、呕吐、便秘、消化不良、腹痛、视物模糊、阴茎异常勃起、勃起困难、射精无力、性冷淡、尿失禁、鼻炎、皮疹等。偶尔会出现体位性低血压、反射性心动过速或高血压症状。可导致血浆中催乳素浓度增加,出现男子女性乳房,女性月经失调、闭经。会出现体重增加,平均增加 2～3 kg,还可出现水肿、肝酶水平升高的现象。

【注意事项】 ① 本药对需要警觉性的活动有影响,服用药物者不应驾驶汽车或操作机器,大剂量会产生步态不稳。② 本药是否会经人乳汁排出尚不清楚。动物实验表明,利培酮和 9-羟基利培酮会经动物乳汁排出,因此,服用本药的妇女应停止授乳。老年患者减量。

【患者用药指导】 超过 6 mg/d 并不增加疗效,相反却会大大增加锥体外系症状及其他不良反应的发生率。如果病情需要可以再增加剂量,但间隔时间不宜超过 1 周。如需要调整剂量应从小剂量开始,例如,减少 1 mg,bid 或增加 1 mg,bid。对于老年患者、身体虚弱的患者、严重肝肾功能不全的患者或有低血压的患者,其开始剂量应以 0.5 mg,bid 为宜。加量时也应以 0.5 mg,bid 递增。

硫必利 Tiapride

【商品名或别名】 泰必利,泰必乐,胺甲磺回胺,Tiapridal,Tiapredex,Italprid,Luxoben,Porfanil,Pridonal,Sereprile,Tiaprizal

【分类】 化学:苯酰胺类药物。治疗学:抗精神病药物。妊娠分类:C。

【指征和剂量】 ① 老年性精神运动障碍:200～400 mg/d,肌注或者静注,病情好转后逐渐减量并改为口服。② 各种精神障碍和运动障碍:口服 200～400 mg/d,亦可肌注或者静注;必要时增大剂量。特别是在治疗运动障碍时,最大量 800 mg/d。③ 抽动秽语综合征:200～400 mg/d,分 3 次服用,症状控制后 2～3 月改用维持量 150～300 mg/d。④ 解除多种原因所致的疼痛，包括顽固性头痛、偏头痛、外伤性头痛、癌症所致疼痛、带状疱疹性疼痛、痛性痉挛、关节疼痛和肩肱关节周围炎的疼痛。200～400 mg/d，连服3～8 d；重症可用同量先肌注 3 d，后酌情减量或改用维持量 150 mg/d，分 3 次给药。⑤ 用于急慢性乙醇中毒，改善精神运动障碍、行为障碍或戒断症状：用于急性乙醇中毒可以采用硫必利注射液，每支 100 mg，600～1 200 mg 肌注或静注，q4～6 h，2～4 d 后减量，逐渐改用口服。慢性乙醇中毒一般采用口服。

【制剂】 片剂：每片 100 mg。注射剂：每支 100 mg/2 ml。

【药动学】

给药途径	起始时间	峰值时间(h)	维持时间(h)
口服	迅速	1	8

【作用机制】 对抗中脑边缘系统多巴胺活动，可纠正精神运动障碍，阻滞脊髓丘脑束向网状结构传导疼痛冲动以及镇吐、兴奋胃肠平滑肌等作用。

【禁忌证】 有严重肝脏损害、白细胞减少或造血功能不良者慎用。

【相互作用】 可增强中枢抑制药的作用，可与镇痛药、催眠药、地西泮类药、抗震颤麻痹药、抗抑郁药合用，但宜适当调低剂量。

【不良反应】 不良反应较少，通常表现为嗜睡、溢乳、闭经、胃肠道不适及运动障碍等。极少数患者出现中枢兴奋现象。

【注意事项】 大剂量硫必利对心脏有抑制作用，并可引起不同程度的肝局灶性细胞坏死。提示临床长期大剂量应用时应注意肝脏和心脏的毒性反应。

【患者用药指导】 本品特点是比较安全，不良反应较少，适于长期服用。

匹莫齐特 Pimozide

【商品名或别名】 哌迷清，双氟苯丁哌啶苯并咪唑酮，Opiran，Orap，Mozep，Neurap

【分类】 化学：二苯基哌酰哌啶类。治疗学：抗精神病药物。妊娠分类：C。

【指征和剂量】 治疗多种精神病，如精神分裂症、躁狂症、类偏执狂症状、单症性疑病和严重激越状态。

口服：① 治疗精神病：2～4 mg/d，紧急情况可用较大量 10 mg/d，1 次服；最大量 20 mg/d。② 治疗抽动秽语综合征：开始 1～2 mg/d，需要时可增至 10 mg/d 或者 0.2 mg/(kg·d)。

【制剂】 片剂：每片 2 mg，4 mg，10 mg。

【药动学】

给药途径	起始时间(h)	峰值时间(h)	维持时间(h)
口服	2	6～8	55

【作用机制】 类似氟哌啶醇，具有长效抗精神病作用，能够改善幻觉、妄想、淡漠、抑郁、思维障碍、动作迟缓等症状，促使退缩、被动的慢性精神分裂症患者振奋。此外，本品还有某些钙拮抗作用。

【禁忌证】 有先天性 QT 间期延长和心律失常史的患者禁用本品。有癫痫病史或药物致惊厥史者慎用。

【相互作用】 与其他药物尚未发现配伍禁忌。

【不良反应】 同氯丙嗪，但锥体外系症状较多，而镇静、低血压和抗毒蕈碱反应较少见；偶有室性心律失常和其他心电图异常以及原因不明的猝死。

【注意事项】 治疗前和治疗过程中均应进行心电图检查。

【患者用药指导】 口服剂量不应超过 20 mg/d。

氟哌利多 Droperidol

【商品名或别名】 氟哌啶，哒哌啶醇，哒罗哌丁苯，哒罗哌啶醇，Inapsine，Benperidol，Dehydrobenzperidol，Dridol，Droleptan，Sintodian，Inapsin

【分类】 化学：丁酰苯类。治疗学：抗精神病药。妊娠分类：C。

【指征和剂量】 ① 控制急性精神病：10～30 mg/d，分 2 次肌注或口服。② 手术前给药：术前 30～60 min 肌注或口服 2.5～10 mg。③ 防止术后呕吐：肌注 5 mg，或缓慢静注。④ 神经地西泮镇痛术：本品 5 mg 加芬太尼 0.1 mg，2～3 min 内缓慢静注；如在 5～6 min 内未达一级浅麻醉状态，可追加半倍至一倍量。

【制剂】 注射剂：每支 2.5 mg/ml，10 mg/2 ml，25 mg/10 ml。

【药动学】

给药途径	起始时间	峰值时间(h)	维持时间(h)
口服	迅速	2	2～6

【作用机制】 类似氟哌啶醇，阻断多巴胺受体，但镇静作用强得多，还具有强大的抗精神运动性兴奋、镇静、镇吐作用。本品无镇痛作用，但可提高镇痛药的止痛效果。

【禁忌证】 孕妇和肝肾功能不全、对氯丙嗪过敏、高血压、癫痫及昏迷患者慎用。本品可以使嗜铬细胞瘤患者出现恶性高血压，应禁用；重症抑郁症、帕金森病、心功能不全、重症肌无力患者等禁用；余同氟哌啶醇。

【相互作用】 同氟哌啶醇。本品与枸橼酸芬太尼合用时原先有高血压(或原先没有高血压)的患者可能出现血压升高，这多半是由于本品剂量过高导致交感神经活性改变所致。

【不良反应】 同氯丙嗪，锥体外系反应多见。还可能引起胃食管反流，反流物在麻醉状态下有吸入肺内的危险，应加以注意。

【注意事项】 本品能增强中枢抑制药或麻醉性镇痛药的作用，术后若需继续用药则应适当减量。对肝肾功能不良者，应用本品时应格外小心。本品应遮光，室温，密闭保存。儿童的常用量：麻醉前给药或诱导麻醉，对2～12岁儿童，按体重用氟哌利多1.5～2.5 mg/10 kg。

【患者用药指导】 无。

氯氮平 Clozapine

【商品名或别名】 氯札平，Clozaril，Leponex，Lepotex

【分类】 化学：地西泮类衍生物。治疗学：广谱抗精神病药。妊娠分类：B。

【指征和剂量】 用以治疗各型精神分裂症，以及多种精神病的兴奋躁动状态。

口服：开始用小剂量，在7～14 d内加到300 mg/d，然后每周增加1～2次，每次增加＜100 mg，一般用到300～600 mg/d时出现疗效，再逐渐减量至150～300 mg/d作为维持剂量。如维持量＜200 mg/d，可晚上1次服。本品也可以肌注。

【制剂】 片剂：每片 25 mg，50 mg。注射剂：每支 25 mg/2 ml。

【药动学】

给药途径	起始时间(d)	峰值时间	维持时间
口服	4～5	不详	不详

【作用机制】 为新型广谱抗精神病药，其性能属非典型多巴胺阻断剂。对 DA_2 受体有较高的选择性，能选择性阻断中脑边缘系统的多巴胺受体。尚有抗胆碱作用、去甲肾上腺素能阻滞作用、交感神经阻滞作用、肌松作用和抗组胺作用。

【禁忌证】 禁用于严重心、肝、肾疾病，昏迷，中毒，谵妄，低血压，癫痫，有粒细胞减少史患者。

【相互作用】 不宜与诱发白细胞减低的药物配伍，如卡马西平、磺胺类、氯霉素、氨基比林等。本品能产生恶性症状群及迟发性运动障碍症。与其他地西泮类药物合用有欠安全。

【不良反应】 锥体外系反应少且轻微，自主神经系统不良反应较多，如多汗、嗜睡、流涎、恶心、呕吐、食欲缺乏、便秘、乏力、发热。此外，可有心电图(ECG)改变，如心动过速和 T 波改变等。抗胆碱作用也可引起肠麻痹。偶见粒细胞缺乏。剂量过大(＞500 mg)，增量过快，可引起体位性低血压、癫痫发作。

【注意事项】 在用本品治疗前应检查白细胞计数和分类，并在整个疗程中经常监测。在疗程中应及时发现发热、喉痛或感冒样症状等提示感染的信号。

【患者用药指导】 本品的不良反应较多，白细胞减少发生率较高，因此主张只有在其他抗精神病药无效时使用。

奥氮平 Olanzapine

【商品名或别名】 奥兰札平，再普乐

【分类】 化学：不详。治疗学：广谱抗精神病药。妊娠分类：B。

【指征和剂量】 可用于精神分裂症急性期治疗及维持治疗，其他伴有严重阳性症状(如妄想、幻觉、思维障碍、敌意和猜疑)和阴性症状(如情感淡漠、退缩、思维贫乏等)精神病的治疗。可缓解精神分裂症及其他疾病继发的情感症状。

治疗剂量范围为 5～20 mg/d，10 mg/d 对大多数人为最佳剂量。维持量应为最小有效剂量，一般亦为 10 mg，但应定期进行评估。严重肾功能损害或中度肝功能损害者，建议起始剂量为 5 mg，至少经 1 周后，每次剂量可递增 5 mg。药物 1 次口服即可。

【制剂】 片剂：每片 5 mg，10 mg。

【药动学】

给药途径	起始时间	峰值时间(h)	维持时间(h)
口服	不详	5～8	33

【作用机制】 与多种受体系统具有亲和力，包括 $5-HT_{2A/C}$、$5-HT_3$、$5-HT_6$，多巴胺 D1、D2、D3、D4、D5，毒蕈碱 M1－5，肾上腺素 α_1 及组胺 H_1 受体。奥氮平与 $5-HT_2$ 受体亲和力大于其他多巴胺 D2 受体的亲和力。奥氮平选择性地减少了间脑边缘系统(A10)多巴胺神经元的放电，而对纹状体(A9)的运动功能通路影响很小。

【禁忌证】 禁用于闭角型青光眼患者及对该药过敏的患者。慎用于有低血压倾向的心血管和脑血管病患者，肝功能损害、前列腺增生、麻痹性肠梗阻和癫痫患者，有药物性骨髓抑制史的患者，嗜酸粒细胞过多性疾病或骨髓及外骨髓增殖性疾病患者。如患者出现迟发性运动障碍(TD)的症状或体征，应减药或停药。慎用于妊娠妇女及哺乳期妇女。奥氮平尚未见使用于 18 岁以下患者的报道。

【相互作用】 奥氮平的代谢受细胞色素 P450 酶或诱导剂的影响，特别是受 CYP1A2 的活性影响。吸烟和卡马西平可诱导 CYP1A2 的活性，故可增加奥氮平的廓清率。服用奥氮平的同时饮酒可出现附加的药理作用，如镇静作用增强。奥氮平与其他作用于中枢神经系统的药物合用时应谨慎，奥氮平可拮抗多巴胺激动剂的直接和间接作用。能引起 QT 间期延长的药物也应避免与奥氮平合用。

【不良反应】 最常见的不良反应为轻度镇静、帕金森病、静坐不能和体重增加，少见的不良反应有头晕、体位性低血压、一过性抗胆碱能作用(如口干、便秘)、急性肌张力障碍和用药初期一过性肝脏转氨酶升高。血浆催乳素浓度偶见一过性轻度升高，男性患者催乳素升高不会超过正常上限，罕见相关的临床表现(如男性乳房增大、泌乳及乳房增大),绝大多数患者无须停药即可自行恢复正常。对血液系统毒性小,偶见无症状性的血液学改变,如嗜酸粒细胞增多。罕见光敏反应、肌酸激酶升高。目前临床上尚无奥氮平所致的恶性综合征报道。

【注意事项】 奥氮平无特殊解毒剂,过量中毒时应尽早洗胃。

【患者用药指导】 如已用其他抗精神病药,须在医生的指导下换用奥氮平。

阿立哌唑 Aripiprazole

【商品名或别名】 安律凡,博思清,奥派

【分类】 化学:喹诺酮衍生物。治疗学:精神分裂症。妊娠分类:C。

【指征和剂量】 用于治疗精神分裂症。成人起始剂量为 10 mg,qd;用药 2 周后,可根据个体的疗效和耐受性情况,逐渐增加剂量,最大可增至 30 mg,qd,此后可维持此剂量不变。最大剂量不应超过 30 mg/d。

【制剂】 片剂:每片 5 mg,10 mg。

【药动学】

给药途径	起始时间	峰值时间(h)	维持时间(h)
口服	迅速	3~5	75

【作用机制】 D2 和 5 - HT_{1A}受体的部分激动剂,也是 5 - HT_{2A}受体的拮抗剂。

【禁忌证】 已知对本品过敏的患者禁用。

【相互作用】 在与其他作用于中枢系统的药物和乙醇合用时应慎重。CYP3A4 和 CYP2D6 参与阿立哌唑的代谢。CYP3A4 诱导剂(如卡马西平)将会引起阿立哌唑的清除率升高和血药浓度降低,CYP3A4 抑制剂(如酮康唑)或 CYP2D6 抑制剂(如奎尼丁、氟西汀、帕罗西汀)可以抑制阿立哌唑的消除,使血药浓度升高。

【不良反应】 体位性低血压、癫痫发作、潜在的认知和运动损害、吞咽困难。

【注意事项】 本品药动学不随患者的年龄、性别、种族、吸烟状况、肝功能、肾功能等改变而变化,故一般不需要因患者年龄、性别、种族、吸烟状况、肝功能、肾功能而调整剂量。

喹硫平　Quetiapine

【商品名或别名】 富马酸奎硫平，思瑞康，启维

【分类】 化学：二苯西平类。治疗学：抗精神病药。妊娠分类：C。

【指征和剂量】 用于治疗精神分裂症。口服：bid，饭前或饭后服用。治疗初期的日总剂量为：第 1 日 50 mg，第 2 日 100 mg，第 3 日 200 mg，第 4 日 300 mg。从第 4 日以后，将剂量逐渐增加到有效剂量范围，一般为 300～450 mg/d。可根据患者的临床反应和耐受性将剂量调整为 150～750 mg/d。

【制剂】 片剂：每片 25 mg，200 mg，300 mg。

【药动学】

给药途径	起始时间	峰值时间	维持时间(h)
口服	迅速		7

【作用机制】 为多种神经递质受体拮抗剂。在脑中，喹硫平对 5-羟色胺($5-HT_2$)受体具有高度亲和力，且大于对脑中多巴胺 D1 和多巴胺 D2 受体的亲和力。喹硫平对组胺 H_1 受体和肾上腺素能 α_1 受体同样有高亲和力，对肾上腺素能 α_2 受体亲和力低，但对胆碱能毒蕈碱样受体或苯二氮䓬受体基本没有亲和力。

【禁忌证】 对本品任何成分过敏的患者禁用。

【相互作用】 本品在与其他作用于中枢神经系统的药物或含乙醇的饮料合用时应当谨慎。本品与硫利达嗪合用时会增加喹硫平的清除率。与苯妥英或其他肝酶诱导剂(如巴比妥类、利福平)合用可增加喹硫平的清除率。

【不良反应】 困倦，头晕，口干，轻度无力，便秘，心动过速，直立性低血压以及消化不良。

【注意事项】 本品应慎用于已知有心血管疾病、脑血管疾病或其他有低血压倾向的患者。本品可能会导致困倦，因此对操作危险机器包括驾驶车辆的患者应予提醒。

(二) 抗抑郁药

阿米替林　Amitriptyline

【商品名或别名】 依拉维，氨三环康素，阿密替林，Amitid，Amitril，

Domical, Elavil, Tryptizol

【分类】 化学：三环类。治疗学：抗抑郁药。妊娠分类：C。

【指征和剂量】 主要用于治疗抑郁症，特别是内源性抑郁症。

口服：① 治疗抑郁症：开始 50～100 mg/d，睡前顿服或分 2 次服，需要时逐渐增量(每 1～2 d 增加 25～50 mg/d)，达到 150 mg/d，维持量通常为 50～100 mg/d。1 个疗程至少 3 个月，然后逐渐减量停药。重症可增至 200～300 mg/d。青少年或老年患者开始 10～50 mg/d，睡前服或分 2 次服，维持量减半。如口服困难，开始时可用盐酸阿米替林 10～30 mg，肌注或静注，qid，以后尽可能改为口服。② 治疗遗尿症：6～10 岁，10～20 mg，11 岁以上，25～50 mg。睡前服，疗程不要超过 3 个月。

【制剂】 片剂：每片 25 mg。

【药动学】

给药途径	起始时间	峰值时间(h)	维持时间
口服	不详	3.47	不详

【作用机制】 本品是三环类抗抑郁药的典型代表，它在神经末梢部位抑制胺泵，对 5-羟色胺(5-HT)有较强的阻滞再摄取作用，对去甲肾上腺素(NA)的阻滞作用则较弱。它对抑郁症患者有抗抑郁作用，但出现较迟。此外，它尚有明显的抗毒蕈碱作用和镇静作用，用药后迅速出现。

【禁忌证】 ① 对伴有前列腺增生、尿潴留、便秘或闭角型青光眼的患者以及 12 岁以下儿童禁用此类药物。② 对伴有心血管病、糖尿病、甲状腺功能亢进、肝肾疾病的患者及有癫痫史的患者慎用或忌用。③ 老年人和儿童对三环类抗抑郁药的不良反应比较敏感，特别在开始治疗时，应减少服用量。④ 哺乳期妇女亦应慎用。

【相互作用】 ① 三环类抗抑郁药与单胺氧化酶抑制剂(MAOI)合用，可出现高血压、高热危象和惊厥等威胁生命的严重症状，故一般避免合用；在互相换用时也应相隔一段时间，或者至少在停用 MAOI 14 d 后才开始应用三环类。② 中枢抑制药特别是酒类会增强三环类抗抑郁药的镇静作用。麻醉药还会增加三环类引起低血压或心律失常的危险。③ 三环类抗抑郁药阻断胺泵，从而也阻止胍乙啶集中到交感神经末梢内去发挥降压作用，也对抗其他降压药如甲基多巴和可乐定的降压作用。④ 三环类能增强拟交感药特别是直接作用的拟交感药如肾上腺素和去甲肾上腺素的升压作用。⑤ 三环类会增强抗胆碱药的作用。⑥ 组胺 H_2 受体阻断剂西咪替丁、精神兴奋药哌甲酯、抗精神病药吩噻嗪类均可减慢三环类的代谢,从而提高其血药浓度而增强其作用和毒性。甲状腺制剂也可增强三环类的作用。

【不良反应】 ① 三环类抗抑郁药的许多不良反应主要是由它们的抗毒蕈碱作用引起的,如口干、便秘(偶见麻痹性肠梗阻)、排尿困难、视力模糊、眼调节障碍和眼内压升高等。② 嗜睡、头痛、共济失调、颤抖、癫痫样发作、体位性低血压、心动过速等心律失常、口腔异味、胃炎、荨麻疹、血管神经性水肿、光敏反应、催乳素异常释放、血糖浓度改变等。③ 偶见锥体外系症状、精神错乱、黄疸、食欲异常、体重改变、血液系统障碍、性欲改变和性功能异常等。④ 老年人易出现不安、健忘、失眠、妄想等。

【注意事项】 ① 过量摄入出现严重中毒,甚至死亡。② 三环类抗抑郁药不适用于治疗双相(躁狂-抑郁症)患者,因可能诱发躁狂相,一旦发生立即停药,并用锂盐治疗。③ 由于本品镇静作用较强,服用时患者不宜驾车或操纵机器。④ 本品久服骤停,可能出现撤药反应,如恶心、呕吐、头痛、眩晕、失眠、多梦,甚至心律失常,出现锥体外系症状和急性精神障碍等,因此停药前 1～2 周内应逐渐减量。

【患者用药指导】 ① 避免过量摄入,否则有致死性危险。② 不良反应一般出现较早,持续给药时因产生耐受性常可减轻。如果从小剂量开始用药,逐渐增量,则此类不良反应较易忍受。

丙咪嗪 Imipramine

【商品名或别名】 米帕明,Imipramine,Berkomine,Imizine,Praminil,Tofranil

【分类】 化学:三环类药物。治疗学:抗抑郁药。妊娠分类:X。

【指征和剂量】 临床应用同阿米替林。

治疗抑郁症:开始口服 25 mg,tid,如需要可渐增至 50 mg,tid 或 qid,严重者可增至 300 mg/d;青少年和老年人开始可睡前服 10 mg,渐增至10～25 mg,tid。口服困难者,可注射给药,100 mg/d 分次肌注,以后尽可能改为口服。治疗遗尿症:6～7 岁(体重 20～25 kg),25 mg;8～11 岁(体重 25～35 kg),25～50 mg;>11 岁(体重 35～54 kg),50～70 mg。均睡前服,疗程不超过 3 个月。一般撤药后复发率高。

【制剂】 片剂：每片 10 mg，12.5 mg，25 mg，50 mg。胶囊：每粒 75 mg，100 mg，125 mg，150 mg。注射剂：每支 25 mg/2 ml。

【药动学】

给药途径	起始时间(周)	峰值时间(h)	维持时间
口服	2～3	2～8	不详

【作用机制】 同阿米替林。

【禁忌证】 ① 心肌梗死恢复期、支气管哮喘、心血管疾病、癫痫、青光眼、甲状腺功能亢进、前列腺增生、精神分裂症、尿潴留患者禁用。② 孕妇忌用，以防致畸。

【相互作用】 同阿米替林。与抗胆碱药物或者抗精神病药物合用时易引起尿潴留、麻痹性肠梗阻及意识障碍，老年患者较易发生且程度较重。

【不良反应】 同阿米替林。镇静和抗毒蕈碱不良反应较少，偶见皮疹、皮肤光敏反应、粒细胞缺乏、血小板减少、转氨酶升高、胆汁淤积性黄疸、体重增加、性欲改变、射精疼痛、乳房增大、抗利尿激素异常分泌、心血管系统异常等。

【注意事项】 ① 在用量较大或较长期用药时宜做白细胞计数及肝功能检查。用药期间忌用升压药。② 不同个体对本品的敏感性有很大差异，一般而言，单剂 1 g 可引起严重毒性反应，超过 2 g 有时可致死。

【患者用药指导】 ① 使用三环类抗抑郁药时，用量必须注意个体化。② 宜在饭后服用，以减少胃部刺激。③ 本品起效较慢，给药 2～3 周才能见到症状改善；如果连续应用超过 3 周未见改善者，应考虑换药。④ 治疗期间应定期随访检查血细胞计数、血压，进行心脏功能监测及肝功能测定。

氯米帕明 Clomipramine

【商品名或别名】 氯丙咪嗪，Anafranil，Chlorimipramine

【分类】 化学：新型三环类。治疗学：广谱抗抑郁药。妊娠分类：C。

【指征和剂量】 同阿米替林。可用于需要镇静的抑郁症患者，也用于强迫症、恐惧症以及出现猝倒的发作性睡病。

成人早期用 25 mg/d，作用不明显时逐渐增加剂量，在第 1、第 2 周内增至 200 mg/d。开始可分次给药以减少胃肠道不良反应，最大剂量不得超过

250 mg/d,适应后可睡前 1 次口服;儿童或青少年患者开始剂量为25 mg/d,然后在 2 周时间内逐渐增至最大剂量 3 mg/(kg · d)或 100 mg/d。

【制剂】 片剂:每片 25 mg,75 mg,100 mg。注射剂:每支 25 mg。

【药动学】 不详。

【作用机制】 同阿米替林。镇静作用较强,较专一地抑制脑内 5-羟色胺的再摄取;同时还有抗焦虑与镇静作用,安全可靠,耐受性好。

【禁忌证】 ① 同阿米替林。② 孕妇、癫痫患者、机动车驾驶员慎用。③ 严重心脏病、循环障碍、脑损伤、急性心肌梗死、传导紊乱、低血压、青光眼、前列腺增生、白细胞过低、对本品过敏者禁用。

【相互作用】 ① 同阿米替林。本品与反苯环丙胺合用特别危险。② 不得与单胺氧化酶抑制剂合用,如有需要,则必须停药 10～14 d 后使用。服用本品期间不宜饮酒或含乙醇饮料。③ 本品可与催眠药和抗焦虑药合用。④ 本品能减弱或消除肾上腺素能神经阻滞剂(如胍乙啶)的降压作用,不可与该类药合用。⑤ 本品与肾上腺素、去甲肾上腺素合用时,可增加它们对心血管的效应。

【不良反应】 ① 同阿米替林。② 曾见粒细胞缺乏、肝炎(停药后可恢复)、周围神经炎(减量后减轻)、射精抑制和皮肤光敏反应。③ 妊娠期服用后生出的新生儿可有停药症状,如体温降低、颤抖或惊厥。

【注意事项】 ① 抑郁症的躁狂期应停药。② 发生过敏反应立即停药。③ 使用本品时应停止哺乳。④ 使用三环类抗抑郁药可引起粒细胞减少症,在治疗中应进行血细胞计数检查,尤其是患者发热、患流感或咽喉痛期间。

【患者用药指导】 ① 本品有诱发癫痫发作之危险,因此,对复杂、繁重劳动或高空作业者应用本品应高度警惕。② 本品可增强乙醇及巴比妥类的抑制作用,合用时应注意,用药期间不得饮酒。

马普替林 Maprotiline

【商品名或别名】 麦普替林,路滴美,Aneural,Delgian,Kanopan,Ludiomil,Psymion

【分类】 化学:四环类。治疗学:第二代抗抑郁药。妊娠分类:B。

【指征和剂量】 本品用于治疗抑郁症和遗尿症。

口服:安全范围较宽,一般采用 150～300 mg/d,少数用至 800 mg/d,未见不良反应。门诊患者开始剂量为 75 mg/d,bid 或 tid;以后可增至150～

225 mg/d。住院患者开始剂量为100～150 mg/d,bid或tid,以后增至225～300 mg/d。老年患者应酌情减量。本品起效比阿米替林快,一般在治疗后2～7 d见效,少数需2～3周起效。维持量为75～150 mg/d。儿童遗尿可在就寝前30～60 min给予25～50 mg。

【制剂】 片剂:每片25 mg,50 mg。注射剂:每支25 mg/2 ml。

【药动学】

给药途径	起始时间	峰值时间(h)	维持时间
口服	不详	9～16	不详

【作用机制】 本品主要阻滞去甲肾上腺素在神经末梢的再摄取,其抗抑郁作用起效较快(一般5～7 d生效,少数人则需2～3周),而抗组胺作用、抗毒蕈碱作用和镇静作用较轻。

【禁忌证】 同阿米替林。

【相互作用】 同阿米替林。

【不良反应】 ① 同阿米替林。但抗毒蕈碱作用和镇静不良反应较少,而皮疹较常见。② 不管有无癫痫病史都可能出现癫痫发作,高剂量时(>250mg/d)发生率增高。③ 偶见皮肤光敏反应和粒细胞减少。

【注意事项】 同阿米替林。

【患者用药指导】 ① 本品是广谱抗抑郁药,起效较快,不良反应少。② 剂量应遵循个体化原则,由小剂量开始,然后根据症状和耐受情况调整用量。③ 对双向情感障碍处于抑郁时的患者,可促发其躁狂发作,治疗时应注意观察。

多塞平 Doxepin

【商品名或别名】 多虑平,Sinequan,Zonalon,Adapin,Aponal,Doxetar,Spectra,Triadapin

【分类】 化学:三环类。治疗学:抗抑郁药。妊娠分类:C。

【指征和剂量】 治疗抑郁症和焦虑症,也利用其抗毒蕈碱作用减少胃酸分泌治疗消化性溃疡,利用其较强的抗组胺作用治疗慢性荨麻疹。

治疗抑郁症用盐酸多塞平(剂量以其所含多塞平表示),开始口服25 mg,tid;如需要可渐增至50 mg,tid,重症可增至300 mg/d。轻症患者一般 25～50 mg/d 即可见效；老年人开始用 10～50 mg/d，可能即有满意疗效；由于 $t_{1/2}$ 较长，一般患者也可用 100 mg/d，睡前 1 次服。

【制剂】 片剂：每片 25 mg，50 mg。

【药动学】

给药途径	起始时间	峰值时间(h)	维持时间(h)
口服	不详	4	8～20

【作用机制】 同阿米替林，但阻滞 5-羟色胺再摄取的作用较弱。除具有较强的镇静作用和抗毒蕈碱作用外，还有较强的抗组胺作用。

【禁忌证】 同阿米替林。青光眼、肝功能不全、严重心血管疾病及癫痫患者慎用。

【相互作用】 同阿米替林。

【不良反应】 初次服用可有连续 2～3 d 的嗜睡感觉，但继续服用可自动消失。常见不良反应为口干、便秘。偶见射精抑制或延迟射精。

【注意事项】 同阿米替林。

【患者用药指导】 同阿米替林。用药期间避免饮酒、驾驶、操作危险机器及高空作业。若过分嗜睡应该减量或停药。

米安色林　Mianserin

【商品名或别名】 美安适宁，米塞林，甲苯吡草，Athymil，Bolvidon，Norval，Tolivin，Organon，Bencard

【分类】 化学：四环类化合物。治疗学：抗抑郁症药物。

【指征和剂量】 用于治疗抑郁症和焦虑症。

口服：成年人初期用量 20～30 mg，bid 或 tid，以后根据病情递增剂量，通常剂量范围为 40～80 mg/d。对多数患者 60 mg/d 已经足够，少数患者需要用到 120 mg/d，可以 1 次睡前服，也可以白天服，tid。

【制剂】 片剂：每片 10 mg。

【药动学】

给药途径	起始时间	峰值时间(h)	维持时间(h)
口服	迅速	2～3	24

【作用机制】 本品是四环类抗抑郁药,无明显的抗毒蕈碱作用,但有显著的镇静作用。它不阻滞周围去甲肾上腺素的再摄取,但阻断中枢突触前α肾上腺素受体而促进去甲肾上腺素更新。它也是脑内某些部位5-羟色胺受体的拮抗剂。此外,它对组胺 H_1 受体也有阻断作用。

【禁忌证】 ① 慎用于糖尿病、癫痫患者和有心血管病史,肝、肾功能不全的患者。② 严重肝病患者和伴躁狂症者禁用。③ 如用本品治疗双相患者,有可能将抑郁相转变为躁狂相。

【相互作用】 ① 不能与单胺氧化酶抑制剂同时应用,至少在后者停用14 d后才可使用本品。② 与抗高血压药如胍乙啶、苄二甲胍、肼屈嗪、甲基多巴、普萘洛尔、可乐定等合用时宜监测血压。③ 合用苯妥英时应监测苯妥英的血药浓度。④ 合用乙醇会增强其中枢抑制作用。

【不良反应】 ① 最常见的不良反应是嗜睡。② 最突出的毒性作用是骨髓抑制,通常发生在治疗开始后数周内,老年人特别易致。③ 其他不良反应有肝功能障碍(包括黄疸)、乳腺异常、体位性低血压、头晕、多发性关节炎、皮疹、出汗和震颤。

【注意事项】 ① 用药期间不宜驾车或操作机器。② 对伴有心血管障碍、青光眼或前列腺增生者应小心监护。③ 过量摄入时偶见严重的心律失常、呼吸抑制、惊厥或昏迷和更为持久的镇静抑制状态,应立即洗胃,并继以对症和支持治疗。

【患者用药指导】 ① 用药期间禁止驾驶、从事机器操作或高空作业。② 在米安色林治疗的前3个月,每4周检查1次血细胞计数。如果出现发热、喉痛、胃炎或其他感染症状,应及时检查全血细胞计数。③ 老年患者更应该严密监测血液系统的不良反应。

氟西汀 Fluoxetine

【商品名或别名】 氟苯氧丙胺,Adofen,Fluctin,Fluoxeren,Prozac,Reneuron,百优解

【分类】 化学:SSRI。治疗学:抗抑郁药。妊娠分类:C。

【指征和剂量】 适用于各型抑郁症。

口服:① 用于抑郁症:起始剂量20 mg/d,渐增至20～80 mg/d,症状减轻后,可改用最低维持量。老年患者最大安全剂量为60 mg/d,肝功能不全患者剂量减半,早、晚期用均可。② 用于强迫症:起始剂量20 mg/d,早

晨服用，渐增至 20～60 mg/d。③ 用于暴食症：剂量为 60 mg/d。

【制剂】 胶囊：每粒 20 mg。

【药动学】

给药途径	起始时间	峰值时间(h)	维持时间(d)
口服	迅速	4	7～15

【作用机制】 新型选择性 5-HT 摄取抑制剂，影响去甲肾上腺素再摄取，很容易通过血脑屏障，在中枢神经系统可防止 5-HT 耗竭，也能抑制血小板对 5-HT 的吸收。

【禁忌证】 癫痫患者和对本品过敏者禁用。不应与单胺氧化酶抑制剂并用，可在单胺氧化酶抑制剂停用 14 d 后使用。

【相互作用】 本品与其他抗抑郁药合并使用时，其他抗抑郁药的稳态血浓度会超过 2 倍以上。本品与锂合并使用时，可能增加或降低锂的血药浓度，因此必须监测血锂的浓度。同时合并服用地西泮可能会延长地西泮的半衰期。

【不良反应】 治疗早期可出现恶心、失眠、头痛、震颤、焦虑、口干、出汗。大剂量服用偶可引起癫痫。

【注意事项】 肝功能不全者应减量给药。本品可延长地西泮的血浆半衰期，减慢其血浆清除率，但不影响其疗效。约有 4%的患者会发生皮疹或荨麻疹，一旦发现，应立即停药。

【患者用药指导】 ① 在服药 1 个月内有体重下降的作用，但是如果继续用药该作用减弱直至消失。② 对传统的三环类耐药或因不良反应而不能耐受的成年抑郁症患者，本品可作为首选替代品。

帕罗西汀　Paroxetine

【商品名或别名】 帕罗克赛，盐酸氟苯哌苯醚，赛乐特，Seroxat，Seroxate

【分类】 化学：SSRI。治疗学：抗抑郁药。妊娠分类：C。

【指征和剂量】 用于抑郁症，主要用于焦虑和强迫症。

口服：20 mg/d，与早餐同服。2～3 d 后根据患者反应以 10 mg 递增，最大剂量 50 mg/d。老年人最大剂量不超过 40 mg/d。肾功能损害(肌酐清除率＜30 ml/min)或严重肝损害患者，以 20 mg/d 为限。

【制剂】 片剂：每片 20 mg，30 mg。

【药动学】

给药途径	起始时间	峰值时间(h)	维持时间
口服	不详	5	不详

【作用机制】 本品是 5－HT 强力选择性抑制剂，对其他神经递质受体的亲和力很小，通过干预 5－HT 进入血小板膜的主动转运过程而引起 5－HT在血小板中的衰竭。

【禁忌证】 本品禁用于严重肝、肾功能不良者及儿童。

【相互作用】 不宜与单胺氧化酶抑制剂(MAOI)同用。若因病情需用本品时，须在停用 MAOI 2 周之后方可考虑。同样，停用本品 2 周之后方可使用 MAOI。

【不良反应】 射精困难，短期(＜6 周)应用可引起恶心、嗜睡、出汗、震颤，其次有乏力、口干、失眠，一般较轻微。长期应用常见头痛、出汗、便秘。

【注意事项】 肝肾功能不全者须用本品时应适当减少剂量。

【患者用药指导】 本品宜在每天早晨服用 1 次。老年抑郁症患者采用本品疗效较氯米帕明或阿米替林要好，且不良反应也低于后两者。

氟伏沙明 Fluvoxamine

【商品名或别名】 氟戊草胺，马来酸氟戊肟胺

【分类】 化学：SSRI。治疗学：抗抑郁药。妊娠分类：C。

【指征和剂量】 适用于持久性抑郁症状及自杀风险大的患者，对其他类型的抑郁症也有效，此外还可治疗强迫症和心身性疾病。

口服：100～200 mg/d，分次服用。最大剂量为 300 mg/d。如本品不能控制焦虑、失眠时，可加用地西泮类药物。如过量服用，应尽量使胃排空，还可用血液透析加速本品排出体外。

【制剂】 片剂：每片 50 mg，100 mg。

【药动学】

给药途径	起始时间	峰值时间(h)	维持时间
口服	不详	1.5～8	不详

【作用机制】 本品选择性抑制突触前膜对 5-HT 的再摄取，对去甲肾上腺素及多巴胺影响很弱，为已知选择性最高的 5-HT 再摄取抑制剂之一。其优点是无镇静作用或兴奋作用，无抗胆碱能及抗组胺作用，也无心血管反应，不影响单胺氧化酶。高剂量能降低动物的惊厥阈值。

【禁忌证】 孕妇，肝、肾功能不全及癫痫患者慎用。儿童尚未经临床试验故不宜使用。

【相互作用】 与普萘洛尔合用，可增加普萘洛尔的血药浓度，但对普萘洛尔引起的心率减慢影响很小。合用锂盐或色氨酸时，可增强 5-HT 效应。与华法林合用可增加华法林的血药浓度。同时饮酒，会影响警觉性、定向力及注意力。不宜与单胺氧化酶抑制剂(MAOI)合用，须在停用 MAOI 2 周后方可使用本品。

【不良反应】 常见为恶心、呕吐、嗜睡、便秘、焦虑不安、疲乏等。偶见一过性肝功能改变，停药后可恢复。

【注意事项】 患者对本品耐受良好。临床试验有过敏、倦怠思睡、恶心、呕吐、口干和失眠等不良反应。它们与本品的治疗作用无关，出现于治疗初期，治疗 2～3 周后趋于消失。用药期间伴有嗜睡、震颤和消化不良(常见的是恶心)。本品可抑制普萘洛尔等经肝脏代谢的β受体阻滞剂的肝脏代谢率，亦可降低华法林和经肝脏代谢的维生素 K 类抗凝血药的肝代谢，故需合用时，应注意减少后者的用量。也发生过一些意外情况，如带自杀危险倾向的精神运动抑制增强，心情转变太快，也可发生谵妄。

西酞普兰 Citalopram

【商品名或别名】 喜普妙

【分类】 化学：SSRI。治疗学：抗抑郁药。妊娠分类：C。

【指征和剂量】 抑郁性精神障碍(内源性及非内源性抑郁)。

开始量为 20 mg，qd。如临床适应，可增加至 40 mg/d，或必要时增至最高剂量 60 mg/d。超过 65 岁的患者剂量减半，即 10～30 mg/d。抗抑郁剂治疗属于对症治疗，必须持续相当长的时间，一般来说，躁狂-抑郁精神障碍需服用 4～6 个月。若出现失眠或严重的静坐不能，在急性期建议辅以镇静治疗。

【制剂】 片剂：每片 20 mg。

【作用机制】 西酞普兰是一种很强的选择性5-羟色胺摄取抑制剂,具有抗抑郁作用。特别是这种药物对胆碱能毒蕈碱受体、组胺受体和α肾上腺素能受体无抑制作用。若这些受体被抑制,则会产生很多抗抑郁药物引起的不良反应,如口干、镇静、体位性低血压等。西酞普兰对内源性和非内源性抑郁的患者同样有效。其抗抑郁作用通常在2～4周后建立。本药不影响心脏传导系统和血压,也不影响血液系统、肝及肾等。本药少见的不良反应和最轻度镇静的特性使它特别适用于长期治疗。而且,本药既不会导致体重增加,也不会强化乙醇的作用。

【禁忌证】 ① 如患者进入躁狂期,应停用本药,并给予精神抑制药(如高抗素)以进行适当治疗。② 儿童临床经验不详。

【相互作用】 同时服用单胺氧化酶抑制剂可导致高血压危象。

【不良反应】 所观察到的本药不良反应通常很少,很轻微,且短暂。常见的不良反应有:恶心、出汗增多、流涎减少、头痛和睡眠时间缩短。通常在治疗开始的第1周或第2周时比较明显,随着抑郁状态的改善一般都逐渐消失。在稀有个案中曾观察到癫痫发作。在已有心率缓慢的患者中,心动过缓可使治疗更复杂。

【注意事项】 ① 因本品解除抑制的作用可先于抗抑郁作用,所以,患者在出现明显抑郁缓解之前仍可能持续存在自杀的可能性。② 服用单胺氧化酶抑制剂的患者不可同时使用本药。停用单胺氧化酶抑制剂14 d后方可使用本药。③ 本药在妊娠期的安全性尚未确定。因此,除非对于患者来说服药的好处远远超过理论上可能对胎儿或婴儿带来的风险,否则妊娠期及哺乳期内不应服用。动物实验未显示任何可能致畸的证据。

舍曲林 Sertraline

【商品名或别名】 左洛复,Zoloft

【分类】 化学:SSRI。治疗学:抗抑郁药。妊娠分类:C。

【指征和剂量】 主要用于治疗抑郁症和强迫症,包括伴随焦虑、有或无躁狂史的抑郁症、抑郁性疾病相关的症状。疗效满意后,继续服用可有效地防止抑郁症的复发。用于治疗强迫症时,在取得初始疗效后的2年内,仍保持它的有效性、安全性和耐受性。

6岁以上儿童、成人,包括老年人,通常有效剂量为50 mg,qd。少数患者的疗效不佳而对药物耐受性较好时,可在几周内逐渐增加药物剂量,每次增加 50 mg，最大增至 200 mg，qd。用药 7 d 左右可见疗效，完全的疗效则在 2～4 周才显现，强迫症疗效的出现可能需要更长时间。长期用药应维持在最低有效治疗剂量。

【制剂】 片剂：每片 50 mg，100 mg。

【作用机制】 在体外是神经元强效和特异的 5-羟色胺再摄取抑制剂，能导致动物体内 5-羟色胺效应的增强，从而产生抗抑郁作用。对去甲肾上腺素及多巴胺的神经元再摄取仅有极轻微的影响。动物长期给予舍曲林可使脑内去甲肾上腺素受体下调，与临床其他抗抑郁药物作用相一致。这种作用与临床抗抑郁症需长期给药这一事实，提示抗抑郁药物通过这一机制起作用。

舍曲林不增强儿茶酚胺活性，对胆碱能受体、5-羟色胺受体、多巴胺能受体、肾上腺素能受体、组胺受体、内源性 γ-氨酪酸或地西泮受体均无亲和性。它在动物体内没有兴奋作用、镇静作用、抗胆碱作用或心脏毒性。

舍曲林既没有苯丙胺伴随的兴奋或焦虑，也没有阿普唑仑伴随的镇静和神经运动损伤。舍曲林既没有在功能上成为经训练后可自行摄用可卡因的恒河猴的正性增强剂，也没有作为对恒河猴的选择性刺激物而取代 d-苯丙胺或苯巴比妥。

【禁忌证】 对舍曲林过敏者及正在服用单胺氧化酶抑制剂者禁用。

【相互作用】 ① 单胺氧化酶抑制剂：已有临床报道，舍曲林与单胺氧化酶抑制剂，包括选择性单胺氧化酶抑制剂及可逆性单胺氧化酶抑制剂联合治疗会出现严重反应，有时是致命的。有些病例是类似 5-羟色胺综合征的表现。所以，服用单胺氧化酶抑制剂或停用单胺氧化酶抑制剂 14 d 内，不能服用本药；同样，停用本药后也需 14 d 以上才能开始单胺氧化酶抑制剂的治疗。② 其他 5-羟色胺能药物：舍曲林可抑制中枢神经系统对 5-羟色胺的再摄取，故与可增加 5-羟色胺神经传导的药物，如色氨酸或芬氟拉明合用时应慎重考虑，避免出现可能的药效学相互作用。③ 中枢神经系统抑制剂和乙醇：在健康人联合应用舍曲林 200 mg/d，不会增加乙醇、卡马西平、氟哌啶醇或苯妥英等在认知功能和精神运动性活动能力方面的作用，但不主张患者在舍曲林治疗期间饮酒。④ 华法林：舍曲林 200 mg/d 与华法林联合应用在一定程度上可增加凝血因子Ⅱ时间，但临床意义不明确。因此舍曲林与华法林联合应用或停用时，应密切监测凝血因子Ⅱ时间。⑤ 锂剂：和其他选择性 5-羟色胺再摄取抑制剂一样，舍曲林与可能通过 5-羟色胺机制起作用的药物(如锂剂)合用时应慎用。

【不良反应】 ① 可能引起的不良反应有：恶心、稀便或腹泻、厌食、消化不良、震颤、头晕、失眠、嗜睡、多汗、口干及性功能障碍(在男性主要表现为射精延迟)。② 偶有(大约 0.8%)无症状的血清转氨酶增高(ALT 和 AST),这些异常多发生在服药后的前 1～9 周,且于停药后即可消失。③ 曾有低钠血症的个别报道,且于停药后可以逆转。④ 有些病例可能由抗利尿激素分泌失调综合征引起。多数的报道发生于老年人及应用利尿剂或其他治疗的患者。⑤ 在使用舍曲林的患者中,曾偶有血小板功能改变和(或)临床实验室检查结果异常的报道。然而尚有一些应用舍曲林的患者发生出血或紫癜的报道,但还不清楚是否由舍曲林引起。

【注意事项】 由于抑郁症患者存在自杀企图的可能性,并可能持续存在直到临床明显缓解时,所以在治疗早期应对有自杀危险的患者进行密切监控。

文拉法辛　Venlafaxine

【商品名或别名】 万拉法辛,Effexor

【分类】 化学：SNRI。治疗学：抗抑郁药。妊娠分类：C。

【指征和剂量】 治疗中的抑郁症患者。

成年人起始剂量为 75 mg/d,分 2～3 次服用,与食物同服。若需进一步治疗,可将剂量增至 150 mg/d,分 2 次服用。在治疗严重的抑郁症患者时,可将起始剂量定为 150 mg/d,分 2 次服用。

根据耐受性和临床需要,对病情严重的患者可将剂量增至 375 mg/d。但在增加剂量时,75 mg/d 的增长速度不得少于 4 d,同时,剂量减少时也要缓慢进行。老年人在用药安全性和效果方面未见异常。

【制剂】 片剂：每片 25 mg,37.5 mg,50 mg,75 mg,100 mg。

【药动学】

给药途径	起始时间	峰值时间(h)	维持时间
口服	不详	2	不详

【作用机制】 本品是一种苯乙胺类化合物,是新型 5 -羟色胺(5 - HT)、去甲肾上腺素再吸收抑制药物。本品抗抑郁作用是通过阻滞去

甲肾上腺素或5-HT的重摄取而产生的。它对5-HT重摄取的抑制作用弱于选择性5-HT重摄取抑制剂(SSRI),对去甲肾上腺素重摄取的抑制作用也弱于一些三环类抗抑郁药(TCA)或SSRI,而抑制多巴胺重摄取作用则强于地昔帕明、丙咪嗪和三唑酮。本品对于与多巴胺或地西泮受体结合的药物有较少置换作用或几乎没有置换作用,对单胺氧化酶抑制剂(MAOI),毒蕈碱能,胆碱能,α_1、α_2和β肾上腺素能受体也无作用,对H_1受体作用微弱。

动物试验发现,本品的活性代谢物O-去甲基Venlafaxine(ODY)通过阻断单胺类的重摄取而发挥抗抑郁作用,并能连续逆转利血平引起的降压作用,降低由异丙肾上腺素刺激松果体而产生的cAMP的浓度升高。β肾上腺素受体激动剂异丙肾上腺素可以升高cAMP浓度,因此在临床前试验中,利用其cAMP释放的减少而引起β受体的下调作用来评价抗抑郁药的效果。动物试验还发现,本品无论短期或长期给药都能减少cAMP的释放,因而引起β受体的下调作用。由于这种β受体快速下调,所以本品具有比目前使用的其他抗抑郁药起效快的特点。一组临床对照研究显示,患者服用本品1周后,即可出现明显的抗抑郁作用。

【禁忌证】　近期有心肌梗死或不稳定的心脏病史的患者,使用本品时要谨慎。在治疗期间驾车或操纵机械时要慎重。对有癫痫病史的患者要谨慎,如果病情发作,应马上停药。

【相互作用】　不宜与MAOI同服,在MAOI停用14 d后方可应用本品。在停用本药至少7 d后才可开始应用MAOI。本品合用锂剂或地西泮无药动学相互作用。

【不良反应】　① 主要是短暂的恶心、嗜睡、口干、困倦、便秘、紧张、出汗、男性射精异常或性欲亢进,以及厌食、头痛、失眠、血压升高。② 还有消化不良、震颤、血管扩张、畏寒、心悸、体重增加、焦虑等不良反应。③ 在少数患者中可见肝脏酶可逆性地增加,或者血清胆固醇的改变。

【患者用药指导】　① 某些患者服用本品会引起持续性血压升高,这种升高有剂量依赖性,应经常测量血压,血压持续性上升的患者应减量或停药。② 对有癫痫病史的患者要谨慎,如果病情发作,应马上停药。③ 应注意用药后是否有皮疹、荨麻疹等变态反应。④ 对有滥用中枢神经系统(CNS)药物史的患者应严密监控。⑤ 有偶发体位性低血压者,要注意有困倦或摇摆的可能性。⑥ 育龄妇女服用本品时要注意避孕。

曲唑酮 Trazodone

【商品名或别名】 苯哌丙吡唑酮,曲拉唑酮

【分类】 化学:SARI。治疗学:抗抑郁药。妊娠分类:X。

【指征和剂量】 适用于各类抑郁症及烦躁不安、睡眠障碍、食欲改变、易疲劳、自罪感及自杀意念等症状。

150 mg/d,分次饭后服,以后可每 3 d 增加 50 mg,最高剂量 400 mg/d。临睡服用日剂量的 2/3,可减轻倦怠思睡感。

【制剂】 片剂:每片 50 mg,100 mg。

【药动学】

给药途径	起始时间	峰值时间(h)	维持时间
口服	不详	1.5	不详

【作用机制】 本品选择性地阻断突触前膜对 5-HT 的再摄取,还有较弱的抑制去甲肾上腺素再摄取的作用,对多巴胺、组胺作用弱。本品还有镇静作用及轻度抗胆碱能作用。

【禁忌证】 孕妇及哺乳期妇女禁用。

【相互作用】 可增加中枢抑制药的效应,可增加地高辛及苯妥英的血药浓度。不宜与单胺氧化酶抑制剂合用。

【不良反应】 ① 最常见的为倦怠思睡,其他有口干、便秘、视力模糊、低血压、心律不齐等。偶见粒细胞减少。② 有报道发生体位性低血压者。③ 少数发生手震颤及臂阵挛、帕金森病样症状、轻度肌强直及局部齿轮征、躁狂、谵语,出现癫痫发作。④ 有报道前列腺增生患者,服此药后发生尿潴留。⑤ 有时发生阴茎异常勃起,出现此现象时应停药。⑥ 也有报道发生肝毒性作用者。

【注意事项】 ① 突然停用此药后可发生胃肠道症状,如恶心、呕吐、腹泻及腹部压痛,应用阿托品治疗有效。② 若治疗期间有发热及喉痛,男性患者若有长时间阴茎异常勃起,应停药。

艾司西酞普兰 Escitalopram

【商品名或别名】 来士普

【分类】 治疗学:抗抑郁药。妊娠分类:C。

【指征和剂量】 ① 重症抑郁症：起始剂量 10 mg，qd，1 周后可以增至 20 mg，qd，早晨或晚上口服，持续几个月甚至更长。② 广泛性焦虑：起始剂量 10 mg，qd，1 周后可以增至 20 mg，qd，早晨或晚上口服。

【制剂】 片剂：10 mg。

【药动学】

给药途径	起始时间	峰值时间(h)	维持时间(h)
口服	不详	5	27～32

【作用机制】 增进中枢神经系统 5－羟色胺(5－HT)能的作用，抑制 5－HT的再摄取。本品为高选择性的 5－HT 再摄取抑制剂(SSRI)，而对去甲肾上腺素(NE)和多巴胺(DA)再摄取作用微弱，其作用为西酞普兰右旋对映体作用的100倍。本品对 $5HT_{1-7}$ 受体或其他受体包括 α 和 β 肾上腺素、DA_{1-5}、H_1、M_{1-5} 和苯二氮䓬受体无作用或作用非常小，对 Na^+、K^+、Cl^- 和 Ca^{2+} 通道无作用。

【禁忌证】 对本品或西酞普兰过敏的患者禁用。

【相互作用】 禁与 MAGI 并用，与乙醇和中枢神经系统药物(例如抗抑郁药)并用时应慎重。与阿司匹林(aspirin)、华法林(warfarin)等抗凝血药合用时可能有引起上消化道出血的危险，应慎用。锂盐可能增加本品的作用，合用时应慎用。酶诱导剂卡马西平可能增加本品的代谢，两者合用时应增加后者的剂量。本品不宜与西酞普兰合用。

【不良反应】 约 5% 的患者有失眠、阳痿、恶心、便秘、多汗、口干、疲劳、嗜睡，约 2% 的患者有头痛、上呼吸道感染、背痛、咽炎和焦虑等。偶见躁狂或低钠血症。

【注意事项】 肝、肾功能不全者，有惊厥史或心脏病、甲状腺疾病、电解质紊乱的患者、有其他精神疾病(例如双相情感障碍)或自杀念头者应慎用。服药期间不宜操作机器，孕妇或哺乳期妇女应慎用，对婴幼儿的安全性没有临床资料。至少停用单胺氧化酶抑制剂(MAOI)14 d 后才可以调换本药，同样，停用本药 14 d 后才可以用 MAOI。停药时应逐渐减量。

米塔扎平　Mirtazapine

【商品名或别名】 瑞美隆，米氮平

【分类】 化学：四环类。治疗学：抗抑郁药。妊娠分类：C。

【指征和剂量】 适用于各种抑郁症。

成人治疗起始剂量应为 30 mg，qd，逐渐加大剂量至获最佳疗效。有效剂量通常为 15～45 mg，qd。

【制剂】 片剂：每片 30 mg。

【药动学】

给药途径	起始时间	峰值时间(h)	维持时间(h)
口服	迅速	2	20～40

【作用机制】 是中枢突触前膜 α_2 受体拮抗剂，可以增强肾上腺素能神经的传导。它同时阻断中枢的 5 - HT_2 和 5 - HT_3 受体：米塔扎平的 2 种旋光对映体都具有抗抑郁活性，左旋体阻断 α_2 和 5 - HT_2 受体，右旋体阻断 5 - HT_3 受体。米塔扎平的抗组胺受体(H_1)特性起着镇静作用。该药有较好的耐受性，几乎无抗胆碱能作用，对心血管系统无影响。

【禁忌证】 禁用于对本品过敏者。禁与单胺氧化酶抑制剂同时使用。

【相互作用】 避免与乙醇、地西泮及其他中枢抗抑郁药联合应用。

【不良反应】 食欲增加，体重增加。嗜睡，镇静，通常发生在服药后的前几周(此时减少剂量并不能减轻副作用，反而会影响其抗抑郁效果)。在极少的情况下，以下副作用有可能发生：体位性低血压，躁狂症，惊厥发作，震颤，肌痉挛，水肿及体重增加，血清转氨酶水平增加，药疹。

【注意事项】 必须停用单胺氧化酶抑制剂 2 周后方可使用米塔扎平。孕妇和哺乳期妇女不宜使用。慎用于粒细胞缺乏、心绞痛、心血管意外、脱水、癫痫、高胆固醇血症、心肌梗死患者及肝肾功能不全者。

度洛西汀 Duloxetine

【商品名或别名】 欣百达

【分类】 化学：噻吩丙醇胺类。治疗学：抗抑郁药。妊娠分类：C。

【指征和剂量】 用于治疗抑郁症。起始剂量为 30～60 mg，qd，不考虑进食情况。

【制剂】 胶囊：每粒 30 mg。

【药动学】

给药途径	起始时间	峰值时间(h)	维持时间(h)
口服	不详	6	12

【作用机制】 选择性的5-羟色胺与去甲肾上腺素再摄取抑制剂(SSNRI)。对多巴胺再摄取的抑制作用相对较弱。与多巴胺能受体、肾上腺素能受体、胆碱能受体、组胺能受体、阿片受体、谷氨酸受体、r-氨基丁酸受体无明显亲和力。度洛西汀不抑制单胺氧化酶。

【禁忌证】 已知对度洛西汀肠溶胶囊或产品中任何非活性成分过敏的患者禁用。禁止与单胺氧化酶抑制剂(MAOI)联用;未经治疗的闭角型青光眼。

【相互作用】 可能影响度洛西汀的其他药物:度洛西汀的代谢与CYP1A2和CYP2D6有关,对CYP1A2代谢有抑制作用的药物如氟伏沙明、西咪替丁,喹诺酮类抗生素如环丙沙星、依诺沙星和CYP2D6抑制剂会增加度洛西汀的药物浓度。

【不良反应】 一般不良反应有头晕、恶心、头痛,发生率≥5%。突然停服度洛西汀可有头晕、恶心、头痛、感觉异常、呕吐、兴奋、梦魇、失眠、腹泻、焦虑、多汗和眩晕;下列不良反应发生率<0.01%:抗利尿激素分泌过多综合征、室上性心律失常、青光眼、肝炎、黄疸等。下列不良反应发生率>0.01%且<0.1%:幻觉、尿潴留、皮疹等。

【注意事项】 MAOI停药后至少14 d才可开始度洛西汀的治疗。度洛西汀停药后至少5 d才可以开始MAOI的治疗。

(三) 抗躁狂药

碳酸锂　Lithium Carbonate

【商品名或别名】 Lithii Carbonas,Lithobid

【分类】 化学:锂盐。治疗学:抗躁狂药物。妊娠分类:X。

【指征和剂量】 临床用于防治躁狂症或轻度躁狂症,粒细胞减少或再生障碍性贫血(简称再障),月经过多和急性菌痢。

① 躁狂症:20~25 mg/(kg·d),分2~3次口服,开始剂量宜小,以后

可增至 1.5～2 g/d；一般剂量：0.125～0.5 g，tid；维持量：0.75～1.5 g/d。② 粒细胞减少、再障：300 mg，tid。③ 月经过多：月经第 1 日服 0.6 g/d，以后 0.3 g/d，分 3 次服，总量 1.2 g，1 个疗程 3 d。④ 急性菌痢：0.1 g，tid，首剂加倍，重症者前 3 d 可加倍，疗程 7～13 d。

【制剂】 片剂：每片 0.125 g，0.25 g，0.5 g。缓释片：每片 0.3 g。胶囊：每粒 0.25 g，0.5 g。

【药动学】

给药途径	起始时间	峰值时间(h)	维持时间(h)
口服	迅速	0.5～2	24

【作用机制】 可能与抑制脑内神经突触部位去甲肾上腺素(NA)的释放并促进其再摄取，使突触部位 NA 含量减少，从而减弱神经兴奋有关；此外，本品也促进 5-羟色胺合成，使其含量增加，亦有助于情绪稳定。

【禁忌证】 孕妇、哺乳期妇女和心血管病、肾脏疾病、脑损伤、脱水、用利尿药、甲状腺功能低下、糖尿病患者，低盐饮食者禁用。

【相互作用】 不宜与氟哌啶醇(增加毒性)合用。吡罗昔康四环素和甲基多巴能使锂在较低的浓度便发生毒性反应。抗组胺药羟嗪能加重锂对心肌的毒性作用。本品与碘合用易产生甲状腺功能低下。本品与其他中枢神经抑制剂合用能加强中枢抑制作用。除硫利达嗪外，几乎所有的抗精神病药物都易掩盖本品的早期中毒症状。本品与氯丙嗪合用，可使后者浓度下降 40%左右。本品能降低去甲肾上腺素的升压作用。本品能加强并延长十羟季铵、泮库溴铵及琥珀胆碱的作用。利尿药、某些非甾体消炎药、四环素、卡马西平、丙戊酸钠可增加血锂浓度，茶碱、钠盐可降低血锂浓度。

【不良反应】 头昏、恶心、呕吐、腹泻、震颤、视物模糊、甲状腺功能减退、心律失常、肾源性尿崩症、体重增加、皮疹、白细胞升高。

【注意事项】 血药浓度＞1.5 mmol/L，可出现中毒症状：脑病综合征(如意识模糊、震颤、反射亢进、癫痫发作乃至昏迷)及休克、肾功能损害。应随时注意并定期监测血锂浓度、心电图、肾功能、甲状腺功能，一旦出现异常应即停药，输入生理盐水及碳酸氢钠，静注氨茶碱利尿，以促进锂排泄。老年人锂盐排泄慢，易产生锂中毒症状，应调节剂量，避免蓄积中毒。

【患者用药指导】 本品的疗效和毒性反应都和血药浓度相关，有效血药浓度范围极窄，用药期间应监测血锂浓度，否则极不安全。一般认为，浓度在 0.8～1.4 mmol/L 时反应较轻，超过 1.5 mmol/L 不良反应增多，超过 2.0 mmol/L 即可发生中毒，2.5～3.5 mmol/L 时发生严重中毒，超过 3.5 mmol/L 时可致死亡。

（四）抗焦虑药

氯氮䓬 Chlordiazepoxide

【商品名或别名】 利眠宁，利勃龙，氨二甲氮䓬，Librium，Medilium，Novopoxide，Paliatin

【分类】 化学：苯二氮䓬类。治疗学：抗焦虑药。妊娠分类：X。

【指征和剂量】 ① 用于镇静、催眠、抗焦虑、抗惊厥和抗癫痫。② 用于基础麻醉和麻醉前给药。③ 治疗乙醇依赖性戒断综合征和家族性、老年性及特发性动作性震颤。盐酸氯氮䓬：常用量 5～10 mg，tid，口服；严重者 20 mg，tid；症状改善后减为 5～10 mg，tid；年老体弱者减量。④ 用于安眠，睡前服 10～20 mg。如需要肠外给药，可深部肌注或缓慢静注 25～50 mg，必要时 2 h 后重复 1 次。

【制剂】 片剂：每片 5 mg，10 mg。注射剂：每支 50 mg，100 mg。

【药动学】

给药途径	起始时间	峰值时间(h)	维持时间(h)
口服	不详	4	24

【作用机制】 本品有镇静、催眠、抗焦虑、抗惊厥和抗癫痫作用。

【禁忌证】 老年人长期服用发生中枢神经系统抑制性不良反应增加，肺功能减退患者、肝肾功能不全患者、孕妇、哺乳期妇女和体弱者慎用。

【相互作用】 能增强氯丙嗪、乙醇、帕吉林的作用，合用时需酌减。与吩噻嗪类、巴比妥类、乙醇等合用可增强中枢抑制。

【不良反应】 嗜睡、便秘，大剂量时可发生共济失调、皮疹、乏力、头痛、眩晕、性功能障碍、尿闭等不良反应，偶见中毒性肝炎、粒细胞减少、溶血性贫血和再生障碍性贫血。

【注意事项】 以小剂量多次服用为佳，长期大量服用使耐药性增高并可出现依赖,男性可导致阳痿。突然停药可引起戒断症状和惊厥。长期服用应定期检查血常规。

【患者用药指导】 服药期间禁止饮酒、驾驶、操作机器及高空作业。长期服药可产生依赖性,避免突然停药。

地西泮 Diazepam

【商品名或别名】 地西泮,苯甲二氮䓬,地西潘,Apozepam,Calmpose,Diapam,Eridan,Stesolid,Stesolin

【分类】 化学:地西泮类。治疗学:抗焦虑药。妊娠分类:X。

【指征和剂量】 ① 治疗各种焦虑性神经症,包括控制戒酒症状:2.5~5 mg,tid,口服,最大量30 mg/d。② 催眠:5~10 mg,睡前服。③ 麻醉前给药:10 mg,口服。④ 心脏电击复律或内镜检查前用药5~10 mg,缓慢静注。⑤ 用于大脑损伤所致肌肉强直或腰肌劳损痉挛性疼痛:2.5~5 mg,tid,口服。⑥ 治疗癫痫持续状态的首选药物,或用于小儿高热、破伤风、子痫及阿托品等药物所致的惊厥:年龄为>30 d且<5岁的患儿,每2~5 min静滴或缓慢推注0.2~0.5 mg(最大总量5 mg);≥5岁患儿,2~5 min用1 mg,最大总量10 mg,必要时2~4 h后重复注射;成人,5~10 mg,静滴或缓慢推注5 mg/min,如需要,10~15 min后重复注射,最大总量30 mg。老弱患者的用量不应超过一般成人的半量。

【制剂】 片剂:每片2.5 mg,5 mg。注射剂:每支10 mg/2 ml。

【药动学】

给药途径	起始时间	峰值时间(h)	维持时间(h)
口服	迅速	1	30~60

【作用机制】 作用类似氯氮䓬而较强,小剂量时即有抗焦虑作用,能改善患者紧张、焦虑和恐惧症;随剂量增加可产生镇静和催眠效应,并有中枢肌松作用,可缓解大脑损伤或局部病变引起的肌肉僵直和挛缩,提高惊厥阈,有抗惊厥和抗癫痫作用。

【禁忌证】 年老体弱者慎用。婴儿,青光眼、重症肌无力患者,分娩产妇和哺乳期妇女禁用。

【相互作用】 避免与单胺氧化酶抑制剂或吩噻嗪类药物同用。西咪替丁可抑制本品排泄。可增加筒箭毒、三碘季胺酚的作用,但可减弱琥珀胆碱的肌松作用。可减慢苯妥英的代谢,利福平又可增加本品排泄。

【不良反应】 ① 嗜睡、乏力、肌张力低、易摔倒等。② 用药初期可有过度镇静、机械操作功能降低、共济失调、尿潴留、皮疹、粒细胞减少。③ 长期服用可产生依赖性。④ 突然停药可出现惊厥、震颤。⑤ 老年人长期服用,发生中枢神经抑制性的不良反应增多。

【注意事项】 静注速度宜慢,并注意呼吸情况。治疗破伤风剂量增加,成人不超过 0.6 g/d。

【患者用药指导】 ① 服药期间禁止饮酒、驾驶、操作机器及高空作业。② 长期服药可产生依赖性,避免突然停药。

硝西泮 Nitrazepam

【商品名或别名】 硝基地西泮,硝苯酮,硝虑苯,Insoma,Mogadon,Remnos,Somnite,Surem

【分类】 化学:苯二氮䓬类。治疗学:抗焦虑药。

【指征和剂量】 ① 短程治疗各种失眠症:5～10 mg,睡前服;儿童 1～6 岁,2.5 mg;7 岁以上,5 mg;老年患者,用量小于成人的半量。② 抗癫痫:5～30 mg/d,分 3 次服,最大量 200 mg/d。

【制剂】 片剂:每片 5 mg,10 mg。

【药动学】

给药途径	起始时间(min)	峰值时间(h)	维持时间(h)
口服	30～60	2	15～38

【作用机制】 类似地西泮。催眠作用强,像短效或中效苯巴比妥那样,能引起近似生理性的睡眠,对器质性疾病和精神病引起的睡眠障碍也有安眠之效。本品抗癫痫作用强,对肌阵挛性癫痫疗效好。

【禁忌证】 ① 本品通过胎盘影响胎儿,临产妇服用后会引起新生儿肌肉松弛无力,禁用。② 小儿忌用。③ 重症肌无力患者禁用。④ 老年患者服用后常有意识模糊,并可影响呼吸功能,禁用。⑤ 肺功能不全者禁用。

【相互作用】 勿与乙醇同服。

【不良反应】 同地西泮。长期服用可产生依赖性,停药后有反跳现象。

【患者用药指导】 ① 服药期间禁止饮酒、驾驶、操作机器及高空作业。② 长期服药可产生依赖性,避免突然停药。

氟西泮 Flurazepam

【商品名或别名】 氟苯地西泮,妥眠多,氟地西泮,氟胺地西泮,氟二乙氨乙基地西泮,Dalmadorm,Dalmane,Dormodor,Felison

【分类】 化学:地西泮类。治疗学:抗焦虑药。妊娠分类:X。

【指征和剂量】 主要用于难以入睡、夜间屡醒及晨间早醒的各型失眠患者做短程治疗。催眠:15~30 mg,睡前服。

【制剂】 胶囊:每粒 15 mg,30 mg。

【药动学】

给药途径	起始时间(min)	峰值时间(h)	维持时间(h)
口服	17	1	7~8

【作用机制】 类似地西泮。有较好的催眠作用,可缩短入睡时间,减少觉醒次数和延长总睡眠时间。

【禁忌证】 ① 严重抑郁症、肝肾功能不全者慎用。② 孕妇、15 岁以下青少年禁用。

【相互作用】 与乙醇、巴比妥类合用可增强中枢抑制作用。

【不良反应】 ① 常见嗜睡、眩晕、头昏、步态蹒跚、共济失调,尚可有过度镇静、定向障碍、头痛、胃烧灼感、易激动、乏力、心悸、胸痛、关节痛和泌尿系统反应。② 长期服用会产生药物依赖性。

【注意事项】 年老体弱者限量于 15 mg 内。15 岁以下儿童不宜使用本品。

【患者用药指导】 ① 服药期间禁止饮酒、驾驶、操作机器及高空作业。② 长期服药可产生依赖性,避免突然停药。

奥沙西泮 Oxazepam

【商品名或别名】 去甲羟基地西泮,舒宁,Adumbran,Benzotran,Oxepam,Praxiten,Serax

【分类】 化学:苯二氮䓬类。治疗学:抗焦虑药。妊娠分类:D。

【指征和剂量】 抗焦虑、控制戒酒症状,也作为神经症、失眠及癫痫的辅助治疗药物。

口服：常用量，15～30 mg，tid 或 qid；老弱患者，10～15 mg，tid；催眠，30～45 mg，睡前服。

【制剂】　片剂：每片 15 mg，30 mg。

【药动学】

给药途径	起始时间	峰值时间	维持时间(h)
口服	不详	数小时	3～21

【作用机制】　类似地西泮，但较弱，作用维持时间短。

【禁忌证】　肝肾功能不全者慎用。6 岁以下儿童禁用。

【相互作用】　同地西泮。

【不良反应】　同地西泮，偶见恶心、头昏等反应，减量或停药后可消失。

【注意事项】　同地西泮。

【患者用药指导】　① 服药期间禁止饮酒、驾驶、操作机器及高空作业。② 长期服药可产生依赖性，避免突然停药。

劳拉西泮　Lorazepam

【商品名或别名】　氯羟地西泮，氯羟二氮䓬，罗拉，Lora，Ativan，Quait，Temesta，Wypax

【分类】　化学：苯二氮䓬类。治疗学：抗焦虑药。妊娠分类：D。

【指征和剂量】　用于严重焦虑症和失眠症、惊厥、手术前给药，以及控制抗癌药物引起的恶心与呕吐。

用于焦虑：口服，药量视病情而定。中度慢性病，常用量2～4 mg/d；重度慢性病，常用量 3～7.5 mg/d，分 2～4 次服。用于失眠：口服 2～4 mg，睡前服。用于癫痫持续状态：肌注或静注，1～4 mg。用于手术前：口服 5 mg，肌注或静注 3 mg。

【制剂】　片剂：每片 0.5 mg，1 mg，2 mg。注射剂：每支 2 mg/2 ml，4 mg/2 ml。

【药动学】

给药途径	起始时间	峰值时间(h)	维持时间(h)
口服	迅速	2	15

【作用机制】 作用与地西泮类似,但抗焦虑作用较强。

【禁忌证】 肝肾功能不全、呼吸功能不全者及儿童慎用;妊娠初3个月及哺乳期妇女禁用。

【相互作用】 同地西泮。

【不良反应】 ① 静注可有呼吸抑制作用,使用时应密切观察呼吸和血压。② 用药过程中可能出现顺行性遗忘及肌无力,必要时换用其他药物。③ 久用可有依赖性,故尽可能短期用药,一般不宜超过3个月。④ 突然停药可引起戒断现象,宜逐渐减药。

【注意事项】 本品对于小儿仅在癫痫持续状态时用。

【患者用药指导】 ① 服药期间禁止饮酒、驾驶、操作机器及高空作业。② 长期服药可产生依赖性,避免突然停药。

氯硝西泮　Clonazepam

【商品名或别名】 氯硝地西泮,Clonopin

【分类】 化学:苯二氮䓬类。治疗学:抗焦虑药。妊娠分类:D。

【指征和剂量】 用于各型癫痫,对舞蹈症、抽动秽语综合征、各类神经痛、慢性耳鸣也有一定疗效。

口服:应从小剂量开始,渐增至有效量,每日量分2~4次服用。婴儿或儿童开始0.01~0.05 mg/(kg·d),后每3 d增加0.25~0.5 mg,维持量为0.1~0.2 mg/(kg·d)。成人开始1 mg/d,每2~3 d增加0.5~2 mg/d,常用量4~8 mg/d。静注:以控制癫痫持续状态,成人1~4 mg,于30s内缓慢注射完毕,可控制数小时到1 d。需要时可用静滴继续给药,将4 mg溶于生理盐水注射液500 ml中,以能控制发作的最小速度滴注。

【制剂】 片剂:每片0.5 mg,2 mg。注射剂:每支1 mg/ml。

【药动学】

给药途径	起始时间(min)	峰值时间(h)	维持时间(h)
口服	30~60	1~2	6~8

【作用机制】 类似地西泮和硝西泮,但抗惊厥作用较强而迅速,能限制局灶性异常放电,具有广谱抗癫痫作用。

【禁忌证】 肝肾功能不全、青光眼患者禁用。

【相互作用】 与巴比妥类和扑米酮合用时嗜睡反应加重。

【不良反应】 ① 常见嗜睡、共济失调和行为紊乱，也可有头昏、乏力、抑郁等精神状态。② 偶见多涎、皮疹、复视及消化道反应。③ 长期服药可产生耐受性和依赖性，突然停药可引起癫痫持续状态，故必须逐渐减量后停药。④ 动物实验表明有致畸作用，孕妇宜避免使用。

【注意事项】 ① 治疗小发作时可能加重大发作，宜配合控制大发作的药物。② 静注时对心脏和呼吸的抑制较地西泮强，更需注意。

【患者用药指导】 ① 服药期间禁止饮酒、驾驶、操作机器及高空作业。② 长期服药可产生依赖性，避免突然停药。

艾司唑仑 Estazolam

【商品名或别名】 舒乐地西泮，舒坦乐地西泮，忧虑定，三唑地西泮，Eurodin，Nuctalon，Esilgan，Surazepam

【分类】 化学：地西泮。治疗学：抗焦虑药。妊娠分类：X。

【指征和剂量】 适用于治疗焦虑、失眠、癫痫和术前镇静。

抗焦虑：1～2 mg，tid，口服。催眠：2～4 mg，睡前服。抗癫痫：2～4 mg，tid；手术前给药：2～4 mg，术前 1 h 服。

【制剂】 片剂：每片 1 mg，2 mg。

【药动学】

给药途径	起始时间(min)	峰值时间(h)	维持时间(h)
口服	20～60	2	5～8

【作用机制】 类似地西泮，有抗焦虑、镇静、安眠和抗癫痫作用。

【禁忌证】 ① 孕妇、哺乳期妇女和肝肾功能不全、老年、高血压患者慎用。② 对地西泮类过敏者、15 岁以下儿童和严重呼吸功能不全、严重肝功能不全、睡眠呼吸暂停综合征、重症肌无力患者禁用。

【相互作用】 ① 与乙醇合用可增强镇静作用。② 与吗啡衍生物、巴比妥类合用，剂量宜小，药物过量可增加呼吸抑制的危险。③ 与氯氮平合用，易产生虚脱，可出现呼吸及心搏停止。

【不良反应】 个别患者可出现口干、乏力、嗜睡、头晕、肌张力下降等感觉，1～2 h 自然消失。长期用药可产生耐受性和依赖性，疗效可能改变。突然停药可出现症状一过性加重。

【注意事项】 对年老、年幼、体弱者应酌情减量。

【患者用药指导】 ① 服药期间禁止饮酒、驾驶、操作机器及高空作业。② 长期服药可产生依赖性,避免突然停药。

阿普唑仑 Alprazolam

【商品名或别名】 佳静地西泮,甲基三唑地西泮,Xanax,Tafil,Valeans,Xanor

【分类】 化学:地西泮类。治疗学:抗焦虑药。妊娠分类:D。

【指征和剂量】 用于焦虑症或焦虑状态及伴有忧郁症的焦虑症的短期治疗。

口服:成人 0.25~0.5 mg,tid。根据病情可逐渐加大到 4 mg/d。老人 0.25 mg,bid 或 tid。

【制剂】 片剂:每片 0.25 mg,0.4 mg,0.5 mg,1.0 mg。

【药动学】

给药途径	起始时间	峰值时间(h)	维持时间
口服	迅速	1~2	12

【作用机制】 作用类似地西泮,但镇静、催眠作用较强。

【禁忌证】 ① 严重肝肾及呼吸功能不全者、年龄<18 岁者慎用。② 对本品及其他地西泮类药物过敏者、闭角型青光眼患者、孕妇、哺乳期妇女、8 岁以下儿童禁用。

【相互作用】 ① 本品如与其他具有精神作用的药物(抗惊厥药、抗组胺药、乙醇等)同用,将增加中枢抑制作用。② 与 H_2 受体拮抗剂西咪替丁同用,可使本品 $t_{1/2}$ 延长,代谢速率减慢。③ 与单胺氧化酶抑制剂合用时,本品的代谢可能受阻。④ 本品可加速口服抗凝剂、皮质激素、洋地黄、β 受体阻滞剂等药物的代谢,使它们疗效降低。

【不良反应】 同地西泮。

【注意事项】 久用可产生耐受性和依赖性,治疗时间尽可能短,一般不超过 3 个月。大剂量可抑制呼吸。

【患者用药指导】 ① 服药期间禁止饮酒、驾驶、操作机器及高空作业。② 长期服药可产生依赖性,避免突然停药。

咪达唑仑 Midazolam

【商品名或别名】 咪唑二氮䓬，咪唑地西泮，速眠安，Dormicum，Hypnvel，Versed

【分类】化学：地西泮类。治疗学：抗焦虑药。妊娠分类：D。

【指征和剂量】 ① 口服用马来酸咪达唑仑，肠外给药与直肠给药用盐酸咪达唑仑，剂量均以其所含盐基表示。② 短程治疗失眠症：7.5～15 mg，睡前服。③ 手术前给药：0.07～0.1 mg/kg(约 5 mg)，术前 30～60 min肌注。④ 诱导麻醉：0.3 mg/kg(手术前给药的患者减量为0.2 mg/kg)，静注。

【制剂】 片剂：每片 7.5 mg(白色)，15 mg(蓝色)。注射剂：5 mg/5 ml，15 mg/3 ml。

【药动学】

给药途径	起始时间(min)	峰值时间(min)	维持时间
肌注	15	30～60	不详

【作用机制】 类似地西泮。本品为短时作用的地西泮类，有较强的遗忘作用，可用于手术前给药。

【禁忌证】 ① 严重呼吸功能衰竭、器质性损伤及一般状况差者慎用。② 对地西泮类药物过敏、妊娠初 3 个月内、重症肌无力者禁用。

【相互作用】 ① 可增强其他麻醉药的镇痛作用。② 不能与硫喷妥钠混合使用。③ 与抗精神失常药、抗组胺药、巴比妥类药物及西咪替丁、乙醇饮料合用有增强作用。故用本品后 12 h 内不得饮用含乙醇饮料。

【不良反应】 ① 用量较大时，醒后可出现乏力及思维不集中。② 可产生耐受性和进展性健忘症，少见胃肠道症状。少数患者可出现短时间的呼吸功能影响，其程度与剂量成正比，因此需注意用量及静注时速度不宜过快。③ 长期大剂量服用，易致依赖性(比巴比妥类要轻很多)。

【注意事项】 ① 用药后可能有血压下降，通常下降幅度不超过 15%。服药 4～6 h 内不得驾车、操作机器或攀高等。② 对精神分裂症或重症抑郁所致的失眠不宜口服给药。

【患者用药指导】 注射用药，老年人或心、肺功能不全者慎用，如用药需在医院观察 3 h 以上。

丁螺环酮 Buspirone

【商品名或别名】 盐酸布螺酮,Ansiced,Buspisal,Narol

【分类】 化学:氮杂螺环癸烷双酮类。治疗学:抗焦虑药。妊娠分类:B。

【指征和剂量】 抗焦虑用盐酸丁螺环酮进行短期治疗。主要适用于一般性的焦虑状态,对伴有恐惧症的严重焦虑症无效。

口服:5 mg,bid 或 tid。必要时每隔 2~3 d 增加 5 mg,最大量 45~60 mg/d(老年人 30 mg/d)。

【制剂】 片剂:每片 5 mg,10 mg。

【药动学】

给药途径	起始时间	峰值时间(h)	维持时间(h)
口服	迅速	0.5~1	2

【作用机制】 作用于突触前膜上的多巴胺受体产生选择性抗焦虑作用。与地西泮类不同,它对 r-氨基丁酸(GABA)无影响,属于 $5-HT_{1A}$受体阻滞剂,无明显镇静作用。

【禁忌证】 严重肝肾功能不全、青光眼、重症肌无力及分娩期患者禁用。

【相互作用】 不与下述药物合用:乙醇、中枢神经系统抑制剂、降压药、抗凝剂、避孕药及单胺氧化酶抑制剂。

【不良反应】 常见胃肠道不适,尚有头晕、头痛、激动、失眠和烦躁不安等。

【注意事项】 药物显效时间在用药后 2 周左右,有的可更长,故宜治疗 3 周以上,不宜匆忙更换他药。

二、镇静催眠药

(一)巴比妥类

苯巴比妥 Phenobarbital

【商品名或别名】 苯巴比妥钠,鲁米那,迦地那,鲁米那钠,Barbellen,Barbenyl,Barbiphen,Cardenal,Luminal,Phenemal,Phenobarbitone,Somonal

【分类】 化学：巴比妥类。治疗学：镇静催眠、抗惊厥药。妊娠分类：C。

【指征和剂量】 ① 镇静：如焦虑不安、烦躁、甲状腺功能亢进、高血压、功能性恶心、小儿幽门痉挛等病症。② 催眠：偶用于顽固性失眠症，但醒后往往有疲倦、思睡等后遗效应。③ 抗惊厥：常用其对抗中枢兴奋药中毒或高热、破伤风、脑炎、脑出血等病引起的惊厥。④ 抗癫痫：用于癫痫大发作的防治，出现作用快，也可用于癫痫持续状态。⑤ 麻醉前给药。⑥ 与解热镇痛药配伍应用，以增强其作用。⑦ 治疗新生儿核黄疸。

用量：① 口服：常用量，15～150 mg/次，30～200 mg/d。极量，250 mg/次，500 mg/d。皮下、肌注或缓慢静注：常用量，0.1～0.2 g，qd 或 bid。极量，0.25 g，bid。② 镇静、抗癫痫：15～30 mg，tid。③ 催眠：30～90 mg，睡前服 1 次。④ 抗惊厥：肌注其钠盐，0.1～0.2 g/次，必要时 4～6 h后重复 1 次。儿童 5～8 mg/kg。⑤ 麻醉前给药：术前 0.5～1 h 肌注 0.1～0.2 g。⑥ 癫痫持续状态：肌注 0.1～0.2 g。

【制剂】 片剂：每片 0.01 g，0.015 g，0.03 g，0.1 g。注射剂：苯巴比妥钠每支 0.05 g，0.1 g，0.2 g。

【药动学】

给药途径	起始时间	峰值时间(h)	维持时间(h)
口服	0.5～1 h	10～12	6～12
静注	15 min	不详	6～8

【作用机制】 本品对中枢神经系统有抑制作用，为长效类巴比妥催眠药。机制可能是直接阻滞脑干网状结构上行激活系统，使大脑皮质细胞从兴奋转入抑制，从而发挥催眠作用。小剂量镇静，中剂量催眠，大剂量抗惊厥、抗癫痫。本品对癫痫大发作与局限性发作及癫痫持续状态有良效；对癫痫小发作疗效差；而对精神运动性发作则往往无效，且单用本药治疗时还可能使发作加重。本品有增强解热镇痛药之镇痛作用；还可诱导肝脏微粒体葡糖醛酸转移酶活性及提高肝细胞 γ 蛋白活性，促进胆红素与葡糖醛酸结合，降低血浆胆红素浓度，治疗新生儿脑核性黄疸。

【禁忌证】 对本品有过敏史者，肝、肾、肺功能严重障碍和支气管哮喘、呼吸抑制、颅脑损伤及卟啉病患者禁用。老年人、孕妇及哺乳期妇女慎用。

【相互作用】 ① 能诱导肝微粒体药物代谢酶,除加速本品自身代谢外,还加速某些药物如中效、短效巴比妥类,氢化可的松,地塞米松,睾酮,雌激素,孕激素,口服避孕药,氯丙嗪,地高辛,洋地黄毒苷,多西环素,氯霉素,灰黄霉素,双香豆素,氨基比林等药物的代谢,使其疗效降低。也能使在体内转化的药物如环磷酰胺的作用加强。② 能增强具有中枢神经抑制作用的镇静药、催眠药、抗精神病药、抗组胺药、乙醇、地西泮等的作用,故这些药物需慎与本品合用。单胺氧化酶抑制剂如帕吉林、苯乙肼、苯妥英等都能抑制本品代谢,提高血药浓度并延长作用时间。③ 与异烟肼、利福平合用可能产生严重的肝毒性作用。

【不良反应】 有倦怠思睡、嗜睡、眩晕、头痛、共济失调、眼球震颤、精神不振、性欲减退、巨幼细胞贫血、过敏(荨麻疹、皮疹、哮喘等),偶可发生中毒性肝炎、剥脱性皮炎、紫癜、叶酸缺乏症、免疫功能抑制、粒细胞缺乏症、维生素D缺乏症以及脑功能轻微失调。儿童服用后多动症可加重。

【注意事项】 ① 本品注射液为其钠盐,临用时配制,因其水溶液不稳定,不可与酸性药物配伍。② 用药后可出现头晕、困倦等后遗效应,久用可产生耐受性及依赖性。多次连用应警惕蓄积中毒。③ 癫痫患者久服本品突然停药可产生戒断症状,诱发癫痫甚至陷入癫痫持续状态,故停药或换药时,必须逐步减量至停药。④ 一般应用 5～10 倍催眠量时可引起中度中毒,10～15 倍则重度中毒,血浓度高于 0.08～0.1 mg/ml 时,有生命危险。急性中毒症状为昏睡,进而呼吸浅表,通气量大减,最后呼吸衰竭而死亡。⑤ 本品或其他巴比妥类药物中毒的急救:口服本品未超过 3 h 者,可用大量温生理盐水或 1∶2 000 的高锰酸钾溶液洗胃(注意防止液体流入气管内,以免引起吸入性肺炎)。洗毕,再以 10～15 g 硫酸钠导泻(禁用硫酸镁,因为 Mg^{2+} 会加重对中枢的抑制)。并给碳酸氢钠或乳酸钠碱化尿液,减少其在肾小管中的重吸收,加速药物排泄。亦可用甘露醇等利尿剂增加尿量,促进药物排出。又因呼吸抑制所致的呼吸性酸中毒时,可促进药物进入中枢,加重中毒反应,因此保证呼吸道通畅尤为重要,必要时行气管切开或气管插管,吸氧或人工呼吸。亦可适当给予中枢兴奋药。血压偏低时,可静滴葡萄糖盐水或低分子右旋糖酐。

【患者用药指导】 服药期间禁止饮酒、驾驶、操作机器及高空作业。长期服药可产生依赖性,避免突然停药。在医生指导下用药。

异戊巴比妥　Amobarbital

【商品名或别名】 阿米妥，导眠钠，阿米他尔钠，阿米奴巴比妥钠，AMYTAL，Amylobarbitone，Barbamyl，Dormina，Inmetal，Sednotic

【分类】 化学：巴比妥类。治疗学：镇静催眠药。妊娠分类：D。

【指征和剂量】 主要用于单纯性失眠和紧张、焦虑不安时的镇静。注射给药主要用于治疗因小儿高热、破伤风、子痫、脑炎及中枢兴奋药中毒所致惊厥。麻醉前给药。也用于癫痫持续状态的治疗。

剂量：① 镇静：20～40 mg，bid 或 tid。② 催眠：100～200 mg，睡前服用。③ 抗惊厥：成人 100～250 mg，小儿 5～7 mg/kg，临用前用灭菌注射用水溶解成 5%的溶液，肌注或缓慢静注，速度不得超过 1 ml/min。成人极量为 250 mg，bid。

【制剂】 胶囊：每粒 0.1 g。注射剂：每支 0.05 g。

【药动学】

给药途径	起始时间(min)	峰值时间(h)	维持时间(h)
口服	15～30	2	3～6

【作用机制】 作用与苯巴比妥相似，但本品脂溶性高，易通过血脑屏障，故作用出现较苯巴比妥快，且持续时间较短，为中效巴比妥类催眠药。

【禁忌证】 肝功能不全者慎用。严重肝肾功能损害者禁用。

【相互作用】 ① 本品为肝酶诱导剂，提高药酶活性，不但加速自身代谢，还可加速其他药物代谢。如饮酒、全麻药、中枢性抑制药或单胺氧化酶抑制药等与巴比妥类药合用时，可相互增强效能。与乙酰氨基酚类合用，会增加肝中毒的危险性。② 与口服抗凝药合用时，可降低后者的疗效，应定期测定凝血因子Ⅱ时间，从而决定是否调整抗凝药的用量。③ 与口服避孕药合用，可降低避孕药的可靠性。与雌激素合用则降低雌激素作用。④ 与皮质激素、洋地黄类(包括地高辛)、土霉素或三环类抗抑郁药合用时，可降低这些药物的效应。⑤ 与环磷酰胺合用，理论上可增加环磷酰胺烷基化代谢产物，但临床上的意义尚未明确。⑥ 与奎尼丁合用时，由于增加奎尼丁的代谢而减弱其作用，应按需调整后者的用量。⑦ 与钙离子拮抗剂合用，可引起血压下降。⑧ 与氟哌啶醇合用治疗癫痫，可引起癫痫发作形式改变，需调整用量。⑨ 与吩噻嗪类和四环类抗抑郁药合用时可降低抽搐阈值,增加抑制作用;与布洛芬类合用,可减少或缩短半衰期而减少作用强度。

【不良反应】 用量过大或静注过快易出现呼吸抑制及血压下降等。其他参见苯巴比妥。

【注意事项】 可致依赖性。异戊巴比妥钠溶液不稳定,应在临用时配制并立即使用。静注宜缓慢。给药过程中应注意观察患者的呼吸及肌肉松弛程度,以恰能抑制惊厥为宜。中毒解救同苯巴比妥。余同苯巴比妥。

【患者用药指导】 服药期间禁止饮酒、驾驶、操作机器及高空作业。在医生指导下用药。

戊巴比妥 Pentobarbital

【商品名或别名】 Embutal,Nembutal

【分类】 化学:巴比妥类。治疗学:中效类镇静催眠药。妊娠分类:D。

【指征和剂量】 用于镇静、催眠、麻醉前给药及抗惊厥。也可用于解除士的宁、可卡因等药物或破伤风、子痫所引起的痉挛。

镇静:30 mg,tid 或 qid。催眠:100～200 mg,睡前服药。儿童 3～6 mg/kg。麻醉前给药:100 mg,手术当日清晨服用,必要时术前 0.5 h 再服 100 mg。抗惊厥:缓慢静注(钠盐),100～500 mg;直肠给药,100 mg/粒(栓剂)。极量:0.2 g,tid。

【制剂】 片剂:每片 0.05 g,0.1 g。注射剂:每支 0.1 g,0.5 g。

【药动学】

给药途径	起始时间(min)	峰值时间(h)	维持时间(h)
口服	15～20	2	3～5

【作用机制】 类似异戊巴比妥,为中效类巴比妥类药物。

【禁忌证】 肝、肾、肺功能不全患者慎用或禁用。孕妇、儿童、老年人慎用。

【相互作用】 ① 本品与乙醇、全麻药、中枢性抑制药或单胺氧化酶抑制药等合用时,中枢抑制作用增强。② 本品与口服抗凝药合用时,可降低后者的效应。③ 本品与口服避孕药或雌激素合用,可降低避孕药的可靠性。④ 本品与皮质激素、洋地黄类、土霉素或三环类抗抑郁药合用时,可降低这些药的效应。⑤ 本品与苯妥英合用,苯妥英的代谢加快,效应降低。⑥ 本品与卡马西平和琥珀酰胺类药合用时可使这 2 类药物的清除半衰期缩短而血药浓度降低。⑦ 本品与奎尼丁合用时,可增加奎尼丁的代谢而减弱其作用。

【不良反应】 不良反应与苯巴比妥相似但较轻。超剂量可致急性中毒。中枢神经系统:轻度中毒时,有头胀、眩晕、头痛、语言迟钝、动作不协调、嗜睡、感觉障碍、瞳孔缩小等。重度中毒可有一段兴奋期,患者可发生狂躁、谵妄、幻觉、惊厥、瞳孔散大(有时缩小)、肌肉松弛,角膜、咽、腱反射消失,昏迷逐渐加深。呼吸系统:轻度中毒时,一般呼吸正常或稍缓慢。重度中毒时,呼吸减慢、变浅、不规则,或呈潮式呼吸,严重时可引起呼吸衰竭。循环系统:皮肤发绀、湿冷,脉搏快而微弱,少尿或无尿。血压下降甚至休克。黄疸及肝功能损害。

【注意事项】 急性中毒者的处理:给予人工呼吸、给氧等支持治疗。服药 5~6 h 内的中毒者立即洗胃。一般可用 1 : 5 000 高锰酸钾溶液,将胃内药物尽量洗出;洗胃后可留置硫酸钠溶液于胃内(成人 20~30 g),以促进药物排泄。应用利尿剂,加速毒物排泄,一般用 20%甘露醇注射液或 25%山梨醇注射液 200 ml 静注或快速静滴,3~4 h 后可重复使用。但须注意水、电解质平衡。5%碳酸氢钠注射液静滴以碱化尿液,加速排泄。

【患者用药指导】 服药期间禁止饮酒、驾驶、操作机器及高空作业。在医生指导下用药。

司可巴比妥钠 Secobarbital Sodium

【商品名或别名】 速可眠,西康乐,Seconal

【分类】 化学:巴比妥类。治疗学:镇静催眠药。妊娠分类:D。

【指征和剂量】 用于失眠症的治疗,特别是入睡困难者,也可用于焦虑、兴奋过度、癔症和麻醉以及术前的镇静及镇痉。还可以用于脑电图检查的睡眠诱发试验。

镇静:口服,30~50 mg,tid。催眠:100~200 mg,睡前服用。儿童 3~6 mg/kg。麻醉前给药:200~300 mg,术前 1~2 h 服用。

【制剂】 胶囊:每粒 0.05 g。片剂:每片 0.1 g。注射剂:司可巴比妥钠每支 0.05 g。

【药动学】

给药途径	起始时间(min)	峰值时间	维持时间(h)
口服	10~15	不详	2~3

【作用机制】 短效类巴比妥,与异戊巴比妥相似,但作用迅速。

【禁忌证】 严重肺功能不全、肝硬化、血卟啉病史、贫血、哮喘史、未控制的糖尿病、过敏等禁用。轻微脑功能障碍(MBD)症、低血压、高血压、贫血、甲状腺功能低下、肾上腺功能减退、心肝肾功能损害患者和高空作业者、驾驶员、精细和危险工种作业者慎用。

【相互作用】 同异戊巴比妥。

【不良反应】 同异戊巴比妥。

【注意事项】 ① 对一种巴比妥过敏者,可能对本品过敏。② 作为抗癫痫药应用时,可能需 10～30 d 才能达到最大效果。需按体重计算药量,如有可能应定期测定血药浓度,以达最大疗效。③ 肝功能不全者,用量应从小量开始。④ 长期用药可产生精神或躯体的药物依赖性,停药需逐渐减量,以免引起撤药症状。⑤ 与其他中枢抑制药合用,会对中枢产生协同抑制作用,应注意。

【患者用药指导】 服药期间禁止饮酒、驾驶、操作机器及高空作业。长期服药可产生依赖性,避免突然停药。在医生指导下用药。

(二) 苯 二 氮 䓬 类

地西泮、劳拉西泮、奥沙西泮、氟西泮、艾司唑仑、阿普唑仑、咪达唑仑等,参见抗焦虑药。

三唑仑　Triazolam

【商品名或别名】 酣乐欣

【分类】 化学:苯二氮䓬类。治疗学:镇静催眠药。妊娠分类:X。

【指征和剂量】 主要用于严重失眠症,做短程治疗,也可用于焦虑及神经紧张等。

口服:催眠,睡前服 0.25～0.5 mg。

【制剂】 片剂:每片 0.25 mg。

【药动学】

给药途径	起始时间(min)	峰值时间(h)	维持时间(h)
口服	15～30	2	1.5～5.5

【作用机制】　有显著的镇静、催眠作用，作用机制与地西泮相似，为短时间作用的苯二氮䓬类。与地西泮相比，其催眠作用强45倍，次晨无宿醉反应，但易产生耐药性；其肌松作用强30倍，其安定作用强10倍。本品0.25～0.5 mg与硝西泮5 mg或氟西泮15～30 mg的疗效相当。

【禁忌证】　对本品过敏、急性闭角型青光眼、重症肌无力患者和孕妇禁用。呼吸功能不全，肝、肾功能不全，急性脑血管病，抑郁症患者及哺乳期妇女、儿童等慎用。

【相互作用】　① 与中枢抑制药合用可增加呼吸抑制作用。② 与易成瘾和其他可能成瘾药合用时，成瘾的危险性增加。③ 与酒及全麻药、可乐定、镇痛药、吩噻嗪类、单胺氧化酶A型抑制药和三环类抗抑郁药合用时，可彼此增效，应调整用量。阿片类镇痛药的用量至少应减至1/3，而后按需逐渐增加。④ 与抗高血压药和利尿降压药合用，可使降压作用增强。⑤ 与西咪替丁、红霉素合用，可抑制本品在肝脏的代谢，引起血药浓度升高，必要时减少药量。⑥ 与扑米酮合用由于会减慢后者代谢，需调整扑米酮的用量。⑦ 与左旋多巴合用时，可降低后者的疗效。⑧ 与利福平合用，会增加本品的消除，使血药浓度降低。⑨ 异烟肼抑制本品的清除，致血药浓度增高。⑩ 与地高辛合用，可增加地高辛血药浓度而致中毒。

【不良反应】　较多见的有：头晕、头痛、倦怠思睡。较少见的有：恶心、呕吐、头昏眼花、语言模糊、动作失调。少数可发生晕倒、幻觉。本药所致的记忆缺失较其他苯二氮䓬类药物更易发生。经常使用可产生依赖性，戒断症状可能特别严重。

【注意事项】　① 对苯二氮䓬类药物过敏者，可能对本药过敏。② 肝肾功能损害者能延长本药清除半衰期。③ 癫痫患者突然停药可引起癫痫持续状态。④ 严重的精神抑郁可使病情加重，甚至产生自杀倾向，应采取预防措施。⑤ 避免长期大量使用而成瘾，如长期使用应逐渐减量，不宜骤停。⑥ 对本类药耐受量小的患者初用量宜小。⑦ 有报道，连续用本药10 d后出现白天焦虑增多，发现此现象应换药。剂量不宜过大，否则会增加出现严重不良反应的风险。⑧ 超量或中毒宜及早对症处理，包括催吐或洗胃以及呼吸循环方面的支持疗法，苯二氮䓬受体拮抗剂氟马西尼(Flumazenil)可用于该类药物过量中毒的解救和诊断。中毒出现兴奋异常时，不能用巴比妥类药。

【患者用药指导】　服用本品者不宜驾驶车辆或操作机器。用药期间禁饮酒。在医生指导下用药。

氯氮䓬 Chlordiazepoxide

【商品名或别名】 利眠宁,Librium

【分类】 化学:苯二氮䓬类。治疗学:镇静催眠药。妊娠分类:X。

【指征和剂量】 常用于焦虑性和强迫性神经症、癔症、神经衰弱患者的失眠及情绪烦躁、高血压头痛等。还可用于乙醇中毒及痉挛(如破伤风和各种脑膜炎所致的抽搐发作)。与抗癫痫药合用,可抑制癫痫大发作,对小发作也有效。可用于基础麻醉和麻醉前给药。可治疗乙醇依赖性戒断综合征和家族性、老年性及特发性动作性震颤。

口服:镇静,成人,5～10 mg,tid 或 qid。严重病例可 20 mg,tid。如症状改善,应立即减为 5～10 mg,tid。年老体衰者应减量。儿童镇静用,5 岁以上 5 mg,qd 至 tid。催眠,10～20 mg,睡前服。严重者可同时服用小剂量其他催眠药。抗癫痫,10～20 mg,tid。神志昏迷的抽搐患者,肌注或静注:成人 25～50 mg,必要时 2 h 再重复 1 次,儿童抗惊厥,3～5 mg/(kg·d),分 4 次给予。

【制剂】 片剂:每片 5 mg,10 mg。注射剂:每支 50 mg,100 mg。

【药动学】

给药途径	起始时间	峰值时间(h)	维持时间
口服	不详	4	不详

【作用机制】 同其他苯二氮䓬类镇静催眠药。

【禁忌证】 哺乳期妇女及孕妇禁用,尤其是妊娠开始 3 个月及分娩前 3 个月。肾、肝功能减退者及老年人慎用。

【相互作用】 不详。

【不良反应】 本品有嗜睡、便秘等不良反应,大剂量时可发生共济失调(走路不稳)、皮疹、乏力、头痛及尿闭等,偶见中毒性肝炎及粒细胞减少症。

【注意事项】 本品以小剂量多次服用为佳,长期大量服用可产生耐受性和依赖性,男性患者可导致阳痿。久服骤停可引起惊厥。老年人用药后易引起精神失常,甚至昏厥。

【患者用药指导】 服用本品者不宜驾驶车辆或操作机器。用药期间禁饮酒。在医生指导下用药。

（三）其他镇静催眠药

唑吡坦 Zolpidem

【商品名或别名】 舒睡晨爽，Stilnox，Ambien，思诺思

【分类】 化学：咪唑吡啶类衍生物。治疗学：镇静催眠药。妊娠分类：X。

【指征和剂量】 治疗失眠症，主要用于短期治疗。也用于抗焦虑。催眠：口服，10 mg，睡前服；可增至15～20 mg。老年患者剂量减半。

【制剂】 片剂：每片10 mg。

【药动学】

给药途径	起始时间(h)	峰值时间(h)	维持时间(h)
口服	0.5	1～2	3～5

【作用机制】 本品化学结构与苯二氮䓬类不同，但作用机制似乎相同，可与脑组织中3种苯二氮䓬类受体之一 BZ_1 受体结合，而对脊髓中的 BZ_2 受体和组织中的 BZ_3 受体亲和力很小，故催眠作用迅速而短暂。对睡眠的几个时期影响很小，也没有抗焦虑、抗惊厥和肌肉松弛等作用。对睡眠时脑电图的作用与苯二氮䓬类催眠药几乎相同。

【禁忌证】 孕妇、哺乳期妇女、15岁以下儿童禁用。严重呼吸衰竭患者慎用。

【相互作用】 不宜与苯二氮䓬类合用，不能与其他中枢神经系统抑制剂合用。

【不良反应】 少见，与剂量大小有关。主要有嗜睡、头痛、眩晕、记忆力减退、夜寝不安、胃肠道反应等。偶可有复视和血压下降。情绪低落等精神障碍偶在老年患者中发生。

【注意事项】 肝肾功能不全者应减少剂量，且不宜长期服用。老年人宜从5 mg开始用药，最多不超过10 mg。从事驾驶和机械操作者慎用。疗程一般不应超过4周，偶发性失眠用2～5 d，暂时性失眠用2～3周。服药

期间禁止饮酒。

【患者用药指导】 服药期间禁止饮酒、驾驶、操作机器及高空作业。在医生指导下用药。

佐匹克隆 Zopiclone

【商品名或别名】 亿梦返,唑吡酮,Imovane,Amovane,Zimovane,吡嗪哌酯

【分类】 化学:环吡咯酮类。治疗学:催眠药。妊娠分类:D。

【指征和剂量】 主要用于失眠症及麻醉前给药,尤适于不能耐受次晨残余作用的患者。由于化学结构与巴比妥类及苯二氮䓬类都不同,交叉耐药性可能较低,因此在慢性失眠症的治疗中可交替使用。

短程治疗失眠症:常用量 7.5 mg,睡前服,重症增量至 15 mg;老年患者和肝功能不足者减量,开始用 3.75 mg。

【制剂】 膜包衣片:每片 7.5 mg。

【药动学】

给药途径	起始时间	峰值时间(h)	维持时间(h)
口服	迅速	1.5~2	3.5

【作用机制】 本品是第三代催眠药。快速排泄是最大优点。它与苯二氮䓬类结合于相同受体,有催眠、镇静、抗焦虑、肌松和抗惊厥等作用。它吸收迅速,安全高效,能缩短入睡时间,对人体睡眠的各项指标均有作用,能增加睡眠时间,提高睡眠质量,减少夜间觉醒和早醒次数。

【禁忌证】 15 岁以下儿童、失代偿的呼吸功能不全者、重症肌无力患者、重症睡眠呼吸暂停综合征患者、哺乳期妇女、对本品过敏者禁用。驾驶员、高空作业人员、机械操作人员禁用。孕妇,肌无力者,肝肾功能、呼吸功能不全者慎用。

【相互作用】 本品与神经肌肉阻滞剂或其他中枢神经抑制药同用会增强镇静作用。与苯二氮䓬类抗焦虑药和催眠药合用,戒断综合征的出现概率增加。

【不良反应】 不良反应少见,主要为嗜睡等。与剂量及患者的敏感性有关。偶见日间瞌睡、口苦、口干、肌无力、遗忘、醉态。有些人出现异常的

易怒、好斗、易受刺激或精神错乱、头痛、乏力。长期服药后突然停药会出现戒断症状，可能有较轻的激动、焦虑、肌痛、震颤、反跳性失眠及噩梦、恶心及呕吐，罕见较重的痉挛、肌肉颤抖、神志模糊(往往继发于较轻的症状)。但尚未能肯定本品是否会产生依赖性。口中有苦味或金属味。

【注意事项】　严重肝功能不全者的排泄可受到明显干扰，应减量。用药期间禁止饮酒。肌无力患者用药时应监护。呼吸功能不全者应适当减量。服用本品过量可出现熟睡甚至昏迷，应对症治疗。

【患者用药指导】　服药期间禁止饮酒、驾驶、操作机器及高空作业。长期服药可产生依赖性，避免突然停药。在医生指导下用药。

艾司佐匹克隆　Eszopiclone

【商品名或别名】　右佐匹克隆，文飞，鲁尼斯塔，DexzopicloneTablets

【分类】　化学：环吡咯酮类化合物。治疗学：催眠药。妊娠分类：C。

【指征和剂量】　本品用于治疗失眠，睡前服用可缩短入睡前等待时间，改善睡眠质量。较佐匹克隆具有疗效强、毒性低等优势。

本品应个体化给药，成年人推荐起始剂量为入睡前 2 mg。由于 3 mg 可以更有效地延长睡眠时间，可根据临床需要起始剂量增加到 3 mg。主诉入睡困难的老年患者推荐起始剂量为睡前 1 mg，必要时可增加到 2 mg。睡眠维持障碍的老年患者推荐剂量为入睡前 2 mg。如高脂肪饮食后立刻服用艾司佐匹克隆有可能会引起药物吸收缓慢，导致艾司佐匹克隆对睡眠潜伏期的作用降低。特殊人群：严重肝功能受损患者应慎重使用本品，初始剂量为 1 mg。

合用 CYP 抑制剂：与 CYP3A4 强抑制剂合用，本品初始剂量不应＞1 mg，必要时可增加至 2 mg。

【制剂】　片剂：每片 3 mg。

【药动学】

给药途径	起始时间	峰值时间(h)	维持时间(h)
口服	迅速	1	6

【作用机制】　本品为佐匹克隆的单纯右旋体，属非苯二氮䓬类镇静催眠药，结构属于环吡咯酮类化合物。本品作用机制与苯二氮䓬类相似，但确

切的作用机制尚不清楚。其作用有可能与γ-氨基丁酸受体的相互作用有关。本品具有镇静催眠、抗焦虑、肌松和抗惊厥作用。

【禁忌证】 ① 对本品过敏者禁用。② 失代偿的呼吸功能不全患者禁用。

【相互作用】 ① 本品主要经CYP3A4代谢,与强效CYP3A4抑制剂酮康唑合用,本品的AUC增加2.2倍,C_{max}和$t_{1/2}$分别增加1.4倍和1.3倍。其他强效CYP3A4抑制剂如伊曲康唑、克拉霉素、奈法唑酮、醋竹桃霉素、利托那韦、那非那韦对本品有相似影响。② 与CYP3A4诱导剂利福平合用,本品的药效降低。③ 与其他抗精神病药、抗惊厥药、抗组胺药、乙醇及其他产生中枢神经系统抑制作用的药物合用,可引起本品中枢神经系统抑制作用的增强。本品禁止与乙醇合用。与其他中枢神经系统抑制药合用时,本品的剂量应进行调整。

【不良反应】 ① 全身反应:头痛、病毒感染、意外伤害、疼痛。② 消化系统:口干、消化不良、恶心、呕吐、腹泻。③ 神经系统:焦虑、混乱、抑郁、头晕、幻觉、神经质、嗜睡、异常做梦、神经痛。④ 呼吸系统:感染。⑤ 皮肤及附属物:皮疹、瘙痒症。⑥ 特异感觉系统:味觉异常。⑦ 泌尿生殖系统:痛经、男性乳房发育、性功能降低、泌尿系统感染。

【注意事项】 ① 抑郁症患者慎用。本品生殖毒性分级为C,只有当受益大于对胎儿的危险时方可用于孕妇。尚不知本品是否经乳汁分泌,哺乳期妇女慎用。② 本品应睡前服用,否则有可能引起短时记忆缺陷、幻觉、协调受损、眩晕。③ 老年体弱患者的初始剂量应为1 mg。④ 儿童用药安全性尚未评价。⑤ 本品药物过量可表现为中枢抑制作用的增强,可出现嗜睡、昏迷。出现药物过量后应立即洗胃,并采取对症治疗及支持治疗,监测呼吸、心率、血压等生命指征,出现低血压和中枢神经系统抑制后可采用药物治疗。⑥ 15～30℃保存。

【患者用药指导】 宜从较低剂量起始服药。服药期间禁止饮酒、驾驶、操作机器及高空作业。长期服药可产生依赖性,避免突然停药。在医生指导下用药。

扎来普隆 Zaleplon

【商品名或别名】 思威坦,安云,安蓝,瑞晨,福立安

【分类】 化学名:N-乙基-N-3-[7-(3-氰基吡唑并[1,5a]嘧啶基)

苯基]乙酰胺。治疗学：催眠药。妊娠分类：C。

【指征和剂量】　本品用于失眠的短时间的治疗，可以使失眠患者很快入睡，缩短入睡时间，延长睡眠时间，减少觉醒的次数。

口服：5～10 mg，睡前服用或入睡困难时服用。与所有的镇静催眠药一样，当清醒时，服用扎来普隆会导致记忆损伤、幻觉、协调障碍、头晕。体重较轻的患者，推荐剂量为 5 mg/次。老年患者、糖尿病患者和轻、中度肝功能不全的患者，推荐剂量为 5 mg/次。每晚服用 1 次，持续用药时间限制在 7～10 d。如果服药 7～10 d 后失眠仍未减轻，医生应对患者失眠的病因重新进行评估。

【制剂】　胶囊：每粒 5 mg。

【药动学】

给药途径	起始时间	峰值时间(h)	维持时间(h)
口服	迅速	≤1	1～2

【作用机制】　本品是一种新型吡唑并嘧啶结构的非苯二氮䓬类镇静催眠药，作用于 γ-氨基丁酸——苯二氮䓬(GABA-BZ)受体，调节 GABA-BZ 受体氯离子通道复合物，产生拟苯二氮䓬镇静作用、抗焦虑活性和抗惊厥活性，但与苯二氮䓬类药物相比副作用较轻。对大鼠的 EEG 和行为研究证明，本品虽然形似苯二氮䓬，但在诱导增加慢波深层睡眠、更快启动催眠效应和具有更弱的致失忆效应等方面与苯二氮䓬极不相同。该化合物优先结合苯二氮䓬 ω_1 受体。本品可选择性地作用于脑部的 $GABA_{A\alpha}$ 亚型的 Ω_1 受体，强化 TBPS 的结合能力。

【禁忌证】　① 对本品过敏者禁用。② 严重肝、肾功能不全者禁用。③ 睡眠呼吸暂停综合征患者禁用。④ 重症肌无力患者禁用。⑤ 严重呼吸困难或胸部疾病患者禁用。

【相互作用】　乙醇：本品可增强乙醇对中枢神经系统的损伤作用，但不影响乙醇的药动学。丙咪嗪：本品与丙咪嗪合用后，清醒程度降低，运动精神行为能力损伤，相互作用是药效学上的变化，而没有药动学的变化。帕罗西汀：本品与帕罗西汀合用无相互作用。硫利达嗪：本品与硫利达嗪合用后，清醒程度降低，运动精神行为能力损伤，相互作用是药效学上的变化，而没有药动学的变化。与酶诱导/抑制药物：与酶诱导剂比如利福平合用，

会使本品的 C_{max} 和 AUC 降低 4 倍。本品与苯海拉明合用无药动学相互影响，但由于两者都有镇静作用，合用需特别注意。与影响肾消除药物合用：与布洛芬合用无明显药动学变化。

【不良反应】 服用扎来普隆后，可能会出现较轻的头痛、嗜睡、眩晕、口干、出汗及厌食、腹痛、恶心呕吐、乏力、记忆困难、多梦、情绪低落、震颤、站立不稳、复视、其他视力问题、精神错乱等不良反应。

其他不良反应包括：① 服用扎来普隆(10 mg 或 20 mg)后，1 h 左右会出现短期的记忆损伤，20 mg 剂量时损伤作用更强，但 2 h 后没有损伤作用发生。② 服用扎来普隆(10 mg 或 20 mg)后，1 h 左右有预期的镇静和精神运动损伤作用，但 2 h 后就没有损伤作用。③ 反弹性失眠是剂量依赖性的。临床试验表明，5 mg 和 10 mg 组在停药后的第 1 个晚上没有或很少有反弹性失眠，20 mg 组有一些，但在第 2 日晚上即消失。

【注意事项】 镇静药通常使用不可多于 10 d，并且当患者用药时间超过 2 周时必须对他们重新检查。因此，本品处方量不可超过 1 个月。本品应于临睡前服用或在患者入睡困难时服用，而在进食含高脂肪正餐时或之后服用此药可引起药物吸收减缓，并会降低本品对浅睡眠的作用。因为扎来普隆的不良反应是剂量相关性的，因此应尽可能用最低剂量，特别是老年人。没有数据证实儿童服用本品的安全性，所以儿童(＜18 岁者)禁用本品。本品可用于老年人，包括＞75 岁的老人。在老年人包括＞75 岁者与健康青年志愿者比较，本品的药动学没有明显的不同。由于老年患者对安眠剂影响敏感些，推荐剂量为 5 mg。与作用于脑部的药物联合使用时，可能因协同作用而加重后遗作用导致清晨仍思睡。这些药物包括：用于治疗精神性疾病的药物(如精神抑制、催眠、抗焦虑药，镇静、抗抑郁药)。用于止痛的药(如麻醉止痛药)，用于癫痫发作、惊厥的药物(如抗癫痫药)，麻醉和用于治疗变态反应的药物(如镇静抗组胺药)。

【患者用药指导】 扎来普隆起效快，应在临睡前立即服用，或上床休息后难以入睡时服用。服药期间禁止饮酒、驾驶、操作机器及高空作业。长期服药可产生依赖性，避免突然停药。在医生指导下用药。

格鲁米特 Glutethimide

【商品名或别名】 导眠能，苯乙哌啶酮，多睡丹，道力顿，新安宁，Doriden，Elrodorm，Rigenox，Somid

【分类】 化学：哌啶二酮衍生物。治疗学：镇静催眠药。妊娠分类：D。

【指征和剂量】 主要用于催眠，对于夜间易醒、焦虑、烦躁引起的失眠效果好，可替代巴比妥类药物或相互交替使用。还可用于预防晕动病。

镇静：口服，0.25 g，tid。催眠：口服，0.25～0.5 g，睡前服用。麻醉前给药：手术前一晚服 0.5 g，麻醉前 1 h 再服 0.5～1 g。

【制剂】 片剂：每片 0.25 g。

【药动学】

给药途径	起始时间(h)	峰值时间	维持时间(h)
口服	0.5	不详	4～8

【作用机制】 化学结构与苯巴比妥类似，且作用亦相似的催眠药，具有镇静、催眠、抗惊厥等中枢神经抑制作用。

【禁忌证】 卟啉症患者、孕妇和 12 岁以下儿童禁用本品。肝肾功能不全、尿路梗阻、前列腺增生、心律失常、青光眼、消化道溃疡、幽门十二指肠梗阻等病症患者慎用。

【相互作用】 巴比妥类、甲喹酮及乙醇等能加强本品的催眠作用，合并使用可引起显著的中枢神经抑制，一般不宜合并使用。本品的酶诱导作用会使双香豆素抗凝剂的代谢灭活加快，抗凝作用减弱。

【不良反应】 ① 常见的为白天嗜睡，罕见的有皮疹、咽喉疼痛、发热、异常出血、瘀斑、异常的乏力、反常的兴奋反应、视力模糊、动作笨拙不稳、精神错乱、头晕、头痛等。② 慢性中毒体征：持久的精神错乱、记忆障碍、言语含糊不清、步态不稳、震颤、注意力不集中。③ 本药长期服用可产生依赖，突然停药可引起撤药综合征，一般表现为：精神错乱、幻觉、多梦、肌肉痉挛、恶心、呕吐、梦魇、胃痛、震颤、睡眠困难、心率异常增快。

【注意事项】 ① 本药使用后可对以下诊断产生干扰：酚妥拉明试验出现假阳性，试验前至少 24 h，最好 48～72 h 停药。尿激素测定：用改良的 Glenn - Nelson 法，本品可能干扰 17 -羟皮质激素的吸收。② 长期大量服用可产生药物依赖性或成瘾，撤药时且可出现撤药综合征，应逐渐撤药，可分阶段地减少用量。如撤药综合征已经发生，可再用本品或改用巴比妥过渡，逐渐停药。③ 一次用量超过 5 g 即可引起急性中毒，解救时除一般的支持疗法外,可给予去甲肾上腺素等升压药和贝美格等中枢兴奋药。

【患者用药指导】 服药期间禁止饮酒、驾驶、操作机器及高空作业。长期服药可产生依赖性,避免突然停药。遵医嘱服用,不要随便超过常用量。定期随访。在医生指导下用药。

甲丙氨酯 Meprobamate

【商品名或别名】 眠尔通,Miltown

【分类】 化学:丙二醇类。治疗学:镇静催眠药。妊娠分类:X。

【指征和剂量】 临床上主要用于神经症的紧张、焦虑状态,轻度失眠及破伤风所致肌肉紧张状态。利用本品的肌松作用,与镇静剂合用,对肌肉、关节疼痛,可增强镇痛作用。

镇静:0.2 g,tid 或 qid。催眠:于睡前 0.5 h 服 0.2～0.4 g。抗惊厥:肌注或静注 0.4 g,q4～6 h。

【制剂】 片剂:每片 0.2 g。注射剂:每支 0.1 g。

【药动学】

给药途径	起始时间	峰值时间(h)	维持时间
口服	不详	2～3	不详

【作用机制】 本品属于非苯二氮䓬类抗焦虑药,具有中枢性肌肉松弛作用和安定作用,其作用与氯氮䓬相似而较弱。

【禁忌证】 白细胞减少者、对本品过敏者、孕妇、哺乳期妇女及 6 岁以下儿童禁用。肾功能不全者、肺功能不全者、老年人慎用。

【相互作用】 与全麻药、中枢性抑制药、单胺氧化酶抑制药、三环类抗抑郁药等合用时,均可增加中枢抑制作用。

【不良反应】 常见嗜睡,可见无力、头痛、晕眩、低血压与心悸。偶见皮疹、骨髓抑制。中毒症状:中毒时可发生昏迷、呼吸麻痹、心律失常、心脏及循环衰竭,亦可发生急性血小板过敏性紫癜、血管神经性水肿、支气管痉挛、高热、晕厥等。

【注意事项】 定期检查肝功能与白细胞计数。长期使用可产生依赖性。若停药必须逐渐减量,若骤停可产生撤药综合征,表现为失眠、呕吐、震颤、肌肉抽搐、焦虑、动作失调等,甚至出现幻觉、惊厥。药物过量时,应立即洗胃、导泻、输液，并依病情给予对症治疗及支持疗法。

【患者用药指导】　用药期间不宜驾驶车辆、操作机械或高空作业。服药期间勿饮酒。在医生指导下用药。

水合氯醛　Chloral Hydrate

【商品名或别名】　水化氯醛，含水氯醛，Chloraldurat，Chloradorm

【分类】　化学：醛类。治疗学：催眠药。妊娠分类：D。

【指征和剂量】　用于失眠、烦躁不安和抗惊厥的治疗。特别适用于难以入睡的患者和对巴比妥类催眠药耐受力不好的老人和儿童。也常用于神经性失眠伴有显著兴奋的神经病及破伤风痉挛、士的宁中毒等。

催眠：口服 0.5～1.5 g；小儿 10～15 mg/kg，临睡前服用。镇静：小儿 4～10 mg/kg。灌肠，用量同口服。抗惊厥：1.5 g，将 10%溶液 15～20 ml 稀释 1～2 倍后 1 次灌肠。必要时 6～8 h 可重复使用，极量为 1.5 g；小儿 40 mg/kg，总量不超过 1.0 g。

【制剂】　水合氯醛合剂：水合氯醛 65 g，溴化钠 65 g，淀粉 20 g，枸橼酸 0.25 g，薄荷水 0.5 ml，琼脂糖浆 500 ml，蒸馏水适量，共配成 1 000 ml。

【药动学】

给药途径	起始时间(min)	峰值时间(h)	维持时间(h)
口服	10～15	1	6～8

【作用机制】　为醛类催眠药，主要在肝内还原成三氯乙醇，对中枢有强抑制作用。其优点是催眠作用强，维持时间长，醒后无嗜睡、头昏等反应，不易引起蓄积中毒。对胃有刺激，味道不好是其不足之处。

【禁忌证】　严重心、肝、肾功能不全者，孕妇慎用。对心脏病、动脉硬化症、肾炎、肝脏疾患、热性病及特异质者，尤其是消化性溃疡及胃肠炎患者，须慎用或禁用。间歇性血卟啉病患者禁用。

【相互作用】　与中枢神经抑制剂(如镇静、催眠、抗精神病、抗组胺等药物)合用，能相互增强对中枢的抑制作用。与乙醇合用，对中枢抑制作用特别强。能取代血浆蛋白中某些抗凝剂的结合，所以本品与抗凝剂合用能使抗凝剂作用突然增强，延长凝血酶原时间，尤其与双香豆素、华法林等合用时，应注意调整减量。

【不良反应】 常用量无毒性,口服或灌肠,吸收良好、见效快,但有刺激性臭味,对胃刺激性大,长期使用可引起胃炎。偶见心律失常、皮疹、白细胞减少、共济失调、精神错乱等。剂量过多可出现急性中毒。

【注意事项】 本品刺激性强,应用时必须稀释用之。水合氯醛遇热易挥发分解,须调好其他成分放冷后再加入。剂量过大可进一步抑制血管运动中枢,引起急性中毒(口服4～5 g,致死量10 g左右)。久服可产生耐受性和依赖性。中毒抢救:维持呼吸和循环功能,必要时行人工呼吸,气管切开。对因水合氯醛过量中毒的患者,用氟马西尼(Flumazenil)可改善清醒程度、扩瞳、恢复呼吸频率和血压。

【患者用药指导】 服药期间禁止饮酒、驾驶、操作机器及高空作业。长期服药可产生依赖性,避免突然停药。在医生指导下用药。

副醛 Paraldehyde

【商品名或别名】 三氯乙醛,三聚乙酰醛,聚乙醛,聚醋醛,Paral,Paracetaldehyde

【分类】 化学:醛类。治疗学:镇静催眠药。妊娠分类:D。

【指征和剂量】 主要用于破伤风、子痫、中枢兴奋药中毒等引起的惊厥和癫痫持续状态,也可用于催眠。

催眠:口服,小儿0.1 ml/kg,成人5～10 ml。抗惊厥:灌肠,小儿0.3 ml/kg,用温开水或生理盐水稀释至20～30 ml,成人5～10 ml,用温开水或生理盐水稀释至20～40 ml。肌注,2～5 ml。

【制剂】 注射剂:每支2 ml,5 ml。

【药动学】

给药途径	起始时间(min)	峰值时间	维持时间(h)
口服	10～15	不详	4～8

【作用机制】 作用类似水合氯醛,其作用较弱,也是比较安全的镇静、催眠及抗惊厥药物,毒性低,无蓄积作用。

【禁忌证】 本品部分经肺排出,有气管疾病及肺疾患者不宜使用。肝功能不全者禁用。

【相互作用】 戒酒硫可减慢副醛的代谢,导致副醛血浆 $t_{1/2}$ 延长。乙醇、吩噻嗪类、麻醉药、巴比妥类和抗组胺药物等可加强副醛的中枢抑制作用。

【不良反应】 过量可致呼吸中枢抑制。

【注意事项】 本品放置后易分解生成乙醛及乙酸，根据报道服用含分解物后的本品曾发生死亡，近年来本品的使用已明显减少。禁止静注使用。

【患者用药指导】 服药期间禁止饮酒、驾驶、操作机器及高空作业。在医生指导下用药。

溴化钾 Bromide

【商品名或别名】 Potassium Bromide

【分类】 化学：溴化物。治疗学：镇静催眠药。妊娠分类：D。

【指征和剂量】 可用于精神兴奋、焦虑不安、神经性失眠和神经衰弱的治疗。

口服：10％溴化钾水溶液 5～10 ml 或三溴片 1～3 片，tid，饭后服用。三溴合剂 10 ml，tid。

【制剂】 溶液：10％。

【作用机制】 本类药物主要由溴离子发挥药理作用，可加强大脑皮质的抑制，促使抑制过程集中，并能调整兴奋和抑制的平衡，从而产生镇静和催眠作用。另有抗惊厥和抗癫痫作用，但疗效不确切。

【禁忌证】 高血压、水肿、忌盐者禁用。妊娠期慎用。

【相互作用】 尚未发现配伍禁忌。

【不良反应】 长期服用能引起蓄积中毒，其早期症状为皮疹（溴痤疮）、记忆减退、情绪抑制、运动失调、乏力、嗜睡、皮疹等，应及时终止服药，口服或静注生理盐水，或给予氢氯噻嗪以加速溴离子的排泄。急性中毒患者可出现呕吐、昏迷、震颤、幻觉等，应给予洗胃、输液、加用利尿剂和透析。

【患者用药指导】 饭后服用。

三、镇　痛　药

(一) 阿片受体激动药

吗啡　Morphine

【商品名或别名】 吗啡,美施康定(控释片),美菲康,路康,MST-Continus,SRM-Rhotord

【分类】 化学:阿片类。治疗学:镇痛药。妊娠分类:X。

【指征和剂量】 ① 镇痛:本品可消除或缓解因严重创伤、手术后、烧伤等引起的剧痛,晚期癌症的持续疼痛,心肌梗死引起的心绞痛及内脏平滑肌痉挛引起的绞痛,如胆道蛔虫病、急性胰腺炎发作、肾结石发作或结肠痉挛等。② 用于心源性哮喘、肺水肿及麻醉前给药。

口服:控释片,20～30 mg,q12 h。晚期癌痛患者,5～15 mg,tid 或 qid。极量 30 mg/次,100 mg/d。皮下注射、肌注或静注:5～10 mg/d,分 3～4 次。极量 20 mg/次,60 mg/d。儿童对本品十分敏感,用量需严格掌握。一般 12 岁以上儿童可用通常的成人量,7～12 岁儿童用成人量的 50%,2～6 岁儿童用成人量的 20%～25%,2 岁以下的儿童用 0.1 mg/kg。静脉麻醉:1 mg/kg。

【制剂】 口服缓释片(美施康定):每片 30 mg,60 mg。栓剂:每粒 5 mg,10 mg,20 mg,30 mg。注射剂:每支 8 mg/ml,10 mg/ml,15 mg/ml。

【药动学】

给药途径	起始时间(min)	峰值时间(min)	维持时间(h)
静注或肌注	15～30	40～90	4～6

【作用机制】 本品作用于中枢神经系统内的各型阿片受体,以 μ 型为主,产生多种治疗所需要的或不需要的作用:① 作用于脊髓、延髓、中脑和丘脑等痛觉传导区阿片受体,模拟内源性抗痛物质脑啡肽的作用,激活体内抗痛系统。可选择性地有效缓解或减轻各种疼痛,对持续性钝痛比间歇性锐痛及内脏痛的疗效更佳,且作用时间持续较长。同时作用于边缘系统,影响情绪区域的受体,消除由疼痛所引起的焦虑、紧张等情绪反应。② 抑制

呼吸中枢,降低呼吸中枢对 CO_2 的反应性。③ 作用于延髓囊核的阿片受体,抑制咳嗽中枢。④ 扩张外周血管,促进组胺释放,降低外周阻力,可减轻心脏负荷。仰卧患者直立时可发生体位性低血压。⑤ 兴奋支配瞳孔的副交感神经,引起瞳孔收缩。⑥ 兴奋平滑肌和括约肌,使肠管平滑肌张力增加,肠蠕动减慢;使输尿管、膀胱平滑肌张力增加;增高胆管内压力,诱发胆绞痛;治疗剂量可延长产妇的分娩过程,加上其对产妇的中枢作用而影响产妇在分娩过程中的合作;较大剂量时可引起支气管收缩,导致哮喘发作或加重。⑦ 兴奋延髓化学感受激发区,引起恶心和呕吐。⑧ 改变下丘脑体温调节平衡点而引起体温下降。⑨ 抑制下丘脑释放促性腺激素释放激素和促皮质激素释放激素,抑制促肾上腺皮质激素和促甲状腺激素的释放,增加催乳素和生长激素的释放。

【禁忌证】 在疼痛原因未明确前禁用。吗啡过敏、颅内压升高、颅脑损伤、支气管哮喘、肺气肿、慢性阻塞性肺疾病、肺源性心衰、呼吸道阻塞、急性左心衰竭晚期并出现呼吸衰竭、呼吸抑制、胃肠道绞痛、胃排空迟缓、严重肝功能不全、急性肝炎、单胺氧化酶使用期间或停药不到 2 周患者,能发生麻痹性肠绞痛的患者禁用,手术前禁与氯丙嗪(注射给药)合用。手术后 24 h 内肠功能未恢复者、孕妇、临产妇、哺乳期妇女、婴儿禁用。

甲状腺功能低下、嗜铬细胞瘤、肾上腺皮质功能不全、消化道及泌尿道阻塞性或感染性疾病、尿毒症或肾衰竭、低蛋白血症、糖尿病、休克、急性乙醇中毒及年老体弱患者,应慎用或酌减用量。

【相互作用】 ① 与巴比妥类镇静药合用时,应能增强其呼吸抑制作用,应减少吗啡的用量。② 与吩噻嗪类镇静药、三环类抗抑郁药、乙酰胆碱酯酶抑制剂溴新斯的明、单胺氧化酶抑制剂、乙醇等合用时,可增强本品的中枢抑制效应,延长作用时间。③ 苯丙胺可明显加强本品的镇痛作用。④ 与异丙嗪合用可增强吗啡的镇痛,减轻吗啡引起的平滑肌收缩及呕吐等不良反应。⑤ 与氢氯噻嗪类利尿药合用,可加重体位性低血压。⑥ 长期应用吗啡能增强抗凝血药的作用。⑦ 纳洛酮、烯丙吗啡能拮抗其作用尤其是呼吸抑制作用。

【不良反应】 ① 反复应用易产生依赖性,治疗量,tid,连续 1～2 周即可成瘾,少数患者注射数次即成瘾,需慎用。② 连续用药 2～3 周可产生耐受性,用量大时发生更快。停药后约 2 周可恢复敏感性。③ 有显著的呼吸抑制作用。过量可引起急性中毒,主要表现为昏迷、深度呼吸抑制,呼吸浅而慢(2～3 次/min)或不规则,瞳孔缩小呈针尖样的三联症候群,呼吸停止是吗啡急性中毒致死的主要原因。④ 治疗量可使脑血流量减少、颅内压降低,但在呼吸抑制 $PaCO_2$ 升高的情况下,脑血流量增加,颅内压增高。⑤ 对心肌收缩力没有直接抑制作用,但可使心率减慢。由于对血管平滑肌的直接作用,可引起周围血管扩张而致血压下降,导致体位性低血压(低血容量者更易发生)。⑥ 可引起胆绞痛、便秘、尿少或排尿困难(老年患者多见)、眩晕、恶心、嗜睡、口干、出汗、皮肤瘙痒等,偶有引起烦躁不安,情绪改变或过敏(尤其静注)的报道。

【注意事项】 ① 不同控释和缓释制剂之间不确保其生物对等性,故应强调当一种制剂的有效剂量确定后,不应改用其他长效、缓释、控释吗啡制剂,除非再调整剂量,并应监测患者情况。② 用于胆绞痛、肾绞痛需与阿托品合用,单用本品反加剧疼痛。③ 对未明确诊断的疼痛如急腹症,不应盲目止痛,以免掩盖病情,贻误诊断。④ 吗啡急性中毒的解救:口服中毒者立即用 1 ∶ 2 000 高锰酸钾液洗胃,洗胃后从胃管导入硫酸钠 25 g,活性炭 15 g的混悬液留置胃内。人工呼吸,吸氧,但不可长时间给纯氧。肌注或静注吗啡拮抗剂:纳洛酮 0.4～0.8 mg,q1～2 h,或丙烯吗啡 5～10 mg,1 次总量应<40 mg。若无吗啡拮抗剂,可肌注或静注尼克刹米。静脉补液及其他对症治疗。用纳洛酮抢救已产生依赖性的患者急性过量中毒时,可促使戒断综合征发作,应注意鉴别。⑤ 吗啡依赖症的治疗:强制教育,逐渐减量戒除,美沙酮替代治疗等。⑥ 严格管理,防止流失。

【患者用药指导】 长期服药可产生依赖性,避免突然停药。控释片必须整片服用,不可嚼碎或切开用。在医生指导下用药。

哌替啶 Pethidine

【商品名或别名】 度冷丁,地美露,美吡利啶,利多尔,吡利啶,唛啶,Alodan,Dolantin,Demerol,Lydol,Meadin,Mepadin,Meperidine,Pthidine

【分类】 化学:苯基哌啶类。治疗学:镇痛药。妊娠分类:D。

【指征和剂量】 用于创伤、术后、晚期癌症止痛,心源性哮喘,麻醉前给药及分娩时止痛。

口服:50～100 mg,极量 200 mg,tid。肌注:25～100 mg,极量 150 mg,需要时 q4 h。儿童肌注 1.0～1.5 mg/kg,用药间隔时间应长于成人。产科镇痛时,肌注 50～100 mg,必要时可视情况重复用药。胎儿娩出前 2～4 h

不宜使用，以免抑制胎儿呼吸。

可与异丙嗪等组成冬眠合剂，用于冬眠治疗或麻醉辅助用药。

【制剂】 片剂：每片 5 mg，7.5 mg，10 mg。注射剂：每支 5 mg/ml，7.5 mg/2 ml，10 mg/2 ml。

【药动学】

给药途径	起始时间(min)	峰值时间(min)	维持时间(h)
肌注	10	45	2～4

【作用机制】 系吗啡合成代用品，为 μ 型阿片受体激动剂，镇痛作用比吗啡弱，相当于吗啡的 1/10～1/8，但作用出现较快，持续时间较短。镇静、镇咳和增加胆道、支气管平滑肌张力的作用较弱，能使胆总管括约肌痉挛，较少引起便秘和尿潴留。

【禁忌证】 哌替啶过敏、室上性心动过速、颅内高压、慢性肺通气功能障碍、支气管哮喘、休克、昏迷或心肺功能衰竭、肝功能不全、甲状腺功能低下的患者，临产妇，哺乳期妇女及 1 岁以内婴幼儿禁用。胎儿娩出前 2～4 h 禁用，以免抑制胎儿呼吸。老人与虚弱者慎用。

【相互作用】 ① 吩噻嗪类可增强哌替啶中枢抑制作用及降压作用，也能增强其镇痛作用，如异丙嗪可增强哌替啶的镇痛作用，合用时本品的剂量可减少 1/4～1/2。三环类抗抑郁药可增强哌替啶的呼吸抑制作用。碱化尿液能减少哌替啶的排泄而增强其作用。② 本品与芬太尼因化学结构有相似之处，两药可有交叉敏感。③ 哌替啶能增强阿托品及其他抗胆碱能药的作用，能增强巴比妥类的催眠作用。④ 哌替啶与单胺氧化酶抑制剂合用，可产生严重高血压、抽搐、呼吸抑制、大汗淋漓和长时间昏迷，甚至死亡等严重不良反应。务必在单胺氧化酶抑制药(如呋喃唑酮、丙卡巴肼等)停用 14 d 以上方可给药，且需从小剂量开始。

【不良反应】 眩晕、恶心、呕吐、出汗、口干、心动过速或晕厥、呼吸抑制等。因老年人血浆蛋白低有更多游离型药物，从而会增加恶心、低血压、呼吸抑制等不良反应发生的可能性。本品逾量中毒时可出现呼吸减慢、浅表而不规则，发绀，嗜睡，进而昏迷，皮肤潮湿冰冷，肌无力，脉缓及血压下降，偶尔可先出现阿托品样中毒症状，瞳孔扩大、心动过速、兴奋、谵妄，甚至惊厥，然后转入抑制。成瘾性比吗啡轻，但连续应用 2 周可成瘾。

【注意事项】 ① 用于平滑肌痉挛引起的绞痛时,应与解痉药合用。② 不宜作为阿片依赖者脱瘾治疗的替代药。③ 不用于止咳和止泻。④ 对局部有刺激作用,不宜皮下注射。⑤ 中毒解救口服者应尽早洗胃以排出胃中毒物。人工呼吸、吸氧、给予升压药提高血压,β 肾上腺素受体阻滞药减慢心率、补充液体维持循环功能。静注纳洛酮 0.005～0.01 mg/kg,成人 0.4 mg,亦可用烯丙吗啡作为拮抗剂。但本品中毒出现的兴奋、惊厥等症状,拮抗剂可使其症状加重,此时只能用地西泮或巴比妥类药物解除。当血内本品及其代谢产物浓度过高时,血液透析能促进排泄毒物。⑥ 不宜与异丙嗪多次合用,否则可致呼吸抑制,引起休克等不良反应。⑦ 其他注意事项及禁忌同吗啡。

【患者用药指导】 长期服药可产生依赖性,避免突然停药。在医生指导下用药。

阿法罗定 Alphaprodine

【商品名或别名】 安那度,安依痛,甲替啶,安那度尔,Alphaprodine,Anadol,α-Prodine,Nisentil,Prisilidene

【分类】 化学:苯基哌啶类。治疗学:镇痛药。妊娠分类:D。

【指征和剂量】 用于短时止痛,如对骨科、五官、外科的小手术及术后止痛。也可与阿托品合用于胃肠道解痉、泌尿科的器械检查等平滑肌痉挛性疼痛的止痛及辅助复合全麻。

肌注或皮下注射:成人 10～20 mg,bid。静注:10～20 mg,必要时用。

【制剂】 注射剂:每支 10 mg/ml,20 mg/ml,40 mg/ml。

【药动学】

给药途径	起始时间(min)	峰值时间	维持时间(h)
肌注或皮下注射	5	不详	2

【作用机制】 本品为阿片受体激动剂,作用与哌替啶相似,但镇痛效力较哌替啶弱。镇痛起效比吗啡迅速。

【禁忌证】 老人、幼儿、体弱者禁用,分娩时(易透过胎盘,可致新生儿窒息)禁用。

【相互作用】 与巴比妥类合用会加重呼吸抑制。

【不良反应】　有短时轻微的眩晕、无力、多汗等，亦可产生依赖性，不宜久用。

【注意事项】　胎儿娩出前 2 h 禁用，以免胎儿呼吸抑制。

【患者用药指导】　在医生指导下用药。

枸橼酸芬太尼　Fentanyl Citrate

【商品名或别名】　Fentanest，Fentanil，Sublimaze，Leptanal，Haldid

【分类】　化学：苯基哌啶衍生物。治疗学：镇痛药。妊娠分类：X。

【指征和剂量】　主要用于麻醉辅助用药和静脉复合麻醉。

麻醉前给药：手术前 30～60 min 肌注 0.05～0.1 mg，间隔 2～3 min 重复注射，直至达到要求；危重患者、年幼及年老患者的用量减小至 0.025～0.05 mg。全麻辅助药或诱导、维持麻醉：肌注或静注 1～2 μg/kg，每隔 30～60 min 追加 50 μg，应有辅助呼吸。儿童（2～12 岁）诱导麻醉：静注 50～100 μg，而后补充用量 1 μg/kg。与氟哌啶醇合用的神经安定镇痛术，小量分次静注，其总量为氟哌啶醇 10～20 mg，本品 200～400 μg。维持麻醉：当患者出现苏醒状时，静注或肌注 0.025～0.05 mg。一般镇痛及术后镇痛：肌注 0.05～0.1 mg。必要时可于 1～2 h 后重复给药。

【制剂】　注射剂：每支 100 μg/2 ml，500 μg/10ml。

【药动学】

给药途径	起始时间(min)	峰值时间(min)	维持时间(min)
肌注或静注	1	4	17～120

【作用机制】　本品为 μ 型阿片受体激动剂。作用与吗啡类似，等效镇痛作用剂量为吗啡的 1/80。镇痛作用产生快，但持续时间较短，不良反应比吗啡小。

【禁忌证】　支气管哮喘、脑外伤昏迷、颅内高压、脑瘤等呼吸抑制的患者以及孕妇、2 岁以下幼儿对本品过敏者、分娩过程以及支气管哮喘和重症肌无力患者禁用。心律失常、帕金森病、锥体外系综合征、肝肾功能不全、慢性阻塞性肺疾病患者慎用。

【相互作用】　本品不宜与单胺氧化酶抑制剂合用。中枢抑制剂如巴比妥类、地西泮、麻醉剂，有加强本品的作用，如联合应用，本品的剂量应减少

1/4～1/3。芬太尼麻醉与尼卡地平合用时,有时会出现低血压。

【不良反应】 不良反应较吗啡轻,偶见眩晕、恶心、呕吐和胆道括约肌痉挛。有弱拟胆碱作用,静注时可能引起胸壁肌肉强直,一旦出现,需用肌肉松弛剂对抗。静注太快时,可出现呼吸抑制。反复用药能产生吗啡样依赖。

【注意事项】 年老体弱患者首次剂量酌减。原则上芬太尼麻醉只适用于需延迟拔出气管导管的手术患者,其他患者可选择性地作为辅助麻醉用。

【患者用药指导】 在医生指导下用药。

阿芬太尼 Alfentanil

【商品名或别名】 Alfenta

【分类】 化学:苯基哌啶衍生物。治疗学:镇痛药。妊娠分类:X。

【指征和剂量】 用于心血管外科如冠状动脉搭桥术的静脉全麻药。

对有自主呼吸者,起始静注 500 μg 或 8～20 μg/kg,以后追加 250 μg 或 3～5 μg/kg;对用辅助呼吸的成人和儿童,给 30～50 μg/kg,可追加 15 μg/kg。

【制剂】 注射剂:每支 1 mg/2 ml,5 mg/10 ml。

【药动学】

给药途径	起始时间(min)	峰值时间(min)	维持时间(min)
静注	1.5～2	1.5～2	10

【作用机制】 本品为芬太尼的类似物,主要作用于 μ 型阿片受体,为短效强镇痛药。

【禁忌证】 对本品过敏者禁用。

【相互作用】 纳洛酮能拮抗本药的作用。琥乙红霉素可抑制阿芬太尼的代谢,延长其作用时间。

【不良反应】 胸肌强直,见于 3 s 内快速静注剂量＞20 μg/kg 者。影响通气功能时应使用肌松剂,可减慢心率、抑制呼吸。

【患者用药指导】 在医生指导下用药。

舒芬太尼 Sufentanil

【商品名或别名】 枸橼酸舒芬太尼

【分类】 化学：苯基哌啶衍生物。治疗学：镇痛药。妊娠分类：尚不明确。

【指征和剂量】 本品为短效镇痛药，可与氧化亚氮和氧合用。作为辅助麻醉和诱导麻醉药，总量不超过 1 μg/(kg·h)，气管插管前给予总量的 75%，术间按需要追加 10～50 μg。手术时间 1～2 h 时，总量为 1～2 μg/kg，插管前给予 0.75～1.5 μg/kg。

【制剂】 注射剂：每支 50 μg/ml，100 μg/2 ml，250 μg/5 ml。

【药动学】

给药途径	起始时间(min)	峰值时间(min)	维持时间(min)
肌注或静注	1	1～1.5	60～70

【作用机制】 为人工合成的超短效麻醉镇痛药，是芬太尼的类似物，主要作用于 μ 型阿片受体。与芬太尼相比，不仅镇痛效果较强，而且心血管及血流动力学变化更稳定。

【禁忌证】 对本品过敏者。

【相互作用】 不详。

【不良反应】 与芬太尼相似。纳洛酮可拮抗之。

【患者用药指导】 在医生指导下用药。

二氢埃托啡 Dihydroetorphine

【商品名或别名】 盐酸二氢埃托啡，双氢乙烯啡，双氢埃托啡，双氢 MQQ，二氢片，创伤止痛片，DHE，DHMQQ，MQQ

【分类】 化学：吗啡合成代用品。治疗学：镇痛药。妊娠分类：X。

【指征和剂量】 本品仅限用于创伤、手术后及诊断明确的各种剧烈疼痛的止痛，包括吗啡或哌替啶无效者。

用于止痛：舌下含服 20～40 μg/次，必要时 2～3 h 可重复用药。极量 60 μg/次，180 μg/d。连续用药不得超过 3 d。晚期癌症患者长期应用对本品产生耐受性时，可视需要适当增加剂量，最大可用至 100 μg/次，400 μg/d。超大剂量使用时应遵医嘱。用于麻醉：① 诱导麻醉，缓慢静注 0.1～0.2 μg/kg 及氟哌啶醇 2.5～5 mg。② 静脉复合麻醉，首次缓慢静注 0.3～0.6 μg/kg，以后每 60 min 追加半量，手术结束前 60 min 停止给药。

③ 内窥镜检查术前用药：术前肌注 10 μg，极量 15 μg，如检查时间较短，术后让患者坐姿或卧姿休息 30 min，以减轻头晕或恶心发生。

【制剂】 舌下含片：每片 20 μg，40 μg。注射剂：每支 20 μg/ml。

【药动学】

给药途径	起始时间(min)	峰值时间	维持时间(h)
舌下含服	5～10	不详	3～6
肌注或静注	2～15	不详	3～6

【作用机制】 本品为高效镇痛剂，是阿片受体的纯激动剂，与 μ、δ、κ 受体的亲和力都远远大于吗啡，特别是对 μ 受体的亲和力大于 δ 受体和 κ 受体上千倍。药理活性强度比吗啡强 6 000～10 000 倍，是迄今临床应用的镇痛效能最强的药物。

【禁忌证】 脑外伤神志不清或肺功能不全者禁用。非剧痛病例如牙痛、头痛、风湿痛、痔疮痛或局部组织小创伤痛等禁用。肝肾功能不全者慎用或酌情减量。

【相互作用】 与司可巴比妥 100 mg 或地西泮 10 mg 同时服用，可延长作用时间。对中枢神经系统抑制剂有协同作用，呼吸抑制也会加重，用呼吸兴奋药尼可刹米或洛贝林具有部分对抗作用，但镇痛作用也同时被对抗。

【不良反应】 不良反应少，有时可引起类似吗啡或哌替啶样的头晕、恶心、呕吐、乏力、出汗，但较吗啡轻，一般可自行消失。个别老年患者可引起尿潴留。无吗啡样致便秘作用。反复用药可产生耐受性，表现为止痛时间缩短，需提高剂量或增加用药次数。重复用药可致依赖性。常规剂量对循环系统功能影响很小，用量过大时可有短暂血压下降。

过量中毒症状为呼吸抑制(呼吸频率可慢达 3～4 次/min)，瞳孔缩小，血压或心率变化不大，昏迷。呼吸抑制为致死原因。对胃肠道平滑肌有松弛作用。依赖性主要表现为精神依赖性。

【注意事项】 ① 严禁快速静推。② 本品不用于慢性疼痛的止痛。③ 药片应舌下含化，咽下则止痛效果很差。④ 中毒解救：阿片类拮抗剂纳洛酮或烯丙吗啡均可有效对抗本品。若呼吸抑制过度，甚至出现呼吸暂停，应及时给氧或人工呼吸，并肌注或静注纳洛酮 0.4～0.8 mg。⑤ 本品不得用于戒毒治疗。⑥ 严格管理，防止流失。

【患者用药指导】 本品属麻醉药品，应在医生指导下用药。

盐酸美沙酮　Methadone Hydrochloride

【商品名或别名】 美沙酮，非那酮，美散痛，Amidon，Dolophine，Mephenon，Phenadon

【分类】 化学：阿片受体激动剂。治疗学：镇痛剂。妊娠分类：X。

【指征和剂量】 适用于创伤、手术、晚期癌症等引起的剧烈疼痛。治疗阿片类镇痛剂引起的戒断症状。

口服：成人，5～10 mg，tid；儿童，0.7 mg/(kg·d)，q4～6 h。皮下注射或肌注：2.5～5 mg，bid 或 tid。极量，10 mg，bid。"美沙酮疗法"的用药方案，应随个体反应仔细调整用量。

【制剂】 片剂：每片 2.5 mg，7.5 mg，10 mg。注射剂：每支 5 mg/ml，7.5 mg/2 ml，10 mg/2 ml。

【药动学】

给药途径	起始时间(min)	峰值时间(h)	维持时间(h)
口服	5～30	4	6～8

【作用机制】 本品为阿片受体激动剂，主要作用于 μ 型受体。其药理学作用与吗啡相似，镇痛效能和持续时间也与吗啡相当。有蓄积作用，可能与高血浆蛋白结合率有关。重复使用可产生吗啡样依赖，但戒断症状再现较慢，停药后 24～48 h 发作，程度较吗啡戒断者轻。本品除作为镇痛药外，还可用于海洛因依赖脱依赖治疗。

【禁忌证】 呼吸中枢功能不全者、婴幼儿、临产妇禁用。哺乳期妇女、肺源性心脏病、慢性阻塞性肺疾病、哮喘患者慎用。

【相互作用】 苯妥英钠和利福平可促进本品代谢，对维持治疗患者可因停药引起戒断症状。用西咪替丁可增强本品的镇痛作用。本品注射液与巴比妥盐类、氯化铵、肝素钠、氨茶碱、碳酸氢钠、磺胺嘧啶钠、硝基呋喃妥因钠等混合，可产生混浊。

【不良反应】 本品不良反应较吗啡轻。其耐受性、依赖性及戒断症状也较吗啡轻。可见头痛、眩晕、恶心、呕吐、出汗、便秘、胆道平滑肌痉挛、欣快感等。可见性功能减退，男性用药后精液少，且可出现女性乳房。女性与避孕药同用,可终日倦怠无力。过量可致昏迷、右束支传导阻滞、窦性心动过速、低血压,少数患者用量过大时会引起失明、下肢瘫痪。

【注意事项】 ① 本品不宜静注。② 皮下注射对局部有刺激性,可致疼痛与硬结,故宜肌注。三角肌注射血浆峰值高,作用出现快,因此可采用三角肌注射。③ “美沙酮疗法”的用药方案,应随个体反应仔细调整用量。④ 重复用药可致蓄积,加之个体差异大,故应在连续用药过程中经常根据患者反应调整用量。⑤ 用于阿片依赖者的替代治疗时,过量中毒的主要死因是肺水肿。

【患者用药指导】 应在医生指导下用药。

羟考酮　Oxycodone

【商品名或别名】 盐酸羟考酮,Oxycodone Hydrocholoride

【分类】 化学:阿片受体激动剂。治疗学:镇痛药。妊娠分类:D。

【指征和剂量】 可用于剧烈及(或)顽固性疼痛(对非阿片类镇痛药及弱阿片类镇痛药而言),尤其是手术后或创伤后疼痛。

肛门用药:成人常用剂量为 20 mg/d,极量为 80 mg/d。

【制剂】 控释片:每片 5 mg,10 mg,20 mg,40 mg。

【药动学】 不详。

【作用机制】 为强效麻醉性镇痛药,镇痛作用较哌替啶强。

【禁忌证】 对吗啡过敏、呼吸功能不全、严重肝功能损害患者,2 岁半以下儿童,有不明原因的腹部症状、头颅外伤及颅内高压、急性酒精中毒性谵妄、惊厥或抽搐者,近期有直肠炎或直肠出血者及哺乳期妇女禁用。老年患者出现肝肾功能不全、甲状腺功能减退、肾上腺皮质功能不全、休克、尿道-前列腺病变者慎用。

【相互作用】 ① 禁止与吗啡受体激动-拮抗剂(纳布啡、丁丙诺啡)合用,因其可竞争性拮抗受体,降低镇痛药的疗效并出现戒断综合征。② 乙醇可增强羟考酮的镇静作用,不宜合用。③ 与中枢神经系统抑制药、其他吗啡衍生物(镇痛药、美沙酮)、苯二氮䓬类、巴比妥类合用,可增加呼吸抑制的危险,可能致死。

【不良反应】 消化系统:恶心、呕吐、便秘。神经系统:嗜睡、镇静、兴奋(尤其是老年患者)。生理及精神依赖性可能发生于治疗剂量,并持续1～2周。颅内压增高可加重潜在的大脑功能紊乱。药物过量引起的肺功能紊乱可能致死。戒断综合征：打呵欠、瞳孔扩大、流泪、流涕、打喷嚏、肌肉收缩、头痛、乏力、出汗、焦虑、应激性增高、失眠、躁动、厌食、恶心、呕吐、体重下降、腹泻、脱水、四肢疼痛、腹部肌肉痉挛、心动过速、呼吸急促、体温过高及高血压。有依赖性。

【注意事项】 用药前应确诊无梗阻性疾病存在。

【患者用药指导】 服药期间禁止驾车、从事高空作业或操作机器。在医生指导下用药。

右吗拉胺 Dextromoramide

【商品名或别名】 吗散痛，右吗酰胺，Tartarte，Dimorlin，Narcolo，Palfium，Jetrium

【分类】 化学：阿片受体激动剂。治疗学：镇痛药。妊娠分类：C。

【指征和剂量】 短暂的剧烈疼痛，尤其是与换药或内科、外科指征有关的特殊疼痛。

口服：成人(16 岁以上)5 mg，餐前或餐后 2 h 吞服。必要时重复使用，仅可短期用药。

【药动学】 不详。

【制剂】 片剂：每片 5 mg。

【作用机制】 为强效麻醉性镇痛药，镇痛作用较哌替啶强。

【禁忌证】 对吗啡过敏、呼吸功能不全、严重肝功能损害者，16 岁以下儿童，有不明原因的腹部症状、头颅外伤及颅内高压、急性酒精中毒性谵妄、惊厥者，哺乳期妇女禁用。老年患者出现肝肾功能不全、甲状腺功能减退、肾上腺皮质功能不全、休克、尿道-前列腺病变者慎用。

【相互作用】 ① 与吗啡受体激动-拮抗剂(纳布啡、丁丙诺啡)合用，因其可竞争性地拮抗受体，降低镇痛药的疗效并出现戒断综合征，禁止合用。② 乙醇可增强本品的镇静作用，不宜合用。③ 与中枢神经系统抑制药合用，可增强中枢抑制作用，需小心。④ 与其他吗啡衍生物(镇痛药、美沙酮)、苯二氮䓬类、巴比妥类合用，可增加呼吸抑制的危险，可能致死。

【不良反应】 消化系统：恶心、呕吐、便秘；神经系统：嗜睡、镇静、兴奋(尤其是老年患者)。生理及精神依赖性可能发生于治疗剂量，并持续 1～2 周。颅内压增高可加重潜在的大脑功能紊乱。药物过量引起的肺功能紊乱可能致死。戒断综合征：打呵欠、瞳孔扩大、流泪、流涕、打喷嚏、肌肉收缩、头痛、乏力、出汗、焦虑、应激性增高、失眠、躁动、厌食、恶心、呕吐、体重下降、腹泻、脱水、四肢疼痛、腹部肌肉痉挛、心动过速、呼吸急促、体温过高及高血压。有依赖性及耐受现象(习惯性),长期用药者突然停药可引起戒断综合征。

【注意事项】 用药后患者平卧半小时可避免出现上述症状。

【患者用药指导】 服药期间禁止驾车、从事高空作业或操作机器。在医生指导下用药。

可待因　Codeine

【商品名或别名】 磷酸可待因,甲基吗啡,磷酸甲基吗啡,尼柯康(缓释片),Codeine Phosphate,Actacode,Codeine Phosphas,Paveral

【分类】 化学:吗啡的甲基衍生物。治疗学:镇痛、镇咳药。妊娠分类:X。

【指征和剂量】 用于各种原因引起的频繁剧烈干咳,对胸膜炎或大叶性肺炎早期伴有胸痛的干咳者尤为适用。在有小量痰液时,宜与祛痰药合用。用于肺病伴有大量咯血时,兼有镇静、镇咳、止血的效果。其镇痛作用可用于中等度疼痛,为癌症患者第二阶梯的主要止痛药。

口服或皮下注射:15～30 mg,bid 或 tid。口服极量:100 mg/次,250 mg/d。儿童 250 μg/kg,q4～6 h。儿童,镇痛,口服,0.5～1.0 mg/kg,tid;镇咳,为镇痛剂量的 1/3～1/2。

【制剂】 片剂:每片 15 mg,30 mg。注射剂:15 mg/ml,30 mg/2 ml。

【药动学】

给药途径	起始时间(min)	峰值时间(min)	维持时间(h)
口服	30～45	60	3～4
肌注或皮下注射	10～30	30	3～4

【作用机制】 作用与吗啡相似,也有镇痛、镇咳作用,但镇痛作用仅为吗啡的 1/10～1/7,镇咳作用仅为吗啡的 1/4。抑制呼吸作用比吗啡轻,胃肠道几乎无不良反应,很少产生便秘。

【禁忌证】 对本品过敏者、哮喘患者、有大量痰液者、肺炎患者、妊娠期妇女禁用。<1 岁小儿,痰液较多时慎用或禁用。哺乳期妇女和支气管哮

喘、胆结石、颅脑外伤或颅内病变、前列腺增生、不明原因的腹痛患者及老年人慎用。

【相互作用】 增强本品作用的药物：地西泮、氯氮䓬、单胺氧化酶抑制剂、吩噻嗪类、三环类抗抑郁药，呋喃唑酮、氯霉素。减弱本品的药物：锂盐。合用后不良反应增强的药物：氯氮䓬、抗胆碱药、肌肉松弛药、美沙酮或其他吗啡类药。本品可使司可巴比妥、地西泮等镇静、催眠、抗抑郁药及解热镇痛药的作用增强。

【不良反应】 ① 荨麻疹、瘙痒、皮疹或脸肿等过敏反应，头晕、注意力不集中、恶心、呕吐，呼吸微弱、缓慢或不规则，心律失常、心理变态或幻想，惊厥、耳鸣、震颤或不能自控的肌肉运动等，精神抑郁和肌肉强直等。② 长期应用可引起依赖性。常用量引起依赖性的倾向较其他吗啡类药为弱。典型的症状为：起鸡皮疙瘩、食欲减退、腹泻、牙痛、恶心呕吐、流涕、寒战、打喷嚏、打呵欠、睡眠障碍、胃痉挛、多汗、衰弱无力、心率增快、情绪激动或原因不明的发热。③ 逾量服用本品时，可很快出现由可待因所致的严重反应，如昏迷，呼吸深度抑制，瞳孔极度缩小、两侧对称，或呈针尖样大，血压下降，发绀，尿少，体温下降，皮肤湿冷，肌无力。可由于严重缺氧致休克、循环衰竭、瞳孔散大而死亡。

【注意事项】 ① 服用时需整片吞服，切勿咬碎而引起口腔麻木。② 中毒解救：服药过量可洗胃或催吐以排出胃中药物。给予拮抗剂 N-乙酰半胱氨酸，不宜给活性炭，以防止影响拮抗剂的吸收。保持呼吸道通畅，必要时人工呼吸，静注纳洛酮拮抗可待因中毒。③ 密闭避光保存。

【患者用药指导】 长期服药可产生依赖性，避免突然停药。服药期间禁饮酒、驾车及操作机器。在医生指导下用药。

曲马多 Tramadol

【商品名或别名】 曲马朵，曲拉马多，着麦得，反胺苯环醇，奇曼丁，马伯龙，Tramal，Crispin，E256，K-315，Mabron

【分类】 化学：胺苯环醇类人工弱阿片类药。治疗学：镇痛药。妊娠分类：D。

【指征和剂量】 用于各种中、重度的急性、慢性疼痛，术后疼痛，以及诊断或治疗引起的疼痛。

肌注或口腔、直肠给药，通常 50～100 mg，bid 或 tid；总量不超过 400～

600 mg/d。静注：50 mg,1～4 次/d。尽可能不采用静脉给药。

【制剂】 片剂：每片 50 mg。注射剂：每支 50 mg/ml,100 mg/2 ml。胶囊：每粒 50 mg。栓剂：每粒 100 mg。

【药动学】

给药途径	起始时间(min)	峰值时间(h)	维持时间(h)
口服	20～30	2	6

【作用机制】 纯阿片受体激动剂,对 μ、κ、δ 型阿片受体结合部位都有弱的亲和力。镇痛作用较弱,其吗啡样呼吸抑制、致平滑肌痉挛和依赖性均较弱。

【禁忌证】 使用单胺氧化酶抑制剂的患者,对乙醇、安眠药、镇痛药或其他中枢神经系统药物急性中毒者禁用。对阿片过敏或对阿片类药物敏感者、肝肾功能不全者、心脏病患者、嗜酒者、孕妇、哺乳期妇女慎用。本品可影响机械操作者和驾驶员的反应能力,从事驾驶或机械操作工作的人员慎用。

【相互作用】 本品与乙醇、镇静剂、镇痛药或其他精神药物合用会引起急性中毒。与中枢神经系统抑制剂(如地西泮、镇痛药)合用时有强化镇静作用。与巴比妥类合用可延长麻醉时间,与地西泮合用会出现满意的镇痛效果。曾有报道本品与西咪替丁合用引起呼吸骤停或癫痫大发作。抗癫痫药卡马西平可降低本品的血浆浓度而减弱其镇痛作用。

【不良反应】 较少,偶见眩晕、恶心、出汗、口干、疲劳、嗜睡、纳差及排尿困难等。少数病例出现心悸、体位性低血压、心血管性虚脱。可能出现头痛、呕吐、便秘、胃肠道刺激、皮疹、瘙痒、运动乏力、食欲改变及精神症状。

【注意事项】 本品不应用于轻度疼痛的治疗。肝肾功能不全的患者宜使用低剂量治疗。有药物滥用或依赖性倾向的患者只能短期给药,并应严格监视。本品不宜作为对阿片有依赖性患者的代用品,因其不能抑制吗啡的戒断症状。过量中毒可用纳洛酮解救,中毒出现痉挛时可用苯二氮䓬类药物。

【患者用药指导】 长期服药可产生依赖性,避免突然停药。用药期间不宜驾驶和操作机械。在医生指导下用药。

布桂嗪　Bucinnazine

【商品名或别名】　强痛定，布新拉嗪，AP-237，Bucinnazine，fortanodyn

【分类】　化学：合成药。治疗学：镇痛药。妊娠分类：尚不明确。

【指征和剂量】　适用于中度创伤、癌性疼痛和神经性疼痛，如偏头痛、三叉神经痛、炎症疼痛、关节痛、痛经等的止痛。

口服：成人 30～60 mg，tid 或 qid；儿童 1 mg/kg。肌注或静注：成人 50～100 mg，儿童 1 mg/kg。

【制剂】　注射剂：每支 100 mg。片剂：每片 30 mg。

【药动学】

给药途径	起始时间(min)	峰值时间(min)	维持时间(h)
肌注	10	20	6

【作用机制】　本品的镇痛效力为吗啡的 1/3，对皮肤、黏膜及运动器官的疼痛有明显疗效，对内脏疼痛疗效差。

【禁忌证】　不详。

【相互作用】　本品有中枢抑制作用，能加强硫喷妥钠引起的麻醉作用。

【不良反应】　偶见恶心、头痛、眩晕、困倦、黄视、全身发麻等。连续使用可致耐受性和依赖性，不可滥用。

【注意事项】　应严格管理使用。

【患者用药指导】　在医生指导下用药。

阿片全碱　Opium alkaloias

【商品名或别名】　潘托邦，全阿片素，ALKaloida Opii，Omnopon，Opoidine，PANTOPON，Papaveretum

【分类】　化学：阿片总生物碱的盐酸盐。治疗学：镇痛药。妊娠分类：X。

【指征和剂量】　同吗啡。用于各种疼痛及止泻，药效持久。

皮下注射：6～12 mg。口服：5～15 mg，tid。极量：30 mg/次。

【制剂】　片剂：5 mg。注射液：20 mg(1 ml)。栓剂：20 mg。

【药动学】　不详。

【作用机制】　为含有阿片全部水溶液生物碱的制剂，其中约 50%为无水吗啡,其余 50%中有罂粟碱、可待因、非那汀、蒂巴因等。为阿片类镇痛、止咳药。作用与吗啡相似,持续时间较吗啡长。本品 20 mg 的镇痛作用相当于吗啡 10 mg。

【禁忌证】【相互作用】【不良反应】【注意事项】 同吗啡。

【患者用药指导】 长期服药可产生依赖性,避免突然停药,在医生指导下用药。

(二)阿片受体激动拮抗剂

纳洛酮 Naloxone

【商品名或别名】 苏诺,烯丙羟吗啡酮,盐酸丙烯吗啡,N-烯丙去甲羟基吗啡酮,N-allyl-noroxymorphone,Narcan

【分类】 化学:吗啡类似物。治疗学:吗啡受体拮抗剂。妊娠分类:不明确。

【指征和剂量】 ① 用于阿片类药物过量中毒,成人或儿童均可静注或肌注 0.4~0.8 mg,每 2~3 min 重复 1 次,直至呼吸恢复。因本品作用时间短,美沙酮等过量时,反转呼吸抑制后,每 20~60 min 应重复肌注 0.4 mg。② 解除阿片类药物麻醉术后呼吸抑制,成人肌注 0.4~0.8 mg 或 1.5 μg/kg,3~5 min 可追加同量;或每 2~3 min 静注 40 μg,至达到预期效果。③ 用于阿片依赖者的鉴别诊断,肌注 0.4~0.8 mg,20~30 min 内无反应可再次肌注 0.4 mg。④ 解救急性乙醇中毒:静注纳洛酮 0.4~0.6 mg。

【制剂】 注射剂:每支 0.4 mg/ml。

【药动学】

给药途径	起始时间	峰值时间(min)	维持时间(min)
静注	迅速	30	45~90

【作用机制】 与阿片受体呈立体专一性结合,亲和力比吗啡大,其拮抗吗啡类药物的效价是烯丙吗啡的 30 倍,而且还可以拮抗喷他佐辛等阿片受体激动-拮抗药,但对丁丙诺啡的拮抗作用较弱。本品显效迅速,用药 1~2 min即可解除呼吸抑制作用。

【禁忌证】 对本品过敏者禁用。严重心血管疾病患者慎用。

【相互作用】　用于阿片类药物过量中毒，解除阿片类药物麻醉术后呼吸抑制，还可以拮抗急性乙醇中毒。

【不良反应】　不良反应较轻，对正常人有镇静作用，拮抗阿片类药物时常有恶心、呕吐、血压升高、心动过速等。

【注意事项】　① 在未服麻醉性镇痛药时服用本品可有镇静作用。不会产生依赖性。② 拮抗大量麻醉性镇痛药后，由于痛觉突然恢复，可产生交感神经系统的兴奋现象，表现为血压升高、心率增快、心律失常，甚至肺水肿和心室颤动。③ 对阿片类已有耐受者，使用本品可产生戒断症状。④ 本品具有起效时间短的特点，用药起作用后，一旦其作用消失，可使患者再度陷入昏睡和呼吸抑制。用药需注意维持药效；并应进行监护，尤其是呼吸频率、每分钟换气量、$PaCO_2$及瞳孔直径。⑤ 动物实验有致喘作用，对人类危险性尚不清楚。

【患者用药指导】　在医生指导下用药。

纳曲酮　Naltrexone

【商品名或别名】　盐酸纳曲酮，环丙甲羟二羟吗啡酮，Trexan，ReVia，Nemexin，Nalorex，Antaxon

【分类】　化学：羟基吗啡酮的衍生物。治疗学：阿片受体拮抗剂。妊娠分类：C。

【指征和剂量】　主要用于对抗阿片类药物产生的欣快感等，减少复发滥用药物。

开始口服 25 mg，观察 1 h，如无戒断反应，再服 25 mg。次日起 50 mg，qd；或次日起第 1～第 5 日，50 mg/d，第 6 日 100 mg/d；或 100 mg，qod；或第 1、第 3 日 100 mg/d，第 5 日 150 mg/d。无论哪种方案，均须连续服用至少 6 个月。用于治疗乙醇依赖，口服 50 mg/d，连服 2 周。

【制剂】　片剂：每片 5 mg，50 mg。

【药动学】

给药途径	起始时间	峰值时间(h)	维持时间(h)
口服	迅速	1	24

【作用机制】　本品是氧吗啡酮(Oxymorphme)的同类化合物，作用机

制与纳洛酮类似。对 κ_1 受体的拮抗作用强度比纳洛酮强，与对 μ 受体的拮抗剂强度相当。可竞争阿片受体，阻断吗啡及类似药物的各种作用。

【禁忌证】 应用阿片类镇痛药者、有阿片依赖的患者未经戒除者、突然停用阿片的患者、纳曲酮诱发失败的患者、尿检阿片类物质阳性者、对纳洛酮有过敏史者、急性肝炎或肝功能衰竭患者禁用。

【相互作用】 可能干扰含有阿片类药物的治疗作用，凡使用阿片类镇痛药应避免与本药同时使用。

【不良反应】 ① 纳曲酮的用量达到 300 mg/d 时可引起肝细胞损害。② 除肝损害外，发生率在 10%以上的不良反应有：睡眠困难、焦虑、易激动、腹痛/痉挛、恶心和(或)呕吐、关节肌肉痛、头痛。③ 发生率在 10%以下的不良反应有：食欲缺乏、腹泻、便秘、口渴、头晕。④ 发生率在 1%以下的不良反应有：呼吸系统，鼻充血、发痒、流鼻涕、咽痛、黏液过多、声音嘶哑、咳嗽、呼吸短促。心血管系统，鼻出血、静脉炎、水肿、血压升高、非特异性心电改变、心悸、心动过速。胃肠道，产气过多、便血、腹泻、溃疡。皮肤，油性皮肤、瘙痒、痤疮、唇部疱疹。泌尿生殖系统，排尿不适增多、性欲降低。精神方面，抑郁、妄想狂、疲倦、不安、精神错乱、幻觉、噩梦。

【注意事项】 安全剂量与肝毒性剂量之比为 1∶5，用药时定期查肝功能。阿片类依赖者在开始使用本品之前，必须接受脱毒治疗 7～10 d；或尿检分析及纳洛酮激发试验阴性的依赖者，才可以给予此药。含有阿片类药物的止泻或镇咳复方制剂，对接受本品治疗的患者无效。

【患者用药指导】 在医生指导下用药。

烯丙吗啡 Nalorphine

【商品名或别名】 盐酸烯丙吗啡，纳络芬，氢溴酸丙烯吗啡，N-烯丙去甲吗啡，Nalorphine Hydrochoride，Allylnormorphone，N-allylnormorphine

【分类】 化学：吗啡类似物。治疗学：吗啡受体激动-拮抗剂。妊娠分类：X。

【指征和剂量】 主要用于吗啡、芬太尼、哌替啶、二氢埃托啡等过量时的对抗药，以及用于产妇分娩前防止由于使用吗啡类药物和哌替啶引起的新生儿呼吸抑制。对麻醉药和巴比妥类药物引起的呼吸抑制无效。

静注或肌注：成人 5～10 mg，必要时 10～15 min 后再给 1 次，极量 40 mg。对吗啡类药物引起的新生儿呼吸抑制，肌注 0.2 mg，必要时可追加

0.2～0.3 mg。

【制剂】 注射剂：每支 5 mg、10 mg。

【药动学】

给药途径	起始时间(min)	峰值时间(min)	维持时间(h)
皮下注射	1～3	15～30	1～4

【作用机制】 本品为阿片受体激动-拮抗剂，拮抗 μ 受体和 δ 受体，激动 κ_3 和 κ_1 受体。小剂量时表现为阻断吗啡的作用，并可促使吗啡依赖者发生戒断反应，大剂量时有一定镇痛作用及烦躁和焦虑等拟精神作用。

【禁忌证】 对本品过敏者禁用，其余尚不详。

【相互作用】 与单胺氧化酶抑制剂合用可发生高热。

【不良反应】 眩晕、嗜睡、无力、烦躁、焦虑、血压降低、出汗、感觉异常、缩瞳、幻觉；大剂量可产生语言困难、引起呼吸抑制和幻视；偶见恶心、依赖。

【注意事项】 对于喷他佐辛和其他阿片受体激动-拮抗药、巴比妥类和全身麻醉药引起的呼吸抑制，本品不仅无拮抗作用，反可使之加重。

【患者用药指导】 在医生指导下用药。

喷他佐辛　Pentazocine

【商品名或别名】 戊唑星，镇痛新，Talwin

【分类】 化学：吗啡类似物。治疗学：吗啡受体部分激动剂。妊娠分类：D。

【指征和剂量】 可用于剧烈及(或)顽固性疼痛(对外周镇痛药而言)，麻醉。

肌注：30 mg，tid 或 qid，极量 180 mg/d。注射后患者平卧半小时。静注：供麻醉或心血管复苏使用，个体化剂量。

【制剂】 片剂：每片 25 mg，50 mg。注射剂：每支 15 mg/ml，30 mg/ml。

【药动学】

给药途径	起始时间(min)	峰值时间(h)	维持时间(h)
口服	15～30	1	3

【作用机制】 吗啡类镇痛药。镇痛作用较强，呼吸抑制作用为吗啡的

1/2。

【禁忌证】 对吗啡过敏者、呼吸功能不全者、严重肝功能损害者、15 岁以下儿童和急性乙醇中毒及震颤性谵妄、不明原因急腹症、惊厥患者禁用。老年患者出现肝及(或)肾功能不全、甲状腺功能减退、肾上腺皮质功能不全、休克、尿道-前列腺病变者应谨慎使用。颅脑创伤及颅内高压者慎用。

【相互作用】 禁止与吗啡激动拮抗药(纳布啡、丁丙诺啡)合用,因其可竞争性拮抗受体、降低镇痛药的疗效并出现戒断综合征。乙醇可增强本品的镇静作用,不宜合用。与中枢神经系统抑制药、其他吗啡衍生物(镇痛药、美沙酮)、苯二氮䓬类、巴比妥类合用可增加呼吸抑制的危险,可能致死。

【不良反应】 消化道紊乱,恶心、呕吐,镇静、兴奋(尤其是老年患者)。生理及精神依赖性可能发生于治疗剂量并持续 1～2 周。颅内压增高可能加重潜在的大脑功能紊乱。肺功能紊乱:在治疗剂量时可出现潜在轻度呼吸抑制,药物过量可能更为严重,甚至致死。戒断综合征:打呵欠、瞳孔扩大、流泪、流涕、喷嚏、肌肉收缩、头痛、乏力、出汗、焦虑、应激性增高、失眠、躁动、厌食、恶心、呕吐、体重下降、腹泻、脱水、四肢疼痛、腹部及肌肉痉挛、心动过速、呼吸急促、体温过高及高血压。

【注意事项】 用药之前应确诊无梗阻性疾病存在。有依赖性以及反复用药后出现耐受现象(习惯性)。长期用药者突然停药可引起戒断综合征。非癌症性疼痛使用仅限于排除了传入神经节后神经痛,或与焦虑及抑郁精神因素有关的神经痛之后再使用。

【患者用药指导】 服药期间不宜驾驶和操作机器。在医生指导下用药。

地佐辛 Dezocine

【商品名或别名】 Dalgan,Dezocine

【分类】 化学:喷他佐辛类似物。治疗学:阿片受体部分激动剂。妊娠分类:尚不明确。

【指征和剂量】 适用于急性疼痛的治疗,如术后中、重度疼痛,内脏绞痛,晚期癌症疼痛。

肌注:开始时 10 mg,以后 2.5～10 mg,q3～6 h。静注:开始 5 mg,以后 2.5～10 mg,q2～4 h。

【制剂】 注射剂:每支 5 mg,10 mg。

【药动学】

给药途径	起始时间(min)	峰值时间(min)	维持时间
肌注	30	35	不详

【作用机制】　本品是一种新合成的结构类似喷他佐辛的阿片受体部分激动剂，是 κ 受体激动剂，也是 μ 受体拮抗剂；为非肠道用镇痛药。在动物模型中显示烯丙吗啡样的拮抗作用，对吗啡依赖的动物，本品能引起戒断症状；其阿片受体激动作用可被纳洛酮逆转。本品 5～10 mg 的镇痛效果相当于哌替啶 50～100 mg。

【禁忌证】　肝肾功能障碍和心肺功能不全者慎用。对麻醉品有生理依赖性的患者不宜使用本品。冠心病患者慎用。

【相互作用】　静注引起的呼吸抑制可用纳洛酮对抗。

【不良反应】　恶心、呕吐、镇静、头晕、厌食、定向障碍、幻觉、出汗、心动过速。

【注意事项】　静注后有可能引起急性呼吸抑制，呼吸储备量减少的患者使用本品有危险。

【患者用药指导】　在医生指导下用药。

丁丙诺啡　Buprenorphine

【商品名或别名】　布诺啡，叔丁啡，Buprenorphine，Buprenex

【分类】　化学：喷他佐辛类似物。治疗学：阿片受体激动-拮抗剂。妊娠分类：X。

【指征和剂量】　用于中度至重度疼痛的止痛，如术后疼痛、晚期癌症疼痛、心肌梗死的疼痛；阿片类药物依赖或二乙酰吗啡依赖的脱依赖治疗。也可作为麻醉辅助用药。

镇痛：肌注或缓慢静注，0.15～0.3 mg；舌下含服，0.2～0.8 mg。如需要，q6～8 h 用药。戒断依赖的维持治疗：舌下含服，0.4～0.8 mg，相当于 60 mg 的美沙酮。

【制剂】　舌下含片：每片 0.2 mg。注射剂：每支 0.3 mg/ml。

【药动学】

给药途径	起始时间(min)	峰值时间(h)	维持时间(h)
舌下	15～45	2	6～8

【作用机制】 为阿片受体部分激动剂,以激动κ受体和μ受体为主,对δ受体有拮抗作用。等效镇痛作用的剂量为吗啡的1/25。镇痛作用强于哌替啶。起效慢,持续时间长。对呼吸有抑制作用,但临床未见严重呼吸抑制发生。对胃肠道平滑肌的兴奋作用不明显。

【禁忌证】 有本品过敏史、重症肝损伤、脑部损害、意识模糊、颅内压升高患者和6岁以下儿童、孕妇、哺乳期妇女以及轻微疼痛或疼痛原因不明者禁用。可抑制新生儿呼吸,产妇慎用。呼吸功能低下或紊乱者、已接受其他中枢神经抑制剂治疗者和高龄与虚弱者慎用。

【相互作用】 本品如与另一种阿片受体激动剂合用,可引起这些药物的戒断症状。与单胺氧化酶抑制剂有协同作用。

【不良反应】 不良反应类似吗啡。常见不良反应为嗜睡、恶心、呕吐、出汗和眩晕。可见口干、便秘、瞳孔缩小、心率减慢和低血压。呼吸抑制出现时间晚,在给药后约3 h发生,持续时间长,但程度比吗啡轻,并不随剂量增加而加重。需大剂量纳洛酮(10 mg)才能逆转其呼吸抑制作用。久用可产生依赖性,戒断症状于停药后30 h以上才出现,持续15 d以上,程度比吗啡轻。

【注意事项】 本品有一定依赖性,戒断症状较轻,因此存在滥用的可能,应严格管理。本品与受体亲和力高,常规剂量拮抗剂如纳洛酮,对已引起的呼吸抑制无用,推荐使用呼吸兴奋剂(如多沙普仑)。

【患者用药指导】 在医生指导下用药。

纳布啡 Nalbuphine

【商品名或别名】 纳丁啡,Nalbuphine,Nubain

【分类】 化学:喷他佐辛类似物。治疗学:阿片受体部分激动剂。妊娠分类:尚不明确。

【指征和剂量】 用于中度至重度疼痛,如创伤、术后、癌症、肾绞痛或胆绞痛的止痛。

肌注或静注:10 mg,3～6 h后可重复用药。最大剂量20 mg/次,160 mg/d。

【制剂】 注射剂:每支10 mg/ml,20 mg/2 ml。

【药动学】

给药途径	起始时间(min)	峰值时间(min)	维持时间(h)
肌注或皮下注射	15	30	3～6

【作用机制】　本品对 κ 受体的激动作用弱于布托啡诺，对 μ 受体的拮抗作用比布托啡诺强。镇痛作用稍弱于吗啡。依赖性小，戒断症状轻。不增加心脏负荷，可用于心肌梗死和心绞痛患者的止痛。呼吸抑制作用较轻。

【禁忌证】　对本品过敏者禁用，其余尚不详。

【相互作用】　不详。

【不良反应】70 mg 可引起烦躁或意象歪曲等。常见不良反应为镇静，约 1/3 的患者可出现。呼吸抑制较吗啡轻，少见的反应为头晕、恶心、呕吐、多汗、冷湿感、口干及头痛。偶见激动、哭泣、抑郁，甚至幻觉和发音困难，亦有引起消化不良、皮肤瘙痒及烧灼感的报道。近期用过其他阿片类药物的依赖患者，本品可引起戒断症状。

【注意事项】　纳洛酮可对抗本品的镇痛及呼吸抑制作用。

【患者用药指导】　在医生指导下用药。

布托啡诺　Butorphanol

【商品名或别名】　酒石酸布托啡诺，环丁羟吗喃，Butorphanol，Stadol

【分类】　化学：喷他佐辛类似物。治疗学：阿片受体部分激动剂。妊娠分类：尚不明确。

【指征和剂量】　用于中度至重度疼痛，如术后、外伤、癌症、肾绞痛或胆绞痛等的止痛。也可用作麻醉前用药，不能用于心肌梗死的止痛。

肌注：1～4 mg，必要时 4～6 h 重复用药。麻醉前用药则于手术前60～90 min 肌注 1～2 mg，加 25～50 mg 异丙嗪、0.5 mg 阿托品，8 min 起效。儿童用药量尚未确定。静注：0.5～2 mg。

【制剂】　注射剂：每支 1 mg/ml，2 mg/ml。鼻喷雾剂：每剂 1 mg(供 1 次用)。

【药动学】

给药途径	起始时间	峰值时间(min)	维持时间(h)
肌注	迅速	30～60	3～6

【作用机制】　本品主要激动 κ_1 受体，对 μ 受体有弱拮抗作用。作用与喷他佐辛相似。其镇痛效用为吗啡的 3.5～7 倍，可缓解中度和重度的疼痛。对平滑肌的兴奋作用弱。可增加肺动脉压、肺血管阻力、全身动脉压和

心脏工作负荷,因而不能用于心肌梗死的疼痛。

【禁忌证】 对本品过敏者禁用,其余尚不详。

【相互作用】 不详。

【不良反应】 同吗啡,常见为镇静、恶心和出汗,较少见头痛、眩晕、飘浮感、嗜睡、意识错乱等。偶见幻觉、异常梦境、人格解体感和心悸、皮疹。呼吸抑制较吗啡轻,最大呼吸抑制在成人出现于剂量超过 4 mg 时,其抑制程度并不随剂量增高而加重。纳洛酮可拮抗其呼吸抑制作用。对阿片类药物依赖的患者,本品可诱发戒断症状。

【患者用药指导】 在医生指导下用药。

美普他酚 Meptazinol

【商品名或别名】 消痛定,甲氮草酚,Meptazinol,Meptid

【分类】 化学:阿片类。治疗学:阿片受体部分激动剂。妊娠分类:X。

【指征和剂量】 主要用于中度疼痛,外伤、术后、产科疼痛及肾绞痛。

肌注:成人 75～100 mg,需要时可重复使用,q2～4 h。口服:成人一般 200 mg,q4 h。静注:50～100 mg,缓慢注入,需要时 2～4 h 重复 1 次。

【制剂】 片剂:每片 200 mg。注射剂:每支 100 mg/ml。

【药动学】

给药途径	起始时间(min)	峰值时间(min)	维持时间(h)
肌注	30～60	30～60	2

【作用机制】 其化学结构与吗啡相似,是阿片 μ 受体的激动剂,亦是 μ 受体的拮抗剂。为强效镇痛剂,对呼吸抑制作用较弱,产生抑制呼吸作用的剂量为哌替啶的 1.8 倍。口服本品 100 mg 对中、重度疼痛有良好镇痛作用,效果相当于喷他佐辛 25 mg。肌注本品 100 mg,镇痛效果相当于哌替啶 100 mg、喷他佐辛 60 mg。

【禁忌证】 禁用于孕妇、哺乳期妇女。肝、肾功能不良者慎用。

【相互作用】 不详。

【不良反应】 可有轻度镇静、恶心、呕吐、呼吸抑制及精神紊乱等。

【注意事项】 本品作用不易被纳洛酮拮抗。禁止与碱性药物混合使用。

【患者用药指导】 在医生指导下用药。

（三）非麻醉性镇痛药

奈福泮　Nefopam

【商品名或别名】 平痛新，肌舒平，甲苯氧氮辛因，唑辛，镇痛醚，ACUPAN，Ajian，Bezoxazocine，Fenazoxine，Nefopam Hydrochloride

【分类】 化学：环化邻甲苯海拉明。治疗学：非麻醉性镇痛药。妊娠分类：尚不明确。

【指征和剂量】 用于各种中、重度疼痛的止痛，如癌症疼痛，术后疼痛，急性外伤痛，急性胃炎、胆道蛔虫症、输尿管结石等内脏平滑肌绞痛。也可作为麻醉辅助剂用于局麻、神经阻滞麻醉和针麻等。

口服：20～60 mg，tid。肌注或者缓慢静注，20～40 mg，tid，必要时q3～4 h。注射最大剂量不超过 120 mg。

【制剂】 注射剂：每支 20 mg/ml。片剂：每片 20 mg。

【药动学】

给药途径	起始时间(min)	峰值时间(h)	维持时间(h)
肌注	5～10	1.5	2～8

【作用机制】 本品为非麻醉性镇痛药，化学结构属于环化邻甲基苯海拉明，所以不具有非甾体消炎药的特性，亦非阿片受体激动剂。但兼有轻度的解热和肌松作用，无镇静作用。对呼吸、循环系统无抑制作用。肌注本品 20 mg 相当于 12 mg 吗啡的效应。

【禁忌证】 禁用于患有心血管疾病和有癫痫、惊厥史的患者。青光眼、尿潴留、严重肝肾功能不全者及哺乳期妇女慎用。

【相互作用】 不宜与抗惊厥药、MAOI 合用。与可待因、喷他佐辛、丙氧酚合用时，其不良反应和成瘾性增强。应用三环类抗抑郁药的患者采用本品也宜小心。

【不良反应】 轻度出汗、恶心、头晕、头痛，少数病例有口干、呕吐等，一般反应时间不长，可以耐受。偶见厌食、嗜睡和失眠。如过量可引起兴奋，宜用地西泮解救。

【注意事项】 注射最大剂量不超过 120 mg。

【患者用药指导】 本品可经乳汁分泌,哺乳期妇女最好不用。在医生指导下用药。

罗通定 Rotundine

【商品名或别名】 颅通定,颅痛定,左旋四氢帕马丁,左旋延胡索乙素,L-Tetrahydropalmatine,Rotundine

【分类】 化学:中药延胡索生物碱帕马丁的左旋体或千金藤中的有效成分。治疗学:非依赖性镇痛药。妊娠分类:尚不明确。

【指征和剂量】 用于胃肠道和肝胆系统疾病引起的疼痛、痛经、分娩疼痛、痉挛性咳嗽等,尤适于因疼痛难以入睡者。用于分娩止痛时对胎儿呼吸无不利影响。耐受性不明显,无依赖性。

用于止痛:口服,60~120 mg,1~4 次/d;肌注,60~90 mg。用于催眠:口服 30~90 mg,临睡前 20~30 min 服。

【制剂】 片剂:每片 30 mg,60 mg。注射剂:每支 60 mg/2 ml。

【药动学】

给药途径	起始时间(min)	峰值时间	维持时间(h)
口服	10~30	不详	2~5

【作用机制】 本品为中药延胡索中生物碱四氢帕马丁的左旋体(有效旋光异构体)或千金藤中的有效成分。具有中枢性镇痛、镇咳和催眠作用。

【禁忌证】 孕妇慎用。

【相互作用】 尚未发现配伍禁忌。

【不良反应】 嗜睡、眩晕、乏力、恶心等。用于镇痛时,部分患者出现嗜睡。

【注意事项】 ① 本品虽为非依赖性镇痛药,但具有一定的耐受性。② 用于镇痛时,临床较多见患者出现嗜睡状态,因而对驾驶、机械操作、运动员等人员应用本品应慎重。③ 据报道本类药物曾发生过敏性休克与急性中毒的反应,故应引起重视。④ 本品与中枢神经系统抑制药合用时,应慎重,必要时适当调整剂量。⑤ 大剂量应用本品,对呼吸中枢有抑制作用,并可引起锥体外系反应。逾量中毒者可立即催吐或洗胃排出胃中药物。吸氧、人工呼吸解除呼吸抑制，输液、扩容改善微循环，对症处理锥体外系症状。

【患者用药指导】 在医生指导下用药。

佐米曲普坦 Zolmitriptan

【商品名或别名】 佐咪曲坦，佐米格，Zomig

【分类】 化学：佐咪曲坦。治疗学：5－HT选择性受体激动剂。妊娠分类：尚不明确。

【指征和剂量】 有(无)先兆偏头痛的急性治疗。偏头痛发作时即服1片(2.5 mg)。若症状无改善或反复，则2 h后再服第2片。若仍无明显好转，可增加到1次服2片(5 mg)，建议24 h内总量不超过15 mg。

【制剂】 片剂：每片2.5 mg。

【药动学】

给药途径	起始时间	峰值时间(h)	维持时间(h)
口服	不详	1	4～6

【作用机制】 本品是对5－HT 1B/1D受体双重作用的激动剂。

【禁忌证】 对本品任何成分过敏者、血压未经控制的患者、症状性帕金森病或患有与其他心脏旁路传导有关的心律失常者禁用。妊娠、哺乳期妇女慎用。

【相互作用】 ① 使用本品治疗12 h内避免用其他5－HT1D激动剂。② 使用单胺氧化酶抑制剂者，建议24 h内服用本品最大量为7.5 mg。

【不良反应】 多数患者服用本品耐受性良好，大多数不良反应较轻，明显的反应也比较短暂(少于3 h)，主要是无力、心悸、嗜睡、眩晕、口干、感觉异常或感觉障碍等。咽喉部、颈部、四肢及胸部可能出现沉重感、紧缩感和压迫感(心电图无缺血改变的证据)，还可有肌痛、肌无力。

【注意事项】 仅用于诊断明确的偏头痛患者。要注意排除其他严重潜在的神经科疾病。不作为偏头痛的预防性药物。

【患者用药指导】 应用本品期间应避免操作机械、高空作业等。在医生指导下用药。

甲磺双氢麦角胺 Dihydroergotamine Mesylate

【商品名或别名】 赛格乐,Seglor

【分类】 化学:麦角胺类。治疗学:抗偏头痛药。妊娠分类:X。

【指征和剂量】 偏头痛及血管性头痛,直立性低血压。

【制剂】 片剂:每片 2.5 mg。

每天早晚各 5 mg,在进餐时服用。

【药动学】 不详。

【作用机制】 能使脑动脉血管的过度扩张与搏动恢复正常。

【禁忌证】 严重肝功能不全及肾功能不全,且血透不能代偿患者慎用。

【相互作用】 避免与三乙酰夹竹桃霉素、红霉素或罗红霉素、交沙霉素合用。

【不良反应】 可引起恶心。

【注意事项】 避免空腹服用。

【患者用药指导】 在医生指导下用药。

麦角胺 Ergotamine

【商品名或别名】 贾乃金

【分类】 化学:麦角胺。治疗:抗偏头痛药。妊娠分类:X。

【指征和剂量】 主要用于偏头痛,可使头痛减轻,但不能预防和根治。与咖啡因合用有协同作用,可提高疗效,减少不良反应。亦用于其他神经性头痛。

① 口服:1～2 mg,如 30 min 后仍不缓解,可再服 1～2 mg,不超过 6 mg/d,不超过 10 mg/周。效果不及皮下注射。② 皮下注射:0.25～0.5 mg,24 h 内不超过 1 mg。

【制剂】 片剂:每片含酒石酸麦角胺 1 mg,咖啡因 100 mg。

【药动学】 不详。

【作用机制】 能使脑动脉血管的过度扩张与搏动恢复正常。

【禁忌证】 孕妇,哺乳期妇女,周围血管疾患、冠脉供血不足、心绞痛及肝肾功能不全患者禁用。

【相互作用】 不详。

【不良反应】 用量过大或皮下注射常见有恶心、呕吐、上腹部不适、腹泻、肌无力,甚至胸区痛。

【注意事项】 本品早期给药效果好,头痛发作时用药效果差。

【患者用药指导】 在医生指导下用药。

夫洛非宁 Floctafenine

【商品名或别名】 伊达拉克，西巴嗪，氟喹氨苯酯，Indarac，Idalon，

【分类】 化学：氟喹氨苯酯。治疗学：镇痛药。妊娠分类：尚不明确。

【指征和剂量】 用于各种疼痛。

急性疼痛：即服 0.4 g，如有需要再服 0.2 g，qid。慢性疼痛：0.4～0.6 g/d。小儿酌减。

【制剂】 片剂：每片 200 mg。

【药动学】 不详。

【作用机制】 镇痛作用较对乙酰氨基酚、安乃近强。

【禁忌证】 凡对甘氨苯喹、喹氨茴哌酯过敏的患者禁用。严重心力衰竭和冠心病患者禁用。

【相互作用】 不能与β受体阻滞剂合用。

【不良反应】 偶有发生过敏性意外，平均在服药后半小时出现末梢和脸部刺痛、灼痛感、全身红痒、轻度晕厥、虚脱，可给予抗过敏治疗，虚脱时应用肾上腺素；如呼吸困难、哮喘或血管神经性水肿时应给予激素/抗组胺药。常有恶心、呕吐、胃部不适及出汗等，停药即消失。偶有少尿或无尿等不良反应。

【患者用药指导】 有嗜睡反应，服后不能驾驶车辆或操作机器。在医生指导下用药。

苯噻啶 Pizotifen

【商品名或别名】 Pizotifene，Pizotyline

【分类】 化学：苯噻啶。治疗：5-羟色胺拮抗剂。妊娠分类：X。

【指征和剂量】 主要用于典型和非典型性偏头痛，能减轻症状及发作次数，疗效显著，但对偏头痛急性发作无即刻缓解作用。也可试用于红斑性肢痛症、血管神经性水肿、慢性荨麻疹以及房性和室性期前收缩等。

口服，0.5～1 mg，1～3 次/d。为减轻嗜睡不良反应，可在第 1 至第 3 日，1 片，qn，第 4 至第 6 日，1～3 次/d，第 7 日起，1 片，tid。如病情基本控制，可酌情递减，每周递减 1 片到适当剂量维持。对房性及室性期前收缩患者，剂量为 1 片，tid。

【制剂】 片剂：每片 0.5 mg。

【药动学】 不详。

【作用机制】 本药为 5-羟色胺对抗剂，并有很强的抗组胺和较弱的抗乙酰胆碱作用。

【禁忌证】 青光眼、前列腺增生患者及孕妇禁用。

【相互作用】 本品不宜与单胺氧化酶抑制剂配伍。本品能拮抗胍乙啶的降压作用。

【不良反应】 最常见不良反应为嗜睡，故驾驶员、高空或危险作业者慎用。嗜睡一般常见于开始服药的 1～2 周内，继续服药后可逐渐减轻或消失。其他不良反应有头昏、口干等。

【注意事项】 长期使用应注意血常规变化

【患者用药指导】 本品毒性小，可长期服用。

四氢帕马丁 Tetrahydropalmatine

【商品名或别名】 延胡索乙素，Tetrahydropalmatine

【分类】 化学：中药延胡索生物碱巴马汀的左旋体或千金藤中的有效成分。治疗学：非依赖性镇痛药。妊娠分类：尚不明确。

【指征和剂量】 对胃肠、肝胆系统疾病的钝痛止痛效果好，对外伤等剧痛效果差。亦用于分娩止痛及痛经。催眠、镇静作用较好，口服 100 mg，服后 20～30 min 入睡，持续 5～6 h，无后遗作用，故可用于暂时性失眠。

① 镇痛：口服 100～150 mg，2～4 次/d；皮下注射 60～100 mg。痛经，口服 50 mg。② 催眠：口服 100～200 mg。

【制剂】 片剂：每片 50 mg。注射剂：60 mg/2ml。

【药动学】

给药途径	起始时间(min)	峰值时间	维持时间(h)
口服	10～30	不详	2～5

【作用机制】 有镇痛、镇静、催眠及安定作用。镇痛作用不及哌替啶，但比一般解热镇痛药强。

【禁忌证】 孕妇慎用。

【相互作用】 不详。

【不良反应】 偶有眩晕、恶心。大剂量对呼吸中枢有一定抑制作用。有时可引起锥体外系症状。

【患者用药指导】 在医生指导下用药。

3-乙乌头碱　3-Acetylaconitine

【商品名或别名】 新乌宁痛，3-乙酰乌头碱

【分类】 化学：3-乙酰乌头碱。治疗学：非依赖性镇痛药。妊娠分类：尚不明确。

【指征和剂量】 用于肩关节周围炎、颈椎病、肩臂痛、腰痛、关节扭伤、风湿性关节炎、类风湿关节炎、坐骨神经痛、带状疱疹、小手术术后痛。

口服：0.3 mg，qd 或 bid，饭后服。用量不超过 0.3 mg/次，用药次数不宜超过 bid，服药间隔 6 h。1 疗程 10 d，疗程间隔 3～5 d。肌注：0.3 mg，qd 或 bid，以 2%苯甲醇或注射用水稀释至 2 ml 后注射。小儿或老人，qd 或 qod。

【制剂】 片剂：每片 0.3 mg。

【药动学】 不详。

【作用机制】 动物实验证明，本品可提高痛阈，镇痛作用强于吗啡、阿司匹林。作用出现慢，持久，强度中等。无依赖性。此外尚有解热作用。

【禁忌证】 心脏病患者及孕妇慎用。

【相互作用】 不详。

【不良反应】 少数患者有轻度头晕、恶心、呕吐、双手发麻、胃部烧灼感。个别患者可见心悸、寒战、胸闷、注射局部麻胀痛。上述反应，停药或减量即可消失。

【注意事项】 出现心电变化时应停药，并用维生素 C、高渗葡萄糖及阿托品解救。

【患者用药指导】 在医生指导下用药。

眼镜蛇毒　Cobratoxin

【商品名或别名】 眼镜蛇神经毒素，克痛灵，克痛宁

【分类】 化学：眼镜蛇神经毒素。治疗学：镇痛药。妊娠分类：X。

【指征和剂量】 用于治疗各种慢性疼痛、血管性头痛、三叉神经痛、坐骨神经痛、晚期癌性痛、关节痛及麻风反应神经痛。

第1次肌注0.25 ml,半小时后如无不良反应再注剩余的1.75 ml,qd,10 d为1个疗程。隔3 d后可进行第2个疗程。第2个疗程后,必要时可给予维持量,2 ml,2次/每周。一般用1～2个疗程。极量为6 ml/d。

【制剂】 注射剂:每支70 μg/2 ml。

【药动学】 不详。

【作用机制】 具有箭毒样神经-肌肉阻断作用,为非麻醉性镇痛药。镇痛效力强于吗啡,并且无依赖及耐受性。作用持久,不良反应不明显,使用较安全。镇痛作用出现较慢,用药3～5 d后才充分发挥疗效。

【禁忌证】 孕妇和过敏体质、青光眼及高热患者禁用。严重肾病、严重高血压、冠心病患者慎用。

【相互作用】 尚不明确。

【不良反应】 个别患者可出现口干、头晕、一过性血压下降,一般不需特殊处理。治疗量较安全,剂量过大可引起膈肌麻痹而使呼吸抑制。

【注意事项】 个别患者初用本品疼痛加重,但继续用药效果明显。

【患者用药指导】 在医生指导下用药。

西马嗪 Simazine

【商品名或别名】 镇脑宁胶囊,镇痛安

【分类】 化学:中成药。治疗学:止痛药。妊娠分类:X。

【指征和剂量】 息风通络,疏散风邪,和畅清阳,清解内热,活血化瘀,除烦安神,安脑止痛。用于头痛、恶心呕吐、视物不清、肢体麻木、头晕耳鸣等。本品主要用于高血压、动脉硬化性头痛、血管神经性头痛、内伤头痛等病证。临床观察治疗上述头痛440例,结果总有效率达96.8%。临床研究表明,本品是治疗血管神经性头痛的首选良药。

口服:4粒,tid,10 d为1个疗程,连续服用3～4个疗程。

【制剂】 胶囊剂:每粒0.3 g。

【药动学】 不详。

【作用机制】 药理研究显示,本品具有软化血管、改善脑循环、降低血压、解热镇痛、镇静安神、舒缓神经血管痉挛等作用。

【禁忌证】 孕妇忌服。

【相互作用】【不良反应】 不详。

【患者用药指导】 在医生指导下用药。

复方白屈菜酊

【商品名或别名】 止痛酊,复方白屈菜碱

【分类】 化学:中成药。治疗学:止痛药。妊娠分类:X。

【指征和剂量】 活血止痛,舒筋散瘀。主治跌打损伤,扭伤闪腰,瘀血肿痛。本药系活血化瘀、舒筋通络之剂,多用于治疗闪腰岔气、腰腿疼痛等病证。运用本药的基本指征为:伤处青紫肿痛,势如针刺,或腰腿疼痛,固定不移,活动受限,舌暗瘀斑,脉弦涩。凡骨折、脱臼、软组织损伤、挤压伤以及外伤性关节炎、骨质增生、坐骨神经痛、肥大性脊柱炎等出现基本指征者均可用本丸。

口服:视病情轻重,成人每次服 1～2 丸,7 岁以上小儿每服 1 丸,3～7 岁每服半丸,bid,温开水或黄酒送服。

【制剂】 蜜丸剂:每粒 6 g。

【药动学】 不详。

【作用机制】 现代药理研究证明,本品能降低炎症时毛细血管的通透性,减少炎性渗出和水肿,从而具有抗炎消肿的作用;又通过缩短凝血时间及凝血酶原时间而发挥止血作用,能提高机体免疫力而促进损伤组织的修复及细胞再生。本药中血竭、当归、红花、骨碎补、赤芍、乳香等均为活血祛瘀、接骨续筋之品,使用后能改善局部血液循环,促使损伤组织再生和修复。

【禁忌证】【相互作用】【不良反应】 不详。

【患者用药指导】 在医生指导下用药。

(四)新型止痛剂

普瑞巴林 pregabali

【商品名或别名】 乐瑞卡,Lyric,PGB

【分类】 化学:(3S)-3-氨甲基-5-甲基己酸。治疗学:非麻醉性镇痛药。妊娠分类:C。

【指征和剂量】 主要用于成人外周神经痛治疗,包括糖尿病性外周神经痛及带状疱疹后神经痛的治疗,以及成年患者部分性癫痫发作的辅助治疗。2007 年 6 月普瑞巴林被美国 FDA 批准成为首个治疗纤维肌痛综合征的药物,并有望被批准用于治疗广泛性焦虑症。但该药在我国应用于带状疱疹后神经痛的治疗及其他周围性与中枢性神经病理性疼痛的临床研究阶段。

本品推荐剂量为口服 75 mg 或 150 mg，bid；或者 50 mg 或 100 mg，tid。起始剂量可为 75 mg，bid；或者 50 mg，tid。可在 1 周内根据疗效及耐受性增加至 150 mg，bid。由于本品主要经肾脏排泄清除，肾功能减退的患者应调整剂量。以上推荐剂量适用于肌酐清除率≥60 ml/min 的患者。服用本品 300 mg/d，2～4 周后疼痛未得到充分缓解的患者，如可耐受本品，可增至 300 mg，bid，或 200 mg，tid(600 mg/d)。由于不良反应呈剂量依赖性，且不良反应可导致更高的停药率，剂量超过 300 mg/d 仅应用于耐受 300 mg/d 剂量的持续性疼痛患者。

【制剂】 胶囊：每粒 75 mg，150 mg。

【药动学】 普瑞巴林口服后可迅速吸收，1.3 h 达血药浓度峰值。其绝对生物利用度超过 90%，消除半衰期为 4.6～6.8 h，且与剂量不相关。膳食后服药可推迟普瑞巴林的吸收，但不影响消除半衰期。普瑞巴林口服后 24～48 h 达稳态，在体内分布广泛，分布容积约为 0.5 L/kg。体内几乎不代谢，循环中不与血浆蛋白结合，98.8%原药从尿中排泄，无蓄积现象。其肾脏清除率占总清除率的 88%，体内总清除率约为 80 mL/min，且不受剂量和重复给药的影响。肾功能不全患者，普瑞巴林吸收迅速，全身及肾脏对普瑞巴林的清除率分别是 56%和 58%，与肌酐清除率成比例变化。当肌酐清除率<60 mL/min 时，肾功能损伤的患者需要进行剂量调整。

【作用机制】 普瑞巴林主要作用于突触前 α2δ 亚单位，这是一个广泛分布在外周和中枢神经系统的电压依赖性钙离子通道，其上调在神经超敏化进程中发挥重要作用。虽然普瑞巴林的结构与 GABA 相似，但它并不直接通过 GABA 机制发挥作用，它既不能代谢转化为 GABA 或 GABA 激动药，也不能抑制 GABA 的摄取与降解。普瑞巴林与谷氨酸、GABA、腺嘌呤核苷、乙酰胆碱和阿片受体均无亲和力。普瑞巴林可能通过抑制中枢神经系统电压依赖性钙通道的一种亚基 α2δ 蛋白，减少钙离子内流，从而减少谷氨酸盐、去甲肾上腺素和 P 物质等兴奋性神经递质的释放，抑制了肾上腺和交感神经的过度兴奋，从而减少兴奋信号传入中枢，增加神经性 GABA 的含量控制神经性疼痛，并有效治疗神经损伤后的自发性疼痛。但普瑞巴林与传统镇痛药(如非甾体消炎药和麻醉药)不同，普瑞巴林并无抗炎作用，且对生理学疼痛也无作用。普瑞巴林为外消旋化合物，具有良好的脂溶性，能通过血脑屏障。在与作用位点结合方面，其R-异构体的活性只有S-异构体的1/10。

【禁忌证】 对本品所含活性成分或任何辅料过敏者，严重肾功能不全者及哺乳期妇女慎用。动物研究显示本品具有生殖毒性，除非必要(孕妇服药的益处明显大于药物对胎儿的潜在风险)，否则妊娠期间不应服用本品。服用普瑞巴林的育龄妇女必须应用有效的避孕措施。

【相互作用】 由于普瑞巴林主要以原型药物的形式经尿液排泄，可忽略本品在人体内的代谢，普瑞巴林不抑制药物代谢，也不与血浆蛋白结合，普瑞巴林几乎不与其他药物发生药动学的相互作用。同样，在动物研究中没有观察到普瑞巴林与苯妥英、卡马西平、丙戊酸、拉莫三嗪、加巴喷丁、劳拉西泮、羟考酮或乙醇之间发生临床相关药动学的相互作用。人群药动学分析显示口服抗糖尿病药、利尿药、胰岛素、苯巴比妥、噻加宾及托吡酯对普瑞巴林的清除无显著临床影响。普瑞巴林与口服避孕药炔诺酮和(或)炔雌醇一起服用时，两种物质的稳态药动学均不受影响。

普瑞巴林可能加强乙醇及劳拉西泮的作用。在临床对照研究中，当多剂口服普瑞巴林与羟考酮、劳拉西泮或乙醇合用时，未对患者的呼吸造成有临床意义的影响。上市后有普瑞巴林和中枢性抗抑郁药合用引起呼吸衰竭及昏迷的报道。普瑞巴林可增强羟考酮所致的认知功能障碍和总体运动功能障碍。

有报道，普瑞巴林与加巴喷丁合用具有协同作用，与NMDA受体拮抗药合用能增加神经病理性疼痛的治疗效果。

【不良反应】 临床试验中普瑞巴林的耐受性通常良好，大多数患者的不良反应均为轻到中度。最常见的不良反应为头晕、嗜睡和共济失调等，较高剂量时头晕发生率更高些。普瑞巴林用药也可能出现血管性水肿、体重增加、头痛、恶心、口干及视力模糊等，但这些不良反应并不常见，一般反应时间不长，且呈剂量相关性，可以耐受。偶见厌食、嗜睡和失眠。

【注意事项】 因不良反应呈剂量相关性，有报道称，在较大剂量服用时，少数患者出现垂直及水平眼球活动减慢，身体摇晃。需引起注意，应避免进行有一定危险度的操作。普瑞巴林过量没有特异性解毒药物。如果确认药物过量，可试用洗胃或催吐法清除未吸收药物，通常应注意保持气道通畅。一般支持治疗包括监测生命体征和观察临床状况。

虽然少数已知的本品过量病例未应用血液透析,但可能要根据患者的临床状况或肾功能损伤程度决定是否使用血液透析。标准的血液透析可明显清除普瑞巴林(4 h 内约清除 50%)。

【患者用药指导】 一些患者在开始使用或长期使用普瑞巴林后出现血管性水肿。特异性症状包括面、口(舌、唇和牙龈)及颈部(咽和喉)肿胀。有血管性水肿导致呼吸系统损伤危及生命,需紧急处理的个例报道。如果患者出现这些症状应立即停用本品。

既往发生过血管性水肿的患者服用本品时应注意相关症状。此外,同时服用其他引起血管性水肿的药物时(如血管紧张素转换酶抑制剂 ACEI),血管性水肿的发生风险可能增加。

同所有抗癫痫药物一样,结构与加巴喷丁类似的普瑞巴林应逐渐减量停药,从而使癫痫患者发作频率增加的风险最小化。如需停用本品,建议至少用 1 周时间逐渐减量停药。

慢性肾功能不全患者需听从医生的剂量指导。

(五) 其他抗癫痫药类止痛剂

自从抗癫痫药加巴喷丁(Gabapentin)2002 年在美国获准用于带状疱疹神经痛的治疗以来,在此类疾病的止痛治疗领域的应用取得了重大成功,使抗癫痫药成为神经病理性疼痛治疗药的研发重点。抗癫痫药可以减轻神经病理性疼痛。卡马西平是三叉神经痛的一线用药,奥卡西平作为源自卡马西平的新型抗癫痫药物也有部分证据表明有效(详见本章抗癫痫药)。

有止痛作用的其他药物:① 三环类抗抑郁药(如阿米替林、氯丙咪嗪、地昔帕明、丙咪嗪,详见第一章)。② 5-羟色胺和去甲肾上腺素再摄取抑制剂(如文拉法辛、度洛西汀,详见第一章),能减轻神经病理性疼痛的证据较多。度洛西汀已被美国 FDA 批准用于治疗糖尿病周围神经痛、肌纤维痛和治疗包括骨关节炎和慢性腰背痛在内的慢性肌肉骨骼疼痛。③ 选择性5-羟色胺再摄取抑制剂,对神经病理性疼痛有效的证据较少。

四、非甾体抗炎药

非甾体抗炎药(nonsteroid anti-inflammatory drugs, NSAIDs)是指一类具有解热、镇痛和抗炎作用的药物,因其抗炎作用与糖皮质激素不同,故称为非甾体抗炎药(NSAIDs)。按化学结构可分为水杨酸类、吡唑酮类、吲哚衍生物类、丙酸类、芳香基乙酸类、昔康类及尼美舒利和萘丁美酮等。这类药物的解热作用主要是通过抑制前列腺素合成酶,使下丘脑前列腺素 E 的合成与释放减少,此时体表血管扩张、出汗和散热增加,从而使异常升高的体温下降,而对正常体温无影响。其镇痛作用不如麻醉性镇痛药,主要对关节痛、头痛、牙痛、肌肉疼痛及神经痛等慢性疼痛有效,加之该类药可通过抑制前列腺素合成,进而抑制缓激肽的致炎作用而达到缓解炎症,因而具有显著的抗炎和抗风湿作用。NSAIDs 的不良反应主要为消化道损伤,引起消化道损伤的危险性与治疗药物的种类、剂量、持续时间等有关。20 世纪 80 年代末 90 年代初有人提出了环氧化酶的假说,即 NSAIDs 通过抑制环氧化酶(cyclooxygenase, COX)而起作用,COX 可催化花生四烯酸转化为多种前列腺素类物质,包括前列腺素(PG)和血栓素(TX)。前列腺素具有重要的生理功能,如通过维持黏膜的完整性而保护胃肠道、协助调节肾血流量、调节血小板聚集功能等;但同时前列腺素又是致炎因子,在炎症因子(如 IL-1)作用下可介导产生疼痛、肿胀等炎症反应。目前已认识到环氧化酶有两种类型,即环氧化酶 1(COX-1)和环氧化酶 2(COX-2),炎症细胞因子可促进 COX-2 增多,而 COX-1 不变。根据以上理论,近年来将 NSAIDs 对 COX 的抑制作用,按其对 COX-1/COX-2 的抑制比例分为 COX-2 非选择性、COX-2 选择性两类,新一类的选择性 COX-2 抑制剂对 COX-1 几无影响,从而在发挥其抗炎止痛作用时减少了不良反应。

(一)水杨酸类

阿司匹林 Aspirin

【商品名或别名】 乙酰水杨酸

【分类】 化学:NSAID-水杨酸类。治疗学:解热、止痛、抗炎、抗栓药。妊娠分类:D。

【指征和剂量】 解热、止痛、抗炎、抗风湿及抗血栓。① 作为各种急慢性发热性疾病降温时的对症治疗。② 用于肌肉关节痛、牙痛、头痛、痛经的止痛。③ 作为抗风湿性疾病的一线药物,对关节炎有消肿的作用,在治疗风湿热、风湿性关节炎时作为首选,宜用较大剂量(＞300 mg/d)。④ 由于本药有抗血小板聚集作用,常用于动脉血栓性疾病的防治如冠心病、脑血管病等,此时选择小剂量(＜300 mg/d)。

一般抗风湿及炎症关节炎的剂量为2～4 g/d,2个月后渐渐减量,连续治疗不少于3个月。如出现肝功能损害需减少剂量或停药,一旦出现过敏或哮喘需立即停药。用于血栓预防的剂量为50～100 mg/d,睡前服。

【制剂】 片剂:每片300 mg,25 mg。

【药动学】 阿司匹林口服后吸收完全,一次口服2 h后达到血浆的峰浓度,$t_{1/2}$ 15 min,因它很快地去乙酰化而变成水杨酸,在循环中不复有阿司匹林。90%的水杨酸和白蛋白结合,血浓度高过其结合率,药物就更多地进入身体各组织,包括关节液、脑脊液等,当血pH值下降时本药非离子化型增多就更容易渗入细胞膜。去乙酰的水杨酸在肝内代谢为水杨尿酸、葡糖醛酸复合物等并由尿中排出,排出量受到尿pH值的影响,pH值增高则排出量增多。水杨酸盐的半衰期随剂量而延长,服650 mg其半衰期为3.5～4.5 h,服4.5 g则为15～20 h。

【作用机制】 阿司匹林的解热作用是因下丘脑(体温中枢)的前列腺素合成受抑所致;而镇痛作用主要是外周性的,它降低局部因缓激肽、组胺等介质引起的对疼痛的敏感性,有别于麻醉药的中枢性镇痛作用;本品也可因影响环氧化酶(COX)而抑制血栓素(TXA_2)的合成,从而降低血小板聚集。阿司匹林对COX-1的抑制度为COX-2的150～200倍,因此明显抑制胃、肾组织内生理性前列腺素合成,使胃酸产生过多,胃黏液生成减少,食道、胃肌张力松弛,容易出现胃出血,甚至胃溃疡。也可使肾血流量减少影响肾功能,还可抑制子宫痉挛性收缩。

【禁忌证】 肝、肾损害和有消化性溃疡、哮喘病史者及哺乳期妇女慎用。妊娠头3个月及对阿司匹林、吗啡过敏者忌用。心源性、功能性与诊断不明的疼痛及有活动性出血、脑外伤、大手术后均应禁用。

【相互作用】 本品和其他非甾体抗炎药合用及与糖皮质激素合用时可增加胃肠道溃疡及消化道出血的危险性;有增加氨基糖苷类抗生素的血药浓度及肾脏毒性、增加甲氨蝶呤的毒性(小剂量时无此毒性),增加抗凝药物的抗凝作用及增加口服降糖药(甲苯磺丁脲)的降血糖作用。本品可降低降压药、利尿药的作用;丙磺舒可降低本品的排出。

【不良反应】 ① 胃肠道:消化不良、恶心呕吐虽不少见但大多均不严重,停药后多可消失。少部分人出现大便潜血,长期或较大剂量服用后有1.6%的患者出现血色素下降,服用12周后有可能出现胃溃疡。② 中枢神经:有可逆性的耳鸣、听力下降、头晕、头痛、精神障碍,多在服用一定疗程血药浓度达到200~300 μg/L后出现。③ 过敏反应:出现于0.2%患者。表现为哮喘、麻疹、血管神经性水肿、休克,在服药后迅速出现呼吸困难、喘息,称为阿司匹林哮喘,严重者甚至可以死亡。对本品过敏者也可以对其他非甾体抗炎药过敏,必须慎重。④ 肝、肾毒性:肝酶谱升高、肾功能降低均可出现,但多为可逆性。有引起肾乳头坏死的报道。⑤ 延长出血时间:长期应用者增加出血性倾向。

【注意事项】 应注意消化道溃疡、肾损害或依赖性的发生,但这些现象大都是长期、大剂量应用时才有出现的可能。对急性过量服用者必须进行洗胃和催吐,同时给以输液以促进其排出,并维持电解质和酸碱平衡,保持碱性尿以利水杨酸的排出。对有出血倾向者应用止血药;对呼吸障碍、抽搐、高热者应给以对症治疗。严重者需进行血液透析或腹腔透析。对慢性水杨酸中毒者,即有严重精神症状、呼吸加快、酸碱平衡失调、出血者应立即停用本药,并用碳酸氢钠和葡萄糖液静脉输入以促进药物的排出。对过敏反应者应立即停用本药,并嘱以后永久禁用此药甚或其他非甾体抗炎药。有哮喘者应立即给以气管解痉药及氧吸入,严重者给以静脉补液及氨茶碱静滴。

【患者用药指导】 本品及其他非甾体抗炎药多为非处方药,因应用范围广患者常自行购服,应注意防止依赖及过量使用引起中毒。

对乙酰氨基酚 Paracetamol

【商品名或别名】 扑热息痛,Acetaminophen

【分类】 化学:NSAID-水杨酸类。治疗学:解热、止痛药。妊娠分类:D。

【指征和剂量】 用于解热止痛,可缓解各种关节疼痛、神经痛、肌肉痛、痛经及牙痛等,尤其可用于对肠溶阿司匹林过敏或对阿司匹林不能耐受、消化道炎症或溃疡者。

口服:成人0.25~0.5 g,tid,总量不宜超过2 g/d,疗程不宜超过10 d。

【制剂】 片剂:每片500 mg。

【药动学】 本品口服后吸收迅速而完全,进食富含碳水化合物的食物后再服用本品其吸收减少。口服后达到血药浓度峰值的时间为0.5～2 h。在体内有90%～95%于肝内被代谢,主要与葡糖醛酸、硫酸结合,其次是与半光氨酸、硫醚氨酸氧化代谢。代谢物及未代谢产物均经肾脏排泄,当超量服用时其主要代谢途径饱和后,则有一部分中间产物产生肝肾毒性。

【作用机制】 本品与阿司匹林相比解热作用相似,镇痛作用略差,几无抗炎作用。其解热机制主要作用于下丘脑体温调节中枢,抑制前列腺素合成使血管扩张,通过皮肤血管扩张和出汗增加散热而降低发热的体温。本品亦能阻断外周性疼痛冲动的形成,可能与抑制前列腺素合成或抑制某些增敏疼痛物质(5-羟色胺、缓激肽)的合成有关。

【禁忌证】 肝、肾功能损伤者及孕妇禁用。3岁以下儿童最好不用。

【相互作用】 巴比妥类或扑米酮为肝酶诱导剂,可增加本药在肝脏的代谢而使疗效降低;与双香豆素、茚酮类抗凝血药合用时,本品可增加出血倾向;二氟尼柳(Diflunisal)可增加本品血药浓度的50%,因而可增加本品的肝毒性;当采用葡萄糖氧化酶/过氧化酶方法测定血糖时服用本品可出现假性降低,而对采用已糖激酶/葡萄糖-6磷酸脱氢酶的测定值则无影响;服用本品可使碘钨磷酸法测定血浆尿酸值出现伪性增高;以苯替酪(Bentiromide,苯酪)测定胰功能前服用本品,则可因本品亦被代谢为芳香基而干扰测定结果,如在停用本品3 d后再测定则不影响结果。

【不良反应】 服用本品时较少出现不良反应,偶尔出现粒细胞减少、血小板降低、高铁血红蛋白、过敏性皮炎、肝功能损害等。长期服用本品可致少尿、血尿、排尿疼痛,甚或急性肾衰竭症状,在肾功能低下者尤甚。超量服用时(一次服10～15 g)可引起致命性肝损害,亦可引起肾乳头坏死。

【注意事项】 对阿司匹林过敏者对本品无交叉过敏,但对阿司匹林有过敏性哮喘者有可能出现轻度支气管痉挛(发生率<5%)。肝病或病毒性肝炎时应用本品有增加肝毒性的危险。

【患者用药指导】 年老体弱者注意减量服用,特别在退热大量出汗时应补充液体以防虚脱。

(二)吡 唑 酮 类

安乃近 Metamizole Sodium

【商品名或别名】 诺瓦经,Novalgin,Analginum

【分类】 化学：NSAID-吡唑酮类。治疗学：解热、止痛药。妊娠分类：C。

【指征和剂量】 用于高热、头痛、牙痛、神经痛、急性风湿性关节炎、肌肉疼痛等。本品为氨基比林的亚硫酸钠盐，易溶于水，作用快。

口服：成人 0.5～1 g，tid；小儿 5～10 mg，tid。滴鼻：适用于婴儿，浓度以 15%～20%为宜。肌注：成人 0.25～0.5 g，小儿 5～10 mg/kg。

【制剂】 片剂：每片 0.25 g，0.5 g。注射剂：每支 0.25 g/2 ml。滴鼻剂：每支 0.2 g/ml。

【不良反应】 偶尔出现皮疹，甚至出现剥脱性皮炎。

【注意事项】 解热作用较强，对老人、幼儿及毒血症状较重、热度过高的患者用量应减少，否则易发生虚脱。因可引起粒细胞缺乏等，不宜长期使用。

【患者用药指导】 肌注局部常有疼痛和红肿，应于注射后热敷。

（三）吲哚衍生物类

吲哚美辛 Indometacin

【商品名或别名】 消炎痛

【分类】 化学：NSAID-吲哚衍生物类。治疗学：解热、止痛药。妊娠分类：C。

【指征和剂量】 退热作用较强，可用于各种疾病引起的高热；治疗类风湿关节炎时疗效与阿司匹林相似，也可用于治疗痛风、强直性脊柱炎、银屑病关节炎、Reiter 综合征等。

口服：成人 25～50 mg，qd、bid 或 tid，疗程视病情而定；栓剂：50～100 mg肛栓，qn。儿童 0.5～1 mg/(kg·d)，分 3～4 次服用。待症状控制后渐减至最低量维持。

【制剂】 片剂：每片 25 mg。胶囊：每粒 25 mg。栓剂：每粒 25 mg，50 mg，100 mg。

【药动学】 口服后吸收迅速而完全，服药后 1～3 h 血浆达峰值，90%以上与血浆蛋白结合，仅少量进入脑脊液，在肝内代谢为葡糖醛酸结合物，并通过胆汁排到肠内，又可水解为吲哚美辛而重吸收再循环。其血浆半衰期为 4.6 h，65%的药物由小便排出，其中大部分为无活性的代谢物，其余由粪便排出。药物的排出受年龄的影响，老年人排出缓慢。

【禁忌证】 妊娠、哺乳期妇女,胃溃疡、精神失常、癫痫、帕金森病患者,对其他非甾体抗炎药过敏者禁用。老人、肾功能不良、高血压患者慎用。

【相互作用】 本品与阿司匹林合用时不良反应增多;与氨基糖苷类抗生素及利尿剂同用增加肾脏毒性;与呋塞米同服出现钠潴留;与丙磺舒同服时则本品血浓度增高;与肝素、口服抗凝药及溶栓药合用有增加出血的危险性;与降压药同用减低降压药疗效。

【不良反应】 本品不良反应约占用药患者的1/3,且合并消化性溃疡者常无临床症状。10 %～25%的患者晨起前出现头晕、前额疼痛、忧虑、失眠等,少数患者出现幻觉等精神症状。本品影响肾功能,尤其是老年人会出现一过性肾功能不全,高血钾症等。对造血系统的影响可出现粒细胞减少,服用者中出现粒细胞缺乏约0.6/100万、再生障碍性贫血者约10.1/100万。其他不良反应有肝损、心绞痛、哮喘发作、周围神经病变、皮疹、髋关节病变等,但不多见。

【注意事项】 有活动性溃疡或有过消化道溃疡合并出血、穿孔者,有肝肾疾患者,老年人心功能不全,高血压,血友病及其他出血性疾病,再障及粒细胞减少者慎用,高血压患者应注意监测血压。用于儿童时可能出现较严重的不良反应,影响软骨糖蛋白的合成,因此14岁以下儿童应慎用,幼年型类风湿关节炎及强直性脊柱炎患者亦不宜长期使用。

【患者用药指导】 用药时需定期检查血常规、肝功能、肾功能,无论口服或直肠给药总量均不能超过200 mg/d。

舒林酸 Sulindac

【商品名或别名】 奇诺力,Clinoril

【分类】 化学:NSAID-吲哚衍生物类。治疗学:解热、止痛药。妊娠分类:C。

【指征和剂量】 适用于类风湿关节炎,强直性脊柱炎,急性痛风性关节炎,肌腱和腱鞘炎等。

口服:成人200 mg,bid。儿童4.5～6.0 mg/(kg·d),分2次服用。

【制剂】 片剂:100 mg,200 mg。

【药动学】 本品口服后至少88%被吸收,空腹服用后1～2 h达高峰,其代谢产物(硫化物)在2～4 h达峰值,食物可延缓药物的达峰时间和血浆浓度。血浆中93%～98%与血浆蛋白结合,分布于肝、胃、肾、肠及其他部位。乳汁中的浓度为血浆浓度的10%～20%。本品的血浆半衰期较长，大约16 h。以药物终末代谢产物砜或以原型母药形式，或与葡糖醛酸结合物形式排出，50%从粪便、其余的主要从尿中、少部分从胆汁中排出。

【作用机制】 药物经可逆性地还原为硫化物代谢产物，此为有效的前列腺素合成抑制剂；不可逆地氧化为无活性的砜，此为终末代谢产物。

【禁忌证】 妊娠、哺乳期妇女，活动性溃疡及过敏性哮喘者禁用。系统性红斑狼疮(SLE)患者慎用。

【相互作用】 本品与环孢素A、甲氨蝶呤合用时可增加后者药物的毒性反应。与华法林及降糖药(甲苯磺丁脲)之间有轻度的相互作用，影响华法林的凝血酶原恢复正常所需的时间，和降糖药对血糖下降的作用。与阿司匹林同服可降低本药疗效，且可能出现周围神经病变。

【不良反应】 偶有胃部疼痛、消化不良、恶心、呕吐、便秘、腹胀及厌食等，偶见皮疹、头痛及下肢水肿。偶有报道对中枢神经系统影响，尤其SLE患者，有无菌性脑膜炎发生者。偶尔见血小板减少。

【注意事项】 长期服用应注意心、肝、肾功能，定期检查血小板计数及功能试验。

【患者用药指导】 用药时应观察有无出血倾向。

阿西美辛　Acemetacin

【商品名或别名】 优妥，Rantudil

【分类】 化学：NSAID-吲哚衍生物类。治疗学：抗炎、止痛药。妊娠分类：C。

【指征与剂量】 临床用于慢性风湿性关节炎、银屑病关节炎、类风湿关节炎、骨关节炎、强直性脊柱炎、退行性关节病、软组织风湿病、痛风性关节炎、手术和钝伤后的炎症和肿胀、浅表静脉炎(血栓性静脉炎)或其他血管炎症等。

口服：30～60 mg，tid。

【制剂】 胶囊：每粒30 mg。缓释胶囊：每粒40 mg，90 mg。

【药动学】 本品口服后吸收迅速而完全，口服本品90 mg/d，在末次给药后6 h处稳定状态，滑液、滑膜、骨和肌肉中的活性成分水平均明显高于血浓度。口服剂量的40%从肾脏排泄，剩余部分从粪便排出。经肾脏排出为原型和酯水解形成的代谢物吲哚美辛，及醚裂解和脱酰作用后的无活性代谢物。$t_{1/2}$为4.5 h。

【作用机制】 本品为吲哚美辛的羧甲酯,在体内代谢成吲哚美辛而起作用。其作用机制除抑制前列腺素合成外尚能稳定溶酶体膜,抑制蛋白酶、透明质酸酶及组胺等炎症介质的释放;它还具有抗缓激肽的活性及抑制补体的作用,且此作用明显强于吲哚美辛。因此本品是从多个环节抑制炎症反应,从而发挥其抗炎、镇痛作用,而且药物在炎症部位浓度高,因而疗效好。它与其他非甾体抗炎药一样,可抑制血小板聚集。与吲哚美辛相比,本品对环氧化酶(COX)-1抑制能力弱,故对消化道刺激轻,耐受性好。

【禁忌证】 消化性溃疡,严重肝、肾疾病,重症血液病,孕妇及哺乳期妇女禁用。对吲哚美辛过敏者禁用。对非甾体抗炎药过敏者不宜用本品。

【相互作用】 ① 与地高辛合用时,可增高血液中地高辛的浓度。② 与抗凝药合用时,增加出血的危险。③ 与阿司匹林合用,会降低阿西美辛在血液中的浓度。④ 与肾上腺皮质激素或其他非甾体抗炎药合用时,会增加胃肠道出血的危险。⑤ 与青霉素或丙磺舒合用时,本品排出减慢。⑥ 与抗高血压药合用,会减弱抗高血压药的作用。⑦ 与保钾利尿药合用,阿西美辛会引起高血钾。⑧ 呋塞米可加快阿西美辛排泄。

【不良反应】 主要不良反应偶有胃部不适、恶心、呕吐、腹痛、腹泻,少数患者头晕、头痛、嗜睡、疲倦、面部水肿、口鼻眼干燥、心悸、皮疹等。罕有发生胃肠溃疡、出血、食欲不振,焦虑、意识模糊、精神障碍、幻觉、耳鸣、肌肉无力、外周神经病变,肾脏损害、水肿、高血压、高钾血症,过敏性红斑、荨麻疹、脱发及白细胞减少等。个别病例可能发生血小板减少症、再生障碍性贫血、听力障碍、严重的皮肤反应、急性肾衰竭、中毒性肝炎和肝损害、高血糖和葡萄糖尿、咽痛综合征、阴道出血等。长期使用后视网膜色素沉着、退化和角膜浑浊。

【注意事项】 有胃或十二直肠溃疡病史或患有胃肠综合征、中枢神经系统疾患、支气管哮喘、心衰患者、肝肾功能损害以及老年人使用本品时注意密切监测临床改变。对儿童用本品尚无经验,故暂不推荐使用。长期使用本品者要定期进行尿、血液及肝功能检查,如发现异常则减少药量或停药。

【患者用药指导】 服用本品患者若出现困倦、眩晕时,应停止驾车或操纵机器。

依托芬那酯　Etofenamate

【商品名或别名】　罗丁

【分类】　化学：NSAID-吲哚衍生物类。治疗学：抗炎、止痛药。妊娠分类：C。

【指征和剂量】　用于控制类风湿关节炎及骨关节炎的疼痛，肩周炎，腰痛，坐骨神经痛，腱鞘炎，滑囊炎，闭合性外伤，扭伤等。

口服：成人1.0 g，qn。体重不足50 kg者，可从0.5 g开始，逐渐上调至有效剂量。有的患者剂量需达1.5 g～2.0 g/d，最大剂量为2.0 g/d。使用霜剂则根据疼痛的部位、大小每次涂5～10 cm长霜剂在局部并用手轻按摩，tid或qid。

【制剂】　片剂：每片0.25 g，0.5 g。胶囊：每粒0.2 g，0.25 g。霜剂：每支100 mg。

【药动学】　本品口服后吸收良好，分布于血液、尿液、滑液、滑膜组织。其相对生物利用度为20%，在炎症部位及滑膜组织、滑液中有高亲和性（比非炎症部位高5～20倍），滑膜组织中是血浆浓度的50 %。依托芬那酯的 $t_{1/2}$ 为3.3 h，炎症组织中时间更长。本品由肾脏排出，体内蓄积作用不明显。

【作用机制】　本品属于灭酸类非甾体抗炎药物，能抑制环氧化酶和酯氧化酶，从而发挥减少前列腺素和其他炎症介质达到抗炎镇痛的作用。其霜剂中每克含依托芬那酯100 mg，涂于皮肤则可穿透皮肤吸收，使药物活性成分有效直接地转移到炎症部位。

【禁忌证】　孕妇、哺乳期妇女、婴幼儿及对依托芬那酯、氟芬那酸和其他非甾体药过敏者禁用。

【不良反应】　不良反应较少，胃肠道反应轻，偶可出现皮肤过敏潮红、皮疹。

【注意事项】　出现皮肤瘙痒、红疹等症状应停药。

【患者用药指导】　霜剂不宜用于开放性伤口，不可接触黏膜与眼睛。

（四）芳基丙酸类

布洛芬　Ibuprofen

【商品名或别名】　异丁苯丙酸

【分类】　化学：NSAID-丙酸类。治疗学：抗炎止痛药。妊娠分类：B。

【指征和剂量】 本品对各种急性疼痛和慢性疼痛有较好的镇痛作用,可用于创伤性疼痛、手术后疼痛、牙痛、头痛、痛经;常广泛用于临床上各类肌肉关节疾病,如类风湿关节炎、骨关节炎、强直性脊柱炎、痛风性关节炎等。

对各种原因引起的发热,成人每次口服 0.4～0.6 g,tid 或 qid。用于成人 Still 病、类风湿关节炎、骨关节炎时成人一般口服剂量为 0.2～0.4 g,q4～6 h。晚期癌症患者可 0.2 g,bid。成人最大剂量不超过 2.4 g/d。小儿 5～10 mg/kg,tid。缓释胶囊(芬必得)成人每次 0.3 g,每日 2 次。搽剂取适量局部涂擦。

【制剂】 片剂:每片 0.1 g,0.2 g。胶囊:每粒 0.1 g,0.2 g。

【药动学】 口服后 90%以上被吸收,单剂量口服后血药浓度在 90 min 时达峰值,以后下降,血浆 $t_{1/2}$ 约 2 h。在 5 h 后关节液中浓度与血浓度相等,以后关节液浓度高于血浆浓度并可维持约 12 h。98%与血浆蛋白结合,剂量增加则可以增加血浆中游离型。主要经肝脏代谢为无活性的物质,12%以葡糖醛酸酯结合型由肾脏排出,仅 1%以原型从肾脏排出。

【作用机制】 同非甾体抗炎药。本品对环氧化酶(COX-1、COX-2)抑制作用为非选择性,因此服用本品后可出现胃酸增多、胃黏液分泌减少、胃食管张力降低、肾血流量减少等症状。

【禁忌证】 对有活动性消化道溃疡、消化道出血和消化道穿孔者禁用,有支气管哮喘和阿司匹林过敏、高血压、心功能不全、肾功能不全、血友病及其他出血性疾病等慎用。

【相互作用】 本品与乙醇、其他非甾体抗炎药、抗凝药(如双香豆素)、呋塞米、维拉帕米、硝苯地平、地高辛、降血糖药、丙磺舒甲氨蝶呤等药物均有相互作用。

【不良反应】 大约 16%的患者出现消化不良的症状,停药后即消失,出现消化道炎症、溃疡和消化道出血者较阿司匹林少,一般低于 1%,但随着使用剂量的加大而增加。部分患者可出现头痛、眩晕、耳鸣、嗜睡。其他少见的不良反应有支气管哮喘、粒细胞减少和肝酶升高。

【注意事项】 对一些有潜在肾病的患者可出现肾乳头坏死和肾功能不全。

【患者用药指导】 长期或大剂量用药时应定期监测肝肾功能。

洛素洛芬　Loxoprofen

【商品名或别名】　乐松

【分类】　化学：NSAID－丙酸类。治疗学：抗炎、止痛药。妊娠分类：B。

【指征和剂量】　用于各种急性和慢性炎症性关节炎，如类风湿关节炎、骨关节炎、痛风、强直性脊柱炎、风湿性关节炎，腰痛、颈肩综合征，网球肘，肩周炎等，以及上呼吸道炎症的解热镇痛和手术、外伤及牙痛的镇痛。

口服：成人 60 mg，tid。也可一次顿服 60～120 mg。可根据年龄适当调整剂量。

【制剂】　片剂：每片 60 mg。

【药动学】　本品口服吸收迅速，血药浓度在半小时内达峰值，在肝内代谢为活性成分，经血液循环以较高浓度分布于肝、肾、皮肤、其他细胞外间隙和四肢的炎症组织。在关节内的浓度可持续较长时间，在骨骼肌和脑组织的浓度较低。本品和血浆蛋白的结合力为 83%～93%，血清 $t_{1/2}$ 为 1.3 h，服药后 24 h 基本从血液中消失。80%从尿排出，10%从粪便排出。因在消化道无活性，故对局部的不良反应少。

【作用机制】　本品的活性物质主要通过抑制前列腺素合成酶减少前列腺素的生成，并可抑制中性粒细胞向炎症部位的趋化性及抑制趋化因子形成，由此而发挥抗炎的作用。本品为一种新合成的解热、镇痛、抗炎药，它的止痛作用尤为突出，其强度比吲哚美辛强 10 倍，抗炎和解热作用和吲哚美辛相当。

【禁忌证】　对本品或阿司匹林过敏或有阿司匹林诱发哮喘史者，妊娠后期及哺乳期妇女，活动性溃疡、严重肝功能损伤、心及肾功能不全者，严重贫血，白细胞和(或)血小板减少等禁用。

【相互作用】　本品与抗凝药物如华法林、降血糖药物如甲苯磺丁脲类并用时要适当减量，与喹诺酮类药物如依诺沙星并用时可出现痉挛。

【不良反应】　本品治疗过程中不良反应率的出现较低，总发生率低于 3.1%，主要有食欲不振、上腹不适、嗳气、恶心、呕吐、腹胀、腹痛、腹泻、便秘、口腔炎，或偶尔有胃溃疡及出血，此外可有头痛、头晕、失眠、心悸、水肿、皮疹、荨麻疹和瘙痒等。偶见肝酶增高、尿素氮和肌酐升高，嗜酸粒细胞增多。

【注意事项】　婴幼儿用药的安全性尚未确定，老年人宜从小剂量开始。

【患者用药指导】 对长期使用本品者应定期监测血、尿常规及肝、肾功能。

(五)芳香基乙酸类

双氯芬酸钠 Diclofenac Sodium

【商品名或别名】 扶他林,英太青,戴芬

【分类】 化学:NSAID-乙酸类。治疗学:抗炎、止痛药。妊娠:B。

【指征和剂量】 主要用于治疗各种慢性关节炎的肿痛,如类风湿关节炎、风湿性关节炎、强直性脊柱炎、骨关节炎、痛风性关节炎等,亦可用于治疗非关节性的软组织风湿性疼痛,如肩痛、肩周炎、腱鞘炎、滑囊炎、肌痛等。对一些急性疼痛,如扭伤、创伤后病变、手术后创口痛、劳损、头痛、牙痛、原发性神经痛等均有效。对发热有一定的退热作用。

口服:成人 25~50 mg,tid,疗程根据病情而定。双释放胶囊每粒含双氯芬酸钠 75 mg,qd。老年患者及儿童遵医嘱,儿童推荐剂量为 0.5~2.0 mg/(kg·d),最大量为 3.0 mg/(kg·d),分 3 次服用。

【制剂】 片剂:每片 25 mg,50 mg。缓释胶囊(钠盐):每粒 50 mg,100 mg。双缓释胶囊:每粒含双氯芬酸钠 25 mg、双氯芬酸缓释颗粒 50 mg,合剂共 75 mg。栓剂:每粒 50 mg,100 mg。乳胶剂:1%(10 g,20 g)。

【药动学】 本药口服、直肠给药、外用后吸收均迅速而完全,不受食物的影响。口服后在 1~2 h 血浆药物浓度达到高峰,缓释口服药约在 4 h 后达到峰浓度,但较口服片为低;其乳胶剂(为双氯芬酸的二乙胺盐制成)局部从皮肤吸收双氯芬酸仅 6%。本品的血浆 $t_{1/2}$ 约 2 h,药理 $t_{1/2}$ 约 10 h,体内血浆蛋白结合率达 99.7%,总清除率为(263±56) ml/min。分布于血液、肝、肾,在脂肪、肌肉的浓度不高,在乳汁中水平低至可忽略,但服药至 4 h 关节炎患者滑液中的药物水平高于血清水平,并可维持 12 h。本品主要在肝内代谢为无活性的代谢产物,其中 2/3 从肾脏排出,其余由胆汁排出。用药后 12 h 内总的排出量为 90%。

【作用机制】 同非甾体抗炎药(NSAIDs)。本品有抑制炎症反应中的环氧化酶(COX)和 5 酯氧合酶的双重作用,且对 COX-2 的抑制明显高于对 COX-1 的抑制,因此它引起的胃肠道不良反应低于阿司匹林、吲哚美辛等。

【禁忌证】 哮喘、急性鼻炎禁用。老年人和肝、肾疾病患者慎用。

【相互作用】 本品与地高辛同服可使其血浆浓度提高，为避免地高辛中毒宜调整用药量并定期监测血药浓度。与阿司匹林或水杨酸类并用可降低本品的血浆蛋白的结合率，不良反应增加而疗效不增加，因此使用本品时应避免与其他 NSAIDs 药并用。与抗凝剂合用会增加出血的危险性。与降糖药合用可出现低血糖或高血糖反应。本品可影响利尿药的作用，需监测电解质和肾功能，有报告当与氨苯蝶啶同时服用时出现急性肾衰竭，停药后给予相应治疗可恢复。

【不良反应】 本品的不良反应发生率为 10%，胃肠的不良反应约占 2/3，表现上腹饱胀、纳差、厌食、返酸、腹痛、腹泻等，停药后可消失，极少数患者会出现消化道黏膜损伤、溃疡、出血、穿孔等。约 0.3%有头痛、眩晕、嗜睡、失眠、兴奋，偶有视、听障碍者。偶有少尿、水肿、类似休克症状出现及皮肤红斑、中毒性皮肤松解症(Lyell 综合征)。有幽门杆菌感染、肝功能障碍、凝血障碍者存在有增加出血的危险性。

【注意事项】 过敏体质者用药中应密切注意临床观察；长期用药者定期监测肝、肾功能。

双氯芬酸钾　Diclofenac Potassium

【商品名或别名】 凯扶兰

【分类】 化学：NSAID-乙酸类。治疗学：抗炎、止痛药。妊娠分类：B。

【指征和剂量】 适用于各种急、慢性疼痛，如创伤后的疼痛与炎症、扭伤、肌肉拉伤、痛经、附件炎等，也可用于类风湿关节炎、非关节性风湿病及脊柱关节病等。

口服：成人 100～150 mg/d，症状较轻的和 14 以下的儿童 75～100 mg/d，分 2～3 次服用。成人最大剂量 200 mg/d。

【制剂】 片剂：每片 25 mg。

【药动学】 双氯芬酸钾的抗炎止痛作用与双氯芬酸钠相同，血液中达到血浆峰浓度的时间为 45 min。口服后吸收迅速，起效快、作用强，尤其适用于短期治疗各种急性疼痛患者。本品与血浆蛋白的结合率为 99%，在肝内代谢，其活性代谢物具有功能疗效。本品约 60%以代谢物形式从尿中排出，少于 1%以原型排出，其余药物从胆汁排出。

【作用机制】 同双氯芬酸钠。

【禁忌证】 消化道溃疡、哮喘及对本药过敏者禁用。孕妇慎用,有消化道溃疡史以及有肝功能损伤者慎用,有肾功能损伤、服用利尿剂及由于任何细胞外液丢失的患者慎用。

【相互作用】 本品与锂制剂、地高辛、抗凝血药物、降糖药、保钾利尿剂和甲氨蝶呤等合用时易出现不良反应。

【不良反应】 偶见消化道不良反应,罕见胃肠道出血、消化道溃疡、穿孔等;少数患者可出现肝功能损害,如谷丙转氨酶(ALT)、谷草转氨酶(AST)增高。偶见头痛、头晕、眩晕、皮疹。严重过敏者可诱发哮喘。

【注意事项】 个别需长期使用的患者要定期监测肝、肾功能。

【患者用药指导】 有眩晕史或中枢神经疾患的患者服用本品期间禁止架车及操纵机器。14 岁以下儿童不推荐使用本品,老年人使用时应减少剂量。

萘普生　Naproxen

【商品名或别名】 甲氧萘丙酸

【分类】 化学:NSAID-乙酸类。治疗学:抗炎、止痛药。妊娠:B。

【指征和剂量】 适用于各种疼痛,包括手术及各种创伤后的疼痛,亦用于各种风湿性疾病引起的肌肉及关节疼痛,如类风湿关节炎、强直性脊柱炎、骨关节炎等,且可长期使用,疗效与剂量成正比。亦可作为解热降温的对症药物。

口服:成人 0.2～0.4 g,bid。缓释胶囊:0.5 g,qd。儿童 10 mg/kg,分 2 次服用,剂量不超过 750 mg/d。成人直肠给药:0.25 g,qn。

【制剂】 片剂:每片 0.1 g,0.25 g。缓释胶囊:每粒 0.25 g。栓剂:每粒 0.25 g。

【药动学】 本品口服后吸收完全,其血浆蛋白结合率 97.6%～99.5%,血浆浓度在服用剂量 500 mg 以内时随剂量直线上升,超过此剂量则因血浆结合点的饱和、清除率的增加而血浓度的增加相对减少。关节液中的浓度在服药 3～4 h 后为血液浓度的 50%,至 15 h 达血浓度的 74%。本品的特点是半衰期长,为 12～15 h。体内药物 50%～60%以结合物的形式或 27%～46%以代谢物的形式由尿排出,0.5%～2.5%由粪便中排出。

【作用机制】 同其他非甾体抗炎药。本品抑制环氧化酶(COX)-2 的血药浓度低于抑制 COX-1,用药后 COX-2/COX-1 比值明显低于阿司匹林、吲哚美辛、吡罗昔康，所以出现严重胃肠道不良反应和肾损害较少。

【禁忌证】　非甾体药物过敏者、孕妇及哺乳期妇女、活动性消化道溃疡、肾功能异常等禁用。有支气管哮喘、血小板功能障碍及心肾肝功能不全者慎用。

【相互作用】　与华法林同服时可使华法林蛋白结合率减少，使游离型华法林浓度增加 14%～17%，此时需定期监测血中华法林浓度并随时调整剂量。

【不良反应】　约 20%的人出现消化道不良反应，但严重消化道出血及穿孔者极少，可以不停药自行缓解，亦可加服抗酸药物。有肾前性病变或有肾脏疾患者有可能出现或加重肾脏的损伤，包括水肿、电解质紊乱、肾功能不全，停药后可恢服。其他少见症状有头晕、头痛，皮疹，肝酶升高，支气管哮喘发作等。

【注意事项】　有溃疡史者宜在严密观察下用药或加用抗酸药和胃黏膜保护剂。患乙醇性肝硬化的患者对本品的清除率下降 60%，因此肝硬化患者服用本品剂量应减少一半。长期使用本品时需定期监测肝、肾功能。

（六）昔　康　类

吡罗昔康　Piroxicam

【商品名或别名】　炎痛喜康，希昔康

【分类】　化学：NSAID-昔康类。治疗学：抗炎、止痛药。妊娠分类：C。

【指征和剂量】　本品适用于治疗类风湿关节炎、骨关节炎、风湿性关节炎、急性痛风、肩周炎、强直性脊柱炎等，对腰肌劳损等亦有一定疗效。

口服：20 mg，qd，一般剂量不超过 40 mg/d。急性痛风可 40 mg/d，连服 4～6 d。急性肩周炎为 40 mg/d，2 d 后减至 20 mg/d，连服 12 d。肌注：10～20 mg，qd。

【制剂】　片剂：每片 10 mg，20 mg。胶囊：每粒 10 mg。注射剂：每支 10 mg/ml，20 mg/2 ml。

【禁忌证】　孕妇、儿童及对本品过敏者禁用。

【不良反应】　部分患者有头晕、胃部不适、腹泻、水肿等现象，停药后可自行消退。偶有鼻出血、白细胞减少等。

【注意事项】　长期使用要定期监测血常规及肝、肾功能。

美洛昔康 Meloxicam

【商品名或别名】 莫比可,莫刻林

【分类】 化学:NSAID-昔康类。治疗学:抗炎、止痛药。妊娠分类:C。

【指征和剂量】 用于类风湿关节炎、骨关节炎、强直性脊柱炎及其他关节疾患。

类风湿关节炎:15 mg/d(2片),根据治疗后反应,剂量可减至7.5 mg/d(1片)。骨关节炎:7.5 mg/d,如果需要剂量可增至15 mg/d。对有可能增加不良反应的患者,治疗开始剂量为7.5 mg,严重肾衰竭的患者不宜超过7.5 mg。美洛昔康最大剂量为15 mg/d,儿童的适用剂量尚未确定,目前只限于成人使用。

【制剂】 片剂、胶囊:每片(粒)7.5 mg,15 mg。栓剂:每粒15 mg。

【药动学】 口服后主要经胃肠道吸收,吸收良好,进食时服用对药物吸收无影响。吸收后5~6 h血药浓度达到峰值,3~5 d达到稳态血药浓度。生物利用度高达89%~94%。血浆蛋白的结合力在99%以上。口服后主要分布于胃肠道,在心、肝、脾、肾、脑中含量甚微。其作用时间持久,半衰期为20 h,每日1次剂量致使药物血浆浓度在一个相当小的峰-谷间波动。平均血浆清除率为8 ml/min,老年人的清除率降低,个体间差异达30%~40%。本品代谢非常彻底,从粪便中排泄原化合物少于每日剂量的5%,从尿中排出仅微量。肝功能不全或轻、中度肾功能不全对美洛昔康的药动学均无较大的影响。

【作用机制】 本品的作用机制与传统的非甾体抗炎药(NSAIDs)比较,其特点为:能相对选择性地抑制环氧化酶(COX)-2,因此对炎症部位前列腺素合成的抑制比对胃黏膜或肾脏部位前列腺素合成的抑制更强,故对胃或肾脏不良反应比其他NSAIDs低,耐受性好。本品口服或肛门给药均能很好地吸收,口服吸收后的血浆中99%以上的药物与血浆蛋白结合,通过氧化形式代谢,约50%从尿中排出,其余从粪便中排出,$t_{1/2}$约20 h。肝功能不全或轻、中度肾功能不全对本品药动学均无较大影响。

【禁忌证】 对患有活动消化性溃疡、严重肝功能不全、非透析严重肾功能不全者,孕妇或哺乳期妇女均禁用。

【相互作用】 本品可使锂血药浓度增加;与口服抗凝剂、溶栓剂合并使用,有增加出血的可能;本品会增加甲氨蝶呤的血液毒性,合用时要严格监控血常规；与利尿剂合用时应注意补水和检验肾功能；本品可能有影响降糖药的作用。

【不良反应】 ① 消化不良、恶心、呕吐、腹泻、便秘、短暂的肝功能异常，极少可见食管炎、胃和十二直肠溃疡、结肠炎等。② 贫血、白细胞或血小板减少。③ 轻微头晕、头痛、眩晕、耳鸣、嗜睡等。④ 皮疹、皮肤瘙痒，水肿、血压升高、心悸及肾功能损害。

【注意事项】 ① 本品与阿司匹林或其他非甾体抗炎药可能有交叉过敏反应。② 对曾患有胃肠道病史和正在应用抗凝剂治疗的患者应密切观察。③ 本品栓剂不能用于直肠或肛门有炎症损伤或近期有出血的患者。④ 儿童和年龄小于 15 岁的少年无确切资料，不用。

（七）昔　布　类

塞来昔布　Celecoxib

【商品名或别名】 西乐葆

【分类】 化学：NSAID-昔布类。治疗学：抗炎、止痛药。妊娠分类：C。

【指征和剂量】 用于骨关节炎、类风湿关节炎、各种急慢性疼痛等。

口服：推荐剂量为 200 mg/d，qd；类风湿关节炎一般需用 bid；较重者最大剂量可增加至 800 mg/d，分 2 次服用。

【制剂】 胶囊：每粒 200 mg。

【药动学】 空腹给药吸收良好，约 3 h 达到血浆峰浓度，主要通过肝脏代谢，血浆清除率为 500 ml/min，连续给药 5 d 其血浆达到稳态浓度。多剂服用后清除半衰期为 8～12 h，少于 1%剂量的药物以原型排出。

【作用机制】 塞来昔布是新一代的非甾体抗炎药物，能特异性地抑制环氧化酶（COX）- 2，阻止炎症前列腺素类物质的产生而达到抗炎、解热、镇痛作用。体外及体内试验表明本品与 COX - 1 的亲和力极弱，治疗剂量不影响由 COX - 1 激活的前列腺素类物质的合成，因此不干扰组织中与 COX - 1 相关的正常生理过程，尤其在肠、胃、血小板和肾等组织中。临床验证本品严重消化道并发症（出血、穿孔、幽门梗阻）的发生率与安慰剂组相比无显著差异，与其他非特异性 COX 抑制剂相比，其发生率约少 8 倍；胃十二指肠溃疡的发生率与安慰剂组相比无显著差异，在 50～400 mg，bid 的用药剂量范围内，溃疡发生率与剂量无关；同时本品不影响血小板功能。

【禁忌证】 对磺胺药过敏及对本产品任何成分过敏者禁用。

【相互作用】 可与甲氨蝶呤、酮康唑、抗酸剂(铝剂和镁剂)、苯妥英、格列苯脲、甲苯磺丁脲联合使用。在与华法林或其他类似药物联合使用的头几日,或剂量改变后的数日内,应密切观察华法林的抗凝血作用。

【不良反应】 本品发生不良事件为7.1%,主要有消化不良、腹痛、腹泻,其他有头痛、眩晕、便秘、恶心、呕吐、腹胀等。

【注意事项】 塞来昔布含磺胺基团,应注意磺胺药过敏反应。临床研究中哮喘患者服用后虽未见有支气管痉挛,但在尚未有研究资料以前,此类患者应避免服用。

依托考昔 Etoricoxib

【商品名或别名】 安康信

【分类】 化学:NSAID-昔布类。治疗学:抗炎、止痛药。妊娠分类:C。

【指征和剂量】 用于骨关节炎、急性痛风性关节炎。

骨关节炎:推荐剂量为30 mg,qd,疗效欠佳可加量至60 mg,疗程4周。急性痛风性关节炎:120 mg,qd,最长疗程8 d。

【制剂】 片剂:每片30 mg,60 mg,90 mg,120 mg。

【药动学】 依托考昔口服吸收良好,正常进餐对其吸收程度及吸收速率无明显影响,生物利用度100%。空腹口服依托考昔120 mg,约1 h达到血浆峰浓度,qd,7 d内可达稳态浓度。依托考昔主要通过肝脏代谢,再由肾脏排泄,少于1%剂量的药物以原型排出。蓄积半衰期约为22 h。血浆清除率约为50 ml/min。

【作用机制】 依托考昔是一种非甾体抗炎药,具有抗炎、镇痛和解热作用。在临床剂量范围之内或更高剂量下,本品是具有口服活性的、选择性环氧化酶(COX)-2抑制剂。目前已确认了环氧化酶的两种亚型:COX-1和COX-2。COX-1参与前列腺素介导的正常生理功能,如胃黏膜细胞保护和血小板凝集等。非选择性非甾体抗炎药抑制了COX-1的产生,因此可引起胃黏膜损伤和血小板聚集作用减弱。COX-2主要参与前列腺素的产生,而前列腺素可引起疼痛、炎症和发热等。依托考昔是选择性的COX-2的抑制剂,可减轻这些症状和体征,降低胃肠道不良反应且不影响血小板的功能。

【禁忌证】　以下患者禁用本品：① 对其任何一种成分过敏。② 有活动性消化道溃疡、出血，或者既往曾复发溃疡、出血的患者。③ 服用阿司匹林或其他非甾体类抗炎药后诱发哮喘、荨麻疹或过敏反应的患者。④ 充血性心衰[纽约心脏病学会(NYHA)心功能分级Ⅱ～Ⅳ]。⑤ 确诊的缺血性心脏病，外周动脉疾病和(或)脑血管病(包括近期进行过冠状动脉旁路移植术或血管成形术的患者)。

【相互作用】　酮康唑、抗酸剂(铝剂和镁剂)、泼尼松、泼尼松龙对依托考昔药动学无明显影响。本品 120 mg 使氨甲蝶呤血浆浓度增加了 28%[测定浓度-时间曲线下面积(AUC)]，并使氨甲蝶呤肾脏清除率降低了 13%。当本品使用剂量大于 90 mg/d 并与氨甲蝶呤合用时，应考虑监测氨甲蝶呤相关的毒性反应。本品 60 mg 及含有 35 μg 的乙炔雌二醇和 0.5～1 mg的炔诺酮口服避孕药，可使 EE 浓度升高。在与华法林或其他类似药物联合使用的头几日，或剂量改变后的数日内，应密切观察华法林的抗凝血作用。

【不良反应】　本品常见不良反应主要有虚弱无力、疲乏、头晕、下肢水肿、高血压、消化不良、胃灼热、恶心、头痛，谷丙酸转氨酶(ALT)、谷草转氨酶(AST)增高等。本品上市后有下列不良反应的报道：血小板减少症；过敏反应包括过敏性或类过敏反应，包括休克；高钾血症；失眠、意识错乱、幻觉、烦乱不安、味觉障碍、支气管痉挛；腹痛，口腔溃疡，消化道溃疡，包括穿孔和出血(主要发生在老年患者)；肝炎、黄疸；血管性水肿、瘙痒、红斑、Stevens - Johnson 综合征、中毒性表皮坏死溶解症、风疹；肾功能不全，包括肾衰竭。

【注意事项】　选择性 COX - 2 抑制剂较传统非甾体抗炎药(萘普生)相比发生血栓事件(尤其是心肌梗死和卒中)的危险性增加。选择性 COX - 2 抑制剂的心血管危险性可能会随剂量升高和用药时间延长而增加，所以应尽可能缩短用药时间和使用每日最低有效剂量。有明显的心血管事件危险因素(如高血压、高血脂、糖尿病、吸烟)或末梢动脉病的患者，在接受本品治疗前应经过谨慎评估。此类药物不能抑制血小板凝集，不能替代阿司匹林用于预防心血管疾病。依托考昔与其他非甾体抗炎药与阿司匹林(即使是低剂量)合用时，发生胃肠道不良事件(胃肠道溃疡或其他胃肠道并发症)的危险性增高。应避免与其他任何非甾体抗炎药或者阿司匹林合并用药。对晚期肾脏疾病患者，不推荐用本品治疗。如必须用本品开始治疗这些患者，建议密切监测患者的肾功能。

帕瑞昔布 Parecoxib

【商品名或别名】 注射用帕瑞昔布钠,N-{[4-(5-甲基-3-苯基-4-异恶唑基)苯基]磺酰基}丙酰胺钠盐,特耐

【分类】 化学:NSAID,选择性 COX-2 抑制剂。治疗学:抗炎、止痛药。妊娠分类:C。

【指征和剂量】 用于手术后疼痛的短期治疗。

推荐剂量为 40 mg 静注或肌注给药,随后视需要间隔 6～12 h 给予 20 mg或 40 mg,总剂量不超过 80 mg/d。可直接进行快速静脉推注,或通过已有静脉通路给药。疗程不超过 3 d。

【制剂】 帕瑞昔布冻干粉:每支 20 mg,40 mg。

【药动学】 帕瑞昔布在静注或肌注后经肝脏酶水解,迅速转化为有药理学活性的物质——伐地昔布。帕瑞昔布钠单次静注或肌注 20 mg,伐地昔布分别于注射后约 30 min 或 1 h 达到峰浓度。静脉给药或肌注给药,伐地昔布的暴露水平(AUC 及 C_{max})基本相同。帕瑞昔布血浆半衰期约为 22 min。伐地昔布的消除在肝脏内通过多种途径广泛进行,包括细胞色素 P450(CYP3A4)与 CYP2C9 同工酶代谢以及磺胺葡糖醛酸化(约 20%)。少于 5%的伐地昔布通过尿液以原型形式排泄。给药后,约 70%的药物以非活性代谢物形式经尿排泄。伐地昔布的血浆清除率约为 6 L/h。静注或肌注帕瑞昔布钠后,伐地昔布的消除半衰期($t_{1/2}$)约为 8 h。

【作用机制】 帕瑞昔布是伐地昔布的前体药物,伐地昔布在临床剂量范围是选择性环氧化酶(COX)-2 抑制剂。研究显示 COX-2 作为环氧化酶的异构体由前-炎症刺激诱导生成,从而推测 COX-2 在与疼痛、炎症和发热有关的前列腺素样递质的合成过程中发挥最主要作用。帕瑞昔布选择性抑制 COX-2,阻止炎症前列腺素类物质的产生而达到抗炎、解热、镇痛作用发挥其药理作用。然而,COX-2 还被认为与排卵、受精卵植入、动脉导管闭合、肾功能调节以及中枢神经系统的功能(诱导发热、痛觉及认知功能)有关。COX-2 还有助于溃疡愈合。对血管栓塞的高危患者而言,COX-2 选择性抑制剂降低组织(包括内皮组织)前列腺素的生成,但对血小板血栓烷素没有影响。帕瑞昔布抑制 COX-2,使用可能增加血栓高危人群风险,以及对妊娠的影响应在用药前加以评估。

【禁忌证】 禁用于：① 对注射用帕瑞昔布钠活性成分或赋形剂中任何成分有过敏史的患者。② 有严重药物过敏反应史，尤其是皮肤反应，如皮肤黏膜眼综合征(Stevens－Johnson 综合征)、中毒性表皮坏死松解症、多形红斑等，或已知对磺胺类药物过敏者。③ 活动性消化道溃疡或胃肠道出血。④ 服用阿司匹林或非甾体抗炎药(包括 COX－2 抑制剂)后出现支气管痉挛、急性鼻炎、鼻息肉、血管神经性水肿、荨麻疹以及其他过敏反应的患者。⑤ 处于妊娠后三分之一孕程或正在哺乳的患者。⑥ 严重肝功能损伤(人血白蛋白小于 25 g/L 或 Child－Pugh 评分不小于 10)。⑦ 炎症性肠病。⑧ 充血性心力衰竭[纽约心脏病学会(NYHA)心功能分级Ⅱ～Ⅳ]。⑨ 冠状动脉搭桥术后用于治疗术后疼痛。⑩ 已确定的缺血性心脏疾病，外周动脉血管和(或)脑血管疾病。

【相互作用】 与氟康唑(主要是 CYP2C9 抑制剂)合用时，伐地昔布的血浆暴露水平升高，正在接受氟康唑治疗的患者合并使用帕瑞昔布，应降低帕瑞昔布剂量。与酮康唑(主要是 CYP3A4 抑制剂)合用时，伐地昔布的血浆暴露水平升高。但接受酮康唑治疗的患者合用帕瑞昔布，无须调整帕瑞昔布剂量。

【不良反应】 常见不良反应包括：术后贫血、低钾血症、焦虑、失眠、感觉减退、高血压、低血压、呼吸功能不全、咽炎、干槽症、消化不良、胃肠气胀、肌酐升高等。少见的不良反应包括：血小板减少、周围水肿、谷丙转氨酶(ALT)、谷草转氨酶(AST)升高。

【注意事项】 ① 由于应用帕瑞昔布超过 3 d 的临床经验有限，建议临床连续使用不超过 3 d。② 对接受帕瑞昔布治疗的患者在剂量增加后应进行评估，在剂量增加而疗效并未随之改善时，应考虑其他治疗选择。③ 根据控制症状的需要，在最短治疗时间内使用最低有效剂量，可以使不良反应降到最低。④ 所有的非甾体抗炎药，包括 COX－2 选择性或非选择性药物，长期使用可增加心血管系统及血栓相关不良反应的风险。⑤ 治疗期间不能中止抗血小板治疗。⑥ 有高血压和(或)心力衰竭(如液体潴留和水肿)病史的患者应慎用。⑦ 帕瑞昔布钠与华法林或其他口服抗凝血药同时使用时，应密切观察。⑧ 和其他已知的抑制环氧化酶、前列腺素合成的药物一样，对有受孕计划的妇女不推荐使用帕瑞昔布。⑨ 避免与其他非甾体抗炎药，包括选择性 COX－2 抑制剂合并用药。⑩ 中度肝功能损伤(Child－Pugh 评分 7～9)的患者接受帕瑞昔布治疗时应予以密切注意。

(八) 其　他

尼美舒利 Nimesulide

【商品名或别名】 普威,美舒宁

【分类】 化学:NSAID类。治疗学:抗炎、止痛药。妊娠分类:C。

【指征和剂量】 用于治疗类风湿关节炎,骨关节炎,痛经,耳、鼻、咽及喉的急慢性炎症疾病,牙痛,神经痛,手术后疼痛及发热等。

口服:成人 50～100 mg,bid,按患者的情况及病情的需要,可以增加到 200 mg,bid。饭后服用。老年患者适当减量。

【制剂】 片剂:每片 100 mg。

【药动学】 成人口服后 3 h 或直肠给药后 7～9 h 血药浓度达峰值,食物可降低对药物的吸收约 20%。直肠栓剂应用于儿童,其吸收更迅速和完全。尼美舒利具有很高的血浆蛋白结合率(99%),分布容积为 0.18～0.39 L/kg。本品经肝脏代谢,有 50%～60%的药物经肾排泄,其中原型药物少于 0.1%,18%～36%的药物经粪便排泄,口服 100 mg 后的全身清除率为 31.02～106.16 ml/(h·kg)。消除半衰期为 1.8～5.25 h。有实验表明,在反复直肠给药后,半衰期延长,则本品可能存在组织蓄积性。

【作用机制】 同非甾体抗炎药。本品对环氧化酶(COX)-2 有选择性抑制作用。

【禁忌证】 对尼美舒利过敏的患者、鼻炎、荨麻疹、哮喘,对阿司匹林或其他非甾体类抗炎药有过敏反应的患者禁用。不建议在妊娠和哺乳期使用本品。

【相互作用】 与抗凝药华法林、低分子量肝素或肝素类药物合用,可能会延长出血时间,使出血的危险性增加,应注意监测国际标准化比率(INR)值。本品增加甲氨蝶呤的药物浓度,从而使毒性增加,如血液系统毒性、肾毒性、黏膜溃疡等。与氧氟沙星联用可能会增加中枢神经兴奋和惊厥发作的危险。可降低某些利尿剂,如髓襻利尿剂、噻嗪类利尿剂和保钾利尿剂的利尿和抗高血压作用,联用可能造成肾毒性及高血钾,此时应注意监测血压、血钾、体重、尿量和水肿情况。与血管紧张素转换酶(ACE)抑制剂合用,可使其降血压和尿钠排泄作用降低。与磺脲类口服降糖药间的相互作用不能排除,合用可能会导致低血糖。

【不良反应】 常见的不良反应为胃烧灼感和上腹部疼痛，其他不良反有恶心、呕吐、腹泻。此外有睡眠障碍、眩晕、过度兴奋、嗜睡、出汗和皮肤反应。

【注意事项】 应注意监测肝、肾及心功能状况，特别是老年人。避免与其他可导致胃肠道不良反应的药物同时服用，如其他非甾体类抗炎药、钙通道阻滞剂等。

萘丁美酮 Nabumetone

【商品名或别名】 瑞力芬

【分类】 化学：非酸类 NSAID。治疗学：抗炎、止痛药。妊娠分类：C。

【指征和剂量】 用于：① 各种关节炎，如类风湿关节炎、强直性脊柱炎、骨关节炎、痛风性关节炎、银屑病关节炎和反应性关节炎等。② 非风湿病疼痛，如纤维肌痛症、肩周炎、网球肘、下腰痛、滑囊炎、肌腱端炎和腱鞘炎、扭伤、挫伤和拉伤等。③ 其他痛性疾病，如神经痛、癌性疼痛、牙痛和痛经。

口服：成人 1.0 g，qn，可随食物同服。体重不足 50 kg 者，可从 0.5 g 起始，逐渐上调有效剂量，有的患者剂量需达 1.5～2.0 g/d。最大剂量为 2 g/d。

【制剂】 片剂：每片 0.25 g，0.5 g。胶囊：每粒 0.25 g。

【药动学】 本品口服后主要从十二指肠吸收。吸收后，经肝脏迅速生物转化为主要活性产物——6-甲氧基-2-萘乙酸(6MNA)。口服萘丁美酮 1 000 mg，其中大约 35%转化为 6MNA，50%转化为未定性代谢物随后从尿排出。本品口服后 4～6 h 血药浓度达到峰值。与食物或牛奶同服可增加吸收率，6MNA 的血浆浓度峰值也可增加 1/3。6MNA 与血浆蛋白结合率达 99%。药物在体内主要分布于肝脏、肺、心和肠道，可进入滑囊、关节滑液、纤维囊和炎症组织，并可进入乳液和胎盘。活性成分无肠肝再循环或胆汁反流。$t_{1/2}$ 约为 24 h，故每日只需服药 1 次。6MNA 经肝转化为非活性产物，80% 经尿排泄，10% 经粪便排出。

【作用机制】 本品为一种非酸类的非甾体类抗炎药物。原型萘丁美酮为前体药，其活性很弱，经代谢为 6MNA 活性成分。其作用机制主要选择性抑制环氧化酶(COX)-2，阻断花生四烯酸合成参与炎症反应的前列腺素;另可减少中性粒细胞和单个核细胞向炎症组织聚集,抑制一些破坏组织酶的活性。

【禁忌证】 对萘丁美酮有过敏史者,曾因阿司匹林或其他非甾体类抗炎药物诱发哮喘、荨麻疹或其他过敏反应者,有活动性消化道溃疡或出血者,有严重肝功能异常者,孕妇均禁用。

【相互作用】 本品与抗凝剂如华法林并用时,要监测出血倾向。含铝抗酸剂不影响本品的生物利用度。

【不良反应】 常见的不良反应表现在胃肠道有腹泻、腹痛、消化不良、恶心、呕吐、胀气、便秘和口炎;在神经系统有头痛、头晕、耳鸣、多汗、失眠、嗜睡和紧张;在皮肤有瘙痒、皮疹和水肿。少见或偶见的不良反应有黄疸、胃或十二指肠溃疡、肝功能异常、焦虑、抑郁、感觉异常、震颤、眩晕、大疱性皮疹、荨麻疹、呼吸困难、过敏性肺炎、哮喘、蛋白尿、血尿及血管神经性水肿等。

【注意事项】 ① 原有肝功能异常者应监测肝功能,如有加重趋势应停用。② 肾功能降低者可适当减少剂量。③ 有心力衰竭或水肿史、高血压患者用药时应密切观察病情。④ 妇女在妊娠的后3个月及授乳期不主张用本品。⑤ 65岁以上的老年人,对本品的疗效和安全性与年轻组对比无差别。

五、抗癫痫药及震颤麻痹药

(一)抗 癫 痫 药

苯妥英 Phenytoin

【商品名或别名】 大仑丁,奇非宁,大伦丁,二苯乙内酰脲,二苯乙内酰胺钠,Sodium Phenytoin,Antisacer,Diphenylhydantoin,DILANTIN

【分类】 化学:二苯乙内酰脲类。治疗学:抗癫痫药。妊娠分类:D。

【指征和剂量】 用于除失神发作和肌阵挛以外的各型癫痫。为强直阵挛发作的首选药物。也可用于精神运动性发作、局灶性发作。还可用于治疗三叉神经痛、其他神经根痛和抗心律失常。

抗癫痫:口服,成人开始剂量为100 mg,bid或tid,饭后服用。间隔数日后逐渐增大剂量,直至600 mg/d,疗效稳定后采用维持量。儿童开始剂量为 5 mg/(kg・d)，最大量为 300 mg/d，维持量为 4～8 mg/(kg・d)，6 岁以上儿童可用至成人量。癫痫持续状态：静注，成人 100(150)～250 mg，必要时隔 30 min 再注射 100～150 mg。儿童，5 mg/(kg・d)。注射速度要慢，不超过 50 mg/min。静注有困难时可用肌注，所用剂量应比口服量增加 50%。

【制剂】　片剂：每片 50 mg，100 mg。注射剂：每支 100 mg，250 mg。

【药动学】

给药途径	起始时间	峰值时间(h)	维持时间(h)
口服、静注	不详	2～6	12

【作用机制】　选择性抑制癫痫灶周围神经元的 Ca^{2+} 内流以及间接影响内源性 γ-氨酪酸(GABA)的抑制功能，减少 GABA 的摄取，抑制兴奋性氨基酸的释放，增加乙酰胆碱的分解和对抗谷氨酸的兴奋。还能抑制去甲肾上腺素和 5-HT 的释放，促进中枢多巴胺摄取和抑制单胺氧化酶产生抗癫痫作用。

【禁忌证】　对乙内酰脲类有过敏史者和窦性心动过缓、窦房传导阻滞等病症患者及孕妇禁用。

【相互作用】　与苯巴比妥或扑米酮合用可增强作用。有些药物能抑制本品代谢，使血药浓度升高，毒性增加，如氯霉素、双香豆素、异烟肼、舒噻美、保泰松、磺胺噻嗪、苯丁酰脲、西咪替丁等。有些药物可减少本品的水平，如地西泮、氯硝西泮、卡马西平、苯巴比妥、乙醇等。苯妥英是肝微粒体诱导剂，可诱导许多药的代谢，使这些药物的消除加快。这些药物有华法林、双香豆素等抗凝剂，可的松、地塞米松等皮质激素，还有性激素及安替比林、洋地黄、多西环素、奎尼丁、氟哌啶醇、去甲替林等。卡马西平和本品合用可相互加速代谢。含钙、镁、铝的抗酸剂能与本品形成难溶的复合物，减少本品的吸收。

【不良反应】　神经系统可见共济失调、眼球震颤、视物模糊、发音不清、眩晕、失眠、精神错乱、幻觉、头痛，与剂量过大有关。胃肠道可见恶心、呕吐、上腹部疼痛、食欲缺乏、便秘。其他如齿龈增生、毛发增生、皮疹、紫癜、巨幼细胞贫血、肝损害、黄疸、淋巴结肿大、致畸、骨质疏松等。剂量过大或静注过快，可抑制窦房结活动或传导，产生心动过缓、传导阻滞、低血压甚至窦性停搏。

【注意事项】 长期服用应补充维生素D,预防儿童佝偻病或软骨病。

苯巴比妥 Phenobarbital

参见镇静催眠药。

扑米酮 Primidone

【商品名或别名】 扑痫酮,密苏林,去氧苯巴比妥,去氧苯比妥,扑间痫,麦苏林,美速林,Cyral,Hexamidin,Lepimidin,Mysoline,Primaclone,Primoline

【分类】 化学:巴比妥类。治疗学:抗癫痫药。妊娠分类:D。

【指征和剂量】 用于治疗癫痫大发作、局限性发作和精神运动性发作,适用于苯巴比妥和苯妥英不能控制的发作,也用于幼儿肌阵挛性发作,与苯妥英合用可增强疗效。

口服:8岁以下儿童,开始剂量125 mg/d,以后每周增加125 mg,分2～3次服,直到达最佳疗效。维持量为5～20 mg/(kg·d)。8岁以上儿童,开始剂量250 mg/d,以后每周增加125～250 mg,分2～3次服,直到达最佳疗效。维持量为10～25 mg/(kg·d),极量1.5 g/d。成人,开始剂量50 mg/次,一周后逐渐增量至250 mg/次,bid或tid,极量2 g/d。

【制剂】 片剂:每片250 mg,500 mg。

【药动学】

给药途径	起始时间	峰值时间(h)	维持时间(h)
口服	迅速	3	8

【作用机制】 为常用抗癫痫药,作用与苯巴比妥相似,但作用与毒性均较低。本品在体内部分转变为苯巴比妥和苯乙基丙二酰胺(PEMA),这3种成分均有抗癫痫作用,但主要起作用的是代谢产物苯巴比妥。

【禁忌证】 妊娠及哺乳期妇女慎用,血小板减少性紫癜、肝肾功能不全者禁用。

【相互作用】 本品与苯巴比妥和异烟肼合用会增强毒性反应。

【不良反应】 呕吐、嗜睡、共济失调。久服可致白细胞减少、肝肾功能减退、巨幼细胞贫血、血小板减少、骨质疏松和佝偻病。

【注意事项】 药物过量可出现眩晕、眼球震颤、语言不清、复视、共济失调、精神症状,停药可逐渐恢复。

乙琥胺 Ethosuximide

【商品名或别名】 柴朗丁,Atysmal,Emeside,Ethymal,Mesentol,Thilopemal,Zarontin

【分类】 化学:琥珀酰胺类。治疗学:抗癫痫药。妊娠分类:C。

【指征和剂量】 主要用于防治失神发作,为首选药。对典型失神疗效更好。其他药物治疗无效时使用本品常取得良好疗效。尤其适用于儿童点头状癫痫和肌阵挛性癫痫。

口服:成人及6岁以上儿童,开始剂量500 mg/d,以后每4～7 d增加250 mg/d,直到最佳疗效。最高剂量1.5 g/d。3～6岁儿童,开始剂量250 mg/d,以后每4～7 d增加250 mg/d,直到最佳疗效。如儿童超过0.75～1.0 g/d,成人超过1.25 g/d,需要在医生严格监控下服用。

【制剂】 胶囊:每粒250 mg。糖浆剂:5%,每瓶100 ml。

【药动学】

给药途径	起始时间	峰值时间(h)	维持时间(h)
口服	不详	6～7	30

【作用机制】 为琥珀酰胺类药物,能有效对抗戊四氮所引起的惊厥。其抗惊厥机制有二:降低丘脑低阈值钙离子流,对初级皮质的口腔代表区有抑制作用。

【禁忌证】 肝肾功能不全者慎用。对本品过敏者禁用。

【相互作用】 与抗精神病药物(如氟哌啶醇)、三环类抗抑郁药及吩噻嗪类药物合用可降低抗惊厥作用。

【不良反应】 胃肠道刺激症状(如恶心、呕吐、呃逆)、嗜睡、头痛、眩晕,偶见皮疹、畏光。少数患者有白细胞减少、再生障碍性贫血及肝肾损害。

【注意事项】 应定期检查血、尿常规及肝肾功能。

三甲双酮 Trimethadione

【商品名或别名】 三甲氧唑双酮,解痉酮,Absentol,Edion,Epidion,

Tridione,Trimetin,Trixidone

【分类】 化学：双酮类。治疗学：抗癫痫药。

【指征和剂量】 用于治疗难以治愈的癫痫小发作,如伴有大发作时,需与适量的抗大发作药物合用。因不良反应大,目前已不多用。

口服：抗癫痫,成人,开始剂量 900 mg/d,分次服用,根据病情增加 300 mg/周,直至 1.8 g/d。儿童,2 岁以下 300 mg/d,2～6 岁 600 mg/d,分次服用。

【制剂】 片剂：每片 0.15 g。胶囊：每粒 0.3 g。

【药动学】

给药途径	起始时间	峰值时间	维持时间
口服	不详	不详	不详

【作用机制】 能降低大脑皮质和间脑的兴奋性,缩短后放电活动使其恢复正常,从而使癫痫发作完全停止或显著减少。

【禁忌证】 肝、肾、造血功能严重减退及有视神经疾患者禁用。

【相互作用】 不宜与卡马西平合用。

【不良反应】 恶心、乏力,严重者可致白细胞减少、再生障碍性贫血及肾功能损害。

【注意事项】 治疗期间应经常检查血常规及尿常规。

【患者用药指导】 胃肠道反应常为严重反应的前驱症状,应注意。

卡马西平 Carbamazepine

【商品名或别名】 酰胺咪嗪,痛痉宁,痛惊宁,叉颠宁,得理多,氨甲酰苯革,卡巴咪嗪,Carpine,Finlepsin,Macrepan,Stazepan,TEGRETOL,Tempord

【分类】 化学：亚氨氏类。治疗学：新型广谱抗癫痫药。妊娠分类：D。

【指征和剂量】 为精神运动性发作[为所有类型的局灶性发作(无论是否继发 GTCS)]的首选药,也用于治疗其他类型癫痫,但对失神、肌阵挛和癫痫性脑病会加重发作。

抗癫痫：成人口服,开始剂量 100～200 mg,qd 或 bid,根据病情可增加 200 mg/d,直到常用的维持量 0.8～1.2 g/d,以上剂量分 2～4 次服用。儿童，20 mg/(kg・d)，分 3 次服用。三叉神经痛，开始剂量 200 mg/d，根据病情可增至 1.2 g/d(极量)。尿崩症，0.6～1.2 g/d。

【制剂】 片剂：每片 100 mg，200 mg。缓释片：每片 200 mg。

【药动学】

给药途径	起始时间	峰值时间(h)	维持时间(h)
口服	不详	4～24	平均 9(5～26)

【作用机制】 主要通过抑制电压依赖性钠离子通道发挥作用，其作用与苯妥英相似，并具有镇静、抗惊厥和抑制三叉神经痛的作用。

【禁忌证】 青光眼、心血管严重疾患、老年患者慎用，心、肝、肾功能不全者及孕妇、哺乳期妇女禁用。

【相互作用】 本品为肝药酶诱导剂，可加速本身及其他药物的代谢，如多西环素、抗凝剂、性激素等，降低这些药物的疗效。与苯妥英或苯巴比妥合用会降低本品血药浓度，而本品则能增加苯巴比妥的血药浓度。红霉素、西咪替丁等能抑制本品的代谢，使其血药浓度升高，甚至导致中毒。水杨酸能与本品竞争血清蛋白，使游离卡马西平的浓度增高。本品与避孕药可能有拮抗作用。本品不应与单胺氧化酶抑制剂合用。

【不良反应】 头晕、嗜睡、乏力、恶心、呕吐，偶可引起多动、白细胞减少、血小板减少、再生障碍性贫血、黄疸、蛋白尿、甲状腺功能减退、肝功能损害、充血性心力衰竭及过敏反应。

【注意事项】 药物过量可致共济失调、眩晕、嗜睡、头痛、复视。

【患者用药指导】 长期使用应定期检查血常规、尿常规及肝功能。

奥卡西平 Oxcarbazepine

【商品名或别名】 氧酰胺氮䓬，曲莱，氧痛惊宁，确乐多，OXCARBAZEPINE，Trileptal

【分类】 化学：卡马西平 10-酮基衍生物。治疗学：抗癫痫药。妊娠分类：C。

【指征和剂量】 用于治疗原发性全面性强直阵挛发作和部分性发作伴有或不伴有继发性全面发作。

口服：开始剂量为 300 mg/d，以后可逐渐增量至 900～3 000 mg/d，以达满意的疗效。儿童：可从 30 mg/kg 开始，逐渐增加，增加 1～10 mg/(kg・d)。

【制剂】 片剂：每片 150 mg，300 mg。

【药动学】

给药途径	起始时间	峰值时间(h)	维持时间(h)
口服	不详	4～6	9

【作用机制】 奥卡西平及其在体内的代谢物羟基衍生物均具有抗惊厥活性，可用于局限性及全身性癫痫发作。其作用可能在于阻断脑细胞的电压依赖性钠通道，因而可阻止病灶放电的散布。口服后易自消化道吸收，在体内大部分被代谢成有抗惊厥活性的羟基衍生物。本品可单独应用或与其他抗癫痫药合用以治疗局限性及全身性癫痫发作。

【禁忌证】 ① 已知对奥卡西平片任何成分过敏的患者禁用。② 房室传导阻滞者禁用。③ 肝功能损害者、哺乳期妇女和孕妇慎用。

【相互作用】 ① 可降低苯妥英钠的代谢，使之血药浓度提高，毒性增加。② 使肝脏对拉莫三嗪的代谢增加，使之血药浓度降低，药效降低。③ 丙戊酸钠可降低本药的活性产物浓度。④ 可降低氨氯地平、非洛地平的生物利用度。⑤ 可使激素类避孕药失效。⑥ 乙醇可增强本药的镇静作用。

【不良反应】 用药开始时可能出现轻度的不良反应，如乏力、头晕、头痛等，继续用药后这些不良反应可消失。偶见胃肠功能障碍、皮肤潮红、血细胞计数下降等不良反应。

【注意事项】 卡马西平和奥卡西平的交互过敏反应率为 25%～30%。2.7%的患者使用本品治疗时，血清钠会下降到 125 mmol/L 以下，用药前及用药过程中需查血钠。出现低钠血症时可减少奥卡西平的用量，限制液体的摄入量或停药。停药后血钠浓度可恢复。

有确切的证据表明奥卡西平片对人的胚胎有危险，但是，药物对患有癫痫病的母亲的益处可能会大于其危险性。没有足够的证据和临床对照研究对服用奥卡西平片的安全性进行长期评价。对于在治疗期间的妇女，或者在孕期给予本品治疗的妇女，必须仔细权衡使用药物的利弊。

奥卡西平和其活性代谢物 MHD 能够通过胎盘屏障。使用本药物在怀孕的最后几个星期，母亲应服用维生素 K_1，新生儿也应服用。维生素 B_{12} 缺乏者应该进行治疗。

在哺乳期间，应对使用本品治疗的利弊进行仔细考虑。用母乳喂养，母亲不得给予奥卡西平片治疗。

【患者用药指导】　遵医嘱使用。

丙戊酸钠　Sodium Valproate

【商品名或别名】　敌百痉，二丙二乙酸钠，二丙乙酸钠，α-丙基戊酸钠，德巴金，DEPAKENE，Depakin，Epilim，LEPTILAN，Labazene，Valproic

【分类】　化学：不含氮脂肪酸类。治疗学：抗癫痫药。妊娠分类：D。

【指征和剂量】　为广谱抗癫痫药物，用于预防和治疗各种类型的癫痫发作，主要用于各种小发作、肌阵挛性发作、全身强直-阵挛发作等。

口服：200～400 mg，bid 或 tid。原服用其他抗癫痫药者可合并用药，亦可逐渐降低原服药物的剂量。

【制剂】　片剂：每片 200 mg。缓释片：每片 50 mg。糖浆：40 mg/ml。注射剂：每支 400 mg。

【药动学】

给药途径	起始时间	峰值时间(h)	维持时间(h)
口服	迅速	1～4	6

【作用机制】　为新型的抗癫痫药，具有广谱抗惊厥作用。本品能升高谷氨酸脱羧酶活性，使内源性 γ-氨酪酸(GABA)合成增加，而 GABA 的摄取被抑制，使突触间隙 GABA 含量升高，阻止异常放电扩散。

【禁忌证】　孕妇慎用。

【相互作用】　可提高苯巴比妥的血药浓度，降低苯妥英的血药浓度，与这些药物合用时应注意调整剂量。与氯硝西泮和乙琥胺合用时可增加这两种药物的血药浓度，出现中毒症状。本品与抗凝剂、溶血栓药、抗血小板凝聚药合用可增加这些药物的疗效。与抗精神病药合用可增加中枢抑制，并降低惊厥阈。

【不良反应】　恶心、呕吐，极少数患者可有淋巴细胞增多、血小板减少、脱发、嗜睡、无力、皮疹、血清碱性磷酸酶升高、AST 升高。有致畸作用。

【注意事项】 药物过量可出现共济失调、震颤。

【患者用药指导】 定期检查肝功能。

地西泮 Dizepam

参见抗焦虑药一章。

水合氯醛 Chloral Hydrate

参见抗焦虑药。

氯硝西泮 Clonazepam

参见抗焦虑药。

加巴喷丁 Gabapentin

【商品名或别名】 Neurontin

【分类】 化学:GABA类似物。治疗学:新型抗癫痫药。妊娠分类:C。

【指征和剂量】 主要用于常规抗癫痫药物不能取得满意疗效的局限性发作,也用于局限性发作继而全面性发作的癫痫患者的治疗。

口服:第1日300 mg/d,分次服用,渐增量,直到900~1 800 mg/d的推荐剂量,tid。

【制剂】 片剂:每片300 mg,400 mg。胶囊:每粒100 mg。

【药动学】

给药途径	起始时间	峰值时间(h)	维持时间(h)
口服	迅速	2~3	5

【作用机制】 本品化学结构与内源性γ-氨酪酸(GABA)有关,能增加被激动的GABA的释放,但确切的作用机制尚不明确。

【禁忌证】 失神性发作的癫痫患者慎用,因可使病情加重。

【相互作用】 与卡马西平、苯巴比妥、苯妥英等抗癫痫药和避孕药不相互干扰。勿与抗酸药合用。

【不良反应】 轻微,继续服药可减轻,如头晕、嗜睡、疲劳、运动失调等。

【注意事项】 如停药或换药应逐渐减量,至少在1周内逐渐进行。

拉莫三嗪　Lamotrigine

【商品名或别名】　利必通

【分类】　化学：苯基三嗪类化合物。治疗学：抗癫痫药。妊娠分类：C。

【指征和剂量】　治疗各型癫痫，可用于其他药物不能获得满意疗效的全面性发作和部分性发作（但是可能会加重肌阵挛发作）。

口服：开始剂量前 2 周 25 mg，qd，以后根据病情可增至 100～200 mg，bid；如与丙戊酸合用，以上剂量酌减。

【制剂】　片剂：每片 50 mg。

【药动学】

给药途径	起始时间	峰值时间(h)	维持时间
口服	迅速	2.5	不详

【作用机制】　可能是通过抑制脑内兴奋性氨基酸、谷氨酸、天冬氨酸的释放，产生抗癫痫作用。

【禁忌证】　对本品过敏者。

【相互作用】　与苯妥英、卡马西平、苯巴比妥、扑米酮等合用会缩短本品的半衰期。本品与丙戊酸合用能降低后者的血浆浓度。与卡马西平合用时在某些患者中可增加不良反应。对乙酰氨基酚能降低本品的生物利用度，缩短半衰期。

【不良反应】　眩晕、恶心、头痛、视物模糊、共济失调、皮疹，反应不严重时可不停药。偶见 Stevens - Johnson 综合征和血管神经性水肿。

【注意事项】　与丙戊酸合用时皮疹多见，与卡马西平合用时，头昏、视力模糊和共济失调等较之与其他药酶诱导作用的抗癫痫药合用时更常见。

【患者用药指导】　儿童患者，本品与丙戊酸以外的其他抗癫痫药合用时，开始剂量为 2 mg/(kg・d)，逐渐增加剂量至 5～15 mg/(kg・d)；与丙戊酸合用时，开始剂量为 0.5 mg/(kg・d)，维持剂量为 1～5 mg/(kg・d)。

丙烯酰哌啶　Valproate Semisodium

【商品名或别名】　抗痫灵

【分类】　化学：胡椒碱的衍生物。治疗学：抗癫痫药。

【指征和剂量】 主要用于各种部分性癫痫发作和继发的全面性发作。口服：成人 50～150 mg,bid。儿童减量。

【制剂】 片剂：每片 50 mg。

【药动学】

给药途径	起始时间	峰值时间	维持时间
口服	不详	不详	不详

【作用机制】 起抗癫痫和镇静作用与苯妥英和苯巴比妥相似。其特点是在产生疗效的同时没有精神抑制作用。

【禁忌证】 尚未发现。

【相互作用】 尚未发现配伍禁忌。

【不良反应】 较少见,偶有头痛、嗜睡、恶心、食欲减退等。

【注意事项】 长期使用可能会导致小发作增多。如将本品替代其他药物,宜逐步更换,不可骤停原药物,以免诱使癫痫发作。

托吡酯 Topiramate

【商品名或别名】 妥泰,Topamax

【分类】 化学：单糖化合物。治疗学：抗癫痫药。妊娠分类：D。

【指征和剂量】 抗痫谱广。对部分性发作及继发性全面发作有非常好的疗效。对肌阵挛发作、Lennox-Gastaut 综合征也有一定疗效。

口服：成人开始剂量 25 mg/d,此后增加 25 mg/周,直到 200～400 mg/d。儿童初始剂量为 1 mg/(kg·d),以后每周增加 1 mg/kg,直到推荐剂量 6 mg/(kg·d)。

【制剂】 片剂：每片 25 mg,100 mg。胶囊：每粒 15 mg,25 mg。

【药动学】

给药途径	起始时间	峰值时间(h)	维持时间(h)
口服	不详	1.75～4.33	18.7～23

【作用机制】 通过阻滞电压激活性钠通道,在内源性 γ-氨酪酸($GABA_A$)受体部位增强 GABA 活性及拮抗谷氨酸受体亚型,3 种机制起到抗癫痫作用。

【禁忌证】 肾结石及有肾结石家族史者禁用。

【相互作用】 与肝酶诱导剂合用时，如苯妥英和卡马西平可降低本药的血浆浓度。本药可降低地高辛的血药浓度，降低口服避孕药的疗效。与乙酰唑胺等合用时可增加发生尿石症的危险。

【不良反应】 头晕，疲乏，复视，眼球震颤，嗜睡，思维异常，精神错乱，共济失调，头痛，肾结石。

【注意事项】 托吡酯有碳酸酐酶抑制作用，有发生肾结石的可能。

左乙拉西坦 Levetiracetam

【商品名或别名】 开浦兰

【分类】 化学：吡拉西坦衍生物。治疗学：抗癫痫药。妊娠分类：C。

【指征和剂量】 为广谱抗癫痫药物，对各种发作类型的癫痫均有效，动物研究显示对局灶性继发的全身性发作观察到保护作用，对复杂部分性发作的大鼠点燃模型的点燃过程和点燃状态均具有抑制作用。用于成人及4岁以上儿童癫痫患者各种发作类型癫痫的添加治疗。

口服：需以适量的水吞服，服用不受进食影响。成人(>18 岁)和青少年(12～17 岁)(体重≥50 kg 者)：起始治疗剂量为 500 mg，bid。根据临床效果及耐受性，可增加至 1 500 mg，bid。剂量的变化应每 2～4 周增加或减少 500 mg/次，bid。老年人 (≥65 岁)：根据肾功能状况，调整剂量（详见下文有关肾功能受损患者描述)。4～11 岁的儿童和青少年(12～17 岁)(体重≤50 kg 者)：起始治疗剂量是 10 mg/kg，bid。根据临床效果及耐受性，剂量可以增加至 30 mg/kg，bid。剂量变化应每 2 周增加或减少 10 mg/kg，bid。应尽量使用最低有效剂量。儿童和青少年体重≥50 kg 者，剂量和成人一致。

青少年和儿童推荐剂量：起始剂量 10 mg/kg，bid，最大剂量30 mg/kg，bid。体重 15 kg：起始剂量 150 mg，bid，最大剂量 450 mg，bid。体重20 kg：起始剂量 200 mg，bid，最大剂量 600 mg，bid。体重 25 kg：起始剂量 250 mg，bid，最大剂量 750 mg，bid。体重 50 kg 或以上：起始剂量500 mg，bid，最大剂量 1 500 mg，bid。体重 20 kg 以下的儿童，为精确调整剂量，起始治疗应使用口服溶液。婴儿和<4 岁的儿童患者：目前尚无相关的充足的资料。

肾功能受损的患者：成人肾功能受损患者，根据肾功能状况，按不同肌酐清除率(CLcr)(测出血清肌酐值按下述方法计算)调整日剂量。

CLcr(mL/min) = 140 − 年龄(岁)× 体重(kg)/72 × 血清肌酐值(mg/dl)。

女性患者：上述计算值×0.85。

肾功能受损患者的剂量：正常患者(肌酐清除率 80 mL/min)，500～1 500 mg，bid。轻度异常(肌酐清除率 50～79 mL/min)，500～1000 mg，bid。中度异常(肌酐清除率 30～49 mL/min)，250～750 mg，bid。严重异常(肌酐清除率<30 mL/min)，250～500 mg，bid。正在进行透析的晚期肾病患者：500～1 000 mg，qd。服用第 1 日推荐负荷剂量为左乙拉西坦 750 mg。透析后，推荐给予 250～500 mg 附加剂量。儿童肾功能损害患者应根据肾功能状态调整剂量，因为左乙拉西坦的清除与肾功能有关。

肝病患者：对于轻度和中度肝功能受损的患者，无需调整给药剂量。肝功能严重受损的患者，根据肌酐清除率可能会低估肾功能不全的程度，因此，如果患者的肌酐清除率<70 mL/min，日剂量应减半。

目前没有孕妇服用本品的资料，动物试验证明该药有一定的生殖毒性。对于人类潜在的危险目前尚不明确。如非必要，孕妇请勿应用左乙拉西坦。突然中断抗癫痫治疗，可能使病情恶化，对母亲和胎儿同样有害。动物试验表明左乙拉西坦可以从乳汁中排出，所以不建议患者在服药同时哺乳。

【制剂】 胶囊：每粒 75 mg，150 mg。

【药动学】

给药途径	起始时间	峰值时间(h)	维持时间(h)
口服	不详	0.6～1.3	6～8

【作用机制】 其作用独特，作用靶点为突触前膜突触囊泡蛋白 SV2A。

【禁忌证】 对左乙拉西坦过敏或者对吡咯烷酮衍生物或其他任何成分过敏的患者禁用。

【相互作用】 体外数据显示：治疗剂量范围内获得的高于 C_{max} 水平的浓度时左乙拉西坦及其主要代谢物，既不是人体肝脏细胞色素 P450、环氧化水解酶或尿苷二磷酸-葡萄苷酶的抑制剂，也不是它们具有高亲和力的底物。因此，不易出现药动学相互作用。另外，左乙拉西坦不影响丙戊酸的体外葡萄苷酶作用。左乙拉西坦血浆蛋白结合率低(<10%)，不易产生因与

其他药物竞争蛋白结合位点所致临床显著性的相互作用。

临床药动学研究（苯妥英、丙戊酸钠、口服避孕药、地高辛、华法林和丙磺舒）和安慰剂对照临床试验中，通过药动学筛选评估了药物之间的潜在药动学相互作用。

左乙拉西坦和其他抗癫痫药物（AEDs）间的药物-药物相互作用：① 苯妥英＋左乙拉西坦（3 000 mg/d）对于难治性的癫痫患者，苯妥英药动学特性不产生作用。苯妥英的应用也不影响本品的药动学特性。② 丙戊酸钠＋左乙拉西坦（1 500 mg，bid）不改变健康志愿者丙戊酸钠药动学特性。丙戊酸钠 500 mg，bid，不改变左乙拉西坦吸收的速率或程度，或其血浆清除率，或尿液排泄，也不影响主要代谢物的暴露水平和排泄。③ 对安慰剂对照临床研究获得的左乙拉西坦和其他抗癫痫药物（卡马西平、加巴喷丁、拉莫三嗪、苯巴比妥、苯妥英、扑米酮和丙戊酸钠）的血清浓度进行了评估，数据显示左乙拉西坦不影响其他抗癫痫药物的血药浓度。这些常用的抗癫痫药物也不影响本品药动学特性。

儿童患者抗癫痫药物的作用：同时服用酶诱导型抗癫痫药，本品体内表观总清除率增加约 22%，但无需进行剂量调整。左乙拉西坦不影响卡马西平、丙戊酸钠、托吡酯或拉莫三嗪的血浆药物浓度。

其他药物相互作用：① 口服避孕药＋服用左乙拉西坦（500 mg，bid）不影响含有 0.03 mg 炔雌醇和 0.15 mg 左炔诺孕酮口服避孕药的药动学特性，或促黄体激素和黄体酮水平，表明本品不影响避孕药功效。应用口服避孕药并不影响本品的药动学特性。② 地高辛＋服用左乙拉西坦（1 000 mg，bid）不影响 0.25 mg/d 的地高辛的药动学和药效学特性。应用地高辛并不影响本品的药动学特性。③ 华法林＋服用左乙拉西坦（1 000 mg，bid）不影响 R 和 S 型华法林的药动学特性。凝血时间不受左乙拉西坦影响。应用华法林并不影响本品的药动学特性。④ 丙磺舒（500 mg，qid）为肾小管分泌阻滞剂，会抑制左乙拉西坦的主要代谢物的肾脏清除率，但不影响左乙拉西坦药动学特性（1 000 mg，bid），这些代谢物的浓度很低。其他需经肾小管分泌清除的药物也会影响代谢物的肾脏清除。目前无左乙拉西坦合并丙磺舒用药的研究，左乙拉西坦合并应用其他主动分泌药物对药效的影响（例如非甾体消炎药、磺胺类药和甲氨蝶呤），尚不明确。

【不良反应】　成人临床研究汇总的安全性数据表明，药物组和安慰剂组不良反应的发生率相似,分别为46.4%和42.2%。其中,严重不良反应分别为2.4%和2.0%。最常见的不良反应有嗜睡、乏力和头晕,常发生在治疗的开始阶段。随时间的推移,中枢神经系统相关的不良反应发生率和严重程度会降低。左乙拉西坦不良反应没有明显的剂量相关性。

儿童临床研究(4～16岁)表明药物组和安慰剂组产生不良反应的发生率相似,分别为55.4%和40.2%,药物组未发生严重不良反应(安慰剂组1.0%)。儿童最常见的不良反应有嗜睡、敌意、神经质、情绪不稳、易激动、食欲减退、乏力和头痛。除行为和精神方面不良反应发生率较成人高(儿童38.6%,成人18.6%)外,总的安全性和成人相仿。

成人和儿童不良反应的风险是具有可比性的。总结成人和儿童临床研究结果和上市后经验,评估了每个系统的不良反应和发生频率:很常见>10%,常见1%～10%,少见0.1%～1%,罕见0.01%～0.1%,非常罕见<0.01%,包括单独的报道。

上市后临床应用的数据,尚不足以估计治疗人群中不良反应的发生率。

全身反应和给药部位不适:很常见乏力。神经系统不适:很常见嗜睡,常见健忘、共济失调、惊厥、头晕、头痛、运动过度、震颤。精神心理变化:常见易激动、抑郁、情绪不稳、敌意、失眠、神经质、人格改变、思维异常。上市后不良事件报道行为异常、攻击性、易怒、焦虑、错乱、幻觉、易激动、精神异常、自杀、自杀性意念、自杀企图。但还没有足够数据用于估计它们的发生率或建立因果关系。消化道不适:常见腹泻、消化不良、恶心、呕吐。代谢和营养障碍:常见食欲减退。当患者同时服用托吡酯时,食欲减退的危险性增加。耳及迷路系统不适:常见眩晕。眼部不适:常见复视。伤害、中毒和后续的并发症:常见意外伤害。感染和传染:常见感染。呼吸系统不适:常见咳嗽增加。皮肤和皮下组织异常变化:常见皮疹。上市后不良事件报道脱发,某些病例中停药后自行恢复。血液系统和淋巴系统异常变化:上市后不良事件报道白细胞减少、嗜中性粒细胞减少、全血细胞减少、血小板减少,但还没有足够数据用于估计它们的发生率或建立因果关系。

【注意事项】　根据当前的临床实践,如需停止服用本品,建议逐渐停药。(例如:成人每隔2～4周,减少500 mg,bid;儿童应每隔2周,减少10 mg/kg,bid)。

由于个体敏感性差异,在治疗初始阶段或者剂量增加后,会产生嗜睡或者其他中枢神经症状。因而,对于这些需要服用药物的患者,不推荐操作需要技巧的机器,如驾驶汽车或者操纵机械。

药物过量的症状：据观察有嗜睡、激动、攻击性、意识水平下降、呼吸抑制及昏迷。药物过量急救措施：在急性药物过量后,应采取催吐或洗胃使胃排空。目前尚无左乙拉西坦的解毒剂。治疗需对症治疗,也可包括血液透析。透析排出的效果：左乙拉西坦 60%,主代谢产物 74%。

【患者用药指导】 遵医嘱使用。

氨己烯酸 Vigabatrin

【商品名或别名】 喜保宁,Sabril, Sabrilex

【分类】 化学：γ-氨基丁酸的合成衍生物。治疗学：抗癫痫药。妊娠分类：D。

【指征和剂量】 适用于其他抗癫痫药不能满意控制的癫痫。本品适用于治疗顽固性部分性癫痫发作,尤其对顽固性儿童癫痫发作适用。临床上主要应用于局限性发作,效果与卡马西平相似,另外用于治疗婴儿痉挛症时效果良好。

口服：成人初始剂量 1 g/d,分 1～2 次服用,需要时可增加到 4 g/d,最大剂量 4 g/d。肾功能不全患者或老人,0.5 g,分次或 1 次口服。儿童,初始剂量为 40 mg/(kg・d),必要时可使用 80～100 mg/(kg・d),最大不超过 100 mg/(kg・d)。West 综合征：100 mg/(kg・d)。

【制剂】 片剂：每片 500 mg。

【药动学】

给药途径	起始时间	峰值时间(h)	维持时间(h)
口服	不详	2	5～7

【作用机制】 不可逆地抑制 GABA 氨基转移酶(GABA-T),提高脑内 GABA 浓度而发挥作用。临床研究结果表明,氨己烯酸为治疗严重癫痫患儿有效而安全的一种抗癫痫药,并对智力障碍的癫痫患者亦有效。

【禁忌证】 孕妇禁用,老年人、肾功能不全者、哺乳期妇女慎用。

【相互作用】 可降低卡马西平的代谢,促进苯妥英的代谢。

【不良反应】 可出现嗜睡、共济失调、头痛、眩晕、情绪激动、记忆障碍及体重增加,但绝大部分患者未见到这些不良反应。大剂量应用时,可见有焦虑不安与活动过多。需逐渐减量后停药,在2～3周后停药。服用2年以上者,有40%发生视野缺损。

【注意事项】 合用时,本品可使苯妥英、苯巴比妥和扑米酮的血药浓度分别降低20%、7%和11%。当本药与苯妥英合用时,苯妥英剂量需增加(但苯巴比妥和扑米酮与本品合用时不需增加剂量)。

【患者用药指导】 长期服用者应每6个月做1次眼科检查。

非尔氨酯 Felbamate

【分类】 化学:甲酸酯。治疗学:抗癫痫药。妊娠分类:D。

【指征和剂量】 本品可单一应用或与其他抗癫痫药合用治疗部分性癫痫突然发作,亦可合并用药治疗部分性癫痫发作或全身(面)性发作。本药在小儿主要用来单独或辅助治疗Lennox-Gastaut综合征、失张力发作、站立不能发作。连续用药不能超过2个月。

口服:成人初始剂量为1.2 g/d,分3～4次服用,每隔1～2周可增加0.6～1.2 g。常用剂量为2.4～3.6 g/d,最大剂量为3.6 g/d。儿童口服给药治疗Lennox-Gastaut综合征:15 mg/(kg·d),分3～4次服用,隔周增加15 mg/kg。14岁以下儿童最大剂量为45 mg/(kg·d),分3～4次服。

【制剂】 片剂:400 mg,600 mg。

【药动学】

给药途径	起始时间	峰值时间(h)	维持时间(h)
口服	不详	1～3.5	14～21

【作用机制】 提高癫痫刺激阈,具有抗癫痫作用;也可抑制由使君子氨酸等诱发的癫痫发作,并可抑制由角膜激发的复杂性部分癫痫发作。对低氧缺血性损伤具有神经保护作用。

【禁忌证】 对本药过敏者、有血液异常病史者、肝功能不全者、孕妇及哺乳期妇女禁用。肾功能不全、青光眼和心血管疾病者慎用。

【相互作用】 与丙戊酸钠合用可相互增加血药浓度,与卡马西平合用可相互降低生物学效应。可增加氯巴占和苯巴比妥的血药浓度和药效。与苯妥英合用可增加其血药浓度和毒性,降低自身血药浓度。与中枢神经系统抑制药、三环类抗抑郁药和乙醇合用可导致过度嗜睡。银杏可降低本药药效。可降低炔雌醇和美雌醇的避孕效果。

【不良反应】 恶心、呕吐、头晕、厌食、肝酶升高、困倦、复视、共济失调等，但都较轻微。个别可发生血小板减少性再生障碍性贫血及致死性肝中毒。

【注意事项】 合并用药的副作用要比单独用药多，主要是由于本品与其他抗癫痫药之间存在相互作用，故应在合并用药时调整剂量。长期用药后应逐渐停药。用药后再生障碍性贫血和肝功能衰竭的发生率高，应在用前评估用药的益处及风险。注意观察骨髓象和肝功能。

【患者用药指导】 定期查肝功能，避免驾车和操作机械。

（宋春杰　丁新生）

（二）抗震颤麻痹药

左旋多巴 Levodopa

【商品名或别名】 α-甲基多巴，左多巴，L-多巴，爱儿多巴，Bendopa，Gerepar，DOPAR，L-Dopa，LARODOPA，Parda，Vevopa

【分类】 化学：拟多巴胺类药物。治疗学：抗帕金森病药物。妊娠分类：C。

【指征和剂量】 适用于帕金森病、脑炎后或合并脑动脉硬化的症状性帕金森病，对轻症及年轻患者效果好，对重症及老年患者效果差。

口服：常用量 0.25 g，bid 或 tid。根据患者的耐受性，每隔 3～7 d 增加 100～750 mg，以出现期望疗效或不出现严重不良反应为准。服药后 2～3 周开始显效，维持量 3～5 g/d，分 3～4 次，饭后服。

【制剂】 片剂：每片 250 mg。

【药动学】

给药途径	起始时间	峰值时间(h)	维持时间
口服	迅速	1～3	不详

【作用机制】 帕金森病患者的黑质纹状体内多巴胺能神经元变性，使

纹状体内多巴胺缺乏,本品经脑内多巴脱羧酶代谢后转变为多巴胺,从而和纹状体内与多巴胺能神经元相拮抗的胆碱能神经元递质趋向新平衡,共同调节运动功能。

【禁忌证】 内分泌失调,肝、肾、心、肺功能不全,消化性溃疡,癫痫史患者慎用;高血压、精神病、糖尿病、心律失常、闭角型青光眼患者禁用。

【相互作用】 左旋多巴的治疗效果可被吡哆醇减弱或消除。抗高血压药可乐定能抑制本品作用,而吩噻嗪类、丁酰苯类、硫杂蒽类、甲氧氯普胺等也可以减弱本品的作用。抗胆碱药与本品合用时可相互加强作用,但抗胆碱药因抑制胃排空,又可使本品吸收减少。本品能抑制促甲状腺释放激素(TRH)的反应,正常人口服本品 500 mg 后,血浆葡萄糖、糖原、生长激素(GH)的浓度均可增高。饱餐后服左旋多巴可能完全无效,因食物中氨基在肠道可与左旋多巴竞争吸收部位,显著减少本品的吸收,使之达不到有效的血药浓度。与全麻药并用易发生心血管意外,手术前 1 d 应停用左旋多巴。单胺氧化酶抑制剂可阻滞组织内多巴胺等儿茶酚胺类的降解,增强其效应,可引起高血压危象、心率加快等,两者不宜合用。利血平能耗竭脑内的多巴胺,前者与左旋多巴的储存呈拮抗关系,使本品疗效减弱。甲基多巴使中枢抑制性神经元活动增强,使外周交感神经的张力下降,故可减弱左旋多巴代谢物多巴胺及去甲肾上腺素的作用,提高心肌兴奋性而引起心律失常。同时也减弱左旋多巴的降压作用,须加以注意。普萘洛尔为β受体阻滞剂,可对抗左旋多巴代谢产物多巴胺等的β受体兴奋作用,减少心律失常等心脏反应。苯海索与本品合用,可增强抗震颤麻痹作用,可减少左旋多巴用量。维生素 B_6 是多巴脱羧酶的辅基,可增强外周多巴脱羧酶的活性,使多巴胺产量增多,不良反应增加,并减少进入脑组织,使治疗震颤麻痹的疗效降低,故用药期间应禁用维生素 B_6,限制食用富含这种维生素的食物。与脱羧酶抑制剂如卡比多巴或苄肼合用,可抑制左旋多巴在外周转变成多巴胺,故应减少左旋多巴的用量,以减少外周的不良反应。

【不良反应】 消化系统表现为恶心、呕吐、厌食。心血管系统表现为暂时性心动过速,少数人可出现其他心律失常。运动障碍可出现各种不自主运动(以口、唇、面肌、头为主)。精神症状有激动不安、焦虑、失眠、噩梦,重者有躁狂、幻觉、错乱、妄想或记忆力下降、抑郁、进行性痴呆等。长期服药有起伏现象,即 1 d 内症状波动较大,这与纹状体有效多巴胺浓度的变动有关。多动不安症状称为“开”,经过一定时间(几分钟至数小时)又出现肌强直运动不能症状，称为"关"，这种现象与服药时间无关。老年人易发生低血压、晕厥、妄想等不良反应。

【注意事项】 妊娠期间避免应用本品和卡比多巴。长期服药要定期检查血常规，肝、肾功能。哮喘病患者禁用。器质性脑病、内分泌疾患、精神病患者禁用。前列腺增生、闭角型青光眼患者禁用。

【患者用药指导】 避免饭后服药。

左旋多巴/苄丝肼　Levodopa and Bonserazide

【商品名或别名】 复方左旋多巴，复方苄丝肼，复方苄色拉肼，多巴丝肼，美多巴，Madopar

【分类】 化学：苄丝肼与左旋多巴的复合物。治疗学：抗帕金森病药。妊娠分类：C。

【指征和剂量】 用于帕金森病和脑炎后遗症、动脉粥样硬化或中毒，不包括药物引起的。

治疗初期，左旋多巴/苄丝肼 125 mg，tid，按周计算日剂量增加 125 mg，直到数周后达到治疗剂量。如果能定期检查，剂量可增加快些，如 1 周 2 次，日剂量增加 125 mg。有效日剂量一般为左旋多巴/苄丝肼 500～1 000 mg，725 mg，分 3～4 次服。维持治疗，左旋多巴/苄丝肼 250 mg，tid。

【制剂】 片剂：每片 125 mg，250 mg。胶囊：每粒 125 mg，250 mg。

【药动学】

给药途径	起始时间	峰值时间(h)	维持时间
口服	迅速	1.2	不详

【作用机制】 帕金森病患者体内无足够量的多巴胺。左旋多巴可穿过血脑屏障发挥作用，苄丝肼可抑制左旋多巴在外周脱羧，减少不良反应和左旋多巴的用量。临床实验表明，两种药物以 4∶1 的比例结合可获得最佳疗效。

【禁忌证】 与拟交感神经药(肾上腺素)相同。严重内分泌代偿功能障碍，肾、肝、心功能紊乱，精神病和严重精神神经病患者禁用。25 岁以下患者和孕妇忌用。胃、十二指肠溃疡或骨软化症患者慎用。

【相互作用】 服用本品期间可同服抗高血压药，但不应用利血平和 α-甲基多巴。

【不良反应】 本品与单用左旋多巴相比,最常见的不良反应已明显降低,如胃肠道反应和心血管障碍,但在治疗初期仍可能发生。此外,还可以出现失眠、不安等症状,罕见抑郁症和精神病。通常在治疗后期可出现异常的不自主运动。所有这些不良反应都与剂量有关,降低剂量后会消失或变得可以耐受。极少有停药的必要。另外,偶见 ALT、AST 和碱性磷酸酶升高,罕见轻度暂时性白细胞减少和血小板减少。

【注意事项】 在本品治疗期间,不应同服单胺氧化酶抑制剂。一旦开始服用本品,其他抗帕金森病药不能突然停用,应逐渐减量。在此期间应定期测量血压。有心肌梗死、冠状动脉供血不足或心律不齐的患者,应定期进行心电图等心血管检查。青光眼患者应定期测眼压。手术患者应在术前 2～3 d停药。恢复治疗后,用量可逐渐增至术前水平。禁用环丙烷或氟烷麻醉。服用本品期间应定期检查血常规和肝、肾功能。

复方卡比多巴　Carbidopa and Levodopa

【商品名或别名】 心宁美,复方多巴,复方 α-甲基多巴肼,西纳梅脱,森那特,帕金宁,Larodopa,Sinemet,α-Methyldopa Hydrazine,Lodosyn

【分类】 化学：卡比多巴与左旋多巴混合物。治疗学：抗帕金森病药。妊娠分类：C。

【指征和剂量】 用于各种原因引起的帕金森病。

口服：开始剂量,卡比多巴 10 mg,左旋多巴 100 mg,qid,以后每隔 3～7 d 增加卡比多巴 40 mg/d、左旋多巴 400 mg/d,直至达到最适宜剂量为止。以后的量卡比多巴 200 mg/d、左旋多巴 2 g/d 为限。疗程 20～40 周。

【制剂】 片剂：每片 125 mg,250 mg。控释剂：每片 250 mg。

【作用机制】 卡比多巴为外周多巴脱羧酶抑制剂,卡比多巴是其左旋体,本品则为卡比多巴与左旋多巴的复方制剂。卡比多巴可抑制外周左旋多巴脱羧转化为多巴胺,使循环系统中左旋多巴含量增加 5～10 倍,进入中枢的量也随之增多。当与左旋多巴合用时,可提高后者的血药浓度,增加进入脑组织的量,延长其半衰期,并可减少左旋多巴的用量,降低外周性心血管系统的不良反应。

【禁忌证】 孕妇及哺乳期妇女避免使用;严重心、肝、肾疾病,青光眼及精神病患者禁用。

【相互作用】 不可与单胺氧化酶抑制剂、金刚烷胺、苯海索合用。

【不良反应】 常见恶心、呕吐、精神抑制、不自主运动等，与左旋多巴单用时相同。只是左旋多巴所致的不随意运动、精神障碍等趋于较早出现。接受本品治疗1年至数年的患者，可出现突发运动不能、震颤和肌强直“开-关”现象。

【注意事项】 如患者已先用左旋多巴，须停药8 h以上才能合用两药。

【患者用药指导】 饭后或与食物同服，可避免恶心、呕吐等反应。

司来吉兰　Selegiline

【商品名或别名】 司立吉林，优麦克斯，塞利吉林，咪多吡，Jumex，Deprenyl，Eldepryl

【分类】 化学：苯乙胺的左旋体衍生物。治疗学：抗帕金森病药。妊娠分类：C。

【指征和剂量】 用于任何阶段的帕金森病的治疗，亦可作为左旋多巴治疗帕金森病的辅助用药。特别适用于高剂量左旋多巴治疗会产生“开-关”反应及其他运动障碍者。

口服：在已确定左旋多巴的最佳剂量时，可在早晨加服本品5～10 mg，服用几周后，用量减半。

【制剂】 片剂：每片5 mg。

【药动学】

给药途径	起始时间	峰值时间(h)	维持时间(h)
口服	迅速	1.5～2	24

【作用机制】 本品为一种选择性B型单胺氧化酶抑制剂，能抑制多巴胺受体突触前膜对多巴胺的再摄取，增加多巴胺的储存。与左旋多巴合用时可提高纹状体神经细胞中多巴胺的浓度，增强左旋多巴的作用，在治疗帕金森病时还可减少“开-关”反应。与其他单胺氧化酶抑制剂不同，本品不加强酪胺类物质的增压作用，因而特别适合和左旋多巴同用。

【禁忌证】 患有锥体外系症，与多巴胺缺乏无关的病症如特发综合征、家族遗传性震颤、Huntington舞蹈病者禁用。精神病、癫痫、脑动脉硬化等病患者慎用。近期(2周内)使用过单胺氧化酶抑制剂及施行全麻术前后12 h内不宜用本品。

【相互作用】 避免与哌替啶和阿片类药物合用。

【不良反应】 一般耐受性良好,偶有精神错乱、焦虑、幻觉、妄想、兴奋、失眠及胃肠不适等。

【注意事项】 由于本品能增强左旋多巴的作用,相应的也会增加其不良反应。如与脱羧酶抑制剂合用,可减少外周的严重不良反应。当已使用最高的可耐受的左旋多巴剂量时,如再应用本品,患者可产生不自主运动和震颤。当已使用最大有效剂量的左旋多巴时,如再应用本品,一般平均可减少本品的剂量30%。

溴隐亭 Bromocriptine

【商品名或别名】 溴麦角隐亭,溴麦亭,抑乳亭,溴麦角环肽,麦角乳糖,Parlodol,Ergolaction,Serocryptin

【分类】 化学:多肽类麦角生物碱。治疗学:抗帕金森病药。妊娠分类:D。

【指征和剂量】 用于抗帕金森病,显效快,持续时间长,对僵直、少动和重症患者效果好。常用于左旋多巴疗效不好或不能耐受患者及症状波动者。

口服:1.25 mg,bid,2周内逐渐增加剂量,第14日至第28日,增加2.5 mg/d,以找到最佳疗效的最小剂量。

【制剂】 片剂:每片2.5 mg。

【药动学】

给药途径	起始时间(min)	峰值时间(h)	维持时间(h)
口服	60	2～3	3

【作用机制】 本品主要作用于突触后的D2受体,减少细胞内钙离子的蓄积,使受体维持正常的功能,并可兴奋黑质纹状体DA系统突触前和突触后的神经元,抑制催乳素和生长激素的释放。在早期帕金森病患者单独使用,可以减轻临床症状;在中晚期患者与左旋多巴合用,可提高治疗效果,减少症状的波动,并减少左旋多巴的剂量。

【禁忌证】 精神病、心肌梗死患者和孕妇禁用。周围血管病、消化道溃疡患者慎用。

【相互作用】 本品与降压药合用时降压作用增强。

【不良反应】 服药初期，可出现恶心、头晕、呕吐、口干、便秘。不必停药，可通过减少剂量来纠正。罕见血压下降。大剂量可出现幻觉、妄想和躁狂发作。

【注意事项】 如与左旋多巴合用可提高疗效，但应用 10 mg 溴隐亭，须减少左旋多巴剂量 12.5%。

培高利特　Pergolide

【商品名或别名】 协良行，硫丙麦角林，Celance，Permax，Ly－141B，Ly－127809

【分类】 化学：溴隐亭衍生物，属麦角类生物碱。治疗学：抗帕金森病药。妊娠分类：B。

【指征和剂量】 适用于长期左旋多巴治疗后疗效减退，出现典型的运动症状，对有"开-关"现象的患者可延长"开"的时间。

口服：开始 2 d，0.05 mg/d，然后每隔 3 d 增加 0.1～0.15 mg/d，共 12 d，再每 3 d 增加 0.25 mg/d，直至达最大疗效。

【制剂】 片剂：每片 0.05 mg，0.25 mg，1.0 mg。

【作用机制】 本药是一种具有直接多巴胺能活性的合成麦角碱类药物。作用比溴隐亭强 10 倍。

【禁忌证】 对本品及其他麦角类生物碱高敏者禁用。

【相互作用】 尚未发现配伍禁忌。

【不良反应】 最常见的不良反应是运动障碍、精神错乱、幻觉、恶心、头晕目眩、心律失常，还有发生无症状低血压的报道。

【注意事项】 为防体位性低血压，应从小剂量开始用药。

吡贝地尔　Piribedil

【商品名或别名】 泰舒达，TRASTAL

【分类】 化学：1－[2－嘧啶]－4－[3，4－亚甲二氧基]－二次乙基二胺。治疗学：多巴胺受体激动剂。妊娠分类：D。

【指征和剂量】 适用于帕金森病，特别用于治疗以震颤为主要症状的患者，可单一用药或与左旋多巴合并使用。亦适用于老年患者的病理性认知功能障碍(注意力、记忆力障碍等)。

口服：帕金森病患者从小剂量开始，50 mg/d，以每周加 50 mg 的速度逐渐加量,直到达到理想的控制水平(通常为 3～5 片/d);认知功能障碍患者,1 片,qd,于正餐后服用,严重病例 1 片,bid,餐后服用。

【制剂】 缓释片:每片 50 mg。

【药动学】

给药途径	起始时间(h)	峰值时间(h)	持续时间(h)
口服	1	1.7～6.9	24

【作用机制】 本品为非麦角类的选择性多巴胺 D2/D3 受体激动剂,可直接作用于黑质纹状体通路突触后的 D2 受体,改善具有抑制性功能的多巴胺传递;恢复多巴胺与乙酰胆碱之间的动态平衡,使帕金森病患者的静止性震颤症状明显减轻。

【禁忌证】 循环性虚脱、急性心肌梗死患者禁用。此药未观察到有致畸作用,但为安全起见,不宜用于孕妇。

【不良反应】 偶有胃肠道不适(消化不良、恶心、胀气),可通过个体剂量调整或加用多潘立酮缓解;有些患者有直立性低血压或嗜睡。

金刚烷胺 Amantadine

【商品名或别名】 金刚胺,三环癸胺,Adamantane Amine,Symmetrel Atarin,Influenol,Matadan,Midantan,Viregyt,Virofral

【分类】 化学:饱和三环癸烷的氨基衍生物。治疗学:抗帕金森病药。妊娠分类:C。

【指征和剂量】 适用于原发性帕金森病及脑炎后、脑动脉硬化的帕金森综合征治疗。临床上一般将本品与左旋多巴合用,协同增效,且减少后者的不良反应;对左旋多巴疗效有波动的患者可改用本品。

口服:100 mg,qd 或 bid,逐渐加量至 200 mg/d。剂量超过 200 mg/d 时几乎不增加疗效,且毒性增强。

【制剂】 片剂:每片 100 mg。胶囊:每粒 100 mg。

【药动学】

给药途径	起始时间	峰值时间(h)	维持时间(h)
口服	不详	2～4	9～37

【作用机制】　本品能增强多巴胺神经突触前 DA 的合成和释放，减少神经细胞对 DA 的重摄取。与左旋多巴相比，金刚烷胺起效快而弱，最初的临床症状改善常不能持久。

【禁忌证】　妊娠期及哺乳期妇女、脑血管硬化者禁用。

【相互作用】　可增强抗胆碱药的外周和中枢性不良作用。金刚烷胺可加重左旋多巴所致的运动障碍。

【不良反应】　不良反应轻微，有情绪改变、头昏、神经质、共济失调、失眠、尿潴留、皮疹等。长期用药可出现网状青斑伴踝部水肿，继续用药可减轻，停药后可于数日或数周消退。约 25% 患者可出现思维困难、精神错乱、头晕目眩、幻觉，因此应避免开车等需要精神警觉的活动。

苯海索　Trihexyphenidyl

【商品名或别名】　安坦，Benzhexol，Benzhexol Hydrochloride，ARTANE，Pargitam

【分类】　化学：胆碱能受体阻断剂。治疗学：中枢抗胆碱药、抗震颤麻痹药。妊娠分类：C。

【指征和剂量】　对帕金森病、脑炎后帕金森综合征的震颤、强直症状有较好的改善效果，但对少动症状作用轻微。主要用于轻症患者或左旋多巴难耐受及无效者。

口服：开始 2 mg，bid 或 tid，剂量逐渐增加到获得所期望疗效或出现严重不良反应。常用剂量为 5～15 mg/d，极量 20 mg/d。

【制剂】　片剂：每片 2 mg。

【药动学】

给药途径	起始时间(h)	峰值时间(h)	$t_{1/2}$
口服	1	2～4	不详

【作用机制】　阻断尾核-壳核神经元所形成的突触（M 胆碱受体）而发挥抗胆碱作用，对中枢神经抗胆碱作用为阿托品的 1/3，对周围神经抗胆碱作用弱，为阿托品的 1/10。

【禁忌证】　心、肝、肾病及伴认知障碍的老年患者慎用，青光眼、前列腺增生患者禁用。

【相互作用】　本品属于抗胆碱药物,可延迟胃排空,所以与左旋多巴合用时,使后者更易为胃酸破坏,故两药的给药时间应隔开 2～3 h。与强心苷合用时,使强心苷吸收增加,容易过量中毒,故应选择吸收迅速的强心苷。与三环类或吩噻嗪类抗抑郁药同用可引起肠麻痹。

【不良反应】　口干、头晕、目眩、散瞳等。也可引起便秘,甚至尿潴留,少数可致精神紊乱、谵妄、幻觉,可有心动过缓,继之心动过速。老年患者夏季服用易发生中暑,须加注意。

【注意事项】　孕妇及哺乳期妇女和儿童慎用。老年人长期应用容易促发青光眼。伴有动脉硬化者,对常用量的抗帕金森病药容易出现精神错乱、定向障碍、焦虑、幻觉及精神病样症状,应慎用。药物过量会导致中毒症状:超剂量时,可见瞳孔散大、眼压增高、心悸、心动过速、排尿困难、无力、头痛、面红、发热或腹胀。有时伴有精神错乱、谵妄、妄想、幻觉等中毒性精神病症状。严重者可出现昏迷、惊厥、循环衰竭。处理:催吐或洗胃,采取增加排泄措施,并依病情进行相应对症治疗和支持疗法。

苯扎托品　Benzat ropine

【商品名或别名】　Benztropine,COG

【分类】　化学:中枢抗胆碱药。治疗学:抗帕金森病药。妊娠分类:C。

【指征和剂量】　有抗胆碱、抗组胺和局麻作用。用于震颤麻痹及药物引起的锥体外系反应综合征,可改善肌强直和震颤。

开始时,睡前服 0.5～1 mg/d,以后可增至 2～6 mg/d,分 3 次服,最大剂量不超过 6 mg。必要时震颤麻痹患者可肌注或静注 1～2 mg/d。药物诱发锥体外系反应患者可肌注或静注 1～4 mg/d,分 1～2 次给药。

【制剂】　片剂:1 mg,2 mg。注射液:2 mg/2 ml。

【药动学】

给药途径	起始时间	峰值时间	维持时间(h)
口服	迅速	不详	24

【作用机制】与阿托品相似。

【禁忌证】　对本药过敏者、迟发性运动障碍患者、未经治疗的闭角型青光眼者、3 岁以下儿童禁用。心动过速、青光眼倾向、肠梗阻、良性前列腺增生、有中暑倾向者和老年人、3 岁以上儿童、孕妇及哺乳期妇女慎用。

【相互作用】 与金刚烷胺、颠茄、氟哌定醇、氯氮平合用可增强抗胆碱的不良反应。会降低吩塞嗪类的血药浓度。槟榔可抵消本药的抗胆碱作用。会降低西沙必利疗效。

【不良反应】 视物模糊、便秘、出汗减少、排尿困难或疼痛、嗜睡、口鼻喉干燥、畏光、恶心、呕吐等。失眠、幻觉、不安、意识模糊、定向力障碍、言语障碍、情绪不稳、精神错乱。眼压增高引起的眼痛及过敏性皮疹。

【注意事项】 老年患者可能更敏感，应减少用药剂量。3 岁以上儿童剂量因病情而定。

【患者用药指导】 按医嘱服用。

丙环定 Procyclidine

【商品名或别名】 开马君，卡马特灵，KEMADRIN

【分类】 化学：中枢抗胆碱药。治疗学：抗帕金森病药。妊娠分类：C。

【指征和剂量】 有中枢抗胆碱作用，药理及应用与苯海索相似。

① 松弛平滑肌：口服作用持续时间 1～4 h。② 用于震颤麻痹：开始 2.5 mg，tid，饭后服。然后 5 mg，tid，需要时睡前加 5 mg。总量 20～30 mg/d。③ 用于药物引起的锥体外系综合征：口服开始 2.5 mg，tid。如需要可增加 2.5 mg/d。

【制剂】 片剂：2 mg，5 mg。

【药动学】

给药途径	起始时间	峰值时间	维持时间
口服	迅速	不详	不详

【作用机制】 与苯海索相似，具有中枢抗胆碱作用，可直接松弛平滑肌，还有潜在的散瞳和抑制唾液分泌作用。

【禁忌证】 青光眼、心动过速、尿潴留、重症肌无力者禁用。老年人、低血压、精神障碍、前列腺增生、妊娠及哺乳期妇女慎用。

【相互作用】 与氟哌定醇合用可增强抗胆碱作用。会降低吩塞嗪类的疗效，增加抗胆碱作用。与普鲁卡因胺合用可影响房室传导。帕罗西汀可使本药血药浓度增加，抗胆碱作用增强。

【不良反应】 与苯海索相似,有头晕、视物模糊、瞳孔散大、口干、恶心等。

【注意事项】 老年人对本药的精神病样作用敏感,应减少用量。肝功能不全者需减少用量。

药物过量时出现共济失调,严重嗜睡,口鼻喉干燥,心率加快,呼吸困难,皮肤潮红,干燥,皮温升高,睡眠障碍,情绪或注意力改变,幻觉,癫痫发作等。处理:① 催吐和洗胃,除昏睡、惊厥和精神病患者外。② 水杨酸毒扁豆碱 1～2 mg 肌注或缓慢静滴,需要时可在 2 h 后重复给药,直到纠正心血管和中枢的毒性反应。③ 小剂量地西泮或短效巴比妥盐。④ 0.5%的毛果芸香碱对抗散瞳作用。

【患者用药指导】 宜饭后服用。

普拉克索 Pramipexole

【商品名或别名】 盐酸普拉克片,森福罗,米拉帕

【分类】 化学:非麦角类多巴胺激动剂。治疗学:抗帕金森病药。妊娠分类:C。

【指征和剂量】 本品被用来治疗特发性帕金森病的体征和症状,单独(无左旋多巴)或与左旋多巴联用。例如,在疾病后期左旋多巴的疗效逐渐减弱或者出现变化和波动时(剂末现象或“开-关”波动),需要应用本品。

口服:用水吞服,伴随或不伴随进食均可,tid。初始治疗:起始剂量为 0.375 mg/d,然后每 5～7 d 增加 1 次剂量。如果患者可以耐受,应增加剂量以达到最大疗效。

周	剂量(mg)	每日总剂量(mg)
1	3×0.125	0.375
2	3×0.25	0.75
3	3×0.5	1.50

如果需要进一步增加剂量,应该以周为单位,每周加量 1 次,每次日剂量增加 0.75 mg,最大剂量为 4.5 mg/d。然而应该注意的是,剂量高于 1.5 mg/d 时,嗜睡发生率增加。

维持治疗:个体剂量应该在 0.375～4.5 mg/d 之间。在剂量逐渐增加的 3 项重要研究中,从剂量为 1.5 mg/d 开始可以观察到药物疗效。做进一步剂量调整应根据临床反应和耐受性进行。在临床试验中有大约 5%的患

者服用剂量＜1.5 mg/d。当计划减少左旋多巴治疗时，服用剂量＞1.5 mg/d对晚期帕金森病患者可能是有效的。在本品加量和维持治疗阶段，建议根据患者的个体反应减少左旋多巴用量。

治疗中止：突然中止多巴胺能治疗会导致非神经阻断性恶性综合征发生。因此，应该以减少 0.75 mg/d 的速度逐渐停止应用普拉克索，直到剂量降至 0.75 mg/d。此后，应减少 0.375 mg/d。

肾功能损害患者的用药：普拉克索的清除依靠肾功能。对于初始治疗建议应用如下剂量方案：肌酐清除率＞50 ml/min 的患者无需降低日剂量。肌酐清除率介于 20～50 ml/min 之间的患者，本品的初始日剂量和之后的日剂量都应分 2 次服用，初始剂量 0.125 mg，bid。肌酐清除率＜20 ml/min 的患者，本品的日剂量应 1 次服用，从 0.125 mg/d 开始。如果在维持治疗阶段肾功能降低，则以与肌酐清除率下降相同的百分比降低本品的日剂量，例如，当肌酐清除率下降 30%，则本品的日剂量也减少 30%。

肝功能损害患者的用药：对肝功能衰竭的患者可能不需要进行剂量调整，因为所吸收的药物中大约 90%是通过肾脏排泄的。然而，肝功能不全对本品药动学的潜在影响还未被阐明。

【制剂】 片剂：每片 0.25 mg，1 mg。

【药动学】

给药途径	起始时间(h)	峰值时间	维持时间(h)
口服	1～3	不详	8～12

【作用机制】 非麦角类多巴胺激动剂。体外研究显示，普拉克索对 D2 受体的特异性较高并具有完全的内在活性，对 D3 受体的亲和力高于 D2 和 D4 受体。普拉克索与 D3 受体的这种结合作用与帕金森病的相关性不明确。普拉克索治疗帕金森病的确切机制尚不清楚，目前认为与激活纹状体的多巴胺受体有关。动物电生理试验显示，普拉克索可通过激活纹状体与黑质的多巴胺受体而影响纹状体神经元放电频率。

【禁忌证】 对普拉克索或产品中任何其他成分过敏者禁用。

【相互作用】 西咪替丁、金刚烷胺可以使普拉克索的肾脏清除率降低，当这些药物与本品同时应用时，应考虑降低普拉克索剂量。当本品与左旋多巴联用时，建议在增加本品的剂量时降低左旋多巴的剂量，而其他抗帕金森病治疗药物的剂量保持不变。由于可能的累加效应,患者在服用普拉克索的同时要慎用其他镇静药物或乙醇。普拉克索应避免与抗精神病药物同时应用。

【不良反应】 当本品日剂量高于1.5 mg时,嗜睡的发生率增加。与左旋多巴联用时最常见的不良反应是运动障碍。便秘、恶心和运动障碍往往随治疗进行逐渐消失。治疗初期可能发生低血压,尤其本品药量增加过快时。药物不良反应(数字为高于安慰剂的发生率)如下。精神障碍:常见(1%～10%)失眠、幻觉、精神错乱。神经系统异常:常见(1%～10%)眩晕、运动障碍、嗜睡。循环系统异常:不常见(0.1%～1%)低血压。胃肠道异常:常见(1%～10%)恶心、便秘。全身异常:常见(1%～10%)外周水肿。本品与嗜睡有关,与偶发的白天过度嗜睡及突然睡眠发作也有关。本品可能与性欲异常有关(增加或降低)。

【注意事项】 当肾功能损害的患者服用本品时,建议适当减少剂量。幻觉为多巴胺能受体激动剂和左旋多巴治疗的副反应。应告知患者可能会发生幻觉(多为视觉上的)。对于晚期帕金森病,联合应用左旋多巴,可能会在本品的初始加量阶段发生运动障碍。如果发生上述副反应,应该减少左旋多巴用量。

本品与嗜睡和突然睡眠发作有关,尤其对于帕金森病患者。在日常活动中的突然睡眠发作,有时没有意识或预兆,但是这种情况很少被报道。必须告知患者这种副反应,建议其在应用本品治疗的过程中要谨慎驾驶车辆或操作机器。已经发生过嗜睡和(或)突然睡眠发作副反应的患者,必须避免驾驶或操作机器,而且应该考虑降低剂量或终止治疗。由于可能的累加效应,当患者在服用普拉克索时应慎用其他镇静类药物或乙醇。

有精神障碍的患者,如果潜在的益处大于风险,应仅用多巴胺能受体激动剂进行治疗。普拉克索应避免与抗精神病药物同时应用。应定期或在发生视觉异常时进行眼科检查。应注意伴随严重心血管疾病的患者。由于多巴胺能治疗与体位性低血压发生有关,建议监测血压,尤其在治疗初期。已报道突然终止多巴胺能治疗时会发生非神经阻断性恶性综合征的症状。

【患者用药指导】 可能发生幻觉或嗜睡。必须告知服用本品并出现嗜睡和(或)突然睡眠发作的患者要避免驾驶车辆或参加那些因为警觉性削弱可能会使他们自己或其他人遭受严重伤害或死亡危险的活动(例如操作机器时),直至这种复发性的发作和嗜睡症状已经消失。

恩他卡朋　Entacapone

【商品名或别名】 珂丹，Comtan

【分类】 化学：儿茶酚-O-甲基转移酶(COMT)抑制剂。治疗学：抗帕金森病药。妊娠分类：C。

【指征和剂量】 恩他卡朋可作为标准药物左旋多巴/苄丝肼或左旋多巴/卡比多巴的辅助用药，用于治疗以上药物不能控制的帕金森病及剂末现象(症状波动)。

恩他卡朋为口服制剂，应与左旋多巴/苄丝肼或左旋多巴/卡比多巴同时服用，这些左旋多巴制剂的处方资料在与恩他卡朋合并用药时同样适用。恩他卡朋可和食物同时或不同时服用(见"药动学")。每次服用左旋多巴/多巴脱羧酶抑制剂时给予恩他卡朋 200 mg(1片)，最大推荐剂量是200 mg(1片)，10次/d，即 2 g/d。

恩他卡朋能增强左旋多巴的疗效。因此，为减少与左旋多巴相关的多巴胺能不良反应如运动障碍、恶心、呕吐及幻觉，常需要在恩他卡朋治疗的最初几天至几周内调整左旋多巴的剂量。根据患者的临床表现，通过延长给药间隔和(或)减少左旋多巴的每次给药量使左旋多巴的日剂量减少10%～30%。如果恩他卡朋治疗中断，必须调整其他抗帕金森病治疗药物的剂量，特别是左旋多巴，以达到足以控制帕金森病症状的水平。

恩他卡朋增加标准左旋多巴/苄丝肼制剂的生物利用度比其增加标准左旋多巴/卡比多巴的生物利用度多 5%～10%。因此，服用左旋多巴/苄丝肼制剂的患者在开始合用恩他卡朋时需要较大幅度地减少左旋多巴的用量。

肾功能不全不影响恩他卡朋的药动学，因此不需要做剂量调整。但是，对正在接受透析的患者，要考虑延长用药间隔(见"药动学")。

恩他卡朋还未在18岁以下的患者中进行研究，故不推荐此年龄以下的患者使用本药。

【制剂】 片剂：每片 200 mg。

【药动学】 恩他卡朋吸收的个体内与个体间差异很大。口服恩他卡朋 200 mg，通常约1 h达到血浆峰值浓度(C_{max})。该药为广泛首过代谢。一次口服给药后的生物利用度约为 35%。食物对恩他卡朋的吸收没有显著影响。

从胃肠道吸收后，恩他卡朋迅速分布于外周组织，分布容积为 20 L。约

92%的药物在β期清除,清除半衰期为30 min。总清除率约800 ml/min。

恩他卡朋与血浆蛋白广泛结合,主要与白蛋白结合。在治疗浓度范围内,人血浆中未结合的部分约2%。在治疗浓度,恩他卡朋不置换其他与蛋白广泛结合的药物(如华法林、水杨酸、保泰松、地西泮),而这些药物中的任何一种在治疗浓度或更高浓度时亦不会对恩他卡朋产生有显著意义的置换。

少量恩他卡朋的(E)异构体转变为(Z)异构体。(E)异构体占恩他卡朋AUC的95%,(Z)异构体和其他微量代谢产物占剩余的5%。

恩他卡朋的清除主要通过非肾脏代谢途径。据估计有80%～90%的药物经粪便排泄,但未在人类中证实。10%～20%恩他卡朋通过尿排泄,仅微量以原型在尿中出现。尿中排出的药物大部分(95%)与葡糖醛酸结合。尿中发现的代谢产物仅约1%经过氧化。

患者特征:恩他卡朋的药动学特点在青年人和老年人中相似。轻到中度肝功能不全(Child-Pugh分类为A和B)的患者药物的代谢减慢,吸收期和清除期恩他卡朋的血浆浓度增加。肾功能不全不影响恩他卡朋的药动学,但是对正在接受透析治疗的患者应考虑延长给药间隔。

【作用机制】 是一种可逆的、特异性的、主要作用于外周的COMT抑制剂,与左旋多巴制剂同时使用。恩他卡朋通过抑制COMT酶减少左旋多巴代谢为3-氧位-甲基多巴(3-OMD),这使左旋多巴的生物利用度增加,并增加了脑内可利用的左旋多巴总量,这种作用已在临床试验中得到证实。临床试验显示,左旋多巴加用恩他卡朋可延长“开”的时间达16%,缩短“关”的时间达24%。恩他卡朋主要抑制周围组织中的COMT。红细胞内的COMT抑制作用与恩他卡朋的血浆浓度密切相关,而体现了COMT抑制作用的可逆性。

【禁忌证】 已知对恩他卡朋或任何其他组成成分过敏者,肝功能不全者(见“药动学”)禁用。恩他卡朋不适用于嗜铬细胞瘤患者,因其有增加高血压危象的危险。有恶性神经阻滞剂综合征(NMS)和(或)非创伤性横纹肌溶解症病史的患者禁用。

动物研究中,恩他卡朋浓度显著高于治疗浓度时,未发现明显致畸或原发性胎儿毒性效应。然而,没有恩他卡朋用于妊娠妇女的经验,故不推荐妊娠期使用。

在动物试验中,恩他卡朋可经乳汁排泌。它对婴儿的安全性仍未知,因此在恩他卡朋治疗期间不应哺乳。

【相互作用】 禁忌与恩他卡朋同时使用非选择性 MAO(MAO－A 和 MAO－B)抑制剂(如苯乙肼、反苯环丙胺)。同样,禁忌与恩他卡朋同时使用选择性 MAO－A 抑制剂加选择性 MAO－B 抑制剂。恩他卡朋可以与司来吉兰(选择性的 MAO－B 抑制剂)联合使用,但是后者的日剂量不能超过 10 mg。

由于其作用机制,恩他卡朋可能干扰含儿茶酚结构药物的代谢并增强它们的作用。因此,对那些接受通过 COMT 代谢的药物如利米特罗、异丙肾上腺素、肾上腺素、去甲肾上腺素、多巴胺、多巴酚丁胺、α－甲基多巴和阿扑吗啡治疗的患者,给予恩他卡朋要谨慎。

在推荐剂量下未观察到恩他卡朋和卡比多巴有相互作用。未进行恩他卡朋和苄丝肼药动学相互作用研究。在健康志愿者的单次给药研究中,未观察到恩他卡朋和丙咪嗪以及恩他卡朋和吗氯贝胺有相互作用。同样,在帕金森病患者的重复给药研究中未观察到恩他卡朋和司来吉兰有相互作用。但是,恩他卡朋与几种药物包括 MAO－A 抑制剂、三环类抗抑郁药物、去甲肾上腺素再摄取抑制剂例如地昔帕明、马普替林、文拉法辛及含有儿茶酚结构通过 COMT 代谢的药物同时使用的临床经验仍然有限,如果恩他卡朋与以上任何一种药物联合应用,都应对患者进行仔细监测(见“注意事项”)。

恩他卡朋在胃肠道能与铁形成螯合物,恩他卡朋和铁制剂的服药间隔至少 2～3 h(见“不良反应”)。恩他卡朋结合于人白蛋白结合位点Ⅱ,该位点也与其他一些药物例如地西泮和布洛芬结合。未进行与地西泮和非甾体消炎药之间相互作用的临床研究。体外实验表明药物治疗浓度下无显著的置换反应发生。

【不良反应】 根据药物安全性、反复给药毒性、生殖毒性及潜在致癌性等临床前资料,表明恩他卡朋对患者无特殊危害。在反复给药的毒性实验中,出现贫血可能是由于恩他卡朋有与铁形成螯合剂的特性所致。在生殖毒性实验中,在全身给药治疗剂量下,该药会减轻幼兔体重,轻度延迟骨骼发育。在双盲、安慰剂对照的Ⅲ期临床试验中发现非常常见的不良反应有运动障碍、恶心和尿色异常。常见的不良反应有腹泻、帕金森病症状加重、头晕、腹痛、失眠、口干、疲乏、幻觉、便秘、肌张力障碍、多汗、运动功能亢进、头痛、腿部痉挛、意识模糊、噩梦、跌倒、体位性低血压、眩晕和震颤。

恩他卡朋的不良反应大多数与增强多巴胺能活性有关,且最常发生在治疗开始时。减少左旋多巴剂量可降低这些不良事件的严重程度和发生率。另一类主要的不良反应为胃肠道症状,包括恶心、呕吐、腹痛、便秘及腹泻。恩他卡朋可使尿液变成红棕色,但这种现象无害。

通常恩他卡朋的不良反应为轻到中度,导致治疗中断的最常见的不良反应为胃肠道症状(如腹泻,2.5%)及多巴胺能症状(如运动障碍,1.7%)。运动障碍(27%)、恶心(11%)、腹泻(8%)、腹痛(7%)和口干(4.2%)较安慰剂组常见。一些不良事件,例如运动障碍、恶心和腹痛,在恩他卡朋高剂量(1.4~2 g/d)组比低剂量组常见。

用恩他卡朋治疗有报道血红蛋白、红细胞计数、血细胞比容轻度下降,发生机制可能与从胃肠道摄取铁使之减少有关。接受恩他卡朋长期治疗(6个月),有1.5%的患者出现具有临床意义的血红蛋白水平下降。罕见具有临床意义的肝酶升高的报道。

【注意事项】 虽然恩他卡朋治疗期间还没有报道,但偶见帕金森病患者发生继发于严重的运动障碍的横纹肌溶解症或恶性神经阻滞剂综合征(NMS)。NMS以运动症状(强直,肌阵挛,震颤)、精神状况改变(例如易激惹、意识模糊、昏迷)、高热、自主神经功能障碍(心动过速、血压不稳)以及由于横纹肌溶解导致的血清肌酸激酶增高为特征。个别病例,只出现某些症状和(或)体征。在恩他卡朋治疗的对照试验中,恩他卡朋突然停药,没有发生NMS或横纹肌溶解症的报道。然而,因为使用其他多巴胺能药物的患者突然停药确有极少病例发生NMS,因此在停用恩他卡朋时应小心。撤药应缓慢,如果缓慢撤药仍出现症状和(或)体征,则需要增加左旋多巴的剂量。

恩他卡朋总是作为左旋多巴治疗的辅助治疗。因此,左旋多巴治疗的注意事项在恩他卡朋治疗时亦应考虑在内。

恩他卡朋增加标准左旋多巴/苄丝肼制剂的生物利用度比其增加标准左旋多巴/卡比多巴的生物利用度多5%~10%,因此当左旋多巴/苄丝肼加用恩他卡朋治疗时出现多巴胺能不良反应的可能性较大。为减少与左旋多巴相关的多巴胺能不良反应,通常需要根据患者的临床表现在恩他卡朋治疗的最初几天至几周内调整左旋多巴的剂量(见“指征和剂量”和“不良反应”)。

恩他卡朋可能会加重左旋多巴所致的体位性低血压。当患者还服用其他可以导致体位性低血压的药物时,使用恩他卡朋应谨慎。

在临床研究中，多巴胺能不良反应，例如运动障碍，在恩他卡朋和多巴胺激动剂(例如溴隐亭)、司来吉兰或金刚烷胺合用时较安慰剂与以上药物联用时更常见。当开始使用恩他卡朋时，可能需要调整其他抗帕金森病药物的剂量。

恩他卡朋和左旋多巴联用可引起头晕和直立性低血压的症状。因此，在驾驶和操纵机器时应谨慎。

六、自主神经系统药

(一)作用于肾上腺素能神经的药物

主要药物有：选择性肾上腺素 α_1 受体激动剂——米多君、肾上腺素能 α 受体阻滞剂——二氢麦角碱、尼麦角林、丁咯地尔(详见本书第七章)。

米多君　Midodrine

【商品名或别名】　管通，Gutron

【分类】　化学：选择性肾上腺素 α_1 受体激动剂。治疗学：升压药。妊娠分类：C。

【指征和剂量】　用于下肢静脉充血时循环体位性功能失调而造成的低血压，外科手术后、产后失血以及气候变化、晨间起床后的疲乏所致的低血压等，女性压力性尿失禁。根据患者自主神经的张力和反应性来进行治疗并做相应的调整。

体位性低血压者：开始剂量 2.5 mg，bid 或 tid，难治性患者最大剂量不超过 40 mg/d。血循环失调者：2.5 mg，bid，早晚服用；必要时可 tid。压力性尿失禁：成人 2.5～5 mg，bid 或 tid。在有经验医生指导下根据患者情况加以调整。

【制剂】　片剂：每片 2.5 mg。

【药动学】

给药途径	起始时间	峰值时间(min)	维持时间
口服	迅速	15～30	不详

【作用机制】 药物原型无活性。口服给药后,在血液中经氨基乙酰水解后转化为活性代谢物脱甘氨酸米多君。脱甘氨酸米多君为选择性外周交感神经 α_1 受体激动剂,直接作用于突触后,释放肾上腺素兴奋剂。米多君具有血管张力调节功能,对直立性血压调节异常的患者可增加外周动、静脉阻力,还可防止下肢大量血液淤积,促进血液回流,使血容量保持稳定,从而提高患者直立位血压、改善循环容量不足而引起的症状(如晨起精神不振、乏力、头晕、眼花等)。不会引起中枢神经系统兴奋性增高,对心脏也无直接作用,但用药后由于反馈作用,心率可能下降。

【禁忌证】 对本品的任何成分过敏,严重心血管疾病、高血压、心律失常,急性肾脏疾病、肾功能不全,前列腺增生伴残留尿、机械性尿路梗阻、尿潴留,嗜铬细胞瘤,甲状腺功能亢进,青光眼患者,妊娠及哺乳期妇女均禁用。

【相互作用】 α或β受体阻滞剂(如哌唑嗪、酚妥拉明、利血平)可使本品的作用减低或无效。与洋地黄制剂合用可增加心动过缓、房室传导阻滞等心律失常的发生率。与阿托品、可的松制剂合用可使血压升高。与三环类抗抑郁药、抗组胺药、甲状腺激素和单胺氧化酶抑制剂合用可引起高血压、心律失常和心动过缓。伪麻黄碱、麻黄碱、苯丙醇胺可增强升压作用,去氧肾上腺素可增强本药升压作用。

【不良反应】 高血压、胃肠道不适、视物模糊、头痛、眩晕、焦虑、嗜睡、晕厥、耳痛、瘙痒、感觉异常、寒战、口干、心律不齐,剂量较大时可导致反射性心动过缓,头、颈部出现鸡皮疙瘩,或有尿频、尿急、排尿不尽的感觉。

【注意事项】 用药期间若卧位血压极度升高需停药。如使用下肢压力绷带应监测血压,若血压极度升高需停药。对初始治疗有反应的患者才能继续治疗,若治疗中出现严重间歇性血压波动应停药。药物过量症状:高血压、毛发竖立、寒冷感和尿潴留。处理:诱吐和使用α受体阻滞剂(酚妥拉明),心动过缓性心律失常可用阿托品治疗。脱甘氨酸米多君可用血液透析清除。

【患者用药指导】 遵医嘱使用。

二氢麦角碱 Dihydroergotoxin

【商品名或别名】 喜得镇,培磊能,舒脑宁

【分类】 化学:肾上腺素能α受体阻滞剂。治疗学:脑血管活性药物。妊娠分类:X。

【指征和剂量】 可用于脑功能不全综合征、脑动脉供血不足、脑血管病后遗症、脑外伤后遗症、老年痴呆、外周血管病变、血管性耳蜗前庭综合征、视网膜血管病变、偏头痛等。

口服：1 mg，tid；缓释片剂 2.5 mg，qd 或 bid，就餐时口服。肌注或皮下注射：0.3 mg，qd 或 bid。

【制剂】 片剂：每片 1 mg，1.5 mg。注射剂：每支 0.3 mg/ml。

【药动学】

给药途径	起始时间	峰值时间(h)	维持时间
口服	较迅速	1～2.5	不详

【作用机制】 本品为天然麦角毒碱成分的氢化衍生物，具有 α 受体阻断作用，并对中枢多巴胺、5-羟色胺和胆碱能系统有活化作用，可增加脑血流量和促进脑代谢，改善学习和记忆功能。

【禁忌证】 严重低血压、心动过缓患者禁用。

【不良反应】 恶心、呕吐、腹胀、厌食、视物模糊、皮疹等。

【患者用药指导】 遵医嘱使用。

尼麦角林 Nicergoline

【商品名或别名】 脑通，麦角溴烟酯，Hicergoline

【分类】 化学：肾上腺素能 α 受体阻滞剂。治疗学：脑血管活性药物。

【指征和剂量】 用于慢性脑功能不全综合征。

口服：10～20 mg，tid，空腹服。肌注：4 mg，qd 或 bid。静注：4 mg 溶于 100 ml 生理盐水中缓慢静滴，qd 或 bid。

【制剂】 片剂：每片 10 mg。

【药动学】

给药途径	起始时间	峰值时间(h)	维持时间
口服	较慢	3～4.5	不详

【作用机制】 本品为半合成的麦角毒碱与溴烟酯的衍生物，具有 α 受体阻断作用，能降低周围血管阻力，增加脑血流量，促进中枢多巴胺递质的代谢，改善学习和记忆功能。还可以抑制血小板聚集，改善血液流变学。

【禁忌证】 严重低血压、心动过缓患者禁用。

【不良反应】 肌注或静注后,偶可发生直立性低血压或头晕,大剂量用药时可发生心动过速。

【患者用药指导】 遵医嘱使用。

丁咯地尔 Buflomedil

【商品名或别名】 赛莱乐(国产),活脑灵(进口),甲氧吡丁苯

【分类】 化学:肾上腺素能α受体阻滞剂。治疗学:血管扩张药。

【指征和剂量】 可用于脑动脉供血不足、脑功能不全综合征、耳蜗前庭功能紊乱、老年痴呆、周围血管病变。

口服:150 mg,tid。静滴:50～200 mg 溶于 5%葡萄糖注射液或生理盐水 500 ml 中静滴,qd,14 d 为 1 个疗程。

【制剂】 片剂:每片 150 mg。注射剂:50 mg/5 ml。

【药动学】

给药途径	起始时间	峰值时间(h)	维持时间
口服	较慢	4	不详

【作用机制】 本品可阻断外周血管α受体,改善微循环,抑制血小板聚集,改善红细胞变形能力,并具有弱的钙拮抗作用,可增加脑血流量。

【禁忌证】 脑出血、肝肾功能严重损害患者禁用。

【不良反应】 面红、恶心、厌食、头痛、心悸、瘙痒等。

【患者用药指导】 遵医嘱使用。

(二)作用于多巴胺能神经的药物

主要药物有:多巴胺受体激动剂——左旋多巴、金刚烷胺、溴隐亭、吡贝地尔、普拉克索;外周多巴脱羧酶抑制剂——苄丝肼、卡比多巴(详见本书第四章)。

苄丝肼 Benserazide

【商品名或别名】 美多巴

【分类】 化学：外周多巴脱羧酶抑制剂。治疗学：脱羧酶抑制药。

【指征和剂量】 帕金森病。

口服：开始剂量 125 mg，bid 或 tid，每隔 3～7 d 逐渐增加剂量；维持剂量 250 mg，tid。

【制剂】 片剂：每片 50 mg。

【作用机制】 本品为左旋多巴和苄丝肼的复方制剂，可抑制左旋多巴在肠道内被脱羧。口服后吸收迅速，与左旋多巴同时服用可增加本品的吸收比例。

【禁忌证】 妊娠妇女禁用。

【不良反应】 同左旋多巴。

【患者用药指导】 遵医嘱使用。

卡比多巴　Carbidopa

【商品名或别名】 息宁，帕金宁

【分类】 化学：外周多巴脱羧酶抑制剂。治疗学：脱羧酶抑制药。妊娠分类：C。

【指征和剂量】 帕金森病。

口服：开始剂量为 100 mg/10 mg 或 250 mg/25 mg 剂型的 1/4 或 1/3 片，每隔 3～7 d 逐渐增加 1/3 或 1/2 片；维持剂量为 250 mg/25 mg 剂型 1 片，tid。

【制剂】 控释片剂：每片 50 mg。

【药动学】

给药途径	起始时间	峰值时间(h)	$t_{1/2}$(h)
口服	迅速	2	3

【作用机制】 本品为左旋多巴和卡比多巴的复方制剂，可抑制左旋多巴在肠道内被脱羧。口服后吸收迅速，与左旋多巴同时服用可减少 3/4 的左旋多巴用量，减少不良反应的发生，减少症状波动。

【禁忌证】 妊娠妇女禁用。

【不良反应】 同左旋多巴。

【患者用药指导】 遵医嘱使用。

(三)作用于5-羟色胺能神经的药物

主要药物有:5-羟色胺受体激动剂——佐米曲普坦(详见本书第三章),5-羟色胺受体拮抗剂——酒石酸麦角胺、苯噻啶(详见本书第三章),选择性5-羟色胺受体再摄取抑制剂——氟西汀、帕罗西汀、舍曲林、氟伏沙明和西酞普兰(详见本书第一章)。

佐米曲普坦 Zolmitriptan

【商品名或别名】 佐米格,恒力安

【分类】 化学:5-羟色胺受体激动剂。治疗学:抗偏头痛药。妊娠分类:C。

【指征和剂量】 有或无先兆的偏头痛发作急性期。

2.5 mg于头痛发作时服用,如果症状持续无缓解可在2 h后再次服用2.5 mg,24 h之内最大剂量不得超过15 mg。

【制剂】 片剂:每片2.5 mg。

【药动学】

给药途径	起始时间	峰值时间(h)	$t_{1/2}$(h)
口服	迅速	1.5	2.5～3

【作用机制】 本品为高度选择性的5-HT1B、5-HT1D受体激动剂,通过激动中枢和外周的5-HT受体引起头颅的血管收缩,减少局部血流量,并通过三叉神经-血管系统抑制神经肽的释放,迅速缓解偏头痛的发作,减轻与偏头痛发作有关的恶心、呕吐、畏光和畏声症状。

【禁忌证】 儿童和65岁以上的老年患者、过敏体质者、血压未能很好控制的高血压患者禁用;冠心病、心律失常、帕金森病患者慎用。

【相互作用】 在服用本品24 h内不得服用其他5-HT受体激动剂;对于同时服用单胺氧化酶抑制剂的患者,24 h之内最大剂量不得超过7.5 mg;对于同时服用西咪替丁、氟伏沙明和喹诺酮类抗生素等药物的患者,24 h之内最大剂量不得超过5 mg。

【不良反应】 恶心、头晕、嗜睡、温热感、感觉异常、肌肉无力、口干。

【患者用药指导】 遵医嘱使用。

酒石酸麦角胺 Ergotamine Tartrate

【商品名或别名】 麦角胺咖啡因

【分类】 化学：5-羟色胺受体拮抗剂。治疗学：抗偏头痛药。妊娠分类：X。

【指征和剂量】 有先兆的偏头痛。

口服：1～2 mg，1～2 h后可重复给药，24 h之内最大剂量不得超过6 mg，每周总量不得超过12 mg。

【制剂】 片剂：每片0.5 mg，1 mg。注射剂：每支0.25 mg/ml，0.5 mg/ml。

【作用机制】 本品为较弱的5-HT1A受体拮抗剂，具有收缩偏头痛患者已发生扩张的颅内血管的作用。在有先兆的偏头痛患者出现先兆后立即服用，可缓解发作急性期因血管扩张而导致的剧烈的头痛和恶心等症状。

【禁忌证】 高血压、周围血管病、甲状腺功能亢进、肝肾功能不全患者，妊娠及哺乳期妇女禁用。

【不良反应】 恶心、呕吐、肌肉无力酸痛、肢端麻木、胸痛、血压波动。

【患者用药指导】 遵医嘱使用。

苯噻啶 Pizotifen

【商品名或别名】 新度美安

【分类】 化学：5-羟色胺受体拮抗剂。治疗学：抗偏头痛药。妊娠分类：X。

【指征和剂量】 反复发作的偏头痛、丛集性头痛、红斑性肢痛、血管神经性水肿、慢性荨麻疹。

口服：预防偏头痛发作，开始剂量每晚0.5 mg，3～5 d后改为0.5 mg，tid，用药2周后发挥作用，服药时间4～6个月。

【制剂】 片剂：每片0.5 mg。

【作用机制】 本品为5-HT1A受体拮抗剂，对5-HT2受体和组胺受体也有较强的拮抗作用，对ACh受体也有较弱的作用，具有镇静、镇痛、抗抑郁作用，临床常用来预防反复发作的偏头痛、丛集性头痛的发作。

【禁忌证】 青光眼、前列腺增生患者及孕妇禁用。驾驶员及高空作业者慎用。

【不良反应】 60%的患者在用药2周内出现嗜睡、食欲亢进和体重增加。其他不良反应有肌肉疼痛、面部潮红、性欲减退、月经紊乱、白细胞减少等。

【患者用药指导】 遵医嘱使用。

氟西汀 Fluoxetine

【商品名或别名】 奥麦伦,优克,百优解

【分类】 化学:选择性5-羟色胺受体再摄取抑制剂。治疗学:抗抑郁药。妊娠分类:C。

【指征和剂量】 抑郁症、强迫症、抑郁焦虑症、抑郁性神经症等。

口服:治疗抑郁症20~40 mg,每日上午1次;治疗强迫症40~60 mg,每日上午1次;对于合并焦虑症的患者可采用10 mg,qd,作为开始剂量,1周后加量至20 mg。平均疗程4~6个月。

【制剂】 胶囊:每粒20 mg。片剂:每片20 mg。

【药动学】

给药途径	起始时间	峰值时间(h)	$t_{1/2}$(h)
口服	较慢	6~8	24~72

【作用机制】 本品可选择性抑制5-HT在突触间隙的再摄取,通过增强5-HT能神经传递发挥抗抑郁作用。一般服用药物后需经1~2周才能出现临床治疗作用,连续使用4周左右达到稳态血药浓度。

【禁忌证】 躁狂症患者禁用。不得与MAOI同时使用。肝肾功能障碍患者慎用。

【不良反应】 恶心、呕吐、畏食、焦虑、失眠、性功能障碍、皮疹等,极个别患者可出现凝血时间延长、白细胞减少和脱发现象。

【患者用药指导】 遵医嘱使用。

帕罗西汀 Paroxetine

【商品名或别名】 赛乐特

【分类】 化学:选择性5-羟色胺受体再摄取抑制剂。治疗学:抗抑郁药。妊娠分类：D。

【指征和剂量】 各种类型的抑郁症。

口服：20～40 mg，每日上午 1 次。

【制剂】 片剂：每片 20 mg。

【药动学】

给药途径	起始时间	峰值时间(h)	$t_{1/2}$(h)
口服	较慢	2～10	24

【作用机制】 本品为高度选择性的 5-HT 再摄取抑制剂。一般连续使用 7～10 d 左右达到稳态血药浓度。

【禁忌证】 对本品过敏者禁用。有癫痫和躁狂病史者慎用。妊娠和哺乳期妇女不宜服用。

【不良反应】 口干、恶心、厌食、便秘、头痛、头晕、震颤、失眠、性功能障碍和锥体外系反应。

【相互作用】 与苯妥英钠合用可降低本品的血药浓度；与华法林合用可增加出血的风险；与三环类抗抑郁药和吩噻嗪类药物合用时，因本品抑制肝脏细胞色素 P450 同工酶的活性，可使这些药物的血药浓度升高。

【患者用药指导】 遵医嘱使用。

舍曲林 Sertraline

【商品名或别名】 左洛复，郁复乐

【分类】 化学：选择性 5-羟色胺受体再摄取抑制剂。治疗学：抗抑郁药。妊娠分类：C。

【指征和剂量】 中、重度抑郁症，伴有失眠的抑郁症。

口服：开始剂量为 50 mg，每日上午 1 次。1 周内症状无改善者可逐渐加量至 100～200 mg，每日上午 1 次口服。

【制剂】 片剂：每片 50 mg，100 mg。

【药动学】

给药途径	起始时间	峰值时间(h)	$t_{1/2}$(h)
口服	缓慢	4～8	25～26

【作用机制】　本品为萘酯胺衍生物，对 5-HT 再摄取的抑制作用比氟西汀强 5 倍，具有快速的抗抑郁作用，对 NA、H 和 ACh 受体无亲和力。一般连续使用 7 d 左右达到稳态血药浓度。

【禁忌证】　躁狂症患者禁用，癫痫患者、肝肾功能障碍者慎用。

【不良反应】　恶心、腹泻、头痛、口干、性功能障碍。

【患者用药指导】　遵医嘱使用。

氟伏沙明　Fluvoxamine

【商品名或别名】　兰释

【分类】　化学：选择性 5-羟色胺受体再摄取抑制剂。治疗学：抗抑郁药。妊娠分类：C。

【指征和剂量】　抑郁症、强迫症。

口服：开始剂量为 50 mg，每晚 1 次。根据病情可逐渐加量至 100～300 mg/d，分 2 次服。

【制剂】　片剂：每片 50 mg，100 mg。

【药动学】

给药途径	起始时间	峰值时间(h)	$t_{1/2}$(h)
口服	缓慢	2～8	15

【作用机制】　本品为唯一单环结构的 5-HT 再摄取抑制剂，对多巴胺和去甲肾上腺素摄取无影响，在体内无活性代谢产物，对细胞色素 P450 无抑制作用。

【禁忌证】　对本品过敏者禁用。癫痫患者、肝肾功能障碍者慎用，妊娠及哺乳期妇女慎用。

【不良反应】　头痛、焦虑、失眠、腹痛、恶心、呕吐、震颤、偏头痛等。不良反应的发生率低于 2%。

【患者用药指导】　遵医嘱使用。

西酞普兰　Citalopram

【商品名或别名】　喜普妙

【分类】　化学：选择性 5-羟色胺受体再摄取抑制剂。治疗学：抗抑郁药。妊娠分类：C。

【指征和剂量】　抑郁症。

口服：推荐剂量为 20 mg，qd，根据病情可逐渐加量至 40～60 mg/d。超过 65 岁的患者，剂量减半，即 10～30 mg/d。

【制剂】　片剂：每片 20 mg。

【药动学】

给药途径	起始时间	峰值时间(h)	$t_{1/2}$(h)
口服	缓慢	2～4	36

【作用机制】　本品是对 5－HT 受体重摄取位点亲和力较高和清除半衰期中等的 SSRI 类药物，对肝脏代谢酶无明显的抑制作用。

【禁忌证】　癫痫患者、糖尿病患者慎用，妊娠及哺乳期妇女慎用。禁忌与单胺氧化酶抑制剂联合使用。

【不良反应】　氢溴酸西酞普兰的副作用通常很少，很轻微且短暂。最常见的不良反应有恶心，出汗增多，流涎减少，头痛和睡眠时间缩短等，通常在治疗开始的第 1 周或第 2 周时比较明显，随着抑郁状态的改善一般都逐渐消失。在稀有个案中曾观察到癫痫发作。在已有心动过缓患者中，心动过缓可使治疗更复杂。

【相互作用】　与单胺氧化酶抑制剂合用可导致血压升高和 5－HT 综合征。与西咪替丁合用可增加本品的血药浓度。

【患者用药指导】　遵医嘱使用。

（四）影响单胺类神经递质的药物

主要药物有：单胺氧化酶抑制剂——司来吉兰（详见本书第四章）。

司来吉兰　Selegiline

【商品名或别名】　优麦克斯，咪多吡，金思平

【分类】　化学：单胺氧化酶抑制剂。治疗学：B 型单胺氧化酶抑制药。妊娠分类：C。

【指征和剂量】　发病早期的帕金森病患者、晚期帕金森病患者合并开－

关现象和迟发性运动障碍者。在与左旋多巴合用时,特别适用于治疗运动波动。

口服：开始剂量为 5 mg,bid。2～3 周后根据症状缓解情况适量调整为 10 mg,bid 或 tid。若患者在合用左旋多巴制剂时显示类似左旋多巴的不良反应,左旋多巴剂量应减低。

【制剂】 片剂：每片 5 mg。

【药动学】

给药途径	起始时间(h)	峰值时间	$t_{1/2}$
口服	0.5～2	不详	不详

【作用机制】 本品为丙炔苯丙胺的左旋炔类衍生物,为 B 型单胺氧化酶(MAO-B)不可逆性抑制剂,在临床推荐剂量时(如 10 mg/d)可选择性地抑制 MAO-B。司来吉兰经 MAO 转化后,其活性部分与 MAO 的活性中心和(或)其辅酶异咯嗪黄素腺嘌呤二核苷酸(FAD)不可逆性结合,"自杀性"抑制 MAO 活性。MAO 可分为 A 型和 B 型,人类脑中主要是 MAO-B,而肠中 MAO-A 占优势。MAO 可使多种儿茶酚胺类化合物和 5-羟色胺氧化脱胺而降解。司来吉兰作为左旋多巴/卡比多巴的辅助用药,通过抑制脑内 MAO-B,阻断多巴胺的降解,相对增加多巴胺含量,弥补神经元合成多巴胺能力的不足。口服后迅速从胃肠道吸收,可通过血脑屏障,并在体内代谢为 L-苯丙胺和 L-甲基苯丙胺。动物实验证实,本品抑制 MAOB 的作用能够减少 MPTP 代谢成为有毒的产物 MPP^+, 防止 MPTP 导致的帕金森病,其作用机制可能与抑制神经元凋亡有关。

【禁忌证】 对司来吉兰制剂过敏者、严重的精神病、严重的痴呆、迟发性异动症、有消化性溃疡以及病史者禁用。与左旋多巴合用时,对甲状腺功能亢进、肾上腺髓质肿瘤(嗜铬细胞瘤)、青光眼(闭角型青光眼)患者也应禁用。特发性震颤、舞蹈病、晚期帕金森病患者合并体位性低血压、痴呆或意识障碍者,严禁与哌替啶和阿片类药物合用。

【不良反应】 恶心、胃肠道不适、低血压、兴奋、失眠、幻觉、妄想等。

【注意事项】 有不稳定高血压、心律失常、严重心绞痛或精神病,以及前列腺增生伴排尿困难者服用盐酸司来吉兰片需特别注意。若服用过大剂量(超过 30 mg/d),会消失一些抑制单胺氧化酶 B 受体(MAO-B)的选择性，抑制单胺氧化酶B受体(MAO-B)开始显著增加。所以，同时服用大剂量盐酸司来吉兰片及高酪胺食品可能引发理论上的高血压危险，曾有报道在盐酸司来吉兰片治疗期中有短暂性转氨酶增高。运动员慎用。

【患者用药指导】 遵医嘱使用。

（五）作用于胆碱能神经的药物

主要药物有：胆碱能受体阻断剂——盐酸苯海索(详见本书第四章)；胆碱酯酶抑制剂——溴新斯的明、甲硫酸新斯的明、溴吡斯的明、安贝氯铵、依酚氯铵、石杉碱甲、加兰他敏、多奈哌齐(后两种药物详见本书第六章)。

溴新斯的明 Neostigmine Bromide

【商品名或别名】 溴化新斯的明

【分类】 化学：胆碱酯酶抑制剂。治疗学：抗胆碱药。

【指征和剂量】 用于重症肌无力、手术后功能性肠胀气及尿潴留，对四肢无力效果较好。口服后30～60 min达高峰，持续3～6 h，常用量15 mg，tid。重症肌无力的患者用量视病情而定，22.5～180 mg/d；儿童剂量为每岁1 mg，tid。

【制剂】 片剂：每片15 mg。

【药动学】

给药途径	起始时间(min)	峰值时间(h)	维持时间(h)
口服	45～75	0.5～1	3～6

【作用机制】 本品具有抗胆碱酯酶作用，且能直接激动骨骼肌运动终板上的N_2胆碱受体，故对骨骼肌的作用较强，而对腺体、眼、心血管及支气管平滑肌作用较弱，对胃肠道平滑肌可促进胃收缩和增加胃酸分泌。在食管明显弛缓和扩张的患者，本品能有效地提高食管张力。本品可促进小肠、大肠，尤其是结肠的蠕动，促进内容物向下推进。

【禁忌证】 对溴化物和新斯的明过敏者禁用。癫痫、腹膜炎、心绞痛、室性心动过速、机械性肠梗阻或尿道梗阻及哮喘患者禁用。术后肺不张或肺炎、消化道溃疡、心律失常尤其是房室传导阻滞、低血压、迷走神经功能亢进、甲状腺功能亢进、肾上腺皮质功能不全、帕金森病患者慎用。

【相互作用】 本品不宜与去极化肌松药、β受体阻断剂、其他胆碱酯酶抑制剂和某些能干扰肌肉传递的药物如奎尼丁合用。普罗帕酮可减弱其治疗作用。与牛奶或食物同服可减轻毒蕈碱样不良反应,但药效锐减。

【不良反应】 皮疹、恶心、呕吐、腹痛、腹泻、流泪、流涎、尿频和瞳孔缩小等,大剂量时可引起,严重时可出现共济失调、惊厥、昏迷、语言不清、焦虑不安、恐惧甚至心律失常、心脏停搏等。还可致结肠、直肠手术缝合口裂开,支气管痉挛。

【注意事项】 不可久用。漏服后不可服用双倍剂量。必备阿托品为解毒药。用量需谨慎。过量时可导致胆碱能危象,表现为大量出汗、大小便失禁、瞳孔缩小、睫状肌痉挛、前额疼痛、心动过缓和其他类型的心律失常,亦可见低血压、肌痉挛、肌无力、肌麻痹、胸腔紧缩感及支气管平滑肌痉挛。过量时,必须洗胃、静注或肌注阿托品 1～2 mg,必要时可重复给药,可给予吸氧,人工呼吸,静注地西泮,气管切开,等等。必要时可给予非去极化肌松药解除肌震颤。

【患者用药指导】 遵医嘱。

甲硫酸新斯的明 Neostigmine Methylsulfate

【商品名或别名】 甲基硫酸普洛色林,甲基硫酸新斯的明,普鲁斯的明甲硫酸盐,Neoserin,Prostigmin,Prostigmin,Methylsulfate,Stigmosan,Stiglyn

【分类】 化学:胆碱酯酶抑制剂。

【指征和剂量】 重症肌无力的诊断和治疗用药,筒箭毒碱等非去极化肌松剂的拮抗剂,以及用于治疗手术后腹部胀气和尿潴留,视神经萎缩,青少年假性近视等。

① 皮下注射:治疗重症肌无力,0.01～0.04 mg/kg。治疗手术后逼尿肌无力引起的尿潴留,0.25 mg,q4～6 h,持续用药 2～3 日。治疗手术后腹胀:0.5 mg,可重复给药,需备阿托品 0.5～1 mg 防治心动过缓。极量:1 mg/次,5 mg/d。② 肌注:诊断重症肌无力,给药 0.5～1 mg 后,20～30 min内肌力即可改善并持续 1 h 余,可明确诊断。需备阿托品 0.5～1 mg 以消除 M 样不良反应。治疗重症肌无力,0.01～0.04 mg/kg,或 0.5～1 mg,根据病情决定肌注次数。治疗重症肌无力危象,肌注 1 mg,30 min 后重复 1 mg,好转后改用口服。可用阿托品 0.5～1 mg 拮抗副作用,其余同

皮下注射。③ 静注：用于拮抗非去极化肌松药，应根据情况谨慎决定是否注射。首次静注 0.5～1.5 mg，静注时可致严重心动过缓、血压下降，甚至心搏骤停，故应尽量避免静注，必要时与适量阿托品同用。治疗重症肌无力，0.005～0.02 mg/kg。

【制剂】　注射剂：每支 0.5 mg，1 mg。

【药动学】

给药途径	起始时间(min)	峰值时间(min)	维持时间(h)
皮下/肌注	10～30/4～8	6	2～4
静注	30		

【作用机制】　通过抑制胆碱酯酶活性而发挥完全拟胆碱作用，此外能直接激动骨骼肌运动终板上烟碱样受体(N_2 受体)。其作用特点为对腺体、眼、心血管及支气管平滑肌作用较弱，对胃肠道平滑肌能促进胃收缩和增加胃酸分泌，并促进小肠、大肠，尤其是结肠的蠕动，从而防止肠道弛缓，促进肠内容物向下推进。本品对骨骼肌兴奋作用较强，但对中枢作用较弱。

【禁忌证】　对本药过敏者，支气管哮喘、心律失常、心绞痛、近期心肌梗死、低血压、机械性肠梗阻和尿路梗阻、术后肺不张或肺炎、癫痫患者禁用。甲亢、帕金森病患者，孕妇慎用。

【相互作用】　参见溴新斯的明。

【不良反应】　本品可致药疹，大剂量时可引起恶心、呕吐、腹泻、流泪、流涎等，严重时可出现共济失调、惊厥、昏迷、语言不清、焦虑不安、恐惧甚至心脏停搏。

【注意事项】　注射给药后应严密观察病情，阿托品应作为必备解救药。使用本药时，局部麻醉(简称局麻)应采用酰胺类局麻药。治疗重症肌无力时需谨慎掌握剂量。过量时会产生胆碱能危象。解救方法为：吸氧、人工呼吸，静注阿托品 1～2 mg，视症状改善情况可重复注射。必要时可给予非去极化肌松药解除肌震颤。

【患者用药指导】　遵医嘱使用。

溴吡斯的明　Pyridostigmine Bromide

【商品名或别名】　吡啶斯的明，美定隆，溴吡啶斯的明

【分类】化学：胆碱酯酶抑制剂。治疗学：拟胆碱药。妊娠分类：C。

【指征和剂量】治疗重症肌无力、手术后腹胀和尿潴留，拮抗非去极化肌松药，对延髓支配的肌无力效果较好。有起效温和、平稳、作用时间较长和逐渐减效等特点。

口服：重症肌无力，成人 60～120 mg，tid 或 qid。

【制剂】片剂：每片 60 mg。

【药动学】

给药途径	起始时间(min)	峰值时间(h)	维持时间(h)
口服	30～60	1～2	3～6

【作用机制】为可逆性的抗胆碱酯酶药，能抑制胆碱酯酶的活性，使胆碱能神经末梢释放的乙酰胆碱破坏减少，突触间隙中乙酰胆碱积聚，出现毒蕈碱样(M)和烟碱样(N)胆碱受体兴奋作用。此外，对运动终板上的烟碱样胆碱受体(N_2 受体)有直接兴奋作用，并能促进运动神经末梢释放乙酰胆碱，从而提高胃肠道、支气管平滑肌和全身骨骼肌的肌张力，作用虽较溴化新斯的明弱但维持时间较久。

【禁忌证】对本品过敏、心绞痛、支气管哮喘、机械性肠梗阻及尿路梗阻患者禁用。房室传导阻滞等心律失常、术后肺不张或肺炎患者及孕妇慎用。

【相互作用】参见溴新斯的明。

【不良反应】常见的有腹泻、恶心、呕吐、胃痉挛、汗及唾液增多等，较少见的有尿频、缩瞳等。接受大剂量治疗的重症肌无力患者，常出现精神异常。

【注意事项】本品吸收、代谢、排泄存在明显的个体差异，其药量和用药时间应根据服药后效应而定。药物过量时可用阿托品或东莨菪碱解除。

【患者用药指导】遵医嘱使用。

安贝氯铵　Ambenonium Chloride

【商品名或别名】酶抑宁，美斯的明

【分类】化学：胆碱酯酶抑制剂。治疗学：抗胆碱酯酶药。

【指征和剂量】用于治疗重症肌无力，尤其不能耐受新斯的明、吡斯的明或对溴吡斯的明过敏的重症肌无力患者。

口服：成人，15 mg，tid，常用量可至 60 mg/d。儿童，初始 0.5 mg/(kg·d)，可根据病情逐渐增量至 1.5 mg/(kg·d)，分 3～4 次服。

【制剂】 片剂：5 mg，25 mg。

【药动学】

给药途径	起始时间	峰值时间(h)	维持时间(h)
口服	不详	1～2	4～6

【作用机制】 本品为胆碱酯酶抑制剂，与新斯的明类似，但作用强而持久。人的最小致死量为 60 mg。

【禁忌证】 支气管哮喘者、机械性肠梗阻或尿路梗阻者、接受神经节阻断药美加明者禁用。孕妇及哺乳期妇女慎用。

【相互作用】 与颠茄类(阿托品)合用可导致严重不良反应，如肌束震颤和随意肌麻痹等。两者严禁合用。

【不良反应】 治疗量即可引起头痛，超剂量时可有恶心、呕吐、腹泻、腹痛、流涎、心动过缓、出汗等症状。

【注意事项】 治疗重症肌无力时，应注意调整剂量。抢救重症肌无力、肌无力危象时，可结合肾上腺皮质激素和血浆交换疗法、人工辅助呼吸等治疗措施。

【患者用药指导】 在餐后服用，遵医嘱使用。

依酚氯铵 Edrophonium Chloride

【商品名或别名】 腾喜龙，艾宙酚，氯化乙基二甲胺，艾亩酚，Edrophonium Chloride，Tensilon，Edrophone

【分类】 化学：胆碱酯酶抑制剂。治疗学：箭毒拮抗药。

【指征和剂量】 用作骨骼肌松弛药的对抗剂及重症肌无力的诊断剂。用于诊断重症肌无力和鉴别肌无力危象及胆碱能危象，拮抗非去极化肌松药的肌松作用，纠正阵发性室上性或房性心动过速。

依酚氯铵试验：肌注 10 mg，出现肌力改善，可维持 5 min。静注10 mg，注射后重症肌无力症状明显缓解，维持 10 min 后又恢复原状，就能确定诊断。肌无力危象和胆碱能危象的鉴别：先注射 2 mg，若症状好转，再将其余

8 mg 注射完,诊断为肌无力危象;若注射 2 mg 后症状加重,应立即停注,诊断为胆碱能危象。筒箭毒碱等非去极化肌松弛剂的拮抗剂:静注 5~10 mg,总剂量可达 40 mg。(对抗肌松弛:每次肌注 10 mg)。抗心律失常:静注5~10 mg,按需每 10 min 重复。

儿童:重症肌无力的诊断,肌注,婴儿 0.5~1 mg,体重 34 kg 以下儿童 2 mg,34 kg 以上 5 mg。抗心律失常,缓慢静注 2 mg。

【药动学】

给药途径	起始时间(min)	峰值时间(min)	维持时间
肌注	2~10	5~30	不详
静注	0.5~1	5~10	不详

【作用机制】 为抗胆碱酯酶药物,其特点是起效快而时效短。

【禁忌证】 对本药或其他胆碱酯酶抑制剂过敏者、对亚硫酸盐过敏者、支气管哮喘者、心脏病患者、手术后腹胀或尿潴留者、肠梗阻或尿路梗阻者、孕妇禁用。术后肺不张或肺炎、房室传导阻滞、使用洋地黄类药物者慎用。

【相互作用】 宜采用酰胺类局麻药。阻断交感神经节的降压药和抗毒蕈碱样作用的药物可减弱本药疗效。可减弱乙醚、恩氟烷、异氟烷、甲氧氟烷、环丙烷等吸入性全麻药的肌松作用。避免与其他酯酶抑制剂合用。与洋地黄类药物合用可导致房室传导阻滞、心动过缓和心搏骤停。当用于拮抗非去极化肌松药时可与阿托品合用。与乙酰唑胺合用可导致肌无力症状加重。

【不良反应】 同溴新斯的明。

【注意事项】 用于诊断重症肌无力,但不是治疗用药。不良反应出现快,应及早做好对症处理。谨慎掌握剂量,备好人工机械通气装置。中毒时可用阿托品对抗。

石杉碱甲 Huperzine

【商品名或别名】 哈伯因

【分类】 化学:胆碱酯酶抑制剂。

【指征和剂量】 本品适用于良性记忆障碍、血管性痴呆、老年痴呆。

口服:开始剂量为 50 μg,bid,逐渐增加至 100~200 μg,bid,最多不超过 450 μg/d。

【制剂】 胶囊：每粒 50 μg。粉针剂：每支 200 μg，400 μg。

【作用机制】 本品是一种可逆的胆碱酯酶抑制剂，对真性胆碱酯酶具有高度选择性，易通过血脑屏障，可提高中枢神经系统乙酰胆碱水平，增加乙酰胆碱通路传递的兴奋性。临床观察证明可提高记忆能力减退患者的指向记忆、联想学习、图像回忆、无意义图形再认及人像回忆等能力。对痴呆患者和脑器质性病变引起的记忆障碍亦有改善作用。

【禁忌证】 癫痫、肾功能不全、机械性肠梗阻、心绞痛等患者禁用。心动过缓、支气管哮喘患者慎用。

【不良反应】 一般不明显，剂量过大时可引起头晕、恶心、出汗、胃肠道不适、视力模糊、乏力等反应，一般可自行消失，反应明显时减量、停药后缓解、消失。

【注意事项】 ① 心动过缓、支气管哮喘者慎用。② 本品为可逆性胆碱酯酶抑制剂，其用量有个体差异，一般应从小剂量开始，逐渐增量。

【患者用药指导】 遵医嘱使用。

加兰他敏　Galanthamine

【商品名或别名】 强肌片

【分类】 化学：胆碱酯酶抑制剂。治疗学：抗胆碱酯酶药。妊娠分类：B。

【指征和剂量】 本品适用于重症肌无力、脊髓灰质炎后遗症、各种原因导致的感觉运动障碍性周围神经病恢复期。

口服：100 mg，tid。皮下注射或肌注：2.5～10 mg，qd，2～6 周为 1 个疗程。

【制剂】 片剂：每片 4 mg，8 mg。

【作用机制】 本品是一种可逆的胆碱酯酶抑制剂，可产生短暂的微弱的 M 受体激动作用。易通过血脑屏障，可产生较强的中枢作用。

【禁忌证】 癫痫、支气管哮喘、心绞痛患者禁用。

【不良反应】 流涎、恶心、呕吐、腹痛、腹泻。

【患者用药指导】 遵医嘱使用。

多奈哌齐　Donepezil

【商品名或别名】 安理申

【分类】 化学：胆碱酯酶抑制剂。治疗学：治疗阿尔茨海默病。妊娠分类：C。

【指征和剂量】 本品适用于轻度、中度老年痴呆患者，对血管性痴呆有一定的疗效。

口服：2.5～5 mg，qd，睡前服用，至少维持 1 个月，做出临床评估后，可以将剂量增加到 10 mg，qd，睡前服用。推荐最大剂量为 10 mg/d，3～6 月为 1 个疗程。服药后出现严重失眠的患者可改为晨服。

【制剂】 片剂：每片 5 mg，10 mg。

【作用机制】 本品是一种长效的、具有高度选择性的、可逆的乙酰胆碱酯酶抑制剂。经临床观察证实，对于早期诊断的老年痴呆患者每日仅服用 1 次，连续用药 24 周以后，可使 60%～80%的轻中度患者认知功能和全脑症状得到改善；连续用药 2 年以上，可使患者的精神量表评分明显高于对照组。

【禁忌证】 对本品过敏者、妊娠及哺乳期妇女慎用，儿童不推荐使用。

【不良反应】 常见恶心、呕吐、腹泻、乏力、倦怠、肌肉痉挛、食欲缺乏等，症状常为一过性、轻度的反应，继续用药可缓解。实验室检查可见血肌酸激酶轻度升高。较少见头晕、头痛、精神紊乱(幻觉、易激动、攻击行为)、抑郁、多梦、嗜睡、视力减退、胸痛、关节痛、胃痛、胃肠功能紊乱、皮疹、尿频或无规律。极少见但有报道可出现晕厥，心动过缓、窦房传导阻滞、房室传导阻滞等心律不齐，心脏杂音，癫痫或黑便。

【相互作用】 与拟胆碱药、肾上腺素受体阻断药、神经肌肉阻断药有协同作用；奎尼丁可抑制本药代谢，升高本药的血药浓度；与抗胆碱药有拮抗作用，故两者不能联用；与苯妥英钠、苯巴比妥、卡马西平、地塞米松、利福平等药物联用，可增加本药的清除率，降低本药的血药浓度。

【患者用药指导】 遵医嘱使用。

七、脑代谢功能和促智药

γ-氨基丁酸 γ-Aminobutyric Acid

【商品名或别名】 氨酪酸，γ-氨酪酸，GABA，Gammalon，Gamarex

【分类】 化学：神经递质。治疗学：神经营养药。

【指征和剂量】　临床上用于治疗脑血管障碍所引起的偏瘫、记忆障碍、语言障碍以及儿童智力发育迟缓等。此外，本品有降低血氨的作用，可用于治疗各种肝性脑病。对尿毒症、催眠药及一氧化碳所引起的昏迷有一定的苏醒作用。

口服：成人 1 g，tid。静滴：成人 1～4 g，以 5%～10%葡萄糖注射液 250～500 ml 稀释后，2～3 h 滴完。

【制剂】　片剂：每片 0.25 g。注射剂：每支 1 g/5 ml。

【药动学】　不详。

【作用机制】　本品能促进葡萄糖磷酸化酶的活性，促进大脑新陈代谢。

【禁忌证】　① 对本药过敏者禁用。② 普拉德-威利综合征（Prader-Willi 综合征）患者禁用。③ Angelman 综合征患者禁用。④ 孕妇禁用。

【相互作用】　尚未发现配伍禁忌。

【不良反应】　大剂量可引起运动失调、血压下降、呼吸抑制、便秘、腹泻、肌无力。

【注意事项】　静滴过程出现气急、头昏、胸闷等症状时应立即停药。静滴时须稀释后缓慢滴注，以免引起血压急剧下降而导致休克。

吡拉西坦　Piracetam

【商品名或别名】　脑复康，吡乙酰胺，乙酰胺吡咯烷酮，酰胺吡酮，吡烷酮醋胺，Acetamide pyrrolidone，Euvifor

【分类】　化学：γ-氨基丁酸的同类物。治疗学：治疗脑缺氧、脑外伤。

【指征和剂量】　常用于治疗脑缺氧、脑外伤，也用于老年痴呆、乙醇中毒、脑血管意外的治疗，还可用于药物中毒、一氧化碳中毒引起的记忆思维障碍。对低智能儿童的智力提高也有效。

口服：0.8～1.6 g，tid，6 周为 1 个疗程。儿童酌减。症状缓解后改为 0.4～0.8 g，tid。静滴可达 8 g/d。

【制剂】　片剂：每片 0.4 g。注射剂：2 g/10 ml。

【药动学】

给药途径	起始时间	峰值时间（min）	维持时间
口服	不详	30～40	不详

【作用机制】 本品为氨酪酸的同类物,具有激活、保护和修复脑细胞的作用,能改善脑缺氧,活化大脑细胞,提高大脑中 ATP/ADP 比值,促进氨基酸和磷脂的吸收、蛋白质合成以及葡萄糖的利用和能量的储存,促进脑代谢,增加脑血流量。可加速大脑半球间经过胼胝体的信息传递速度,提高学习记忆及思维活动的能力。

【禁忌证】 对本品过敏者、孕妇、新生儿、肝肾功能不全者禁用。

【相互作用】 尚未发现配伍禁忌。

【不良反应】 个别患者有失眠、口干、食欲缺乏等,长期使用未见毒性。

【注意事项】 肝肾功能障碍者、老年患者、甲状腺功能低下患者慎用。吡拉西坦与华法林合用时,可延长凝血酶原时间,抑制血小板聚集。

茴拉西坦 Aniracetam

【商品名或别名】 阿尼西坦,三乐喜,脑康酮,Draganon

【分类】 化学:γ-氨基丁酸同类物。治疗学:治疗阿尔茨海默病。

【指征和剂量】 本品对阿尔茨海默病患者的认知等多种主观症状有一定的改善作用,还可用于治疗脑血管病造成的思维功能下降。

口服:用于阿尔茨海默病,1 000～1 500 mg/d,分 2～3 次服。治疗脑血管病引起的各种精神症状,600～1 500 mg/d;脑梗死后激动和(或)抑郁的治疗,200 mg,tid。

【制剂】 胶囊:每粒 100 mg。

【药动学】

给药途径	起始时间	峰值时间(h)	维持时间
口服	不详	1	不详

【作用机制】 有较强的促进记忆力功能。能促进海马部位乙酰胆碱的释放,增强胆碱能传递。

【禁忌证】 对本品过敏者、孕妇和哺乳期妇女禁用。

【相互作用】 尚未发现配伍禁忌。

【不良反应】 口干,嗜睡,大剂量(2.4 g/次)有胃肠道反应。

【注意事项】 安全范围:300～1 800 mg/d。肾功能障碍者、对其他吡咯烷酮类药物不能耐受者、亨廷顿舞蹈症(Huntington 舞蹈症)患者慎用。

甲氯芬酯　Meclofenoxate

【商品名或别名】　氯酯醒，遗尿丁，Acephen，Centrofenoxate，Clophenoxine，Lucidril，Marucotol

【分类】　化学：人工合成药。治疗学：中枢兴奋药。

【指征和剂量】　临床用于各种痴呆、儿童遗尿症、外伤性昏迷、意识障碍、老年性精神病、乙醇中毒等。

口服：成人 0.2 g，tid，可逐渐加量；儿童 0.1 g，tid。静注或静滴：临用前配制，以注射用水或 5%葡萄糖注射液溶解成 5%～10%溶液供静注，或溶于 5%葡萄糖注射液 250～500 ml 中静滴。成人 0.1～0.25 g，tid；小儿 0.06～0.1 g，bid。昏迷患者可直接肌注。

【制剂】　片剂：每支 0.1 g。注射剂：每支 0.25 g。

【药动学】　不详。

【作用机制】　为人工合成的中枢兴奋药，对大脑皮质有温和的兴奋作用，能促进脑细胞的氧化代谢，增加对糖类的利用和调节神经细胞的新陈代谢，对抑制状态的中枢有兴奋作用，并可消除疲劳。

【禁忌证】　精神兴奋过度患者、有锥体外系症状患者、高血压患者及有明显炎症者禁用。

【相互作用】　尚未发现配伍禁忌。

【不良反应】　兴奋与倦怠、头痛、血压波动和失眠。

【注意事项】　本品水溶液易水解，宜临用前配制。

【患者用药指导】　通常每天上午给药，避免失眠。

吡硫醇　Pyritinol

【商品名或别名】　盐酸吡硫醇，脑复新，安舒脑，Pyrithoxine Hydrochloride，Embol，Encephabol，Neuroxin

【分类】　化学：维生素 B_6 的衍生物。治疗学：神经营养药。

【指征和剂量】　主要用于脑血管疾病、脑震荡综合征、脑外伤后遗症、脑炎及脑膜炎后遗症、老年痴呆等，可改善睡眠、头晕、记忆力下降、注意力不集中等症状。

口服：片剂 0.1～0.2 g，tid，糖浆剂 10～20 ml，tid；小儿 0.05～0.1 g，tid。

【制剂】　片剂：每片 100 mg，200 mg。糖浆剂：10 mg/ml。注射剂：

0.1 g/瓶。

【药动学】 不详。

【作用机制】 本品为维生素 B_6 的衍生物,可促进脑对葡萄糖、氨基酸的摄取和代谢,调整脑血流,改善脑代谢。

【禁忌证】 孕妇慎用。

【相互作用】 尚未发现配伍禁忌。

【不良反应】 毒性小,少数患者可出现皮疹、恶心、眩晕、头痛等,停药后可恢复。

二氢麦角碱 Dihydroergotoxine

【商品名或别名】 二氢麦角毒,氢化麦角碱,氢麦毒,安得静,海特琴,培磊能,喜得镇,Hydergine,Ergoloid mesylate,Hydergin,Redergam

【分类】 化学:甲磺酸二氢麦角碱。治疗学:脑血管活性药物。妊娠分类:X。

【指征和剂量】 主要用于脑震荡、脑动脉硬化症、脑卒中及老年痴呆等引起的头晕、头痛、记忆力减退、抑郁症等的治疗。

口服:成人1～2 mg,tid,饭前服用,疗程通常3个月;肌注或皮下注射:0.3～0.6 mg,qd或qod;静滴:0.6～0.9 mg置于生理盐水或5%葡萄糖注射液500 ml中缓慢滴入,qd,连用10～15 d。

【制剂】 片剂:每片1 mg,1.5 mg。注射剂:0.3 mg/ml。

【药动学】 不详。

【作用机制】 本品为3个麦角碱的双氢衍生物:二氢麦角柯宁碱、二氢麦角嵴亭碱、二氢麦角隐亭碱的等量混合物,临床主要使用其甲磺酸盐(舒脑宁,培磊能,Ischelium,Perenam)。有肾上腺素α受体阻滞作用,扩张脑血管,降低血管阻力,增加脑血流,改善脑细胞代谢,促进中枢神经系统的传递功能。

【禁忌证】 急、慢性精神病,低血压,严重动脉硬化,器质性心脏病,肾功能不全,孕妇禁用。卟啉病患者慎用。

【相互作用】 尚未发现配伍禁忌。

【不良反应】 鼻塞、恶心、肠胃不适、血压降低、心率减慢。

【注意事项】 宜在餐前服用,如应用注射剂需随时测血压,并卧床注射,注射后必须卧床2 h。严重心动过缓患者慎用。

尼麦角林 Nicergoline

【商品名或别名】 麦角溴烟酯，脑通，瑟米恩，Nicotergoline，FI 6714，Sermion，Varson，Vasospan

【分类】 化学：半合成麦角衍生物。治疗学：脑血管活性药物。

【指征和剂量】 用于急性或慢性脑血管障碍或脑血管代谢功能不足，慢性脑部功能不足症候群，脑卒中后偏瘫患者神经恢复的辅助治疗，如行动不便、感觉迟钝、注意力不集中、记忆力减退、精神抑郁。

口服：10～20 mg，tid；肌注或静滴：2～4 mg，qd 或 bid，静滴时溶于100 ml 生理盐水中缓慢滴注。

【制剂】 片剂：每片 10 mg。注射剂：每支 4 mg/ml。

【药动学】 不详。

【作用机制】 有效成分为麦角溴烟酯。增加脑血管的血流量，增加脑细胞对葡萄糖和氧的利用率，加强脑细胞的能量代谢，通过调节神经元代谢过程，改善神经传递功能。

【禁忌证】 对本品过敏者禁用。本药不用于孕妇、哺乳期妇女及儿童。

【相互作用】 尼麦角林可能会增强降血压药的作用。由于尼麦角林是通过 CYTP4502D6 代谢，不排除与通过相同途径代谢的药物有相互作用。

【不良反应】 轻微胃肠道不适，潮红，嗜睡，失眠。

【注意事项】 口服时宜空腹服用，注射给药后宜平卧数分钟，以免引起暂时性直立性低血压及眩晕。注射剂溶解后宜避光注射。

β-七叶皂苷钠 Sodium β-Aescinate

【商品名或别名】 β-Aesicin

【分类】 化学：不详。治疗学：脑血管活性药。

【指征和剂量】 用于各种原因的脑水肿、颅内血肿并发脑功能障碍，也用于创伤性肿胀、烧伤、烫伤及慢性静脉功能不全。

成人：10 mg 加入生理盐水 40 ml 静注，bid。20 mg 加入 10％葡萄糖注射液 500 ml 静滴，qd，7～10 d 为 1 个疗程。

【制剂】 注射剂：每支 5 mg。

【药动学】 不详。

【作用机制】 有显著抗炎、抗渗出、消除肿胀、消除自由基、改善微循环、增加静脉张力的作用,能改善多种病因引起的渗出和微循环障碍的病理生理变化。

【禁忌证】 大面积烧伤、软组织损伤及严重脑外伤者慎用。肾损伤、肾功能不全、Rh 血型不合及妊娠者禁用。本品禁用于动脉、肌内和皮下注射。

【相互作用】 与下列各类药物联合使用时要谨慎: ① 与血清蛋白结合率高的药物。② 能严重损害肾功能的药物。③ 皮质激素类药物。

【不良反应】 可引起静脉炎、静脉血管萎缩、手指青紫及皮下坏死、过敏反应、过敏性休克、肾损害、肝损害、心动过缓、喉头水肿等。

【注意事项】 宜用较粗静脉注射,注射时不可漏出血管外,若已发生则可用普鲁卡因或透明质酸酶局部封闭。用药前后要检查肾功能。

脑活素 Cerebrolysin

【商品名或别名】 脑蛋白水解物,复二氢麦角隐亭(A),α-二氢麦角隐亭,活血素,Brain Profein Hydrolysate,Vasobral,Co Dihydroergocryntine

【分类】 化学: 脑蛋白的水解提取物。治疗学: 脑营养药物。

【指征和剂量】 静滴: 10～20 ml/d,以 250 ml 葡萄糖注射液或生理盐水稀释后缓慢滴注,60～120 min 滴完,8～10 d 为 1 个疗程;肌注: 5 ml/次;皮下注射: 2 ml/次。

【制剂】 注射剂: 每支 2 ml,5 ml,10 ml。

【药动学】 不详。

【作用机制】 本品是经提取的不含蛋白质的注射液,为标准器官特异性氨基酸混合物的水溶液,其中 85%为人体必需氨基酸,15%是由氨基酸组成的低分子肽。1 ml 本品相当于 1 g 脑蛋白中的含氮物质。通过扩张血管增加动脉血流量,增加功能性毛细血管面积,增加末梢组织血流量,改善微循环,促进细胞和神经系统的代谢及功能。能改善脑代谢,透过血脑屏障直接进入脑神经细胞中,促进蛋白质合成,并影响其呼吸链。具有抗缺氧的保护功能,使紊乱的葡萄糖能量转运趋向正常化。本品还含有神经递质肽类激素及辅酶的前体物,能激活腺苷酸环化酶。

【禁忌证】 孕妇、肾功能严重不全者及癫痫患者禁用。

【相互作用】 尚未发现配伍禁忌。

【不良反应】 可出现过敏性休克、头痛、抽搐、肝功能异常、面部水肿等。

【注意事项】 ① 一般对本品能很好耐受。如注射速度过快，可能引起发热，偶有过敏反应，如恶寒、寒战等。② 过敏体质者慎用。

艾地苯醌 Idebenone

【商品名或别名】 雅伴，羟癸醌，羟癸甲氧醌，阿文，Avan

【分类】 化学：醌类。治疗学：脑保护药。

【指征和剂量】 用于中度阿尔茨海默病和脑血管性疾病引起的痴呆，对绝大多数患者的临床症状有改善作用。口服：30 mg，tid。

【制剂】 片剂：每片 30 mg。

【药动学】

给药途径	起始时间	峰值时间(h)	维持时间(h)
口服	迅速	3.31	8

【作用机制】 能恢复脑细胞线粒体琥珀酸氧化酶活性，激活电子传递系统功能，抑制脑线粒体脂质过氧化作用，保护线粒体功能，提高组织对葡萄糖的利用，改善脑缺血的能量代谢障碍。对脑卒中后遗症、情绪障碍、四肢麻木有疗效。

【禁忌证】 孕妇、哺乳期妇女慎用。过敏者禁用。

【相互作用】 尚未发现配伍禁忌。

【不良反应】 多数不良反应较轻微，如恶心、食欲减退、腹泻、兴奋，偶见过敏性皮疹、白细胞减少、转氨酶升高、尿素氮升高等。

【注意事项】 长期服用，要注意检查肝功能。

长效长春胺 Vincadar

【商品名或别名】 适脑脉-30，长春花素长效片，Aethroma-30，Cetal，Perval

【分类】 化学：长春花素长效片。治疗学：脑血管扩张剂。

【指征和剂量】 用于各种需增加大脑供氧的疾患、脑动脉硬化、阿尔茨海默病、脑梗死、脑出血后遗症等。

口服：30 mg，bid，重症者可 tid，一般 3～6 周显效。

【制剂】 片剂：每片 30 mg。

【药动学】

给药途径	起始时间	峰值时间	维持时间(h)
口服	迅速	迅速	7～8

【作用机制】 为脑血管扩张剂,能维持或恢复脑血管的生理性扩张,增加缺血区的正常脑血流量,提高脑组织对血氧的利用度。

【禁忌证】 孕妇及哺乳期妇女、颅内高压患者禁用。

【相互作用】 尚未发现配伍禁忌。

【不良反应】 有时有恶心、腹痛、腹泻、荨麻疹和出汗。

【注意事项】 心律失常或低血钾患者慎用。

多奈哌齐 Donepezil

【商品名或别名】 安理申,Aricept

【分类】 化学:可逆性乙酰胆碱酯酶抑制剂。治疗学:促智药。妊娠分类:D。

【指征和剂量】 轻度或中度阿尔茨海默病痴呆症状的治疗。

成年/老年人:初始治疗用量 5 mg/d,qd,于晚上睡前口服。5 mg/d 的剂量应至少维持 1 个月,以评价早期的临床反应,及达到多奈哌齐稳态血药浓度。用 5 mg/d 治疗 1 个月,并做出临床评估后,可以将本药的剂量增加到 10 mg/d,qd。推荐最大剂量为 10 mg,>10 mg/d 的剂量未做过临床试验。停止治疗后,本药的疗效逐渐减退,中止治疗无反跳现象。

【制剂】 片剂:每片 5 mg,10 mg。

【药动学】

给药途径	起始时间	峰值时间	维持时间(h)
口服	不详	不详	3～4

【作用机制】 特异的可逆性乙酰胆碱酯酶抑制剂,此酶主要存在于脑部。盐酸多奈哌齐在活体外实验对乙酰胆碱酯酶的抑制作用比对丁酰胆碱酯酶的抑制作用强 1 252 倍,后者主要存在于中枢神经系统以外。多奈哌齐抑制红细胞乙酰胆碱酯酶活性(AChE)的作用与其 ADAS－cog 量表的变化有关,这个量表是一个检查认知功能某些方面的敏感量表。尚没有对多

奈哌齐改变疾病的原发神经病理过程的潜力进行过研究。

【禁忌证】 对多奈哌齐、哌啶衍生物或制剂中赋形剂过敏的患者禁用。妊娠及哺乳期妇女禁用。胃肠道疾病活动期或有胃溃疡病史者、正在服用非甾体消炎药治疗、哮喘或阻塞性肺病、病窦综合征或室上性传导阻滞、外科大手术、有癫痫史者慎用。

【相互作用】 与拟胆碱药和其他胆碱酯酶抑制剂有协同作用。酮康唑、伊曲康唑、奎尼丁可升高本药血药浓度。与琥珀胆碱类肌松药、抗胆碱药有拮抗作用。苯妥英、苯巴比妥、卡马西平、地塞米松、利福平等药物可增加本药的清除率。

【不良反应】 最常见的不良反应为腹泻、肌肉痉挛、乏力、恶心、呕吐和失眠。其他为头痛、疼痛、意外伤害、普通感冒、腹部器官功能紊乱和头晕。晕厥、心动过缓和少见的窦房传导阻滞、房室传导阻滞和癫痫也有报道。几乎没有报道过包括肝炎的肝功能退化。如果出现不能解释的肝功能退化，应当考虑停用本品。有包括幻觉、易激怒和攻击行为的精神紊乱的报道，解决的办法是减量或停止治疗。也有一些关于厌食，胃、十二指肠溃疡和胃肠道出血的报道。可见血肌酸激酶浓度的轻微增高。

【注意事项】 过量可引起胆碱能危象，可用阿托品作为解毒剂。服用本药时患胃溃疡的概率增大。

【患者用药指导】 遵医嘱使用。

重酒石酸卡巴拉汀 Rivastigmine hydrogen tartrate

【商品名或别名】 艾斯能，利凡斯的明，Exelon

【分类】 化学：选择性乙酰胆碱酯酶抑制剂。治疗学：促智药。妊娠分类：B。

【指征和剂量】 轻度或中度阿尔茨海默病痴呆症状的治疗。

起始剂量：1.5 mg，bid。递增剂量：如患者按起始剂量服用至少 4 周以后耐受良好，可将剂量增至 3 mg，bid；当患者继续服用至少 4 周以后对此剂量耐受良好，可逐渐增加剂量至 4.5 mg，以至 6 mg，bid。倘若治疗中出现副作用(如恶心、呕吐、腹痛或食欲减退等)或体重下降，应将每日剂量减至患者能够耐受的剂量为止。维持剂量：1.5～6 mg，bid。获得最佳疗效的患者应维持其最高的且耐受良好的剂量。每日最高推荐剂量：6 mg，bid。肾功能减退或肝功能减退患者服药不必调整剂量。

【制剂】 片剂：每片 1.5 mg，3 mg，4.5 mg，6 mg。

【药动学】

给药途径	起始时间	峰值时间(h)	维持时间
口服	不详	1	不详

【作用机制】 是一种氨基甲酸类脑选择性乙酰胆碱酯酶抑制剂，通过延缓功能完整的胆碱能神经元对释放乙酰胆碱的降解而促进胆碱能神经传导。

【禁忌证】 对重酒石酸卡巴拉汀或其他氨基甲酸衍生物或剂型成分过敏的患者禁用。病态窦房结综合征或其他严重心律失常、溃疡病、有呼吸系统病史或正在发病的患者(哮喘或阻塞性肺病)，尿路梗阻和痉挛者，正在使用其他拟胆碱和抗胆碱药者，糖尿病患者，孕妇及哺乳期妇女慎用。

【相互作用】 可增强肌肉松弛药的肌松效果，与其他拟胆碱药和胆碱酯酶抑制剂合用可能发生协同作用，干扰抗胆碱药的治疗作用。尼古丁可使本药口服清除率升高，与食物同服可使本药吸收时间延长 90 min，血药峰浓度降低，曲线下面积增加近 30%。

【不良反应】 中枢和周围神经系统异常：眩晕，头痛，困倦，疲劳，虚弱，震颤，激动，失眠，精神错乱，抑郁。胃肠系统异常：恶心，呕吐，腹泻，食欲减退，消化不良。心血管系统：房室传导阻滞和高血压。防御机制异常：上呼吸道感染，泌尿系统感染。其他：出汗增多、全身不适、体重下降。女性患者对恶心、呕吐、食欲减退和体重下降更为敏感。

【注意事项】 治疗中断超过数天，应从最低剂量开始重新治疗。对病态窦房结综合征或伴其他严重心律失常患者应慎用本药。胆碱能样刺激作用可引起胃酸分泌增加。用药过量应采取对症措施，严重者可使用阿托品，不推荐东莨菪碱作为解毒药。

【患者用药指导】 与早餐、晚餐同服。

石杉碱甲 Huperzine A

【商品名或别名】 哈伯因，双益平，Huperzine A，Selagine

【分类】 化学：可逆性胆碱酯酶抑制剂。治疗学：促智药。妊娠分类：C。

【指征和剂量】 本品适用于良性记忆障碍，对各型痴呆（如阿尔茨海默病）和脑器质性病变引起的记忆障碍亦有改善作用。

口服：0.1～0.2 mg，bid，最多不超过 0.45 mg/d，或遵医嘱。

【药动学】

给药途径	起始时间	峰值时间	维持时间(min)
口服	迅速	不详	10～30

【作用机制】 本品为胆碱酯酶抑制剂，对乙酰胆碱酯酶具有选择性抑制作用，易通过血、脑脊液屏障。具有促进记忆再现和增强记忆保持的作用。

【禁忌证】 对本药过敏者和严重心动过缓、低血压、心绞痛、癫痫、哮喘、肾功能不全、机械性肠梗阻患者等禁用。孕妇慎用。

【相互作用】 尚不明确。

【不良反应】 可引起头晕、耳鸣、恶心、出汗、腹痛、肌束颤动、胃肠道不适，个别有瞳孔缩小、呕吐、视力模糊、心律改变、流涎、嗜睡等反应。

【注意事项】 出现不良反应明显时，减量、停药后可缓解、消失。严重者可用阿托品对抗。

【患者用药指导】 遵医嘱使用。

美金刚 Memantine

【商品名或别名】 易倍申，Ebixa

【分类】 化学：非竞争性 NMDA 受体拮抗剂。治疗学：抗震颤麻痹药。妊娠分类：B。

【指征和剂量】 治疗中重度至重度阿尔茨海默病。本品应由对阿尔茨海默病的诊断和治疗富有经验的医生处方并指导患者使用。患者身边有按时监督患者服药的照料者的情况下才能开始治疗。应按照现行的诊断标准和指南对痴呆进行诊断。

成人：最大剂量 20 mg/d。为了减少副作用的发生，在治疗的前 3 周应按每周递增 5 mg 剂量的方法逐渐达到维持剂量，具体如下：治疗第 1 周的剂量为 5 mg/d(半片，早晨服)，第 2 周 10 mg/d(半片，bid)，第 3 周 15 mg/d

(早上服 1 片,下午服半片),第 4 周开始服用推荐的维持剂量 20 mg/d(1 片,bid)。65 岁以上患者的推荐剂量为 20 mg/d(10 mg,bid)。美金刚片剂可空腹服用,也可随食物同服。

【制剂】片剂:每片 10 mg。

【药动学】

给药途径	起始时间	峰值时间	维持时间
口服	不详	不详	不详

【作用机制】 美金刚是一种电压依赖性、中等程度亲和力的非竞争性 NMDA 受体拮抗剂。它可以阻断谷氨酸浓度病理性升高导致的神经元损伤。

【禁忌证】对本品的活性成分或其赋型剂过敏者禁用。

【相互作用】 在合并使用 NMDA 拮抗剂时,左旋多巴、多巴胺受体激动剂和抗胆碱能药物的作用可能会增强,巴比妥类和神经阻滞剂的作用有可能减弱。美金刚与抗痉挛药物(如丹曲林或巴氯芬)合用时可以改变这些药物的作用效果,因此需要进行剂量调整。避免与金刚烷胺、氯胺酮或右美沙芬合用,以免发生药物中毒性精神病。在已发表的一个报道中指出,美金刚与苯妥英合用可能风险增加。

由于其他药物(如西咪替丁、雷尼替丁、普鲁卡因胺、奎尼丁、奎宁以及尼古丁)与金刚烷胺共用相同的肾脏阳离子转运系统,因此也有可能与盐酸美金刚产生相互作用,导致血浆水平升高的潜在风险。美金刚与双氢克尿噻或任何一个含双氢克尿噻的复方制剂合并应用时有可能使双氢克尿噻的血清水平降低。美金刚在离体条件下不抑制细胞色素酶(CYP1A2、CYP2A6、CYP2C9、CYP2D6、CYP2E1、CYP3A)、环氧化物水解酶和硫酸化以及含单氧化酶的黄素的活性。

【不良反应】 本品的常见不良反应(发生率<2%)有幻觉、意识混沌、头晕、头痛和疲倦。同时饮酒不良反应加重。少见的不良反应(发生率为 0.1%~1%)有焦虑、肌张力增高、呕吐、膀胱炎和性欲增加。根据自发报道,有癫痫发作的报道,多发生在有惊厥病史的患者。

【注意事项】 肾功能损害患者:对于肾功能轻度损害(血清肌酐水平不超过 130 μmol/L)患者,无需调整剂量。对于中度肾功能损害[肌酐清除率为40～60 ml/(min·1.73 m^2)]患者，应将本品剂量减至10 mg/d。目前尚无本品用于严重肾功能损害[肌酐清除率<9 ml/(min·1.73 m^2)]患者的资料，因此不推荐在这类患者中使用本品。目前尚无美金刚应用于肝功能损害患者的资料。癫痫患者、有惊厥病史或癫痫易感体质的患者应用美金刚时应慎重。尿液pH值升高的患者服用本品时必须进行密切监测。心肌梗死、失代偿性充血性心力衰竭和未有效控制的高血压患者应用美金刚的资料有限，因此这些患者服用本品时应密切观察。

中重度至重度阿尔茨海默病通常会导致驾驶和机械操作能力的损害，而且本品可能改变患者的反应能力，因此服用本品的患者在驾车或操作机械时要特别小心。

【患者用药指导】 遵医嘱使用。

八、治疗缺血性脑血管疾病药

（一）抗血小板聚集药

阿司匹林 Aspirin

【商品名或别名】 乙酰水杨酸，肠溶阿司匹林，拜阿司匹林，伯基

【分类】 化学：乙酰水杨酸。治疗学：抗血小板聚集药物。妊娠分类：D。

【指征和剂量】 可用于缺血性脑血管病、冠心病、心脑血管病外科手术后预防血栓形成。小剂量50～150 mg，qd，口服。

【制剂】 普通片剂：每片50 mg。肠溶片剂：每片25 mg。缓释剂：每片100 mg。

【药动学】

给药途径	起始时间(h)	峰值时间(h)	维持时间(h)
口服	0.25～0.5	1～2	4～6

【作用机制】 本品作为解热镇痛药物于18世纪用于临床，20世纪70年代发现其对血小板和血管内皮细胞的环氧化酶(COX)活性有抑制作用，使血小板生成血栓素(TXA_2)的功能受到不可逆的影响，一次用药作

用可持续血小板的整个寿命周期,达 7 d 左右。一次性口服后小剂量药物半衰期为 15～20 min,血浆结合率 41%,水解后的水杨酸盐半衰期为 2～3 h,蛋白结合率为 65%～90%,反复用药后水杨酸盐的半衰期可维持 5～18 h。

【禁忌证】 对本品过敏者、有哮喘史患者禁用。严重肝病、出血性疾病或接受抗凝剂治疗的患者禁用。近期出血或年老体弱者禁用。

【相互作用】 ① 阿司匹林可加强磺脲类药品的降血糖作用,与这类药物合用时应减少后者的剂量。② 与抗凝血药、溶栓药合用,可增加出血的危险。③ 与羟基保泰松、保泰松合用,阿司匹林的排尿酸作用减弱。④ 阿司匹林与青霉素合用时须减少两者的剂量。

【不良反应】 恶心、呕吐、上腹部不适、呕血、黑便、皮疹等。

【注意事项】 ① 血友病、血小板减少症、消化道溃疡、肝肾功能障碍、症状未得到控制的严重高血压、糖尿病视网膜病变患者,妊娠及哺乳期妇女禁用。② 不宜与肝素、噻氯匹定和口服抗凝药合用。③ 不宜与其他非甾体消炎药、抗痛风药和糖皮质激素合用。④ 与己酮可可碱合用有增加出血的危险。

奥扎格雷 Ozagrel

【商品名或别名】 桂善宝,丹奥

【分类】 治疗学:抗血小板聚集药物。妊娠分类:D。

【指征和剂量】 可用于急性缺血性脑血管病中的脑血栓形成、蛛网膜下腔出血后合并的脑血管痉挛。

40～80 mg 溶入 5%葡萄糖注射液或生理盐水 500 ml 静滴,qd,7～14 d 为 1 个疗程。

【制剂】 粉针剂:每支 20 mg,40 mg,80 mg。水针剂:每支 40 mg/2 ml,80 mg/4 ml。

【作用机制】 本品为血栓素合成酶抑制剂,可减少血栓素(TXA_2)的合成,增加前列环素(PGI2)的含量,抑制血小板聚集,解除血管平滑肌痉挛,增加脑血流量,促进已形成的血栓溶解。

【禁忌证】 ① 脑出血、脑栓塞、心房纤颤、心肌梗死、细菌性心内膜炎、消化道出血、血小板减少、伴有意识障碍的大面积脑梗死患者禁用。② 正在服用抗血小板剂、抗凝剂或已使用了溶栓制剂者禁用。

【不良反应】 过敏性休克、皮下出血、消化道出血、出血性脑梗死、血小板减少、转氨酶增高、发热、恶心、呕吐、腹泻、头痛、注射部位疼痛等。

【注意事项】 本品与抑制血小板功能的药物合用有协同作用，必须适当减量。

双嘧达莫　Dipyridamole

【商品名或别名】 潘生丁，哌醇定，双嘧啶胺醇，Persantin

【分类】 治疗学：抗血小板聚集药物。妊娠分类：C。

【指征和剂量】 可用于冠心病、缺血性脑血管病、心脏外科手术后预防血栓形成。由于单独应用预防缺血性脑血管病作用较弱，目前临床比较少用。

口服：25 mg，tid，饭前 1 h 服。

【制剂】 片剂：每片 25 mg。注射剂：每支 10 mg。

【药动学】 平均达峰浓度时间约 75 min，血浆半衰期为 2～3 h。与血浆蛋白结合率高。在肝内代谢，与葡糖醛酸结合，从胆汁排泌。

【作用机制】 本品具有磷酸二酯酶抑制剂和血清合成酶抑制剂的双重作用，通过抑制磷酸二酯酶活性，增加细胞内 cAMP 的浓度。能使血管扩张和增加血流量，还可阻断血栓素（TXA_2）生成，抑制血小板聚集，防止血栓形成。

【禁忌证】 低血压、出血倾向者，心肌梗死后休克状态禁用。

【相互作用】 与阿司匹林有协同作用。与双香豆素抗凝药同用时出血并不增多或增剧。

【不良反应】 头痛、恶心、呕吐、腹泻等。

【注意事项】 与肝素合用可导致出血，孕妇、哺乳期妇女、12 岁以下儿童慎用。

噻氯匹定　Ticlopidine

【商品名或别名】 力抗栓，抵克利得，天新利搏，利旭达

【分类】 治疗学：抗血小板聚集药物。妊娠分类：D。

【指征和剂量】 缺血性心脑血管疾病、血栓栓塞性疾病、周围血管病、糖尿病性视网膜病。用于预防缺血性脑血管病的效应稍优于阿司匹林，但

不良反应比阿司匹林稍多,价格昂贵,因此一般首选阿司匹林。

口服:250 mg,qd 或 bid。

【制剂】 片剂:每片 250 mg。

【药动学】

给药途径	起始时间	峰值时间(h)	维持时间(h)
口服	迅速	1～2	4～6

【作用机制】 本品为噻吩并吡啶衍生物,具有较强的抑制二磷酸腺苷(ADP)诱导的血小板聚集作用,还可抑制血小板的释放反应,降低血小板的黏附性。口服吸收率为 80%～90%,1 次用药 2 h 后血药浓度达峰值,用药后 1～2 d 起效,3～5 d 作用达高峰,半衰期为 12 d,停药后作用尚可持续 4～8 d。

【禁忌证】 孕妇、哺乳期妇女、血小板或白细胞减少者、过敏者、有近期出血史者、近期溃疡病伴有出血时间延长者均禁用。近期有外科手术病史者禁用。

【相互作用】 尚不明确。

【不良反应】 恶心、呕吐、腹泻、出血、粒细胞减少、胆汁淤积性黄疸、药物性肝炎。

【注意事项】 ① 不宜与肝素、阿司匹林及其他非甾体消炎药合用。② 警惕感染综合征、坏死性溃疡性咽炎发生。

【患者用药指导】 用药最初 3 个月内,需每 2 周检查白细胞和血小板计数,当发现计数降低时应停药。

氯吡格雷 Clopidogrel

【商品名或别名】 波立维

【分类】 治疗学:抗血小板聚集药物。治疗学:抗凝血药。妊娠分类:B。

【指征和剂量】 急性缺血性脑血管病、心肌梗死、外周血管病。用于预防缺血性脑血管病,其疗效与噻氯匹定较类似,但不良反应少些,极少发生粒细胞减少。

口服:75 mg,qd。本品 75 mg 相当于噻氯匹定 250 mg。

【制剂】　片剂：每片 75 mg。

【药动学】　氯吡格雷广泛地在肝脏代谢。多次口服氯吡格雷 75 mg 以后，该代谢物的血药浓度约在服药后 1 h 达峰（约 3 mg/L）。氯吡格雷经氧化生成 2-氧基-氯吡格雷，继之水解形成活性代谢物（一种硫醇衍生物）。

【作用机制】　本品为噻吩并吡啶化合物，可选择性地与血小板表面腺苷酸环化酶偶联的 ADP 受体结合，抑制 ADP 介导的糖蛋白复合物诱导的血小板聚集。1 次口服本品后 2 h 可观察到剂量依赖性的血小板抑制作用，连续给药，作用在 3～7 d 达到稳态，使血小板抑制水平维持在 40%～60%，停药后 5 d 血小板聚集水平回到基线。口服后 1 h 血药浓度达峰值，血浆蛋白结合率 94%，主要在肝脏代谢，半衰期 8 h，50%的代谢产物从尿中排出，46%由粪便排出。

【禁忌证】　全身有活动性出血的患者禁用。

【不良反应】　主要包括胃及十二指肠溃疡（0.7%）、出血（2%）、皮疹（42%）、紫癜（5.3%）、瘙痒（3.3%）、头痛（7.6%）、眩晕（6.2%）、胸痛（8.3%）、水肿（4.1%）、血压升高（4.3%）。

【注意事项】　对本药过敏者禁用。

【患者用药指导】　超过 75 岁的患者，不使用负荷剂量。

（二）抗　凝　药

肝素　Heparin

【商品名或别名】　Hepathrom, Lipohepin

【分类】　治疗学：抗凝血药。妊娠分类：C。

【指征和剂量】　短暂性脑缺血发作（目前临床很少应用）、急性心肌梗死、深部静脉血栓、肺栓塞或肢体动脉栓塞、弥散性血管内凝血、血液透析、外科手术及导管检查术的体内外抗凝剂。

开始剂量 5 000～12 500 U 溶于 5%葡萄糖注射液 1 000 ml 静滴，速度为 15～20 滴/min，应用三管法每 4 h 测定 1 次凝血时间，使凝血时间控制在 18～20 min（正常值 6～12 min）。其后根据测定的凝血时间调整维持剂量。目前很少使用本品治疗脑血管病。

【制剂】　注射剂：每支 12 500 U/ml，12 500 U/2 ml。

【药动学】

给药途径	起始时间(min)	峰值时间	维持时间(h)
静注	5～10	迅速	3～4
肌注	120	迅速	8

【作用机制】 肝素是哺乳动物肥大细胞内合成的一种直链黏多糖-氨基葡聚糖,因在狗的肝脏提取物中发现而命名,20 世纪 30 年代用于外科临床防治术后肺栓塞,70 年代证实肝素的抗凝作用是通过与血浆中的抗凝血酶Ⅲ(ATⅢ)结合,加速 ATⅢ对凝血因子的灭活作用,阻止纤维蛋白原转化为纤维蛋白。大剂量的肝素可抑制凝血酶(因子Ⅱα)以及促凝蛋白因子Ⅸα和Ⅹα的活性,延长部分凝血酶原时间(PTT)及凝血酶时间(TT),但对凝血酶原时间(PT)无明显影响。此外,大剂量的肝素可抑制血小板的聚集和释放,使出血时间延长。肝素体外作用强度以抗因子Ⅹα/抗因子Ⅱα的比值表示,该比值越大,其抗血栓作用越强,而出血倾向越小。普通肝素抗因子Ⅹα/抗因子Ⅱα的比值为 1,提示治疗作用和不良反应的风险比例各半。目前临床使用的纯化肝素是从猪或牛的内脏中提取,分子量 3 000～30 000,平均 15 000,制剂有肝素钠和肝素钙。

【禁忌证】 颅内出血、严重高血压、肝肾功能障碍、消化道溃疡、视网膜病变、急性细菌性心内膜炎患者和妊娠妇女、先兆性流产者、有出血病史者禁用。

【相互作用】 ① 与普鲁卡因混合注射,可减轻肌注疼痛而不影响抗凝作用。② 与右旋糖酐并用于弥散性血管内凝血(DIC)治疗,可提高疗效。③ 与碳酸氢钠、乳酸钠并用,促进肝素抗凝作用。④ 与香豆素、阿司匹林、非甾体消炎药、尿激酶等同用时,会加重出血危险。

【不良反应】 用量过大可导致严重自发性出血,长期用药可出现脱发、骨质疏松和自发性骨折。

【注意事项】 ① 不宜与水杨酸类、非甾体消炎药、噻氯匹定、低分子右旋糖酐、糖皮质激素合用,因可增加出血的危险。② 过敏体质者,可先给予 6～8 mg 作为测试剂量,如半小时后无特殊反应,才可给予全量。

低分子量肝素 Low Molecular Weight Heparin

【商品名或别名】 速避凝,法安明,克塞,栓复欢,海普宁

【分类】治疗学：抗凝血药。妊娠分类：C。

【指征和剂量】 预防深静脉血栓形成、周围血管病、急性缺血性脑血管病、稳定型心绞痛和血液透析中预防血液凝块形成。

0.3～0.6 ml，qd或bid，皮下注射，在脐下的外侧腹壁依次取注射点。各商品制剂低分子量肝素钙或钠盐，平均分子质量、每0.1 ml含肝素氨基葡聚糖片段的抗FXa国际单位(IU)各不相同。使用时应注意规格说明。

【制剂】 粉针剂：每支300～600 μl。注射剂：每支300～600μl。

【药动学】

给药途径	起始时间(h)	峰值时间(h)	维持时间(h)
皮下注射	1～2	3	24

【作用机制】 低分子量肝素是由普通肝素经过亚硝酸分解、浓集和纯化而得到的低分子量肝素钙盐或钠盐，分子量2 000～8 000，平均4 000。应用血凝度测量法(ICU)证实低分子量肝素有较强的抗因子和较弱的抗凝血酶的作用，体外抗的比值为4∶1，表明其抗凝的作用较强，而出血倾向明显减少。人皮下注射低分子量肝素后，可促进t-PA的释放，缩短优球蛋白溶解时间(ELT)，促进纤维蛋白的降解。因低分子量肝素对血小板功能的影响明显小于普通肝素，减轻了出血倾向和血小板减少的不良反应。

【禁忌证】 对本品过敏者，急性细菌性心内膜炎、血小板减少症、脑出血患者禁用。

【相互作用】 本品与非甾体消炎药、水杨酸类药、口服抗凝药、影响血小板功能的药物和血浆增容剂(右旋糖酐)等药物同时使用时，应注意观察，因这些药物能增加出血危险。

【不良反应】 注射部位出血性瘀斑、皮下瘀斑、血尿、过敏性皮疹等。

【注意事项】 ① 不能用于肌注。② 出血性疾病、血小板减少、细菌性心内膜炎、严重高血压、消化道溃疡、肝肾功能障碍、视网膜血管病患者禁用。③ 定期检查血小板计数及必要时监测血浆抗因子Ⅹa活性测定。

华法林 Warfarin

【商品名或别名】 苄丙酮香豆素钠，Coumadin

【分类】 治疗学：抗凝血药。妊娠分类：C。

【指征和剂量】 预防深静脉血栓形成,血液透析中预防血液凝块形成和预防周围血管病、急性缺血性脑血管病。

用药前检测凝血时间及活功度,第1日给予5～10 mg,口服;第2日半量;第3日根据复查的凝血因子Ⅱ时间及活动度结果给予维持剂量,一般维持量为2.5～5 mg/d,用药期间凝血因子Ⅱ活动度维持在25%～40%。

【制剂】 片剂:每片2.5 mg,5 mg。

【药动学】

给药途径	起始时间(h)	峰值时间(d)	维持时间(d)
口服	12～18	1.5～3	4～5

【作用机制】 本品为香豆素衍生的钠盐,通过拮抗维生素K的作用,使凝血因子Ⅸ和Ⅹ的前体物质不能活化,在体内发挥竞争性的抑制作用,为一种间接性的中效抗凝剂。口服吸收迅速,生物利用度100%,血浆蛋白结合率97%,18 h开始起作用,36～48 h达高峰,半衰期为42～54 h。

【禁忌证】 严重高血压、肝肾功能障碍、消化道溃疡、急性细菌性心内膜炎患者及妊娠妇女、有出血病史者禁用。

【相互作用】 ① 与以下药物合用可增强抗凝作用:水杨酸类、保泰松、水合氯醛、依他尼酸、丙咪嗪、甲硝唑、肾上腺皮质激素、苯妥英等。② 与以下药物合用可减弱抗凝作用:苯巴比妥类、利福平、维生素K、雌激素类。

【不良反应】 牙龈出血、血尿、发热、恶心、呕吐、腹泻、严重致畸作用。

【注意事项】 ① 长期口服,停药时要逐渐减量。② 监测凝血酶原时间,不能过低时停药。

(三) 溶解血栓药

尿激酶 Urokinase

【商品名或别名】 注射用尿激酶,UK

【分类】 治疗学:溶栓药。妊娠分类:D。

【指征和剂量】 发病6 h以内的缺血性脑卒中、颅内静脉窦血栓形成、急性心肌梗死、肢体动静脉血栓闭塞或栓塞性疾病、视网膜中央动静脉血栓或栓塞。

开始剂量25～150万U溶于5%葡萄糖注射液或生理盐水中静滴，30～60 min内滴完；其后给予维持剂量10万U/h，用药12～24 h。病情未能缓解的患者适当延长用药时间，一般为3～5 d。

【制剂】 注射用粉针剂：每支1 000 U，5 000 U，1万U，10万U，25万U，50万U。

【药动学】

给药途径	起始时间	峰值时间(min)	维持时间(h)
静注	迅速	15	6～24

【作用机制】 尿激酶是从新鲜人尿中提取的一种蛋白水解酶，其中含有高分子量(54 000，25%)和低分子量(33 000，75%)的两种成分，为白色或类白色粉末，可溶于水及生理盐水。高分子量尿激酶含量>90%的制剂，溶栓效果较好。尿激酶能直接激活纤溶酶原，使其成为纤溶酶，水解纤维蛋白，使已形成的血栓溶解。尿激酶一次静注的半衰期为9.3 min，静滴的半衰期为16.1 min。纤溶酶的活性在其静注后15 min达高峰，作用可维持6～24 h，但24 h后有血栓再形成的可能。

【禁忌证】 出血性疾患、凝血障碍患者禁用。近2周内有过活动性出血或外科手术史、严重高血压、肝肾功能障碍、细菌性心内膜炎、二尖瓣病变合并心房纤颤和左心房内血栓形成、糖尿病合并视网膜病变患者与妊娠妇女禁用。发病8 h以后的脑梗死患者慎用。

【相互作用】 本品为溶栓药，因此，影响血小板功能的药物，如阿司匹林、保泰松等不宜合用。肝素和口服抗凝血药不宜与大剂量本品合用，以免增加出血危险。

【不良反应】 恶心、呕吐、食欲缺乏、发热、疲倦、转氨酶增高等。用量过大可出现皮肤和黏膜出血、肉眼或镜下血尿、严重者颅内可出现与梗死病灶无关的远隔部位血肿。

【注意事项】 ① 应用本品前，应进行血细胞比容、血小板计数、凝血酶时间(TT)、凝血酶原时间(PT)、激活的部分凝血酶原时间(APTT)的测定。TT和APTT应在<2倍延长的范围内。② 注意皮肤、黏膜等出血倾向。

阿替普酶 Alteplase

【商品名或别名】 Actilyse,t-PA,组织型纤维蛋白溶解酶原激活剂,Tissue Type Plasminogen Activator

【分类】 治疗学:溶栓药。妊娠分类:D。

【指征和剂量】 急性心肌梗死、肺栓塞、深静脉血栓形成、发病在6 h内的缺血性脑卒中。

2万~4万U/min静滴,持续30~60 min,1个疗程总剂量为20万U。(由于价格昂贵,中国尚缺乏临床经验,上述用法与剂量仅供参考)。

【制剂】 注射剂:1 mg=10万U。粉针剂:1 mg=100万U。

【作用机制】 为一种存在于血管内皮和其他组织中的丝氨酸蛋白酶,可由人子宫组织和黑色素瘤细胞培养液中提取,分子量70 000。t-PA在有纤维蛋白存在的条件下,可直接激活纤溶酶原,对已形成的血栓进行溶解。一次静注的半衰期仅5~10 min,需持续给药方能维持疗效。

【禁忌证】 颅内出血、严重高血压、急性胰腺炎、急性细菌性心内膜炎、有出血病史者禁用。

【相互作用】 用药前给予口服抗凝剂会增加出血的危险。与其他纤溶药物合用时,请酌情减量。

【不良反应】 自发性出血、心肌梗死患者可发生心律失常。

【注意事项】 同尿激酶。

重组人组织型纤维蛋白溶酶原激活剂 Recombinant Human Tissue Type Plasminogen Activator

【商品名或别名】 栓体舒,rt-PA

【分类】 治疗学:溶栓药。妊娠分类:D。

【指征和剂量】 发病6 h以内的急性冠状动脉闭塞、发病3 h以内的急性闭塞性缺血性脑血管病。

常用剂量为每次0.9 mg/kg,其中10 mg在1~2 min内静注,其余剂量在60 min内静滴,剩余剂量在120 min内缓慢静滴(由于价格昂贵,尚缺乏中国人的临床资料,上述用法及剂量仅供参考)。

【制剂】 粉针剂:50 mg。

【药动学】 该药可从血循环中迅速清除,主要经肝脏代谢(血浆清除率550~680 ml/min)。相对血浆α半衰期($t_{1/2\alpha}$)是4~5 min。这意味着20 min后,血浆中本品的含量不到最初值的10%。周边室的残留量,其半衰期为40 min。

【作用机制】 rt-PA是由基因重组技术生产的t-PA,为一种糖蛋白,分子量70 000,与纤维蛋白有着较高的亲和性,可激活有纤维蛋白存在条件下的纤溶酶原,对已形成的血栓进行溶解。静注后可被肝脏迅速清除,血中半衰期仅为5 min。

【禁忌证】 颅内出血、严重高血压、急性胰腺炎、急性细菌性心内膜炎、有出血病史者禁用。

【相互作用】 同时使用香豆素类衍生物、血小板聚集抑制剂、肝素和其他影响凝血药物可增加出血危险。与其他溶栓治疗药物联合用药时,该药应酌情减量。

【不良反应】 注射部位皮下出血。

【注意事项】 出血性疾患、脑出血、未能控制的严重高血压、正在发生的内出血、10 d内有严重的外伤或大手术、2个月内有脑或脊髓手术史、细菌性心内膜炎、急性胰腺炎、严重肝功能障碍等患者禁用。

(四)降解纤维蛋白药

安克洛酶 Ancrod

【分类】 治疗学:降纤药。妊娠分类:D。

【指征和剂量】 血栓栓塞性疾病:心肌梗死、肺栓塞、深静脉血栓形成、视网膜中央静脉闭塞、周围动脉闭塞。

开始剂量1 U,qd,皮下注射或静注;第5日增加至2 U;第10日增加至4 U。3~4周为1个疗程。用药期间根据血浆凝血因子Ⅰ含量变化调整剂量。"欧洲卒中指南"推荐在发病3 h内应用。中国市场本品较少,上述剂量与用法仅供参考。

【制剂】 注射剂:每支70 U/ml。

【作用机制】 本品是从马来西亚红口蝮蛇的蛇毒中分离出来的一种蛋白水解酶,分子量37 000。本品可直接作用于凝血因子Ⅰ的α键,使其形成容易被纤溶酶溶解的可溶性纤维蛋白微粒,防止血栓形成,对凝血因子和血小板功能无影响。

【禁忌证】 颅内出血、严重高血压、急性胰腺炎、急性细菌性心内膜炎、有出血病史者禁用。

【不良反应】 皮疹、注射部位红肿、延缓伤口愈合、用量过大时因凝血因子Ⅰ减少可导致出血。

【注意事项】 有出血性疾患、对本品过敏者禁用。

巴曲酶 Batroxobin

【商品名或别名】 东菱迪夫,东菱精纯克栓酶

【分类】 治疗学:降纤药。妊娠分类:D。

【指征和剂量】 急性缺血性脑血管病、慢性动脉闭塞性血管病、改善末梢及微循环障碍、突发性耳聋。

第1日开始剂量10 BU溶于生理盐水100 ml,于1 h内缓慢静滴;第3日和第5日5 BU或10 BU,静滴。

【制剂】 注射剂:每支0.5 ml(5 BU)。

【作用机制】 本品是从巴西具窍(洞)蝮蛇 *moojeni* 亚种蛇毒中提取和纯化的一种类凝血酶,具有降解凝血因子Ⅰ的作用。本品是单成分的糖肽结构,肽链由231个氨基酸组成,分子量35 000。本品可直接刺激血管内皮细胞释放t-PA,具有增强纤溶系统活性的作用,并可选择性地作用于纤维蛋白α链末端的精氨酸和甘氨酸之间的肽键,释放纤维蛋白肽A,此时所生成的纤维蛋白单体和血纤维蛋白多聚体容易被分解,而发挥降解纤维蛋白的作用。此外,巴曲酶分解凝血因子Ⅰ所生成的纤维蛋白单体,对r-PA促进纤维蛋白溶酶的生成作用有增强的效果。另外,巴曲酶还显著改善血液流变学诸因素,如对血管、血浆、血细胞的行为均有明确的改善作用。并具有明显的神经细胞保护作用。但对其他出凝血机制与血小板数目和功能无明显影响,故巴曲酶疗效好而不良反应小。

【禁忌证】 出血性疾患、颅内出血、严重高血压、消化道溃疡、重症糖尿病、外科手术后、细菌性心内膜炎患者和月经期、妊娠及产褥期妇女禁用。

【相互作用】 水杨酸类药、抗凝药可加剧本品作用。

【不良反应】 注射部位或静脉穿刺部位瘀斑。

【注意事项】 ① 1 BU=0.17 NIH凝血酶单位。② 用药期间定时检查血浆凝血因子Ⅰ。

降纤酶 Defibrase

【商品名或别名】 蝮蛇抗栓酶,去纤酶,消栓酶,克栓酶,清栓酶

【分类】 治疗学：降纤药。妊娠分类：D。

【指征和剂量】 急性缺血性脑血管病、急性心肌梗死、突发性耳聋、深静脉血栓形成、周围血管病变。

首次剂量 5～10 U 溶于生理盐水 100 ml 中静滴，第 3 日和第 5 日重复使用 5 U。

【制剂】 冻干粉注射剂：每支 5 U，10 U。

【作用机制】 本品是一类自我国多种蛇种的蛇毒中分离和纯化出的类凝血酶，其中包括云南的尖吻蝮蛇、长白山的白眉蝮蛇、东南沿海的江浙蝮蛇等。20 世纪 80 年代初临床广泛用于治疗急性缺血性脑血管病。由于生产工艺和技术设备等问题，一些生产厂家对其中含有的出血毒和神经毒等未能去除，导致许多不良反应的发生。1997 年卫生部对国产蛇毒制剂颁发了统一标准，要求分子量在 34 000～36 000。HPLC 检测仅有单一的峰值，并一律使用注射用降纤酶的名称。降纤酶可作用于凝血因子Ⅰ的肽键，使其降解为纤维蛋白单体和多聚体，减少凝血因子Ⅰ含量，防止血栓形成，但对凝血因子和血小板功能无任何影响。

【禁忌证】 过敏者禁用。

【不良反应】 注射部位瘀斑，个别患者血浆凝血因子Ⅰ可下降至 100 mg以下。

【注意事项】 出血性疾患慎用。用药期间定时检查血浆凝血因子Ⅰ含量。

地拉齐普 Dilazep

【商品名或别名】 地拉草，克冠二氮草，酯嗪，Asta C4898，Comelian，Cormelian，Labitan

【分类】 化学：苯二氮草类。治疗学：选择性冠状动脉及脑动脉扩张剂。

【指征和剂量】 临床用于心肌缺血和脑缺血。

口服：60 mg，tid，2 个月为 1 个疗程。

【制剂】 片剂：每片 30 mg。

【药动学】

给药途径	起始时间	峰值时间(h)	维持时间(h)
口服	迅速	2～3	24

【作用机制】 本品是一种选择性扩张冠状动脉和脑动脉的药物，有较广泛的药理作用，包括Ca^{2+}拮抗作用、Na^+通道阻滞作用、抑制细胞对腺苷的摄取、抗血小板作用及膜保护作用等。

【禁忌证】 近期心肌梗死患者禁用。

【相互作用】 尚未发现配伍禁忌。

【不良反应】 轻微，偶有头晕和胃肠道不适等。

(五) 氧自由基清除剂及促醒剂

依达拉奉 Edaravone

【商品名或别名】 毕存

【分类】 治疗学：脑保护剂(自由基清除剂)。

【指征和剂量】 通常，成人1支(含依达拉奉30 mg)，bid，用时以适量的生理盐水稀释，30 min内静滴完。发病后24 h内开始给药，疗程为14 d以内。

【制剂】 注射剂：每支10 mg/5 ml，30 mg/20 ml。

【作用机制】 较多报道说明羟基基团(OH)等自由基是缺血伴脑血管障碍的主要因子，缺血/缺血再灌注时花生烯类代谢系统异常亢进等导致自由基产生增加。这些自由基致使细胞膜脂质的不饱和脂肪酸过酸化，引起细胞膜障碍，从而引起脑功能障碍。本品可清除自由基，抑制脂质过氧化，从而抑制脑细胞(血管内皮细胞、神经细胞)的氧化障碍，抑制梗死周边区域的血流量下降，作用于脑梗死急性期，抑制脑水肿、脑梗死、神经症状、迟发性神经元死亡等缺血性脑血管障碍的发生和进展(恶化)，从而发挥保护作用。

【禁忌证】 既往对本品有过敏史的患者，重度肾衰竭患者(有致肾功能衰竭加重的可能)禁用。

【相互作用】 与抗生素(头孢唑啉钠、哌拉西林钠、头孢替安)等合用，因有致肾衰竭加重的可能，合并用药时必须进行多次肾功能检测等观察。

【不良反应】 急性肾衰竭、肝功能障碍、黄疸、血小板减少、弥散性血管内凝血(DIC)(均程度不明)。注射部位发疹、红肿，疱疹，瘙痒感，嗳气，发热，热感，血压上升，血清胆固醇升高，血清胆固醇降低，甘油三酯升高，血清总蛋白减少，肌酸激酶(CPK)或降低，血清钙低下。

【注意事项】 本品原则上必须用生理盐水稀释，与含有糖分的注射液混合时，可使依达拉奉的浓度降低。不要和高能量注射液、氨基酸制剂混合或由一条通道静滴、静注(混合后可致依达拉奉的浓度降低)。勿与抗痉挛注射液(地西泮、苯妥英等)、坎利酸钾混合，以免产生白色混浊。本品给药过程中或给药后，有脑栓塞再发和脑出血的报道。

【患者用药指导】 一般而言，高龄患者的生理功能低下，出现不良反应时应中止给药并适当处理。特别是对高龄患者有发生致死病例的报道。妊娠或可能妊娠妇女禁用本药，哺乳期妇女给药期间应停止授乳，因其对儿童的安全性尚未确定。

纳洛酮　Naloxone Hydrochloride

【商品名或别名】 盐酸纳洛酮注射液

【分类】 治疗学：保障脑血流灌注类药物。妊娠分类：C。

【指征和剂量】 本品是目前临床应用最广的阿片受体拮抗药。主要用于：① 解救麻醉性镇痛药急性中毒，拮抗这类药的呼吸抑制，并使患者苏醒。② 拮抗麻醉性镇痛药的残余作用。新生儿受其母体中麻醉性镇痛药影响而致呼吸抑制，可用本品拮抗。③ 解救急性乙醇中毒：静注纳洛酮 0.4～0.6 mg，可使患者清醒。④ 对疑为麻醉性镇痛药成瘾者，静注 0.2～0.4 mg可激发戒断症状，有诊断价值。⑤ 促醒作用，可能通过胆碱能作用而激活生理性觉醒系统使患者清醒，用于全麻催醒及抗休克和某些昏迷患者。

常用剂量：纳洛酮 5 μg/kg，待 15 min 后再肌注 10 μg/kg。或先给负荷量 1.5～3.5 μg/kg，以 3 μg/(kg·h)维持脱瘾治疗时可肌注或静注，每次 0.4～0.8 mg。在用美沙酮戒除过程中，可试用小剂量美沙酮(5～10 mg/d)，每半小时给纳洛酮 1.2 mg，为时数小时(3～6 h)，然后换用纳洛酮，每周使用 3 次即可达到戒除目的。

【制剂】 片剂：每片 0.4 mg。注射剂：每支 0.4 mg/ml。

【药动学】

给药途径	峰值时间(min)	维持时间(h)
静注	1～3	0.75
肌注	5～10	2.5～3

【作用机制】 本品是纯粹的阿片受体拮抗剂,Aden 等认为脊髓遭受损伤后其血流减少,系因受损脊髓释放出生鸦片类,即内啡肽。内啡肽使脊髓血流自身调节能力丧失而动脉压下降,致使脊髓血流减少。实验证实 β 内啡肽免疫活动度的增加是与动脉压下降及脊髓白质血流减少相平行的。

【禁忌证】 对本品过敏的患者禁用。心功能不全和高血压患者慎用。

【相互作用】 尚不明确。

【不良反应】 少见,偶见嗜睡、恶心、呕吐、心动过速、高血压和烦躁不安。

【注意事项】 此药作用持续时间短,用药起作用后,一旦其作用消失,可使患者再度陷入昏睡和呼吸抑制。注意维持用药。

醒脑静注射液

【分类】 治疗学:促醒药物。

【指征和剂量】 醒脑静注射液清热泻火、凉血解毒、开窍醒脑,主要用于:① 流行性乙型脑炎、病毒性脑炎、脑膜炎及其后遗症。② 脑血管病,中枢神经系统感染所致的昏迷、抽搐,新生儿脑缺氧所致的脑瘫。③ 重症肝炎、肝性脑病、肺源性心脏病、肺源性脑病以及心绞痛、肾绞痛。④ 安眠药中毒、异烟肼中毒、酒精中毒及有毒植物中毒。⑤ 各种原因引起的高热。

肌注、静注或静滴;成人 4~20 ml,qd 或 bid;小儿一般 2~4 ml,qd 或 bid。静滴一次 10~20 ml,用 5%~10% 葡萄糖注射液或氯化钠注射液 250~500 ml 稀释后滴注,或遵医嘱。

【制剂】 注射剂:每支 2 ml,5 ml,10 ml。

【作用机制】 醒脑静注射液是由麝香、冰片、栀子、郁金等中药经科学方法精制而成的一种新型中药制剂,其功能为醒神止痉、清热凉血、行气活血、解毒止痛。动物实验证明,醒脑静注射液对中枢神经系统有小剂量兴奋(拮抗戊巴比妥钠诱导的睡眠作用,提高中枢兴奋药士的宁所致的惊厥死亡率,拮抗吗啡的呼吸抑制作用)和大剂量抑制(减少小白鼠自由活动度,拮抗士的宁性的惊厥,遏制电惊厥的发生率)的双向调节作用。

【禁忌证】 孕妇禁用。

【相互作用】 尚不明确。

【不良反应】 本品偶见皮疹等过敏反应。

【注意事项】 对本品过敏者慎用;出现过敏症状时,应立即停药,必要时给予对症处理;运动员慎用。

（六）促神经功能恢复药

单唾液酸四己糖神经节苷脂钠盐　Sodium Monosialotettrahexosylganglioside

【商品名或别名】　申捷，施捷因，GM-1

【分类】　治疗学：促神经功能恢复药。

【指征和剂量】　中枢神经系统病变（包括脑脊髓创伤），帕金森病。

20～40 mg/d，遵医嘱一次或分次肌注或缓慢静滴。在病变急性期（尤其急性创伤）：100 mg/d，静滴；2～3周后改为维持量，20～40 mg/d，一般用6周。对帕金森病，首剂量500～1 000 mg，静滴；第2日起200 mg/d，皮下注射、肌注或静滴，一般用至18周。

【制剂】　粉针剂：每支40 mg。

【药动学】

给药途径	起始时间	峰值时间(h)	维持时间(h)
静注	迅速	2	8～16

【作用机制】　神经节苷脂是细胞中的一类糖鞘脂，在中枢神经系统，尤其是突触的组织细胞膜内含量特别高。目前在动物实验中用于促进神经细胞生长和抗损伤作用的神经节苷脂大多数是从牛脑中提取的纯GM，或由GM1、GD1a、GD1b、GT1b四种组成的混合物。实验证实神经节苷脂可增加突触生长和突触的传导，诱发神经元再生和发芽。临床研究表明，神经节苷脂可通过减轻继发性损伤和增加未损伤组织功能弥补已损伤组织功能来改善神经功能恢复。应用神经节苷脂后对脑血流动力学参数的改善有良好影响。

【禁忌证】　已证实对本品过敏者、遗传性糖脂代谢异常（神经节苷脂累积病）者禁用。

【相互作用】　迄今未发现本品与其他药物之间发生的相互作用。

【不良反应】　少数患者用本品后出现皮疹样反应，应建议停用。

注射用鼠神经生长因子　Mouse Nerve Growth Factor for Injection

【商品名或别名】　恩经复

【分类】 治疗学：神经营养药物。

【指征和剂量】 中毒性周围神经病。

用 2 ml 注射用水溶解，肌注。1 支，qd，4 周为一疗程，根据病情轻重可遵医嘱多疗程连续给药。

【制剂】 冻干粉针剂：每支 18 μg(≥9 000 IU)。

【药动学】 目前尚无人体药动学资料。

【作用机制】 大鼠体内试验结果表明：本品可改善由己二酮和丙烯胺造成的大鼠中毒性周围神经病所致的肢体运动功能障碍，缩短神经-肌肉动作电位潜伏期，并提高神经-肌肉动作电位幅度。组织病理学检查结果表明，本品有减轻动物胫神经的髓鞘肿胀发生率和降低变性胫神经纤维数量等作用。以上结果提示本品可能有促进损伤神经恢复的作用。

【禁忌证】 对注射用鼠神经生长因子过敏者禁用。

【相互作用】 尚不明确。

【不良反应】 ① 无严重不良反应。临床试验中未发现有肝、肾、心脏等功能损害。② 用药后常见注射部位痛或注射侧下肢疼痛(发生率分别为 85%和 29%)，一般不需处理。个别症状较重者，口服镇痛剂即可缓解。③ 偶见其他症状(如头晕、失眠等)，发生率与安慰剂组比较无明显差别。

【注意事项】 ① 过敏体质者慎用。② 注射用鼠神经生长因子加注射用水振荡后即可完全溶解，如有不溶的沉淀、混浊或絮状物时不可使用。③ 使用前应仔细检查药瓶，如有裂缝或破损等异常情况时不可使用。④ 用药过程中，如有任何不适症状及时与医生联系询问。

【患者用药指导】 本品对神经细胞有促进生长、发育的作用，建议孕妇及哺乳期妇女慎用。因目前尚没有儿童应用本品的资料，故儿童用药请遵医嘱。

醋谷胺 Aceglutamide

【商品名或别名】 乙酰谷酰胺，苏意

【分类】 治疗学：改善脑代谢药物。

【指征和剂量】 用于脑外伤性昏迷、神经外科手术引起的昏迷、肝性脑病、瘫痪及智力减退、记忆力障碍等。

静滴：100～600 mg，缓慢滴注。儿童剂量酌减或遵医嘱。

【制剂】 注射剂：每支 250 mg/5ml。

【药动学】 本品在体内分布广泛，在脑、肝和肾中浓度较高，能透过血-脑脊液屏障。在肾小管细胞内分解出氨而变成乙酰谷氨酸。氨经肾小管分泌排出，乙酰谷氨酸被吸收，参与体内代谢。

【作用机制】 醋谷胺为谷氨酰胺的乙酰化合物，通过血-脑脊液屏障后分解为谷氨酸和γ-氨基丁酸(GABA)。谷氨酸参与中枢神经系统的信息传递。γ-氨基丁酸具有拮抗谷氨酸的兴奋性，改善神经细胞代谢，维持神经应激能力及降低血氨的作用，改善脑功能。

【禁忌证】 对本品中任何成分过敏者禁用。

【相互作用】 尚未明确。

【不良反应】 未见有关不良反应报道。

【注意事项】 ① 静滴时可能引起血压下降，使用时应注意。② 当药品的性状发生改变时禁止使用。

奥拉西坦　Oxiracetam

【商品名或别名】 倍清星，欧兰同

【分类】 治疗学：改善脑代谢药物。

【指征和剂量】 用于脑损伤及引起的神经功能缺失、记忆与智能障碍的治疗。

静滴：4～6 g，qd；可酌情减用量，用前加入到100～250 ml的5%葡萄糖注射液或0.9%氯化钠注射液中，摇匀后静滴。对功能缺失的治疗通常疗程为2周，对记忆与智能障碍的治疗通常疗程为3周。可酌情增减用量。

【制剂】 粉针剂：每支1 g。胶囊：每粒400 mg。

【药动学】 应用本品进行人体药动学研究，结果：单次静滴(2.0 g)血药峰值浓度(C_{max})为(96.15±3.58)μg/ml，半衰期($t_{1/2}$)为(3.84±0.64)h，曲线下面积(AUC 0～12)为(256.26±16.84)μg/(ml·h)，曲线下面积(AUC 0～∞)为(276.74±18.11)μg/ml，肾排泄速率常数(ke)为0.18±0.03/h，平均滞留时间(MRT)为(4.39±0.39)h。多次静滴(2.0 g)血药峰值浓度为(97.92±3.26)μg/ml，半衰期为(4.14±0.82)h，曲线下面积(AUC 0～12)为(259.36±25.43)μg/(ml·h)，曲线下面积(AUC 0～∞)为(285.59±27.38)μg/(ml·h)，肾排泄速率常数(ke)为(0.17±0.04)/h，平均滞留时间(MRT)为(4.87±0.69)h。奥拉西坦多次静脉给药体内无积蓄。静脉给药后，血药浓度水平以及主要的药动学参数在个体间差异较小。奥拉西坦在

肝、肾中分布浓度较高,主要通过肾脏代谢,48 h 内 90%以上的药物以原型从尿中排出。

【作用机制】 奥拉西坦为吡拉西坦的类似物,可改善老年痴呆和记忆障碍症患者的记忆和学习功能。机制研究结果提示,奥拉西坦促进磷酰胆和磷酰乙醇合成,提高大脑中 ATP(腺苷三磷酸)与 AD(腺苷二磷酸)的比值,使大脑中蛋白质和核酸的合成增加。

【禁忌证】 对本品过敏者、严重肾功能损害者禁用。

【相互作用】 尚不明确。

【不良反应】 据国外文献报道,奥拉西坦的不良反应少见,偶见皮肤瘙痒、恶心、精神兴奋、头晕、头痛、睡眠紊乱,但症状较轻,停药后可自行恢复。

【注意事项】 ① 轻、中度肾功能不全者应慎用,必须使用本品时,须减量。② 患者出现精神兴奋和睡眠紊乱时,应减量。

【患者用药指导】 本品在孕妇及哺乳期妇女使用的安全性尚不明确,因此不应使用。

(七)中药制剂

血塞通

【商品名或别名】 络泰

【分类】 中药。化学:主要成分为三七总皂苷。

【指征和剂量】 活血祛瘀,通脉活络。用于缺血性心脑血管疾病。

临用前加专用溶剂使其溶解。静滴:400 mg,以 5%或 10%葡萄糖注射液 250~500 ml 稀释后缓慢滴注,qd。

【药动学】 不详。

【作用机制】 本品能增加脑血流量,扩张脑血管,改善血流动力学,降低脑缺血再灌注损伤所致的卒中指数,减轻脑水肿,降低缺血脑组织 Ca^{2+} 含量,对脑缺血后海马 CAI 区的迟发性神经元损伤有明显的保护作用;能抑制血栓形成,提高 t-PA 活性;有延长凝血时间的作用;对缺氧所致的脑损伤具有保护作用。

【禁忌证】 出血性脑血管病急性期禁用。对中药人参、三七过敏患者禁用。对乙醇高度过敏者禁用。

【相互作用】 迄今未发现本品与其他药物之间的相互作用。

【不良反应】 偶见咽干、头昏、心慌、皮疹，停药后均能恢复正常。偶见过敏反应。

【注意事项】 孕妇慎用。肌注若出现疼痛，有肿块时，应改为静注或静滴；偶有轻微皮疹出现，可继续使用；若发现严重不良反应，应立即停药，并进行相应处理。糖尿病患者可用0.9%氯化钠注射液代替葡萄糖注射液稀释后使用。15 d为1个疗程，停药1～3 d后可进行第2个疗程。

【患者用药指导】 用药期间勿从事驾驶及高空作业等危险作业。

银杏达莫

【商品名或别名】银杏达莫注射液

【分类】化学：银杏制剂。

【指征和剂量】 主要用于预防和治疗冠心病、血栓栓塞性疾病。急慢性脑功能不全及其后遗症：中风、注意力不集中、记忆力衰退、痴呆。耳部血流及神经障碍：耳鸣、眩晕、听力减退、耳迷路综合征。

静脉滴注：成人10～25 ml，加入0.9%氯化钠注射液或5%～10%葡萄糖注射液500 ml中，bid。

【药动学】 血浆半衰期($t_{1/2}$)为2～3 h。与血浆蛋白结合率高。在肝内代谢，与葡糖醛酸结合，从胆汁排泌。

【作用机制】 本品为复方制剂，其组成成分为：每支含银杏总黄酮4.5～5.5 mg、双嘧达莫1.8～2.2 mg。性状为黄色至棕黄色澄明液体。本品中银杏总黄酮具有扩张冠脉血管、脑血管，改善脑缺血产生的症状，改善记忆等功能。双嘧达莫抑制血小板聚集，高浓度(50 μg/ml)可抑制血小板释放。作用机制可能为：① 抑制血小板、上皮细胞和红细胞摄取腺苷，拮抗血小板活化因子(PAF)。② 抑制各种组织中的磷酸二酯酶(PDE)。③ 抑制血栓烷素A2(TXA2)形成。④ 增强内源性PGI2的作用。

【禁忌证】 对银杏过敏者不建议使用此药。

【相互作用】与肝素、双香豆素等抗凝药同用时，易引起出血倾向。

【不良反应】 本品耐受性良好，罕有胃肠道不适、头痛、过敏反应等现象发生，一般不需要特殊处理即可自行缓解。

【注意事项】 有出血倾向者慎用。对妊娠期的使用报道不多，基于安全性考虑，妊娠期不建议使用此药。

【患者用药指导】 遵医嘱使用。

疏血通

【商品名或别名】 疏血通注射液

【分类】 中药。

【指征和剂量】 缺血性心脑血管疾病。

静注：6 ml,qd。

【药动学】 不详。

【作用机制】 本品能扩张脑血管,改善微循环,抗凝,抗血小板聚集,具有促进溶栓作用。

【禁忌证】 有出血史者、手术后不久者、有出血可能性者、孕妇禁用。

【相互作用】 迄今未发现本品与其他药物之间的相互作用。

【不良反应】 出血倾向。

【注意事项】 用药前,需用原液点眼或用1%浓度皮试做过敏试验,无过敏方可用药。

丹参注射液

【分类】 中药。

【指征和剂量】 活血化瘀,通脉养心。用于冠心病胸闷,心绞痛。临床上广泛用于心脑血管疾病。

肌注：2～4 ml,qd 或 bid。静注：4 ml(用 50%葡萄糖注射液 20 ml 稀释后使用),qd 或 bid。静滴：10～20 ml(用 5%葡萄糖注射液 100～500 ml 稀释后使用),qd。或遵医嘱。

【药动学】 不详。

【作用机制】 主要有抗心肌缺血和抗心肌梗死,改善血液流变性及微循环,抗凝血和抗血栓形成,保护肝、肾,抗氧化等作用。丹参注射液和丹参素均可抑制 ADP 诱导的血小板聚集,使血小板黏附性降低,具抗血栓形成和抗凝血作用,并有促进纤维蛋白(原)溶解作用。丹参酮ⅡA 磺酸钠有降低血小板黏附性,抑制血小板聚集,抗血栓形成,降低凝血功能作用。

【禁忌证】 对本品有过敏或严重不良反应病史者禁用。

【相互作用】 ① 本品不宜与抗癌药、止血药、抗酸药、阿托品、细胞色素 C、维生素 B_1、维生素 B_6、麻黄碱、洛贝林、士的宁、雄性激素等药联合使用。② 本品不宜与中药藜芦同时使用。③ 本品与抗生素、维生素 C、肝素、东莨菪碱、酚妥拉明、硫酸镁等联合使用，可产生协同作用及减少药物某些不良反应。

【不良反应】 偶见过敏反应。主要症状体征为瘙痒、头痛、气急、心慌、发热、恶心、呕吐、腹痛、咳嗽、哮喘、低血压、心律失常、局限性水肿、口唇疱疹、荨麻疹等。

【注意事项】 本品不宜与其他药物在同一容器内混合使用。本品是中药制剂，保存不当可能影响产品质量。使用前必须对光检查，如发现药液出现浑浊、沉淀、变色、漏气或瓶身细微破裂者，均不能使用。

【患者用药指导】 遵医嘱使用。

葛根素

【商品名或别名】 葛根素注射液，普润

【分类】 中药。化学：8-β-D-葡萄吡喃糖-4′,7-二羟基异黄酮。

【指征和剂量】 可用于辅助治疗心绞痛、心肌梗死等冠心病，视网膜动、静脉阻塞，突发性耳聋及缺血性脑血管病，小儿病毒性心肌炎，糖尿病等。

使用前溶入 5%葡萄糖注射液或 0.9%氯化钠注射液 250～500 ml 中，静滴。用于心脑血管疾病时，100～200 mg，bid，10～15 d 为 1 疗程；用于视网膜动、静脉阻塞和突发性耳聋时，200～400 mg，qd，10～20 d 为 1 疗程，可连续使用 2～3 个疗程。

【药动学】 动物实验表明，随着给药剂量的增加（35 mg/kg→75 mg/kg→370 mg/kg），药物的消除半衰期明显降低（11.8 h→10.4 h→4.7 h）。体内分布以肝、肾、心脏和血浆中较多，睾丸、肌肉、脾脏次之，并可通过血脑屏障进入中枢。本品消除较快，在体内不易蓄积。

【作用机制】 葛根素可抑制凝血酶诱导的血小板中 5-HT 释放。毒理作用：葛根的酒浸膏、水溶性提取物、总黄酮和卡塞因 R 静注的 LD50（小鼠）分别为(2.1 ±1.0)g/kg，1.044 g/kg，1.6～2.1 g/kg 和 0.037 5 g/kg，静注 1 g/kg 葛根素不致小鼠死亡，小鼠腹腔注射 0.8 g/kg 黄豆苷元无中毒症状。小鼠每天口服酒浸膏 10 g/kg 和 20 g/kg 共 3 d，或一次口服黄豆苷元1 g/kg 和 5 g/kg，未见中毒症状。小鼠每天口服酒浸膏 1 g/kg 或黄豆苷元25 mg/kg、50 mg/kg 和 100 mg/kg 连续 2 个月，狗每天口服酒浸膏

2 g/kg,连续 14 d,或黄豆苷元 25 mg/kg 和 50 mg/kg,连续 2 个月,不影响动物的行为,血常规,肝、肾功能及心、肝、脾、肺、肾等实质器官也无改变。

【禁忌证】 ① 严重肝、肾损害,心衰及其他严重器质性疾病患者禁用。② 有出血倾向者慎用。

【相互作用】 本药为含酚羟基的化合物,遇碱溶液变黄,与金属离子形成络合物等。因此,使用过程中不宜在碱液中长时间放置,应避免与金属离子接触。

【不良反应】 ① 少数患者在用药开始时出现暂时性腹胀、恶心等反应,继续用药可自行消失。② 极少数患者用药后有皮疹、发热等过敏现象,立即停药或对症治疗后,可恢复正常。③ 偶见急性血管内溶血:寒战、发热、黄疸、腰痛、尿色加深等。特别提醒:葛根素不良反应是迟发型变态反应,一般在连续用药 2～3 周时才会发生。在用药第 1 周,一般是安全的,1 周后开始见诸反应,连续用药 2 周后不良反应发生率会提高 4 倍,3 周后会提高 10 倍,所以避免连续用药是保证用药的重要一环。另外,肝脏不好的患者不宜使用本品。

【注意事项】 ① 该品长期低温(10℃以下)存放,可能析出结晶,此时可将安瓿置温水中,待结晶溶解后仍可使用。② 血容量不足者应在短期内补足血容量后使用本品。③ 合并糖尿病患者,应用生理盐水稀释本品后静滴。④ 使用本品应定期监测胆红素、网织红细胞、血红蛋白及尿常规。⑤ 出现寒战、发热、黄疸、腰痛、尿色加深等症状者,需立即停药,及时治疗。

脉络宁

【商品名或别名】 脉络宁注射液

【分类】 中药。成分:玄参、石斛、牛膝、金银花、党参等。

【指征和剂量】 清热养阴,活血化瘀。用于血栓闭塞性脉管炎、动脉硬化性闭塞症、脑血栓形成及其后遗症、多发性大动脉炎、四肢急性动脉栓塞症、糖尿病坏疽、静脉血栓形成及血栓性静脉炎等。

静滴:10～20 ml,加入 5% 或 10% 葡萄糖注射液或 0.9% 氯化钠注射液 250～500 ml 中滴注,qd,10～14 d 为 1 个疗程。根据病情需要,本品可使用 3～4 个疗程,每个疗程之间可间隔 5～7 d。重症患者,必要时可连续使用 2 个疗程。

【药动学】　脉络宁能显著抑制ADP(腺苷二磷酸)和花生四烯酸诱导的体外血小板聚集，其IC50（半数抑制浓度）分别为33.9 μl/ml和16.5 μl/ml。脉络宁注射液1.8 ml/kg、3.6 ml/kg对体内循环血小板的聚集亦有明显抑制作用。

通过急性、亚急性及长期毒性试验，小鼠静注的LD50(半数致死量)为803.484 7 g/kg，相当于60 kg人体重临床用量低限(1.665 g/kg)的482倍，相当于人临床用量高限(3.33 g/kg)的241倍。由此表明脉络宁临床安全性极高。

【作用机制】　改善微循环，抗血栓形成，降低血压，提高免疫功能。① 改善微循环：脉络宁能使蟾蜍肠系膜微血管内血流加快，管径扩张；对高分子右旋糖酐造成的家兔球结膜微循环血流速度减慢、内网交点减少、血流形态的改变等均有明显的改善，并使血管内红细胞聚集现象消失。② 抗血栓形成：用脉络宁注射液0.48 mg/kg于术前24 h及30 min 2次静滴家兔，然后分别用H_2O_2造成颈动脉血栓，给药组与生理盐水组比较，血栓湿重、血栓重量/长度(mg/cm)指数及血栓重量/重量(mg/kg)指数明显降低，血小板TXB2的释放受到抑制，血小板cAMP水平显著提高。③ 降低血压：脉络宁静脉给药可使正常犬血压明显下降，并对去甲肾上腺素有拮抗作用。还可使离体蟾蜍后肢及离体兔耳血管扩张、血流量增加。使兔全血组胺含量明显升高，脑组织中ATP含量明显降低。④ 提高免疫功能：给小鼠肌注，可使外周血脂酶活性明显增高，说明有提高免疫之功能。但不能产生刺激淋巴细胞转化的作用。⑤ 毒性试验：小鼠尾静注0.6 ml，观察72 h，未见死亡及异常现象发生。家兔静注0.6 ml/kg，qd，连续14 d，其肝肾功能、白细胞总数及分类、心电图均未见异常变化。

【禁忌证】　尚不明确。

【相互作用】　尚不明确。

【不良反应】　临床上静滴速度快时偶有头晕、恶心、心悸等症状出现，经对症处理后症状缓解仍能坚持继续治疗。

【注意事项】　孕妇及过敏体质者慎用。

通塞脉片

【分类】　中药。

【指征和剂量】　活血通络、益气养阴。用于轻中度动脉粥样硬化性血栓性脑梗死(缺血性中风中经络)恢复期气虚血瘀证,症状表现为半身不遂、偏身麻木、口眼歪斜、言语不利、肢体感觉减退或消失等;用于血栓闭塞性脉管炎的毒热症。

口服:治疗缺血性中风恢复期气虚血瘀证,5 片,tid;治疗血栓性脉管炎,5~6 片,tid。

【药动学】 不详。

【作用机制】 药效学试验结果显示,本品可使大脑中动脉阻断所致局灶性脑缺血模型大鼠的行为评分、脑梗死率、脑含水量降低;可使急性血瘀模型大鼠的耳郭血流速度加快,并对血液流变学有一定改善作用;可使正常小鼠耳郭血流速度加快;还可使高分子右旋糖酐所致急性微循环障碍家兔的眼球结膜微循环血流速度加快。

【禁忌证】【相互作用】【不良反应】 尚不明确。

【注意事项】 ① 血栓性脉管炎属于阴寒证者慎用。② 糖尿病患者应用时应注意监测血糖的变化情况,脂肪肝患者注意监测 ALT 情况。

松龄血脉康

【商品名或别名】 松龄血脉康胶囊

【分类】 中药。成分:鲜松叶、葛根、珍珠层粉。

【指征和剂量】 平肝潜阳,镇心安神。用于高血压病及原发性高脂血症(脂血症)见有头痛眩晕、急躁易怒、心悸失眠等属肝阳上亢证候者。

口服:3 粒,tid。饭后服用。4 周为 1 个疗程。

【药动学】 不详。

【作用机制】 具有可靠而稳定的降压作用,对正常血压无影响。急性和长期降压试验均表明,松龄血脉康降压作用强度明显优于复方罗布麻对照组,且对正常大鼠血压无影响。对高脂血症具有显著的预防和治疗作用。松龄血脉康可明显抑制高脂餐诱发的高脂血症,显著降低高脂血症的血清总胆固醇、三酰甘油(甘油三酯)和低密度脂蛋白,降脂作用明显优于对照组。显著的血管舒张作用:松龄血脉康对主动脉环具有直接舒张作用(内皮依赖性),此作用强于卡托普利(开博通)和复方罗布麻组($P<0.001$)。能调节甲状旁腺功能,使钙代谢恢复正常。良好的改善血液流变学效应,抗血小板聚集,防治血栓性疾病。毒理学试验证实,松龄血脉康急性和长期毒性试验均未观察到任何毒性反应或异常变化,说明该药物非常安全,

适于长期服用。

【禁忌证】　孕妇、对本品中任何成分过敏者慎用。非激素依赖性的前列腺癌或前列腺切除手术后的患者禁用。

【相互作用】　尚不明确。

【不良反应】　个别患者服药后可出现轻度腹部不适，胃脘胀满等，饭后服用有助于减轻或改善这些症状。

银杏叶提取物

【商品名或别名】　金纳多

【分类】　化学：银杏制剂。

【指征和剂量】　主要用于脑部、周边等血液循环障碍。急慢性脑功能不全及其后遗症：中风、注意力不集中、记忆力衰退、痴呆。耳部血流及神经障碍：耳鸣、眩晕、听力减退、耳迷路综合征。眼部血流及神经障碍：糖尿病引起的视网膜病变及神经障碍、老年黄斑变性、视力模糊、慢性青光眼。末梢循环障碍：各种动脉闭塞症、间歇性跛行、手脚麻痹冰冷、四肢酸痛。

口服：1～2 片，bid 或 tid，或遵医嘱。

【药动学】

给药途径	起始时间	峰值时间	维持时间
口服	不详	不详	不详

【作用机制】　主要有 PAF 的拮抗作用、自由基的清除作用、对循环系统的调整作用、血流动力学改善作用、组织保护作用等。

【禁忌证】　对银杏制剂过敏者不建议使用此药。

【相互作用】　不详。

【不良反应】　本品耐受性良好，罕有胃肠道不适、头痛、过敏反应等现象发生，一般不需要特殊处理即可自行缓解。

【注意事项】　银杏叶提取物不影响糖代谢，因此适用于糖尿病患者。对妊娠期的使用报道不多，基于安全性考虑，妊娠期不建议使用此药。

【患者用药指导】　遵医嘱使用。

血塞通

【商品名或别名】理洫王

【分类】 中药。成分：三七总皂苷。

【指征和剂量】 活血祛瘀，通脉活络。用于脑脉瘀堵，中风偏瘫，心脉瘀阻，胸痹心痛，西医病名为脑血管病后遗症、冠心病心绞痛等属上述证候者。

【药动学】 不详。

【作用机制】 抑制血小板聚集，增加脑血流量。

【禁忌证】 孕妇及对本品过敏者禁用。

【相互作用】【不良反应】 尚不明确。

诺迪康

【商品名或别名】诺迪康胶囊

【分类】 中药。成分：圣地红景天。

【指征和剂量】 益气活血，通脉止痛。用于气虚血瘀所致胸闷、心悸气短、神疲乏力、少气懒言、头晕目眩。

口服：1～2粒，tid。

【药动学】 不详。

【作用机制】 药效学试验结果显示，本品可使大脑中动脉阻断所致局灶性脑缺血模型大鼠的行为评分、脑梗死率、脑含水量降低；可使急性血瘀模型大鼠的耳郭血流速度加快，并对血液流变学有一定改善作用；可使正常小鼠耳郭血流速度加快；还可使高分子右旋糖酐所致急性微循环障碍家兔的眼球结膜微循环血流速度加快。

【禁忌证】 对本品过敏者禁用，过敏体质者慎用。

【相互作用】 如与其他药物同时使用可能会发生药物相互作用，详情请咨询医师或药师。

【不良反应】 长期和急性毒性试验均未见毒副反应。

【注意事项】 孕妇慎用。本品宜饭前服用。高血压、心脏病、肝病、糖尿病、肾病等慢性病严重者应在医师指导下服用。本品性状发生改变时禁止使用。

【患者用药指导】 忌辛辣、生冷、油腻食物。感冒发热患者不宜服用。服药2周症状无缓解，应去医院就诊。

（八）其　他

长春西汀

【商品名或别名】　润坦，开文通

【分类】　治疗学：扩张脑血管药物。

【指征和剂量】　① 改善脑梗死后遗症、脑动脉硬化症等引发的各种症状。② 治疗血管性痴呆、慢性脑功能不全及认知功能障碍，提高和恢复记忆力。③ 促进颅脑外伤或颅脑手术后脑功能的恢复。④ 减轻动脉粥样硬化，治疗冠心病，缓解心绞痛。⑤ 治疗各种眼底血液循环不良所致的视力障碍。⑥ 治疗原发性、医源性听力损伤以及耳鸣、眩晕等。

静滴：开始剂量 20 mg/d，以后可根据病情增加至 30 mg/d，或遵医嘱。

【制剂】　片剂：每片 10 mg。注射剂：每支 10 mg/2 ml。

【药动学】　本品体内分布广泛，自血浆消除较快，可通过血脑屏障进入脑组织，脑脊液中浓度为血中浓度的 1/30，可进入胎盘。与人血浆蛋白结合率为 66%。肝脏主要代谢产物为阿朴长春胺酸，由肾脏排泄，其药理作用与原型药相似，但药效较低。本品在体内无蓄积倾向。

【作用机制】　本品有选择性地增加脑血流量，提高血液流动性，改善微循环和脑代谢的作用。

【禁忌证】　① 对本品过敏者禁用。② 颅内出血尚无完全止血者禁用。③ 严重缺血性心脏病、严重心律失常者禁用。

【相互作用】　尚不明确。

【不良反应】　头痛、恶心、呕吐、眩晕感、皮疹等，偶见白细胞减少、转氨酶升高。

【注意事项】　① 本品不得静注或肌内推注。② 输液中长春西汀含量不得超过 0.06 mg/ml，否则有溶血的可能。③ 本品含山梨醇，糖尿病患者应用时注意。

甲钴胺

【商品名或别名】　弥可保

【分类】　化学：维生素 B_{12}。

【指征和剂量】 适用于周围神经病,因缺乏维生素 B_{12} 引起的巨幼细胞贫血。

口服:500 μg,tid。肌注或静注:500 μg,qod。可按年龄、症状酌情增减剂量。

【制剂】 片剂:每片 0.5 mg。注射剂:每支 0.5 mg。

【药动学】

给药途径	起始时间	峰值时间(h)	维持时间
口服	迅速	3	

【作用机制】 向神经细胞内细胞器转运性良好,促进核酸、蛋白质的合成。与氰钴胺相比,向神经细胞内细胞器的转运性良好(大白鼠)。在由高半胱氨酸合成蛋氨酸过程中起辅酶作用。在脑起源细胞、脊髓神经细胞的实验中,尤其参与由脱氧核苷合成胸腺嘧啶的过程,促进核酸、蛋白质的合成(小白鼠)。促进轴索内输送和轴索的再生,促进髓鞘的形成(磷脂合成),恢复神经键的传达延迟和神经传达物质的减少,促进正红血母细胞的成熟、分裂,改善贫血。

【禁忌证】 对本药过敏者禁用。

【相互作用】 与其他药物合用时不影响本药吸收。

【不良反应】 过敏反应,腹痛,发烧感,出汗,肌注部位疼痛、硬结,等等。

【注意事项】 给药时见光易分解,开封后立即使用的同时,应注意避光。肌注时为避免对组织、神经的影响,应注意如下几点:① 避免同一部位反复注射,且对新生儿、早产儿、婴儿、幼儿要特别小心。② 注意避开神经走向部位。③ 注意针扎入时,如有剧痛、血液逆流的情况,应立即拔出针头,换部位注射。④ 安瓿打开时本品为一点折割安瓿,将安瓿的切割部位用乙醇棉球等擦拭后,再切割。⑤ 为了确保储存质量稳定,采用遮光保护袋 LPE(light protect easy open pack)包装,在使用时从遮光保护袋中取出。

【患者用药指导】 遵医嘱使用。

前列地尔

【商品名或别名】 凯时，保达新

【分类】 化学：前列腺素 E1。治疗学：改善微循环药。妊娠分类：X。

【指征和剂量】 治疗慢性动脉闭塞症（血栓闭塞性脉管炎、闭塞性动脉硬化症等）引起的四肢溃疡及微小血管循环障碍引起的四肢静息疼痛，改善心脑血管微循环障碍。脏器移植术后抗栓治疗，用以抑制移植后血管内的血栓形成。动脉导管依赖性先天性心脏病，用以缓解低氧血症，保持导管血流以等待时机手术治疗。用于慢性肝炎的辅助治疗。

成人 1～2 ml（前列地尔 5～10 μg）+10 ml 生理盐水（或 5%的葡萄糖注射液）缓慢静注，或直接入小壶缓慢静滴，qd。

【制剂】 注射粉剂：每支 20 μg。

【作用机制】 本品是以脂微球为药物载体的静注用前列地尔制剂，由于脂微球的包裹，前列地尔不易失活，且具有易于分布到受损血管部位的靶向特性，从而发挥本品扩张血管、抑制血小板聚集的作用。另外，本品还具有稳定肝细胞膜及改善肝功能的作用。

【禁忌证】 严重心衰（心功能不全）患者、妊娠或可能妊娠的妇女、既往对本制剂有过敏史的患者禁用。心衰（心功能不全）患者、青光眼或眼压亢进者、既往有胃溃疡合并症的患者、间质性肺炎的患者慎用。

【相互作用】 避免与血浆增容剂（右旋糖苷、明胶制剂等）混合。

【不良反应】 ① 偶见休克。要注意观察，发现异常现象时，立刻停药，采取适当的措施。② 注射部位有时出现血管疼、血管炎、发红，偶见发硬、瘙痒等。③ 循环系统：有时出现心衰加重，肺水肿，胸部发紧感，血压下降等，一旦出现立即停药。另外，偶见脸面潮红、心悸。④ 消化系统：有时出现腹泻、腹胀、不愉快感，偶见腹痛、食欲缺乏、呕吐、便秘、转氨酶升高等。⑤ 精神和神经系统：有时头晕、头痛、发热、疲劳感，偶见发麻。⑥ 血液系统：偶见嗜酸粒细胞增多，白细胞减少。⑦ 其他：偶见视力下降、口腔肿胀感、脱发、四肢疼痛、水肿、荨麻疹。

【注意事项】 用于治疗慢性动脉闭塞症、微小血管循环障碍的患者。由于本药的治疗是对症治疗，停止给药后，有再复发的可能性。

给药时注意：① 出现不良反应时，应采取减慢给药速度，停止给药等适当措施。② 本制剂与输液混合后在 2 h 内使用。残液不能再使用。

③ 不能使用冻结的药品。④ 打开安瓿时,先用乙醇棉球擦净后,把安瓿上的标记点朝上,向下掰。⑤ 本品要通过医生的处方和遵医嘱使用。⑥ 小儿先天性心脏病患者用药,推荐输注速度为 5 μg/(kg · min)。

【患者用药指导】 遵医嘱使用。

第六章 心血管系统药

一、抗高血压药

(一) 钙 拮 抗 药

本类药物的共同特点是作用于细胞膜上电压依赖性钙离子(Ca^{2+})慢通道而阻滞细胞外 Ca^{2+} 内流入细胞内,从而产生相应的药理和治疗作用。其主要作用有:① 扩张动脉和静脉而减低心脏前后负荷。② 增加心肌供氧量,因阻滞血管壁 Ca^{2+} 内流,故能扩张冠状动脉,解除冠状动脉痉挛,增加冠状动脉血流量。③ 有的可抑制心肌收缩力,降低心肌耗氧量,减慢心率等。根据对心肌和血管平滑肌钙通道的作用不同,临床上可分为下述几类:第一类,对心肌及血管平滑肌钙通道的作用,如维拉帕米、地尔硫䓬,本类还延长房室传导时间和不应期;第二类,对心肌及血管平滑肌均有作用,但以对血管作用为主,有强烈的血管扩张作用,对传导组织则无作用,主要是二氢吡啶类,其第一代为硝苯地平,新型的品种不断出现,如尼群地平、尼卡地平、尼索地平、尼莫地平、伊拉地平,以及晚近的非洛地平、氨氯地平;第三类,仅对血管平滑肌有选择性作用,如氟桂利嗪、肉桂嗪;第四类,电生理作用复杂,对心肌快通道(钠离子通道)、慢通道(钙离子通道)和血管钙通道均有作用,如普尼拉明、比帕里定等。

硝苯地平 Nifedipine

【商品名或别名】 硝苯吡啶,心痛定,弥心平,拜心同,利焕

【分类】 化学:二氢吡啶衍生物。治疗学:抗心绞痛药、抗高血压药。妊娠分类:C。

【指征和剂量】 ① 抗心绞痛:片剂 5~10 mg,tid,可逐渐增加剂量,最大量 30 mg,tid。或缓(控)释片 30~60 mg,qd,最大剂量 90 mg,qd。② 高

血压治疗：同上。年老、心衰和肝肾功能不全患者要减量。

【制剂】 片剂：5 mg，10 mg。缓(控)释片(或胶囊)：每片 30 mg，60 mg，90 mg。

【药动学】 口服后作用 20 min 起始。

【作用机制】 本品通过使细胞膜 Ca^{2+} 通道变构，抑制离子调控闸门系统和干扰细胞肌浆网的 Ca^{2+} 释放，从而降低细胞外 Ca^{2+} 向心肌细胞和血管平滑肌细胞内移动，降低细胞内的 Ca^{2+} 浓度，抑制平滑肌细胞的收缩，扩张冠状动脉和外周动脉，增加冠状动脉血流量，降低周围血管阻力，减轻心脏负荷，降低心脏的耗氧量。

【禁忌证】 对本药或其成分过敏、病态窦房结综合征、Ⅱ度或Ⅲ度房室传导阻滞和急性心肌梗死。

【相互作用】 西咪替丁降低本药的代谢和提高其血药浓度。本药增加地高辛的血药浓度和洋地黄中毒的危险。与其他降低血压的药物如和哌唑嗪可以合用，但会增加低血压的危险。与普鲁卡因胺和奎尼丁合用进一步延长 QT 间期。非甾体类激素可能降低本药的作用。高脂肪饮食延迟本药的吸收。

【不良反应】 ① 共济失调、焦虑、多梦、健忘、失眠、头昏、头痛、疲乏、晕厥。② 心动过速、胸痛、心悸、心衰、低血压、周围性水肿。③ 味觉颠倒、蓝视、口干、鼻出血、齿龈出血和增生、牙龈炎、鼻充血、咽喉炎、耳鸣。④ 高血脂和男子女性型乳房。⑤ 食欲减退、便秘、恶心、呕吐、腹泻、氨基转移酶和(或)碱性磷酸酶升高和肝炎。⑥ 排尿困难、夜尿、多尿、尿频、性功能异常。⑦ 贫血、白血球减少、血小板减少。⑧ 胸闷、咳嗽、呼吸困难、气喘。⑨ 皮炎、多形性红斑、皮肤发红、皮肤瘀斑、光敏感、瘙痒症、紫癜、风疹。

【注意事项】 和β受体阻滞剂可以合用，但会增加低血压的危险。与丙吡胺和氟卡尼合用会增加心动过缓、心脏传导异常和心力衰竭的危险。

【患者用药指导】 控(缓)释片剂必须整片服用，控释片的空壳将会出现在大便中。不要在高脂肪膳食或食用葡萄后的 1 h 内服用本药。突然停止使用本药可能会诱发心绞痛或严重的血压升高。自己要学会监测血压和脉搏，发现明显变化要及时通知医师。建议将每周测量的血压和脉搏制成曲线，并在看医师时随身携带。如出现胸痛、呼吸困难、耳鸣或牙龈肿胀，要及时和医师取得联系。保持良好的口腔卫生，以防止牙龈出血和牙龈炎。不要饮用超量的乙醇。

非洛地平 Felodipine

【商品名或别名】普兰地尔，莱勒地尔，Plendil，Renedil

【分类】化学：二氢吡啶类。治疗学：抗高血压药、抗心绞痛药。妊娠分类：C。

【指征和剂量】① 单一或和其他药物联用控制高血压。② 控制心绞痛。用法 5 mg，qd，可增加至 10 mg，qd。65 岁以上或有肝功能损害者酌情减量。

【制剂】片剂：5 mg，10 mg。缓释片：每片 10 mg。

【药动学】口服作用 2～5 h 起始，维持时间 16～24 h。

【作用机制】通过使细胞膜上的钙通道变形，抑制离子门控机制，干扰肌浆网钙离子释放，从而减慢细胞外钙离子向心肌和血管平滑肌细胞的内流。这些作用使细胞内钙离子水平下降，从而抑制平滑肌的收缩和扩张冠状动脉及全身动脉。和其他钙拮抗剂一样，本药作用的结果是增加心肌供氧和降低外周阻力、降低血压和前后负荷。

【禁忌证】对本药及其成分过敏者。

【相互作用】参见硝苯地平。

【不良反应】较常见为轻度外周水肿。其他很少见如乏力、头晕、疲劳、头痛、虚弱、胸痛、低血压、心悸、心动过速、牙龈增生、腹痛、便秘、腹泻、消化不良、恶心等。

【注意事项】参见硝苯地平。

【患者用药指导】参见硝苯地平。

尼莫地平 Nimodipine

【商品名或别名】尼莫通，Nimotop

【分类】化学：二氢吡啶类。治疗学：脑血管扩张剂。妊娠分类：C。

【指征和剂量】治疗缺血性脑血管病：10～20 mg，tid。伴蛛网膜下隙出血：60 mg，q4 h，用于出血 96 h 内者并持续使用 21 d。有肝功能损害者减至 30 mg，q4 h。

【制剂】片剂：10 mg，20 mg，30 mg。注射剂：每支 10 mg/50 ml。

【作用机制】抑制钙离子向平滑肌细胞内转运，从而抑制血管平滑肌收缩。通过减轻或防止反应性血管扩张，本药可以扩张脑血管，防止出血后的脑动脉痉挛。

【禁忌证】心源性休克、肝功能损害、对本药及其成分过敏者。

【相互作用】 同非洛地平。

【不良反应】 疲劳、头痛、低血压、水肿、腹泻、恶心、烧灼感,均很少见。

【注意事项】 不能口服的患者,可用18G针头和注射器从胶囊中抽取药物经鼻胃管给药,然后用30 ml生理盐水冲洗管道。本药对心率和传导具有潜在影响。对有可能发生低血压者应全程监测血压。

【患者用药指导】 指导患者吞服而不要压碎或咀嚼。告知患者如何监测脉搏和血压。建议做每周测量记录并带到随访医师处。如出现明显疲劳、头痛或手足水肿,应告知医师。

尼群地平 Nitrendipine

【商品名或别名】 舒麦特

【分类】 化学:二氢吡啶衍生物。治疗学:抗心绞痛药、抗高血压药。妊娠分类:C。

【指征和剂量】 治疗各高血压、心绞痛:10～20 mg,tid。

【制剂】 片剂:每片10 mg,20 mg。

【药动学】 口服后作用30 min达峰值,维持时间8～24 h。

【作用机制】 与硝苯地平相似,作用持续时间更长。对血管作用比对心肌作用大10倍,属于选择性血管扩张剂。也可扩张冠状动脉,增加心肌供血量,降低心肌耗氧量,对缺血心肌有保护作用。

【禁忌证】 与硝苯地平类似。

【相互作用】 与利尿剂或β受体阻滞剂合用可以减少剂量,增加疗效。

【不良反应】 偶尔有轻度头痛、面部潮红、口干,一般不影响继续服药。对肝、肾等实质性脏器无损害。

【注意事项】 本药不影响血脂代谢,可以应用于高血压合并高血脂的患者。长期服用无蓄积作用,疗效也不下降。本药治疗剂量不影响正常血压,也无明显的水钠潴留。

尼卡地平 Nicardipine

【商品名或别名】 硝苯苄胺啶,硝苯乙吡啶,脑卡平,佩尔,佩尔地平,Vasonase

【分类】 化学:二氢吡啶衍生物。治疗学:抗心绞痛药、抗高血压药。妊娠分类:C。

【指征和剂量】 ① 治疗高血压和心绞痛，尤其伴有脑心血管疾病后遗症的高血压，亦适用于老年性高血压：10～30 mg，tid。缓释胶囊，成人口服 20～40 mg，qd 或 bid。② 治疗高血压急症：0.5～10 μg/(kg·min)，静滴，根据血压调节速度，最大剂量为 15 mg/h，如需要快速降压可按 10～30 μg/kg，静注。

【制剂】 片剂：20 mg，缓释片：40 mg。

【药动学】

给药途径	起始时间	峰值时间	维持时间
口服	20 min	60～90 min	不详
口服(缓释)	20 min	60～90 min	12 h
静脉	即刻	不详	1～4 h

在肝内代谢迅速，故单剂生物利用度较低，代谢成 5 个代谢产物，1～2 h内血中仅存 20%原药，由尿排出的主要为代谢产物，仅 1%为原药。

【作用机制】 作用类似尼群地平，可通过血脑屏障，扩张脑、心、肾血管，增加血流量，其扩张冠状血管的作用，可增加冠状窦血流量。本品可促进利尿，降低末梢血管阻力，减轻心脏后负荷。大剂量可致心动过缓及传导阻滞。长期服药不产生耐药性。

【禁忌证】 严重的主动脉瓣狭窄、脑血管意外急性期、颅内压增高、Ⅱ度或Ⅲ度房室传导阻滞，以及对钙拮抗剂或其成分过敏、肝或肾功能障碍、孕妇及哺乳期妇女禁用。低血压及青光眼者慎用。

【相互作用】 参见硝苯地平。

【不良反应】 参见硝苯地平。

【注意事项】 在使用本药前及过程中，要监测血压和心律，以确定疗效和发现可能的心律失常并发症。本药常用稀释浓度为 0.1 mg/ml，常温下本药的稀释液可以稳定 24 h。不能与含重碳酸钠和林格液混合。准备将静滴改成口服时，要在停止静滴前 1 h 开始口服本药。本药有负性肌力作用，当患者有心衰、严重左心室功能不全和同时口服 β 受体阻滞剂时，应严密观察。

氨氯地平　Amlodipine/**左氨氯地平**　Levamlodipine

【商品名或别名】 络活喜，Norvasc，施慧达

【分类】 化学：二氢吡啶类。治疗学：抗心绞痛药、抗高血压药。妊娠分类：C。

【指征和剂量】 控制高血压：2.5～5 mg/d，逐渐加量，最大剂量10 mg/d。老年人或肝功能受损者，首剂 2.5 mg/d。或左氨氯地平 2.5～5 mg/d。治疗慢性心绞痛和变异型心绞痛：成人口服 2.5～10 mg/d。

【制剂】 片剂：每片 5 mg，左氨氯地平 2.5 mg。

【药动学】 口服后作用可维持 24 h。

【作用机制】 与心肌和平滑肌细胞膜上的二氢吡啶类和非二氢吡啶类受体相结合，抑制细胞外钙离子经慢钙通道的内流，从而降低细胞内的钙离子，抑制平滑肌细胞的收缩，扩张冠状动脉以及外周血管，降低外周血管的阻力，并使收缩压和舒张压降低。外周血管阻力的降低可以减少心肌的氧耗，缓解心绞痛。由于抑制冠状动脉平滑肌细胞的收缩和恢复冠状动脉的血流，本药也可以缓解变异型心绞痛。

【禁忌证】 对本药或其成分过敏者。

【相互作用】 与β受体阻滞剂合用可能发生血压过低。与芬太尼合用增加严重低血压危险。

【不良反应】 较常见为轻微的外周水肿，其他不良反应很少见如头昏、疲劳、头痛、头晕、感觉异常、低血压、心悸、口干、恶心、腹部不适、腹痛、便秘、腹泻、消化不良、肌肉痛、气促、皮炎、皮疹等。

【注意事项】 对本品及其他钙拮抗剂过敏。

【患者用药指导】 漏服应尽早补上，且隔 24 h 再服下一次剂量。如果有外周水肿、头昏、呼吸困难、荨麻疹或皮疹，应该告诉医师。应该常规测量血压，评估降压疗效。

拉西地平　Lacidipine

【商品名或别名】 乐息平

【分类】 化学：二氢吡啶衍生物。治疗学：抗高血压药。妊娠分类：C。

【指征和剂量】 抗高血压：2～4 mg，qd；必要时 8 mg，qd。肝脏疾病患者初始剂量为 2 mg，qd；必要时 4～6 mg，qd。

【制剂】 片剂：每片 2 mg，4 mg。

【作用机制】 同尼群地平。

【禁忌证】 同硝苯地平。

【不良反应】 头痛、皮肤潮红、水肿、眩晕、心悸，通常短暂并随着继续服药而逐渐消失，也可以有乏力和皮疹。偶见红斑、瘙痒、食欲不振、恶心及多尿。极少数患者有胸痛和牙龈增生。

【注意事项】 有窦房或房室传导异常、心脏储备不足、肝功能异常、妊娠或哺乳期妇女谨慎使用。

乐卡地平 Lercanidipine

【商品名或别名】 再宁平

【分类】 化学：二氢吡啶衍生物。治疗学：抗高血压药。妊娠分类：C。

【指征和剂量】 控制高血压：10 mg，qd；必要时 20 mg，qd。

【制剂】 片剂：每片 10 mg。

【作用机制】 同硝苯地平。

【禁忌证】 对二氢吡啶类过敏、左心室流出道梗阻、严重肝肾功能不全、妊娠或哺乳期妇女。

【相互作用】 参见硝苯地平。

【不良反应】 参见硝苯地平。

【注意事项】 有轻到中等度肝功能或肾功能异常，正在进行血液净化治疗的患者要减量。

贝尼地平 Benidipine

【商品名或别名】 苄尼地平，Coniel

【分类】 化学：第二代二氢吡啶类钙拮抗药。治疗学：抗高血压药、抗心绞痛药。妊娠分类：D。

【指征和剂量】 用于治疗高血压和心绞痛。

【制剂】 2 mg/片，4 mg/片，8 mg/片。

【药动学】 吸收较快，口服给药（2 mg，4 mg，8 mg）后约 1 h 血药浓度达峰值，半衰期为 1～2 h。代谢反应主要为脱去 3 位侧链的苄基（N-脱烷化），水解 3 位的 1-苄基-3-哌啶酯及 5 位的甲酯，氧化二氢吡啶环，氧化 2 位的甲基。

【作用机制】 通过阻断 L 型通道达到降压、抗心绞痛的作用，以“膜途径”的作用方式,降压作用起效平缓且作用持续。与细胞膜电位依赖性钙通道的DHP结合部位相结合,抑制钙内流,从而扩张冠状动脉和外周血管。阻断T型通道,保护肾脏。L型通道只存在于肾脏入球小动脉而不存在于出球小动脉,但是出球小动脉存在T型钙通道。贝尼地平有部分阻滞T型通道作用。用药后心率不会增加,因为对N型通道的阻滞降低了反射性交感神经兴奋作用。

【禁忌证】 严重肝功能不全、心源性休克、孕妇。

【相互作用】 ① 其他降压药:降压作用增强,可能引起血压过度降低。② 地高辛:抑制肾小管的地高辛分泌,使血中地高辛浓度上升,有可能引起中毒。③ 西咪替丁抑制肝微粒体的钙拮抗剂代谢酶,同时降低胃酸,增加药物吸收,有可能使血压过度降低。④ 利福平诱导肝脏的药物代谢酶,促进钙拮抗剂代谢,可降低贝尼地平的血药浓度,使降压作用减弱。⑤ 柚子汁抑制本品在肝脏的代谢,使本品的血药浓度升高,有可能使血压过度降低。

【不良反应】 与马尼地平相似。偶见肝功能或肾功能异常、白细胞减少等。

【注意事项】 ① 突然停用可出现症状恶化,因此,应逐渐减量。② 有可能引起血压过度降低,出现一过性意识消失。若出现此类症状,应停药并予以适当处置。

【患者用药指导】 有时会出现降压作用引起的眩晕等,从事高空作业、驾驶汽车等机械操作时应予以注意,不可自行停药。

维拉帕米 Verapamil

【商品名或别名】 异搏定,戊脉安,Isoptin

【分类】 化学:羟苯基丙氨酸衍生物。治疗学:抗心绞痛药、抗心律失常药、抗高血压药。妊娠分类:C。

【指征和剂量】 ① 抗心绞痛:平片40~80 mg,tid,最大剂量360 mg/d,或缓释片120~240 mg,qd。② 预防室上性心动过速:用法同上。③ 终止室上性心动过速:注射剂5~10 mg,缓慢静注(时间>2 min);如未能终止,30 min后继续用10 mg。④ 抗高血压:平片40~80 mg,tid,或缓释片120~240 mg,qd。此外,本品可用于伴左室流出道梗阻的肥厚型心肌病,作为不能耐受β受体阻滞剂患者的替代药物,用法同抗心绞痛。

【制剂】 片剂：平片 40 mg，120 mg（缓释片），240 mg（缓释片）。注射剂：每支 5 mg/2 ml。

【药动学】

给药途径	起始时间	峰值时间	维持时间
口服	1～2 h	30～90 min	6～8 h
口服（缓释）	1～2 h	30～90 min	不详
静脉	1～5 min	3～5 min	10 min～6 h

【作用机制】 本品能阻滞心肌及血管平滑肌细胞膜慢 Ca^{2+} 通道介导的 Ca^{2+} 转运，即阻滞 Ca^{2+} 由膜外流入膜内。平滑肌细胞和心肌细胞内 Ca^{2+} 浓度的降低可：① 抑制平滑肌细胞的收缩。② 扩张冠状动脉，增加冠状动脉血流量；降低周围血管阻力，减轻心脏负荷，减低心脏的耗氧量。③ 减慢房室传导，延长房室结的不应期。④ 终止房室结折返的折返环。

【禁忌证】 心源性休克、对维拉帕米或其成分过敏、低血压、心衰、严重左心室功能不全、病态窦房结综合征、Ⅱ度或Ⅲ度房室传导阻滞、室性心动过速。

【相互作用】 与α受体阻滞剂、抗高血压药物和全身麻醉剂等合用可进一步降低血压。与β受体阻滞剂合用，增加心衰、低血压和严重心动过缓的危险。补充钙可以降低机体对本药的反应。本药可增加卡马西平、赖氨酸茶碱和 2-丙戊酸钠药物中毒危险。西咪替丁降低本药的代谢和提高血药浓度。本药增加地高辛的血药浓度和洋地黄中毒的危险。苯巴比妥增加本药的清除。本药可增加普鲁卡因胺的 QT 间期延长和负性肌力作用。本药可增加蛋白结合药物（如华法林等抗凝药）的血药浓度；增加奎尼丁的毒性作用，延长 QT 间期；增加负性肌力作用。利福平降低口服本药的生物利用度。本药增加乙醇的血浓度和对中枢神经系统的作用。

【不良反应】 ① 头昏眼花、疲乏、头痛。② 心绞痛、房室传导异常、心动过缓、跛行、心衰、低血压、周围性水肿、心动过速。③ 便秘、呕吐、氨基转移酶和（或）碱性磷酸酶升高（可逆性）。④ 男性乳房发育，女性乳漏和月经不规则。⑤ 呼吸困难、肺水肿和喘息。⑥ 感觉异常、皮疹。可以影响机械操作能力。

【注意事项】 本药静注要溶解在生理盐水或林格液中。静注时要持续心电监护，并保持心肺复苏的仪器和药品处于备用状态。肥厚型心肌病使用本药时，由于可能发生高度房室传导阻滞和窦性静止，要严密观察，谨防低血压和肺水肿。尽量不要合用氟卡尼等负性肌力作用的抗心律失常药物。

【患者用药指导】 不能咬碎本药缓释片或缓释胶囊。学会自测心率，心率<55 次/min 的应去看医师。鼓励患者多吃高纤维素食物，以防止便秘。

地尔硫䓬 Diltiazem

【商品名或别名】 硫氮䓬酮，恬尔心，合心爽，Herbesser

【分类】 化学：苯噻嗪衍生物。治疗学：抗心绞痛药、抗心律失常药、抗高血压药。妊娠分类：C。

【指征和剂量】 ① 抗变异型心绞痛和慢性心绞痛：片剂 30 mg，tid，如需要并能耐受，每天或每 2 d 增加剂量，最大剂量 360 mg/d(分 3 次用)。② 终止室上性心动过速、治疗心房颤动或心房扑动：25 mg/kg 缓慢静注(>2 min)；如 15 min 后治疗反应不好，可再给 35 mg/kg 缓慢静注(>2 min)；然后 10 mg/h 静滴，如心率降低仍然不理想，可增加 5 mg/h，静滴最大剂量为 24 h 内 15 mg/h。③ 抗高血压：片剂 30 mg，tid，如需要并能耐受，每天或每 2 d 增加剂量，最大剂量 360 mg/d(分 3 次)，或缓释胶囊 90 mg，bid，最大剂量 360 mg/d。

【制剂】 片剂：30 mg，缓释胶囊：90 mg。注射剂：每支 10 mg，50 mg。

【药动学】

给药途径	起始时间	峰值时间	维持时间
口服	30～60 min	2 h 内	不详
口服(控释)	2～3 h	2 周内	不详
口服(缓释)	不详	2 周内	不详
静脉	3 min 内	2～7 min	30 min～10 h(静滴) 1～3 h(静注)

【作用机制】 同维拉帕米。

【禁忌证】 急性心肌梗死、预激综合征、心源性休克、对地尔硫䓬或其成分过敏、低血压(收缩压低于 90 mmHg)、心衰或肺水肿、严重左心室功能不全、病态窦房结综合征、Ⅱ度或Ⅲ度房室传导阻滞、宽 QRS 的室性心动过速。

【相互作用】 服药期间全身麻醉等可以进一步降低血压。合用β受体阻滞剂,增加心衰、低血压和严重心动过缓的危险。西咪替丁降低本药的代谢和提高血药浓度。本药增加地高辛的血药浓度和洋地黄中毒的危险。与哌唑嗪合用增加低血压的危险。与普鲁卡因胺合用进一步延长 QT 间期。

【不良反应】 ① 步态异常、抑郁、幻觉、健忘、失眠、震颤、头昏眼花、头痛、疲乏、晕厥。② 房室传导异常、束支传导阻滞、心动过缓、心悸、心衰、低血压和周围性水肿。③ 弱视、口干、鼻出血、牙龈炎、鼻充血、视网膜病、耳鸣。④ 食欲减退、消化不良、便秘、恶心、呕吐、腹泻、氨基转移酶和(或)碱性磷酸酶升高、高血脂。⑤ 急性肾功能不全、性功能异常、阳痿、夜尿增加、多尿。还可有溶血性贫血、白细胞减少、出血时间延长和血小板减少、脱发、多形性红斑、血管炎、皮肤瘀斑、光敏感、瘙痒症、紫癜、风疹、关节痛、肌肉疼痛、尿酸血症等。

【注意事项】 主要在肝脏代谢和在肾脏排泄,肝、肾功能不全患者要监测肝、肾功能。静脉用药期间常规连续监测血压、心率和心律。及时发现心衰的征象。同时服用地高辛,必须观察是否有地高辛中毒的征象,如恶心、呕吐、视觉改变等。如皮肤反应持续存在,要停用。

【患者用药指导】 地尔硫䓬片剂可以掰开服用,而胶囊则必须整片服用。不要突然停用地尔硫䓬,因为这样可能会威胁生命。患者自己要学会监测血压和脉搏,发现明显变化要及时就医。如出现胸痛、呼吸困难、心律不规则、头昏、皮疹或下肢水肿,要及时和医师取得联系。要求保持良好的口腔卫生,以防止牙龈出血和牙龈炎。

氟桂利嗪　Flunarizine

【商品名或别名】 氟苯桂嗪,西比灵,氟脑嗪,脑灵

【分类】 化学:哌嗪类。治疗学:抗脑动脉缺血、偏头痛和抗眩晕药。妊娠分类:C。

【指征和剂量】 适用于脑动脉缺血性疾病(如脑动脉硬化、脑血栓形成、脑栓塞和脑血管痉挛)、偏头痛和前庭功能紊乱引起的眩晕、耳鸣、呕吐。口服 5～10 mg,qn。

【制剂】 胶囊或片剂：5 mg。

【作用机制】 为长效选择性钙通道阻滞剂。对血管平滑肌的钙通道有选择性抑制作用，对心肌钙通道作用微小。能降低脑缺氧引起的红细胞黏稠度过高和血小板释放反应，从而降低血液的黏稠度。

【禁忌证】 抑郁症、帕金森病和其他伴锥体外系症状的患者，以及急性脑出血。

【相互作用】 与乙醇、催眠药或镇静药合用可以导致过度镇静作用。

【不良反应】 嗜睡、头晕、乏力、口干等。偶见体重增加(或伴有食欲增加)，长期用药偶见抑郁症和锥体外系症状。对心、肝、肾、造血系统无损害。

【注意事项】 孕妇谨慎使用。可影响机械操作能力。

桂利嗪 Cinnarizine

【商品名或别名】 肉桂苯哌嗪，桂益嗪，脑益嗪，肉桂嗪，脑力隆

【分类】 化学：哌嗪类。治疗学：抗脑动脉缺血药。妊娠分类：C。

【指征和剂量】 脑动脉硬化与脑血管意外后康复治疗：25～50 mg，bid 或 tid，饭后服。

【制剂】 片剂或胶囊：25 mg。

【作用机制】 本品之有效成分不需经过神经系统而直接对血管平滑肌发挥作用，扩张脑血管，增加脑血流量，且无血压下降与心率加快反应。

【禁忌证】 可疑颅内出血患者。脑出血患者应在止血后 15 d 以上才能使用。

【不良反应】 可有胃肠道反应与神经系统症状，如头痛、目眩、嗜睡、倦怠感等。偶有变态反应如皮肤、黏膜发疹、红斑等。

【注意事项】 孕妇谨慎使用。可影响机械操作能力。

普尼拉明 Prenylamine

【商品名或别名】 心可定，双苯丙胺，Segontin Lactas

【分类】 化学：二氢吡啶类。治疗学：抗心绞痛药。妊娠分类：C。

【指征和剂量】 治疗和预防心绞痛特别是神经紧张不安的冠心病患者，对室性心律失常也有一定疗效。口服 15～30 mg，tid。

【制剂】 片剂：15 mg。

【药动学】 口服吸收迅速，主要经肝脏代谢，半衰期为 6～7 h。

【作用机制】 本品作用与硝苯地平相似，并有轻度β受体阻滞及奎尼丁样作用；此外，尚有中枢镇静作用。

【不良反应】 主要为胃肠道反应，如恶心、食欲不振等，偶有皮肤发红、发疹、疲乏等，常在减量后消失。

利多氟嗪 Lidoflazine

【商品名或别名】 立得安，Calnium，Corflazine

【分类】 化学：哌嗪类。治疗学：抗心绞痛药。妊娠分类：C。

【指征和剂量】 适用于心绞痛以及急性心肌梗死的康复期治疗。口服30～60 mg，tid。作用较慢，数月后才获最大效应。

【制剂】 片剂：30 mg，60 mg。

【药动学】 口服后4.8 h血浆浓度达峰值，在体内广泛代谢，由尿、粪排出。半衰期为16～24 h。

【作用机制】 本品干扰Ca^{2+}的运转，扩张血管包括冠状动脉、周围动脉和小动脉，减低静脉张力。同时减慢心率及房室传导，可减少心肌梗死的再梗死率，但不减少远期死亡率。

【不良反应】 可有头痛、眩晕、胃肠症状，罕见皮肤反应或抑郁。延长QT间期可致室性心律失常，尤其和洋地黄合用时有死亡报告。

【注意事项】 餐后口服或加服抗酸剂可减少胃肠反应。

哌克昔林 Perhexiline

【商品名或别名】 心舒宁，双环己哌啶

【分类】 化学：钙拮抗剂。治疗学：扩血管类抗心肌缺血药物。妊娠分类：C。

【指征和剂量】 用于心肌缺血，因能扩张支气管，不对抗交感张力，故不会诱发心力衰竭，对心肌缺血伴哮喘、心衰者尤适宜。但因其可致肝功能障碍、周围神经炎、步态不稳等不良反应，一般不作为首选抗心肌缺血药。口服100 mg，tid。

【制剂】 片剂：每片50 mg。

【药动学】 口服后吸收完全，通过肝脏途径代谢，半衰期为3～4 d，大部分以代谢产物、小部分以原型自尿排出。

【作用机制】 有钙通道阻滞作用，直接作用于血管平滑肌，扩张冠状动脉(主要是阻力血管)、肺和体循环血管。可增加冠状动脉血流量,降低左室充盈压和心室前后负荷,尚可直接作用于窦房结而减慢心率,因而减少心肌耗氧量。有中度利尿作用,减少血容量,减轻心脏作功,亦有利于治疗心肌缺血。能提高运动耐量,减轻缺血性心电图变化。

【禁忌证】 肝、肾病及糖尿病患者禁用。

【不良反应】 服用初期有头晕、头痛、眼花、恶心、震颤、乏力等。大剂量可使氨基转移酶、乳酸脱氢酶升高,但停药后可恢复。尚可使糖尿病患者发生低血糖。

(二)血管紧张素转换酶抑制剂

血管紧张素转换酶抑制剂(ACEI)竞争性地抑制血管紧张素转换酶(ACE),从而阻断血管紧张素Ⅰ转化为血管紧张素Ⅱ,降低循环和局部的血管紧张素Ⅱ水平。ACEI可增高缓激肽的水平,增加一氧化氮和有血管活性的前列腺素(依前列醇和地诺前列酮)释放。ACEI还能阻断血管紧张素1~7的降解,使其水平增加,从而通过加强刺激血管紧张素1~7受体,进一步起到扩张血管及抗增生作用。各种ACEI制剂的作用机制相同,故在总体上可能具有类效应,但是各种制剂与组织中ACE结合的亲和力不同、药代动力学特性也有差别,故有可能会导致组织浓度的明显差异和不同的临床效果。但是,这些差异的临床相关性还没有得到证实,对ACEI制剂的选择和剂量应当以临床试验结果为根据。现有的ACEI根据其与ACE分子表面锌原子相结合的活性基团而分为三类:① 含有巯基(—SH),如卡托普利等。② 含有羧基(—COOH),如依那普利、雷米普利、贝那普利、培哚普利等。③ 含有膦酸基(—POO),如福辛普利。过去20多年中获得的大量循证医学证据充分证明了ACEI的治疗价值。ACEI已被推荐用于高血压、心力衰竭、冠心病、心肌梗死的治疗及高危人群的二级预防,并被写入国内外指南之中。

卡托普利 Captopril

【商品名或别名】 巯甲丙脯酸,开博通,开富林,开托普利,刻甫定,巯甲丙脯酸,Acepril,Capoten, Lopirin, Mercaptopril,SQ 14225

【分类】 化学:血管紧张素转换酶抑制剂。治疗学:抗高血压药、抗心力衰竭药、抗心肌缺血与梗死药。妊娠分类：C级（妊娠早期），D级（妊娠中晚期）。

【指征和剂量】 ① 高血压：口服初剂量12.5 mg，bid或tid，可增至25～50 mg，bid或tid。② 心力衰竭：口服初剂量6.25 mg，bid或tid，每2～4周递增剂量直至达到目标剂量25～50 mg，tid，或者患者能够耐受的最大剂量。③ 急性心肌梗死：宜用于病情和血流动力学稳定、收缩压超过90 mmHg的患者，先给予6.25 mg，如2 h后收缩压仍超过90 mmHg，则再试给12.5 mg，再隔2 h后若仍如此，方可用12.5 mg，tid。④ 高血压危象或急性心衰：静脉给药常用量每次25 mg溶于10%葡萄糖液20 ml，缓慢静注（10 min），随后用50 mg溶于10%葡萄糖液500 ml，静滴1 h。

【制剂】 片剂：12.5 mg，25 mg。注射剂：25 mg/ml，50 mg/2 ml。

【药动学】 本品口服吸收迅速，吸收率在75%以上，15 min起效，1～1.5 h达血药峰浓度，持续6～12 h。血循环中本品的25%～30%与蛋白结合。半衰期短于3 h，肾功能损害时会产生药物潴留。降压作用为进行性，约数周达最大治疗作用。在肝内代谢为二硫化物等。本品经肾脏排泄，40%～50%以原型排出，其余为代谢物，可在血液透析时被清除。本品不能通过血脑屏障，可通过乳汁分泌，可以通过胎盘。

【作用机制】 本品为竞争性血管紧张素转换酶抑制剂，使血管紧张素Ⅰ不能转化为血管紧张素Ⅱ，从而降低外周血管阻力，并通过抑制醛固酮分泌，减少水钠潴留。还可通过干扰缓激肽的降解扩张外周血管。对于心力衰竭患者，本品可降低肺毛细血管楔压及肺血管阻力，延缓心肌重构，增加心排血量及运动耐受时间。该药有抗心肌缺血与梗死作用，并能减轻心肌缺血与再灌注损伤。

【禁忌证】 对本品及其他ACEI过敏、有血管神经性水肿病史、高钾血症、妊娠或哺乳期妇女，以及双侧肾动脉狭窄者禁用。肾功能严重减退及伴自身免疫缺陷的患者慎用。

【相互作用】 与其他降压药物合用，降压效果明显增强。与保钾利尿剂（如螺内酯、氨苯蝶啶、阿米洛利）合用，补钾或应用含钾的盐类替代物均可引起血钾增高。与非甾体消炎止痛药合用可通过抑制前列腺素合成及水钠潴留，使本品降压作用减弱。

【不良反应】 较常见的有咳嗽（多为干咳且较轻）、皮疹（可伴有瘙痒和发热）、心悸、心动过速、胸痛、味觉迟钝。较少见的有：蛋白尿，常发生于治疗开始8个月内,可逐渐减少,疗程不受影响;低血压引起的眩晕、头痛、昏厥,尤多见于缺钠或血容量不足时;血管性水肿,多见于面部及手脚,偶可出现于咽部和喉头;其他还有心率快而不齐、面部潮红或苍白等。偶可见白细胞与粒细胞减少。

【注意事项】 使用过影响白细胞及免疫功能药物的患者慎用。注意及早发现血管性水肿。

【患者用药指导】 用药后如有如面部、眼部、舌和咽喉部及四肢肿胀,吞咽或呼吸困难、声音嘶哑等血管性水肿症状,应立即就医并停药。面口部和四肢水肿,一般停药后即可消失。但咽喉部水肿会引起气管阻塞,从而导致死亡,应紧急治疗。此种情况很罕见,但有风险,需清楚告知患者。此外,如出现咽痛、发热等感染症状,亦应及时告知医师,以便采取措施,防止白细胞下降。

依那普利 Enalapril

【商品名或别名】 苯丙脯酸,苯丁酯脯酸,苯酯丙脯酸,必利那,恩纳普利,灵广俐,马来酸依拉普利,马来酸依那普利,依苏,依拉普利,依那林,怡那林,伊那普利,依那普利马来酸盐,益压利,因弗尔,悦宁定,Asotec,Enalaprilat,Enalaprilum

【分类】 化学:血管紧张素转换酶抑制剂。治疗学:抗高血压药、抗心力衰竭药、抗心肌缺血与梗死药。妊娠分类:C级(妊娠早期),D级(妊娠中晚期)。

【指征和剂量】 高血压:口服5~10 mg,qd,最大剂量为每日40 mg。心力衰竭:初剂量2.5 mg,qd或bid,每2~4周递增剂量直至达到目标剂量20 mg,qd或bid,或者患者能够耐受的最大剂量。心肌梗死:从小剂量开始逐渐加量,临床试验推荐的目标剂量为每日40 mg。

【制剂】 片剂:2.5 mg,5 mg,10 mg。胶囊:5 mg,10 mg。

【药动学】 依那普利是前体药物,其乙酯部分在肝内被迅速水解,转化成有效代谢物依那普利拉而发挥降压作用。口服依那普利约68%被吸收,与食物同服不影响生物利用度。服药后1 h,血浆依那普利浓度可达峰值,3.5~4.5 h依那普利拉血浆浓度可达峰值,半衰期为11 h。肝功能异常者的依那普利转变成依那普利拉的速度延缓。依那普利给药20 min后广泛分布于全身,肝、肾、胃和小肠的药物浓度最高,大脑中浓度最低。bid,2 d

后依那普利拉与血管紧张素转换酶结合达到稳态，最终半衰期延长为 30～35 h。依那普利拉主要由肾脏排泄，严重肾功能不全患者(肌酐清除率＜30 ml/min)可出现药物蓄积，本药能用血液透析法清除。

【作用机制】 本品为血管紧张素转换酶抑制剂。口服后在体内水解成依那普利拉，后者强烈抑制血管紧张素转换酶，降低血管紧张素Ⅱ含量，造成全身血管舒张，产生降压作用。长期应用能逆转左心室肥厚，改善心室重构。

【禁忌证】 有血管神经性水肿病史、对本品及其他 ACEI 过敏、高钾血症、妊娠或哺乳期妇女，以及双侧肾动脉狭窄。

【相互作用】【不良反应】【注意事项】【患者用药指导】 参见卡托普利。

贝那普利 Benazepril

【商品名或别名】 苯那普利，苯扎普利，洛汀新，贝拉普利，Benazeprilum，Zinadril

【分类】 化学：血管紧张素转换酶抑制剂。治疗学：抗高血压药、抗心力衰竭药、抗心肌缺血与梗死药。妊娠分类：C 级(妊娠早期)，D 级(妊娠中晚期)。

【指征和剂量】 ① 高血压：10 mg，qd，每日最大推荐剂量为 40 mg，一次或分为两次服用。② 心力衰竭：初剂量 2.5 mg，qd，每 2～4 周递增剂量直至达到目标剂量每天 20～40 mg，或患者能够耐受的最大剂量。

【制剂】 片剂：5 mg，10 mg。

【药动学】 贝那普利口服吸收迅速，达峰时间为 0.5～1 h，贝那普利拉为 1～1.5 h。口服吸收至少 37%，进食不影响吸收。本品的蛋白结合率高达 96.7%，贝那普利拉为 95.3%。本品吸收后在肝内水解生成贝那普利拉，其抑制血管紧张素转换酶的作用比本品强。本品的半衰期为 0.6 h，贝那普利拉为 10～11 h，2～3 d 后达稳态。主要经肾清除，原型排出不到 1%，约 20%以贝那普利拉排出，其他则以贝那普利和贝那普利拉的乙酰-葡萄苷酸的结合物排出。11%～12%从胆道排泄。轻中度肾功能障碍(肌酐清除率＞30 ml/min)、肝硬化所致肝功能障碍及年龄不影响药代动力学。血液透析时，本品少量可被透析清除。

【作用机制】 本品在肝内水解为贝那普利拉，成为一种竞争性的血管紧张素转换酶抑制剂，阻止血管紧张素Ⅰ转换为血管紧张素Ⅱ，使血管阻力降低,醛固酮分泌减少,血浆肾素活性增高。贝那普利拉还抑制缓激肽的降解,也使血管阻力降低,产生降压作用。本品扩张动脉与静脉,降低周围血管阻力或心脏后负荷,降低肺毛细血管楔压或心脏前负荷,也降低肺血管阻力,从而改善心排血量,使运动耐量和时间延长。本品能逆转左心室肥厚,防止心室的重构,有可能在相当程度上逆转心力衰竭的病理过程。

【禁忌证】 有血管神经性水肿病史、对本品及其他 ACEI 过敏、高钾血症、妊娠或哺乳期妇女,以及双侧肾动脉狭窄。

【相互作用】【不良反应】【注意事项】【患者用药指导】 参见卡托普利。

培哚普利 Perindopril

【商品名或别名】 雅施达,培多普利,哌林多普利,特丁胺,Aceon,Acetril,Prexum

【分类】 化学:血管紧张素转换酶抑制剂。治疗学:抗高血压药、抗心力衰竭药、抗心肌缺血与梗死药。妊娠分类:C 级(妊娠早期),D 级(妊娠中晚期)。

【指征和剂量】 高血压:2~4 mg,qd,常用维持剂量为 4 mg,qd,最大剂量 8 mg,qd。心力衰竭:起始剂量 1 mg,qd,每 2~4 周递增剂量直至达到目标剂量 8 mg,qd,或者患者能够耐受的最大剂量。肾功能不全时根据肾功能进行剂量调整,肌酐清除率为 30~60 ml/min 者剂量为每日 2 mg,肌酐清除率为 15~30 ml/min 者剂量为每日 2 mg,隔日 1 次。肝硬化代偿期患者无需调整剂量。

【制剂】 片剂:2 mg,4 mg。

【药动学】 本品口服吸收迅速,吸收量为服用剂量的 65%~70%。培哚普利水解为培哚普利拉,后者是特异性血管紧张素转换酶抑制剂。培哚普利拉的生成量受饮食的影响。血浆培哚普利拉达峰浓度时间是 3~4 h。血浆蛋白结合率少于 30%,而且为浓度依赖性。连续每天 1 次服用后,平均达到稳态浓度时间是 4 d,有效累积半衰期约为 24 h。如肌酐清除率<60 ml/min,血浆培哚普利拉浓度显著升高。可能由于肾衰或年老的关系,心衰患者药物的清除延缓。培哚普利的血液透析清除率是 70 ml/min。肝硬化患者的培哚普利动力学有所改变:母体分子的肌酐清除率减半,而培哚普利拉的生成量并未减少,不需要调整剂量。

【作用机制】 本品为含有羧基的血管紧张素转换酶抑制剂,通过其活性代谢产物培哚普利拉发挥作用，抑制血管紧张素转换酶，降低血管紧张素Ⅱ含量，从而降低血压，减轻左心室肥厚，逆转心血管重构。

【禁忌证】 有血管神经性水肿病史、对本品及其他 ACEI 过敏、高钾血症、妊娠或哺乳期妇女，以及双侧肾动脉狭窄。

【相互作用】【不良反应】【注意事项】【患者用药指导】 参见卡托普利。

西拉普利　Cilazapril

【商品名或别名】 一平苏，抑平舒，Cilazaprilum，Cilazil，Justor，Inhibace

【分类】 化学：血管紧张素转换酶抑制剂。治疗学：抗高血压药、抗心力衰竭药、抗心肌缺血与梗死药。妊娠分类：C 级(妊娠早期)，D 级(妊娠中晚期)。

【指征和剂量】 高血压：通常剂量是 0.5～1.0 mg，qd，可增加至 2.5 mg，qd。慢性心衰：起始剂量 0.25 mg，逐步上调剂量至目标剂量2.5～5.0 mg，qd。

【制剂】 片剂：0.5 mg，1 mg，2.5 mg。

【药动学】 本品能有效被吸收并迅速转化为具有药理活性的西拉普利拉。进食会轻微减慢其吸收率，但并不影响疗效。口服后西拉普利拉的生物利用度约为 60%。用药后 2 h 内达到血药峰浓度，浓度与剂量有直接关系。每日 1 次服用后，西拉普利拉的有效半衰期为 9 h，并以原型从肾脏排出。肾功能不全患者，当肌酐清除率降低时，药物清除率也随之降低，故西拉普利拉的血药浓度比肾功能正常的患者要高些。肾功能正常的老年患者，其西拉普利拉血药浓度要比年轻患者的高 40%，药物清除率则低 20%。中度到重度肝硬化患者的药代动力学改变和老年患者相似。慢性心衰患者的西拉普利拉清除率与肌酐清除率密切相关，故剂量必须按照肾功能进行调整。

【作用机制】 本品为血管紧张素转换酶抑制剂，口服吸收后转化为药理活性的西拉普利拉，后者使血管紧张素Ⅰ不能转换为血管紧张素Ⅱ，并使血浆肾素活性增高，醛固酮分泌减少，从而使血管舒张、血压降低，改善心衰。

【禁忌证】 有血管神经性水肿病史、对本品及其他 ACEI 过敏、高钾血症、妊娠或哺乳期妇女，以及双侧肾动脉狭窄。

【相互作用】【不良反应】 参见卡托普利。

【注意事项】 偶见症状性低血压,尤见于伴呕吐、腹泻,已服用利尿剂、低钠饮食或血透后腹水低钠或低血容量的患者。出现低血压时必须平卧休息,必要时静滴氯化钠注射液或扩容剂。慢性心衰患者用可能会导致血压显著降低。

【患者用药指导】 参见卡托普利。

雷米普利 Ramipril

【商品名或别名】 瑞素坦,瑞泰,雷米替利,Acovil,Delix,Ramace,Quark

【分类】 化学:血管紧张素转换酶抑制剂。治疗学:抗高血压药、抗心力衰竭药、抗心肌缺血与梗死药。妊娠分类:C级(妊娠早期),D级(妊娠中晚期)。

【指征和剂量】 高血压:1.25～2.5 mg,qd,可增加至10 mg,qd。心力衰竭:初剂量1.25 mg,qd,逐步上调剂量至目标剂量10 mg,qd,或者患者能够耐受的最大剂量。各种高危心血管风险的人群:从小剂量开始逐渐加量,临床试验(HOPE试验)推荐的目标剂量为每日10 mg。

【制剂】 片剂:2.5 mg,5 mg,10 mg。

【药动学】 口服给药后能被迅速地从胃肠道吸收,1 h之内即达到血浆峰浓度。其活性代谢产物雷米普利拉的峰值血浆浓度出现在用药后的2～4 h之内。如5 mg,qd,经数日后雷米普利拉的有效半衰期为13～17 h;以较低的剂量(1.25～2.5 mg)给药时,有效半衰期明显延长。常用剂量给药4 d后可达到雷米普利拉的稳态血浆浓度。雷米普利几乎能被完全地代谢,其代谢产物约60%从肾脏排泄,约40%从肝脏排泄。

【作用机制】 本品为含有羧基的血管紧张素转化酶抑制剂,是一个前体药物,经胃肠道吸收后在肝脏水解成有活性的雷米普利拉而发挥作用。本品抑制血管紧张素转化酶,可导致血浆血管紧张素Ⅱ及醛固酮浓度下降,肾素活性升高,从而使外周血管扩张和血管阻力下降,产生降压作用,改善心脏功能,并有延缓和逆转左心室重构的有益效应。

【禁忌证】【相互作用】【不良反应】【注意事项】【患者用药指导】 参见卡托普利。

赖诺普利 Lisinopril

【商品名或别名】 苯丁赖脯酸，帝益洛，捷赐瑞，利压定，青朗，易集康，益迈欧，Acemin，Acerbon，Alapril，Carace，Cipril，Dapril

【分类】 化学：血管紧张素转换酶抑制剂。治疗学：抗高血压药、抗心力衰竭药、抗心肌缺血与梗死药。妊娠分类：C级（妊娠早期），D级（妊娠中晚期）。

【指征和剂量】 高血压：初始剂量为2.5～5 mg，qd，可增加至10～20 mg，qd。心力衰竭：初剂量2.5 mg，qd，缓慢增至目标剂量20～30 mg，qd，或者患者能够耐受的最大剂量。

【制剂】 片剂：5 mg，10 mg，20 mg。胶囊：10 mg。

【药动学】 本品为依那普利拉的赖氨酸衍生物，口服吸收不受食物影响，6～8 h达血药浓度峰值。生物利用度为25%～50%。吸收的药物不再进一步代谢，以原型从尿排出。有效半衰期为12.6 h，终末半衰期约为30 h。每日服用1次，3 d后血药浓度达稳态，主要通过肾脏排泄，肾功能减退时药物有蓄积。

【作用机制】 本品为第三代血管紧张素转换酶抑制剂，是原型药，无需代谢，直接发挥ACEI抑制作用。

【禁忌证】【相互作用】【不良反应】【注意事项】【患者用药指导】 参见卡托普利。

福辛普利 Fosinopril

【商品名或别名】 福森普利，磷诺普利，磷西洛普利，蒙诺，Fosfenopril，Fosinoprilum，Monopril，Staril

【分类】 化学：血管紧张素转换酶抑制剂。治疗学：抗高血压药、抗心力衰竭药、抗心肌缺血与梗死药。妊娠分类：C级（妊娠早期），D级（妊娠中晚期）。

【指征和剂量】 高血压：10 mg，qd，可增加至20～40 mg，qd。心力衰竭：初剂量5 mg，qd，逐步上调剂量，缓慢增至目标剂量40 mg，qd，或者患者能够耐受的最大剂量。心肌梗死：从小剂量开始逐渐加量，临床试验推荐的目标剂量为每日20 mg。

【制剂】 片剂：10 mg，20 mg。

【药动学】 本品绝对吸收率为平均口服剂量的36%，吸收不受食物影响,在胃肠黏膜和肝脏迅速并完全水解成具有活性的福辛普利钠。达峰浓度的时间与剂量无关,均在 3 h 达峰,给药后 3~6 h 抑制作用达高峰。有效累积半衰期平均为 11.5 h,心力衰竭患者的有效半衰期为 14 h。福辛普利钠蛋白结合率很高(>95%),分布容积相对较小,与血中的细胞成分结合率可忽略不计。本品可通过肝和肾两种途径消除,与其他的 ACEI 抑制剂不同,肾或肝功能不全者可通过替代途径代偿性排泄。

【作用机制】 本品为第三代含有磷酰基的血管紧张素转换酶抑制药,属前体药,在体内转变成具有药理活性的福辛普利钠。后者能抑制血管紧张素转换酶,降低血管紧张素Ⅱ和醛固酮的浓度,使外周血管扩张,血管阻力降低,而产生降压、改善心功能和抑制心肌重构的有益效应。

【禁忌证】 有血管神经性水肿病史、对本品和其他 ACEI 过敏、高钾血症、妊娠或哺乳期妇女,以及双侧肾动脉狭窄。

【相互作用】 本品能减少由噻嗪类利尿药诱发的血钾减少。合用保钾利尿药或补钾药可增加高钾血症的危险,需要经常监测患者的血清钾。抗酸药可能影响本品的吸收,必须分开服用,至少相隔 2 h。非甾体消炎药(包括阿司匹林)可能影响抗高血压作用,但不增加临床明显的不良反应。与其他抗高血压药,例如 β 受体阻滞剂、甲基多巴、钙拮抗剂和利尿药合用可以增加抗高血压药药效。

【不良反应】 本品最常见的副作用是头晕、咳嗽、上呼吸道症状、恶心或呕吐、腹泻和腹痛、心悸或胸痛、皮疹或瘙痒、骨骼肌疼痛或感觉异常、疲劳及味觉障碍。在治疗心衰的试验中,与其他 ACEI 抑制剂相同,可引起低血压,包括直立性低血压。副作用的发生率和类型在年轻患者和老年患者之间无区别。实验室检查显示有轻度暂时性的血红蛋白和红细胞值减少,偶见血尿素氮轻度升高。

【注意事项】【患者用药指导】 参见卡托普利。

咪达普利 Imidapril

【商品名或别名】 达爽,伊米普利,依达普利,易米达里,Tanapril,Tanatril

【分类】 化学:血管紧张素转换酶抑制剂。治疗学:抗高血压药、抗心力衰竭药、抗心肌缺血与梗死药。妊娠分类:C 级(妊娠早期),D 级(妊娠中晚期)。

【指征和剂量】　高血压：2.5 mg，qd，可增加剂量至 5～10 mg，qd。心力衰竭：起始 1.25 mg，可缓慢递增至 10 mg，qd。

【制剂】　片剂：2.5 mg，5 mg，10 mg。

【药动学】　口服吸收良好，2 h 后达到血药峰值浓度，6～8 h 后血浆中活性代谢物咪达普利拉的浓度达峰值，消除半衰期为 8 h，24 h 尿中总排泄率为服用剂量的 25%。每日口服 10 mg，连续服用 3～5 d，血浆中咪达普利拉的浓度达稳态，未见有体内蓄积。肾功能障碍患者的血药浓度较高且代谢缓慢，排泄延迟，与健康成年人比较，可见半衰期延长和血药峰浓度增大。

【作用机制】　本品为含有羧基的血管紧张素转换酶抑制剂，是前体药物，口服后在体内转换成活性代谢物咪达普利拉，后者可抑制 ACEI 的活性，阻止血管紧张素Ⅰ转换成血管紧张素Ⅱ，使外周血管舒张，降低血管阻力，同时也可抑制缓激肽降解，产生降压作用。同时抑制醛固酮的合成，减少醛固酮所产生的水钠潴留，使血压下降。

【禁忌证】【相互作用】　参见卡托普利。

【不良反应】　本品不良反应大多轻微，主要有咳嗽(4.5%)，咽部不适(0.5%)、头晕(0.2%)、体位性低血压(0.2%)、皮疹(0.1%)等较少见。偶有面、舌、咽喉部血管神经性水肿，严重血小板减少，肾功能不全恶化，肝氨基转移酶升高，以及各种血细胞减少等。

【注意事项】【患者用药指导】　参见卡托普利。

(三) 血管紧张素受体拮抗剂

血管紧张素Ⅱ受体拮抗药(ARB)的问世，被誉为 20 世纪 90 年代心血管药物的一个里程碑。其主要作用为拮抗血管紧张素Ⅱ的Ⅰ型受体(AT1)，从而在受体水平阻断肾素-血管紧张素-醛固酮系统，与 ACEI 相比，具有作用更专一的特点。AT1 受体被阻断后，血管紧张素Ⅱ收缩血管与刺激肾上腺素释放醛固酮的作用受到抑制，导致血压降低，产生与 ACEI 相似的抗高血压作用，又能通过减轻心脏的后负荷，治疗慢性心力衰竭。其阻滞血管紧张素Ⅱ的促心血管细胞增殖肥大作用，能防治心血管的重构，有利于提高抗高血压与心力衰竭的治疗效果。AT1 受体被阻断后，反馈性地增加血浆肾素 2～3 倍，导致血浆血管紧张素Ⅱ浓度升高，但是由于 AT1 受体被阻断，这些反馈性作用难以表达，但是血浆中升高的血管紧张素Ⅱ通过激活AT2受体,进而激活缓激肽-NO途径,产生舒张血管、降低血压、抑制心血管重构的作用,有益于高血压与心力衰竭的治疗。AT1受体被阻断后醛固酮产生减少,水钠潴留随之减轻。由于ARB不抑制血管紧张素转换酶,因而不产生缓激肽引起的咳嗽,对于不能耐受ACEI咳嗽的患者,可改用ARB治疗高血压或心力衰竭等。

氯沙坦 Losartan

【商品名或别名】 科素亚

【分类】 化学:血管紧张素Ⅱ受体拮抗剂。治疗学:抗高血压药。妊娠分类:C。

【指征和剂量】 本品适用于治疗原发性高血压、冠心病和心力衰竭。对于大多数高血压患者,通常起始和维持剂量为每天1次50 mg。治疗2~4周可达到稳态的最大降压效果。在部分患者中,剂量增加到每天1次100 mg可产生进一步的降压作用。对于血压偏低的患者(例如应用利尿剂治疗的),可考虑采用每天1次25 mg的起始剂量(见注意事项)。对于老年或肾损害较轻的、做血液透析的患者,不必调整起始剂量。肝功能损害病史者应考虑使用较低剂量(见注意事项)。本品可同其他抗高血压药物一起使用。可空腹或餐后服用。心力衰竭患者的治疗常以25 mg/d起始,可逐渐增加至100~150 mg/d。

【制剂】 片剂:50 mg,100 mg。

【药动学】 本品口服吸收良好,经首过代谢后形成羧酸型活性代谢物及其他无活性代谢物;生物利用度约为33%。氯沙坦及其活性代谢产物的血药浓度分别在1 h及3~4 h达到峰值,半衰期分别为2 h和6~9 h,血浆蛋白结合率≥99%,血浆清除率分别为600 ml/min和50 ml/min,肾清除率分别为74 ml/min和26 ml/min。经胆汁和尿液排泄。

【作用机制】 本品为血管紧张素Ⅱ受体(AT1型)拮抗剂。可以阻断内源性及外源性的血管紧张素Ⅱ所产生的各种药理作用(包括促使血管收缩、醛固酮释放等作用);可选择性地作用于AT1受体,不影响其他激素受体或心血管中重要的离子通道的功能,也不抑制降解缓激肽的血管紧张素转化酶(激肽酶Ⅱ),不影响血管紧张素Ⅱ及缓激肽的代谢过程。

【禁忌证】 对本品任何成分过敏者、妊娠和哺乳期妇女禁用。

【相互作用】 本品和氢氯噻嗪、地高辛、华法林、西咪替丁、苯巴比妥、酮康唑和红霉素不具有临床意义上的药物相互作用。利福平和氟康唑可降低本品活性代谢产物水平。这些相互作用的临床结果还没有得到评价。与其他抑制血管紧张素Ⅱ及其作用的药物一样，本品与保钾利尿药(如螺内酯、氨苯蝶啶、阿米洛利)、补钾剂或含钾的盐代用品合用时，可导致血钾升高。非甾体消炎药吲哚美辛可降低本品的抗高血压作用。

【不良反应】 本品耐受性良好，不良反应轻微且短暂，尚未发生因药物不良反应而需终止治疗的病例。总的不良反应发生率与安慰剂类似。在对原发性高血压的临床对照研究中，1%及以上用本品治疗的患者中，与药物有关、发生率比安慰剂高的唯一不良反应是头晕。另外，不足1%的患者发生与剂量有关的体位性低血压。皮疹发生率低于安慰剂，但也有个别报道。在这些原发性高血压的临床双盲对照研究中，应用本品后，不论是否与药物有关，发生率在1%及以上的不良反应有：腹痛、乏力/疲劳、胸痛、水肿/肿胀、心悸、心动过速、腹泻、消化不良、恶心、背痛、肌肉痉挛、头痛、失眠、咳嗽、鼻充血、咽炎、上呼吸道感染等。本品上市后已报道的其他不良反应包括：过敏反应[极少数可出现血管性水肿，包括导致气道阻塞的喉及声门肿胀、面、唇、咽和(或)舌肿胀]、脉管炎、紫癜、肝炎、肝功能异常、贫血、肌痛、偏头痛、荨麻疹、瘙痒。实验室检查很少出现有意义的变化，但可有高血钾症(>5.5 mmol/L)，约1.5%。ALT的升高较罕见，并在停药后恢复正常。

【注意事项】 低血压、电解质/体液平衡失调、血管容量不足(例如应用大剂量利尿药治疗)的患者可发生症状性低血压。治疗前应该纠正这些情况，或使用较低的起始剂量。肝功能损害患者应使用较低剂量。肾功能损害由于抑制了肾素-血管紧张素系统，有可能出现包括肾衰在内的肾功能变化，停止治疗后可以恢复。双侧肾动脉狭窄或只有单侧肾脏，且对侧肾动脉狭窄的患者，使用本品后血尿素和血清肌酐量可有增加，停止治疗后，这些肾功能的变化可以恢复。

【患者用药指导】 应在医师的指导下服药。

缬沙坦　Valsartan

【商品名或别名】 代文

【分类】 化学：血管紧张素Ⅱ受体拮抗剂。治疗学：抗高血压药。妊娠分类：D。

【指征和剂量】 本品适用于治疗原发性高血压、冠心病和心力衰竭，以及肾脏损害所致继发性高血压。推荐剂量为 80 mg,qd。抗高血压作用通常在服药 2 周内出现,4 周时达到最大疗效。如血压控制不满意,每日用量可增至 160 mg,或加用利尿剂。对肾功能不全或肝功能不全患者无需调节剂量。本药可与其他抗高血压药合用。心力衰竭患者的治疗常以 20～40 mg/d 起始,可逐渐增加至 160～320 mg/d。

【制剂】 胶囊:每粒 80 mg。

【药动学】 口服吸收快,2 h 达峰值,血浆浓度以双指数方式下降,分布相和消除相的平均半衰期分别小于 1 h 和 6～7 h,重复或 qd 给药动学没有改变,药物在体内无蓄积。平均药物体内总量以曲线下面积 AUC 表示,其增加大小与测定范围内的剂量成正比。单剂量静注后稳态分布容积约为 17 L,血浆清除率为 2.2 L/h。口服时 10%的药物以原型从尿排出,其余从胆汁排出。低血药浓度影响对外源性血管紧张素Ⅱ的反应。因此,进食并未显著影响这一药效学效应,药动学不受年龄的影响。

【作用机制】 缬沙坦是一种特异性的血管紧张素Ⅱ受体(AT1)拮抗剂,选择性地作用于 AT1 受体亚型,阻断 AngⅡ与 AT1 受体的结合(其特异性拮抗 AT1 受体的作用大于 AT2 受体约 20 000 倍),从而抑制血管收缩和醛固酮的释放,产生降压作用。本品不作用于血管紧张素转换酶、肾素和其他受体,不抑制与血压和钠平衡有关的离子通道;本品对血管紧张素转换酶没有抑制作用,不影响体内缓激肽水平,因而导致咳嗽的副作用少于血管紧张素转换酶抑制剂。缬沙坦降低升高的血压,同时不影响心律。大多数患者单剂口服 2 h 内产生降压效果,4～6 h 达作用高峰,降压效果维持至服药后 24 h 以上,治疗 2～4 周后达最大降压疗效,并在长期治疗期间保持疗效。与噻嗪类利尿剂合用可进一步增强降压效果。突然终止缬沙坦治疗,不引起血压"反跳"或其他副作用,不影响高血压患者的总胆固醇、甘油三酯、血糖和尿酸水平。

【禁忌证】 对本品过敏、妊娠和哺乳期妇女禁用。

【相互作用】 临床试验未发现本药与下列药物间存在有临床意义的相互作用:西咪替丁、华法林、呋塞米(呋喃苯胺酸)、地高辛、阿替洛尔、吲哚美辛、氢氯噻嗪、氨氯地平、格列本脲。由于缬沙坦基本不被代谢,所以它与细胞色素 P450 酶系统的诱导剂或抑制剂通常不会发生相互作用。尽管与血浆蛋白结合率高,但体外实验表明本药与其他血浆蛋白结合率高的药物,如双氯芬酸、呋塞米(呋喃苯胺酸)和华法林之间无血浆蛋白结合方面的相互作用。与保钾利尿剂(如螺内酯、氨苯蝶啶、阿米洛利)、钾制剂或含钾的盐代用品合用可使血钾升高。如必须合用,应注意监测血钾。

【不良反应】 本药的总体不良反应发生率与安慰剂组相似。临床应用中曾观察到的不良反应主要有:头痛、头晕、病毒感染、上呼吸道感染、咳嗽、腹泻、疲劳、鼻炎、背痛、恶心、咽炎及关节痛。不良反应的发生率与剂量和治疗时间长短无关,与性别、年龄或种族无关。本药偶可引起血红蛋白和血细胞比容减少,血肌酐、血钾及总胆红素升高,以及肝功能指标升高。本药治疗原发性高血压患者时无需监测特殊的实验室指标。

【注意事项】 严重缺钠和(或)血容量不足的患者(如因服用大剂量利尿药),在开始治疗时,可能发生症状性低血压,故在使用本药前须纠正这些状况。约70%的缬沙坦以原型从胆汁排出;缬沙坦不经生物转化,因而其全身性影响与肝功能低下无关,所以非胆道性或非胆汁淤积性肝功能不全患者无需调整剂量;而胆汁型肝硬化或胆道梗阻患者的缬沙坦清除率降低(AUC较高),这些患者服用缬沙坦时应特别慎重。由于缬沙坦肾清除率只占总血浆清除率的30%,故其全身性影响与肾功能之间没有关系,轻、中度肾功能不全患者服用本品无需调整剂量。抑制肾素-血管紧张素-醛固酮系统后,敏感患者可能有肾功能改变。对于严重的肾功能损害的患者(如严重的充血性心力衰竭患者),用血管紧张素转化酶抑制剂或血管紧张素受体拮抗剂治疗,可能导致尿少症和(或)进行性氮血症及(罕见)急性肾功能衰竭和(或)死亡。因此,严重肾功能不全(肌酐清除率<10 ml/min)患者应慎重用药。

【患者用药指导】 应在医师的指导下服药。

厄贝沙坦　Irbesartan

【商品名或别名】 安博维

【分类】 化学:血管紧张素Ⅱ受体拮抗剂。治疗学:抗高血压药。妊娠分类:D。

【指征和剂量】 本品适用于高血压病。口服:推荐起始剂量为0.15 g,qd。根据病情可增至0.3 g,qd。可单独使用,也可与其他抗高血压药物合用。对重度高血压及药物增量后血压下降仍不满意时,可加用小剂量的利尿药(如噻嗪类)或其他降压药物。

【制剂】 片剂:150 mg。

【药动学】 本品口服后能迅速吸收,生物利用度为60%～80%,不受食物的影响。血浆达峰时间为1～1.5 h,消除半衰期为11～15 h。3 d内达稳态。厄贝沙坦通过葡糖醛酸化或氧化代谢,体外研究表明主要由细胞色素酶P450 2C9氧化。本品及代谢物经胆道和肾脏排泄。厄贝沙坦的血浆蛋白结合率为90%。口服本品300 mg后,约1.9 h血药浓度达峰值,峰浓度约为4 058 μg/L,消除相半衰期约为10.2 h。

【作用机制】 本品为血管紧张素Ⅱ(AngⅡ)受体抑制剂,能特异性地拮抗血管紧张素Ⅱ受体(AT1),对AT1的拮抗作用大于AT2 8 500倍,通过选择性地阻断AngⅡ与AT1受体的结合,抑制血管收缩和醛固酮的释放,产生降压作用。本品不抑制血管紧张素转换酶、肾素、其他激素受体,也不抑制与血压调节和钠平衡有关的离子通道。

【禁忌证】 对本品任何成分过敏、妊娠和哺乳期妇女禁用。

【相互作用】 本品与利尿剂合用时应注意血容量不足或低钠可引起低血压。与保钾利尿剂(如氨苯蝶啶等)合用时,应避免血钾升高。本品与华法林之间无明显的相互作用。与洋地黄类药(如地高辛)、β受体阻滞剂(如阿替洛尔)、钙拮抗剂(如硝苯地平)等合用不影响相互的药代动力学。

【不良反应】 厄贝沙坦较常见不良反应为头痛、眩晕、心悸等,偶有咳嗽,一般均为轻微及一过性,多数继续服药能耐受。罕有荨麻疹及血管神经性水肿发生。其他不良反应有:消化不良、胃灼热感、腹泻、骨骼肌疼痛、疲劳和上呼吸道感染、腹痛、焦虑、神经质、胸痛、咽炎、恶心呕吐、皮疹、心动过速等,但均很少见。低血压和直立性低血压发生率约为0.4%。

【注意事项】 治疗前应纠正血容量不足和(或)钠的缺失。肾功能不全患者需要减少剂量,并注意血尿素氮、血肌酐和血钾的变化。作为肾素-血管紧张素-醛固酮抑制的结果,个别敏感的患者可能产生肾功能变化。肝功能不全、老年患者使用本品时不需调节剂量。厄贝沙坦不能通过血液透析被排出体外。

【患者用药指导】 应在医师的指导下服药。

坎地沙坦 Candesartan

【商品名或别名】 必洛斯

【分类】 化学:血管紧张素Ⅱ受体拮抗剂。治疗学:抗高血压药。妊娠分类:D。

【指征和剂量】 用于治疗原发性高血压和心力衰竭。用于高血压治疗本品可单独使用，也可与其他抗高血压药物联用。口服 4～8 mg/d，必要时可增加剂量至 16 mg/d。用于慢性心衰的治疗，起始剂量 4 mg/d，可逐渐增加至 32 mg/d。

【制剂】片剂：4 mg。

【药动学】 坎地沙坦的绝对生物利用度约为 15%，血浆浓度达峰时间为 3～4 h。与血浆蛋白的结合率大于 99%，表观分布容积为 0.13 L/kg。极少通过血脑屏障，但可透过胎盘屏障并分布至胎儿。主要以原型经尿、粪排泄，极少部分在肝脏经 O-去乙基化反应生成无活性代谢产物。排泄半衰期约为 9 h。总清除率为 0.37 ml/(min・kg)，肾清除率为 0.19 ml/(min・kg)。口服 14C 标记的坎地沙坦酯后，尿、粪中分别回收 33%和 67%的放射活性物。本品对 65 岁及以上的老年人、男女不同性别的药代动力学参数测定显示：在等剂量时，老年组血药浓度高于青年组，男女无明显差别。对于有严重肝、肾功能不全的患者，有必要调整起始剂量。

【禁忌证】 对本品任何成分过敏、妊娠和哺乳期妇女、严重肝功能障碍(可能使肝功能恶化)、严重肾功能障碍(过度降压可使肾功能恶化)、胆汁淤滞患者禁用。下列患者应慎重用药：双侧或单侧肾动脉狭窄、高血钾、有药物过敏史、肾移植、主动脉狭窄和主动脉瓣狭窄、梗阻性肥厚型心肌病、轻中度肾上腺皮质激素过多症，以及老年患者。

【相互作用】 本品与格列本脲、尼莫地平、地高辛、华法林、氢氯噻嗪、口服避孕药等均无明显相互作用。

【不良反应】 本品常规剂量不良反应很少。过度降压可能引起晕厥和暂时性失去意识，特别是正进行血液透析、严格进行限盐疗法、最近开始服用利尿降压药的患者，可能会出现血压的迅速降低。因此，这些患者使用本药治疗应从较低的剂量开始服用。偶可出现严重的不良作用，如血管性水肿(见于面部、口唇、舌、咽、喉头等水肿等部位)、急性肾功能衰竭、高血钾、肝功能恶化或黄疸、粒细胞缺乏症、横纹肌溶解(表现为肌痛、虚弱、CK 增加、血中和尿中有肌球蛋白)、间质性肺炎(有发热、咳嗽、呼吸困难、胸部 X 线检查异常等)。如出现上述情况，应停止服药，并进行适当处理。

【注意事项】 有肾功能障碍的不可控制的糖尿病，由于易发展为高血钾，应密切注意血钾水平。因降压作用，有时出现头晕、蹒跚，故从事高空作业、驾驶车辆等操作时应注意。手术前 24 h 最好停止服用。

【患者用药指导】 应在医师的指导下服药。

替米沙坦 Telmisartan

【商品名或别名】 美卡素

【分类】 化学：血管紧张素Ⅱ受体拮抗剂。治疗学：抗高血压药。妊娠分类：D。

【指征和剂量】 本品适用于高血压病，常用剂量 20～80 mg/d，在疗程开始后 2～4 周发挥最大药效，降压疗效与剂量有关。可与噻嗪类利尿药如氢氯噻嗪合用，有协同降压作用。伴轻或中度肾功能不良患者服用本品不需调整剂量。轻或中度肝功能不全者每日不应超过 40 mg。老年人服用本品不需调整剂量。

【制剂】 片剂：40 mg，80 mg。

【药动学】 替米沙坦经口服给药后 0.5～1 h 达峰浓度。单剂量的血药谷浓度为峰浓度的 10%～25%，重复给药时在血浆中累积指数为 1.5～2.0。绝对生物利用度有剂量依赖性，在 40 mg 和 60 mg 时分别为 42%和 58%。食物轻微降低替米沙坦的生物利用度，在剂量为 40 mg 时曲线下面积(AUC)下降大约 6%，剂量为 160 mg 时下降大约 20%。与大多数白蛋白和 α-酸糖蛋白有高的血浆蛋白结合率(>99.5%)，当浓度范围超过推荐剂量时，血浆蛋白的结合量恒定。分布容积接近 500 L，显示有组织结合。本品为二级衰变动力学，终末消除半衰期约为 24 h，口服给予剂量超过 20～160 mg 范围时药代动力学为非线性，血药浓度的增加比例远高于给药剂量的增加。血浆总清除率大于 800 ml/min，终末半衰期和总清除率与剂量无关。替米沙坦通过结合反应形成无活性的酰基葡糖苷酸化产物，后者是在人的血浆和尿中检测到的唯一代谢物。给予单剂量后血浆中葡糖苷酸化产物约为血浆中放射活性的 11%。细胞色素 P450 同工酶不参与替米沙坦的代谢。

【作用机制】 血管紧张素(AⅡ)是肾素-血管紧张素系统(RAS)的主要升压物质，有收缩血管、促进醛固酮合成和释放、心脏兴奋及肾脏对钠的重吸收等作用。替米沙坦选择性阻断 AⅡ与大多数组织上(如血管平滑肌和肾上腺)AT1 受体的结合，从而抑制 AⅡ的血管收缩及醛固酮分泌作用。大多数组织中还存在 AT2 受体，AT2 对心血管的作用还不清楚，替米沙坦与 AT1 的结合力远高于 AT2(大于 3 000 倍)。

【禁忌证】　对本品活性成分及任一种赋形剂成分过敏、妊娠中末期及哺乳期妇女、胆道阻塞性疾病患者、严重肝功能不全、严重肾功能不全患者(肌酐清除率<30 ml/min)禁用。伴主动脉瓣或二尖瓣狭窄、梗阻性肥厚型心肌病应慎用。

【相互作用】　可影响血钾水平或引起高钾血症，不宜与保钾类利尿药、钾离子补充剂、含钾的盐替代品合用。本品与地高辛、华法林、氢氯噻嗪、格列本脲、布洛芬、对乙酰氨基酚、氨氯地平等药物有相互作用。可升高地高辛平均波谷血药浓度 20%(个别病例升高 39%)。可加强其他抗高血压药物的降压效果。巴氯芬、氨磷汀可加强替米沙坦的降压效果。酒精、巴比妥类药物、镇静安眠药或抗抑郁剂可增强本品体位性低血压效应。与替米沙坦合用时，辛伐他汀代谢物(辛伐他汀酸)的 C_{max} 有轻度升高(1.34 倍)且消除加速。

【不良反应】　腹泻和血管性水肿。大多为轻微的和暂时的，一般不需停止治疗。其发生与剂量无相关性。

【注意事项】　肾动脉狭窄所致的肾血管性高血压，使用本品可导致严重的低血压和肾功能不全。血容量不足患者，应先纠正血钠及血容量水平。对于血管张力及肾功能主要依赖于肾素-血管紧张素-醛固酮系统活性的患者(如严重充血性心力衰竭或包括肾动脉狭窄的潜在肾脏疾病患者)，可引起急性低血压、高氮质血症、少尿，或罕见急性肾功能衰竭。抑制肾素-血管紧张素-醛固酮系统的抗高血压药物通常对原发性醛固酮增多症的患者无效，因此本品不推荐用于该类患者。与其他抗高血压药物一样，对于患有缺血性心脏病或缺血性心血管疾病的患者，过度降压可引起心肌梗死或卒中。抗高血压治疗有时会引起头晕和嗜睡，驾驶和操作机器时必须注意。

【患者用药指导】　应在医师的指导下服药。

奥美沙坦　Olmesartan

【商品名或别名】　傲坦

【分类】　化学：血管紧张素Ⅱ受体拮抗剂。治疗学：抗高血压药。妊娠分类：D。

【指征和剂量】　本品适用于高血压的治疗。在血容量正常的患者中作为单一治疗的药物，通常剂量为 20～40 mg，qd。无论进食与否，本品都可以服用。本品可以与其他利尿剂合用，也可以与其他抗高血压药物联合使用。

【制剂】 片剂：20 mg。

【药动学】 与其他ARB相比，奥美沙坦酯具有独特的药代和药效动力学特性。口服后在小肠壁完全去酯转化成活性代谢产物奥美沙坦(Olmesartan)，而无须经肝细胞色素CYP450酶代谢；血中半衰期可长达13 h，在血浆谷浓度水平时仍是AT1受体50%被抑制浓度(IC50)的5～6倍；口服吸收不受食物影响，吸收剂量的35%～50%从尿中排泄，其他部分经肠道排泄，呈现较平衡的双径路排泄。奥美沙坦的最大血浆浓度在年轻成人和老年人(≥65岁)中相似。在多次用药的老年人中观察到了奥美沙坦的轻度蓄积；平均稳态药时曲线下面积(AUC)在老年人中要高33%，相应的肾清除率则减少30%。中度肝功能损害患者的AUC和最大血药浓度都增高，AUC增加了约60%。严重肾功能损害(肌酐清除率<20 ml/min)的患者多次给药后的药时曲线下面积(AUC)大约为肾功能正常人的3倍。

【作用机制】 血管紧张素Ⅱ是肾素-血管紧张素系统的主要升压因子，其作用包括收缩血管、促进醛固酮的合成和释放、刺激心脏及促进肾脏对钠的重吸收。奥美沙坦酯是一种前体药物，经胃肠道吸收水解为奥美沙坦。奥美沙坦为选择性AT1拮抗剂，通过选择性阻断血管紧张素Ⅱ与血管平滑肌AT1受体的结合而阻断血管紧张素Ⅱ的收缩血管作用。奥美沙坦与AT1的亲和力要比与AT2的亲和力大12 500多倍。利用ACE抑制剂阻断肾素-血管紧张素系统(RAS)是许多治疗高血压药物的一个机制，但ACE抑制剂也同时抑制了缓激肽的降解，而奥美沙坦酯并不抑制ACE，因此它不影响缓激肽，这种区别是否有临床相关性尚不清楚。对血管紧张素Ⅱ受体的阻断，抑制了血管紧张素Ⅱ对肾素分泌的负反馈调节机制。但是，由此产生的血浆肾素活性增高和循环血管紧张素Ⅱ浓度上升并不影响奥美沙坦的降压作用。

【禁忌证】 对本品任何成分过敏、妊娠和哺乳期妇女禁用。

【相互作用】 奥美沙坦酯不通过肝脏细胞色素P450系统代谢，对P450酶没有影响。因此，不会出现与这些酶抑制、诱导或者代谢相关的药物相互作用。在健康受试者中合并应用地高辛或者华法林没有明显的药物相互作用，合并应用抗酸剂也没有明显改变奥美沙坦酯的生物利用度。

【不良反应】 在临床对照试验中评价了奥美沙坦酯的安全性，结果显示其有很好的耐受性，不良事件发生率与安慰剂组相似，通常轻微且短暂，并与剂量、年龄及种族差异无关。发生率>1%且高于安慰剂治疗组的唯一不良事件是头晕(3%比1%)。发生率与安慰剂相似，高于1%的不良事件有：背痛、支气管炎、肌酸激酶升高、腹泻、头痛、血尿、高血糖症、高甘油三酯血症、咽炎、鼻炎和鼻窦炎。发生率与安慰剂组相似，低于1%的不良事件有：咳嗽、胸痛、乏力、外周性水肿、眩晕、腹痛、消化不良、肠胃炎、恶心、心动过速、高脂血症、高尿酸血症、关节疼痛、关节炎、肌肉疼痛、骨骼疼痛、皮疹和面部水肿等。上述不良事件是否与本品有关尚不明确。实验室检查偶见血红蛋白和血细胞比容略有下降、肝脏酶上升和/或血胆红素上升，但会自行正常。

【注意事项】 双侧肾动脉狭窄患者长期使用本品血肌酐或者血尿素氮会升高。肾功能损害者可能出现少尿和(或)进行性氮质血症，肾功能衰竭和(或)死亡，但很罕见。一旦发现妊娠，应尽快停止使用本品。直接作用于RAS的药物与胎儿和新生儿的损伤有关。血容量不足或者低钠患者(例如使用大剂量利尿剂)，在首次服用本品后可能会发生症状性低血压，此时患者应仰卧，必要时静注生理盐水。一旦血压稳定，可继续用本品治疗。

【患者用药指导】 应在医师的指导下服药。

(四) β受体阻滞剂

此类药可以减慢心率、降低心肌的收缩力、降低血压和减少心脏作功；其通过延缓窦房结和房室结的传导，“钝化”刺激因素(如运动)对心率的加速反应。β受体阻滞剂降低心肌自律性的作用可以归因于它的Ⅱ类抗心律失常作用。由于负性肌力和变时作用，它可以降低心排血量。应用后的早期，外周血管阻力增加，系因其减弱了拮抗α受体介导的血管收缩作用，但尔后趋向于恢复正常。

β受体阻滞剂能阻断交感神经的刺激作用，在预防和治疗心血管疾病上的有益影响已获普遍的公认。此类药是一大家族，每一种类型在心脏选择性、内源拟交感活性及脂溶性方面均有差别，而这些特点会影响各种β受体阻滞剂的药理特点、治疗效果和耐受性。

心脏选择性β受体阻滞剂如美托洛尔、比索洛尔、阿替洛尔等优先与心脏的β_1受体结合，同时也与主要分布于外周血管和支气管的β_2受体结合。但此种选择性见于小剂量，而非大剂量。具有内源性拟交感活性的β受体阻滞剂如吲哚洛尔有部分激动作用,而高度脂溶性的β受体阻滞剂如普萘洛尔和拉贝洛尔等较易在肝脏灭活,其血浆半衰期短,在中枢神经系统中的浓度较高。

β受体阻滞剂的不良反应直接与β_1受体和(或)β_2受体的阻滞作用相关。在有支气管哮喘或慢性阻塞性肺病患者中如必须使用,为了防止β_2受体阻滞介导的支气管收缩,选用β_1选择性的β受体阻滞剂更安全,但仍然应该谨慎。糖尿病患者优先使用β_1受体选择性药物,因为其对糖代谢的不良影响较小,低血糖反应也较少见。非选择性β受体阻滞剂降低血中高密度脂蛋白(HDL)水平约10%,增加三酰甘油(TG)水平约30%,这些对血脂的不良反应在β_1选择性药物和具有内源性拟交感活性的药物中较少见。所有的β受体阻滞剂均可以不同程度地进入中枢神经系统,而产生相应的不良反应,如失眠、多梦等。亲水的β受体阻滞剂对中枢神经系统的不良反应较少。β_1受体阻滞剂可以加重原已经存在的心脏传导系统疾病或心力衰竭,具有内源性拟交感活性的药物则此种不良影响较少。β受体阻滞剂过去禁用于心力衰竭患者,但近十多年基础和临床研究证实,此类药长期应用可发挥对慢性心衰病理生理机制有益的"生物学效应",改善预后。

β受体阻滞剂可以对多数心血管疾病的预防和治疗产生有益的作用,临床选择此类药物必须依据大规模临床试验的结果,另外还要考虑各种药物的相互作用和药物各自的不良反应。

醋丁洛尔 Acebutolol

【商品名或别名】 醋丁酰心安,莫尼坦,Monitan,Sectral

【分类】 化学:选择性心脏β_1受体阻滞剂。治疗学:抗高血压药、Ⅱ类抗心律失常药。妊娠分类:B。

【指征和剂量】 治疗高血压:成人首剂400 mg,qd,或200 mg,bid,通常剂量为200~800 mg,qd。对于严重高血压或一般剂量不能很好控制者,可增至600 mg,bid。治疗室性期前收缩:成人首剂200 mg,bid,通常剂量为600~1 200 mg/d。剂量调整:老年人最大剂量800 mg,qd。肌酐清除率<50 ml/min者用半量;肌酐清除率<25 ml/min者用1/4量。

【制剂】 片剂:每片100 mg。

【药动学】 口服后作用1~1.5 h起始,2~8 h达峰值,可维持24 h或更久。

【作用机制】 抑制心脏 β_1 受体的激动，降低心脏兴奋性、心率、心排血量和心肌氧需求量，还降低肾素的释放而降低血压。该药抑制窦房结的自律性和房室结传导，减少房室异位心律。通过降低心肌氧需求量能减轻心肌缺血。大剂量会抑制肺部 β_2 受体的激动导致支气管痉挛。

【禁忌证】 心源性休克、对醋丁洛尔过敏者、严重心衰、Ⅱ度和Ⅲ度房室传导阻滞、严重心动过缓。

【相互作用】 ① 与 α 受体激动剂、鼻充血解除剂合用，有增加高血压的危险。② 与巴比妥类、钙盐、考来烯胺、降脂树脂 2 号、吲哚美辛、青霉素、利福平、水杨酸盐、磺吡酮合用有降低降压的效果。③ 与抗胆碱能药、甲基多巴、哌唑嗪、利舍平合用有增加心动过缓和（或）低血压的危险。④ 与 β_2 受体激动剂、茶碱合用会降低支气管扩张程度。⑤ 与氟卡尼合用可能增加两者的治疗效果和不良反应。⑥ 与麦角碱合用增加外周缺血和坏疽的危险。⑦ 与利多卡因合用可能增加血清利多卡因水平，导致中毒。⑧ 与口服避孕药、奎尼丁合用可能增加血清醋丁洛尔水平。⑨ 与磺酰脲类合用可能降低降糖效果。⑩ 与维拉帕米合用会增加对心脏的作用，导致心动过缓和低血压。

【不良反应】 ① 多梦、焦虑、混乱、抑郁、头晕、疲劳、发热、头痛、失眠。② 心动过缓、胸痛、水肿、心脏传导阻滞、心衰、低血压。③ 视物改变、结膜炎、眼干、眼痛、喉炎、鼻炎。④ 便秘、腹泻、胃肠胀气、肝酶异常、消化不良、恶心。⑤ 排尿困难、多尿、阳痿。⑥ 关节痛、肌痛。⑦ 支气管痉挛、咳嗽、气促、喘息。⑧ 皮疹。

【注意事项】 在治疗前常规检查肾功能及脉率、脉律。治疗中要经常监测血压、脉率、脉律。和食物一起服用可以防止胃肠道不良反应。可能会升高尿酸、血钾、三酰甘油、脂蛋白水平，还可能会干扰糖耐量检测的准确性。如发现心率低于 55 次/min 或心衰征象如气促、无法解释的体重增加和颈静脉怒张，应该及时减量或停药。

【患者用药指导】 片剂可以掰碎或整粒吞服。不要骤然停药，否则可能导致发生心绞痛或危及生命的高血压。尽可能在下一次规定服药时间前 6 h 服用漏服的一次药量，而不要在下一次服药中用双倍剂量。建议患者在使用含 β_2 受体激动剂的非处方药如鼻充血解除剂和感冒制剂前咨询医师。

阿替洛尔 Atenolol

【商品名或别名】 氨酰心安，天诺敏，Tenormin

【分类】 化学：β_1受体阻滞剂(大剂量时阻断β_2受体)。治疗学：抗高血压药、抗心绞痛药。妊娠分类：D。

【指征和剂量】 ① 治疗心绞痛和控制高血压：首剂 12.5～50 mg，qd，1～2 周后可增加 1 次，必要时可用到 50～100 mg/d。② 治疗急性心肌梗死：50 mg，bid 或 100 mg，qd，6～9 d 或用到出院。剂量调整：有肾功能损害、年老和肌酐清除率在 15～35 ml/min 者用 50 mg/d。肌酐清除率＜15 ml/min 者用 25 mg/d。

【制剂】 片剂：每片 25 mg，50 mg，100 mg。

【药动学】 口服作用 1 h 起始，2～4 h 达峰值，可维持 24 h。

【作用机制】 同"醋丁洛尔"。

【禁忌证】 心源性休克、对阿替洛尔过敏、显著心衰、一度以上房室传导阻滞、窦性心动过缓。

【相互作用】 与钙拮抗药如维拉帕米、硫氮䓬酮合用，可能出现症状性心动过缓和心脏传导异常。与儿茶酚胺耗竭药物如利舍平合用有附加的降压效果。与可乐定合用会使高血压反弹。

【不良反应】 同"醋丁洛尔"。

【注意事项】 心脏传导异常、已接受维拉帕米或硫氮䓬酮治疗、肾功能损害慎用。甲状腺功能亢进患者需要密切监控，因其会掩盖甲亢的症状，避免突然停药，以免再出现甲亢。

【患者用药指导】 出现心动过缓、低血压或其他严重不良反应应停药并告知医师。不要突然停药，否则可能加重心绞痛或发生心肌梗死和心律失常。可能会出现头晕、运动耐量下降，如果影响了患者正常的生活习惯应告知医师。

倍他洛尔 Betaxolol

【商品名或别名】 卡尔仑，Kerlone，贝特舒

【分类】 化学：选择性β_1受体阻滞剂。治疗学：抗高血压药、抗心绞痛药。妊娠分类：C。

【指征和剂量】 治疗心绞痛和控制高血压。首剂 10 mg/d，如 7～14 d 无反应，则 20 mg/d。剂量调整：老年人、肾衰患者或血液透析者，首剂减为

5 mg/d；如效果不理想，则每 2 周增加 5 mg 直至 20 mg/d。

【制剂】 片剂：每片 20 mg。

【药动学】 口服后达峰值时间 3～4 h。起始时间和维持时间不详。

【作用机制】 同"醋丁洛尔"。

【禁忌证】 对倍他洛尔过敏者。其余同"醋丁洛尔"。

【相互作用】【不良反应】【注意事项】【患者用药指导】 参见"醋丁洛尔"。

拉贝洛尔　Labetalol

【商品名或别名】 柳胺苄心定，Normodyne，Trandate

【分类】 化学：苯沙明衍生物。治疗学：抗高血压药。妊娠分类：C。

【指征和剂量】 ① 控制高血压：口服首剂 100 mg，bid，维持剂量200～300 mg，bid。② 控制严重高血压和高血压急症：静脉推注 20 mg，在 2 min 内给予；继以 40～80 mg，在 10 min 给予。维持静滴 0.5～2 mg/min。最大剂量 300 mg。

【制剂】 片剂：每片 50 mg，100 mg，200 mg。注射剂：每支 25 mg/5 ml，50 mg/5 ml。

【药动学】

给药途径	起始时间	峰值时间	维持时间
口服	20 min～2 h	1～4 h	8～24 h
静脉	2～5 min	5～15 min	2～4 h

【作用机制】 选择性阻滞血管平滑肌上 α_1 和 β_2 受体及心脏 β_1 受体。α 受体阻滞可扩张血管，降低外周血管阻力和血压。有力的 β 受体阻断作用防止了 α 受体阻滞所致反射性心动过速，从而减低静息心率。

【禁忌证】 哮喘、心源性休克、对拉贝洛尔及其成分过敏、心衰、Ⅱ度或Ⅲ度房室传导阻滞、严重心动过缓。

【相互作用】 与钙拮抗药、可乐定、二氮嗪、利血平合用，可能出现低血压。与西咪替丁合用，可能增加拉贝洛尔的效果。与胰岛素、口服降糖药合用，有增加高血糖危险。与硝酸甘油合用，有可能出现高血压。与酚妥拉明合用，可能有附加的 α_1 受体阻断效应。与具有 α 和 β 拟交感活性药物(如麻黄碱)合用，可能会出现高血压、严重心动过缓和传导阻滞。与黄嘌呤类(氨茶碱和茶碱)合用,可能降低两者的治疗效果。所有食物均增加拉贝洛尔的血药浓度。饮酒可增加拉贝洛尔药效。

【不良反应】 见其他β受体阻滞剂。

【注意事项】 静脉用药时要监测血压。要注意拉贝洛尔会掩盖休克的一般表现。监测糖尿病患者的血糖水平,因拉贝洛尔会掩盖低血糖症状。注意长期治疗后如突然停药会诱发心绞痛、心肌梗死或室性心律失常。不要将拉贝洛尔稀释于碳酸氢钠溶液或(和)碱性药物如呋塞米共用静脉通道,这样会造成白色结晶形成。

【患者用药指导】 出现精神错乱、呼吸困难、皮疹、脉搏减慢和手、腿水肿应告知医师。告诫患者不要突然停药,否则会导致心绞痛发作和高血压反弹。要缓慢站立,避免体位突然改变和睡觉时服药(如医师同意)来减少体位性低血压的发生。要求糖尿病患者经常监测血糖水平和留心低血糖表现。告知患者头皮麻刺感会出现于治疗初期,但是一过性的。叮嘱患者治疗期间不要饮酒。

美托洛尔 Metoprolol

【商品名或别名】 酒石酸美托洛尔,倍他乐克,琥珀酸美托洛尔,美多心安,Lopresor,Novometoprol,Apo Metoprolol,Toprol XL,Betaloc

【分类】 化学:β_1受体阻滞剂。治疗学:抗心肌缺血药、抗高血压药、抗心力衰竭药。妊娠分类:C。

【制剂】 片剂:琥珀酸美托洛尔(缓释片)47.5 mg,95 mg,190 mg。酒石酸美托洛尔(平片)25 mg,50 mg。注射剂:每支5 mg/2 ml。

【指征和剂量】 ① 控制高血压:缓释片25~200 mg,qd,或平片25~100 mg,bid。② 治疗稳定性冠心病,或急性冠脉综合征病情稳定48 h后:缓释片25~50 mg,qd,或平片12.5~25 mg,bid。以后根据血压、心率和心律的变化,每1~2周剂量加倍,直至达到目标剂量200 mg/d或患者的最大耐受量。③ 治疗心衰:起始剂量:缓释片12.5 mg,qd,或平片6.25 mg,bid,每2~4周递增剂量,直至达到目标剂量200 mg/d或最大耐受量,然后长期维持。④ 肥厚型心肌病伴左心室流出道梗阻:用法同稳定性冠心病。⑤ 抗心律失常,主要用于快速性房性心律失常,尤其伴快速心室率的房颤和房扑:用法同高血压。

【药动学】 平片口服后作用60 min起始,1~2 h达峰值。缓释片口服后作用 6～12 h 达峰值。静注后作用 20 min 达峰值。

【作用机制】 主要抑制心脏 β_1 受体的激动，降低心脏兴奋性、心排血量和心肌氧需求量，缓解心绞痛。还通过减少肾素的释放降低血压。心力衰竭患者中，通过阻断心脏 β_1 受体，减少儿茶酚胺对心脏的毒性，同时使心脏 β_1 受体上调，恢复 β_1 受体敏感性，从而发挥生物学效应。

【禁忌证】 急性心衰、心源性休克、心动过缓（心率＜60 次/min）、对美托洛尔及其成分过敏、Ⅱ度或Ⅲ度房室传导阻滞。

【相互作用】 参见其他 β 受体阻滞剂。

【不良反应】 参见其他 β 受体阻滞剂。本药属新一代的 β 受体阻滞剂，对糖代谢、脂代谢和男性性功能影响很小，又由于对心脏 β_1 受体的高度选择性作用，通常剂量不会影响肺功能和引起支气管痉挛。

【患者用药指导】 应在每天同一时间服用。可以等分片剂但不要咀嚼或压碎。如心率＜60 次/min 或显著低于平时心率，应与医师联系。

普萘洛尔 Propranolol

【商品名或别名】 心得安，Detensol，Inderal，Novopranol

【分类】 化学：β 受体阻滞剂。治疗学：抗心肌缺血药、抗心律失常药、抗高血压药、抗偏头痛药、抗震颤药、辅助治疗肥厚型心肌病药和嗜铬细胞瘤药。妊娠分类：C。

【指征和剂量】 ① 控制高血压：30～90 mg/d，分 2～3 次口服。② 治疗稳定型心绞痛：90～180 mg/d，分 2～3 次口服。③ 治疗室上性心律失常和室性心动过速：30～90 mg/d，分 2～3 次口服。④ 治疗震颤：首剂 40 mg，bid，按需逐渐增加。最大量 320 mg/d。⑤ 预防血管神经性头痛：首剂 20 mg，tid，按需逐渐增加。最大量 240 mg/d。⑥ 肥厚型心肌病辅助治疗：20～40 mg，tid，按需逐渐增加。⑦ 嗜铬细胞瘤：30～160 mg/d，分 2～3 次服用，手术前 20～40 mg，tid 或 qid，用 3 d，合用 α 受体阻滞剂。

【制剂】 片剂：每片 10 mg。

【药动学】 口服后作用 1～1.5 h 达峰值。

【作用机制】 通过 β 受体阻滞作用产生以下功效：防止血管收缩和抑制肾素分泌以降低血压和缓解头痛。减慢心率，缓解快速性心律失常。降低心肌收缩力，减轻肥厚型心肌病的症状。降低心肌耗氧量，防治心肌缺血。对外周的 β 受体阻滞作用可缓和震颤。

【禁忌证】 哮喘、心源性休克、对本药及其成分过敏、心衰、Ⅱ度或Ⅲ度房室传导阻滞、窦性心动过缓。

【相互作用】 参见其他β受体阻滞剂。

【注意事项】 参见其他β受体阻滞剂。

【患者用药指导】 在每天同一时间服药,不要私自改变剂量或突然停药。监测血糖和尿酮。避免集中注意力的活动。出现气短应即告知医师。吸烟者如戒烟要通知医师调整剂量。建议服用非处方药特别是感冒药前,应先咨询医师。

阿罗洛尔 Arotinolol

【商品名或别名】 阿尔马尔

【分类】 化学:β受体阻滞剂。治疗学:抗高血压药、抗心肌缺血药、抗心动过速药、抗震颤药。妊娠分类:C。

【指征和剂量】 ① 轻到中度高血压:首剂 10 mg,qd,可逐渐增加。维持量 10～15 mg,bid。② 抗心肌缺血:10～15 mg,bid。③ 心动过速:首剂 10 mg,qd,可逐渐增加。维持量 10～15 mg,bid。④ 抗震颤:见"中枢神经系统药"章。

【制剂】 片剂:每片 5 mg,10 mg。

【药动学】 一次口服 10 mg 吸收迅速,约 2 h 后达到最高血中浓度(117 ng/ml),半衰期约 10 h。口服吸收较完全,服药后 24 h AUC 值为 0.71 μg·h/ml。肝脏无首过效应。血浆蛋白结合率为 91%。连续给药蓄积性。在肝脏中分布浓度最高,其次为肾脏、肺组织。经肝、肾代谢,在血中及尿中的活性代谢产物为氨基甲酰基水解物,其血中浓度为本药在血中浓度的 1/5,尿中排泄率为 3%～5%。主要经肠道排泄,在尿中原型排泄率为 4%～6%。

【作用机制】 主要抑制心脏 β_1 受体,降低心脏兴奋性、心率、心排血量和心肌耗氧量。

【禁忌证】 急性支气管痉挛、哮喘、心源性休克、对本药过敏、心衰、Ⅱ度或Ⅲ度房室传导阻滞、严重窦性心动过缓、糖尿病酮症、代谢性酸中毒,以及未治疗的嗜铬细胞瘤。

【相互作用】 与胰岛素、口服降糖药合用可能影响血糖控制,掩盖低血糖症状。与抑制交感神经系统作用的药物如利舍平合用可以出现过度抑制症状。与钙拮抗药合用可以互相增加作用。与可乐定合用可能增加停药后的反跳现象。与丙吡胺、普鲁卡因胺、阿义马林等合用可出现心功能过度抑制症状。

【不良反应】 ① 眩晕、头痛、抑郁、头晕、幻觉、失眠、衰弱、疲劳、无力、紧张、晕厥。② 房室传导阻滞、心动过缓、心力衰竭、胸痛、水肿、心悸、低血压和末梢循环障碍。③ 眼泪减少和雾视。④ 腹泻、腹痛、消化不良、恶心、呕吐、便秘和肝脏氨基转移酶升高。⑤ 关节痛、麻木和肌无力。⑥ 支气管痉挛、咳嗽、气喘。⑦ 脱发、荨麻疹、瘙痒、皮疹。⑧ 白细胞增多和口渴。

【注意事项】 手术前 48 h 内不宜给药。用于嗜铬细胞瘤，需合用 α 受体阻断剂。有心衰可能、特发性低血糖、控制不充分的糖尿病、长时间禁食、严重肝肾功能障碍、末梢循环障碍（如雷诺综合征）、老人、妊娠期妇女慎用。

【患者用药指导】 服药后如有胸痛、晕厥、头痛或气短症应告知医师。不要突然停药，应在医师监督下逐渐停药。糖尿病患者要监测血糖水平。

比索洛尔　Bisoprolol

【商品名或别名】 博苏，康可，洛雅，安适，康忻，Concor

【分类】 化学：选择性 β_1 受体阻滞剂。治疗学：抗高血压药、抗心肌缺血药、抗心衰药。妊娠分类：C，D（如在妊娠中晚期用药）。

【指征和剂量】 ① 控制高血压：2.5～10 mg/d。② 治疗冠心病：起始剂量 2.5 mg/d，每 1～2 周剂量可递增加倍，直至达目标剂量 10 mg/d 或患者最大耐受剂量。③ 治疗心衰：起始剂量 1.25 mg，以滴定方法缓慢（每 2～4 周）递增剂量，直至达目标剂量 10 mg/d 或患者最大耐受剂量。④ 肥厚型心肌病伴左心室流出道梗阻：用法同冠心病。⑤ 抗心律失常，主要用于快速性房性心律失常，尤其伴快速心室率的房颤和房扑：用法同高血压。

【制剂】 片剂：每片 5 mg，10 mg。

【药动学】 口服后作用 3～4 h 达峰值。

【作用机制】 主要抑制心脏 β_1 受体的激动，降低心脏兴奋性、心率、心排血量和心肌耗氧量。本药还降低肾素的释放，降低血压，发挥生物学效应治疗心衰。

【禁忌证】 心源性休克、对比索洛尔过敏、Ⅱ度和Ⅲ度房室传导阻滞、窦性心动过缓。

【相互作用】 参见其他 β 受体阻滞剂。

【不良反应】 参见其他β受体阻滞剂。本药与美托洛尔一样属新一代的β受体阻滞剂,对糖代谢、脂代谢和男性性功能影响很小,又由于对心脏 β_1 受体的高度选择性作用,通常剂量不会影响肺功能和引起支气管痉挛。

【注意事项】 慢性肾功能损害患者或肌酐清除率<40 ml/min、慢性肝功能损害,首剂不超过 2.5 mg/d;如效果不理想,剂量增加要缓慢。

【患者用药指导】 教会患者如何测量血压,并告知高血压和低血压的症状和表现。建议患者避免突然的体位改变,应缓慢地从坐位或卧位站起,防止体位性低血压。建议患者避免驾驶等注意力集中的活动,在使用感冒制剂或鼻充血解除剂等非处方药前应咨询医师。

卡维地洛 Carvedilol

【商品名或别名】 达利全,金络,克为德,瑞欣乐,卓异

【分类】 化学:具有 α_1 受体阻滞的非选择性β受体阻滞剂。治疗学:抗高血压药、抗心力衰竭药。妊娠分类:C。

【指征和剂量】 ① 控制高血压:6.25~12.5 mg,bid,可逐渐增加到 25 mg,bid。② 抗心力衰竭:起始剂量 3.125 mg,bid,缓慢递增(每 2~4 周),直至达到目标剂量 25 mg,bid,或患者能耐受的最大剂量。

【制剂】 片剂:每片 6.25 mg,25 mg。

【药动学】 口服后作用 30 min 内起始,1.5~7 h 达峰值。

【作用机制】 通过降低心排血量,扩张外周血管,降低外周血管的阻力,而降低血压和心脏负荷。当服用本药超过 4 周时,血浆的肾素水平下降。

【禁忌证】 急性支气管痉挛、哮喘、心源性休克、对本药及其成分过敏、Ⅱ度或Ⅲ度房室传导阻滞、严重窦性心动过缓。

【相互作用】 参见拉贝洛尔。

【不良反应】 参见拉贝洛尔。

【注意事项】 参见拉贝洛尔。

【患者用药指导】 为减轻胃肠道的不良反应,要求患者用餐后立即服用。也不要突然停药,应在医师监督下逐渐停药。如果患者使用角膜接触镜,服用本药可能导致眼干。

艾司洛尔 Esmolol

【商品名或别名】 酯洛尔，爱络，欣洛平，奥一心

【分类】 化学：β受体阻滞剂。治疗学：降压药、抗心律失常药。妊娠分级：C。

【指征和剂量】

(1) 控制心房颤动、心房扑动时心室率：先静注负荷量 0.5 mg/(kg·min)，约 1 min，随后静滴维持，自 0.05 mg/(kg·min)开始，4 min 后若疗效理想则继续维持，若疗效不佳可重复给予负荷量并将维持量以 0.05 mg/(kg·min)的幅度递增。维持量最大可加至 0.3 mg/(kg·min)。但研究表明，>0.2 mg/(kg·min)未必能带来明显的好处。

(2) 围手术期高血压或心动过速：① 即刻控制的剂量为 1 mg/kg 30 s 内静注，继以 0.15 mg/(kg·min)静滴，最大维持量为 0.3 mg/(kg·min)。② 逐渐控制的剂量同室上性心动过速治疗。③ 治疗高血压的用量通常较治疗心律失常用量大。

【制剂】 注射剂：每支 100 mg/10 ml。

【药动学】 体内代谢迅速，主要受红细胞胞质中的酯酶作用，使其酯键水解。总清除率约 20 L/(kg·h)，大于心排血量，故代谢不受组织(如肝、肾)血流量影响。分布半衰期($t_{1/2}$ b)约 2 min，消除半衰期($t_{1/2}$ b)约 9 min。经适当的负荷量，继以 0.05～0.3 mg/(kg·min)的剂量静滴，5 min 内即可达到稳态血药浓度；如不用负荷量，则需 30 min 达稳态血药浓度。超过上述剂量，稳态血药水平呈线性增长，但清除与剂量无关。半衰期短，持续静滴可维持稳态血药浓度，改变静滴速度可很快改变血药浓度。本品在体内代谢为酸性代谢产物和甲醇，无β肾上腺素受体阻滞作用。用药后 24 h 内 73%～88%的药物以酸性代谢产物形式由尿排出，仅 2%以原型由尿排出。

【作用机制】 药理作用为快速起效、作用时间短的选择性 β_1 肾上腺素受体阻滞剂。主要作用于心肌的 β_1 肾上腺素受体，大剂量时对气管和血管平滑肌的 β_2 肾上腺素受体也有阻滞作用。在治疗剂量无内在拟交感作用或膜稳定作用。可降低正常人运动及静息时的心率，对抗异丙肾上腺素引起的心率增快。其降血压作用与β肾上腺素受体阻滞程度呈相关性。静注停止后 10～20 min β肾上腺素受体阻滞作用即基本消失。降低心率，降低窦房结自律性，延长窦房结恢复时间，延长房室传导时间(AH 间期)。在 0.2 mg/(kg·min)的剂量下，降低静息态心率、收缩压、心率血压乘积、左

右心室射血分数和心脏指数效果与静注 4 mg 普萘洛尔相似。运动状态下与普萘洛尔相似,均可减慢心率,降低心率血压乘积和心脏指数,但对收缩压的降低作用更明显。

【禁忌证】 窦性心动过缓患者、一度以上房室传导阻滞、心源性休克、明显的心衰或难治性心功能不全、支气管哮喘或有支气管哮喘病史、严重慢性阻塞性肺病,以及对本品过敏者。

【相互作用】 ① 与交感神经节阻断剂合用有协同作用,可发生低血压、心动过缓、晕厥。② 与华法林合用,本品的血药浓度会升高,但临床意义不大。③ 与地高辛合用时,地高辛血药浓度可升高 10%~20%。④ 与吗啡合用时本品的稳态血药浓度会升高 46%。⑤ 与琥珀胆碱合用可延长琥珀胆碱的神经肌肉阻滞作用 5~8 min。⑥ 本品会降低肾上腺素的药效。⑦ 与维拉帕米合用于心功能不全患者会导致心脏停搏。

【不良反应】 大多数不良反应为轻度、一过性。最重要的不良反应是低血压,包括注射时低血压(63%)、停药后持续低血压(80%)、无症状性低血压(25%),以及症状性低血压(12%)。其他不良反应有不耐受(8%)、恶心(7%)、眩晕(3%)、嗜睡(3%),以及发生率≤1%的不良反应:外周缺血、头痛、易激惹、乏力、呕吐、偏瘫、抑郁、焦虑、食欲缺乏、癫痫发作、气管痉挛、打鼾、呼吸困难、鼻充血、消化不良、便秘、口干、腹部不适、注射部位水肿、皮肤褪色、血栓性静脉炎和外渗性皮肤坏死、尿潴留、视觉异常、寒战、发热等。

【注意事项】 严重心动过缓、一度以上房室传导阻滞、心源性休克、重度心衰禁用。糖尿病、支气管哮喘及伴心力衰竭慎用。对血压偏低者应严密监测,一旦出现血压过低,应减少最终维持量。慎与地高辛、吗啡、琥珀酸胆碱及华法林合用。

【患者用药指导】 ① 高浓度给药(>10 mg/ml)会造成严重的静脉反应,包括血栓性静脉炎,20 mg/ml 的浓度在血管外可造成严重的局部反应,甚至坏死,故应尽量经大静脉给药。② 本品酸性代谢产物经肾消除,半衰期($t_{1/2}$b)约 3.7 h,肾病患者则约为正常的 10 倍,故肾衰患者使用本品需注意监测。③ 糖尿病患者应用时应小心,因本品可掩盖低血糖反应。④ 支气管哮喘患者应慎用。⑤ 用药期间需监测血压、心率、心功能变化。

奈必洛尔 Nebivolol

【商品名或别名】 Nebilet Bystolic

【分类】化学：选择性的第三代 β_1 受体阻滞剂。治疗学：降压药、抗心绞痛药、抗心力衰竭药。妊娠分级：D。

【指征和剂量】 用于轻至中度高血压的治疗，亦可用于心绞痛和充血性心力衰竭的治疗。每次 1 片，qd。肝肾功能不全及老年人可适当减量。

【制剂】 片剂：2.5 mg/片，5 mg/片。

【药动学】 代谢较为特殊，呈现多变现象。按照个体的差别，一些人表现为快代谢型，一些人表现为慢代谢型。一次口服 5 mg 后，慢代谢型者的血浆浓度峰值为 1.48 μg/L，每日一次给药后可使血浆浓度略有提高。口服后吸收快，达峰时间为 0.5～2 h，血浆蛋白结合率为 98%，总血浆分布容积为 673 L，血浆清除率为 51.6 L/h。口服后经肝脏代谢产生含羟基的代谢产物，具有 β 受体阻滞作用。生物利用度慢代谢型为 12%，快代谢型为 96%。但两者抗高血压的作用强度差异不大。奈必洛尔的半减期为 10 h，主要经肾脏和肠道排泄。

【作用机制】 奈必洛尔是左旋和右旋异构体的混合物，两者比例大致相同。右旋异构体有强大的 β_1 受体阻滞剂作用，左旋异构体具有内皮细胞依赖性血管扩张作用。β 受体阻滞作用主要来自右旋体，但其他作用依赖于左旋体和右旋体的共同存在。高度亲脂性使它易于穿过细胞膜。具高度选择性，β_1 受体阻滞作用为 β_2 受体的 290 倍，而比索洛尔为 26 倍，阿替洛尔为 15 倍，普萘洛尔为 119 倍。高度 β_1 受体选择性保证了奈必洛尔具备除上述 β 受体阻滞剂以外独特的优势，通过增强 NO 的释放选择性拮抗 β_1 受体，进而使血管舒张，不影响 β_2 受体，不会引起支气管平滑肌和血管平滑肌收缩，对胰岛素敏感性无影响。内在拟交感活性保证了不产生负性肌力作用。

【禁忌证】 严重肝功能不全、儿童、孕妇和哺乳期患者及对本品过敏者。

【相互作用】 代谢通过 CYP2D6 进行，因此，凡可以抑制 CYP2D6 的药物均可增加奈必洛尔的血浆水平，包括胺碘酮、COX-2 抑制剂塞来昔布、苯海拉明、多柔比星、依他普仑、美沙酮、噻氯匹定等。与 CYP2D6 抑制剂或诱导剂合用时，应严格控制和观察并及时调整药物剂量。

【不良反应】 不良反应较少，常见有头痛、眩晕、乏力、感觉异常、便秘、腹泻等。通常为一过性，很少因此而停药。不引起体位性低血压，很少诱发心衰或引起严重缓慢性心律失常。

【注意事项】 5 mg，qd，即可很好维持 24 h 降压作用。老年和肾功能不全者,建议开始时 2.5 mg,qd,必要时逐渐增加剂量。可长期使用,连续 3 年仍能维持降压疗效,不会因药物耐受性而疗效降低。

【患者用药指导】 本品需在医师的指导下应用。

(五)利 尿 剂

见泌尿系统药和本系统药之治疗慢性心力衰竭药物。

常用的各种利尿剂降压药

口服降压药物	每天剂量(mg)	每天服药次数	主要不良反应
噻嗪类利尿剂			血钾降低,血钠降低,血尿酸升高
氢氯噻嗪	6.25～25	1	
氯噻酮	12.5～25	1	
吲达帕胺	0.625～2.5	1	
吲达帕胺缓释片	1.5	1	
襻利尿剂			血钾降低
呋塞米	20～80	1～2	
保钾利尿剂			血钾增高
阿米洛利	5～10	1～2	
氨苯蝶啶	25～100	1～2	
醛固酮拮抗剂			
螺内酯	20～60	1～3	血钾增高,男性乳房发育
依普拉酮	50～100	1～2	血钾增高

(六)固定配比复方降压药

复方利血平氨苯蝶啶片 Compound Hypotensive Tablets

【分类】 治疗学:抗高血压药。妊娠分类:D。

【制剂】 片剂:利血平 0.1 mg/氨苯蝶啶 12.5 mg/氢氯噻嗪 12.5 mg/硫酸双肼屈嗪/12.5 mg。

【指征和剂量】 用于高血压治疗,口服,常用量:1 片/d。维持量:2～

3片/d,或遵医嘱。

【作用机制】 氢氯噻嗪和氨苯蝶啶为利尿药,可减少水钠潴留,使血容量降低、循环血量减少,起到降压作用。同时由于排钠能使血管壁钠离子浓度降低,使血管对儿茶酚胺类药及血管紧张素的反应性减弱,因此能增加基础降压药的降压效果,起到协同作用。氢氯噻嗪与氨苯蝶啶合用能增强利尿作用,各自剂量减少,并互相拮抗副作用。氢氯噻嗪作用于远曲小管及髓襻升支皮质部,抑制钠离子的重吸收,使大量钠离子到达远曲肾小管和集合管,而起到利尿作用。氨苯蝶啶为保钾型利尿药,有较弱的利尿作用,并可缓解氢氯噻嗪引起的低钾血症。硫酸双肼屈嗪和利血平是降压药,扩张细小动脉而使血压下降。利血平能使交感神经节后纤维末梢储存的传导介质去甲肾上腺素减少乃至耗竭,产生抑制去甲肾上腺素能神经作用,血压下降。这两种药物合用,降压效果有协同作用。

【禁忌证】 对本药过敏、活动性溃疡、溃疡性结肠炎、抑郁、严重肾功能障碍者。

【不良反应】 偶引起恶心、头胀、乏力、鼻塞、嗜睡等,减少用量或停药后即可消失。利血平偶可致精神症状如抑郁症。

【注意事项】 下列情况慎用:胃与十二指肠溃疡者、高尿酸血症或有痛风病史者、心律失常和有心肌梗死病史者、运动员慎用。

复方利血平　Compound Reserpine Tablets

【分类】 治疗学:抗高血压药。妊娠分类:D。

【制剂】 片剂:利血平 0.032 mg/双肼屈嗪 4.2 mg/氢氯噻嗪 3.1 mg/异丙嗪 2.1 mg/氯氮䓬 2 mg/维生素 B_1、维生素 B_6、泛酸钙各1 mg/氯化钾 30 mg/三硅酸镁 30 mg。

【指征和剂量】 用于高血压治疗,口服,一次 1～2 片,tid。

【作用机制】 利血平为肾上腺素能神经阻滞药,可妨碍肾上腺素能神经末梢内介质的储存,将囊泡中具有升压作用的介质耗竭。硫酸双肼屈嗪为血管扩张药,可松弛小动脉平滑肌,降低外周阻力。氢氯噻嗪为利尿降压药。氢氯噻嗪能增加利血平和硫酸双肼屈嗪的降压作用;还能降低它们的水钠潴留的副作用。三药联合应用有显著的协同作用,促进血压下降,提高疗效,减少剂量,降低各药的不良反应。

【禁忌证】 对本品过敏、胃及十二指肠溃疡患者。

【相互作用】 利血平化患者加用洋地黄可能突发心跳停止或心律失常,宜加注意。

【不良反应】 常见的有鼻塞、胃酸分泌增多,以及大便次数增多等副交感神经功能占优势现象,还可有乏力、体重增加等。利血平偶可致精神症状,如抑郁症。

【注意事项】 用药期间如出现明显抑郁症状,即应减量或停药。

复方阿米洛利 Compound Amiloride Hydrochloride Tablets

【商品名或别名】 武都力

【分类】 治疗学:利尿药。妊娠分类:D。

【制剂】 片剂:阿米洛利 2.5 mg/氢氯噻嗪 25 mg。

【指征和剂量】 适用于高血压,心衰、肝硬化等引起的水肿及腹水。口服:1/2~1 片,每日 1~2 次。与食物同服。

【药动学】 口服后 2 h 内起效,血清浓度峰值 3~4 h,作用半衰期为 6~9 h,有效作用时间 6~10 h,口服后经胃肠道迅速吸收,约 50%以原型药从小便中排泄,40%从大便中排泄,长期服用无药物蓄积作用。

【作用机制】 阿米洛利系保钾利尿药,作用于肾远曲小管,阻断钠-钾交换机制,促使钠、氯排泄而减少钾、氢离子分泌。与噻嗪类氢氯噻嗪合用有协同作用。本复方制剂,具有保钾利尿和抗高血压等协调作用,兼用阿米洛利和氢氯噻嗪两药对肾小管远端和近端同时具有排钠利尿作用,故本品既能保钾又能利尿,并可避免单用氢氯噻嗪而引起低钾和阿米洛利利尿能力较弱的缺陷。

【禁忌证】 高钾血症、严重肾功能减退。

【相互作用】 不宜与其他保钾利尿药或钾盐合用。

【不良反应】 可有口干、恶心、腹胀、头昏、胸闷等副作用,一般不需停药。

【注意事项】 长期服用本品,应定期检查血钾、钠、氯水平。

珍菊降压片

【分类】 治疗学:抗高血压药。妊娠分类:D。

【制剂】 片剂:含可乐定 0.03 mg/氢氯噻嗪 5 mg/芦丁 20 mg/珍珠层

粉/野菊花膏粉等。

【指征和剂量】 用于高血压治疗口服1片,tid。

【作用机制】 为中西药复方制剂,中药成分野菊花能平肝熄风、清头目、降压;珍珠层粉有清肝明目、养阴熄风、镇心安神的作用;西药成分盐酸可乐定有中枢降压作用;芦丁能降低血管通透性;氢氯噻嗪有利尿降压作用。

【禁忌证】 对氢氯噻嗪、可乐定、磺胺类药物等过敏者禁用。下列情况慎用:无尿或严重肾功能减退、糖尿病、高尿酸血症或有痛风病史、严重肝功能损害、水和电解质紊乱(可诱发肝昏迷)、高钙血症、低钠血症、红斑狼疮(可加重病情或诱发活动)、胰腺炎。

【不良反应】 ① 水、电解质紊乱所致的副作用较为常见,表现为口干、烦渴、肌肉痉挛、恶心、呕吐和极度疲乏无力等。易发生低钾血症(与氢氨噻嗪的排钾作用有关),低氯性碱中毒或低氯、低钾碱中毒(因氢氯噻嗪可增加氯化物的排泄),以及低钠血症。② 糖耐量降低,血糖升高,可能与抑制胰岛素释放有关。③ 可干扰肾小管排泄尿酸,引起高尿酸血症,少数可诱发痛风发作。④ 低密度脂蛋白和三酰甘油水平升高,高密度脂蛋白降低,有促进动脉粥样硬化的可能。⑤ 过敏反应如荨麻疹,但较为少见。此外,还有白细胞减少、血小板减少性紫癜、胆囊炎、胰腺炎、性功能减退、光敏感、色觉障碍等,均很罕见。

【注意事项】 与磺胺类药物、呋塞米、布美他尼、碳酸酐酶抑制剂有交叉过敏反应。应随访检查血电解质、血糖、血尿酸、血肌酶、尿素氮、血压等。应从最小有效剂量开始用药,以减少副作用的发生,减少反射性肾素和醛固酮分泌。有低钾血症倾向的患者,应酌情补钾或保钾利尿药合用。

氯沙坦/氢氯噻嗪 Losarten Potassium/Hydrochlorothiazide

【商品名或别名】 海捷亚

【分类】 治疗学:抗高血压药。妊娠分类:D。

【制剂】 片剂:氯沙坦 50 mg/氢氯噻嗪 12.5 mg;氯沙坦100 mg/氢氯噻嗪 12.5 mg。

【指征和剂量】 适用于需联合治疗的高血压患者。方法:口服1片,每天1~2次。通常在开始治疗3周内获得抗高血压效果。

【作用机制】 氯沙坦为选择性血管紧张素受体(AT1)拮抗剂,氢氯噻嗪是噻嗪类利尿剂,两药联合有协同降压作用。

【禁忌证】 对产品中任何成分过敏、对磺胺类药物过敏、妊娠及无尿患者。

【不良反应】 临床试验中未发现这种复方药物有特殊的不良反应,只限于那些以前报道过的氯沙坦钾和(或)氢氯噻嗪的不良反应。这种复方制剂不良反应的总体发生率与安慰剂相似,中断治疗的百分率也与安慰剂相似。耐受性良好,大多数不良反应的性质轻微和短暂,不需中断治疗。

【相互作用】 尚未发现氯沙坦与氢氯噻嗪、地高辛、华法林、西咪替丁、苯巴比妥、酮康唑及红霉素有相互作用。和其他阻断血管紧张素Ⅱ作用的药物一样,氯沙坦与保钾利尿剂(如螺内酯、氨苯蝶啶、阿米洛利)、补钾剂或含钾的盐类替代品合用可能导致血钾升高。与其他抗高血压药物一样,抗高血压作用可被非甾体消炎药物消炎痛减弱。氢氯噻嗪的药物相互作用见该药相关部分。

【注意事项】 本品不能用于血容量不足如服用大剂量利尿剂、严重肾功能不全(肌酐清除率≤30 ml/min)或肝功能不全的患者。本品可以和其他抗高血压药物联合服用。本品可与食物同服或单独服用。偶可出现血管神经性水肿,应停药。其余参见两药相关部分。

缬沙坦/氢氯噻嗪 Valsartan and Hydrochlorothiazide Tablets

【商品名或别名】 复代文

【分类】 治疗学:抗高血压药。妊娠分类:D。

【制剂】 片剂:缬沙坦 80 mg/氢氯噻嗪 12.5 mg。

【指征和剂量】 用于治疗单一药物不能充分控制血压的高血压患者。口服,一次 1 片,qd,或遵医嘱。

【药动学】 参见缬沙坦、氢氯噻嗪部分。

【作用机制】 缬沙坦与氢氯噻嗪联合应用显著地增强缬沙坦的降压作用。氢氯噻嗪:氢氯噻嗪的作用方式为抑制钠和氯离子的共转运,竞争氯离子作用部位能影响电解质的重吸收,使血清钾降低。联合使用缬沙坦可减少与噻嗪类利尿剂相关的钾丢失。在对照临床试验中显示,两者联合有明确的抗高血压作用,且比单独使用其中任何一种药物的作用更强。

【禁忌证】 对本药中的任一成分或磺胺衍生物过敏,妊娠和哺乳期妇女,严重的肝脏衰竭、胆汁性肝硬化或胆汁郁积,严重的肾脏衰竭或无尿,难治性低钾血症、低钠血症或高钙血症，症状性高尿酸血症(痛风或尿酸结石病史)。

【不良反应】 头痛、眩晕、乏力、抑郁、咳嗽、恶心、腹泻、消化不良、腹痛、尿频、肌痛等。产品进入市场后，曾出现一些罕见的报道，包括血管性水肿、皮疹、瘙痒及其他超敏反应如血清病、血管炎等。

【注意事项】 血清电解质变化：与保钾利尿剂、补钾制剂、含钾的盐替代物或其他可以增加钾水平(如肝素)的药物合用需要小心。应定期监测血钾水平。在严重缺钠和(或)血容量不足患者(如大剂量应用利尿剂)，给予本药可能出现症状性低血压。肌酐清除率≥30 ml/min 的患者不需要调整剂量。非胆汁郁积的轻度至中度肝功能不全的患者使用本药应小心，但不需要调整剂量。系统性红斑狼疮：噻嗪类利尿剂能引发或加重系统性红斑狼疮。其他代谢紊乱：噻嗪类利尿剂可影响葡萄糖耐量和增加血清胆固醇、三酰甘油和尿酸水平。

厄贝沙坦/氢氯噻嗪 Irbesartan and Hydrochlorothiazide Tablets

【商品名或别名】 安博诺

【分类】 治疗学：抗高血压药、抗心衰药。妊娠分类：D。

【制剂】 片剂：厄贝沙坦 150 mg/氢氯噻嗪 12.5 mg。

【指征和剂量】 口服，一次 1 片，qd(厄贝沙坦/氢氯噻嗪：150 mg/12.5 mg)，空腹或进餐时使用。用于单用厄贝沙坦或氢氯噻嗪不能有效控制血压的患者。

【药动学】 口服后迅速吸收，生物利用度 60%～80%，不受食物的影响。血浆达峰时间为 1～1.5 h，消除半衰期为 11～15 h。3 d 内达稳态。厄贝沙坦通过葡糖醛酸化或氧化代谢，主要由细胞色素酶 P450 2C9 氧化。安博诺及代谢物经胆道和肾脏排泄。

【作用机制】 氢氯噻嗪可引起交感神经系统和肾素-血管紧张素-醛固酮系统激活，对抗降压作用，并降低血钾水平。而厄贝沙坦能够抵消由利尿剂诱发的上述机制，从而加强利尿剂的降压效果，同时还能选择性阻断 AT1 亚型受体发挥降压作用。另外，厄贝沙坦能够减弱氢氯噻嗪诱发的血清尿酸升高和血钾降低作用。

【相互作用】 应注意血容量不足或因低钠引起低血压。与保钾利尿剂(如氨苯蝶啶等)合用时，应注意血钾升高。安博诺与华法林、洋地黄类药

(如地高辛)、β受体阻滞剂、钙拮抗剂等合用不影响相互的药代动力学。

【不良反应】 厄贝沙坦常见不良反应为头痛、眩晕、心悸等,偶有咳嗽,一般均轻微,呈一过性,多数患者能耐受。罕有荨麻及血管神经性水肿发生。文献报道安博诺不良反应发生率>1%的有消化不良、胃灼热感、腹泻、骨骼肌疼痛、疲劳和上呼吸道感染,但与空白对照组比没有显著性差异。低血压和直立性低血压发生率约为0.4%。

【注意事项】 不能用于血容量不足的患者(如服用大剂量利尿剂治疗的患者)。肾功能不全者可能需要减少剂量。要注意血尿素氮、血肌酐和血钾的变化。对严重肾功能不全(肌酐清除率≤30 ml/min)或肝功能不全的患者不推荐使用安博诺。老年患者不需调节剂量。厄贝沙坦不能通过血液透析被排出体外。可以和其他抗高血压药物联合服用。

替米沙坦/氢氯噻嗪片　Telmisartan and Hydrochlorothiazide Tablets

【商品名或别名】 美嘉素

【分类】 治疗学:抗高血压药。妊娠分类:D。

【制剂】 片剂:替米沙坦80 mg/氢氯噻嗪12.5 mg;替米沙坦40 mg/氢氯噻嗪12.5 mg。

【指征和剂量】 对于单药不能控制的高血压患者,可给予本品,每日1片(80 mg/12.5 mg),或将替米沙坦单药治疗直接转换为复合制剂。

【药动学】 替米沙坦口服迅速吸收,绝对生物利用度平均值约为50%。最终清除半衰期>20 h。主要以未改变的化合物形式,几乎完全随粪便排泄。肾功能不全患者替米沙坦半衰期不变。肝功能不全患者绝对生物利用度增加约为100%,清除半衰期不变。氢氯噻嗪口服2 h起作用,达峰时间为4 h,作用持续时间为6～12 h。$t_{1/2}$为15 h,肾功能受损者延长吸收。主要以原型由尿排泄。

【作用机制】 替米沙坦与氢氯噻嗪具有累加的抗高血压效应,与两种成分单独使用相比,降压作用更强。在整个治疗剂量范围内,本品每日1次给药可产生有效的平稳的降压作用。

【禁忌证】 对本品成分或任何赋形剂过敏、对磺胺衍生物过敏(氢氯噻嗪是一种磺胺衍生物)、妊娠与哺乳者、胆汁郁积性疾病及胆道梗阻性疾病、重度肝功能损伤、重度肾功能损伤(肌酐清除率<30 ml/min)、难治性低钾血症及高钙血症等患者。孕妇及哺乳期妇女禁用。

【不良反应】 水、电解质紊乱所致的副作用较为常见。还可有高糖血症、高尿酸血症、过敏反应(如皮疹、荨麻疹)、血白细胞减少或缺乏症、血小板减少性紫癜,均很少见。腹泻和血管性水肿,大多轻微,不需停止治疗。其发生与剂量无相关性。

【注意事项】 使用过量发生症状性低血压应进行支持性治疗,本品不能通过血液透析清除。可增加抗高血压药物的降压作用。轻至中度肾功能损伤患者不需调整本品剂量,轻至中度肝功能损伤患者剂量不应超过每日40 mg。与磺胺类药物、呋塞米、布美他尼、碳酸酐酶抑制剂有交叉过敏反应。可致糖耐量降低,血糖、尿糖、血胆红素、血钙、血尿酸、血胆固醇、三酰甘油、低密度脂蛋白浓度升高,血镁、钾、钠及尿钙降低。

奥美沙坦/氢氯噻嗪 Olmesartan Medoxomil and Hydrochlorothiazide Tablets

【商品名或别名】 复傲坦

【分类】 治疗学:抗高血压药。妊娠分类:D。

【制剂】 片剂:奥美沙坦酯 20 mg/氢氯噻嗪 12.5 mg。

【指征和剂量】 口服,每次 1~2 片,qd。剂量应个体化,基于降压效果2~4 周做调整。

【药动学】 奥美沙坦酯单次口服或多次口服均呈线性药代动力学特性。在 3~5 d 之内可以达到稳态血药浓度。每日 1 次给药血浆内无蓄积。消除半衰期约为 13 h,总血浆清除率是 1.3 L/h,有 35%~50%吸收的药物从尿液中排出,其余经胆汁从粪便中排出。氢氯噻嗪:氢氯噻嗪不被代谢,但可很快地被肾脏消除。至少 61%的口服剂量在 24 h 内呈原型消除。血浆半衰期在 5.6~14.8 h。

【作用机制】 奥美沙坦为选择性血管紧张素Ⅱ1 型受体(AT1)拮抗剂,与 AT1 的亲和力要比与 AT2 大 12 500 多倍。氢氯噻嗪是噻嗪类利尿剂。两者合用有协同降压作用,并减少不良反应。

【禁忌证】 对复傲坦所含成分过敏禁用。由于含氢氯噻嗪,无尿或对磺胺类药物过敏者禁用。

【相互作用】 奥美沙坦酯不通过肝脏细胞色素 P450 系统代谢,对P450 酶没有影响。因此,不会出现与这些酶抑制、诱导或者代谢相关的药物相互作用。合并应用氢氯噻嗪、地高辛或者华法林没有明显的药物相互作用,合并应用抗酸剂也没有明显改变奥美沙坦的生物利用度。以下药物可能会与噻嗪类利尿剂产生相互作用:酒精、巴比妥类或麻醉药可能促使直立性低血压的发生,降糖药物(口服制剂和胰岛素)可能需要调节剂量,其他抗高血压药物可产生相加作用或协同降压作用,考来烯胺和考来替泊树脂妨碍氢氯噻嗪的吸收,皮质类固醇及 ACTH 可加剧电解质丢失和导致低血钾,非甾体消炎药会降低噻嗪类利尿剂的利尿、促尿钠排泄和抗高血压的作用。

【不良反应】 复傲坦上市后报道有以下不良反应:虚弱、血管性水肿、呕吐、高钾血症、横纹肌溶解症、急性肾功能衰竭、血肌酐水平上升、脱发、瘙痒、荨麻疹等,均很少见。

【注意事项】 肌酐清除率<30 ml/min 的患者不宜使用。肝、肾功能受损患者慎用。在进行甲状旁腺功能检查前应停用噻嗪类药物。运动员慎用。

【患者用药指导】 首次服用后可能会发生症状性低血压,应予小心;若出现晕厥,应停用。应定期测定血清电解质。

卡托普利/氢氯噻嗪 Captopril and Hydrochlorothiazide

【商品名或别名】 开富特,复方卡托普利片

【分类】 治疗学:抗高血压药、抗心力衰竭药。妊娠分类:D。

【制剂】 片剂:卡托普利 10 mg/氢氯噻嗪 6 mg。

【指征和剂量】 ① 高血压:口服 1 片,每日 2~3 次,按需要 1~2 周内增至 2 片,每日 2~3 次,疗效仍不满意时可加用其他降压药。② 心力衰竭:开始 1 片,每日 2~3 次,必要时逐渐增至 2 片,每日 2~3 次,若需进一步加量,宜观察疗效 2 周后再考虑;近期大量服用利尿剂,处于低钠/低血容量,而血压正常或偏低的患者,初始剂量宜用 1 片,tid,以后通过测试逐步增加至常用量。

【药动学】 见两药相关部分。

【作用机制】 卡托普利主要抑制血管紧张素转换酶的活性。氢氯噻嗪主要增加肾脏对氯化钠的排出而起到利尿作用,使血容量减少,两药合用可发挥协同降压效应。

【禁忌证】 对本品或其他血管紧张素转换酶抑制剂过敏者禁用。

【相互作用】 与其他扩血管药同用可能致低血压,如拟合用,应从小剂

量开始。与潴钾利尿药物如螺内酯、氨苯蝶啶、阿米洛利同用可能引起血钾过高。与内源性前列腺素合成抑制剂如吲哚美辛同用，将使本品降压作用减弱。与其他降压药合用，降压作用加强。

【不良反应】 较常见的有皮疹、心悸、心动过速、胸痛、咳嗽、味觉迟钝。较少见的有蛋白尿(常发生于治疗开始 8 个月内)、眩晕、头痛、昏厥(由低血压引起，尤其在缺钠或血容量不足时)、血管性水肿(见于面部及手脚)、心率快而不齐、面部潮红或苍白。

【注意事项】 胃中食物可使本品吸收减少 30%～40%，故宜在餐前1 h服药。本品可使血尿素氮、肌酐浓度增高，常为暂时性，还可能增高血钾。下列情况慎用：① 自身免疫性疾病如严重系统性红斑狼疮，此时白细胞或粒细胞减少的机会增多。② 骨髓抑制。③ 脑动脉或冠状动脉供血不足，可因血压降低而缺血加剧。④ 主动脉瓣狭窄，可能使冠状动脉灌注减少。⑤ 严格饮食限制钠盐或进行透析者，此时首剂本品可能发生突然而严重的低血压。用本品期间应随访检查白细胞计数及分类计数、尿蛋白等。肾功能差者应采用小剂量或减少给药次数，缓慢递增；若须同时用利尿药，建议用呋塞米而不用噻嗪类，血尿素氮和血肌酐增高时，将本品减量或同时停用利尿剂。用本品时蛋白尿若渐增多，暂停本品或减少用量。用本品时若出现血管神经水肿，应停用本品，迅速皮下注射 1∶1 000 肾上腺素 0.3～0.5 ml。

贝那普利/氢氯噻嗪 Benazepril Hydrochloride and Hydrochlorothiazide

【商品名或别名】 依思汀

【分类】 治疗学：高血压用药。妊娠分类：D。

【制剂】 片剂：贝那普利 10 mg/氢氯噻嗪 12.5 mg。

【指征和剂量】 单药治疗不能达标的高血压患者、高危高血压尤其是盐敏感型高血压、高血压合并糖尿病肾病、收缩期高血压、高血压合并心力衰竭和高血压老年患者，也可用以预防脑卒中复发。口服 1 片，每日 1～2 次。

【作用机制】 贝那普利为血管紧张素转化酶抑制剂，氢氯噻嗪为利尿剂，不论血浆肾素水平高低，两种药物协同降压作用更强，使血压达标，并具有靶器官保护作用，依从性好。

【禁忌证】 对本品成分过敏、有血管性水肿史，以及孕妇禁用。

【不良反应】 参见两药相关部分。但水肿、高血钾等可减轻。

【注意事项】 贝那普利应注意发生：① 血管神经性水肿：发生过唇或面部水肿，应立即停药，声门、喉部水肿可能引起气道阻塞，应停药并予适当治疗。② 低血压(如接受大量利尿药或透析治疗者)。③ 粒细胞减少。④ 肾功能不全：少数可出现暂时性血尿素氮、血肌酐升高，停用即可恢复。⑤ 其他：偶见血钾升高、氨基转移酶升高、脑或冠状动脉供血不足加重。氢氯噻嗪：下列情况慎用：无尿或严重肾功能减退者、糖尿病、高尿酸血症或有痛风病史、严重肝功能损害者、水和电解质紊乱(可诱发肝昏迷)、高钙血症、低钠血症、红斑狼疮(可加重病情或诱发活动)等。

赖诺普利/氢氯噻嗪 Lisinopril and Hydrochlorothiazide

【商品名或别名】 Zestoretic

【分类】 治疗学：抗高血压药。妊娠分类：D。

【制剂】 片剂：赖诺普利 10 mg/氢氯噻嗪 12.5 mg。

【指征和剂量】 适用于赖诺普利或氢氯噻嗪单独治疗不能满意控制血压的患者，或作为两单药联合治疗获得满意疗效后的替代治疗。口服 1 片，qd。

【药动学】 见两药相关部分。

【作用机制】 赖诺普利系长效血管紧张素转换酶抑制剂，长期使用作用不会减弱，立即停药也不会出现血压反跳。在充血性心衰患者，赖诺普利通过扩张动脉与静脉而降低心脏前、后负荷，增加心排血量，而无反射性心动过速。本品很少产生噻嗪类药物引起的血钾过低和血尿酸过多，也减少了赖诺普利引起的高血钾和水肿。

【禁忌证】 对本品任何成分过敏、对磺胺类药物过敏、有 ACE 抑制剂治疗后出现血管性水肿病史、无尿症患者。

【相互作用】 与其他降压药合用降压作用加强。与保钾利尿药如螺内酯、氨苯蝶啶、阿米洛利合用可引起血钾过高。非甾体消炎药尤其吲哚美辛因抑制前列腺素合成，引起水、钠潴留，使本品的降压作用减弱。

【不良反应】 副反应的发生限于单独使用赖诺普利或氢氯噻嗪的范围。联合使用赖诺普利和氢氯噻嗪对照试验中最常见为：眩晕(7.5%)、头痛(5.2%)、咳嗽(3.9%)、疲劳(3.7%)和直立作用(3.2%)，均为轻微和短暂。停药的发生率为 4.4%，干咳往往是主要原因。

【注意事项】 合用利尿剂或有心力衰竭、脱水及钠耗竭患者对本品极敏感，必须从小剂量开始，以避免低血压。肾功能衰竭患者要减少剂量或延长给药时间。本品应用期间应定期测白细胞、尿常规、血钾、血尿素氮及血肌酐。

培哚普利/吲达帕胺 Perindopril and Indapamide

【商品名或别名】 百普乐

【分类】 治疗学：抗高血压药。妊娠分类：D。

【制剂】 片剂：培哚普利 4 mg/吲达帕胺 1.25 mg。

【指征和剂量】 原发性高血压。口服 1 片，每日 1～2 次，最好在清晨餐前服用。

【药动学】 联合使用培哚普利和吲达帕胺与分别单独使用相比，无药代动力学的改变。

【作用机制】 培哚普利是血管紧张素转换酶抑制剂，吲达帕胺为含有氯氨磺酰基的利尿剂，两者联合可产生协同降压作用。

【禁忌证】 对培哚普利或其他任何血管紧张素转换酶抑制剂过敏、对磺胺类药物过敏；与使用血管紧张素转换酶抑制剂相关的血管神经性水肿的既往史、妊娠或哺乳期妇女、严重肾功能衰竭（肌酐清除率＜30 ml/min）、严重的肝功能损伤、双侧肾动脉狭窄或单肾者禁用。

【相互作用】 与降糖药如胰岛素、磺脲类降糖药联合使用，可增强降糖作用。与丙米嗪类抗抑郁药（三环类）、精神安定药合用可增加抗高血压药物的作用，增加直立性低血压的危险。与皮质激素合用会降低抗高血压药物的疗效（因皮质激素造成水盐潴留）。勿与可引发扭转性室速的非抗心律失常药、保钾利尿剂、钾盐补充剂联合使用。

【不良反应】 可出现低钾血症（约 2%）、便秘、口干、恶心、上腹痛、厌食、味觉障碍、干咳、体位性或非体位性低血压、皮肤过敏反应（皮疹、斑丘疹、紫癜）、原有的急性弥散性红斑狼疮加重等。偶见血管神经性水肿。

【注意事项】 在肝功能受损时，噻嗪类利尿剂可引起肝性脑病，应立即停用。原先存在低钠血症（尤其是肾动脉狭窄）患者会有血压突然降低的危险。本品并不能预防低钾血症的出现，特别对于糖尿病或肾衰患者，应常规监测血钾。

氨氯地平/缬沙坦 Valsartan and Amlodipine

【商品名或别名】 倍博特

【分类】 治疗学：抗高血压药。妊娠分类：D。

【制剂】 片剂：80 mg：5 mg(缬沙坦：氨氯地平)。

【指征和剂量】 治疗原发性高血压。适用于单药治疗不能充分控制血压的患者。在每日1次缬沙坦和氨氯地平片治疗的临床试验中，使用5～10 mg的氨氯地平和80～320 mg的缬沙坦，降压疗效随着剂量升高而增加。剂量：每天1～2片。

【药动学】 口服本品后，缬沙坦和氨氯地平的血浆浓度分别在3 h和6～8 h内达峰。倍博特的吸收速度和程度与单独服用缬沙坦片时的生物利用度相当。

【作用机制】 本品包括缬沙坦和氨氯地平两种降压活性成分，氨氯地平属于钙通道阻滞剂，缬沙坦属于血管紧张素Ⅱ拮抗剂类，在控制血压方面两者作用机制互补。

【禁忌证】 对倍博特活性成分或者任何一种赋形剂过敏、孕妇和哺乳期妇女、遗传性血管水肿、ACE抑制剂或血管紧张素Ⅱ受体拮抗剂应用曾发生血管性水肿的患者禁用。

【相互作用】 与保钾利尿剂螺内酯、氨苯蝶啶、阿米洛利合用，补钾或使用含钾制剂均可导致血钾浓度升高，引起心衰患者血肌酐升高，应予注意。

【不良反应】 与单独服用缬沙坦片、氨氯地平相同。

氨氯地平/贝那普利 Amlodipine/Benazepril

【商品名或别名】 Lotrel

【分类】 治疗学：抗高血压药。妊娠分类：D。

【制剂】 片剂 10 mg：5 mg(盐酸贝那普利：氨氯地平)。

【指征和剂量】 用于高血压的治疗，每天1～2片。

【药动学】 氨氯地平和贝那普利的吸收和分布相似，在服用本品后，贝那普利的最大血药浓度在0.5～2 h出现，而氨氯地平在6～12 h后出现，贝那普利的吸收率为37%左右，而氨氯地平的吸收率在64%～90%。贝那普利的半衰期为10～11 h，而氨氯地平的半衰期为2 d，在服用本药后1周两种成分才达到稳定的血药浓度。

【作用机制】 贝那普利是一种血管紧张素转化酶(ACE)抑制剂，降压作用机制是抑制肾素-血管紧张素-醛固酮系统。氨氯地平属长效二氢吡啶类钙离子拮抗剂，直接舒张血管平滑肌，扩张外周动脉，从而降低血压。两药合用可发挥协同降压作用，并减少不良反应。

【禁忌证】 同单用氨氯地平片、贝那普利。

【相互作用】 同单用氨氯地平片、贝那普利。

【不良反应】 水肿、心悸、直立位低血压、眩晕、倦困、头痛和咳嗽等。

【注意事项】 服用该药从坐、卧位起立时要慢，以免发生眩晕和直立位低血压。

复方依那普利 Compound Enalapril Tablets

【商品名或别名】 依双

【分类】 治疗学：抗高血压药。妊娠分类：D。

【制剂】 片剂：马来酸依那普利 5 mg/氢氯噻嗪 12.5 mg。

【指征和剂量】 口服，每次 1～2 片，qd。

【药动学】 见两药相关部分。

【作用机制】 依那普利阻断血管紧张素Ⅰ转化为血管紧张素Ⅱ，从而降低血压，与利尿药氢氯噻嗪合用，有协同的降压作用，剂量比各自单用时减少，不良反应减少。

【禁忌证】 对本品任何成分过敏、以前血管紧张素转换酶抑制剂治疗出现过血管神经性水肿、遗传性和特发性血管神经性水肿病史者禁用；由于含氢氯噻嗪组分，本品禁用于无尿症、严重肾功能不全者或对磺胺类药物过敏的患者。肝功能不全或进行性肝疾病、糖尿病、痛风、系统性红斑狼疮患者慎用。

【不良反应】 少数有眩晕、头痛、疲乏、咳嗽，均轻微、短暂。少见反应有肌肉痉挛、恶心、呕吐、消化不良、口干、便秘、乏力、阳痿、腹泻、低血压、直立性低血压、心悸、失眠、神经过敏、感觉异常、皮疹、瘙痒。血管神经性水肿如发生在喉部则可以致命，但很罕见。

【注意事项】 ① 因强力利尿可致严重血容量不足，导致发生低血压、心肌梗死、脑血管意外等。② 双、单侧肾动脉狭窄的患者有增加血尿和血肌酐的危险。③ 已经使用利尿剂引起体液或钠盐缺少的患者，在初用本品时易致症状性低血压，故应先停用利尿剂 2～3 d。本药不作为初治患者首选药物。

尼群地平/阿替洛尔 Nitrendipine and Atenolol

【分类】 治疗学：抗高血压药。妊娠分类：D。

【制剂】 片剂：尼群地平 10 mg/阿替洛尔 20 mg；尼群地平5 mg/阿替洛尔 10 mg。

【指征和剂量】 治疗高血压。适用于尼群地平或阿替洛尔单独治疗不能满意控制血压的患者，也适用于两单药联合治疗获得满意疗效后的替代治疗。口服 1～2 片，每日 1～2 次。

【药动学】 尼群地平口服 30 min 后达峰值，维持 8～24 h；阿替洛尔口服后 1 h 起作用，2～4 h 达峰值，维持 24 h。

【作用机制】 尼群地平属于钙拮抗剂，阿替洛尔为β受体阻滞剂，两者均具良好的降压作用。

【禁忌证】 对本药或其成分过敏、病态窦房结综合征、心源性休克，显著心衰(NYHA Ⅲ～Ⅳ级)、一度以上房室传导阻滞等患者。

【相互作用】 与丙吡胺、氟卡尼合用增加心动过缓、心脏传导异常和心力衰竭的危险。西咪替丁降低本药的代谢和提高其血药浓度。本药增加地高辛的血药浓度和洋地黄中毒的危险。与其他降低血压的药物如和哌唑嗪可以合用，但增加低血压的危险，要调整药物的用量。与普鲁卡因胺和奎尼丁合用进一步延长 QT 间期。非甾体类激素可能降低本药的作用。与钙拮抗剂药如维拉帕米、硫氮䓬酮合用，可能出现症状性心动过缓和心脏传导异常。与儿茶酚胺耗竭药物如利血平合用有附加的降压效果。与可乐定合用会使高血压反弹。

【不良反应】 轻度头痛、面部潮红、口干、抑郁、定向障碍、头晕、嗜睡、情绪不稳定、疲劳、发热、短期记忆丧失、眩晕、心动过缓、传导阻滞、手脚厥冷、心衰、肠系膜动脉栓塞、体位性低血压、雷诺现象、眼干、喉痉挛、咽炎、腹泻、缺血性大肠炎、恶心、粒细胞减少症、支气管痉挛、红斑样皮疹，以及过敏反应等。

【注意事项】 有心脏传导异常、已接受维拉帕米或硫氮䓬酮治疗、心衰患者。甲状腺功能亢进患者需要密切监控，因其会掩盖甲亢的症状。出现心动过缓、低血压或其他严重不良反应应停药。

依那普利/叶酸 Enalapril Maleate and Folic Acid

【商品名或别名】 依叶

【分类】 治疗学：抗高血压药。妊娠分类：D。

【制剂】 片剂：依那普利 10 mg/叶酸 0.8 mg。

本品为复方制剂，其组分为马来酸依那普利和叶酸的不同剂量组合。

【指征和剂量】 用于治疗原发性高血压，适用于伴有血浆同型半胱氨酸水平升高者。起始剂量为每日 5 mg 马来酸依那普利和 0.4 mg 叶酸，根据患者的反应调整给药剂量，或遵医嘱。

【药动学】 依那普利见相关部分。叶酸口服后主要以还原型在空肠近端吸收，5～20 min 即出现在血中，1 h 后达高峰。由门静脉进入肝脏，以 N5-甲基四氢叶酸的形式储存在肝脏中和分布在其他组织器官，在肝脏中储存量为全身总量的 1/3～1/2。治疗量的叶酸约 90%自尿中排泄。

【作用机制】 依那普利口服后在体内快速而完全地水解为依那普利拉。后者主要通过抑制肾素-血管紧张素-醛固酮系统而产生降低血压的作用。叶酸为机体细胞生长和繁殖的必需物质。叶酸可作用于蛋氨酸循环，其一碳单位转化为甲基可使同型半胱氨酸重甲基化。外源性补充叶酸能够促进同型半胱氨酸甲基化过程，降低血浆同型半胱氨酸水平。

【禁忌证】 对本品任一组分过敏、曾因血管紧张素转换酶抑制剂发生血管神经性水肿、遗传性或自发性血管神经性水肿者禁用。肾功能严重受损者慎用。

【相互作用】

(1) 依那普利。① 降压治疗：本品与其他降压药物同时应用时可发生叠加作用，尤其是同时应用利尿剂、神经节阻滞剂或肾上腺受体阻滞剂。② 血清钾：在临床试验中，血清钾一般都保持在正常范围内，单独用本品治疗高血压患者 48 周后，血清钾平均升高约 1.2 mmol/L。发生高血钾的危险因素包括有肾功能不全、糖尿病和同时用保钾利尿药(如螺内酯、氨苯蝶啶或阿米洛利)、补钾制剂或含钾代用食盐。③ 血管紧张素转换酶抑制剂与非甾体消炎药合用时，可能导致肾功能进一步减退，这一作用通常是可逆的。

(2) 叶酸。① 大剂量叶酸能拮抗苯巴比妥、苯妥英钠和扑米酮的抗癫痫作用，使癫痫发作的临界值明显降低，并使敏感患者的发作次数增多。② 口服大剂量叶酸，可以影响微量元素锌的吸收。

【不良反应】 临床试验中，服用本品所出现的不良反应与单用马来酸依那普利的不良反应相似，主要为咳嗽、头痛、口干、疲劳、上腹不适、恶心、心悸、皮疹等,大多轻微而短暂,不需终止治疗。

【注意事项】 ① 叶酸降低同型半胱氨酸的作用受到亚甲基四氢叶酸还原酶(MTHFR)基因 C677T 多态性的显著影响。纯合突变型(TT 基因型)的患者服用本品后,效果更好。② 本品可与其他降压药特别是利尿剂合用,降压作用明显增强,但不宜与潴钾利尿剂合用。③ 个别患者尤其是在应用利尿剂或血容量减少时,可能引起血压过度下降,故首次剂量应从低剂量开始。④ 定期检测白细胞和肾功能。

氨氯地平/阿托伐他汀 Amlodipine Besylate/Atorvastatin Calcium

【商品名或别名】 多达一,Caduet

【分类】 治疗学:抗高血压药、降血脂药。妊娠分类:X。

【制剂】 片剂:氨氯地平/阿托伐他汀:5 mg/10 mg,5 mg/20 mg,5 mg/40 mg。

【指征和剂量】 适用于高血压、慢性稳定性心绞痛、变异性心绞痛、各种家族性或非家族性血脂异常。根据患者、两种疾病病情差异设计有多种不同剂量规格,减少了患者为控制血压和血胆固醇浓度所需服药的数量。可以在任何时间服药,饭前、饭后均可。

【药动学】 口服本品后,氨氯地平和阿托伐他汀的血药浓度达峰时间分别为 6~12 h 和 1~2 h,两者的吸收率和程度(生物利用度)与单独给药比较无明显差异。食物不影响本品中的氨氯地平的生物利用度。尽管本品中的阿托伐他汀的吸收率和吸收程度受食物影响分别降低约 32%和 11%,但同单独服用时相似,食物对其中阿托伐他汀降低 LDL-C 的作用无影响。其他药动学信息参见相关部分。

【作用机制】 氨氯地平是 20 世纪 80 年代中期问世的第二代 1,4-二氢吡啶类钙离子拮抗剂,对血管选择性较强,可舒张冠状血管和全身血管,增加冠脉血流量,降低血压。该药起效慢,但持续时间长,用于治疗高血压,也可用于稳定性心绞痛患者。阿托伐他汀钙属 HMG-CoA 还原酶抑制剂,通过抑制肝脏内 HMG-CoA 还原酶及胆固醇的生物合成,从而显著降低血胆固醇和低密度脂蛋白胆固醇水平,中度降低血清三酰甘油水平和增高血高密度脂蛋白水平。本品是 1 片片剂,同时含有两种治疗不同症状(高血压和高胆固醇)活性成分的复方制剂。

【禁忌证】 伴活动性肝脏疾病或原因不明的血清氨基转移酶持续升高

的患者、对多达一中任何成分过敏、孕妇与哺乳期妇女禁用。

【不良反应】 不良反应的性质,程度和发生频率同氨氯地平和阿托伐他汀已有的报告相似。

【注意事项】 因多达一的扩血管作用是逐渐产生的,服用后发生急性低血压的情况罕有报道,但与其他外周血管扩张剂合用时应予以注意,尤其伴严重主动脉狭窄患者。

【患者用药指导】 只可应用于不可能受孕的育龄妇女,如果服药期间妊娠,应中止治疗,并告知患者药物对胎儿的潜在危害。在开始多达一治疗前,应采取适当的饮食控制、运动和锻炼,肥胖患者需降低体重,并解决其他伴随疾病以控制高胆固醇血症。

(七)α受体阻滞剂及其他降压药

多沙唑嗪 Doxazosin

【商品名或别名】 可多华

【分类】 化学:受体阻滞剂。治疗学:抗高血压药。妊娠分类:C。

【指征与剂量】 适用于高血压、良性前列腺增生对症治疗。不受进食与否的影响。口服 1～2 mg,gd,可增加至 4 mg,gd。常用剂量的多沙唑嗪可用于肾功能不全的患者及老年患者。

【制剂】 片剂:1 mg,2 mg,4 mg。

【药动学】 主要通过脱甲基化和羟基化代谢。双相终末半衰期为 22 h。老年患者及肾脏损害患者的药代动力学无明显改变。

【作用机制】 选择性、竞争性地阻断神经节后 α_1 肾上腺素能受体,外周血管阻力降低使血压下降,同时松弛基质、被膜和膀胱颈部平滑肌。

【禁忌证】 对喹唑啉类或本品的任何成分过敏、近期发生过心肌梗死、有胃肠道或食管梗阻,或有任何程度胃肠道腔径缩窄病史者禁用。

【相互作用】 血浆中大部分(98%)多沙唑嗪与蛋白结合。人血浆体外数据表明,多沙唑嗪对地高辛、华法林、苯妥英、吲哚美辛的蛋白结合无影响。在临床用药中多沙唑嗪与噻嗪类利尿剂、呋塞米、β受体阻滞剂、非甾体消炎药物、抗生素、口服降糖药、促尿酸尿药或抗凝剂合并使用未发现任何不良的药物相互作用。

【不良反应】 最常见为体位性低血压,可有头晕、头痛、眩晕、疲劳等,但很少伴有晕厥。少数可出现：水肿、不适、无力、口干、恶心、胃肠炎、消化不良、皮肤瘙痒、心悸、心动过速等。偶可引起阴茎异常勃起。

【注意事项】 心绞痛患者在接受本品之前应采用有效预防心绞痛发作的药物治疗。有症状的心衰患者在服用多沙唑嗪之前应接受针对心衰的治疗,并加强随访。肝功能受损患者服用多沙唑嗪应谨慎。治疗良性前列腺增生应与泌尿科医师合作进行,开始治疗前及治疗过程中应定期检查以排除前列腺癌。

【患者用药指导】 应向患者说明本品可引起头晕等低血压反应,特别是刚开始治疗时,应加以注意;如出现,宜取仰卧和头低位。还可能导致反应能力下降,易感疲劳。

哌唑嗪 Prazosin

【商品名或别名】 降压新,脉宁平,扑压唑,脉哌斯,Furazosin,Orbisan,Pratsiol,Prazosinum

【分类】 化学：α_1受体阻滞剂。治疗学：抗高血压药。妊娠分类：B。

【指征和剂量】 用于轻、中度高血压：0.5～1 mg,每日 2～3 次(首剂为 0.5 mg,睡前服),可逐渐增至 2～3 mg,每日 2～3 次服。

【制剂】 片剂：1 mg,2 mg。

【药动学】 本品口服吸收完全,生物利用度 50%～85%,血浆蛋白结合率高达 97%。口服后 2 h 起降压作用,血药浓度达峰时间为 1～3 h,$t_{1/2\beta}$为 2～3 h,持续作用 10 h。本品主要通过去甲基化和共价键结合形式在肝内代谢,随胆汁与粪便排泄,尿中仅占 6%～10%;5%～11%以原型排出,其余以代谢物排出。

【作用机制】 本品为选择性突触后 α_1受体阻滞剂,是喹唑啉衍生物,可松弛血管平滑肌,扩张周围血管,降低周围血管阻力,并降低血压。本品扩张动脉和静脉,降低心脏前负荷与后负荷,使左心室舒张期末压下降,改善心功能。本品对肾血流量与肾小球滤过率影响小,可通过阻滞膀胱颈、前列腺包膜和腺体、尿道的 α_1受体减轻前列腺增生患者排尿困难。本品不影响 α_2受体,降压时很少发生反射性心动过速,对心排血量影响较小,也不增加肾素分泌。长期应用对脂质代谢无影响。

【禁忌证】 对本品的任何成分过敏者禁用。

【相互作用】 与非甾体消炎镇痛药同用,尤其与吲哚美辛同用,可使本品的降压作用减弱。与拟交感类药物同用，本品的降压作用减弱。

【不良反应】　本品可引起眩晕、头痛甚至晕厥，大多数由体位性低血压引起。这种副作用有自限性，多数情况下仅见于用药初期，以后不再发生。在给本药前一天停止使用利尿药，也可减轻此种“首次现象”。其他不良反应有水肿、嗜睡、精神差、呕吐、腹泻、便秘、心悸、恶心、皮疹、瘙痒、尿频、视物模糊等。不良反应亦多发生在服药初期，可以耐受。

【注意事项】　剂量必须按个体化原则，以能够降低血压为度。与其他抗高血压药合用时降压作用加强，较易产生低血压。合用时应调节剂量至每一种药物的最小有效剂量。肾功能不全时应减小剂量，起始剂量 0.5～1 mg，每日 2 次为宜。肝病患者也要相应减小剂量，长期应用可以出现耐药性。早期是由于降压后反射性交感兴奋，后期是由于水钠潴留；前者可暂停给药或增加剂量，后者则应暂停给药。

【患者用药指导】　建议患者将首次剂量在临睡前服用，可防止或减轻体位性低血压反应。眩晕和嗜睡可发生在首次服药后，故在首次服药或加量后第一日应避免驾车和危险的工作。告知患者目眩多发生于体位改变如由卧位变为立位时，缓慢改变体位可以避免。此外，目眩在饮酒、长时间站立、运动或天气较热时也可出现，在这些情况下应慎用本品。

特拉唑嗪　Terazosin

【商品名或别名】　高特灵，四喃唑嗪，曼欣琳，降压宁，毕奥林，马沙尼，Terazosine，Terazosinum，Vasocard 等

【分类】　化学：α_1 受体阻滞剂。治疗学：抗高血压药、抗前列腺增生药。妊娠分类：C。

【指征和剂量】　可用于治疗高血压或良性前列腺增生：起始剂量 1～2 mg，gd，可逐渐增加至最大剂量为 10 mg，gd，睡前服药。可单独使用或与其他抗高血压药物合用。

【制剂】　片剂/胶囊：1 mg，2 mg，5 mg。

【药动学】　服药后基本上完全吸收。肝首过代谢很小。服药后 15 min 内血压逐渐降低，约 1 h 达到峰值，半衰期约为 12 h。血浆蛋白结合率为 90%～94%。约 40%经尿排泄，约 60%随粪便排出。饭后立即服药对吸收程度的影响极小，但使血浆浓度达峰时间延迟大约 40 min。

【作用机制】　① 治疗高血压：本品阻断 α_1 肾上腺素能受体，减少总外

周血管阻力,从而使血压降低。② 治疗良性前列腺增生:本症主要由于前列腺和膀胱颈平滑肌紧张度增加,导致膀胱出口狭窄。平滑肌紧张是由 α_1 肾上腺素能受体的交感神经刺激作用介导的,该受体在前列腺、前列腺囊和膀胱颈中十分丰富。特拉唑嗪使这些平滑肌松弛,从而改善尿流速和减轻症状。又因为在膀胱体中 α_1 肾上腺素能受体相对较少,故本品在减轻膀胱出口阻塞的同时不会影响膀胱的收缩。

【禁忌证】【相互作用】【不良反应】 参见哌唑嗪。

【注意事项】 与其他抗高血压药,特别是钙拮抗剂维拉帕米合用时应特别小心,避免引起明显的低血压并应减少本品的用量。如果停药几天或更长时间,应使用首次给药方案重新开始治疗。在临床试验中,除首次用药在睡前外,其他用药时间宜在早晨。

【患者用药指导】 参见哌唑嗪。

阿利吉仑 Aliskiren

【商品名或别名】 锐思力,阿立克仑,Rasilez,Tekturna

【分类】 化学:肾素抑制剂。治疗学:抗高血压药。妊娠分类:C 级。

【用法用量】 高血压:可以单独使用,或与其他降压药物联合使用。起始剂量为 150 mg,qd;仍不能控制的患者,剂量可以增至 300 mg,qd。更大剂量并不能进一步降压,反而会增加腹泻的发生率。治疗 2 周后可达到药物的确切降压效果(85%~90%)。

【制剂】 片剂:每片 75 mg,150 mg。

【药代动力学】 吸收:服给药后 1~3 h 达到血药浓度的峰值。绝对生物利用度为 2.6%。食物降低 C_{max} 和药物暴露量(AUC)分别达 85%和 70%,但对药效动力学影响极小,因此,可伴进食或不伴进食用药。每日 1 次,给药 5~7 d 后达稳态血药浓度,约为首次给药后血药浓度的 2 倍。分布:给药后体内分布均一。血浆蛋白结合率为 47%~51%,且不依赖于浓度。平均清除半衰期约为 40 h。主要以原型经粪便清除(91%),约有0.6%经尿液排泄。口服剂量的 1.4%经 CYP3A4 代谢。

【作用机制】 本品为非肽类、高选择性的肾素直接抑制剂。通过结合肾素作用于肾素-血管紧张素系统,阻止血管紧张素原转化为血管紧张素Ⅰ,从而降低血浆肾素活性(降低 50%~80%),降低血管紧张素Ⅰ及血管紧张素Ⅱ的水平。而其他抑制肾素-血管紧张素系统的药物(血管紧张素转换酶抑制剂和血管紧张素Ⅱ受体拮抗剂)均导致血浆肾素活性代偿性升高。阿利吉仑与其他降压药物联合应用时,血浆肾素活性降低程度与单用本品相似。

【禁忌证】 对阿利吉仑过敏、有阿利吉仑引起血管性水肿病史、妊娠禁用。禁止与强效 P-gp 抑制剂环孢素、奎尼丁、维拉帕米合用。

【相互作用】 与其他降压药联用,可增加发生低血压的风险。与厄贝沙坦联用,本药的血浓度降低。与阿托伐他汀和酮康唑联用,本药血浓度升高。与呋塞米合用,后者的血浓度显著降低。与保钾利尿剂、钾补充剂和能够提高血清钾浓度的药物(如肝素)联用,可增加发生高钾血症的风险。

【不良反应】 腹泻、腹痛、消化不良、胃食管反流、低血压、头痛、头昏、疲劳、背痛、咳嗽、皮疹、尿酸增加、痛风、肾结石、高钾血症等。罕见血管神经性水肿和癫痫发作。

【注意事项】 严重充血性心衰患者慎用。如发生严重和持续的腹泻、血管性水肿、肾功能衰竭,需停用。服用前应纠正钠和(或)血容量不足。重度肾功能不全、有透析史、肾病综合征、肾血管性高血压、可能发生肾功能不全、肾动脉狭窄、高钾血症患者慎用。哺乳期妇女用药期间宜停止哺乳。

乌拉地尔　Urapidil

【商品名或别名】 压宁定,亚宁定,利喜定,Urapidi,Ebrantil

【分类】 化学:α_1受体阻滞剂。治疗学:抗高血压药、抗急性心衰药。妊娠分类:C。

【指征和剂量】 适用于高血压危象(如血压急骤升高)、重度高血压、围手术期高血压和急性心衰。应静注或静滴,亦可在静注后持续静滴。缓慢静注 10～50 mg,5 min 内即可显示降压效果。效果不够满意可重复用药。静注后可持续静滴:通常将 250 mg 乌拉地尔加入合适液体(如生理盐水、5%或 10%的葡萄糖)中。如使用输液泵,可加入 20 ml 注射液(相当于100 mg乌拉地尔),再用上述液体稀释到 50 ml。静脉输液的最大药物浓度为每毫升 4 mg 乌拉地尔。输入速度根据血压调整,初始速度为每分钟2 mg,维持速度为每小时 9 mg。治疗期限一般不超过 7 d。

【制剂】 注射液:每支 25 mg,50 mg。

【药动学】 本品注射后 5 min 起效,维持时间 2～8 h,$t_{1/2\beta}$为 2.7 h。在肝内广泛代谢,主要为羟化,产生的对羟基化合物(M_1)占 50%,无生物活性,芳环邻脱甲基化合物(M_2)和尿嘧啶环N-去甲基化合物(M_3)为微量,有生物活性如原药。

【作用机制】 乌拉地尔为苯唑嗪取代的尿嘧啶,具有外周和中枢双重降压作用。外周主要阻断突触后α_1受体,使血管扩张而显著降低外周阻力;同时也有较弱的突触前α_2阻滞作用,阻断儿茶酚胺的收缩血管作用(不同于哌唑嗪的外周作用)。中枢作用主要通过激动5-羟色胺-1A(5-HT1A)受体,降低延髓心血管中枢的交感反馈调节而降压(不同于可乐定的中枢作用)。在降血压同时,本品一般不会引起反射性心动过速。

【禁忌证】 主动脉峡部狭窄或动静脉分流、妊娠或哺乳期妇女,以及对本品过敏者。

【相互作用】 不能与碱性液体混合,因其酸性性质可能引起溶液混浊或絮状物形成。与降压药同用或饮酒可增强本品降压作用。与西咪替丁同用可增加本品血药浓度15%。同时使用其他抗高血压药物、饮酒,或存在血容量不足情况如腹泻、呕吐,可增强本品的降压作用。

【不良反应】 可出现头痛、头晕、恶心、呕吐、出汗、烦躁、乏力、心悸、心律失常、上脸部压迫感或呼吸困难等症状,原因多为血压降得太快,不过通常在数分钟内即可消失,无需停药。过敏反应(如瘙痒、皮肤发红、皮疹等)少见。

【注意事项】 如果联合使用其他降压药,则使用本品前应间隔一定时间,必要时调整本药的剂量。血压骤然下降可能引起心动过缓甚至心脏停搏。若血压过度降低,可抬高下肢,补充血容量即可改善。有过敏症如皮肤瘙痒、潮红、皮疹,则应停药。老年人及肝功能受损者可增强本品作用,应予注意。

可乐定 Clonidine

【商品名或别名】 润瑞

【分类】 化学:α受体激动剂。治疗学:抗高血压药。妊娠分类:C。

【指征和剂量】 ① 高血压患者的辅助降压治疗(不作为第一线用药):起始剂量0.1 mg,每日1～2次;需要时隔3～5 d递增(每日0.1～0.2 mg)。常用维持剂量为0.3～0.6 mg/d,分2～3次口服。严重高血压需紧急治疗时开始口服0.2 mg,继以每小时0.1 mg,直到舒张压控制或总量达0.6 mg,然后用维持剂量。② 绝经期潮热0.025～0.075 mg,bid。③ 严重痛经:

0.025 mg，bid，在月经前及月经时共服 14 d。④ 偏头痛：0.025 mg，每日 2～4 次，最多为 0.05 mg，tid。

【制剂】 片剂：0.075 mg。

【药动学】 本品口服后 70%～80%吸收，并很快分布到各器官，组织内药物浓度比血浆中高，能通过血脑屏障蓄积于脑组织。蛋白结合率为 20%～40%。口服后 0.5～1 h 发挥降压作用，3～5 h 血药浓度达峰值，一般为 1.35 ng/ml，作用持续时间 6～8 h。消除半衰期为 12.7(6～23)h，肾功能不全时延长。肌酐清除率(3.1±1.2)ml/(min・kg)。在肝脏代谢，约 50%吸收的剂量经肝内转化。40%～60%以原型于 24 h 内经肾排泄，20%经肝肠循环由胆汁排出。

【作用机制】 可乐定是 α 受体激动剂，亦可视为交感神经抑制剂。可直接激动下丘脑及延脑的中枢突触后膜 α_2 受体，使抑制性神经元激动，减少中枢交感神经冲动传出，从而抑制外周交感神经活动。还激动外周交感神经突触前膜 α_2 受体，增强其负反馈作用，减少末梢神经释放去甲肾上腺素，降低外周血管和肾血管阻力，减慢心率，降低血压。肾血流和肾小球滤过率基本保持不变。直立性症状较轻或较少见，很少发生体位性低血压。

本品使卧位心排血量中度(15%～20%)减少，而不改变周围血管阻力。长期治疗后心排血量趋于正常，但周围血管阻力持续降低。大部分有心率减慢，但药物对血流动力学无影响。临床研究证实可乐定降低血浆肾素活性、减少醛固酮及儿茶酚胺分泌，但这些药理作用与抗高血压作用的确切关系并不完全清楚。

本品通过稳定周围血管，可以治疗偏头痛、痛经及绝经期潮热，还可能通过抑制脑内 α 受体活性，有助于戒除对阿片类药物的依赖。

【禁忌证】 对可乐定过敏者。

【相互作用】 与乙醇、巴比妥类或镇静药等中枢神经抑制药合用，可加强中枢抑制作用。与其他降压药合用可加强降压作用。与 β 受体阻滞剂合用后停药，可增加可乐定的撤药综合征危象，故宜先停用 β 受体阻滞剂，再停可乐定。与三环类抗抑郁药合用，减弱可乐定的降压作用。与非甾体消炎药合用，减弱可乐定的降压作用。

【不良反应】 大部分不良反应轻微，并随用药过程而减轻。最常见为口干，与剂量有关。还可有头晕、精神抑郁、便秘、镇静、性功能降低、夜尿多、瘙痒、恶心、呕吐、失眠、荨麻疹、血管神经性水肿、风疹、疲劳、直立性症状、紧张、焦躁、脱发、皮疹、厌食、全身不适、体重增加、头痛、乏力、戒断综合征、短暂肝功能异常等。

【患者用药指导】 老年人对降压作用较敏感,注意防止体位性低血压。肾功能随年龄增长而降低,应用时须减量。

利血平 Reserpine

【商品名或别名】 利舍平,寿比安,血安平,降压静,脉舒降,Rau-Sed,Reserpex,Reserpinum,Reserpoid

【分类】 化学:抗去甲肾上腺素能。治疗学:抗高血压药。妊娠分类:C。

【指征和剂量】 治疗高血压:初始剂量 0.05~0.1 mg,qd,经过 2~3 周的剂量调整期,以最小有效剂量确定维持量;极量每次不超过 0.25 mg,qd。可与噻嗪类利尿药合用以降低剂量,减少不良反应。如需要亦可肌注,每次 1 mg;必要时 6 h 后可重复一次,一天用量不超过 2 mg。

【制剂】 片剂:0.1 mg,0.25 mg;注射液:每支 1 mg,2.5 mg。

【药动学】 口服后迅速从胃肠道吸收,分布到主要脏器包括脑组织,生物利用度为 30%~50%;2~4 h 达血药浓度峰值,血浆蛋白结合率高达 96%。起效慢,需数天至 3 周,3~6 周达降压高峰。代谢迟缓,停药后作用可持续 1~6 周,分布相半衰期($t_{1/2\beta}$)和消除相半衰期($t_{1/2\beta}$)分别为 4.5 h 和 45~168 h,严重肾衰竭(无尿)者可达 87~323 h。利血平在肝脏通过水解反应代谢,并缓慢地经粪便和尿液排出体外。单剂服药 4 d 后,约 8%的药物以代谢物的形式从尿中排出,60%则主要以原型从粪便中排出。

【作用机制】 利血平是抗去甲肾上腺素能神经的抗高血压药。通过使周围交感神经末梢的去甲肾上腺素,心、脑及其他组织中的儿茶酚胺和 5-羟色胺储存耗竭,从而达到抗高血压、减慢心率和抑制中枢神经系统的作用。降压作用主要通过减少心排血量和降低外周阻力、部分抑制心血管反射实现。减慢心率的作用对窦性心动过速者较明显,但对正常心率者并不明显。本品作用于下丘脑部位产生镇静作用,但无致嗜睡和麻醉的作用,不改变睡眠时脑电图,可缓解高血压患者的焦虑、紧张和头痛。

【禁忌证】 对萝芙木制剂及本品过敏、活动性胃溃疡、溃疡性结肠炎、抑郁症(尤其是有自杀倾向的抑郁症)患者禁用。

【相互作用】 与乙醇或中枢神经抑制剂合用可加重中枢抑制作用。与其他降压药或利尿药合用可加强降压作用，需进行剂量调整。与β受体阻滞剂合用可使后者作用增强。与洋地黄或奎尼丁合用，大剂量时可引起心律失常。与左旋多巴合用可使多巴胺耗竭，导致帕金森病。与间接性拟肾上腺素药如麻黄碱、苯丙胺等合用，可使儿茶酚胺储存耗竭，抑制拟肾上腺素药的作用。与直接性拟肾上腺素药如肾上腺素、异丙肾上腺素、去甲肾上腺素、间羟胺、去氧肾上腺素等合用，可使之作用延长。与三环类抗抑郁药合用，利血平和抗抑郁药作用均减弱。巴比妥类可加强利血平的中枢镇静作用。

【不良反应】 大量口服容易出现的不良反应有过度镇静、注意力不集中、抑郁(可致自杀)，且可出现于停药之后数月。还可有反应迟钝、腹泻、眩晕(体位性低血压)、口干、食欲减退、恶心、呕吐、唾液分泌增加。高剂量时胃酸分泌增加，鼻塞、乏力、焦虑、失眠、多梦、头痛、神经紧张、帕金森病(停药后可逆转)、性欲减退、排尿困难、乳房充血、非产褥期泌乳、下肢水肿等。

【注意事项】 利血平引起胃肠道动力加强和分泌增多，可促使胆石症患者胆绞痛发作。慎用于体弱和老年、肾功能不全、帕金森病、癫痫、心律失常和心肌梗死患者。与两种或两种以上抗高血压药合用时，需减少每种药物的用量以防止血压过度下降，对于有冠心病的高血压患者尤为重要。需定期检查血电解质，以防电解质失衡。麻醉期间利血平可能加重中枢镇静，导致严重低血压和心动过缓，不需停药，但必须告诉麻醉师，以便事先给予阿托品防止心动过缓，用肾上腺素纠正低血压。

【患者用药指导】 告知患者治疗中可能发生焦虑、抑郁及精神病，在剂量不大于 0.25 mg/d 时，少见抑郁症发生；一旦有抑郁症状，应立即停药。注意可能导致低血压，包括体位性低血压。

甲基多巴 Methyldopa

【商品名或别名】 爱道美，甲多巴，阿道美，Aldomet，Aldomin，Medopa

【分类】 化学：芳香氨酸脱羧酶抑制剂。治疗学：抗高血压药。妊娠分类：B。

【指征和剂量】 治疗高血压：口服 0.25～1.0 mg/d，分 2～3 次/d。可降低卧位和立位血压，很少出现体位性低血压，也罕见日间运动时低血压。

【制剂】 片剂：每片 0.25 g。

【药动学】 口服吸收不一,与血浆蛋白结合不到 20%。单次口服后 4～6 h 降压作用达高峰,持续 12～24 h。多次口服后 2～3 d 达作用高峰,并持续至停药后 24～48 h;一旦达到有效降压剂量,大多数人可产生 12～24 h 平稳降压效应。停药后 24～48 h 血压恢复。血浆半衰期约为 1.7 h。主要在肝脏代谢,产生甲基去甲肾上腺素等多种代谢产物,近 70%以原型和少量代谢物的形式经尿排泄。正常人肾清除率约为 130 ml/min,肾功能不全时下降。口服 36 h 后体内基本完全清除。

【作用机制】 仅甲基多巴的左旋异构体对人有抗高血压活性,消旋体(DL-α-甲基多巴)需要 2 倍剂量方可达到相同的降压作用。其活性代谢产物甲基去甲肾上腺素可刺激中枢的抑制性 α 肾上腺素受体和作为伪神经递质,减少血浆肾素活性,从而降低动脉血压。还可以降低组织中 5-羟色胺、多巴胺、去甲基肾上腺素、甲基肾上腺素浓度。对心脏功能没有直接影响,通常也不减少肾小球滤过率、肾血流量和滤过分数。心排血量在正常心率时保持不变,部分患者出现心率减慢。

【禁忌证】 活动性肝脏疾病(如急性肝炎活动性肝硬化)、直接抗球蛋白(Coombs)试验阳性、嗜铬细胞瘤者,以及对本品过敏者。

【相互作用】【不良反应】 参见可乐定。

【注意事项】 直接抗球蛋白试验阳性、溶血性贫血、肝功能异常可能与服用甲基多巴密切相关,偶可致死亡。因此,用药前和用药过程中应定期检查血常规、Coombs 试验和肝功能。若发生溶血性贫血应立即停药,通常贫血很快好转,否则应使用皮质类固醇激素治疗。该类患者不能再次使用甲基多巴。直接抗球蛋白试验阳性在停用甲基多巴数周或数月后可转为正常。由于甲基多巴主要通过肾脏排出,肾功能不全者慎用。患有严重双侧脑血管病者,若服药过程中发生不自主性舞蹈症,须立即停药。

【患者用药指导】 服用甲基多巴出现水肿或体重增加的患者,可用利尿剂治疗。一旦水肿进行性加重或有心衰迹象,应停服本品。

米诺地尔 Minoxidil

【商品名或别名】 长压定,长压啶,敏乐啶,Loniten,Minona,Prexidil

【分类】 化学:钾通道开放药。治疗学:抗高血压药。妊娠分类:C。

【指征和剂量】 治疗高血压,非一线用药。口服 2.5 mg,bid,可逐渐增至 5～10 mg,bid。

【制剂】 片剂：2.5 mg，5 mg。

【药动学】 口服易吸收（可达 90%）。不与血浆蛋白结合。在肝内代谢。给药后 1 h 血中药物浓度达峰值。血浆 $t_{1/2}$ 为 2.8～4.2 h，肾功能障碍时不变。但降压作用与血中米诺地尔浓度并无相应关系。口服后降压作用 1.5 h 内开始，2～3 h 出现最大降压作用，可持续 24 h 或更长，这可能与其较久地储存于动脉血管平滑肌有关。

【作用机制】 米诺地尔直接扩张小动脉，因而降压，但具体机制未明。本品不扩张小静脉。周围血管阻力减低后引起反射性心率加快、心排血量增加。降压后肾素活性增高，引起水钠潴留。本品不干扰血管运动反射，故不发生直立性低血压。透析时本品可被除去。

【禁忌证】 下列情况时慎用：脑血管病、非高血压所致的心衰、冠心病、心绞痛、心肌梗死、心包积液、嗜铬细胞瘤、肾功能障碍。

【相互作用】 与其他降压药、硝酸盐类同用可使降压作用增加。非甾体类抗炎镇痛药、拟交感胺类与本品同用，可使降压作用减弱。

【不良反应】 反射性交感兴奋可引起心率加快、心律失常、皮肤潮红。水钠潴留引起体重增加、下肢水肿。可出现毛发增生，以脸、臂及背部较著，多见于用药后 3～6 周内，停药 1～6 个月后消退。为减少这些不良反应，宜与利尿药或β受体阻断药合用。较少见的不良反应有心绞痛，胸痛（心包炎），头痛（血管扩张所致），过敏反应如皮疹、瘙痒等。

【注意事项】 使用初期血尿素氮及血肌酐增高，但继续治疗后可下降至用药前水平。血浆肾素活性、血清碱性磷酸酶、血钠可能增高。血细胞计数及血红蛋白可能因血液稀释而减低。

【患者用药指导】 老年人对降压作用敏感，且肾功能常较差，应用本品须酌减剂量。突然停药可致血压反跳，故宜逐渐撤药。

双肼屈嗪 Dihydralazine

【商品名或别名】 双肼苯达嗪，双肼酞嗪，血压达静

【分类】 治疗学：抗高血压药。妊娠分类：C。

【指征和剂量】 用于高血压：12.5～25 mg，bid，可增至 50 mg，bid。一般不单独应用。

【制剂】 片剂：12.5 mg，25 mg。

【药动学】 口服吸收良好，1～2 h 达血浆高峰浓度，但生物利用度较

低,因药物在进入循环前,已在肠壁和肝中消除其大部分。主要代谢途径是乙酰化、羟基化和结合反应。根据对肼屈嗪乙酰化代谢速度,可分为快乙酰化型与慢乙酰化型。前者对吸收药物迅速代谢,生物利用度约为 30%;后者则代谢缓慢,生物利用度为 50%。本品的 $t_{1/2}$ 为 2~3 h,血浆蛋白的结合率 87%,作用持续时间 24 h。代谢产物 75% 由尿排出,粪便排出 8%,仅 1%~2% 以原型从尿中排出。清除率为每公斤体重(56±13)ml/min。

【作用机制】 降压作用的确切机制未明。主要扩张小动脉,对静脉作用小,使周围血管阻力降低,心率增快,心每搏量和心排血量增加。长期使用可致肾素分泌增加,醛固酮增加,水钠潴留,而降低效果。本品增加心排血量,降低血管阻力与后负荷,可能对心衰治疗有益。

【禁忌证】 有主动脉瘤、脑卒中及严重肾功能障碍患者禁用。

【相互作用】 与非甾体消炎止痛药同用可使降压作用减弱。拟交感胺类可使本品的降压作用降低。与二氮嗪或其他降压药同用可使降压作用加强。

【不良反应】 较多见的不良反应有腹泻、心悸、心动过速、头痛、呕吐、恶心。少见的有便秘、低血压、面潮红、流泪、鼻塞等。

【注意事项】 冠心病患者服用本品可致心肌缺血,宜慎用。长期使用可产生血容量增大,液体潴留反射性交感兴奋而心率加快、心排血量增加,使本品的降压作用减弱。缓慢增加剂量或合用 α 受体阻滞剂可使副作用减少。停用本品应缓慢减量,以免血压突然升高。

【患者用药指导】 食品可增加其生物利用度,故宜在餐后服用。

利美尼定 Rilmenidine

【商品名或别名】 Hyperdix, Hypertium, Hyperium, Oxaminozoline, S-3341, Tenaxum, Texanum

【分类】 化学: 肾上腺素能 α_2 受体阻滞药。治疗学: 抗高血压药。妊娠分类: C。

【指征和剂量】 本品是一个中枢降压药,具有独特的降压机制,作用比可乐定强,而副作用比可乐定小,可完全取代可乐定。本药既可与其他药物合用作为第一线降压药物,又可用于顽固性高血压。本药是所有降压药物中对心脏血流动力学影响最小的药物。尚可用于治疗吗啡类药物停药后的戒断症状。口服,每次 1 mg,每日 1~2 次。

【制剂】 片剂：1 mg/片。

【作用机制】 ① 兴奋中枢 α_2 受体，使交感神经发放冲动减少，心率减慢，血管平滑肌舒张。② 兴奋突触前膜 α_2 受体，使去甲肾上腺素释放减少。对心脏血流动力学和电生理影响小。在收缩压、舒张压、平均动脉压降低的同时，心率、心肌收缩力、每搏量、心脏指数均无变化。

【相互作用】 与其他降压药物合用可加强其降压作用，如与利尿药合用，降压作用持久而稳定；与各种血管扩张药合用，则降压作用强烈。一般不与利血平合用，因可相互影响疗效。

【不良反应】 副作用少而轻微，偶有口干、乏力、胃痛、心悸、头晕、失眠等。

【注意事项】 在大中手术前不使用本药，如原来使用的，应在术前 3 d 停药，改用其他降压药。长期应用可引起失眠，可与安眠药合用。服用较长时间后，要逐渐减量再停药，否则可引起焦虑、出汗、心动过速、血压过高等。

美卡拉明 Mecamylamine

【商品名或别名】 美加明，盐酸美加明，盐酸美卡明，异坎胺，Inversine Plegangin Prexion Mevasine

【分类】 化学：神经节阻断药。治疗学：抗高血压药。妊娠分类：C。

【指征和剂量】 用于重症高血压。口服：1 次 2.5～5 mg，一日 2～3 次，由小剂量开始。

【制剂】 片剂：2.5 mg，5 mg。

【药动学】 口服后 1 h 起作用，疗效维持 4～12 h。

【作用机制】 通过阻断神经节细胞上的 N1 受体，使节前纤维的神经冲动不能传递到节后纤维，从而阻断交感神经节，减弱交感神经对心血管的调节作用，导致心肌收缩力降低，心排血量减少，血管扩张而血压下降。

【禁忌证】 青光眼、冠脉硬化、肾功能减退者。

【不良反应】 口干、便秘、体位性低血压、心动过速、胃肠麻痹、恶心、性功能障碍（或性欲下降）、眩晕、视物模糊（复视）、肌震颤、运动失调等。

酚苄明 Phenoxybenzamine

【商品名或别名】 苯甲苄胺，苯苄胺，苯苄明，达苯尼林，酚苄胺，奴苯沙林,氧苯苄胺,氧苄胺,竹林胺,盐酸酚苄明,Bensylyt,SKF-688A,Dibenyline,Dibenzyline,Dibenzyran,Phenoxybenzamine,Hydrochloride

【分类】 化学:肾上腺素能α受体阻滞剂。治疗学:抗高血压药。妊娠分类:C。

【指征和剂量】 ① 嗜铬细胞瘤的治疗和术前准备。② 周围血管痉挛性疾病。③ 前列腺增生引起的尿潴留。须按个体化原则,从小剂量开始,渐增至有效剂量,根据临床反应和尿中儿茶酚胺及其代谢物含量调整剂量。开始时 10 mg/次,bid,以后隔日增加 10 mg,直至获得预期临床疗效,或出现轻微α受体阻断的不良反应。以 20~40 mg,每日 2~3 次维持。

【制剂】 片剂:5 mg,10 mg。注射剂:1 ml∶10 mg;2 ml∶0.1 g。

【药动学】 口服后约 30%在胃肠道吸收,半衰期约 24 h,作用可持续 3~4 d。在肝内代谢,多数药物 24 h 内从肾及胆汁排出,少量在体内保留数天。

【作用机制】 为作用时间长的α受体阻滞剂(α_1、α_2)。作用于节后α肾上腺素受体,防止或逆转内源性或外源性儿茶酚胺作用,使周围血管扩张,血流量增加。卧位时血压稍下降,直立时可显著下降。血压下降可反射性引起心率增快。

【禁忌证】 低血压、心绞痛、心肌梗死、对本品过敏者禁用。本品对妊娠的影响尚未做充分研究,也不知本品是否经乳汁分泌,但为慎重起见,妊娠及哺乳期妇女不宜应用。

【不良反应】 常见体位性低血压、鼻塞、口干、瞳孔缩小、反射性心跳加快和胃肠刺激。少见神志模糊、倦怠、头痛、阳痿、嗜睡,偶可引起心绞痛和心肌梗死。

【药物相互作用】 ① 与拟交感胺类合用,升压效应减弱或消失。② 与胍乙啶合用,易发生体位性低血压。③ 与二氮嗪合用时,拮抗后者抑制胰岛素释放的作用。④ 本品可阻断左旋去甲肾上腺素引起的体温过高,亦可阻断利血平引起的体温过低症。⑤ 本品与α、β受体激动剂(如肾上腺素)合用可导致严重低血压。

【注意事项】 ① 动物实验证明,长期口服可引起胃肠道癌。② 脑供血不足时使用本品需注意血压下降,可能加重脑缺血。③ 代偿性心衰者可引起反射性心跳加快,致心功能失代偿。④ 冠心病患者可因反射性心跳加速而致心绞痛。⑤ 肾功能不全时可因降压和肾缺血导致肾功能进一步损害。

⑥ 上呼吸道感染时可因鼻塞加重症状。⑦ 开始治疗嗜铬细胞瘤时，建议定时测定尿儿茶酚胺及其代谢物，以决定用药量。⑧ 反射性心率加速可加用β受体阻滞剂。⑨ 酚苄明过量时，宜用去甲肾上腺素，不能使用肾上腺素，否则会进一步加剧低血压，这称为肾上腺素的反转效应。

【患者用药指导】 与食物或牛奶同服可减少胃肠道刺激。用药期间需定时测血压。

妥拉唑林 Tolazoline

【商品名或别名】 苯甲唑啉，妥拉苏林，妥拉唑啉，苄唑啉，盐酸妥拉唑林，Dilatol，Lam-hral，Tolazoline Hydrochloride，Vasodil

【分类】 化学：α受体阻断药。治疗学：抗高血压药。妊娠分类：C。

【指征和剂量】 ① 新生儿肺动脉高压：静滴，1～2 mg/kg，10 min 以上，以后 1～2 mg/(kg·h)维持静滴。若尿量减少，应减少维持量。② 外周血管疾病：口服 15 mg/次，45～60 mg/d；皮下或肌注：25 mg/次。

【制剂】 片剂：25 mg。注射剂：每支 25 mg/ml。

【药动学】 本品在胃肠道吸收，经 40～100 min 达最大作用；从肾脏消除较快，不易达到有效浓度。肌注吸收更快，可于 30～60 min 达最大作用，持续数小时。在新生儿体内的半衰期为 3～10 h，也有报道长达 40 h，并与尿量成反比。用药后 30 min 内起效。本品主要以原型经肾脏排出。

【作用机制】 本品为短效α受体阻滞剂，阻断作用比酚妥拉明弱，通过扩张外周血管而降压，但降压作用不稳定。通常降低肺动脉压及血管阻力。具有拟交感活性（心脏兴奋，变力与变时作用），也有罂粟碱样直接松弛血管平滑肌的作用，还有胆碱能样作用，能增强消化器官的蠕动、增进唾液和胆汁分泌，以及组胺样促进胃液分泌作用。

【禁忌证】 缺血性心脏病、低血压、脑血管意外、对本品过敏者。妊娠和哺乳期妇女不用。

【相互作用】 ① 本品可拮抗大剂量多巴胺所致的外周血管收缩作用。② 可降低麻黄碱的升压作用。③ 本品大剂量与肾上腺素或去甲肾上腺素合用可导致反常性的血压下降，随后发生反跳性的剧烈升高。④ 与间羟胺合用，降低其升压作用。⑤ 应用本品后，再应用甲氧明或去甲肾上腺素阻滞后者的升压作用，可能出现严重的低血压。

【不良反应】 ① 胃肠道出血：该反应可能致命。② 体循环低血压：

新生儿中常见,可突然发生,此时患儿应取头低位及静脉补液。不宜用肾上腺素或去甲肾上腺素,以免血压过度下降而引起随后血压过度反跳。如果扩容不能维持血压,给予多巴胺(可能需要大剂量)与本品同时静滴。③ 急性肾功能不全。其他可有血小板减少、恶心、呕吐、腹泻、上腹痛、寒冷、发抖、出汗、皮肤潮红、反射性心动过速、瞳孔扩大等。

【注意事项】 ① 应在婴幼儿监护病房中使用。② 为控制用量,应使用微量泵。③ 慎用于二尖瓣狭窄、酸中毒、消化性溃疡的患者。④ 肾功能障碍时应减量。⑤ 需随访全血细胞计数、动脉血气、血压、心电图、血电解质、胃抽吸物的潜血试验、肾功能包括尿量。

酚妥拉明 Phentolamine

【商品名或别名】 酚胺唑啉,苄胺唑啉,利其丁,瑞支亭,瑞吉停,Regitin,Roritine

【分类】 化学:α肾上腺素能受体阻滞剂。治疗学:血管扩张药、抗高血压药。妊娠分类:C。

【指征和剂量】 主要用于治疗周围血管疾病,如肢端动脉痉挛症、手足发绀及肾上腺嗜铬细胞瘤的诊断试验,但做鉴别诊断时有致死报道,应慎用。亦可用于嗜铬细胞瘤引起的高血压危象,以及术前预备。现已很少用于心力衰竭时减轻心脏负荷。此外,在去甲肾上腺注射外漏发生组织局部坏死时,用本品局部浸润注射可获缓解。成人常用量:

(1) 酚妥拉明试验(诊断嗜铬细胞瘤)。快速静注本品 5 mg(小儿 0.1 mg/kg),注射后每 30 s 测血压 1 次,一般连续测量 10 min,2～4 min 内血压降 35/25 mmHg 以上且持续 3～5 分钟为阳性。也可先注入 2.5 mg,若反应阴性,再给 5 mg,如此则假阳性的结果可以减少,也减少血压迅速明显下降的危险性。现已较少使用。

(2) 防止皮肤坏死。在每 1 000 ml 含去甲肾上腺素溶液中加入本品 10 mg 静滴,作为预防之用。已发生去甲肾上腺素外溢的,用本品 5～10 mg 加 10 ml 氯化钠注射液做局部浸润,此法在外溢后 12 h 内有效。

(3) 嗜铬细胞瘤手术。术前 1～2 h 静注 5 mg,术时静注 5 mg 或静滴每分钟 0.5～1 mg,以防肿瘤手术时肾上腺素大量释出。

(4) 心力衰竭时减轻心脏负荷。静滴每分钟 0.17～0.4 mg。现已很少使用。儿童常用量可按体重 0.1 mg/kg 或按体表面积 3 mg/m^2。

【制剂】 注射剂：5 mg/ml、10 mg/ml。

【药动学】 降压作用在静注后 2 min 产生，维持时间 10～15 min 或3～4 h，其静注后的 T_{max} 分别为 5 min。体内代谢迅速，主要由尿排泄。

【作用机制】 本品为 α 受体阻断剂。能显著降低外周血管阻力，增加血容量及组织血流量，改善微循环及内脏血流灌注。

【禁忌证】 低血压、严重冠状动脉硬化、心脏器质性损害、肾功能减退者忌用。

【相互作用】 忌与铁剂配伍。与拟交感胺类药同用，使后者的周围血管收缩作用抵消或减弱。与胍乙啶同用，体位性低血压或心动过缓的发生率增高。与二氮嗪同用，使二氮嗪抑制胰岛素释放的作用受抑制。苯巴比妥类、格鲁米特等加强本品降压作用。

【不良反应】 较常见有直立性低血压、心动过速或心律失常、鼻塞、恶心、呕吐等；晕厥和乏力较少见。

【注意事项】 在嗜铬细胞瘤诊断试验时并用苯巴比妥、格鲁米特、甲喹酮、利血平能产生假阳性。过量时可用血管紧张素Ⅱ或异丙肾上腺素处理。治疗中毒性休克和重症肺炎时宜同时注意补足血容量。

【患者用药指导】 应在医师的指导下服药。

二、治疗心肌缺血药(抗心绞痛药)

心肌缺血是由于冠状动脉供血不足，造成心肌急剧、暂时性缺血缺氧引起的临床综合征。任何原因使心肌氧需超过冠脉血液氧供时都可能引起心肌缺血。影响心肌耗氧的主要原因有：心率、血压、心肌收缩力和心壁张力，而心壁张力又和心室容量及收缩压密切有关。运动、饱餐、情绪激动、寒冷等因素可增加心肌耗氧而促发心肌缺血，为劳力型心肌缺血；冠脉狭窄、痉挛、血液携氧不足或突发循环血量减少如休克、极度心动过速等，导致心肌供氧不足，亦可引起心肌缺血，为自发性心肌缺血；若两者兼而有之为混合型心肌缺血。

长期以来，心肌缺血的药物治疗主要着眼于扩张冠状血管，通过增加冠脉流量以调整氧的供需平衡。此外，解除冠状动脉痉挛对于自发性心肌缺血很重要；降低心肌氧耗对劳力型心肌缺血尤为重要。当然，心肌缺血的治疗决不能单靠药物，针对病因采取药物以外的措施也很必要，例如适当的体育锻炼、调整饮食、控制体重等。

(一)硝酸酯类

硝酸甘油 Nitroglycerin

【商品名或别名】三硝酸甘油酯,永保心灵(喷雾剂),Glyceryl Trinitrate

【分类】化学:硝酸酯类。治疗学:扩血管类抗心肌缺血药。妊娠分类:C。

【指征和剂量】主要用于冠心病心肌缺血,如心绞痛或急性心肌梗死。片剂舌下含服,0.3～0.6 mg,1 d内可多次应用;硝酸甘油缓释片2.6～6.4 mg,口服;2%硝酸甘油软膏涂搽在上臂、大腿、胸或背部皮肤2～5 cm直径范围;硝酸甘油贴膜1片,贴于胸壁,早晨用、就寝前取掉,或晚上用、下午取掉(用于夜间心肌缺血发作者);硝酸甘油喷雾剂:心肌缺血发作时口腔黏膜喷1～2次,每揿相当于硝酸甘油0.4 mg,也可预防性地应用于体力活动前;硝酸甘油注射剂:以5～10 mg加于5%～10%葡萄糖液中,以5～10 μg/min静滴,根据治疗反应每10～15 min递增剂量25%～50%。本品亦可用于直接冠脉内注射以解除冠脉痉挛,一般注射0.1～0.2 mg/次。

【制剂】片剂:0.3 mg,0.5 mg,0.6 mg。缓释片:2.6 mg。喷雾剂:每支10 g(0.4 mg×203喷)。贴膜:25 mg,50 mg。注射剂:1 mg/ml,2 mg/ml,5 mg/ml。软膏:2%。

【药动学】片剂舌下含服经黏膜迅速吸收,再不断释放,可持续数小时。舌下含服2～3 min即发挥作用,维持25～40 min。亦能经皮肤吸收或喷雾、滴鼻经黏膜吸收。口服后80%吸收,但在肝脏受谷胱甘肽-有机硝酸酯还原酶的降解作用,脱硝基而失效,代谢产物由尿排出。

【作用机制】本品治疗作用主要在于降低心肌对氧的需求,这是通过:① 扩张小静脉,使血液储存在静脉系统内,回心血量减少,从而减轻心脏前负荷,心脏容积减小,舒张期末压力降低,心壁张力降低,心室射血时间缩短。② 扩张动脉,主要是较大的小动脉,使动脉血压降低,心脏后负荷减轻。③ 心肌血流重新分布,有利于缺血区的灌注。但其反射地增快心率,增强心肌收缩力又会增加氧的需求量。本品尚有中枢作用,能抑制神经反射性冠状动脉痉挛的作用。本品静注可增加缺血心肌的血液灌注,并有减低左室充盈压、减轻肺充血和降低血压、增加心排血量的作用，故可用于治疗急性左心衰竭、严重心肌缺血及高血压危象。

【禁忌证】 青光眼、颅内高压、严重贫血、低血压、心动过速、肥厚型心肌病等。

【相互作用】 与β受体阻滞剂、钙拮抗药、血管扩张药合用，可引起血压显著下降。

【不良反应】 用药后由于颅内血管紧张度减低，可致搏动性头痛、头昏、眩晕。血管扩张可致舌烧灼感、脸部充血、心动过速、体位性低血压。扩张眼内血管导致眼压增加，故青光眼患者忌用。

【注意事项】 ① 本品在温度较高和光照下易失效，故宜保存于棕色玻瓶内，每2个月更新1次。② 口服若有头痛、头昏、心悸、面部充血、舌烧灼感即可判定药片有效。③ 长期应用可发生耐药性，需增加剂量及次数，或改变给药方式。④ 静注时必须严密监测血压和心率。

【患者用药指导】 剂量过大或对该药敏感性高的患者易致血压剧降或体位性低血压，初用者宜投以小剂量。长期用药骤然停药易诱发心绞痛，甚至心肌梗死，如需要停药或更换其他抗心肌缺血药物时，必须逐渐减量停用。

硝酸异山梨酯 Isosorbide Dinitrate

【商品名或别名】 消心痛，异舒吉，异乐定，Isordil，Sorbitrate

【分类】 化学：硝酸酯类。治疗学：扩血管类抗心肌缺血药。妊娠分类：C。

【指征和剂量】 ① 劳力型心肌缺血。舌下含服：开始2.5 mg。口服：10 mg，tid或qid；也有主张用20 mg，tid或qid，作用可较长且疗效佳。与β受体阻滞剂联合应用，可防治劳力型心肌缺血。② 不稳定型心肌缺血：注射液20～30 mg，以2～7 mg/h静滴，必要时可增至10 mg/h静滴，待病情稳定后，可改为口服片剂5～10 mg，tid或qid。③ 急性心肌梗死：注射液30～50 mg，以10 mg/h静滴，待症状缓解后，可改为口服片剂5～10 mg，tid或qid。④ 急性左心衰竭或慢性心衰急性失代偿：注射液20～30 mg，以5～10 mg/h静滴，待症状缓解后，可改为口服片剂5～10 mg，tid。

【制剂】 片剂：2.5 mg，5 mg，10 mg。注射剂：20 mg/支。

【药动学】 舌下含服吸收最好，2 min左右起效，达最高峰则需5～

10 min,持续时间较长,可达 1～2 h。口服吸收慢,15～30 min 起效,维持 3～4 h,半衰期为 2～4 h。其主要代谢产物在血液循环中仍有活性,半衰期为 2 h。1/3 原药以单硝酸异山梨醇由尿中排出,其余与葡糖醛酸结合而消除。

【作用机制】 作用机制与硝酸甘油相似。

【禁忌证】 心源性休克、循环衰竭、贫血、头部创伤、肥厚型心肌病、脑出血、严重低血压、心脏压塞及血容量不足者禁用。闭角型青光眼、甲状腺功能减退、营养不良、严重肝肾疾病、体温过低、孕妇及哺乳期妇女慎用。

【相互作用】 与降压药、β受体阻滞剂、钙拮抗药、血管扩张药、神经抑制药、三环类抗抑郁药及乙醇合用,可加强本品的降压作用。与甲磺双氢麦角胺合用,可增加甲磺双氢麦角胺的血药浓度。与皮质激素抗炎药合用,可降低本品的药效。

【不良反应】 与硝酸甘油相似,个别患者有恶心、呕吐、不安、苍白、出汗甚至虚脱,偶有皮疹,甚至剥脱性皮炎。乙醇可增加其不良反应。长期用可产生耐药性,且和其他硝酸酯有交叉耐受性。

【注意事项】 静滴宜用自动输液泵,以便控制滴速。血压偏低者可与多巴酚丁胺合用。为了防止产生耐药性,不要在 24 h 连续静滴。静滴期间应严密观察血压与心率的变化。收缩压应控制在不低于 100 mmHg。

【患者用药指导】 参见硝酸甘油。

硝普钠 Sodium Nitroprusside

【商品名或别名】 亚硝基铁氰化鈉

【分类】 化学:直接作用于血管平滑肌药物。治疗学:抗高血压药、治疗急性心衰药。妊娠分类:C。

【指征和剂量】 适用于高血压危象、急性心衰、外科手术围术期控制血压。本品 25～50 mg 加入 5%葡萄糖液 250～500 ml 静滴,从小剂量 10 μg/min 开始,可酌情逐渐增加剂量至 50～250 μg/min,疗程不超过 72 h。围术期应用剂量酌情还可增加。

【制剂】 粉针剂:50 mg/支。

【药动学】 本品起效和失效均十分迅速,能在短期内产生理想的血流动力学效应,且可控性很强。静滴后立即达血药浓度峰值,其水平因剂量而异。静滴停止后作用维持 2～10 min。本品在体内代谢为氰化物和硫氢酸盐，氰化物可在肝内代谢为硫氢化物或与维生素 B_6 合成化合物，硫氢化物可被肾脏代谢，经肾排泄。肾功能正常者 $t_{1/2}$ 为 7 d(由硫氰酸盐测定)，肾功能不全或血钠过低时则会延长。

【作用机制】 本品的作用机制与硝酸酯类相似，也是通过 NO 途径发挥血管扩张作用。但本品对静脉和动脉均有作用，可同时降低前负荷和后负荷，公认本品是降低后负荷作用最强的血管扩张剂之一。可显著降低体循环阻力，增加动脉壁的顺应性。

【禁忌证】 对本品过敏、低血压、甲状腺功能减退、硫化转换酶缺乏、妊娠和哺乳期妇女。

【不良反应】 最主要的不良反应为低血压，可出现与低血压有关的不良反应如恶心、呕吐、头痛、出汗、心悸和腹部痉挛性疼痛，多见于血压突然下降或静滴开始时。偶可见代谢性酸中毒、正铁血红蛋白血症、甲状腺功能减退。

【注意事项】 仅限于成人使用。借助流量可变式进行静滴。微量泵由于本品强效降压作用，应用过程要密切监测血压，根据血压调整合适的维持剂量。停药应逐渐减量，并加用口服扩血管药物，以避免反跳现象。老年人初始用药时应十分谨慎。用药过程中应做血气分析以免酸中毒。肝肾功能不全者，用药超过 48 h 应每天测定血中硫氰酸盐含量(不应超过 5 mg/100 ml)，因有可能造成氰化物和硫氰化物积聚与中毒。由于本品的代谢特点，使用时要避光。

硝酸异山梨酯缓释剂 Isosorbide Dinitrate Sustained Release Preparation

【商品名或别名】 易顺脉

【指征和剂量】 适用于防治心肌缺血发作，如稳定性或不稳定性心绞痛。口服：20 mg，bid 或 40 mg，qd。喷雾：每次 1～3 揿，间隔 30 s。

【制剂】 胶囊：每粒 20 mg，40 mg。喷雾剂：17 g/管。

【药动学】 本品为速效、长效硝酸酯类抗心肌缺血药，能从口腔黏膜及胃肠道吸收，舌下含服 2～3 min 生效，维持 2～3 h；口服 30 min 后生效，维持 3～5 h；喷雾吸入后作用迅速。

【作用机制】 本品为硝酸异山梨酯的缓释制剂，作用同硝酸异山梨酯，但维持时间长，机体耐受性好。

【禁忌证】 青光眼患者忌用。

【不良反应】 可有头痛、眩晕、面部潮红、胃肠道反应等,减量后自行消失。

【患者用药指导】 喷雾时应屏住呼吸,不可将此喷雾剂经鼻吸入。

单硝酸异山梨酯 Isosorbide Mononitrate

【商品名或别名】 异乐定,丽珠欣乐,鲁南欣康,Itlantan

【分类】 化学:长效硝酸酯类。治疗学:扩血管类抗心肌缺血药。妊娠分类:C。

【指征和剂量】 适用于冠心病的长期治疗、预防心肌缺血,尤其是血管痉挛型和混合型心肌缺血者,能进一步防止心肌梗死发生。也用于治疗肺动脉高压和心肌缺血伴一过性左心衰竭者。口服 10～40 mg,bid,或缓释制剂 30～100 mg,qd。

【制剂】 片剂:20 mg。缓释片:30 mg,50 mg,60 mg。缓释胶囊:40 mg,50 mg。

【药动学】 口服吸收良好,吸收后分布迅速,10 min 即出现在各组织中,30 min 达血浆浓度峰值。口服后无肝脏首过效应,生物利用度可达100%,半衰期为 9～10 h,作用持续时间较长。血浆蛋白结合率约为 13%。在心脏、脑和胰腺中含量较高。有效血药浓度为 100～500 μg/ml。主要由肾脏排出,口服后 48 h 约有 81%从尿中排出,其次由胆汁排泄,胆汁排泄量约为 18%。在尿中排泄的主要形式为异山梨酯(48%),在胆汁排泄的主要形式为 S-ISMN-葡糖醛酸结合物,随胆汁进入肠腔后水解,释放出的S-ISMN 绝大部分又被重吸收到血液内。

【作用机制】 本品为长效硝酸酯类抗心肌缺血药。其作用机制主要是扩张静脉,减轻前负荷,减少回心血量,减少心肌机械做功,减少心肌需氧量,并可轻度扩张动脉,降低心脏后负荷,作用较持久。

【禁忌证】 急性心肌梗死和急性左心衰竭患者伴有低充盈压、严重低血压时禁用,孕妇慎用。

【相互作用】 本品与降压药合用,可增强其降压作用。

【不良反应】 在治疗开始时可能有血压下降、短暂头痛、恶心和轻微头晕,一般不影响治疗。

【患者用药指导】 本品不适宜用于急性心肌缺血发作时。在饭后服用,不宜嚼碎。

5-单硝酸异山梨酯缓释剂　Isosorbide-5-Mononitrate Sustained Release Preparation

【商品名或别名】　依姆多，臣功再佳，Imdur

【分类】　化学：长效硝酸酯类。治疗学：扩血管类抗心肌缺血药。妊娠分类：C。

【指征和剂量】　适用于冠心病的长期治疗、预防心肌缺血，尤其是血管痉挛型和混合型心肌缺血者，能进一步防止心肌梗死发生。也用于治疗肺动脉高压和心肌缺血伴一过性左心衰竭者。口服：30～60 mg，qd。

【制剂】　片剂：30 mg，60 mg。胶囊：50 mg。

【药动学】　口服吸收迅速，无肝脏首过效应。口服后 15 min 起效，可持续 16～18 h，心脏、脑组织中含量较高，有效血药浓度为 488 μg/ml，较稳定。生物利用度 100%，血浆蛋白结合率为 13%，半衰期为 7 h。食物对吸收无影响。主要经尿排泄(约 81%)，部分由胆汁排泄。

【作用机制】　本品为硝酸异山梨酯的主要活性代谢产物，可通过扩张外周血管，特别是增加静脉血容量，减少回心血量，降低心脏前、后负荷而减少心肌耗氧，同时还可通过促进血流重新分布而改善缺血区的血流供应，可能通过这两方面发挥抗心肌缺血作用。

【禁忌证】　青光眼、休克、明显低血压、梗阻性肥厚型心肌病、伴低充盈压的急性心肌梗死、严重脑动脉硬化和对本品过敏者禁用。孕妇及哺乳期妇女慎用。

【相互作用】　本品与血管紧张素转换酶抑制剂合用，可加强降压作用，并可减少耐药性。与 β 受体阻滞剂合用，有协同抗心肌缺血作用，并可防止心率增快。

【不良反应】治疗初期可有头痛，持续用药后症状消失。偶有低血压、嗜睡、恶心等症状，一般在继续服药后会自行消失。

【注意事项】应尽量避免服药过量，可出现剧烈头痛、兴奋、心率加快、冷汗、头晕、晕厥、面部潮红、血压下降等症状。

【患者用药指导】本品不适宜用于急性心肌缺血发作时。每日清晨服用，不可咀嚼服用，也不可沿刻槽掰开后服用。

戊四硝酯　Pentaerythrityl Tetranitrate

【商品名或别名】硝酸季戊四醇酯，四硝基季戊醇，Peritrate，PETN

【分类】 化学：硝酸酯类。治疗学：扩血管类抗心肌缺血药。妊娠分类：C。

【指征和剂量】 主要用于预防心肌缺血的发作。口服：10～20 mg，tid或 qid。

【制剂】 片剂：10 mg，20 mg。

【药动学】 本品为长效口服制剂，口服后作用 15～20 min 起效，30～45 min 达顶峰，持续 4～6 h。口服后约 60%吸收，到达血液循环中几乎都是其代谢产物，而代谢产物缺少血管活性，故有人认为本品并无治疗心肌缺血作用。粪便中可见到未被吸收的原药。

【禁忌证】 青光眼患者禁用。

【不良反应】 头痛、视力模糊、昏睡、恶心、呕吐、呼吸窘迫等。

【注意事项】 口腔黏膜对本品不易吸收，故不能含服，现已少用。

复方戊四硝酯 Nitropent Co

【商品名或别名】 复方硝酸甘油

【指征和剂量】 用于预防及缓解心肌缺血。口服：1 片，tid。

【制剂】 片剂：每片含戊四硝酯 20 mg 及硝酸甘油 0.5 mg。

【药动学】 口服后 15～30 min 起效，持续作用 3～4 h。

【作用机制】 本品兼有硝酸甘油作用快和硝酸戊四硝酯作用时间长的特点。

亚硝酸异戊酯 Amyl Nitrite

【商品名或别名】 亚硝酸戊烷，Isoamyl Nitrite，Isopentyl Nitrite

【分类】 化学：硝酸酯类。治疗学：扩血管类抗心肌缺血药。妊娠分类：C。

【指征和剂量】 ① 抗心绞痛：作用与硝酸甘油类似。1 支(胶囊或安瓿)，以纱布包裹压碎，移近鼻部吸入。极量 0.6～1 ml/d。奏效虽快，但维持时间短，且吸入剂量难以控制，波动性头痛、颜面潮红、血压下降及反射性心动过速等不良反应也较其他同类药物为重，现已少用。② 用于氰化物中毒：立即吸入，每 3～5 min 用 1 支，直到患者苏醒为止。

【制剂】 吸入剂：以胶囊或安瓿盛装，每支 0.2 ml。

【药动学】 可从黏膜吸收入循环，因其挥发性高，故从肺中吸收最快，起效约 0.5 min，持续时间仅 4～8 min。在胃肠道中迅速水解，故口服无效。在体内之最后转归尚不清楚。

【作用机制】 本品的主要作用是松弛小血管平滑肌；全身小静脉扩张，减少静脉回心血量，降低心排血量；全身小动脉扩张，降低动脉血压和外周阻力，从而减轻心脏作功，缓解心肌缺血，亦使冠状动脉扩张。由于本品具有难闻的气味，且作用时间短，临床上基本不用来治疗心肌缺血，常用作一时性小动脉扩张剂，以鉴别收缩期杂音来源。本品尚可使血红蛋白转变为变性血红蛋白，而对氰化物有较大的亲和力，避免氰化物对细胞色素之毒害，因此可用来治疗氰化物中毒。

【禁忌证】 眼内压或颅内压增高、急性冠状动脉栓塞。

【不良反应】 与硝酸甘油相似，过量会产生较多的变性血红蛋白，可致缺氧性贫血，严重时可危及生命。需用亚甲蓝 1～2 mg/kg 静注（5 min 以上），或吸氧及输血。

（二）非硝酸酯类冠状动脉与外周血管扩张剂

双嘧达莫 Dipyridamole

见抗凝及抗血栓药。

吗多明 Molsidomine

【商品名或别名】 脉导敏，脉心导敏，Motazomine

【分类】 化学：吗斯酮胺。治疗学：扩血管类抗心肌缺血药。妊娠分类：C。

【指征和剂量】 适用于心肌缺血、心肌梗死、高血压性心脏病等。口服 1～4 mg，tid。用于心绞痛发作可舌下含服 2 mg，或喷雾剂揿 1～2 次（每揿 1 次为 0.2 mg）。

【制剂】 片剂：1 mg，2 mg。气雾剂：每瓶 14 g（内含本品 42 mg）。

【药动学】 舌下含服和口服吸收完全。口服后约 30 min 才呈现血流动力学效应，因药物需首先在肝脏代谢成具活性的代谢产物，故较硝酸甘油为慢。半衰期为 2～3 h，维持作用可达 4 h 以上，代谢物几乎全由肾脏排出。

【作用机制】 本品某些作用和硝酸甘油相同。对小静脉的扩张作用较强,使回心血量减少,左室充盈压降低,而减轻心脏前负荷;降低交感神经张力而使小动脉轻度扩张,减轻心脏后负荷,但在使血管扩张时不影响心率。较大剂量时对周围动脉阻力有轻度直接减低作用。因前负荷减轻而心肌氧耗减少,同时通过室壁张力减轻使冠心病缺血最明显的心内膜下氧供增加。扩张冠状动脉而解痉,尚能促进冠状动脉侧支循环,还可对抗运动所致的血压上升和心率加快,提高运动量。因此,可用来防治冠心病心肌缺血。与硝酸酯类相比,本品有不产生耐药性、作用时间较久,且不增快心率的优点。

【禁忌证】 低血压、青光眼患者禁用。

【不良反应】 与硝酸甘油相似,唯不引起心悸。

尼可地尔 Nicorandil

【商品名或别名】 硝烟脂,烟浪丁,Perisalol,Sigmart,喜格迈

【分类】 化学:钾通道激活药。治疗学:扩血管类抗心肌缺血药。妊娠分类:C。

【指征和剂量】 主要用于冠心病心肌缺血的治疗。对劳力型和自发型心肌缺血有明显效果,对缺血性 ST-T 改变也有一定改善作用,并可提高运动耐力,对缓解冠状动脉痉挛有一定效果。此外,尚有改善左心室收缩功能的作用。口服 5～10 mg/次,bid。可酌情增量,效果可提高,但不良反应明显。一天总量不超过 60 mg。

【制剂】 片剂:5 mg。

【药动学】 舌下含服或口服后吸收迅速、完全,约 0.5 h 全部吸收,0.5～1 h 达到最高血药浓度,生物利用度在 75%以上。肝脏代谢仍是清除药物的主要途径。一次给药后,8 h 内为快速消除期,此期的半衰期约 1 h,8～24 h 为缓慢消除期。尿中可检出其代谢产物,原药排出仅 1%。

【作用机制】 本品系钾通道激活药,是一种新型的血管扩张剂,其结构兼有烟酰胺和硝酸酯的特点,具有选择性较强的扩张冠状动脉作用,主要作用于心包膜下较大的传输血管,持续时间亦较长,并可缓解冠状动脉痉挛,对肾及腹部动脉的扩张作用较弱,故适用于冠心病心肌缺血。对平均肺动脉压、肺毛细血管楔压均有轻度降低作用。较大剂量时可扩张外周动脉而降低血压,可用于轻、中型高血压。由于降压不引起明显反射性心动过速,尤适于高血压合并冠心病者。亦可改善充血性心力衰竭时的血流动力学,使左室舒张期末压、肺毛细血管楔压降低,心输血量及左室射血分数增加,

但引起血浆肾素活性增加，宜加注意。本品应用后不易产生耐药性。

【禁忌证】 青光眼、孕妇、严重肝肾功能障碍禁用。

【相互作用】 食物可明显减少其吸收速度，但不影响吸收程度。

【不良反应】 较多见为头痛、头晕、恶心。亦可出现面红、乏力、食欲减退。

【患者用药指导】 尽量采用较小剂量。上述不良反应大多能耐受，减量或停药后便可消失。服药期间如出现皮疹或血清谷丙转氨酶升高，应及时停药。

磷酸腺苷　Adenosine Phosphate

【指征和剂量】 可用于心肌缺血的治疗，但其作用时间较短。在急性冠脉综合征的介入治疗中发生无复流现象时可使用本品。肌注或静注：20 mg，溶于等渗氯化钠注射液中，bid。静滴：40 mg/d，溶于5%葡萄糖注射液250～500 ml中滴注。冠脉内注射：20～60 μg/次，溶于少量生理盐水中，可重复。

【制剂】 注射剂：20 mg。

【作用机制】 有扩张冠脉血管和减低心肌收缩力的作用，故伴心功能不全者忌用。本品尚有抑制血小板作用。

【禁忌证】 房室传导阻滞及急性心肌梗死者忌用。

【不良反应】 偶见发热、皮疹。

双丁酰环化腺苷酸　Dibutyryl Adenosine

【分类】 化学：双丁酰环磷腺苷。治疗学：扩血管类抗心肌缺血药。妊娠分类：C。

【指征和剂量】 同环磷腺苷。

【作用机制】 为cAMP的衍化物。cAMP可扩张冠状血管，增强心肌收缩力，但因不能进入细胞内，一般情况下不起作用。本品可透过细胞膜，进入细胞发挥cAMP作用，作用较环磷腺苷迅速而持久。

【不良反应】 同环磷腺苷。

卡波罗孟　Carbocromen

【商品名或别名】 延通心，乙胺香豆素，Chromonav

【分类】 化学：乙胺香豆素。治疗学：扩血管类抗心肌缺血药。妊娠分类：C。

【指征和剂量】 适用于慢性冠脉功能不全及预防心肌缺血的发作。还可用于预防手术、麻醉时引起的冠脉循环障碍及心律失常。口服：75～150 mg，tid。肌注：40 mg 用注射用水 2～4 ml 稀释，qd 或 bid。静注：20～40 mg 加于 5%葡萄糖溶液或生理盐水 10～20 ml 中，3～5 min 缓慢注完，qd 或 bid。静滴：20～40 mg 加于 5%葡萄糖溶液 250～500 ml 中，以 0.3～1.0 μg/min 速度滴注。静脉给药病情稳定后改口服维持。

【制剂】 片剂：75 mg。注射剂：每支 20 mg，40 mg。

【药动学】 口服后吸收较快，15 min 后血中可出现羧甲氧基衍化物，60 min达最高峰，从血中消除的半衰期为 70 min。

【作用机制】 本品为香豆素衍生物，对冠状动脉有选择性扩张作用，起效较慢，但作用较持久。其扩张冠脉作用与抑制磷酸二酯酶，提供组织中 cAMP 有关。治疗剂量不影响心肌耗氧量、心率、血压及心排血量(或稍增加)。长期应用可促进侧支循环的形成。尚抑制血小板集聚，降低其黏附性。

【不良反应】 可有头晕、恶心、关节痛；静注时可见面部潮红、胸部发热、心悸等，严重者需减量或停药。

异克舒令 Isoxsuprine

【商品名或别名】 苯氧丙酚胺，Vasodilan

【分类】 治疗学：血管扩张剂。妊娠分类：C。

【指征和剂量】 适用于末梢血管痉挛性疾患。口服：10～20 mg，tid 或 qid。肌注：5～10 mg，bid。

【制剂】 片剂：每片 10 mg；20 mg。注射剂：每支 10 mg/2 ml。

【药动学】 口服后 1 h 即发生作用，持续约 3 h，肌注则作用更快。

【作用机制】 本品通常被列为 β 受体激动剂，也具有 α 受体阻滞作用，能扩张脑血管，对支气管及子宫平滑肌有强抑制作用；可改善血小板黏附性及镰刀状细胞病的血液流变学参数，可用于末梢血管痉挛性疾患。其药理性质尚待定，临床治疗效果亦不确实。

【不良反应】 轻度头昏、眩晕、恶心、呕吐，减量可消失。可有一时性低血压及心动过速。

布酚宁　Buphenine

【商品名或别名】　苯丙酚胺，Arlidin

【指征和剂量】　适用于闭塞性小动脉硬化症，血栓性动脉炎所致间歇性跛行症，内耳循环障碍性疾病如原发性耳蜗细胞缺血症、中心性视网膜脉络膜炎等。但美国食品与药品监督管理局(FDA)仅批准用于老年性痴呆(增加脑血流)。口服：3～12 mg，tid。肌注：2.5～5 mg，每天1～2次。

【制剂】　片剂：每片6 mg。

【药动学】　口服后10 min起效，30 min左右达作用峰值，持续2 h。本品以游离碱或葡糖醛酸结合物自尿中排出。

【作用机制】　本品为β受体激动剂，直接扩张血管，使骨骼肌内小动脉扩张，脑及冠状动脉也扩张，尚能增加内耳及视网膜血流量。

【不良反应】　头昏、心动过速、体位性低血压。

环扁桃酯　Cyclandelate

【商品名或别名】　抗栓丸，海可散，Cyclospasmol，Hacosan

【指征和剂量】　适用于脑血管意外后遗症、脑动脉硬化症、脑外伤后遗症、肢体动脉痉挛症、闭塞性动脉内膜炎、内耳眩晕症及手足发绀等。口服0.2～0.4 g，qid，饭前服。

【制剂】　胶囊：100 mg。

【作用机制】　本品直接松弛血管平滑肌而扩张血管。选择性地持续扩张脑、肾及冠状动脉，尚可改善肢体及指、趾末梢循环。

【禁忌证】　新近脑血管意外时禁用；青光眼及有出血或出血倾向者慎用。

【不良反应】　可有麻刺感、面部充血、出汗、头痛、头晕、口干、心悸、恶心、呕吐、上腹不适等。

二氢麦角碱　Dihydroergotoxine

【商品名或别名】　海特琴，Hydergine

【指征和剂量】　适用于周围血管疾病如雷诺病、动脉内膜炎、手足发绀、痉挛性偏头痛，亦为人工冬眠合成剂成分之一。舌下含服0.25～1 mg，tid。皮下或肌注0.3 mg，qd或qod。

【制剂】　片剂：0.25 mg，0.5 mg，1 mg。注射剂：每支0.3 mg/ml。

【药动学】 口服不易吸收,但可含服,体内破坏亦较快。

【作用机制】 本品对α受体有较强的阻滞作用,其中枢作用可降低血管张力,减慢心率。

【禁忌证】 低血压、动脉硬化、器质性心脏病、肾功能障碍、老年人及孕妇禁用。

【不良反应】 易发生恶心、呕吐、体位性低血压(用药后宜睡卧休息)。

己酮可可碱 Pentoxifylline

【商品名或别名】 Oxpentifylline

【指征和剂量】 适用于周围循环疾患如间歇性跛行症,血栓闭塞性脉管炎,皮肤、眼、耳的特异性循环失调,亦用于慢性脑血管病。口服:100～200 mg,tid,见效可用100 mg,tid维持。静滴:100 mg溶于生理盐水或5%葡萄糖液250～500 ml,2～3 h滴完,可逐日增加50 mg,最大剂量为400 mg/次。

【制剂】 片剂:100 mg。缓释片:400 mg。注射剂:100 mg/5 ml。

【药动学】 口服由胃肠道吸收后广泛代谢,有若干代谢产物,其消除为二室模型。静注后半衰期分别为8.3 min及1.8 h,12 h后消除完全;24 h后单剂量的94%由尿中排出,4%则由粪中排出。

【作用机制】 本品为黄嘌呤类生物碱,能激活血小板腺苷环化酶,抑制血小板膜的cAMP-磷酸二酯酶,从而增加血小板的cAMP,还促进依前列醇的合成和释放,因而增进周围血管的血流量;还作用于血小板及红细胞,改善其流变学,拮抗其集聚作用。

【禁忌证】 急性心肌梗死、严重动脉硬化并有高血压、低血压及孕妇禁用。

【不良反应】 头昏、消化道反应(饭后即服或加用维生素B_6可减轻)、脸部充血。静滴过快可致头昏、恶心、呕吐和血压下降等。

磷酸二氧林 Dioxyline Phosphate

【商品名或别名】 Paveril

【指征和剂量】 适用于心肌梗死、心肌缺血时解除冠状血管痉挛,亦可用于解除周围血管痉挛,但作用不持久,尤其对心肌缺血。口服:100～400 mg,tid。

【作用机制】 本品为合成的罂粟碱同类物，其作用机制与罂粟碱相似。

依沙维林 Ethaverine

【商品名或别名】 Neopavrin，Ethaquin

【指征和剂量】 适用范围同罂粟碱。口服：100 mg，tid。缓释片：150 mg，q12 h。

【作用机制】 本品亦系合成的罂粟碱同类物，作用机制同罂粟碱。

烟醇 Nicotinyl Alcohol

【商品名或别名】 Roniacol

【指征和剂量】 适用于血管痉挛性疾病如雷诺病、肢端发绀症、冻疮等，但通常剂量作用不显；对于阻塞性血管疾病，作用未能肯定；亦可用于家族性高胆固醇血症。用于血管扩张：口服 50～100 mg，tid。缓释片 150～300 mg，bid。用于降脂：1.8～7.4 g/d，分 3～4 次口服。

【作用机制】 大量应用后扩张周围血管，主要是面颊表皮血管。和烟酸一样，可降低胆固醇及低密度脂蛋白。

【药动学】 口服吸收后在体内转化为烟酸而发挥作用，但作用短暂，除非用其缓释剂，才可延长其作用时间。

【不良反应】 同烟酸，一般为面部及颈部充血、痒感、四肢轻度水肿、恶心、呕吐，偶见昏厥。

三、升压、抗休克和治疗急性心力衰竭药

（一）洋地黄类正性肌力药

【指征】 适用于：① 各种病因引起的收缩性心衰，对伴有快速室率的心功能不全疗效尤其显著。② 非洋地黄毒性作用所致窄型 QRS 波快速心律失常，如阵发性室上性心动过速、快速型房颤和房扑。若合并慢性心衰，尤为适宜。禁忌使用洋地黄的情况为：① 预激综合征伴房颤或房扑。② Ⅱ度或高度房室传导阻滞。③ 不伴房颤及心衰的肥厚梗阻型心肌病。④ 重度二尖瓣狭窄伴窦性心律。此外，有洋地黄过量或中毒病史者应

慎用。

【作用机制】 ① 正性肌力作用：洋地黄类药物通过 Na^+ - K^+ - ATP 酶，使细胞内 Na^+ 增多，通过 Na^+ - Ca^{2+} 交换，使细胞内 Ca^{2+} 增多，作用于收缩蛋白，增强心肌收缩力。② 减慢窦性频率和抑制心脏传导系统：心肌收缩性加强、每搏输出量增加后，直接地和通过兴奋迷走神经间接地降低窦房结的自律性，使心率减慢或在房颤时延缓房室传导而减慢心率，舒张期相应延长，冠状动脉供血增多，静脉血能较多地回流至心脏，静脉压也因而下降，且不增加衰竭心肌耗氧量，故心脏的工作效能提高，又能得到更好的休息，从而改善心功能。③ 扩张周围血管作用：强心苷可使心排血量增加，外周血管灌注增加，并且兴奋压力感受器反射，抑制交感神经活动，促使外周血管扩张，可使患者的血管阻力下降。此外，此类药还有一定的利尿作用，能改善压力感受器和心肺反射，抑制不良的神经内分泌作用。

【毒性反应的防治措施】 由于采用维持量给药法，洋地黄类药物所致的毒性反应很少出现。本品心脏传导系统的抑制作用，使心脏异位自律性提高，可导致各种心律失常。轻度毒性反应需及时停药，纠正与毒性反应有关的因素，如停止合并应用排钾类利尿药物，纠正水电解质和酸碱平衡失调，酌情口服钾盐。严重毒性反应引起的快速性心律失常可静脉补充钾盐；缓慢性心律失常可给予阿托品皮下或静注，或异丙肾上腺素静滴，必要时应做心脏临时起搏。较为常见和出现较早的不良反应为胃肠道症状(恶心、呕吐等)，以及视觉改变(如黄视、绿视等)，应停药和密切观察。

地高辛 Digoxin

【商品名或别名】 强心素，Lanoxin

【分类】 化学：洋地黄类。治疗学：正性肌力药。妊娠分类：A。

【指征和剂量】 主要用于收缩性心衰，尤其伴快速心室率的房颤患者。采用维持剂量给药法：0.25 mg/d，老年患者剂量减半，伴快速心室率的房颤患者可用较大剂量 0.25～0.5 mg/d。必要时可以先静注 0.25～0.5 mg，4～6 h 后可重复一次，然后继以维持量口服。静脉给药主要适用于伴快速心室率的房颤患者，用来较迅速地控制心室率。

【制剂】 片剂：0.25 mg。注射剂：0.5 mg/2 ml。

【药动学】 为毛花苷丙水解后失去葡萄糖而成的二级苷，本品吸收及排泄均较快。在小肠上端吸收，口服 1～2 h 起效，6 h 达高峰，4～7 d 作用消失。静注 10～15 min 起效，3 h 作用达高峰，1～2 d 作用消失。生物利用度 50%～80%，血浆蛋白结合率 25%，分布容积 5 L/kg，清除半衰期平均 1.5 d，60%由肾脏排泄。

【作用机制】 抑制心肌细胞膜上的 Na^+-K^+-ATP 酶，减少 Na^+-K^+ 交换，细胞内 Na^+ 增多，Na^+-Ca^{2+} 交换也增多，使细胞内 Ca^{2+} 增多，作用于收缩蛋白，发挥正性肌力作用。本品为中速强心苷，排泄快而蓄积作用小。其增强心肌收缩力的作用较洋地黄毒苷强且迅速，能显著减慢心率，并有较强的利尿作用，因而临床上已取代洋地黄毒苷，成为应用最广泛的洋地黄类药物，也是临床试验证实可以长期和安全地应用于慢性心衰并使患者获益的唯一的此类药物。

【禁忌证】 绝对禁忌证为：特发性梗阻性肥厚型心肌病、房室旁路下传型室上性心动过速、房性心动过速、房扑和房颤、单纯二尖瓣狭窄合并急性肺水肿、低钾低镁所致的尖端扭转型室性心动过速、Ⅱ度以上房室传导阻滞、病态窦房结综合征、室性心动过速、疑为洋地黄中毒合并心衰等。相对禁忌证为：急性心肌梗死并发心衰、高心排血量型心衰、慢性肺源性心脏病、慢性缩窄性心包炎、心包积液等。

【相互作用】 影响洋地黄吸收或生物利用度，使其作用减弱的药物有：制酸药、白陶土、考来烯胺、新霉素及肿瘤化疗药物(如环磷酰胺)；使其作用增强的药物有：普鲁本辛、红霉素或四环素等。影响洋地黄清除的药物有：胺碘酮、吲哚美辛、普罗帕酮、奎尼丁、奎宁、维拉帕米、血管紧张素转换酶抑制剂等。

【不良反应】 较常见的有纳差、恶心、呕吐、腹痛、无力；较少见的有视力模糊或黄视、绿视、腹泻。其中最严重的是心脏反应，可出现新的心律失常如心动过缓、室性心动过速、早搏呈二联律或三联律，以及房室传导阻滞等。

【注意事项】 ① 洋地黄类药物的选择：急性心衰或严重心衰(非洋地黄毒性作用所致)，一般选用快速作用的制剂如毛花苷丙、毒毛旋花子苷静注。慢性心衰宜选用口服制剂，目前常用地高辛。② 维持量的掌握：个体差异较大，需注意酌情调整剂量。老年人、急性弥漫性心肌病变(心肌缺血、心肌梗死、肺心病等)、重度心衰、严重贫血、伴肾功能不全等剂量宜酌减。③ 体内电解质情况：低血钾、低血镁、酸中毒时易发生洋地黄中毒，使用前应先予纠正，临床最多见的情况为同时应用排钾利尿伴发的低血钾。④ 钙剂可加强洋地黄作用而引发中毒，应避免使用。

【患者用药指导】 应规则服药,不漏服,也不加倍服,尽量在每天同样时间服药。未经医师同意不要自行服用其他非处方药。母亲服药应停止哺乳。用药过程中如出现下列情况应报告医师:① 脉率改变,如低于60次/min或高于110次/min,或出现间歇、停顿,或节律发生改变。② 出现食欲不振或厌食、恶心、呕吐、腹泻、视力障碍如红视症、黄视症等。③ 体重显著增加,如超过1 kg。

甲地高辛 Metildigoxin

【分类】 化学:洋地黄类。治疗学:正性肌力药。妊娠分类:C。

【指征和剂量】 为洋地黄类一种新的半合成强心苷,是地高辛的甲基衍生物。与地高辛相比,该药更容易为胃肠道吸收,起效快,毒性低。凡有应用地高辛适应证者均可应用,对地高辛疗效不佳者可改用本药,多数症状仍能改善。主要用于慢性收缩性心衰,采用维持量法,口服0.1 mg,bid,老年人剂量减半,伴快速心室率的房颤患者0.2 mg,bid。静脉给药适用于需要迅速控制心室率的心衰伴快速心室率的房颤患者,静注0.2~0.4 mg/d,然后继以维持量口服。

【制剂】 片剂:0.1 mg。注射剂:0.2 mg/ml。

【药动学】 较地高辛胃肠吸收更完全而规则,产生作用较快,排泄较快,蓄积较少。

【作用机制】 参见地高辛。强心作用与地高辛相似但较强,起效迅速,安全性高。

【禁忌证】【相互作用】【不良反应】【注意事项】【患者用药指导】 同地高辛。

洋地黄毒苷 Digitoxin

【商品名或别名】 狄吉妥辛

【分类】 化学:洋地黄类。治疗学:正性肌力药。妊娠分类:A。

【指征和剂量】 适用于慢性收缩性心衰治疗:口服维持量0.05~0.1 mg/d.不易口服,可肌注或静注,常用量为0.025~0.1 mg。

【制剂】 片剂:每片0.1 mg。注射剂:每支0.1 mg。

【药动学】 本品为长效强心苷,口服2~4 h起效,8~12 h达高峰,维持达4~7 d,2~3周作用消失。生物利用度100%,蛋白结合率为80%~

97%,分布容积0.46 L/kg。在小肠近端和远端吸收,主要在肝内代谢,30%以原型由肾排泄,半衰期为7 d。

【作用机制】 本品抑制心肌细胞膜上的Na^+-K^+-ATP酶,减少Na^+-K^+交换,使细胞内Na^+增多,Na^+-Ca^{2+}交换也增多,导致细胞内Ca^{2+}增多,作用于心肌收缩蛋白,发挥正性肌力作用。

【禁忌证】【相互作用】【不良反应】【注意事项】【患者用药指导】 参见地高辛。

毛地黄叶 Digitalis Leaf

【分类】 化学:洋地黄类。治疗学:正性肌力药。妊娠分类:C。

【指征和剂量】 适用于慢性收缩性心衰的治疗,尤其是伴快速心室率房颤患者的心室率控制。系由紫花洋地黄叶制成,每片含0.1 g,相当于一个国际单位。采用维持量给药法,0.1 g/d,老年人剂量减半,控制快速心室率房颤患者的心室率,可用较大剂量(0.1~0.2 g/d)。由于本药为非纯品,效价不稳,现已少用。

【制剂】 片剂:0.1 g。

【药动学】 服后作用开始时间1.5~2 h,最大作用时间6 h。

【作用机制】【禁忌证】【相互作用】【不良反应】【注意事项】【患者用药指导】 同洋地黄毒苷。

毛花苷C Lanatoside C

【商品名或别名】 毛花强心丙,西地兰,毛花洋地黄苷,Cedilanid,Digilanid C

【分类】 化学:洋地黄类。治疗学:正性肌力药。妊娠分类:C。

【指征和剂量】 本品为速效强心苷,用于治疗急、慢性收缩性心衰,控制快速心室率房颤、房扑的心室率,以及中止阵发性室上性心动过速。以20%~50%葡萄糖液20 ml稀释缓慢静注。成人首剂0.4~0.6 mg,2~4 h后可再给予0.2~0.4 mg。24 h总量不超过1.2 mg。获效后用口服洋地黄制剂如地高辛维持。儿童24 h总量:2岁以下0.03~0.04 mg/kg,2岁以上0.02~0.03 mg/kg,首次应用总量的1/3~1/2,其余分2~3次,每4~6 h1次。

【制剂】 注射剂:0.4 mg/2 ml。

【药动学】 本品在体内水解转变为地高辛,其消除过程与地高辛基本相同。静注后5~30 min生效,1~2 h达最大效应,作用维持2~4 d。血浆蛋白结合率25%,半衰期为31~36 h。

【作用机制】 参见地高辛。本品为一速效强心苷,作用较洋地黄、地高辛快,但比毒毛花苷K稍慢,排泄较快。

【禁忌证】【相互作用】【不良反应】【注意事项】【患者用药指导】 同地高辛。

去乙酰毛花苷 Deslanoside

【商品名或别名】 西地兰D,去乙酰毛花苷丙,Cedilanid D

【分类】 化学:洋地黄类。治疗学:正性肌力药。妊娠分类:C。

【指征和剂量】 用于急、慢性收缩性心衰,快速心室率的房颤和阵发性室上性心动过速。其用途、用法与毛花苷丙同。

【制剂】 注射剂:每支0.2 mg/ml,0.4 mg/2 ml。

【药动学】 为国产毛花苷丙制剂,即毛花苷丙去乙酰而得。静注10 min起效,1~2 h达高峰,维持时间为1~2 d,3~6 d后作用完全消失。半衰期1.5 d,主要由肾脏排泄,少量由肠道排泄。

【作用机制】 参见地高辛。对老年性心功能不全的治疗作用良好,见效快。

【禁忌证】【相互作用】【不良反应】【患者用药指导】 同地高辛。

【注意事项】 本品胃肠吸收不佳。其他见洋地黄毒苷。

毒毛花苷K Strophanthin K

【商品名或别名】 康毗丁,毒毛苷K

【分类】 化学:洋地黄类。治疗学:正性肌力药。妊娠分类:C。

【指征和剂量】 适用于急性心衰,尤其是洋地黄无效者,如急性心肌梗死伴心衰、慢性心衰急性失代偿等。本品对迷走神经影响很小,故可用于心室率正常或心动过缓的房颤伴心衰患者。首剂量0.125~0.25 mg,加入20%~50%葡萄糖注射液20~40 ml内静脉内缓慢注入,2~4 h可重复给予,24 h总量不超过0.5 mg。小儿每次0.005~0.01 mg/kg。病情缓解后可改用洋地黄口服制剂。

【制剂】 注射剂:0.25 mg/ml。

【药动学】 静脉给药进入血液，仅5%左右与血浆蛋白结合，故起效较快，血浆半衰期14～21 h。脂溶性低，不容易进入肝脏，体内代谢少，几乎全以原型从肾脏排泄。

【作用机制】 参见地高辛。本品为一种高效、速效、短效类强心苷，作用较毛花苷丙快，蓄积性小，对心肌收缩作用显著，而对心率和传导系统影响较弱。很适合儿科应用。

【禁忌证】【相互作用】【不良反应】【注意事项】【患者用药指导】 同地高辛。

毒毛花苷G Strophanthin G

【商品名或别名】 哇巴因，Quabain

【分类】 化学：洋地黄类。治疗学：正性肌力药。妊娠分类：C。

【指征和剂量】 适应证及用法与毒毛花苷K相仿，但作用较强，一般用量应减少，成人单剂量为0.125～0.25 mg。

【制剂】 注射剂：每支0.25 mg/ml。

【作用机制】【禁忌证】【相互作用】【不良反应】【注意事项】【患者用药指导】 同地高辛。

（二）儿茶酚胺类正性肌力药

β肾上腺素能受体可分为α和β两种，α受体位于血管平滑肌和心肌内，其兴奋时可引起血管收缩，并有轻度的正性肌力和负性频率作用。β_1受体位于心肌内，当其兴奋时引起心率加快，心肌收缩力增强和传导改善；β_2受体主要位于血管平滑肌及窦房结内，其兴奋时引起周围血管扩张及心率加速。此外，在肾及肠系膜血管床内还有多巴胺受体，当其兴奋时引起肾血管和肠系膜血管扩张。β肾上腺素能受体激动剂或称拟交感胺类，临床作为正性肌力药物使用的主要为多巴胺和多巴酚丁胺，这些药物仅能注射不能口服。

【作用机制】 β肾上腺素能受体激动剂的正性肌力作用主要是通过兴奋心脏β_1受体，小部分是通过兴奋α_1和β_2受体所引起。β_1受体激动剂与肌膜上的受体结合，激活腺苷环化酶，催化ATP形成环磷酸腺苷(cAMP)，cAMP促使Ca^{2+}进入细胞并激发Ca^{2+}由肌浆网进入肌浆而致正性肌力作用及正性频率作用。

多巴胺 Dopamine

【商品名或别名】 3-羟酪胺,儿茶酚乙胺,3-Hydroxytyramine, Dextmine, Intropin

【分类】 化学:拟交感胺类。治疗学:正性肌力药。妊娠分类:C。

【指征和剂量】 适用于急性心衰,包括慢性心衰急性失代偿,以及顽固性心衰并发水肿和心脏手术后低心排血量综合征患者。

低剂量:0.5～2 μg/(kg·min),作用于多巴胺受体,引起内脏血管扩张,轻度兴奋 β_1 受体。中等剂量:2～10 μg/(kg·min),兴奋多巴胺受体、β_1 受体及 α 受体,使心肌收缩力增强,心排血量增加,心率轻度升高,肾、冠状动脉扩张。大剂量:＞10 μg/(kg·min),主要作用于 α 受体,使周围血管收缩,β_1 受体兴奋作用被抵消。故治疗心力衰竭以低、中剂量为宜。

【制剂】 注射剂:20 mg/2 ml。

【药动学】 平均半衰期 2 min,静滴 5 min 起效,8～10 min 达作用高峰,停药后超过 10 min 作用消失。在肝、肾、血浆中被单胺氧化酶代谢灭活,经肾排泄,24 h 排出 80%;25%在体内转化为去甲肾上腺素。

【作用机制】 多巴胺的正性肌力作用主要是通过兴奋心脏 β_1 受体。β_1 受体激动剂与肌膜上的受体结合,激活腺苷环化酶,催化 ATP 形成 cAMP,后者促使 Ca^{2+} 进入细胞并激发 Ca^{2+} 由肌浆网进入肌浆而致正性肌力作用及正性频率作用。低、中剂量多巴胺还兴奋多巴胺受体,使内脏血管扩张,肾脏滤过增加,尿量增多。

【禁忌证】 嗜铬细胞瘤、心动过速或室颤、闭塞性血管病、严重的动脉粥样硬化、血栓闭塞性脉管炎、冻伤、糖尿病性动脉炎等。

【相互作用】 本品不能与碱性药物合用,以免影响疗效。与洋地黄、ACEI 等合用可增加疗效。与单胺氧化酶抑制剂合用,可增强和延长本品的效应。与胍乙啶、三环类抗抑郁药合用,可增强多巴胺的效应,引起高血压、心律失常等。与苯妥英钠合用,可产生低血压和心动过缓。与全麻药(氟烷、甲氧氟烷、环丙烷等)合用可引起室性心律失常。

【不良反应】 主要为心率增快,出现窦性心动过速。还可能引起快速房颤和房扑。剂量过大可诱发室性心律失常、心绞痛,甚至猝死。

【注意事项】 选用粗大静滴本药,防止药液外溢。用药前应纠正低血钾和血容量不足。伴快速心室率房颤者先控制心室率。用药过程应严密监测,注意心率、血压及心电图变化。因心肌 β 受体较少,本品应用 4～7 d 后可产生耐药性，故应间断使用。

多巴酚丁胺 Dobutamine

【商品名或别名】 杜丁胺，独步催，Inotrex，Dobutrex

【分类】 化学：拟交感胺类。治疗学：正性肌力药。妊娠分类：C。

【指征和剂量】 以收缩功能不全为主的严重左心衰竭和顽固性心衰，以及心脏手术后低心排血量综合征。溶于葡萄糖液或生理盐水中静滴，2～10 μg/(kg·min)，小剂量开始。3～5 d 为一疗程，必要时停药 3～5 d 后重复使用。

【制剂】 注射剂：20 mg/2 ml。

【药动学】 静注 1～2 min 起效，10 min 达作用高峰。半衰期 2 min。停药数分钟后药效消失。在肝内代谢失效，经肾排泄。

【作用机制】 兴奋 β_1 受体，促使 ATP 形成 cAMP，细胞内 Ca^{2+} 增多，增强心肌收缩力，增加心排血量。增快心率作用小。大剂量扩张血管，使全身血管阻力下降，但血压变化不明显。不刺激内源性去甲肾上腺素释放。

【禁忌证】 对拟交感药物过敏和梗阻性肥厚型心肌病者禁用。房颤、高血压、室性心律失常、心肌梗死急性期慎用。

【相互作用】 不能与碱性溶液配伍。与全麻药合用，室性心律失常可增多。与β受体阻滞剂合用，外周血管阻力增大。与洋地黄类药、硝酸酯类药、呋塞米、螺内酯、利多卡因、吗啡、阿托品、肝素、鱼精蛋白、氯化钾、叶酸和对乙酰氨基酚有明显的相互作用。与硝普钠合用，可使肺动脉嵌顿压稍降低，心排血量略增。

【不良反应】 可有心悸、恶心、头痛、胸痛、气短等。药物过量可致血压升高、心率增快、心律失常，此时应减慢滴速或停药。

麻黄碱 Ephedrine

【商品名或别名】 盐酸麻黄素

本品与肾上腺素相似，但口服有效，作用弱而持久，中枢兴奋作用较显著。主要用于防治某些低血压状态，见“呼吸系统药”章。

间羟胺 Metaraminol

【商品名或别名】 阿拉明，Aramine

【分类】 化学：拟交感胺类。治疗学：心脏刺激药、血管收缩药。妊娠分类：C。

【指征和剂量】 作为去甲肾上腺素的代用品，可用于各种休克如过敏性休克、心源性休克、感染性休克、脑肿瘤和脑外伤所致脑损伤性休克的早期等。肌注：2～10 mg。静注：5～20 mg。静滴：20～100 mg 加在生理盐水或 5%～10%葡萄糖液 250～500 ml 中，根据血压调整滴速。

【制剂】 注射剂：10 mg/ml，50 mg/5 ml。

【药动学】

给药途径	起始时间	峰值时间	维持时间
静注	即刻	5 min	20～25 min
肌注	6～20 min	30 min	1.6 h

【作用机制】 本品为人工合成的拟交感胺，可促使储存的儿茶酚胺释放，间接地产生升压作用。药效作用类似去甲肾上腺素，但较弱而持久，不易引起急性肾功能衰竭。中度增加心肌收缩力，使休克患者心排血量增加，对心率和心律影响小。当储存的儿茶酚胺耗尽时，或长时期连续应用利血平和胍乙啶时，本品作用便大为减弱。短期内反复应用易产生快速耐受性。

【禁忌证】 禁用于对本品过敏，高血压，甲状腺功能亢进，糖尿病，用氯仿、氟烷、环丙烷做全身麻醉或 2 周内曾用过单胺氧化酶抑制剂者。

【相互作用】 可与血管扩张剂如酚妥拉明、异丙肾上腺素合用，减少不良反应。

【不良反应】 头痛、头晕、震颤、心悸、胸部压迫感；偶有心动过缓，如血压剧增可发生反射性心动过缓和室性心律失常。

【注意事项】 剂量较大或应用时间较长而需停药时，应逐渐减量或补充血容量，以免引起“撤药综合征”。应选择较大血管注射，部位宜经常更换，不得用于皮下注射或易缺血的部位。发生药液外溢或局部组织缺血坏死，处理同去甲肾上腺素。应避光保存。

去氧肾上腺素 Phenylephrine

【商品名或别名】 新福林，苯肾上腺素，苯福林，新交感胺，Neo-Synephrine

【分类】　化学：拟交感胺类。治疗学：抗心律失常药、血管收缩药。妊娠分类：C(注射用药物)，未分类(滴鼻)。

【指征和剂量】　① 控制轻到中等度低血压：肌注，5～10 mg，或缓慢静注，0.5～1 mg，均 1～2 h 可重复。② 控制严重低血压或休克：静滴，10～20 mg 加入生理盐水或葡萄糖液 500 ml 中，根据血压调整药物浓度和滴速。③ 终止室上性心动过速：首次快速静注 0.5 mg，视病情需要按 0.1～0.2 mg 的幅度递增，最大剂量 1 mg/次。

【制剂】　注射剂：每支 10 mg/ml。

【药动学】　肌注后 10～15 min 作用起始，维持时间 0.5～2 h。静注后作用立即开始，维持时间 15～20 min。

【作用机制】　为人工合成的拟肾上腺素药，直接兴奋 α 受体，并能抑制腺苷酸环化酶的活性，降低细胞内 cAMP 的产生，使小动脉及小静脉收缩；当使用的剂量大于治疗剂量时，激动心脏 β_1 受体，使心肌收缩力增强，每搏输出量增加。本品作用与去甲肾上腺素相似而较弱，对 β 受体作用小。在产生与去甲肾上腺素相似的收缩血管及升高血压的作用时，使肾血流量的减少则更为明显。现已少用于抗休克的治疗。临床上利用其升高血压，通过颈动脉窦与主动脉弓压力感受器反射兴奋迷走神经，治疗阵发性室上性心动过速，使之转变为窦性心律，也可用于扩瞳。

【禁忌证】　禁用于严重高血压、冠心病、甲状腺功能亢进、糖尿病、15 d 内使用过单胺氧化酶抑制剂或氯仿、氟烷、环丙烷麻醉，以及对本品或其中某一成分过敏者。

【相互作用】【不良反应】　参见去甲肾上腺素。

【注意事项】　为避免静注部位发生药液外溢而引起局部坏死，建议生理盐水稀释，常用浓度为 10 mg/500 ml。及时发现心绞痛、心律失常或高血压，并停止使用本品。使用过程中要检测甲状腺功能，应避光保存。

甲氧明　Methoxamine

【商品名或别名】　美速克新命，甲氧胺，Vasoxyl

【分类】　化学：拟交感胺类。治疗学：抗心律失常药、血管收缩药。妊娠分类：C。

【指征和剂量】　抗心律失常。肌注通常 10 mg，或缓慢静注 5～10 mg，1～2 h 可重复。静滴：20～60 mg 加入 5% 葡萄糖液 250～500 ml 中，根据血压调整滴速,以少于20滴/min为宜。

【制剂】 注射剂:10 mg/ml,20 mg/ml。

【药动学】 肌注作用16～20 min起始,维持时间1.5 h。静注作用即刻起始,维持时间1 h。

【作用机制】 本品为人工合成的拟肾上腺素药,主要激动α受体,作用与去甲肾上腺素相似但较弱而持久。对心肌无直接作用,能通过血压升高反射性地兴奋迷走神经,转复阵发性室上性心动过速。临床上已少用于抗休克治疗。

【禁忌证】 禁用于严重高血压、心血管疾病、甲状腺功能亢进、已用单胺氧化酶抑制剂,以及对本品过敏者。

【不良反应】 头痛、恶心、呕吐、肾血管痉挛等。大剂量时可产生持续性高血压。

【注意事项】 避光保存。

美芬丁胺 Mephentermine

【商品名或别名】 甲苯丁胺,恢压敏,Wyamine

【分类】 化学:拟交感胺类。治疗学:血管收缩药。妊娠分类:C。

【指征和剂量】 用于治疗休克及低血压,尤其是心源性休克。肌注或静注:20～40 mg,必要时0.6～2 h重复1次。静滴:成人60～100 mg,用5%葡萄糖液250～500 ml稀释,根据血压情况调整滴速。

【制剂】 注射剂:10 mg/ml。

【药动学】 肌注后作用数分钟起始,维持时间2～4 h。静注后作用即刻起始,维持时间0.5～1 h。

【作用机制】 本品具有直接及间接兴奋α及β受体作用,开始以β受体为主。能增强心肌收缩力,提高心率和心排血量,增加尿量,还能增加静脉紧张度,略微收缩外周血管。升压作用主要系增加心排血量所致,作用较弱。主要优点为用药后脑、肾及冠状动脉血流不减少。重复使用可产生耐药性。

【禁忌证】 氯丙嗪所致的低血压、用单胺氧化酶抑制剂者,以及伴高血压、甲状腺功能亢进者。

【不良反应】 偶可出现中枢神经兴奋作用,过量可产生精神兴奋、焦虑、头痛,甚至高血压或诱发心力衰竭。

【注意事项】 避光保存。

（三）非洋地黄非儿茶酚胺类正性肌力药

本节介绍磷酸二酯酶（PDE）抑制剂和钙增敏剂两类。磷酸二酯酶抑制剂选择性阻滞磷酸二酯酶的作用，阻断 cAMP 降解为 5′- cAMP。cAMP 使心肌细胞内 Ca^{2+} 增多，增强心肌收缩力。同时，PDE 抑制剂降低血管平滑肌张力，使血管扩张。故该类药属强心扩血管剂。短程使用强心作用较洋地黄强，长程使用对心衰患者自然病程会产生不利影响。钙增敏剂为一种新型正性肌力药。

氨力农　Amrinone

【商品名或别名】 氨利酮，氨联吡啶酮，氨吡酮，Inocor，Wincoram

【分类】 化学：磷酸二酯酶抑制剂。治疗学：强心、血管扩张剂。妊娠分类：C。

【指征和剂量】 适用于急性左心衰竭包括慢性心衰急性失代偿、顽固性心衰、心脏手术后低心排血量综合征等。口服：100～200 mg/次，tid。静注：首剂 0.5～0.75 mg/kg 静注（>10 min），继以 5～10 μg/(kg · min)静滴 6～10 h，24 h 总量不超过 10 mg/kg。急性心力衰竭时以静注为主。

【制剂】 片剂：100 mg。注射剂：50 mg/2 ml，100 mg/2 ml。

【药动学】 口服后作用 1 h 起始，1～3 h 达峰值，维持时间 4～6 h。静注后作用 2 min 起始，10 min 达峰值，维持 1～1.5 h。在肝脏以乙酰化形式代谢，从肾脏排泄。健康人口服半衰期为 3.6 h，静注为 5～30 min。心衰患者半衰期可延长，个体差异大。

【作用机制】 抑制心肌磷酸二酯酶活性，增加心肌细胞内 cAMP 含量，使细胞内 Ca^{2+} 增加，增强心肌收缩力。

【禁忌证】 对本品和亚硫酸氢盐过敏、严重主动脉和肺动脉瓣膜疾病的患者禁用。孕妇、哺乳期妇女、肝或肾功能损害者慎用。

【相互作用】 本品静脉用药不能与含右旋糖酐或葡萄糖的溶液稀释。与呋塞米混合即产生沉淀。与利尿剂合用可发生心脏灌注压不足，此时可谨慎增补液量和电解质。与丙吡胺合用可致血压过低。

【不良反应】 长期应用可发生血小板减少。消化道反应有恶心、呕吐、腹泻等。心血管系统反应有心律不齐、室性早搏。快速静滴可引起室性心动过速,少数出现心包炎、胸膜炎、腹水、转氨酶升高等。

【注意事项】 本品可增强房室传导,伴快速心室率房颤或房扑者宜先控制心室率。用药宜补足血容量,并维持血钾在正常水平。宜卧位静注本品,监测血压,避免出现低血压状态。长期服用需定期检查血小板和肝、肾功能。本品因有可能增加患者心血事件的风险,临床上已很少使用,而为米力农所替代。

米力农 Milrinone

【商品名或别名】 二联吡啶酮,甲氰吡酮,米利酮

【分类】 化学:磷酸二酯酶抑制剂。治疗学:强心、血管扩张剂。妊娠分类:C。

【指征和剂量】 指征参见氨力农,本品正性肌力和扩血管作用较氨力农强。静注:溶解于10 ml生理盐水或葡萄糖液中,首剂25~50 μg/kg缓慢推注(>10 min),继以0.25~0.5 μg/(kg·min)静滴4~8 h,24 h总量不超过1.1 mg/kg。3~5 d为1个疗程。

【制剂】 注射剂:10 mg/10 ml。

【药动学】 静注作用15 min起始,60 min达峰值,维持时间2~3 h。本品在肝脏代谢,从肾脏排泄。

【禁忌证】【相互作用】【不良反应】【注意事项】 均同氨力农。

左西孟旦 Levosimendan

【商品名或别名】 左西孟坦

【分类】 化学:钙增敏剂。治疗学:抗心力衰竭药。妊娠分类:C。

【指征和剂量】 适用于急性失代偿性心衰的短期治疗。仅供静脉输注。治疗剂量和持续时间应根据患者的情况和疗效调整。首剂12~24 μg/kg静注(>10 min),继以0.1 μg/(kg·min)静滴,可酌情减半或加倍。对于收缩压<100 mmHg的患者,不需要负荷剂量,可直接用维持剂量,以防止出现低血压。

【制剂】 注射液:5 ml:12.5 mg。

【作用机制】 本品是钙增敏剂,以Ca^{2+}浓度依赖的方式与心肌肌钙蛋白C结合而产生正性肌力作用,增强心肌收缩力,但并不影响心室舒张;还

可通过使 ATP 敏感的 K^+ 通道(K_{ATP})开放而产生血管舒张作用，使冠状动脉阻力血管和静脉容量血管舒张，从而改善冠脉的血流供应。此外，本品还可抑制磷酸二酯酶Ⅲ。在心衰患者中，左西孟旦的正性肌力和扩血管作用可以使心肌收缩力增强，降低前、后负荷，而不影响其舒张功能。其独特的优点是既具有增强心肌收缩力的作用，又不会增加心肌的耗氧量。

【禁忌证】 对左西孟旦过敏的患者，显著影响心室充盈或/和射血功能的机械性阻塞性疾病，严重的肝、肾功能损伤，严重低血压，心动过速，有尖端扭转型室性心动过速病史的患者。

【相互作用】 由于左西孟旦有引起低血压的风险，与其他血管活性药物同时输注应谨慎。

【不良反应】 最常见的是头痛、低血压和室性心动过速，还可有低钾血症、失眠、头晕、心动过速、室性早搏、心衰、心肌缺血、恶心、便秘、腹泻、呕吐、血红蛋白减少等。

【注意事项】 轻到中度肾或肝功能损伤、贫血所致的缺血性心血管病、低血压、窦性心动过速、房颤、冠脉缺血或长 QT 间期患者应慎用。

(四) 血管扩张剂

奈西立肽　Nesiritide

【商品名或别名】 重组人脑利钠肽，新活素，Natrecor

【分类】 化学：人工合成的基因重组人 B 型利钠肽。治疗学：抗心力衰竭药。妊娠分类：C。

【指征和剂量】 适用于急性失代偿性心衰患者，以降低肺毛细血管楔压，改善呼吸困难症状。静脉给药，先给负荷剂量 1.5 μg/kg 缓慢静注，继以 0.007 5～0.015 μg/(kg·min)静滴。也可以不用负荷剂量而直接静滴，疗程一般 3 d，不超过 7 d。

【制剂】 注射剂：1.5 mg(含奈西立肽 1.58 mg，枸橼酸 2.1 mg，枸橼酸钠二水合物 294 mg)。

【药动学】 静滴或静注本品后，血浆中呈双相分布，终末消除半衰期为 18 min，起始消除相约为 2 min，中央室分布容积为 0.073 L/kg，平均稳态分布容积(V_{ss})为 0.19 L/kg，平均清除率(CL)为 9.2 ml/(kg·min)。本品代谢途径主要有三条：与细胞表面的消除受体结合，被细胞溶酶体酶分解，被肽类内肽酶(如血管表面的中性肽链内切酶)溶蛋白性分解;经肾脏滤过。

【作用机制】 本品能与血管平滑肌和内皮细胞上的鸟苷酸环化酶受体结合,增加细胞内的 cGMP 含量,后者作为第二信使使动、静脉扩张。本品能剂量依赖性降低心衰患者肺毛细血管楔压和动脉压力。

【禁忌证】 对本品及其中任何成分过敏、收缩压≤90 mmHg、心源性休克者禁用。也不适用于心脏瓣膜狭窄、限制性或阻塞性心肌病、心包缩窄或填塞、心脏充盈压低的患者。

【相互作用】 本品与肝素、胰岛素、利尿酸钠、布美他尼、依那普利、肼屈嗪、呋塞米等混合可产生理化反应,静滴时不能用同一输液管。使用含肝素的注射器可降低本品的作用。与血管紧张素转化酶抑制剂合用,易导致症状性低血压。本品与亚硫酸钠存在配伍禁忌,含亚硫酸钠作为防腐剂的注射剂不能与本品同时输注。

【不良反应】 低血压、心动过速、房颤、窦房结传导阻滞、注射部位反应、发热、感觉异常、嗜睡、咳嗽、咯血、出汗、皮疹、皮肤瘙痒、弱视、贫血等。

【注意事项】 本品可引起低血压,舒张压<100 mmHg 的患者慎用。孕妇和哺乳期妇女慎用。本品的清除与患者的体重成正比,应根据患者的体重(kg)调整剂量。应新鲜配制,药液 2～8℃可保存 24 h。

硝酸酯类

见治疗心肌缺血药。

乌拉地尔

见抗高血压药。

酚妥拉明

见抗高血压药之 α 受体阻滞剂。

(五) 其他升压和抗休克药

休克是机体受到各种有害侵袭引起组织器官灌注不足、代谢障碍和末梢循环衰竭的复杂综合征。引起休克的病因虽不同,但基本病理生理改变均是重要脏器灌注不足,故在进行病因治疗的同时,应采取综合性措施。首先要改善和增加组织灌注以保证有足够的循环血量、一定的灌注压和改善微循环；根据不同病因、不同病期采用血管活性药物（包括血管扩张药物和缩血管药物）、正性肌力药物、血管紧张素转换酶抑制剂、阿片受体阻滞剂、人工冬眠药，以及糖皮质激素等。

本节主要介绍抗休克的血管活性药物。根据其作用分为：

(1) 拟肾上腺素药：① 作用于α及β受体的药物，如肾上腺素、麻黄素。② 作用于或主要作用于α受体的药物，如去甲肾上腺素、间羟胺、苯肾上腺素、甲氧明。③ 作用于或主要作用于β受体的药物，如异丙肾上腺素、多巴胺、多巴酚丁胺、甲苯丁胺等。

(2) 抗肾上腺素药：α受体阻滞剂，如酚妥拉明、酚苄明、氯丙嗪等。

(3) 抗胆碱药：如阿托品、东莨菪碱，山莨菪碱、溴丁东莨菪碱等。

肾上腺素　Epinephrine

【商品名或别名】　Adrenaline

【分类】　化学：儿茶酚胺类。治疗学：抗过敏药、支气管扩张药、心脏刺激药、血管收缩药。妊娠分类：C。

【指征和剂量】　主要用于心脏骤停的复苏、过敏性休克和其他过敏性疾病（如支气管哮喘、血清病、血管神经性水肿）。也可配合局部麻醉药应用，使血管收缩，延长局麻时间，有利于手术时止血。皮下注射或肌注：成人0.5～1.0 mg，儿童0.02～0.03 mg/kg，必要时1～2 h后可重复注射。静脉或气管内注射：0.5～1.0 mg（以5～10 ml生理盐水稀释成1∶10 000溶液），必要时可心内注射，使细小的心室颤动波变为粗大颤动波而易于电复律。

【制剂】　注射剂：每支1 mg/ml。油剂：每支2 mg/ml。

【药动学】　静注或肌注后即刻起作用，维持1～2 min。皮下注射后5～10 min起作用，约20 min达峰值。皮下注射可缓慢吸收，作用维持1 h左右，油溶液维持时间更长，肌注吸收远较皮下注射为快。静注后绝大部分在体内迅速被儿茶酚氧位甲基转移酶（COMT）和单胺氧化酶（MAO）分解失去活性。主要通过尿排出。

【作用机制】　本品为一强烈的肾上腺素能受体兴奋剂。能直接兴奋α和β两种受体；其作用与交感神经兴奋时所产生的现象极相似。主要药理作用为：兴奋心肌，加强心肌收缩性，加速传导，提高心率，扩张冠状动脉，增加心排血量,升高血压。但其不利方面是增加心肌代谢、心肌耗氧量及心肌兴奋性。小剂量时(10 μg/min)兴奋 β_2 受体为主,使血管扩张,表现为收缩压上升而舒张压下降;剂量增大时 α 受体也被兴奋,甚至可超过对 β 受体的作用,表现为收缩压与舒张压都明显上升。在通常剂量下,升压效应系增加心排血量所致。

【禁忌证】 脑血管意外、冠状动脉功能不全、对肾上腺素或其中成分过敏、青光眼、非过敏性休克。

【相互作用】 ① α受体阻滞剂:快速作用的血管扩张剂,能阻断肾上腺素能 α 受体作用,导致严重的低血压和心动过速。② 硝酸酯类:本品降低其抗心肌缺血的作用。③ 抗高血压药物:降压作用降低。④ β受体阻滞剂:治疗作用与肾上腺素相互抑制,可能导致严重的高血压和脑出血。⑤ 洋地黄和奎尼丁:增加心律失常的危险。⑥ 胰岛素和抗糖尿病的药物:降低这些药物的作用。⑦ 单胺氧化酶抑制剂:增加肾上腺素的血管收缩作用而导致严重的高血压。⑧ 三环抗抑郁药:可能增加肾上腺素的作用而导致心律失常、严重高血压和心动过速。

【不良反应】 正常剂量和暂时性应用,不良反应很少,偶可出现:① 焦虑、震颤、发热、嗜睡、幻觉、头痛、失眠、神经过敏、抽搐、疲乏。② 心律失常(心律不规则、心动过缓或心动过速)、胸痛、心悸、严重高血压。③ 蓝视、口干、咽喉干燥、瞳孔缩小。④ 食欲减退、恶心、呕吐、烧灼感。⑤ 排尿困难、肌肉抽搐、肌肉痉挛。⑥ 皮肤发冷、出汗、皮肤瘀斑、多形性红斑、注射部位的疼痛、组织坏死、高血钾或低血钾。

【注意事项】 ① 老年人,伴有糖尿病、高血压、心绞痛、心律失常、哮喘或肺气肿、甲状腺功能亢进、前列腺肥大、心理疾病,以及退行性心脏病患者使用本品要特别小心。② 本品静注前要 1∶1 000(1 mg/ml)稀释,彻底混匀,冰箱内保存。宜避光、避热,不宜与碱性溶液混合使用。使用前要检查肾上腺素溶液的颜色,如发现氧化变色,应该重新配制。③ 多次静注或肌注,要变换注射部位,以减少因血管强烈收缩而引起的局部组织坏死。避免动脉内直接应用本品,因为强烈的血管收缩可能导致坏疽。避免臀部注射本品,因为本品可能减低组织内的氧而利于厌氧菌的生长,最终可能导致气性坏疽。④ 监测血钾的变化。本品使用的早期,肝细胞释放钾而导致血钾升高;随着骨骼肌摄取钾的增加,低血钾很快会发生。⑤ 不可与氯仿、氟烷、环丙烷、洋地黄类、锑剂等合用,以防引起严重心律失常。⑥ 在临睡觉前使用本品会引起失眠，一般要求在睡觉前数小时最后一次使用本品。

去甲肾上腺素　Noradrenaline

【商品名或别名】 Norepinephrine

【分类】 化学：儿茶酚胺类。治疗学：心脏刺激药、血管收缩药。妊娠分类：C。

【指征和剂量】 主要用于休克经补足血容量后血压仍不能回升，或外周血管扩张，外周阻力明显降低，以及心排血量减少，例如心源性休克、感染性休克等。亦可用于某些类型休克如早期神经源性休克、药物中毒、体外循环、嗜铬细胞瘤切除等引起的低血压。做短期和小量静滴。2～10 mg（相当于去甲肾上腺素基质 1～5 mg）加在 5%葡萄糖液或生理盐水 500～1 000 ml内静滴，起达速度为 0.5～1 μg/min；根据血压调整滴速，血压回升至需要水平应即减速。维持用量：2～8 μg/min。难治性休克可以持续静滴，最大量 20～25 μg/min。儿童：0.1 μg/(kg·min)。稀释后口服：适用于上消化道出血，利用此药对局部食管及胃黏膜血管明显的收缩作用，达到止血的目的。取本品每次 1～3 mg 加入适量冷水稀释后口服，tid。

【制剂】 注射剂：2 mg/ml，5 mg/ml，10 mg/2 ml。

【药动学】 静脉滴入后即刻起作用，迅速经酶代谢或被摄取，作用短暂，维持时间 1～2 min。

【作用机制】 本品为肾上腺素能神经末梢释放的主要递质，是一强效周围血管收缩剂。大剂量（>4 μg/min）直接兴奋 α 受体，并能抑制腺苷酸环化酶的活性，降低细胞内 cAMP 的产生，使小动脉及小静脉收缩。皮肤黏膜血管收缩最明显，其次为肾血管。小剂量（<2 μg/min）激动心脏 β_1 受体，使心肌收缩力增强，每搏输出量增加。小剂量滴注时兴奋心脏而收缩压升高，较大剂量时收缩血管使外周阻力增高，收缩压及舒张压均升高而脉压变小，心排血量反而减少。

【禁忌证】 禁用于同时应用吸入麻醉、对去甲肾上腺素或其成分过敏、低血容量、外周血管血栓形成、高血压、动脉硬化、肾功能不全患者及孕妇。

【相互作用】 ① α 受体阻滞剂：降低本品的血管收缩作用。② β 受体阻滞剂：降低本品心脏刺激作用，相互降低活性作用。③ 洋地黄：增加心肌负性频率作用，从而增加心律失常的危险。④ 全身麻醉：增加心律失常的危险。⑤ 胍乙啶：增加本品的血管收缩作用，可能导致严重的高血压。

⑥ 单胺氧化酶抑制剂：可以发生威胁生命的不良反应，如心律失常、严重头痛、严重高血压、呕吐和高热。⑦ 三环类抗抑郁药：可能增加本品的作用而导致心律失常、严重高血压和高热。⑧ 甲状腺素片：增加冠状动脉功能不全的危险。⑨ 黄嘌呤类：增加中枢神经系统的毒性作用。⑩ 硝酸酯类：临床作用相互抵消。

【不良反应】 ① 焦虑、头痛、失眠、震颤、怕光、出汗、疲乏、脸色苍白、恶心、呕吐、脑出血。② 胸痛、心动过缓、窦性心动过速、PR 间期延长、交界性心律、室性早搏伴二联律，甚至心室颤动。③ 水肿、高血压、低血压、心悸、周围血管功能不全。④ 注射部位的疼痛等。

【注意事项】 ① 不得与碱性药物配伍，亦不能加入血浆或全血中滴注，应避光，变色失效。② 静滴时间过长或剂量过大，由于肾血管收缩，导致肾脏实质性损伤，肾灌注降低，产生少尿、无尿甚至急性肾功能衰竭。③ 如发生心动过缓可用阿托品对抗，发生心动过速可用普萘洛尔治疗。④ 避免与洋地黄和奎尼丁合用，易诱发心律失常。⑤ 静滴液漏入皮下可以导致局部组织坏死。应选用较大静脉，尽量避免用手背、足背部静脉。连续静滴时间不超过 12 h，浓度过高或药液漏出血管，可发生局部缺血和坏死。如发现外漏或注射部位皮肤苍白，应更换注射部位，局部热敷或用 0.25%普鲁卡因溶液 2～15 ml 局部封闭，也可用酚妥拉明 5 mg 溶于生理盐水 10～20 ml 中做皮下浸润注射以扩张血管。由于其不良反应较多，目前在临床上已渐被其他升压药所取代。

【患者用药指导】 发现静滴外漏或注射部位皮肤苍白，立即通知医师。

异丙肾上腺素 Isoprenaline

【商品名或别名】 Isoproterenol，Isoprel

【分类】 化学：儿茶酚胺类。治疗学：心脏刺激药、抗心律失常药。妊娠分类：B(吸入)，C(静注)。

【指征和剂量】 临床上用于各种对补充血容量无效，且伴有周围血管阻力增高的休克，主要是感染性休克。一般不用于心源性休克。由于能使肺动脉扩张，可用于治疗广泛性肺栓塞。本品可用以治疗对阿托品无效的各种症状性心动过缓、传导阻滞，以及由此而产生的阿-斯综合征。静滴：1 mg加于 5%葡萄糖液 500～1 000 ml 中，从 0.5 μg/min 开始，根据血压调整剂量，使收缩压维持在 90 mmHg 以上，脉压在 20 mmHg 以上，心率在

120次/min以下，且尿量增加，症状改善。最大剂量10 μg/min。如心率>120次/min或出现室性早搏，即减量或暂停，短期内即可消失。如用作治疗严重心动过缓或完全性房室传导阻滞，药液滴速应调整到使心率增加到或维持在60次/min而不出现室性早搏。静脉或心内注射：成人每次0.2～1 mg。舌下含服或口服：每次5～10 mg。其抗哮喘作用见"呼吸系统药"章。

【制剂】 注射剂：0.5 mg/0.5 ml，1 mg/ml。片剂：10 mg。

【药动学】 舌下及静脉内给药可迅速吸收。吸收后主要在肝脏及其他组织中被儿茶酚胺氧位甲基转移酶所代谢，较少被单胺氧化酶代谢，其氧位甲基化的代谢产物3-甲氧异丙肾上腺素具有阻断β受体作用，从而导致作用减退。本品主要通过尿排出体外。静注后作用5 min内起始，维持时间10 min。

【作用机制】 为人工合成品，对心肌和传导系统的β受体有很强的激动作用，但对β_1和β_2受体选择性很低，对α受体几无作用。可产生正性肌力和正性心率作用，缩短心脏收缩期和舒张期，对窦房结有显著兴奋作用，增加心率及加速房室传导作用比肾上腺素强。降低末梢血管阻力，改善微循环，可增加组织血流。缓解支气管平滑肌痉挛，也具有抑制组胺等过敏性物质释放的作用。本品也能引起心律失常，但较少产生心室颤动。可使心肌耗氧量显著增加，能扩张大部分骨骼肌血管，轻度扩张肾和肠系膜动脉，增加静脉回心血量。当静滴2～10 μg/min，由于心脏兴奋和外周血管扩张，使收缩压升高而舒张压下降，冠脉流量增加。但如静注给药则可引起舒张压明显下降，使冠脉有效血流量不增加。解除支气管痉挛作用比肾上腺素强，对支气管黏膜的血管无收缩作用，故消除黏膜水肿的作用不如肾上腺素。久用可产生耐药。

【禁忌证】 禁用于心绞痛，洋地黄中毒引起的房室传导阻滞和心动过缓，对本品或其成分过敏，心率在120次/min以上的窦性心动过速，以及用氯仿、环丙烷、氟烷麻醉时。

【相互作用】 ① α受体阻滞剂：降低本品的外周血管收缩和增加血压的作用。② 氯仿、环丙烷、氟烷等麻醉剂：增加心律失常的危险。③ 延长QT间期的药物：进一步延长QT间期。④ β受体阻滞剂(眼科用)：支气管痉挛的危险增加，降低肺功能，呼吸衰竭发生的危险增加。本品的作用降低。β受体阻滞剂(静脉用)：支气管痉挛的危险增加，两种药物的作用都降低。⑤ 洋地黄：心律失常、低血钾和洋地黄中毒的危险增加。⑥ 抗高血压药物：抗高血压的作用降低。⑦ 甲状腺素：相互增加两种药物的心血管作用，增加冠心病患者冠脉功能不全的危险。⑧ 三环类抗抑郁药：增加血管收缩作用，导致心律失常和 QT 间期延长。

【不良反应】 ① 头痛、失眠、神经过敏、抽搐、疲乏、震颤、出汗、面部发热和潮红、肌肉痉挛和肢体刺痛。② 心绞痛、心悸、房性或室性早搏、心动过速(包括室性心动过速)、高血压或低血压等。③ 恶心、呕吐、口干、咽喉水肿、味觉异常。④ 支气管痉挛、支气管炎、咳嗽、呼吸困难、多痰、肺水肿和喘息。⑤ 皮炎、皮肤苍白、皮肤发冷、皮肤潮红、多形性红斑、紫癜。⑥ 高血糖、低血钾和过敏反应。

【注意事项】 ① 血容量不足的患者应补充容量后才使用本品。② 本品不宜与碱性溶液混合，药液色泽变深、沉淀或出现颗粒不宜使用。避光保存。③ 采用较大静脉进行静滴，观察有无液体外漏。④ 使用过程中应持续监测心电图，观察是否有心律失常的发生。一旦发生心律失常立即减量或停用，一般短期即可消失，必要时可以用 β 受体阻滞剂(如普萘洛尔)拮抗。⑤ 用药后下列情况下亦应减量或停药：心率明显增加、窦性心率＞110 次/min、脉压差增加而导致舒张压降低。⑥ 须明白，本品可能导致各种心律失常和心肌缺血，不能作为治疗哮喘、低血压或休克的常规药物。⑦ 如果本品引起肺通气/血流障碍，即使患者的呼吸改善，其血氧饱和度也可能下降。

阿托品 Atropine

【分类】 化学：莨菪碱类。治疗学：抗胆碱药、抗蕈毒碱药。妊娠分类：C。

【指征和剂量】 本品作用广泛，此处仅介绍在心血管病方面主要的应用。① 抗休克：成人 1～2 mg，小儿 0.03～0.05 mg/kg，用生理盐水或 5% 葡萄糖液稀释后做静注，或快速静滴。如病情需要，可每隔 10～30 min 给药一次；如患者脸色由苍白转潮红，四肢由厥冷转温暖，收缩压上升至 80 mmHg以上，可将注射间隔时间逐渐延长、减量至停用。严重休克血压无法测知者每次剂量可增至 10～20 mg。如应用数次后无效或出现毒性症状，应改用其他抗休克药。休克伴有心动过速或高热者忌用。② 治疗心动过缓：严重者可持续静滴，0.5～1 mg，q1～2 h，必要时剂量可以增大到 2 mg。儿童静滴，0.01～0.03 mg/kg。较轻者口服片剂 0.3～0.6 mg，每天 3～4 次。

【制剂】 注射剂：0.5 mg/ml，1 mg/ml，2 mg/ml，5 mg/ml。片剂：0.3 mg。

【药动学】

给药途径	起始时间	峰值时间	维持时间
静注	即刻	2～4 min	短暂
肌注	5～40 min	20～60 min	短暂
口服	30～120 min	1～2 h	4～6 h

【作用机制】 本品抑制乙酰胆碱的蕈毒碱样作用。中等剂量可增加房室传导和心率，大剂量能解除小血管痉挛，使周围及内脏血管扩张，改善局部血流灌注。详见“消化系统药”章。

【禁忌证】【相互作用】 参见“消化系统药”章。

【不良反应】 较多，与剂量有关。常见为口干、汗少、面部潮红、心率增快。过量则可发生瞳孔扩大、视力模糊、排尿困难。重者体温升高、精神兴奋、幻觉、谵妄、狂躁、惊厥、昏迷、呼吸麻痹。

【注意事项】 阿托品中毒的治疗：主要用水合氯醛或巴比妥类药物，以控制其狂躁及抽搐。应用过程中加强观察十分必要。

【患者用药指导】 如出现腹泻、便秘和严重排尿困难，应立即通知医师。

山莨菪碱　Anisodamine

【商品名或别名】 654－2

【分类】 化学：莨菪碱类。治疗学：抗胆碱药、抗蕈毒碱药。妊娠分类：C。

【指征和剂量】 用于感染性休克、急性胰腺炎、出血性肠炎和过敏引起的休克。① 抗休克：静注或快速静滴，5～20 mg/次，必要时根据病情每10～30 min一次。血压稳定后改为肌注 5～10 mg，每天 1～2 次。用药中需严密观察其不良反应。小儿 0.3～1 mg/kg。② 治疗心动过缓包括严重的窦性心动过缓，Ⅱ度以上房室传导阻滞：静脉给药，方法同上。稳定后或病情较轻者可口服：5～10 mg，tid。

【制剂】 注射剂：2 mg/ml，5 mg/ml，10 mg/ml，20 mg/ml。片剂：5 mg，10 mg。

【药动学】 静注后很快自尿中排出,体内无蓄积作用。

【作用机制】 山莨菪碱是我国科研人员从茄科植物唐古特莨菪中提出的生物碱,也称 654,其人工合成结晶称 654-2。可解除血管痉挛,改善微循环。不易穿透血脑屏障,比阿托品毒性低,不良反应较少。详见“消化系统药”章。

【禁忌证】【相互作用】 参见“消化系统药”章。

【不良反应】 口干、面颊潮红、轻度扩瞳、视远物模糊,偶有心跳加快、排尿困难、皮疹等。过量时可出现皮肤潮红、高热、抽搐、呼吸加快。

【注意事项】 解毒方法同阿托品。口干明显时可含酸梅或维生素 C。排尿困难者可用新斯的明 0.5~1.0 mg,肌注。避光保存。

四、抗心律失常药

近 10 年来随着腔内电生理技术的进步和大规模临床试验的开展,对心律失常机制的理解和治疗取得很大进步。主要表现为: ① 射频导管消融(RFCA)已成为治疗快速性心律失常的首选治疗措施。② 埋藏式心脏复律除颤器(ICD)已成为治疗心脏猝死高危患者的第一选择。③ 高危患者猝死初级预防,主要强调基础疾病治疗如急性心肌梗死阻塞血管早期开通(介入或药物溶栓)、降低各种危险因素(戒烟,控制血压和他汀类降脂药物应用)和防止心室重构(血管紧张素转换酶抑制剂,β受体阻滞剂应用)。其次,抗心律失常药物的合理选择,从强调Ⅰ类药物转变成主要应用Ⅱ类(β受体阻滞剂)和Ⅲ类(胺碘酮)。根据临床情况,这些治疗措施可单独或联合使用。多个大规模随机安慰剂双盲对照临床试验(如 CAST1-2 等)发现Ⅰ类抗心律失常药物与安慰剂相比增加心梗后患者的死亡率(致心律失常作用),故器质性心脏病已被列为禁忌使用。与Ⅰ类药物相比,Ⅱ类和 Ⅲ类抗心律失常药物与安慰剂相比至少不增加总死亡率,同时可以降低心律失常病死率。

抗心律失常药物分类(Williams 分类)见下表。

分类	作用机制	代表性药物
Ⅰ	钠通道阻滞剂	
ⅠA	延长复极	奎尼丁、普鲁卡因胺、丙吡胺

（续表）

分　类	作 用 机 制	代表性药物
$Ⅰ_B$	加速复极	美西律、利多卡因、苯妥英钠
$Ⅰ_C$	明显延长传导	氟卡尼、恩卡尼、普罗帕酮
Ⅱ	交感神经阻滞剂	β受体阻滞剂
Ⅲ	延长复极	
"传统"	$Ⅰ_{KR}$和β受体阻滞剂	索他洛尔(Sotalol) 胺碘酮(Amiodarone)
	多种通通道阻滞作用和抗交感特性	
"纯粹"		d-索他洛尔，多非利特，司美利特 伊布利特，阿奇利特
Ⅳ	钙拮抗药	维拉帕米，地尔硫䓬

抗心律失常药物引起新的心律失常或使原有的心律失常加重，称为致心律失常作用。这是抗心律失常药物临床应用中广受关注的问题。大规模随机对照的临床试验证明，β受体阻滞剂明确可降低死亡率；胺碘酮不增加死亡率，还可能具有降低死亡率的有益作用。一般来讲，致心律失常作用在器质性心脏病较明显，对伴心肌收缩功能障碍者最为明显。为了防止致心律失常作用，临床应注意下列几点：① $Ⅰ_A$类抗心律失常药物的致心律失常作用是非剂量依赖性的，许多研究表明，可发生在正常或低于正常剂量时。如果QTC超过500 ms，应考虑减量或停药。② $Ⅰ_C$类抗心律失常药物的致心律失常作用可能因心率增加而触发，因此在达到药物浓度稳态后宜做运动试验来评价。有研究表明，此种致心律失常作用可用β受体阻滞剂逆转或减轻。③ Ⅲ类抗心律失常药物发生的心动过缓、室性早搏和尖端扭转型室性心动过速等致心律失常作用是剂量依赖性的。

本章主要叙述一些常见的抗心律失常药物，以及一些难以明确分类的抗心律失常药物。

奎尼丁　Quinidine

【商品名或别名】 硫酸奎尼丁，双氢奎尼丁，Quinicardina,

Dihydroquinidine

【分类】 化学：奎宁右旋异构体。治疗学：Ⅰ$_A$类抗心律失常药。妊娠分类：C。

【指征和剂量】 ① 转复房颤与房扑并预防复发：用于复律时先试服奎尼丁 0.1 g。如无不良反应，则次日晨口服 0.2 g，q2 h，共 5 次；如无效，第 2 天仍用 0.2 g，连续 5 次；如仍无效，第 3 天可改为 0.3 g，共 5 次；如连用 2 天仍无效，宜改用其他方法，如电复律治疗。用于电复律前准备时，方法为口服本品 0.2 g，q6 h，共 4 次，此时部分患者可转为窦性心律。未能复律者，在服药第 2 天即行电复律；复律成功后改维持量以维持窦性心律，可长期口服本品 0.2 g，q6～8 h。应合用维拉帕米或地高辛，以避免心房率下降时房室传导增加，并对抗奎尼丁的抗胆碱能作用。② 治疗各种严重的室上性与室性心律失常：先服 0.1～0.2 g，观察 1～2 h，如无恶心、耳鸣、低血压等不良反应，以后 0.2 g，q2 h，连服 5 次；如无效且无毒性反应，次日仍用 0.2 g，q2 h，连续 5 次；如仍无效，第 3 天可改为 0.3 g，q2 h，共 5 次；见效后用维持量 0.2 g，bid 或 qid。最大剂量为 2 g/d。

【制剂】 片剂：0.2 g。

【药动学】 口服作用 0.25～1 h 起始，1～3 h 达峰值，维持时间 6～8 h。

【作用机制】 通过和心肌细胞膜的磷脂蛋白结合，阻滞膜通道，抑制 Na^+、K^+、Ca^{2+} 转运，其抑制 Na^+ 内流作用大于 K^+ 外流，故又称钠通道阻滞剂。主要延长心肌有效不应期与动作电位时间，抑制异位节律点自律性；减慢传导使单向阻滞变为双向阻滞，而消除折返激动。剂量较大时尚可抑制心肌收缩力。还有抗 α 受体及抗胆碱能作用。

【禁忌证】 奎尼丁过敏、伴 QT 间期延长所致或相关的室性心动过速、正在使用易引起尖端扭转型室性心动过速药物、原有窦房结功能不全、房室传导阻滞、重症肌无力，以及由洋地黄中毒所致的心律失常均禁用。已有 QT 间期或 QRS 时间延长，或临床上存在充血性心衰时应慎用，宜在严密的监护下给予小的初始剂量。

【相互作用】 西咪替丁可抑制奎尼丁代谢，增加后者的血药浓度。本品升高血浆地高辛水平，与洋地黄合用时，后者剂量应减半。氯丙嗪等吩噻嗪类药有抑制传导作用，与奎尼丁合用可加重传导系统阻滞。本品抑制肝脏利用维生素 K 合成凝血因子Ⅱ，故可增强抗凝血药作用。大剂量抗组胺药增强奎尼丁作用。本品奎尼丁抑制毒蕈碱受体，减少抗胆碱酯酶在重症肌无力中的作用，并加重抗生素诱导的肌无力。低钾降低奎尼丁效能，延长QT或QTU间期。

【不良反应】 ① 晕厥、谵妄。② 致心律失常作用：本品延长QT间期可导致尖端扭转型室性心动过速和室颤。治疗房颤的大型临床试验汇总分析发现，与安慰剂相比，奎尼丁增加房颤患者的死亡率。经验性应用奎尼丁治疗心脏停搏的患者与没有治疗的患者相比，猝死发生率增加。③ 厌食、恶心、呕吐、腹泻、耳鸣、视觉障碍皮疹、血小板减少症、粒细胞缺乏症、血管神经性水肿和狼疮综合征等。

【注意事项】 ① 老年或肝、肾病患者剂量应缓增而偏小。② 服药过程中应使血钾保持在4 mmol/L以上。③ 用本药复律时患者必须住院，用药过程中应定期观察心率、血压、心律改变，每日记录心电图。起初3 d本药致心律失常作用最明显。如心率明显减慢(＜60次/min)、收缩压明显下降(＜90 mmHg)、QRS波宽度增加30%以上或超过0.14 s，或出现室性早搏，应即停药。④ 复律前先用洋地黄类药物控制和减慢心室率。⑤ 在用药初3个月，每周检测血常规，以后定期检测。

【患者用药指导】 应多食富含钾的食物。应学会自测脉搏，如心率＜55次/min或出现不规则心律，应去医院就诊。应定期就诊以了解治疗效果。

普鲁卡因胺　Procainamide

【商品名或别名】 普鲁卡因酰胺

【分类】 化学：乙基苯甲酰胺单氢氯化物。治疗学：$\mathrm{I_A}$类抗心律失常药。妊娠分类：C。

【指征和剂量】 ① 房性心律失常及室性心律失常。口服：0.25～0.5 g，q6 h，总量一般不超过2 g/d。心律失常控制后改为0.25 g，qid。肌注：毒性比静注为轻，剂量为0.5 g，q6 h。或缓慢静注：首剂100 mg稀释后注射5 min，每5 min一次，直至达最大剂量1 g。亦可用1 g稀释于5%葡萄糖液100 ml内1 h滴完。继以维持量1～4 mg/min静滴。见效或出现不良反应时停药。24 h内总量不超过2 g。② 急性发作的室性心动过速：可缓慢静注。方法同上。

【制剂】 片剂：0.25 g。注射剂：0.1 g/ml，0.2 g/2 ml。

【药动学】

给药途径	起始时间	峰值时间	维持时间
口服	0.5～1 h	1～1.5 h	4～6 h
肌注	25 min	1～1.5 h	4～6 h
静注	5 min	0.5～1 h	4～6 h

【作用机制】 与奎尼丁基本相同，但对心肌收缩力抑制作用较轻。解除心脏迷走神经作用的程度较轻，故较少引起心率加快，其延长 QT 间期的幅度亦较小。

【禁忌证】 严重心衰、低血压、严重房室传导阻滞、肝肾功能不全、狼疮样综合征和对本药过敏者。

【相互作用】 西咪替丁抑制本品自肾脏排出而延长清除半衰期，合用时应减少本品的剂量。

【不良反应】 ① 低血压。② 致心律失常作用发生率与奎尼丁基本相似，而尖端扭转型室性心动过速发生率较奎尼丁低。经验性应用本品治疗心脏停搏的患者与未治疗的患者相比，猝死发生率增加。③ 口服可有厌食、恶心、腹泻、皮疹、关节痛等。④ 偶有白细胞减少、红斑狼疮样反应(表现为关节痛、发热、皮疹、胸腔或心包积液)等。

【注意事项】 ① 口服用药应<6 个月。长期使用不良反应发生率较高。② 伴心衰、肾功能不全时药物血浓度增高，应减量。③ 静脉内给药须做心电图监护，密切注意血压。④ 用药初 3 个月每周应检测血常规，以后应定期检测。

【患者用药指导】 服药的间隔时间宜均匀，避免漏服，即使自觉良好，亦应遵医嘱服药。为减少胃肠道不良反应，可在进食时服药。患者应学会自测脉搏，如心率<55 次/min 或出现不规则心律，应去医院就诊。应定期就诊，以了解治疗效果。

丙吡胺 Disopyramide

【商品名或别名】 达舒平，双异丙吡胺

【分类】 化学：替代吡嗪酰胺衍生物。治疗学：$\mathrm{I_A}$ 类抗心律失常药。妊娠分类：C。

【指征和剂量】 ① 预防和治疗严重室性心律失常。口服：100～200 mg，tid 或 qid；或先用负荷量 200～300 mg，然后 100～150 mg，q6～8 h。肾功能或肝功能不全者，开始剂量应减为 60～100 mg，q12 h。紧急复律时静注 2 mg/kg，在 5～15 min 内注入，一次量不超过 150 mg。静脉维持量为 20～30 mg/h，总量＜800 mg/d。② 治疗快速性心律失常，并可用于预防电复律后房颤的复发：用法同上。

【制剂】 胶囊：100 mg。片剂：100 mg。注射剂：50 mg/2 ml，100 mg/2 ml。

【药动学】 口服作用 0.5～2 h 起始，2～3 h 达峰值，维持时间 7～8 h。

【作用机制】 电生理作用与奎尼丁相似，亦为广谱抗心律失常药。其抑制心肌收缩作用可为奎尼丁的 1.5～2.0 倍。一般剂量对血压无影响，也不减慢心率。

【禁忌证】 心力衰竭、心脏扩大、心脏传导阻滞、青光眼、低血钾症、未经治疗的尿潴留、QT 间期延长综合征及对本药过敏者。

【相互作用】 苯妥英钠及其他肝酶诱导剂可能减低本品血浆水平。三环抗抑郁药具有抗胆碱作用，可能与本品不良反应叠加。与Ⅲ类抗心律失常药物、利尿剂或红霉素合用可能增加尖端扭转型室性心动过速的危险。

【不良反应】 可引起尖端扭转型室性心动过速和室颤，但发生率较奎尼丁低。可出现口干、视力模糊、恶心、呕吐、便秘、皮疹、关节痛、胆汁郁积性黄疸等。偶可有白细胞减少、血小板减少。

【注意事项】 心脏有器质性病变者，本品半衰期延长，应减量。本品一半以原型由肾排泄，故肾功能不全者或肝功能不全者应减量。急性心肌梗死后，本品吸收与排泄均降低，故不宜作为首选药物。不宜与β受体阻滞剂或钙拮抗剂合用。用药中应检测血常规、肝功能。

【患者用药指导】 服药的间隔时间宜均匀，避免漏服。在进食时服药可减少胃肠道不良反应。服药后 2 h 可有恶心、呕吐，不应停药，这些症状以后可逐渐减少或消失。患者应学会自测脉搏，如心率降到＜55 次/min 或出现不规则心律，应去医院就诊。定期就诊，以评估治疗效果。多食富含钾的食物。

常咯啉 Pyrozoline

【商品名或别名】 常心定，Changroline

【分类】 化学：喹唑酮类生物碱。治疗学：I_A类抗心律失常药。妊娠分类：X。

【指征和剂量】 适用于控制顽固性室性早搏与室速、房性早搏与室上性折返性心动过速、阵发性房颤。口服：0.2～0.4 g，tid，维持量 0.2 g，bid。静注：以 30～50 mg 溶于 25%葡萄糖液 20 ml 中缓慢注射；或以 500 mg 加于 5%葡萄糖液 500 ml 中静滴，起始剂量为 3.5 mg/min，待有效后改为 2.5 mg/min 维持。

【制剂】 片剂：每片 0.2 g。注射剂：50 mg/2 ml，100 mg/2 ml。

【药动学】 口服 0.5～1 h 作用起始，3～4 h 达峰值，维持时间 4～6 h。

【作用机制】 系常山乙素衍化物，有奎尼丁样作用，能降低 0 相最大上升速率和幅度，使心脏各部分传导速度减慢，延长有效不应期，使 QRS 增宽和 QT 间期延长，并有抗胆碱能作用。

【禁忌证】 心力衰竭、高度传导阻滞、对本品过敏，以及孕妇禁用。

【相互作用】 与β受体阻滞剂合用可能发生房室传导阻滞。

【不良反应】 可有头晕、乏力、低血压、PR 间期延长、视力模糊、胃肠道不适、氨基转移酶升高等。偶见口唇疱疹、皮疹、皮肤黏膜色素沉着。

【注意事项】 本品不良反应较大，不属第一线抗心律失常药。少数患者可引起氨基转移酶升高，应定期查肝功能。长期(2～3 个月)应用，皮肤黏膜可有色素沉着。

【患者用药指导】 参见丙吡胺。

安他唑啉 Antazoline

【商品名或别名】 安他心，敌胺

【分类】 化学：抗组胺类。治疗学：I_A类抗心律失常药。妊娠分类：C。

【指征和剂量】 ① 控制房性或室性早搏、阵发性心动过速。口服：0.1～0.2 g，tid。肌注或静注：0.1～0.2 g，q8 h。总量<10 mg/kg。② 治疗过敏性疾病如荨麻疹、过敏性鼻炎、过敏性皮炎等。主要口服，剂量同上，必要时 50～100 mg/次，肌注。

【制剂】 片剂：0.1 g，针剂：100 mg/2 ml。

【药动学】 口服作用 0.5～1 h 起始，维持时间 4～6 h。

【作用机制】 本品为与奎尼丁相似的膜稳定剂，但作用较弱。可抑制心肌收缩及减慢房室传导、延长心肌不应期。

【禁忌证】 高度房室传导阻滞、心力衰竭、高空作业者。

【相互作用】 与β受体阻滞剂合用可能发生房室传导阻滞。

【不良反应】 可有恶心、呕吐、嗜睡、头晕、震颤等。偶见白细胞减少和血小板减少性紫癜。

【注意事项】 在用药起初 3 个月应每周检测血常规，以后定期检测。本品对房颤无效。

【患者用药指导】 参见丙吡胺。

阿义马林　Ajmaline

【商品名或别名】 阿马林，缓脉灵，Aritmine

【分类】 化学：生物碱类。治疗学：I_{A} 类抗心律失常药。妊娠分类：C。

【指征和剂量】 适用于房性和室性早搏、阵发性室上性和室性心动过速，以及阵发性房颤，亦用于诊断隐匿性 Brugada 综合征的药物试验。口服：成人 50～100 mg，tid 或 qid，维持量为 50～100 mg/d。静注：适用于心动过速急性发作，50 mg 稀释后 5～10 min 静注，或以 150～500 mg 稀释后静滴 6～8 h。

【制剂】 片剂：50 mg。注射剂：50 mg/2 ml。

【药动学】 口服后作用 20～30 min 起始，40～60 min 达峰值，维持时间 6～8 h。

【作用机制】 降低心肌应激性，阻滞房室传导和心室内传导，抑制窦房结的自律性，延长旁道有效不应期。

【禁忌证】 低血压、房室传导阻滞、心功能不全及对本品过敏者。

【相互作用】 与β受体阻滞剂合用可能发生房室传导阻滞。

【不良反应】 可有低血压、耳鸣、恶心、呕吐、腹泻、食欲不振、淤积性黄疸。偶见气促和白细胞减少症。

【注意事项】 用药初 3 个月每周应检测血常规，以后应定期检测。定期复查肝功能。

【患者用药指导】 服药的间隔时间宜均匀，避免漏服。为减少胃肠道不良反应，可在进食时服药。服药后 2 h 可有恶心呕吐，不应停药，这些症状以后可逐渐减少或消失。如出现胸痛、寒战、心率快、尿黄、皮肤发黄，应立即去看医师。

利多卡因 Lidocaine

【商品名或别名】 赛罗卡因,Xylocaine

【分类】 化学:利多卡因类。治疗学:I_B 类抗心律失常药、局部麻醉药。妊娠分类:B。

【指征和剂量】 控制急性心肌梗死后发生的室性心律失常,降低室颤发生率,以及控制洋地黄中毒、麻醉及手术中发生的室性心律失常(包括室性早搏、室性心动过速等)。首次负荷量 50～100 mg(即 1～2 mg/kg)静脉推注,15～30 s 见效,如无效可重复 1～2 次。显效后立即以 1～4 mg/min 速度静滴维持。在维持量过程中如心律失常复发,可经静脉推注 25～50 mg,或加快静滴速度。

【制剂】 注射剂:40 mg/2 ml,0.1 g/5 ml,0.4 g/20 ml。

【药动学】 静注后作用 15～30 s 起始,5～10 min 达峰值,维持时间 20 min。

【作用机制】 延长正常心肌纤维有效不应期,轻度降低动作电位 0 相最大上升速率和幅度,轻度减慢传导,不延长或缩短动作电位时间和 QT 间期。

【禁忌证】 严重的窦房传导阻滞、窦性心动过缓、高度房室传导阻滞、血压过低及对本品过敏者。

【相互作用】 与β受体阻滞剂合用可降低心排血量与肝血流量,从而增加本品血浓度。西咪替丁减低本品清除率,增高血浓度,合用时应酌减剂量。与肝酶诱导剂(如巴比妥类、苯妥英钠和利福平)合用时剂量应增加。

【不良反应】 可出现嗜睡、精神兴奋、癫痫样抽搐、感觉异常、视力障碍、窦性停搏、房室传导阻滞和低血压等。

【注意事项】 为迅速达到有效血药浓度,必须先用负荷量,一旦显效即静滴维持量,以保持疗效。心衰、肝肾功能不全、酸中毒、休克或老年患者,本品半衰期明显延长,应减少一半剂量。晚近的临床研究和观察表明,本品可导致病死率的增加,故已不再常规用于所有急性心肌梗死的患者。心动过缓伴室性心律失常时应给予阿托品(或起搏)而不是利多卡因。

【患者用药指导】 本品为静脉用药,需在专科医师指导下使用。如用药过程中出现嗜睡、精神兴奋或癫痫样抽搐,或出现窦性停搏、传导阻滞与低血压等反应，应立即告知医师。

美西律 Mexiletine

【商品名或别名】 慢心律，脉律定，Mexitil

【分类】 化学：利多卡因类。治疗学：$Ⅰ_B$类抗心律失常药。妊娠分类：C。

【指征和剂量】 ① 控制威胁生命的室性心律失常：静脉推注，首剂 100 mg，5～10 min 可重复。心律失常控制后，继以 1.5～2 mg/min 静滴，4～6 h 后酌情剂量或滴速可减半。以后可改为口服维持，100～200 mg，tid。② 治疗一般的室性心律失常：口服 50～200 mg，tid。严重肝病或心力衰竭者剂量应减少。

【制剂】 片剂：50 mg，0.1 g。注射剂：100 mg/2 ml，250 mg/5 ml。

【药动学】 口服后作用 0.5～2 h 起始，2～3 h 达峰值，维持时间 8～12 h。

【作用机制】 通过抑制心肌细胞膜尤其希-浦系统的钠通道产生抗心律失常作用。主要是降低希-浦系统的动作电位时程和缩短有效不应期。

【禁忌证】 心源性休克、未做心脏起搏的第Ⅱ度或Ⅲ度房室传导阻滞，以及对本品过敏者禁用。一般不用于器质性心脏病尤其伴心功能低下或心衰患者伴发的室性心律失常。

【相互作用】 ① 可酸化尿液的食物（如奶酪、酸果蔓的果实、蛋白、鱼、谷物、肉类、洋李或洋李脯、家禽）能加速本品的肾脏排泄。可碱化尿液的食物（如牛奶和绝大多数蔬菜和水果）能延缓肾脏排泄本品。② 其他抗心律失常药物可增加本品的心脏作用。③ 肝酶诱导剂可加速本品的代谢和降低血浓度水平。④ 甲氧氯普胺（胃复安）能加速本品的吸收。⑤ 与利福平合用降低本品的血浓度水平。⑥ 吸烟可缩短本品的半衰期。⑦ 含铝或镁的抗酸剂可延缓本品的吸收。⑧ 西咪替丁可能会升高或降低本品的血浓度。

【不良反应】 ① 致心律失常作用：本品在治疗室性心动过速和室颤时严重心律失常的发生率为 1.3%。② 其他还可出现恶心、呕吐、皮疹、头痛、头晕、疲劳、神经质、感觉异常、抽搐、睡眠障碍、晕厥、震颤、虚弱、视力模糊、口干、耳鸣、便秘、腹泻、胃灼热等。

【注意事项】 ① 如以本品取代其他抗心律失常药，其首剂应在末次奎尼丁或丙吡胺之后 6～8 h,末次普罗卡因胺后 3～6 h,或末次妥卡尼之后 8～12 h 给予。如以本品取代利多卡因,应在给药前 12 h 先减少或停用利多卡因。② 静脉给药过程中应持续监测心电图。③ 注意血小板减少症的发生,多见于治疗后数天以内。停用本品后 1 个月,血小板计数可恢复正常。

【患者用药指导】 ① 服药间隔时间宜均匀,避免漏服。② 为减少胃肠道不良反应,可在进食时服药。③ 服药后 2 h 可有恶心呕吐,不应停药,这些症状以后可逐渐减少或消失。④ 患者应学会自测脉搏,如心率降到<55 次/min 或出现不规则心律,应去医院就诊。⑤ 应避免过饱餐,因为食物可酸化或碱化尿液,影响本品的肾脏排泄。⑥ 在确信药物不会引起中枢神经系统作用之前,应避免有害的活动。⑦ 应定期就诊,以评估治疗效果。

苯妥英钠 Phenytoin

【商品名或别名】 大仑丁, Dilantin

【分类】 化学:乙内酰脲类。治疗学:I_B类抗心律失常药、抗惊厥剂。妊娠分类:D。

【指征和剂量】 适用于洋地黄中毒引起的室性心律失常及室上性心动过速、先天性心脏病手术后的室性心律失常、先天性长 QT 间期综合征单用β受体阻滞剂无效,以及合并癫痫及心律失常的患者。用法:口服 0.1～0.2 g,tid 或 qid。静脉给药:100～250 mg 用 5%～10%葡萄糖液 20～40 ml稀释,5～15 min 静脉推注;必要时,每隔 5～10 min 重复注射 100 mg,2 h 内不超过 500 mg。

【制剂】 片剂:50 mg,100 mg。注射剂:100 mg/2 ml,250 mg/5 ml。

【药动学】 口服后作用 8～12 h 达峰值,维持时间 20～24 h。

【作用机制】 本品抗心律失常作用与利多卡因相似。可加速传导,消除因单向阻滞引起的折返现象,在强心苷中毒时改善传导的作用尤为明显。

【禁忌证】 对乙内酰脲产物有过敏史、窦性心动过缓、窦房传导阻滞、原有Ⅱ度或Ⅲ度房室传导阻滞伴阿-斯综合征、妊娠、严重心衰、贫血和白细胞减少者。

【相互作用】 本品可加速地高辛的肝脏代谢,降低地高辛的血药浓度。与肝酶诱导剂(如巴比妥类、利福平等)合用时剂量应增加。异烟肼、西咪替丁、氯霉素、磺胺药可抑制本品的代谢,合用时应减量。

【不良反应】 可出现嗜睡、语言障碍、恶心、呕吐、肺浸润、瘙痒及荨麻疹等。

【注意事项】 本品注射剂呈强碱性，宜稀释静注，可致静脉炎，应选用较粗针头静注，以防静脉栓塞。静注过快或过量可出现低血压、心动过缓及房室传导阻滞，甚至心脏停搏。应定期复查X线片。

【患者用药指导】 建议进食时服药，以减少胃肠道反应。服药后2 h可有恶心呕吐，不应停药，症状以后可逐渐减少或消失。

妥卡胺 Tocainide

【商品名或别名】 室安卡因，妥克尼

【分类】 化学：利多卡因类。治疗学：$\mathrm{I_B}$类抗心律失常药。妊娠分类：C。

【指征和剂量】 治疗难治性室性心律失常。口服：0.4 g，tid。最大剂量不超过2.4 g/d。静注：0.1～0.2 g，在10 min缓慢推注。必要时1～2 h后可重复。以后每6 h给0.4 g。

【制剂】 片剂：0.2 g。注射剂：0.1 g/5 ml，0.2 g/10 ml，0.75 g/15 ml。

【药动学】 口服后作用30～60 min起始，1～2 h达峰值，维持时间10～14 h。

【作用机制】 系利多卡因同类物。同利多卡因。

【禁忌证】 对本药或对酰胺类局麻药过敏、Ⅱ度或Ⅲ度房室传导阻滞未安置起搏器、肺动脉高压、高血压和心衰者。

【相互作用】 与β受体阻滞剂合用可能发生房室传导阻滞。

【不良反应】 参见利多卡因。

【注意事项】 不宜应用于急性冠脉供血不足者。本品40%以原型从肾排泄，故心衰或肾脏病变者应减少剂量。与β受体阻滞剂合用需警惕出现房室传导阻滞。

【患者用药指导】 参见利多卡因。

阿普林定 Aprindine

【商品名或别名】 茚满丙二胺

【分类】 化学：利多卡因类。治疗学：$\mathrm{I_B}$类抗心律失常药。妊娠分类：X。

【指征和剂量】 适用于顽固性室性早搏或室性心动过速，预激综合征合并室上性心动过速，以及洋地黄中毒的心律失常。口服：50 mg，tid，有效后改为 50 mg，qd 或 bid。静滴：200 mg 加于 5%或 10%葡萄糖液 500 ml 中，以 2 mg/min 滴注，24 h 总量不宜超过 300 mg。

【制剂】 片剂：25 mg，50 mg。注射剂：0.1 g/10 ml。

【药动学】 口服后维持时间 20～30 h。

【作用机制】 有局部麻醉作用和类似利多卡因的电生理特性，主要缩短心肌纤维动作电位时间和延长不应期，降低 0 相上升速率和 4 相自动除极速度，减慢传导速度，延长心房、心室肌和旁道的有效不应期。

【禁忌证】 房室或室内传导阻滞、癫痫、黄疸、造血障碍、严重心肾功能不全、孕妇或对本药过敏者。

【相互作用】 静脉用药与钾盐、镁盐配伍可能发生化学变化。

【不良反应】 可出现恶心、呕吐、共济失调、颤抖、复视、幻觉、癫痫样发作、神经过敏、记忆障碍、房室或室内传导阻滞、胆汁淤积性黄疸等。偶有白细胞减少症。

【注意事项】 与局麻药有协同作用，故宜停本品 3～5 d 或减量后，再行局麻。慎用于老年人、帕金森病患者。本品治疗剂量与中毒剂量相当接近，用药过程中应严密观察不良反应并勤查血常规、肝功能。

【患者用药指导】 进食时服药以减少胃肠道反应。服药后 2 h 可有恶心呕吐，不应停药，症状以后可逐渐减少或消失。

氟卡尼 Flecainide

【商品名或别名】 氟卡胺，氟卡律，哌氟酰胺

【分类】 化学：苯甲酰胺衍生物。治疗学：Ⅰc 类抗心律失常药。妊娠分类：C。

【指征和剂量】 对室上性心律失常(如房性早搏、房扑、房颤、房性心动过速)和室性心律失常均有效。终止阵发性室上性心动过速(包括经房室结及旁路折返)有效率可达 90%以上。有报道，本品控制室性心律失常的疗效优于丙吡胺及普罗帕酮；对于多种药物无效的恶性室性心律失常，用本药后心律失常减少及症状减轻；还可防止 50%程序电刺激所诱发的室性心动过速。口服：50 mg，bid，根据需要逐渐增至 100～200 mg，bid，最大剂量

400 mg/d。缓慢静注：1 mg/kg，最大量 150 mg，15 min 后可重复0.5 mg/kg，总量为 2 mg/kg。然后 0.15～0.25 mg/(kg·h)维持静滴。本品可用于诊断隐匿性 Brugada 综合征的药物试验。

【制剂】　片剂：0.1 g，0.2 g。注射剂：50 mg/2 ml，100 mg/4 ml。

【药动学】　口服后 2～4 h 达峰值，维持时间 12～27 h。

【作用机制】　系Ⅰc 类抗心律失常药，作用与奎尼丁相似，兼有轻度钙拮抗剂性能。能显著降低心房肌与心室肌 0 相最大上升速率，轻度或中度延长动作电位时间，延长 HV 间期，使 QRS 波增宽。本品对心肌有较强的抑制作用。适用于对其他抗心律失常药无效的室性或室上性心律失常。

【禁忌证】　禁用于有心衰与心脏传导系统病变者。

【相互作用】　与地高辛合用，可增加地高辛的血浓度。与胺碘酮合用可使本品血浆浓度升高。与普萘洛尔合用可增加心功能抑制。与西咪替丁合用可减慢本品的排泄。

【不良反应】　① 眩晕、视力障碍、耳鸣、感觉异常、口干、恶心、食欲不振等。② 窦性停搏或高度房室传导阻滞、心脏起搏阈值增加。③ 可引起心衰患者心功能进一步下降。④ 致心律失常作用：较多见于治疗持续性室性心动过速的患者。与安慰剂相比(CAST 试验)，本品可增加心肌梗死后患者的病死率。

【注意事项】　有轻度心或肾功能不全者应慎用，且剂量应减少。用药过程中应注意心功能与血压变化，定期查心电图，如 QRS 波增宽超过 25%，应即停药。

【患者用药指导】　服药的间隔时间宜均匀，避免漏服。进食时服药可减少胃肠道不良反应。

恩卡尼　Encainide

【商品名或别名】　英卡胺

【分类】　化学：普罗帕酮类。治疗学：Ⅰc类抗心律失常药。妊娠分类：C。

【指征和剂量】　对室上性及室性心律失常均有较好疗效，以及预激综合征合并房颤均有较好治疗效果，有效率达 70%～80%。口服：25 mg，tid，必要时逐渐增至 50 mg，tid。最大剂量不宜超过 200 mg/d，有资料表明当剂量超过 200 mg/d 时，毒性反应明显增加而疗效并不增加。静注：

0.5～2 mg/kg，注射时间应在 15 min 以上。

【制剂】 片剂：25 mg，50 mg。胶囊：25 mg，35 mg，50 mg。注射剂：25 mg/ml，50 mg/2 ml。

【药动学】 口服后作用 1～2 h 达峰值，维持时间 3～4 h。

【作用机制】 与氟卡尼同属于Ⅰc类抗心律失常药。

【禁忌证】 对本品过敏、病态窦房结综合征、房室传导阻滞、心源性低血压、严重心衰患者。

【相互作用】 因本药可抑制心室内传导，不宜与奎尼丁或丙吡胺合用。

【不良反应】 参见氟卡尼。

【注意事项】 本品可以增加心脏除颤阈值。严重肾功能不全者药物清除率降低，应酌减剂量。西咪替丁与地尔硫䓬可增加本品血浓度，但与地高辛合用，对后者血浓度无影响。

【患者用药指导】 参见氟卡尼。

氯卡尼 Lorcainide

【商品名或别名】 劳卡胺，氯卡胺

【分类】 化学：普罗帕酮类。治疗学：Ⅰc类抗心律失常药。妊娠分类：C。

【指征和剂量】 可用于室上性及室性心律失常，如过早搏动、阵发性室上性心动过速，尤其对预激综合征合并的室上性心动过速及房颤可转复为窦性心律。对室性过早搏动有效率约 80%，对室性心动过速近年报道有效率仅为 30%～65%，对持续性室性心动过速及程序电刺激诱发的室性心动过速，疗效也不满意，且不良反应发生率高。多数作者主张作为二线抗心律失常药物选用。口服：100 mg，bid，总量不超过 400 mg/d。为避免不良反应，心电图 QRS 波群增宽以不超过原来的 25%为宜。静脉给药：20～40 mg稀释后缓慢(10 min)静注，必要时 30～60 min 后可重复。总量不超过 200 mg。维持剂量为 1.5～2 mg/min，静滴。

【制剂】 片剂：0.1 g。注射剂：10 mg/ml，0.1 g/10 ml。

【药动学】 口服后作用 1～4 h 达峰值，维持时间 5～8 h。

【作用机制】 其结构、药理和电生理作用与恩卡尼相似。

【禁忌证】 禁用于高度房室传导阻滞(起搏患者例外)和明显心功能不全患者。

【不良反应】 可有睡眠障碍、眩晕、感觉异常、震颤、Ⅱ度或Ⅲ度房室传导阻滞、畏光、出汗。

【注意事项】 应警惕本品的致心律失常作用，可诱发尖端扭转型室性心动过速。

【患者用药指导】 参见恩卡尼。

莫雷西嗪　Moracizine

【商品名或别名】 盐酸莫雷西嗪，Moricizine Hydrochloride

【分类】 化学：酚噻嗪衍生物。治疗学：Ⅰc类抗心律失常药。妊娠分类：B。

【指征和剂量】 适用于房性和室性早搏、阵发性心动过速、房颤和房扑等。口服：首剂 300 mg，以后 200 mg，tid。静注：以 50～75 mg 加于等渗盐水或 50％葡萄糖液 10 ml 内，于 2～5 min 内缓慢静注，bid 或 tid。

【制剂】 片剂：50 mg，100 mg，200 mg。注射剂：50 mg/2 ml。

【药动学】 口服后作用 2 h 起始，6～14 h 达峰值，维持时间 10～24 h。

【作用机制】 本品作用和奎尼丁相似，具有较强的抗心律失常作用。其毒性比奎尼丁小，不延长 QT 间期，对心肌抑制作用轻。

【禁忌证】 低血压、房室传导阻滞，以及肝、肾功能不全者。

【相互作用】 单胺氧化酶抑制剂能减低本品的灭活。

【不良反应】 可见头晕、头痛、共济失调、传导阻滞、低血压、恶心、呕吐、瘙痒。本品有致心律失常作用，与安慰剂相比（CAST 试验）本品可增加心肌梗死后患者的病死率。

【注意事项】 不要让本药接触皮肤与黏膜。肝、肾功能不良者应减量。

【患者用药指导】 服药的间隔时间宜均匀，避免漏服。为减少胃肠道不良反应，可在进食时服药。服药后 2 h 可有恶心呕吐，不应停药，这些症状以后可逐渐减少或消失。

普罗帕酮　Propafenone

【商品名或别名】 心律平，丙胺苯丙酮

【分类】 化学：普罗帕酮类。治疗学：Ⅰc类抗心律失常药。妊娠分类：C。

【指征和剂量】 适用于室上性和室性过早搏动、室上性和室性心动过速及预激综合征伴发心动过速或房颤。公认为终止阵发性室上性心动过速急诊处理的首选药物之一。终止阵发性室上性心动过速有效率约90%,预激综合征伴室上性心动过速有效率约80%。对室性早搏有效率约80%,对恶性室性心律失常(包括持续性室性心动过速、短暂心室颤动)则疗效不理想,仅在少数患者中能抑制由程序电刺激所诱发的此类心律失常。对于房扑、房颤伴房室旁路前传引起极快心室率的患者,本品可减慢心室率反应,防止其发生室颤。可用作诊断隐匿性 Brugada 综合征药物试验。口服:100~200 mg,tid 或 qid。静注:70 mg/次(1~2 mg/kg),稀释后3~5 min 注完;如无效,20 min 后可再注射1次。亦可1~2 mg/min 静滴。

【制剂】 片剂:50 mg,100 mg,150 mg。注射剂:35 mg/10 ml,70 mg/20 ml。

【药动学】

给药途径	起始时间	峰值时间	维持时间
静注	5~10 s	15~20 min	2~3 h
口服	0.5~1 h	2~3 h	4~8 h

【作用机制】 本品可直接阻断钠通道,对细胞膜有稳定作用,减慢心脏各部分的传导速度,延长室内传导时间,并使心房、心室肌有效不应期延长,但对动作电位时间无明显影响。长期应用尚有轻度β肾上腺素能阻滞作用。

【禁忌证】 本品禁用于慢性肺心病、哮喘、严重心功能不全、妊娠和哺乳期妇女,以及低血压患者。

【相互作用】与奎尼丁合用有协同的抗心律失常作用,对治疗顽固性室性早搏有效。与地高辛合用增加血清的地高辛浓度。与麻醉药或抑制心肌收缩力的药合用,可增强本品作用。与降压药合用可增强降压效果。本品还可增加华法林的抗凝作用。

【不良反应】 ① 致心律失常作用:有报道在使用后不久发生多形性室速和室颤及无休止性室速,治疗室性心律失常时严重致心律失常作用发生率为5%。房扑患者使用普罗帕酮后由于房率减慢,导致房室1∶1下传,有引起血流动力学障碍的危险。但治疗心脏结构正常的室上性心律失常很少发生致室性心律失常作用。② 恶心、呕吐、精神障碍、眩晕、眼闪光、震颤、心动过缓、窦房或房室传导阻滞、低血压等。

【注意事项】 药物浓度达稳态后宜做心电图和运动试验检查，以预防其致心律失常作用。本品与地高辛合用时剂量宜酌减。老年患者易发生低血压。

【患者用药指导】 服药的间隔时间宜均匀，避免漏服，即使自觉良好，亦应遵医嘱服药。在进食时服药可减少胃肠道不良反应。常见的不良反应有口干、舌唇麻木（本药有轻度局麻作用）；其次有胃肠道不适、头痛、头晕等，多出现在开始服药后 2～3 d，减量或继续服药可自行消失。患者应学会自测脉搏，如心率降到<55 次/min 或出现不规则心律，应去医院就诊。应定期就诊，以了解治疗效果。

托西溴苄铵 Bretylium Tosilate

【商品名或别名】 特兰新，溴苄乙铵，Bretylan

【分类】 化学：溴苯四铵。治疗学：Ⅲ类抗心律失常药。妊娠分类：C。

【指征和剂量】 主要用于室性心动过速和心室颤动，特别是常规治疗药物如利多卡因、普鲁卡因胺无效时。有报道其有效率可达 60%～80%。本药亦能促进胸前按压转复心室颤动的成功率。药物或电复律未成功者，可重复用本药起“化学除颤”作用。以冲击量注射本品对利多卡因维持治疗时发生的复杂性室性心律失常有效。口服吸收不良，现已基本不用。静注：250 mg(5～10 mg/kg)，以 5%葡萄糖液 20～40 ml 稀释，10～20 min 注入。首剂无效可再次注射，继以 1～2 mg/min 静滴维持。肌注：250～500 mg，q2 h，直到有效或达总量 2 000 mg/d。有明显心力衰竭及肾功能不佳者，适当减慢注射速度及减量。

【制剂】 片剂：0.1 g。注射剂：0.25 g/2 ml。

【药动学】 静注后作用 5～10 min 起始，15～20 min 达峰值，维持时间 6～8 h。

【作用机制】 本品系肾上腺素能受体阻滞剂，在静脉给药后 20～30 min内，先使神经末梢释放去甲肾上腺素，故出现短暂性高血压、心动过速甚至心律失常加重，继之出现交感神经阻滞作用。此外，本药尚可延长心室肌与心肌传导纤维动作电位时间与有效不应期，并能明显提高室颤阈值。

【禁忌证】 慢性阻塞性肺病、严重心功能不全、急性心肌梗死，以及对本品过敏患者。

【相互作用】 奎尼丁、普鲁卡因胺可对抗本品的治疗作用。本品治疗的患者对肾上腺素、去甲肾上腺素和多巴胺过敏,可能是儿茶酚胺在神经末梢回吸收减少的结果。三环抗抑郁药可防止本品对肾上腺素能神经元的抑制作用。

【不良反应】 注射后不久可有短暂血压升高、心率增快、恶心、呕吐,故注射宜慢;一段时间后可有体位性低血压、头晕、排尿困难,停药后很快消失。

【注意事项】 本品不宜与钙剂同用。应用本品时对儿茶酚胺类极度敏感,故使用升压药时应从小剂量开始。

【患者用药指导】 本品为静脉用药,需在专科医师指导下使用。如用药过程中出现短暂血压升高、恶心、呕吐、体位性低血压、头晕、排尿困难和嗜睡等反应,应立即告知医师。

胺碘酮 Amiodarone

【商品名或别名】 乙胺碘呋酮,胺碘达隆,可达龙

【分类】 化学:苯并呋喃类衍生物。治疗学:Ⅲ类抗心律失常药。妊娠分类:D。

【指征和剂量】 可用于室上性及室性快速心律失常。能将阵发性房扑、房颤及室上性心动过速转复为窦性心律。根据国内大量临床研究结果,对上述心律失常转复总有效率均在80%以上;对持续性房颤复律的效果逊于电复律和奎尼丁两者,但优于其他抗心律失常药。对预激综合征合并房颤或室性心动过速者,其疗效亦较满意,有报道有效率可达90%以上。对于无法转复的伴心室率较快的房扑、房颤患者,本品可控制心室率,防止长期发展引起心动过速性心肌病。对于房扑、房颤伴房室旁路前传引起极快速心室率反应所致的室颤,本品可用来减慢旁路传导,降低心室率防止室颤。对于室性心律失常如早搏、室性心动过速,疗效亦可达60%~80%。但采用电生理研究方法评价本药疗效差异较大。本药亦可用于肥厚型心肌病伴心律失常。

应用方法:口服给药,第1周0.2 g,tid;第2周0.2 g,bid;第3周使用维持剂量0.2 g/d。对于快速性心律失常需立即复律者,可静脉给药,剂量为5 mg/kg,以葡萄糖溶液稀释后缓慢注射(10~15 min);亦可0.6~1.0 g

置于葡萄糖液中静滴，以后者较安全。剂量过大对心肌收缩有抑制作用。国外报道紧急情况下静注，初始为 10 min 内 15 mg/min，随后 6 h 为 1 mg/min，必要时以 0.5 mg/min 静滴维持数天。对室速和室颤可在最初 10 min 内注入 150 mg。并认为静滴在 2～3 周内是安全的。左心室功能不全者亦能很好耐受。但要密切关注血压。不过国内尚无类似经验，仅供参考。

【制剂】 片剂：0.1 g，0.2 g。注射剂：0.15 g/3 ml。

【药动学】

给药途径	起始时间	峰值时间	维持时间
口服	2 d～3 周	1～5 个月	数周～数月
静注	数小时～3 d	1～3 周	数周～数月

【作用机制】 本品为广谱抗心律失常药。可延长心房、心室肌和心脏传导纤维的不应期和动作电位时间，并能减慢心肌的 0 相除极速率，延长旁道的有效不应期。此外，尚抑制窦房结与房室结功能。

【禁忌证】 心动过缓、传导阻滞、低血压、甲状腺功能障碍、对碘过敏者及孕妇禁用。

【相互作用】 胺碘酮能增强华法林的抗凝作用，如两者合用，抗凝剂的剂量应减半，并监测凝血因子Ⅱ时间，直至到达稳定状态。胺碘酮可使地高辛、奎尼丁、普鲁卡因胺、氟卡尼及苯妥英钠等药物的血清浓度增加，而引起中毒。低血钾症亦可使室性心律失常的发生率增高。与β受体阻滞剂、洋地黄、维拉帕米等合用，可发生心动过缓或窦性静止。

【不良反应】 ① 致心律失常作用：可引起尖端扭转型室性心动过速(发生率为 4%)。② 窦性停搏、房室传导阻滞、间质性肺炎或肺纤维化、甲状腺功能减退或亢进、角膜色素沉着、肝脏酶增高、黄疸、皮肤光过敏、蓝色脱色等。

【注意事项】 ① 本品剂量个体差异大，应严密观察反应，尽量采用最小维持量。② 联合用药时可增加华法林血浓度，从而导致出血；可增加奎尼丁、美西律、普罗帕酮的血浓度，而致心脏传导阻滞或尖端扭转型室性心动过速。③ 与地高辛合用时应减少后者剂量，以防血浓度过高。④ 应密切随访：重视临床观察与心电图改变，特别是 QT 间期有无过度延长；每1～3 个月摄胸片 1 次；定期复查甲状腺功能、肝功能、肝脏 B 超。发现甲状腺功能异常、氨基转移酶增高、黄疸等应及时停药。

【患者用药指导】 服药的间隔时间宜均匀,避免漏服。出现原因不明的咳嗽及胸痛时即应立即到医院就诊,以便及时发现间质性肺炎并停药。长期服用会轻度影响视力。应学会自测脉搏,如心率<55 次/min 或出现不规则心律,应去医院就诊。

决奈达隆 Dronedarone

【商品名或别名】 迈达龙,Multaq

【分类】 化学:苯并呋喃类衍生物。治疗学:Ⅲ类抗心律失常药。妊娠分类:X。

【指征和剂量】 是一种抗心律失常药物,尤适用于阵发性或持续性房颤或房扑,以转复为窦性节律或维持窦律。口服,每次一片(400 mg),bid,于早、晚餐时服用。

【制剂】 片剂:400 mg/片。

【作用机制】 机制尚不明确。兼有Ⅰ~Ⅳ类抗心律失常药物的所有特性,但每种机制对其临床疗效的贡献尚不清楚。

【注意事项】 开始治疗前,应停用Ⅰ或Ⅲ类抗心律失常药物(如胺碘酮、氟卡尼、普罗帕酮、奎尼丁、丙吡胺、多非利特、索他洛尔)或强效CYP3A4 抑制剂(如酮康唑)。

索他洛尔 Sotalol

【商品名或别名】 施太可,Sotacor,Betapace,Betapace AF

【分类】 化学:甲磺酸酯。治疗学:Ⅲ类抗心律失常药。妊娠分类:B。

【指征和剂量】 适用于:① 控制严重心律失常。② 有症状的阵发性房颤预防复发维持窦律,或伴快速心室率房颤减慢其心率。用法:一般采用口服,首剂 80 mg,bid,至少使用 3 d,如 80 mg 能耐受,且 QT 间期<450 ms,则维持当时剂量。剂量调整:如 80 mg,bid,不能减少房颤发作频率,则可增加到 120 mg,bid;如仍无效,可增加到 160 mg,bid。不宜再增加剂量。如肌酐清除率在 30~60 ml/min,用药间隔可增加到 24 h。

【制剂】 片剂:80 mg,160 mg。

【药动学】 口服 2~3 h 达峰值。起始时间和维持时间不详。

【作用机制】　可降低窦房结自律性，减慢房室结传导和增加房室结不应期。减少房性和室性异位心律。

【禁忌证】　对本药及其成分过敏、心源性休克、先天性或获得性QT间期延长综合征（QT间期＞450 ms）、慢性阻塞性肺病、心衰、Ⅱ度或Ⅲ度房室传导阻滞、窦性心动过缓、哮喘、肌酐清除率＜40 ml/min。

【相互作用】　与胺碘酮合用会出现附加的抑制传导和负性肌力效应。与阿司咪唑、Ⅰ类抗心律失常药、吩噻嗪、特非那定、三环类抗抑郁药合用可延长QT间期，甚至出现致死性尖端扭转型室性心动过速。与β受体阻滞剂合用产生附加的β受体阻断效应。与β_2受体激动剂合用会降低这些药的疗效。与钙拮抗药、可乐定、二氮嗪、利血平和其他抗高血压药合用可能出现低血压和其他β受体阻断效应。普罗帕酮可增加本药的血药浓度和半衰期。西咪替丁可能干扰本药的清除。与胰岛素、口服降糖药合用可能影响血糖控制，掩盖低血糖症状。本药可增加利多卡因中毒的危险。与单胺氧化酶抑制剂合用显著增加高血压的危险。与神经肌肉阻滞剂合用可能增强和延长阻滞效果。与吸入性麻醉剂合用增加心肌抑制和低血压的危险。抗酸剂可降低本药疗效。与吩噻嗪合用可能增加两者的血药浓度。拟交感活性药物、黄嘌呤类可能降低本药及这些药的治疗效果。

【不良反应】　心动过缓、房室传导异常、低血压、心衰、外周血管功能不全、焦虑、抑郁、头晕、嗜睡、失眠、疲劳、无力、紧张、虚弱、鼻充血、高血糖、低血糖、便秘、腹泻、腹痛、恶心、呕吐、性功能障碍、肌无力、支气管痉挛、气促、喘息等。

【注意事项】　在治疗前获取基础肌酐清除率和QT间期做参考。用药中QT间期延长＞520 ms，需减量至QT间期＜520 ms，如80 mg的最低维持量QT间期仍＞520 ms，需停药。如肾功能恶化，应减半量或每天1次给药。在治疗前和过程中监测血压、脉搏、液体出入量、每日体重、呼吸频率、评价肢端循环。避免突然停药，否则会出现致死性作用。监测血电解质水平，因本药会增加电解质紊乱（低钾和低镁）及诱发尖端扭转型室性心动过速的危险。

【患者用药指导】　如出现呼吸困难、明显心悸或停顿感应告知医师。告知患者服用非处方药特别是感冒药前咨询医师，避免集中注意力的活动。

多非利特 Dofetilide

【分类】 化学：甲磺酰胺丁烯二酸盐。治疗学：Ⅲ类抗心律失常药。妊娠分类：C。

【指征和剂量】 治疗和预防房性心律失常如房颤、房扑和阵发性室上性心动过速，维持窦性节律，也可预防室性心动过速的发生。治疗房颤、房扑：口服0.125～0.5 mg，bid。治疗阵发性室上性心动过速：口服本品0.5 mg，bid。

【制剂】 片剂：0.125 mg。

【药动学】 口服吸收良好，生物利用度达90%以上，50%～60%的药物以原型经尿排泄，清除半衰期平均为7～13 h。剩余药物经肝脏代谢为无活性产物。

【作用机制】 多非利特是一种比较特异的Ⅲ类抗心律失常药，延长动作电位的时间及有效不应期，但不影响心脏传导速度，机制为抑制滞后的外向钾电流中的快速部分，因而在复极化期阻断钾离子的外流。

【禁忌证】 对本品成分过敏、伴QT间期延长综合征、严重肾功能障碍患者禁用。抑制肾脏分泌阳离子或抑制CYP 3A4活性的药物亦应慎用。

【相互作用】 西咪替丁和酮康唑可抑制肾小管的排泄转运系统，使本品血浓度明显增加；维拉帕米会增加本品峰值浓度，均不宜与本品同时服用。亦不宜和可延长QT间期的药物合用。

【不良反应】 会引起室性心律失常，诱发尖端扭转型室性心动过速。

【注意事项】 由于本品有可能导致危及生命的室性心律失常，建议只在有严重症状的房颤和房扑患者中使用。剂量须根据肌酐清除率和QTc确定。初次或再次治疗时应进行至少3 d持续心电图监测。尖端扭转型室性心动过速的发生率与剂量有关，使用推荐剂量发生率很低，小于1%。

【患者用药指导】 有引起严重室性心律失常风险，应在医师指导下应用。在应用过程中出现各种新的情况均应与医师联系。

伊布利特 Ibutilide

【商品名或别名】 富马酸伊布利特

【分类】 化学：甲磺酰胺丁烯二酸盐。治疗学：Ⅲ类抗心律失常药。妊娠分类：C。

【指征和剂量】 本品适用于近期发作的房颤或房扑患者，以转复为窦性心律。长期房性心律不齐者对本品不敏感。对持续超过 90 d 的心律失常疗效还未确定。通常静注 1 mg，注射时间≥10 min。首剂量后如心律失常持续存在，可再次给予 1 mg。2 mg 的伊布利特可使超过 60%的房颤和 70%的房扑转复为窦性心律。

【制剂】 注射液：10 ml/mg。

【药动学】 静注后血浆浓度呈多指数式快速增加。血流动力学在受试者呈高度的变异性。全身血浆清除率较高[约 29 ml/(kg·min)]，分布容量较大(约 11 L/kg)，蛋白结合率约 40%。在房颤、房扑患者中伊布利特也能被快速从血浆中清除和广泛组织分布。清除半衰期平均约 6 h。在0.01～0.10 mg/kg 剂量范围内药代动力学呈线性特征。药物代谢动力学特征不受心律失常的类型(房颤、房扑)，患者的年龄，性别，是否同时服用地高辛、钙拮抗、β受体阻滞剂等影响。约 82%经尿液排泄，18%从粪便排出。

【作用机制】 能延长心肌细胞的动作电位，延长心房和心室的不应期，即发挥Ⅲ类抗心律失常药物的作用。主要通过激活缓慢内向电流(主要是钠电流)使复极延迟，这与其他Ⅲ类抗心律失常药物阻断外向钾电流的作用明显不同。通过上述机制产生抗心律失常的作用。

【禁忌证】 对本品成分过敏。在 QTc＞440 ms、应用其他延长 QT 间期的药物、低血钾没有纠正时或存在心动过缓时不宜应用。因有引起室性心律失常的风险，在用药过程中和用药后 6～8 h 应持续心电监护。

【相互作用】 明确的药代动力学或正式的与其他药物相互作用的研究尚未进行。$Ⅰ_A$类抗心律失常药均不能和伊布利特注射液同时使用，或注射后 4 h 内使用。正在服用延长 QT 间期药物(吩噻嗪、三环类抗抑郁剂、四环类抗抑郁剂和某些抗组织胺类的药物如 H_1 受体拮抗剂)的患者，本品可能增加尖端扭转型室性心动过速发生的风险。与地高辛、钙拮抗剂、β受体阻滞剂联合应用，对伊布利特的安全性和有效性没有影响。

【不良反应】 各种室性心动过速、房室传导阻滞、束支传导阻滞、室性早搏、室上性早搏、低血压或体位性低血压、心动过缓、充血性心衰、窦性心动过速或室上性心动过速、高血压、QT 间期延长、恶心、头痛、肾衰等。

【注意事项】 使用前应纠正低钾和低镁血症。注射完本品后，应连续心电图监测至少 4 h，或待 QTc 恢复到基线。

阿奇利特 Azimilide

【分类】 化学：甲磺酰胺丁烯二酸盐。治疗学：Ⅲ类抗心律失常药。妊娠分类：C。

【指征和剂量】 房颤和房扑的治疗和预防复发。口服 100～200 mg, qd,耐受性良好,可长期口服。在肾脏和肝脏疾病时不需调整剂量。

【制剂】 片剂：100 mg。

【药动学】 代谢动力学简单、可以预测。每日口服 1 次,几乎完全吸收,不受饮食影响。经肾脏清除,部分代谢为无活性的产物。对血流动力学没有明显的不良影响。

【作用机制】 对 Ik 的快速成分和慢性成分平衡阻断,与单纯阻断 Ikr 的药物比较,这种作用可降低药物的致心律失常作用,且在心率快时仍能维持药效。除轻度 QT 间期延长外,不引起其他有意义的心电图改变。

【禁忌证】 对本品成分过敏。

【相互作用】 几乎没有药物相互作用的报道。

【不良反应】 会引起室性心律失常,可诱发尖端扭转型室性心动过速。

【注意事项】 同多非利特。

【患者用药指导】 本品有引起严重室性心律失常风险,请在医师指导下服用本品。

维拉帕米 Verapamil

【指征和剂量】 适用于下列情况：① 终止阵发性室上性心动过速：为急诊处理的首选药物之一。对室上性心律失常,包括预激综合征的顺向性阵发性室上性心动过速,以及室上性早搏效果较好。② 减慢伴快速心室率房颤、房扑的心室率：但维持时间较短。③ 控制左室特发性室性心动过速：特别有效。此种心律失常特点为无器质性心脏病、室速呈右束支阻滞图形、电轴可上偏或下偏,又称分支性或维拉帕米敏感性室速。此外,本品对无器质性心脏病由运动触发的室速、由强心苷引起的室性早搏和室性心动过速也有效。但不适用于其他器质性心脏病特别是有心功能不全患者的室速。应用方法：口服 40～80 mg, tid,根据临床需要适当增量至 240～320 mg/d。缓释剂 240 mg, qd 或 bid。缓慢静注 5～10 mg/次。

其他参阅“钙拮抗剂”中“维拉帕米”。

洋地黄类

【指征】 用于治疗合并心衰或低血压的折返性室上性心动过速，以及伴快速心室率房颤以控制心室率。

【作用机制】 通过直接心脏作用和间接兴奋心脏迷走神经的作用，可延长房室结不应期，从而使折返激动的单向传导阻滞变为双向传导阻滞而阻断折返，终止心动过速。

【禁忌证】 禁用于治疗旁道前传的快速型房颤。

其他参阅“正性肌力药”。

黄连素(小檗碱) Berberine

【分类】 妊娠分类：C。

【指征和剂量】 治疗室性早搏、室性心动过速。口服：0.1～0.3 g，tid 或 qd。

【制剂】 片剂：0.1 g。

【药动学】 口服后 30 min 作用达峰值。

【作用机制】 抗心律失常机制尚不清楚。但本品能增强乙酰胆碱作用，后者可增高膜的钾电导，即增加细胞内钾的外流。还可使豚鼠心室肌细胞动作电位时程和有效不应期延长，可能也是其抗心律失常机制之一。

【禁忌证】 对本品过敏。

【不良反应】 口苦、纳差、恶心、皮疹、瘙痒等。

【患者用药指导】 抗心律失常作用较弱，如效果不佳，宜尽早换用其他药物。

三磷腺苷 Adenosine Triphosphate

【商品名或别名】 ATP

【分类】 化学：腺苷类。治疗学：未分类抗心律失常药。妊娠分类：C。

【指征和剂量】 终止阵发性室上性心动过速：为急诊处理的首选药物之一。转复率达 90%以上，且疗效迅速 5～10 mg 置于 20 ml 生理盐水中快速静注。

【制剂】 注射剂：10 mg/ml，20 mg/2 ml。粉针剂：20 mg(附磷酸缓冲液 2 ml)。

【药动学】 静注后作用5～10 s即起始,20 s达峰值,维持时间1 min。

【作用机制】 本品注射后在体内迅速水解为单磷酸腺苷,进一步去磷酸化而变成腺苷酸,后者能产生与剂量相关的可逆性房室传导阻滞,即延长AH间期,但对HV间期无影响。临床上表现为用药后心脏迷走神经张力增高、窦性心律减慢、房室结不应期延长、阻滞折返性室上性心动过速的前向传导。由于本品在体内迅速失活,故作用持续不超过1 min。

【禁忌证】 支气管哮喘、病窦综合征、房室传导阻滞,以及旁路前传的快速室上性心律失常。

【不良反应】 头晕、窦性停搏、暂时性胸痛、呼吸困难等。

【注意事项】 原已用普萘洛尔、双嘧达莫和毛花苷C者慎用。本品有较强拟乙酰胆碱作用,后者能诱发冠状血管收缩,故应避免用于冠心病患者。应用时必须做心电监护。

【患者用药指导】 本品为静脉用药,需在专科医师指导下使用。

门冬氨酸钾镁 Potassium Magnesium Aspartate

【商品名或别名】 潘南金,门冬酸钾镁,脉安定,天冬氨酸钾镁

【分类】 化学:电解质类。妊娠分类:C。

【指征和剂量】 适用于低血钾症、低血镁症、洋地黄中毒引起的心律失常。口服:0.15～0.3 g,tid,饭后服。静滴:1～2 g/d,以5%或10%葡萄糖液250～500 ml稀释并摇匀。

【制剂】 片剂:0.15 g(含门冬氨酸钾79 mg、门冬氨酸镁70 mg)。注射剂:1 g/10 ml(含门冬氨酸720 mg、钾106～122 mg、镁39～45 mg)。

【作用机制】 本品能改善心肌收缩力和心肌细胞的能量代谢。防止低血钾或低血镁诱发的室性心律失常。

【禁忌证】 严重肾功能不全、高血钾症或严重房室传导阻滞患者禁用。

【不良反应】 静滴时可有恶心、呕吐、面部潮红、血管痛、血压下降、心率轻度减慢等。

【患者用药指导】 服药的间隔时间宜均匀,避免漏服。在进食时服用为宜。

氯化钾 Potassium Chloride

【分类】 化学:电解质类。妊娠分类:C。

【指征和剂量】　适用于低血钾和洋地黄中毒所致的异位快速心律失常。口服：1～2 g，tid。急需用者可静滴 0.3%～0.5%氯化钾溶液，1 g/h，共 1～2 g。

【制剂】　片剂：0.25 g，0.5 g。注射剂：1 g/10 ml。口服液：10%。

【作用机制】　K^+ 能降低心肌兴奋性和传导性。

【禁忌证】　无尿、血钾过高或有房室传导阻滞者禁用。

【不良反应】　心动过缓、心脏骤停、恶心、呕吐等。

【注意事项】　静滴过程中应定期检查血钾与心电图。肾功能不全、尿少时慎用。禁止静注。

五、治疗慢性心力衰竭药

心力衰竭（简称心衰）是由于心脏长时间负荷过重或原发性心肌损害导致心肌重构和心功能障碍而产生的一种复杂临床综合征。如能及时采取各种有效措施，可改善心功能，保持一定的工作及生活能力，延长患者生命。心衰可分为收缩性心衰（即射血分数降低性心衰，HFrEF）和舒张性心衰（即射血分数保存性心衰，HFpEF）两大类。两者均应去除诱因，针对病因治疗。对于收缩性心衰（LVEF≤40%），我国和国外的心衰指南均提出，首选考虑应用利尿剂（如有淤血症状或容量负荷过重）、血管紧张素转换酶抑制剂（ACEI）和 β 受体阻滞剂，不能耐受 ACEI 的患者可改用血管紧张素Ⅱ受体拮抗剂（ARB）。若治疗效果仍不满意，可酌情加用醛固酮受体拮抗剂、伊伐布雷定（窦房结起搏电流抑制剂）。在上述 7 种对慢性心衰治疗肯定有效的药物中，其在临床试验中证实的疗效并不相同，其中 ACEI、β 受体阻滞剂、ARB、醛固酮受体拮抗剂和伊伐布雷定可以改善心衰患者的预后，而利尿剂和地高辛只能缓解心衰的症状，不能改善预后。

临床上曾经常用的一些正性肌力药、血管扩张剂均具有缓解心衰症状的作用，但临床试验表明长期应用反而增加病死率，故只能用于慢性心衰急性失代偿或急性心衰的短期治疗。这与利尿剂和地高辛不同。利尿剂和地高辛已被证实不仅可缓解心衰的症状，而且可以长期应用；换言之，这两种药的长期使用是安全的，不会使慢性心衰患者的预后恶化。

ACEI、ARB、β 受体阻滞剂、利尿剂这四类药物请参见本书相关部分。

本节将介绍其他抗心衰药物。

(一)利 尿 剂

见泌尿系统。此处介绍几种其他利尿剂。

托拉塞米 Torasemide

【商品名或别名】 益耐,拓塞,特苏敏,丽芝,伊迈格

【分类】 化学:襻利尿剂。治疗学:抗高血压药、抗充血性心力衰竭药。妊娠分类:B。

【指征和剂量】 原发性高血压:起始 2.5 mg,qd。一般维持剂量为 2.5 mg,qd。充血性心衰引起的水肿:起始 5 mg,qd,可根据患者反应调整剂量,每天最大剂量不超过 20 mg。维持剂量为 5 mg,qd。

【制剂】 片剂:每片 5 mg,10 mg,20 mg。

【药动学】 口服迅速吸收,1～2 h 后达到峰值血清水平。99%以上与血浆蛋白结合;代谢产物 M_1、M_3 和 M_5 分别有 86%、95%和 97%与血浆蛋白结合。托拉塞米及其代谢产物具有剂量线性动力学特征,终末半衰期在健康受试者中为 3～4 h。总清除率为 40 ml/min,肾脏清除率约为 10 ml/min。肝脏代谢,以原型药物及其代谢产物从肾脏排泄。在充血性心衰和肝功能障碍时,托拉塞米及其代谢产物的消除半衰期轻度延长。肾功能衰竭时托拉塞米的总清除率和消除半衰期不受影响。托拉塞米及其代谢产物不能通过血液透析或血液过滤消除。绝对生物利用度为 80%～90%。

【作用机制】 本品抑制钠离子和氯离子在亨氏襻升支的重吸收,起排钠、氯的利尿剂作用。口服后利尿作用 1 h 内出现,2～3 h 达到最大,可持续 12 h。本品通过减轻前负荷与后负荷使水肿缓慢消退,可改善心衰的症状,使心脏的心力储备增加(NYHA 分级改善)。

【禁忌证】 ① 肾功能衰竭的无尿期。② 肝性昏迷前期或昏迷。③ 已知对托拉塞米或磺酰脲类过敏的患者。④ 低血压。⑤ 血容量不足。⑥ 低钠血症。⑦ 低钾血症。⑧ 严重排尿障碍(如前列腺肥大)。⑨ 由于缺乏有关的临床经验,不应该将本品用于:12 岁及以下儿童,痛风、心律失常(如窦房传导阻滞或Ⅱ度/Ⅲ度房室传导阻滞),与氨基糖苷类抗生素或头孢菌素类同时治疗,以及因使用损伤肾脏的药物造成肾脏功能障碍的患者。

【相互作用】 将托拉塞米与其他药物或物质同时使用时，必须考虑以下相互作用：① 本品引起的钾缺乏可增加强心苷的不良反应。② 可增加盐皮质类固醇、糖皮质类固醇和缓泻剂耗竭钾的作用。③ 非类固醇抗炎药（如吲哚美辛）和丙磺舒可降低托拉塞米的利尿和降压作用，可加强抗高血压药的作用。④ 与ACEI合用时可导致血压下降幅度增大。⑤ 可能减弱抗糖尿病药的作用。⑥ 可加强氨基糖苷类抗生素（如卡那霉素、庆大霉素、妥布霉素）、抑制细胞增殖的铂衍生物和头孢菌素的耳毒性和肾脏毒性效应，特别是大剂量托拉塞米治疗时。⑦ 在服用大剂量水杨酸盐时可增加水杨酸盐的毒性。⑧ 合用考来烯胺（消胆胺）时可减少本品的生物利用度并减弱其疗效。⑨ 托拉塞米可减弱对去甲肾上腺素或肾上腺素的反应。

【不良反应】 ① 可能发生水和电解质（钠、钾、氯）丢失，取决于剂量和治疗时间；偶尔会加重代谢性碱中毒。② 偶尔（特别是在治疗开始时）会出现头痛、头晕、思睡、感觉无力和肌肉痛性痉挛。③ 有时会出现低钾血症，特别是采用低钾饮食、呕吐、腹泻、过多使用缓泻剂或肝脏功能长期异常的患者。④ 个别病例由于血液浓缩，可能发生低血压、意识错乱状态、血栓栓塞并发症等。⑤ 偶尔会出现胃肠不适（如没有食欲、胃痛、恶心、呕吐、腹泻或便秘），特别是在治疗开始时。⑥ 偶尔有血清尿酸、血糖和血脂（三酰甘油、胆固醇）的升高。⑦ 个别病例有血液成分减少（红细胞、白细胞或血小板）。⑧ 个别病例出现变态反应，如瘙痒、皮疹、严重的皮肤反应或光过敏。

【注意事项】 长期使用本品，应定期监测电解质（特别是血钾值）、血糖、尿酸、肌酐、脂类及血液成分等指标。开始使用前必须纠正排尿障碍，特别是在治疗开始时及老年患者，应该仔细监测电解质、血容量不足及血液浓缩的体征。

【患者用药指导】 ① 肝硬化腹水患者使用本品利尿时，应住院治疗。② 服药后如有乏力、恶心、腹泻、便秘、消化不良、头晕和心悸等，应去医院采血监测电解质（特别是血钾值）、血糖、血生化和血液成分指标。③ 本品可导致头晕，驾驶或从事其他需要精力集中的工作时应慎用。④ 避免突然体位改变，以防头晕或晕厥。⑤ 应摄入富含钾的食物，避免低血钾。

阿米洛利 Amiloride

【商品名或别名】 氨氯吡咪，必达疏，必达通，胍酰吡嗪，盐酸氨氯吡咪

【分类】 化学：潴钾利尿药。治疗学：治疗水肿性疾病药。妊娠分类：

尚不明确。

【制剂】 片剂：每片 2.5 mg。

【指征和剂量】 ① 主要治疗水肿性疾病,亦可用于难治性低钾血症的辅助治疗。成人用量口服 2.5 mg,qd,必要时 bid,与食物同服。② 治疗成人高血压。③ 用于肾上腺腺瘤或腺癌所致的原发性醛固酮增多症术前准备,或不愿手术者。④ 用于原发性醛固酮增多症。⑤ 用于防治低血钾型家族性周期性麻痹。

【药动学】 口服后经胃肠道吸收。作用半衰期 6～9 h,单次口服起效时间为 2 h,血清浓度达峰为 3～4 h,有效持续时间 6～10 h,约 50%以原型药从小便中排泄,40%在 72 h 内随粪便排出。

【作用机制】 系保钾利尿药,作用于肾脏远端小管,阻断钠-钾交换机制,促使钠、氯排泄而减少钾离子和氢离子分泌。作用不依赖于醛固酮。其本身促尿钠排泄和抗高血压活性减弱,但与噻嗪类或髓襻类利尿剂合用有协同作用。

【禁忌证】 严重肾功能减退、高钾血症时禁用。运动员慎用。

【相互作用】 ① 肾上腺皮质激素可减弱本药的利尿作用,拮抗本药的潴钾作用。② 雌激素能引起水钠潴留,从而减弱本药的利尿作用。③ 非甾体类消炎镇痛药,尤其是吲哚美辛,能降低本药的利尿作用,且合用时肾毒性增加。④ 拟交感神经药物降低本药的降压作用。⑤ 多巴胺加强本药的利尿作用。⑥ 与引起血压下降的药物合用,利尿和降压效果均加强,且不宜与其他保钾利尿药或钾盐合用。⑦ 与下列药物合用时,发生高钾血症的机会增加,如含钾药物、库存血、ACEI、ARB 和环孢素等。⑧ 与葡萄糖胰岛素液合用时应慎重权衡。⑨ 本药使地高辛半衰期延长。

【不良反应】 单独使用时高钾血症较常见。偶可引起低钠血症、高钙血症、轻度代谢性酸中毒。胃肠道反应可有口干、恶心、呕吐、腹胀等。还可见到头痛、头晕、胸闷、性功能低下等不良反应。过敏反应主要表现为皮疹。

【注意事项】 给药应个体化,从最小有效剂量开始,以减少电解质紊乱等副作用。对诊断的干扰：可使下列测定值升高：血糖(尤其是糖尿病患者),血肌酐,尿酸和尿素氮(尤其是老年人和已有肾功能损害者),血钾、血镁及血浆肾素浓度;可使血钠浓度下降。下列情况慎用：少尿,肾功能损害,糖尿病,酸中毒和低钠血症。用药前应了解血钾浓度。服药期间如发生高钾血症则应立即停药,并做相应处理。长期应用应定期查血钾、血钠、血氯水平。于进食时或餐后服药，以减少胃肠道反应。如每日给药1次，应于早晨给药以免夜间排尿次数增多。

【患者用药指导】① 首次使用、调整利尿剂用量和患有影响肾功能的疾病者，应监测血钾浓度。② 使用本品引起高钾血症、低钠血症、血糖升高、口干、恶心、呕吐、腹痛、腹泻、便秘、头痛、头晕、咳嗽、尿频及多尿等应与医师联系。

苄氟噻嗪　Bendroflumethiazide

【商品名或别名】 氟克尿噻，氟利尿，利钠素

【分类】 化学：噻嗪类利尿药。治疗学：治疗水肿性疾病、高血压或尿崩症药。妊娠分类：C。

【指征和剂量】 治疗水肿性疾病或尿崩症：开始时2.5～10 mg，qd，bid，或qod，或每周连续服用3～5 d。维持阶段2.5～5 mg，qd，或qod，或每周连续服用3～5 d。治疗高血压：开始每日2.5～20 mg，单次或分两次服，并酌情调整剂量。

【制剂】 片剂：每片2.5 mg，5 mg。

【药动学】 口服吸收迅速完全，血浆蛋白结合率高达94%，1～2 h起作用，达峰时间6～12 h，持续18 h以上，半衰期为8.5 h。绝大部分由肾脏排泄(30%为原型)，少量由胆汁排泄。胃肠道易吸收。经肝脏代谢，由尿排泄。

【作用机制】 作用与氢氯噻嗪相似，但利尿作用更强，且持久。有较好的降压作用。利尿作用主要抑制远端小管前段和近端小管(作用较轻)对氯化钠的重吸收，从而增加远端小管和集合管的 Na^+-K^+ 交换，K^+ 分泌增多。能不同程度地抑制碳酸酐酶活性，故能解释其对近端小管的作用。对享氏襻无作用，是本类药物利尿作用远不如襻利尿药的主要原因。

【禁忌证】 ① 交叉过敏：与磺胺类药物、呋塞米、布美他尼、碳酸酐酶抑制剂有交叉过敏。② 孕妇、哺乳期妇女不宜服用。③ 老年人应用本类药物较易发生低血压、电解质紊乱和肾功能损害。④ 下列情况慎用：无尿或严重肾功能减退者；糖尿病患者；高尿酸血症或有痛风病史者；严重肝功能损害者；胰腺炎患者；交感神经切除者(降压作用加强)。高血压合并痛风的患者禁用。

【相互作用】 ① 肾上腺皮质激素、促肾上腺皮质激素、雌激素、两性霉

素 B(静脉用药),能降低本药的利尿作用,增加发生电解质紊乱的机会,尤其是低钾血症。② 非甾体类消炎镇痛药尤其是吲哚美辛,能降低本类药的利尿作用。③ 与拟交感胺类药物合用,利尿作用减弱。④ 考来烯胺(消胆胺)能减少胃肠道对本类药物的吸收。⑤ 与多巴胺合用,利尿作用加强。⑥ 与降压药合用时,利尿降压作用均加强。⑦ 与抗痛风药合用时,后者应调整剂量。⑧ 使抗凝药作用减弱。⑨ 降低降糖药的作用。⑩洋地黄类、胺碘酮等与本药合用,应慎防低钾血症。与碳酸氢钠合用,则发生低氯性碱中毒的机会增加。

【不良反应】 大多数不良反应与剂量和疗程有关。① 水、电解质紊乱所致的副作用较为常见,如低钾血症、低钠血症,临床常见反应有口干、烦渴、肌肉痉挛、恶心、呕吐和极度疲乏无力等。② 高糖血症、高尿糖血症。③ 少数可诱发痛风发作。④ 过敏反应如皮疹、荨麻疹等,但较为少见。⑤ 血白细胞减少或缺乏症、血小板减少性紫癜等亦少见。⑥ 个别病例可有胃肠道反应,如恶心呕吐、腹胀、腹泻。⑦ 突然停药可引起钠、氯及水的潴留。

【注意事项】 应从最小有效剂量开始,以减少不良反应,减少反射性肾素和醛固酮分泌。与降压药物合用时,可减少本药剂量。长期使用或有低钾血症倾向的患者,应酌情补钾或与保钾利尿剂合用。本药与磺胺类药物、呋塞米、布美他尼、碳酸酐酶抑制药物有交叉过敏。用药期间监测电解质、血糖、血尿酸、血肌酐、血尿素、血压。

【患者用药指导】 有磺胺类呋塞米等药物过敏者慎用,用药期间如出现头晕、乏力、恶心、呕吐、口干、烦渴、皮疹等,应及时与医师联系。

美托拉宗 Metolazone

【商品名或别名】 甲苯喹唑酮,甲苯喹唑磺胺,Diulo,Zaroxolyn

【分类】 化学:其他利尿药。治疗学:治疗充血性心衰、肾脏疾病所致的水肿和高血压药。妊娠分类:B。

【指征和剂量】 治疗水肿:口服,开始时每次 5~10 mg,qd,需要时每天可用 20 mg 或更大剂量。治疗高血压:一般每次 2.5~5 mg,qd,单独使用或与其他降压药合用。

【制剂】 片剂:每片 0.5 mg,2.5 mg,5 mg,10 mg。

【药动学】 口服吸收迅速但不完全(约 64%)。广泛与血浆蛋白及红细胞结合。$t_{1/2}$约 8 h。服药后 1 h 出现利尿作用，持续 12～24 h。主要经肾排泄，大部分为原型，小部分为无活性代谢物，另一小部分也经胆汁排泄。本品不同于氢氯噻嗪，不会使肾血流量和肾小球滤过率降低，肾功能严重损害者尚可应用，但肾小球滤过率每分钟小于 10 mg 时则效差。可通过胎盘，也可自乳汁分泌。

【作用机制】　本品化学结构与噻嗪类不同，利尿作用与氢氯噻嗪相似，但无抑制碳酸酐酶作用。

【禁忌证】 对本药或磺胺类药物过敏者，无尿者，肝性脑病前期及肝性脑病患者禁用。

【相互作用】　① 降压药，合用可增强利尿作用。② 多巴胺，合用可增强利尿作用。③ 洋地黄类药物，本药引起的低血钾可增强洋地黄类药物的毒性。④ 碳酸氢钠，合用可使低氯性碱中毒风险增加。⑤ 肾上腺皮质激素、促肾上腺皮质激素、雌激素、两性霉素 B(静脉用药)等药物，合用可降低本药的利尿作用，增加发生电解质紊乱（尤其是低钾血症）的危险。⑥ 非甾体类解热镇痛药（尤其是吲哚美辛、交感神经节阻断药），合用可降低本药的利尿作用。⑦ 考来烯胺，合用可减少胃肠道对本药的吸收。⑧ 激动α受体的拟肾上腺素受体类药物，合用可使利尿作用减弱。⑨ 抗凝药物，合用可使抗凝药的作用减弱。⑩胺碘酮，合用可能引起低钾血症及相关不良反应。

【不良反应】不良反应与氢氯噻嗪相似。

【注意事项】　孕妇、哺乳期妇女及儿童不宜应用。以下患者慎用：糖尿病、电解质紊乱、高尿酸血症或痛风、肝肾功能不全、低血压、系统性红斑狼疮、中至高度胆固醇血症等患者。

【患者用药指导】　有过敏史或哮喘史者需谨慎。用药过程中如出现心悸、胸痛、乏力、头痛、头晕或黄疸等情况，应及时与医师联系。水肿患者应监测尿量改变及体重变化情况，定期监测血、尿电解质平衡情况。

托伐普坦　Tolvaptan

【商品名或别名】　苏麦卡，Samsca

【分类】　化学：血管加压素 V_2 受体拮抗药。治疗学：利尿药、抗心衰药。妊娠分类：C。

【指征和剂量】　用于治疗由充血性心衰、肝硬化及抗利尿激素分泌不足综合征导致的低钠血症。心衰伴严重水肿，利尿剂疗效差或存在利尿剂抵抗的患者,或伴肾功能损害、低钠血症患者尤为适用。15 mg,qd,餐前或餐后均可。服药至少 24 h 后根据血清钠浓度可增加服用剂量。最大剂量 60 mg/d。

【制剂】 片剂:15 mg。

【作用机制】 本品为一种血管加压素 V_2 受体拮抗药(非肽类 AVP_2 受体拮抗剂),可以升高血浆中 Na^+ 浓度,帮助多余的水分从尿液排出。增强肾脏处理水的能力。可以被看作一种排水不排钠的新型利尿剂。

【禁忌证】 对本品过敏者、急性血钠增高、无法感受或无法正确判断饥渴的患者、血容量减少的低钠血症、正在服用强效 CYP3A4 抑制剂(如酮康唑、依曲康唑及克拉霉素、利托那韦、茚地那韦等),以及无尿患者禁用。

【相互作用】 尚无相关报道。

【不良反应】 口干渴感、尿频和多尿、晕眩、恶心、便秘、无力和低血压等。

【注意事项】 服用本品的患者口渴时应及时饮水。

【患者用药指导】 应在医师的指导下服药。

可尼普坦 Conivaptan

【商品名或别名】 Vaprisol

【分类】 化学:血管加压素 V_{1a}/V_2 受体拮抗药。妊娠分类:C。

【指征和剂量】 适用于伴有血容量正常的低钠血症,以升高血钠水平。用于充血性心力衰竭可静脉应用 4 d,初始剂量为 20 mg,应用 30 min,继而在随后 24 h 内应用 20 mg,此后每天应用 20 mg。

【制剂】 针剂:20 mg/支。

【作用机制】 可尼普坦是一种血管加压素受体拮抗药,其通过与肾小管的精氨酸加压素受体结合发挥作用,可增加尿中水分的排泄。可尼普坦对电解质如钠、钾、氯等的分泌和重吸收无影响,而其可维持血钠平衡。

【禁忌证】 对本品过敏、急性血钠增高、无法感受或无法正确判断饥渴的患者、血容量减少的低钠血症、正在服用强效 CYP3A4 抑制剂、无尿患者禁用。

【相互作用】 可尼普坦可以抑制肝脏 CYP3A4 的活性,因此,可与以下药物发生相互影响:氨氯地平、咪达唑仑、辛伐他汀、地高辛等。其他他汀类药物(如阿托伐他汀、洛伐他汀、瑞舒伐他汀等)也可与可尼普坦发生相互作用。而抗真菌药如酮康唑、依曲康唑及克拉霉素、利托那韦、茚地那韦等强效 CYP3A4 抑制剂可引起可尼普坦血药浓度的增高。

【不良反应】 注射部位反应是其最常见的不良反应，如该反应严重，需停用该药。其他不良反应还包括皮肤反应、头痛、晕眩、恶心、口干渴感、低血钾、呕吐、排尿增多、腹泻、直立性低血压等。

【注意事项】 服用本品的患者口渴时应及时饮水。

常用利尿剂治疗慢性心衰的剂量 (mg)

药　　物	起始剂量	常用每日剂量
襻利尿剂		
呋塞米	20～40	40～200
托拉塞米	5～10	20～50
噻嗪类利尿剂		
氢氯噻嗪	12.5～25	12.5～100
吲达帕胺	2.5	2.5～5
保钾利尿剂		
阿米洛利	2.5	5～10
氨苯蝶啶	25	100
新型利尿剂		
托伐普坦	7.5	15～30

（二）血管紧张素转换酶抑制剂

见抗高血压药。

ACEI 治疗慢性心衰的剂量

药　　物	起始剂量	目标剂量
卡托普利	6.25 mg，tid	50 mg，tid
依那普利	2.5 mg，bid	20～30 mg，bid
福辛普利	5 mg/d	20～30 mg/d

(续表)

药　　物	起始剂量	目标剂量
贝那普利	2.5 mg/d	20～30 mg/d
培哚普利	2 mg/d	4～8 mg/d
雷米普利	2.5 mg/d	10 mg/d

(三)血管紧张素受体拮抗剂

见抗高血压药。

ARB治疗慢性心衰的剂量

药　　物	起始剂量	推荐剂量
坎地沙坦	4 mg/d	32 mg/d
缬沙坦	20～40 mg/d	80～160 mg,bid
氯沙坦	25～50 mg/d	150 mg/d
厄贝沙坦	75 mg/d	300 mg/d
替米沙坦	40 mg/d	80 mg/d
奥美沙坦	10 mg/d	20～40 mg/d

(四)β受体阻滞剂

见抗高血压药。

β受体阻滞剂治疗慢性心衰的剂量

药　　物	初始剂量	目标剂量
琥珀酸美托洛尔	12.5/25 mg,qd	200 mg,qd
酒石酸美托洛尔	6.25 mg,tid	50 mg,tid
比索洛尔	1.25 mg,qd	10 mg,qd
卡维地洛	3.125 mg,bid	25～50 mg,bid

(五) 醛固酮受体拮抗剂

螺内酯　Spironolactone

醛固酮拮抗剂治疗慢性心衰的剂量

药　物	初始剂量	最大剂量
依普利酮	12.5～25 mg, qd	50 mg, qd
螺内酯	10～20 mg, qd	30～40 mg, qd

【商品名或别名】 安体舒通，螺旋内酯固醇，Antisterone，Aldactone

【分类】 化学：磷酸二酯酶抑制剂。治疗学：强心、血管扩张剂。妊娠分类：C。

【适应证】 ① 水肿性疾病如充血性水肿、肝硬化腹水、肾性水肿等：目的在于纠正上述疾病伴发的继发性醛固酮分泌增多，并对抗其他利尿药的排钾作用。也可用于特发性水肿的治疗。② 高血压：作为降压治疗的辅助药物。③ 原发性醛固酮增多症：可用于此病的诊断和治疗。④ 低钾血症的预防：与噻嗪类利尿剂或襻利尿剂合用可增强利尿效应和预防低钾血症。

【制剂】 片剂：20 mg。

【药代动力学】 本药口服吸收较好，生物利用度＞90%，血浆蛋白结合率在90%以上，进入体内后80%由肝脏迅速代谢为有活性的坎利酮(Canrenone)。口服1 d左右起效，2～3 d达高峰，停药后作用仍可维持2～3 d。每日服药1～2次，$t_{1/2}$平均19 h(13～24 h)。无活性代谢产物从肾脏和胆道排泄，约有10%以原型从肾脏排泄。

【作用机制】 本药结构与醛固酮相似，为醛固酮的竞争性抑制剂。作用于远曲小管和集合管，阻断Na^+-K^+和Na^+-H^+交换，结果Na^+、Cl^-和水排泄增多，K^+、Mg^{2+}和H^+排泄减少。由于本药仅作用于远曲小管和集合管，对肾小管其他各段无作用，故利尿作用较弱。另外，本药对肾小管以外的醛固酮靶器官也有作用。本药阻断肾素-血管紧张素-醛固酮系统的作用，有助于切断心血管事件链，防止和延缓心肌重构，对慢性心衰可产生有益的治疗效果。

【禁忌证】 高钾血症及对本品过敏者禁用。

【药物相互作用】 肾上腺皮质激素(尤其具有较强盐皮质激素作用的制剂)和促肾上腺皮质激素能减弱本药的利尿作用,而拮抗本药的潴钾作用。雌激素能引起水钠潴留,从而减弱本药的利尿作用。非甾体消炎镇痛药,尤其是吲哚美辛,能降低本药的利尿作用,且合用时肾毒性增加。拟交感神经药物降低本药的降压作用。多巴胺加强本药的利尿作用。与引起血压下降的药物合用,利尿和降压效果均加强。与下列药物合用时,发生高钾血症的机会增加,如血管紧张素转换酶抑制剂、血管紧张素Ⅱ受体拮抗剂、环孢素、含钾药物、库存血等。与葡萄糖胰岛素液、碱剂、钠型降钾交换树脂合用,发生高钾血症的机会减少。本药使地高辛半衰期延长。与肾毒性药物合用,肾毒性增加。甘草类制剂具有醛固酮样作用,可降低本药的利尿作用。

【不良反应】 高钾血症最为常见,且常以心律失常为首发表现,故用药期间必须密切随访血钾和心电图。胃肠道反应有恶心、呕吐、胃痉挛和腹泻、消化性溃疡等。此外,本品的抗雄激素样作用或对其他内分泌系统的影响,长期服用可致男性乳房发育、阳痿、性功能低下,女性可致乳房胀痛、声音变粗、毛发增多、月经失调、性机能下降。因过度利尿、有效血容量不足、引起肾小球滤过率下降,可出现暂时性血浆肌酐、尿素氮升高,原有肾功能损害时尤为常见。还可有低钠血症、过敏反应皮疹等,均很少见。

【注意事项】 ① 下列情况慎用:无尿或肾功能不全、肝功能不全(可引起电解质紊乱,诱发肝昏迷)、低钠血症、酸中毒、乳房增大或月经失调。② 应于早晨服药,以免夜间排尿次数增多。③ 用药前应了解患者血钾浓度,低于5.0 mmol/L方可使用。用药期间如出现高钾血症,应立即停药。④ 已应用其他利尿药再加用本药时,其他利尿药剂量在最初2～3 d可减量50%,以后酌情调整剂量。⑤ 应于进食时或餐后服药,以减少胃肠道反应,并可能提高本药的生物利用度。本药可通过胎盘,但对胎儿的影响尚不清楚。孕妇应在医师指导下用药,且用药时间应尽量短。老年人用药较易发生高钾血症和利尿过度。

依普利酮 Eplerenone

【商品名或别名】 莫索尼定

【分类】 化学:醛固酮受体阻滞剂、保钾利尿药。治疗学:抗高血压药、抗心力衰竭药。妊娠分类：B。

【指征和剂量】 高血压和慢性心衰。口服 25～50 mg，qd。

【制剂】 片剂：25 mg，50 mg。

【药物动力学】 依普利酮一般主要通过细胞色素 P450 代谢，半衰期 4～6 h。口服后 1.5 h 达到血浆浓度峰值。

【作用机制】 依普利酮是一种新型选择性醛固酮受体阻滞剂，与雄激素和黄体酮受体相互作用极小，本品半衰期较长，每日口服 1 次就可有效地控制高血压，减轻心、脑和肾等靶器官的损害，改善 2 型糖尿病患者微量蛋白尿，而且其副作用发生率与安慰剂相似，耐受良好。

【禁忌证】 高钾血症、严重肾功能不全、严重肝脏损伤者禁用。不能与酮康唑、伊曲康唑和其他保钾利尿剂合用。

【相互作用】 由于依普利酮主要通过细胞色素 P450 酶代谢，依普利酮主要与影响的药物产生相互作用，如抑制剂酮康唑和伊曲康唑抑制剂红霉素、沙奎那韦和维拉帕米等。与其他可引起高血钾的药物合用，应密切注意血钾浓度。

【不良反应】 高血钾、低血压、头晕、暂时性肾功能不全，血清肌酐浓度升高，肝功能损害等。

【注意事项】 最主要的并发症是高钾血症，能够导致严重的甚至致命性的心律失常。应该监测血钾浓度，血钾＞5.5 mmol/L，不宜使用。在心衰的治疗中，血清肌酐水平升高（男性＞2.0 mg/dl，女性＞1.8 mg/dl），或肌酐清除率＜50 ml/min 的患者应慎用，防止发生高钾血症和进一步损害肾脏功能。

【患者用药指导】 患者应在医师的指导下服用该药物。

（六）单纯降低心率的药物

伊伐布雷定 Ivabradine

【商品名或别名】 Procoralan

【分类】 化学：窦房结 If 电流特异性抑制剂。治疗学：抗心绞痛药、抗心力衰竭药。妊娠分类：D。

【指征和剂量】 用于不耐受 β 受体阻断剂、窦性心律正常的慢性稳定型心绞痛、窦性心动过速患者。还可以降低心衰患者的心血管病死亡率和再住院率,改善预后。起始剂量:5 mg,bid。3～4 周后根据治疗效果,可增加至 7.5 mg,bid。如果在治疗期间,休息时心率减少持续＜50 次/min,或患者体验涉及心跳缓慢的症状,如头昏、疲劳或者血压过低,剂量必须向下调整,包括可能剂量 2.5 mg/次,bid。必须每日 2 次口服,例如早餐和晚餐时服用。如果心率＜50 次/分,或心搏徐缓症状持续,则应停止用药。

【制剂】 薄膜衣片 5 mg、7.5 mg。

【药动学】 口服后吸收迅速、较彻底,1 h 后达血药峰浓度。体内的血浆蛋白结合率大约为 70%,表观分布容积在稳态下接近 100 L。在 5 mg,bid 的长期给药中,最大血浆浓度为 22 ng/mL(CV＝29%),稳态下的平均血浆浓度为 10 ng/ml(CV＝38%)。仅通过细胞色素 P450 3A4 氧化代谢,主要活性代谢物为 N-去甲基化衍生物。血浆中的消除半衰期为 2 h,有效半衰期为 11 h。总清除率为 400 ml/min,肾脏消除率为 70 ml/min。通过大便和小便最终排泄代谢物。动力学呈线性,口服剂量范围为 0.5～24 mg。使用剂量增加到 15～20 mg,bid,能够增加伊伐布雷定和主要代谢物的血浆浓度,从而使心率的降低呈线性。在高剂量下,心率的降低与伊伐布雷定血浆浓度不再成比例。与强 CYP3A4 抑制剂联合使用会导致心率过度降低。

【作用机制】 本品为窦房结 If 电流选择特异性抑制剂,If 电流引起心脏起搏细胞的缓慢舒张期去极化是心脏自主搏动的电学基础。本品可选择性地阻断这一电流,从而降低静息及运动时的心率。本品减慢心率作用并呈现显著的剂量依赖性,且可显著减少心率-收缩压乘积,使心肌耗氧量减少。

【禁忌证】 窦性心动过缓者禁用。也不能与抑制剂(如酮康唑、大环内酯类抗菌药、奈法唑酮,以及抗 HIV 药奈非那韦和利托那韦等)合用。

【不良反应】 有发光现象(14.5%),较轻微、短暂,且为可逆的,不会引起严重的后果。还可会出现窦性心动过缓(2%～5%)、房室传导阻滞、室性早搏、头晕和视物模糊等。

【注意事项】 老年患者应采用较低的起始剂量,根据需要增加剂量。肾功能不全患者的肌酐清除率＞15 ml/min 的,不需要调整剂量;肌酐清除率＜15 ml/min 的应慎用。肝功能损害轻度者不需调整剂量,中度者应慎用,重度者应禁用。

六、血栓溶解药和抗栓药

急性的血栓形成是导致急性心肌梗死 ST 段抬高的主要原因。溶栓药物可使纤溶酶原转变成纤溶酶,纤溶酶通过降解纤维蛋白和纤维蛋白原而限制血栓增大和溶解血栓,又称纤维蛋白溶解药。常用的溶栓药物分为 3 代:第一代包括尿激酶和链激酶,不具纤维蛋白选择性;第二代具有纤维蛋白选择性,包括组织型纤维蛋白溶酶原激活剂(tPA)、重组 tPA(rtPA)、单链尿激酶型纤溶酶原激活剂等;第三代有 t-PA 的变异体(rPA,nPA,TNK-tPA)和金葡菌激酶(SAK),半衰期长,适合静脉推注。根据溶栓药物对纤维蛋白的选择性可分类为非特异性溶栓剂、特异性(选择性作用)溶栓剂。

抗栓药物分为抗血小板药物和抗凝药物。常用的抗血小板药物有血栓素 A2 抑制剂(如阿司匹林)、ADP 受体拮抗剂(如氯吡格雷、噻氯匹定)、糖蛋白Ⅱb/Ⅲa 受体拮抗剂等。新型抗血小板药物主要为 P2Y12 腺苷二磷酸受体拮抗剂,包括替卡格雷和普拉格雷。常规抗凝药物主要包括肝素、低分子肝素、华法林、凝血酶直接抑制剂、戊糖等。新型抗凝药物有组织因子抑制剂、间接Ⅹa 因子抑制剂(如磺达肝癸钠)、直接Ⅹa 因子抑制剂(利伐沙班)、直接凝血酶抑制剂(达比加群酯)和选择性抗凝血酶剂(阿加曲班)。由于在血液系统用药中对这两类药物有详细描述,本章节补充说明心血管疾病中常用的几个血栓溶解药物及新型的血栓溶解药物和抗栓药物。

(一)溶 栓 剂

重组葡激酶 Recombinant Staphylokinase

【商品名或别名】 依立通,施爱克(r-SAK)

【分类】 化学:纤溶酶原激活剂。治疗学:溶栓药。妊娠分类:C。

【指征和剂量】 急性 ST 段抬高心肌梗死:在发病后 6 h 内使用,最长不超过 12 h。总剂量为 15 mg。3 mg 于 1 min 内静注,余下 12 mg 于30 min 静滴。给药前先静注肝素钠 60 U/kg,给药后用静脉输液泵滴注肝素钠,调整肝素用量维持 APTT 在 50～70 s,最高剂量不超过 1 000 U/h,维持 48 h,此后可皮下注射低分子量肝素,每 12 h 一次,连续 3 d。

【制剂】 注射剂:5 mg/25 万 AU/瓶,10 mg/瓶。

【药动学】 缓慢静注后主要分布于血液中,在血管内发挥作用,消除相半衰期在 2.5～20 mg 无显著差异,平均为(47.21±10.28)min。

【作用机制】 具有溶栓作用,机制为通过与人血浆中纤溶酶原结合形成复合物,后者特异性地与血栓表面的纤维蛋白结合,激活纤溶系统,促使纤溶酶原转换成纤溶酶,使纤维蛋白降解,血栓溶解。

【禁忌证】 ① 两周内曾有碰撞或外伤、外科手术、不能实施压迫的血管穿刺、分娩及器官活体组织检查史。② 两周内发生过胃肠道或泌尿道出血及其他活动性出血。③ 脑血管意外史。④ 高血压患者经治疗后收缩压≥180 mmHg 和(或)舒张压≥110 mmHg,过于依赖药物维持血压的患者。⑤ 凝血功能障碍。⑥ 颅内肿瘤、动静脉畸形或动脉瘤。⑦ 中、重度肝肾疾病。⑧ 已存在左房血栓及左室附壁血栓,如二尖瓣狭窄伴心房纤颤、感染性心内膜炎。⑨ 急性心包炎。⑩ 妊娠。⑪ 对金葡菌激酶过敏。⑫ 糖尿病性出血性视网膜病。

【相互作用】 与阿司匹林同时使用治疗急性心肌梗死具有良好的效果。

【不良反应】 ① 出血:最常出现的不良反应,部分患者于穿刺部位发生皮肤瘀斑,还可出现内脏出血包括胃肠道、泌尿生殖道和呼吸道,甚至颅内出血。如果发生难以控制的大出血,应立即停止滴注重组金葡菌激酶,输入 6-氨基已酸等抗纤溶药物,并立即输入新鲜血浆或全血。② 偶尔发生过敏反应:有发热、寒战、皮疹、发痒和低血压等。可有低血压,如发生可暂减缓滴注速度。过敏性休克极少发生,轻微的过敏反应可不中断重组金葡菌激酶的输注,严重反应需立即停止输注,并静注抗组织胺药物和糖类皮质激素。③ 其他反应:心律失常可发生于治疗心肌梗死病例,例如心动过缓、心动过速、室性早搏或室颤等。溶栓后因血栓脱落有时可发生栓塞性并发症,如肺栓塞、脑栓塞,偶发胆固醇栓塞及溶血性贫血。

【患者用药指导】 下列患者慎用:脑血管疾病、败血症性栓塞性静脉炎(或在严重感染部位存在动静脉瘘)、高龄者(>65 岁)、长期口服抗凝剂(如华法林等),以及潜在的难以止血的部位出血,或可能明显增加出血机会的各种情况。

链激酶

见血液系统用药。

尿激酶

见血液系统用药。

单链尿激酶型纤溶酶原激活剂 Single Chain Urokinase Type Plasminogen Activator

【商品名或别名】 Singlechain urokinase

【分类】 化学：直接纤溶酶原激活剂。治疗学：溶栓药。妊娠分类：C。

【指征和剂量】 急性 ST 段抬高心肌梗死：首次静注 20 mg，然后于 60 min内静滴 60 mg。

【制剂】 注射剂：10 mg。

【药动学】 半衰期为 7～8 min。主要经肝脏代谢，随尿排出。纤溶活性小于 SK，高于 rt-PA。

【作用机制】 从天然存在的生理性蛋白酶获得的前体药，现已由基因重组技术制造。为一含有 411 个氨基酸的单链多肽，在体内纤溶酶部分被转化成含有 276 个氨基酸的、有活性的、双链、低分子量形式的尿激酶。其未被转化的部分也可直接激活纤溶酶原。

【相互作用】 不宜与影响血小板功能的药物如阿司匹林、吲哚美辛、保泰松等合用。肝素和口服抗凝血药不宜与大剂量本品同时使用，以免出血危险增加。

【禁忌证】 急性内脏出血、急性颅内出血，陈旧性脑梗死、近 2 个月内进行过颅内或脊髓内外科手术、颅内肿瘤、动静脉畸形或动脉瘤、出血性素质、严重难控制的高血压。相对禁忌证包括延长的心肺复苏术、严重高血压、近 4 周内的外伤、3 周内手术或组织穿刺、妊娠、分娩后 10 d、活跃性溃疡病。

【不良反应】 主要为出血倾向。以注射或穿刺局部血肿最常见。其次为组织内出血，大多轻微，严重者可致脑出血。用于冠状动脉再通溶栓时，常伴随血管再通后出现房性或室性心律失常，发生率高达 70%以上，需严密进行心电监护。本品抗原性小，体外和皮内注射均未检测到诱导抗体生成，过敏反应发生率极低。曾用链激酶治疗的患者使用本品后少数人可引发支气管痉挛、皮疹和发热。

【患者用药指导】 高龄老人、严重动脉粥样硬化者应用剂量宜谨慎。

本品应在医师的监护下使用。

(二)抗血小板药

阿司匹林

见非甾体消炎药。

噻氯匹定

见血液及造血系统药。

氯吡格雷

见血液及造血系统药。

替卡格雷 Ticagrelor

【商品名或别名】 替格瑞洛 Brilinta Brilique Possia

【分类】 化学: P2Y12 腺苷二磷酸受体拮抗剂。治疗学: 抗血小板聚集药。妊娠分类: C。

【指征和剂量】 降低急性冠脉综合征患者血栓性心血管事件发生率及降低 PCI 术后支架内血栓的发生率。负荷剂量: 180 mg,之后 90 mg,bid。应同时应用阿司匹林(除非有特别的禁忌),初始负荷剂量 300 mg 后维持 75～100 mg/d。服用氯吡格雷的患者可直接改为服用替卡格雷。

【制剂】 片剂: 90 mg。

【药动学】 口服用药后经胃肠道迅速吸收,生物利用度为 36%,1.5 h 达血浆峰浓度。其主要代谢产物 AR－C124910XX 通过 CYP3A4 途径生成,2.5 h 达到血浆峰浓度。替卡格雷和 AR－C124910XX 均具有药理学活性,并与血浆蛋白结合(>99.7%)。其代谢产物可达替卡格雷血浆浓度的 30%～40%。两者主要经肝脏代谢,通过胆汁和粪便排出体外,尿中替卡格雷和其代谢产物<1%。替卡格雷半衰期为 7 h,AR－C124910XX 半衰期为 9 h。

【作用机制】 替卡格雷是一种新型的、具有选择性的小分子抗凝血药,也是第一个可逆的结合型口服 P2Y12 腺苷二磷酸受体拮抗剂,能可逆性地作用于血管平滑肌细胞上的嘌呤 2 受体亚型 P2Y12,对 ADP 引起的血小板聚集有明显的抑制作用，能有效改善急性冠心病患者的症状。因为替卡格雷的可逆性抗血小板作用，尤适用于需先行抗凝治疗再行手术的患者。

【禁忌证】 有对本品过敏史、有颅内出血史、活动性病理性出血（如消化性溃疡）、严重肝功能损害。

【相互作用】 避免与CYP3A抑制剂（如酮康唑、伊曲康唑、伏立康唑、克拉霉素、萘法唑酮、利托那韦、沙奎那韦、奈非那韦、茚地那韦、阿扎那韦、泰利霉素）合用。也不推荐与CYP3A诱导剂（如利福平、地塞米松、苯妥英、卡马西平、苯巴比妥）合用。与超过100 mg的阿司匹林合用会降低替卡格雷的药效。由于辛伐他汀、洛伐他汀通过CYP3A4代谢，合用替卡格雷，其血浆浓度增高，应避免＞40 mg/d。与地高辛合用应严密监测地高辛浓度。

【不良反应】 出血（可能是致命的）、呼吸困难、头痛、咳嗽、头晕、胃肠不适、房颤、低血压、腰背酸痛、乏力、胸痛。

【患者用药指导】 注意其不良反应特别是出血的发生，应在医师的指导下用药。

普拉格雷　Prasugrel

【商品名或别名】 Effient，Efient，Prasita

【分类】 化学：P2Y12腺苷二磷酸受体拮抗剂。治疗学：抗血小板聚集药。妊娠分类：B。

【指征和剂量】 降低急性冠脉综合征PCI术前及术后血栓性心血管事件发生率。负荷剂量：60 mg，之后10 mg，qd；如体重小于60 kg，则5 mg，qd。应同时使用阿司匹林（75～325 mg）。

【制剂】 片剂：5 mg，10 mg。

【药动学】 是一种前体药物，在体内快速代谢成具有药效学活性的代谢产物及无活性的代谢产物。有药效学活性的代谢产物的消除半衰期约7 h。健康人群、稳定性粥样硬化患者及支架术后患者药动学无明显差别。口服约79％吸收，吸收和代谢快速，30 min达到活性代谢产物血浆峰浓度。98％与血浆蛋白结合。口服后血浆内未检测到普拉格雷原型，其在肠道内快速水解为一衍生物，并进一步转化为具有药效学活性的代谢产物，这一过程主要通过CYP3A4和CYP2B6途径，少部分通过CYP2C9和CYP2C19途径。活性代谢产物代谢为两种无活性的物质。普拉格雷以无活性的代谢产物的形式约68%通过尿液排出,27%通过粪便排出。

【作用机制】 为一新的口服有效噻吩并吡啶类药物。与氯吡格雷一样,普拉格雷也是一个无活性的前体药物,需经细胞色素P450酶系代谢转化至活性代谢物后才能不可逆地抑制血小板上的P2Y12二磷酸腺苷受体。普拉格雷的疗效优于氯吡格雷,具有更高的前体药物至活性代谢物转化率及更高的生物利用度,所以起效更快并能降低个体间的疗效差异,更大限度地降低主要缺血性心血管事件发生率。

【禁忌证】 对本品或任一成分过敏、严重的肝功能不全,以及活动性病理性出血(消化道溃疡、脑出血)。

【相互作用】 与华法林、非甾体消炎药物合用增加出血风险。可以和细胞色素P450酶系统诱导及抑制剂合用。可以与阿司匹林(75～325 mg)、肝素、GPⅡb/Ⅲa受体拮抗剂、他汀类药物、地高辛、质子泵抑制剂、H_2受体抑制剂合用。

【不良反应】 最常见的不良反应是出血,包括致命性出血。

【患者用药指导】 本品应注意其不良反应特别是出血的发生,应在医师的指导下用药。

阿昔单抗

血小板膜糖蛋白Ⅱb/Ⅲa受体拮抗剂

见血液系统。

替罗非班 Tirofiban

【商品名或别名】 欣维宁,艾卡特,Aggrastat

【分类】 化学:血小板膜糖蛋白Ⅱb/Ⅲa受体拮抗剂。治疗学:抗血小板聚集药。妊娠分类:B。

【指征和剂量】 用于急性冠脉综合征及冠心病患者行冠脉血管成形术或冠脉内斑块切除术(与肝素或阿司匹林联用),以防治相关的缺血并发症,预防心脏缺血事件的发生。静脉给药。① ST段抬高型心肌梗死及冠脉血管成形术或冠脉内斑块切除术:宜与肝素联用,本品起始剂量为10 μg/kg,于3 min内静注后,以0.15 μg/(kg·min)维持静滴36 h,然后停用肝素。② 不稳定性心绞痛或非ST段抬高型心肌梗死:与肝素联用,开始30 min,

以 0.4 μg/(kg·min)静滴,以后按 0.1 μg/(kg·min)维持静滴。在疗效研究中,本品与肝素联用持续滴注至少 48 h(平均 71.3 h,可达 108 h)。在血管造影术期间可持续滴注,并在冠脉血管成形术或冠脉内斑块切除术后持续滴注 12~24 h。肾功能不全患者应减量 50%。

【制剂】 注射剂:100 ml,盐酸替罗非班 5 mg 与氯化钠 0.9 g。

【药动学】 静脉给药后 5 min 起效,作用持续 3~8 h。稳态分布容积范围为 22~42 L。在 0.01~25 μg/ml 的浓度范围内血浆蛋白结合率为 65%,与药物浓度无关。多以原型经胆道和尿液排出。正常人单次静脉给药后从尿液、粪便中可分别测到给药量的 66%、23%。在正常人及冠心病患者中药物血浆清除率分别为 213~314 ml/min、152~267 ml/min,肾脏清除率分别占血浆清除率的 39%~69%、39%,半衰期分别为 1.4~1.8 h、1.9~2.2 h。65 岁以上老年冠心病与年龄不超过 65 岁的患者相比,血浆清除率下降 19%~26%。严重肾功能不全者(肌酐清除率<30 ml/min,包括血液透析患者)血浆清除率下降≥50%。可经血液透析清除。轻、中度肝功能不全者的血浆清除率与正常人的相比,无明显差异。

【作用机制】 本品为一高效可逆性非肽类血小板表面糖蛋白(GP)Ⅱb/Ⅲa 受体拮抗剂。纤维蛋白原和血小板 GPⅡb/Ⅲa 受体结合是血小板聚集的最终共同通路,血小板活化可诱导 GPⅡb/Ⅲa 受体发生构象变化,导致受体与纤维蛋白原的亲和力明显增加,结合的纤维蛋白原可使血小板发生交联,引起血小板聚集。因此,不论血栓形成的原因如何,血小板的活化、黏附和聚集是动脉血栓形成过程中的关键步骤,其中 GPⅡb/Ⅲa 受体在血小板聚集和血栓形成过程中起着重要作用。本品竞争性抑制纤维蛋白原和血小板 GPⅡb/Ⅲa 受体的结合,抑制血小板聚集、延长出血时间、抑制血栓形成。本品对各种刺激因素诱发的血小板聚集都有效,对急性冠状动脉综合征和行冠状动脉内介入治疗的患者均有抑制血小板聚集的作用,其抑制作用与剂量成正比。由于本品强有力的抗血小板聚集作用,可使其延迟或抑制血栓形成,缩小形成血栓的大小;持续静滴可使血栓不易阻塞血管,并促进再灌注的形成。

【禁忌证】 ① 对本品过敏。② 有活动性出血、血小板减少症及出血史。③ 有颅内出血、颅内肿瘤、动静脉畸形或动脉瘤及有急性心包炎史。④ 1 个月内有中风史或有任何出血性中风发作者,以及行主要器官手术者或有严重外伤需手术治疗者。⑤ 主动脉夹层动脉瘤、严重高血压及同时应用其他GPⅡb/Ⅲa受体拮抗剂的患者禁用。

【相互作用】 ①与阿加曲班、阿司匹林、维生素A、多昔单抗、低分子量肝素、曲前列环素、尕古树脂(Guggul)、抗凝药、溶栓药合用,有增加出血的危险性。与地西泮存在配伍禁忌。②可与硫酸阿托品、多巴酚丁胺、多巴胺、盐酸肾上腺素、呋塞米、利多卡因、盐酸咪达唑仑、硫酸吗啡、硝酸甘油、氯化钾、盐酸普萘洛尔、法莫替丁配伍使用。

【不良反应】 常见有出血,如颅内出血、腹膜后出血和心包积血,其他尚有恶心、发热、头痛、皮疹或荨麻疹、血红蛋白、血细胞比容、血小板数目减少,尿粪隐血发生率增加。不良反应一般较轻,无需治疗,停药可消失。使用时须严密观察出血等副作用,并监测出血时间。

【患者用药指导】 在临床研究中替罗非班对老年患者(≥65岁)的有效性与对中青年患者(<65岁)相似。老年患者接受本品和肝素联合治疗或者肝素单独治疗比中青年患者有较高的出血发生率。不考虑年龄因素,接受盐酸替罗非班与肝素联合治疗与单独应用肝素的患者相比出血危险性的增加相似。非出血性不良事件的总发生率在老年患者要高一些(与中青年患者相比);但在老年患者当中,盐酸替罗非班与肝素联合治疗和肝素单独治疗相比,非出血性不良事件的发生率相似。不需要调整剂量。盐酸替罗非班应慎用于下列患者:近期(1年内)出血(包括胃肠道出血或有泌尿生殖道出血),已知的凝血障碍、血小板异常或血小板减少病史,血小板计数<150 000/mm^3,1年内的脑血管病史,1个月内大的外科手术或严重躯体创伤史,近期硬膜外的手术,病史、症状或检查结果为壁间动脉瘤,严重的未控制高血压[收缩压>180 mmHg和(或)舒张压>110 mmHg],急性心包炎,出血性视网膜病,慢性血液透析。

依替巴肽 Eptifibatide

【商品名或别名】 依替非巴肽,埃替非巴肽,以非巴肽,爱啡肽,Integrelin

【分类】 化学:血小板膜糖蛋白Ⅱb/Ⅲa受体拮抗剂。治疗学:抗血小板聚集药。妊娠分类:B。

【指征和剂量】 适用于急性冠脉综合征、冠状动脉内介入治疗。急性冠脉综合征:180 μg/kg,1次静脉推注再继以0.75 μg/(kg·min)持续静滴,滴注时间<72 h。冠脉内介入治疗前剂量为135 μg/kg,1次静脉推注再

继以 0.5 μg/(kg · min)持续静滴，滴注时间 20～24 h。应同时使用阿司匹林和肝素。

【制剂】 注射液：20 mg/10 ml，75 mg/100 ml，200 mg/100 ml。

【药动学】 无肝脏首过效应，吸收率为 100%。静脉用药 5 min 后血浆浓度达峰值，4～6 h 后血浆浓度达稳定值。当静脉推注在 90～250 μg/kg 时，血浆浓度峰值与剂量正相关。本品血浆浓度与其抗血小板聚集作用正相关，进入血循环后，25%药物与血浆蛋白相结合。稳定状态下本品的血浆分布容积为 0.23 L/kg。健康人本品总清除率为 9.67 L/h。药物主要经肾脏排泄。药物半衰期为 1～1.5 h。轻度肾功能损伤的患者(肌酐清除率为 30～60 ml/min)，本品的血浆清除率为 80～85 ml/(kg · h)，半衰期为 2.4 h。严重肾功能不全患者药物清除减慢，血浆浓度升高。未发现本品与肝素或阿司匹林的相互作用。本品在体内通过肾和非肾的两种机制被清除。健康人在第一个 24 h 内大约 40%的药物通过肾脏清除，主要以原药在尿中排出(34%)，脱酰胺的代谢物占 19%，更多级的代谢物占 13%。

【作用机制】 本品为糖蛋白(GP) Ⅱb/Ⅲa 受体(血小板凝血因子Ⅰ受体)拮抗药。通过选择性、可逆性抑制血小板聚集的最终共同通路(血浆凝血因子Ⅰ与 GPⅡb/Ⅲa 结合)，可逆转因血栓形成而导致的缺血状态。

【禁忌证】 以下患者禁用：对本品过敏者，近 30 d 内有异常出血或有出血倾向，有出血性脑卒中的病史或近 30 d 内发生脑卒中，肾透析患者，难控制的严重高血压(收缩压＞200 mmHg 或舒张压＞110 mmHg)，近 6 周内做过大手术，血肌酐大于或等于 4 mg/dl 者，血小板计数＜100×10^9/L 者，同时胃肠外使用其他糖蛋白Ⅱb/Ⅲa 抑制药的患者。

【相互作用】 ① 与阿加曲班、噻氯匹定、双嘧达莫、低分子量肝素、曲前列环素(Treprostinil)、尕古树脂(Guggul)、维生素 A、阿昔单抗、非甾体消炎药(如阿司匹林)、抗凝药、溶栓药合用有增加出血的危险。② 与呋塞米存在配伍禁忌，但可与阿替普酶、阿托品、多巴酚丁胺、利多卡因、哌替啶、美托洛尔、咪达唑仑、吗啡、硝酸甘油、氯化钾、葡萄糖、氯化钠配伍。

【不良反应】 ① 心血管系统：可出现血压降低。② 出血：可见瘀斑、血肿、股动脉穿刺部位出血、胃肠道出血、泌尿生殖道出血、颅内出血，以及血小板减少。③ 中枢神经系统：可出现脑卒中，多为非出血性(脑梗死)，尤其是心率过快、年龄偏大、曾患前壁心肌梗死、暂时性脑缺血或脑卒中、糖尿病病史者。

【患者用药指导】① 老人无需调整剂量,但体重＜50 kg 者有加重出血的危险。② 尽量减少血管及其他部位创伤,避免在不易压迫止血部位静脉给药。③ 股动脉穿刺部位止血后及停用本品和肝素后,应至少观察 4 h。④ 只有活化部分凝血激酶时间(APTT)＜45 s 时才可拔掉动脉导管鞘。PCI 患者应在停用肝素且药效消失后才可拔掉动脉导管鞘。⑤ 如发生不能控制的出血,应立即停用本品和肝素。

拉米非班 Lamifiban

【分类】 化学：血小板膜糖蛋白Ⅱb/Ⅲa 受体拮抗剂。治疗学：抗血小板聚集药。妊娠分类：B。

【指征和剂量】 ① 不稳定型心绞痛,可缓解症状,减少心肌梗死和心血管事件发生。② 非 ST 段抬高心肌梗死、ST 段抬高心肌梗死。③ 冠脉内介入术前,以降低术后亚急性血栓形成发生率和再狭窄发生率。推荐剂量为 150～750 μg 静注,继以 1～5 μg/min 持续静滴。总用药时间 48～72 h。

【制剂】 拉米非班注射剂：150 μg/支。常温保存。

【药动学】 无肝脏首过效应。进入血循环后,蛋白结合率低(约为 6%)。以 0.6～1 μg/(kg·min)速度静滴后血浆分布容积为 20.3 L。总清除率为 8 L/h。半衰期为 2 h,以原型从血浆清除。

【作用机制】 通过与血小板膜上糖蛋白Ⅱb/Ⅲa 受体结合,使后者不能与凝血因子Ⅰ结合,从而抑制血小板聚集。由于阻滞了血小板聚集的最后共同途径,因此其抗血小板聚集作用强。

【禁忌证】 凝血障碍及出血性疾病、有溃疡出血史、未控制高血压、妊娠期及哺乳期妇女。

【相互作用】 合用肝素及其他抗血小板、抗凝药物时可使出血发生率增高。

【不良反应】 主要不良反应是出血。

【患者用药指导】 老年患者及儿童慎用。肾功能不全者适当减少剂量。

(三) 抗 凝 药

华法林

见血液及造血系统药。

达比加群酯 Dabigatran Etexilate

【商品名或别名】 达比加群酯甲磺酸盐，Pradaxa，BIBR－1048MS，BIBR－1048

【分类】化学：凝血酶抑制剂。治疗学：抗凝血药。妊娠分类：C。

【指征和剂量】 适用于非瓣膜性心房颤动患者减少缺血性卒中和全身栓塞的风险。关节置换术后血栓形成的预防。150 mg 口服，bid；如伴肾功能减退(CrCl 15～30 ml/min)：75 mg 口服，bid。服用华法林改为服用达比加群酯：当 INR＜2.0 时，停用华法林，开始服用达比加群酯。

【制剂】 胶囊：75 mg，150 mg。

【药动学】 口服后经胃肠道迅速吸收，1 h 起效，2～3 h 达血浆峰浓度，如与食物同服，血浆达峰时间后移。口服生物利用度较低，仅 6.5%，血浆蛋白结合率为 25%～30%。平均终末清除半衰期为 15 h，约 80%以原型经肾脏排出，其余与葡糖醛酸结合以胆汁分泌形式排出。肾功能不全(肌酐清除率＜50 ml/min)可延长血浆清除时间，血浆药物浓度升高。达比加群酯的清除不依赖于肝脏细胞色素 P450 系统，不影响从肝脏 CYP2C9 及 CYP3A4 酶系统代谢的药物活性。达比加群酯的抗凝强度与血浆浓度成正比。

【作用机制】 在体内转化为有活性的达比加群酯，属于非肽类凝血酶抑制剂，与凝血酶的纤维蛋白特异位点结合，阻止纤维蛋白原裂解为纤维蛋白，从而阻断凝血瀑布效应的最后步骤及血栓形成。

【禁忌证】 活动病理性出血、对达比加群酯过敏。

【相互作用】 与 P－糖蛋白(P－gp)诱导剂(如利福平)合用会降低达比加群酯的吸收，应避免合用。与 P－糖蛋白抑制剂(酮康唑、维拉帕米、胺碘酮、奎尼丁、克拉霉素)合用不需调制剂量，与其他 P－糖蛋白抑制剂合用相互作用尚不明确。

【不良反应】 达比加群酯常见的不良反应是出血，包括危及生命的和致死性的出血。另外还有一些胃肠道症状，包括胃部不适(消化不良)、胃痛、恶心、胃灼热、胃气胀。由于出血的风险，在侵入性操作或者手术前 1～2 d(CrCl ≥50 ml/min)/3～5 d(CrCl ＜50 ml/min)停用达比加群酯。大手术、硬脊膜外麻醉及硬脊膜内麻醉应充分止血。

急诊手术会增加出血风险，急诊介入前应评估出血风险。凝血时间(ECT)是有效的评估指标，与部分凝血活酶时间(APTT)、凝血酶原时间

(PT)、INR、凝血酶时间(TT)相比更加适于评估达比加群酯活性。如果不能检测 ECT,可以用 APTT 近似地评估达比加群酯活性。

【患者用药指导】 应在医师指导下用药。不要咀嚼、弄碎,或打开胶囊;忘记服用某顿药物,应在同一天尽快补服,但如果与下一顿间隔<6 h,则不需补服,也不需加倍服用;老年人使用出血的风险随年龄增加。

利伐沙班 Rivaroxaban

【商品名或别名】 拜瑞妥,Xarelto

【分类】 化学:Ⅹa 因子抑制剂。治疗学:抗凝血、抗血小板和纤维蛋白溶解剂。妊娠分类:C。

【指征和剂量】 ① 髋关节或膝关节置换手术:以预防静脉血栓形成。口服 10 mg,qd。如伤口已止血,首次用药应于术后 6~10 h。疗程依据发生静脉血栓栓塞事件的风险而定,即患者的手术类型。髋关节大手术,疗程为 5 周。膝关节大手术,疗程为 2 周。② 预防非瓣膜性心房纤颤患者脑卒中和非中枢神经系统性栓塞,降低冠状动脉综合征复发的风险等。20 mg,qd,肌酐清除率在 30~50 ml/min 者减量至 15 mg。

【制剂】 片剂:10 mg。

【药动学】 吸收:10 mg 利伐沙班的绝对生物利用度较高(80%~100%)。吸收迅速,服后 2~4 h 达到最大浓度(C_{max})。进食对 AUC 或 C_{max} 无明显影响,因此服用利伐沙班 10 mg 片剂的时间不受就餐时间的限制。药代动力学基本呈线性,直至达到约每日 1 次 15 mg 剂量。更高剂量时,利伐沙班显示出溶解限制性吸收,即生物利用度和吸收随着剂量增高而下降,在空腹状态下更为明显。分布:与血浆蛋白(主要是血清白蛋白)的结合率较高,在人体中为 92%~95%。分布容积中等,稳态下分布容积约为 50 L。代谢和消除:约 2/3 通过代谢降解,其中一半通过肾脏排出,另一半通过粪便途径排出。其余 1/3 用药剂量以活性药物原型的形式,直接通过肾脏主动分泌的方式在尿液中排泄。

利伐沙班通过 CYP3A4、CYP2J2 及不依赖 CYP 机制的方式代谢。利伐沙班原型是人体血浆内最重要的化合物,尚未发现主要的或具有活性的循环代谢产物。全身清除率约为 10 L/h,为低清除率药物。10 mg 剂量口服给药后,平均消除半衰期为 7~11 h。老年及性别差异对药代动力学和药效学无差异。肝损害:在轻度肝损害,药代动力学仅发生轻微变化。在中度肝损害的肝硬化患者中，与健康志愿者相比平均AUC显著升高了2.3倍，如果不伴有凝血异常，可以谨慎使用。患其他肝病者，无需调整剂量。肾损害：血药浓度的增加与肾功能减退负相关。由于血浆蛋白结合率较高，利伐沙班是不可透析的。对于轻度(肌酐清除率：50～80 ml/min)或中度肾脏损害(肌酐清除率：30～49 ml/min)的患者，无需调整剂量；严重肾功能损害(肌酐清除率：15～29 ml/min)患者使用利伐沙班必须谨慎。

【作用机制】 利伐沙班是一种高选择性、直接抑制因子Ⅹa的口服药物。通过抑制因子Ⅹa可以中断凝血瀑布的内源性和外源性途径，抑制凝血酶的产生和血栓形成。利伐沙班并不抑制凝血酶(活化因子Ⅱ)，也并未证明其对血小板有影响。

【禁忌证】 对利伐沙班过敏，有临床明显活动性出血，伴有凝血异常和临床相关出血风险的肝病患者，肌酐清除率＜15 ml/min，孕妇及哺乳期妇女禁用。

【相互作用】 与CYP3A4和P-糖蛋白(P-gp)抑制剂如吡咯-抗真菌剂(例如酮康唑、伊曲康唑、伏立康唑和泊沙康唑)、克拉霉素、红霉素或HIV蛋白酶抑制剂合用，利伐沙班的平均AUC、平均C_{max}升高，同时药效显著提高，可能导致出血风险升高。氟康唑对利伐沙班血药浓度影响较小，可谨慎合用。同时接受其他抗凝血药治疗，由于出血风险升高，应该特别谨慎。合用非甾体消炎药(包括阿司匹林)和血小板聚集抑制剂时，应小心，因为这些药物通常会提高出血风险。与其他强效CYP3A4诱导剂(如利福平、苯妥英钠、卡马西平、苯巴比妥)合用，利伐沙班血药浓度降低，应谨慎。

【不良反应】 常见γ-谷氨酰转肽酶、氨基转移酶(包括丙氨酸转氨酶、天冬氨酸转氨酶)升高、恶心；较少见有心动过速、贫血、血小板增多(包括血小板计数升高)、晕厥、头晕、头痛、便秘、腹泻、上腹痛、胃部不适、消化不良、口干、呕吐、肾损害(包括血肌酐升高、血尿素升高)、瘙痒、皮疹、荨麻疹、肢端疼痛、血肿、胃肠道出血、血尿、低血压、局部水肿等。

【患者用药指导】 18岁以下的青少年或儿童不用。老年患者(＞65岁)无需调整剂量。应在医师的指导下用药，注意不良反应特别是出血的发生。如果发生漏服1次用药，应立即服用，并于次日继续每天服药1次。患者可以在进餐时服用利伐沙班，也可以单独服用。

磺达肝癸钠 Fondaparinux Sodium

【商品名或别名】 磺达肝癸钠注射液,安卓,Arixtra

【分类】 化学:选择性Ⅹa因子抑制剂。治疗学:抗凝血、抗血小板和纤维蛋白溶解剂。妊娠分类:B。

【指征和剂量】 ① 下肢重大骨科手术如髋关节骨折、膝关节手术或髋关节置换术等,预防静脉血栓栓塞事件。② 非瓣膜性心房颤动,预防缺血性脑卒中及全身性栓塞。③ 急性冠脉综合征。重大骨科手术患者:2.5 mg,qd,术后皮下注射。初始剂量应在术后6 h、确认已止血下给予。治疗应持续到术后5~9 d、患者可以下床活动。临床经验显示,髋关节骨折手术发生静脉血栓栓塞的危险将持续至手术后9 d以上,对于这些患者,应考虑使用时间再延长24 d。特殊群体:年龄>75岁、和(或)体重<50 kg、和(或)肌酐清除率20~50 ml/min的肾脏损害患者,首次注射时间应不早于手术结束后6 h,且已经止血。肾功能损害:肌酐清除率<20 ml/min的患者不应使用本品。肌酐清除率在20~30 ml/min,剂量为1.5 mg;肌酐清除率在30~50 ml/min,可以考虑1.5 mg剂量短期预防。严重肝功能损害应谨慎使用。

使用方法:本品是通过皮下深层注射给予的,患者取卧位。注射部位应该在前侧和后侧腹壁之间左右交替。为了避免药物的丢失,当使用预灌式注射器时,注射前不要排出注射器中的气泡。注射针的全长应垂直插入拇指和食指之间的皮肤皱褶内;整个注射过程中应始终保持有皮肤皱褶。

【制剂】 注射剂(蓝色装)0.5 ml∶2.5 mg,(黄色装)0.4 ml∶5 mg,(红色装)0.6 ml∶7.5 mg,(紫色装)0.8 ml∶10 mg。

【药动学】 吸收:皮下给药后能完全快速被吸收(绝对生物利用度为100%)。注射2.5 mg后,血浆峰浓度在2 h达到。给药后25 min达到血浆平均峰浓度值的半数值。每日1次给药后,稳态血浆浓度在给药后3~4 d获得。分布容积有限(7~11 L)。高度特异地结合于抗凝血酶蛋白(在0.5~2 mg/L的浓度范围内为98.6%~97.0%)。与其他血浆蛋白结合不明显,包括血小板因子Ⅳ。本品在体内不会通过抑制CYP介导的代谢与其他药物发生相互作用。排泄及清除:消除半衰期大约分别为17 h和21 h。64%~77%被肾脏以原型药物排泄。肾功能损害患者:与正常肾功能患者相比,轻度、中度、重度肾功能损害时血浆清除比分别低1.2~1.4倍、2倍和5倍。在中度和重度肾功能损害的患者中终末半衰期值为29 h和72 h。

血浆清除随体重增加而增加(每增加 10 kg 体重,其血浆清除增加 9%)。老年患者: 对磺达肝癸钠的消除能力减低,在进行骨科手术时>75 岁比<65 岁的患者血浆清除低 1.2~1.4 倍。

【作用机制】 是一种人工合成的、活化因子Ⅹ选择性抑制剂。其抗血栓活性是抗凝血酶Ⅲ(AT Ⅲ)介导的对因子Ⅹa 选择性抑制的结果。通过选择性结合于 AT Ⅲ,磺达肝癸钠增强了(大约 300 倍)AT Ⅲ对因子Ⅹa 原来的中和活性。而对因子Ⅹa 的中和作用打断了凝血级联反应,并抑制了凝血酶的形成和血栓的增大。本品不能灭活凝血酶(活化因子Ⅱ),对血小板没有作用。在本品 2.5 mg 剂量时,不影响常规凝血实验室指标如活化部分凝血活酶时间、活化凝血时间或者血浆凝血酶原时间/国际标准化比值,也不影响出血时间或纤溶活性。磺达肝癸钠不会与来自肝素诱导血小板减少症患者的血浆发生交叉反应。

【禁忌证】 对磺达肝癸钠或本品中任何赋形剂成分过敏、具有临床意义的活动性出血、急性细菌性心内膜炎、肌酐清除率<20 ml/min 的严重肾脏损害。

【相互作用】 与可增加出血危险性的药物联合使用时,出血的风险会增加。口服抗凝药(华法林)、血小板抑制剂(阿司匹林)、非甾体消炎药物(吡罗昔康)及地高辛不影响本品的药代动力学。本品不影响华法林 INR 的活性,不影响使用阿司匹林或吡罗昔康治疗时的出血时间,也不影响稳态下的地高辛的药代动力学。使用另一种抗凝药物治疗的后续治疗: 如果后续治疗将使用肝素或低分子量肝素,首次注射通常应在末次注射本品 1 d 后给予。如果使用维生素 K 拮抗剂进行后续治疗,应继续使用磺达肝癸钠治疗直至达到 INR 目标值。

【不良反应】 下肢重大骨科手术和(或)腹部手术患者中常见手术后出血,以及贫血;较少见有鼻衄、胃肠道出血、咯血、血尿、紫癜、血小板异常、凝血异常、恶心、呕吐、肝酶升高、肝功能异常,不常见皮疹、瘙痒、水肿、外周水肿、发热、伤口溢液。在内科患者中常见不良反应有出血(血肿、血尿、咯血、齿龈出血),较少见有不贫血、呼吸困难、皮疹、瘙痒、胸痛等。

【患者用药指导】 应注意不良反应的发生,在医师的指导下用药。

阿加曲班 Argatroban

【商品名或别名】 达贝,诺保思泰,Novastan

【分类】 化学：选择性抗凝血酶剂。治疗学：抗血栓形成药。妊娠分类：B。

【指征和剂量】 ① 慢性动脉闭塞症(血栓闭塞性脉管炎、闭塞性动脉硬化症)：改善四肢溃疡、静息痛及冷感等。② 缺血性脑梗死急性期(发病48 h内)：改善神经症状(运动麻痹)、日常活动(步行、起立、坐位保持、饮食)。常用量10 mg，bid，每次用输液稀释后，进行2～3 h的静滴。可依年龄、症状酌情增减药量。

【制剂】 注射剂：20 ml∶10 mg。

【药动学】 ① 血药浓度：使用2.25 mg，进行30 min静滴，血药浓度最高值可达0.08 μg/ml(0.144 μm)，药物从血液中的消失迅速，半衰期分别为15 min(α相)，30 min(β相)。使用9.0 mg，qd，一次3 h的静滴，连续注射3 d，其血药浓度在迅速上升后达到稳态期，未发现蓄积性。② 血浆蛋白结合率：阿加曲班(5×10^{-7} M)的人血清蛋白及白蛋白的对比结合率分别为53.7%和20.3%。③ 代谢、排泄：以300 μg/min速度进行30 min的静滴，在用药后24 h之内22.8%以药物原型、1.7%以代谢物的形式从尿中排出；另外，12.4%以药物原型、13.1%以代谢物的形式从粪便中排出。用药后24 h内，排向尿、粪中的药物原型及代谢物的总排泄率可达50.1%，其主要代谢方式为喹啉环的氧化。

【作用机制】 ① 具有延长血液凝固时间的作用：使用2.25 mg进行30 min静滴，APTT延长至1.57倍，PT延长至1.18倍；使用10 mg对慢性动脉闭塞症患者进行3 h的静滴后，APTT延长至1.38倍。② 对患肢组织氧分压作用：患肢的经皮组织氧分压，皮肤温度、深部温度均有明显升高。③ 选择性抗凝血酶作用。④ 延长血液凝固时间的作用：APTT随阿加曲班的浓度增加而延长，但未发现如肝素样的急剧延长。⑤ 对末梢动脉闭塞症模型的效果：有抑制病变进展的作用。

【禁忌证】 ① 出血性患者：颅内出血，出血性脑梗死，血小板减少性紫癜，由于血管障碍导致的出血现象，血友病及其他凝血障碍，月经期间，手术时，消化道出血，尿道出血，咯血，流产、早产及分娩后伴有生殖器出血的孕产妇等。该药用于出血性患者时，有难以止血的危险。② 脑栓塞或有可能患脑栓塞的患者：有引起出血性脑梗死的危险。③ 伴有高度意识障碍的严重脑梗死患者。④ 对本药品成分过敏。

【相互作用】 与抗凝血剂(肝素、华法林等)、抑制血小板聚集作用的药剂(阿司匹林、奥扎格雷钠、噻氯匹定、双嘧达莫等)、血栓溶解剂(尿激酶等)、降低血纤维蛋白原作用的酶制剂(东菱精纯抗栓酶等)合用因有引起出血倾向加剧的危险,应注意减少药量。

【不良反应】 严重不良反应有:出血性脑梗死、脑出血、消化道出血、休克、过敏性休克。其他不良反应有:凝固时间的延长、出血、血尿、贫血、皮疹、肝功能障碍、肌酐升高、头痛等。发现以上症状应减少药量或停止用药。

【患者用药指导】 使用时应严格进行血液凝固功能等凝血检查。

七、治疗肺动脉高压药

目前临床上应用的血管扩张剂有:钙离子拮抗剂(见前所述)、前列环素类药物、内皮素受体拮抗剂,5-型磷酸二酯酶抑制剂。

伊洛前列素 Iloprost

【商品名或别名】 万他维,Ventavis

【分类】 化学:前列环素类。治疗学:抗肺动脉高压药。

【指征和剂量】 治疗中度原发性肺动脉高压。每次吸入应从 2.5 μg 开始(吸入装置中口含器所提供的剂量)。可根据不同患者的需要和耐受性逐渐增加剂量至 5.0 μg。每天应吸入 6～9 次。每次吸入时间为 5～10 min。肾功能或肝功能不全患者应减少剂量。不能应用于 18 岁以下的患者。

【制剂】 针剂:每支 20 μg/2 ml。

【药动学】 吸入伊洛前列素(在口含器内剂量为 5 μg)末期观察到血清最高药物浓度为 100～200 pg/ml。这一血浆浓度下降的半衰期为 5～25 min。在吸入本品 0.5～1 h 之后,中央室内检测不到伊洛前列素(血浆浓度<25 pg/ml)。未进行吸入药物代谢、排泄方面的研究。

【作用机制】 本品是一种人工合成的前列环素类似物,可抑制血小板聚集、血小板黏附及其释放反应,扩张小动脉与小静脉,增加毛细血管密度,以及降低微循环中存在的炎症介质如 5-羟色胺或组胺所导致的血管通透性增加,促进内源性纤溶活性,同时具有抗炎作用,如抑制内皮损伤后白细胞的黏附,以及损伤组织中白细胞的聚集,并减少肿瘤坏死因子的释放。

【禁忌证】 对本品过敏、出血危险性增加的疾病(如活动性消化性溃疡、外伤、颅内出血或者其他出血)、伴严重的心律失常或严重的冠心病(包括如不稳定性心绞痛、6 个月内的心肌梗死)、失代偿性心衰、心瓣膜疾病伴心肌功能异常、明显的肺水肿伴呼吸困难、肺动脉高压、近 3 个月发生过脑血管事件(如短暂性脑缺血发作、中风)或其他脑供血障碍,以及妊娠或哺乳期妇女。

【相互作用】 可增强各类降压药物的作用。与抗凝药物(如肝素、香豆素类抗凝药物)或抑制血小板聚集的药物(如阿司匹林、非类固醇抗炎药物、磷酸二酯酶抑制剂及硝基血管扩张药)合用时可增加出血的危险性。静脉输注本品不影响地高辛、t-PA 的药代动力学。

【不良反应】 常见有低血压、心率加速、面部潮红、头痛等,其发生率与剂量相关。还可有胃痉挛、恶心、呕吐、胃部不适、血糖升高、嗜睡、胸痛等。

【注意事项】 ① 收缩压<85 mmHg 者不宜用本品。应用过程中应监测血压,以免血压进一步降低。② 对于急性肺部感染、慢性阻塞性肺部疾病,以及严重哮喘的患者应做密切监测。③ 对于可行外科手术的栓塞性肺动脉高压患者,不应首选本品治疗。④ 有晕厥史的肺动脉高压患者应避免一切额外的负荷和应激如运动。如果晕厥发生于直立体位,每天早上醒来还未下床时吸入首剂药物是有帮助的;如果晕厥的恶化是由基础疾病所造成,应考虑改变治疗方案。⑤ 肝功能异常、肾功能衰竭需要血液透析的患者,本品清除降低,应减低剂量。⑥ 本品不能应用于 18 岁以下的患者。

【患者用药指导】 用药时应深吸气,使患者尽可能多吸入药物。每天用药不应少于 6 次。

依前列醇钠　Iloprost Solution for Inhalation

【商品名或别名】 万他维,Ventavis

【分类】 化学:前列环素类。治疗学:抗肺动脉高压药。

【指征和剂量】 短期治疗中重度肺动脉高压:5 mg/(kg・min),24 h 持续静滴。

【制剂】 吸入溶液 20 μg/2 ml。

【药动学】 肺动脉高压患者吸入末期血清最高药物浓度为 100～200 μg/L,半衰期为 5～25 min。静脉输注后,稳定表现分布容积为 0.6～0.8 L/kg。血浆浓度在 30～3 000 μg/L 范围内时,与血浆蛋白的最高结合率约为60%，其中75%是与白蛋白结合，其主要代谢产物为4-去甲伊洛前列素，无药理活性。代谢产物通过血浆与尿液双相排出。伊洛前列素主要通过肝脏代谢，肝功能的变化将影响药物的血浆水平。

【作用机制】　本品具有抗血小板和舒张血管作用，可防止血栓形成。前者的作用机制可能在于激活腺苷酸环化酶，而使血小板内cAMP浓度上升。本品性质不稳定，在体内迅速分解，其代谢物较稳定，但生物活性极弱。

【禁忌证】【不良反应】　参见伊洛前列素。

【注意事项】　需24 h持续静脉给药，注意检测血压和心率。通常需要深静脉途径用药。

波生坦　Bosentan

【商品名或别名】　全可利，Tracleer

【分类】　化学：内皮素受体拮抗剂。治疗学：抗肺动脉高压药。

【指征和剂量】　用于肺动脉高压（WHO分级Ⅲ或Ⅳ级）。起始剂量为62.5 mg，bid，口服，持续4周，尔后增加至维持剂量125 mg，bid。大剂量（>125 mg，bid）不推荐使用。

【制剂】　片剂，62.5 mg，125 mg。

【药动学】　口服后最大药物浓度于3～5 h后达到，清除半衰期为5 h。肺动脉高压患者口服后的血药浓度为健康人群的2倍。绝对生物利用度约为50%，不受食物影响，有效分布容积为18 L。波生坦与血浆蛋白高度结合（>98%），主要是白蛋白，不进入红细胞。本品有三种代谢产物，其中之一有药理学活性，在波生坦中起10%～20%的作用。

【作用机制】　本品为内皮素受体拮抗剂，内皮素-1（ET-1）为一神经内分泌因子，通过结合内皮和血管平滑肌的ET_A和ET_B受体发挥作用，肺动脉高压患者血浆和肺组织的ET-1浓度升高，反映了ET-1在该病中的病理作用。作为内皮素受体（ET_A和ET_B）的特异性和竞争性拮抗剂，本品可有效控制肺动脉高压。

【禁忌证】　对本品过敏，妊娠，同时服用环孢素或格列本脲者。

【相互作用】　① 与激素类避孕药合用，避孕效果减弱。② 与格列本脲合用可加剧肝损害，降糖效果亦不可靠。③ 本品与酮康唑合用，血药浓度升高至2倍，无需调整波生坦用量，但不应忽略此效应。④ 本品可降低他汀类药物的降脂作用，应定期检测血胆固醇水平。⑤ 与西地那非合用，西地那非血药浓度降低,应调整两者用量。⑥ 与利福平联用,波生坦药物浓度升高,应定期检测肝功能。

【不良反应】 头痛、鼻咽炎、面色潮红、肝功能损害、下肢水肿、低血压、心悸、消化不良、水肿、疲劳、瘙痒等。

【注意事项】① 本有潜在的剂量依赖性致肝功能损害作用,故服药前应检测氨基转移酶(若大于正常值上限 3 倍,不推荐服用本药),之后每月检测一次。② 本品所致血红蛋白和血细胞比容的降低为剂量依赖性,服药后 1 个月和 3 个月应检测血红蛋白浓度,随后每 3 个月检测一次。③ 体液潴留应及时处理。④ 若发生肺静脉闭塞性疾病,即应停止用药。⑤ 女性患者必要时应每月做血或尿妊娠试验。

西地那非

【商品名或别名】 万艾克,枸橼酸西地那非片,Viagra,Sildenafil Citrate Tablets

【分类】 化学:5 型磷酸二酯酶抑制剂。治疗学:抗肺动脉高压药。

【指征和剂量】 治疗中度肺动脉高压,单用独与其他药物联合应用:20 mg,tid,口服。

【制剂】 片剂:每片 20 mg,100 mg。

【药动学】 口服后作用即刻起始,0.5~2 h 达峰值,维持时间 4 h。

【作用机制】 通过抑制肺动脉内皮和平滑肌内 cGMP 的 5 型磷酸二酯酶(PDE5)来增强一氧化氮(NO)的作用,从而扩张肺动脉,降低肺动脉压力。

【禁忌证】① 最近 6 个月内曾有心肌梗死、休克或危及生命的心律失常的患者。② 静息状态低血压(血压 90/50 mmHg 以下)或高血压(血压 170/110 mmHg 以上)。③ 有心衰或不稳定性心绞痛。④ 色素视网膜炎(少数此病患者有视网膜磷酸二酯酶的遗传性异常)。⑤ 对本品过敏者。

【相互作用】 ① 可增强硝酸酯的降压作用;不增加阿司匹林(150 mg)所致的出血时间延长。② CYP4502C9 抑制剂(如甲苯磺丁脲、华法林)、CYP4502D6 抑制剂(如选择性 5-羟色胺再摄取抑制剂、三环抗抑郁药)、噻嗪类药物及噻嗪类利尿剂、血管紧张素转换酶抑制剂、钙拮抗剂等,对本品的药代动力学没有影响。③ 袢利尿剂和保钾利尿剂可使西地那非活性代谢产物(N-去甲基西地那非)的 AUC 增加 62%,而非选择性 β 受体阻滞剂使其增加102%。

【不良反应】 低血压、头痛、潮红、消化不良、鼻塞、尿路感染、视觉异常、眩晕、腹泻、皮疹等。

【注意事项】 ① 本品不适用于儿童或妇女。② 老年人用药可能同时增加疗效和不良事件的发生。

前列地尔　Alprostadil

【商品名或别名】 凯时，保达新，凯威捷，Prostavasin，Prostaglandin E1

【分类】 化学：血管扩张剂。治疗学：治疗肺动脉高压药、抗心绞痛药。妊娠分类：C。

【指征和剂量】 ① 治疗慢性动脉闭塞症（血栓闭塞性脉管炎、闭塞性动脉硬化症等）引起的四肢溃疡及微小血管循环障碍引起的四肢静息疼痛，改善心脑血管微循环障碍。② 脏器移植术后抗栓治疗，用以抑制移植后血管内的血栓形成。③ 动脉导管依赖性先天性心脏病，用以缓解低氧血症，保持导管血流以等待手术治疗。④ 慢性肝炎的辅助治疗。成人一日1次，5～10 μg＋10 ml生理盐水（或5%的葡萄糖）缓慢静注，或直接入小壶缓慢静滴。

【制剂】 注射剂：1 ml∶5 μg，2 ml∶10 μg。

【药动学】 本品主要与血浆蛋白结合。在血中代谢较快。其代谢产物（13、14-二氢-15-酮-PGE1）主要通过肾脏排泄。给药后24 h内尿中排泄大约90%，其余经粪便排泄。

【作用机制】 直接作用于血管平滑肌，扩张血管和提高血流量，改善微循环的灌注；并抑制血小板聚集和血栓A2生成，抑制动脉粥样硬化脂质斑块形成及免疫复合物的形成；能扩张外周血管和冠状血管，降低外周血管阻力和血压，防止血栓形成和保护血小板，保护缺血心肌，缩小心肌梗死面积，抗心力衰竭；并能扩张肾血管，增加肾血流量，调节水钠平衡，具有利尿和保护肾脏功能的作用。

【禁忌证】 严重心衰、妊娠或可能妊娠的妇女、既往对本制剂有过敏史。

【相互作用】 避免与血浆增容剂（右旋糖酐、明胶制剂等）混合。

【不良反应】 ① 偶见休克。② 注射部位：有时出现血管疼、血管炎、发红，偶见发硬、瘙痒等。③ 循环系统：有时出现心衰加重、肺水肿、胸部发紧感、血压下降等症状,应立即停药。④ 其他可有腹泻、腹胀、头晕、头痛、发热、疲劳感等。此外,青光眼或眼压亢进的患者,有报道可使眼压增高。既往有胃溃疡并发症的患者,有报道可使胃出血。间质性肺炎的患者,有报道可使病情恶化。

【患者用药指导】 本品要通过医师的处方和遵医嘱使用。用于治疗慢性动脉闭塞症、微小血管循环障碍的患者。由于本药是对症治疗,停药后有复发可能。

贝前列素钠 Beraprost Sodium

【商品名或别名】 凯那,德纳

【分类】 化学:血管扩张剂。治疗学:治疗肺动脉高压药、抗心绞痛药。妊娠分类:C。

【指征和剂量】 改善慢性动脉闭塞性疾病引起的溃疡、间歇性跛行、疼痛和冷感等症状。饭后口服。一次 40 μg,tid。

【制剂】 片剂:20 μg,40 μg。

【药动学】 口服贝前列素钠 10 μg,T_{max} 为 1.42 h,C_{max} 为 0.44 ng/ml、半衰期为 1.11 h。连续 10 日口服贝前列素钠 50 μg/次,tid,最高血浆原药浓度是 0.3～0.5 ng/ml,没有药物蓄积。口服 50 μg 后,24 h 内尿中原型药物的排泄量是 2.8 μg,β-氧化物的排泄量是 5.4 μg。两者也可以葡糖醛酸结合物的形式排泄,总排泄量中游离形式的原型物和 β-氧化物的比例分别是 14% 和 70%。

【作用机制】 通过血小板和血管平滑肌的前列环素受体,激活腺苷酸环化酶,使细胞内 cAMP 浓度升高,抑制 Ca^{2+} 流入及血栓素 A_2 生成,从而有抗血小板和扩张血管的作用。

【禁忌证】 ① 妊娠或可能妊娠的妇女。② 出血患者如血友病、毛细血管脆弱症、上消化道出血、尿路出血、咯血、眼底出血等,可能导致出血增加。

【相互作用】 与抗凝血药(华法林等)、抗血小板药(阿司匹林、噻氯匹定等)、血栓溶解剂(尿激酶等)有协同作用,有增加出血倾向的可能。与依前列醇制剂可能有协同作用,合用时有可能导致血压下降。

【不良反应】 严重不良反应为出血,如脑出血、消化道出血、肺出血、眼底出血,以及休克,但发生率低(<0.1%)。可出现间质性肺炎、肝功能减退、心绞痛、心肌梗死、皮下出血、鼻出血、贫血、嗜酸性粒细胞增多、血小板

减少、白细胞减少、过敏、皮疹、头痛、头晕、耳鸣、眩晕、嗜睡、恶心、腹泻、腹痛、食欲不振、呕吐、胃灼热、BUN升高、血尿、尿频、潮红、发热、心悸、皮肤潮红、血压下降、三酰甘油升高、浮肿、疼痛、胸闷、乏力、发热、出汗、咳嗽等。

【患者用药指导】　要通过医师的处方和遵医嘱使用。正在使用抗凝血药、抗血小板药、血栓溶解剂、有出血倾向的患者，以及月经期妇女，应慎用。

八、改善心肌代谢药和营养药

曲美他嗪　Trimetazidine

【商品名或别名】　三甲氧苄嗪，心康宁，万爽力，Vastarel

【分类】　化学：哌嗪类衍生物。治疗学：扩血管类抗心肌缺血药。妊娠分类：X。

【指征和剂量】　适用于：① 急、慢性冠状动脉功能不全，包括心肌缺血、陈旧性心肌梗死、心律失常。② 预防冠心病心肌缺血发作。③ 治疗充血性心力衰竭，尤其是冠心病心肌缺血伴心功能不全。口服2～4 mg，tid，饭后服。肌注：8 mg，bid。静脉给药：8～20 mg加入10%葡萄糖液20 ml静注，或加入10%葡萄糖液250～500 ml静滴。

【制剂】　片剂：2 mg。注射剂：4 mg/2 ml。

【药动学】　口服后约94%吸收，血浆达峰时间为2 h，生物利用度为97%，血浆蛋白结合率为16%，有效血浓度(177±28) ng/ml，消除半衰期6 h。80%由尿排出，少量从胆汁排出。

【作用机制】　本品能增加冠脉血流量，改善周围血循环，促进心肌代谢，减少心肌耗氧量，有助于促使缺血心肌侧支循环形成。还能使心肌细胞内K^+保持稳定。

【禁忌证】　孕妇及哺乳期妇女、新近发生的心肌梗死。

【相互作用】　与洋地黄合用，可提高强心疗效，且可保持细胞内K^+稳定，降低洋地黄毒性。

【不良反应】　偶见头晕、食欲不振、恶心、呕吐、胃内不适和皮疹等。

泛癸利酮　Ubidecarenone

【商品名或别名】　能气朗，Neuquinone，辅酶Q_{10}

【分类】　化学：辅酶类药物。治疗学：营养心肌和改善心肌代谢药。

【指征和剂量】 适用于:① 心血管疾病如病毒性心肌炎、慢性心功能不全。② 肝炎如病毒性肝炎、亚急性肝坏死、慢性活动性肝炎。③ 癌症的综合治疗:能减轻放疗、化疗等引起的某些不良反应。口服,10 mg,tid,饭后服用。

【制剂】 片剂:10 mg。

【药动学】 暂无人体代谢资料。

【作用机制】 本品在体内呼吸链质子移位及电子传递中起重要作用,是细胞呼吸和细胞代谢的激活剂,也是重要的抗氧化剂和非特异性免疫增强剂。

【禁忌证】 对本品过敏者。

【相互作用】 尚不明确。

【不良反应】 可有胃部不适、食欲减退、恶心、腹泻、心悸等,偶见皮疹。

磷酸肌酸钠 Creatine Phosphate Sodium

【商品名或别名】 注射用磷酸肌酸钠

【分类】 治疗学:营养心肌和改善心肌代谢药。

【指征和剂量】 ① 心脏手术时加入心脏停搏液中保护心肌:心脏停搏液中的浓度为 10 mmol/L。② 缺血状态下的心肌代谢异常:每次 1.0 g,每日 1~2 次,在 30~45 min 内静滴。

【制剂】 针剂:每支 0.5 g 或 1.0 g。

【药动学】 静脉给予的平均消除半衰期为 0.09~0.2 h。缓慢滴注 5 g 磷酸肌酸钠 40 min 后,血药浓度下降至 5 nmol/ml 以下。10 g 剂量给药 40 min后,血药浓度可达 10 nmol/ml。肌注磷酸肌酸钠 500 mg,5 min 后磷酸肌酸钠出现在血液中,30 min 后达峰值,约为 10 nmol/ml,1 h 后下降至 4~5 nmol/ml,2 h 后,仍为 1~2 nmol/ml。750 mg 剂量给药的峰浓度为 11~12 nmol/ml。

【作用机制】 磷酸肌酸钠在肌肉收缩的能量代谢中发挥重要作用。它是心肌和骨骼肌的化学能量储备,并用于 ATP 的再合成。ATP 的水解为肌动球蛋白收缩过程提供能量。

【禁忌证】 对本品组分过敏者禁用。慢性肾功能不全禁用大剂量(5~10 g/d)。

【相互作用】 本品不与其他药物发生相互作用。

【不良反应】 尚不明确。

【注意事项】 快速静注 1 g 以上，可能会引起血压下降。大剂量（5～10 g/d）给药引起大量磷酸盐摄入，可能会影响钙代谢和调节稳态的激素的分泌，影响肾功能和嘌呤代谢。大剂量需慎用且仅限短期使用。

1,6-二磷酸果糖 Fructose 1,6-Diphosphate（FDP）

【商品名或别名】 爱赛福 Esafosfina（爱莎福斯菲娜），注射用果糖二磷酸

【分类】 治疗学：营养心肌和改善心肌代谢药。

【指征和剂量】 ① 休克、急性心肌梗死及心肌缺血：4～6 瓶/d，分 2～3 次用完，连用 2～7 d。② 心脏直视手术、体外循环：2 瓶/次，每 12 h 一次，自术前 1 d 始至术后 48 h。③ 外周血管疾患：2 瓶/d，连用 5～7 d。④ 胃肠外营养疗法：2～4 瓶/d，连用 3～7 d。⑤ 多次输血的患者：2～4 瓶/d，连用 3～5 d。静滴速度为每 5 g 以 5～10 min 滴完。

【制剂】 针剂：5 g/瓶。

【药动学】 静脉输注本品，5 min 内血浆浓度可达 770 mg/L，半衰期为 10～15 min，并向血管外组织分布，经水解形成无机磷及果糖而从血浆中消失。

【作用机制】 本药系 1,6-二磷酸果糖钠盐具有调节糖代谢中若干酶活性之功效，为恢复、改善细胞代谢的分子水平药物。外源性果糖二磷酸通常可作用于细胞膜，通过刺激磷酸果糖之活性，增加细胞内高能磷酸池和细胞内 ATP 浓度，促进 K^+ 内流，回复细胞极化状态，从而有益于休克、缺氧、缺血、损伤、体外循环、输血等状态下的细胞能量代谢及对葡萄糖的利用，以促进修复、改善功能。本品增加红细胞内的二磷酸甘油酸，有益于红细胞向组织释放氧气，可增加红细胞韧性及对抗溶血的能力，防止白细胞产生有害的氧基，抵制因各种不良刺激作用于干细胞而造成的组胺释放，从而减少细胞损伤。

【禁忌证】 对本药过敏、高磷酸血症、肾功能衰竭患者。

【不良反应】 注射过程中药物渗到皮下组织可引起局部疼痛和刺激。

【注意事项】 肌酐清除率＜50％者务必监测血磷。本药宜单独使用，勿溶入其他药物，尤其忌溶入碱性液、钙盐等。包装内配有 50 ml 无菌、无致热源的双蒸馏水及静脉输注针头、皮管。将本药充分溶匀后成 10％溶液供静滴。药瓶及全套输液装置均为一次性用品。

左卡尼汀 Levocarnitine

【商品名或别名】 可益能,左卡尼汀注射液

【分类】 治疗学:改善心肌代谢药。

【指征和剂量】 ① 继发于血液透析的左卡尼汀缺乏症:每次透析结束时经静脉途径缓慢给予 2 g。② 急性心肌梗死:每日剂量为 100～200 mg/kg,分 4 次静脉缓慢推注,或最初 48 h 内静滴,此后,在监护期间剂量减半。给药剂量为每日 2～6 g。休克状态的患者必须连续静脉给药。

【制剂】 针剂:1 g/5 ml。

【药动学】 本品经小肠吸收,给药后 3 h 血液浓度达峰值。足够的血药浓度可维持约 9 h。在 24 h 内药物原型的 80%以上经肾排出。可分布于所有的组织中包括肌肉和实质性组织。

【作用机制】 左卡尼汀是细胞中的一种天然组分,对细胞中能量的产生和转运起重要作用。左卡尼汀是长链脂肪酸用作跨过线粒体内膜和导向氧化作用的唯一"载体"。左卡尼汀可通过调整腺嘌呤核苷酸移位酶而控制线粒体能量向胞质的转运。

【禁忌证】 对本药或其任何组分过敏者禁用。

【相互作用】 与其他药物之间没有已知的相互作用。

【不良反应】 尿毒症患者可有轻度肌无力症状。偶有癫痫发作的报道。因为左卡尼汀是一种生理性产物,故不会在耐受性和依赖性方面显示出任何危险。

【注意事项】 接受胰岛素或口服降糖药物的糖尿病患者,本品可造成低血糖症。必须经常监测血糖水平,调整降糖治疗。静脉给药时应缓慢(2～3 min)。

三磷腺苷 Adenosine Triphosphate

【商品名或别名】 三磷酸腺苷二钠注射液

【分类】 化学:腺苷类。治疗学:营养心肌和改善心肌代谢药。

【指征和剂量】 用于进行性肌萎缩、脑出血后遗症、心功能不全、心肌疾患及肝炎等的辅助治疗。肌注或静注,一次 10～20 mg,一日 10～40 mg。

【制剂】 针剂:20 mg/2 ml。

【药动学】 静注后作用 5～10 s 起始,20 s 达峰值,维持时间仅 1 min。

【作用机制】 本品为一种辅酶,有改善机体代谢的作用,参与体内脂

肪、蛋白质、糖、核酸及核苷酸的代谢。同时又是体内能量的主要来源，当体内吸收、分泌、肌肉收缩及进行生化合成反应等需要能量时，三磷酸腺苷即分解成二磷酸腺苷及磷酸基，同时释放出能量。本品可抑制慢反应纤维的慢 Ca^{2+} 内流，阻滞或延缓房室结折返途径中的前向传导，大剂量还可能阻断或延缓旁路的前向和逆向传导；另外还具有短暂的增强迷走神经的作用，因而能终止房室结折返和旁路折返机制引起的心律失常。

【禁忌证】　病态窦房结综合征、窦性心动过缓、房室传导阻滞，以及老年人慎用或不用。

【注意事项】　静注宜缓慢，以免引起头晕、头胀、胸闷及低血压等。心肌梗死和脑出血患者在急性期慎用。

九、调　脂　药

见内分泌系统。

十、心血管系统常用中成药

通心络胶囊

【指征和剂量】　适用于冠心病心肌缺血和脑梗死恢复期。口服 2～4 粒，tid。

【作用机制】　本品由人参、水蛭、全蝎、土鳖虫、蜈蚣、蝉蜕、赤芍、冰片等组成。具有益气活血、通络止痛等功效。能降低血胆固醇和低密度脂蛋白胆固醇及全血黏度，并能改善微循环，增加冠脉流量，改善急性心肌梗死的缺血程度，缩小心肌梗死范围。减轻局灶性脑缺血所致的脑组织损伤，缩小脑梗死体积，增加脑血流量，延长凝血时间。

【禁忌证】　出血性疾病、孕妇及妇女月经期，以及对本品过敏者禁用。慢性胃炎慎用。

【相互作用】　与硝酸异山梨酯和其他活血化淤中成药合用，有协同抗心肌缺血作用。

丹参　Salvia Miltiorrhizae Bge

【指征和剂量】　适用于心肌缺血及急性心肌梗死，也可用于脑血栓形成后遗症、血栓闭塞性脉管炎、视网膜中央动脉栓塞、神经性耳聋、贝赫切特综合征、结节性红斑及一般软组织和骨关节脓性感染。口服：2～4 片，tid，1～2 个月为 1 个疗程。肌注：2～4 ml，qd 或 bid。静注：4～16 ml 加于 5% 葡萄糖溶液 250 ml，qd，2 周为 1 个疗程。

【制剂】 片剂：内含生药 2 g。注射剂：每支 2 ml，内含生药 3 g。

【作用机制】 性苦微寒，功能活血化瘀，能扩张冠状动脉，增加其血流量，并有改善微循环的作用。

【不良反应】 少数病例有胃肠道不适、皮疹、血清谷丙转氨酶升高。偶有月经过多。

麝香保心丸

【商品名或别名】 冠心苏合丸

【指征和剂量】 可用于心肌缺血发作或心肌梗死。含服或咬碎后咽服，1～2 粒，qd 或 tid，临睡前可加服 1 粒。

【制剂】 丸剂：每瓶 30 粒。

【作用机制】 由苏合香、冰片、乳香(炙)、檀香、青香木等制成蜜丸。功能为芳香开窍、理气止痛。

【禁忌证】 孕妇忌服。

【不良反应】 偶有皮疹、胃部不适、月经过多，停药后可消失。因系芳香燥药，久服伤阴，应加注意。

黄杨宁片

【指征和剂量】 适用于冠心病心肌缺血及室性早搏。口服 2 片，bid 或 tid，4 周为 1 个疗程。

【制剂】 片剂：0.5 mg。

【作用机制】 本品为小叶黄杨中所含生物碱(Cyclovirobuxine)研制而成，能降低心肌耗氧量，缩小心肌梗死范围，轻度增加冠脉流量，增强心肌收缩力，可使心肌细胞动作电位持续时间延长，有效不应期延长。

【不良反应】 个别有轻度麻木感、头昏、腹泻等，短期内可消失。

苏冰滴丸

【指征和剂量】 适用于冠心病胸闷、心肌缺血、心肌梗死等，能迅速缓解症状。口服 2～4 粒，tid。发病时可含服或吞服。

【作用机制】 由苏合香酯、冰片、聚乙二醇 6 000 制成。气芳香、味辛苦，芳香开窍，理气止痛。

【注意事项】 有胃病者慎用。

血塞通软胶囊

【指征和剂量】 适用于瘀血阻滞所致的缺血性中风病（脑梗死）恢复期，症见半身不遂、偏身麻木、口舌歪斜，语言謇涩等。口服每次 100～200 mg(1～2 粒)，tid。4 周为 1 个疗程。

【制剂】 胶囊：每粒 100 mg。

【作用机制】 本品活血化瘀，通脉活络。能延长小鼠在缺氧条件下的存活时间，对缺氧所致的脑损伤具有保护作用，并能延长电刺激大鼠颈动脉血栓形成的时间。

【禁忌证】 孕妇禁用。

【不良反应】 少数患者服药后可出现轻度恶心、胃胀。

【注意事项】 产妇慎用。

诺迪康胶囊

【指征和剂量】 用于气虚血瘀所致胸闷，心悸气短，神疲乏力，少气懒言，头晕目眩。口服：一次 1～2 粒，tid。

【制剂】 胶囊：每粒 0.28 g。

【作用机制】 益气活血。

【禁忌证】 对本品过敏者禁用，过敏体质者慎用。

【相互作用】 不详。

【注意事项】 忌辛辣、生冷、油腻食物。感冒发热患者不宜服用。宜饭前服用。服药 2 周症状无缓解，应去医院就诊。

银杏叶片

【指征和剂量】 适用于瘀血阻络引起的胸痹心痛、中风、半身不遂、舌强语謇，以及冠心病稳定型心绞痛、脑梗死见上述症候者。口服一次 2 片，tid。

【制剂】 片剂：每片含总黄酮醇苷 9.6 mg、萜内酯 2.4 mg。

【作用机制】 活血化瘀通络。

【禁忌证】 对本品过敏、孕妇、心力衰竭者慎用。妇女月经期,以及有出血倾向者禁用。

【不良反应】 可有过敏性皮炎和荨麻疹。

【注意事项】 寒凝血瘀、气虚血瘀、阴虚血瘀、痰淤互阻之胸痹心痛及风痰阻窍之中风偏瘫不宜单用本品。饮食宜清淡、低盐、低脂,食勿过饱,忌食生冷、辛辣、油腻之品,忌烟酒、浓茶。保持心情舒畅,忌过度思虑,避免恼怒、抑郁等不良情绪。

地奥心血康

【指征和剂量】 用于预防和治疗冠心病、心绞痛及瘀血内阻之胸痹、眩晕、气短、心悸、胸闷或痛等。口服,一次1～2粒,tid。

【制剂】 丸剂:每粒含甾体总皂苷100 mg(相当于甾体总皂苷元35 mg)。

【作用机制】 活血化瘀,行气止痛,扩张冠脉血管,改善心肌缺血。

【禁忌证】 无明确禁忌。

【不良反应】 过敏反应性药疹、皮肤瘙痒症、肝损害、血尿。极少病例空腹服用有胃肠不适。

血脂康

【指征和剂量】 健脾消食,除湿祛痰,活血化瘀。用于:① 脾虚痰淤阻滞之高脂血症,症见气短、乏力、头晕、头痛、胸闷、腹胀、食少纳呆等。② 高脂血症及动脉粥样硬化引起的其他心脑血管疾病的辅助治疗。口服,每次2粒,bid;早、晚饭后服用或遵医嘱,4周为1个疗程。血脂康防治冠心病疗效确切。该药有可靠的降脂疗效,近来又被证实对冠心病患者改善预后的作用。在中国进行的"中国冠心病二级预防研究"(CCSPS),观察了血脂康对心肌梗死后患者的疗效。采用随机双盲、安慰剂对照方法,对4 870例随访平均4年。口服血脂康(0.6 g,bid)组与安慰剂比较,冠心病事件(如MI、猝死)、冠心病死亡、再次发生MI和总死亡危险分别显著降低45%、31%、56%和33%。因此,血脂康可被用作一线的调脂药物。中国CCSPS试验也证实对于冠心病的二级预防,血脂康也同样可以奏效。

【制剂】 胶囊剂：每粒装0.3 g，其中含洛伐他汀不少于2.5 mg。

【药动学】 该药药代动力学特征的研究，采用现代药学方法绘出了平均血药浓度-时间曲线，并与洛伐他汀做比较，显示1 200 mg血脂康胶囊相较于20 mg洛伐他汀片剂的生物利用度为109%。还分离出血脂康胶囊中的羟基洛伐他汀酸单体，并证实后者相较于纯品洛伐他汀中的同样成分之生物利用度为169%。其他中药的研究很少能够达到这样的工作高度。

【作用机制】 药物组成有红曲。该药含有他汀成分，是一种自然产生的他汀。这一部分的他汀与药物他汀降脂效果和机制相同。已有的研究表明，血脂康对于低危、中危和部分高危人群达到LDL-C的目标水平，可以奏效。

【禁忌证】 对本品过敏、活动性肝炎或无法解释的血清氨基转移酶升高者，以及孕妇和哺乳期妇女慎用。

【相互作用】 在CCSPS研究中，患者合并应用了多种其他药物如β受体阻滞剂(58%)、ACEⅠ(52%)、钙拮抗剂(44%)等，未发现血脂康与这些药物之间的相互作用。

【不良反应】 一般耐受性良好，大部分副作用轻微而短暂。临床应用已近二十年，尚未见造成严重不良反应或死亡的报道。CCSPS研究中无一例CK升高超过正常上限5倍，也无一例发生横纹肌溶解症。该研究中见到的血脂康主要不良反应为胃肠道和过敏反应，且总发生率低，仅43例次(0.018%)与安慰剂组39例次(0.016%)相比无显著差异。主要实验室指标如肝功、CK、肌酐等两组亦无差异。较常见不良反应为胃肠道不适，如胃痛、腹胀、胃部灼热等。偶可引起血清氨基转移酶和肌酸磷酸激酶可逆性升高。罕见乏力、口干、头晕、头痛、肌痛、皮疹、胆囊疼痛、浮肿、结膜充血和泌尿道刺激症状。

速效救心丸

【指征和剂量】 行气活血，祛瘀止痛，增加冠脉血流量，缓解心绞痛。用于气滞血瘀型冠心病、心绞痛。含服，一次4～6粒，tid；急性发作时，一次10～15粒。

【制剂】 丸剂：每粒重40 mg。

【作用机制】 成分为川芎、冰片。本品具有镇静止痛、改善微循环、降低外周血管阻力、减轻心脏负荷、改善心肌缺血的作用。具有服用剂量小、起效快、疗效高的特点。

【禁忌证】 孕妇忌服。

【不良反应】 无明显不良反应。少部分有胃部不适。

复方丹参滴丸

【指征和剂量】 活血化瘀,理气止痛。用于胸中憋闷、心绞痛。口服或舌下含服,一次10丸,tid,4周为1个疗程;或遵医嘱。

【制剂】 丸剂:素丸每丸25 mg,薄膜衣丸每丸27 mg。

【作用机制】 本品含丹参、三七、冰片,具有以下药理作用:① 增加冠脉血流量。② 增加心肌耐缺氧,保护缺血心肌。③ 抗血小板聚集,防止血栓形成。④ 改善微循环。

【禁忌证】 孕妇及过敏体质慎用。

【不良反应】 偶见有胃肠道不适。

醋柳黄酮

【商品名或别名】 心达康片

【指征和剂量】 适用于治疗缺血性心脏病、心绞痛、心肌缺血、慢性心功能不全、高脂血症,预防动脉粥样硬化、心肌梗死、脑血栓等。口服:每次2~4片,tid,1个月为1个疗程。

【制剂】 片剂:5 mg。

【作用机制】 醋柳黄酮是从野生植物醋柳果实中提取的纯天然制剂,能显著增加心肌营养性血流量,降低心肌耗氧量,延长实验动物在常压缺氧情况下的生存时间,提高在低压缺氧情况下的存活率,有明显的抗缺氧能力,对垂体后叶素所致的心肌缺血具有保护作用。还可明显降低血清胆固醇,抑制血小板聚集。

【禁忌证】 无明确禁忌。

【不良反应】 偶有头痛、面部潮红。

地奥脂必泰

【指征和剂量】 消痰化瘀,健脾和胃。用于:① 痰淤互结、血气不利所致的高脂血症。症见:气短胸闷、头痛头晕等。② 高脂血症及动脉粥样硬化引起的其他心脑血管疾病的辅助治疗。口服，一次 1～2 粒，bid；或遵医嘱。4 周左右可见血脂明显改善。

【制剂】 胶囊剂(药用 PVC 硬片)：每粒含主要成分(红曲、山楂、白术、泽泻)0.24 g。

【作用机制】 主要成分红曲为天然复合他汀(洛伐他汀)及其同系物和不饱和脂肪酸。通过抑制 HMG - CoA 还原酶减少内源性胆固醇的合成，降低 TC、TG、LDL - C，升高 HDL - C 和 ApoA1 水平，对抗可溶性细胞间黏附因子- 1、基质金属蛋白酶- 9(MMP - 9)、高敏 C 反应蛋白等炎症因子。辅以山楂、白术、泽泻协同作用，具有干扰胆固醇吸收和分解、抗血小板、促进葡萄糖氧化、护肝降酶等作用。

【禁忌证】 孕妇和哺乳期妇女。

【不良反应】 肝酶轻微升高，消化道不良反应有腹胀、恶心、呕吐、饥饿感。

松龄血脉康

【指征和剂量】 用于肝阳上亢所致的头痛、眩晕、急躁易怒、心悸、失眠；高血压病及原发性高脂血症见上述证候者。口服，一次 3 粒，tid；或遵医嘱。

【制剂】 硬胶囊：每粒装 0.5 g。

【作用机制】 平潜阳，镇心安神。本品具有降压和调血脂作用。

【禁忌证】 尚不明确。

【不良反应】 个别患者服药后出现轻度腹泻、胃脘胀满等，饭后服用有助于减轻或改善这些症状。

第七章 呼吸系统药

一、祛痰镇咳药

(一) 镇 咳 药

可待因 Codeine

【商品名或别名】 甲基吗啡，磷酸可待因，Morphine，Methylether Metilmorfina

【分类】 化学：阿片生物碱。治疗学：中枢性镇咳药。妊娠分类：D。

【指征和剂量】 ① 剧咳无痰：用于急慢性支气管炎、上呼吸道感染及支气管哮喘、肺结核等痰液少的咳嗽。口服：成人 15～30 mg，儿童每次 0.3～0.5 mg/kg，tid；皮下注射 15～30 mg。② 镇痛：皮下注射 15～30 mg。

【制剂】 片剂：每片 15 mg，30 mg。糖浆：每瓶 50 mg/100 ml。注射剂：每支 1 ml(15 mg)、1 ml(30 mg)。

【药动学】

给药途径	起始时间	峰值时间	维持时间
口服	20 min	0.75～1 h	3～4 h
皮下	20 min	0.75～1 h	3～4 h

【作用机制】 与吗啡相似，由于其酚性羟基被甲基化，镇痛作用减弱，只有吗啡的 1/5。欣快症与依赖性也明显减少，镇咳作用相对加强，是一种典型的中枢镇咳药。

【禁忌证】 ① 多痰和稠痰患者。② 妊娠期和哺乳期妇女。③ 心、肝、肺功能不全，有精神病史者。

【相互作用】 与单胺氧化酶抑制剂并用时可致高热、昏迷，甚至死亡。

【不良反应】 ① 胃肠道：恶心、呕吐及眩晕等。② 神经系统：烦躁不安，小儿可引起惊厥。

【注意事项】 对支气管平滑肌有轻度收缩作用，故气道阻塞的病例应慎用。

【患者用药指导】 告诫患者长期应用可产生耐受性、依赖性。

那可丁　Noscapine

【商品名或别名】 诺斯卡品，乐咳平，乐可平，Narcotine

【分类】 化学：异喹啉类生物碱。治疗学：外周性镇咳剂。妊娠分类：D。

【指征和剂量】 镇咳作用与可待因相当，并有罂粟碱样的支气管平滑肌松弛作用，无成瘾性。治疗剂量对呼吸中枢无明显抑制作用。

用于刺激性干咳：15～30 mg，tid。剧咳时每次可用至 60 mg。

【制剂】 片剂：每片 10 mg，15 mg，30 mg。

【不良反应】 可有微弱的嗜睡、头痛、恶心、变应性鼻炎、结膜炎及皮疹。

【禁忌证】 多痰患者禁用。

【注意事项】 驾驶机动车及高空作业者需谨慎。

喷托维林　Pentoxyverine

【商品名或别名】 维静林，咳必清，托可拉司，喷他维林，妥克拉司，Carbetapentan Citras，Toclase，Tuclase，Germapect

【分类】 化学：阿片生物碱。治疗学：中枢性镇咳药。妊娠分类：D。

【指征和剂量】 呼吸道急性感染引起的无痰干咳：25～50 mg，tid。成人口服 10 ml，tid。

【制剂】 片剂：每片 25 mg。复方咳必清糖浆：每 100 ml 中含氯化铵 3 g、喷托维林 0.2 g，兼有镇咳祛痰作用。

【药动学】

给药途径	起始时间	峰值时间	维持时间
口服	20 min	1 h	4～6 h

【作用机制】① 对延髓咳嗽中枢有选择抑制作用。② 对呼吸道黏膜有局部麻醉作用。

【禁忌证】① 多痰与心功能不全伴有肺淤血的咳嗽患者忌用。② 青光眼患者慎用。

【不良反应】 ① 胃肠道：口干、恶心、腹胀及便秘。② 神经系统：轻度头晕。

【注意事项】 痰多者宜与祛痰药合用。

右美沙芬 Dextromethorphan

【商品名或别名】 美沙芬，右甲马喃，吗西南，Romilar，Tussade

【分类】 化学：吗啡喃类。治疗学：非成瘾性中枢镇咳药。妊娠分类：D。

【指征和剂量】 急慢性支气管炎、上呼吸道感染及支气管哮喘、肺结核等刺激性干咳和痰液少的咳嗽。

口服：10～30 mg，q6～8 h，学龄儿童减半；幼儿 3. 75～7. 5 mg，tid 或 qid。

【制剂】 片剂：每片 10 mg。

【药动学】

给药途径	起始时间	峰值时间	维持时间
口服	15～30 min	3 h	3～6 h

【作用机制】 ① 作用在延髓咳嗽中枢。② 治疗剂量不抑制呼吸。

【禁忌证】 ① 孕妇及有精神病者禁用。② 心肺功能不全及咳嗽多痰者。

【相互作用】 与单胺氧化酶抑制剂合用时，可致高热、昏迷，甚至死亡。

【不良作用】 ① 胃肠道：口干、便秘、胃肠道不适。② 神经系统：头晕、轻度嗜睡。③ 高热、昏迷，甚至死亡。

【注意事项】 避光、密闭保存。

左丙氧芬 Levopropoxyphene

【商品名或别名】 左旋扑嗽芬，挪尔外，Contratuss，Novrad

【分类】　化学：吗啡喃类。治疗学：为非成瘾性镇咳药。妊娠分类：D。

【指征和剂量】　上呼吸道炎症的干咳。

口服：成人 50～100 mg，tid 或 qid。

【制剂】　片剂：每片 50 mg，100 mg。

【药动学】

给药途径	起始时间	峰值时间	维持时间
口服	30 min	2 h	4 h

【作用机制】　作用于咳嗽中枢，无镇痛和抑制呼吸中枢的作用。

【禁忌证】　妊娠期及哺乳期妇女。

【不良反应】　① 神经系统：头痛、恶心和嗜睡等。② 皮肤：皮疹。

【注意事项】　过敏体质者慎用。

氯苯达诺　Clofedanol

【商品名或别名】　氯苯胺丙醇，敌退咳，Chlophedianol，Clofedanol，Detigon

【分类】　化学：吗啡喃类。治疗学：中枢性镇咳药。妊娠分类：D。

【指征和剂量】　呼吸道急性感染引起的干咳或阵咳，宜与祛痰药合用。

口服：25 mg，tid。

【制剂】　片剂：每片 25 mg。

【作用机制】　中枢性镇咳作用，还有抗组胺作用和阿托品样解痉作用，能减轻支气管痉挛和黏膜充血水肿，对呼吸无抑制作用。

【禁忌证】　妊娠期及哺乳期妇女。

【不良反应】　可有皮疹、头晕、恶心、呕吐等。

苯丙哌林　Benproperine

【商品名或别名】苯哌丙烷磷酸盐，咳快好，咳哌宁，科福乐

【分类】　化学：吗啡喃类。治疗学：中枢性镇咳药，非麻醉性镇咳药。妊娠分类：C。

【指征和剂量】　对各种原因引起的刺激性咳嗽。

口服：20～40 mg，tid。

【制剂】 片剂：每片 20 mg。

【药动学】 口服 15 min 后起效，作用持续 4～7 h。

【作用机制】 兼有中枢性和外周性双重机制，尚有罂粟碱样平滑肌解痉作用。阻断肺及胸膜系的牵张感受器产生的肺迷走神经反射作用。本品对呼吸无抑制作用，也不引起便秘。

【禁忌证】 孕妇及过敏患者。

【不良反应】 偶有轻度口干、嗜睡、乏力、头昏、胃部烧灼感、食欲不振、皮疹等。

【注意事项】 本品对口腔黏膜有麻醉作用，故应整片吞服，切勿嚼碎，以免引起口腔麻木。

福尔可定 Pholcodine

【商品名或别名】 福可定，吗啉乙吗啡，服尔咳定

【分类】 化学：阿片生物碱。治疗学：中枢性镇咳剂。妊娠分类：C。

【指征和剂量】 用于剧烈干咳或中等度疼痛者。

口服：每次 1～2 片。

【制剂】 片剂：每片 5 mg，10 mg，15 mg。

【不良反应】 偶有恶心、嗜睡，可致依赖性。依赖性小于可待因，大剂量引起兴奋、不安、共济失调。

【注意事项】 遇光易变质，应密封。

【患者用药指导】 新生儿和儿童易于耐受本品，不致引起便秘和消化紊乱。

苯佐那酯 Benzonatate

【商品名或别名】 退嗽，退嗽露，Ventussin

【分类】 化学：丁卡因的衍生物。治疗学：中枢性镇咳药。妊娠分类：C。

【指征和剂量】 用于急性支气管炎、支气管哮喘、肺炎、肺癌引起的刺激性干咳。对顽固性呃逆也有一定的疗效。

【制剂】 丸剂：每丸 25 mg，50 mg，100 mg。

【药动学】 口服后 20 min 起效，持续 2～8 h。

【作用机制】 对肺的牵张感受器及感觉神经末梢有明显抑制作用。抑制肺迷走神经反射而起镇咳作用。

【禁忌证】 痰多患者。

【不良反应】 偶引起嗜睡、眩晕、头痛、恶心和胸部紧迫感、皮疹等。

【注意事项】 服药时勿嚼破药丸,以避免口腔麻木感。

二甲啡烷 Dimemorfan

【商品名或别名】 二甲吗喃,Astomin,Dastosm,Gentus

【分类】 化学:吗啡喃烷。治疗学:中枢性镇咳药。妊娠分类:D。

【指征和剂量】 用于各种干咳。

口服:10～20 mg,tid。

【制剂】 片剂:每片 10 mg。

【作用机制】 作用于咳嗽中枢,镇咳效果约为可待因的 2 倍,无镇痛作用。

【禁忌证】 痰多患者慎用。

【不良反应】 偶见嗜睡、口干、食欲不振、腹泻及恶心等。

奥昔拉定 Oxoladin

【商品名或别名】 咳乃定,压咳定,沃克拉丁

【分类】 化学:吗啡喃烷。治疗学:非依赖性选择性中枢镇咳药。妊娠分类:D。

【指征和剂量】 用于急、慢性呼吸道感染引起的咳嗽,亦用于各种气道损伤或胸膜受刺激引起咳嗽。

口服:成人 10～20 mg,tid 或 qid。

【制剂】 片剂:每片 10 mg,20 mg。

【禁忌证】 心功能不全、肺淤血者慎用。

【不良反应】 恶心、嗜睡、头晕等。

普罗吗酯 Promolate

【商品名或别名】 盐酸普鲁吗酯,咳必定,咳吗,Morphethylbutyne,Mebutus

【分类】 化学:吗啡喃类。治疗学:非依赖性选择性中枢镇咳药。妊

娠分类：D。

【指征和剂量】 用于上呼吸道感染、急性支气管炎引起的咳嗽，尤其适用于咳嗽影响睡眠的患者。

口服：200 mg，tid。

【制剂】 片剂：每片 200 mg，250 mg。

【作用机制】 抑制咳嗽中枢，还能缓解组胺、乙酰胆碱等引起的气管平滑肌痉挛，尚具一定镇静性。

【禁忌证】 妊娠期及哺乳期妇女慎用。

【不良反应】 偶有口干、恶心、胃部不适。

异米尼尔 Isoaminile

【商品名或别名】 异丙戊晴，咳得平，Peracon，Dimyeil

【分类】 化学：吗啡喃类。治疗学：中枢性镇咳药。妊娠分类：D。

【指征和剂量】 上呼吸道炎症和急、慢性支气管炎引起的咳嗽。

口服：40 mg，tid。

【制剂】 片剂：每片 40 mg。

【作用机制】 阻断咳嗽中枢的咳嗽反射尚具有轻度的局部麻醉和平喘作用，无依赖性，对呼吸及血压影响很小。

【禁忌证】 妊娠期及哺乳期妇女慎用。

【不良反应】 偶见头昏、恶心、便秘等反应。

布他米酯 Butamirate

【商品名或别名】 咳息定，Acodeen，Sinecod

【分类】 化学：吗啡喃类。治疗学：中枢性镇咳药。妊娠分类：D。

【指征和剂量】 上呼吸道炎症所致的咳嗽。

口服：10～20 mg，tid。

【制剂】 片剂：每片 10 mg。

【作用机制】 为中枢性镇咳药，无依赖性，作用较强，起效快，并有解痉和增加支气管分泌的作用。

【禁忌证】 妊娠期及哺乳期妇女慎用。

【不良反应】 偶有恶心、腹泻。

(二)祛痰药

氯化铵 Ammoniun Chloride

【分类】 化学：无机盐类或偏酸性盐类。治疗学：祛痰药。妊娠分类：B。

【指征和剂量】 ① 祛痰：本品一般不单独应用，常与其他镇咳祛痰药组成复方制剂。适用于急、慢性支气管炎痰液黏稠难以咳出的患者。② 酸化体液：治疗碱血症。③ 酸化尿液：可以促进某些碱性药物的排泄，也可使必须在酸性环境中发挥药效的药物(如乌洛托品)产生作用。

口服：祛痰时，成人 0.3～0.6 g，tid。酸化体液或尿液时，成人 0.6～2 g，tid。

【制剂】 片剂：每片 0.3 g。

【药动学】 本品极易从消化道吸收，在体内几乎全部转化降解。铵离子在肝脏内代谢为尿素，氯离子进入血液或细胞间液而使其 pH 值降低，当其经肾脏排泄时可使尿液的 pH 值降低。

【作用机制】 本品口服后能局部刺激胃黏膜而引起轻度恶心，反射性地兴奋气管、支气管腺体的迷走神经，促使腺体分泌增加，痰液稀释而易于咳出。也有小部分药物吸收后由呼吸道黏膜排出。由于渗透压作用带出水分而使痰液稀释，也有助于痰液的排出。但本品的祛痰作用较弱。

【禁忌证】 对本品过敏者和严重肝、肾功能不良者禁用。因后者容易引起酸血症和高血氨症。溃疡病患者慎用。

【不良反应】 大量服用可致恶心、呕吐、口渴、胃痛、高氯性酸中毒。为减轻对胃的刺激，片剂宜溶于水中，饭后服用。药物过量服用可引起头痛、过度通气、进行性嗜睡、重度酸中毒和高血氨症。酸中毒时可静滴碳酸氢钠或乳酸钠溶液纠正，低钾血症可口服适量钾盐。

溴己新 Bromhexine

【商品名或别名】 必嗽平，必消痰，溴苄环己铵，溴己铵，Bisolvon，Broncokin

【分类】 化学：合成鸭嘴花碱衍生物。治疗学：祛痰药。妊娠分类：B。

【指征和剂量】 祛痰：适用于白色黏痰咳出有困难的患者。

口服：成人 8～16 mg，tid；儿童 4～8 mg，tid。一般需连服 3～5 d 后才有明显疗效。

【制剂】 片剂：每片 8 mg。

【药动学】 本品口服易于吸收，1 h 后达血药浓度峰值。体内药物绝大部分以其代谢物形式从尿中排出，少量经粪便排泄。

【作用机制】 本品可直接作用于支气管腺体，促使黏液分泌细胞的溶酶体释出，使痰中的黏多糖纤维分化裂解；还可抑制黏液腺和杯形细胞中酸性糖蛋白的合成，使之分泌黏滞性较低的小分子糖蛋白，而使痰液的黏稠度降低，易于咳出。此外，本品还可刺激胃黏膜反射性地引起呼吸道腺体分泌增加，使痰液稀释。

【禁忌证】 胃溃疡患者慎用。

【不良反应】 偶有恶心、胃部不适及血清转氨酶升高。

愈创甘油醚 Guaifenesin

【商品名或别名】 愈创木酚甘油醚，Glyceryl Guaicolate，Glycetuss，Robitussin

【分类】 化学：磷甲氧基苯酸衍生物。治疗学：祛痰药。妊娠分类：C。

【指征和剂量】 祛痰：用于慢性支气管炎的多痰性咳嗽，多数与其他镇咳、平喘药组成复方制剂应用于临床。

口服：成人 0.2 g，tid 或 qid。

【制剂】 片剂：每片 0.2 g。糖浆：每瓶 2%，100 ml。

【药动学】 此药口服后吸收不完全，大部分自肠道排出，少量吸收后代谢为葡糖醛酸结合物随尿排出，排泄快。

【作用机制】 本品口服后刺激胃黏膜，反射性地引起支气管分泌增加，降低痰的黏度，而产生祛痰作用。本品还有较弱的消毒防腐作用，可减少痰液的恶臭味。大剂量应用时尚有松弛支气管平滑肌的作用。

【禁忌证】 对本品过敏者禁用；本品有刺激和扩张血管平滑肌的作用，故禁用于肺出血、急性胃肠炎和肾炎患者。

【不良反应】 有时可出现恶心、胃部不适等不良反应。

氨溴索 Ambroxol

【商品名或别名】 溴环己胺醇，沐舒坦，痰之保克，兰勃素缓释胶囊，奥勃素，全福乐舒痰液，Mucosolvan，Lambroxol，Transbroncho

【分类】 化学：人工合成的溴己新体内代谢物。治疗学：祛痰药。妊娠分类：C。

【指征和剂量】 适用于黏痰不易咳出的各种急、慢性支气管炎和肺部疾病，如：① 慢性阻塞性肺疾病(COPD)：COPD的急性发作期，本品能提高一些抗生素在肺组织中的浓度，促进腺体分泌和纤毛运动，加速痰液从管壁脱落，从而提高抗生素疗效、缩短疗程。② 伴有痰栓的支气管炎症：可使痰易于咳出，呼吸困难减轻。③ 肺泡蛋白沉积症、囊性纤维化(CF)和硅沉着病(矽肺)等：有人对36例CF患者进行了双盲对照性观察，结果显示应用本品的治疗组患者的肺功能无明显变化，而安慰剂对照组患者的肺功能进一步恶化。本品可促进硅沉着病患者的粉尘廓清，减轻和推迟肺部病变的发展。④ 呼吸窘迫综合征(RDS)：使用本品后，RDS患者的PaO_2/FiO_2、平均呼吸道压力、气管溶出物中的磷脂含量、肺自发性呼吸力等指标均有明显的改善。⑤ 干燥综合征和中耳炎：本品可使中耳炎症状明显地改善，使听觉、传导性耳聋、鼓室及听阈测定等体征改善。⑥ 可保护肺组织免受化疗、放疗等引起的损伤，并可抑制儿童呼吸道感染时的气道高反应性。

口服：成人30 mg，tid或qid，饭后服；5～12岁儿童15 mg，tid。长期(3～6个月)用药时，剂量可减为qd或bid。静注、肌注或皮下注射：成人15～30 mg，bid或tid；儿童肌注或静注(应注射2～3 min)：总剂量1.2～1.6 mg/(kg·d)，分2～3次注射。可与葡萄糖、果糖、等渗盐水或林格液一起静滴。

【制剂】 片剂：每片含本品30 mg。糖浆：30 mg/5 ml。控释胶囊：每粒75 mg。口服液：每支30 mg/5 ml。注射剂：每支15 mg/2 ml。气雾剂：每支15 mg/2 ml。

【药动学】 本品口服后迅速、完全地被肠道吸收，生物利用度接近100%。药物被吸收后迅速地从血液向各组织和脏器分布，在肝脏内被代谢为二溴邻氨基苯甲酸，90%的代谢产物经肾脏排泄。

【作用机制】 本品是溴己新在体内的一个活性代谢产物，其作用比溴己新强。镇咳作用相当于可待因的1/2。本品是一种具溶解黏液、促进肺表面活性物质合成、激活纤毛黏液毯净化功能等多种作用的黏液溶解剂。

其药理作用机制包括：① 刺激支气管黏液腺，增加中性黏多糖的分泌，减少酸性黏多糖的合成并促进其代谢，从而使呼吸道黏液的理化性质趋于正常，有利于排出。② 刺激Ⅱ型肺泡上皮细胞克拉拉细胞(Clara cell)，促进肺泡表面活性物质的合成和分泌。增加肺泡巨噬细胞磷脂酰胆碱的含量，影响肺的磷脂代谢。本品还促进肺表面活性物质的合成与分泌。③ 激活呼吸道黏膜纤毛功能，有利于呼吸道分泌物的排出。应用本品后，呼吸道纤毛运动的频率可增加10.8%。④ 能增加抗生素在肺组织及其分泌液中的浓度。例如本品能使氨苄西林在支气管肺组织中的浓度升高23%，使红霉素、阿莫西林浓度升高27%。⑤ 本品可降低健康人血中尿酸水平，这一作用成剂量相关性。⑥ 抑制脂质氧化过程，抑制白介素-1、肿瘤坏死因子(TNF)的生成，从而对肺组织提供保护。⑦ 阻断细菌蛋白与呼吸道黏膜上皮细胞葡萄糖结合体的相互作用而预防感染。⑧ 抑制吸入枸橼酸气溶胶引起的咳嗽反射，其作用强度不如可待因。

【禁忌证】 对本品过敏者。妊娠3个月内的孕妇和胃溃疡患者慎用。

【不良反应】 ① 与溴己新相似，偶见过敏性皮疹。② 注射时可出现心悸、恶心、胸闷、皮肤瘙痒等变态反应。③ 注射液不应与pH值>6.3的其他溶液混合。

乙酰半胱氨酸 Acetylcysteine

【商品名或别名】 富露施，痰易净，易咳净，N-Acetyl-L-Cysteine，Mucomyst，Mucofilin，NAC

【分类】 化学：含巯基还原剂。治疗学：祛痰药。妊娠分类：B。

【指征和剂量】 祛痰：适用于手术后咳痰困难及肺部感染并发症的预防和治疗，适合于急、慢性支气管炎及肺部疾病等患者的咳痰困难、呼吸困难等。

呼吸道局部给药(现已很少应用)，使用时先将患者的咽喉部、气管内的分泌物用吸引器吸出，然后用下列方法给药。① 喷雾：以本品20%水溶液和5%碳酸氢钠溶液等量混合后喷雾或雾化吸入，1～3 ml，bid或tid。② 气管内滴入：急救时以5%水溶液自气管滴入或气管套管内直接滴入气管，0.5～2 ml，bid、tid或qid。③ 气管注入：急救时以5%水溶液用注射器自气管的甲状骨环膜处，注入气管腔内，0.5～2 ml，bid。

口服：成人0.2 g，tid；小儿0.1 g，bid或qid，酌情增减。

【制剂】 喷雾用粉剂：每瓶0.5 g。口服颗粒剂：每袋0.1 g，0.2 g。

【药动学】 口服后迅速被吸收，达到最高血药浓度约需 30 min，分布快速、广泛，在肠壁及肝脏内被迅速代谢，并作为谷胱甘肽前体合成还原型谷胱甘肽。大约 70％的药物的消除为非肾型，以硫酸盐的形式排泄。(供参考)

【作用机制】 系黏痰溶解剂。本品分子中的巯基(—SH)能使痰液中的糖蛋白的二硫键断裂，使糖蛋白分解，黏痰液化，黏稠度降低而易于咳出。本品对脓性痰中的 DNA 纤维也有裂解作用。其作用的最适条件是：浓度 10％～20％，pH 值 7～9。本品在酸性环境中的祛痰作用明显减弱。

【禁忌证】 对本品过敏者。

【不良反应】 ① 局部给药对呼吸道黏膜有刺激作用，可能引起呛咳，甚至支气管痉挛。呛咳在药物减量后可消失，β_2 受体激动剂可缓解支气管痉挛症状。② 水溶液有硫化氢的臭味，可引起部分患者恶心、呕吐，但市售颗粒剂(富露施)甚少发生。

【注意事项】 ① 老年患者和支气管哮喘患者慎用局部给药。② 本品不宜与金属、橡皮、氧化剂和氧气接触，故喷雾器需用玻璃或塑料制品。③ 与酸性较强的药物合用，可使本品的作用明显降低。④ 本品不宜与青霉素类、头孢菌素类抗生素合用，因其可降低抗生素的作用。确实必须联合应用时，应间隔 4 h 交替使用。⑤ 口服颗粒剂(富露施)含有少量糖分，糖尿病患者慎用。

羧甲司坦 Carbocisteine

【商品名或别名】 羧甲基半胱氨酸，美咳片，化痰片，S-Carbomethylcysteine，Carboxymethylcysteine

【分类】 化学：半胱氨酸衍生物。治疗学：祛痰药。妊娠分类：B。

【指征和剂量】 祛痰：适用于各种呼吸道疾病引起的痰液稠厚、咳出困难、气管阻塞，以及预防手术后的咳痰困难和并发肺部感染等。

口服：成人 0.5 g，tid。儿童 3～5 岁，0.062 5 g，tid；5～12 岁，0.125 g，tid；12 岁以上，0.25 g，tid。

【制剂】 片剂：每片 0.25 g。口服液：化痰口服液每支 0.25 g/10 ml，0.5 g/10 ml。

【药动学】 口服吸收后经体内代谢游离出巯基才能生效，气道内给药无效。

【作用机制】 本品可减少支气管黏液的分泌，裂解痰中黏多糖蛋白等黏性物质,使痰液的黏稠度下降,易于咳出,还可促进支气管黏膜的修复。

【禁忌证】对本品过敏者。溃疡病患者和孕妇慎用。

【不良反应】少数患者用药后可出现胃部不适感、腹泻、恶心、皮疹或轻度头晕等不良反应。

标准桃金娘油 Myrtol Standardized

【商品名或别名】吉诺通,强力稀化黏素,Gelomyrtol Forte

【分类】化学:标准桃金娘油。治疗学:祛痰药。妊娠分类:B。

【指征和剂量】① 通过调节分泌及主动促排作用,使黏液易于排出。适用于急、慢性鼻炎,以及鼻窦炎、支气管炎。② 适用于鼻功能手术的术后治疗,以及支气管扩张、慢性阻塞性肺疾病、肺部真菌感染、肺结核、硅沉着病(矽肺)等呼吸系疾病的治疗。③ 可在支气管造影术后使用,以加速造影剂的排出。本品不含糖,可用于糖尿病患者。

口服:成人每次1粒,急性病患者 tid 或 qid;慢性病患者 bid;功能性鼻内镜手术后治疗 tid,疗程3～4周或以上。

【制剂】胶囊:每粒含标准桃金娘油120 mg(供儿童用),或300 mg(供成人用)。

【药动学】主要通过碱化分泌物和拟交感活性,提高气道黏膜纤毛清除功能而发挥祛痰作用。

【作用机制】标准桃金娘油在上、下呼吸道黏膜均能迅速发挥溶解黏液、调节分泌的作用,并能主动地刺激黏液纤毛运动,增强黏液纤毛清除功能,使黏液运转速度显著地加快,易于排出。此外,本品具有抗炎作用,能通过减轻支气管黏膜肿胀而起支气管舒张作用。本品有一定的杀菌作用,能消除呼气时的恶臭气味。

【禁忌证】对本品过敏者。

【不良反应】仅少数患者出现轻度胃肠道不良反应。

【注意事项】本品不可打开或嚼碎服用;宜在餐前30 min用较多的凉开水送服;最后一次剂量可在临睡前服用,利于夜间睡眠。

二、平喘药

支气管哮喘的发病机制非常复杂,迄今尚未明了。近年来认为,在周围环境中包括各种变应原在内的诱发因素和遗传因素的共同作用下，支气管平滑肌痉挛、气道变态反应性炎症和气道重塑等病理生理学异常及其引起的气道高反应性是导致气喘症状的原因。

根据药理学特点，常用的平喘药有六大类：① β受体激动剂。② 茶碱类。③ 抗胆碱药物。④ 糖皮质激素。⑤ 炎症介质阻释剂、拮抗剂。⑥ 其他。也有学者主张根据治疗哮喘药物能否迅速缓解哮喘症状及其对气道变态反应炎症有无抑制作用，将其分为两大类：缓解喘息症状类药物和控制气道炎症类药物。前者用于对症治疗，主张按需使用，后者用于预防和缓解期治疗，主张长期、每日使用。

由于支气管哮喘的靶器官在呼吸道，口服给药需要的药物剂量大、作用较慢、全身不良反应较多，而吸入给药则具有作用迅速、需要的剂量小、全身不良反应少等优点。因此，推荐通过吸入方法给药。患者能否正确选择和应用不同的吸入装置对疗效有重要的影响，因而临床医师有必要教会患者掌握正确的吸入技术。

为了提高疗效、减少药物的不良反应，临床医师可根据哮喘患者的病情联合应用作用机制不同的平喘药物。

（一）β受体激动剂

肾上腺素 Adrenaline

【商品名或别名】 副肾素(Paranephrin)，Epinephrine，Suprarennline

【分类】 化学：拟交感类药物。治疗学：平喘药。妊娠分类：C。

【指征和剂量】 ① 支气管哮喘急性发作：皮下注射，成人 0.25～0.5 mg，小儿每次 0.01～0.02 mg/kg。必要时隔 15～30 min 重复使用 1 次。② 哮喘持续状态（重度哮喘发作）：静滴，0.75～1 mg 溶于 500～1000 ml等渗液中。③ 过敏性休克：皮下注射，5～1 mg。必要时隔 15～30 min 重复使用 1 次。④ 心搏骤停的急救：静注或心腔内注射，成人0.25～0.5 mg，用生理盐水稀释 10 倍后注射。⑤ 其他急性过敏性疾病：如血管神经性水肿、荨麻疹和枯草热等。皮下注射：成人 0.25～0.5 mg。必要时隔 15～30 min 重复使用 1 次。⑥ 局部止血：局部应用于鼻黏膜或牙龈止血。与局麻药合用，可减少出血、延长麻醉时间。⑦ 青光眼：滴眼，用 1%～2% 溶液，常与毛果芸香碱合用。

【制剂】 注射剂：每支 0.5 mg/0.5 ml,1 mg/ml。

【药动学】 平喘作用迅速而短暂,因为本品在体内易被肠道儿茶酚-O-甲基转移酶和单胺氧化酶代谢灭活。

【作用机制】 本品系肾上腺素受体激动剂,对α受体和β受体均有兴奋作用。通过兴奋气道平滑肌细胞膜上的β_2受体,使挛缩的平滑肌松弛,缓解气喘症状;通过兴奋肥大细胞膜上的β_2受体,抑制其脱颗粒过程,减少致喘性炎症介质的释放;并能通过兴奋支气管黏膜血管上的α受体,使黏膜小血管收缩,减轻黏膜充血、水肿,改善通气功能。

【禁忌证】 禁用于器质性心脏病、高血压、严重动脉硬化、甲状腺功能亢进、糖尿病、妊娠、洋地黄中毒、外伤及出血性休克等。老年人慎用。

【相互作用】 ① 2 周内用过单胺氧化酶抑制剂者不宜使用本品。② 本品不可与氯仿、氟烷、环丙烷、洋地黄、锑剂合用,以免引起严重的心律失常。

【不良反应】 ① 可能引起焦虑、不安、震颤、头痛、心悸、恶心、失眠等症状。② 剂量过大或注射速度过快可使心率加快、血压急剧升高,严重者可引起脑溢血、心律失常(甚至心室颤动)。

【注意事项】 ① 本品静滴时应监测心率和血压,及时调整滴速。② 对于休克患者应先补充血容量、纠正酸中毒。③ 本品应避光、避热保存,溶液变色后不可再用。

麻黄碱 Ephedrine

【商品名或别名】 麻黄素,Ephetonin,Sanedrine

【分类】 化学：肾上腺素受体激动剂。治疗学：平喘药。妊娠分类：C。

【指征和剂量】 ① 支气管哮喘。口服：成人 25 mg,tid;小儿 0.5～1 mg/kg。皮下注射或肌注：成人 15～30 mg;小儿同口服剂量。静注：成人 15～30 mg 加入 50%葡萄糖注射液 40 ml,缓慢注入。② 其他过敏性疾病：如变应性鼻炎、枯草热、过敏性结膜炎、荨麻疹等。变应性鼻炎和结膜炎用 0.5%～1%溶液滴鼻或滴眼。其他用法同上。③ 休克：作为升压药,静注,成人 15～30 mg 加入 50%葡萄糖注射液 40 ml,缓慢注入。④ 局部止血：鼻黏膜或支气管黏膜局部应用可收缩血管。

复方麻黄碱片(商品名：百喘朋)：每片含盐酸麻黄碱 25 mg 和盐酸苯

海拉明 25 mg。口服：成人 1 片，tid；5 岁以上儿童口服 1/3～1 片，tid。

【制剂】 片剂：每片 15 mg，25 mg，30 mg。注射剂：每支 30 mg/ml。

【药动学】 本品不易被胃肠道的酶水解，因此除可注射外，也可口服。口服后 30 min 起效，作用约维持 4 h。约在 24 h 内全部由尿液排出。

【作用机制】 作用类似于肾上腺素，但较温和、缓慢。

【禁忌证】 高血压、冠心病和甲状腺功能亢进者禁用。前列腺增生者慎用，以免引起排尿困难。

【相互作用】 本品易于产生耐药性，但如与茶碱、苯巴比妥合用，可减少剂量和产生耐药性的机会。本品有中枢神经兴奋作用，与镇静剂（如苯巴比妥）同时应用可减轻中枢兴奋症状。

【不良反应】 ① 较大剂量时可出现中枢神经兴奋症状，如兴奋、失眠、不安，甚至震颤。② 也可能引起心动过速、心悸、出汗和发热感等血管收缩症状。

【患者用药指导】 应在医师指导下应用。

异丙肾上腺素 Isoprenaline

【商品名或别名】 喘息定，治喘灵，Isuprel，Aludrin

【分类】 化学：拟交感类。治疗学：平喘药。妊娠分类：C。

【指征和剂量】 治疗支气管哮喘急性发作。

舌下含服：成人 10～20 mg，tid；5 岁以上小儿 2.5～10 mg，tid。气雾剂吸入：成人 1～2 喷，tid 或 qid。

复方异丙肾上腺素气雾剂（商品名：气喘气雾剂）：含 0.4%异丙肾上腺素、0.4%新福林和 0.15%维生素 C。

【制剂】 片剂：每片 10 mg。气雾剂：0.5%，每瓶 14 g，含 200 喷。

【药动学】 舌下含服后 30～60s 起效，作用维持 1 h 左右。口服无效，因为可被消化道中肠菌和儿茶酚-O-甲基转移酶破坏，也可直接与硫酸盐结合而失效。

【作用机制】 平喘作用强而迅速，可使肺通气功能迅速改善；具有增强心肌收缩力、加快脉搏、升高血压和兴奋窦房结、房室结，改善心脏传导阻滞作用。

【禁忌证】 高血压、冠心病和甲状腺功能亢进者禁用。

【不良反应】 ① 可引起心动过速、心律失常，甚至心室纤颤；可出现头痛、恶心和口干等血管扩张症状。② 使无通气功能的肺组织血管扩张，出现“盗血”现象，加重患者的通气/血流比例失调，引起低氧血症。

【注意事项】 本品的中间代谢产物3-氧甲基异丙肾上腺素具有轻度β受体阻滞作用，反复、大剂量应用本品时，上述代谢产物在体内积聚，可引起“闭锁综合征”，即临床上表现为哮喘持续发作，且对各种平喘药耐药。

【患者用药指导】 ① 本品受热、遇光易于变质，故应贮存在阴凉处。② 本品对β_1和β_2受体均有作用，因此可产生心血管系统的不良反应。由于近年来上市的高选择性β_2受体激动剂更为安全、有效，本品已经较少应用。

沙丁胺醇　Salbutamol

【商品名或别名】 舒喘宁，嗽必妥，爱纳灵(Etinoline)，万托林(Ventolin)，Albuterol，Proventil

【分类】 化学：β_2受体激动剂。治疗学：平喘药。妊娠分类：C。

【指征和剂量】 适用于治疗支气管哮喘或喘息性支气管炎等伴有支气管痉挛的呼吸道疾病。

① 口服：成人2～4 mg，tid或qid；小儿0.1～0.15 mg/kg，bid或tid。缓释胶囊：成人8 mg，bid，儿童剂量酌减。② 气雾剂吸入：每次1～2喷，必要时每4 h一次，每24 h不宜超过8次。③ 干粉吸入：成人0.4 mg，tid或qid；5岁以上儿童剂量减半，bid或tid。④ 溶液雾化吸入：适用于重度急性哮喘发作。成人1～2 ml，每4～6 h一次经射流装置雾化吸入。儿童剂量参阅下表，用生理盐水将其稀释至2.0 ml。⑤ 静注：成人0.4 mg，用5%葡萄糖注射液20 ml稀释后缓慢注射。⑥ 静滴：成人0.4 mg，用5%葡萄糖注射液100 ml稀释后静滴。⑦ 皮下注射或肌注：成人0.4 mg，必要时4 h后重复注射。

不同年龄儿童吸入沙丁胺醇溶液的剂量

年龄(岁)	0.5%沙丁胺醇(ml)	生理盐水(ml)
1～5	0.25	1.75
5～8	0.50	1.50
8～12	0.75	1.25
>12	1.00	1.00

【制剂】 片剂或胶囊：每片(粒)2 mg，4 mg，8 mg。气雾剂：每喷 0.1 mg。每瓶 100 喷、200 喷。干粉剂(例如喘宁碟和速可喘)。雾化溶液：浓度 0.083%，0.5%。针剂：每支 0.5 mg。

复方制剂：① 可必特(Combivent)气雾剂每喷含本品 0.12 mg 和异丙托溴胺 0.02 mg，每瓶 200 喷、100 喷；可必特雾化溶液每支 2.5 ml，含本品 3 mg和异丙托溴胺 0.5 mg(含量需核实)。② 易息晴：系本品与茶碱的双层缓释片。每片含本品 2 mg 和茶碱 150 mg。成人 1 片吞服，bid。

【药动学】 吸入本品 0.2 mg，血药峰浓度为 2.95 mmol/L 和 3.57 mmol/L；吸入 0.4 mg，血药峰浓度则为 4.41 mmol/L 和 5.69 mmol/L。口服后 65%～84%吸收，不易被硫酸酯酶和儿茶酚-O-甲基转移酶破坏。15 min 起效，1～3 h 达最大效应，作用维持 4～6 h。消除半减期为 2.7～5.0 h。经肝脏灭活，代谢物由尿排出。静注即刻起效，5 min 时达峰值，作用维持 2 h 以上。

【作用机制】 本品为高选择性、强效 β_2 受体激动剂。对 β_2 受体的选择性是异丙肾上腺素的 288 倍。

【禁忌证】 对本品或其他肾上腺素受体激动剂过敏者禁用。高血压、冠心病、糖尿病、心功能不全、甲状腺功能亢进患者和妊娠初期妇女慎用。

【相互作用】 ① 不宜与其他β受体激动剂或阻滞剂合用。② 与茶碱类药物合用，可增强松弛支气管平滑肌作用，也可能增加不良反应。

【不良反应】 较少而轻微。大剂量时可出现肌肉和手指震颤、心悸、头痛、恶心、失眠等症状；可能引起低血钾。

【注意事项】 ① 老年人或对本品敏感的患者，应从小剂量开始，以免引起心慌、手抖等症状。② 低血钾患者或同时应用排钾性利尿剂、糖皮质激素的患者慎用或及时补钾。

【患者用药指导】 ① 对于急性哮喘发作，可间隔 20 min 吸入本品 2～4 喷，如果 1 h 内仍未能控制症状，应立即去医院急诊。② 控释片服用时应当吞服，不可嚼碎。③ 初次应用本品者出现的心慌、手抖等症状，通过一段时间的应用可逐渐减轻、消失。④ 本品不宜长期、单一使用。

特布他林 Terbutaline

【商品名或别名】 间羟叔丁肾上腺素，叔丁喘宁，博利康尼(Bricanyl)，Bronchodil

【分类】化学：β_2 受体激动剂。治疗学：平喘药。妊娠分类：C。

【指征和剂量】适用于治疗支气管哮喘或喘息性支气管炎等伴有支气管痉挛的呼吸道疾病。

① 口服：成人 2.5～5 mg，tid；小儿 0.065 mg/kg，bid 或 tid。② 气雾剂吸入：0.25～0.5 mg，必要时 q4～6 h。严重病例每次可吸入 1.5 mg，但 24 h 内不可超过 6 mg。③ 干粉吸入：成人 0.5 mg，qid，24 h 内不得超过 6 mg；5～12 岁的儿童剂量减半，最大剂量不得超过 4 mg/d。④ 溶液雾化吸入：适用于重度急性哮喘发作。成人每次 1～2 ml，q4～6 h，经射流装置雾化吸入，用生理盐水将其稀释至 2.0 ml。⑤ 皮下注射：成人 0.25 mg，必要时 4～6 h 内可重复 1 次。

【制剂】片剂：每片 2.5 mg。缓释片：每片 5 mg，7 mg。气雾剂：每喷 0.25 mg，每瓶 100 喷、200 喷。干粉剂(博利康尼都保)：每吸 0.5 mg，每瓶 100 吸、200 吸。雾化溶液：每支 2 ml，含本品 5 mg。注射剂：每支 0.5 mg。

【药动学】 口服生物利用度为 15%±6%，30 min 后起效。不易被体内儿茶酚-O-甲基转移酶和单胺氧化酶这两种酶所代谢灭活，故作用可维持 5～8 h。血浆蛋白结合率为 25%。2～4 h 作用达峰值。气雾剂吸入后 5～15 min 显效，作用持续 4 h 左右。皮下注射后 5～15 min起效，0.5～1 h 作用达峰值，持续 1.5～4 h。

【作用机制】 高选择性 β_2 受体激动剂，对支气管 β_2 受体的选择性与沙丁胺醇相似，对心脏的兴奋作用仅为沙丁胺醇的 1/10。除了舒张支气管平滑肌外，本品尚有增加纤毛-黏液毯廓清能力，促进痰液排出，减轻咳嗽症状。

【禁忌证】 对本品或其他肾上腺素受体激动剂过敏者禁用。高血压、冠心病、糖尿病、心功能不全、甲状腺功能亢进患者和妊娠初期妇女慎用。

【相互作用】【不良反应】 与沙丁胺醇相仿。

【注意事项】 ① 老年人或对本品敏感的患者，应从小剂量开始，以免引起心慌、手抖等症状。② 低血钾患者或同时应用排钾性利尿剂、糖皮质激素的患者慎用或及时补钾。

【患者用药指导】 ① 对于急性哮喘发作，可间隔 20 min 吸入本品 2～4 喷，如果 1 h 内仍未能控制症状，应立即去医院急诊。② 缓释片服用时应当吞服，不可嚼碎。③ 初次应用本品者出现的心慌、手抖等症状，通过一段时间的应用可逐渐减轻、消失。④ 本品不宜长期、单一使用。

班布特罗 Bambuterol

【商品名或别名】 帮备(Bambec),巴布特罗

【分类】 化学:特布他林的前体药。治疗学:平喘药。妊娠分类:C。

【指征和剂量】 适用于支气管哮喘、喘息性支气管炎的治疗,尤其适合于夜间哮喘的预防和治疗。

口服:5～20 mg,qd,睡前服用。成人起始剂量 5～10 mg,1～2 周后根据病情可逐渐增加至 10～20 mg。肾功能不全(肾小球滤过率≥50 ml/min)的患者,宜从 5 mg 开始服用。儿童:2～5 岁,推荐剂量 5 mg/d,2～12 岁,剂量不宜超过 10 mg/d。

【制剂】 片剂:每片含本品 10 mg,20 mg。

【药动学】 本品和中间代谢产物对肺组织亲和力强,在肺内代谢成特布他林,增加了肺组织内活性药物的浓度。口服本品后 20%被吸收,其吸收不受食物的影响。本品经血浆胆碱酯酶水解、氧化,缓慢代谢为特布他林。约 1/3 在肠壁和肝脏内代谢成中间产物。本品口服剂量的 10%转化为特布他林,2～6 h 达血药峰浓度,有效作用可维持 24 h。连续服药 4～5 d后达血浆稳态浓度。本品血浆消除半衰期为 13 h。活性代谢产物特布他林的血浆消除半衰期为 17 h。本品和特布他林主要经肾脏排泄。

【作用机制】 本品系特布他林的前体药。本品在体外没有活性,进入体内被水解为有活性的特布他林。作用机制与特布他林相同。

【禁忌证】 对本品和特布他林过敏者禁用。

【相互作用】 同特布他林。

【不良反应】 比特布他林轻微。治疗初期可能出现手指震颤、头痛、心悸等症状,其严重程度与给药剂量有关,多数在治疗 1～2 周后逐渐减轻、消失。

【注意事项】 基本同特布他林。对于严重肾功能不全患者的起始剂量应予减少;对于肝硬化患者,由于本品在体内代谢为特布他林的个体差异无法预测,因此,主张不用本品而直接应用特布他林。

【患者用药指导】 ① 初次应用本品者出现的心慌、手抖等症状,通过一段时间的应用可逐渐减轻、消失。② 本品不宜长期、单一使用。③ 本品起效较慢,不推荐用于哮喘急性发作的治疗。

非诺特罗 Fenoterol

【商品名或别名】 酚丙喘宁,酚丙羟异丙肾上腺素,芬忒醇,备劳喘(Berotec)

【分类】 化学:$β_2$ 受体激动剂。治疗学:平喘药。妊娠分类:C。

【指征和剂量】 适用于治疗支气管哮喘、喘息性支气管炎。

口服:成人 5~7.5 mg,tid;儿童剂量酌减。气雾剂吸入:成人 0.2~0.4 mg,tid 或 qid;儿童 0.2 mg,tid。

【制剂】 片剂:每片 2.5 mg。气雾剂:每瓶含本品 200 mg,可作 300 喷。

【药动学】 口服吸收迅速,2 h 后达血药峰浓度,作用可维持 6~8 h。气雾剂吸入 3 min 起效,1~2 h 达最大效应,作用至少维持 4~5 h。

【作用机制】 系一强效 $β_2$ 受体激动剂,对 $β_2$ 受体的选择性较好。

【禁忌证】 对本品或其他肾上腺素受体激动剂过敏者禁用。

【相互作用】 与沙丁胺醇相仿。本品心血管不良反应较多,重症哮喘应用死亡率偏高,目前很少应用。

【不良反应】 与沙丁胺醇相仿,但不良反应稍多,可引起低血钾症。

【注意事项】【患者用药指导】 与沙丁胺醇相仿。

吡布特罗 Pirbuterol

【商品名或别名】 吡舒喘宁,吡丁舒喘宁(Exirei)

【分类】 化学:$β_2$ 受体激动剂。治疗学:平喘药。妊娠分类:C。

【指征和剂量】 适用于治疗支气管哮喘、喘息性支气管炎。

口服:成人 10~15 mg,tid。

【制剂】 胶囊:每粒 10 mg,15 mg。

【药动学】 本品口服吸收良好,用药后 0.5~1 h 内即可出现支气管舒张作用,作用可持续 7~8 h。

【作用机制】 本品系高选择性 $β_2$ 受体激动剂,对 $β_2$ 受体的选择性是沙丁胺醇的 7 倍,因此对心血管系统的影响较小。

【禁忌证】 对本品或其他肾上腺素受体激动剂过敏者禁用。

【相互作用】 与沙丁胺醇相仿。

【不良反应】 比沙丁胺醇轻微,主要表现为口干、头痛和肌肉震颤。

【注意事项】 与沙丁胺醇相仿。

【患者用药指导】 与沙丁胺醇相仿。目前不推荐应用于儿童。

妥洛特罗 Tulobuterol

【商品名或别名】 叔丁氯喘通，丁氯喘，咯布特罗，喘舒，息克平，Chlobamol，Lobuterol，Berachin

【分类】 化学：β_2 受体激动剂。治疗学：平喘药。妊娠分类：C。

【指征和剂量】 适用于治疗支气管哮喘、喘息性支气管炎。

口服：成人 0.5～1 mg，bid。小儿 0.04 mg/(kg·d)，分 2 次服用。

【制剂】 片剂：每片含 0.5 mg，1 mg。

【药动学】 本品口服后胃肠道吸收良好且迅速。在体内主要分布于肝、肾、消化器官和呼吸系统器官。代谢速度相对较慢。口服后 5～10 min 起效，1 h 达最大效应，平喘作用维持 8～10 h，40 h 后从体内完全排泄。

【作用机制】 高选择性 β_2 受体激动剂。对支气管平滑肌具有较强而持久的舒张作用，其作用强度与沙丁胺醇相似，而对心脏的影响较小，仅为沙丁胺醇的 1/100。本品尚有一定的抗过敏作用、促进支气管纤毛运动和镇咳作用，有轻微的中枢抑制作用。

【禁忌证】 对本品或其他肾上腺素受体激动剂过敏者禁用。

【相互作用】 与沙丁胺醇相仿。

【不良反应】 与沙丁胺醇相仿，偶有过敏反应。

【注意事项】 与沙丁胺醇相仿，一旦出现过敏反应应立即停药。

【患者用药指导】 与沙丁胺醇相仿。

丙卡特罗 Procaterol

【商品名或别名】 盐酸普鲁卡特罗，异丙喹喘宁，普卡特罗，美普清(Meptin)

【分类】 化学：β_2 受体激动剂。治疗学：平喘药。妊娠分类：C。

【指征和剂量】 适用于治疗支气管哮喘或喘息性支气管炎等伴有支气管痉挛的呼吸道疾病，可用于夜间哮喘的防治。

口服：成人 25～50 μg，qd 或 bid，或每晚睡前 50 μg。6 岁以上儿童，25 μg，bid，或睡前 25 μg 顿服。6 岁以下儿童，1.25 μg/kg，bid。

【制剂】 片剂：每片 25 μg，50 μg。

【药动学】 本品口服吸收良好，1～2 h 在血浆、组织及主要器官内达最高浓度。在体内分布广泛,在肝、肾等主要代谢器官内药物浓度较高,在肺、支气管等靶器官内的浓度也很高。肺内药物浓度是血药浓度的 2～3 倍。在中枢神经系统内浓度很低。成人口服本品 100 μg 后,衰减模式呈二相性:第一相半衰期为 3 h,第二相半衰期为 8.4 h。本品主要在肝和小肠内代谢,由粪便和尿液排出,约 10%从尿中排出。

【作用机制】 为高选择性 β_2 受体激动剂。舒张支气管的作用维持时间较长,具有抗过敏作用,有促进气道上皮纤毛摆动的作用。

【禁忌证】 对本品或其他肾上腺素受体激动剂过敏者禁用。

【相互作用】 与沙丁胺醇相仿。

【不良反应】 与沙丁胺醇相仿,偶见心悸、心律失常、面部潮红、头痛、眩晕、耳鸣、恶心、胃部不适、口干、鼻塞和皮疹等。

【注意事项】 与沙丁胺醇相仿。本品对 3 岁以下儿童的安全性尚未确定,故应慎用。

【患者用药指导】 与沙丁胺醇相仿。

沙美特罗 Salmeterol

【商品名或别名】 施立稳(Serevent)

【分类】 化学:长效 β 受体激动剂。治疗学:平喘药。妊娠分类:C。

【指征和剂量】 适用于各型支气管哮喘的治疗。既可按需使用来缓解急性气喘症状,也可与吸入型糖皮质激素一起长期规则使用。可有效预防和治疗夜间哮喘和运动性哮喘。

吸入:气雾剂吸入,成人 2 喷(共 50 μg),bid;干粉吸入,成人每次吸入 1 个碟泡(含本品 50 μg),bid。症状严重者剂量可加倍。老年人和肾功能不全者剂量不必调整。

【制剂】 沙美特罗气雾剂:每喷 25 μg,每瓶 60 喷、120 喷。施立碟:通过碟式吸纳器吸入干粉,每个碟泡含本品 25 μg,每个药碟有 4 个碟泡。

复方制剂:商品名舒利迭(Seritide)由本品与吸入型糖皮质激素丙酸氟替卡松干粉组成,经准纳器装置吸入,成人 1 吸,bid。每个装置可供 60 次吸入。每次吸入本品 50 μg,吸入丙酸氟替卡松 100 μg、250 μg 或 500 μg。

【药动学】 单次吸入本品气雾剂 50 μg 或 400 μg 后 5～15 min 达血药峰浓度(分别为 0.1～0.2 μg/L 和 1～2 μg/L)。在体内本品经水解后迅速代谢,绝大多数在 72 h 内消除,其中 23%从尿中排出,57%从粪便中排出,完全排出的时间长达168 h。

【作用机制】 系高选择性、长效 β_2 受体激动剂。对 β_2 受体的作用是 β_1 受体的5万倍,因此对心血管系统的影响很小。除了能激动 β_2 受体,使支气管平滑肌持续、强力舒张支气管外,尚有抑制炎症细胞(肥大细胞、嗜酸粒细胞等)和炎症递质的作用。

【禁忌证】 对本品或其他肾上腺素受体激动剂过敏者禁用。孕妇慎用。

【相互作用】 与沙丁胺醇相仿。

【不良反应】 比沙丁胺醇轻微。应用常规剂量时头痛(4.2%)、震颤(1.4%)和心悸(1.5%)等不良反应少而轻微,可在继续用药过程中消失。只有在大剂量(200~400 μg)吸入时不良反应才较为明显。可有咽部不适、刺激感等局部症状。

【注意事项】 与沙丁胺醇相仿。由于本品的作用较慢,故不适合作为哮喘急性发作时的治疗;增加本品剂量,并不能增加其疗效。

【患者用药指导】 切勿把本品当作急性哮喘发作时的治疗药物。

福莫特罗 Formoterol

【商品名或别名】 奥克斯(Oxis),都保,安通克(Atock),Foradil

【分类】 化学:长效β受体激动剂。治疗学:平喘药。妊娠分类:C。

【指征和剂量】 适用于各型支气管哮喘的治疗。既可按需使用来缓解急性气喘症状,也可与吸入型糖皮质激素一起长期规则使用。可有效预防和治疗夜间哮喘症状。

口服:成人40~80 μg,bid;儿童4 μg/(kg·d)。吸入:气雾剂吸入,成人6~12 μg,qd或bid;干粉吸入,成人1吸,qd或bid。

【制剂】 片剂:每片40 μg。气雾剂:每喷4 μg。干粉剂:储存在都保装置内,每吸4.5 μg。干糖浆剂:每包20 μg,每盒10包。

复方制剂:信必可都保干粉吸入剂,由本品与吸入型糖皮质激素普米克组成,经都保装置给药,每次1吸,qd或bid,必要时可临时增加剂量。

【药动学】 成人吸入该药后2~5 min起效。口服后0.5~1 h达血药峰浓度。平喘作用可维持12 h。口服本品40 μg或吸入24 μg,24 h分别从尿中排出9.6%和24%,主要代谢产物是富马酸福莫特罗的葡糖醛酸内聚物。动物实验结果显示，本品在体内以肾浓度最高，其次为肝>血浆>气管>肺>肾上腺>心，脑组织中药物浓度最低。由于存在肝肠循环，胆汁排泄物可以再吸收。

【作用机制】 系一新型长效、高选择性 β_2 受体激动剂，与沙美特罗相似。

【禁忌证】 对本品或其他肾上腺素受体激动剂过敏者禁用。

【相互作用】 与沙丁胺醇相似。

【不良反应】 比沙丁胺醇轻微。可能出现肌肉震颤、头痛、心动过速和面部潮红，偶见皮肤过敏、恶心及兴奋。

【注意事项】 与沙丁胺醇相似。

【患者用药指导】 口服给药时作用维持时间不如吸入给药时长。

(二)茶碱类药

氨茶碱 Aminophylline

【商品名或别名】 乙烯双胺茶碱(Diaphyllin)，Euphyllin，Thephyllamin

【分类】 化学：黄嘌呤类。治疗学：平喘药。妊娠分类：C。

【指征和剂量】 ① 治疗支气管哮喘。口服：成人 0.15～0.2 g，tid 或 qid；儿童每次 3～5 mg/kg，tid。静注：首次 5.6 mg/kg，推注速度不得高于 0.2 mg/(kg·min)，如果患者在 24 h 内已经用过茶碱，首次剂量应减半，溶于 25%～50%葡萄糖 20～40 ml 内缓慢静注。如果患者的肝肾功能好，可按照 0.5～0.7 mg/(kg·h)的速度静滴维持。② 其他适应证：包括治疗慢性阻塞性肺疾病、膈肌疲劳，治疗胆绞痛和心源性肺水肿，以及器官移植时的抗排异治疗等，用法同上。

【制剂】 片剂：每片 0.1 g。肠溶片：每片 0.05 g，0.1 g。针剂：10 ml (0.25 g)(供静注用)。缓(控)释片：包括优喘平、茶喘平、舒弗美、时尔平、埃斯马隆(Asmalon)等。由于茶碱缓慢、持久地释放，一次给药作用可维持 12 h 或 24 h，血药浓度平稳、安全，尤其适合夜间哮喘的治疗。

复方制剂：① 复方长效氨茶碱片：双层片。白色层(内含氨茶碱 0.1 g、氯苯那敏 2 mg、苯巴比妥 15 mg 和氢氧化铝 30 mg)在胃内崩解，棕色层(内含氨茶碱 0.1 g)在肠液中逐渐溶解。成人 1 片/d 口服，重症患者 1 片，bid；5 岁以上儿童 1/3～1 片/d，分 1～2 次口服。② 易息晴片，系双层缓释片,每片含沙丁胺醇 2 mg 和茶碱 150 mg。成人 1 片吞服,bid。

【药动学】 本品是茶碱与乙烯二胺的结合物,其水溶性是茶碱的 20 倍,口服后吸收良好,60～120 min 即可达血药峰浓度。普通氨茶碱片剂的生物利用度为 75%～80%,缓释茶碱的生物利用度可高达 80%～89%。茶碱缓释剂的吸收受进食和食物种类的影响。例如高脂饮食可明显地影响其释放过程。餐后服药可使其吸收时间延长。主要在肝脏内代谢灭活,其主要代谢产物是 3-甲基黄嘌呤、1-甲基尿酸和 1,3-二甲基尿酸。约 7%以原型经肾脏排出。正常成人的消除半衰期为(312±84)min,儿童平均为 200 min。

【作用机制】 具有松弛支气管平滑肌和强心、利尿等作用。其平喘作用机制尚未明了,目前认为可能与其抑制磷酸二酯酶(PDE)、拮抗腺苷受体、刺激内源性儿茶酚胺释放等机制有关。

【禁忌证】 ① 对茶碱过敏者。② 低血压或休克患者。③ 心动过速或心律失常患者。④ 急性心肌梗死患者。⑤ 甲状腺功能亢进、胃溃疡和癫痫患者。⑥ 严重的肝肾功能不全患者。

【相互作用】 ① 可增加茶碱清除率的药物:苯巴比妥、苯妥英、卡马西平、利福平、异烟肼及七烯类抗真菌药等。② 可降低茶碱清除率的药物:大环内酯类抗生素、林可霉素类、西咪替丁、喹诺酮类、氯霉素、别嘌醇和口服避孕药等。③ 本品可增加拟交感神经药物所引起的中枢神经兴奋作用,也可增加锂剂和苯妥英的排泄,从而降低它们的药效。④ 本品可能拮抗 β 受体阻滞剂的作用,而增强强心苷的毒性。

【不良反应】 多数与血药浓度有关。① 消化系统:如恶心、呕吐、纳差、上腹部不适等。② 心血管系统:心动过速、心律失常,严重者可出现血压下降、心室颤动。③ 神经系统:失眠、兴奋、谵妄等。④ 过敏反应:偶见过敏性休克。

【注意事项】 ① 本品易透过胎盘,故孕妇慎用。② 本品可以进入乳汁,因此哺乳期妇女应于用药前哺乳。③ 婴儿应慎用。④ 本品的治疗窗窄,易引起不良反应。⑤ 影响本品代谢的因素较多、个体差异较大,因此有条件时应尽量做血药浓度的监测。⑥ 静注速度不可过快、剂量不宜过大。

【患者用药指导】 应在医师指导下用药。老人及原有心、肺、肝肾疾病者慎用。

二羟丙茶碱 Diprophylline

【商品名或别名】 喘定,丙羟茶碱,甘油茶碱(Glyphylline),Neothylline

【分类】 化学:茶碱衍生物。治疗学:平喘药。妊娠分类:C。

【指征和剂量】 治疗支气管哮喘、慢性喘息性支气管炎和心源性哮喘。

① 口服:成人1～0.2 g,tid;5岁以上儿童4～6 mg/kg,tid。② 静滴:成人0.5～1.0 g,用5%～10%葡萄糖液稀释后静滴。滴注速度为100 mg/h。③ 肌注:成人每次0.25 g。④ 直肠给药:便后或临睡前用栓剂1个(成人0.5 g,儿童0.25 g)。

【制剂】 片剂:每片0.1 g,0.2 g。注射剂:0.25 g/2 ml。栓剂:供小儿用每只0.25 g,供成人用每只0.5 g。

【药动学】 本品口服生物利用度为72%,低于氨茶碱。肌注后15～30 min达最大效应。本品消除半衰期为2.1 h,比氨茶碱短。在体内不代谢为茶碱,基本上以原型从尿中排出。

【作用机制】 本品是茶碱的中性衍生物,茶碱的N-7位被二羟丙基所取代,使其水溶性增加,在胃液内稳定,对胃肠道的刺激性小。本品的药理作用与氨茶碱相似,但支气管扩张作用比氨茶碱弱。体外试验中本品的作用强度仅为氨茶碱的1/10。本品有一定的利尿作用。本品的毒性仅为氨茶碱的1/5～1/4,对心脏的副作用仅为氨茶碱的1/20～1/10。由于本品为可溶性中性化合物,因此肌注时疼痛刺激轻。

【禁忌证】 严重心肌病变和急性心肌梗死患者禁用。

【相互作用】 参阅“氨茶碱”。

【不良反应】 本品的不良反应比氨茶碱轻微。可能引起:① 消化道反应:如口干、恶心、呕吐等。② 神经系统症状:头痛、失眠、多尿等,大剂量时可引起中枢神经兴奋症状。③ 有时肌注部位轻度疼痛。

【注意事项】 本品遇光易变质,应避光保存。其他参阅“氨茶碱”。

【患者用药指导】 本品不宜与茶碱同时应用,否则容易引起毒性反应。

丙羟茶碱 Proxyphylline

【分类】 化学:茶碱衍生物。治疗学:平喘药。妊娠分类:C。

【指征和剂量】 本品适用于治疗因胃肠道刺激症状明显,无法耐受氨茶碱不良反应的支气管哮喘患者。

① 口服:成人0.2～0.3 g,tid;儿童0.1～0.15 g,bid或tid。② 静注:

每次 200 mg，加入 50%葡萄糖溶液中缓慢注射。③ 直肠栓剂：每次 1 只塞肛。

【制剂】 片剂：每片 200 mg。注射剂：每支 200 mg。直肠栓剂：每只含本品 500 mg。

【药动学】 口服后吸收完全，生物利用度 100%。本品的消除半衰期为 6.8 h。

【作用机制】 系茶碱的 N－7 位被羟丙基取代的衍生物。本品的水溶性增加，但支气管舒张作用、扩张冠状动脉和兴奋中枢神经系统的作用均比茶碱弱。在体外试验中本品舒张支气管平滑肌的作用仅为氨茶碱的 15%，其强心作用和对中枢神经的兴奋作用约为氨茶碱的 1/2～1/3。

【禁忌证】 参阅“二羟丙茶碱”。

【相互作用】 参阅“氨茶碱”。

【不良反应】【注意事项】【患者用药指导】 参阅“二羟丙茶碱”。

胆茶碱 Choline Theophyllinate

【商品名或别名】 Oxtriphylline，Cholinophylline

【分类】 化学：茶碱与胆盐的复盐。治疗学：平喘药。妊娠分类：C。

【指征和剂量】 治疗支气管哮喘、慢性喘息性支气管炎和心源性哮喘，尤其适用于因胃肠道刺激而不能耐受氨茶碱的患者。

口服：成人 0.2～0.4 g，tid 或 qid；儿童 0.05～0.2 g，tid。

【制剂】 片剂：每片 0.1 g。

【药动学】 本品的水溶性是氨茶碱的 5 倍，口服吸收迅速。口服后 3 h 达血药峰浓度。作用维持时间略长于氨茶碱。

【作用机制】 本品的药理作用与氨茶碱相似。由于其溶解度较大，口服吸收较快。

【禁忌证】【相互作用】 参阅“二羟丙茶碱”。

【不良反应】 与氨茶碱相似，可能出现纳差、恶心、胃部不适等症状，但本品对胃肠道黏膜的刺激比氨茶碱轻微，患者易于耐受。

【注意事项】【患者用药指导】 参阅“二羟丙茶碱”。

恩丙茶碱 Enprofylline

【商品名或别名】 恩普菲林，三丙基黄嘌呤

【分类】化学：黄嘌呤衍生物。治疗学：平喘药。妊娠分类：C。

【指征和剂量】 治疗支气管哮喘，也可用于治疗一些微循环障碍性疾病。

口服：成人 0.2 g，tid。维持剂量 0.3～0.4 g，bid。静注：成人1.5～2.5 mg/kg。

【制剂】 片剂和注射剂。

【药动学】口服后吸收完全。与茶碱不同，本品不经过肝脏代谢，而是由肾脏清除。其肾脏清除率与肾功能直接相关。

【作用机制】 本品系新型黄嘌呤衍生物。几乎无拮抗腺苷作用，因此无氨茶碱的肺外作用(包括对中枢神经系统的兴奋作用、利尿作用、释放游离脂肪酸和刺激胃液分泌作用等)。本品舒张支气管平滑肌的作用比氨茶碱强 2～4 倍，而其副作用比氨茶碱轻微。口服单次剂量的恩丙茶碱 4 mg/kg，可以产生与口服常规剂量(5 mg)沙丁胺醇相似的支气管舒张作用。当给急性哮喘发作患者分别静注本品 0.15 mg/kg 和 1 mg/kg 时，其支气管舒张效应呈现剂量依赖性。本品有抑制吸入变应原诱发的迟发相哮喘反应作用，还能降低毛细血管后小静脉的通透性，减少渗出，改善微循环，减轻气道黏膜水肿作用。

【禁忌证】 对本品过敏者。

【不良反应】 与氨茶碱相比，本品的中枢神经系统兴奋、心律失常、泛酸和多尿等不良反应明显减少。本品可出现胃肠道反应，如恶心、呕吐等；长期服用本品可引起肝脏转氨酶的升高。

【注意事项】 有肾功能障碍的患者剂量应酌减。

多索茶碱 Doxofyline

【商品名或别名】 凯宝川苧，Ansimar

【分类】 化学：茶碱衍生物。治疗学：平喘药。妊娠分类：C。

【指征和剂量】① 平喘：适用于支气管哮喘、慢性喘息性支气管炎和心源性哮喘的治疗。② 镇咳：适用于支气管哮喘和慢性喘息性支气管炎患者的咳嗽症状的治疗。

用量：① 口服：成人 1 片，tid；或 1～2 粒胶囊，bid；或 1 包，以水冲服，qd、bid 或 tid。② 静注：急诊时先注射 1 支，以后 q6 h；或者静滴 300 mg，qd。

【制剂】　片剂：每片 400 mg。胶囊：每粒含本品 200 mg，300 mg。散剂：每包 200 mg。注射剂：每支 100 mg/10 ml。静注溶液：每瓶 300 mg/100 ml。

【药动学】　本品口服后吸收迅速，健康成人一次口服本品 0.4 g，1.22 h达血药峰浓度(1.9 μg/ml)。本品体内分布广泛，其中以肺组织的含量最高。本品以原型和代谢物(主要为 β-羟乙基茶碱)形式从尿中排出。本品消除半衰期为 7.42 h。8 名健康男性受试者口服本品 0.4 g，bid，连续 7 d，达稳态时平均血药浓度为(7.11±1.72)μg/ml。

【作用机制】　本品具有较强的磷酸二酯酶抑制作用。其舒张支气管平滑肌的作用比氨茶碱强。同时具有一定的镇咳作用。

【禁忌证】　对本品及黄嘌呤过敏者、急性心肌梗死患者和哺乳期妇女禁用。心脏病、高血压患者、老年人及严重低氧血症患者、甲状腺功能亢进、慢性肺心病、心肌供血不足、肝脏病、胃溃疡、肾功能不全或合并感染者慎用；妊娠期妇女慎用。

【相互作用】　应避免与麻黄碱或其他肾上腺素类药物同时服用。其余参阅“氨茶碱”。

【不良反应】　不良反应比氨茶碱轻微，可能引起恶心、呕吐、上腹部疼痛、头痛、失眠、易怒、心动过速、期外收缩、呼吸急促、高血糖、蛋白尿等。如果过量服用还会出现严重的心律不齐、阵发性痉挛危象。

【患者用药指导】　① 本品不得与其他黄嘌呤类药物同时服用。② 服药时不宜同时饮用饮料或服用含咖啡因的食品。

(三) 抗胆碱药

异丙托溴铵　Ipratropium Bromide

【商品名或别名】　爱全乐(Atrovent)，异丙托溴胺，异丙阿托品

【分类】　化学：季铵类抗胆碱药。治疗学：平喘药。妊娠分类：B。

【指征和剂量】　治疗支气管哮喘和慢性阻塞性肺疾病。

吸入：成人经定量手控气雾剂(MDI)吸入 20～80 μg，tid 或 qid；雾化溶液吸入 50～125 μg，bid 或 tid。6 岁以上儿童经 MDI 吸入 20～40 μg，tid；雾化溶液吸入 25～50 μg，bid。

【制剂】　MDI：每瓶 200 喷，每喷 20 μg、40 μg。雾化溶液：浓度

0.025%,每瓶 20 ml。

复方制剂:① 可必特(Combivent)定量手控气雾剂:每瓶 200 喷,每喷含本品 20 μg、硫酸沙丁胺醇 120 μg。2 喷,qid,极量 12 喷/d。② 贝罗都尔(Berodual)定量手控气雾剂:每瓶 200 喷,每喷含本品 20 μg、非诺特罗 50 μg。2 喷,tid。

【药动学】 雾化吸入后仅 10%左右的药物进入下呼吸道和肺,大部分药物滞留在咽喉部和口腔,然后被吞咽入胃肠道,约有 48%由粪便排出。本品口服时生物利用度 32%。口服本品 30 mg 后 3 h,血药浓度为 2.5 ng/ml,6 h 后降至 2.0 ng/ml。本品在体内部分代谢,代谢产物无抗胆碱作用。消除半衰期为 3.2~3.8 h。吸入给药后 5 min 起效,30~90 min 作用达峰值,平喘作用可维持 4~6 h。

【作用机制】 为吸入型季铵类抗胆碱药,通过竞争性阻断乙酰胆碱与 M_1 和 M_3 受体结合,缓解支气管平滑肌的痉挛。

【禁忌证】 对阿托品类过敏者禁用。妊娠早期和孕妇慎用;青光眼和前列腺肥大患者慎用。

【相互作用】 与 $β_2$ 受体激动剂有协同舒张支气管平滑肌作用,因此常将这两类平喘药物制成复方制剂用于临床。

【不良反应】 少数患者可出现口干、口苦或恶心,偶见干咳和咽部不适。大剂量用药时约 2.9%的患者出现肌肉震颤。

【注意事项】 长期反复使用本品需注意肾功能。

【患者用药指导】 雾化吸入时应避免将药物进入眼内。

氧托溴铵 Oxitropium Bromide

【商品名或别名】 溴乙东莨菪碱,Tersigat,Ba253

【分类】 化学:东莨菪碱衍生物。治疗学:平喘药。妊娠分类:B。

【指征和剂量】 指征同"异丙托溴铵"。

吸入:气雾剂成人吸入 100~200 μg,bid 或 tid。

【制剂】 定量手控气雾剂每喷 100 μg,每瓶 15 ml,含本品 30 mg。

【药动学】 本品吸入后气道黏膜不易吸收,局部药物浓度高,故对气道具有选择性。吸入后 15~30 min 起效,90~180 min 达作用峰值,平喘作用维持 7~10 h。本品 100 μg 的作用强度相当于溴化异丙托品 40 μg,作用维持时间比溴化异丙托品长。

【作用机制】【禁忌证】【相互作用】【不良反应】【注意事项】【患者用药指导】　同“异丙托溴铵”。

噻托溴铵　Tiotropium Bromide

【商品名或别名】　Ba679BR，溴化泰乌托品，思力华，天晴舒乐

【分类】　化学：季铵类抗胆碱药。治疗学：平喘药。妊娠分类：C。

【指征和剂量】　治疗稳定期慢性阻塞性肺疾病，也可与吸入激素和长效β受体激动剂联合治疗难治性哮喘。

吸入：成人 18 μg，qd。

【制剂】　干粉吸入器：每粒胶囊含本品 18 μg。每盒 10 粒胶囊。有带吸入装置和不带吸入装置两种包装。

【药动学】　本品舒张支气管平滑肌的作用是异丙托溴铵的 3 倍。本品吸入后 1.5～2 h 达作用峰值，作用持续 15 h 以上。轻度哮喘患者使用本品后对吸入乙酰甲胆碱的保护作用长达 24～48 h。

【作用机制】　本品为长效抗胆碱药，其与气道不同 M 受体亚型的亲和力不同。本品与 M 受体亚型复合物的解离半衰期分别为：M_3 受体最长，平均值为(34.7±2.9)h；M_1 受体其次，为(14.6±2.2)h；而 M_2 受体最短，为(3.6±0.5)h。因此属于 M_3 受体选择性阻断剂。

【禁忌证】【相互作用】　同“异丙托溴铵”。

【不良反应】　同“异丙托溴铵”。最常见不良反应为口干(发生率约为 14%)，程度大多轻微且随着持续治疗而消失。

【注意事项】　同“异丙托溴铵”。但本品不应作为支气管痉挛急性发作时的抢救药物。

【患者用药指导】　同“异丙托溴铵”。

溴化异丙东莨菪碱　Isopropylscopolamine Bromide

【商品名或别名】　异丙东莨菪碱，异丙东溴胺

【分类】　化学：东莨菪碱衍生物。治疗学：平喘药。妊娠分类：B。

【指征和剂量】　指征与“异丙托溴铵”相同。

吸入：成人经定量手控气雾剂吸入 120～180 μg，bid 或 tid。

【制剂】　定量手控气雾剂：每喷 60 μg，每瓶 12 ml。

【药动学】　本品吸入体内后全身分布较为广泛，肾组织含量最高，其次

为肝、胰、骨骼、气管,血液中含量最低。给药1周后,尿液和粪便中的排泄量仅为给药量的1/2。应注意本品在体内蓄积的情况。

【作用机制】 与"异丙托溴铵"相似。其舒张支气管平滑肌的作用与"异丙托溴铵"和"沙丁胺醇"相似。

【禁忌证】【相互作用】 同"异丙托溴铵"。

【不良反应】 同"异丙托溴铵"。偶有恶心、口干等症状。

【注意事项】【患者用药指导】 同"异丙托溴铵"。

氟托溴胺 Flutropium Bromide

【商品名或别名】 溴化氟托品,Flubron

【分类】 化学:抗胆碱药。治疗学:平喘药。妊娠分类:B。

【指征和剂量】 治疗支气管哮喘和变应性鼻炎、血管运动性鼻炎。

吸入:① 平喘:成人1~2喷,tid。② 治疗鼻炎:成人每侧鼻孔1喷,tid。

【制剂】 气雾剂:每喷30 μg,每瓶7 ml,可作112喷。

【药动学】 在呼吸道和鼻腔黏膜吸收迅速,局部作用时间长。

【作用机制】 本品属于抗胆碱药物,通过对M受体的阻断而舒张支气管平滑肌,兼具抗组胺作用。

【禁忌证】 阿托品过敏、青光眼、前列腺肥大患者禁用。

【相互作用】 与"异丙托溴铵"相同。

【不良反应】 偶见鼻痛、咳嗽、喷嚏、鼻出血等。

【注意事项】 高龄及咳痰困难者慎用。

【患者用药指导】 与"异丙托溴铵"相同。

(四)糖皮质激素

倍氯米松 Beclomethasone

参见第十二章中"肾上腺皮质激素类药"。

布地奈德 Budesonide

【商品名或别名】 丁地去炎松,布地缩松,普米克(Pulmicort),英福美(Inflammide),雷诺考特(Rhinocort)

【分类】化学：吸入型糖皮质激素。治疗学：平喘药。妊娠分类：B。

【指征和剂量】治疗轻度至重度持续性支气管哮喘和过敏性鼻炎。

① 轻度持续性哮喘：吸入低剂量（<400 μg/d），分1～2次给药。② 中度持续性哮喘：吸入200～800 μg/d，并同时吸入长效β_2受体激动剂，分1～2次给药。③ 重度持续性哮喘：≥800 μg/d，分1～2次给药，同时吸入长效β_2受体激动剂，必要时加用其他平喘药。④ 变应性鼻炎：每侧鼻孔喷一下，tid。

【制剂】吸入剂。① 气雾剂：每喷100 μg，200 μg。每只气雾剂200喷，300喷。② 干粉吸入剂：多剂量都保装置。每一吸剂量为100 μg，200 μg。每个装置含100吸，200吸。③ 鼻喷剂：雷诺考特喷雾剂每喷50 μg，每瓶200喷。

【药动学】吸入本品后15～45 min时达血药峰浓度。吸入本品后成人消除半衰期约为2 h，儿童约为1.5 h。血浆蛋白结合率为80%。肝脏对本品具有很高的首关效应，可将本品代谢成无活性的产物，代谢速度是倍氯米松代谢速度的3～4倍。进入血液的本品中的32%经肾脏排出体外。

【作用机制】与倍氯米松相似，但本品的局部抗炎作用比前者强，其作用是地塞米松的500倍。

【不良反应】与倍氯米松相似，但较为轻微。

【注意事项】与倍氯米松相似。

【患者用药指导】① 该药起效缓慢，连续用药3～4 d才能起效，1周后达最大作用，因此不能作为急性哮喘发作时的急救药。② 都保装置是一种使用方便、吸入药量较多、口咽部药物沉积量较少的装置。③ 由于药物中不含其他成分，吸入时几乎无感觉。如果不放心，可用一块深色布盖在吸口处，吸药后可见布上有白色粉末。

氟替卡松 Fluticasone

【商品名或别名】辅舒酮（Flixotide），辅舒良（Fixonase），舒利迭，克廷肤

【分类】化学：吸入型糖皮质激素。治疗学：抗炎症药物。妊娠分类：C。

【指征和剂量】预防支气管哮喘发作。

用量：① 轻度持续哮喘：<250 μg/d，分1～2次吸入。② 中度持续哮

喘：250～500 μg/d，分 1～2 次吸入，并同时吸入长效 $β_2$ 受体激动剂。③ 重度持续哮喘：>500 μg/d，分 1～2 次吸入，并同时吸入长效 $β_2$ 受体激动剂，必要时加用其他平喘药。

【制剂】 ① 气雾吸入剂：每喷 25 μg，50 μg，125 μg 和 250 μg，每瓶 60 喷，120 喷。② 干粉吸入剂：通过准纳器(accuhaler)装置吸入，每次吸入 50 μg、250 μg 和 500 μg，qd 或 bid。复方干粉吸入制剂：舒利迭(Seretide)有 3 种规格，即 50/100 μg、50/250 μg 和 50/500 μg，每吸除了分别含本品 100 μg、250 μg 和 500 μg 外，均含有长效 $β_2$ 受体激动剂沙美特罗 50 μg。③ 鼻喷剂：每喷 50 μg，每瓶 120 喷。

【药动学】 吸入给药后在呼吸道局部发挥强效抗炎作用。由于口服生物利用度几乎为零，因吞咽进入消化道被吸收的药物在肝脏内迅速代谢为无活性的 17-β 羧酸代谢物，故极少引起全身不良反应。静注备品 2 mg 后，测得肝脏对本品的清除率为 1.59 L/min，而平均肝脏血流量为 1.5 L/min，因此肝脏的首关代谢率高达 99%。大剂量(2 mg/d)、长疗程(1 年)吸入本品后血浆可的松水平仍在正常水平。

【作用机制】 可以通过多个环节抑制呼吸道变态反应性炎症，并有抗过敏作用。本品的特点：① 对糖皮质激素受体的亲和力高，约为地塞米松的 18 倍、布地奈德的 8 倍。② 抗炎作用强，为布地奈德的 2～4 倍。

【不良反应】 与倍氯米松相似，但较为轻微。

【注意事项】 ① 需要长期(3～6 个月或以上)用药。② 每次用药后应当漱口并将漱口液吐出，以减少口咽部不良反应。③ 应用气雾剂时配合储雾罐(spacer)可增加吸入药量，减少口咽局部药物沉积。④ 口咽部有慢性感染灶、肺结核患者和妊娠期妇女慎用。

【患者用药指导】 ① 该药起效缓慢，连续用药 3～4 d 才能起效，1 周后达最大作用，因此不能作为急性哮喘发作时的急救药。② 该药与全身应用糖皮质激素相比，剂量小、局部作用强、全身副作用小，在推荐剂量内很少出现全身性不良反应。③ 正确掌握吸入技术，才能保证疗效、减少局部副作用。

氢化可的松 Hydrocortisone

参见第十二章中“肾上腺皮质激素类药”。

泼尼松 Prednisone

参见第十二章中"肾上腺皮质激素药"。

地塞米松 Dexamethasonen

参见第十二章中"肾上腺皮质激素类药"。

甲泼尼龙 Methylprednisolone

参见第十二章中"肾上腺皮质激素类药"。

曲安奈德 Triamcinolone Acetonide

【商品名或别名】 氟羟脱氢皮质甾醇，确炎舒松A，康宁克通A，Acetonide，Kenacort-A

【分类】 化学：糖皮质激素。治疗学：平喘药。妊娠分类：C，D(如在妊娠早期用药)。

【指征和剂量】 中至重度支气管哮喘的治疗。

肌注：成人40 mg，每5周注射1次。症状较重的哮喘患者首次可用80 mg。

【制剂】 注射剂：每支含本品40 mg，80 mg。

【药动学】 本品肌注后在数小时内起效，1～2 d后达最大疗效，作用可以维持2～3周。其代谢产物主要经尿液排出。

【作用机制】 同"氢化可的松"。

【禁忌证】 儿童不宜使用；月经期、妊娠期和哺乳期妇女不宜使用；糖尿病、消化道溃疡和精神病患者禁用本品。

【相互作用】 本品不能与红霉素、水杨酸类药物和舒必利等药物合用。

【不良反应】 同"氢化可的松"。少数女性患者可引起月经紊乱(停药后可以恢复正常)，个别患者可以出现暂时性视力障碍和荨麻疹。

【注意事项】 肌注前应充分震摇药液，使混悬液均匀；肌注时不宜过浅，以免引起局部肌肉萎缩。应警惕本品对患者肾上腺皮质的抑制作用；应用本品前应尽可能排除所有体内感染性疾病，特别是对细菌感染、病毒感染等。

【患者用药指导】 必须在医师的指导下应用；本品不可作静注；本品对肾上腺皮质有明显的抑制作用，一般不宜连续注射3次。

(五)炎症递质阻释剂和拮抗剂

色甘酸钠 Sodium Cromoglycate

【商品名或别名】 咽泰,咳乐钠,Intal

【分类】 化学:对氧奈酮类衍生物。治疗学:平喘药。妊娠分类:B。

【指征和剂量】 预防和治疗过敏性支气管哮喘、喘息性支气管炎和变应性鼻炎等,对运动诱发哮喘也有一定疗效。

吸入给药:20 mg,qid。

【制剂】 混悬气雾剂:浓度为1%,2%。粉雾剂:胶囊,每粒含本品干粉 20 mg。鼻喷剂:浓度为 4%。复方色甘酸钠(复方咳乐钠、复方咽泰):每粒胶囊含本品 20 mg、异丙肾上腺素 0.1 mg。

【药动学】 本品口服时仅 0.5%~1.0%被吸收。粉雾剂吸入后 5%~10%由肺吸收,15 min 后血药浓度达 9 μg/L。进入体内的本品约一半以原型经尿液排出。

【作用机制】 本品能抑制Ⅰ型过敏反应。主要机制为稳定肥大细胞膜,抑制其脱颗粒、释放组胺、白三烯和缓激肽等炎症递质。本品无直接松弛支气管平滑肌的作用。

【禁忌证】 对本品过敏者。

【不良反应】 干粉吸入时由于对呼吸道的刺激,常引起咳嗽和一过性支气管痉挛。

【注意事项】 为防止吸入粉雾剂引起的支气管痉挛,可同时或预先吸入 β_2 受体激动药气雾剂;本品不适合作为急性支气管哮喘发作时的治疗。

【患者用药指导】 为了预防季节发作性哮喘,应提前半个月应用本品;为了预防运动诱发哮喘,应在运动前 10~15 min 吸入本品的粉雾剂或气雾剂。

奈多罗米 Nedocromil

【商品名或别名】 尼多考米钠,Tilade

【分类】 化学:色甘酸钠类似物。治疗学:平喘药。妊娠分类:B。

【指征和剂量】 预防和治疗支气管哮喘、喘息性支气管炎等。

吸入给药:成人 2 喷,bid。必要时可增加至 qid。

【制剂】　气雾剂：每喷含本品 2 mg，每瓶含本品 224 mg。

【药动学】　本品不能经胃肠道吸收。气雾剂吸入剂量的 10% 可以到达下呼吸道和肺脏。在肺内的吸收率仅 5%～10%。本品仅少量与血浆蛋白结合，在体内几乎不吸收、不被代谢。吸收后，本品大量进入细胞间液，很少穿过血脑屏障和胎盘屏障，也很少进入乳汁。经肝脏（胆汁）和肾脏（尿液）以原型排泄。长期用药也不会在体内蓄积。

【作用机制】　本品的作用机制与色甘酸钠相似，但作用强度是色甘酸钠的 4～8 倍。

【禁忌证】　对本品过敏者。

【不良反应】　仅少数患者可能引起轻度一过性头痛和恶心，不必停药。

【注意事项】　不推荐用于 12 岁以下儿童；妊娠初期 3 个月的孕妇慎用；本品应在支气管哮喘发病季节前半个月开始应用，才能预防发病。

曲尼司特　Tranilast

【商品名或别名】　利喘平，利喘贝，Rizaben

【分类】　化学：肉桂氨茴酸。治疗学：平喘药。妊娠分类：X。

【指征和剂量】　预防和治疗支气管哮喘和变应性鼻炎等变态反应性疾病。

口服：成人 0.1 g，tid。可长期服用，连续用药 2～3 个月后，可减量为 0.2 g/d。

【制剂】　胶囊：每粒 0.1 g。

【药动学】　本品口服后 2～3 h 达血药峰值浓度。本品的消除半衰期为 8.6 h，主要代谢产物是其 4 位脱甲基及与硫酸或葡糖醛酸的结合物。

【作用机制】　与色甘酸钠和酮替芬相似。

【禁忌证】　孕妇及对本品过敏者禁用。肝肾功能异常者慎用。

【不良反应】　少数患者有轻度的消化道症状，如纳差、胃部不适、恶心、呕吐、腹胀、腹泻等；可能出现头晕、头痛、皮疹、倦怠、皮肤瘙痒、膀胱刺激征、血红细胞减少；个别患者有肝功能轻度异常。

【患者用药指导】　在支气管哮喘发病季节前半个月开始应用，才能预防支气管哮喘的发作。

酮替芬 Ketotifen

【商品名或别名】 富马酸酮替芬,萨地酮,Zaditen

【分类】 化学:甲哌噻庚酮。治疗学:平喘药。妊娠分类:B。

【指征和剂量】 预防和治疗支气管哮喘。

口服:成人常用量 1 mg,bid。

【制剂】 片剂:每片含本品 1 mg,每瓶 60 片。

【药动学】 本品口服吸收迅速、良好。半衰期<1 h。血浆有效浓度 1~4 ng/ml。以原型或代谢产物经尿液或粪便排泄。

【作用机制】 多方面作用:① 拮抗组胺等炎症递质。② 肥大细胞和嗜碱粒细胞膜稳定作用。③ 抑制嗜酸粒细胞等炎症细胞的气道浸润。④ 调节 T 淋巴细胞的活性等。

【不良反应】 本品安全,部分患者可出现嗜睡和疲倦无力症状。经过一段时间的服药,这些症状会减轻或消失。少数患者可能出现体重增加。

【注意事项】 驾驶员和精密仪器操作人员慎用。开始时给予较小剂量,以后增加至常规剂量,可减少不良反应的发生。

培米阿司特 Permirolast

【商品名或别名】 培米罗阿司,Alegysal

【分类】 治疗学:平喘药。妊娠分类:X。

【指征和剂量】 预防轻至中度哮喘和过敏性结膜炎。

用量:① 预防支气管哮喘:成人 10 mg,tid,口服。② 治疗过敏性结膜炎、季节性眼炎:双眼各滴 1~2 滴,bid、tid 或 qid。

【制剂】 片剂:每片 10 mg。滴眼剂。

【药动学】 本品口服后吸收迅速,在 1.5 h 时达血药浓度峰值。本品的血浆蛋白结合率约为 96%,可较快地分布于支气管和肺组织内。本品在肝脏内与葡糖醛酸结合后经尿液排出。血浆消除半衰期为 4~5 h。滴眼后本品主要滞留于结膜、角膜及前部巩膜等外眼部,仅极少药物吸收入血。

【作用机制】 本品无直接扩张支气管和直接抑制气道炎症的作用,但可阻止变应原与肥大细胞、嗜碱粒细胞膜上的 IgE 结合,从而使肥大细胞脱颗粒、释放炎症递质(白三烯等)的过程。其作用强度是色甘酸钠的 180 倍,曲尼司特的 370 倍。本品滴眼时可以抑制嗜酸粒细胞和中性粒细胞的浸润、聚集,降低血管通透性。这一作用的强度也显著地强于色甘酸钠和酮替芬,并可维持数小时。本品尚有抑制白细胞外的Ca^{2+}内流和内储Ca^{2+}的动员,降低细胞内Ca^{2+}的浓度等作用。

【禁忌证】 由于动物实验中发现本品大剂量时可影响胚胎发育,因此儿童和孕妇禁用。

【不良反应】 口服时可能出现胃部不适、呕吐、便秘等消化道症状,偶见转氨酶轻度升高和蛋白尿。极个别患者出现皮疹等过敏反应。滴眼时偶见眼痛、异物感等局部不良反应。

扎鲁司特 Zafirluast

【商品名或别名】 安可来,Accolate

【分类】 化学:白三烯调节剂。治疗学:平喘药。妊娠分类:B。

【指征和剂量】 预防和治疗支气管哮喘,尤其是对阿司匹林过敏性哮喘和运动诱发的哮喘。

口服:40 mg/d,分 2 次口服。

【制剂】 片剂:每片含本品 20 mg,每盒 14 片。

【药动学】 本品口服时生物利用度为 100%,3 h后达血药峰值浓度,组织分布容积大。当血浆药物浓度在 0.25~10 μg/ml 时,99%的药物呈蛋白结合型。本品的消除半衰期为 8.7 h,药物活性可以持续 12 h 以上。不同性别、种族和肾功能的异常等对本品的药代动力学参数无影响,65 岁以上和肝硬化患者的C_{max}和 AUC 有明显增加。本品在体内通过羟化、水解及乙酰化而代谢,主要通过细胞色素 P450 系统中的 CYP2C9 同工酶完成。

【作用机制】 通过选择性抑制半胱氨酰白三烯受体,而拮抗最重要的致喘性炎症递质白三烯 C4 和 D4,从而发挥其预防和治疗支气管哮喘的作用。

【禁忌证】 对本品过敏者。

【相互作用】 细胞色素 P450 系统中的 CYP2C9 同工酶既可以代谢本品,也可以代谢非甾体消炎药物、华法林等。阿司匹林与本品合用,可使本品的血浆浓度增加 45%,而对阿司匹林的血药浓度无显著影响;红霉素与本品合用,可使本品的血药浓度减低 40%;本品与华法林合用,可使平均凝血因子Ⅱ时间延长 35%;茶碱与本品合用时,可使本品血药浓度减少约 30%。

【不良反应】 本品的耐受性良好。可能引起头痛、胃肠道反应,偶见过敏反应,罕见挫伤后出凝血障碍、转氨酶升高。

【注意事项】 本品不适合治疗哮喘急性发作,应长期服用,不管在哮喘控制阶段,还是在哮喘症状加重恶化阶段,应准备好急救用速效 $β_2$ 受体激动药气雾剂。

【患者用药指导】 本品不适合治疗哮喘急性发作,应长期服用,不管在哮喘控制阶段,还是在哮喘症状加重恶化阶段,应准备好急救用速效 $β_2$ 受体激动药气雾剂。老年患者、肾功能不良患者、轻中度肝损害患者均不必调整剂量。

孟鲁司特 Montelukast

【商品名或别名】 顺尔宁,Singulair

【分类】 化学:白三烯受体拮抗剂。治疗学:平喘药。妊娠分类:B。

【指征和剂量】 预防和治疗支气管哮喘,尤其是对阿司匹林过敏性哮喘和运动诱发的哮喘。

口服:成人 10 mg,qn。

【制剂】 咀嚼片:每片 5 mg,每盒 5 片。包衣片:每片 10 mg,每盒 5 片。

【药动学】 吸收不受食物的影响,男性的吸收时间平均为 3.4 h,女性为 2.6 h。健康成人的平均口服生物利用度为 66%。吸收后 99.5%均与血浆蛋白结合。服药后 3.7 h 达血药峰值浓度。口服消除半衰期为 2.7~5.5 h。本品主要在肝脏代谢经胆汁排除,尿液中原型排出者不足 0.2%。

【作用机制】 通过选择性抑制半胱氨酰白三烯受体,而拮抗重要的致喘性炎症介质白三烯 C4 和 D4,从而发挥其预防和治疗支气管哮喘的作用。本品治疗支气管哮喘在 1 d 内起效。

【禁忌证】 对本品过敏者。

【相互作用】 本品可与其他常规用于预防和长期治疗哮喘的药物合用。

【不良反应】 本品的耐受性良好,副作用较为轻微,通常不需中止治疗。不良反应包括腹痛和头痛。

【注意事项】 本品主要通过乳汁排泄,因此哺乳期妇女慎用;对于原先长期全身应用糖皮质激素的患者,不宜骤然停用全身激素;6 岁以下儿童应用本品的安全性和剂量尚未研究。

【患者用药指导】 本品不适合治疗哮喘急性发作，应长期服用，不管在哮喘控制阶段，还是在哮喘症状加重恶化阶段，应准备好急救用速效 β_2 受体激动药气雾剂。老年患者、肾功能不良患者、轻中度肝损害患者均不必调整剂量。

塞曲司特 Sratrodast

【商品名或别名】 畅诺，Changnuo

【分类】 化学：血栓烷 A_2 受体拮抗剂。治疗学：平喘药。妊娠分类：X。

【指征和剂量】 预防和治疗轻、重度支气管哮喘。

口服：成人 80 mg，qd。

【制剂】 颗粒剂：每片 80 mg，每盒 6 包。

【作用机制】 通过选择性抑制血栓烷 A_2 受体，发挥其预防和治疗支气管哮喘的作用。

【禁忌证】 对本品过敏者；孕妇。

【相互作用】 本品慎与解热消炎镇痛药或头孢类抗生素合用。

【不良反应】 本品的耐受性较好，偶见肝功能障碍，变态反应，胃肠道反应，便秘，口渴，鼻或皮下出血，贫血，嗜酸粒细胞增多，嗜睡，头痛，头晕等。

【注意事项】 本品不能迅速缓解已发作的哮喘；服用本品期间应定期监测肝功能；哺乳期妇女服药期间须停止哺乳；儿童不宜使用本品。

【患者用药指导】 本品不适合治疗哮喘急性发作，应长期服用，不管在哮喘控制阶段，还是在哮喘症状加重恶化阶段，应准备好急救用速效 β_2 受体激动药气雾剂。

三、呼吸兴奋药

尼可刹米 Nikethamide

【商品名或别名】 可拉明，二乙烟酰胺，Coramine

【分类】 化学：烟酰胺类。治疗学：中枢兴奋药。妊娠分类：B。

【指征和剂量】 用于中枢性呼吸抑制、循环衰竭及各种继发性呼吸抑制。用于肺心病引起的呼吸衰竭及吗啡等阿片类药物过量所致呼吸抑制效果较好,对吸入麻醉药中毒的解救效果次之。皮下注射、肌注、静注或静滴。成人 0.25～0.5 g,q2～3 h,或与安钠加交替使用。极量:1.25 g/次。肺心病呼吸衰竭时,可先静脉缓慢推注 0.375 g,随即以 1.875～3.75 g 加入 500 ml液体中,按 25～30 滴/min 静滴。

【制剂】 注射剂:每支 0.25 g/ml,0.375 g/2 ml。

【作用机制】 能直接兴奋延髓呼吸中枢,也可刺激颈动脉体和主动脉体化学感受器而反射性地兴奋呼吸中枢,对大脑皮质、血管运动中枢及脊髓也有微弱兴奋作用。

【禁忌证】 惊厥先兆,应立即停药。对心搏骤停所致呼吸功能不全无效,反而加重脑缺氧,早期应禁用。复苏成功 1 h 后,自主呼吸恢复后,但呼吸过浅,过慢或不规则,方可使用本品。

【相互作用】 与洛贝林等其他呼吸兴奋剂联用或交替使用,能提高疗效,减轻不良反应。

【不良反应】 不良反应较少,过量可致阵挛性惊厥。

【注意事项】 ① 用药时应密切观察病情,一旦出现兴奋、烦躁、反射亢进、肌肉抽搐等先兆,应立即停药。② 本品对呼吸肌麻痹者无效,应避免使用。

【患者用药指导】① 作用时间短,抢救时常需反复给药。② 使用本品应积极处理引起呼吸抑制的原发病。

洛贝林 Lobeline

【商品名或别名】 山梗菜碱,祛痰菜碱,Lobatox

【分类】 化学:人工合成哌啶衍生物。治疗学:呼吸兴奋剂。妊娠分类:B。

【指征和剂量】 用于新生儿窒息、一氧化碳中毒、吸入麻醉药和其他中枢抑制剂引起的呼吸抑制以及小儿其他疾病所致呼吸衰竭。

成人静注:3 mg/次,极量 6 mg/次,20 mg/d。皮下注射或肌注:10 mg/次,极量 20 mg/次,50 mg/d。

【制剂】 针剂:每支 3 mg/ml,5 mg/ml,10 mg/ml。

【作用机制】 刺激颈动脉化学感受器,反射性地兴奋呼吸中枢、迷走神经中枢和血管运动中枢,改善呼吸和循环。主要用于新生儿窒息及各种疾病引起的呼吸衰竭。

【禁忌证】【相互作用】 同"尼可刹米"。

【不良反应】 头痛、眩晕、恶心、呕吐、腹泻、心动过缓、传导阻滞、心动过速等。

【注意事项】 静注应缓慢,避免不良反应。

【患者用药指导】 ① 本品安全范围大,但剂量掌握亦应严格。因随剂量的增大不良反应增加,甚至出现惊厥或中枢抑制。② 与尼可刹米等联用或交替用药可提高疗效、减轻不良反应。

二甲弗林 Dimefline

【商品名或别名】 回苏灵,Remefline,Remeflin

【分类】 治疗学:呼吸兴奋剂。妊娠分类:C。

【指征和剂量】 用于各种原因引起的中枢性呼吸衰竭、肺性脑病、严重感染或麻醉药、催眠药所致的呼吸抑制、外伤及手术等引起的虚脱和休克等。

口服:成人8～16 mg,bid或tid。肌注:每次8 mg,以葡萄糖溶液或氯化钠溶液稀释,重症患者可用至16～32 mg。

【制剂】 注射剂:每支8 mg/2 ml。片剂:每片8 mg。

【作用机制】 本品直接兴奋呼吸中枢,增加呼吸频率、通气量及动脉血氧分压,降低二氧化碳分压。其作用强于尼可刹米、贝美格(美解眠)及洛贝林,起效快,疗效明显,但维持时间短。

【禁忌证】 ① 孕妇、肝肾功能不全者禁用。② 本品可增强吗啡的致惊厥作用,禁用于吗啡中毒性呼吸抑制。③ 有惊厥病史者忌用或慎用。

【不良反应】 使用过量时,可引起惊厥。

【注意事项】 ① 静注或静滴时,可用葡萄糖注射液或氯化钠溶液稀释,注射速度需缓慢,并随时注意患者反应。② 用药过量引起惊厥,故用药时应密切观察患者,发现惊厥先兆应即刻停药。若已出现惊厥,可立即应用短效巴比妥类药物阿米妥解救。③ 遮光、密闭保存。

【患者用药指导】 本品作用强,可用于深度呼吸抑制。但其安全范围较小,若试用无效,即不再用。

阿米三嗪 Almitrine

【商品名或别名】 肺达宁,阿米脱林,烯丙哌三嗪,Almitrinum,

Vectarion

【分类】 化学：哌嗪衍生物。治疗学：呼吸兴奋剂。妊娠分类：X。

【指征和剂量】 用于慢性呼吸衰竭低氧血症及伴有高碳酸血症者；呼吸衰竭急性失代偿期，肺泡换气功能不全致血氧含量下降及血二氧化碳含量升高；人工辅助呼吸戒断；中枢性镇痛药、镇静药、氟烷等所致的呼吸抑制。

口服：体重 50 kg 以上者，50 mg，bid 或 tid；体重 50 kg 以下者，50 mg，qd。静注（缓慢，15 mg/min）或静滴；肺泡换气功能不全者，1～3 mg/(kg·d)；麻醉后呼吸抑制，0.5～1 mg/(kg·d)。

【制剂】 片剂：每片 25 mg，50 mg。粉针剂：每支 15 mg，附注射用水 5 mg。

【作用机制】 本品是一种新型呼吸兴奋药。通过刺激颈动脉体和主动脉体化学感受器，间接兴奋呼吸中枢，增加肺泡通气量。同时可改善肺通气/血流比例失调，改善肺换气功能，增加动脉血氧分压和血氧饱和度。口服吸收迅速，服药后 3 h 血浆浓度达峰值，清除半衰期为 40～80 h，主要经肝脏代谢，代谢产物主要自胆汁排泄，由粪便清除，其次由尿液排出。

【禁忌证】 ① 严重肝病、支气管痉挛、哮喘发作、哮喘持续状态患者禁用。② 妊娠期及哺乳期妇女禁用。

【不良反应】 ① 体重下降。② 长期治疗偶见周围神经病变，停药后症状可消失。③ 少数患者可见消化道功能紊乱，出现恶心、上腹不适、烧灼感等。④ 失眠、瞌睡、烦躁、焦虑、心悸、头痛、眩晕等偶见。⑤ 静脉应用时偶见呼吸困难的反常性感觉。

【注意事项】 ① 进餐时服用，可减少本品的胃肠刺激症状。② 治疗中如出现体重下降超过 5%或下肢持续性感觉异常，应停药。③ 静脉应用时，应选择直径较大的静脉，速度宜慢。④ 用药过程中如并发支气管痉挛综合征，可给予预先准备的支气管扩张剂以保持气道通畅。

【患者用药指导】 本品可以较长时期口服，且能改善肺泡-毛细血管气体交换，是较为理想的呼吸兴奋药。

多沙普仑 Doxapram

【商品名或别名】 吗乙苯吡酮，吗吡啉酮

【分类】 化学：吡咯烷酮衍生物。治疗学：呼吸兴奋剂。妊娠分类：C。

【指征和剂量】 用于手术麻醉后的苏醒及中枢神经抑制药引起的呼吸抑制。① 麻醉药术后催醒：静注（缓慢），0.5～1 mg/kg，5 min 内注射完，用量不超过 2 mg/kg。静滴，以 5%葡萄糖注射液或 0.9%氯化钠注射液稀释成 1 mg/ml，滴速开始为 5 mg/min，起效后 1～3 mg/min，总量不超过 4 mg/(kg・d)。② 中枢抑制药中毒性昏迷：静注，1～2 mg/kg，每 1 h 可重复 1 次；维持量，每 1～2 h 静滴 1～2 mg/kg，总量不超过 3 g/d。

【制剂】 注射剂：每支 60 mg/2 ml。

【作用机制】 小剂量时通过颈动脉体化学感受器反射性兴奋呼吸中枢，大剂量可直接兴奋延髓呼吸中枢，作用较尼可刹米强，并可增加心排血量，有轻度升压作用。

【禁忌证】 同尼可刹米。严重高血压病、冠心病、甲状腺功能亢进、嗜铬细胞瘤患者禁用。有癫痫病史、惊厥史者禁用。孕妇及 12 岁以下儿童慎用。

【相互作用】 ① 本品能增强交感胺的升压作用。② 禁与氨茶碱、呋塞米等碱性药物配伍。

【不良反应】 ① 神经系统：头痛、无力、惊厥。② 消化系统：恶心、呕吐、腹泻、尿潴留。③ 心律失常。

【注意事项】 剂量过大可引起震颤、反射亢进及惊厥。

【患者用药指导】 静脉应用时间长或渗漏于血管外，可能有局部皮肤刺激症状并导致静脉炎。

哌甲酯 Methylphenidate

【商品名或别名】 哌醋甲酯，利他林，Ritalin，Lidepran

【分类】 化学：哌啶类精神运动的兴奋药。治疗学：呼吸兴奋剂。妊娠分类：C。

【指征和剂量】 用于发作性睡病、小儿遗尿症、儿童多动综合征、轻度抑郁症及中枢神经抑制剂中毒性昏迷等。

口服：成人，10 mg，bid 或 tid；6 岁以上儿童，开始时 5 mg，qd 或 bid，早、午餐前服用，以后视病情每周递增 5～10 mg，总量不超过 60 mg/d。静推或静滴，5～10 mg 以 10%葡萄糖溶液稀释后缓慢静注，必要时隔 30 min 可重复注射；10～30 mg 加入 5%的葡萄糖溶液或生理盐水 500 ml 中缓慢静滴。

【制剂】 片剂：每片 5 mg,10 mg。粉针剂：每支 10 mg,20 mg。注射剂：每支 20 mg/2 ml。

【药动学】 口服后约 2 h 血药浓度达峰值,半衰期 1～2 h,作用可持续 4 h,代谢后由尿排出。

【作用机制】 抑制突触前膜对单胺类神经递质的再摄取,促进神经元释放多巴胺、去甲肾上腺素及 5-羟色胺。

【禁忌证】 哌醋甲酯过敏者、6 岁以下儿童、妊娠期及哺乳期妇女、高血压病、青光眼、严重心血管病、癫痫患者、严重外源性或内源性抑郁症患者禁用。

【相互作用】 ① 本品与苯丙胺类合用,可增加苯丙胺类血浓度。② 与单胺氧化酶抑制剂合用,中枢兴奋作用增强,不宜同服。

【不良反应】 ① 消化系统：上腹部不适、食欲下降、厌食及失眠。② 神经系统：头痛、头晕、困倦、焦虑、运动障碍、口干、癫痫发作、生长发育缓慢。③ 心血管系统：心动过速、血压升高。④ 血液系统：白细胞减少、血小板减少。

【患者用药指导】 ① 提醒驾车及机器操作者,用药期间可能带来危险。② 长期用药应警惕产生依赖性。

戊四氮 Pentetrazole

【商品名或别名】 戊四唑,五甲烯四氮唑,卡地阿唑,Metrazol

【分类】 化学：杂环化合物。治疗学：呼吸兴奋剂。妊娠分类：C。

【指征和剂量】 用于急性传染病及中枢抑制药中毒引起的呼吸和循环衰竭。

皮下注射、肌注或静注,每次 0.1～0.2 g,2 h 后可重复应用,至苏醒或出现惊厥先兆。静注时每次不超过 0.5 g,速度不超过 0.1 g/min。

【制剂】 注射剂：每支 0.1 g/ml。

【作用机制】 能兴奋呼吸中枢和血管运动中枢,使呼吸加深加快,血压微升。

【禁忌证】 急性心内膜炎及主动脉瘤患者禁用。有惊厥史者禁用。吗啡中毒性呼吸抑制者禁用。普鲁卡因中毒者慎用。

【不良反应】 过量使用易致惊厥。

【注意事项】　静注速度宜缓慢，还采取静滴给药。

【患者用药指导】　本品安全范围小，易致惊厥，临床已少用。

香草二乙胺　Etamivan

【商品名或别名】　益迷兴，益迷奋，乙酰胺奋，Emivan

【分类】　化学：烟胱胺类。治疗学：呼吸兴奋剂。妊娠分类：C。

【指征和剂量】　指征同“尼可刹米”。

口服：早产儿，每次 12.5 mg；足月儿，每次 25 mg。静注：成人，每次 50～200 mg，重症者可达 500 mg。

【制剂】　口服液：5％乙醇溶液（25％乙醇）。注射剂：100 mg/2 ml。

【药动学】　口服吸收迅速，代谢快，作用持续时间仅 10～30 min，静注作用更短，2～10 min。

【作用机制】　同“尼可刹米”，能提高机体对二氧化碳的敏感性。

【禁忌证】　同“尼可刹米”。癫痫患者及惊厥史禁用。

【相互作用】 ① 本品与氯丙嗪、异丙嗪、肼苯哒嗪等配伍会发生沉淀反应。② 禁与单胺氧化酶抑制剂合用。

【不良反应】　同“尼可刹米”相似，罕见喉痉挛及呼吸暂停。

【患者用药指导】　同“尼可刹米”。

第八章　消化系统药

一、助消化药

胰酶　Pancreatin

【商品名或别名】 得每通，胰酶肠溶微粒胶囊，Creon

【分类】 治疗学：助消化药。妊娠分类：C。

【指征和剂量】 ① 胰腺外分泌不足疾病：如慢性胰腺炎、急性胰腺炎恢复期、胰腺切除术后或胃切除术后、肿瘤引起的胰管或胆总管阻塞。口服，150 mg/粒，起始剂量 1～2 粒，然后根据症状调整剂量，一般 5～15 粒/d，分 3 次口服，进餐时或餐后即服。② 胰腺疼痛及老年性胰腺外分泌不足：剂量同①。③ 胰酶缺乏引起的消化不良：剂量同①。

【制剂】 胶囊：每粒 150 mg。

【作用机制】 对脂肪、淀粉和蛋白质有水解作用。口服后胶囊在胃中溶解，释放出数百颗带有肠溶包衣的胰酶微粒，可避免在胃中失活，并在胃内与食物充分混合，与食物同步进入十二指肠。在十二指肠近端微粒立即崩解，30 min 内释放出 80%以上的活性酶，保证了营养物质的消化吸收。

【禁忌证】 急性胰腺炎的早期患者、对猪蛋白及其制剂过敏者禁用。妊娠期及哺乳期妇女慎用。

【相互作用】 ① 本药在碱性条件下活性增加，故与等量碳酸氢钠同服可增强疗效。② H_2 受体拮抗剂能抑制胃酸分泌，增加胃和十二指肠内的 pH 值，故能防止胰酶失活，增强胰酶的疗效。合用时可能需要减少胰酶剂量。③ 本药在酸性溶液中活性减弱，甚至分解灭活，故忌与稀盐酸等酸性药物同服。④ 避免本药与阿卡波糖、米格列醇同时使用，因会降低后者药效。⑤ 胰酶可干扰叶酸盐的吸收。⑥ 不应与 pH 值＜5.5 的食物（如鸡肉、小牛肉、绿豆、食醋）同服，以免降低药效。

【不良反应】 偶见腹泻、便秘、胃部不适、恶心及皮疹。

【注意事项】 应在低于20℃、干燥处完整保存。

【患者用药指导】 胶囊应被整粒吞下，不要碾碎或放在口中咀嚼。吞咽胶囊有困难时（如小儿或老年患者），可小心打开胶囊，将微粒加入软性食物或饮料中立即服用，不可咀嚼。

复合消化酶

【商品名或别名】 达吉，Dages

【分类】 治疗学：助消化药。

【指征和剂量】 ① 胃肠道、胰腺消化功能不全：口服，1～2粒，tid，餐后服用。② 急、慢性肝脏疾病所致胆汁分泌不足：剂量同①。③ 胆道疾病、胆囊切除术后、病后恢复期过食及高脂肪食物等引起的消化不良：剂量同①。④ 用于食欲不振、腹胀、脂肪泻的对症治疗：剂量同①。

【制剂】 胶囊。每粒含胃蛋白酶 25 mg，木瓜蛋白酶 50 mg，淀粉酶 15 mg，熊去氧胆酶 25 mg，纤维素酶 15 mg，胰脂酶 13 mg，胰酶 50 mg。

【作用机制】 含有胃蛋白酶、木瓜蛋白酶、淀粉酶、纤维素酶、胰酶、胰脂酶、雄去氧胆酶，促进各种植物纤维素分解，促进蛋白质、脂肪及碳水化合物的消化吸收。促进胆汁分泌和胆色素排泄，抑制肝细胞内脂肪沉积。

【禁忌证】 对本品成分有过敏者，急性肝炎及胆道闭锁者禁用。

【不良反应】 可能发生口内不快感，偶有呕吐、腹泻。

【患者用药指导】 本品需餐后口服。

复方阿嗪米特肠溶片 Compound Azimtamide Entieric-coated Tablets

【商品名或别名】 泌特

【分类】 治疗学：助消化药。

【指征和剂量】 用于因胆汁分泌不足或消化酶缺乏而引起的消化不良症状。

口服：1～2片，tid，餐后服用。

【制剂】 复方片剂：每片含有胰酶 100 mg；阿嗪米特 75 mg；二甲硅油 50 mg。

【作用机制】 阿嗪米特为一种促进胆汁分泌药物，它可以增加胆汁的液体量，增加胆汁中固体成分的分泌。胰酶内含淀粉酶、蛋白酶和脂肪酶，可以用于改善碳水化合物、脂肪、蛋白质的消化与吸收，恢复机体的正常消化功能。纤维素酶-4000具有解聚和溶解或切断细胞壁作用,使植物营养物质变为可利用的细胞能量。它还具有改善胀气和肠道中菌丛混乱而引起的酶失调作用。二甲硅油有减少气体作用,可使胃肠道的气体减少到最低,从而消除因胃肠道中气胀引起的胃痛,也可以消除消化道中其他器官引起的气胀。

【不良反应】 无明显不良反应,但用量过大,可发生腹泻。

【患者用药指导】 应在饭后服用。

干酵母 Yeast

【商品名或别名】 食母生,亿活,Saccharomyces Siccum

【分类】 治疗学:助消化药。

【指征和剂量】 用于食欲不振、消化不良及防治B族维生素缺乏症的辅助治疗。

嚼碎口服:3～30 g/d,分次服用。

【制剂】 食母生片剂:每片0.5 g。亿活:袋装,每袋250 mg。胶囊:每粒250 mg。

【作用机制】 本品为麦酒酵母菌的干燥菌体,含有维生素B_1、B_2、B_6、B_{12},烟酸,叶酸,肌醇及多种酶。能增进食欲,帮助消化。

【禁忌证】 严重肝功能障碍患者、因胆石症引起胆绞痛的患者、胆管阻塞患者、急性肝炎患者等。

【相互作用】 不能与碱性药物合用,否则可破坏维生素。

【不良反应】 尚未见严重的不良反应。

【患者用药指导】 应在饭后嚼碎服用。

二、导泻药

比沙可啶 Bisacodyl

【商品名或别名】 便塞停,双醋苯啶,乐可舒

【分类】 治疗学:导泻药。妊娠分类:B。

【指征和剂量】 用于急、慢性便秘和习惯性便秘。

口服:5～10 mg,qd。

【制剂】 片剂:每片5 mg。栓剂:每粒10 mg。

【作用机制】 本药可通过与肠黏膜直接接触刺激其感觉神经末梢，引起肠反射性蠕动增强而导致排便。

【禁忌证】 禁用于对本品过敏，急腹症、胃肠出血，炎症性肠病，肛门破裂或痔疮溃疡，严重水、电解质紊乱及因粪块阻塞或机械性肠梗阻者。孕妇慎用。

【相互作用】 ① 本品不应与抗酸药同时服用。② 本药不宜与可诱发尖端扭转型室速的药物(如胺碘酮、溴苄胺、丙吡胺、奎尼丁类、索他洛尔、阿司咪唑、苄普地尔、舒必利、特非那丁等)合用，因本药的不良反应可诱发尖端扭转型室速。不宜与阿片类止痛剂合用。

【不良反应】 可引起轻度腹痛，偶见腹部绞痛，停药后即消失。可出现低血钾；反复使用可致直肠炎，也可致过度腹泻。

【注意事项】 本药与洋地黄类药合用时，因本药的不良反应之一低血钾可诱发洋地黄类药的毒性作用，应监测血钾；建议本药使用不超过 7 d。

【患者用药指导】 服药时不得咀嚼和压碎，服药前后 2 h 内不得服用牛乳和抗酸药，以防肠衣过早溶化，刺激胃黏膜。

聚乙二醇 Macrogol

【商品名或别名】 福松，Forlax

【分类】 治疗学：渗透性缓泻剂。

【指征和剂量】 成人便秘的症状治疗。

口服：10 g，qd 或 bid，溶解在水中服用。

【制剂】 粉剂：每袋 10 g。

【作用机制】 渗透性缓泻剂，通过增加局部渗透压，使水分保留在结肠腔内，致粪便软化。粪便软化和含水量增加可以促进其在肠道内的推动和排泄。

【禁忌证】 炎症性器质性肠病、肠梗阻、未确诊的腹痛。

【相互作用】 与其他药物同时服用可能会阻碍其他药物的吸收，最好与其他药物间隔 2 h 服用。

【不良反应】 聚乙二醇具有很大的分子量，通常不被吸收，在消化道中不被分解代谢，因而没有明显毒性作用。

【注意事项】 在治疗便秘时不要长期使用，根据便秘情况可以间断用药或与其他导泻剂交替使用。

【患者用药指导】 在医师指导下用药。

乳果糖 Lactulose

【商品名或别名】 杜秘克,Duphalac

【分类】 治疗学:导泻药。妊娠分类:B。

【指征和剂量】 ① 用于急、慢性便秘,尤其适用于肛裂或痔疮排便疼痛及恢复老年人或儿童的排便习惯、术后患者及须卧床的患者、孕妇和产妇预防大便干结、药物性便秘。成人 15 ml,qd 或 tid,维持量 10~25 ml/d,分早、晚各 1 次服用;7~14 岁,15 ml/d,维持量 10 ml/d;1~6 岁,5~10 ml/d;婴儿 5 ml/d;分为早、晚各 1 次服用。② 治疗和预防肝性脑病:见“治疗肝脏疾病辅助药”节。

【制剂】 口服溶液:每袋 15 ml,每瓶 300 ml。

【作用机制】 本品为一种合成的酸性双糖,口服进入结肠后,在细菌的作用下分解成乳糖和醋酸,可自然地刺激大肠蠕动,使大肠保留更多的水分,因此使便秘缓解,并使结肠的生理节律得以恢复。同时还能抑制肠道细菌产氨,并阻止氨在肠道吸收,使血氨下降。

【禁忌证】 禁用于胃肠道梗阻、对乳糖或半乳糖不耐受、尿毒症患者及对本品中任何成分过敏者。妊娠 3 个月内患者慎用。

【相互作用】 不宜与抗酸药同服。

【不良反应】 偶有腹部不适、腹胀、腹痛;减量或停药后消失。

【注意事项】 本药疗效有个体差异性,故剂量应个体化,以保持每日 2~3 次的软便且粪便 pH 值在 5.5 左右。治疗便秘常用剂量下,糖尿病患者可服用本品。治疗肝性脑病时采用高剂量,糖尿病患者应慎服。

【患者用药指导】 治疗便秘时服药应有规律。本药可加入水、饮料中冲饮或混于食物中服用。

硫酸镁 Magnesium Sulfate

【商品名或别名】 泻盐,苦盐

【分类】 治疗学:导泻药。妊娠分类:X。

【指征和剂量】 ① 导泻:口服,成人 5~20 g,用 400 ml 温开水溶解后服下。小儿 1 g/岁。② 利胆:口服 2~5 g,tid 或 qid,饭前服。③ 十二指肠引流:由导管注入 33%硫酸镁 30~50 ml。④ 消肿:用 50%溶液外敷局部。⑤ 抗惊厥、降压等：肌注 25%溶液，每次 4～10 ml，或将 25%溶液 10 ml用 5%～10%葡萄糖注射液稀释成 1%溶液静滴。

【制剂】 注射剂：每支 1 g/10 ml，2.5 g/10 ml。

【作用机制】 本品口服具有泻下和利胆作用。口服后不被肠道吸收而产生容积性导泻作用，能在 1～6 h 后排出流体粪便。口服高浓度溶液，可通过刺激十二指肠黏膜，反射性引起胆总管括约肌松弛，胆囊收缩，促进胆囊排空，产生利胆作用。注射有镇静、解痉和降压作用。

【禁忌证】 心脏传导阻滞、心肌损害、严重肾功能不全（内生肌酐清除率低于 20 ml/min）、肠道出血、急腹症、肠梗阻、孕妇及经期妇女禁用。产前 2 h 内不应用硫酸镁。肾功能不全、原有心肺疾病及年老体弱者应慎用本品。

【不良反应】 用于导泻时如浓度过高，可自组织中吸收大量水分而导致脱水。静注速度过快或用量过大可致呼吸抑制，血压急剧下降，最后心脏停止于舒张期。

【注意事项】 静注应缓慢，应由有经验的医师掌握使用。急性中毒应立即停药行人工呼吸。

【患者用药指导】 大量服用可致脱水，故用量应遵医嘱。

蓖麻油 Castor Oil

【分类】 治疗学：导泻药。妊娠分类：X。

【指征和剂量】 用于便秘。也可用于外科手术前或肠镜检查前清洁灌肠。

睡前口服：成人 10～25 ml，儿童 5～10 ml。

【制剂】 口服液：每瓶 30 ml。

【作用机制】 刺激性泻药，口服后在小肠上部被胰酶和胆汁分解，释放出有刺激性的蓖麻油酸，引起肠蠕动增加。作用迅速，服药后 4～6 h 排出稀便。还可抑制钠离子和葡萄糖等的吸收并促进钠离子、水的分泌。

【禁忌证】 孕妇、婴儿忌用。

【不良反应】 可有恶心，少数人出现峻泻。

【相互作用】 ① 不宜与脂溶性驱虫药合用。② 本药可以增加脂溶性毒物的吸收，故磷、苯中毒时不宜应用。

【患者用药指导】 本药一般应睡前服用。老年人不宜反复应用。

酚酞 Phenolphthalein

【商品名或别名】 果导

【分类】 治疗学:导泻药。妊娠分类:C。

【指征和剂量】 用于慢性便秘。

口服:1～2片,qn。

【制剂】 片剂:每片50 mg,100 mg。

【作用机制】 本品口服后在肠内碱性肠液作用下形成可溶性盐,刺激结肠而导泻。其作用强弱与肠液碱性高低有关。导泻作用较温和。

【禁忌证】 下述情况禁用:对本药过敏者、婴儿,以及阑尾炎、直肠出血、肠梗阻、粪块阻塞、充血性心力衰竭、高血压患者。幼儿及孕妇慎用。

【不良反应】 偶见过敏反应、肠炎、皮炎及出血倾向。美国致癌性研究结果表明,使用高于推荐剂量或长期服用时,本药对人体有潜在的致癌性。

【注意事项】 药物过量或长期滥用可致电解质紊乱,诱发心律失常、神志不清、肌痉挛以及倦怠乏力等,应避免之。

【患者用药指导】 一般应睡前服用,服用后8 h排便。

甘油 Glycerol

【商品名或别名】 开塞露

【分类】 治疗学:导泻药。妊娠分类:C。

【指征和剂量】 用于便秘。

直肠给药:成人20 ml/次,小儿5～10 ml/次。

【制剂】 灌肠剂。

【作用机制】 为甘油和山梨醇制剂,注入肛门可刺激直肠壁,反射性引起排便,有润滑性通便作用。

【禁忌证】 恶心、呕吐、剧烈腹痛、肠道穿孔者禁用。新生儿、幼儿慎用。

【注意事项】 避光密闭保存。严重心衰患者使用应遵医嘱。

【患者用药指导】 冬季本品宜用40℃温水预热后使用。注药导管的顶端在剪开后其开口应光滑,缓慢送入肛门,避免损伤直肠黏膜。

番泻叶 Cassia Angustifolia

【商品名或别名】 洋泻叶,Sennae

【分类】治疗学：导泻药。妊娠分类：X。

【指征和剂量】 便秘及X线检查、肠镜检查前的肠道准备。

口服：成人5～10 g，开水泡5 min服用，或稍煎服用。

【作用机制】 主要成分蒽醌苷，能刺激大肠而导泻，服药后4～6 h可排出软便或水样便。

【禁忌证】 月经期、孕妇禁用；婴儿禁用。老年人及体弱者慎用。

【不良反应】 少数人有恶心、呕吐、腹痛，但排便后自行缓解。偶可引起峻泻。

【注意事项】 煎服时不宜久煎。

麻仁丸

【商品名或别名】麻仁软胶囊、麻仁蜜丸

【指征和剂量】 用于慢性便秘。

口服：6 g，qd或bid。

【制剂】 丸剂：每袋装6克。胶囊：每盒10粒、20粒。

【作用机制】 含火麻仁、苦杏仁、大黄、枳实（炒）、厚朴（姜制）、白芍（炒），辅料为蜂蜜。本品口服后在肠内能刺激肠道蠕动，增加粪便内水分，达到润肠通便的作用。

【禁忌证】 孕妇慎用，年老体虚者不宜久服。

【不良反应】 极少数人有恶心、呕吐、腹痛、腹泻。

【注意事项】 ① 孕妇忌服，年老体虚者不宜久服。② 年轻体壮者便秘时不宜用本品药。③ 忌食生冷、油腻、辛辣食品。④ 按照用法用量服用，有慢性病史者，小儿及年老体虚者应在医师指导下服用。

苁蓉通便

【商品名或别名】 苁蓉通便口服液

【指征和剂量】 用于老年便秘，产后便秘。

口服：10～20 ml，qd或bid，睡前或清晨服用。

【制剂】 口服液：每支10 ml。

【作用机制】 含肉苁蓉、何首乌、枳实（麸炒）、蜂蜜。本品口服后在肠内能增加肠道内水分，刺激肠道蠕动。

【禁忌证】 孕妇慎用。

【不良反应】 少数人有恶心、呕吐、腹痛、腹泻,极少数人有皮疹。

【注意事项】 ① 本药贮存日久,可能会出现沉淀,服用时振摇几次,摇匀后服用,不影响疗效。② 年轻身体壮实者便秘,不宜用本药治疗。③ 服本药后如出现大便稀溏现象,应立即停服。④ 该药应放置于儿童不能触及处。⑤ 过敏体质者慎用。

三、止 泻 药

双八面体蒙脱石 Dioctahedral

【商品名或别名】 思密达,复合硅铝酸盐,Smectite,Smecta

【分类】 治疗学:止泻药。

【指征和剂量】 ① 用于成人及儿童急、慢性腹泻:口服,成人 1 袋,tid;2 岁以上儿童 2～3 袋/d,分 3 次服用;1～2 岁 1～2 袋/d,分 3 次服用;1 岁以下 1 袋/d,分 3 次服用。加入温水中混匀,在两餐间服用。急性腹泻者,首剂量可加倍。② 用于胃食管反流病及食管炎、胃炎:1 袋,tid,饭后服用。③ 用于食管狭窄扩张术或支架置入术后:1 袋,tid 或 qid。④ 用于结肠炎、肠易激综合征:口服或保留灌肠。口服剂量同前;保留灌肠剂量,1～3 袋,混于 50～100 ml 温水中,qd 或 tid。

【制剂】 粉剂:每包 3 g。

【作用机制】 本品有提高消化道黏液的质和量,加强黏膜屏障作用;帮助消化道上皮细胞的恢复和再生;固定和抑制多种病毒、致病菌及所产生的毒素,吸附消化道内气体;平衡肠道菌群,提高消化道的免疫功能;对肠道局部有止血作用。

【相互作用】 ① 本药和诺氟沙星合用可提高对致病性细菌感染的疗效。② 本药可减轻红霉素的胃肠道反应,提高红霉素的疗效。

【不良反应】 极少数患者长期服用会发生便秘。

【注意事项】 如需服用其他药物,需与本品间隔一段时间;食管狭窄扩张术或支架置入术后 1 h 即可服用。

【患者用药指导】 ① 将本药加入 50 ml 温水中,摇匀服用。不能将本药直接倒入口中用水冲服或用水调成糊丸状服用,以免造成本药在消化道黏膜上分布不均,影响疗效。② 本药可能影响其他药物的吸收,应在服用本药之前 1 h 服用其他药物。③ 腹泻者宜于两餐间服用;急性腹泻时立即服用,且首剂加倍。④ 胃食管反流病及食管炎患者饭后服用。⑤ 结肠炎、肠易激综合征患者饭前服用,也可用保留灌肠法。⑥ 患者用药后症状改善即可减量,症状控制即可停药,以免长期服用而发生便秘。

洛哌丁胺 Loperamide

【商品名或别名】 易蒙停,腹泻啶,盐酸氯苯哌酰胺,盐酸氯哌拉米,罗宝迈

【分类】 治疗学:止泻药。

【指征和剂量】 ① 用于急性腹泻:口服,2 mg/粒,起始剂量,成人 1～2 粒,5 岁以上儿童 1 粒,以后每次腹泻后 1 粒。总量成人不超过 8 粒/d;20 kg体重儿童,不超过 3 粒/d。② 用于慢性腹泻:起始剂量,成人 1～2 粒,5 岁以上儿童 1 粒。以后根据情况调整,成人 1～6 粒/d;20 kg 体重儿童,不超过 3 粒/d。

【制剂】 胶囊:每粒 2 mg。口服液:0.2 mg/ml,30 ml/瓶。

【药动学】

给药途径	起始时间	峰值时间	维持时间
口服	不详	5 h	24 h

【作用机制】 本品作用于肠壁的阿片受体,阻止纳洛酮及其他配体与阿片受体结合,阻止乙酰胆碱和前列腺素释放,从而抑制肠蠕动,延长肠内容物的通过时间,促进水、电解质吸收。也可抑制由钙依赖性促分泌素诱导的直接分泌作用,从而减少肠的分泌和水、电解质的丧失。本品还可增加肛门括约肌的张力,以抑制大便失禁和便急。

【禁忌证】 5 岁以下儿童,肠梗阻、便秘、胃肠胀气及严重脱水等患者,溃疡性结肠炎的急性发作期,以及广谱抗生素引起的伪膜性结肠炎等患者禁用。哺乳期妇女、严重中毒性或感染性腹泻者避免使用。肝功能障碍者不宜用。孕妇慎用。

【不良反应】 偶见口干、嗜睡、倦怠、头晕、恶心、呕吐、胃肠不适及过敏反应。

【注意事项】 肝功能障碍者,可能导致体内药物过量,应注意中枢神经系统的中毒反应;过量时可能出现木僵、调节功能紊乱、嗜睡、瞳孔缩

小、肌张力过高及呼吸抑制等中枢神经症状和肠梗阻,可用纳洛酮解救,至少需监视48 h;本药可产生依赖性,应避免长期服用。5岁以上儿童用量减半。

【患者用药指导】 空腹服或饭前半小时服用可提高疗效。若发生漏服,不可补服。

复方地芬诺酯 Compound Diphenoxylate

【商品名或别名】 复方苯乙哌啶,止泻宁

【分类】 治疗学:止泻药。妊娠分类:X。

【指征和剂量】 用于急、慢性功能性腹泻及慢性肠炎。

口服:1～2片,bid或tid。

【制剂】 片剂:每片含盐酸地芬诺酯2.5 mg,硫酸阿托品0.025 mg。

【药动学】

给药途径	起始时间	峰值时间	维持时间
口服	45～60 min	2 h	3～4 h

【作用机制】 本药为含有地芬诺酯和阿托品的复方制剂。本品对肠道的作用与吗啡类似,直接作用于肠平滑肌,通过抑制黏膜感受器,消除局部黏膜的蠕动反射而减弱肠蠕动,并增加肠节段性收缩,使肠内容物通过迟缓,从而促进了肠内水分吸收。本品也具有中枢作用,大剂量使用产生镇痛作用和欣快感,长期服用可致依赖性,但与阿托品合用可使依赖性减少。

【禁忌证】 对本药过敏者,孕妇、哺乳期妇女,青光眼患者,严重肝病、黄疸患者禁用。正在服用依赖性药物的患者慎用。2岁以下儿童禁用,2岁以上慎用。

【相互作用】 ① 本药可以增强巴比妥类、阿片类和其他中枢抑制药的作用,不宜合用。② 本药可以减慢肠蠕动,可影响其他药物的吸收,使呋喃妥因的吸收增加1倍。

【不良反应】 偶见口干、腹部不适、恶心、呕吐、嗜睡、烦躁、失眠等,长期应用可致依赖性。

【注意事项】 不能用作细菌性痢疾的基本治疗药物。

【患者用药指导】 避免长期服用,因可致依赖性。

四、肠道微生态调节剂

乳酶生 Lactasin

【商品名或别名】 表飞鸣，Biofermin

【分类】 化学：微生态制剂。治疗学：调节肠道微环境。

【指征和剂量】 ① 消化不良、腹胀：口服，成人 300～900 mg，tid，饭前服。② 儿童腹泻：5 岁以上儿童 300～600 mg；5 岁以下 100～300 mg，tid，饭前服。

【制剂】 片剂：每片 0.1 g，0.15 g，0.3 g。

【作用机制】 本品为人工培养的活乳酸菌的干燥制剂。乳酸菌在肠内能使糖分解产生乳酸，使肠内酸度增高，抑制肠内病原菌繁殖，同时能防止肠内异常发酵，减少气体产生，因而有促进消化和止泻作用。

【禁忌证】 对本药过敏者禁用。

【相互作用】 ① 抗生素可使本药失活，降低疗效，不宜合用。② 吸附剂(如活性炭)、鞣酸蛋白、铋剂、酊剂等可吸附、抑制或杀灭乳酸杆菌，不宜合用。

【注意事项】 本品不宜与多种抗菌药、吸附剂及收敛剂同时服用。若必须合用，两药的服用时间必须间隔 2 h 以上，以免影响疗效；密闭于阴凉干燥处保存。

双歧杆菌三联活菌片

【商品名或别名】 金双歧，Golden Bifid

【分类】 化学：微生态制剂。治疗学：调节肠道微环境。

【指征和剂量】 ① 由疾病、外科手术、放化疗或长期使用抗生素等多种原因引起的肠道菌群失调：口服，0.5 g/片，成人 4 片，bid 或 tid；儿童用药：6 个月以内，1 片；6 个月～3 岁，2 片；3～12 岁，3 片，以上均 bid 或 tid。② 急慢性肠炎、腹泻、便秘等肠功能紊乱的防治：剂量同①。

【制剂】 片剂：每片 0.5 g。

【作用机制】 本品含长型双歧杆菌、保加利亚乳杆菌及嗜热链球菌。双歧杆菌通过磷壁酸与肠黏膜上皮细胞相互作用，紧密结合，与其他厌氧菌结合共同占据肠黏膜表面，形成一个生物膜屏障，阻止致病菌及条件致病菌的定植及入侵。其代谢过程中产生大量的乳酸和醋酸,有利于抑制致病菌生长,维持肠道菌群平衡;双歧杆菌能合成多种维生素,增加人体营养;激活机体吞噬细胞的吞噬功能,提高机体免疫力。本品可直接补充人体肠道内正常的生理性活菌,调整肠道菌群平衡;抑制并清除肠道中对人体有潜在危害的菌类甚至病原菌。

【注意事项】 冷藏保存。

【患者用药指导】 不宜加热水服用,可杀死双歧杆菌而影响疗效,避免与抗生素同服。

双歧三联活菌胶囊 Bifid Triple Viable

【商品名或别名】 培菲康

【分类】 化学:微生态制剂。治疗学:调节肠道微环境。

【指征和剂量】 用于肠菌群失调症,轻中型急性腹泻、慢性腹泻、腹胀及便秘等。

口服:成人2~3粒,bid或tid;儿童0~1岁,0.5粒;1~6岁,1粒;6~13岁,1~2粒,以上均bid或tid。

【制剂】 胶囊:每粒210 mg。散剂:每包1 g,2 g。

【作用机制】 本品含双歧杆菌、嗜酸性乳酸杆菌及肠粪链球菌,直接补充人体肠道内正常的生理性细菌,调节肠道菌群,改善肠道微环境;促进机体对营养的分解、吸收,合成机体所需的维生素,激发机体免疫力;抑制肠道中对人体有潜在危害的菌类甚至病原菌,减少肠源性毒素的产生和吸收。可治疗因肠菌群失调引起的脂肪泻及肠功能紊乱。

【注意事项】 避光,于2~8℃保存。有效期1年。

【患者用药指导】 胶囊应完整吞服,不宜加热水服用。避免与抗生素同服。为保证药效需放冰箱冷藏。

酪酸菌活菌片 Clostridium Butyricyum

【商品名或别名】 米雅BM,宫入菌,MIYA-BM

【分类】 化学:微生态制剂。治疗学:调节肠道微环境。

【指征和剂量】 用于感染性、非感染性肠炎,肠易激综合征,各种原因引起的腹泻、伪膜性肠炎、消化不良、便秘。

口服:成人1~2片,tid,儿童酌减。

【制剂】 片剂：每片 350 mg。

【作用机制】 主要成分为酪酸梭状芽孢杆菌，能在胃液中生存，而后在肠道中增殖；能与双歧杆菌及乳酸杆菌等肠内有益菌共生，并促进其增殖；能抑制肠内病原菌生长和发育，同时还能抑制肠源性有害物质的产生；在肠道内补充正常有益菌及调节肠内菌群紊乱；在肠内产生 B 族维生素和酪酸，酪酸为肠上皮组织再生的主要能源之一。

【注意事项】 阴凉干燥处保存，避免受潮。

【患者用药指导】 本药室温保存，无须放冰箱冷藏。必要时可与抗生素同服。

五、炎症性肠病药

柳氮磺吡啶 Sulfasalazine

【商品名或别名】 柳氮吡啶，柳氮磺胺吡啶，水杨酸偶氮磺胺吡啶，Salazosulfapyridine，SASP

【分类】 治疗学：抗菌消炎药。妊娠分类：X。

【指征和剂量】 用于治疗溃疡性结肠炎、克罗恩病。

口服：成人 4～6 片，qid。内镜检查疗效满意后可减量至 2 g/d 维持。

【制剂】 片剂：每片 0.25 g，0.5 g。

【作用机制】 本药是水杨酸与磺胺吡啶的柳氮化合物，具有抗菌、抗风湿和免疫抑制作用。在肠道内被细菌分解为磺胺吡啶(SP)与 5-氨基水杨酸(5-ASA)。SP 有微弱的抗菌作用，它在药物分子中主要起载体作用，阻止 5-ASA 在胃和十二指肠部位吸收，仅在肠道碱性条件下，肠道微生物使重氮键破裂而释出有效成分。5-ASA 作用于肠道炎症黏膜，抑制引起炎症的前列腺素的合成和炎症递质白三烯的形成，从而对肠壁炎症起显著的消炎作用。本品的抗风湿作用可能是通过抑制肠道中的某些抗原性物质而产生的。

【禁忌证】 禁用于对本药及其代谢产物、磺胺类药物、呋塞米、磺酰基类、噻嗪类利尿剂或水杨酸盐过敏，血小板、粒细胞减少症，肠道或尿路阻塞，6-磷酸葡萄糖脱氢酶缺乏，严重肝功能不全或肾功能不全患者，2 岁以下儿童。孕妇、哺乳期妇女、哮喘及肝、肾病患者慎用。

【相互作用】 ① 与保泰松合用时，本药的作用可能加强。② 与丙磺舒合用时,可降低肾小管对磺胺的排泌量,使血中磺胺浓度上升,容易引起中毒。③ 与抗凝药、苯妥英、口服降糖药、硫喷妥类、甲氨蝶呤等合用时,本药的作用延长,毒性增加,需要调整用量。

【不良反应】 ① 可引起血小板和白细胞减少。② 过敏反应可出现皮疹、发热,严重者可致皮肤坏死。③ 咽痛、吞咽困难、结晶尿。④ 罕见腮腺炎、男子精子减少、中毒性肝炎、甲状腺肿大、腹痛、排尿痛。

【注意事项】 用药期间定期检查血、尿常规。

【患者用药指导】 用药期间应多饮水,以防止结晶尿和尿石形成。

美沙拉嗪　Mesalazine

【商品名或别名】 颇得斯安,Pentasa,艾迪沙,莎尔福

【分类】 治疗学:抗菌消炎药。妊娠分类:B。

【指征和剂量】 ① 用于治疗溃疡性结肠炎,特别适用于对柳氮磺吡啶不能耐受或对磺胺类药过敏者的治疗。口服,成人急性发作期治疗 1 g,qid;维持治疗 0.5 g,tid;2 岁以上儿童 20～30 mg/(kg·d),分次口服。② 克罗恩病的急性发作:1 g,qid。灌肠液和栓剂适用于治疗溃疡性结肠炎的急性发作。灌肠液:每晚睡前用药,从肛门灌进大肠,每次 1 支(4 g)。栓剂:便后塞肛 0.25～0.5 g,bid 或 tid。

【制剂】 缓释片:每片 500 mg。栓剂:每粒 1 g。灌肠剂:每支 4 g。

【药动学】 ① 灌肠液和栓剂:本品灌肠于大肠内或塞肛后于直肠内溶解吸收。美沙拉嗪在肠壁和肝脏主要经乙酰化代谢,消除半衰期为0.5～2 h,血浆蛋白结合率 43%,其乙酰化产物消除半衰期可达 10 h,血浆蛋白结合率为 75%～83%。本品对肾无直接刺激,经肾排泄很少,主要通过大肠排泄。② 肠溶片:本品口服后在结肠释放后转化为乙酰水杨酸,乙酰水杨酸一部分被肠道细菌分解,从粪便中排出;另一部分由肠黏膜吸收,约 40%与血浆蛋白结合,在体内代谢生成乙酰化物,此乙酰化物的 80%与血浆蛋白结合,从尿中排出,半衰期为 5～10 h,很少透过胎盘和进入乳汁。

【作用机制】 主要成分为 5-ASA,对一些炎症递质(前列腺素及白三烯 B4、C4)的生物合成和释放有抑制作用,其作用机制是通过抑制血小板激活因子的活性和抑制结肠黏膜脂肪酸氧化,来改善结肠黏膜炎症。

【禁忌证】 禁用于对本药及其代谢产物、水杨酸盐过敏,消化性溃疡活动期,有出血倾向者,严重的肾功能不全者及 2 岁以下儿童。肝肾功能不全

者、孕妇及哺乳期妇女慎用。

【相互作用】 ① 本药与华法林合用时可增加华法林的作用。② 本药可增加磺脲类口服降糖药的药效。③ 本药与含阿司匹林的药物或糖皮质激素合用时，可增加胃肠道的不良反应。④ 本药与维生素 B_{12} 同时服用时，将影响维生素 B_{12} 的吸收。⑤ 与甲氨蝶呤合用可能增加甲氨蝶呤的毒性。⑥ 与丙磺舒和苯磺唑酮合用可能降低排尿酸作用 。⑦ 与安体舒通和呋塞米合用可能减弱利尿作用。⑧ 与利福平合用可能减弱抗结核作用。

【不良反应】 本品不良反应与柳氮磺吡啶类似，但发生率和严重程度明显减少，适用于对柳氮磺吡啶不能耐受者或对磺胺药过敏者的治疗。

【注意事项】 治疗期间，在医师的指导下，应注白细胞计数和尿液检查。一般情况下，在治疗开始 14 d，就开始进行这些检查。此后，每用药 4 周，应进行相应检查，这种检查应进行 2～3 次。如果未见异常，每 3 个月应进行一次血尿素氮、血肌酐和尿沉渣等反映肾功能的检查。

治疗期间，注意监测高铁血红蛋白值水平。肺功能障碍的患者，特别是哮喘患者，在治疗期间，应密切进行监测。对包含硫酸酯酶制剂过敏的患者，只有在医学监测下，才能使用本品。治疗中，如果出现不可耐受的反应，如急性腹痛、痉挛、发热、严重头痛，以及皮肤红斑，应立即停用本品。

孕妇及哺乳期妇女用药：只有在严格的指征下，妊娠前 3 个月才能使用本品。需要生育的妇女，在开始妊娠前，除非没有其他药物可用，应尽可能少地使用本品；如果个体情况允许，妊娠的最后 2～4 周应停用本品。哺乳期妇女用药经验不足，如确需服用，须停止哺乳。儿童用药：由于缺乏相应年龄段儿童的使用经验，建议幼儿和小儿不使用本品。老年患者用药：高龄患者用本品应酌减剂量。

【患者用药指导】 片剂最好整粒吞服，不可嚼碎。

奥沙拉嗪

【商品名或别名】 奥沙拉嗪钠胶囊，Olsalazine Sodium Capsules

【分类】 治疗学：抗菌消炎药。妊娠分类：B。

【指征和剂量】 用于治疗溃疡性结肠炎、克罗恩病。适用于对柳氮磺吡啶不能耐受或对磺胺类药过敏者的治疗。

口服：急性发作期总剂量 3 g/d(12 粒)，分 3 次进餐时服用；维持量为 1 g/d(4 粒)。

【作用机制】　主要成分为：奥沙拉嗪钠，其化学名称：3,3′-偶氮双(6-羟基苯甲酸)二钠，在大肠中经含有偶氮还原酶的细菌代谢，释放出5-氨基水杨酸而起作用。

【药动学】　本品的全身生物利用度极低，口服剂量的吸收率不到5%。

【不良反应】　腹泻最常见，通常短暂，在治疗开始或增加剂量时发生，减少用量后可缓解；其他不良反应为头痛、恶心、腹痛、皮疹、头晕和关节痛。

【注意事项】　孕妇及哺乳期妇女用药尚未明确。

六、促胃肠动力药

甲氧氯普胺　Metoclopramide

【商品名或别名】　胃复安，灭吐灵

【分类】　治疗学：促胃肠动力药。

【指征和剂量】　用于各种原因引起的恶心、呕吐、嗳气、食欲不振、上腹饱胀等。

口服：每次5～10 mg，餐前半小时服。肌注：每次10～20 mg，剂量不超过0.5 mg/(kg·d)。

【制剂】　片剂：每片5 mg，10 mg。注射剂：每支10 mg/ml。

【作用机制】　本品为延髓催吐化学感受区(CTZ)中多巴胺受体拮抗剂，能提高CTZ的阈值，具有强大的中枢镇吐作用。并可加强胃及上部肠段的运动，松弛幽门提高食物的通过率，促进肠蠕动和胃排空。还能刺激催乳素分泌而产生催乳作用。

【禁忌证】　禁用于嗜铬细胞瘤、癫痫、进行放疗或化疗的乳癌患者以及机械性肠梗阻和胃肠出血或穿孔患者。孕妇不宜用。对普鲁卡因或普鲁卡因胺过敏者、肝肾功能不全者慎用。

【相互作用】　① 与阿托品等抗胆碱能药合用能减弱本品止吐效果。② 与西咪替丁合用可降低后者生物利用度。③ 与吩噻嗪类药合用可增加本品锥体外系不良反应。④ 与乙醇合用可加强镇静作用。⑤ 能增加对乙酰氨基酚、氨苄西林、左旋多巴及四环素等药的吸收，减少地高辛的吸收。

【不良反应】　可有倦怠、嗜睡、恶心、腹泻、皮疹、便秘、口干、头痛、容易激动及乳腺肿痛、溢乳等。注射给药可引起体位性低血压。长期大剂量使用可出现锥体外系反应。

【注意事项】 妇女、儿童、老人应减量，禁忌长期用药。

多潘立酮 Domperidone

【商品名或别名】 吗丁啉，胃得灵，Motilium

【分类】 治疗学：促胃肠动力药。

【指征和剂量】 ① 由胃排空缓慢、胃食管反流、慢性胃炎、食管炎等引起的消化不良症状，如恶心、呕吐、嗳气、腹痛、腹胀及食管和胃烧灼感。口服：5～10 mg，tid，餐前半小时服。② 各种原因引起的恶心呕吐：剂量同①。

【制剂】 片剂：每片 10 mg。滴剂：10 mg/ml。口服混悬剂：1 mg/ml。

【药动学】

给药途径	起始时间	峰值时间	维持时间
口服	即刻	15～30 min	半衰期 7～8 h

【作用机制】 本品为外周多巴胺受体拮抗剂，可促进食管的蠕动和增加食管下括约肌的张力，防止胃食管反流。增加胃的收缩力，使幽门松弛，改善胃与十二指肠的协调性，从而促进胃排空。由于不易透过血脑屏障，对脑内多巴胺受体几乎没有影响。

【禁忌证】 禁用于对本药过敏、嗜铬细胞瘤、进行放疗或化疗的乳癌患者以及机械性肠梗阻和胃肠出血等患者。孕妇不宜用。1 岁以下小儿慎用；心律失常、低血钾及接受化疗的肿瘤患者，有加重心律失常的危险，应慎用。

【相互作用】 ① 与红霉素联用有协同作用，可用于治疗糖尿病性胃轻瘫。② 与甘露醇联用有协同作用。③ 与抗胆碱能药合用可减低本药作用，不宜合用。④ 本药可增加对乙酰氨基酚、氨苄西林、左旋多巴及四环素等药的吸收。⑤ 本药可减少地高辛的吸收。⑥ H_2 受体拮抗剂可减少本药在胃肠道的吸收。⑦ 与锂剂和地西泮类药合用可引起锥体外系症状。

【不良反应】 偶见口干、便秘、腹泻、轻度腹部痉挛；偶见头痛、头晕、倦怠、嗜睡及锥体外系症状。罕见血清催乳素水平升高，停药后即可恢复正常。

【注意事项】 使用时剂量不宜过大，不超过 60 mg/d。

【患者用药指导】 应在餐前半小时服药。

西沙必利 Cisapride

【商品名或别名】 普瑞博思,优尼比利,Prepulsid

【分类】 治疗学:促胃肠动力药。妊娠分类:X。

【指征和剂量】 用于胃食管反流性疾病、功能性消化不良、胃轻瘫、术后胃肠麻痹及慢性便秘等。也用于肠易激综合征及部分假性肠梗阻。

口服:5~10 mg,tid,饭前半小时服。

【制剂】 片剂:每片 5 mg,10 mg。

【药动学】

给药途径	起始时间	峰值时间	维持时间
口服	即刻	15~30 min	半衰期 7~10 h

【作用机制】 本品为新型的全胃肠道促动力药。通过刺激肠神经系统肌间运动神经元的 5-羟色胺 4(5-HT_4)受体,增加乙酰胆碱的释放,从而在胃肠道的所有水平上激发协调性的运动。

【禁忌证】 禁用于对本品过敏,胃肠出血、梗阻或穿孔以及其他刺激胃肠道可能引起危险的疾病,有 QT 间期延长病史或已知有先天性长 QT 综合征家族史,心肌病、心力衰竭、心律失常等患者。孕妇禁用。哺乳期妇女、儿童不推荐使用。肝肾功能减退者慎用。

【相互作用】 ① 本药可加速中枢神经系统抑制药的吸收,不宜合用。② 抗胆碱药可降低本药的疗效。③ 与环孢素合用,可增加后者的吸收,增加后者的毒性。④ 禁止与三唑类抗真菌药(如酮康唑、伊曲康唑、咪康唑、氟康唑)、大环内酯类抗生素(如红霉素、克拉霉素或醋竹桃霉素)、蛋白酶抑制剂(如茚地那韦)联合应用,因可致心律失常。⑤ 禁止与任何能延长 QT 间期的药物合用。

【不良反应】 可有一过性腹痛、腹泻、肠鸣。偶见过敏、轻度头痛或头晕。偶见尖端扭转型室性心律失常,其发生与剂量过大密切相关。

【注意事项】 如出现腹泻应减量。同时进行抗凝治疗时,应注意监测凝血时间。

【患者用药指导】 用药期间禁止饮用柚子汁。请在医师指导下用药。

莫沙必利 Mosapride

【商品名或别名】 瑞琪,加斯清

【分类】 治疗学:促胃肠动力药。

【指征和剂量】 ① 主要用于功能性消化不良伴有胃灼热、嗳气、恶心、呕吐、早饱、上腹胀等。口服,5 mg,tid,饭前服用。② 用于胃食管反流性疾病、胃轻瘫、术后胃肠麻痹:剂量同①。

【制剂】 片剂:每片 5 mg。

【药动学】

给药途径	起始时间	峰值时间	维持时间
口服	即刻	0.8 h	半衰期 2 h

【作用机制】 本品为 5-羟色胺 4(5-HT_4)受体激动剂,通过兴奋胃肠道胆碱能中间神经元及肌间神经丛的 5-HT_4 受体,促进乙酰胆碱的释放,从而增强胃肠道运动,不影响胃酸的分泌。

【禁忌证】 对本药过敏者禁用。

【相互作用】 与抗胆碱能药物合用可能减弱本品的作用。

【不良反应】 主要表现为腹泻、腹痛、口干、皮疹及倦怠、头晕等。偶见嗜酸粒细胞增多、三酰甘油升高及转氨酶、碱性磷酸酶(ALP)、γ-谷氨酰转肽酶(γ-GT)升高。

【注意事项】 服用 2 周后,消化道症状有改善时,停止服用。

【患者用药指导】 请在医师指导下用药。

伊托必利 Itopride

【商品名或别名】 为力苏,瑞复啉,Itopride Hydrochloride Tablets

【分类】 治疗学:促胃肠动力药。

【指征和剂量】 适用于因胃肠动力减慢(如功能性消化不良、慢性胃炎等)引起的消化不良症状,包括上腹部饱胀感、上腹痛、食欲不振、恶心和呕吐等。

口服:50 mg,tid。

【制剂】 片剂：每片 50 mg。

【药动学】 本品口服后在胃肠道吸收迅速、完全，经肝脏首关代谢，其相对生物利用度约为 60%。食物对本品生物利用度没有影响。口服本品 50 mg 后，血浆浓度约 0.5 h 达到峰值(C_{max} =0.73 μg/ml)。血清蛋白结合率为 96%。本品在肝脏主要通过黄素单氧化酶途径转化代谢后形成代谢物 M_1、M_2 和 M_3。三种代谢物中，仅其中之一有较弱的多巴胺 D_2 受体阻滞作用，无药理学相关性。本品及其代谢产物主要经肾脏排泄(75%)，清除半衰期大约为 6 h。本品的促动力作用在治疗剂量范围内与剂量呈线性相关。

【作用机制】 本品具多巴胺 D_2 受体阻滞和乙酰胆碱酯酶抑制的双重作用，通过刺激内源性乙酰胆碱释放并抑制其水解而增强胃与十二指肠运动，促进胃排空，并具有中度镇吐作用。

【禁忌证】 胃肠动力增强可能加重胃肠道出血、机械性梗阻或穿孔的损害，故此类患者禁用本品。已知对本品过敏。

【相互作用】 抗胆碱能药物可减弱本品的作用，故应避免合用替喹溴胺、丁溴东莨菪碱、噻哌溴胺等抗胆碱药物。

【不良反应】 休克和过敏性反应：使用本品可能会发生休克和过敏性样反应，故应密切观察。肝功能异常和黄疸：使用本品可能会发生伴谷丙转氨酶(ALT)、谷草转氨酶(AST)和 γ - GT 等增高的肝功能异常和黄疸，故应密切观察，此外尚有腹泻、腹痛等。

【注意事项】 本品能增强乙酰胆碱的作用，必须谨慎使用；本品使用中若出现心电图 QTC 间期延长，应停药。

【患者用药指导】 请在医师指导下用药。

马来酸替加色罗 Tegaserod Hybogen Maleate

【商品名或别名】 泽马可，Zelmac

【分类】 化学：氨基胍吲哚类。治疗学：消化道动力感觉调节剂。妊娠分类：C。

【指征和剂量】 用于女性便秘型肠易激综合征患者缓解症状的短期治疗。

口服：6 mg，bid。

【制剂】 片剂：每片 6 mg。

【药动学】

给药途径	起始时间	峰值时间	维持时间
口服	不详	1 h	不详

【作用机制】 本品是吲哚类选择性 5 - HT_4 受体部分激动剂，通过激动胃肠道 5 - HT_4 受体刺激胃肠蠕动反射和肠道分泌，并抑制内脏的敏感性。本药与人体 5 - HT_4 受体有高亲和力，但与 5 - HT_3 受体或多巴胺受体没有明显亲和力。作为神经元 5 - HT_4 受体的部分激动剂，激发神经递质如降钙素基因相关肽从感觉神经元的进一步释放。体内实验显示，本品可以增强胃肠道基础运动，纠正整个胃肠道的异常动力，减轻结肠、直肠膨胀时内脏的敏感性。

【禁忌证】 对本品过敏、肾功能严重损害、中度或严重的肝功能损害，以及患有肠梗阻、症状性胆囊疾病，可疑肝胰壶腹括约肌（Oddi 括约肌）功能紊乱或有肠粘连病史者禁用。不推荐孕妇、哺乳期妇女及儿童使用。

【相互作用】 现有资料未发现相关的药物相互作用。

【不良反应】 本品主要不良反应为腹泻，国内外临床研究中，服用本品发生腹泻者多为单次发作，在大多数情况下，腹泻会发生在服用本品进行治疗的第 1 周内。其他不良反应包括：腹痛、恶心、腹胀、头痛、头晕、偏头痛、腿部疼痛、关节痛、背痛、流感样症状等。

【注意事项】 ① 腹泻或与肠易激综合征相关的复发性腹泻患者慎用。② 增加胃肠道动力可能导致不良影响的患者慎用。③ 轻、中度肾功能不全及轻度肝功能不全者慎用，如确需使用，剂量需调整。④ 服药期间如出现新的腹痛或腹痛加剧，应停用。在治疗的第 1 周内有可能出现腹泻，此后腹泻症状会随着治疗而消失，但如果出现腹泻症状加重应及时处理。⑤ 有资料表明少数患者大量使用本品后可能出现缺血性心血管不良事件，如心肌梗死、不稳定型心绞痛和脑卒中，故对本品的安全性仍需进一步研究。

【患者用药指导】 请在医师指导下用药。

七、制 酸 药

碳酸氢钠 Sodium Bicarbonate

【商品名或别名】 小苏打，重碳酸氢钠，Baking Soda

【分类】 化学:电解质。治疗学:制酸剂、电解质再生剂、全身及泌尿系统碱化剂。妊娠分类:C。

【指征和剂量】 用于消化性溃疡和高酸性胃炎,目前很少单独使用,多与其他制酸剂配成混合制剂,也用于治疗代谢性酸中毒并能碱化尿液。

口服:成人0.3~2.0 g,小儿10~50 mg/kg,tid,疼痛时或疼痛前服下。静滴:5%碳酸氢钠溶液0.5 ml/kg,可使二氧化碳结合力提高1容积%;若以血气分析的碱剩余(BE)计算,在代谢性酸中毒时,每增高1 mmol的BE需补给5%碳酸氢钠0.5 ml/kg,宜先将总量的1/2由静脉滴入。对心肺复苏的危重患者,可不等待血气结果,由静脉给予5%碳酸氢钠100 ml。

【制剂】 片剂:每片0.3 g。注射剂:每支1 g/20 ml,5% 250 ml。

【作用机制】 口服本品能迅速中和胃酸,从而解除溃疡病的疼痛。但作用短暂且产生大量的二氧化碳气体,有导致继发性胃酸分泌的缺点。目前很少单独使用。

【禁忌证】 禁用于可能发生穿孔的消化性溃疡患者;忌与酸性药物如胃蛋白酶合剂等配伍。

【相互作用】 不宜与胃蛋白酶合剂、维生素C等酸性药物合用,因可使各自疗效降低。由于可能产生沉淀和分解反应,本品不宜与重酒石酸间羟胺、庆大霉素、四环素、肾上腺素、多巴酚丁胺、苯妥英、钙盐等同瓶静滴。

【不良反应】 口服后产生二氧化碳及引起继发性胃酸过多。用量过大可致碱中毒。

【注意事项】 充血性心力衰竭、水肿和有肾功能不全的酸中毒患者使用本品应十分慎重。

【患者用药指导】 此药不宜长期大量服用,用量过大可致碱中毒。病情控制后可停药或遵医嘱。

氢氧化铝 Aluminum Hydroxide

【分类】 化学:铝盐。治疗学:抗酸剂。妊娠分类:C。

【指征和剂量】 用于治疗消化性溃疡和高酸性胃炎。

口服:氢氧化铝凝胶,成人口服5~20 ml,tid或qid,上消化道出血时,可10~20 ml,q2~3 h,总量如超过200 ml/d,有可能导致肠梗阻。成人0.6~1.2 g,tid或qid,宜在饭前或疼痛时嚼碎后服,必要时睡前加服1次。

【制剂】 片剂：每片 0.3 g。凝胶剂：每瓶 500 ml。

【作用机制】 本品在胃内形成凝胶，附在黏膜表面，对溃疡面起保护作用，能中和胃酸，是一个代表性的制酸药物。对消化性溃疡、出血性胃炎及急性胃黏膜病变引起的急性上消化道出血具有保护黏膜屏障和止血作用，还可保护或减少胃黏膜受到水杨酸制剂、皮质激素等药物的直接刺激和损伤。

【禁忌证】 肝肾功能不全者禁用。肾功能不全者慎用。

【相互作用】 本品含多价铝离子，可与四环素类形成络合物而影响其吸收，故不宜合用。可通过多种机制干扰地高辛、华法林、双香豆素、奎宁、奎尼丁、氯丙嗪、普萘洛尔、吲哚美辛、异烟肼、维生素及巴比妥类的吸收和消除，使上述药物的疗效受到影响，应尽量避免同时使用。

【不良反应】 可引起便秘。长期大量服用可阻碍磷的吸收，出现肌无力、食欲不振、骨软化等。

【注意事项】 ① 本品能阻碍磷的吸收，故不宜长期大剂量使用。② 为防止便秘常与三硅酸镁或氧化镁交替服用。治疗胃出血时宜用凝胶剂。

【患者用药指导】 天冷时可将凝胶用热水浴将药瓶温暖后再服，不宜服用冷凝胶。此药不宜长期服用，症状控制后可停药或遵医嘱。

复方铝酸铋 Compand Bismuth Aluminate

【商品名或别名】 胃必治，胃铋治，治胃灵

【分类】 化学：铋制剂。治疗学：抗酸剂。妊娠分类：C。

【指征和剂量】 用于消化性溃疡、高酸性胃炎及十二指肠球炎。

口服：成人 1～2 片，tid，饭后服。

【制剂】 片剂：每片含本品 200 mg，以及重质碳酸镁、碳酸氢钠、甘草浸膏、弗朗鼠素、茴香等。

【作用机制】 能中和胃酸及保护胃黏膜。本品多半制成复方制剂。中药有泻下、祛风、排除气体、减轻疼痛等作用。

【不良反应】 能产生二氧化碳，引起嗳气。长期服用可引起便秘、高钙血症、肾钙化等。

【注意事项】 口服后舌苔及大便可以偏黑，大便稀溏，须注意与上消化道出血鉴别。应禁酒，少食煎烤、油腻食物。

【患者用药指导】 此药不宜长期服用，症状控制后可停药或遵医嘱。

八、胃黏膜保护剂

硫糖铝 Sucralfate

【商品名或别名】 胃溃宁,Ulcerlmin,Carafate,Antepsin

【分类】 化学:二硫酸双糖、铝盐。治疗学:抗溃疡药。妊娠分类:B。

【指征和剂量】 治疗胃、十二指肠溃疡,促进溃疡愈合,与抗胆碱药并用,止痛效果较佳。也用于防治急性胃黏膜糜烂出血。

口服:片剂,1 g,tid 或 qid,饭前 1 h 和 qn。混悬液,10～20 ml,tid 或 qid,饭前 1 h 和 qn。

【制剂】 片剂:每片 0.25 g。混悬液:每包 10 ml。

【药动学】 本品口服剂量的 5%以上经胃肠道吸收,作用时间 5 h,主要由大便排出,少量的双糖硫酸酯由尿中排出。

【作用机制】 本品在酸性环境中解离成八硫酸盐蔗糖聚合物,可黏附在溃疡底面与胃黏膜蛋白结合,形成屏障保护胃黏膜;能与胃蛋白酶结合,抑制其蛋白分解活动,作用较持久;具有中和胃酸作用。与 H_2 受体拮抗剂合用有协同作用。

【相互作用】 不宜与多酶片合用,否则两者疗效均降低。与西咪替丁合用时可能降低本品疗效。

【不良反应】 不良反应发生率约为 4.7%,其中主要有便秘、口干、恶心、胃痛等。

【注意事项】 本品可通过乳汁排出,所以哺乳期应慎用。制酸剂能影响硫糖铝的疗效,服本品前半小时不宜服用制酸剂。出现便秘时可加服少量轻泻剂。可与适当抗胆碱药合用以降低不良反应。

【患者用药指导】 治疗起效后,应继续服药数月,以免复发。症状控制后可停药或遵医嘱。

双枸橼酸铋三钾 Tri-Potassium Dicitratobismuthate

【商品名或别名】 得乐,迪乐, De-Nol

【分类】 化学:钾盐。治疗学:抗溃疡药。妊娠分类:X。

【指征和剂量】 用于治疗消化性溃疡、胃炎。

口服:成人 5 ml,加水稀释成 20 ml,或者每次 1 包,tid 或 qid,饭前服。

【制剂】　颗粒剂(冲剂)：每包 0.3 g。混悬剂(合剂)：每支 0.12～0.16 g/5 ml。

【作用机制】　为复合性铋盐，胃内吸收差，在酸性环境时可与蛋白质螯合形成不溶性蛋白铋复合物，可刺激黏液分泌；并使其特性发生改变而黏附在黏膜上，维持 pH 梯度；可抑制胃蛋白酶的分泌，并使其失活；与肉芽肿有亲和力，在溃疡底部与蛋白质样物质黏附结合成为一层保护性薄膜，阻止氢离子反弥散；此外，尚可刺激前列腺素合成和消除幽门螺杆菌作用。

【禁忌证】　严重肝肾功能不全者及孕妇禁用。

【不良反应】　少数可见便秘、灰褐色便、失眠及乏力等。一般停药后即自行消失。

【注意事项】　一般肝肾功能不良者应适当减量。儿童、哺乳期妇女遵医嘱。

【患者用药指导】　此药不宜长期服用，症状控制后可停药或遵医嘱。

胶体果胶铋　Colloidal Bismuth Pectin

【商品名或别名】　维敏胶囊

【分类】　化学：铋盐。治疗学：抗溃疡药。妊娠分类：X。

【指征和剂量】　胃及十二指肠溃疡、幽门螺杆菌相关性慢性浅表性胃炎和慢性萎缩性胃炎。

口服：每次 3 片，qid，饭前服用，睡前加服，4 周为 1 个疗程。

【制剂】　片剂：每片 50 mg(以铋计)。

【作用机制】　本品为胃黏膜隔离剂，在酸性胃液中形成稳定的胶体，对幽门螺杆菌分泌的酶具有广泛的抑制作用，从而对该菌有很强的杀灭作用，还与溃疡表面有较强的亲和力，能促进溃疡愈合和炎症的消失。

【禁忌证】　严重肝肾功能不全者及孕妇禁用。

【不良反应】　偶有轻度便秘。

【注意事项】　服用本品期间，大便呈黑褐色为正常现象。

【患者用药指导】　此药不宜长期服用，症状控制后可停药或遵医嘱。

胶体次枸橼酸铋　Colloidal Bismuth Subcitrate

【商品名或别名】　德诺，三钾二枸橼酸铋胶体，得乐，De－Nol，CBS，TDB

【分类】 化学：铋盐。治疗学：抗溃疡药。妊娠分类：X。

【指征和剂量】 胃及十二指肠溃疡的治疗，幽门螺杆菌阳性慢性胃炎的治疗。

口服：2片，bid或tid，于饭前半小时及晚饭后2 h服用，4周为1个疗程。颗粒剂，1包，bid或tid，用水冲服。6～8周为1个疗程。

【制剂】 片剂：每片120 mg。颗粒剂：每包1.2 g(含本品300 mg)。

【药动学】 本品在胃中形成不溶性胶体沉淀，难以被消化道吸收。铋吸收后主要分布在肝脏、肾脏及其他组织中，以肾脏分布最多，主要通过肾脏排泄。未吸收的铋随粪便排出体外。

【作用机制】 本品与其他铋剂相比，具有很高的水溶性和良好的胶体性。其作用不是通过中和胃酸，也不是抑制胃酸分泌，而是在酸性胃液作用下，胶体铋能与溃疡面上坏死组织中的蛋白质成分结合，形成蛋白铋的复合物，成为保护性薄膜，从而隔绝胃酸、胃蛋白酶及食物对溃疡黏膜的侵蚀性作用，促进溃疡组织的修复和愈合。另外，本品能与胃蛋白酶发生螯合作用而使其失活；铋离子能促进黏液的分泌，对溃疡的愈合也有一定的作用；本品可渗透进入幽门螺杆菌细胞膜，抑制其酶的活性，干扰细胞代谢，促使其被防御系统破坏，故有很强的杀灭幽门螺杆菌的作用。

【禁忌证】 严重肝肾功能不全者和孕妇禁用。

【相互作用】 服用本品前、后30 min内，如服用其他任何药物，均能干扰其抗溃疡作用。本品和四环素同时服用会影响四环素的吸收。

【不良反应】 由于硫化铋的形成会出现黑便，但变色不同于黑粪症；其他主要表现为胃肠道症状，如恶心、呕吐、便秘和腹泻。偶见轻度过敏反应。

【注意事项】 牛乳、含乙醇的饮料及抗酸剂可能干扰其作用，不宜同时服用。长期大量服用铋盐，有报道可能发生可逆性脑病、精神紊乱、肌肉痉挛性收缩、运动失调、步履艰难等，出现这种情况应立即停药。按常规剂量和时间用药一般不会产生可逆性脑病，本品可抑制口服四环素的效力。

【患者用药指导】 此药不宜长期服用，症状控制后应停药或遵医嘱。

雷尼替丁/枸橼酸铋钾 Ranitidine/Bismuth Potassium Citrate

【商品名或别名】 格来适

【分类】 治疗学：抗溃疡药。妊娠分类：X。

【指征和剂量】 胃及十二指肠溃疡、反流性食管炎、上消化道出血、幽门螺杆菌感染等疾病。

口服：1粒，bid。

【制剂】 片剂：每粒含雷尼替丁100 mg、枸橼酸铋钾110 mg。

【作用机制】 本品中雷尼替丁能有效抑制基础胃酸及促胃液素刺激引起的胃酸分泌，降低胃酸和胃蛋白酶的活性。枸橼酸铋钾在胃内迅速崩解，在胃酸作用下水溶性胶体铋与溃疡表面或炎症部位的蛋白质形成不溶性含铋沉淀，牢固地黏附在糜烂面形成保护屏障，抵御胃酸与胃蛋白酶对黏膜面的侵蚀，并能刺激内源性前列腺素释放，促进胃黏膜分泌，加速黏膜上皮修复，改善胃黏膜血流与清除幽门螺杆菌。

【禁忌证】 严重肾功能障碍患者、对本品过敏者及孕妇禁用。一般肝、肾功能障碍患者及哺乳期妇女、儿童慎用。

【不良反应】 偶见便秘、腹泻、舌及大便呈灰褐色，停药后即行消失。

【患者用药指导】 此药不宜长期服用，症状控制后可停药或遵医嘱。

丽珠胃三联

【商品名或别名】 白色片：枸橼酸铋钾(Bismuth Potassium Citrate)；黄色片：克拉霉素(Clarithromycin)；绿色片：替硝唑(Tinidazole)

【分类】 治疗学：抗菌胃黏膜保护药。妊娠分类：X。

【指征和剂量】 治疗十二指肠溃疡、胃溃疡(伴有幽门螺杆菌感染者)，特别是复发性及难治性溃疡；慢性胃炎(伴有幽门螺杆菌感染者)，用一般药物治疗无效而症状又较重者。

口服：白色片2片，bid，早、晚餐前30 min空腹服。绿色片1片，bid，早、晚餐后服。黄色片1片，bid，早、晚餐后服。1周1个疗程，根据病情，必要时可加服1个疗程。

【制剂】 片剂：白色片0.3 g(相当于含铋0.11 g)，绿色片0.5 g，黄色片0.25 g(25万U)。

【作用机制】 白色片：在胃酸的作用下迅速崩解并形成微小的胶态物质，与溃疡面的蛋白质紧密结合形成致密、均匀的保护膜，防止胃酸、胃蛋白酶对溃疡面的侵蚀，并能促进内源性前列腺素的生成，促进上皮细胞的再生，从而加速溃疡组织的自身恢复。同时还有较强的杀灭幽门螺杆菌的作用。绿色片：对厌氧菌及幽门螺杆菌均有杀灭作用。黄色片：对幽门螺杆菌有较强的杀灭作用。

【禁忌证】 严重肝、肾功能障碍患者及对本品成分过敏者、孕妇、哺乳期妇女禁用。

【不良反应】 主要为轻度消化道反应(如口内金属味、恶心、呕吐、便秘、腹泻)、过敏反应(如皮疹、荨麻疹等)、中枢神经系统反应(如头晕、头痛、失眠、乏力)、深色尿,停药后可自行消失。

【注意事项】 本品中白色片不可与牛乳、乙醇、碳酸类饮料同时服用,以免影响疗效;本品中绿色片与含乙醇饮料同服可引起腹部痉挛、面部潮红、呕吐;本品中黄色片能干扰卡马西平的血药浓度,增加后者作用,因此合用时应调整卡马西平剂量。

【患者用药指导】 此药不宜长期服用,服用1~2周后即可停药。

枸橼酸铋雷尼替丁 Ranitidine Bismuth Citrate

【商品名或别名】 瑞倍,Rebac

【分类】 治疗学:胃黏膜保护药。妊娠分类:X。

【指征和剂量】 用于治疗胃、十二指肠溃疡,并可与抗生素合用于根除幽门螺杆菌,降低十二指肠溃疡的复发。

口服:1片,bid,餐前或餐后服,疗程不超过6周。与抗生素合用的剂量和疗程遵医嘱。

【制剂】 片剂:每片400 mg。

【作用机制】 本品可抑制胃酸分泌,抑制胃蛋白酶,抑制幽门螺杆菌,保护胃黏膜。

【禁忌证】 重度肾功能障碍患者及对本品成分过敏者、孕妇、哺乳期妇女、儿童禁用。

【不良反应】 主要为皮肤瘙痒,罕见皮疹、粒细胞减少。偶有胃肠功能紊乱,如恶心、腹泻、腹部不适、胃痛、便秘、头痛、关节痛。可出现肝功能(ALT、AST)异常,停药后自然恢复。

【注意事项】 本品不宜长期大剂量使用;用药期间可见粪便变黑、舌发黑,属正常现象,停药后即消失。本品与抗生素合用,未根除幽门螺杆菌者,应考虑幽门螺杆菌对所用之抗生素耐药,需更换抗生素。有急性卟啉病史或肌酐清除率<25 ml/min者,不能采用本品与克拉霉素联合治疗的方案。

【患者用药指导】 此药不宜长期服用,疗程不宜超过6周,或遵医嘱。

胶体酒石酸铋 Collidal Bismuth Tartrate

【商品名或别名】 比特诺尔，Bitnal

【分类】 治疗学：胃黏膜保护药。妊娠分类：X。

【指征和剂量】 慢性结肠炎、溃疡性结肠炎、肠易激综合征、肠功能紊乱、消化性溃疡和慢性胃炎。

口服：3粒，tid，餐前，4周为1个疗程。

【制剂】 胶囊：每粒55 mg。

【作用机制】 本品能与受损胃黏膜、肠黏膜，特别是与结肠黏膜有特殊亲和力，能发挥抗毒、抑菌、保护、收敛、促进胃肠蠕动等作用；且具有杀灭幽门螺杆菌作用，有利于溃疡的愈合和炎症的消除；能缓解和消除非感染性结肠疾病的症状；能使溃疡性结肠炎溃疡减少，溃疡直径缩小，排便次数和稀便减少。

【禁忌证】 肾功能障碍患者及孕妇禁用。

【不良反应】 偶可出现便秘。

【注意事项】 服用本品期间，大便呈黑褐色，为正常现象。偶可出现便秘。

【患者用药指导】 此药不宜长期服用，症状控制后可停药或遵医嘱。

麦滋林-S Marzulene-S

【商品名或别名】 Azlene，Mazulenin

【分类】 治疗学：胃黏膜保护药。妊娠分类：X。

【指征和剂量】 胃炎、胃溃疡及十二指肠溃疡。

口服：通常成人1.5～2.0 g/d，分3～4次，餐后服。可根据年龄，儿童根据症状给予适当增减。

【制剂】 颗粒剂：每包0.67 g，含水溶性薁3 mg，L-谷氨酰胺990 mg。

【作用机制】 本品中所含水溶性薁直接作用于炎症性黏膜，抑制炎症细胞释放组胺，增加黏膜内前列腺素 E_2 的合成，降低胃蛋白酶活性和抑制胃黏膜内胃蛋白酶原的增加。L-谷氨酰胺与胃黏膜上皮成分己糖胺及葡萄糖胺的生化合成有关，参与促进组织修复并加快溃疡愈合，两者可同时发挥黏膜保护作用。

【禁忌证】 肾功能障碍患者及孕妇禁用。

【不良反应】 不良反应轻微，发生率在0.55%以下，主要有恶心、便秘、腹泻等症状,个别患者出现面部潮红。

【患者用药指导】 此药不宜长期服用,症状控制后可停药或遵医嘱。

替普瑞酮 Teprenone

【商品名或别名】 施维舒,戊四烯酮,Selbex,Cerbex,Tetraprenylacetone

【分类】 治疗学:胃黏膜保护药。妊娠分类:X。

【指征和剂量】 胃溃疡及胃炎急性发作。

口服:50 mg,tid,饭后 30 min 内服用。

【制剂】 胶囊:每粒 50 mg。颗粒剂:100 mg/g。

【药动学】 本品口服 5 h 后血药浓度达峰值,以后逐渐减少。10 h 后再次达到最大值,呈双相性。溃疡患者饭前 30 min 或饭后 30 min 口服 150 mg的血药浓度曲线下面积(AUC)比空腹服用时大 30～45 倍。药物分布在肝、胃肠道、肾上腺、肾、胰腺等脏器中的浓度均比血中浓度高,胃内尤其是溃疡部位的平均药物浓度较其周围组织高 10 倍。服药后 4 d 内 22.7%随尿、29.3%随粪便排泄,3 d 内 27.7%在呼气中排出。

【作用机制】 本品是一种树木香气和树汁中含有的萜类物质,具有组织修复作用,能促进胃黏膜及黏质层中主要的黏膜修复因子,即高分子糖蛋白的合成,提高黏液中磷脂质浓度,增强黏液的防御功能,促进黏膜血流量的增加和上皮细胞的再生,同时也可通过增加内源性前列腺素的生成,而发挥其对胃黏膜的保护作用。

【禁忌证】 肾功能障碍患者及孕妇禁用。小儿慎用。

【不良反应】 本品不良反应较轻(2.22%),偶见有便秘、腹胀、食欲不振、嗳气、ALT 和 AST 轻度升高,其他偶见有头痛、皮疹、总胆固醇升高。停药后自行消失。

【患者用药指导】 此药不宜长期服用,症状控制后可停药或遵医嘱。

瑞巴派特 Rebamipide

【商品名或别名】 膜固思达,Rebanipide Tablets

【分类】 治疗学:胃黏膜保护药。妊娠分类:X。

【指征和剂量】 胃溃疡,急性胃炎、慢性胃炎的急性加重期胃黏膜病变。

口服:100 mg,tid。

【制剂】 片剂：每片 100 mg。

【药动学】给药后 2 h 达到最高血药浓度(210 mg/ml)，半衰期约为 1.5 h，即使连续给药未发现蓄积性。肾功能障碍患者单次口服 100 mg 瑞巴派特，研究药品动态时发现，患者与健康正常人相比，血药浓度上升，而且半衰期延长。透析患者连续给药达到稳态时的血药浓度与单次给药时推测的血药浓度一致，因此认为没有蓄积性。健康成年男子口服 600 mg 瑞巴派特时，尿中排泄的大部分是原型。

【作用机制】 本品可抑制阿司匹林溃疡、吲哚美辛溃疡、组胺溃疡、幽门结扎溃疡及与活性氧有关的缺血-再灌注、血小板活化因子(PAF)、二乙基二硫代氨基甲酸盐(DDC)、应激反应、吲哚美辛等引起的胃黏膜损伤，还可以促进溃疡的愈合，并抑制溃疡形成后第 120～140 日的复发。本品使健康成年男子的胃黏膜中前列腺素 E_2 含量增加，并显示它对乙醇负荷引起的胃黏膜损伤有抑制作用。本品可抑制乙醇、强酸及强碱导致的大白鼠的胃黏膜损伤，还可以抑制阿司匹林及牛磺胆酸对家兔胎仔的胃黏膜上皮细胞的损伤，抑制阿司匹林、乙醇、盐酸-乙醇负荷对健康成年男子的胃黏膜损伤。

【禁忌证】 对本品成分有过敏既往史的患者。

【不良反应】 严重不良反应：白细胞减少(0.1%以下)、血小板减少；肝功能障碍(0.1%以下)、黄疸，有时出现伴随 ALT、AST、γ-GT、ALP 上升等肝功能障碍，这时应充分进行观察，发现异常时，应中止给药，做适当处理。一般不良反应有过敏、便秘、腹胀、恶心呕吐等。

【患者用药指导】 本品对于小儿的安全性尚未确认；由于一般老年患者生理功能低下，应注意消化系统的不良反应。

米索前列醇 Misoprostol

【商品名或别名】 喜克溃，米索普特，Cytotec

【分类】 化学：前列腺素 E_1 的衍生物。治疗学：抗溃疡药，抑制胃酸分泌药。妊娠分类：X。

【指征和剂量】十二指肠溃疡、胃溃疡；还可预防、治疗非甾体消炎药引起的消化性溃疡。

口服：治疗胃、十二指肠溃疡：200 μg，qid，饭后、睡前服，连服 4～8 周。预防非甾体消炎药引起的溃疡：早、晚各 200 μg，饭后服。

【制剂】 片剂：每片 0.2 mg。

【药动学】 本品口服吸收迅速，30～60 min 达血药浓度峰值。迅速转变成游离酸和相应的代谢物，代谢为双相消除作用，快速 $t_{1/2}$ 约为 1.5 h，慢速为 157 h。75%从尿中排出，15%从粪便排出。8 h 内尿中排出约 56%。本品是由脂肪酸氧化酶系统所代谢，此种系统仅存在于肝、肾，因此会干扰正常或肝功能不正常的患者对其他药物的代谢。

【作用机制】 本品为合成的前列腺素 E_1 衍生物。对组胺、五肽促胃液素或食物引起的胃酸分泌、胃蛋白酶分泌具有抑制作用。能抑制基础胃酸分泌，增强黏膜保护作用，通过刺激黏液分泌，保护胃黏膜；刺激十二指肠碳酸氢盐分泌，协助中和胃酸；促进黏膜血流，加速溃疡愈合。

【禁忌证】 孕妇、哺乳期妇女及对前列腺素过敏者禁用，有脑血管或冠状动脉疾病的患者应慎用。低血压者服用本品可能使病情恶化，因前列腺素 E 有使外周血管扩张产生低血压的情况。

【不良反应】 主要有腹泻、恶心、眩晕和腹部不适、痛经、月经紊乱，与剂量有关，治疗时其发生率约 13%，一般为轻度，且能自愈。偶见白细胞增多，红细胞减少，AST、ALT 上升等肝功能异常。

【注意事项】 虽然本品在治疗剂量下并不导致低血压，但有脑血管或冠状动脉疾病的患者应慎用。

【患者用药指导】 此药不宜长期服用，症状控制后可停药或遵医嘱。

恩前列素 Enprostil

【商品名或别名】 苯氧前列素，Gardrin

【分类】 化学：前列腺素 E_1 的衍生物。治疗学：抗溃疡药，抑制胃酸分泌药。妊娠分类：X。

【指征和剂量】 消化性溃疡、反流性食管炎，尤其适用于预防和治疗非甾体消炎药引起的消化道黏膜损伤和溃疡。

口服：35 μg，bid，早饭前及睡前服用。疗程 4～8 周。

【制剂】 胶囊：每粒 35 μg。

【药动学】 本品口服吸收迅速，口服后 0.5～1 h 达血药峰浓度。其血药浓度和时间曲线呈双相，初始及终末消除半衰期（$t_{1/2\alpha}$ 和 $t_{1/2\beta}$）分别为 1.75 h和 34.3 h。服药后 48 h 随尿排出原型药 53%，14 h 随粪便排出 34%。

【作用机制】 本品能促进上皮细胞分泌碳酸氢根离子，增强胃黏膜对胃酸的抵抗，还有抑制胃酸、胃蛋白酶原分泌和降低血清促胃液素的作用。单次口服本品 35 μg 或 70 μg，可使基础胃酸和由刺激引起的胃酸分泌减少 80%，作用时间持续达 7 h 以上。此外还能增强结肠与子宫的收缩作用，降低血清脂蛋白及餐后血糖浓度。

【禁忌证】 对本品过敏者、孕妇或有严重心脑血管疾病患者禁用。

【不良反应】 常见有腹泻，偶见有恶心、腹痛、便秘和头痛等，一般均可耐受。少数反应严重者应停药。

【注意事项】 虽然本品在治疗剂量下并不导致低血压，但有脑血管或冠状动脉疾病的患者应慎用。

【患者用药指导】 此药不宜长期服用，症状控制后可停药或遵医嘱。

磷酸铝 Aluminium Phosphate

【商品名或别名】 裕尔

【分类】 化学：前列腺素 E_1 的衍生物。治疗学：抗溃疡药，抑制胃酸分泌药。妊娠分类：X。

【指征和剂量】 胃及十二指肠溃疡、胃炎、胃酸过多等。

口服：1～2 袋，tid 或 qid，以餐后 1 h 服用为宜，或于症状发作时服。

【制剂】 凝胶剂：每袋 20 g(每袋含磷酸铝 2.5 g)。

【作用机制】 本品为经特殊技术制成凝胶状的磷酸铝，能促使活性成分的磷酸铝强有力地附着在胃黏膜表面，形成膜层，具有胃黏膜的覆盖保护作用，防止胃液刺激胃壁，因而能迅速解除胃痛。本品还能吸附内、外毒素。

【禁忌证】 慢性肾功能衰竭患者禁用。

【相互作用】 能减少或延迟呋塞米、四环素、地高辛、异烟肼及抗胆碱能药物的吸收，故必须与上述药物合用时给药间隔至少应为 2 h。

【不良反应】 可能会引起便秘、恶心、呕吐等，给予足量的水则可避免。大剂量可致小肠梗阻，长期服用可产生骨软化及小细胞性贫血等。

【注意事项】 使用前充分摇匀，加开水或冲牛乳服用；本品中铝不被吸收，不会引起痴呆等中枢神经系统病变；本品与其他药物配伍时，一般应间隔 2 h。

【患者用药指导】 此药不宜长期服用，症状控制后可停药或遵医嘱。

铝碳酸镁　Hydrotalcite

【商品名或别名】 达喜,胃达喜,Talcid

【分类】 化学:镁盐制剂。治疗学:胃黏膜保护药。

【指征和剂量】 用于治疗胆汁相关性疾病(如反流性胃炎、反流性食管炎等),急、慢性胃炎,功能性消化不良,与胃酸有关的胃痛、嗳气、反酸、胃灼热等胃部不适症状,也可用于胃、十二指肠溃疡的辅助和维持治疗、抗非甾体消炎药引起的胃部损害等。

口服:0.5~1.0 g,tid 或症状出现时服用。消化性溃疡:1 g,qid,症状缓解后至少服用 4 周。

【制剂】 片剂:每片 0.5 g。

【作用机制】 本品为抗酸药,能迅速大量中和胃酸,可逆性地结合胃蛋白酶,使其失活,持续阻止胆酸和溶血卵磷脂对胃的损伤,增强胃黏膜保护因子的作用。还能促进溃疡愈合,保存胃液的杀菌活性,不刺激促胃液素的分泌和胃酸反跳性分泌。

【不良反应】 长期服用可致软糊便。

【注意事项】 本品无铝的吸收,长期服用无铝中毒的危险(便秘、骨质疏松、阿尔茨海默病等),虽有极微量镁的吸收,但不会引起高镁血症;因有可能影响其他药物吸收(摄取),因此不能同某些药物同时服用(如四环素、环丙沙星、氧氟沙星),至少应间隔 1~2 h 服用。

【患者用药指导】 此药不宜长期服用,症状控制后可停药或遵医嘱。

洁维乐　Phosgel

【商品名或别名】 磷酸铝凝胶,Aluminium Phosphategel

【分类】 治疗学:胃黏膜保护药。

【指征和剂量】 适用于胃及十二指肠溃疡及反流性食管炎等酸相关性疾病的抗酸治疗。

口服:1~2 包,相当于 20 g 凝胶,bid。请于使用前充分振摇均匀,亦可伴开水或牛乳服用。

【制剂】 本品为白色黏稠混悬液。

【药动学】 本品在体内几乎不吸收。

【作用机制】 能中和缓冲胃酸,使胃内 pH 值升高,从而缓解胃酸过多的症状。与氢氧化铝相比,本品中和胃酸的能力较弱而缓慢,但本品不引起体内磷酸盐的丢失,不影响磷、钙平衡。凝胶剂的磷酸铝能形成胶体保护性薄膜能隔离并保护损伤组织。

【不良反应】 本品偶可引起便秘,可给予足量的水加以避免。建议同时服用缓泻剂。

【禁忌证】 慢性肾功能衰竭患者、高磷血症禁用。

【注意事项】 每袋磷酸铝凝胶含蔗糖 2.7 g,糖尿病患者使用本品时,不超过 1 袋。

【患者用药指导】 此药不宜长期服用,症状控制后可停药或遵医嘱。

复方碳酸钙咀嚼片 Compound Calcium Carbonate Chewable Tablets

【商品名或别名】 罗内

【分类】 化学:碳酸钙制剂。治疗学:胃黏膜保护药。

【指征和剂量】 用于因胃酸过多分泌引起的胃痛、反酸、胃灼烧、胃胀气等症状。

含服或嚼碎后服:1～2 片,bid 或 tid,饭后 1 h 服用。也可于症状发作时服用,使用本品时应同时对引起上述症状的原发疾病进行治疗,不宜超过 6 片/d。

【制剂】 片剂:每片 0.5 g。

【作用机制】 碳酸钙和重质碳酸镁均为抗酸药,口服后能中和胃酸,使胃内容物 pH 值升高,从而缓解疼痛、反酸等症状。一次给药作用可持续 1 h 左右。

【不良反应】 偶有便秘、嗳气,大剂量服用可发生高钙血症。

【禁忌证】 严重肾功能不全、高钙血症及对本品过敏者禁用。

【注意事项】 本品仅用于胃与十二指肠溃疡的辅助治疗。服用本品后 1～2 h 内避免服用其他药物。本品每片含有蔗糖 475 mg,糖尿病患者使用时应注意。本品不作为补钙剂使用。

【患者用药指导】 此药不宜长期服用,症状控制后可停药或遵医嘱。

胸腺蛋白口服溶液 Thymus Protein Oral Solution

【商品名或别名】 欣洛维

【指征和剂量】 治疗胃溃疡、十二指肠溃疡,也用于治疗慢性胃炎、急性胃黏膜病变、口腔溃疡、溃疡性结肠炎。

口服：6 ml，bid(早、晚餐后 2～3 h 服用)，30 d 为 1 个疗程。

【制剂】 口服液：30 mg/6 ml。

【作用机制】 本品能直接促进胃肠黏膜上皮细胞、成纤维细胞的再生修复，增强胃黏膜细胞 $Na^{+}-K^{+}-ATP$ 酶的活性，增加胃黏膜前列腺素的合成，降低血浆内皮素水平及增加胃黏液的分泌，从而营养局部受损黏膜，促进表皮细胞、成纤维细胞的修复和 DNA 合成而使溃疡愈合。

【禁忌证】 对本品成分过敏者禁用。

【不良反应】 偶见口干、轻度腹泻、便秘、失眠。

【注意事项】 本品若有絮状沉淀忌用。

九、抗 溃 疡 药

(一)促胃液素受体拮抗剂

丙谷胺 Proglumide

【商品名或别名】 二丙谷酰胺，蒙胃顿，苯谷胺，Milid，Promid，Gastridine

【指征和剂量】 用于消化性溃疡，对慢性胃炎也有一定的疗效。

口服：0.4 g，tid 或 qid，饭前 15 min 服用，连服 1～2 个月，根据病情决定服药期限。

【制剂】 片剂：每片 0.2 g。

【药动学】 本品对人体无毒性，口服吸收迅速，生物利用度为 60%～70%。长期或大剂量服用，无蓄积作用。t_{max} 为 2 h，$t_{1/2}$ 约 3.3 h。由消化道和肾脏排出。

【作用机制】 本品结构中段与促胃液素结构相似，能竞争性阻断促胃液素受体，从而抑制胃液的过量分泌，但并不影响促胃液素的合成与转运，对正常胃液酸度无影响，对溃疡黏膜有促进修复作用。本品还具有拮抗胆囊收缩素受体作用，能促进胆汁分泌，治疗溃疡复发率低。

【禁忌证】 对本品过敏者禁用。

【相互作用】 与氢化可的松等皮质激素合用可减轻激素类药物的不良反应。

【不良反应】 一般无不良反应，偶有大便干结或次数增多，自觉腹胀或食欲下降等，但均较轻，不影响治疗，偶见白细胞减少。

【患者用药指导】 此药不宜长期服用，症状控制后可停药或遵医嘱。

（二）胆碱受体阻滞剂

哌仑西平 Pirenzepine

【商品名或别名】 哌吡氮平，吡疡平，哌吡酮，Bisvanil，Gastrozepine，Leblon，Ulcosan，Maghan

【指征和剂量】 用于消化性溃疡，也可用于急性胃黏膜损伤及胰源性溃疡综合征，尤其适用于胆碱型及迷走神经张力过高所致溃疡。但对反流性食管炎疗效较差。

口服：50～75 mg，bid，应在早饭或晚饭前半小时空腹时服用，疗程4～8周。肌注或静注 10 mg，bid，好转后改为口服。

【制剂】 片剂：每片 25 mg，50 mg。注射剂：每支 10 mg。

【药动学】 本品亲水性强，口服吸收缓慢而不完全，口服后 2～3 h 达血药峰浓度，生物利用度约 26%，与食物同服吸收可减少 10%～20%。肌注吸收良好，肌注后 20 min 即可达血药峰值浓度，与静注相同。本品在体内分布广泛，以胃肠道、肝、肾、胰、肺最高，但不能通过血脑屏障。其蛋白质结合率为 11%，消除半衰期为 10～12 h，在体内很少代谢，约 90%以原型排出，主要从粪便（40%～48%）和尿（12%～50%）排出，给药后 3～4 d 几乎全部排泄，未见有蓄积作用。

【作用机制】 本品为选择性 M 受体拮抗剂，对 M_1 受体的亲和作用较 M_2 受体强 40 倍。尤其对胃壁细胞的 M 受体有较高的亲和力。其特点是在一般治疗剂量时即可抑制胃酸分泌，而对唾液分泌、心脏、胃肠道平滑肌、眼和脑组织的抗胆碱作用相对较弱。单次口服本品 50 mg 和 100 mg，可使胃酸分别减少 32%和 41%。对基础胃酸分泌和五肽促胃液素刺激的胃酸分泌及胃蛋白酶也有抑制作用。

【禁忌证】 孕妇及对本品过敏者、青光眼和前列腺增生者禁用。肝、肾功能不全者慎用。

【相互作用】 乙醇、吗啡可减弱本品的作用；与 H_2 受体拮抗剂合用，可增强抑制胃酸的分泌作用，对治疗消化性溃疡的疗效更佳。

【不良反应】 本品不良反应与剂量有关,剂量超过 150 mg/d 时,可引起口干、便秘、腹泻、头痛、视力模糊,一般较轻,停药后可消失。

【注意事项】 对超剂量而引起中毒者做对症治疗,无特殊解毒药。

【患者用药指导】 此药不宜长期服用,症状控制后可停药或遵医嘱。

(三)组胺受体拮抗剂

西咪替丁 Cimetidine

【商品名或别名】 泰胃美,甲氰咪胍,Tagamet,Altramet

【分类】 化学:咪唑衍生物。治疗学:抗溃疡药,胃酸分泌抑制剂、H_2受体拮抗剂。妊娠分类:B。

【指征和剂量】 胃、十二指肠溃疡,反流性食管炎,卓-艾综合征及消化性溃疡,急性应激性溃疡,出血性胃炎所致的上消化道出血。

口服:200 mg,qid,饭后及临睡前服用,6～8 周为 1 个疗程。缓慢静注或静滴:200～400 mg,qid,用生理盐水或 5%葡萄糖注射液 20 ml 稀释。静滴时加入 10%葡萄糖注射液 250 ml 中,滴注 15～20 min。

【制剂】 片剂:每片 0.2 g。注射剂:每支 0.2 g/2 ml。

【药动学】 本品口服后 60%～70%迅速由消化道吸收,在唾液腺、垂体、肝、肾中浓度较高,血浆蛋白结合率为 22.5%,30%～40%的口服剂量是在肝脏代谢,正常人的 $t_{1/2}$ 为 2～3 h,肾功能不全患者的 $t_{1/2}$ 为 5 h。肾功能正常者约 40%的口服剂量和 75%的注射剂量在 24 h 内以原型物从尿中排出。口服剂量 10%从大便排出,也能从乳汁中排出。

【作用机制】 本品为组胺 H_2 受体拮抗剂,无抗胆碱作用,对基础胃酸分泌和五肽促胃液素、组胺、食物等引起的胃酸分泌均有抑制作用。另外还能降低胃蛋白酶的分泌。

【禁忌证】 孕妇和哺乳期妇女禁用。对药物有过敏史、肝肾功能不全者、高龄患者和儿童应慎用。严重心脏和呼吸系统疾病、系统性红斑狼疮、器质性脑病者应慎用。

【相互作用】 本品可增加抗凝药的作用,并用时应测定凝血酶原时间;本品可延长苯二氮衍生物的半衰期,并用时应慎重。与其他肝内代谢药配伍用时应慎重,如苯妥英、茶碱、咖啡因、氨茶碱等药物,可导致这些药物的血药浓度升高,毒性可能增强。

【不良反应】 长期使用本品约有25%患者出现头痛、倦怠、腹泻(2%)、肌肉痛(3%)、皮肤潮红(1.9%)、眩晕(1.7%)等,但这些症状均较轻;偶见血清催乳素升高,乳房女性化及ALT、AST上升;偶见皮疹等过敏症状;肾功能不全者还有一过性血清肌酐浓度上升;静注后可有心跳缓慢、加快或心律不齐等。

【注意事项】 动物实验和临床均有应用本品导致急性胰腺炎的报道,故不宜用于急性胰腺炎患者。本品可以引起急性间质性肾炎,用药期间应注意检查肾功能。

【患者用药指导】 完成治疗后尚需继续服药3个月。突然停药可引起反跳性的高酸度反应致慢性消化性溃疡穿孔。

雷尼替丁 Ranitidine

【商品名或别名】 甲硝呋胍,呋喃硝胺,胃安太定,善胃得,瑞宁,Zantac,Rannine,Sosotril,Ranidil,拉第克,Ratic

【分类】 化学:噻唑衍生物。治疗学:抗溃疡药,胃酸分泌抑制剂。妊娠分类:B。

【指征和剂量】 十二指肠溃疡、胃溃疡、上消化道出血、反流性食管炎,卓-艾综合征及预防应激性溃疡引起的消化道出血。

用量:① 口服:150 mg,bid,清晨和临睡前服用,4~8周为1个疗程。治疗卓-艾综合征,150 mg,tid,必要时剂量可增至900 mg/d。② 静注:50 mg,q8~12 h,用生理盐水或葡萄糖注射液20 ml稀释,2~3 min注射完毕。③ 静滴:50 mg,q8~12 h,用5%、10%葡萄糖或生理盐水250~500 ml稀释,2~3 h滴完。④ 肌注:50 mg,q8~12 h。

【制剂】 片剂:每片150 mg。胶囊:每粒150 mg。注射剂:每支50 mg/2 ml。

【药动学】 本品口服后吸收迅速,1~3 h达到峰值,2~4 h血药浓度有第二次吸收峰值,表明与胆汁共同排泄入肠道后再吸收有关。生物利用度为39%~88%,体内分布较广泛,脑脊液中含量相当于血浆含量的6%~17%,而乳汁中浓度高出血浆6.8~23.8倍。血浆蛋白结合率为15%,$t_{1/2}$口服为3 h,静注为2 h。口服后24~48 h尿中排泄率约30%,其中60%~70%为原型,其他以N-氧化物甲基代谢物和S-氧化物的形式。部分雷尼替丁由胆汁进入胆道,随粪便排出。

【作用机制】 本品为组胺 H_2 受体拮抗剂,无抗胆碱作用,对基础胃酸分泌和五肽促胃液素、组胺等引起的胃酸分泌均有抑制作用。另外还能降低胃蛋白酶的活性和分泌。

【禁忌证】 孕妇和哺乳期妇女不宜使用,8 岁以下儿童禁用。禁用于重度肾功能不全的患者。对有过敏史、肝肾功能不全者慎用。

【相互作用】 本品与华法林、利多卡因、地西泮、普萘洛尔及安替比林等经肝代谢药物配伍使用时,雷尼替丁的血药浓度会升高而出现不良反应;与抗凝药或抗癫痫药配伍使用时,要比西咪替丁安全。

【不良反应】 长期应用本品约有 25%患者出现头痛、倦怠、腹泻(2%)、肌肉痛(3%)、皮肤潮红(1.9%)、眩晕(1.7%)等,但这些症状均较轻;偶见血清催乳素升高,乳房女性化及 ALT、AST 上升;偶见皮疹等过敏症状;肾功能不全者还有一过性血清肌酐浓度上升;静注后可有心跳缓慢、加快或心律不齐等;长期服用可致维生素 B_{12} 缺乏。

【注意事项】 对轻、中度肾功能不全者无须调整剂量。

【患者用药指导】 此药不宜长期服用,症状控制后可停药或遵医嘱。

法莫替丁 Famotidine

【商品名或别名】 高舒达,保胃健,信法丁,甲磺噻脒,Gaster,Pepciedine

【分类】 化学:噻唑衍生物。治疗学:抗溃疡药,胃酸分泌抑制剂。妊娠分类:B。

【指征和剂量】 用于消化性溃疡(胃、十二指肠溃疡)、吻合口溃疡、反流性食管炎、应激性溃疡、急性胃黏膜出血、促胃液素瘤等。

口服:20 mg,bid,早餐后、晚餐后或临睡前,也可 40 mg,qn,4~6 周为 1 个疗程。溃疡愈合后的维持量减半,肾功能不全者应调整剂量。缓慢静注或静滴,20 mg,bid,溶于生理盐水或葡萄糖注射液 20 ml 中,通常 1 周内起效后,可改为口服给药。

【制剂】 片剂:每片 20 mg。胶囊:每粒 20 mg。注射剂:每支 200 mg/2 ml。

【药动学】 本品口服后 2~3 h 血药浓度达峰值,$t_{1/2}$ 为 3.3 h,片剂的生物利用度为 43%,低于雷尼替丁和西咪替丁,血浆蛋白结合率为 19.3%,尿中以其原型和 S-氧化物出现。S-氧化物所占比例:口服时为 8.5%~

17.5%，静脉给药时为8.0%，肌内给药时为7.7%。给药后24 h内原型药物的排泄率，口服为35%～44%，静注为58%～96%，肌注为71%～90%，肾功能不良者，尿中排泄率会随肾功能的下降而减少。

【作用机制】 本品拮抗胃黏膜壁细胞的组胺H_2受体，而显示强大持久的胃酸分泌抑制作用。在作用强度及持续时间方面均比西咪替丁和雷尼替丁有显著优势。本品的安全范围广，无抗雄激素及抑制药物代谢酶的作用。

【禁忌证】 对药物有过敏史、高龄患者、孕妇及小儿慎用。

【不良反应】 ① 过敏：偶见皮疹、荨麻疹、红斑等，应停药。② 消化系统：出现便秘、腹泻、便软、口渴、恶心、呕吐，罕见腹部胀满感食欲不振等症状。③ 血液：有时白细胞减少。④ 循环系统：少数出现脉率增加、血压升高、面部潮红、耳鸣等。⑤ 肝脏：偶见ALT、AST上升。⑥ 精神神经系统：偶见全身倦怠、无力，罕见头重感、头痛。⑦ 其他：罕见月经不调、颜面水肿。还有引起催乳素过多的报道，停药后可消失。

【注意事项】 肝肾功能不全者应调整剂量。哺乳期妇女使用时应停止授乳。本品会掩盖恶性肿瘤的症状，应确诊后再用药，使用过程中应注意检查血常规、肝肾功能。

【患者用药指导】 此药不宜长期服用。

尼扎替丁 Nizatidine

【商品名或别名】 爱希，Axid，Gastrax，Calmarid

【分类】 化学：乙烯二胺衍生物。治疗学：抗溃疡药。妊娠分类：B。

【指征和剂量】 用于胃、十二指肠溃疡，以及十二指肠溃疡复发的预防及维持治疗。

口服：300 mg，qn，或150 mg，bid；预防用药时，150 mg，qn。

【制剂】 胶囊：每粒150 mg，300 mg。

【药动学】 本品口服给药能迅速、完全吸收，t_{max}为1～3 h，生物利用度大于90%，$t_{1/2}$为1.3 h，清除率为46 L/h，表观分布容积1.2 L/kg。口服剂量的90%以上在16 h内经尿排出，其中以原型排出达65%，6%为N2-氧化物，8%为N2-单去甲基化物。唾液中浓度为血浆的1/3，并与血浆中药物浓度呈平行关系。肾功能损伤时代谢和排泄减慢，肾功能严重损伤者$t_{1/2}$为5.8～8.5 h，在相同剂量下，老年人AUC比年轻人增加25%。

【作用机制】 本品为一新型强效H_2受体拮抗剂，作用于胃酸分泌细胞,阻断胃酸形成并使基础胃酸降低,亦可抑制食品和化学刺激所致的胃酸分泌。对心血管、中枢神经系统及内分泌系统无明显不良影响,亦不影响肝脏细胞 P450 氧化酶活性,其作用强度类似雷尼替丁,优于西咪替丁。

【禁忌证】 对本品过敏者禁用,对其他 H_2 受体拮抗剂过敏者慎用。

【不良反应】 偶见皮疹、瘙痒等过敏现象;偶见便秘、腹泻、口渴、恶心、呕吐等;偶有头晕、头痛、失眠、多梦;偶见鼻炎、咽炎、鼻窦炎、咳嗽增多,以及虚弱、胸背痛、多汗。

【注意事项】 肾功能不全者应减量,妊娠妇女、小儿的安全性尚未明确,必须使用时应谨慎。哺乳期用药应停止授乳。本品可掩盖胃癌症状,诊断未明确不宜用药。

【患者用药指导】 此药不宜长期服用。

乙酰罗沙替丁 Roxatidine Acetate

【商品名或别名】 哌芳替定,哌芳酯定,Altat

【分类】 治疗学:抗溃疡药物。

【指征和剂量】 胃、十二指肠溃疡,吻合口溃疡、卓-艾综合征,反流性食管炎。

口服:成人 75 mg,bid,早餐后及睡前服,6～8 周为 1 个疗程。预防溃疡复发的维持治疗 75 mg,qd。

【制剂】 胶囊:每粒 75 mg。

【药动学】 本品口服后可迅速和几乎完全被吸收(>95%),通过小肠、血浆和肝的脂化作用,迅速地转换成有活性的脱乙酰代谢物——罗沙替丁。t_{max}约 3 h,$t_{1/2}$为 4 h,肾功能障碍患者口服本品其 $t_{1/2}$ 延长。单剂量口服后 Vd 3.2～1.7 L/kg,体外本品对人的血浆蛋白结合率为 6%～7%。本品主要在血浆和尿中代谢,主要代谢产物是罗沙替丁。从尿中回收总的放射性活性物质大约 96%,而罗沙替丁占其中的 55%,粪便中代谢的活性物质不到 1%。$t_{1/2}$为 4～8 h,CL 为 21～24 L/h。能向乳汁移行。

【作用机制】 本品早期代谢物罗沙替丁是有效、有选择性和竞争性的组胺 H_2 受体拮抗剂,其抗分泌效力是西咪替丁的 3～6 倍,雷尼替丁的 2 倍。本品具有显著且剂量依赖性的抑制夜间胃酸分泌和五肽促胃液素刺激的胃酸分泌作用。可减少消化性溃疡疾病患者胃蛋白酶总量,而对血清中胃蛋白酶原 I 和促胃液素水平没有明显的影响。无抗雄激素活性,对肝的混合功能氧化酶系统没有显著影响。

【不良反应】 不良反应总的发生率约为1.7%，偶见皮疹、瘙痒症、嗜酸粒细胞增多、白细胞减少、便秘、腹泻、恶心、呕吐、吞咽困难等。罕见失眠、头痛、眩晕、ALT、AST上升、血压升高。

【注意事项】 对本品过敏者及肝肾功能不全的患者慎用。对孕妇及儿童的安全性尚未确立，哺乳期妇女服药时应避免授乳。

【患者用药指导】 此药不宜长期服用，使用本品应注意检查肝肾功能和血象。

乙溴替丁 Ebrotidine

【分类】 化学：乙烯二胺衍生物。治疗学：抗溃疡药。妊娠分类：B。

【指征和剂量】 主要用于治疗胃、十二指肠溃疡、胃炎、反流性食管炎、根除幽门螺杆菌和非甾体消炎药等引起的胃和十二指肠溃疡。

口服：400～600 mg/d，qn。

【制剂】 胶囊：每粒0.2 g。

【药动学】 本品口服吸收快，口服后1.9～2.6 h达血药峰浓度，$t_{1/2}$为13.9～20 h。多次给药后体内无蓄积，10%～24%被代谢成无活性的亚砜类代谢产物，其原药和代谢物主要由尿中排出。

【作用机制】 本品能特异性地与H_2受体结合(与H_1受体无作用)，其结合力为雷尼替丁的1.5倍，西咪替丁的2倍。还能通过抑制胃壁细胞对组胺的反应而减少胃壁细胞分泌盐酸。胃黏膜正常患者，单次口服800 mg，可使基础胃酸和五肽促胃液素引起的胃酸分泌分别减少约98%和93%，6 h后仍分别减少72%和50%，12 h和24 h后恢复到原来水平。本品还能使表皮细胞生长因子(EGF)及血小板衍化因子(PDGF)受体表达增加、胃黏膜粘连蛋白受体增加而促进上皮细胞再生，促进溃疡愈合。本品还能改变胃黏液的理化性质，改善胃黏液凝胶质量，对各种因素(精神紧张、乙醇及致溃疡药物)引起的胃黏膜损伤均能产生细胞保护作用。

【禁忌证】 对本品过敏者及肝肾功能不全的患者慎用。

【相互作用】 与红霉素、四环素、阿莫西林、甲硝唑和克拉霉素合用，可增强抗幽门螺杆菌作用并能降低胃和十二指肠溃疡的复发率。

【注意事项】 对孕妇及儿童的安全性尚未确立，哺乳期妇女服药时应避免授乳。

【患者用药指导】 此药不宜长期服用。

(四)质子泵抑制剂

奥美拉唑 Omeprazole

【商品名或别名】 洛赛克,奥克,奥西康,亚砜咪唑,渥米哌唑,Losec,Prilosec,Mopral

【分类】 化学:苯并咪唑替代物。治疗学:抗溃疡药。妊娠分类:C。

【指征和剂量】 用于治疗十二指肠溃疡、胃溃疡、反流性食管炎、卓-艾综合征。

口服:用于消化性溃疡及反流性食管炎,20~40 mg,qd,2~4 周为 1 个疗程。治疗卓-艾综合征,初始剂量 60 mg,qd,剂量应个别调整,疗程视临床情况而定。重症患者及其他治疗效果不佳者,20~120 mg/d,均可有效地控制。超过 80 mg/d 时应分 2 次服用。与阿莫西林、替硝唑等联用可根除幽门螺杆菌,并有效预防溃疡的复发。对于不适合口服用药的重症患者,可用静注或静滴,40 mg,qd。干冻品用其溶解液溶解后 4 h 内用完,推注时间不得少于 2.5 min。静滴用生理盐水或葡萄糖注射液 100 ml 溶解干冻品,必须分别在 6 h 和 12 h 内用完,静滴不少于 20~30 min。

【制剂】 胶囊:每粒 20 mg。注射剂:每支 40 mg。

【药动学】 本品口服后可完全吸收,主要分布于十二指肠、肝、肾、胃等脏器。95%的药物与血浆蛋白结合,$t_{1/2}$ 为 1 h,口服生物利用度约 60%,2 h 内排泄约 42%,96 h 从尿中排出 93%,尿中无药物原型。饭后给药吸收延迟,但不影响吸收总量。健康人口服 10 mg,平均 t_{max} 为 0.21 h,$t_{1/2}$ 为 0.4 h,C_{max} 为 0.55 μmol/L,血浆浓度时间曲线下面积(AUC)为 0.31(μmol·h)/L。

【作用机制】 本品为弱碱性药物,本身活性极小,进入胃壁细胞分泌小管的高酸性环境中与 H^+ 结合形成有活性的次磺酸和次磺酰胺,可与 H^+-K^+-ATP 酶的硫基脱水耦联,导致体内酶活性永久被抑制。本品具有高度选择性降低胃酸分泌,对胃壁细胞上的 H^+-K^+-ATP 酶具有特殊剂量依赖性抑制作用,由于抑制了胃酸形成的最后步骤,所以无论是基础胃酸分泌还是各种形式的应激性胃酸分泌,都可产生有效的抑制作用,而该化合物中的次磺酰基可与酶的巯基不可逆地结合，所以具有长时间持续抑制分泌效果。本品对乙酰胆碱或组胺受体均无影响。本品对幽门螺杆菌亦有抑制作用，但其抗幽门螺杆菌的作用机制尚未明确，是否与它改变了胃腔内环境使幽门螺杆菌不利生长或本身有杀菌作用有关尚有待研究。

【禁忌证】 孕妇、哺乳期妇女及恶性肿瘤患者禁用。本品不推荐用于长期维持治疗，儿童不推荐使用。对本品过敏者及肝肾功能不全的患者慎用。

【相互作用】 本品可延长肝内代谢的药物如地西泮、华法林、苯妥英、硝苯地平等的降解过程，合用时需监测其血药浓度。

【不良反应】 本品有良好的耐受性。约有1%出现头痛、腹泻、便秘、腹痛、恶心、呕吐和胃肠胀气；极少发生红斑、丘疹、瘙痒、眩晕、肢端麻木、嗜睡、失眠和疲倦；可引起内分泌不良反应，发生阳痿和乳房增大。

【注意事项】 严重肝功能受损患者，剂量限制在20 mg/d以下。对儿童的安全性尚未确立，长期使用本品可能引起高催乳素血症。

【患者用药指导】 不宜长期服用本品作为维持治疗。

奥美拉唑镁片 Omeprazole Magnesium Tablets

【商品名或别名】 洛赛克，MUPS

【分类】 化学：苯并咪唑替代物。治疗学：抗溃疡药。妊娠分类：C。

【指征和剂量】 治疗十二指肠溃疡、胃溃疡、反流性食管炎；与抗生素联合用药，治疗感染幽门螺杆菌的十二指肠溃疡、治疗非甾体消炎药相关的消化性溃疡和胃十二指肠糜烂；预防非甾体消炎药引起的消化性溃疡、胃十二指肠糜烂或消化不良症状；亦用于慢性复发性糜烂和反流性食管炎的维持治疗；用于胃食管反流病的胃灼热感和反流的对症治疗；用于卓-艾综合征的治疗。① 十二指肠溃疡：建议用本品20 mg，qd，通常溃疡可在2周内治愈。如果初始疗程疗效不肯定，应再治疗2周。对用其他药物治疗无效的十二指肠溃疡，用40 mg，qd，通常4周内可治愈。对复发患者，可重复予以治疗。非甾体消炎药相关的消化性溃疡和胃十二指肠糜烂，同时用或不用非甾体消炎药，推荐剂量为20 mg，qd。通常4周内可治愈。预防非甾体消炎药相关的消化性溃疡和胃十二指肠糜烂或消化不良症状，推荐剂量为20 mg，qd。② 胃溃疡：推荐剂量为20 mg，qd。通常4周内可治愈，若初始疗程未完全治愈，应再治疗4周。其他治疗无效的胃溃疡患者，可给予本品

40 mg,qd,通常 8 周内可治愈。复发的病例,可反复治疗,通常 4 周内可治愈。③ 反流性食管炎:剂量可依疾病的严重程度进行个体化调整。推荐剂量是本品 20 mg,qd。若初始疗程疗效不肯定,应再治疗 4 周。其他治疗无效的反流性食管炎的患者,可给予本品 40 mg,qd,通常 8 周内可治愈。一旦复发,应重复治疗。④ 卓-艾综合征:推荐的起始剂量为本品 60 mg,qd,然后剂量应个体化调整。根据临床表现确定疗程。90%以上的患者 20~120 mg/d 可控制症状。如果需要量超过 80 mg/d,应分 2 次服用。

【制剂】 胶囊:每粒 10 mg。

【药动学】 本品在小肠吸收,通常在 3~6 h 内被完全吸收。反复给药后的生物利用度约为 60%,同时摄入食物对其生物利用度无影响。本品的血浆蛋白结合率约为 95%。本品主要在肝内完全代谢,其代谢产物是砜、硫化物及羟基奥美拉唑,这些产物对胃酸分泌无明显作用。本品血浆平均半衰期大约为 40 min,并且在治疗期间无变化。大约 80%的代谢物从尿中排出,其余从粪便排出。

【作用机制】 本品特异性地作用于胃黏膜壁细胞,降低壁细胞中的 H^+-K^+-ATP 酶的活性,从而抑制基础胃酸和刺激引起的胃酸分泌。本品对组胺、五肽促胃液素及刺激迷走神经引起的胃酸分泌有明显的抑制作用,对 H_2 受体拮抗剂不能抑制的而由丁基环腺苷酸引起的胃酸分泌也有强而持久的抑制作用。

【禁忌证】 对本品过敏者禁用。

【相互作用】 应避免与酮康唑合用。其与非甾体消炎药或茶碱、咖啡因、奎尼丁、利多卡因、普萘洛尔、美托洛尔、乙醇或阿莫西林均无相互作用。

【不良反应】 最常见的是头痛和胃肠道症状,如腹泻、恶心、便秘、腹痛及腹胀。

【注意事项】 当怀疑有消化性溃疡时,应尽早确诊,以免治疗不当。治疗胃溃疡时,必须排除恶性肿瘤。对经内镜确诊的食管炎而长期服用本品的患者,10 mg/d 治疗较 20 mg/d 治疗的缓解率低,因此,服用 10 mg/d 者应定期进行内镜检查。妊娠妇女使用的临床经验不多,尚不知本品能否被分泌入乳汁。

【患者用药指导】 严重肝功能损害者用量不超过 20 mg/d,不能口服的患者,可用本品的非肠道给药剂型。

兰索拉唑 Lansoprazole

【商品名或别名】 达克普隆，Takepron，Ogast，Lanzor

【分类】 化学：苯并咪唑替代物。治疗学：抗溃疡药，抗分泌药。妊娠分类：B。

【指征和剂量】 用于胃及十二指肠溃疡、吻合口溃疡、反流性食管炎、卓-艾综合征。

口服：30 mg，连服 2～8 周。胃溃疡、吻合口溃疡、反流性食管炎通常连续用药 8 周，十二指肠溃疡连续用药 6 周。

【制剂】 肠溶胶囊：每粒 30 mg。

【药动学】 健康成人空腹或饭后 1 次口服本品 30 mg，t_{max}分别为 2.2 h 及 3.5 h，C_{max}分别为 1 038 ng/ml 及 679 ng/ml，$t_{1/2}$分别为 1.44 h 及1.60 h，AUC 分别为 3 890 ng/(h · ml)及 3319ng/(h · min)。绝对生物利用度≥85%，口服单剂量 $t_{1/2}$ 为 1.3～1.7 h，老年人约 2 h，严重肝功能障碍者延迟至 7 h。尿中未检出本品原型物，给药后 24 h 内尿中代谢物排泄率为 13.1%～14.3%。从健康成人 30 mg，qd，空腹口服，给药 7 d 的血药浓度变化及尿排泄率来看，本品无体内蓄积性。

【作用机制】 本品转运至胃壁细胞的酸生成部位后，经酸所致的转移反应转化为活性型，并与存在于酸生成部位的质子泵 H^+-K^+-ATP 酶的 SH 基结合，从而抑制此酶的活性，抑制胃酸分泌。该药结构上吡啶环 4 位引入氟原子，使其抑酸、细胞保护、促愈合效果优于奥美拉唑。本品对幽门螺杆菌亦有抑制作用。

【禁忌证】 有药物过敏史、肝功能障碍患者及老龄患者应慎重用药。孕妇不宜使用。

【相互作用】 本品可延缓地西泮及苯妥英的代谢和排泄，故与其合用时应慎重。

【不良反应】 偶见便秘、腹泻、口渴、ALT、AST 上升；偶见红细胞减少、白细胞减少、嗜酸粒细胞增多等血常规异常，罕见头痛、嗜睡、皮疹、发热及总胆固醇升高等。

【注意事项】 本品尚未用于儿童。哺乳期妇女必须用药时须停止哺乳。

【患者用药指导】 不宜长期服用本品作为维持治疗。

洋托拉唑 Pantoprazole

【商品名或别名】 喷妥拉唑,泮立苏,诺森,泮妥拉唑钠,Br-1023,F-96022,Pantoprazole Sodium

【分类】 化学:苯并咪唑替代物。治疗学:抗溃疡药,胃酸质子泵抑制剂。妊娠分类:B。

【指征和剂量】 治疗十二指肠溃疡、胃溃疡、反流性食管炎、卓-艾综合征。

口服:成人常用量,早晨服 40 mg/d,疗程 6~8 周或视病情而定。静滴:40 mg,qd 或 bid。将 10 ml 专用溶剂注入冻干粉小瓶内,将溶解后的药液加入氯化钠注射液 100 ml 中稀释后供静滴。滴注时间要求在 15~30 min内滴完。本品溶解和稀释后必须在 4 h 内用完,禁止用其他溶剂和其他药物溶解和稀释。

【制剂】 片剂(肠溶):每片 40 mg。注射剂:每支 10 mg。

【药动学】 本品口服吸收迅速而完全,单次口服 40 mg 后 2.5 h 其血药峰浓度 2~3 mg/L,口服绝对生物利用度达 77%,食物和抗酸药均不影响本品的血药峰浓度和生物利用度。其消除半衰期平均约 1 h,但半衰期与其作用无相关性,单次口服 40 mg 的抑酸作用可维持 24 h。蛋白质结合率为 98%。本品的代谢约 80%由尿中排出,其余由粪便排出。尿中测不出原型药物,血液和尿中的主要代谢产物均为去甲基泮托拉唑磺化物。肝肾功能障碍及老人虽然半衰期延长,但由于本品的安全范围广和耐药性好,故未发现本品在体内有蓄积中毒现象,无须调整给药剂量。

【作用机制】 本品为弱碱性药,其在体内集中分布于胃壁细胞的酸性分泌小管中,在此酸性环境中,能迅速转化为具有活性的单阳离子的环状亚硫酰胺,与分泌细胞黏膜表面的 H^+-K^+-ATP 酶的半胱氨酸巯基结合成二硫化合物,使 H^+-K^+-ATP 酶不可逆性失活,从而抑制胃酸的分泌。实验证实,本品无论对何种原因刺激所引起的胃酸分泌均有很强的抑制作用。由于本品对胃壁细胞的分泌小管有高度的组织选择性,可显著降低对胃壁细胞分泌小管以外含巯基蛋白发生反应的可能性,故使胃壁细胞分泌小管外巯基反应引起的不良反应的发生率大大降低。

【相互作用】 本品的分子结构中虽也有吲哚环,但对肝药酶(细胞色素 P450)的影响却较奥美拉唑和兰索拉唑小得多,因此对主要经肝细胞色素 P450 代谢的药物,如地西泮、氨茶碱、华法林、苯妥英、苯巴比妥、硝苯地平、地高辛、西咪替丁、雷尼替丁及避孕药等均无相互作用。目前,也未发现本品与其他药物有何相互作用。

【禁忌证】 对本品过敏者及孕妇、哺乳期妇女禁用。

【不良反应】 本品耐受性好,不良反应少且小,偶见有轻度头痛(1.3%)、头晕(1.5%)、皮疹(0.4%)等。

【注意事项】 参阅“兰索拉唑”。

【患者用药指导】 不宜长期服用本品,使用时用少量水送服,不可嚼碎。

雷贝拉唑 Rabeprazole

【商品名或别名】 拉贝拉唑钠,波利特,Rebeprazole Sodium,Pariet

【分类】 化学:苯并咪唑替代物。治疗学:抗溃疡药。妊娠分类:B。

【指征和剂量】 用于胃和十二指肠溃疡、吻合口溃疡、反流性食管炎、卓-艾综合征。

口服:20 mg,qd。疗程:胃溃疡6周,十二指肠溃疡4周,反流性食管炎8周。用于胃酸分泌过多者,起始剂量为60 mg/d。

【制剂】 片剂(肠溶):每片10 mg。

【药动学】 本品口服吸收快,口服后约3.5 h达血药峰浓度,且不受食物影响。绝对生物利用度为52%,平均蛋白质结合率为96.3%,消除半衰期(约1 h)与剂量无关。本品在肝内通过细胞色素P450酶系统的CrP2c19CrP3A4代谢,约30%以代谢物形式经尿排出。多次给药药动学参数无显著性改变,表明体内无蓄积性。老人、肾功能不良及中度肝损害者药动学参数也无显著改变,无须调整剂量。

【作用机制】 参阅“奥美拉唑”。本品对胃壁细胞的H^+-K^+-ATP酶的抑制作用速度快于奥美拉唑,表明本品对胃壁细胞小管有更快的激活作用。对健康受试者及消化性溃疡患者,口服本品20 mg/d,单次或重复给药,均可在24 h内持续抑制胃酸分泌,其首日作用强于奥美拉唑。连续用药4 d,胃内pH值由用药前的2.15升高到5.9,pH值高于4的百分比由34.1%增加到78.3%,用药前后pH值的变化有显著差异。对幽门螺杆菌有体外抗菌活性,最小抑菌浓度(MIC)为1.57~3.13 g/L,低于奥美拉唑和兰索拉唑,其作用机制可能与奥美拉唑对幽门螺杆菌的亲和作用有关。

【禁忌证】 禁用于对本品或其成分有过敏的患者。

【相互作用】 本品不影响地西泮、苯妥英、氨茶碱、华法林的清除。地高辛或酮康唑等的吸收依赖于胃的酸度,故与本品合用时前者的药动学将受到影响。本品与抗酸剂无相互影响。

【不良反应】 偶见有恶心、腹泻、头痛及皮疹、白细胞减少、视力障碍等。

【注意事项】 有药物过敏史、肝功能障碍及老年患者应谨慎使用。在病情严重及属于复发性、顽固性病例的情况下,可以给予 20 mg,qd。此药不宜用于维持治疗。

【患者用药指导】 本药为肠溶片,服用时应咽下,而不要咀嚼或咬碎。

埃索美拉唑 Esomeprazole

【商品名或别名】 耐信,Nexium

【分类】 化学:苯并咪唑替代物。治疗学:抗溃疡药,抗分泌药。妊娠分类:B。

【指征和剂量】 用于治疗胃食管反流性疾病。

糜烂性反流性胃炎:40 mg,qd,连服 4~8 周。治愈的食管炎患者防止复发的长期维持治疗:20 mg,qd。胃食管反流性疾病的症状控制:没有食管炎的患者 20 mg,qd,一旦症状消除,随后的症状控制可采用按需治疗,即需要时口服 20 mg,qd。1 周三联根除幽门螺杆菌、治疗或预防与幽门螺杆菌相关的十二指肠溃疡:本品 20 mg+阿莫西林 1 g+克拉霉素 500 mg,bid,共 7 d。治疗口服不能耐受的胃食管反流病及上消化道出血:针剂 40 mg,qd,静注或静滴。

【制剂】 片剂:每片 20 mg,40 mg。注射剂:每支 40 mg。

【作用机制】 本品是奥美拉唑的 S-异构体,通过特异性的靶向作用机制减少胃酸分泌,为壁细胞中质子泵的特异性抑制剂。

【禁忌证】 已知对本品、其他苯并咪唑类化合物或本品的任何其他成分过敏者。

【不良反应】 偶见有恶心、腹痛、腹泻、头痛及皮疹、白细胞减少、视力障碍等。

【注意事项】 严重肾功能不全者应用本品应慎重;严重肝功能损害者剂量不应超过 20 mg/d。

十、平滑肌解痉药

阿托品 Atropine

【分类】化学：颠茄生物碱。治疗学：抗胆碱药。

【指征和剂量】 ① 缓解内脏痉挛引起的绞痛，适用于各种内脏绞痛，如胃肠绞痛、肾绞痛及膀胱刺激症状如尿频、尿急等疗效好。治疗胆绞痛疗效较差，常与镇痛药合用。② 抢救感染中毒性休克。③ 麻醉前给药，以减少呼吸道分泌。④ 散瞳和调节麻痹治疗角膜炎和虹膜睫状体炎。⑤ 阿-斯综合征(锑剂中毒引起的多源性早搏、室性心动过速，甚至心室颤动、昏厥、抽搐等)。⑥ 解救有机磷中毒，竞争性抑制乙酰胆碱的作用解除中毒症状。⑦ 解除迷走神经对心脏的抑制，使心跳加快；兴奋呼吸中枢。

常用量：口服，成人 0.3～0.6 mg，tid；小儿 0.01 mg/kg。皮下注射、肌注或静注：0.5～1 mg。眼用：0.5%～1%滴眼液滴眼或 1%眼膏涂布。

抗休克：先补充血容量，再按 0.02～0.05 mg/kg 量，用 50%葡萄糖液稀释后于 5～10 min 内静注，每 10～20 min 1 次，直到患者出现面色潮红、四肢温暖、瞳孔中度散大、收缩压在 80 mmHg(10.7 kPa)以上时才逐渐减量停药。解救有机磷中毒：轻度中毒，皮下注射 0.5～1 mg，隔 30～120 min 1 次，以后 1～2 mg，隔 15～30 min 1 次，根据病情逐渐减量；麻醉前给药，对过度活动或痉挛的内脏平滑肌具有显著的松弛作用。可抑制胃肠道平滑肌的强烈蠕动或痉挛以缓解胃肠绞痛；对于输尿管和膀胱逼尿肌也有解痉作用，但对胆管和支气管的解痉作用较弱。阿托品对子宫平滑肌影响较小；阿托品可通过阻断 M 胆碱能受体，抑制腺体分泌，唾液腺和汗腺对阿托品最敏感，应用 0.5 mg 时就呈现强大的抑制分泌作用，引起口干和皮肤干燥，较大剂量可减少胃液分泌，但对胃酸分泌的影响较小；解除迷走神经对心脏的抑制，使心跳加快；散大瞳孔，眼压升高；兴奋呼吸中枢。

【制剂】 片剂：每片 0.3 mg。注射剂：每支 0.5 mg/ml，1 mg/2 ml，5 mg/10 ml。

【药动学】 本药易通过生物膜，自胃肠道及其他黏膜吸收，也可经眼吸收，少量从皮肤吸收。口服本药单一剂量，1 h 后达血药峰浓度；注射用药作用出现较快，肌注 2 mg，15～20 min 后即达血药峰浓度。吸收后广泛分布于全身组织，血浆蛋白结合率为 50%。可通过血脑屏障，在 30 min～1 h 内中枢神经系统达到较高水平。亦能通过胎盘进入胎儿循环。本药除对眼的作用持续 72 h 外,其他所有器官的作用维持约 4 h,本药部分在肝脏代谢,约 80%经尿排出,消除半衰期为 2~4 h。各种分泌液及粪便中仅少量排出。

【作用机制】 本药为抗 M 胆碱药,具有松弛内脏平滑肌的作用,能解除平滑肌痉挛。

【禁忌证】 前列腺增生、胃幽门梗阻、贲门痉挛、青光眼患者禁用。发热、脉速、腹泻和老年患者慎用。

【相互作用】 ① 与异烟肼合用,本药的抗胆碱作用增强。② 本药与哌替啶合用有协同解痉和止痛作用。③ 奎尼丁与本药的抗胆碱作用相加,故可增强本药对迷走神经的抑制作用。④ 本药可增加地高辛的吸收。⑤ 本药与维生素 B_2 合用,可使维生素 B_2 的吸收增加。⑥ 本药抑制胃肠蠕动,增加镁离子的吸收,故本药中毒忌用硫酸镁导泻。⑦ 与左旋多巴合用,可使左旋多巴吸收减少。⑧ 胆碱酯酶复活剂与本药有互补作用,合用时可减少本药用量和不良反应。⑨ 本药可加重胺碘酮所致心动过缓。⑩ 普萘洛尔可拮抗本药所致心动过速。

【不良反应】 常见口干、心悸,大剂量时,有皮肤干热、潮红、瞳孔散大、视力模糊、尿潴留、中枢神经系统兴奋症状(狂躁、谵妄、幻觉、抽搐乃至昏迷)。

【患者用药指导】 本药对一般患者不良反应少,但敏感者往往出现瞳孔散大、口干、排尿困难、便秘等,减量后症状即逐渐消失。

山莨菪碱 Anisodamine

【商品名或别名】 654-2

【分类】 治疗学: 抗胆碱药。妊娠分类: C。

【指征和剂量】 指征同阿托品。

口服: 成人 5~10 mg,tid,饭前服。肌注或静注: 5~10 mg,qd 或 bid。

【制剂】 片剂: 每片 5 mg,10 mg。注射剂: 每支 5 mg/ml,10 mg/ml,20 mg/ml。

【药动学】 本品口服吸收较差。口服 30 mg 后组织内药物浓度与肌注 10 mg 者相近。静注后 1~2 min 起效,半衰期为 40 min。注射后很快从尿中排出,无蓄积作用,其排泄比阿托品快。

【作用机制】 本品系我国合成的抗胆碱药,作用与阿托品相似或稍弱。有明显的抗胆碱作用,能使痉挛的平滑肌松弛,并能解除血管痉挛,改善微循环。同时有镇痛作用。但扩瞳和抑制腺体分泌的作用较弱,且极少引起中枢兴奋症状。而扩瞳与抑制唾液分泌的作用比阿托品弱。

【禁忌证】 禁用于颅内高压、脑出血急性期、青光眼、前列腺增生、新鲜眼底出血及恶性肿瘤患者。

【相互作用】 ① 本品抑制胃肠蠕动,使维生素 B_2 在吸收部位的滞留时间延长,吸收增加。② 与哌替啶合用可增强抗胆碱作用。③ 与维生素 K 合用治疗黄疸型肝炎,在降低氨基转移酶、消退黄疸方面优于常规治疗。④ 本品可抵消西沙必利对胃肠道的动力作用。⑤ 本品阻断 M 受体,减少唾液分泌使舌下含化的硝酸甘油等的崩解缓解,从而影响吸收。⑥ 可拮抗去甲肾上腺素所致的血管痉挛。⑦ 本品可减少抗结核药的肝损害。

【不良反应】 与阿托品相似,但对中枢神经系统的兴奋作用低于阿托品,扩瞳和抑制腺体分泌作用较弱。毒性和不良反应也较轻。

【注意事项】 本品不宜与地西泮在同一注射器中应用,为配伍禁忌。本药对妊娠及哺乳期妇女的影响尚未确立。

【患者用药指导】 本药应在医师指导下应用。

溴丙胺太林 Propantheline Bromide

【商品名或别名】 普鲁本辛,Pro-Banthine

【分类】 化学:季胺。治疗学:抗胆碱药。妊娠分类:C。

【指征和剂量】 主要用于消化性溃疡、胃痉挛、胃炎、胃酸过多及急性胰腺炎。

口服:成人 15～30 mg,tid 或 qid。

【制剂】 片剂:每片 15 mg。

【作用机制】 本品为合成解痉药,与阿托品相似,但抗胆碱效能较强,具有解痉、止痛、抑制腺体分泌作用。

【禁忌证】 手术前和青光眼、前列腺增生患者禁用。心脏病患者慎用。

【相互作用】 与甲氧氯普胺合用时疗效降低。本品可延长胃排空时间,对药物吸收产生影响,如降低红霉素吸收使抗菌效果下降,使对乙酰氨基酚的血浆浓度降低。

【不良反应】 轻微口干、小便不畅、视力模糊、便秘或心悸等,减量及停药后消失。

【注意事项】 本品应根据病情不断调整。老年患者尤应注意。

【患者用药指导】 本药应在医师指导下应用。

丁溴东莨菪碱 Scopolamine Butylbromide

【商品名或别名】 解痉灵,痉可宁,Bascopan,Spasmopan

【指征和剂量】 用途同阿托品。

口服:成人 20 mg,tid 或 qid。肌注或静注:20 mg。

【制剂】 片剂:每片 10 mg。注射剂:每支 20 mg/ml。

【药动学】 本药口服吸收差,肌注或静注后吸收迅速。静注后 2~4 min、皮下注射或肌注后 8~10 min、口服后 20~30 min 起效,药效维持时间为 2~6 h。有肠肝循环,不宜通过血脑屏障。几乎全部在肝脏代谢,主要在粪便排泄,小部分以原型经肾脏排泄。

【作用机制】 为新型抗胆碱能解痉药,有较强而迅速的副交感神经阻断作用。

【不良反应】 可出现口干、视力调节障碍、嗜睡、心悸、面部潮红、恶心、呕吐、眩晕、头痛等反应。本药还可降低食管下段括约肌压力,故可加重胃食管反流,也有出现过敏反应者。大剂量时易出现排尿困难,甚至有报道出现精神异常。

【禁忌证】 禁用于严重心脏病、器质性幽门狭窄、麻痹性肠梗阻、前列腺增生患者。

【相互作用】 ① 注射给药时,三环类抗抑郁药、奎尼丁及金刚烷胺可增强本药的抗胆碱作用。② 本药不能与促动力药如多潘立酮、甲氧氯普胺、西沙必利等合用,因可相互拮抗。

【注意事项】 本药在碱性溶液中易失活,忌与碱性溶液配伍使用。皮下注射或肌注时要注意避开血管。如需反复注射,不要在同一部位,应左右交替注射。静注时速度不宜过快。

【患者用药指导】 本药应在医师指导下应用。

匹维溴铵 Pinaverium Bromide

【商品名或别名】 得舒特,Dicetel

【分类】 治疗学:消化道平滑肌解痉药。

【指征和剂量】 对症治疗与肠功能紊乱有关的疼痛、肠蠕动异常及不适、肠易激综合征和结肠痉挛、胆道功能紊乱、消化性溃疡和胆囊运动障碍有关的疼痛。也可用于为钡剂灌肠做准备。

口服：50 mg，tid，进餐时服用，必要时可增至 300 mg/d。胃肠检查前 3 d用药 100 mg，bid，连服 2 d 及检查早晨服 100 mg。

【制剂】 片剂：每片 50 mg。

【药动学】 本品是四价铵的复合物，限制了经肠黏膜的吸收，口服之后不足 10％的剂量进入血液，其中 95％～98％与蛋白质结合。口服本品 100 mg，0.5～3 h 后血药浓度达峰值，半衰期为 1.5 h。本药吸收后迅速在肝内首关代谢，原药和代谢产物由肝胆系统排泄，通过粪便排出。

【作用机制】 本品是一种选择性胃肠道平滑肌细胞的钙离子拮抗剂，对肠平滑肌组织有特别亲和力的解痉药。

【禁忌证】 对本药过敏者、儿童、孕妇禁用。哺乳期妇女慎用。

【相互作用】 体外研究表明，本品对氯化钡、乙酰胆碱、去甲肾上腺素和卡巴胆碱引起的平滑肌收缩，有剂量依赖性的抑制作用。

【不良反应】 偶有轻微的消化道不适，如腹痛、腹泻或便秘，偶见皮疹和瘙痒。

【注意事项】 宜在进餐时用水吞服，切勿掰碎、咀嚼或含化药片。本药无明显的抗胆碱能不良反应。因此可用于前列腺肥大、尿潴留和青光眼的肠易激综合征的患者。

【患者用药指导】 用药过程中如出现过敏反应，应停药。

奥替溴铵 Otilonium Bromide

【商品名或别名】 斯巴敏，Spasmomen

【分类】 化学：四价铵盐。治疗学：消化道平滑肌解痉剂。

【指征和剂量】 用于肠道激惹和结肠痉挛引起的腹痛。40～80 mg，tid。

【制剂】 片剂：每片 40 mg。

【药动学】 口服此药后 2 h 出现血浆平均峰浓度，6 h 内可以检测到血浆药物浓度。药物几乎全从粪便中排出（7 d 内达 97.1％），只有 0.7％由尿中排出。内镜下局部应用本品后 1 h 达血浆峰浓度，4 h 后多数患者血浆测不到或只有微量本品。

【作用机制】 本品是一种对消化道平滑肌有选择和强烈解痉作用的化合物。它通过干扰细胞内外钙离子的运动,阻断钙通道、结合毒蕈碱受体和速激肽 NK_2 受体治疗平滑肌纤维细胞病态收缩引起的高动力性和痉挛病例。本品特异性地定位于结肠和直肠,体内吸收少。

【禁忌证】 对此药过敏者禁用;患有青光眼、前列腺炎、幽门狭窄的患者应谨慎使用。

【不良反应】 在常规剂量下此药不会产生任何不良反应,特别是不会产生阿托品样的不良反应。

【注意事项】 此药在动物体内几乎没有毒性,因此,对人类也几乎没有药物过量引起的症状。在某些特定的药物过量情况下,建议应用全身支持治疗。

曲美布汀 Trimebutine

【商品名或别名】 舒丽启能,Cerekinon

【分类】 治疗学:胃肠解痉药。

【指征和剂量】 用于慢性胃炎引起的胃肠道症状(腹部胀满感、腹部疼痛、恶心、嗳气),肠道易激综合征,术后肠道功能的恢复,用于钡剂灌肠检查,可加速钡剂灌肠检查的进程。

口服:慢性胃炎,100 mg,tid。肠易激综合征:100～200 mg,tid。

【制剂】 片剂:每片 100 mg。

【药动学】 本药用于肠道易激综合征时,口服后 24 h 起效。

【作用机制】 本药为胃肠解痉药,对胃肠道平滑肌具有较强的松弛作用,能缓解各种原因引起的痉挛。其作用特点如下:① 本药能抑制钾离子的通透性,引起去极化,从而引起收缩。② 作用于肾上腺素受体,抑制去甲肾上腺素释放,从而增加运动节律。③ 抑制钙离子的通透性,引起舒张。④ 作用于胆碱能神经 K 受体,抑制乙酰胆碱释放,从而改善运动亢进状态。

【禁忌证】 对本药过敏者及孕妇、哺乳期妇女禁用。儿童、老年人应慎用。

【相互作用】 本药与普鲁卡因胺合用,可对窦房节传导产生相加性的抗迷走作用,若两者合用时,应监测心率和心电图。本药与西沙必利合用,可发生药理拮抗作用,减弱西沙必利的胃肠蠕动作用。

【不良反应】 本药毒性较低，不良反应少而轻微。偶见便秘、腹泻或肠鸣、口渴、口内麻木感、困倦、眩晕、头痛、心动过速、ALT 及 AST 升高。

【注意事项】 用药过程中如出现过敏反应，应停药。

【患者用药指导】 本药应在医生指导下应用。

屈他维林 Drotaverine

【商品名或别名】 氢乙罂粟碱，定痉灵，诺士帕，Nospasin

【分类】 治疗学：胃肠道解痉药。

【指征和剂量】 ① 用于胃肠道痉挛、肠易激综合征、痉挛性便秘，也用于减轻痢疾的里急后重。② 用于胆绞痛和胆道痉挛、胆囊炎、胆管炎。③ 用于泌尿道痉挛，如肾结石、输尿管结石、肾盂肾炎、膀胱炎。④ 用于子宫痉挛，如痛经、先兆流产。⑤ 用于冠状动脉功能不全、闭塞性动脉内膜炎、心绞痛。

口服：40～80 mg，bid 或 tid。皮下注射：40～80 mg，qd 或 tid。肌注：同皮下注射。静滴：用于痉挛持续状态时，本药 40～80 mg 用葡萄糖注射液稀释后缓慢静滴。

【制剂】 片剂：每片 40 mg。注射剂：每支 40 mg/2 ml。

【药动学】 本药口服易吸收、作用迅速，解痉作用强而持久。

【作用机制】 本药为一种特异性平滑肌解痉药，对血管、支气管、胃肠道及胆道等平滑肌均有松弛作用，用于解除或预防功能性或神经性的平滑肌痉挛。对心脏 α 受体有选择性阻断作用。本药的解痉作用比同样作用于平滑肌的罂粟碱强很多倍，且作用持续时间更长。本药只作用于平滑肌而不影响自主神经系统，因此可用于抗胆碱类解痉药禁忌的青光眼和前列腺肥大的患者。

【禁忌证】 对本药过敏者及严重房室传导阻滞、心力衰竭患者禁用。严重肝肾功能损害者、妊娠期及哺乳期妇女除非必要，应避免使用本药。

【不良反应】 ① 本药一般耐受良好，偶见过敏性皮炎、头痛、头晕、恶心、心悸和低血压。② 本药注射时可有眩晕、心悸、多汗等。

【注意事项】 用药过程中如出现过敏反应，应停药。

【患者用药指导】 本药应在医师指导下应用。

十一、治疗肝脏疾病辅助药

本类药物主要用于治疗肝炎、肝硬化和肝性脑病。许多肝病特别是病毒性肝炎,目前尚无特效药物治疗。临床应用的都只是作为辅助药物,其主要作用是参与肝脏生理代谢或其酶类。某些必需氨基酸,或是参加正常生化过程的物质,仅可以作为肝脏疾病的辅助用药,其确切疗效有待进一步证实,由于正常人体中不缺乏此类物质,此类用药不宜太多或疗程过长,以免加重肝脏负担而影响疾病的恢复。

本节介绍临床常用的肝病辅助药物以及有一定疗效的治疗肝病新药。有关抗肝炎病毒药、免疫抗炎药参阅有关章节。

联苯双酯 Bifendate

【商品名或别名】 合三,联苯双脂, Bifendatum, Diphenyldicarboxylate, Bifidity

【分类】 治疗学:治疗肝脏疾病辅助药。

【指征和剂量】 适用于急、慢性肝炎以及药物性肝炎转氨酶升高者。

口服:成人25~50 mg,tid,疗程3~6个月。

【制剂】 片剂:每片25 mg,50 mg。

【作用机制】 本品是在研究五味子降转氨酶作用基础上合成的五味子丙素类似物,能诱导肝微粒体细胞色素P450酶的活性,提高肝脏解毒功能,降低转氨酶。该药远期疗效尚欠满意,半年内反跳率约为50%,但继续服药仍然有效。疗程长、肝功能异常时间较长者易于反跳。

【禁忌证】 肝硬化患者禁用。慢性活动性肝炎慎用。

【相互作用】 与五味子制剂合用,降酶效果更好。

【不良反应】 ① 个别患者有口干、轻度恶心、胃部不适、皮疹,一般不影响治疗。② 有报道可引起黄疸、肝功能损害和症状加重,但停药后症状迅速消失,肝功能恢复正常。应引起注意。③ 偶有引起胆固醇增高。

【注意事项】 本品近期降ALT作用肯定,但停药后易于反跳,故需逐渐减量停药。需密闭、避光保存。

【患者用药指导】 慢性活动性肝炎患者在医师指导下用药。

多烯磷脂酰胆碱 Polyene Phosphatidylcholine

【商品名或别名】 必需卵磷脂，肝得健，强力肝得健，易善复，易善力，Phospholipids，Essentiale

【分类】 治疗学：肝脏疾病辅助药。

【指征和剂量】 适用于急性和慢性肝炎、肝硬化、肝脂肪变性、胆汁淤积、肝中毒症和预防胆结石的形成、放射治疗综合征以及肝、胆手术的前后。

口服：成人2粒，tid。静滴：5 ml加入5%葡萄糖注射液250～500 ml滴注，重症病例可用10～20 ml。

【制剂】 胶囊：每片含磷脂300 mg，维生素B_1、B_2、B_6、E各6 mg，维生素B_{12} 6 μg，烟酰胺30 mg。注射剂：每支5 ml(每支含重要磷脂250 mg，维生素B_6 2.5 mg，维生素B_{12} 10 μg，烟酰胺25 mg，泛酸钠1.5 mg)。

【药动学】 口服给药，90%以上的多烯磷脂酰胆碱在小肠被吸收，大部分被磷脂酶A分解为1-酰基-溶血磷脂胆碱，50%在肠黏膜立即再次酰化为多聚不饱和磷脂酰胆碱。此多聚不饱和磷脂酰胆碱通过淋巴循环进入血液，主要同肝脏的高密度脂蛋白结合。口服给药6～24 h后磷脂酰胆碱的平均血药浓度为20%。胆碱的半衰期为66 h，不饱和脂肪酸的半衰期为32 h。用^{3}H和^{14}C同位素标记，人体药动学研究发现，口服给药在粪便中的排泄率不超过5%。

【作用机制】 复方制剂，本品主要成分为"必需"磷脂，能使肝细胞膜组织再生，协调磷脂与细胞膜组织之间的功能，因而能有效地使肝脏的脂肪代谢、合成蛋白质及解毒功能等恢复正常。本品有良好的亲脂性，其有效成分结构与细胞膜磷脂基本相同，并含有大量的不饱和脂肪酸，能保护肝脏细胞结构及对磷脂有依赖性的酶系统，防止肝细胞坏死及新结缔组织增生，促使肝病恢复。

【禁忌证】 已知对本品所含任何一种成分过敏者、新生儿和早产儿禁用。妊娠3个月内慎用。

【不良反应】 无明显不良反应。在大剂量时偶尔会出现胃肠道功能紊乱，有腹泻症状。

【注意事项】 ① 静注需缓慢，如需稀释使用，只能以患者静脉血1∶1稀释，不能在注射器内加入其他药品。② 静注液必须用无电解质注射液稀释后使用，否则有沉淀物产生。③ 本品注射剂中含有苯甲醇，故不可用于新生儿和早产儿。

【患者用药指导】 ① 餐中用足够量的液体整粒吞服,不要咀嚼。② 如果仅仅忘记了一次剂量,可在下次服药时加倍。如果忘记服用一整天的剂量,就不要补服已错过的胶囊,而应该遵照医师的指导接着服用第 2 日的药物。

谷胱甘肽 Glutathione

【商品名或别名】 古拉定,泰德,泰特,Glutathione

【分类】 治疗学:治疗肝脏疾病辅助药。

【指征和剂量】 临床上用途广泛,可用于保护肝脏抑制脂肪肝的形成,也用于改善中毒性肝炎和感染性肝炎的症状、药物中毒、预防和治疗白细胞下降。

口服:成人 100 mg,tid。肌注或静滴:50～100 mg,bid。根据患者年龄和症状注意调整剂量。

【制剂】 注射剂:每支 50～100 mg。片剂:每片 100 mg。

【作用机制】 本品参与体内三羧酸循环及糖代谢、脂肪代谢;激活体内多种酶,从而促进碳水化合物、脂肪及蛋白质代谢,同时也能影响细胞的代谢过程,具有解毒、抗过敏、防止皮肤色素沉着等作用。

【相互作用】 不宜与下列药物混合使用:维生素 K_3、维生素 B_{12}、泛酸钙、乳清酸,以及抗组胺药物、长效磺胺和四环素。

【不良反应】 可有药疹、胃痛、恶心、呕吐等。

【注意事项】 溶解后的溶液立即使用,剩余药液不能再用。

【患者用药指导】 在用药过程中可能会有药疹、胃痛、恶心、呕吐等症状出现,如出现上述症状需至医院就诊。

甘草酸二铵 Diammonium Glycyrrhizinate

【商品名或别名】 甘利欣

【分类】 治疗学:治疗肝脏疾病辅助药。

【指征和剂量】 适用于伴有 ALT 升高的急、慢性病毒性肝炎的治疗。

口服:150 mg,tid。

【制剂】 片剂:每片 50 mg。

【药动学】 本品口服后从胃肠道吸收,其生物利用度不受胃肠道食物影响,本品具有肝肠循环,其体内过程复杂,给药后 8～12 h 血药浓度达峰值。该药及其代谢产物与蛋白质结合强，且其结合率受血浆蛋白的浓度影响，故血药浓度变化与肝肠循环和蛋白质结合有密切关系。约70%通过胆汁从粪便中排出，20%从呼吸道以二氧化碳形式排出，尿中原型排出约为2%。静注后有92%以上的药物与血浆蛋白结合，平均滞留时间为8 h，在体内以肺、肝、肾分布最高，其他组织分布很低。

【作用机制】 本品为中药甘草有效成分的第三代提取物，具有较强的抗炎、保护肝细胞膜及改善肝功能的作用。药理试验证明，小鼠口服能减轻因四氯化碳、硫代乙酰胺和D-氨基半乳酸引起的血清ALT及AST升高。

【禁忌证】 严重的低钾血症、高钠血症、高血压、心力衰竭、肾衰竭患者禁用。孕妇不宜使用。

【不良反应】 主要有纳差、恶心、呕吐、腹胀，以及皮肤瘙痒、荨麻疹、口干和水肿，心脑血管系统有头痛、头晕、胸闷、心悸及血压增高的表现。

【注意事项】 治疗过程中应定期检测血压，血清钾、钠浓度，如有高血压、血钠潴留、低血钾等情况应停药或适当减量。

【患者用药指导】 用药期间需定期复诊。如用药过程中头昏、头痛、心悸、胸闷或是乏力、纳差需及时至医院就诊。

葡醛内酯 Glucurolactone

【商品名或别名】 肝泰乐，肝太乐，克劳酸，葡醛酯

【分类】 治疗学：治疗肝脏疾病辅助药。

【指征和剂量】 ① 急、慢性肝炎，肝硬化等肝功能障碍。② 食物中毒及药物中毒等。③ 本品也是构成结缔组织和胶原的重要成分，因此也可用于治疗关节炎及胶原性疾病。

口服：成人100～200 mg，tid；5岁以下50 mg，5岁以上100 mg。肌注或静注：100～200 mg，qd。严重中毒性肝炎及药物中毒可加大剂量静注。

【制剂】 片剂：每片50 mg，100 mg。注射剂：每支100 mg，200 mg。

【作用机制】 本品进入体内后，在酶的催化下内酯环被打开，转变为葡糖醛酸而发挥作用，后者是体内重要的解毒物质，能与肝内和肠内的毒物结合成无毒的葡糖醛酸结合物而排出，亦可降低肝淀粉酶活性，阻止糖原分解，使肝糖原增加，肝脂肪贮量减少，故本品有保肝及解毒作用。

【不良反应】 偶有面红、轻微胃肠不适，减量或停药后即消失。

维丙胺 Diisopropylamine Ascorbate

【商品名或别名】 抗坏血酸二异丙胺,维丙肝

【分类】 治疗学:治疗肝脏疾病辅助药。

【指征和剂量】 适用于急、慢肝炎,脂肪肝和高脂血症等。

口服:成人 50～75 mg,tid,儿童酌减。肌注:80 mg,15～30 d 为 1 个疗程。

【制剂】 片剂:每片 50 mg。注射剂:每支 40 mg/ml,80 mg/ml。

【作用机制】 本品是我国研制的合成药,可使 ALT 下降,促进肝细胞功能恢复,尚有降血脂作用。

【不良反应】 偶有恶心、头晕等,静卧休息片刻即可恢复。可使血压下降,应注意观察。

【患者用药指导】 如有恶心、头晕等,需静卧休息,片刻即可恢复。如症状持续存在需至医院就诊。用药期间需监测血压。

肌苷 Inosine

【商品名或别名】 次黄嘌呤核苷,次黄嘌呤核甙,肌苷(A),肌苷(B),Hypoxanthine Riboside

【分类】 治疗学:治疗肝脏疾病辅助药。

【指征和剂量】 ① 急、慢性肝炎,肝硬化,肝功能衰竭。② 各种原因引起的白细胞及血小板减少。③ 中心性视网膜炎视神经萎缩。④ 冠心病、心肌梗死、风湿性心脏病、肺源性心脏病等心脏疾病。

口服:0.2～0.6 g,tid。静注或静滴:0.2～0.6 g,qd 或 bid。

【制剂】 片剂:每片 200 mg。注射剂:每支 100 mg/5 ml。

【作用机制】 本品为人体的正常成分次黄嘌呤核苷制剂,参与体内能量代谢和蛋白质合成。能直接透过细胞膜进入细胞体内,参与体内核酸代谢、能量代谢和蛋白质的合成。本品能活化丙酮酸氧化酶系,提高辅酶 A 的活性,使处于低氧状态下的细胞能顺利进行代谢,促使受损的肝细胞修复。此外,本品还可以刺激机体产生抗体,并提高肠道对铁的吸收。

【不良反应】 偶有胃部不适、轻度腹泻,静注可有颜面潮红、恶心、腹部灼热感。

【注意事项】 静滴可与葡萄糖、氯化钠、氨基酸、各种水溶性维生素等注射液混合使用,但不能与氯霉素、双嘧达莫、硫喷妥钠、乳清酸等注射液

配伍。

左旋多巴 Levodopa

【商品名或别名】 左多巴，美多芭，思利巴，西莱美，息宁控释片

【分类】 治疗学：治疗肝脏疾病辅助药。

【指征和剂量】 临床除了用于肝性脑病的治疗外，也用于震颤性麻痹、精神病、溃疡病、脱毛症、溢乳等。

口服：成人 2～5 g 溶于 100 ml 生理盐水中，鼻饲或口服，亦可保留灌肠，qd。静滴：300～400 mg 加于 5%葡萄糖 500 ml 内滴注，qd，清醒后减至 200 mg/d 继用 1～2 d。

【制剂】 片剂：每片 0.25 g。注射剂：每支 100 mg，500 mg。

【作用机制】 肝性脑病的发生与胺类进入中枢形成假性递质和中枢的递质不足，影响中枢神经冲动和传导有关。左旋多巴可以通过血脑屏障转化为多巴胺，从而改善中枢神经冲动的传导，恢复中枢神经的功能。

【相互作用】 与维生素 B_6 同时使用可降低左旋多巴的疗效，因维生素 B_6 为脱羧酶辅基，能使左旋多巴在外周脱羧，成为多巴胺，后者难以进入脑中。与氯丙嗪合用其疗效下降，因氯丙嗪可阻断多巴胺受体。

【不良反应】 可引起胃肠道反应和导致上消化道出血。偶有不安、失眠和幻觉等反应，以及心律失常、体位性低血压、自身免疫形成等；青春前期使用可使第二性征发育过度；长期应用对肝脏有损害，可发生黄疸、转氨酶升高等。

强力宁注射液

【商品名或别名】 强力新，Potenline

【分类】 治疗学：治疗肝脏疾病辅助药。

【指征和剂量】 可用于急性、慢性迁延性和慢性活动性肝炎和早期肝硬化，亦可用于过敏性疾病。

静滴：成人 40～80 ml 加入 10%葡萄糖液 250～500 ml 中，qd。

【制剂】 注射剂：每支 20 ml。

【作用机制】 本品由甘草酸单胺、L-半胱氨酸、甘氨酸配伍制成。能使血清中干扰素量增加，减轻肝细胞变性坏死，抑制肝纤维化形成，促使肝细胞恢复及降低转氨酶。尚有解毒、抗炎、抗过敏等多种作用。

【不良反应】 偶有出现胸闷、口渴、低血钾及血压升高,停药后可消失。

【注意事项】 长期使用,应监测血钾及血压变化。

肝炎灵注射液

【分类】 治疗学:治疗肝脏疾病辅助药。

【指征和剂量】 用于急、慢性病毒性肝炎的治疗,尤其是乙型慢性活动性和迁延性肝炎的治疗。

肌注:35 mg,qd 或 bid,2～3 个月为 1 个疗程。

【制剂】 注射剂:每支 35 mg/2 ml。

【作用机制】 本品是从豆类植物山豆根的根茎中提取的有效成分苦参碱制剂。具有消炎、解毒、止痛等功效,亦可能使损伤的肝组织变性和坏死减轻,促使肝细胞再生修复以及降低转氨酶。

【不良反应】 少数患者出现口咽干燥、轻度头晕及注射局部疼痛等。

茵栀黄

【分类】 治疗学:治疗肝脏疾病辅助药。

【指征和剂量】 临床用于急性肝炎、慢性肝炎及重症肝炎的治疗。

肌注:成人 2～4 ml,qd。静滴:10～20 ml 溶于 10% 葡萄糖注射液 250～500 ml 中。通常先静注,症状缓解后改为肌注。口服:3～6 g,tid。

【制剂】 注射剂:每支 2 ml,含茵陈提取物 12 mg,栀子提取物 6.4 mg,黄芩苷 40 mg。颗粒剂:每袋 3 g。

【作用机制】 本品由茵陈、栀子、黄芩、银花等提取物制备,有清热、解毒、利湿以及退黄和降低转氨酶等作用。

【注意事项】 本品如有结晶或固体析出,可用沸水温热溶解后使用。

苦黄注射液

【分类】 治疗学:治疗肝脏疾病辅助药。

【指征和剂量】 适用于因湿热内蕴、胆汁外溢、黄疸胁痛、乏力、食欲缺乏等症;湿热蕴毒而引起的黄疸型病毒性肝炎患者的退黄。

静滴:30 ml 加入 5%～10% 葡萄糖注射液 500 ml 中静滴,qd,15 d 为 1 个疗程,可反复注射。

【制剂】 注射剂:每支 10 ml。

【作用机制】 本品主要成分为苦参、大黄等，有清热利湿、疏肝退黄的功效。

【禁忌证】 严重心、肾功能不全者慎用。

【不良反应】 偶见注射局部有一过性潮红；个别患者有轻度消化道症状。

【注意事项】 使用剂量宜逐日增加，第 1 日 10 ml，第 2 日 20 ml，第 3 日可 30～60 ml。滴速 30 滴/min，不宜过快。滴速快时，可致头昏、心慌，减慢滴速症状可消失。

马洛替酯 Malotilate

【商品名或别名】 慢肝灵，马洛硫酯，Kantec

【分类】 治疗学：治疗肝脏疾病辅助药。

【指征和剂量】 用于慢性肝炎、肝硬化代偿期和晚期血吸虫病等慢性肝病有低白蛋白血症者。

口服：成人 200 mg，tid，饭后服。体重在 50 kg 以下者 400 mg/d。

【制剂】 片剂：每片 100 mg。

【作用机制】 本品能促进 RNA 的合成而增加肝细胞蛋白质的合成，提高肝脏储备能力，被称为肝蛋白质代谢改善剂。尚可抑制肝纤维化进展，对四氯化碳等引起的动物肝损害有保护作用，从而能减轻肝细胞的坏死和改善肝功能。

【禁忌证】 对本品过敏者、孕妇及小儿禁用。哺乳期妇女用药时应停止授乳。

【不良反应】 少数有食欲不振、恶心、呕吐、腹胀、腹泻、嗜睡等，偶有皮疹或皮肤瘙痒。偶见红细胞、白细胞减少、嗜酸粒细胞增加，AST、ALT 升高，罕见胆红素和甲胎蛋白升高。

【注意事项】 服药期间需复查血常规、肝功能指标。

【患者用药指导】 用药期间需定期至医院复诊。

泛癸利酮 Ubidecarenone

【商品名或别名】 能气朗，辅酶 Q_{10}，Coenzyme Q_{10}，辅辛，合夫

【分类】 治疗学：治疗肝脏疾病辅助药。

【指征和剂量】 临床作为综合免疫治疗，用于急、慢性肝炎，亚急性肝

坏死以及慢性乙型肝炎抗原血症,也用于癌症的辅助治疗。

口服：10 mg,tid。

【制剂】 片剂：每片 5 mg,10 mg。

【作用机制】 本品是细胞代谢和细胞呼吸的激活剂。具有抗氧化作用,能保护和恢复生物膜的完整性以及增强机体的免疫功能。

聚肌胞 Polyinosinic Cytidylic Acid

【商品名或别名】 Poly I：C

【分类】 治疗学：治疗肝脏疾病辅助药。

【指征和剂量】 适用于慢性迁延性肝炎、慢性活动性肝炎、单纯疱疹、带状疱疹、扁平疣、寻常疣、病毒性角膜炎等。

肌注：成人 2 mg,每 3 日 1 次。儿童酌减。

【制剂】 注射剂：每支 2 mg/ml。

【作用机制】 本品为双链多肌苷酸-多聚胞苷酸聚合物的灭菌水溶液。具有调节免疫功能和广谱抗病毒作用。

【禁忌证】 孕妇忌用。

葫芦素片

【分类】 治疗学：治疗肝脏疾病辅助药。

【指征和剂量】 适用于急、慢性活动性肝炎的治疗,原发性肝癌的辅助治疗。

口服：成人治疗肝炎 0.1～0.3 mg,tid,饭后服用。治疗肝癌 0.3～0.6 mg,tid,儿童用量酌减。

【制剂】 片剂：每片 0.1 mg。

【作用机制】 本品系中药甜瓜(cucumismelo)蒂中提取的葫芦素 B、瓜蒂素等保肝有效成分制成。具有退黄、降转氨酶、改善蛋白质代谢、防止肝细胞变性坏死、抑制肝纤维增生等作用,以及可能具有抗肝癌作用。

【禁忌证】 孕妇和严重溃疡病患者慎用。

【不良反应】 少数有恶心、胃部不适、腹泻等轻度胃肠道反应。

香云片

【分类】 治疗学：治疗肝脏疾病辅助药。

【指征和剂量】 临床可用于慢性肝炎、早期肝硬化等，以及作为抗肿瘤的辅助治疗。

口服：成人 5 片，tid。

【作用机制】 本品系真菌香菇与云芝的多糖制剂，具有免疫调节和降低转氨酶的作用。

云芝多糖

【分类】 治疗学：治疗肝脏疾病辅助药。

【指征和剂量】 用于慢性肝炎、抗肿瘤及老年免疫功能低下者。

口服：0.5～1.0 g，tid。

【制剂】 片剂：每片 0.5 g。

【作用机制】 本品是杂色云芝的菌体提取物，主要成分为具有生理活性的蛋白多糖物质。使用无任何不良反应。具有抗肿瘤和增强免疫功能。

云芝肝泰冲剂

【分类】 治疗学：治疗肝脏疾病辅助药。

【指征和剂量】 主要用于乙型迁延性肝炎和慢性活动性肝炎。可用于肝癌及多种肿瘤的辅助治疗，也可用于慢性支气管炎。

冲剂：5 g，开水冲服，bid 或 tid。

【作用机制】 本品系多孔菌科真菌"云芝"的子实体提取的有效成分与适量蔗糖配制的一种冲剂。可使损伤的肝组织和坏死区修复，肝细胞糖原增加及降低转氨酶，并具有提高免疫功能的作用。

硫普罗宁 Tiopronin

【商品名或别名】 凯西莱，诺宁，巯丙甘，障眼明，治尔乐，Capen，Epatiol

【分类】 治疗学：治疗肝脏疾病辅助。妊娠分类：X。

【指征和剂量】 用于治疗病毒性肝炎、酒精性肝炎、重金属中毒性肝炎、脂肪肝及早期肝硬化。

用量：① 肝脏疾病患者：口服 100～200 mg，tid，饭后服用，连服 12 周，停药 3 个月后继续下 1 个疗程。② 急性病毒性肝炎患者：口服 200～400 mg，tid，连用 1～3 周。③ 重金属中毒：100～200 mg，bid。

【制剂】 片剂：每片 100 mg。注射剂：每支 100 mg。

【药动学】 给大鼠口服硫普罗宁，自尿中排泄量较低(0.015%)，静注后尿中排泄量则明显增高(22.35%)。静注后血中水平高，至 30 min 均可检出；口服后 60 min 血浆达高峰，直至 120 min 可检出。在人体口服、肌注后，尿中排泄量相近(肌注为 10%～12%，口服为 15.47%)，但肌注后排泄时间延长，需 8～24 h，血浆水平也较口服为高。

【作用机制】 对于多种类型肝损害有修复作用，并能保护肝线粒体结构、促进肝细胞再生，从而对肝组织、细胞具有保护作用。本品还能促进重金属 Hg、Pb 从胆汁、尿、粪便中排出，降低其肝肾蓄积量，保护肝功能和多种物质代谢酶，具有解毒作用。

【禁忌证】 对本品有过敏史的患者，妊娠期、哺乳期妇女及儿童禁用。

【不良反应】 ① 偶有皮疹、皮肤瘙痒、发热等过敏反应。② 偶有食欲缺乏、恶心、呕吐、腹痛、腹泻等消化道反应，罕见味觉异常。

【注意事项】 如患者出现恶心、呕吐、腹泻和食欲减退等胃肠道反应时，应减量或停服。

【患者用药指导】 重症肝炎或伴有高度黄疸、顽固性腹水、消化道出血、合并糖尿病、肾功能不全的患者应在医师指导下使用；在用药过程中如有恶心、呕吐、腹泻和食欲减退等胃肠道反应时，需至医院复诊。

水飞蓟宾 Silibini

【商品名或别名】 益肝灵，利肝素，西利马灵，利肝隆，Silybin，Silymarin，Galon

【分类】 治疗学：治疗肝脏疾病辅助药。

【指征和剂量】 ① 用于各种类型的急性肝炎、慢性迁延性肝炎、慢性活动性肝炎、早期肝硬化。② 用于中毒性肝损害等。③ 用于脂肪肝及淤胆引起的肝损害。

口服：成人 70～140 mg，tid。症状改善后用维持量 35～70 mg，qd。3 个月为 1 个疗程。

【制剂】 片剂：每片 35 mg。

【药动学】 静注后 48 h 约排出给药量的 8%。口服后 48 h 排出给药量的 20%，其中 80%以代谢物形式由胆汁排出，其余大部分以原型由尿排出。

【作用机制】 本品系中草药水飞蓟种子提取分离的一种黄酮类化合

物。具有稳定和保护肝细胞膜的作用，能对抗各种中毒引起的肝损害，促进受损肝细胞膜的复原，改善肝功能，并有利胆、抗X线作用。

【相互作用】 本品与联苯双酯联合应用，可加强其降酶作用。

【不良反应】 偶有恶心、头晕现象。

美他多辛 Metadoxine

【分类】 治疗学：治疗肝脏疾病辅助药。

【指征和剂量】 临床适用于急性和慢性酒精中毒、酒精性肝病。

口服：成人500 mg，tid；肌注：300 mg，qd或bid。治疗脂肪肝通常肌注600 mg/d，连用30 d，然后口服1 500 mg/d，连用30 d。

【制剂】 片剂：每片0.25 g。

【作用机制】 本品对酒精性肝病的生化机制有积极作用，可使肝脏ATP浓度和肝细胞内氨基酸转运增加，能抑制酒精性脂肪肝的形成。能加速血浆及尿中乙醇及乙醛的清除。

齐墩果酸 Oleanolic Acid

【商品名或别名】 庆四素，Caryophyllin

【分类】 治疗学：治疗肝脏疾病辅助药。

【指征和剂量】 适用于急、慢性肝炎。

口服：用于急性黄疸型肝炎，成人30 mg，tid。慢性肝炎：成人50 mg，qid，可连续服用1～3个月。儿童酌减。

【制剂】 片剂：每片10 mg。

【作用机制】 本品系中药女贞子提取的五环三萜类化合物，能减轻肝细胞的变性坏死及炎症反应，并有抑制纤维组织增生和促进肝细胞再生作用及降低血清转氨酶。

【不良反应】 少数有口干、腹泻、上腹部不适。个别出现血小板轻度减少，停药后可回升。

【注意事项】 本药作为保肝药剂量不宜过大。

乳果糖 Lactulose

【商品名或别名】 半乳糖苷果糖，杜秘克，杜必克

【分类】 治疗学：治疗肝脏疾病辅助药。妊娠分类：B。

【指征和剂量】 ① 治疗高血氨引起的急、慢性肝性脑病：口服，成人20～30 ml，bid 或 tid，饭后服用，小儿酌减。② 治疗习惯性便秘：20～40 ml，bid，小儿酌减。③ 作为促生素(使肠腔内的 pH 值降低，改变肠腔内的菌群，利于正常菌群生存)。④ 治疗内毒素血症和炎症性肠病的辅助用药。

【制剂】 溶液剂：每瓶 100 ml，300 ml(含量：50%以上)。溶液剂：每袋 15 ml。

【作用机制】 本品为一合成的双糖，含有一分子半乳糖和一分子果糖。口服后，小肠内缺乏双糖酶故不被水解，到达结肠被细菌分解为乳酸和醋酸，使结肠内呈酸性，肠内 NH_3 转变为不易被吸收的 NH_4^+ 而从肠道排出，使血氨减少。当 pH 值降低到 5.0 以下时，不但不被肠黏膜吸收，血氨反而向肠腔弥散，使血氨进一步降低，因而防治肝性脑病有效，有主张作为常规使用；由于在小肠内不分解和不吸收，以及在结肠分解的酸均使肠腔内渗透压增高，还刺激肠蠕动，因而产生缓泻作用，亦可用于慢性便秘。

【禁忌证】 禁用于对本品过敏者，阑尾炎、胃肠道梗阻、不明原因的腹痛患者，对本品不耐受者，糖尿病或低糖饮食者，以及尿毒症或糖尿病酸中毒患者。

【相互作用】 ① 如与新霉素合用，可提高疗效。因为新霉素可以抑制肠道细菌，因而降低肠道氨的产生。而分解乳果糖的菌群为类杆菌属，对新霉素耐药。新霉素作用发挥快，但乳果糖较安全，宜于长期维持治疗。② 本品与抗酸药合用时，可使肠内 pH 值升高，降低本品的疗效，不宜合用。

【不良反应】 ① 剂量过大可发生渗透性腹泻、腹痛、腹胀、恶心、呕吐、饱胀、肠绞痛。② 过量可致腹泻，故剂量应个体化，用药剂量以保持每日 2～3 次软便，以及大便酸碱度保持在 pH 值为 5.5 左右为宜。③ 对于过分限制水分摄入的患者，可引起脱水、高钠血症和肾前性氮质血症。慢性腹泻也可加剧低钾血症，并由此而降低疗效。

【注意事项】 如果大便次数较多，伴有四肢乏力需至医院就诊，检查血钾，防止慢性腹泻导致低血钾。

15 氨基酸注射液 15 - Aminoacid Injection

【商品名或别名】 肝安注射液

【分类】治疗学：治疗肝脏疾病辅助药。

【指征和剂量】 适用于肝硬化、重症肝炎、肝性脑病。

静滴：成人 250～500 ml，qd。用 10％等量葡萄糖注射液串联或并联后经外周静脉缓慢滴注。总量不超过 750 ml/d。

【制剂】 输液剂：每瓶 250 ml。

【作用机制】 本品系由 15 种 L 型结晶氨基酸配制，含较高浓度的支链氨基酸和较低浓度的芳香氨基酸及色氨酸。输入本品后能迅速提高支链氨基酸浓度，纠正血浆氨基酸谱的紊乱，改善肝性脑病精神症状，同时也为肝性脑病患者提供可以耐受的蛋白质营养成分，改善营养状况。

【禁忌证】 严重肾衰竭、先天性氨基酸代谢障碍和氨基酸过敏者禁用。

【不良反应】 滴速控制在 40 滴/min 以内为宜，防止输液过快引起恶心、呕吐等不良反应。

谷氨酸钠 Sodium Glutamate

【商品名或别名】 麸氨酸钠

【分类】 治疗学：治疗肝脏疾病辅助药。

【指征和剂量】 临床除了肝性脑病外，还用于代谢性酸中毒、神经衰弱、精神分裂症和癫痫的辅助治疗。

静滴：成人 17.25～23 g 加入 10％葡萄糖 1000 ml 中静滴，qd，24 h 内不超过 23 g。为保持电解质平衡可与谷氨酸钾按 3∶1 或 2∶1 混合应用。如腹水或低钾者可按 1∶1 应用。

【制剂】 注射剂：每支 5.75 g/20 ml。

【作用机制】 在 ATP 供能情况下，本品能与血氨结合成无毒的谷氨酰胺，使血氨下降，减轻肝性脑病症状。本品还参与脑组织蛋白质和糖的代谢，促进氧化过程，增加能量供应，改善中枢神经系统的功能。

【禁忌证】 少尿及肾功能不全者慎用或忌用。大量腹水者慎用，碱血症者慎用。

【相互作用】 不宜与碱性药物合用。与抗胆碱药合用有可能减弱后者的作用。

【不良反应】 滴速不宜过快，可引起面部潮红、呕吐等。

【注意事项】 目前有人主张肝性脑病不常规应用本品，因为多数肝性脑病患者存在呼吸性碱中毒或伴有代谢性碱中毒，本品过量反而加重碱中毒;滴速不宜过快,少尿、无尿患者或肾功能不全者慎用或忌用。用药期间应注意电解质平衡,检查二氧化碳结合力及钾、钠、氯含量。大剂量可导致严重的碱血症及低钾血症。

谷氨酸钙 Calcium Glutamate

【分类】 治疗学:治疗肝脏疾病辅助药。

【指征和剂量】 临床用于肝性脑病、神经衰弱、脑外伤,亦可用于精神分裂症、癫痫小发作及中毒性精神病等的辅助治疗。

静注:成人 1 g 加入 50% 葡萄糖液 20～40 ml 中缓慢静注,qd 或 bid。如抢救肝性脑病缺钙患者,可加在谷氨酸钠或谷氨酸钾中应用。

【制剂】 注射剂:每支 1 g/10 ml。

【作用机制】 兼有谷氨酸与钙离子的作用,能保持神经肌肉的正常兴奋性。

【相互作用】 忌与洋地黄同时应用。

【不良反应】 注射过快可引起恶心、全身灼热、胃部不适感。

精氨酸 Arginine

【商品名或别名】 胍氨酸戊酸,盐酸精氨酸,Argivene,Guanidineamino Valeric Acid

【分类】 治疗学:治疗肝脏疾病辅助药。妊娠分类:B。

【指征和剂量】 临床上主要用于血氨增高引起的肝性脑病,对伴有碱中毒及忌用谷氨酸钠的患者最为适宜。

静滴:成人 15～20 g,加于 10% 葡萄糖 100 ml 内缓慢注入,4 h 以上;小儿视病情而定。

【制剂】 注射剂:每支 5 g/20 ml。

【作用机制】 精氨酸可参加鸟氨酸循环,能促使体内尿素的生成,故可以减少体内氨的贮积而使血氨下降。

【禁忌证】 对本药过敏、肾功能损害及无尿时、酸中毒患者禁用,暴发性肝功能衰竭者体内缺乏精氨酸酶者不宜使用。糖尿病患者慎用。

【相互作用】 与乙酰谷酰胺联合应用可增强祛氨作用。

【不良反应】 滴速过快可引起流涎、呕吐、面部潮红等。滴速减慢后可缓解。

【注意事项】 本品可引起高氯酸血症，故大剂量应用要防止酸中毒。

肝细胞生长因子 Hepatocyte Growth Factor

【商品名或别名】 肝细胞生长素，HGF

【分类】 治疗学：治疗肝脏疾病辅助药。

【指征和剂量】 适用于各类急、慢性病毒性肝炎，尤其重症肝炎，也可用于肝脏手术后、肝脏机械性损伤和中毒性肝损害。

肌注：成人 20 mg，qd，重症肝炎和中毒性肝损害，40 mg，bid，一般疗程为 30 d，慢性肝炎疗程可达 90 d。

【制剂】 冻干制品，每瓶含量 10 mg，20 mg。

【作用机制】 本品从胚胎肝脏中提取纯化制备而成，是一种能促进肝细胞再生的小分子多肽物质。可刺激肝细胞 DNA 合成，促进损伤的肝细胞线粒体、粗面内质网恢复，使肝细胞再生，还能改善库普弗细胞吞噬功能，降低内毒素，抑制肿瘤坏死因子活性和 Na^+－K^+－ATP 酶活性抑制因子活性，减轻肝损害。同时具有降低转氨酶、血清胆红素和缩短凝血酶原时间的作用。也有抗肝脏纤维化的作用。

【禁忌证】 过敏体质者慎用。

【不良反应】 本品不良反应较少，但是有时会出现皮疹、低热，偶见过敏性休克。

【注意事项】 本品系淡黄色透明液体，有沉淀、混浊，安瓿破裂禁止使用；必须在－10℃以下冻存，现用现溶。

十二、利胆类药

熊去氧胆酸 Ursodeoxycholic Acid

【商品名或别名】 优思弗，Ursofalk，Ursacol，Ursochol

【分类】 化学：胆酸类衍生物。治疗学：溶石利胆药。妊娠分类：B。

【指征和剂量】 ① 溶解胆结石：200～300 mg，bid，疗程最短 6 个月，6 个月后影像学检查无效者可停药。如结石部分溶解，可以继续服药至完全溶解。② 利胆：50 mg，tid，进餐时服用。③ 预防肝移植急性排斥反应：10 mg/(kg・d)，疗程为 6 个月。宜同时应用抗胸腺细胞球蛋白、硫唑嘌呤和激素等药物，在肾功能稳定时口服环孢素。④ 胆汁反流性胃炎：

100 mg,tid,1个疗程为2周,可连续服用至症状消失。

【制剂】 胶囊：每粒250 mg。

【药动学】

给药途径	起始时间	峰值时间	维持时间
口服	不详	1 h,3 h	8 h

【作用机制】 本品长期服用可增加胆汁酸的分泌,同时导致胆汁酸成分的变化,使本品在胆汁中的含量增加。它能显著降低胆汁中胆固醇及胆固醇酯的物质的量和胆固醇的饱和指数,从而有利于结石中胆固醇的溶解。如与鹅去氧胆酸合用,作用大于两药的相加作用。本品能促进胆汁中固体成分的分泌;能松弛肝胰壶腹括约肌,产生排胆作用;能减少肝脏脂肪,具有解毒作用;能促进肝糖原的蓄积,抑制肝脏、肌肉中乳酸生成;更能抑制消化酶及消化液的分泌;在胃内可以使去氧胆酸、石胆酸的浓度明显降低,因此后两者对胃黏膜的损害大大减少。本品为肠肝循环药物,口服以后主要由回肠迅速吸收,在肝内与甘氨酸或牛磺酸结合,从胆汁中排入小肠,参加肠肝循环。由于仅有少量药物进入血液循环,因此血药浓度很低。本品的治疗作用与其在胆汁中的药物浓度有关,而与血药浓度无关。

【禁忌证】 孕妇及胆道完全梗阻、严重肝肾功能减退、糖尿病、溃疡病、肠炎患者忌用。

【相互作用】 含氢氧化铝的制酸剂或考来烯胺与本品同时服用可影响本品的吸收。口服避孕药可影响本品的疗效。

【不良反应】 腹泻、上腹部不适、胰腺炎、一过性血ALT增高、头痛、心动过缓、瘙痒等。

【注意事项】 应用本品治疗胆结石时,病例选择十分重要。对胆囊功能基本正常、结石直径在5 mm以下、X线能透过及非钙化型的浮动胆固醇性结石疗效较好。结石大小与溶石的成功率相关,直径小于5 mm者为70%,5～10 mm者为50%。本品不能溶解胆色素性结石、混合性结石及不透X线的结石。

【患者用药指导】 在应用过程中应复查血常规和肝功能。如在治疗胆结石过程中有反复胆绞痛发作,症状无改善甚至加重或出现明显结石钙化时,应终止治疗,并行外科手术治疗。

去氢胆酸 Dehydrocholic Acid

【商品名或别名】 脱氢胆酸，Dehydrocholin

【分类】 化学：胆酸类衍生物。治疗学：消炎利胆药。

【指征和剂量】 适用于慢性胆囊炎、胆石症、胆道运动功能障碍、胆囊切除术后综合征、胆汁淤积及胆道感染的预防。

口服：0.25～0.5 g，tid。或静注 0.5 g/d，以后根据病情增加至 2.0 g/d。

【制剂】 片剂：每片 0.25 g。注射剂：每支 0.5 g/10 ml，1 g/5 ml，2 g/10 ml。

【作用机制】 本品可以促使肝脏分泌黏度较低的胆汁，具有疏通胆道、利胆排石、防止逆行性胆道感染等作用，以及促进脂肪的消化和吸收。此外，本品还可以促进肝脏血流和胆红素的排泄。

【禁忌证】 胆道完全梗阻及严重肝、肾功能减退者，对本药过敏者忌用。

【相互作用】 本品不能增加口服维生素 K 的吸收。

【不良反应】 部分患者可有缓泻作用；此外，尚可见口干、皮肤瘙痒等。

【注意事项】 本品与阿托品或硫酸镁合用可试用于胆管小结石的排出。患者应及时服药。如有胆管小结石则宜先行内镜下乳头括约肌切开术，再用本药与阿托品或硫酸镁合用，以排出在内镜下尚未取出的小结石或泥沙状的胆管结石效果会更好。如用药期间需增加维生素 K 则以静脉内给予为宜。

【患者用药指导】 本品单用较少，常与其他消炎利胆类药物同用。

鹅去氧胆酸 Chenodeoxycholic Acid

【商品名或别名】 鹅脱氧胆酸，Chendal，Chenodesoxycholanic Acid，Chenodex，CDCA

【分类】 化学：胆酸类衍生物。治疗学：溶石利胆药。妊娠分类：X。

【指征和剂量】 适用于胆囊功能良好的以胆固醇为主的结石或混合性结石的患者。

口服：0.25～0.5 g，tid，疗程一般为 1～2 年（溶解胆石）。

【制剂】 片剂：每片 250 mg。

【作用机制】 本品为熊去氧胆酸的异构体，溶石机制和功效与熊去氧胆酸基本相同。可以选择性地减少胆固醇的合成及分泌,使胆汁中的胆固醇由饱和状态变为不饱和状态,从而阻止胆结石的形成,并使已形成的胆固醇结石溶解。由于其服药量大,耐受性差,腹泻发生率高,并且对肝脏有一定的毒性,目前已较少使用。

【禁忌证】 孕妇及肠炎、肝病、急性胆囊炎、糖尿病患者忌用。余同"熊去氧胆酸"。

【相互作用】 与考来烯胺或含氢氧化铝的制酸剂合用时可影响本品的吸收。

【不良反应】 主要为腹泻、腹胀。长期服用可以引起肝功能异常,个别患者可诱发胆绞痛。少数患者出现皮肤瘙痒。

【注意事项】 本品主要用于预防和治疗胆固醇结石。病例选择十分重要。对胆囊功能基本正常、结石直径在 5 mm 以下、X 线能透过及非钙化型的浮动胆固醇结石有比较好的效果。本品对胆色素性结石、混合结石及不透 X 线的结石也有一定的疗效。

【患者用药指导】 由于应用本品疗程较长,在治疗中应定期检查肝功能和血常规,如肝功能不良或其他不良反应较严重,应终止服药,并行外科手术治疗。本品单用较少,常与熊去氧胆酸合用,可以明显增加疗效。

曲匹布通 Trepibutone

【商品名或别名】 胆胰宁,舒胆通,胆灵

【分类】 治疗学:解痉利胆、促进胰胆汁分泌药。妊娠分类:X。

【指征和剂量】 主要用于胆囊炎、胆石症、胆道运动障碍、胆囊切除术后综合征及慢性胰腺炎等。

口服:40 mg,tid,疗程 2~4 周。

【制剂】 片剂:每片 40 mg。

【作用机制】 本品为非胆碱能作用的平滑肌松弛剂,能强烈地有选择性地松弛胆道平滑肌,直接抑制肝胰壶腹括约肌的收缩,具有明显的解痉止痛作用而没有 M 受体阻断剂类药物的口干、发热、心悸及吗啡类所致的胆道压力增高等作用。此外,该药还可以促进胆汁及胰液的排泌,有利于改善食欲、消除腹胀。

【禁忌证】 孕妇、完全性胆道梗阻患者及对本品过敏者忌用。急性胰腺炎患者慎用。

【不良反应】 本品不良反应轻微。少数有轻微恶心、呕吐、食欲不振、腹泻,偶有一过性皮疹。

【注意事项】 胆囊炎、胆石症急性发作时,本药与其他消炎利胆类药物如抗生素等联合应用效果更好。本品宜餐后服用。

【患者用药指导】 本品安全性较好,可以长期服用。如果症状不重,也可以单用本品。

腺苷蛋氨酸 Ademetionine

【商品名或别名】 思美泰,Transmetil,SAME,SD4

【分类】 化学:甲硫氨基酸的活性代谢产物。治疗学:保肝利胆药。

【指征和剂量】 主要用于急慢性肝炎、酒精性肝病、妊娠性肝病、自身免疫性肝病、肝硬化及各种病因引起的肝内胆汁淤积;也可以用于治疗抑郁症、骨关节炎等。

初始治疗:500～1 000 mg/d,静滴、静推或肌注,共 2～4 周。维持治疗:500～1 000 mg/d,口服。

【制剂】 片剂:每片 500 mg。注射剂:每支 500 mg。

【作用机制】 ① 本品是甲硫氨基酸的活性代谢产物,是存在于人体所有组织和体液中的一种生理活性分子。它作为甲基供体(转甲基作用)和生理性巯基化合物(如半胱氨酸、牛磺酸、谷胱甘肽和辅酶 A 等)的前体(转硫基作用)参与体内重要的生化反应。在肝内通过使质膜磷脂甲基化而调节肝脏细胞膜的流动性,通过转硫基反应可以促进解毒过程中硫化产物的合成。只要肝内本品的生物利用度在正常范围内,这些反应有助于防止肝内胆汁淤积。现已发现肝硬化时肝内本品的合成明显下降,因而削弱了防止胆汁淤积的正常生理过程,结果使肝硬化患者的甲硫氨酸血浆清除率下降,并造成半胱氨酸、谷胱甘肽和牛磺酸的利用度下降。这种代谢障碍还造成高甲硫氨酸血症,使发生肝性脑病的危险性增高。② 肝内胆汁淤积可并发于各种病因的急性和慢性肝病,此时胆汁分泌减少,因而造成经胆汁排泄的物质特别是胆红素、ALP、γ-GT 在血液中积聚。由于本品可以克服本品合成酶活性降低所致的代谢障碍,故可防止胆汁淤积。

【禁忌证】 对本品过敏者禁用。

【相互作用】 本品注射剂不可与碱性液体或含钙离子液体混合,不可与高渗溶液(如 10%葡萄糖溶液)配伍使用。

【不良反应】 偶有昼夜节律紊乱及过敏反应。

【注意事项】 注射用粉针剂须在临用时用所附溶剂溶解。静注必须缓慢。静滴本品前后如需使用其他药物,则应两药之间用生理盐水冲洗输液皮条以免本品与其他药物混合而发生反应。口服片剂因系肠溶片,必须整片吞服,不得嚼碎,也不得与碱性药物同服。为使本品更好地吸收和发挥作用,建议在两餐之间服用。对本品特别敏感者,偶尔可引起昼夜节律紊乱,睡前服用催眠药可以减轻此症状。

【患者用药指导】 有血氨增高的肝硬化患者,必须在医师的指导下使用本品,并注意血氨变化。

硫酸镁 Magnesium Sulfate

详见“导泻药”。

茴三硫 Anethol Trithione(Felviten)

【商品名或别名】 胆维他,环戊硫酮

【分类】 治疗学:消炎利胆药。

【指征和剂量】 适用于胆囊炎、胆石症、急性和慢性肝炎等。

口服:25~50 mg,tid。

【制剂】 片剂:每片 25 mg。

【作用机制】 本品可以促进胆汁、胆酸和胆色素的分泌,并能直接作用于肝细胞增强肝脏的解毒功能;能促进肝内胆固醇分解为胆酸,故有降低胆固醇作用,还能促进尿素的生成和排泄,具有明显的利尿作用。

【禁忌证】 胆道完全梗阻者禁用。

【不良反应】 长期服用可以引起甲状腺功能亢进。少数可见荨麻疹样红斑,停药后可消失。

【注意事项】 本品适用于伴肝功能损害的胆囊炎及胆结石。长期服用本品者应定期进行甲状腺功能检查,如有异常即停药,换用其他消炎利胆药物。

【患者用药指导】 本品不良反应小,可以长期服用,但需要定期检查肝功能。

亮菌甲素 Armillarisin A

【商品名或别名】 假蜜环菌甲素

【分类】 治疗学：消炎利胆药，增强免疫功能。

【指征和剂量】 适用于急性胆囊炎、慢性胆囊炎急性发作、病毒性肝炎及慢性胃炎。

① 消炎利胆：肌注 1～2 mg，bid。急性症状控制以后改为 2～4 mg/d，一般 7～10 d 为 1 个疗程。② 病毒性肝炎：肌注 2 mg，bid，1 个月为 1 个疗程。③ 慢性胃炎：口服 10 mg，tid，2～3 个月为 1 个疗程。

【制剂】 片剂：每片 5 mg。注射剂：每支 1 mg/2 ml。

【作用机制】 本品由亮菌即环菌属假蜜环菌中提取或人工合成。本品有促进胆汁分泌的作用，对胆管括约肌有明显的解痉作用。此外，本品还有促进免疫功能及增强吞噬细胞的吞噬作用。

【禁忌证】 胆道完全梗阻及对本药过敏者忌用。

【注意事项】 本品单用效果不好，如胆道有部分梗阻则首先解除胆道梗阻。用于病毒性肝炎及慢性胃炎时宜与其他药物联合应用。

单辛精 Monooctanoin

【分类】 治疗学：溶石利胆药。妊娠分类：D。

【指征和剂量】 用于治疗残余的胆固醇结石。

灌注疗法：通过手术后置 T 型管于胆管内或经皮肝穿刺置管于胆管内，也可行内镜下逆行胰胆管造影置鼻胆引流管。经引流管内连续灌注给药，灌注压力不超过 1.47kPa，在 0.98kPa 的压力下灌注速率控制在 3.0～5.0 ml/h，灌注液温度应保持在 16～27℃，疗程 7～21 d。

【制剂】 灭菌溶液：每瓶 120 ml。

【作用机制】 本品为一种胆固醇溶解剂，溶解胆固醇结石的作用比胆酸钠大 2～5 倍，每毫升约能溶解胆固醇 120 mg。本品易被胰酶和其他消化性酯酶水解释放出脂肪酸，随之被吸收、代谢和排出。

【禁忌证】 黄疸、胆道感染、十二指肠溃疡及肠炎患者禁用。孕妇、哺乳期妇女及儿童慎用。

【不良反应】 常见有胃部不适、呕吐、腹痛等，此多与给药速度有关，完成治疗后 1 周内消失。

【注意事项】 本品只能用于胆固醇结石的溶石治疗，如 10 d 仍未见结石缩小,则应终止。本品为灭菌溶液,仅供胆道灌注,不宜口服及静脉给药。患者宜在医院内治疗。应定期造影观察引流管的位置及结石的大小。用餐时可以中断治疗,其他时间内应持续灌注给药。

【患者用药指导】 本品必须在医院内由医生置管后给予。不可自行用药,也不可口服及静脉内给药。

苯丙醇　Phenylpropanol

【商品名或别名】 利胆醇,Phenylcholon

【分类】 治疗学:解痉利胆排石药。妊娠分类:D。

【指征和剂量】 用于胆囊炎、胆道感染、胆石症、胆囊切除术后综合征和高胆固醇血症。

口服:0.1～0.3 g,tid。

【制剂】 胶丸:每粒 0.1 g。

【药动学】

给药途径	起始时间	峰值时间	维持时间
口服	30 min	不详	8～12 h

【作用机制】 本品可以促使胆汁分泌,口服 30 min 后可使胆红素、胆酸明显增加,并具有解痉及松弛胆管括约肌的作用,故能利胆排石、消退黄疸、帮助消化、增进食欲、促进胆固醇分解成胆汁酸而降低胆固醇。

【禁忌证】 胆道完全梗阻及严重肝损害、肝性脑病者忌用;对本药过敏者忌用。孕妇慎用。

【不良反应】 部分患者可有胃部不适,减药或停药后可以缓解。

【注意事项】 本品宜在餐后服用,如果疗程超过 3 周,服用剂量不宜超过 0.1～0.2 g/d。

考来烯胺　Colestyramine

【商品名或别名】 消胆胺,除胆树脂,Cuemid,Questran

【分类】 化学:四价铵阴离子交换树脂。治疗学:利胆药。

【指征和剂量】 可用于胆汁性肝硬化、肝内胆汁淤积、高胆固醇血症、慢性胆囊炎胆石症、卟啉沉着病及胆汁反流性胃炎等。

口服：4 g，tid，餐间服用。

【制剂】 粉剂：每包4.0 g。

【药动学】

给药途径	起始时间	峰值时间	维持时间
口服	肠内即刻作用	不吸收	8～12 h

【作用机制】 本品为苯乙烯型强碱性阴离子交换树脂，口服后不吸收，在肠内与胆酸结合，形成不被吸收的络合物，阻止胆汁酸的肠肝循环，并经肠道排出，可以降低血中胆盐和胆固醇浓度并缓解皮肤瘙痒。

【相互作用】 长期大量服用可以导致脂溶性维生素吸收不良。

【不良反应】 有异味，难吃。大剂量可导致腹泻，老年患者可致便秘。

【注意事项】 本品长期大剂量服用时必须注意补充脂溶性维生素，必要时可以静脉给予。

【患者用药指导】 本品系老药，在基层医院应用较广泛。大量使用时需注意脂溶性维生素的补充。必要时在医院内由医师指导下给予补充维生素。

非布丙醇 Febuprol

【商品名或别名】 舒胆灵，苯丁氧丙醇，Valbil，H33

【分类】 化学：丙醇类衍生物。治疗学：消炎利胆解痉挛药。妊娠分类：C。

【指征和剂量】 可用于急、慢性胆囊炎及胆系运动功能障碍、脂肪消化不良和高脂血症。

口服：0.1～0.2 g，tid。

【制剂】 片剂：每片50 mg。胶囊：每粒50 mg。

【药动学】 本品90%经胃肠道吸收，代谢率达99%，其中85%由胆汁排出，4%由尿排出。

【作用机制】 本品有明显的促进胆汁分泌的作用。动物实验证明，将本品注入大鼠十二指肠以后3 h内胆汁分泌可增加50%，并且本品刺激所分泌的胆汁中胆酸的质与量及胆汁中总固体浓度均无变化。此外，本品还具有松弛胆管平滑肌及胆管口括约肌、降低血清胆固醇含量的作用。

【不良反应】 部分患者可有一过性胃部不适。

【注意事项】 本品宜餐后服用吸收更好。与其他药物联合应用效果更好。本品虽无特殊的禁忌证,但胆道梗阻者仍不宜使用。

羟甲香豆素 Hymecromone

【商品名或别名】 胆通,Cantabiline

【分类】 治疗学:消炎利胆解痉镇痛药。

【指征和剂量】 用于胆囊炎、胆道感染、胆石症及胆囊切除术后综合征等。

口服:0.4 g,tid。复方胆通片(胶囊):含胆通、穿心莲、茵陈、大黄等。口服,2 片,tid。

【制剂】 片剂:每片 400 mg。胶囊:每粒 200 mg。

【作用机制】 本品为香豆素类衍生物。药理试验证明本品毒性低,可以促进胆汁生成量、解除胆管平滑肌和胆管口括约肌痉挛,加强胆囊收缩,有利于胆汁和胆总管内结石的排出和镇痛作用。

【禁忌证】 胆道完全梗阻、严重肝功能减退及对本药过敏者忌用。

【不良反应】 部分患者可有腹泻、腹胀、胸闷、头晕、皮疹。以上不良反应停药以后可以缓解。

【患者用药指导】 现常用复方胆通胶囊。如出现不良反应时应停药改用其他利胆药物。

保胆健素胶囊 Dyskinebyl Capsules

【分类】 治疗学:消炎利胆解痉降血脂药。

【指征和剂量】 适用于防治胆道感染、胆石症、胆汁性肝硬化、肝炎、肝炎后综合征、胆囊切除术后综合征、高胆固醇血症、胆道运动功能障碍、肝源性或胆源性血清胆红素、ALT、ALP 升高等。

口服:0.5 g,tid,餐前服用,可以酌情增加至 2.0～3.0 g/d。

【制剂】 胶囊:每粒 500 mg。

【药动学】

给药途径	起始时间	峰值时间	维持时间
口服	10～20 min	30～60 min	3～5 h

【作用机制】 本品为一复方的液体状半透明胶囊制剂，发挥药理作用的主要成分为双羟二丁基乙醚。本品可促进胆汁迅速、大量、持久地分泌，并可有效地减轻胆道系统的炎症水肿及其所致的胆汁反流，恢复胆道通畅。本品尚有松弛肝胰壶腹括约肌的作用，有助于胆汁排入小肠，而无促胆囊收缩作用。动物实验表明，本品对胃及小肠平滑肌仅在大剂量(200～400 mg/kg)时才有轻微的收缩反应。对幽门括约肌有收缩作用，可防止十二指肠内容物反流至胃内。本品有很强的分泌胆汁的作用，使胆道系统内胆汁不断更新，胆石不易形成，并可因胆酸的增加使胆固醇的酯化增加，减少了胆固醇结石的产生，并通过利胆作用对胆道系统具有机械冲刷作用，促使泥沙样结石及术后残留结石排出。此外，本品有保肝、降低血清胆固醇、增强胆囊的显影效果以及提高胆汁内抗生素浓度等作用。

【禁忌证】 胆道完全梗阻及严重肝功能减退者忌用。青光眼及严重前列腺增生者慎用。

【相互作用】 本品不能增加口服维生素 K 的吸收。

【不良反应】 偶有尿频、尿量增多、尿色加深等，这与胆红素或尿胆素排出增多有关。

【注意事项】 本品对于结石直径大于 1 cm 以及钙化性结石效果较差，宜进行综合治疗。

【患者用药指导】 严重肝病患者出现出血症状时应停用本品改用其他利胆药。

爱活胆通 Hitrechol

【分类】 治疗学：溶石利胆药。妊娠分类：X。

【指征和剂量】 适用于胆石症的溶石利胆。

口服：100 mg，tid，餐后服用，必要时 600 mg/d。

【制剂】 胶囊：每粒 100 mg。

【作用机制】 本品为复方植物药，主要成分为常春藤有效成分提取物，专用于治疗胆结石。本品具有溶解胆石的作用。

【禁忌证】 孕妇忌用。

【注意事项】 本品对于胆结石，特别对早期胆固醇结石、孤立性结石、混合性胆固醇结石疗效更为满意。

胆舒胶囊

【分类】 治疗学：溶石利胆药。妊娠分类：X。

【指征和剂量】 主要用于慢性结石性胆囊炎、慢性胆囊炎及胆结石。

口服：1～2 粒，tid；或遵医嘱。急性胆囊炎 1 个月为 1 个疗程，慢性胆囊炎 3 个月为 1 个疗程。

【制剂】 胶囊剂：每粒 50 mg。内容物为白色油润粉末，具薄荷的特异香气。

【作用机制】 本品主要成分为薄荷素油，具有利胆、镇痛和抗炎作用，能溶解体内外的胆固醇类混合结石。

【禁忌证】 孕妇忌用。

【注意事项】 本品对慢性胆囊炎伴胆固醇结石疗效较好。

十味蒂达胶囊

【分类】 治疗学：溶石利胆药。妊娠分类：X。

【指征和剂量】 主要用于急、慢性胆囊炎，胆石症。

口服：2 粒，tid；或遵医嘱。

【制剂】 胶囊剂：每粒 0.45 g。内容物为棕黄色至褐色颗粒；气微，味极苦。

【作用机制】 本品主要成分为蒂达、洪连、榜嘎、木香、波棱瓜子、角茴香、苦荬菜、金腰草、小檗皮、熊胆粉。具有抗炎、解热、促使胆汁分泌及溶石等作用。

【禁忌证】 孕妇忌用。

【注意事项】 本品对急性胆囊炎、胆石症疗效较好。

十三、治疗胰腺病药

生长抑素 Somatostatin

【商品名或别名】 施他宁，益达生，Stilamin

【分类】 化学：合成生长抑素。治疗学：抑制胃肠胰等内分泌激素及生长激素的分泌。妊娠分类：X。

【指征和剂量】 本品主要用于治疗上消化道大出血、急性重症或坏死性胰腺炎，防治胰瘘、胆瘘和肠瘘以及辅助糖尿病酮症酸中毒的治疗等。

① 急性重症或坏死性胰腺炎：首先予以静脉慢速冲击注射(3～5 min) 250 μg或以250 μg/h的速度连续滴注[约相当于3.5 μg/(kg·h)]给药。对于需要连续给药者则以1支本品(3 mg/支)配制足够使用12 h的药液或2支本品配制足够使用24 h的药液。输液量应调整为250 μg/h,建议使用微量输液器。连续给药3～5 d。② 食管静脉曲张破裂出血及严重上消化道大出血：首先缓慢静注本品250 μg作为负荷剂量,而后立即进行250 μg/h静滴。当两次输液给药间隔大于5 min时应重新静注本品250 μg,以确保用药的连续性。当大出血被止住以后应继续治疗48～72 h,以防再次出血。③ 胰瘘、胆瘘、肠瘘的辅助治疗：应以250 μg/h的速度连续静滴,直到瘘管闭合,疗程2～20 d。这种治疗可作为全胃肠外营养的辅助措施。当瘘管闭合后,仍然应静滴治疗1～3 d,而后逐渐停药以防反跳。④ 胰腺外科手术后并发症的预防和治疗：手术开始时以250 μg/h速度静滴本品；手术后持续给药5 d。⑤ 糖尿病酮症酸中毒的辅助治疗：以100～500 μg/h的速度静滴,同时配合胰岛素治疗,3 h内可以缓解酸中毒,4 h内可以使血糖恢复正常。

【制剂】 注射剂：每支3 mg。

【药动学】

给药途径	起始时间	峰值时间	维持时间
静脉	不详	15 min	2.7 min

静注本品后表现为很短的半衰期,根据放免测定结果,其半衰期一般在1.1～3 min。对肝病患者,其半衰期为1.2～4.8 min;对慢性肾衰竭患者,其半衰期为2.6～4.9 min。本品在肝脏内通过肽链内切酶和氨基肽酶的作用被很快代谢。

【作用机制】 生长抑素是人工合成的环状十四肽氨基酸,与天然的生长抑素在化学结构和作用方面完全相同。生长抑素可以抑制生长激素、甲状腺刺激素、胰岛素和胰高血糖素的分泌,并抑制胃酸的分泌。还影响胃肠道的吸收、动力、内脏血流和营养功能,并抑制促胃液素、胃酸和胃蛋白酶的分泌,从而治疗消化道大出血。此外,由于可以明显减少内脏器官的血流量,尤其是门静脉的血流量而不引起体循环动脉血压的显著变化,因而在治疗食管静脉曲张出血方面有很高的临床价值。同时可减少胰腺的内、外分泌,松弛肝胰壶腹括约肌、减轻内毒素血症、抑制血小板活化因子的释放及细胞保护作用,从而可有效预防和治疗胰腺炎和胰腺手术后并发症。本品抑制胰高血糖素的分泌可有效地治疗糖尿病酮症酸中毒。

【禁忌证】 对生长抑素过敏者忌用。孕妇、产后(产褥期)及哺乳期妇女避免使用本品。

【相互作用】 由于本品可延长环己烯巴比妥引起的睡眠时间,而且加剧戊烯四唑的作用,所以生长抑素不应与这类药物或产生同样作用的药物同时使用。本品不宜与其他药物溶解使用。

【不良反应】 少数患者可出现恶心、呕吐、眩晕。部分患者可出现面部潮红。

【注意事项】 由于生长抑素抑制胰岛素及胰高血糖素的分泌,在治疗初期会引起短暂的血糖水平下降。更应注意的是胰岛素依赖型糖尿病患者使用本品后,每隔 3～4 h 应测 1 次血糖浓度。同时,给药期间应避免给予胰岛素所要求的葡萄糖,如果必须给予,应同时使用胰岛素。本品的半衰期很短,不宜皮下注射使用,以持续性静滴效果好,所以使用本品时必须以微量输液泵进行。不宜突然停药,待病情好转时以渐减量至停药为宜。

奥曲肽 Octreotide

【商品名或别名】 善宁,Sandostatin

【分类】 化学:环状八肽,生长抑素类似物。治疗学:抑制胃肠胰等内分泌激素及生长激素的分泌。妊娠分类:B。

【指征和剂量】 用于肢端肥大症、垂体甲状腺刺激激素(TSH)分泌瘤、库欣综合征、血管收缩性肠多肽(VIP)瘤、胰高血糖素瘤、促胃液素瘤、食管静脉曲张破裂出血和急性胰腺炎等。

① 急性胰腺炎:本品皮下注射 0.1 mg,q8 h,疗程 5～7 d。如病情严重也可以 0.6 mg 加入 500 ml 溶液中静滴,维持 24 h。② 预防胰腺手术后并发症:本品皮下注射 0.1 mg,q8 h,持续治疗 7 d。首次注射应在手术前至少 1 h 进行。③ 食管胃底曲张静脉破裂出血及严重消化道出血:持续静滴本品 0.025～0.05 mg/h。疗程可达 5～7 d。④ 胃肠道瘘:皮下注射 0.1 mg,tid,7～14 d 或直至瘘管闭合。以后皮下注射 0.1 mg,tid,共 7 d。⑤ 肢端肥大症:初始剂量为皮下注射 0.01～0.1 mg,q8 h。然后,根据对循环生长激素浓度、临床反应及耐受性的每月评估而调整剂量。多数患者的

最适剂量为 0.2～0.3 mg/d,最大剂量不应超过 1.5 mg/d。⑥ 胃肠胰内分泌肿瘤：初始剂量为皮下注射 0.05 mg,qd。然后,根据耐受性和疗效可逐渐增加剂量至 0.2 mg,tid。仅在某些情况下方可采用更大剂量。维持量则应根据个体差异而定。

【制剂】 注射剂：每支 50 μg/ml,100 μg/ml,500 μg/ml,1 mg/5 ml。

【药动学】

给药途径	起始时间	峰值时间	维持时间
皮下	不详	0.5～1.0 h	90～120 min
静脉	不详	不详	10 min 和 90 min

【作用机制】 本品系人工合成的天然生长抑素的八肽衍生物,它保留了与生长抑素类似的药理作用,且作用持久。本品具有多种生理活性,如抑制生长激素、促甲状腺素、胃肠胰内分泌激素的病理性分泌过多;对胃酸、胰酶、胰高血糖素和胰岛素的分泌也有抑制作用。本品能降低胃运动和胆囊排空、抑制缩胆囊素-胰酶泌素的分泌、减少胰酶分泌、对胰腺实质细胞膜有直接保护作用。本品可抑制胃肠蠕动,减少内脏血流量和降低门静脉压力,减少肠道过度分泌,并可以增加肠道对水和钠的吸收。

【禁忌证】 对本品或其赋形剂过敏者、孕妇、哺乳期妇女和儿童禁用。胰腺、肾功能异常者慎用。

【相互作用】 有报道奥曲肽可降低肠道对环孢素的吸收;也可延迟对西咪替丁的吸收。

【不良反应】 部分患者食欲不振、恶心、呕吐、痉挛性腹痛、腹胀、胀气、稀便、腹泻和脂肪痢。给药前后应避免进食,则可以减少胃肠道不良反应的发生。长期用药可导致胆结石形成。个别患者可出现肝功能异常。皮下注射后的局部反应包括疼痛或注射部位针刺、麻刺或烧灼感并伴红肿。这些现象极少超过 15 min。如注射前使药液达室温或通过减少溶媒而提高药液浓度则可以减少局部不适。

【注意事项】 由于分泌生长抑素的垂体肿瘤有时可能扩散而引起严重的并发症,故应仔细观察所有患者,若发现有肿瘤扩散的迹象,则应考虑采用其他方法治疗。在治疗胃肠胰内分泌肿瘤时,偶尔发生症状失控而致严重症状迅速复发。在胰岛素瘤患者中,由于奥曲肽对生长激素和胰高血糖素分泌的抑制大于对胰岛素分泌的抑制,故有可能增加低血糖的程度和时间。此类患者尤其在开始奥曲肽治疗或做剂量改变时应密切观察。较频繁地小剂量给予奥曲肽可减少血糖浓度的明显波动。对接受胰岛素治疗的糖尿病患者,给予奥曲肽后其胰岛素用量可能减少。静滴奥曲肽时,通常应将1支0.1 mg安瓿用60 ml生理盐水溶解。为达到推荐的0.025 mg/ml的剂量,注射液应用输液泵持续滴注24 h,重复上述治疗直至达到要求的治疗周期。由于本品的半衰期较长,因此如果病情不甚严重时可以皮下注射。如果病情甚重,则以静脉内用输液泵持续滴注为宜。

生长激素 Somatropin

【商品名或别名】 思真,珍怡,安苏萌,Saizen

【分类】 化学:合成人生长激素。治疗学:促进蛋白质代谢,促进损伤的修复。妊娠分类:X。

【指征和剂量】 用于大面积烧伤、术后应激性蛋白质分解、慢性营养不良、成人生长激素缺乏症、急性胰腺炎及心力衰竭和呼吸功能衰竭的辅助治疗等。

① 急性胰腺炎:本品用于急性胰腺炎时与生长抑素同时使用。4～8 IU,qd,皮下注射或肌注,疗程7～10 d。② 大面积烧伤:8～12 IU/d,皮下注射或肌注,疗程10～14 d。③ 术后应激性蛋白质过度分解:8～12 IU/d,皮下注射或肌注,疗程5～7 d。④ 慢性营养不良:4～8 IU,皮下注射或肌注,qod,疗程4周。⑤ 成人生长激素缺乏症:按每周0.125～0.25 IU/kg,分7 d皮下注射或肌注。

【制剂】 注射剂:每瓶4 IU,12 IU。

【药动学】

给药途径	起始时间	峰值时间	维持时间
皮下	不详	2～3 h	不详
肌内	不详	4～6 h	不详

【作用机制】 本品为重组人生长激素,含有191个氨基酸和2个二硫键,分子量约为22 000,与天然人生长激素完全相同。对于儿童其主要作用为促进骨骼细胞生长、增加生长速度;对于成人其主要作用为代谢调理,使

生长激素缺乏者身体组分趋于正常，肌肉增加，脂肪减少；在应激期间，生长激素的作用主要表现为促进脂肪分解而减少蛋白质的分解；刺激肝脏合成蛋白质，提高血浆蛋白水平；维持肠黏膜屏障，减少肠毒素易位，降低因肠道细菌和毒素易位所诱发的炎症细胞因子释放；调节免疫功能，提高免疫力，减少并发症；增强组织修复能力，促进伤口愈合；生长激素通过刺激心肌细胞生长，改善心肌细胞代谢，从而改善慢性心力衰竭。生长激素通过胰岛素样生长因子(IGF)产生作用，后者主要由肝脏合成。

【禁忌证】 活动期脑肿瘤患者及妊娠期和哺乳期妇女禁用。糖尿病患者慎用。

【不良反应】 常见不良反应有血糖升高，可用胰岛素治疗。

【注意事项】 长时间使用本品可能发生甲状腺功能低下，应定期检查。本品使用时应给予合理的营养底物。严重创伤及重大手术后病情不稳定者暂缓使用，待病情稳定以后开始使用。对于颅内疾病继发生长激素缺乏症者，应注意脑部疾病的复发及颅内高压发生。避免长期注射同一个部位。含苯甲醇的溶剂不能用于新生儿。

【患者用药指导】 本品的使用应慎重，应在医师的指导下使用。因为使用量小起不到应有的作用，而使用量过大则可导致垂体瘤症状出现。

胰酶胶囊

【商品名或别名】 得每通，Creon

【分类】 化学：多种消化酶。治疗学：胰酶替代品。

【指征和剂量】 主要用于慢性胰腺炎、急性胰腺炎恢复期及消化酶分泌不足的消化不良。① 胰腺外分泌不足：口服初始剂量为 150～300 mg，进餐时与食物同服，然后根据症状调整剂量。有效剂量一般为 750～2 250 mg/d，宜用水整粒吞服，忌嚼碎后服用。② 消化不良、食欲减退：150～300 mg，tid。服用方法同①。

【制剂】 胶囊：每粒 150 mg。

【作用机制】 本品为胰酶替代品，每粒胶囊含胰酶 150 mg，相当于脂肪酶 10 000 欧洲药典单位、淀粉酶 800 欧洲药典单位、蛋白酶 600 欧洲药典单位。本品对脂肪、碳水化合物及蛋白质有水解作用。胶囊口服以后在胃内几分钟内溶解，释放出数百颗超微微粒，微粒经肠溶包衣可避免在胃酸中失活，并在胃内与食糜充分混合。在 pH 值大于 5.5 时肠溶包衣在十二指肠近端迅速崩解,在 30 min 内大于 80%的活性酶被迅速释放。本品仅在胃肠道发挥作用,在肠部发挥消化作用后,自身也被消化。故本品可用于胰腺外分泌不足,如慢性胰腺炎、囊性纤维化、胰腺切除术后、肿瘤引起的胰管或胆总管阻塞;胰酶替代治疗也用于胰腺疼痛、老年性胰腺外分泌不足及胃肠病变引起的消化不良。

【禁忌证】 急性胰腺炎早期患者、已知对猪蛋白质制品过敏者禁用。孕妇及哺乳期妇女慎用。

【不良反应】 偶有腹泻、便秘、胃部不适、恶心、皮疹。尿量可能增加,少数患者可能出现高尿酸血症。

【注意事项】 由于部分胰酶在酸性环境下被灭活,故现在主张在服用胰酶制剂之前应先服用抗酸剂。但不宜服用含钙与镁的抗酸剂,因为钙或镁可形成难溶性的脂肪酸钙或脂肪酸镁,并与甘氨酸结合,导致胆盐沉积。可以服用碳酸氢钠、氢氧化铝、H_2 受体拮抗剂、质子泵抑制剂等。

【患者用药指导】 由于本品可以反射性使自身胰腺外分泌减少,使胰腺得到休息,故在急性胰腺炎恢复期常规应用本品,既可以使胰腺炎恢复,也不影响对食物的消化。

抑肽酶 Aprotinin

【商品名或别名】 特斯乐,Trasylol

【分类】 化学:蛋白酶抑制剂。治疗学:胰酶抑制剂。妊娠分类:B。

【指征和剂量】 预防和治疗各型胰腺炎,也有用于防治纤维蛋白溶解所引起的急性出血、局部渗血者。

初始用药为静注,剂量为 5 万～10 万 U/d,维持剂量静滴,剂量为 2 万～4 万 U/d。根据病情调整剂量。

【制剂】 注射剂:每支 5 万 U/5 ml,10 万 U/5 ml。

【作用机制】 本品能抑制胰蛋白酶及糜蛋白酶,阻止胰腺中其他活性蛋白酶原的激活及胰蛋白酶原的自身激活。还能抑制纤维蛋白溶酶和纤维蛋白溶酶原的激活因子,阻止纤维蛋白溶酶的活性;有抑制血管舒张、增加毛细血管通透性及降低血压的作用。

【禁忌证】 对本品过敏者忌用。

【不良反应】 部分患者可有恶心、瘙痒、荨麻疹。

【患者用药指导】 本品应在医院内使用。

加贝酯 Gabexate

【商品名或别名】 甲磺酸加贝酯，福耶，Foy，Gabexate Mesilate

【分类】 治疗学：抑制多种胰酶活性。妊娠分类：X。

【指征和剂量】 主要用于急性水肿型胰腺炎。治疗开始3 d内300 mg/d，即100 mg，q8 h静滴。症状减轻后改为100 mg/d，疗程6～10 d。

【制剂】 注射剂：每支100 mg。

【作用机制】 本品为一种非肽类的蛋白酶抑制剂，可抑制胰蛋白酶、激肽释放酶、纤维蛋白溶解酶、凝血酶等蛋白酶的活性，从而阻止这些酶所造成的病理生理变化。在动物实验性急性胰腺炎中可抑制活化的胰蛋白酶、减轻胰腺的损伤，同时血清淀粉酶、脂肪酶活性和尿素氮升高情况也明显改善。

【禁忌证】 对本品过敏者、孕妇及儿童禁用。

【不良反应】 少数患者滴注本品后可能出现注射血管局部疼痛、皮肤发红等刺激症状及轻度浅表静脉炎；偶有皮疹、颜面潮红及过敏症状。极个别患者可能发生胸闷、呼吸困难和血压下降等过敏性休克现象，一旦发现应及时停药并抢救。

【注意事项】 给药时先以5 ml注射用水注入冻干粉针剂内，待溶解后注入5%葡萄糖或林格液500 ml中供静脉内使用。点滴速度控制在1 mg/(kg·h)内，不宜超过2.5 mg/kg。勿将药液注入血管外，并经常更换注射部位。药液应新鲜配制，随配随用。使用过程中一旦发现过敏应及时停用及抢救。

【患者用药指导】 过敏体质者使用本品时必须密切观察，并做好抗过敏的治疗准备，故本品应在医院内由医师指导下用药。

尿抑制素 Urinastatin

【商品名或别名】 乌司他丁，尿抑制酶

【分类】 治疗学：抑制各种胰酶的活性。

【指征和剂量】 主要用于急性胰腺炎，也可用于循环衰竭的治疗。

① 急性胰腺炎：初始剂量为5万U，qd或tid，药物溶于500 ml液体中静滴，时间为1～2 h。可酌情适当增减。② 循环衰竭休克的辅助治疗：10万U，溶于500 ml溶液中静滴，于1～2 h内滴完，qd或tid，或10万U溶于5～10 ml生理盐水中，缓慢静注，qd或tid。

【制剂】 注射剂：每支 10 万 U。

【药动学】

给药途径	起始时间	峰值时间	维持时间
静脉	不详	不详	24 min

【作用机制】 本品系从人尿中提取的糖蛋白，具有抑制胰蛋白酶等各种胰酶作用。此外，本品可抑制溶酶体的释放、抑制心肌抑制因子(MDF)的产生、改善休克的循环状态，经临床试验，与抑肽酶对照进行双盲试验证明其对各种休克有明显疗效。

【禁忌证】 对本品过敏或过敏性体质者禁用。孕妇、哺乳期妇女及小儿慎用。

【不良反应】 部分患者可有腹泻。此外，尚可见肝脏酶学的改变、瘙痒、粒细胞减少，偶有血管瘤。

【注意事项】 本品不能代替其他抗休克疗法，休克症状改善后应停药。药物溶解后应立即使用，避免与加贝酯或球蛋白混合使用。

卡莫司他 Camostat

【分类】 治疗学：蛋白酶抑制剂。

【指征和剂量】 用于慢性胰腺炎。

口服：200 mg，tid。可根据病情需要适当增减。

【制剂】 片剂：每片 100 mg。

【药动学】

给药途径	起始时间	峰值时间	维持时间
口服	不详	40 min	73 min

【作用机制】 本品为非肽类蛋白酶抑制剂。它的作用机制为口服后迅速作用于机体的激肽生成系统、纤维蛋白溶解系统、凝血系统及补体系统，抑制这些体系酶活性的异常亢进，从而抑制慢性胰腺炎的症状、缓解疼痛。

【禁忌证】 进行胃肠引流及必须禁食、禁水的严重患者禁用。孕妇及小儿慎用。

【相互作用】 不能增加口服维生素 K 的吸收。

【不良反应】 少数患者可有食欲减退、口渴、腹部不适、胃脘痛、便秘、瘙痒、皮疹等。

萘莫司他 Nafamostat

【分类】 治疗学:蛋白酶抑制剂。

【指征和剂量】 用于急性胰腺炎。

静滴:10 mg,qd 或 bid,溶于 5%葡萄糖注射液 500 ml 静滴,约 2 h 滴完,并可酌情增减。

【制剂】 注射剂:每瓶 10 mg。

【药动学】

给药途径	起始时间	峰值时间	维持时间
静脉	不详	60~90 min	不详

【作用机制】 本品为合成的蛋白酶抑制剂,对胰蛋白酶、纤维蛋白酶、激肽释放酶(血管舒缓素)及补体系统经典途径的 GY、GS 等胰蛋白酶样丝氨酸蛋白酶有很强的选择性抑制作用。体外对与 α_2 巨球蛋白结合的胰蛋白酶也有抑制作用。本品还可以抑制由胰腺炎引起的胰酶活性上升以及进入血中的酶活性。对胰蛋白酶、肠激酶及内毒素经胰管逆行注入而引起的各种实验性胰腺炎均可降低其死亡率。本品还有改善激肽释放酶激活引起的激肽原总量减少。

【禁忌证】 对本品过敏者禁用。孕妇、哺乳期妇女及小儿慎用。

【不良反应】 部分患者可出现腹泻、肝酶升高、皮疹、红斑、瘙痒、头晕、血小板增加、白细胞减少及静脉炎。

【注意事项】 本品溶解后应立即使用。用药期间若出现休克症状应立即停药并抢救。

第九章　血液及造血系统药

一、抗 贫 血 药

治疗贫血的主要药物有：① 补充造血原料：如铁剂治疗缺铁性贫血，叶酸、维生素 B_{12} 治疗巨幼细胞贫血。② 促进红细胞造血：如雄激素同化类激素、促红细胞生成素等。

(一) 铁　制　剂

硫酸亚铁　Ferrous Sulfate

【商品名或别名】　硫酸低铁，铁矾，施乐菲(Slow Fe)

【分类】　化学：铁制剂。治疗学：抗贫血药。妊娠分类：A。

【指征和剂量】　主要用于缺铁性贫血的治疗及预防。

预防用药：成人 160 mg/d。治疗用药：成人 0.3～0.6 g，tid；6 岁以上儿童 0.1～0.3 g，tid。

【制剂】　片剂：每片 0.3 g。

【药动学】　健康人口服铁剂后峰浓度为服后 2～3 h。吸收后可直接进入血液循环，也可与肠黏膜细胞内去铁蛋白结合成为铁蛋白而潴留。铁的主要排泄途径是肠道、皮肤等细胞的脱落，也可从尿、胆汁及汗中排泄。

【作用机制】　本品为二价铁，含铁量 20%。口服后主要在十二指肠和空肠近端吸收，其吸收率取决于生理需要。亚铁离子进入血液后很快与血浆中的转铁蛋白结合转运到机体各组织，大部分在骨髓中参与血红蛋白的合成，剩余部分贮存在骨髓、肝和脾的单核巨噬细胞中，供骨髓造血用。

【相互作用】　① 使用维生素 C，有助于 Fe^{3+} 还原为 Fe^{2+}，从而使其易于吸收。② 同时使用碱性药、多钙、高磷酸盐食物(牛乳)、茶叶(含鞣酸),可妨碍铁的吸收。③ 四环素药物能与铁形成络合物影响铁吸收。④ 与氟喹酮类合用,本品可降低其生物利用度。

【禁忌证】 重度胃肠道疾患、胃肠道狭窄或憩室患者慎用,含铁血黄素沉着症等凡有铁过度负荷者忌用。

【不良反应】 胃肠不适、胃部烧灼感、便秘或腹泻。大剂量服用,小儿误食 1 g 以上可引起急性中毒、急性坏死性胃炎,有恶心、呕吐、消化道出血,并可增加吸收量,引起肝细胞坏死。个别患者有过敏反应。

【注意事项】 ① 铁剂常使大便发黑,这是正常且无害的,但可干扰大便潜血检查。② 治疗有效者在服药后 4～5 d 外周血网织红细胞即上升,第 7～10 d 达高峰,血红蛋白 2 周后开始上升,1～2 个月恢复正常,以后仍需继续服用 3～6 个月,或待血清铁蛋白＞50 g/L 后停药。

【患者用药指导】 ① 饭后服,可减少胃肠道反应。② 进食鱼、肉及橘子水可增加铁剂吸收,进食谷类、乳制品、茶可抑制铁剂吸收,忌与茶等同服,以免影响铁的吸收。③ 应防止小儿误服成人剂量的铁剂,以免发生急性中毒。④ 肠道吸收铁的能力有限,大剂量会造成浪费并引起消化不良和便秘。⑤ 有贫血时一定要查明原因,不要随便使用补血药物,有的也可以用中药,如健脾升血颗粒等中药制剂中含有铁剂成分。

富马酸亚铁 Ferrous Fumarate

【商品名或别名】 富血铁,反丁烯二酸铁,富马酸铁

【分类】 化学:铁制剂。治疗学:抗贫血药。

【指征和剂量】 主治缺铁性贫血。

口服:成人 0.2～0.4 g,tid;儿童 50～200 mg,tid。

【制剂】 片剂:每片 0.05 g,0.1 g,0.2 g。咀嚼片:每片 0.1 g。

【作用机制】 本品为二价铁的反丁烯二酸盐,含铁量 33%。作用与硫酸亚铁相同。

【不良反应】 本品的铁离子释放较硫酸亚铁为慢,故对胃肠的刺激较轻。

【注意事项】 因本品溶解度低,故不适用于胃酸缺乏的患者。其余参见硫酸亚铁。

【患者用药指导】 参见硫酸亚铁。

葡萄糖酸亚铁　Ferrous Gluconate

【商品名或别名】 Fegon,Simron

【分类】 化学：铁制剂。治疗学：抗贫血药。

【指征和剂量】 主治缺铁性贫血。

口服：治疗剂量成人 320～640 mg(含铁量 38～77 mg),tid;儿童100～300 mg(含铁量 12～36 mg),tid。

【制剂】 片剂(糖衣片)：每片 0.1 g,0.2 g,0.3 g。胶囊剂：每粒 0.25 g,0.3 g,0.4 g。糖浆：每支 0.25 g/10 ml,0.3 g/10 ml,0.4 g/10 ml。

【作用机制】 本品含铁 12%。作用与富马酸亚铁相同。

【相互作用】 ① 维生素 C 与本品同服,有利于本品吸收。② 本品与磷酸盐类、四环素类及鞣酸等同服,可妨碍铁的吸收。③ 本品可减少左旋多巴、卡比多巴、甲基多巴及喹诺酮类药物的吸收。

【不良反应】 胃肠道刺激症状小于硫酸亚铁。

【注意事项】 因本品溶解度低,故不应用于胃酸缺乏的患者。其余参见硫酸亚铁。

【患者用药指导】 参见硫酸亚铁。

维铁控释片　Ferroids

【商品名或别名】 福乃得

【分类】 化学：铁制剂。治疗学：抗贫血药。

【指征和剂量】 主治缺铁性贫血。

口服：1 片/d,饭后整片吞服。

【制剂】 片剂：每片含硫酸亚铁 525 mg,维生素 C 500 mg,烟酰胺 30 mg,泛酸钙 10 mg,维生素 B_1 6 mg,维生素 B_2 6 mg,维生素 B_6 5 mg,腺苷辅酶维生素 B_{12} 0.05 mg 及控释辅料等。

【作用机制】 本品为硫酸亚铁-维生素 C、B 族复合物,药中硫酸亚铁采用控释技术工艺生产,故对胃肠道刺激作用小。

【不良反应】 个别患者有轻度胃肠道不适反应,继续用药症状逐渐消失。

【注意事项】 同硫酸亚铁。

【患者用药指导】 参见硫酸亚铁。

琥珀酸亚铁　Ferrous Succinate

【商品名或别名】　速力菲薄膜衣片

【分类】　化学：铁制剂。治疗学：抗贫血药。妊娠分类：C。

【指征和剂量】　主治缺铁性贫血。

口服。预防量：成人 100 mg/d，孕妇 200 mg/d，小儿 30～60 mg/d。治疗量：成人 200～400 mg/d，小儿 100～300 mg/d。

【制剂】　片剂：每片 100 mg。胶囊：每粒 100 mg。

【作用机制】　本品为新型口服补铁剂，较其他补铁剂有更高的吸收率。服后血红蛋白增长速度高于硫酸亚铁。

【相互作用】　四环素、青霉胺、锌盐和抗酸药均影响铁剂的吸收。

【禁忌证】　铁过度负荷者、含铁血黄素沉着症和铁利用障碍性贫血患者禁用；肝硬化和珠蛋白生成障碍性贫血等患者慎用。

【不良反应】　不良反应少，若发生恶心、呕吐、腹泻等，可适当减少剂量或停用。

【注意事项】　同硫酸亚铁。

【患者用药指导】　避免同时服用四环素、青霉胺、锌盐和抗酸药。余参见硫酸亚铁。

多糖铁复合物　Polysaccharide-Iron Complex

【商品名或别名】　力蜚能(Niferex)，PIC

【分类】　化学：铁制剂。治疗学：抗贫血药。妊娠分类：C。

【指征和剂量】　主治缺铁性贫血。口服：成人 150 mg/d，儿童(6 岁以上)75～150 mg/d。对不能耐受或禁用其他口服铁剂的贫血患者(胃溃疡、胃术后、胃酸缺乏、各种吸收不良综合征、肝肾功能不全等)仍可服用本品。

【制剂】　胶囊(控释剂型)：每粒 150 mg。

【作用机制】　本品为新型口服补铁剂。含铁最高，每胶囊含铁 150 mg(溶液剂每 5 ml 含铁 100 mg)。以分子形式吸收，通过胃肠黏膜吸收阀调节血药浓度，不易导致急性中毒。

【不良反应】　治疗剂量时，几乎无不良反应，耐受性好。

【注意事项】【患者用药指导】　参见硫酸亚铁。

右旋糖酐铁　Iron Dextran

【商品名或别名】 葡聚糖铁,右旋酐铁

【分类】 化学:铁制剂。治疗学:抗贫血药。妊娠分类:C。

【指征和剂量】 适用于有下列情况的缺铁性贫血:① 口服铁剂有严重胃肠道反应。② 口服铁剂不能吸收。③ 有胃肠道疾病不宜口服铁剂。

使用剂量(mg)=[正常人血红蛋白(Hb)量(g/dl)－患者 Hb 量(g/dl)]×300＋500。

成人首次 50 mg,若无不良反应,以后每次 100 mg,每日或 2～3 日 1 次,直至达到总量。

【制剂】 注射液:每支 50 mg/ml,50 mg/2 ml。

【药动学】 本品是可溶性铁,是氢氧化铁同右旋糖酐的胶状复合物,肌注容易吸收,24～48 h 达峰浓度,重度贫血患者半衰期为 2.3～3 d。进入血液后过程同硫酸亚铁。

【作用机制】 本品为右旋糖酐与氢氧化铁的胶状复合物,三价铁盐。肌注后,在单核巨噬细胞系统转变为铁蛋白,供应造血需要,是目前国内主要的铁注射剂。

【禁忌证】 有肝、肾、胰腺等脏器损害者,有过敏反应者,早期妊娠、急性感染及有铁过度负荷者忌用。

【不良反应】 ① 局部疼痛,药液溢出至皮下可使皮肤染色。② 过敏反应:面部潮红、头晕、胸闷、恶心、呕吐、寒战、发热,乃至过敏性休克、心搏骤停等。③ 注射过量可致含铁血黄素沉着症,累及肝、心、胰腺功能。④ 延迟反应有淋巴结肿大、发热、关节肌肉痛等。

【注意事项】 ① 严格掌握适应证,可以口服铁剂者,一律不用注射剂,不做试验治疗用。② 控制使用剂量。③ 必须深部肌注,进针和出针速度要快,以免药液溢出至皮下。

【患者用药指导】 ① 严重不良反应可发生过敏性休克,故首次注射后一定要观察 1 h,以防不测。② 无论是口服还是注射铁剂,贫血的恢复时间是相同的。

蔗糖铁　Iron Sucrose

【商品名或别名】 维乐福

【分类】 化学：铁制剂。治疗学：抗贫血药。

【指征和剂量】 本品适用于口服铁剂效果不好而需要静脉铁剂治疗的患者。本品只能与0.9%生理盐水混合使用。0.9%的生理盐水稀释后的本品应在12 h内使用。本品应以滴注或缓慢注射的方式静脉给药，或直接注射到透析器的静脉端。在新患者第一次治疗前，应先给予一个小剂量进行测试，成人用1～2.5 ml(20～50 mg铁)，体重＞14 kg的儿童用1 ml(20 mg铁)，体重＜14 kg的儿童用日剂量的一半(1.5 mg/kg)。如果在给药15 min后未出现不良反应，继续给予余下的药液。

本品的首选给药方式是滴注。1 ml本品最多只能稀释到20 ml 0.9%生理盐水中，稀释液配好后应立即使用。药液的滴注速度应为：100 mg铁至少滴注15 min，200 mg至少滴注1.5 h，400 mg至少滴注2.5 h，500 mg至少滴注3.5 h。本品可不经稀释缓慢静注，推荐速度为1 ml/min本品，每次的最大注射剂量是10 ml本品。本品可直接注射到透析器的静脉端，情况同前面的静注。

用量的计算：根据下列公式计算总的缺铁量。总缺铁量(mg)＝体重(kg)×(Hb目标值－Hb实际值)(g/L)×0.24＋贮存铁量(mg)。体重＜35 kg：Hb目标值＝130 g/L，贮存铁量＝15 mg/kg(体重)；体重≥35 kg：Hb目标值＝150 g/L，贮存铁量＝500 mg。如果总需要量超过了最大单次给药剂量，则应分次给药。

常用剂量：成人和老年人，根据Hb水平每周用药2～3次，每次5～10 ml(100～200 mg铁)，给药频率应不超过每周3次。儿童，根据Hb水平每周用药2～3次，每次0.15 ml/kg本品(＝3 mg铁/kg)。

【制剂】 注射液：每支含铁100 mg和蔗糖1 600 mg/5 ml。

【药动学】 健康人静注本品，10 min后水平达到最高。注射的铁在血浆中被快速排除，半衰期约为6 h。注射本品后的前4 h铁清除量不到全部清除量的5%。在24 h后，血浆中铁的水平下降到注射前铁的水平，约75%的蔗糖被排泄。

【作用机制】 多核氢氧化铁(Ⅲ)核心表面被大量非共价结合的蔗糖分子所包围，从而形成一个平均分子量为43 000的复合物。这种大分子结构可以避免从肾脏被消除。这种复合物结构稳定，在生理条件下不会释放出铁离子。多核核心的铁被环绕的结构与生理状态下的铁蛋白结构相似。使用本品会引起人体生理的改变，其中包括对铁的摄入。

【相互作用】 本品会减少口服铁剂的吸收,所以本品不能与口服铁剂同时使用。因此口服铁剂的治疗应在注射完本品的 5 d 之后开始使用。

【禁忌证】 本品禁用于:① 非缺铁性贫血。② 铁过量或铁利用障碍。③ 已知对单糖或二糖铁复合物过敏者。

【不良反应】【注意事项】 参见右旋糖酐铁。

(二)维生素制剂

维生素 B_{12} Vitamin B_{12}

【商品名或别名】 氰钴铵(Cyanocobalamin)

【分类】 化学:维生素制剂。治疗学:抗贫血药。妊娠分类:B。

【指征和剂量】 主治维生素 B_{12} 缺乏所致的贫血和神经损害。肌内或深部皮下注射。口服维生素 B_{12} 仅适用于预防。一般无静注的必要。

① 恶性贫血:发作时初剂量 0.1～1 mg,每周 1～3 次。血常规正常后改为 0.1 mg,每月 1 次,终身维持治疗。② 全胃切除或回肠切除:术后就给 0.1 mg,每月 1 次。或 1 mg,每 3 月 1 次,预防治疗贫血之效。③ 素食者:1 mg,每 6 个月 1 次,可以预防贫血发生。④ 有神经症状者:需在出现症状后 6 个月之内积极治疗,否则病变呈不可逆性改变。使用本品剂量 1 mg,肌注,qod;两周后改为 1 mg,每周 1 次,共 4 周。若脊髓亚急性联合变性,每月再给药 1 次,共 3 个月。过大剂量并不能缩短病程,反而增加治疗不良反应。

【制剂】 注射液:每支 0.05 mg/ml,0.1 mg/ml,0.25 mg/ml,0.5 mg/ml,1 mg/ml。

【药动学】 维生素 B_{12} 经肌注或皮下注射后,迅速吸收,1 h 后血浆浓度可达高峰。口服的维生素 B_{12} 可迅速与胃黏膜壁细胞分泌的内因子结合形成复合物,在钙离子协助下,与绒毛细胞的特殊受体结合,经 2～3 h 后,维生素 B_{12} 与内因子离解被黏膜吸收,进入血流。注射的维生素 B_{12} 主要由尿排泄,其中大部分在最初 8 h 内排出,排泄率随剂量增加而增加,随机体对维生素 B_{12} 的需要量而异。

【作用机制】 本品是从放线菌属灰链丝菌的发酵液中分离提得。在体内参与核蛋白的合成,甲基的转换,保持巯基的活性,以及神经髓鞘脂蛋白的合成及保持其功能的完整性。对贫血的治疗是通过影响叶酸代谢,促 5-

甲基四氢叶酸转变为四氢叶酸，使DNA合成增加。

【相互作用】 氨基糖苷类抗生素、氯霉素、秋水仙碱、某些抗惊厥药、延迟释放的钾盐、对氨水杨酸及慢性酒精中毒等可抑制维生素 B_{12} 在肠道内的吸收。

【禁忌证】 对本品过敏者禁用。

【不良反应】 ① 偶可引起过敏反应，甚至发生过敏性休克。② 大剂量维生素 B_{12} 使用后，第1周内常有低钾血症。③ 有的发生血栓栓塞，甚至造成死亡。

【注意事项】 ① 用药期间监测血清钾，注意补钾。② 维生素 B_{12} 缺乏常同时有叶酸缺乏，宜同时补充叶酸。③ 恶性贫血是由于内因子缺乏，影响维生素 B_{12} 的肠道吸收，故必须肌注给药。④ 诊断未明的神经系统损害患者，应用本品会掩盖脊髓亚急性联合变性的临床表现。⑤ 肾功能不全者，排泄减缓，毒性反应时间延长。⑥ 口服仅用于不能注射者，疗效较肌注差。

腺苷钴胺 Cobamamide

【商品名或别名】 腺苷辅酶维生素 B_{12}，辅酶 B_{12}，Coenzyme Vitamin B_{12}

【分类】 化学：维生素制剂。治疗学：抗贫血药。妊娠分类：B。

【指征和剂量】 用以治疗巨幼细胞贫血、各种神经痛、神经麻痹等，还有用于治疗药物所致的白细胞减少症。

口服：成人0.25～0.5 mg，tid。肌注：0.5～1 mg，每日或数日1次。儿童酌减。

【制剂】 片剂：每片250 μg。注射液：每支500 μg/ml。

【作用机制】 本品是一种新型的维生素 B_{12} 制剂，即氰钴胺中的CN基由腺嘌呤核苷取代的衍生物。它是维生素 B_{12} 在体内的主要形式，因为它以辅酶的形式参与体内各种重要代谢反应，故称辅酶 B_{12}。它参加体内核酸的合成，以及氨基酸、蛋白质、脂肪的代谢反应。

甲钴胺 Mecobalamin

【商品名或别名】 钴宾酰胺，弥可保(Methycobal)

【分类】 化学：维生素制剂。治疗学：抗贫血药。妊娠分类：B。

【指征和剂量】 用以治疗因缺乏维生素 B_{12} 引起的巨幼细胞贫血、末梢性神经障碍。巨幼细胞贫血：通常成人肌注或静注，500 μg，一周 3 次，给药约 2 个月后，作为维持治疗每 1～3 个月 500 μg。片剂口服：500 μg，tid。可按年龄、症状酌情增减。

【制剂】 片剂：每片 500 μg。注射液：每支 500 μg。

【作用机制】 本品为存在于血液、脊髓液中的辅酶维生素 B_{12} 甲钴胺制剂，与其他维生素 B_{12} 相比，对神经组织具有良好的传递性。通过甲基转换反应可促进核酸-蛋白质-脂质代谢，修复被损害的神经组织。

【禁忌证】 对本品过敏者禁用。

【不良反应】 ① 严重不良反应(频度不明)：有过敏反应，如血压下降，呼吸困难等，如果出现这种不良反应，应立即中止用药，并采取适当的措施。② 其他不良反应(频度不明)：腹痛、发热、出汗、肌注部位疼痛、硬结，如果出现这些不良反应，应停止用药。

【注意事项】 ① 如果用药 1 个月以上无效，则无须继续服用。② 从事汞及其化合物的工作人员，不宜长期大量服用本品。③ 注射液见光易分解，开封后立即使用的同时，应注意避光。④ 肌注时避免同一部位反复注射，并避开神经走向部位。

叶酸 Folic Acid

【商品名或别名】 叶酸钠，维生素 B_{11}，维生素 M

【分类】 化学：维生素制剂。治疗学：抗贫血药。妊娠分类：A，C(如剂量超过 0.8 mg/d)。

【指征和剂量】 用于治疗叶酸缺乏而致的巨幼细胞贫血；在溶血性贫血、妊娠期及哺乳期妇女体重增多，可防治相对性叶酸不足。

口服：5 mg，tid。近年主张 5 mg/d 即足以起效，不必大剂量使用。

【制剂】 片剂：每片 5 mg。注射液：每支 15 mg/ml。复方叶酸注射液：每支 1 ml，含叶酸为 5 mg。

【药动学】 口服后主要在空肠近端吸收，1 h 后血药浓度达高峰。吸收后被还原为 5-甲基四氢叶酸，一半呈结合状态，无生物活性；另一半呈游离状态，具有生物活性。叶酸主要在肝脏内清除，在胆汁的浓度为血清的 2～10 倍，可以从空肠再吸收，形成肝肠循环，每日从肠道的丢失量不多。从肾脏排泄，其排泄量与血浆浓度成比例。

【作用机制】 用于治疗的叶酸是人工合成的单胺酸的化合物，进入体内被叶酸还原酶还原为四氢叶酸(THFA)始能发挥最大作用。四氢叶酸是一种一碳单位的传递体，参与体内嘌呤、胸腺嘧啶核苷酸的合成，是 DNA 合成不可缺少的辅酶。

【相互作用】 抗惊厥药(如苯妥英、苯巴比妥)、避孕药及抗结核药(如异烟肼、环丝氨酸)可影响叶酸的吸收。

【不良反应】 严重巨幼细胞贫血患者大剂量使用时，在 48 h 内可发生低钾血症而死亡，故应同时补钾。

【注意事项】 ① 维生素 B_{12} 缺少所致的巨幼细胞贫血，必需在先使用维生素 B_{12} 的基础上应用叶酸，否则可加重维生素 B_{12} 缺乏所致的神经症状。② 不宜与抗惊厥药(如苯妥英、苯巴比妥)、避孕药及抗结核药(如异烟肼、环丝氨酸)合用，以免影响叶酸的吸收。③ 用药期间注意血钾。④ 甲氨蝶呤具有竞争性抑制二氢叶酸还原酶作用，阻止细胞利用叶酸，应用叶酸治疗无效，须用亚叶酸钙治疗。⑤ 因胃肠疾病根本不能吸收者，需使用亚叶酸钙注射。

亚叶酸钙 Calcium Folinate

【商品名或别名】 甲酰四氢叶酸钙，甲叶钙，甲叶酸钙，立可林(Leucovorin)

【分类】 化学：维生素制剂。治疗学：抗贫血药。妊娠分类：C。

【指征和剂量】 适用于因应用叶酸拮抗剂如甲氨蝶呤过量而致的毒性反应，常作为大剂量甲氨蝶呤抗肿瘤治疗时的解救剂。用于胃肠不能吸收叶酸而致的巨幼细胞贫血，如酒精成瘾、小肠性腹泻、小肠切除术后。常规肌注，也可静注。

① 对大剂量甲氨蝶呤化疗后解救：停药后 12 h 开始肌注本品，6～9 mg/m^2，q6 h，连用 8～10 次。② 用于胃肠疾病而致巨幼细胞贫血：3～6 mg/d，直至血常规改善。③ 用于酒精成瘾者：2 mg/d。

【制剂】 注射液：每支 3 mg/ml。粉针剂：每支 3 mg，5 mg，6 mg，100 mg。

【作用机制】 本品为叶酸的一个具生物活性制剂，不需要二氢叶酸还原酶的作用。能直接进入细胞内，传递一碳基团，故作用迅速。

【不良反应】【注意事项】 同叶酸。

(三)促红细胞造血药

雄激素及同化类激素制剂于 20 世纪 60 年代就广泛用于治疗再生障碍性贫血(简称再障),最早用品为丙酸睾酮(50～100 mg/d,肌注,连用 3～6 个月),对慢性再障的疗效为 44.4%,但是有男性化不良反应,难以耐受。继有同化类激素的半合成品问世,大多可以口服,性激素作用减弱,且疗效提高。本类制剂已作为慢性再障的主要治疗药物,国内使用最多的是雄诺龙。

雄诺龙 Androstanolone

【商品名或别名】 康力龙,司坦唑,Stanolone

【分类】 化学:雄激素。治疗学:促红细胞造血药。

【指征和剂量】 治疗再生障碍性贫血。

口服:2 mg,tid。需使用 3～6 个月,或至病情改善。

【制剂】 片剂:每片 2 mg。

【作用机制】 本品可以促进肾脏释放红细胞生成素(EPO),激发骨髓中 G_0 期造血干细胞向红细胞系增殖和分化,促使红细胞增加。对白细胞和血小板的作用小。主要用于慢性再障以及任何原因的骨髓造血衰竭。

【不良反应】 ① 主要为肝功能损害,血清 ALT 增高,减量或停药后可恢复,然后再使用。② 少数患者有黄疸,则必需停药。③ 其他:有皮肤痤疮、体毛增多、皮肤毛细血管扩张、色素沉着、下肢轻度凹陷性水肿及性欲亢进等。

【注意事项】 使用本品必需每 2～3 周查肝功能 1 次。

【患者用药指导】 ① 应坚持治疗半年以上,切忌疗程不足而频繁换药。② 治疗有效的病例,切忌突然停药,否则会导致疾病的很快复发,应逐渐减量,维持治疗至少 1 年。③ 应常合并肝功能损害,可同时服用保肝药。

阿法依泊汀 Epoetin Alfa

【商品名或别名】 重组人类促红细胞生成素,α-促红细胞生成素(依泊芝汀),益比奥,利血宝,宁红欣,怡保津,济脉欣

【分类】 化学:红细胞生成素。治疗学:促红细胞造血药。妊娠分

类：C。

【指征和剂量】 ① 慢性肾衰竭伴贫血。② 各种骨髓病性贫血，如肿瘤化疗后的贫血、骨髓增生异常综合征的贫血、AIDS及类风湿关节炎的贫血。③ 选择性手术前促进自体造血，使患者术后避免或减少输血。

皮下注射。开始剂量：50 U/kg，每周3次，连用1个月。若疗效不满意应增加剂量，75 U/kg，每周3次。隔月可增加1次，最大剂量200 U/kg，每周3次。贫血好转后，每周减少剂量25 U/kg。有效患者，网织红细胞增加，继有红细胞及血红蛋白增加，一般治疗2～6周可见治疗反应。

【制剂】 注射液：每支2 000 U，3 000 U，4 000 U，10 000 U。

【药动学】 单剂量150 U/kg静注后，慢性肾衰竭患者半衰期4～13 h。本品皮下注射8～12 h后达血药浓度峰值，可保持12～16 h。大部分在肝脏消除，少量从肾脏排泄，10％以原型从尿中排出。

【作用机制】 本品为应用基因工程技术，从含有人EPO基因的中国仓鼠卵巢细胞（CHO细胞）培养提取获得的。具有与正常人体内存在的天然EPO相同的生理功能，促进骨髓红系祖细胞的增殖和分化，其作用与剂量成正比。同时可调动组织贮存铁，并且对血小板和单核细胞增加有一定作用。

【禁忌证】 对血液透析不能控制的动脉血压升高患者、某些白血病其恶性细胞具有EPO受体患者、铅中毒、感染患者和对本品过敏者禁用。

【不良反应】 ① 少数患者用药初期可出现头痛、低热、乏力、肌肉疼痛、关节痛等。② 极少数患者可能出现皮疹，甚至过敏性休克。③ 少数血压增高，偶有癫痫发作等心脑血管反应。④ 偶可产生抗EPO抗体。

【注意事项】 ① 用药期间应监测血压、血清铁蛋白水平。② 治疗期间适当补充铁剂。③ 有癫痫病史的患者尽量不用本品。

【患者用药指导】 ① 用药初期可出现头痛、低热、乏力等症状，对症处理后大多好转。② 应定期观察血压，必要时在医师指导下减量，并调整降压药物的使用。③ 有可能引起高钾血症，应适当调整饮食，定期检测血钾。

长效促红细胞生成素 Darbepoietin alpha

【商品名或别名】 达贝泊汀（Aranesp）

【分类】 化学：红细胞生成素。治疗学：促红细胞造血药。妊娠分类：C。

【指征和剂量】 适应证：非髓系恶性疾病化疗导致的贫血。推荐初始剂量为每周0.45 μg/kg，逐步过渡到2周1次。如果初始治疗4周后血红蛋白上升小于10 g/L,则可以上调剂量25%。如果初始治疗2周内血红蛋白上升大于10 g/L,则降低剂量25%。

【制剂】 粉针剂：每支25 μg,40 μg,60 μg,100 μg,200 μg。

【作用机制】 Darbepoietin是新近开发的一种新的红细胞生成刺激蛋白(erythropoiesis stimulating protein,NESP)，它是在EPO分子的基础上进一步改造形成的。与内源性和基因重组的EPO相比,Darbepoietin的唾液酸含量更高，这就赋予了它更长的半衰期和生物活性。

【禁忌证】 同阿法依泊汀。

【不良反应】 急性反应：恶心、呕吐、腹泻、心绞痛或胸痛、充血性心力衰竭、心搏骤停。慢性反应：肌肉疼痛、感染、头痛、血压异常波动、血栓、骨痛。

【注意事项】 ① 用药期间应监测血压。② 检测血清铁蛋白或者转铁蛋白水平。

二、升白细胞药

重组人粒细胞-巨噬细胞集落刺激因子 Recombinant Human Granulocyte-Macrophage Colony Stimulating Factor

【商品名或别名】 生白能(Leucomax),沙格莫丁(Sargramostim),华北吉姆欣,rhGM-CSF

【分类】 化学：造血细胞生长因子。治疗学：升白细胞药。妊娠分类：C。

【指征和剂量】 适应证：① 肿瘤化放疗、造血干细胞移植引起的骨髓抑制。② 外周血造血干细胞移植动员。③ 再生障碍性贫血、骨髓增生异常综合征等。④ 粒细胞缺乏症预防或已合并感染。

① 再生障碍性贫血、骨髓增生异常综合征：150～300 μg/d,皮下注射，根据白细胞计数调整用量。② 急性白血病化疗后粒细胞减少：150～300 μg/d,皮下注射，根据白细胞计数决定疗程。③ 药物性粒缺：150～300 μg/d,皮下注射，根据白细胞计数决定疗程。④ 造血干细胞动员：5～10 μg/(kg・d),皮下注射，直至采集到足够的造血干细胞。

【制剂】 粉针剂：每瓶 150 μg，300 μg。

【药动学】 本品在体内广泛分布。给药后很快被代谢和排泄。皮下注射血药浓度达峰值时间为 3～4 h。静注及皮下注射本品的清除半衰期分别为 1～2 h 和 2～3 h。

【作用机制】 本品为重组的人细胞生长刺激因子，能刺激造血前体白细胞的增殖和分化。能刺激粒细胞、单核细胞和 T 淋巴细胞的生长，使其成熟细胞增多，而对 B 淋巴细胞生长无影响。还能促进巨噬细胞和单核细胞对肿瘤细胞的裂解作用。

【禁忌证】 对 GM-CSF 或该类制剂的其他制品过敏者、自身免疫性血小板减少性紫癜、哺乳期妇女禁用。骨髓幼稚细胞未充分降低或外周血存在未成熟细胞的髓性白血病患者禁用。儿童慎用。

【不良反应】 常见发热、皮疹。有时出现低血压、恶心、水肿、胸痛、骨痛和腹泻。罕见过敏反应、气管痉挛、心力衰竭、毛细血管渗漏综合征、精神错乱、肺水肿及心包渗液等。

【注意事项】 本品用于治疗急性髓细胞白血病化疗后粒细胞减少或缺乏时，应确定骨髓处于抑制状态。

重组人粒细胞集落刺激因子 Recombinant Human Granulocyte Colony Stimulating Factor

【商品名或别名】 惠尔血，格拉诺塞特，洁欣，瑞白，赛格力，吉赛欣，rhG-CSF

【分类】 化学：造血细胞生长因子。治疗学：升白细胞药。妊娠分类：C。

【指征和剂量】 适应证和剂量、用法同重组人粒细胞-巨噬细胞集落刺激因子。

【制剂】 针剂：每支 75 μg，100 μg，150 μg，200 μg，300 μg。

【药动学】 静注本品后 30 min 达血浆最高浓度，其半衰期为 1.4 h，皮下注射本品后 3 h 达血浆最高浓度，其半衰期为 2.2 h。经肾及骨髓代谢，部分在氨基酸代谢过程中被分解后排泄。

【作用机制】 本品为重组的人类造血细胞因子，能刺激造血干细胞向造血前体细胞分化，刺激造血前体白细胞增殖和分化，使成熟的中性粒细胞增加。

【禁忌证】 对本品或其他粒细胞集落刺激因子过敏者、孕妇、早产儿、婴儿禁用。骨髓幼稚细胞未充分降低或外周血存在未成熟细胞的髓性白血病患者禁用。肝、肾、心、肺功能重度障碍者慎用。

【不良反应】 有时会出现发热、头痛、骨痛、胸痛、腰痛、食欲不振、谷丙转氨酶(ALT)增高、碱性磷酸酶(ALP)升高,偶可引起过敏反应,甚至休克。

【注意事项】① 有药物过敏史者,有过敏体质者,宜于使用本品前做皮试。② 本品用于治疗急性髓细胞白血病化疗后粒细胞减少或缺乏时,应确定骨髓处于抑制状态。

三、止血及凝血药

出血可由于血管壁异常、血小板数量或功能异常、凝血障碍等不同的病因所致。应根据不同的病因选择相应的药物治疗。

止血及凝血药的主要作用有:① 促进血小板生成、增强黏附和聚集功能、增加凝血因子活性,如酚磺乙胺(止血敏)和维生素 K 等。② 抑制纤溶酶原转变成纤溶酶,从而抑制纤维蛋白的溶解,如 6-氨基己酸和氨甲环酸。③ 直接作用于血液中纤维蛋白原,促使其转变为纤维蛋白,加速血液凝固,如凝血酶。

维生素 K Vitamin K

【商品名或别名】 亚硫酸氢钠甲萘醌(Vitamin K_3),叶绿醌(Vitamin K_1),乙酰甲萘醌(Vitamin K_4)

【分类】 化学:维生素制剂。治疗学:凝血药。妊娠分类:C。

【指征和剂量】本品使用于各种原因导致的维生素 K 缺乏性出血:① 阻塞性黄疸伴出血,或患者手术时用于预防手术出血。② 新生儿出血,尤其是早产儿应早期使用,可以预防出血。③ 长期使用肠道杀菌剂如新霉素、增效磺胺、头孢霉素等。④ 口服抗凝剂使用过量,敌鼠钠中毒。

① 维生素 K_1:肌注或静滴,亦可口服。新生儿出血时,0.5~1.0 mg 肌注或缓慢静滴。早产儿 1 mg 肌注,有预防出血的效果。成人阻塞性黄疸手术前 1~2 d,10~20 mg 肌注,可以迅速纠正凝血酶原时间。口服抗凝剂过量或敌鼠钠中毒出血,20~50 mg 加入 5%葡萄糖液缓慢静滴,6 h 可纠正凝血酶原时间,若不见效,再肌注 50 mg。② 维生素 K_3:肌注或口服,

4 mg，tid。③ 维生素 K_4：为主要口服制剂，4 mg，bid 或 tid。

【制剂】 维生素 K_1 注射液：每支 10 mg/ml。维生素 K_3 注射液：每支 4 mg/ml。维生素 K_4 片剂：每片 4 mg。

【药动学】 维生素 K 吸收入血液后，在肝脏中被利用以合成凝血因子Ⅱ、Ⅶ、Ⅸ、Ⅹ。肝功能正常时，口服 10～20 h 后，静注 4～8 h 后，血浆中这些凝血因子可趋于正常。肝脏中维生素 K 的贮量不多，仅够 3～4 周需要量，吸收障碍时，在 1 个月以内即可有出血症状。

【作用机制】 天然维生素 K 为萘醌化合物，来源于植物者为维生素 K_1，来源于肠道细菌合成的维生素 K_2，此两者为脂溶性维生素，其吸收需胆酸盐存在。人工合成的有维生素 K_3 和 K_4，两者为水溶性维生素，口服易于吸收，不需胆酸盐，但作用发挥缓慢。维生素 K 为肝脏合成凝血因子Ⅱ、Ⅶ、Ⅸ、Ⅹ所必需。这些因子的前体物质是含众多的谷氨酸残基的蛋白质，需羧化为含 γ 羧基谷氨酸残基的蛋白质才具有凝血活性。羧化时需要"羧基化酶"维生素 K 为辅因子参与此过程。

【相互作用】 与苯巴比妥合用，可使本品代谢加速；与考来烯胺（消胆胺）同服，可影响本品吸收，故不宜与此类药同时服用。

【禁忌证】 严重肝病患者慎用。

【不良反应】 维生素 K_1 的不良反应极小，但若静注过快，可有面部潮红、出汗、胸闷、血压下降等反应。维生素 K_3、K_4 口服常有恶心、呕吐。新生儿对维生素 K_3、K_4 敏感，易引起溶血性贫血和核黄疸。肝功能不良者使用本制剂无效。

【注意事项】 ① 静滴时必须控制速度小于 5 mg/min。② 快速静注可引起面部潮红、出汗、胸闷等症状，甚至血压骤降，故一般采用肌注。③ 新生儿维生素 K 用量过大，可出现溶血反应。临产前妇女大量用药时，可使新生儿出现溶血性贫血、黄疸或胆红素血症。

【患者用药指导】 口服常有恶心、呕吐等胃肠道反应，可在餐时及餐后服。

醋酸甲萘氢醌　Menadiol Diacetate

【分类】 化学：维生素制剂。治疗学：凝血药。

【指征和剂量】 主要适用于维生素 K 缺乏所致的凝血障碍性疾病。如肠道吸收不良所致维生素 K 缺乏。各种原因所致的阻塞性黄疸、慢性溃疡性结肠炎、慢性胰腺炎和广泛小肠切除后肠道吸收功能减低;长期应用抗生素可导致体内维生素K缺乏,广谱抗生素或肠道灭菌药可杀灭或抑制正常肠道内的细菌群落,致使肠道内细菌合成的维生素减少;双香豆素等抗凝剂的分子结构与维生素K相似,在体内干扰其代谢,使环氧叶绿醌不能被还原成维生素K,使体内的维生素K不能发挥其作用,造成与维生素K缺乏相类似的后果。

口服:2～4 mg,tid。

【制剂】 片剂:每片2 mg。

【作用机制】 维生素K是肝脏合成凝血因子Ⅱ、Ⅶ、Ⅸ和Ⅹ所必需的物质,维生素K缺乏可引起这些凝血因子合成障碍,临床可见出血倾向及凝血酶原时延长,通常称这些因子为维生素K依赖性凝血因子。维生素K促使凝血因子Ⅱ、Ⅶ、Ⅸ和Ⅹ合成的确切机制尚未阐明。天然的维生素K有K_1、K_2,为脂溶性,其吸收有赖于胆汁的正常分泌。人工合成的维生素K有K_3、K_4,前者为亚硫酸氢钠甲萘醌,后者为乙酰甲萘醌,为水溶性,其吸收不需要胆汁的存在。

【相互作用】 口服抗凝剂如双香豆素类可干扰维生素K的代谢。两药同用,作用相互抵消。水杨酸类、磺胺类、奎尼丁等也均可影响维生素K的效应。

【禁忌证】 尚不明确。

【不良反应】 口服后可引起恶心、呕吐等胃肠道反应。严重肝病患者慎用。

【注意事项】 ① 下列情况应用时应注意:葡萄糖-6-磷酸脱氢酶缺陷者,补给维生素K时应特别谨慎。肝功能损害时,维生素K的疗效不明显,凝血酶原时间极少恢复正常,如盲目使用大量维生素K治疗,反而加重肝脏损害。肝素引起的出血倾向及凝血酶原时间延长,用维生素K治疗无效。② 用药期间应定期测定凝血酶原时间以调整维生素K的用量及给药次数。③ 当患者因维生素K依赖因子缺乏而发生严重出血时,维生素K往往来不及在短时间即生效,可先静脉输注凝血酶原复合物、血浆或新鲜血。④ 肠道吸收不良患者,以采用注射途径给药为宜。

硫酸鱼精蛋白 Protamine Sulfate

【商品名或别名】 鱼精蛋白

【分类】 化学：硫酸盐。治疗学：凝血药。

【指征和剂量】 ① 肝素用量过大而致出血。② 某些疾病有肝素样物质增高的出血症，或其他原因的出血，如月经过多、产后出血、照射后出血倾向。

用量：① 肝素过量：每次 50 mg，缓慢静注 10 min 以上。② 自发出血：5～8 mg/(kg·d)，静滴，以生理盐水 200～500 ml 稀释。③ 每次注射需间隔5～6 h，连续使用不得超过 3 d。④ 骨髓移植回输骨髓时，同时静滴与肝素等量的鱼精蛋白。

【制剂】 注射液：每支 50 mg/5 ml，100 mg/10 ml。

【药动学】 静注后 1 min 即发挥止血效应，持续约 2 h。

【作用机制】 本品为从鱼类成熟精子中提取的低分子量碱性蛋白质的硫酸盐，分子中有强碱性基团，在体内能与强酸性肝素结合，使其失去抗凝活性，为肝素拮抗药。一般 1 mg 的硫酸鱼精蛋白可以中和 1 mg 肝素。

【不良反应】 高浓度、快速注射时，可发生低血压、心动过缓、呼吸困难、面红。

【注意事项】 ① 应缓慢静注，约需 10 min 注完。每次用量不超过 50 mg。② 清洗或消毒注射器时，勿沾碱性物质。③ 给药后应做凝血试验。④ 对无把握的鱼精蛋白制剂，使用前应先在实验室中滴定其中和所需量。

氨基己酸 Aminocarproic Acid

【商品名或别名】 6-氨基己酸(6-Aimino-Caproic Acid)，抗血纤溶酸

【分类】 治疗学：抗纤溶药。

【指征和剂量】 ① 原发性纤溶亢进的出血。② 弥散性血管内凝血后期的继发性纤溶亢进，但在疾病早期禁用。③ 某些脏器手术后出血，如肺、脑、子宫、前列腺、肾上腺、甲状腺等的手术，易伴纤溶亢进的出血。④ 口腔、鼻咽部出血，全身用药或局部用药，有助于止血。静注、静滴、口服均可。

用量：① 静滴：初剂量 4～6 g 或者 100 mg/kg，以 5%葡萄糖液或生理盐水 100 ml 稀释，15～30 min 滴完。维持量为 0.5～1.0 g/h 直至出血停止。一日总量不超过 20 g，可连用 3～4 d。② 口服：首次 4～6 g 或 100 mg/kg，以后 0.5～1.0 g，q3 h。止血后再减量，q3～6 h。

【制剂】 片剂：每片 0.5 g。注射液：每支 1 g/10 ml，2 g/10 ml。

【药动学】 口服吸收较完全(79%±10%)，2 h 血药浓度达高峰，血浆

半衰期为 77 min。排泄率：口服为 55%±8%，静注为 66%±3%。为达到抗纤溶的治疗作用，血液中必须维持较高浓度，一次用药其活性维持时间小于 3 h，故应 3～4 h 用药 1 次。

【作用机制】 本品是最早(1954 年)合成的小分子抗纤溶药，主要抗纤维蛋白溶解，有抑制尿激酶、链激酶激活纤溶酶原为纤溶酶的作用，并能抑制纤溶酶降解纤维蛋白和纤维蛋白原。保护纤维蛋白不被纤溶酶所降解，从而使凝血块牢固，达到止血作用。

【相互作用】 ① 本品即刻止血作用较差，对急性大出血宜与其他止血药物配伍应用。② 本品不宜与酚磺乙胺混合注射。

【禁忌证】 ① 有血栓形成倾向或栓塞病史者禁用或慎用。② 心、肝、肾功能减退者慎用。③ 泌尿道术后有血尿者慎用。

【不良反应】 ① 胃肠道反应：腹部不适、胃部灼热感、恶心、呕吐、腹泻等。② 可有低血压，偶有过敏反应如结膜充血、鼻塞、皮疹等。③ 有肾出血者使用本品可以引起肾盂、输尿管血块形成而致尿路阻塞，甚至出现急性肾衰竭。

氨甲苯酸 Para-Amino-Methyl Benzoic Acid

【商品名或别名】 对氨甲基苯甲酸，对羧基苄胺，止血芳酸，PAMBA

【分类】 治疗学：抗纤溶药。

【指征和剂量】 治疗指征同氨基己酸。

静注或静滴。首次剂量：10 mg/kg，以生理盐水或葡萄糖稀释。维持量：10 mg/kg，q6 h。口服：250 mg，每日 3～6 次。

【制剂】 片剂：每支 0.25 g。注射液：每支 0.1 g/10 ml。

【药动学】 本品口服吸收率约为 70%，服后 3 h 血药浓度达峰值。静注后有效血药浓度可维持 3～5 h。用药 24 h 内 40%～60%以原型随尿排出。体内分布的浓度顺序是肾、肝、心、脾、肺、血。通过胎盘，但不能透过血脑屏障。

【作用机制】 本品能竞争性抑制纤溶酶原的激活，阻止纤溶酶原转变为纤溶酶，使纤维蛋白不被降解，达到止血效果。其抗纤溶作用是氨基己酸的 4～5 倍，毒性较低，无蓄积作用。

【相互作用】 不宜与苯唑西林合用。与口服避孕药合用时有增加血栓形成的危险。

【禁忌证】 有血栓形成倾向及有血管栓塞疾病者慎用或禁用，血友病患者发生血尿时或肾功能不全者慎用。

【不良反应】 毒性低，不良作用小，但用药过量可能形成血栓、诱发心肌梗死。

【注意事项】 同氨基己酸。

氨甲环酸 Tranexamic Acid

【商品名或别名】 止血环酸，贝瑞宁，速宁，血速宁，妥塞敏

【分类】 治疗学：抗纤溶药。

【指征和剂量】 治疗指征同氨基己酸。

静注或静滴。首次剂量：10 mg/kg，加入葡萄糖液或生理盐水。维持量：10 mg/kg，q4 h。用药时间一般不超过 7 d。

【制剂】 片剂：每片 0.25 g。注射剂：每支 0.1 g/2 ml，0.25 g/5 ml。

【药动学】 口服吸收较慢且不完全，4 h 达血浆高峰，血浆半衰期为 2 h。口服后 24 h 从尿排泄的原型药为 40%，静注后 4 h 为 50%。

【作用机制】 本品的止血作用和用途与氨基己酸相同。由于本品能特异性地透过血脑屏障，对脑内纤溶性出血最适宜。其抗纤溶效力是氨基己酸的 10 倍，氨甲苯酸的 2 倍。

【不良反应】 由于本品可进入脑脊液，有时出现头痛、头晕、嗜睡等中枢神经系统症状。其他不良反应少于氨基己酸。

卡络柳钠 Carkazochrome Salicylate

【商品名或别名】 安特诺新，安络血，肾上腺色素缩氨脲，卡巴克络水杨酸钠，肾上腺色腙，Adrenobazoni Salicylas，Adrenochrome Monosemicarbarzone，Adrenosin

【分类】 治疗学：止血药。

【指征和剂量】 主要用于血管因素所致的出血性疾病，如肺出血、脑出血、子宫出血、皮肤紫癜等。

用量：① 口服：成人一般应用 2.5～5.0 mg，bid 或 tid。严重病例 5～10 mg，q2～4 h。小儿：5 岁以下 1.25～2.5 mg，bid 或 tid；5 岁以上 2.5～5 mg，bid 或 tid。② 肌注：成人一般 10 mg，bid 或 tid。严重病例 10～20 mg，q2～4 h。小儿：5 岁以下每次 2.5～5 mg；5 岁以上 5～10 mg，bid

或 tid。

【制剂】 片剂：每片 2.5 mg。注射液：每支 10 mg/2 ml。

【作用机制】 本品为肾上腺素缩氨脲(无肾上腺素作用)与水杨酸钠的复合物。可能增强毛细血管的抵抗力，减少其通透性达到止血作用。

【相互作用】 抗组胺药、抗胆碱药的扩血管作用可减弱本品的止血作用。

【禁忌证】 对水杨酸盐过敏者禁用，有癫痫、精神病史者慎用。

【不良反应】 本品含有水杨酸，多次应用可以发生过敏反应。长期反复应用可产生水杨酸反应(如恶心、呕吐)、精神紊乱等。

卡络磺钠 Carbazochrome Sodium Sulfonate

【商品名或别名】 阿度那，阿洛那，肾上腺色素缩氨脲磺酸钠，新安络血

【分类】 治疗学：止血药。

【指征和剂量】 适用于防治肺出血(咯血、血痰)、上消化道出血(呕血、黑便)、尿路出血(血尿)、眼出血、鼻出血、齿龈出血、妇产科出血性疾病(产前和产后出血、月经过多等)，均有止血疗效；对各种创伤性出血、手术后出血或渗血、皮下出血等均具有止血效果。

口服：10～30 mg，tid 或 qid。肌注：10 mg，每日 1～3 次。静滴：25～50 mg/d。静注：每次 25～100 mg，与输液混合滴注，每日 1 次或数次。

【制剂】 注射剂：10 mg/2 ml，5 mg/ml。片剂：每片 10 mg，30 mg。

【作用机制】 本品为肾上腺素缩氨脲(无肾上腺素作用)的复合物。可增强毛细血管的抵抗力，减少其通透性达到止血作用。

【禁忌证】 对本品过敏者禁用。

【不良反应】 个别患者可出现恶性；眩晕及注射部位的红、痛。

酚磺乙胺 Etamylate

【商品名或别名】 止血敏，止血定，羟苯磺乙胺，氢醌磺乙胺，Dicynone

【分类】 治疗学：止血药。

【指征和剂量】 适用于各种手术前后的预防出血和止血，各种血管因素的出血。静注或静滴，肌注。

用量：① 外科手术用以预防出血：在手术前 15～30 min，静注或肌注

250～500 mg，必要时 2 h 后再给 250 mg。② 一般出血治疗：250～750 mg 肌注，或加入葡萄糖液或生理盐水中静滴，bid 或 tid。

【制剂】 注射液：每支 0.5 g/2 ml。

【药动学】 本品止血作用迅速，静脉给药 1 h 即达作用高峰，维持有效时间 4～6 h。

【作用机制】 本品为人工合成的止血药，在动物实验中能减低毛细血管的通透性，使血管收缩，出血时间缩短。此外，能增强血小板的聚集和黏附功能，加速血块收缩，有利于止血。

【禁忌证】 有血栓形成病史者慎用。

【不良反应】 毒性低，但有报道静注时可发生休克。

【注意事项】 ① 勿与氨基己酸混合注射，以免引起中毒。② 如用高分子血浆扩充剂，应在使用本品之后而不要在使用本品之前应用。

凝血酶　Thrombin

【分类】 治疗学：止血药。妊娠分类：C。

【指征和剂量】 用于外伤、手术、口腔、耳鼻喉、泌尿、妇产科及消化道等部位的局部止血。

用量：① 局部止血：用灭菌生理盐水溶解为 50～1 000 U/ml，喷雾或灌注于创面；或以明胶海绵、纱条蘸本品贴敷于创面；也可直接撒布粉末于创面。② 消化道止血：用适当生理盐水或温牛乳溶解本品，使成 50～500 U/ml，口服或灌注，500～2 000 U，q6 h。根据出血部位和程度，适当增减浓度、用量和次数。

【制剂】 粉针剂：每瓶 1 000 U。

【作用机制】 本品能直接作用于局部出血部位血液中的纤维蛋白原，使其转变为纤维蛋白，加速血液凝固，达到止血效果。还可诱发血小板聚集。

【相互作用】 酸、碱、重金属盐类可使其活力下降。

【不良反应】 部分患者可出现过敏反应。

【注意事项】 ① 本品严禁血管内、肌内或皮下注射，可导致局部坏死，危及生命。② 出现过敏症状时，应立即停药。③ 溶液状态的凝血酶会很快灭活，所以临用时新鲜配制。④ 本品必须直接与创面接触，才能起止血作用。

巴曲酶 Batroxobin

【商品名或别名】 蝮蛇血凝酶,立血止,立止拉血,凝血酵素,血凝酶,蛇凝血素酶,Botropase,Haemocoagulase,Hemocoagulasum,Reptilase,Hemocoagulase

【分类】 化学:酶性止血剂。治疗学:促凝血药。

【指征和剂量】 用于治疗和防止多种原因引起的出血,如月经过多、功能失调性子宫出血、创伤及手术出血、消化道出血、咯血、鼻出血、皮下出血及血小板减少性疾病伴出血症等。

成人常规剂量:① 静注:急性出血时,每次给药 2 KU。② 肌注:非急性出血或防止出血时,每次 1～2 KU。③ 皮下注射:用量同肌注。④ 局部外用:本药溶液可直接以注射器喷射于清除血块的创面局部并酌情以敷料压迫(如拔牙、鼻出血等)。

【制剂】 粉针剂:每支 1 KU。

【药动学】 本药静注后 5～10 min 起效,药效持续 24 h;肌内或皮下注射后 20～30 min 起效,药效持续 48 h。

【作用机制】 本品是一种由巴西洞蝮蛇蛇毒提取的不含毒性成分的酶性止血剂,具有类凝血活酶样作用。本品能促进出血部位(血管破损部位)的血小板聚集,释放一系列凝血因子,其中包括血小板因子 3(PF_3),后者能促进纤维蛋白原降解生成纤维蛋白 I 单体,进而交联聚合成难溶性纤维蛋白,促使出血部位的血栓形成和止血。其类凝血活酶样作用是由释放的 PF_3 引起,与血液中凝血活酶依靠 PF_3 激活类似,当凝血活酶被激活后,可加速凝血酶的生成,从而促进血管破损部位局部的凝血过程。本品在完整无损的血管内无促进血小板聚集的作用,也不激活血管内纤维蛋白稳定因子(凝血因子 XIII),因此,它促进的由纤维蛋白 I 单体形成的复合物,易在体内被降解而不致引起弥散性血管内凝血(DIC)。此外,本品含血小板素,能增强血小板功能,缩短出血时间,减少出血量。

【相互作用】 尚不明确。

【禁忌证】 有血栓或栓塞史者以及 DIC 导致的出血时禁用。以下情况慎用:① 血栓高危人群(高龄、肥胖、高血脂、心脏病、糖尿病、肿瘤患者)。② 血管病介入治疗、心脏病手术者。③ 孕妇。

【不良反应】 ① 本品超常规剂量使用时(5 倍以上),可引起纤维蛋白原降低、血液黏滞度下降。② 另一种不同品种蝮蛇的蛇毒制剂 Botropase

(Bothrops Jararaca，蝮蛇酶)，临床应用后可产生大量纤维蛋白原降解产物(FDP)并导致轻度DIC状态，对机体不利，故不推荐使用。③ 国外报道极少数有过敏反应，可静注皮质激素或抗组胺药。

【注意事项】 ① 本品注射剂每支含1 KU的冻干粉，配备1支灭菌水(1 ml)，溶化后可进一步稀释。② 单位换算：1克氏单位(KU，Klobusitzky Unit)相当于0.04凝血酶单位(NIH)；1 KU相当于0.3 IU(国际单位)的凝血酶；1巴曲酶单位(BU)相当于0.17NIH凝血酶单位。③ 用药次数视情况而定，每日总量不超过8 KU。④ 正常人受创伤致动脉及大静脉破损的喷射性出血时，需进行加压包扎及手术处理，同时使用本品减少出血量。⑤ 血液中缺乏某些凝血因子引起出血时，本品的作用减弱，宜补充所缺凝血因子后再用本品。⑥ 在原发性纤溶系统亢进的情况下，宜与抗纤溶酶药物合用。⑦ 治疗新生儿出血，宜与维生素K合用。

去氨加压素　Desmopressin

【商品名或别名】 弥凝(Minirin)，DDAVP

【分类】 治疗学：血管加压素衍生物。妊娠分类：B。

【指征和剂量】 ① 轻、中型血友病A患者的小出血治疗或预防小手术的出血。② 只对血管性血友病(vWD)Ⅰ型有效，对vWDⅡ、Ⅲ型则无效。

① 静注：1～4 μg，qd～bid，加生理盐水30 ml，缓慢注射，q12 h。② 滴鼻(1.3 mg/ml)：0.2 ml，bid以塑料吸管滴入鼻腔。口腔手术时，最好加用抗纤溶药物，以减少本品的纤溶作用。

口服：0.1～0.2 mg，tid。

【制剂】 片剂：每片0.1 mg，0.2 mg。注射液：每支4 μg/ml。

【药动学】 给药后作用迅速，60 min左右血药浓度达高峰，血浆中半衰期3～4 h，药效可持续8～12 h。

【作用机制】 本品是一人工合成的血管加压素衍生物，可以使健康人血浆因子Ⅷ：C和ⅧR：Ag(vWF)增加，但无赖氨酸血管加压素等药物的不良反应。用于轻、中型血友病A和vWD患者的自发出血，或小手术的预防出血，使患者的因子Ⅷ：C活性和vWF增加3～5倍。本品可以使出血时间缩短，可能有使血管内皮细胞对vWF的合成和释放增加。

【不良反应】 ① 常有暂时性面部潮红及心率轻度加快，此与本品具促毛细血管内皮释放PGI2，使血管扩张有关。② 本品有抗利尿活性，可持续

24 h。

【注意事项】 应用本品时避免摄入过量液体,以免产生低钠血症和脑水肿。

重组人白介素-11 Recombinant Human Interleukin-11

【商品名或别名】 依星、巨和粒、欣美格、特尔康、吉巨芬

【分类】 化学:造血细胞生长因子。治疗学:升血小板药。

【指征和剂量】 用于实体瘤、非髓系白血病化疗后Ⅲ、Ⅳ度血小板减少症的治疗;实体瘤及非髓性白血病患者,前一疗程化疗后发生Ⅲ、Ⅳ度血小板减少症(即血小板≤50×10^9/L)者,下一疗程化疗前使用本品,以减少患者因血小板减少引起的出血和对血小板输注的依赖性。

本品应用剂量为 50 μg/kg,于化疗结束后 24～48 h 开始或发生血小板减少症后应用。qd,疗程一般 7～14 d。血小板计数恢复后应及时停药。

【制剂】 粉针剂:每支 1.5 mg,3 mg。

【药动学】 本品 50 μg/kg 单剂量皮下注射给药,血浆药物浓度的峰值(C_{max})为(17.4±5.4) ng/ml,t_{max}为(3.2±2.4) h,终末半衰期为(6.9±1.7)h。

【作用机制】 本品是应用基因重组技术生产的一种促血小板生长因子,可直接刺激造血干细胞和巨核祖细胞的增殖,诱导巨核细胞的成熟分化,增加体内血小板的生成,从而提高血液血小板计数,而血小板功能无明显改变。临床前研究表明,体内应用本品后发育成熟的巨核细胞在超微结构上完全正常,生成的血小板的形态、功能和寿命也均正常。

【相互作用】 尚不明确。

【禁忌证】 对白介素-11 及本品中其他成分过敏者禁用,对血液制品及大肠杆菌表达的其他生物制剂有过敏史者慎用。

【不良反应】 约有 10%的患者在观察期间有下列一些不良事件出现,包括乏力、疼痛、寒战、腹痛、感染、恶心、便秘、消化不良、瘀斑、肌痛、骨痛、神经紧张及脱发等。每日皮下注射给药,重组人白介素-11 可以引起血浆纤维蛋白原浓度升高 2 倍。

【注意事项】 ① 本品稀释后应立即皮下注射。溶解时,将注射用水直接沿壁注入,轻微振荡,不可过度或剧烈振晃。② 本品应在化疗后使用,不宜在化疗前或化疗疗程中使用。③ 使用本品过程中应定期检查血常规(一

般隔日 1 次)，注意血小板数值的变化，在血小板升至 100×10^9/L 时应及时停药。④ 器质性心脏病患者，尤其充血性心力衰竭及心房纤颤、心房扑动病史的患者慎用。⑤ 使用期间应注意毛细血管渗漏综合征的监测，如体重、浮肿、浆膜腔积液等。⑥ 该药仅供医嘱或在医师指导下使用。

重组人血小板生成素 Recombinant Human Thrombopoietin

【商品名或别名】 特比奥，rhTPO

【分类】 化学：造血细胞生长因子。治疗学：升血小板药。

【指征和剂量】 本品适用于治疗实体瘤化疗后所致的血小板减少症，适用对象为血小板低于 50×10^9/L 且医师认为有必要升高血小板治疗的患者。

具体用法、剂量和疗程因病而异，推荐剂量和方法如下：恶性实体肿瘤化疗时，预计药物剂量可能引起血小板减少及诱发出血且需要升高血小板时，可于给药结束后 6～24 h 皮下注射本品，剂量为 300 U/kg，qd，连续应用 14 d；用药过程中待血小板计数恢复至 100×10^9/L 以上时即应停用。

【制剂】 注射液：每支 7 500 U/ml，15 000 U/ml。

【药动学】 正常人单次皮下注射本品药代动力学研究：受试者随机分为 150 U/kg、300 U/kg、600 U/kg 3 个剂量组，每组 8 例，共 24 例，结果显示在体内的吸收与消除过程基本符合线性动力学特征，3 个剂量组的 $t_{1/2}$Ka 分别为(2.5±1.1) h、(3.2±2.6) h 和(4.2±2.4) h，t_{max} 分别为(9.0±1.9)h、(10.8±2.4)h 和(11.8±5.4)h。本品消除比较缓慢，体内半衰期较长。3 个剂量组消除半衰期相近，分别为(46.3±6.9)h、(40.2±9.4)h 和(38.7±11.9)h。多次皮下注射本品药代动力学研究：8 例患者分为隔日给药组(隔日皮下注射本品 1.0 mg/kg，相当于 300 U/kg，共 7 次)和每日给药组(每日皮下注射本品 1.0 mg/kg，相当于 300 U/kg，共 14 次)两组，每组 4 例。随给药次数的增加，每个受试者的血药浓度随之升高，隔日给药组和每日给药组的谷浓度(C_{min})分别在 5 次和 7 次给药后达到稳态水平，稳态 C_{min} 分别为(1 637±969) pg/ml 和(2 096±1 736) pg/ml。两组的峰浓度(C_{max})的变化趋势与谷浓度相似，稳态峰 C_{max} 分别为 2 135±1 095 pg/ ml 和 4 193±3 436 pg/ml。每个受试者第 1 次给药后的 AUC 以及 t_{peak} 和 $t_{1/2}$ 等药代动力学参数与末次给药后相比无明显差异，即无时间依赖性的药代动力学变化。多次皮下注射本品，血药浓度升高的水平与给药的累积剂量正相关,在给药 14 次内,药物在体内无蓄积倾向。

【作用机制】 本品是应用基因重组技术生产的一种促血小板生长因子,可直接刺激造血干细胞和巨核祖细胞的增殖,诱导巨核细胞的成熟分化,增加体内血小板的生成,从而提高血液血小板计数,而血小板功能无明显改变。临床前研究表明,体内应用本品后发育成熟的巨核细胞在超微结构上完全正常,生成的血小板的形态、功能和寿命也均正常。

【禁忌证】 ① 对本品成分过敏者。② 严重心、脑血管疾病者。③ 患有其他血液高凝状态疾病者,近期发生血栓病者。④ 合并严重感染者,宜控制感染后再使用本品。

【不良反应】 较少发生不良反应,偶有发热、肌肉酸痛、头晕等,一般不需处理,多可自行恢复。个别患者症状明显时可对症处理。

【注意事项】 ① 本品过量应用或常规应用于特异体质者可造成血小板过度升高,必须在三甲医院并在有经验的临床医师指导下使用。② 本品适用对象为血小板低于 50×10^9/L 且医师认为有必要升高血小板治疗的患者。③ 本品应在化疗结束后 6～24 h 开始使用。④ 使用本品过程中应定期检查血常规,一般应隔日 1 次,密切注意外周血小板计数的变化,血小板计数达到所需指标时,应及时停药。

四、血液制品

血小板浓缩剂 Platelet Concentrate

【商品名或别名】 血小板悬液

【分类】 治疗学:血液制品。

【指征和剂量】 ① 血小板生成减少性血小板减少症,如再生障碍性贫血、急性白血病、其他原因的骨髓造血衰竭的出血。② 血小板功能异常伴出血者。③ 大量库血输注后的稀释性血小板减少。对于免疫性血小板减少、脾功能亢进症的血小板减少,输注的疗效不佳。部分获得性血小板功能异常,如尿毒症、高球蛋白血症等,输注血小板无效。

【制剂】 混悬液(每 1 U 由 400 ml 全血制成)。

【作用机制】 血小板浓缩液输注是成分输血治疗中最有效的替代治疗。本品是从正常人新鲜全血中分离获得,可从多个任意供体采取;亦有从单一供体采取,后者对有血小板同种抗体的患者,需用特殊 HLA 配型相合的供体时，尤为重要。

【不良反应】 ① 少数患者有寒战、发热等过敏反应。② 反复频繁输注者，可以产生血小板同种抗体，使输注无效。

【注意事项】 ① 本品制剂不宜放置冰箱，放在 20～24℃为宜，保存时间越短越好，不超过 5 d。② 一般输注时不需做红细胞配型，但若有红细胞污染，仍需做血型交配。

人凝血因子Ⅷ浓缩剂 Human FⅧ Concentrate

【商品名或别名】 海莫莱士，抗血友病球蛋白（Antihemophilic Globulin，AHG）

【分类】 治疗学：血液制品。

【指征和剂量】 本品适用于血友病 A、获得性因子Ⅷ缺乏伴出血者，及获得性凝血因子Ⅷ抑制物增多伴出血。凝血因子Ⅷ浓缩剂 1 U/kg 可以提高血浆凝血因子Ⅷ 2%～3%。应先测定血浆Ⅷ：C 水平，再根据公式计算所需补充的总量。所需剂量（单位）＝体重（kg）×所需提高水平（%）×0.5。

给药剂量必须参照体重、是否存在抑制剂、出血的严重程度等因素因人而异。一般推荐剂量如下：① 轻度出血：补足血浆Ⅷ：C 水平到 20%～30%，本品 5～10 U/kg，q12～24 h，连用 3～5 d。② 中度出血：应使Ⅷ：C 提高至 30%～50%，本品 10～30 U/kg，q12 h，维持 7～14 d。③ 大出血或大手术：所需血浆Ⅷ：C 水平为 100%，40～50 U/kg，q8 h，维持 10～14 d，直至症状消失或伤口愈合。④ 获得性因子Ⅷ抑制物增多症：应予大剂量凝血因子Ⅷ，一般超过治疗血友病患者所需剂量一倍以上。

【制剂】 针剂：每瓶 200 U，300 U，500 U。

【药动学】 本品在体内的半衰期为 8～12 h，在库存血浆中 24 h 后减少 50%，20 d 后全部消失。

【作用机制】 本品是一种经过纯化、冻干的人凝血因子Ⅷ浓缩剂，从大量新鲜混合血浆的冷沉淀物中分离、纯化制取，经过 TNBP 和 Tween 80 混合物（SD）灭活病毒处理。人凝血因子Ⅷ是正常血浆的组成成分，为凝血过程必需因子。凝血因子Ⅷ的浓度为 15～20 U/ml，是新鲜血浆的 15～20 倍。国际有采用单克隆抗体制备的高纯度产品，凝血因子Ⅷ的含量达 25～40 U/ml。

【不良反应】 ① 输注过快可有头痛、恶心、心动过速等过敏表现。

② 可能传播病毒性疾病和引起变态反应性疾病。③ 大剂量可出现肺水肿。

【注意事项】 ① 本品不稳定,稀释后必须立即使用。② 凝血因子Ⅷ的生物半衰期为8～12 h,故每日使用不得少于2次。③ 输注本品应有滤网装置,如发现大块不溶物不可使用。④ 滴速约60滴/min,不宜过慢或过快。⑤ 反复输注,有10%～15%的患者产生凝血因子Ⅷ抗体。⑥ 禁与其他药物同用。

人凝血因子Ⅸ浓缩剂 Human FⅨ Concentrate

【商品名或别名】 普舒莱士,冻干人凝血酶原复合物,凝血酶原复合物浓缩剂(Prothrombin Complex Concentrate,PCC),PPSB

【分类】 治疗学: 血液制品。妊娠分类: B。

【指征和剂量】 ① 治疗血友病B及获得性因子Ⅸ缺乏所致的出血或在已有出血倾向时使用。② 逆转双香豆素类抗凝剂诱导的出血。③ 治疗已产生凝血因子Ⅷ抑制物的血友病A患者的出血。④ 补充严重肝病所致的一种或多种凝血因子不足。⑤ 维生素K缺乏症,如新生儿出血、阻塞性黄疸出血。

用量视病情和所需因子而异。使用剂量一般按本品1 U/kg可提高血浆凝血因子Ⅸ活性1%计算,凝血因子Ⅸ缺乏者q24 h,凝血因子Ⅱ和凝血因子Ⅹ缺乏者q24～28 h,可减少或酌情减少剂量输用,一般历时2～3 d。在出血量较大或大手术时可根据病情适当增加剂量。凝血酶原时间延长如拟做脾切除者要先于手术前用药,术中和术后根据病情决定。因凝血因子Ⅷ抗体伴出血者或术前做治疗或预防出血。

【制剂】 粉针剂: 每瓶300 IU,200 IU。

【药动学】 凝血因子Ⅸ的生物半衰期为18～24 h,故每日用本品1次即可。

【作用机制】 本品系从健康人血浆中提制并经SD灭活病毒处理,为白色或蓝灰色疏松体。每血浆当量单位相当于1 ml新鲜人血浆中的凝血因子Ⅱ、Ⅶ、Ⅸ、Ⅹ含量,成品中尚含有等单位肝素及适量枸橼酸钠和氯化钠。

【不良反应】 快速滴注时有些患者会出现一过性的发热、寒战、头痛、潮红或刺痛感。

【注意事项】 ① 静滴时使用带有滤网装置的输血器,滴注速度开始要缓慢，15 min 后稍加快滴注速度，一般每瓶 200 血浆当量单位在 30～60 min 滴完。② 有发生血栓的危险，有致弥散性血管内凝血(DIC)、心肌梗死发生的报告，故需在疗程中监测抗凝血酶(AT)-Ⅲ及 DIC 的有关指标，并且应该控制使用剂量。③ 过敏反应，如寒战、发热、头痛、面潮红、刺痛等。④ 有传染肝炎病毒、HIV 的可能，应注意产品的来源。⑤ 配制前将本品及稀释液温热至 20～25℃。温度过低时不易配制，可能导致蛋白变性。

重组人凝血因子Ⅶa　Recombinant Human Coagulation Ⅶa

【商品名或别名】 诺其，Novoseven

【分类】 治疗学：凝血因子。

【指征和剂量】 用于产生凝血因子Ⅷ和Ⅸ抗体的先天性或后天性血友病患者的出血、颅内出血、肝硬化引起的出血及预防外科手术过程中的出血(包括肝移植、肾移植、骨髓移植等)。在伴有抑制物的血友病 A 或血友病 B 患者，不论出血原因或出血部位，本品推荐治疗剂量均为 10～20 IU/kg，每隔 2 h 重复输注，至停止出血。对于施行手术的患者则往往需要反复多次的输注，在术后第 1 个 48 h 内每隔 2 h 输注本品，然后逐渐拉长给药间隔至 2～6 h 或更多。对于伴有抑制物的血友病患者的严重出血，在止血后还需每间隔 3～6 h 继续输注，以维持止血栓的稳定。

【制剂】 粉针剂：每支 1 mg(50 kIU)。

【药动学】 在 25 个出血事件和 5 个非出血事件中进行的本品药动学研究，采用因子Ⅶ凝结试验。单剂量给予本品 875 IU (17. 5 g/kg)、1 750 IU (35 g/kg)和 3 500 IU(70 g/kg)，在给药前和给药后 24 h 内分别取血样进行因子Ⅶ凝结活性测定。结果非出血事件及出血事件平台期和消除期的表观分布容积中值分别为 106 ml/kg 和 122 ml/kg，103 ml/kg 和 121 ml/kg；清除率中值分别为 31. 0 ml/(h · kg)和 32. 6 ml/(h · kg)；平均停留时间和半衰期中值分别为 3. 44 h 和 2. 89 h，2. 97 h 和 2. 30 h。在体内试验中，血浆回收率中值为 45. 6%和 43. 6%。提示：本品的消耗量与组织的破坏程度有关。

【作用机制】 本品含有激活的重组凝血因子Ⅶ。凝血因子Ⅶa 能与组织因子结合，直接激活凝血因子Ⅹ成为凝血因子Ⅹa，激发凝血酶原向凝血酶的转换，进而使纤维蛋白原向纤维蛋白转换形成止血栓。凝血因子Ⅶa 激活凝血因子Ⅸ，成为凝血因子Ⅸa，且凝血因子Ⅸa 和Ⅹa 能使血栓的形成进一步增加。在血管壁损伤的局部,凝血因子Ⅶa与组织因子/磷脂形成复合物,处于激活状态,从而起到止血的作用。

【禁忌证】 本品中含有小鼠、仓鼠或牛血清,对其过敏者禁用。妊娠期(FDA分级C级)与哺乳期妇女、动脉粥样硬化、缺血性心脏病、外科手术后、挤压性损伤、血栓形成性疾病、硬化性疾病、败血症患者慎用。

【不良反应】 输液部位疼痛、发热、头痛、恶心及血压改变;心肌梗死或缺血、脑血管疾患和肠梗阻;肺栓塞及血栓性静脉炎;极少出现凝血异常、血小板减少等。

【注意事项】 ① 对非血友病脑出血老年患者,本品可能增加发生动脉血栓栓塞的危险。② 药液溶解后,应在2～5 min内静推完毕,视临床情况可连用2～3周,配液过程中严格按无菌操作,药液溶解后可置冰箱2～8℃保存,但不能超过24 h。③ 用药期间应监测患者血常规和凝血指标。④ 本品不宜与其他药物合用。

重组人凝血因子Ⅷ Recombinant Human Coagulation Ⅷ

【商品名或别名】 拜科奇

【分类】 治疗学:凝血因子。妊娠分类:C。

【指征和剂量】 本品用于血浆凝血因子Ⅷ缺乏的血友病A治疗。在纠正或预防出血、急诊或择期手术中,本品起到暂时代替缺失的凝血因子的作用。本品不适用于血管性假血友病(von Willebrand病)的治疗。

用法用量:体内凝血因子Ⅷ水平升高的百分比可用本品剂量(IU/kg)除以每千克体重每个单位的2%计算而得。轻微出血(表层出血、早期出血、出血到关节)治疗所需的血浆活性凝血因子Ⅷ水平为20%～40%,维持治疗血浆中水平的必要剂量为10～20 IU/kg,如进一步出血,按上述剂量再次注射。中等出血(肌肉、口腔、关节出血和外伤)或手术(小手术):治疗所需的血浆活性凝血因子Ⅷ水平为30%～60%,维持治疗血浆中水平的必要剂量为15～30 IU/kg,必要时,在12～24 h再按上述剂量注射1次。危及生命的出血(颅内、腹内或胸廓内出血、胃肠出血、中枢神经系统出血、咽后或腹膜后或髂腰肌膜出血)和骨折颅部外伤:治疗所需的血浆活性凝血因子Ⅷ水平为80%～100%,维持治疗血浆中水平的必要剂量为开始给予40～50 IU/kg,每8～12 h按20～25 IU/kg注射1次。手术(较大的外科手术):治疗所需的血浆活性凝血因子Ⅷ水平大约为100%,维持治疗血浆中水平的必要剂量为术前给予 50 IU/kg,并确定凝血因子Ⅷ活性 100%,必要时,开始注射 6～12 h 后,按上述剂量重复注射持续 10～14 d,直至痊愈。

【制剂】 粉针剂:每支 250 IU,500 IU,1 000 IU。

【药动学】 本品注射 10 min 后,凝血因子Ⅷ平均恢复率为(2.1%±0.3%)/(IU·kg),平均生物学半衰期为 13 h,与从血浆中提纯的抗血友病因子半衰期相似。本品恢复率和半衰期在治疗的 24 周内没有改变,表明持续有效,无证据表明产生了凝血因子Ⅷ抑制物。

【作用机制】 本品采用重组 DNA 技术生产,其生物学活性与从血浆中提纯的凝血因子Ⅷ相同,用于治疗血友病 A。

【禁忌证】 对该产品不耐受或有过敏反应者;对鼠或仓鼠蛋白过敏者禁用。

【不良反应】 包括寒战、恶心、头晕或头痛,这些症状通常是暂时的。有可能发生过敏反应。

【注意事项】 患者可能对鼠或仓鼠蛋白的过敏,应警惕过敏反应的早期症状(如荨麻疹、局部或全身风疹、哮喘和低血压)。本品不含血管性假性血友病因子,故不能用于血管性假性血友病的治疗。

五、抗凝及抗血栓药

本类药物分为三大类。① 抗凝血药:肝素、口服抗凝剂、AT-Ⅲ、蛋白 C 等。② 抗血小板药:抑制花生四烯酸代谢药物,如乙酰水杨酸、地尔硫䓬等;增加血小板内 cAMP 药物,如双嘧达莫(潘生丁)、前列环素等;其他作用,如噻氯匹定、右旋糖酐 40 等。③ 溶栓药物,如链激酶、尿激酶、t-PA、APSAC、Pro-UK 等。本篇选择其中常用制剂介绍。

(一) 抗 凝 血 药

肝素 Heparin

【商品名或别名】 肝磷脂

【分类治疗学】 治疗学:抗凝血药。

【指征和剂量】 ① 各种原因引起的弥散性血管内凝血(DIC)早期。② 预防和治疗动、静脉血栓和肺栓塞、心肌梗死。③ 人工心肺、腹膜透析或血液透析时作为抗凝血药物。④ 溶栓疗法的维持治疗。⑤ 用于输血时预防血液凝固及血库保存鲜血等体外抗凝剂。

持续静滴或间歇静注、皮下注射，用于血栓早期治疗，宜静脉给药。间歇静注可以出现血液暂时性肝素高峰，出血的危险性大，故多用持续静滴。① 治疗血栓：2 万～4 万U/d 或 600 U/(kg·d)。首次以 5 000 U 静注，余量做缓慢静滴。q4～6 h 检测激活的部分凝血活酶时间(APTT)或凝血时间(CT)，调整滴速和剂量。以 APTT 为正常的 1.5～2.5 倍、CT 为 2～3 倍为宜。有肺栓塞时，可以加大剂量至 8 万 U/d。② 预防血栓：5 000 U 皮下注射或静滴，bid、tid 或 250～300 U/(kg·d)。也有主张超低剂量，1 500～2 000 U/d，分 2 次皮下注射。

【制剂】 注射液：每支 12 500 U/2 ml。

【药动学】 本品口服不吸收，肌注或皮下注射吸收不规则。静注 10～15 min 显效，持续 3～4 h；肌注 2 h 显效，持续 8 h。在血浆中的半衰期决定于用药剂量，如用量 100 U/kg、400 U/kg、800 U/kg 静注，其抗凝活性的半衰期分别为 1 h、2.5 h、5 h。在有肺栓塞者，肝素的半衰期缩短；有肝硬化或肾衰竭者则半衰期延长。肝素主要被单核巨噬细胞摄取、破坏；小量见于尿中。肝素不能透过胎盘，不致胎儿畸形。

【作用机制】 肝素是一水溶性酸性黏多糖，体内肝素由肥大细胞分泌，释入血中，被附于血管内皮细胞表面，抑制血管内血液凝固。肝素在体内、外都具有很强的抗凝作用，主要抑制具丝氨酸活性中心的凝血因子，尤其对凝血酶、活化的凝血因子Ⅹ。在体内，这一抗凝作用通过 AT-Ⅲ而发生。肝素使 AT-Ⅲ的构形改变，促进 AT-Ⅲ与凝血因子Ⅱa、凝血因子Ⅹa 等结合，使它们被灭活而失去凝血活性。当 AT-Ⅲ缺乏时，肝素的抗凝作用减弱；在有肝素存在下，AT-Ⅲ的抗凝作用可以增强 1 000 倍。治疗用的商品肝素是从猪小肠黏膜或牛肺中提取的，不同的制品其成分是异质性的，但生物活性相似，有钠盐或钙盐制剂。一般应用的肝素其分子量为 0.5 万～10 万的混合品。

【禁忌证】 禁用于下述情况：① 有活动性出血病灶，如活动性肺结核、消化性溃疡、流产后、内脏出血等。② 出血性疾病。③ 新近有手术史者，尤其有颅内手术。④ 严重高血压、亚急性细菌性心内膜炎、重症肝功能不全者。⑤ 血小板$<50\times10^9$/L。

【相互作用】 ① 与阿司匹林等并用可增强抗凝能力。② 与右旋糖酐 40 并用可提高两者对 DIC 的疗效。③ 与利尿酸或肾上腺皮质激素药合用易致胃肠道出血。④ 可与胰岛素受体作用,导致低血糖。⑤ 与卡那霉素、红霉素、阿米卡星、万古霉素、柔红霉素等有配伍禁忌。⑥ 静滴硝酸甘油可减弱肝素的抗凝作用。⑦ 能抑制类固醇类激素的分泌。

【不良反应】 ① 出血:过量应用可以发生皮肤、黏膜出血、内脏出血(如血尿、胃肠出血、子宫出血等),小量出血时停药后短期内可以好转,大量出血,凝血时间>30 min时除停药外,需要静注硫酸鱼精蛋白。② 血小板减少:25%的患者有暂时性血小板减少,5%严重减少,故需经常监测血小板数。③ 过敏反应:偶有荨麻疹、哮喘、鼻炎、发热等。④ 骨质疏松:一般使用肝素3个月以上多见,表现有骨痛、自发性骨折。

【注意事项】 ① 用于预防血栓形成可做皮下注射,忌用肌注。② 用药期间密切监测血小板计数、动态检测APTT和CT等,控制CT和APTT维持在正常的1.5~2.5倍为适宜。

那屈肝素钙 Nadroparin Calcium

【商品名或别名】 速碧林,速避凝,博璞青,低分子量肝素钙,那曲肝素钙,Fraxiparine, Low Molecular Heparin Calcium, Low Molecular Weight Heparins Calcium

【分类】 治疗学:抗凝血药。妊娠分类:C。

【指征和剂量】 ① 预防和治疗血栓栓塞性疾病,特别是预防普通外科手术或骨科手术的血栓栓塞性疾病。② 在血液透析中预防体外循环中的血凝块形成。

成人常规剂量:皮下注射。

(1) 手术中预防血栓栓塞性疾病:① 普外手术,0.3 ml qd,通常至少持续7 d,在所有病例中,整个危险期应预防性用药,直至患者下床活动。普外手术首剂应在术前2~4 h用药。② 骨科手术,首剂应于术前及术后12 h给予,治疗至少持续10 d。具体用量参见下表。

体 重(kg)	从术前到术后第3日 每日的剂量(ml)	从第4日起 每日的剂量(ml)
<50	0.2	0.3
51~69	0.3	0.4
≥70	0.4	0.6

(2) 重症监护治疗病房(ICU)患者预防血栓性疾病:体重≤70 kg,0.4 ml,qd;体重>70 kg,0.6 ml,qd。

(3) 治疗血栓栓塞性疾病:0.1 ml/10 kg,q12 h,通常疗程为10 d。

动脉注射:血液透析时抗凝,根据体重决定使用的剂量,并在血液透析开始时通过动脉端单次给予。体重<50 kg,0.3 ml;51~69 kg,0.4 ml;≥70 kg,0.6 ml。如有出血危险,可将标准剂量减半。如血液透析超过4 h,血液透析时可再给予小剂量本品,随后血液透析所用剂量应根据初次血液透析观察到的效果进行调整。肾功能不全时应减少本药的剂量。

【制剂】 一次性预灌针剂注射液:每支7 500A Ⅹa ICU/0.3 ml,10 000A Ⅹa ICU/0.4 ml,15 000 A Ⅹa ICU/0.6 ml。

【药动学】 本品的药代动力学参数研究是根据血浆中抗凝血因子Ⅹa活性的改变来进行的。皮下注射后3 h达血药峰值,生物利用度接近100%。静注或皮下给药后血浆抗Ⅹa因子活力消除半衰期在2.2~3.6 h。通过一种非渗透性肾机制清除,血浆清除率为1.17 L/h,肾损害的患者比健康人的血浆清除明显减少(0.6~0.8 L/h)。不能通过胎盘屏障,对胎儿循环中抗凝血因子Ⅹa或抗凝血因子Ⅱa活性没有影响。母药半衰期约3.5 h。

【作用机制】 本品由猪源肝素经亚硝酸解聚制得,是一种低分子量的抗凝血药。与常规肝素相比,本品在体外具有明显的抗凝血因子Ⅹa活性和较低的抗凝血因子Ⅱa活性,临床上给予预防或治疗量就具有快速和持续的抗血栓形成作用,还有溶解血栓的作用,并能改善血流动力学状况,但对血液凝固和血小板功能无明显影响。

【禁忌证】 禁用于:① 对本品过敏者。② 凝血功能障碍者。③ 血小板减少症患者。④ 脑血管出血或其他活动性出血者(除外DIC)。⑤ 重度和难以控制的高血压患者(有脑出血危险)。⑥ 肝功能受损者。⑦ 严重的胃或十二指肠溃疡患者。⑧ 急性、亚急性细菌性心内膜炎患者。⑨ 糖尿病视网膜病变者。⑩ 大脑颈内动脉-后交通动脉动脉瘤患者。⑪ 孕妇。

【相互作用】 ① 非甾体消炎药、乙酰水杨酸类药、抗血小板药(如双嘧达莫、噻氯匹定等)、抗维生素K类药可增加出血的危险性,应注意监测。② 磺吡酮可抑制血小板的释放和聚集功能,导致出血危险增加。在开始使用本药前,应停止使用磺吡酮。③ 右旋糖酐40可抑制血小板功能,胃肠外途径给药时可增加出血危险。④ 糖皮质激素能增加肝素使用后的出血危险，尤其是在大剂量或治疗超过 10 d 以上时。当联合使用时必须调整用量并加强监测。

【不良反应】 常见出血，偶有过敏反应及血小板减少。罕见注射部位血肿和坏死。

【注意事项】 ① 不能用于肌注。② 注射部位必须交替从左到右，注射于腹部前或后外侧部皮下组织，针头必须垂直刺入，在注射全过程中保持注射部位皮肤皱褶。③ 药物过量的处理：通过静脉缓慢注射鱼精蛋白(硫酸鱼精蛋白或盐酸鱼精蛋白)中和。根据情况决定所需的鱼精蛋白剂量。

【患者用药指导】 用药前后及用药时应当定期进行血小板计数、血细胞比容、血红蛋白、大便潜血、血脂、肝肾功能的检测。长期治疗应检测骨密度。对肾功能损害和正在进行血栓栓塞治疗的患者，建议监测血浆抗凝血因子Ⅹa 活性。对于高危患者最好监测抗凝血因子Ⅱa 的活性。

低分子肝素钠　Heparin LMW Sodium

【商品名或别名】 达肝素钠，法安明，双肽肝素钠，替地肝素，Dalteparin Na, Dalteparin Sodium, Fragmin, Low Molecular Weight Heparin Sodium, Tedelparin

【分类】 治疗学：抗凝血药。妊娠分类：C。

【指征和剂量】 ① 可用于普通外科、全髋或膝关节置换术、长期卧床或恶性肿瘤患者的深静脉血栓(DVT)及预防肺栓塞(PE)、弥散性血管内凝血(DIC)等。② 用于狼疮抗体阳性所致的习惯性流产。③ 可明显减少急性缺血性脑卒中患者 DVT 的发生率。

皮下注射。成人常规剂量：① 一般治疗：120 U/kg, bid。② 预防术后 DVT：手术前 1 h 给达肝素钠 2 500 U，以后 qd，剂量同前，持续 5～10 d；手术后 12～24 h 用依诺肝素钠 30 mg, qd，持续 7～10 d。③ 血液透析时预防血凝块形成：在血液透析开始时给药，体重＜50 kg 者，每次 0.3 ml；体重 50～69 kg 者，每次 0.4 ml；体重≥70 kg 者，每次 0.6 ml。

【制剂】 注射剂：每支 40 mg/0.4 ml(1 mg 低分子量肝素产生相当于 100 IU 抗凝血因子Ⅹa 活性)。

【药动学】 本品口服不能吸收，静注后 3 min 起效，最大效应时间为 2～4 h，半衰期约为 2 h；皮下注射后 2～4 h 起效，最大效应时间为 3 min，达峰时间为3～4 h,半衰期为3～5 h,生物利用度为87%,多次给药后,效应可维持10～24 h。血浆中充分发挥抗血栓形成活性所需的抗凝血因子Ⅹa的治疗浓度波动范围在0.1～0.6 U/ml。本药主要经肾脏排泄,其肾脏清除率是20～30 ml/min。

【作用机制】 降低肝素分子量会相应引起凝血因子Ⅱa的活性降低和减弱APTT的作用,但是加强了抑制凝血因子Ⅹa的活性。与常规肝素相比,该结果具有更高的抗凝血因子Ⅹa/抗凝血因子Ⅱa比值;与未分馏肝素相比,低分子量肝素抑制血小板聚集的作用也有减弱,而肝素抑制血小板聚集的作用能促使出血。低分子量肝素还有其他一些潜在的优越性,包括它具有更强大的抗血栓形成作用、更高的皮下注射生物利用度、更长的消除半衰期(可以让院外患者每日皮下注射1次即可);它降低了对血浆中脂肪分解活性的刺激、降低了发生肝素相关性血小板减少症的可能性;并且在使用未分馏肝素或口服抗凝血药有禁忌的患者中也能安全地使用。

【禁忌证】 禁用于:① 有出血或出血倾向(特别是缺乏某些凝血因子而引起的)的患者。② 本药引起全身过敏反应的患者。③ 血小板减少且在体外试验中本药引起血小板聚集阳性反应者。④ 急性、亚急性细菌性心内膜炎患者。⑤ 脏器进行性出血性损伤(如进行性胃、十二指肠溃疡)患者。⑥ 脑血管意外(伴DIC时除外)、脑和脊髓手术后患者。

【相互作用】 本品与抗血小板药并用时要谨慎,尤其是与延长出血时间的药物(如阿司匹林、噻氯匹定)、非甾体消炎药、抗维生素K药、右旋糖酐等合用,均可增加出血的危险。

【不良反应】 ① 出血。② 本品的活性成分低分子肝素为酶诱导剂,少数患者使用后血清谷丙转氨酶(ALT)轻度增高,但停药后可恢复。③ 出现全身或局部过敏反应。④ 极少情况下可引起血小板减少。⑤ 注射局部可出现小瘀斑。

【注意事项】 ① 本品过量时可用鱼精蛋白做拮抗药。② 本品不宜肌注。

【患者用药指导】 用药前应检测血小板数。

依诺肝素钠 Enoxaparin Sodium

【商品名或别名】 克赛,Clexane,Lovenox

【分类】 治疗学:抗凝血药。妊娠分类:B。

【指征和剂量】① 主要用于预防整形外科和一般外科手术后静脉血栓的形成和血液透析时体外循环发生的凝血。② 预防深静脉血栓形成及肺栓塞，治疗已经形成的深静脉血栓。

成人常规剂量：① 皮下注射：1 mg/kg，bid。② 静注：必要时可予负荷剂量 30 mg 静注。③ 动脉注射：按体重 1 mg/kg 给药，于动脉导管中注入，可防止体外循环凝血。如患者有严重出血危险（特别是在手术前后透析）或有进行性出血症状时，每次透析可按 0.5 mg/kg 或 0.75 mg/kg 给药。

【制剂】 注射剂：20 mg/0.2 ml，30 mg/0.3 ml，40 mg/0.4 ml，60 mg/0.6 ml，200 mg/2 ml，500 mg/5 ml。

【药动学】 本品皮下注射的最大效应时间为 3～5 h，持续时间为 24 h，生物利用度为 92%，这取决于抗凝血因子Ⅹa 的活性。动物研究显示本药在肾、肝和脾选择性聚集，分布容积（Vd）为 6～7 L/kg。其半衰期平均为 4.5 h（3～6 h），老年人为 6～7 h，肾衰竭患者平均延长 1.7 倍。肾脏是本品排泄的基本途径，主要通过肾小球滤过。

【作用机制】 本品为低分子量肝素制剂，可使抗凝血因子Ⅹa 与Ⅱa 活力的比值大于 4，从而发挥很强的抗血栓形成功能和一定的溶血栓作用。推荐剂量下总的凝血指标无明显变化，血小板聚集时间及与纤维蛋白原的结合也无变化。与未分离肝素的作用相比较，本品对凝血酶的抑制作用降低约 5 倍。体内研究也显示皮下应用肝素，激活的部分凝血活酶时间显著长于皮下应用本药。

【禁忌证】 禁用于：① 对本药过敏者。② 急性细菌性心内膜炎患者。③ 凝血功能严重不正常者。④ 血小板明显减少和体外血小板聚集试验阳性者。⑤ 对肝素或肉类制品过敏者。⑥ 活动性胃、十二指肠溃疡及脑血管意外（伴全身性血栓者除外）患者。⑦ 妊娠前 3 个月内。

【相互作用】 与维生素 K、抗血小板聚集药、非甾体消炎药及右旋糖酐等并用，易发生相互作用。

【不良反应】 ① 本品可能引起血小板减少，偶见谷丙转氨酶（ALT）及碱性磷酸酶（ALP）异常，罕见注射局部瘀斑、肝功能异常。② 有报道使用鞘内硬膜外麻醉或术后留置硬膜外导管的同时注射本药，可发生脊柱内出血，后者会引起不同程度的神经损伤，包括长期或永久性的麻痹。

【注意事项】 ① 本品不可与其他注射剂或静脉输注液混合。② 注射的理想部位是患者卧床时前侧或背侧腹壁中央的皮下组织，注射应左右两侧交替进行。注射前不可推或拉注射活塞，以免剂量不准或注射部位出现血肿。③ 过量注射可引起出血，可用鱼精蛋白中和。鱼精蛋白 1 mg 可中和本药 1 mg 抗凝血因子Ⅱa 的作用。高剂量的鱼精蛋白不能全部中和抗凝血因子Ⅹa(最多 60%)，但仍可保持其抗血栓形成的作用。④ 本品不宜肌注。鞘内/硬膜外麻醉时使用本品，可引起长时间或永久性麻痹的脊柱内出血，发生的危险会因术后置留硬膜外导管而增加。仔细监护患者以防发生脊柱和硬膜外出血，发现有神经系统功能障碍，应立即停药。⑤ 鉴于不同的低分子量肝素并不等效，在同一疗程中不使用不同的产品。⑥ 本品开瓶后使用时间不宜超过 24 h。

藻酸双酯钠 Polysaccharide Sulfate

【商品名或别名】 PSS-藻酸双酯钠，尔正先，破栓开塞，仙诺，Alginate Sodium Diester，Pss Alginric Sodium Diester

【分类】 化学：多糖硫酸酯类。治疗学：抗凝血药。

【指征和剂量】 ① 主要用于防治缺血性心脑血管疾病，如高血脂、冠心病、脑血栓、脑动脉硬化、高黏滞综合征和脑卒中等。② 也可用于治疗 DIC、慢性肾小球肾炎。③ 与免疫抑制剂合用治疗流行性出血热。

成人常规剂量：① 静滴：1～3 mg/kg，最大不超过 150 mg，溶于 5%葡萄糖溶液中，缓慢滴注，qd，10～14 d 为 1 个疗程。② 口服：用于治疗，1～2 片，tid；用于预防，50 mg，qd 或 bid 或每晚睡前 50～100 mg。

【制剂】 片剂：每片 50 mg。注射剂：每支 50 mg/ml，100 mg/2 ml。

【作用机制】 本品是从天然海藻中提取出的多糖硫酸酯类药物，具有强分散乳化性能，且不易受外界因素影响。因其具有阴离子聚电解质纤维结构的特点，沿链电荷集中，在其电斥力的作用下，能使富含负电荷的细胞表面增强相互间的排斥力，故能抑制红细胞之间和红细胞与血管壁之间的黏附，从而具有降低血液黏度、促使红细胞解聚的作用。

本品的抗凝血作用相当于肝素的 1/3～1/2，能使凝血酶失活，能阻止血小板对胶原蛋白的黏附，抑制由于血管内膜受损、腺苷二磷酸凝血酶激活、释放反应等所致的血小板聚集，因而具有抗血栓、降低血黏度、缓解微动静脉痉挛、促进红细胞及血小板解聚等前列环素(PGI_2)样作用。本品还有明显的降血脂作用，应用后不仅能使低密度脂蛋白(LDL)、极低密度脂蛋白(VLDL)等迅速下降，而且还能升高血清高密度脂蛋白(HDL)，抑制动脉粥样硬化病变的发生和发展。本品能明显扩张外周血管，抑制动静脉内血栓的形成，从而有效地改善微循环。本品还有降血糖和降血压等多种作用。

【禁忌证】 出血性疾病(如脑出血、消化道出血、咯血、血友病等)、严重肝肾功能不全者禁用。

【相互作用】 ① 本品与多柔比星(阿霉素)联用，对多柔比星肾病有显著保护作用，可显著降低肾病尿蛋白排泄，纠正脂质代谢紊乱，保护肾小球电荷屏障，延缓肾病发展。② 本品与硝苯地平联用可引起牙龈增生或口唇肿胀。

【不良反应】 本品静注时不良反应的发生率为5%～23%，多为静滴速度过快(滴速超过60滴/min)时发生，表现为发热、头痛、心悸、烦躁、乏力、嗜睡、过敏反应、子宫或眼结合膜下出血、白细胞及血小板减少、血压降低、肝功能及心电图异常等。

【注意事项】 ① 本品禁止静注或肌注，不宜与其他药物混合使用。② 输注速度快时容易发生不良反应，滴速控制在20滴/min左右。③ 应用本品注射剂前要排除出血性疾病。

【患者用药指导】 用药前后及用药时应当监测血液黏度、血小板功能、凝血酶原时间等。

(二) 口服抗凝剂

华法林 Warfarin

【商品名或别名】 杀鼠灵，华福灵，苄丙酮香豆素钠，酮苄香豆素钠

【分类】 化学：双香豆素衍生物。治疗学：口服抗凝剂。妊娠分类：X。

【指征和剂量】 主要用于静脉血栓、肺栓塞的治疗及预防心肌梗死患者发生血栓栓塞。口服为主。在治疗血栓栓塞性疾病时，常与肝素合用，开始先用肝素，第3日继以本品维持治疗。

① 治疗量：10～15 mg/d，晚上服，次晨作用达高峰。测定凝血酶原时间(PT)调整剂量，控制在正常的1.2～1.5倍为宜，每日检测1次。一般用药2～4 d改维持量。② 维持量：2～15 mg/d，有个体差异。以PT监护，检测平稳后，改为每周测1次。用药时间根据不同病情而异：小腿静脉血栓、

小肺栓塞者用药1～1.5个月；深静脉血栓用药2～5个月；伴有大块肺栓塞者用药到病除6个月。

【制剂】 片剂：每片2.5 mg，3 mg。

【药动学】 口服吸收完全，经12～18 h达高峰作用时间，吸收后97%的量与血浆白蛋白结合，血浆内半衰期为44 h。在肝脏微粒体酶系统羟化转变为无活性代谢物，从尿液排出，尿中原型药排出很少。

【作用机制】 是目前应用最广的口服抗凝药。本品化学结构与维生素K极相似，通过与维生素K竞争性地和肝脏有关的酶蛋白结合，阻碍凝血因子Ⅱ、Ⅶ、Ⅸ、Ⅹ合成过程中的谷氨酸的γ羧基化，从而产生没有活性的上述凝血因子，使PT延长，对已合成的凝血因子无作用，故起效缓慢而且体外无抗凝作用。此外，本品能降低凝血酶诱导的血小板聚集反应，尚能加强血浆内对抗血栓形成的天然抑制剂的作用。本品可以透过胎盘，导致胎儿宫内出血和骨骼异常。

【禁忌证】 孕妇、有出血倾向者、血友病、紫癜、严重肝肾疾患、活动性消化性溃疡、眼科手术忌用。

【相互作用】 ① 抑制维生素K吸收的药物，如长期口服肠道消毒药，或使用广谱头孢菌素类抗生素、考来烯胺者。同时使用与血浆蛋白有很高结合力的药物，如甲硝唑、磺胺甲噁唑；或低蛋白血症者如肾病综合征，均使游离状态华法林增多。② 肝酶抑制剂如别嘌醇、西咪替丁、胺碘酮等，使华法林的灭活减少。③ 与抑制血小板功能药物如乙酰水杨酸、吲哚美辛、双嘧达莫等合用，易发生出血。④ 摄入大量富含维生素K的食物。使用肝酶诱导剂药物，如巴比妥、苯妥英、利福平，可以使华法林的灭活增强。

【不良反应】 ① 出血是主要不良反应，严重患者可有颅内、心包、神经鞘脊髓出血，危及生命。50岁以上的老人危险性出血的发生率增加10倍。② 皮肤坏死。由于蛋白C被抑制，而致微血管血栓，见于用本品后3～10 d，在四肢、乳房、阴茎发生皮肤坏死。③ 少数患者有脱发、皮疹、发热、恶心、腹泻、腹痛。

【注意事项】 ① 治疗开始1～2 d内常需与肝素同时应用。② 用药前及用药期间应定时测定PT，根据PT校正值(INR)调整剂量。③ 避免与阿司匹林、保泰松等合用。④ 用药过量引起出血，新鲜血浆、冷冻血浆、凝血酶原复合物及维生素K均可用于纠正。⑤ 致畸：孕妇使用可致胎儿畸形，称“华法林胚胎综合征”。⑥ 哺乳期妇女可服用。

双香豆素　Dicumarol

【商品名或别名】　败坏翘摇素

【分类】　化学：双香豆素类。治疗学：口服抗凝剂。

【指征和剂量】　适应证同华法林。

口服：25～150 mg/d，有个体差异，根据凝血酶原时间调整剂量（同华法林）。用药 1～5 d 发生作用，停药 2～10 d 药效消失。

【制剂】　片剂：每片 100 mg。

【药动学】　本品吸收不完全，半衰期为 24～60 h，抗凝高峰时间在36～72 h，药效持续时间为 4～7 d。

【作用机制】　本品是首先用于临床的口服抗凝剂。作用机制与华法林相同。

【禁忌证】　同华法林。

【不良反应】　同华法林。但是胃肠道反应重，故现已少用。

【注意事项】　同华法林。

醋硝香豆素　Acenocoumarol

【商品名或别名】　新抗凝，醋酸香豆素，心得隆，辛得隆，Sintrom

【指征和剂量】　适应证同华法林。

口服：4～12 mg/d，有个体差异，需测凝血酶原时间调整剂量。

【制剂】　片剂：每片 4 mg。

【药动学】　本品口服吸收完全，半衰期短，10～24 h，作用发生迅速。药效持续时间 2～4 d。

【不良反应】　由于本品有硝基苯基团，具有骨髓抑制作用，故已少用。

抗凝血酶Ⅲ　Antithrombin Ⅲ

【商品名或别名】　肝素辅因子，ATⅢ

【分类】　治疗学：抗凝剂。

【指征和剂量】　适用于治疗先天性或获得性（如肝硬化、肾病综合征、晚期肿瘤及败血症等）抗凝血酶Ⅲ缺乏所致自发性深静脉血栓形成或弥散性血管内凝血。

成人 1 U/kg 静滴,可放入生理盐水 500 ml 中,提高抗凝血酶Ⅲ 1.6%的活性,应用前要测定血浆中抗凝血酶Ⅲ活性以便确定用量。

【药动学】 正常血浆中的浓度为 0.9 U/ml,半衰期为 50～60 h,但急性血栓形成时可短于 20 h。

【作用机制】 本品存在于血浆中的一种 α_2 球蛋白,在肝脏中合成,是血液凝固过程中重要的丝氨酸蛋白酶抑制物,它与肝素结合后,在其反应中就极易与凝血因子Ⅹa、Ⅸa、Ⅺa 及凝血酶等生成不可逆的复合物,当血浆中抗凝血酶Ⅲ活性下降至正常 50%以下时,肝素的抗凝作用很弱。

【不良反应】 出血、发热、传染血源性传染病的危险。

【注意事项】 治疗期间维持血浆抗凝血酶Ⅲ活性在正常的 80%～120%,需要经常监测抗凝血酶Ⅲ活性。

(三) 抗血小板药

阿司匹林 Aspirin

参见“非甾体消炎药”。

阿司匹林肠溶片 Aspirin Enteric-coated Tablets

【商品名或别名】 拜阿司匹林

【分类】 化学:解热镇痛剂。治疗学:抗血小板药。

【指征和剂量】 适用于不稳定型心绞痛,急性心肌梗死,预防心肌梗死复发,动脉血管的手术后,预防大脑一过性的血流减少。本品不应用做止痛剂。本品宜在饭后用温水送服,不可空腹服用。治疗急性心肌梗死时,第一片药应捣碎或嚼碎后服用。主动脉冠状动脉静脉搭桥术(ACVB)后,开始使用本品最佳时间为术后 24 h。

不稳定型心绞痛(冠状动脉血流障碍所致的心脏疼痛)、急性心肌梗死、动脉血管手术后(动脉外科手术或介入手术后,如上动脉冠状动脉静脉搭桥术,PTCA)、预防大脑一过性的血流减少时,建议每日的剂量为 100 mg;预防心肌梗死复发时,建议每日的剂量为 300 mg。本品应长期使用,使用期限请遵医嘱。

【制剂】 片剂:每片 100 mg。

【药动学】 本品口服后主要在小肠上部吸收,3.5 h 左右血药浓度达峰值,吸收后迅速被水解为水杨酸,因此本品血浆浓度低,血浆半衰期为0.38 h,平均驻留时间为3.9 h。水解后以水杨酸盐的形式迅速分布至全身组织,也可进入关节腔及脑脊液,并可通过胎盘。水杨酸与血浆蛋白结合率高,可达80%~90%,水杨酸经肝脏代谢,代谢物主要为水杨尿酸及葡糖醛酸结合物,小部分为龙胆酸。本品大部分以结合的代谢物。小部分以游离的水杨酸从肾脏排出。尿液pH值对排泄速度有影响,在碱性尿中排泄速度加快。

【作用机制】　本品使血小板的环氧合酶(即前列腺素合成酶)乙酰化,从而减少血栓素A_2(TXA_2)的生成,对TXA_2诱导的血小板聚集产生不可逆的抑制作用;对腺苷二磷酸(ADP)或肾上腺素诱导的Ⅱ相聚集也有阻抑作用;并可抑制低浓度胶原、凝血酶、抗原-抗体复合物、某些病毒和细菌所致的血小板聚集和释放反应及自发性聚集,由此预防血栓的形成。高浓度时,也能抑制血管壁中PG合成酶,减少前列环素(PGI_2)的合成,而PGI_2是TXA_2的生理对抗剂,它的合成减少可能促成血栓形成。

【禁忌证】禁用于对乙酰水杨酸和含水杨酸的物质过敏、胃十二指肠溃疡、出血倾向(出血体质)的患者。

【相互作用】　本品有加强和提高以下药物的作用:抗凝血药(如香豆素衍生物、肝素);同时使用含可的松或可的松类似物的药物,或同时饮酒时引起的胃肠道出血危险;某些降血糖药(磺酰脲类);甲氨蝶呤;地高辛、巴比妥类、锂剂;某些镇痛药,消炎药和抗风湿药(非甾体消炎药),以及一般抗风湿药;某些抗生素(磺胺和磺胺复合物如磺胺甲噁唑/甲氧苄啶);三碘甲状腺氨酸。本品有降低以下药物的作用:某些利尿药(醛固酮拮抗剂如安体舒通和坎利酸,髓襻利尿剂如呋塞米);降压药;促尿酸排泄的抗痛风药(如丙磺舒、苯磺唑酮)。

【不良反应】　常见的不良反应为胃肠道反应,如腹痛和胃肠道轻微出血,偶尔出现恶心、呕吐和腹泻。胃出血和胃溃疡,以及主要在哮喘患者出现的过敏反应(呼吸困难和皮肤反应)极少见。有报道个别病例出现肝、肾功能障碍,低血糖,以及特别严重的皮肤病变(多形性渗出性红斑)。小剂量乙酸水杨酸能减少尿酸的排泄,对易感者可引起痛风发作。极少数病例在长期服用本品后由于胃肠道隐匿性出血导致贫血,出现黑便(严重胃出血的症状)。出现眩晕和耳鸣(特别是儿童和老人)可能为严重的中毒症状。

【注意事项】　该药不宜用作止痛剂。患哮喘、花粉性鼻炎或慢性呼吸道感染(特别是过敏性症状)患者,和对所有类型的消炎镇痛药和抗风湿药过敏者,使用本品有引起哮喘发作的危险(即镇痛药不耐受/镇痛药诱发的哮喘)。长期大剂量服用应在医师的指导下进行。下列情况应慎用:对其他镇痛剂、消炎药或抗风湿药过敏,或存在其他过敏反应;同时使用抗凝药物(如香豆素衍生物、肝素,低剂量肝素治疗例外);支气管哮喘;慢性或复发性胃十二指肠病变;肾损害;严重的肝功障碍。服药时不要饮酒。

阿西美辛　Acemetacin

【商品名或别名】 优妥

【分类】 化学:抗血小板聚集抑制剂。治疗学:抗凝血药。

【指征和剂量】 本品主要用于抑制血小板聚集,减少动脉粥样硬化引起的心肌梗死、暂时性脑缺血或卒中发生。

口服:成人 30 mg,tid。

【制剂】 缓释胶囊:每粒 90 mg。普通胶囊:每粒 30 mg。

【药动学】 健康成人口服阿西美辛后,血中主要以吲哚美辛形式和微量的阿西美辛存在。阿西美辛吸收半衰期 0.86 h,消除半衰期为 2.62 h,达峰时 2.72 h,达峰浓度 1.49 μg/ml,经尿排泄的代谢物达 99%以上,排泄的主要代谢物是消为康,去对氯苯甲酰基阿司西美辛以及对氯苯甲酰基消炎痛,尿排泄率约为 40%。

【作用机制】 本品属于非甾体消炎药,可能通过抑制前列腺素的合成而产生消炎、镇痛作用。

【禁忌证】 消化道溃疡、严重肝肾疾患患者禁用。

【相互作用】 ① 患哮喘、枯草热、呼吸道黏膜水肿或慢性呼吸道疾病者,对本品有发生过敏反应的危险。② 有溃疡病菌史、肝或肾功能损害、心力衰竭、癫痫、帕金森病或精神异常者应慎用或不用。③ 与其他中枢神系统药物合用或饮酒时使用本品应特别慎重。④ 有出血倾向的患者服用本品因其血小板聚集可能受到影响,会加重出血倾向。⑤ 本品可能引起眩晕和嗜睡,故司机或机器操作者使用本品可能影响工作能力。

【不良反应】 主要是胃部不适和恶心、呕吐,少数患者有头晕、头痛、面部浮肿、口鼻眼干燥、心悸、皮疹。

【注意事项】 ① 长期服用本品者要定期进行尿、血液及肝功能检查,如发现异常则减少药量或停药。② 服用本品时不宜与其他非甾体消炎药同时使用。③ 中枢神经系统疾病患者、支气管喘息者及对水杨酸类过敏者慎用。④ 服药患者若出现困倦、眩晕时应注意停止驾驶汽车或操纵运转机器等。

磺吡酮 Sulfinpyrazone

【商品名或别名】 硫氧唑酮,苯磺保泰松,苯磺唑酮,硫氧唑酮,苯磺保太松

【分类】 化学:抗生素痛风药。治疗学:抗血小板药。

【指征和剂量】 适应证同乙酰水杨酸。

口服。用于抗血栓治疗,200 mg,qid。本品可与阿司匹林联合应用。

【制剂】 片剂:每片 0.1 g。

【药动学】 口服易于吸收,生物利用度达 90%~100%,服后 1~2 h 达血浆峰值,与血浆蛋白的结合率为 98%~99%。在肝内代谢为羧基衍生物,从肾脏排泄,尿中原型药占 25%~40%。

【作用机制】 本品的作用机制与阿司匹林相似,但对血小板环氧化酶的抑制是可逆的,对血小板的黏附也有一定抑制作用,还可增强口服抗凝剂的药效。

【禁忌证】 消化性溃疡、肾衰竭者慎用。

【相互作用】 本品增加华法林等口服抗凝药的作用,增加磺酰脲类降糖药的降血糖作用。

【不良反应】 见“抗痛风药”。

【注意事项】 用药期间可口服碳酸氢钠碱化尿液,防止形成尿路结石。

【患者用药指导】 ① 服药期间多饮水。② 定期查血常规、肾功能。

双嘧达莫 Dipyridamole

【商品名或别名】 潘生丁(Persantine),双嘧哌胺醇

【分类】 治疗学:抗血小板药。妊娠分类:C。

【指征和剂量】 用于预防心脑血管疾病发生动脉血栓形成。

口服:25~75 mg,tid 或 qid。静脉给药:0.2~0.4 g/d 加入 5%葡萄糖 500 ml 中滴注。

【制剂】 片剂:每片 25 mg。注射液:每支 10 mg/2 ml。

【作用机制】 本品可以抑制血小板磷酸二酯酶,减少 cAMP 的降解,

从而增加 cAMP 量,此外,还可抑制 ADP、肾上腺素、胶原及低浓度凝血酶诱导的血小板聚集。

【禁忌证】 对本品过敏者、急性心肌梗死忌用,低血压慎用。

【相互作用】 与肝素合用易引起出血。

【不良反应】 见心血管系统药物章。

【注意事项】 本品不宜与葡萄糖以外的其他药物联合注射。

噻氯匹定 Ticlopidine

【商品名或别名】 力抗栓,抵克立得(Ticlid),氯苄噻啶,敌血栓(Declot)

【分类】 治疗学:抗血小板药。妊娠分类:B。

【指征和剂量】 适用于防治心脑血管疾病血栓的发生。可以减少不稳定型心绞痛患者发生心肌梗死;使糖尿病患者的视网膜病变减少;可用于治疗视网膜静脉阻塞,改善慢性血栓闭塞脉管炎的症状。

口服:0.25 g,bid,最大剂量 1 000 mg/d。一般服用 5~8 d 达最大药效,但有个体差异。

【制剂】 膜衣片:每片 100 mg。片剂:每片 250 mg。

【药动学】 口服 80%~90%吸收,1~3 h 达血浆浓度高峰,60%分布于血浆中,40%在血细胞内。在体内大量、迅速被代谢,其代谢产物使抗血小板作用增强 5~10 倍。半衰期为(1.54±0.12)d。55%从粪排泄,32%从尿排泄。

【作用机制】 本品为合成的强效抗血小板药。通过抑制血小板膜糖蛋白Ⅱb/Ⅲa,从而抑制纤维蛋白原与血小板的结合。本品对 ADP 诱导的血小板聚集有较强的抑制作用,对胶原、凝血酶、花生四烯酸、肾上腺素等诱导的血小板聚集均有抑制作用。

【禁忌证】 溃疡病出血、出血性疾病、过敏性疾病患者及孕妇禁用。

【相互作用】 避免与维生素 K 拮抗剂、阿司匹林、肝素等合用。

【不良反应】 ① 胃肠症状:恶心、腹部不适、腹泻等。② 皮疹:红斑、荨麻疹等。③ 偶有白细胞减低,血小板减低。④ 可有血胆固醇、三酰甘油增高。⑤ 剂量过大有出血、出血时间延长。

【注意事项】 用药期间注意血常规,若中性粒细胞<1.5×10^{9}/L 或血小板<100×10^{9}/L 应停止治疗。应定期测出血时间。

【患者用药指导】 宜餐后服用以减少胃肠道症状。

氯吡格雷　Clopidogrel

【商品名或别名】 波立维，硫酸氢氯吡格雷，泰嘉，Clopidogrel Bisulfate，Plavix

【分类】 化学：血小板聚集抑制剂。治疗学：抗凝血药。妊娠分类：B。

【指征和剂量】 预防和治疗因血小板聚集功能增高引起的心、脑及其他动脉的循环障碍疾病，如近期发作的脑卒中、心肌梗死和确诊的外周动脉疾病。

成人常规剂量：口服给药，50 mg 或 75 mg，qd，可与食物同服也可单独服用。

【制剂】 片剂：每片 25 mg，75 mg。

【药动学】 本品口服迅速吸收。母体化合物的血浆浓度很低，一般在用药 2 h 后低于定量限(0.25 μg/L)，多次口服本品 75 mg 以后，血药浓度约在 1 h 后达峰值，约为 3 mg/L。在很广的浓度范围内，本品及其主要代谢物均可在体外与人体的血浆蛋白可逆性结合。主要由肝脏代谢。血中主要代谢产物是羧酸盐衍生物，对血小板聚集无影响。羧酸盐衍生物消除半衰期为 8 h。与血小板共价结合者半衰期为 11 d。5 d 内约 50%由尿液排出，约 46%由粪便排出。

【作用机制】 本品是一种血小板聚集抑制剂，能选择性地抑制 ADP 与血小板受体的结合及继发的 ADP 介导的糖蛋白(GP)Ⅱb/Ⅲa 复合物的活化，因此可抑制血小板聚集。此外，本品还能通过阻断由 ADP 引起的血小板活化的扩增，抑制其他诱导剂引起的血小板聚集。

【禁忌证】 禁用于：① 对本药成分过敏者。② 严重的肝功能损害。③ 近期活动性病理性出血，如消化性溃疡或脑出血。④ 急性心肌梗死最初几日。

以下患者慎用：① 不稳定型心绞痛、经皮穿刺冠状动脉内支架安置术、冠状动脉旁路移植术等。② 急性缺血性脑卒中(发病时间少于 7 d)。③ 由于创伤、手术或其他病理原因而可能引起出血增多以及有伤口(特别是在胃肠道和眼内)易出血的患者。④ 服用易出现胃肠道损伤药物(如非甾体消炎药)的患者。⑤ 肾功能损害者。⑥ 孕妇及哺乳期妇女。

【相互作用】 ① 与华法林同用可增加出血的危险，服用本药时不推荐同时使用华法林。② 与萘普生、阿司匹林同用可能增加胃肠道出血的潜在危险性。③ 与月见草油、姜黄素、辣椒辣素、黑叶母菊、银杏属、大蒜、丹参等合用,可增加出血的危险性。

【不良反应】 ① 血液系统:常见出血,包括胃肠道出血、紫癜、血肿、鼻出血、血尿和眼部出血(主要是结膜出血)。偶见颅内出血,严重血小板减少。罕见严重中性粒细胞减少,血栓性血小板减少性紫癜。有引起再生障碍性贫血的报道。② 胃肠道:常见腹痛、消化不良、恶心、胃炎、腹泻和便秘等,偶见胃及十二指肠溃疡。③ 皮肤:常见皮疹、斑丘疹、红斑疹、荨麻疹及皮肤瘙痒。④ 中枢和周围神经系统:常见头痛、眩晕和感觉异常等。⑤ 其他:偶见支气管痉挛、血管性水肿或类过敏性反应。

【注意事项】 ① 择期手术患者可在术前 1 周停止使用本药。② 本品无专用的解毒药。如果需要迅速恢复正常的出血时间,可进行血小板输注以拮抗本药的药理作用。

【患者用药指导】 ① 用药前后及用药时应当监测白细胞和血小板计数。② 进行侵袭性操作或任何手术前务必告知医务人员药物服用史。

奥扎格雷 Ozagrel

【分类】 化学:血小板聚集抑制剂。治疗学:抗凝血药。

【指征和剂量】 适用于治疗急性血栓性脑梗死和脑梗死所伴随的运动障碍。

成人 40～80 mg,qd 或 bid,溶于 500 ml 生理盐水或 5%葡萄糖溶液中,连续静滴,1～2 周为 1 个疗程。另外根据年龄、症状适当增减用量。

【制剂】 注射剂:每支 20 mg。

【药动学】 本品静滴后,血药浓度-时间曲线符合二室开放模型,$t_{1/2\beta}$ 为 (1.22±0.44) h,Vd 为 (2.32±0.62) L/kg,AUC 为 (0.47±0.08) μg·h/ml。CL 为 (3.25±0.82) L/(h·kg),受试者半衰期最长为 1.93 h,血药浓度可测到停药后 3 h,停药 24 h 几乎全部药物经尿排出体外。

【作用机制】 本品为血栓素合成酶抑制剂,能抑制 TXA_2 生成,因而具有抗血小板聚积和扩张血管作用。动物实验表现,静脉给药能降低血浆 TXB_2 水平,Keto－PGF_{12}/TXB_2 比值下降,对不同诱导剂所致血小板聚集均有抑制作用,对大鼠中脑动脉引起的脑梗死有预防作用。

【禁忌证】 禁用于:① 出血性脑梗死,或大面积脑梗死深昏迷者。

② 有严重心、肺、肝、肾功能不全，如严重心律不齐、心肌梗死者。③ 有血液病或有出血倾向者。④ 严重高血压，收缩压超过 26.6 kPa 以上（即 200 mmHg以上）。⑤ 对本品过敏者。

【不良反应】 消化道反应和过敏反应，如恶心、呕吐、荨麻疹、皮疹等，但程度都较轻，经适当处理后得到缓解。少数可出现 ALT、血尿素氮升高，颅内、消化道、皮下出血及血小板减少等。

阿那格雷　Anagrelide

【商品名或别名】 氯喹咪唑酮，盐酸阿那格利，Agrylin

【分类】 化学：血小板聚集抑制剂。治疗学：抗凝血药。

【指征和剂量】 主要用于治疗原发性血小板增多症(ET)及其他骨髓增殖性肿瘤引起的血小板增多。

【制剂】 胶囊：每粒 0.5 mg，1 mg。

【药动学】 本品在体内代谢能力强，组织分布广泛，大部分由肝脏代谢。代谢产物主要经肾脏排出，＜1%的原型从尿排出。一次口服 1 mg，0.9 h 后达最大血浆浓度 4.5 μg/L，$t_{1/2}$ 约为 72 h。

【作用机制】 本品在体内外都能影响巨核细胞的成熟，导致细胞体变小和形态特征的变化，并认为本品减少血小板数量主要是因为干预巨核细胞的成熟。本品还可抑制环磷腺苷(cAMP)的磷酸二酯酶活性，增加血小板内 cAMP 水平，而抑制血小板的聚集及形态变化。

【禁忌证】 禁用于：① 对本品成分过敏者。② 严重的肝功能损害。③ 近期活动性病理性出血，如消化性溃疡或脑出血。④ 急性心肌梗死最初几日。

【不良反应】 主要不良反应是扩血管和正性肌力作用，治疗中 25%～37%有不同程度的不良反应，包括头痛、低血压、腹泻、体液潴留、心悸、心律失常、咳嗽、恶心及呕吐等，但反应轻微，大多发生在早期且能自行缓解。

阿昔单抗　Abciximab

【商品名或别名】 ReoPro(Centoror)，c7E3Fab

【分类】 化学：血小板聚集抑制剂/单克隆抗体。治疗学：抗血小板药。

【指征和剂量】 主要适用于预防冠脉介入手术的急性心肌缺血性并

发症。

成人推荐剂量是 0.25 mg/kg,经皮扩张冠状动脉支架术(PCI)术前 10～60 min 使用,然后以 0.125 μg/(kg・min)(最大 10 μg/kg)维持 12 h。对于老年人、儿童和婴儿没有可参考的资料。

【制剂】 注射液:每支 10 mg/5 ml。

【作用机制】 本品为特异性针对血小板膜糖蛋白Ⅱb/Ⅲa 的单克隆抗体,具有强效抗血小板作用。通过和血小板膜糖蛋白Ⅱb/Ⅲa 特异性结合抑制纤维蛋白原与血小板的结合。本品对 ADP 诱导的血小板聚集有较强的抑制作用。

【相互作用】 ① 肝素:本品可以增加激活全血凝固时间(ACT)约 50 s,监测 ACT,使其大于 200 s。② 口服抗凝剂:口服抗凝剂 7 d 之内是禁止使用本品的,除非 PT-INR≤1.2。③ 冠脉溶栓治疗:在术前48 h之前使用本品是可以进行冠脉溶栓治疗的。④ 右旋糖酐:如果在 PTCA 术前或者术中使用右旋糖酐,那么本品是禁止使用的。

【禁忌证】 绝对禁忌证:① 对于对本品或者鼠源性单抗过敏者。② 主动脉夹层瘤、急性心包炎和活动性出血。相对禁忌证:① 脑出血,颅内血管病变。② 过去 6 周内发生过消化道出血,外科手术,眼科手术,组织活检,非血管穿刺,由于胸部创伤导致的心肺储备下降或者意识不清,较大的创伤,较小的头部创伤等。③ 2 年内发生过的心血管意外。④ 严重的、难以控制的高血压。⑤ 出血性疾病、血小板减少、血管炎。

【不良反应】 ① 血液系统:轻微手术入口的渗血。严重者消化道、泌尿道、腹膜后和颅内可能发生出血,一旦发生立刻停止本品的输注。必要时输注血小板。血小板减少:通常在首次输注 2～6 h 内发生,必要是输注血小板。② 心血管系统:心动过缓,低血压。③ 其他:恶心和呕吐,产生人抗嵌合抗体反应,过敏反应。

【注意事项】 ① 老年人(>65 岁)使用本品会增加颅内出血的风险。② 避免肌注。

(四) 纤维蛋白溶解药

阿替普酶 Alteplase

【商品名或别名】 雅缔法斯(Activase),栓体舒(Actilyse),rt-PA,重

组人组织型纤维蛋白溶酶原激活剂，爱通立，Human Tissue-Type Plasminogen Activator

【分类】 治疗学：纤维蛋白溶酶原激活药。妊娠分类：C。

【指征和剂量】急性心肌梗死发作 6 h 内的溶栓治疗，也用于治疗肺栓塞和其他血栓性疾病。

静滴：常用量 70～100 mg，不超过 150 mg，在 3 h 内缓慢滴注完成。

【制剂】 粉针剂：每瓶 20 mg，50 mg。

【药动学】本品静滴后，通过肝脏在循环血浆中迅速被清除。5 min 内 50%以上被清除，10 min 后 80%以上被清除，所以本品要持续静滴给药。

【作用机制】本品是通过基因重组技术生产的组织型纤溶酶原激活剂，其生化特性与提纯的组织型纤溶酶原激活剂基本符合，可生理性地催化纤溶酶原变为纤溶酶，导致纤维蛋白块溶解，使栓塞血管再通。

【禁忌证】 70 岁以上老人、有出血体质者、口服抗凝药、活动性胃十二指肠溃疡、结肠炎、食管静脉曲张、主动脉瘤、未控制的高血压、进行过心脏按压、近期有大血管穿刺、严重外伤、大手术或脑卒中者、原因不明的急性心绞痛或视力障碍者、恶性肿瘤已转移者、细菌性心内膜炎等患者以及妊娠期和产后 14 d 内均禁用。

【相互作用】 与其他抗凝药物合用可增加出血的危险性。

【不良反应】 出血是主要并发症。本品出血的发生率较其他溶栓剂低，但颅内出血的发生率较其他溶栓剂略高。

【注意事项】治疗前、中、后监测反映纤溶和凝血活性的实验室指标，以调整剂量。

链激酶 Streptolinase

【商品名或别名】 溶栓酶，链球菌激酶，SK

【分类】治疗学：纤维蛋白溶解药。妊娠分类：C。

【指征和剂量】适应证同“阿替普酶”。

静滴首次剂量宜大，以中和体内的链球菌抗体，20 万～50 万 U 加 5% 葡萄糖液或生理盐水，缓慢静滴 30 min 以上。然后 5 万～10 万 U/h，根据凝血酶时间调整剂量(控制在 1.0～1.5 倍)，维持 24～27 h。为避免新血栓栓塞的发生，在停本品之前 4 h 开始使用肝素、口服抗凝剂。

可将本品从冠状动脉灌注治疗心肌梗死。先以 1 万～3 万 U 灌注，随后连续滴注，每次 2 000～4 000 U，直至出现血栓溶解，或达最大剂量 15 万～50 万 U 为止。血管再通后需持续滴注 1 h 以防血栓再形成。

【制剂】 粉针剂：每支 25 万 U，50 万 U，75 万 U。

【作用机制】 本品是从 C 族β溶血栓链球菌制取的一种不具酶活性而有抗原性的蛋白质。与纤溶酶原前激活物形成复合物，然后催化纤溶酶原转变为纤溶酶，使血栓溶解；同时降解纤维蛋白原、凝血因子Ⅴ及Ⅷ，产生全身性纤维蛋白原溶解症。本品不能透过胎盘，不影响胎儿。

【禁忌证】 新近有手术史、产褥期(10 d 内)、有活动性出血病灶如溃疡病、脑出血、有出血性疾病患者忌用。

【不良反应】 ① 过敏反应、血压下降、发热。② 出血。③ 产生抗体。④ 冠状动脉灌注时可有心律失常：加速性室性自主心律，频繁室性早搏。

【注意事项】 ① 本品可能引起过敏反应，应用前一般先静注地塞米松 5 mg。② 本品不宜久用，随着使用剂量的增大，时间的延长、纤溶酶原或纤溶酶原前激活物被耗竭，本品的疗效降低，出血的危险增加。

尿激酶　Urokinase

【商品名或别名】 UK

【分类】 治疗学：纤维蛋白溶解药。妊娠分类：B。

【指征和剂量】 适应证同“阿替普酶”。

① 肺栓塞和新鲜深静脉血栓：15 万～30 万 U，静滴 12～24 h。对血栓形成较长者，可以滴注时间延长到 72 h。根据纤溶酶原浓度调整剂量。② 急性心肌梗死：200 万～300 万 U，静滴 60～90 min。

【制剂】 粉针剂：每支 5 000 U，1 万 U，5 万 U，10 万 U，25 万 U。

【药动学】 本品静滴后在体内的半衰期约为 15 min，约一半被肾脏清除，其余由肝脏摄取分解。

【作用机制】 本品最初是从尿中提纯而得名。由肾小管部分上皮细胞、内皮细胞、单核细胞、纤维母细胞、一些肿瘤细胞株等合成和分泌。目前用品大多从人尿液分离，或从肾组织培养液中制取。本品是一种蛋白水解酶，无抗原性，能直接激活纤溶酶原；同样可以降解纤维蛋白原，出现全身性纤溶亢进。

【不良反应】 主要为出血。很少有过敏反应、发热等不良反应。

【注意事项】 本品不得用酸性溶液稀释，以免药效下降。

治疗阵发性睡眠性血红蛋白尿症单克隆抗体艾库组单抗 Eculizumab

【商品名或别名】 Soliris

【分类】 化学：单克隆抗体。治疗学：补体抑制剂。

【指征和剂量】 主要用于减少阵发性睡眠性血红蛋白尿症(PNH)患者溶血的发生。

常用的剂量和方法分为三步：① 前4周为每7日一次，600 mg静滴。② 接着7 d中5次900 mg静滴。③ 每14 d一次，900 mg静滴。

【制剂】 注射液：每支300 mg/30 ml。

【药动学】 在服用推荐剂量的本品的40例PNH患者中。标准体重(70 kg)患者本品清除率为22 ml/h，分布体积为7.7 L。半衰期为(272±82)h，第26周检测本药的峰谷浓度分别为(194±76)μg/ml和(97±60)μg/ml。

【作用机制】 本品是一种特异性针对C_5补体的重组人源性单克隆抗体，它可以阻止补体终末复合物的活化，从而延长了红细胞的寿命，起到治疗PNH的效果。

【禁忌证】 在下列患者中禁止使用本品：① 尚未痊愈的严重的脑膜炎萘瑟菌感染。② 尚未接种脑膜炎萘瑟菌疫苗的患者。

【不良反应】 最常见的不良反应为头痛、鼻咽炎、背部疼痛和恶心。

【注意事项】 ① 使用本品需防止其他系统性感染。② 本品停药后需检测：本品停药后会增加PNH红细胞。所有本品停药后的患者需要监测血管内溶血的情况，包括血清LDH的水平。

（徐 卫 李建勇）

六、抗肿瘤药

苯丁酸氮芥 Chlorambucil

【商品名或别名】 瘤可宁，留可然，CB1348

【分类】 化学：芳香族氮芥类衍生物。治疗学：抗肿瘤药。妊娠分类：D。

【指征和剂量】 适用于慢性淋巴细胞白血病、低度恶性淋巴瘤等。

① 常规剂量持续疗法：成人6～8 mg/d(或0.1～0.2 mg/kg)，口服，根

据血常规调整剂量,直至病情控制。维持量,2～4 mg/d,总量可达400～500 mg。② 大剂量间隙疗法：0.4～0.8 mg/kg,顿服,每2周1次。

【制剂】 片剂：每片2 mg。

【药动学】 口服易吸收,但有个体差异。血浆半衰期为1～2 h;24 h内从肾脏排泄仅为0.5%。服药后2～6周才呈现治疗反应。通常不做大剂量间歇使用。

【作用机制】 与氮芥类似。为细胞周期非特异性药物,作用慢、毒性低,对淋巴细胞的选择性优于氮芥。主要用于治疗慢性淋巴细胞白血病、低度恶性淋巴瘤,对卵巢癌、乳癌、多发性骨髓瘤和睾丸肿瘤也有一定疗效。

【不良反应】 毒性较低,有恶心、呕吐;可致白细胞减少,多见于用药10 d后;大剂量可有骨髓抑制、肝功能损害。偶见肺间质严重纤维化、发热、皮肤过敏、膀胱炎等。

【注意事项】 用药期间监测血常规变化。

白消安 Busulfan

【商品名或别名】 马利兰,白舒非

【分类】 化学：甲烷磺酸酯类烷化剂。治疗学：抗肿瘤药。妊娠分类：D。

【指征和剂量】 本品适用于慢性髓细胞白血病(CML)慢性期、真性红细胞增多症(PV)、原发性血小板增多症(ET)和造血干细胞移植的预处理。

用量：① CML：口服4～6 mg/d,用3～6周,待白细胞降至治疗前的半数时开始减量,并每周检查血常规2次,当白细胞降至$(10～20)\times10^9$/L时暂停药。如停药后白细胞继续下降则继续停药;如停药后白细胞回升则给维持量,并根据白细胞每日或每周给2 mg口服维持,以后根据白细胞调整剂量,白细胞低于4.0×10^9/L时停药。② PV及ET：口服4～6 mg/d,至血红蛋白降至160 g/L或血小板降至400×10^9/L后减量至2 mg/d,以后根据血红蛋白或血小板调整剂量。血红蛋白低于120 g/L(PV)、血小板低于150×10^9/L(ET)时停药。

本品联合环磷酰胺,作为异基因造血干细胞移植的预处理方案。

【制剂】 片剂：每片2 mg。注射液：每支60 mg/10 ml。

【药动学】 口服吸收良好,血浆半衰期为2.5 h,在体内代谢缓慢。产生疗效慢,一般需2～3周,停药后有延缓作用,可发生延迟性严重骨髓抑制。药物代谢后经肾脏排出,24 h 排出量不足 50%,反复用药可有蓄积性。

【作用机制】 本品为甲烷磺酸酯类的烷化剂,为细胞周期非特异性药物,主要作用于 G_1 期和 M 期。对 CML 慢性期有效率达 80%~90%;亦可用于其他骨髓增生性疾病。

【禁忌证】 ① 本品和其他烷化剂相同,有可能增加胎儿死亡及先天性畸形的危险,因此在妊娠初期 3 个月内不用此药。在妊娠 3 个月后如用此药,也需经过慎重考虑,因为所有抗肿瘤药物均能影响细胞动力学,在理论上均有可能引起胎儿基因突变及胎儿畸变。应用本品时应终止哺乳。② 下列情况应慎用:骨髓有抑制现象、痛风病史、感染、尿酸性肾结石病史、以往曾接受过细胞毒药物或放射治疗。③ CML 急变时应停药。急性白血病及再生障碍性贫血患者忌用。肾上腺皮质功能低下者慎用。

【不良反应】 不良反应与剂量、疗程有关。① 骨髓抑制:白细胞减少,呈骤然下降或逐渐下降,血小板减少,大剂量时呈全血细胞减少,部分严重病例呈不可逆性。② 消化道反应较轻,有食欲减低、恶心、胃部不适。③ 闭经、性功能减退、睾丸萎缩、男性乳房发育等。④ 皮肤色素沉着、脱发、皮疹。⑤ 少数病例有肺纤维化及肾上腺皮质功能低下。

【注意事项】 ① 用药期间密切注意血常规,及时减量及停药。② 本品对 CML 加速期和急变期无效。

美法仑 Melphalan

【商品名或别名】 左旋苯丙氨酸氮芥,米尔法兰,马尔法兰,左旋溶肉瘤素,Alkeran

【分类】 化学:氮芥类衍生物。治疗学:抗肿瘤药。妊娠分类:D。

【指征和剂量】 主要用于多发性骨髓瘤治疗、造血干细胞移植预处理,对卵巢癌和乳腺癌亦有效。

用量:① 口服:成人通常 0.15 mg/(kg · d),连续 4~5 d,6 周后重复使用。② 静注:140~200 mg/m^2,多用于造血干细胞移植前的预处理。

【制剂】 片剂:每片 2 mg。注射剂:每支 20 mg,40 mg。

【药动学】 本品口服吸收,但有个体差异,与食物同服会影响药物的吸收,宜空腹服用。本品从肾脏排泄,肾功能不全者可以增加药物的血液学毒性。

【作用机制】 本品属具有双功能基团的烷化剂,能与 DNA 交叉连接,影响DNA功能,抑制DNA合成及细胞增殖。

【禁忌证】① 对此药过敏者、妊娠早期(3个月内)禁用。② 近期内用过化疗或放疗而白细胞减少者不宜使用。③ 肾功能不良者慎用。

【不良反应】 ① 骨髓抑制:可致白细胞和血小板下降。② 胃肠道反应:恶心、呕吐、食欲减退等。

【注意事项】① 静注时,仅能用生理盐水稀释。② 静滴时必须在2 h内输完。③ 中度至严重肾功能损害者,静脉给药剂量减少50%。

巯嘌呤 Mercaptopurine

【商品名或别名】 6-巯基嘌呤,6-Mercaptopurine(6-MP)

【分类】 化学:嘌呤类抗代谢药。治疗学:抗肿瘤药。妊娠分类:D。

【指征和剂量】 主要用于急性淋巴细胞白血病和慢性髓细胞白血病加速期及急变期的治疗,也可用于绒毛膜上皮癌和恶性葡萄胎等。

口服。急性淋巴细胞白血病:1.5~2.5 mg/(kg·d),晚上顿服,多联用甲氨蝶呤。绒毛膜上皮癌:6.0~6.5 mg/(kg·d),分早、晚两次服用。

【制剂】 片剂:每片50 mg。

【药动学】本品口服易于吸收,但有个体差异。吸收后迅速分布于全身,进入细胞内,有一定蓄积作用。能通过血脑屏障,但脑脊液药浓度只有血浆的1/20。静注后的血浆半衰期为90 min。在血浆中很快形成代谢产物如6-硫代尿酸而消失。12 h尿中排出量不足30%,排出物主要为原型与6-硫代尿酸。

【作用机制】 本品为嘌呤类抗代谢药。巯嘌呤在次黄嘌呤-鸟嘌呤磷酸核糖转移酶作用下,转变成具有活性的6-巯基嘌呤核苷酸而抑制嘌呤的合成,通过参与多种代谢过程,阻止DNA和RNA的合成,从而抑制细胞分裂繁殖。本品属细胞周期特异性药物,主要作用于S期细胞,对G_1期也有延缓作用。

【相互作用】本品与别嘌醇合用时,可增效,但毒性增加,需减少本品剂量1/3。

【禁忌证】 孕妇禁用,肝、肾功能不全者慎用。

【不良反应】 ① 骨髓抑制:白细胞减少及血小板减少明显,有时全血细胞减少,停药后可逐渐恢复正常。② 消化系统反应:食欲不振、恶心、呕吐、腹泻、口腔炎和口腔溃疡,大剂量时有胃肠溃疡,少数患者出现黄疸、肝功能损伤，甚至急性肝坏死。③ 常见一时性高尿酸血症，严重时有肾衰竭。

【注意事项】 用药期间要每周监测血常规，密切监测肝、肾功能。

硫鸟嘌呤 Thioguanine

【商品名或别名】 6-Thioguanine(6-TG)

【分类】 化学：嘌呤类抗代谢药。治疗学：抗肿瘤药。妊娠分类：X。

【指征和剂量】 用于治疗急性髓细胞白血病及难治性急性淋巴细胞白血病。

口服：2～2.5 mg/(kg·d)，分 2 次口服，与阿糖胞苷联合应用有协同作用，5～10 d 为 1 个疗程，间隙 7～21 d。

【制剂】 片剂：每片 25 mg，50 mg。

【药动学】 本品口服吸收不完全，24 h 排泄量 24%～46%，若静注可达 41%～81%。血浆半衰期为 25～240 min。本品与巯嘌呤两者有交叉耐药反应。

【作用机制】 本品是抗鸟嘌呤代谢的抗肿瘤药物，与巯嘌呤的差异仅在于在嘌呤环上多一个氨基，主要作用于 S 期细胞。它能阻断次黄嘌呤核苷酸转变为鸟核苷酸，以及鸟核苷酸的磷酸化，从而抑制 DNA 的合成。此外，本品是一种 DNA 碱基的同类物，可能作为一个错误碱基掺入 DNA 分子，而干扰其正常功能，使肿瘤细胞的增殖受抑。

【不良反应】 与巯嘌呤相同，但消化道反应较轻。

阿糖胞苷 Cytarabine

【商品名或别名】 赛得萨，Cytosine Arabinoside(AraC)

【分类】 化学：抗嘧啶类代谢药。治疗学：抗肿瘤药。妊娠分类：D。

【指征和剂量】 是治疗急性髓细胞白血病(AML)的主药，也用于急性淋巴细胞白血病(ALL)、淋巴瘤、骨髓增生异常综合征(MDS)。它与蒽环类药物、高三尖杉酯碱、依托泊苷、阿克拉霉素等多种药物有协同作用。DA(柔红霉素+阿糖胞苷)和 HA(高三尖杉酯碱+阿糖胞苷)是治疗 AML 的标准方案。小剂量阿糖胞苷(LD-AraC)有诱导分化作用，亦用于 AML、MDS 的治疗。

本品以静滴或静推为主，亦可皮下注射或肌注。治疗剂量有以下 4 种方法。① 常规治疗：100～200 mg/(m^2·d)，24 h 持续静滴，5～10 d 为 1

个疗程。② LD-AraC：5～10 mg/(m^2·d)，皮下注射或肌注(最好皮下注射)，q12 h，14～21 d 为 1 个疗程。用于老年患者、骨髓增生低下或低原始细胞的 AML 和 MDS 患者。③ 中剂量治疗(MD-AraC)：500～1000 mg/(m^2·d)静滴 3 h，q12 h，3～6 d 为 1 个疗程。主要用于难治性急性白血病和淋巴瘤的再诱导、高度恶性淋巴瘤以及急性白血病的缓解后治疗。④ 大剂量治疗(HD-AraC)：1～3 g/(m^2·d)静滴 3 h，q12 h，3～6 d 为 1 个疗程。主要用于难治性急性白血病和淋巴瘤的再诱导、高度恶性淋巴瘤、急性白血病的缓解后治疗以及造血干细胞移植的预处理。

HD-AraC 静滴、椎管内注射阿糖胞苷还可用于中枢神经系统白血病(CNSL)的预防和治疗。CNSL 治疗：每 50 mg 加生理盐水 3 ml、地塞米松 5 mg，椎管内注射，qod，连用 3 次。CNSL 预防：剂量同上，每 6 周一次。

【制剂】　注射剂：每支 50 mg，100 mg，500 mg。

【药动学】　口服不吸收，静注后从血中迅速消失，24 h 后排出 70%～90%。肝内代谢，由肾排泄。血浆半衰期为 3～15 min。能缓慢进入脑脊液，鞘内给药后，半衰期可长达 2～10 h。

【作用机制】　本品为一种抗嘧啶类代谢药，化学结构上是脱氧胞苷的类似物。阿糖胞苷的活性型是阿糖胞苷三磷酸。进入细胞后阿糖胞苷在脱氧胞苷激酶作用下磷酸化变成阿糖胞苷一磷酸，再变成阿糖胞苷二磷酸，进而变成有活性的阿糖胞苷三磷酸，后者是 DNA 多聚酶的强抑制物，抑制 DNA 合成。它是 S 期特异性药物。

【不良反应】　① 骨髓抑制：白细胞及血小板减少。② 胃肠道反应如恶心、呕吐、腹泻，偶有腹痛、肝功能损伤。③ 可有发热、皮疹、结膜炎。④ 大剂量使用时可产生神经毒症状，如吞咽困难、失语、复视、共济失调、个性改变、嗜睡、昏迷、周围神经炎等。⑤ 鞘内注射可以产生假性脑膜炎、恶心、呕吐、头痛，个别有癫痫样发作、进行性坏死性脑病。

【注意事项】　① 静注过快时，偶可引起腹痛、口腔炎、胃肠道出血、发热反应。对症处理可减轻或消失。② 大剂量可引起中枢神经系统毒性反应。

阿扎胞苷　Azacitidine

【商品名或别名】　维达扎，拉达卡霉素(Ladakamycin)、5-氮杂胞苷、5-氮杂胞嘧啶核苷，Vidaza

【分类】 化学：嘧啶类抗代谢药。治疗学：抗肿瘤药。

【指征和剂量】 主要用于急性髓细胞白血病，亦用于乳腺癌、肠癌、黑色素瘤、儿童白血病等。

常用剂量及方案：100 mg/m²，静推，q8 h，连用 5 d，200 mg/(m²·d)静脉持续滴注，连用 5 d。亦可做皮下注射。由于本品不稳定，必须临用前配制。本品治疗镰状细胞贫血的有效性和安全性正在评价之中。

【制剂】 粉针剂：每支 50 mg，100 mg。

【药动学】 本品静注后，血中半衰期为 3～5 h，略长于阿糖胞苷，于48 h内排出 85%的药物。本品皮下注射后吸收良好，与血浆蛋白无结合，在体内通过脱氨迅速被代谢。静注后 30 min，血中原药存留小于 2%，但其代谢物半衰期为 3.5 h，24 h 尿中回收代谢物为 70%～90%。

【作用机制】 本品是主要作用于 S 期周期特异性药。其抗肿瘤作用与其他嘧啶类拮抗剂不同，与嘧啶核苷酸代谢并无关系，而是以伪代谢物身份替代胞嘧啶掺入 DNA 及 RNA，干扰 DNA、RNA 的生理功能而产生细胞毒作用及抗肿瘤作用。本品可掺入 DNA 甲基化过程。

【禁忌证】 对该药及甘露醇过敏者、晚期恶性肝癌患者禁用。

【不良反应】 ① 骨髓抑制和其他血液学反应：所有的患者都会出现严重的骨髓抑制和其他血液学反应，表现为白细胞于第 12～14 日降至最低，偶见抑制持续超过几周。② 恶心呕吐和其他胃肠道反应：常见，静脉持续滴注可减轻恶心呕吐和其他胃肠道反应。③ 皮肤黏膜反应：黏膜炎及皮肤红疹偶见。④ 其他反应：腹泻、肌肉疼痛、虚弱、嗜睡、昏迷、肝毒性、暂时性发热等。

【注意事项】 由于药物的稳定性差，因此应该在用药前配药，配药后立即使用，配药后 8 h 未用则应丢弃。

地西他滨　Decitabine

【商品名或别名】 达珂，5-氮杂-2′-脱氧胞嘧啶核苷（5-aza-2′-deoxycytidine）

【分类】 化学：嘧啶类抗代谢药。治疗学：抗肿瘤药。妊娠分类：D。

【指征和剂量】 治疗急性髓细胞白血病、骨髓异常综合征。第一治疗周期的推荐剂量为静注本品 15 mg/m² 3 h，间隔 8 h 重复一次，连续3 d。患者须提前服用止吐剂。此疗程每 6 周重复一次。

【制剂】 粉针剂：每支 50 mg。

【药动学】 目前暂时无注射本品 15 mg/m^2 的药物代谢动力学有效数据。实体瘤患者注射本品 20～30 mg/(m^2 · d)，治疗 72 h 后，其药代动力学数据呈二相性分布特征。总体清除率为(124±19)L/(m^2 · h)，终相消除半衰期为(0.51±0.31)h。本品的血浆蛋白结合率可忽略不计(<1%)。人体中本品准确代谢和消除途径机制尚未研究明确。在肝、粒细胞、肠的上皮组织中，本品通过胞二磷胆碱的脱氨作用而消除，但这仅仅是一种可能的途径。

【作用机制】 本品是一种天然 2′-脱氧胞苷酸的腺苷类似物，通过抑制 DNA 甲基转移酶，减少 DNA 的甲基化，从而抑制肿瘤细胞增殖以及防止耐药的发生。因为去甲基化药物可活化肿瘤细胞抑癌基因，增强分化基因等调控基因的表达，所以可达到治疗 MDS 的目的。本品被磷酸化后，发挥其抗肿瘤作用。它直接作用于 DNA，抑制 DNA 甲基转移酶，从而使 DNA 低甲基化，细胞分化死亡。本品在体外抑制 DNA 甲基化，却不影响 DNA 的合成。它可导致肿瘤细胞去甲基化，可以恢复基因的正常功能，这对于控制细胞的分化和增殖是非常重要的。但非增殖性细胞对本品不敏感。

【禁忌证】 对本品任何成分过敏者禁用。孕妇和哺乳期妇女禁用。本品慎用于下列情况的患者：肾病、肝功能障碍、血清肌酸肝>20 mg/dl、转氨酶高于正常人 2 倍、血清胆红素>1.5 mg/dl。

【不良反应】 常见不良反应：中性粒细胞减少、血小板减少、贫血、疲劳、发热、咳嗽、恶心、便秘、腹泻、高血糖。

羟基脲　Hydroxyurea

【商品名或别名】 HU

【分类】 化学：核苷酸还原酶抑制药。治疗学：抗肿瘤药。妊娠分类：D。

【指征和剂量】 主要用于治疗慢性髓细胞白血病(CML)慢性期、真性红细胞增多症(PV)、原发性血小板增多症(ET)、银屑病。

① CML 慢性期、PV、ET：3～4 g/d，分 3～4 次口服，至白细胞降至 2.0×10^9/L(CML)，或血红蛋白降至 150 g/L(PV)，或血小板降至 500×10^9/L(ET)时减量，以后根据血常规调整。② 银屑病：0.5～1.5 g/d，4 周为 1 个疗程。

【制剂】片剂：每片 0.5 g。

【药动学】 本品口服吸收好，服后 1～2 h 血药浓度达到高峰，血浆半衰期约为 2 h。本品能快速通过血脑屏障。口服或静脉给药后 12 h，约 80%药物经肾脏排出。

【作用机制】 本品是核苷酸还原酶抑制剂，抑制二磷酸核苷酸还原为脱氧核苷酸，选择性地阻止 DNA 合成，是细胞周期特异性药物。是治疗 CML 和其他骨髓增生性疾病的主要药物；能迅速降低白细胞数，常用于高白细胞 CML 急性变和急性白血病的预处理。

【禁忌证】 孕妇和哺乳期妇女禁用。

【不良反应】 主要是骨髓抑制，白细胞、血小板下降，停药 1～2 周可恢复。有轻度胃肠道反应。

柔红霉素 Daunorubicin

【商品名或别名】 DNR

【分类】化学：蒽环类抗生素。治疗学：抗肿瘤药。妊娠分类：D。

【指征和剂量】 与阿糖胞苷联合，是治疗急性髓细胞白血病的标准方案；治疗急性淋巴细胞白血病多与长春新碱、泼尼松、左旋门冬酰胺酶联合。

静注或静滴：30～60 mg/(m^2 · d)，连用 2～3 d。

【制剂】 粉针剂：每瓶 20 mg。

【药动学】 静注后 15 min，血浆浓度达高峰，半衰期为 30 h。在体内分布广泛，在骨髓和肠道分布较多，不能通过血脑屏障。大多通过代谢产物从肾脏排泄，少数以原型从尿、粪中排出。

【作用机制】 通过拓扑异构酶Ⅱ插入 DNA，抑制 mRNA 合成，还可使 DNA 断裂，阻止有丝分裂，对细胞具有高度破坏性。为周期非特异性药物。

【不良反应】 ① 骨髓抑制：白细胞及血小板减少。② 恶心、呕吐、食欲减低、口腔溃疡、黏膜炎。③ 心脏毒性：表现为心律失常、呼吸困难、低血压、心包渗出液、充血性心力衰竭，洋地黄治疗无效。心脏毒性与药物的累积剂量相关，多发生于总剂量达 450 mg/m^2 以上。④ 脱发。

【注意事项】 ① 近期或既往有心脏受损者慎用，总量不超过 550 mg/m^2。② 本品有强烈刺激性，使用时切勿使药液溢出血管，会造成剧烈疼痛、静脉炎、疱疹、组织坏死或腐烂。

【患者用药指导】 ① 用药期间小便可以呈红色，不必惊慌。② 药物漏出血管外,应立即通知医护人员,及时处理。可局部冷敷 24 h、抬高患肢,并停止活动 24～48 h。

伊达比星　Idarubicin

【商品名或别名】 善唯达(Zavedos),艾诺宁,去甲氧柔红霉素

【分类】 化学:蒽环类抗生素。治疗学:抗肿瘤药。妊娠分类:C。

【指征和剂量】 静注、静滴、口服均可。① 急性髓细胞白血病:8～12 mg/(m^2 · d),连用 3 d(与阿糖胞苷联合)。② 急性淋巴细胞白血病:10～12 mg/(m^2 · d),连用 2～3 d,必要时第 14、第 15 日加 2 次(常与长春新碱、甲泼尼龙、左旋门冬酰胺酶联用)。③ 口服:可用于老年白血病患者和其他恶性肿瘤。

【制剂】 胶囊:每粒 5 mg,10 mg。注射粉剂:每瓶 5 mg,10 mg。

【药动学】 肝、肾功能正常的患者静注本品后,半衰期为 11～25 h。在体内的主要代谢产物是 idarubicinol,仍具有柔红霉素类似的抗肿瘤活性,它的代谢更缓慢,半衰期为 41～69 h。主要从胆汁、肾脏排泄。本品可以透过血脑屏障而进入脑脊液中。口服的生物利用度为 40%～45%。

【作用机制】 本品是从柔红霉素演化而来,在第 4 位上的甲氧基被氢代替,增加了亲脂性,使之容易透过细胞膜进入细胞内。作用机制与其他蒽环类抗生素药物基本类同,具有强力插入 DNA 碱基内倾向,使 DNA 链破裂,姐妹染色体互换,核酸合成停止;还可抑制 DNA 的拓扑异构酶Ⅱ,从而使 DNA 不能复制,引起细胞凋亡。此外,还促进自由基的形成。

【禁忌证】 有心脏病的患者及老年人禁用或慎用,孕妇及哺乳期妇女忌用。

【不良反应】 ① 骨髓抑制:与剂量及联用其他细胞毒药物有关,大多需 3～4 周恢复。② 心脏毒性:2 个疗程的平均累积剂量为 93 mg/m^2,可出现心脏毒性,表现为顽固性心衰、心律失常,尤其在以前用过其他蒽环类药物者更易发生。③ 其他:消化道反应有恶心、呕吐、腹泻,还有黏膜炎、脱发、发热、皮疹和增加感染等。④ 有肝功能损害(胆红素、谷丙转氨酶、碱性磷酸酶增高)和肾功能损害(血尿素氮、肌酐增高)。⑤ 注射部位可发生血栓性静脉炎。

【注意事项】 ① 静注时严禁药液漏出,可致组织坏死。② 配制好的溶液在室温下保存不能超过 24 h。③ 使用药物前必须检测血常规、肝肾功

能，并定期监测。

【患者用药指导】 本品应用1～2 d后会出现尿色发红，不必惊慌。

多柔比星脂质体 Doxorubicin

【商品名或别名】 楷莱(Caelyx)，里葆多

【分类】 化学：蒽环类抗生素。治疗学：抗肿瘤药。

【指征和剂量】 本品可用作一线全身化疗药物，也可用于不能耐受下述两种以上药物联合化疗的患者：长春新碱、博来霉素和多柔比星(或其他蒽环类抗生素)。本品应为每2～3周静脉内给药20 mg/m^2，给药间隔不宜少于10 d，因为不能排除药物蓄积和毒性增强的可能。患者应持续治疗2～3个月以产生疗效。为保持一定的疗效，在需要时继续给药。本品用250 ml 5%葡萄糖注射液稀释，静滴30 min以上。禁止大剂量注射或给用未经稀释的药液。本品禁用于肌注和皮下注射。

【制剂】 注射剂：每支20 mg/10 ml。

【药动学】本品是一种长循环周期的盐酸多柔比星脂质体，脂质体表面含有亲水聚合物甲氧基聚乙二醇(MPEG)。这些线性排列的MPEG基团从脂质体表面扩散形成一层保护膜，后者可减少脂类双分子层与血浆组分之间的相互作用。这可以延长本品脂质体在血循环中的时间，这些脂质体很小(平均直径约100 nm)，足以通过肿瘤的给养血管完整地渗透出来。这种脂质体具有低渗透性类脂基质与内部水性缓冲系统，两者协同保持盐酸多柔比星在血循环中处于包裹状态。本品的药代动力学曲线呈线性，给药后呈二相分布，第一相时间较短(约5 h)，第二相时间较长(约55 h)，占曲线下面积(AUC)的大部分。本品多半是在血液内，血中多柔比星的消除依靠脂质体载体。在脂质体外渗进入组织后，多柔比星才开始起效。

【作用机制】 本品抗肿瘤的确切机制尚不清楚。一般认为它具有抑制DNA、RNA和蛋白合成的细胞毒作用。这是由于这种蒽环类抗生素能嵌入DNA双螺旋的相邻碱基对之间，从而抑制其解链后再复制。

【相互作用】 未对本品正式进行相互作用研究。但对于已知与多柔比星可产生相互作用的药物，在合用时需注意。虽无正式的研究报告，但本品与其他盐酸多柔比星制剂一样，会增强其他抗癌治疗的毒性。已有报道合用盐酸多柔比星会加重环磷酰胺导致的出血性膀胱炎，增强巯嘌呤的肝细胞毒性。所以同时合用其他细胞毒性药物，特别是骨髓毒性药物时需谨慎。

【禁忌证】 禁用于对本品活性成分或其他成分过敏的患者。也不能用于孕妇和哺乳期妇女。对于使用α干扰素进行局部或全身治疗有效的AIDS-KS患者,禁用本品。

【不良反应】 白细胞减少是最常见的不良反应,也可见贫血和血小板减少。其他发生率较高(≥5%)的不良反应有:恶心,无力,脱发,发热,腹泻,与滴注有关的急性反应和口腔炎。滴注反应主要有潮红,气短,面部水肿,头痛,寒战,背痛,胸部和喉部收窄感,低血压。在多数情况下,不良反应发生在第一个疗程。采用某种对症处理,暂停滴注或减缓滴注速率后经过几个小时即可消除这些反应。

【注意事项】 ① 心脏损害:所有接受本品治疗的患者均需经常进行心电图监测,心功能不全患者接受本品治疗时要谨慎。② 骨髓抑制:用药期间应经常检查血细胞计数,至少在每次用药前做检查。③ 糖尿病患者:应注意本品每瓶内含蔗糖,而且滴注时用5%葡萄糖注射液稀释。④ 对驾车和操作机器的影响:虽然至今的研究中本品并不影响驾驶能力,但使用本品偶尔出现(<5%)头晕和嗜睡,所以有上述反应的患者应避免驾车和操作机器。

门冬酰胺酶 Asparaginase

【商品名或别名】 左旋门冬酰胺酶,L-ASP

【分类】 化学:酶抑制剂。治疗学:抗肿瘤药。妊娠分类:C。

【指征和剂量】 主要用于治疗急性淋巴细胞白血病,对急性髓细胞白血病、恶性淋巴瘤也有效。

治疗剂量:一般为200 U/kg或6 000 U/m^2,静滴(溶于生理盐水或5%葡萄糖中)或肌注,qd或qod,连用10次。

【制剂】 粉针剂:每瓶5 000 U,10 000 U。

【药动学】 静注后的半衰期为14~24 h。

【作用机制】 本品属酶的抑制剂。某些肿瘤细胞不能自行合成门冬酰胺,必须从细胞外摄取,门冬酰胺酶可将血清中门冬酰胺分解,使肿瘤细胞缺乏门冬酰胺,而致蛋白质合成障碍,繁殖受到抑制。对正常细胞的影响小,是治疗急性淋巴细胞白血病的主要药物之一。本品的骨髓毒性和胃肠黏膜毒性小。由于本品可以保护正常干细胞免遭甲氨蝶呤的损伤,故还用于大剂量甲氨蝶呤后的解救治疗。

【禁忌证】 有过敏反应史、肝肾功能不全者、孕妇等应禁用。

【不良反应】 ① 使用前以10～20 U/0.1 ml做皮内试验，观察3～4 h。过敏反应：低血压、喉痉挛、心脏停搏乃至死亡。多发生于第二个剂量后，可能与门冬酰胺酶抗体产生有关。② 抑制肝脏合成凝血因子，可以出现低纤维蛋白原、出血等。③ 急性胰腺炎。④ 大剂量时可有脑异常，出现精神紊乱、僵硬、昏迷。

【注意事项】 ① 使用本品时需监测凝血酶原时间、凝血酶时间、部分凝血活酶时间。② 定期监测血糖。

【患者用药指导】 用药期间切忌暴饮暴食，应低脂饮食。

培门冬酰胺酶　Pegaspargase

【商品名或别名】 长效门冬酰胺酶，培加帕加司

【分类】 化学：酶抑制剂。治疗学：抗肿瘤药。

【指征和剂量】 本品适用于急性淋巴细胞白血病，若已对天然天冬酰胺酶产生过敏，可试用本品。一般本品与其他化疗药物并用，如长春新碱、甲氨蝶呤、阿糖胞苷、柔红霉素和多柔比星。也可用于治疗非霍奇金淋巴瘤。

肌注：每2周1次，每次2 500 IU/m^2，儿童体表面积＜0.6 m^2时，剂量按每2周82.5 IU/kg。肌注单次给药容量应限于2 ml，如果＞2 ml，应使用多处部位注射。静滴：剂量同上，以100 ml生理盐水或5％葡萄糖液稀释后连续滴注1～2 h。

【制剂】 注射剂：每小瓶5 ml/3 750 IU。

【作用机制】 本品为L-天冬酰胺酶的修型，是由单氧基聚乙二醇(PEG)的共价结合单位而产生的一种酶，分子量约5 000。本品可使进入肿瘤细胞内的L-天冬酰胺水解，而影响其蛋白质合成，使肿瘤细胞的生长受到抑制。正常组织细胞自身有合成L-天冬酰胺的能力，故不受本品的影响。

【禁忌证】 有胰腺炎病史、出血史的患者禁用。肝功能不良或同时接受其他有强烈肝毒性药物的患者慎用。

【不良反应】 ① 过敏反应：本品肌注时，过敏反应发生率为天然L-天冬酰胺酶过敏者的30％，而对天然L-天冬酰胺酶不过敏的患者为11％。② 胰腺炎：约1％的患者发生胰腺炎，有时胰腺炎暴发是致命的。③ 血栓

形成：约4%的患者可发生血栓形成。④ 可发生轻度到重度高血糖，约3%的患者需用胰岛素控制。⑤ 肝功能损害：恶心、呕吐、发热不适、接触性刺激、肿瘤溶解综合征。

【注意事项】 患者用药后必须严密观察1 h并做好过敏反应的急救准备。应经常检查血清淀粉酶，以早期发现胰腺炎。如果可能，应当避免使用可能增加出血危险的药物如华法林、肝素、双嘧达莫、阿司匹林、非甾体消炎药等。对肝功能不良或同时接受其他有强烈肝毒性药物的患者慎用本品。本品作用迅速，并观察到某些患者出现肿瘤溶解综合征。本品可能是接触性刺激剂，溶液必须小心处理，并戴手套，必须避免吸入蒸气和接触皮肤、黏膜，尤其眼睛。如果接触，应用大量水冲洗至少15 min。本品使用时不可振摇。

高三尖杉酯碱 Homoharringtonin

【商品名或别名】 HHRT

【分类】 治疗学：抗肿瘤药。

【指征和剂量】 主要用于急性髓细胞白血病的治疗，与阿糖胞苷联合是常用方案；亦用于慢性髓细胞白血病急性变、其他骨髓增殖性肿瘤。

① 静滴，成人3～6 mg/d，溶于500 ml生理盐水或5%葡萄糖液中。连用7 d(可与阿糖胞苷常规剂量联合)。② 中枢神经系统白血病时，1 mg椎管内注射。

【制剂】 注射剂：每支1 mg/ml。

【药动学】 口服吸收差，一般静注，半衰期为50 min，24 h后完全排泄，主要从尿、粪中排出。无蓄积作用。

【作用机制】 本品为细胞周期非特异性药物。主要抑制白血病细胞的DNA和蛋白质合成，使细胞核溶解坏死，核仁的病变明显，对心肌细胞核亦有损害。对S期影响最明显。

【相互作用】 慎与碱性药物配伍。

【不良反应】 ① 骨髓抑制：以白细胞减少为主。② 恶心、呕吐、腹泻、腹痛，极少数有口腔溃疡、脱发。③ 心脏毒性：见于大剂量快速注射或原有心脏病者，表现为窦性心动过速、心肌损害、完全性右束支传导阻滞、奔马律等。

【注意事项】 一般不做静推。

氟达拉滨　Fludarabine

【商品名或别名】　福达华，能达

【分类】　治疗学：抗肿瘤药。妊娠分类：D。

【指征和剂量】　主要用于治疗复发、难治性和初治慢性淋巴细胞白血病(CLL)以及非霍奇金淋巴瘤(NHL)和急性白血病，也可用于非清髓性异基因造血干细胞移植的预处理。

用量为：25 mg/(m^2・d)用 100 ml 生理盐水稀释，静滴时间超过 30 min，qd，连用 5 d 为 1 个疗程，每 28 d 重复 1 个疗程。片剂推荐剂量为 40 mg/(m^2・d)，连续 5 d，每 28 d 重复。本品可以空腹服用或伴随食物服用。必须以水吞服，不应嚼服或把药片弄碎后服用。对 CLL 患者，建议用到取得最佳疗效(一般规定不超过 6 个疗程)后停用。目前主张联合环磷酰胺或米妥蒽醌等药物治疗 CLL 和 NHL。

【制剂】　粉针剂：每瓶 50 mg。片剂：每片 10 mg。

【作用机制】　本品细胞毒性的机制尚未完全清楚，可能通过影响 DNA、RNA 和蛋白质而抑制细胞生长，其中抑制 DNA 是其主要作用。

【禁忌证】　肌酐清除率小于 30 ml/min 的肾功能不全者和自身免疫性溶血性贫血患者禁用。

【相互作用】　本品合用喷司他丁(脱氧考福霉素)可出现致命性的肺毒性，本品的治疗效果会被双嘧达莫和其他腺苷吸收抑制剂所减弱。

【不良反应】　本品毒副作用较多，除骨髓抑制、发热和感染外，尚有水肿、皮疹、恶心、呕吐、腹泻、感觉异常、周围神经病、过敏性肺炎等。大剂量时 1/3 发生延迟的进展性脑病、失明，甚至死亡。

【注意事项】　正在接受或已经接受本品治疗的患者，在需要输血时应该只接受经过放射线处理的血液。

喷司他丁　Pentostatin

【商品名或别名】　脱氧肋间型霉素，脱氧考福霉素，2-脱氧咖啡霉素，喷妥司汀

【分类】　化学：嘌呤类似物。治疗学：抗肿瘤药。

【指征和剂量】　对急性及慢性淋巴细胞白血病、幼淋细胞白血病、非霍奇金淋巴瘤、皮肤 T 细胞淋巴瘤及毛细胞白血病有效；对抗干扰素的患者使用本品仍非常有效。

静注：5 mg/(m^2 · d)，连用 3 d，每 4 周重复；或 4 mg/m^2，每 2 周 1 次。

【制剂】 注射剂：每支 1 mg，2 mg。

【药动学】 静注本品 0.25～1 mg/kg，约 14 h 后血药平均浓度为 2～6 mol/L；本品能通过血脑屏障，静注后 2～4 h 脑脊液中药物浓度为血药浓度的 10%～12%。其血浆消除半衰期为 3～9.6 h，静注本品 5～30 mg/m^2 后，第 1 日尿中可回收剂量的 50%～82%。

【作用机制】 本品是从链霉素菌中分离得的抗生素，从结构上是次黄嘌呤增加一个碳成 7 元环与咪唑骈合。DCF 是嘌呤衍生物强力的腺苷脱氨酶(ADA)的抑制剂，是一种较新的抗代谢类药物。急性淋巴细胞白血病与髓细胞白血病患者的淋巴母细胞和髓母细胞中 ADA 的活性增高。本品在体外与 ADA 有较高的亲和力，并能抑制动物和人慢性髓细胞白血病患者髓细胞中此酶的活性，随着 ADA 的活性被抑制，细胞的脱氧腺苷三磷酸(dATP)水平增高，dATP 通过抑制核糖核苷酸还原酶而阻断 DNA 的生物合成，抑制细胞繁殖，淋巴样细胞最为敏感。还能抑制 RNA 合成和增强有对 DNA 的损伤。本品还能增强其他受腺苷脱氨酶代谢的抗肿瘤药物的作用，同时本品还具有免疫抑制作用。

【相互作用】 本品与其他抗肿瘤药物联合应用时可能会产生严重的毒副作用。与两性霉素 B 联用可产生肾毒性、低血压、支气管痉挛，与环磷酰胺合用产生心脏毒性，而与氟达拉滨合用可能会产生肺毒性。当本品与阿糖腺苷联用时将同时增强两药的不良反应。

【禁忌证】 哺乳期妇女须慎用。

【不良反应】 ① 骨髓抑制：为剂量限制性毒性，主要为白细胞与淋巴细胞减少，16%～25%是严重缺乏。② 胃肠道反应：恶心，呕吐(36%～87%)。③ 肾脏毒性：可出现高尿酸血症。④ 中枢神经毒性：疲倦、头痛、抑郁，甚至昏睡、昏迷。⑤ 其他反应：发生机会 20%～58%，结膜炎、肺毒性、肝功能损害、关节痛、肌肉疼痛、皮疹、带状疱疹等。

【注意事项】 ① 本品与干扰素无交叉耐药性，但两者同用是否能提高疗效尚无定论。② 使用本品期间应定期检查血常规，若发生严重毒副作用，则应停药并对症处理。③ 本品避免与氟达拉滨同用，剂量应在推荐的范围内。

克拉屈滨 Cladribine

【商品名或别名】 2-氯脱氧腺苷，氯脱氧腺苷，克拉屈平

【分类】 化学：嘌呤类似物。治疗学：抗肿瘤药。

【指征和剂量】 本品主要用于治疗临床上明显贫血、白细胞与血小板减少的活动性毛细胞白血病或与疾病相关的症状。对慢性淋巴细胞白血病、幼淋细胞白血病有一定疗效。

静滴：0.09 mg/(kg · d)，溶于 500 ml 生理盐水中缓慢静滴，连用 7 d。本品疗程短，一般需单次给药 7 d 即可。

【制剂】 注射剂：每支 0.1 mg，1 mg。

【药动学】 关于本品的代谢和排泄途径还不甚明了。

【作用机制】 本品为氧化的嘌呤核苷类似物，在结构上类似于氟达拉滨与喷司他丁。腺嘌呤 2 位上的 H 被 Cl 所取代形成 2-CdA 后，对脱氨具有强大的抵抗力，且有明显的抗肿瘤作用。CdA 在体内首先代谢为 2-氯脱氧腺嘌呤核苷-5′-三磷酸化合物(CI-dATP)，后者可抑制核苷酸还原酶活力，阻止 4 种二磷酸核苷转化为 2′-脱氧二磷酸核苷。CI-dATP 可阻止 DNA 链的延长，终止的人 DNA 聚合酶 a、b、Y 所促发的 DNA 链合成，且呈程序性及酶依赖性关系。因 CdA 可引起 DNA 广泛的破坏，故对增殖期与非增殖期细胞均有明显致死作用。对淋巴细胞及单核细胞有毒性。另外，CdA 所引起核苷酸库容不均衡性可诱导细胞凋亡。本品不被腺苷脱氨酶所灭活。

【禁忌证】 孕妇及哺乳期妇女禁用。

【不良反应】 ① 骨髓抑制：此为本品最严重的不良反应，多于治疗的第一个月内出现。当治疗开始时，作为毛细胞白血病的表现许多患者已往有血液系的损害，随着本品治疗，在外周血开始恢复以前，造血系统表现为进一步抑制。② 胃肠道反应：恶心、食欲减低、呕吐、腹泻。③ 呼吸系反应：异常呼吸音、咳嗽。④ 全身反应：可出现发热、疲倦、头痛、合并感染。⑤ 皮肤反应；皮疹、紫癜、局部刺激、脱发。⑥ 其他反应：可能发生急性肾毒性、肝功能障碍及不可逆的严重神经毒性。

【注意事项】 ① 本品不可以 5% 葡萄糖液作为稀释剂，它可增加本品的降解。② 配制操作必须每日重复，连续 7 d，每日应连续输注 24 h。③ 本品溶解不能与其他药物混合同时静滴。④ 本品一旦稀释，应迅速给患者输注或在开始给药前贮存在冰箱内不得超过 8 h。因本品在低湿下，可能会产生沉淀，可在室温下自然复温或用力振荡使其溶解，不可加温或微波加热。⑤ 当操作配制和输注本品溶解时，应穿隔离服和戴无菌手套。⑥ 在治疗过程中,应定期检查外周血象,尤其在治疗开始的最初4～8周,以便及时发现白细胞、血小板减少和贫血,以及潜在继发的感染或出血。⑦ 本品与已知的骨髓抑制药物同时或相继给药,以及本品给肝肾功能障碍的患者时,均应监护。

苯达莫司汀 Bendamustine

【商品名或别名】 宾达氮芥,Treanda

【分类】 化学:烷化剂、嘌呤类似物。治疗学:抗肿瘤药。

【指征和剂量】 2008年3月,美国食品和药品管理局(FDA)首先批准盐酸苯达莫司汀用于治疗慢性淋巴细胞性白血病。同年10月,FDA又批准了该药的第二个适应证,即在利妥昔单抗(rituximab,美罗华)或含利妥昔单抗方案治疗过程中,或者治疗6个月内,病情仍然进展的惰性B细胞非霍奇金淋巴瘤患者。苯达莫司汀治疗慢性淋巴细胞性白血病时,以28 d为1个治疗周期,一般需要6个治疗周期。在每个治疗周期的第1日和第2日给药,推荐剂量为100 mg/m^2。该药经静滴给药,每次给药时间不应少于30 min。苯达莫司汀治疗非霍奇金淋巴瘤时,以21 d为1个治疗周期,一般需要8个治疗周期。在每个治疗周期的第1日和第2日给药,推荐剂量为120 mg/m^2。每次给药时间不应少于60 min。

【制剂】 粉针剂:每支25 mg,100 mg。

【药动学】 本品血浆蛋白结合率为94%～96%,数据显示该药一般不会与其他高蛋白结合药物相互置换。盐酸苯达莫司汀平均稳态分布容积约为25 L,其全血/血浆浓度比为0.84～0.86。盐酸苯达莫司汀主要通过水解反应进行代谢,同时形成细胞毒性较低的代谢产物。该药经CYP1A2代谢途径可产生M3和M4两种活性代谢产物,但两者血浆浓度只分别相当于母体化合物的1/10和1/100,因此,可以推测本品的细胞毒性作用主要来自其本身,而非其代谢物。

【作用机制】 本品的确切作用机制尚不十分清楚,但已知该药是携带一个嘌呤样苯并咪唑环的氮芥衍生物,兼具烷化剂和嘌呤类似物(抗代谢药)的双重作用机制。盐酸苯达莫司汀能通过几种不同途径导致细胞死亡,而且对静止期和分裂期细胞均有效。

【药物相互作用】 与CYP1A2抑制剂(如氟伏沙明、环丙沙星等)合用时,有可能会升高本品血浓度,并使其代谢物M3和M4浓度降低;与

CYP1A2 诱导剂(如奥美拉唑、抽烟等)合用时,有可能会降低本品血浓度,并使其代谢物 M3 和 M4 浓度升高。

【禁忌证】 对盐酸苯达莫司汀及甘露醇过敏者禁用。

【不良反应】 常见不良反应包括恶心、呕吐、腹泻、疲乏、虚弱、皮疹、瘙痒、一些感染症状和体征(如持续咽喉疼痛、发热和寒战)、容易碰伤/出血及口腔溃疡等;严重不良反应可能还有骨髓抑制、肿瘤溶解综合征等。本品可能引起轻微或严重的过敏反应,患者在给药过程中或给药后初期可能出现皮疹、面部肿胀、呼吸困难等过敏症状。本品可能对胎儿造成影响,因此,女性治疗过程中及治疗后 3 个月内,应采取适当避孕措施及停止哺乳。

【注意事项】 肾功能受损:如 CrCL <40 ml/min 不要使用。较轻程度的肾功能受损慎用。肝功能受损:中度或严重肝功能受损时不要使用,轻度肝功能受损慎用。

氯法拉滨　Clofarabine

【商品名或别名】 卢伐拉滨,克罗拉滨(Clolar)

【分类】 化学:嘌呤类似物治疗学:抗肿瘤药。

【指征和剂量】 用于 1～21 岁复发或顽固性急性淋巴细胞白血病患者,在至少使用两种以上治疗方式无效后使用。

用法用量:剂量为 50 mg/(m^2·d),静滴 2 h,连续给药 5 d。2～6 周,当器官功能恢复到基线水平时,再重复给药。剂量是根据体表面积计算,在每个给药周期开始前根据当时的身高和体重。为防止发生配伍禁忌,不要使用同一输液装置给予其他药物。

【制剂】 注射剂:每支 20 mg/20 ml。

【药动学】 本品在体内 47%结合于血浆蛋白,主要是结合于白蛋白。稳定态时全身清除率和分布容积分别为 28.8 L/(m^2·h)和 172 L/m^2,消除半衰期为 5.2 h。依据 24 h 的尿液收集分析,49%～60%剂量的本品以尿途径无变化排泄。以人体肝细胞进行的体外研究显示很有限的代谢(0.2%),因此本品非肾途径的代谢仍未知。本品对肾脏或肝脏功能不良者的药代动力学未进行评估。

【作用机制】 本品是嘌呤核苷类衍生物,本品通过抑制核苷酸还原酶作用,降低细胞内脱氧三磷酸核苷储量,抑制 DNA 的合成;通过与 DNA 链结合,竞争性抑制 DNA 聚合酶,使 DNA 链的延长和修复中止。氯法拉滨三磷酸物对这些酶的亲和力与脱氧胞苷相似或大于。临床前研究表明，在修复阶段，本品通过与DNA链的结合，具有抑制DNA修复作用。氯法拉滨-5′-三磷酸化物也能破化线粒体膜的完整性，导致凋亡线粒体蛋白、细胞色素C、凋亡诱导因子的释放，最终导致程序性细胞死亡。

【相互作用】　尽管未将药物之间相互作用的临床研究纳入日程，依据离体研究，细胞色素P450抑制剂和诱导剂不太可能影响本品的代谢。本品对细胞色素P450酶作用物代谢影响的研究尚未进行。

【不良反应】　本品最常见的不良反应为消化道症状，包括呕吐、恶心和腹泻；血液系统影响包括贫血、白细胞减少、血小板减少、中性白细胞减少、发热性中性白细胞减少以及感染。

奈拉滨　Nelarabine

【商品名或别名】　阿仑恩(Arranon)

【分类】　化学：嘌呤类似物治疗学：抗肿瘤药。

【指征和剂量】　本品主要用于曾经接受过至少两种化疗方案治疗但仍无应答，或病情出现复发的急性T细胞型淋巴母细胞白血病及T细胞型淋巴母细胞淋巴瘤患者。本品成人推荐剂量1 500 mg/m^2，静脉输注2 h，21 d为1个疗程，在第1、第3、第5日给药，无须稀释。儿童推荐剂量为650 mg/(m^2·d)，静脉输注1 h，21 d为1个疗程，连续输注5 d，无须稀释。成人儿童的推荐治疗程未明确，临床试验中，受试者通常一直用药，直到出现以下情况：患者病情出现进展，患者不能耐受毒性反应，患者有望接受骨髓移植或者患者通过药物治疗不能再获得更多的好处。

【制剂】　注射剂：每支250 mg。

【药动学】　本品和阿糖鸟苷(Ara-G)在血浆中的消除迅速，在给予1 500 mg/m^{2}剂量的本品后，两者半衰期分别为30 min和3 h。阿糖鸟苷通常在本品给药完毕时达到峰浓度，而且其峰浓度数值通常也大于本品的峰浓度，表明本品可在体内迅速、完全地转化为阿糖鸟苷。本品和阿糖鸟苷部分经肾脏消除，28例成年患者在给予本品后24 h测得的本品和阿糖鸟苷的平均肾排泄率分别为6.6%±4.7%和27%±15%。

【作用机制】　本品是脱氧鸟苷类似物9-b-D-阿糖呋喃糖鸟嘌呤的前体药物。本品在腺苷脱氨酶(ADA)的作用下脱去甲基转变为阿糖鸟苷，随后又在脱氧鸟苷激酶和脱氧胞苷激酶的作用下，经单磷酸化作用途径转变为具有活性的阿糖鸟苷三磷酸盐(ara-GTP)。ara-GTP 可在白血病原始细胞中逐渐积聚,并与 DNA 相结合,从而起到抑制 DNA 合成,促进白血病细胞死亡的作用。此外,本品的抗癌机制可能还与其细胞毒性和全身毒性作用有关。

【相互作用】 迄今尚未见有关本品和阿糖鸟苷药物相互作用的报道。体内实验发现,本品和阿糖鸟苷不会明显抑制人细胞色素 P450 同工酶 1A2、2A6、2B6、2C8、2C9、2C19、2D6 或 3A4 的活性。

【禁忌证】 本品会导致胎儿畸形,孕妇须禁用。

【不良反应】 ① 神经系统:本品有潜在神经系统毒副作用,其神经毒性与剂量相关。通常包括嗜睡、意识模糊、共济失调、感觉异常和触感减退。严重时会出现昏迷、癫痫持续状态、颅脊柱的脱髓鞘和上行性神经病变等 Guillain-Barré 症状。② 血液系统:白细胞减少、血小板减少、贫血和中性粒细胞减少,使用本品时,应按规定进行全部血细胞计数监测。③ 全身性:可能出现高尿酸血症,应用别嘌醇治疗。④ 孕妇:本品会导致胎儿畸形。⑤ 患者先前或者同时进行鞘内化疗,可能增加本品的不良反应。

【注意事项】 本品的神经毒性属于剂量限制性毒性反应。患者在用药期间应密切留意是否出现意识模糊、嗜睡、惊厥、共济失调、感觉异常和感觉减退等症状。曾经接受过鞘内化疗或颅脊放疗的患者应用本品后出现神经毒性反应的风险将增大。本品还有可能引起白细胞减少症、血小板减少症、贫血和中性粒细胞减少症(包括发热性中性粒细胞减少症),因此应用本品的患者应常规进行全血细胞计数(包括血小板计数)。根据标准治疗方案,正在应用本品的肿瘤溶解综合征患者并发高尿酸血症时,可通过静脉水合方式加以缓解;存在高尿酸血症风险的患者还可考虑服用别嘌醇进行治疗。应用本品的免疫缺陷患者应避免注射活疫苗。

维 A 酸 Tretinoin

【商品名或别名】 维甲酸,视黄酸,Vitamin A Acid,Retin A,ATRAr

【分类】 化学:维生素 A 衍生物。治疗学:抗肿瘤药。

【指征和剂量】 主要适用于急性早幼粒细胞白血病,也可用于急性髓细胞性白血病 M_4 和 M_5 型耐药患者、低增生性白血病和骨髓增生异常综合征及某些皮肤病。

诱导缓解治疗:成人 25～45 mg/(m^2 · d),可长期服用,或联合化疗药物如小剂量阿糖胞苷直至完全缓解；或先用维 A 酸 1～2 周后，停用维 A 酸，换用 HA 或 DA 方案。完全缓解后的治疗可用维 A 酸联合其他化疗药物或维 A 酸与联合化疗做轮替维持强化治疗。

【制剂】 胶囊：每粒 10 mg，20 mg。冷霜或软膏：0.025%，0.1%。

【药动学】 本品口服直接吸收进入腔静脉，通过肝脏后与血清蛋白中的特异结合蛋白被转运到全身，维 A 酸在肝脏中形成维甲酰-β-葡萄糖醛酸酯，经胆汁排出体外。

【作用机制】 本品为人工合成的维生素 A 衍生物。体外培养证实维 A 酸能抑制白血病细胞克隆的生长，促进正常人骨髓细胞集落的生长，诱导无功能的不成熟原始粒细胞和早幼粒细胞转化为有功能的成熟细胞，这种诱导分化作用对早幼粒白血病细胞特别明显。

【禁忌证】 孕妇、肝炎或有肝损害者慎用。

【不良反应】 ① 常见口唇干裂、皮肤过度角化，也可有头痛、骨痛、恶心呕吐，以及肝功能损害。② 高白细胞综合征。③ 维 A 酸综合征：可有发热、呼吸困难、体重增加、肢体远端水肿、胸水、心包积液、发作性低血压、胸片见肺间质浸润和肾衰竭等表现。④ 高颅压综合征。⑤ 高组胺血症等。

【注意事项】 ① 服药期间定期检查肝功能。② 一旦出现较严重的不良反应及时处理。

三氧化二砷　Arsenic Trioxide

【商品名或别名】 As_2O_3，亚砷酸注射液，713

【分类】 化学：砷剂。治疗学：抗肿瘤药。

【指征和剂量】 急性早幼粒细胞白血病(APL)、慢性髓细胞白血病(CML)、骨髓增生异常综合征(MDS)、多发性骨髓瘤(MM)，以及非霍奇金淋巴瘤、肝癌、肺癌、胰腺癌、结肠癌、乳腺癌、宫颈癌等实体肿瘤等。

用法：本品 5～10 mg/d 加入 250～500 ml 5%葡萄糖溶液中，静滴，3～4 h 滴完。

白血病：① 诱导缓解治疗：连续用药 30 d 为 1 个疗程，未缓解者继续治疗直至完全缓解；复发及难治患者连续用药 30 d 而效果不明显者，增加剂量到 20 mg/d，直到完全缓解。② 维持治疗：完全缓解后必须给予巩固治疗，30 d 为 1 个疗程，连续用药 5 年，第 1、第 2、第 3 年各疗程之间间隔为

1、2、3 个月，第 4、第 5 年各疗程间隔 5 个月。

实体肿瘤：连续用药 30 d 为 1 个疗程，疗程中间可间歇 3～5 d；1 个疗程结束后间歇 1～2 周，继续下一疗程治疗，至少用足 2 个疗程；治疗有效者长期维持治疗。

【制剂】 注射剂：每支 10 mg/10 ml。

【作用机制】 研究显示本品可能的作用机制有：① 可降解 PML/RARα 融合蛋白，为 APL 特异治疗。② 作用于凋亡相关基因 *Bcl*－2/*Bax* 等，诱导细胞凋亡。③ 抑制组织因子(TF)的转录，降低弥散性血管内凝血发生率和 APL 死亡率。④ 降解 Bcr/Abl 蛋白的 PTK 活性，阻断 Bcr/Abl 的信号传导，诱导 CML 细胞凋亡。亚砷酸诱导细胞凋亡使之在淋巴瘤、MM、MDS 的治疗上受到重视。

【禁忌证】 本品过敏者、严重肝肾功能不全者、孕妇禁用。

【不良反应】 消化道不适、皮肤干燥、色素沉着、肝功能损害、心电异常改变等，停药或相应处理后可逐渐恢复正常。

【注意事项】 ① 在 APL 治疗过程中部分患者有白细胞增高现象，一般不必停止治疗，1 周后白细胞可自行下降，必要时可口服羟基脲降低白细胞。② 用药过程中有部分患者 ALT 轻度增高，可加用保肝药物，停药 2 周后可恢复至用药前水平。

复方黄黛片

【商品名或别名】 白血康

【分类】 化学：砷剂。治疗学：抗肿瘤药。

【指征和剂量】 本品成分：青黛、雄黄(水飞)、太子参根、丹参。主要用于急性早幼粒细胞白血病，或伍用化疗药物治疗及其他的白血病及真性红细胞增多症。

口服：5～10 片，tid。

【制剂】 片剂：每片 0.27 g。

【作用机制】 临床前药理试验表明，本品可对 HL－60 白血病细胞裸鼠移植瘤的生长有一定的抑制作用：对 NB4\HL－60\K562 及 K562\AMD 等白血病细胞系有明显的促凋亡作用。

【禁忌证】 妊娠期、哺乳期患者及肝功能异常者慎用。

【不良反应】 ① 胃肠道反应：恶心、呕吐、腹痛、腹泻、胃痛等，一般可适应性消失,无须停药。症状明显者可伍用泼尼松。② 少数患者出现肝功能异常,但治疗结束后,绝大多数患者可以恢复正常。③ 少数患者出现皮疹。④ 偶有皮肤干燥、色着沉着、口干、眼干、头痛等不良反应。

【注意事项】 本品需在医师的指导下使用。

利妥昔单抗 Rituximab

【商品名或别名】 美罗华,Mabthera

【分类】 化学:单克隆抗体。治疗学:抗肿瘤药。妊娠分类:C。

【指征和剂量】 适用于初治、复发或耐药 CD20+B 淋巴细胞非霍奇金淋巴瘤的患者,CD20+B 的急性淋巴细胞白血病、慢性淋巴细胞白血病,联合化疗可显著提高疗效。也可用于特发性血小板减少性紫癜、自身免疫性溶血性贫血等自身免疫性疾病及造血干细胞移植的移植物抗宿主病的治疗。

成人单一用药剂量为 375 mg/m^2,静滴,每周 1 次,共 4 次,滴注本药 60 min前可给予止痛药(如醋胺酚)和抗过敏药(如盐酸苯海拉明)。首次滴入速度为 50 mg/h,随后可每 30 min 增加 50 mg/h,最大可达 400 mg/h。如果发生过敏反应或与输液有关的反应,应暂时减慢或停止输入。如患者的症状改善,则可将输入速度提高一半。随后的输入速度开始可为 100 mg/h,每 30 min 增加 100 mg/h,最大可达到 400 mg/h。

【制剂】 注射剂:每支 100 mg/10 ml,500 mg/50 ml。

【药动学】 给患者 125 mg/m^2、250 mg/m^{2}或 375 mg/m^{2}的本品静滴,每周 1 次,共 4 次,患者的血清抗体浓度随剂量的增加而增加。在给予 375 mg/m^{2}的患者中,在第 1 次滴注后,本品的平均血浆半衰期为 68.1 h,最大浓度为 238.7 μg/ml,平均血浆清除率为 0.045 9 L/h。在第 4 次滴注后,平均血浆半衰期、最大浓度和血浆清除率分别是 189.9 h、480.7 μg/ml 和 0.014 5 L/h。此外,本品的血清浓度在缓解患者中的增高具有统计学意义,其典型意义是 3~6 个月后仍可测到本品。在第 1 次给药后,中位外周 B 淋巴细胞数明显降低至正常水平以下,6 个月后开始恢复,在治疗完成的 9~12 个月后恢复正常。

【作用机制】 本品是一种嵌合鼠/人的单克隆抗体,与 B 淋巴细胞上的 CD20 结合,并引发 B 细胞溶解的免疫反应。细胞溶解的可能机制包括补体依赖性细胞毒性(CDC)和抗体依赖性细胞的细胞毒性(ADCC)。此外,体外研究证明,本品可使药物抵抗性的人体淋巴细胞对一些化疗药的细胞毒性敏感。

【禁忌证】 禁用于已知对该产品的任何成分及鼠蛋白高敏感的患者及哺乳期妇女、儿童。

【相互作用】 目前尚未见本品与其他药物相互作用的报道。当患者存在人抗鼠抗体(HAMA)或人抗嵌合抗体(HACA)滴度时,若使用其他诊断或治疗性单克隆抗体,会产生过敏或高敏反应。

【不良反应】 ① 过敏样反应:首先表现为发热和寒战,主要发生在第1次滴注时,通常在2 h内。其他随后的症状包括恶心、荨麻疹/皮疹、疲劳、头痛、瘙痒、支气管痉挛/呼吸困难、舌或喉头水肿(血管神经性水肿)、鼻炎、呕吐、暂时性低血压、潮红、心律失常、肿瘤性疼痛等。② 原有的心脏病,如心绞痛和充血性心力衰竭加重。③ 少数患者轻度的血小板或白细胞减少。④ 肝功能参数的轻微、暂时上升。

【注意事项】 ① 本品不应静推或快速滴注。② 在本品治疗的相关症状中,曾发生过暂时性低血压和支气管痉挛。以前曾患有肺部疾病的患者发生支气管痉挛的危险性可能会增高。此时应当暂时停止使用本品滴注,并给予止痛剂、抗过敏药,或必要时静脉输入生理盐水或支气管扩张药,症状均可减轻。由于在本品输入中可能发生暂时性低血压,所以需考虑在输入本品前12 h及输入过程中停止抗高血压药治疗。③ 对有心脏病病史的患者(如心绞痛、心律不齐或心力衰竭)应密切监护。④ 患者在静脉给予蛋白制品治疗时,可能会发生过敏样或高敏感性反应。若用本品时发生过敏反应,应给予抗过敏治疗,如肾上腺素、抗组胺药和皮质激素。⑤ 对中性粒细胞$<1.5\times10^9$/L和(或)血小板$<75\times10^9$/L的患者,使用本品要谨慎,在本品治疗期间,应注意监测血常规。

替伊莫单抗 Ibritnmomab tiuxetan

【商品名或别名】 泽娃灵,Zevalin

【分类】 化学:单克隆抗体。治疗学:抗肿瘤药。妊娠分类:D。

【指征和剂量】 用于治疗复发和难治的低危组的、滤泡性和转化型B细胞非霍奇金淋巴瘤,包括单用利妥昔单抗无效的滤泡性淋巴瘤。一般本品治疗方案包括两个步骤:① 顺序输入利妥昔单抗和^{111}In标记的本品。② 顺序输入利妥昔单抗和Y-90标记的本品。

【制剂】 注射剂：每支 3.2 mg/2 ml。

【药动学】 药代学研究表明摄入的^{111}In 标记的本品(5 mCi In－111，1.6 mg 本品)可以分布于 92%的已知的病变区域。而对于含有本品治疗方案的平均有效半衰期的研究表明，Y－90 的半衰期活性是 30 h，而 7 d 后平均尿液中有效注射活性为 7.2%。在临床研究中，给予替伊莫单抗后可以保持一种持续的循环 B 细胞缺失状态。在摄入后 4 周，中位循环 B 细胞数为 0，B 细胞的恢复开始于治疗后的 12 周左右，大约至 9 个月恢复正常。

【作用机制】 本品由放射同位素^{90}Y 以 Ibritnmomab 抗体为载体，与 NHL 的 B 淋巴细胞表面的 CD20 抗原结合，杀死癌细胞。放射性同位素^{90}Y和 Ibritnmomab 单抗组成，与其他放射性同位素相比，^{90}Y 放射纯 β 射线，具有更强的射线能量。同时，由于^{90}Y 不产生 γ 射线，对医护人员及患者家属非常安全，因此 FDA 批准本品可用于门诊患者，并无须隔离防护。

【相互作用】 尚无正式有关本品与其他药物间相互作用的研究报道。

【禁忌证】 禁用于对鼠源性蛋白或者本产品中的任何成分过敏的患者，比如氯化钇和氯化铟。

【不良反应】 ① 可变的药物体内分布。② 严重的输注反应：主要症状和后遗症包括肺的浸润、ARDS、心肌梗死、心室颤动和心源性休克。③ 外周血细胞减少。在临床试验中，有半数以上的患者发生严重的血细胞减少和出血，少数患者还出现了严重的感染。④ 严重的皮肤和黏膜反应。⑤ 继发急性白血病和 MDS。

【注意事项】 目前对于单用本品或者联合其他药物的安全性和毒性的多中性研究尚为建立。

托西莫单抗 Tositumaomab

【商品名或别名】 百克沙(Bexxar)

【分类】 化学：单克隆抗体。治疗学：抗肿瘤药。妊娠分类：X。

【指征和剂量】 适用于复发或耐药 CD20 阳性 B 细胞非霍奇金淋巴瘤(NHL)的患者。

常用剂量及方案：在放射和治疗剂量前，先给予醋酸酚 650 mg 和苯海拉明 50 mg，碘化钾饱和液 2～3 滴，口服，tid，放射剂量前 24 h 开始服用，治疗剂量结束后再服用 14 d，以防止甲状腺摄取^{131}I。① 放射测定剂量：先给予未标记的本品 450 mg 静滴 1 h，继以^{131}I－Tositumomab 5 mCi (35 mg)静滴 20 min。以监测患者对^{131}I－Tositumomab 的最适剂量，然后给予治疗剂量 65～75cGy，7～15 d。② 治疗剂量：先给予未标记的本品 450 mg 静滴 1 h，然后给予患者最适剂量的^{131}I－Tositumomab 35 mg（平均 90 mCi，范围为 50～200 mCi）。

【制剂】 注射剂：每瓶 14 mg/34.7 ml。

【药动学】 摄入 485 mg 本品后 110 例 NHL 患者的中位血液清除率为 68.2 mg/h（范围：30.2～260.8 mg/h）。高肿瘤负荷、巨脾或者骨髓浸润的患者表现出更高的血液清除率、更短的半衰期和更大的分布体积。在临床研究中，给予本品后可以保持一种持续的循环 B 细胞缺失状态，在摄入后 7 周，中位循环 B 细胞数为 0（范围：0～490 个细胞）。B 细胞的恢复开始于治疗后的 12 周左右。

【作用机制】 ^{131}I－Tositumomab 是一种鼠抗 CD20 抗体 IgG_{2a}，用^{131}I 标记。^{131}I 能释放 β 和 γ 射线。作用机制包括抗体介导的细胞毒作用和细胞靶向放射免疫治疗。

【相互作用】 尚无正式有关本品与其他药物间相互作用的研究报道。

【禁忌证】 禁用于对本品或者本品中其他组成成分过敏的患者。

【不良反应】 ① 骨髓抑制和其他血液学毒性：骨髓抑制十分常见，20％患者出现Ⅳ级血小板减少或中性粒细胞减少。② 恶心、呕吐和其他胃肠道反应：恶心常见，呕吐、腹痛和厌食偶见。③ 皮肤黏膜反应：瘙痒，皮疹偶见。④ 其他：可能发生 HAMAS 或 HACAS、注射反应大部分为自限性、乏力或衰弱、咳嗽。

【注意事项】 ① 淋巴瘤骨髓侵犯超过 25％，骨髓外照射超过 25％或有 HAMAS（HACAS）病者慎用。② 放疗前 24 h 口服碘化钾饱和液，2～3 滴，tid，连用 14 d。

阿仑单抗　Alemtuzumab

【商品名或别名】 Campath，Mabcampath

【分类】 化学：单克隆抗体。治疗学：抗肿瘤药。

【指征和剂量】 本品为抗细胞表面 CD52 抗原的单克隆抗体，FDA 批准此药用于治疗对烷化剂和氟达拉滨耐药的进展期 CLL。此外，已进行的临床研究还包括非霍奇金淋巴瘤（NHL）、幼淋巴细胞白血病、多发性硬化症及其他自身免疫性疾病、实体器官移植及造血干细胞移植后移植物抗宿主病(GVHD)等。

起始剂量：3 mg/d，静脉输液持续 2 h。如患者可以耐受，剂量可增加至10 mg/d，如还可以耐受，加量至 30 mg，隔日用药，每周 3 次，持续 12 周(建议每次剂量不超过 30 mg，或者每周累积剂量不超过90 mg)。

【制剂】 注射剂：每支 10 mg/ml，30 mg/ml。

【药动学】 慢性淋巴细胞白血病(CLL)患者每周静脉输液 3 次，每次 30 mg，治疗 6 周后，达到稳态血药浓度。最大血药浓度(C_{max})和曲线下面积(AUC)与用药剂量有关。平均半衰期($t_{1/2}$)为 12 d。本品存在较大的个体差异。随着治疗中恶性淋巴细胞数降低，本品血药浓度会有调高。

【作用机制】 利用基因重组及单克隆抗体技术生产的人源性抗 CD52 单克隆抗体。本品是 CD52 单抗，与表达 CD52 的细胞结合后，可以通过抗体领带的溶解作用破坏白血病细胞。CD52 表达于所有 B 细胞、T 细胞、NK 细胞、多数单核巨噬细胞、部分粒细胞表面，而红细胞和造血干细胞不表达。皮肤细胞和男性生殖器(附睾、精子、精囊)细胞也表达 CD52。成熟精子表达 CD52，但是精原细胞和不成熟精子不表达。

【相互作用】 尚无正式有关本品与其他药物间相互作用的研究报道。

【禁忌证】 全身活动性感染、免疫缺陷症(如 HIV 血清学检查阳性)、已知对本品中阿仑单抗和其他添加成分有Ⅰ型超敏反应和过敏史的患者。

【不良反应】 ① 输液相关不良反应：寒战、发热、恶心、呕吐、低血压、皮疹、乏力、荨麻疹、呼吸困难、瘙痒、头痛、腹泻。② 全身不良反应：发热、乏力、疼痛、衰弱、水肿、脓血症、单纯疱疹、念珠菌病、病毒感染和其他病原菌感染。③ 血液系统：全血减少、骨髓增生低下、贫血、中性粒细胞减少、血小板减少、淋巴细胞减少、紫癜。④ 循环系统：低血压、高血压、心律失常(心动过速)。⑤ 中枢和外周神经系统：头痛、眩晕、颤抖。⑥ 消化系统：食欲不振、呕吐、腹泻、胃炎、溃疡性口炎、黏膜炎、腹痛、消化不良、便秘。⑦ 肌肉骨骼：肌肉疼痛、骨痛、背痛、胸痛。⑧ 精神病变：失眠、抑郁、嗜睡。⑨ 呼吸系统：呼吸困难、咳嗽、支气管炎、肺炎、咽炎、鼻炎、支气管痉挛。⑩ 皮肤病变：皮疹、斑丘疹、红斑疹、多汗。

【注意事项】 ① 用药前检测血常规、肝肾功能、血压、心电图、免疫功能。② 静脉输液 30 min 前予以苯海拉明 50 mg 和对乙酰氨基酚 650 mg 预防和减轻输液反应。如果出现严重输液反应，予以氢化可的松 200 mg。③ 用药前予以磺胺类药物和伐昔洛韦及类似药物预防感染，直至停药后 2

个月或者 CD4＋细胞达到 2×10^8/L 以上。④ 每周检查外周血全血细胞计数，如果出现中性粒细胞减少、血小板减少则需增加检查频次。定期检测 CD4＋细胞直至达到 0.2×10^9/L 以上。⑤ 首次出现 ANC＜0.25×10^9/L 以上和（或）血小板≤25×10^9/L 则需要停药，直至 ANC≥0.5×10^9/L 和血小板≥50×10^9/L。重新用药时，停药时间在 7 d 之内者，剂量同停药前；如停药时间超过 7 d，则从 3 mg 起用，渐渐加量至 10 mg、30 mg。⑥ 如果第二次出现 ANC＜0.25×10^9/L 和（或）血小板≤25×10^9/L，则需要停药，直至 ANC≥0.5×10^9/L 和血小板≥50×10^9/L。重新用药时，停药时间在 7 d 之内者，剂量为 10 mg/d；如停药时间超过 7 d，则从 3 mg/d 起用，并只能加量至 10 mg/d。⑦ 如果第三次出现 ANC＜0.25×10^9/L 和（或）血小板≤25×10^9/L，则永久停药。⑧ 如果患者用药前 ANC＜0.5×10^9/L 和（或）血小板≤25×10^9/L，则于 ANC 和（或）血小板减少至用药前 50％以下时停药。在 ANC 和（或）血小板调高至用药前水平时，重新开始用药。如果停药时间超过 7 d，则从 3 mg 起用，渐渐加量至 10 mg/30 mg。

阿德西特里斯　Adcetris

【商品名或别名】 SGN－35

【分类】 化学：单克隆抗体。治疗学：抗肿瘤药。

【指征和剂量】 CD30－导向抗体药物结合物。适用于：霍奇金淋巴瘤患者用自身干细胞移植（ASCT）失败后或不是 ASCT 备选者，患者至少 2 次既往多药化疗方案失败后的治疗。有系统性间变性大细胞淋巴瘤患者至少 1 次既往多药化疗方案失败后的治疗。推荐剂量是 1.8 mg/kg，30 min 静脉输注，每 3 周 1 次。继续治疗直至最大 16 个疗程，疾病进展或不可接受的毒性。剂量调整：① 周边神经病变应给药延后和减低至 1.2 mg/kg 联合处理。对新的或恶化 2 级或 3 级神经病变，应停止直至神经病变改善至 1 级或基线，然后在 1.2 mg/kg 再开始。对 4 级周围神经病变，应终止本品。② 中性粒细胞减少应给药延后和减低至 1.2 mg/kg 处理。本品给药应停止直至 3 级或 4 级中性粒细胞减少解决至基线或 2 级或更低。经受 3 级或 4 级中性粒细胞减少患者中对随后疗程应考虑生长因子支持。尽管使用生长因子复发 4 级中性粒细胞减少患者，终止或可考虑减低剂量至 1.2 mg/kg。

【制剂】 粉针剂：每支 50 mg。

【作用机制】 一种靶向抗体-药物耦联物(ADC),通过化学方法把抗淋巴瘤的 CD30 抗体和一种人工合成的抗肿瘤药 MMAE(Monomethyl Auristatin E)连接到一起。MMAE(商品名 Vedotin)是一种有丝分裂抑制剂,能阻断细胞微管蛋白的聚合,但由于毒性较高而不能被直接用作治疗药物。抗体-药物耦联物 Brentuximab Vedotin 在细胞外液是稳定的,一旦进入肿瘤细胞,激活抗有丝分裂的机制,就能靶向性地治疗以上两类表达 CD30 抗原的淋巴瘤患者。

【相互作用】 正在接受强 CYP3A4 抑制剂患者同时用本品应严密监视不良反应。

【不良反应】 最常见不良反应(≥20%)是中性粒细胞减少、周边感觉神经病变、疲乏、恶心、贫血、上呼吸道感染、腹泻、发热、皮疹、血小板减少、咳嗽和呕吐。

【注意事项】 ① 周围神经病变:治疗医师应监视患者神经病变和据此开始剂量调整。② 输注反应:如发生输注反应,应中断输注和开始适当医药处理。如发生过敏反应,应立即终止输注和开始适当医药处理。③ 中性粒细胞减少:每次给 Adcetris 前监视完全血计数。如发生 3 级或 4 级中性粒细胞减少,用延迟给药,减低或终止药物处理。④ 肿瘤溶解综合征:有迅速增殖肿瘤和高肿瘤负荷患者是处在肿瘤溶解综合征风险和应严密监视这些患者和采取适当措施。⑤ Stevens-Johnson 综合征:如发生 Stevens-Johnson 综合征,终止给药并给予适当治疗。⑥ 进行性多灶性白质脑病(PML):曾报道一例致命性 PML。⑦ 妊娠中使用:可能发生胎儿危害。应忠告妊娠妇女对胎儿的潜在危害。

甲磺酸伊马替尼 Imatinib Mesylate

【商品名或别名】 格列卫(Glivec),STI-571

【分类】 化学:2-苯基氨基嘧啶的衍生物。治疗学:抗肿瘤药。妊娠分类:D。

【指征和剂量】 Ph 染色体阳性白血病,如慢性髓细胞白血病(CML)慢性期、加速期、急变期,Ph 染色体阳性急性淋巴细胞白血病和急性髓细胞白血病。

一次口服,进餐时服药,并饮用一大杯水。CML 慢性期:400 mg/d。CML 加速期、急变期和急性白血病:600 mg/d。耐药患者可 800 mg/d。

【制剂】 胶囊：每粒100 mg。

【药动学】 本品口服后可被人体迅速吸收，达峰时间1～2 h，半衰期18～22 h，表明每日给药一次即可。

【作用机制】 本品为人工合成的2-苯基氨基嘧啶的衍生物，是一个小分子拮抗剂，具有拮抗蛋白质酪氨酸激酶的活性，能特定、有效地抑制Bcr-Abl酪氨酸激酶。本品通过特定的阻断ATP在Abl激酶上的结合位点起作用，它抑制了Abl转移ATP上的磷酸基团，及基质蛋白磷酸化酪氨酸残基的能力，从而阻止了Abl引起的细胞增殖和凋亡所需的能量信号的转导。同时也作用于具有酪氨酸激酶活性的血小板衍生生长因子(PDGF)受体和c-Kit受体。

【禁忌证】 本品过敏者禁用。有肝功能损害者慎用。

【相互作用】 可改变本品血药浓度的药物：和CYP3A4抑制剂(如酮康唑、伊曲康唑、红霉素和克拉仙)合用使血药浓度增加；CYP3A4诱导剂(如地塞米松、利福平、苯巴比妥)可降低其血药浓度。同时，本品和辛伐他汀合用时，会导致辛伐他汀合用时，会导致辛伐他汀的AUC增加3倍以上。此外，患者也应该避免使用或限制使用含有扑热息痛的非处方药或处方药。

【不良反应】 常见的有中性粒细胞减少症、血小板减少症、贫血、厌食、头痛、结膜炎、鼻出血、胸腔积液、恶心、呕吐、消化不良、腹泻、眶周浮肿、皮疹、肌肉与骨骼痛、体液潴留和水肿、体重增加、发热、疲乏等。

【注意事项】 ① 用药第1个月应每周查1次血常规，第2月每2周查1次血常规，以后视情况而定。治疗期间若发生中性粒细胞或血小板减少，应调整剂量。② 开始治疗前要检查肝功能，随后每个月查1次或根据临床情况决定。

【患者用药指导】 患者用药期间应定期检测体重，如发现体重出乎意料地快速增加，应做详细检查。

尼洛替尼　Nilotinib

【商品名或别名】 达希纳(Tasigna)，AMN107

【分类】 化学：酪氨酸受体激酶抑制剂。治疗学：抗肿瘤药。妊娠分类：D。

【指征和剂量】 用于对既往治疗(包括伊马替尼)耐药或不耐受的费城染色体阳性的慢性髓细胞白血病慢性期或加速期成人患者。

推荐剂量 400 mg,bid,间隔约 12 h,饭前至少 1 h 之前或饭后至少 2 h 之后服用。

【制剂】 胶囊:每粒 200 mg。

【药动学】 吸收:绝对生物利用度未知。如果生物利用度的计算基于口服^{14}C标记的本品后,能在粪便中检测到放射活性,则结果大约为 30%。达峰时间(T_{max})为 3 h。与食物同服时相比空腹条件服用时,血药峰浓度(C_{max})和药-时曲线下面积(AUC)分别高出 112%和 82%。进餐后30 min或 2 h 后服用,本品的生物利用度分别增加 29%和 15%。本品的吸收是可饱和的。分布:大约 98%的本品与血浆蛋白结合(白蛋白和 α_1-酸糖蛋白)。本品的全血-血浆比是 0.68。估计分布容积为 174 L。尚未对是否透过脑脊液进行研究。代谢:本品经肝脏代谢,主要代谢途径是通过 CYP3A4 去甲基和羟基化。本品是血清中的主要循环成分(87.5%),其代谢产物对本品的药理作用无显著贡献。消除:在健康受试者中,服用单剂放射标记的本品后,超过 90%的剂量在 7 d 内消除,主要从粪便中。母体药物占 68.5%,以代谢产物形式排泄的占 21.4%。在尿中排泄的占 4.5%(以葡萄糖苷酸的形式)。从多次每日剂量的药物代谢动力学研究中得出的消除半衰期约为 17 h。

【作用机制】 本品是由伊马替尼的分子结构改进而来,对 BCR - ABL 激酶活性有更强的选择性,对酪氨酸激酶的抑制作用较伊马替尼强 30 倍,因此,本品可抑制对伊马替尼耐药的 BCR - ABL 突变型的激酶活性。此外,本品还能抑制 KIT 和 PDGFR 激酶活性。目前,本品正用于对伊马替尼耐药或不耐受的 CML、难治性或复发的 Ph 染色体阳性的急性淋巴细胞白血病(ALL)、胃肠道基质细胞瘤(GIST)以及初治的系统性肥大细胞增多症(SM)等。

【相互作用】 ① 可能增加本品血清浓度的药物:本品是经肝脏中的 CYP3A4 代谢的,所以也是多重药物外排泵 P-糖蛋白(Pgp)的底物。在健康受试者中,当与 CYP3A4 强抑制剂酮康唑合用时,本品的生物利用度增加了 3 倍。所以应该避免与酮康唑或其他 CYP3A4 强抑制剂(如伊曲康唑、伏立康唑、克拉霉素、利托那韦和其他蛋白酶抑制剂)同时使用。可以考虑没有或仅有弱的 CYP3A4 抑制作用的替代的合并用药。② 可能减少本品血清浓度的药物:同时服用 CYP3A4 诱导剂(如利福平、卡马西平、苯巴比妥、苯妥英和贯叶连翘)可能减少本品的暴露。在需要使用 CYP3A4 诱导剂的患者中，应该考虑替代的具有较小酶诱导作用的药物。③ 可能被本品改变血清浓度的药物：在体外，本品是 CYP3A4、CYP2C8、CYP2C9 和 CYP2D6 的竞争性抑制剂。在健康受试者中，服用单剂本品和咪达唑仑，咪达唑仑的暴露增加了 30%。当同时服用本品和这些酶的治疗指数窄的底物时，应该谨慎。在进行香豆素（CYP2C9 和 CYP3A4 的底物）治疗的患者中，应该增加对 INR 的监测。④ 抗心律失常药和其他可能延长 QT 间期的药物：本品应该慎用于患有或可能发生 QT 间期延长的患者，包括服用抗心律失常药物，如服用胺碘酮、丙吡胺、普鲁卡因胺、奎尼丁、索他洛尔，或服用其他可能导致 QT 间期延长的药物，如氯喹、卤泛群、克拉霉素、氟哌啶醇和美沙酮。

【禁忌证】 对本品活性物质或任何赋形剂成分过敏者；伴有低钾血症、低镁血症或长 QT 综合征的患者禁用。

【不良反应】 主要毒性是骨髓抑制、皮疹、瘙痒、恶心、头痛、疲劳、便秘和腹泻。观察到骨痛、关节炎、肌肉痉挛、外周水肿、胸膜和心包积液、水潴留和心力衰竭、胃肠道出血、中枢神经系统出血和 QTc 间期>500 ms。其他不良反应参见产品说明书。

【注意事项】 ① 骨髓抑制：本品能引起 3/4 级血小板减少、中性粒细胞减少和贫血。在最初的 2 个月，应每隔 2 周做一次全血细胞计数，之后可每个月检测一次，或者在有临床指征时进行。骨髓抑制一般是可逆的，可以通过暂时停用本品或降低剂量来控制。② QT 间期延长：已经显示本品能延长心室复极，可通过心电图上的 QT 间期检测出来，呈剂量依赖性。QT 间期延长能够引起尖端扭转型室性心动过速，可能引起昏厥、惊厥和（或）死亡。③ 本品禁用于低钾血症和低镁血症或长 QT 综合征的患者。在使用本品之前，应纠正低钾血症和低镁血症，并在治疗期间定期监测电解质。避免使用已知延长 QT 间期的药物和强 CYP3A4 抑制剂。在基线时、服药开始 7 d 后、有临床指征时定期做心电图，在剂量调整之后也需要做心电图。④ 猝死：在一项正在进行的临床研究中接受本品治疗的 867 例患者中有 5 例猝死的报道（0.6%）。在扩展用药项目中观察到了相似的发生率。与尼洛替尼相关的早发猝死提示这可能与心室复极化的异常有关。⑤ 血清脂肪酶升高：使用本品会引起血清脂肪酶升高。建议慎用于有胰腺炎病史的患者。应该定期监测血清脂肪酶水平。⑥ 肝功能异常：使用本品可能引起胆红素、谷丙转氨酶（ALT）、谷草转氨酶（AST）和碱性磷酸酶升高，应定期进行肝功能检测。⑦ 电解质异常:使用本品可能引起低磷、低钾、高钾、低钙和低钠血症。在开始使用本品之前必须纠正电解质异常,治疗过程中应定期监测电解质。⑧ 药物相互作用:避免使用 CYP3A4 强诱导剂或延长 QT 间期的药物。如果患者必须使用这样的药物治疗,应该考虑停止本品的服用;如果不能停止本品的治疗,并需要同时服用上述药物时,应密切监测 QT 间期。⑨ 食物的作用:进食会使本品的生物利用度增加。本品不应与食物一起服用。服药前 2 h 之内和服药后 1 h 之内避免进食。应该避免进食葡萄柚汁和其他已知的有抑制 CYP3A4 作用的食物。⑩ 肝损害:在肝损害的患者中尚未进行过对本品的研究。临床研究已经排除了 ALT 和(或)AST>2.5 倍(或>5 倍,如果与疾病相关的话)正常值上限和(或)总胆红素>1.5 倍正常值上限的患者。本品主要经肝脏代谢,因此,肝损害患者的本品暴露量可能增加,推荐在肝损害的患者中谨慎使用,并且应该密切监测这些患者的 QT 间期延长。⑪ 乳糖:本品含有乳糖,所以对于有遗传性半乳糖不耐受问题、严重的乳糖缺陷或葡萄糖-半乳糖吸收障碍的患者,不推荐使用本品。⑫ 实验室检查:在最初的 2 个月,应每隔 2 周做一次全血细胞计数,之后可每个月检测一次。应定期检查生化。在基线时、服药开始 7 d后、有临床指征时应定期做心电图,在剂量调整之后也应该做心电图。对接受本品的患者,应该根据医师的判断进行一定频率的实验室检查。⑬ 对驾驶能力和操作机器能力的影响:尚未进行过本品对驾驶能力和操作机器能力的影响的研究。不良反应中如头昏、恶心和呕吐,在本品治疗期间是有可能出现的,所以驾驶或操作机器时应该谨慎。

达沙替尼 Dasatinib

【商品名或别名】 扑瑞赛(Sprycel)

【分类】 化学:酪氨酸受体激酶抑制剂。治疗学:抗肿瘤药。

【指征和剂量】 用于治疗对其他治疗耐药或不能耐受的成人慢性髓细胞白血病和 Ph 染色体阳性的急性淋巴细胞白血病。

口服:70 mg,bid。并根据患者耐受情况增加剂量。

【制剂】 片剂:每片 70 mg。

【药动学】 口服本品达到最大血浆浓度的时间在 0.5~6 h,平均半衰期 3~5 h。在所治疗的患者中本品的体内分布体积为 2 505 L,提示该药分布于血循之外。人血浆蛋白与本品及其代谢产物结合率分别为 96%和

93%，并且在血液浓度为100～500 ng/ml时无浓度依赖性。本品在体内主要由细胞色素P450酶3A4代谢。本品体内排除的途径主要是粪便，在^{14}C标记的本品实验中，在尿液和粪便中的排除率分别为4%和85%。

【作用机制】 本品是一种口服多激酶抑制剂，抑制的激酶包括BCR-ABL、SRC家族激酶、c-KIT和PDGFRβ。本品和ABL的结合对构形的要求并不严格，对伊马替尼耐药突变细胞仍有活性。本品对除T315I突变株的其他伊马替尼耐药突变细胞株都有活性。事实上，本品可抑制来自伊马替尼敏感或耐药患者体内BCR-ABL阳性骨髓前体细胞的增殖。

【相互作用】 尚不明确。

【禁忌证】 对本产品过敏者。

【不良反应】 不良反应有体液潴留、胃肠道症状和出血事件等；较常报道的严重不良反应是发热、胸腔积液、发热性中性白细胞减少、胃肠道出血、肺炎、血小板减少、呼吸困难、贫血、腹泻和心力衰竭等。

沙利度胺 Thalidomide

【商品名或别名】 太胺哌啶酮，太谷酰亚胺，太咪哌啶酮，反应停

【分类】 治疗学：抗肿瘤血管新生药。

【指征和剂量】 为一种镇静剂，对于各型麻风反应如发热、结节红斑、神经痛、关节痛、淋巴结肿大等，有一定疗效。对麻风本病无治疗作用，可与抗麻风药同用以减少反应。具有抗肿瘤血管新生作用，可用于多发性骨髓瘤等恶性血液病。

口服：100～200 mg/d。

【制剂】 片剂：每片25 mg，50 mg。

【药动学】 口服吸收良好，生物利用度为67%～93%，血浆半衰期6 h。

【作用机制】 ① 通过阻断或部分阻断bFGF、VEGF发挥抗血管新生作用。② 抑制IkB激酶的活性阻断NF-κB的活化，活化caspase-8等直接诱导骨髓瘤细胞的凋亡。③ 下调细胞黏附分子LFA-1、ICAM-1和VCAM-1的表达，克服细胞黏附介导的耐药。④ 免疫调节作用，如促进IL-2的产生，增加Th_1、NK细胞的抗肿瘤免疫。

【禁忌证】 ① 孕妇及哺乳期妇女禁用。② 儿童禁用。③ 对本品过敏者禁用。④ 驾驶员、机器操纵者禁用。

【相互作用】 能增强其他中枢抑制剂，尤其是巴比妥类药的作用。

【不良反应】 口鼻黏膜干燥、头昏、倦怠、嗜睡、恶心、腹痛、便秘、面部浮肿、面部红斑、过敏反应及多发性神经炎等。

【注意事项】 本品有强烈致畸作用,妊娠妇女禁忌。

来那度胺 Lenalidomide

【商品名或别名】 Revlimid

【分类】 治疗学:抗肿瘤血管新生药。

【指征和剂量】 在伴5q-染色体异常的输血依赖性低危和中危骨髓增生异常综合征患者治疗的疗效已得到了肯定,在其他血液病,如多发性骨髓瘤、骨髓纤维化伴髓系化生等疾病治疗的疗效也基本得到肯定。本品与其他药物联合治疗血液病的最佳组合等有待进一步临床试验的研究。推荐起始剂量为10 mg/d,给药剂量可随患者临床症状和实验室检查结果的改变而做调整。

【制剂】 胶囊:每粒5 mg,10 mg。

【药动学】 第1日和第28日口服该药后达到最大血药浓度的中位时间分别是1 h和1.5 h,而且达峰浓度时间不受服药剂量或次数的影响;增加给药剂量,AUC和C_{max}值也相应地成比例增加,个体之间对药物的吸收存在一定的差异。本品在体外与血浆蛋白的结合率约为30%,在人体内的代谢目前尚未研究,清除半衰期3.1~4.2 h。该药并不在体内蓄积,正常志愿者体内大约2/3以原型从尿中排出。

【作用机制】 本品作用机制还不完全清楚,但可能主要通过免疫调节及抗新血管生成发挥作用。

【禁忌证】 ① 孕妇及哺乳期妇女禁用。② 儿童禁用。③ 对本品过敏者禁用。

【不良反应】 最常见的不良反应是中性粒细胞和(或)血小板减少,短期应用G-CSF、药物减量及血制品输注可克服其对骨髓的抑制作用;其余常见的不良反应还包括发热、皮疹、瘙痒、乏力、鼻咽炎、咽炎、恶心、腹泻、便秘、关节炎、背痛、外周水肿、咳嗽、眩晕、头痛、肌肉抽搐、呼吸困难等。

【相互作用】 本品不经细胞色素P450酶系代谢,也不会诱导或抑制P450酶系。因此,本品与CYP450酶底物之间可能不存在明显的药物相互作用。

【注意事项】 本品联合蒽环类药物或类固醇激素治疗时,深部静脉血栓形成发生率增高,因此提倡预防性或治疗性应用香豆素类、低分子量肝素或阿司匹林等抗凝剂。

硼替佐米 Bortezomib

【商品名或别名】 万珂(Velcade)

【分类】 化学：蛋白酶体抑制剂。治疗学：抗肿瘤药。妊娠分类：D。

【指征和剂量】 本品用于多发性骨髓瘤患者的治疗，此患者在使用本品前至少接受过两种治疗，并在最近一次治疗中病情还在进展。本品的推荐剂量为单次注射 1.3 mg/m^2，每周注射 2 次，连续注射 2 周(即在第 1、第 4、第 8 和第 11 日注射)后停药 10 d(即从第 12～21 日)。3 周为 1 个疗程，两次给药至少间隔 72 h。在临床研究中，被确认完全有效的患者再接受另外 2 个周期的注射用硼替佐米治疗。建议有效的患者接受 8 个周期的注射用硼替佐米治疗。

【制剂】 粉针剂：每瓶 3.5 mg。

【药动学】 对 8 例多发性骨髓瘤患者静脉给予本品 1.3 mg/m^2，最大血药浓度中值为 509 ng/ml(范围：109～1 300 ng/ml)，肌酐清除率为 31～169 ml/min。对晚期恶性肿瘤患者给予本品 1.45～2.00 mg/m^2，首剂量后的平均消除半衰期为 9～15 h。作为单药，推荐剂量的硼替佐米在多发性骨髓瘤患者体内的药代动力学尚不完全明确。

【作用机制】 本品是哺乳动物细胞中 26S 蛋白酶体糜蛋白酶样活性的可逆抑制剂。26S 蛋白酶体是一种大的蛋白质复合体，可降解泛蛋白。泛蛋白酶体通道在调节特异蛋白在细胞内浓度中起到重要作用，以维持细胞内环境的稳定。蛋白水解会影响细胞内多级信号串联，这种对正常的细胞内环境的破坏会导致细胞的死亡。而对 26S 蛋白酶体的抑制可防止特异蛋白的水解。体外试验证明本品对多种类型的癌细胞具有细胞毒性。临床前肿瘤模型体内试验证明本品能够延迟包括多发性骨髓瘤在内的肿瘤生长。

【禁忌证】 对本品、硼或者甘露醇过敏的患者禁用。

【相互作用】 与细胞色素 P450 3A4 的抑制剂或者诱导剂合用时，应密切监测毒性的发生或有效性的降低。治疗时，应密切监测口服抗糖尿病药患者的血糖水平，注意调节抗糖尿病药的剂量。慎与可能会引起周围神经病的药物(如胺碘酮、抗病毒药、异烟肼、呋喃妥因或他汀类)及引起血压降低的药物合用。

【不良反应】 最常见的不良事件有虚弱(包括疲劳、不适和乏力)、恶心、腹泻、食欲下降(包括厌食)、便秘、血小板减少、周围神经病(包括周围感觉神经病和周围神经病加重)、发热、呕吐和贫血。

【注意事项】 建议监测以前存在周围神经病的患者,如出现新的周围神经病或其症状加重,需调整本品剂量和治疗方案。慎用于有晕厥病史、服用能导致低血压的药物或脱水的患者。密切监测患有心脏疾病或危险患者的心功能。治疗期间密切监测全血计数。在每次给药前检测血小板计数,当血小板计数$<25\times10^9$/L,应停止治疗,剂量降低后重新开始。本品可能引起肿瘤溶解综合征。对肝、肾功能损害的患者,应密切监测其毒性。育龄妇女在治疗期间应避孕。哺乳期妇女应避免哺乳。

七、抗肿瘤辅助药

美司那 Mesnaum

【商品名或别名】 美安,美钠

【分类】 化学:α-巯基乙基磺酸钠盐。治疗学:其他。妊娠分类:B。

【指征和剂量】 预防环磷酰胺、异环磷酰胺、氯磷酰胺等药物的泌尿道毒性。本品常用量为环磷酰胺、异环磷酰胺、氯磷酰胺剂量的20%,静注或静滴,给药时间为0 h段(用细胞抑制剂的同一时间)、4 h后及8 h后的时段,共3次。对儿童投药次数应较频密(例如6次)及在较短的间隔时段(例如3 h)为宜。使用环磷酰胺做连续性静滴时,在治疗的0 h段,一次大剂量静注本品,然后再将本品加入环磷酰胺输注液中同时给药(本品剂量可高达环磷酰胺剂量的100%)。在输注液用完后6~12 h内连续使用本品(剂量可高达环磷酰胺剂量的50%)以保护尿道。

【制剂】 粉针剂:每支200 mg,400 mg,600 mg。注射剂:每支200 mg/2 ml,400 mg/4 ml。

【药动学】 本品注射后,主要浓集于肾脏,并迅速在组织中转化为无生物活性的二硫化物。该化合物经肾小球滤过后,经肾小管上皮又转变成巯乙磺酸钠。人体血浆半衰期约为1.5 h,本品主要从尿中排出体外,24 h内即有约80%的原型药排出。

【作用机制】 本品为含有半胱氨酸的化合物,能与重复活化的环磷酰胺或异环磷酰胺的毒性代谢产物相结合,形成非毒性产物自尿中迅速排出体外,预防在使用上述抗癌药物时引起的出血性膀胱炎等泌尿系统的损伤。因本品排泄速度较环磷酰胺、异环磷酰胺及其代谢产物快，故应重复用药。

【相互作用】 在试管实验中，本品与顺铂及氮芥不相容。与华法林合用会增加出血危险。

【禁忌证】 对含巯基化合物过敏患者禁用。

【不良反应】 少见静脉刺激及过敏反应(如皮肤黏膜反应)。本品单一剂量按体重超过 60 mg/kg 时，可出现恶心、呕吐、痉挛性腹痛及腹泻等。

【注意事项】 本品的保护作用只限于泌尿系统，所有其他对使用环磷酰胺治疗时所采取的预防及治疗措施均不受本品影响。

阿米福汀 Amifostine

【商品名或别名】 氨磷汀

【分类】 化学：有机硫化磷酸化合物。治疗学：其他。

【指征和剂量】 本品为正常细胞保护剂，主要用于各种癌症的辅助治疗。化疗前应用本品，可明显减轻化疗药物所产生的肾脏、骨髓、心脏、耳及神经系统的毒性，而不降低化疗药物的药效。放疗前应用本品可显著减少口腔干燥和黏膜炎的发生。

① 对于化疗患者，本品起始剂量为 500～600 mg/m^2，溶于 0.9%氯化钠注射液 50 ml 中，在化疗开始前 30 min 静滴，15 min 滴完。② 对于放疗患者，本品起始剂量为 200～300 mg/m^2，溶于 0.9%氯化钠注射液 50 ml 中，在放疗开始前 30 min 静滴，15 min 滴完。③ 推荐用止吐疗法，即在给予本品前及同时静注地塞米松 5～10 mg 及 5-HT_3 受体拮抗剂。

【制剂】 针剂：每瓶 0.4 g。

【药动学】 肿瘤患者按体表面积静注本品 740 mg/m^2 或 910 mg/m^2，15 min 能达到最大的血药浓度。本品在血浆中快速地被清除，其分布半衰期($t_{1/2\alpha}$)小于 1 min，排除半衰期约 8 min。本品在用药 6 min 后仅有少于 10%在血浆中残存，它被快速地代谢为活性的游离巯基化合物。一个二硫化合物的代谢产物随后生成，其活性弱于游离的巯基化合物。10 s 内一次推注 150 mg/m^2 本品，原药、巯基化合物及二硫化合物的排出量在给药后的那段时期是很低的，分别是注射量的 0.69%、2.64%、2.22%。静脉输注本品 5～8 min 后，骨髓细胞中已发现游离的巯基化合物，用地塞米松或甲氧氯普胺预先处理,对本品的药代动力学无影响。

【作用机制】 本品为一种有机硫化磷酸化合物。它在组织中被与细胞膜结合的碱性磷酸酶水解脱磷酸后,成为具有活性的代谢产物 WR－1065,其化学结构式为 $H_2N-(CH_2)_3-NH-(CH_2)_2-SH$,因巯基具有清除组织中自由基的作用,故能减低顺铂、环磷酰胺及丝裂霉素等的毒性。

【禁忌证】 低血压及低血钙患者慎用。对本品有过敏史及对甘露醇过敏患者禁用。

【不良反应】 ① 头晕、恶心、呕吐、乏力等,但患者可耐受。② 用药期间,一过性的血压轻度下降,一般 5～15 min 内缓解,小于 3%的患者因血压降低明显而需停药。③ 推荐剂量下,小于 1%的患者出现血钙浓度轻度降低。④ 个别患者可出现轻度嗜睡、喷嚏、面部温热感等。

【注意事项】 ① 由于用药时可能引起短暂的低血压反应,故注意采用平卧位,监测血压。② 本品只有在放化疗前即刻使用才显示出有效的保护作用,而在放化疗前或后数小时应用则无保护作用,这与其药代动力学相符合。

右丙亚胺 Dexrazoxane

【商品名或别名】 右雷佐生,奥诺先

【分类】 治疗学:其他。

【指征和剂量】 本品可减少多柔比星引起的心脏毒性的发生率和严重程度,适用于接受多柔比星素治疗累积量达 300 mg/m^2。推荐剂量比为 10∶1(右丙亚胺 500 mg/m^2∶多柔比星 50 mg/m^2)。本品需用 0.167 mol/L 乳酸钠 25 ml 配成溶液,缓慢静推或转移入输液袋内浓度为 10 mg/ml,快速静脉点滴,30 min 后方可给予多柔比星。

【制剂】 注射剂:每瓶 250 mg,并配有 25 ml 的 0.167 mol/L 乳酸钠注射液作为溶剂。

【药动学】 本品已在肝肾功能正常的晚期肿瘤患者中进行了药代动力学的研究。通常本品药代动力学符合二室模型,呈一级动力学消除。本品主要由尿排泄。体外实验证明本品不与血浆蛋白结合。

【作用机制】 本品与多柔比星联合应用时对后者的心脏毒性有保护作用,但其发挥心脏保护作用的机制尚不十分清楚。本品为 EDTA 的环状衍生物,容易穿透细胞膜。实验研究表明,本品在细胞内转变为开环螯合剂,干扰铁离子中介的自由基的形成，而后者为蒽环类抗生素产生心脏毒性的部分原因。

【相互作用】　本品不影响多柔比星的药代动力学。

【禁忌证】　不可用于没有联用蒽环类药物的化学治疗，本品可以增加化疗药物所引起的骨髓抑制。

【不良反应】　骨髓抑制、肝肾功能异常。

【注意事项】　本品可加重化疗药物引起的骨髓抑制。本品只限用于多柔比星累积量 300 mg/m^2 还要继续使用多柔比星治疗的患者。

八、去　铁　剂

甲磺酸去铁胺　Desferrioxamine Mesylate

【商品名或别名】　甲磺酸去铁胺，得斯芬(Desferal)

【分类】　治疗学：血液病用药。妊娠分类：C。

【指征和剂量】　单一铁螯合物治疗慢性铁超负荷，急性铁中毒，透析患者铝超负荷，诊断铁或铝超负荷。

用法用量根据个体情况而定，取决于适应证和病情严重程度。剂量范围：慢性铁超负荷 20～60 mg/(kg・d)，皮下注射、静注、肌注。急性铁中毒不超过 80 mg/(kg・d)。慢性铝超负荷 5 mg/kg，每周肌注 1 次。铁过载试验 500 mg，铝过载试验 5 mg/kg，缓慢静注。

【制剂】　注射剂：每瓶 500 mg。

【药动学】　本品经肌注或皮下注射后吸收迅速，但由于完整肠的存在，胃肠道的吸收不好。如加入透析液中，则可在腹膜透析间吸收。按 10 mg/kg 给健康志愿者肌注本品后 30 min，血浆浓度达高峰，为 15.5 μmol/L(8.7 μg/ml)。注射后 1 h，铁胺高峰浓度为 3.7 μmol/L(2.3 μg/ml)。在健康志愿者静脉给予去铁胺 2 g(约 29 mg/kg 体重)2 h 后，可达到平均稳态浓度 30.5 μmol/L。去铁胺的分布很快，平均半衰期为 0.4 h。体外实验去铁胺与血清蛋白质的结合少于 10%。本品可通过胎盘，但不清楚是否也进入乳汁。4 种去铁胺的代谢产物已从铁负荷过载患者的尿中分离并鉴别出来。已发现发生以下生物转换反应：转氨作用和氧化作用生成一种酸代谢产物，脱羧作用和 N-羟化作用产生中性代谢产物。健康志愿者肌注后，去铁胺和铁胺均呈双相清除。去铁胺和铁胺的表观分布半衰期分别为 1 h 和

2.4 h;两者的表观终末半衰期均为6 h。在6 h注射期间,去铁胺剂量的22%从尿中排出,铁胺为1%。

【作用机制】 本品是一种螯合剂,主要与Fe^{3+}和Al^{3+}形成复合物。对二价离子如Fe^{2+}、Cu^{2+}、Zn^{2+}、Ca^{2+}的亲和力很低。由于其螯合特性,无论是血浆中或者细胞中游离铁的,或者与铁蛋白和含铁血黄素结合的铁离子,本品均能与之结合,形成铁胺螯合物。由于铁胺与铝胺这两种复合物可完全排出,四磺酸去铁胺能促进铁和铝从小便和粪便中排泄,并因此而减少铁和铝在器官的病理性沉积。然而本品不能从转铁蛋白、血红蛋白或其他含有血黄素的物质中去除铁离子。

【相互作用】 在本品治疗的同时合用吩噻嗪类衍生物甲哌氯丙嗪(prochlorperazine)可引起暂时性意识障碍,锥体功能障碍和昏迷。对于严重慢性铁过载的患者,如联合本品和大剂量维生素C(500 mg/d以上)治疗时,可发生心脏功能损害;停用维生素C后可恢复。由于螯合在本品上的放射性镓-67迅速经尿排出,镓-67-成像会失真。建议采用闪烁法检查前48 h即停用本品。

【禁忌证】 已知对活性物质过敏者,不包括后进行治疗的患者。

【不良反应】 常见注射部位症状,常伴有关节痛、肌肉疼痛、头痛、荨麻疹和发热;少见视觉、听力障碍;罕见急性呼吸窘迫综合征;头晕、透析性脑病;周围性感觉、运动或混合型神经病变;肾功能损害;血常规异常;广泛性皮疹、过敏性/过敏样反应,对耶尔森菌和毛霉菌病易感。

【注意事项】 快速静滴:本品溶液的浓度大于10%可引起肾功能损害;视力与听力障碍;发育迟缓,特别是3岁以下儿童刚开始治疗时;急性呼吸窘迫综合征,特别是血清铁浓度偏低,并大剂量使用本药后。治疗前和治疗中应进行眼科检查和听力测试,对儿童要监测体重和身高。铁超负荷使人体对耶尔森菌小肠结肠炎和耶尔森菌假结核类感染的易感性增加。假如应用本品过程中发生此类感染,应立即停止用药,直至感染成功治愈。已有极少数毛霉病病例报告,此时应停用本品并立即给予抗真菌治疗。大剂量的本品使铝相关脑病患者的神经功能障碍恶化。

地拉罗司分散片 Deferasirox

【商品名或别名】 恩瑞格,Exjade

【分类】 治疗学:血液病用药。

【指征和剂量】 本品用于治疗年龄大于6岁的β-地中海贫血患者因频繁输血(每月浓缩红细胞的给予量≥7 ml/kg)所致慢性铁过载;对于6岁以下儿童以及其他输血依赖性疾病所致的铁过载,本品中国患者的安全有效性数据有限,建议根据患者的具体情况慎用。本品的推荐起始日剂量为20 mg/kg。对于每月接受超过14 ml/kg浓缩红细胞(即成人超过每月4单位)输注,并需要减少过量铁暴露的患者可以考虑起始剂量为30 mg/(kg·d)。对于每月接受低于7 ml/kg浓缩红细胞(即成人小于每月2单位)输注和需要维持体内铁平衡的患者可以考虑起始剂量为10 mg/(kg·d)。已经对去铁胺治疗有良好反应的患者,可以考虑初始的剂量相当于去铁胺剂量的一半。例如,1位接受去铁胺40 mg/(kg·d),每周5 d或相当剂量治疗的患者,如改换用本品可以从20 mg/kg开始。本品应当在进餐前至少30 min空腹服用,每日1次,最好在每日同一时间服用。不能将药片嚼碎或整片吞下。本品不得与含铝的制酸剂同服,给药剂量(mg/kg)需要计算并四舍五入至最接近的整片。通过搅拌将药片完全溶解在水、苹果汁或橙汁中(100～200 ml),直到得到澄清的混悬液后饮服,残余药物必须再加入少量水、苹果汁或橙汁混匀后服入。不推荐溶于碳酸饮料或牛乳中,因为会引起泡沫和延缓分散速度。

【制剂】 片剂:每片125 mg。

【药动学】 口服本品后,达峰时间(T_{max})为1.5～4 h。本品的绝对生物利用度(AUC)为73.5%±12.8%。本品与血浆蛋白高度结合(约99%),而且几乎只与血清白蛋白结合,在成人稳态分布容积(Vss)为(14.37±2.69) L。本品的主要代谢途径为葡糖醛酸化,然后通过胆汁排泄。可能存在在小肠中葡糖醛酸的解离和重吸收(肠肝循环)。本品的葡糖醛酸化主要通过UGT1A1,在较小的程度上通过UGT1A3来实现。本品的CYP450-催化(氧化)代谢可忽略不计(8%)。在治疗剂量下没有观察到酶诱导或抑制的迹象。本品及其代谢产物主要通过粪便排泄(占给药剂量的84%)。本品及其代谢产物经肾脏排泄很少(占给药剂量的8%,6%是羟化的地拉罗司形式)。最终消除半衰期($t_{1/2}$)范围为8～16 h。

【作用机制】 本品是口服的活性螯合剂,与铁(Fe^{3+})具有高度选择性。它是具有3个突起的配基,以2∶1的比例与铁高亲和性结合。尽管本品与锌和铜的亲和力非常低,但是给药后血清中这些痕量金属的浓度仍有不同程度的下降。尚不明确这些金属浓度的降低的临床意义。

【相互作用】 避免与UDP-葡糖醛酸转移酶(UGT)强诱导剂(如利福平、苯妥因、镇静安眠剂、蛋白酶抑制剂)考来烯胺合用。不能与含铝的抗酸剂同时给药。不能与其他铁螯合治疗合用。慎与瑞格列奈,有潜在致溃疡作用的药物如非甾体消炎药、可的松类,或口服双膦酸盐,经CYP3A4代谢的药物(如环孢素、辛伐他汀、激素避孕剂)合用。在进行镓-67显像前至少5 d暂停本品。

【禁忌证】 已知对活性成分过敏者禁用。本品不得与其他铁螯合治疗合用,因为尚未确立这种合并使用的安全性。本品禁用于肌酐清除率<40 ml/min的患者或血清肌酐>2倍相应年龄正常上限;一般状况差、高危骨髓增生异常综合征(MDS)患者或晚期恶性肿瘤患者;血小板计数<50×10^9/L的患者。

【不良反应】 胃肠功能紊乱,皮疹,轻度血清肌酐、转氨酶升高。

【注意事项】 肝肾功能降低、老年患者,妊娠期、哺乳期妇女,6岁以下儿童慎用本品。2岁以下儿童不宜使用。用药期间需定期监测肝肾功能指标、血小板计数、听力和视力。

去铁酮片 Deferiprone Tablets

【商品名或别名】 奥贝安可

【分类】 治疗学:血液病用药。

【指征和剂量】 用于治疗耐受或不愿意接受现有螯合剂治疗的铁负荷过多的地中海贫血患者。

去铁酮治疗剂量为25 mg/kg体重,口服,tid,每日剂量为75 mg/kg体重。可以半片为单位计算,不建议剂量超过100 mg/(kg·d),因为会潜在地增加不良反应的危险性。

【制剂】 片剂:每片0.5 g。

【药动学】 本品在上消化道快速吸收。患者空腹服用单剂去铁酮,血清峰浓度出现在45~60 min;餐后服用,达峰时间延长至2 h。给予25 mg/kg剂量,尽管与食物同服并不降低吸收总量,但餐后服用的血清峰浓度(85 μmol/L)比空腹服用(126 μmol/L)低。本品主要通过葡糖醛酸化代谢,通过使去铁酮的3-羟基团失活,使其失去结合铁的能力。葡糖醛酸化代谢物血清峰浓度在服用去铁酮2~3 h后出现。本品主要通过肾脏消除,报道在服用后24 h,总剂量的75%~90%由尿排出,以去铁酮原型,葡糖醛酸化代谢产物以及铁-去铁酮复合物形式存在。报道通过粪便有不定量的清除。多数患者的消除半衰期在2～3 h。

【作用机制】 本品活性成分为去铁酮[3-羟基-1,2-二甲基-4-(1H)-吡啶酮],是一个与铁以3∶1摩尔比键合的二齿配位体。临床试验证实去铁酮可有效促进铁排除,阻止输血依赖的地中海贫血患者血清铁的蓄积。在2个Ⅲ期临床试验和1个地中海贫血关怀项目共247例患者的研究中,血清铁蛋白浓度被作为主要的疗效评估标准。一个与去铁胺相对照的历时2年的去铁酮治疗研究,2个治疗组的平均血清铁蛋白浓度无显著性差异。其他研究为支持性、开放性、非对照研究。在研究中,患者的血清铁蛋白浓度保持在了治疗前的水平。

【相互作用】 尚无本品和其他药物相互作用的报道。但是由于该化合物与金属阳离子结合,所以去铁酮与含三价阳离子的药物,例如含铝离子的抗酸剂,会存在潜在的药物相互作用。尚无去铁酮与维生素C同服的安全性的正式研究。基于同服去铁酮和维生素C出现不良的相互作用的报道,当同服这两种药物时应慎重。

【禁忌证】 对活性成分或处方中的任何成分过敏、有复发的中性粒细胞减少症史、有粒细胞缺乏症史、怀孕或哺乳期妇女等禁用。

【不良反应】 本品最常见不良反应是淡红色/棕色尿,是由于铁-去铁酮复合物的排出所致。一般不良反应包括恶心、呕吐、腹痛和食欲增强。多在服用本品治疗的早期出现,且大多数患者在继续治疗数日或数周后缓解。

第十章　泌尿系统药

一、利　尿　药

氢氯噻嗪　Hydrochlorothiazide

【商品名或别名】　双氢氯噻嗪，双氢克尿噻

【分类】　化学：噻嗪类。治疗学：低容量利尿剂。妊娠分类：B，D（如用于妊娠高血压患者）。

【指征和剂量】　① 治疗水肿：成人 25～50 mg，qd 或 bid；儿童按体重 1～2 mg/(kg · d)，分 1～2 次口服。② 降压作用：25～100 mg/d，口服，并按降压效果调整剂量。③ 抗利尿作用：25～50 mg/d，口服，能减少肾源性尿崩症的尿量。

【制剂】　片剂：每片 25 mg，50 mg。

【药动学】

给药途径	起始时间	峰值时间	维持时间
口服	1 h	1～3 h	12 h

【作用机制】　抑制肾远曲小管对 Na^+、Cl^- 的重吸收，使水的重吸收减少，对碳酸酐酰酶有较弱抑制作用，HCO_3^- 排出量增加。K^+ 排泄也增多。

【禁忌证】　禁用：无尿、轻度妊娠水肿、磺胺药过敏者。慎用：肝性脑病、先兆子痫、肾功能减退、痛风、糖尿病、心律失常患者及孕妇。

【相互作用】　对抗口服降糖药的效果；与丙磺舒合用，尿 Ca^{2+}、Mg^{2+} 和枸橼酸盐的排泄增加。

【不良反应】　常见：口干、无力、嗜睡、肌痛，血尿素氮升高，低血钾、高血糖、高尿酸、低氯性碱中毒。偶见：皮疹、过敏性皮炎、急性胰腺炎、血小板减少、粒细胞减少、恶心、呕吐腹泻、气胀等胃肠道症状。

【注意事项】 本品毒性较低，长期使用可致碘耗损和减少肾小球滤过率。

【患者用药指导】 长期使用需注意不良反应。遮光、密闭保存。

呋塞米 Furosemide

【商品名或别名】 呋喃苯胺酸，速尿，利尿磺胺，Lasix

【分类】 化学：氨磺酰类。治疗学：髓襻利尿剂。妊娠分类：C，D(如用于妊娠高血压患者)。

【指征和剂量】 ① 水肿性疾病：口服，成人开始 20～40 mg/d，以后依需要量增加至 60～120 mg/d；儿童开始 2 mg/kg 口服，必要时，4～6 h 追加 1～2 mg/kg；新生儿延长用药间隔。② 急性左心衰竭：静滴 40 mg(必要时增加 80 mg/h)。③ 急性肾功能衰竭：静滴 200～400 mg，q6 h，总量可达 800～1000 mg/d，连用 1～3 d。滴速不超过 4 mg/min。④ 高血压：开始 40～80 mg，bid；有高血压危象时，静注 40～80 mg，酌情调整剂量。⑤ 高钙血症：80～120 mg/d，分 1～3 次服用。

【制剂】 片剂：每片 20 mg。注射剂：每支 20 mg/2 ml。

【药动学】 口服吸收迅速，但不完全，1 h 达高峰，肌注 30 min，作用持续 4～6 h。

【作用机制】 抑制肾小管髓襻升支髓质部、皮质部对氯化钠的主动重吸收，肾脏的稀释功能和浓缩功能受到抑制，尿量增加，电解质排泄增多；抑制前列腺素分解酶的活性，使前列腺素 E_2 含量升高，扩张血管。

【禁忌证】 禁用：孕妇、哺乳期妇女。慎用：无尿或严重肾功能衰竭者、糖尿病、高尿酸血症或有痛风病史者、严重肝损害者、急性心肌梗死、胰腺炎、低钾血症倾向、红斑狼疮、前列腺增生者。

【相互作用】 ① 丙磺舒可减弱呋塞米的排钠利尿作用。② 可升高血中游离华法林、氯贝特的浓度而增加两药的毒性。③ 非甾体消炎药可抑制肾环氧酶、减少前列腺素的合成而抑制其排钠、利尿的作用。④ 与碳酸锂配伍时使其血浆浓度增高而引起中毒。

【不良反应】 ① 过度利尿所致水、电解质紊乱，如低血容量、低血钠、低血钾、低氯性碱中毒。② 高尿酸血症。③ 胃肠道反应：恶心、呕吐、上腹部不适，大剂量可引起胃肠出血。④ 耳毒性：影响内耳功能，引起眩晕、耳鸣、听力减退或暂时性耳聋，尤其在大剂量及输注速度过快时。⑤ 其他如皮疹、黄疸、间质性肾炎、光敏症、白细胞减少、血小板减少等。

【注意事项】 本药能通过胎盘屏障,并可分泌入乳汁。

【患者用药指导】长期或大剂量使用时,要在医生指导和观察下进行,以便及时调整剂量和防治不良反应。

依他尼酸 Etacrynic Acid

【商品名或别名】 利尿酸,Crinuryl,Edecril,Hydromedin

【分类】 化学:芳乙酸类衍生物。治疗学:髓襻利尿剂。

【指征和剂量】 ① 水肿:25~50 mg,餐后服,有效剂量一般为50~100 mg/d,100 mg/d以上的剂量应分次给予,3~5 d后用较小剂量维持。② 肺水肿:缓慢静注25~50 mg/d。

【制剂】 片剂:每片25 mg。注射剂:依他尼酸钠每支25 mg。

【药动学】 口服迅速吸收,利尿作用30 min开始,1~2 h达峰值,持续6~8 h;静注5~10 min出现利尿效应,15~20 min达峰值,维持1~3 h,体内无蓄积作用。

【作用机制】 作用机制与呋塞米相似。

【禁忌证】 禁用:尿闭患者和婴儿、孕妇、哺乳期妇女。慎用:严重肝、肾功能不全,糖尿病患者。

【相互作用】 不应与氨基糖苷类抗生素合用。

【不良反应】 与呋塞米相似,常见暂时性耳聋、高尿酸血症、高血糖、肝功能异常、黄疸,偶见永久性耳聋。

【注意事项】 注射剂配成溶液时需24 h内用完。

螺内酯 Spironolactone

【商品名或别名】 安体舒通,螺旋内酯固醇,Spironolactone, Aldactone, Spirolang

【分类】 化学:醛固酮拮抗剂。治疗学:留钾利尿剂。

【指征和剂量】 ① 水肿性疾病:成人40~80 mg/d,bid或qid;儿童1~3 mg/(kg·d),单次或分2~4次服。② 高血压:开始40~80 mg/d,分次服用,至少2周后调整剂量。③ 原发性醛固酮增多症:术前100~400 mg/d,分2~3次服,不宜手术的患者选小剂量维持。④ 诊断原发性醛固酮增多症:长期试验400 mg/d,分2~4次,连续3~4周;短期试验:

400 mg/d,分 2～4 次,连续 4 d。

【制剂】 片剂：每片 20 mg。胶囊剂：每粒 20 mg。

【药动学】 起效缓慢,口服胃肠道吸收 70%～90%,在肝中广泛代谢,最大药理效应滞后于最高血药浓度 2～4 d。本品作用不强。

【作用机制】 螺内酯与醛固酮竞争与醛固酮受体结合,阻碍蛋白质合成,作用部位为远曲小管和集合管,抑制 K^+ - Na^+ 交换,减少 Na^+ 重吸收和 K^+ 的排泄。

其利尿效应与体内醛固酮的浓度有关,仅当体内有醛固酮存在时才发挥作用。

【禁忌证】 禁用：高钾血症患者。慎用：无尿、肝肾功能不全、低钾血症、酸中毒、乳房增大或月经失调及阳痿等。

【相互作用】 与噻嗪类、高效利尿药合用可增强利尿效应和减少钾的排出。与阿司匹林、水杨酸盐或吲哚美辛合用,使螺内酯效应减弱。

【不良反应】 毒性较低。常见高钾血症、胃肠道反应;少见低钠血症、抗雄激素样作用,中枢神经系统表现如行走不协调、头痛;罕见变态反应、暂时性血浆肌酐、血尿素氮升高、轻度高氯性酸中毒。

【注意事项】 ① 一般与噻嗪类利尿剂合用,很少单独应用。② 本品可缩小洋地黄苷半衰期,但可延长地高辛半衰期。

【患者用药指导】 处方药,遵医嘱。

氨苯蝶啶 Triamterene

【商品名或别名】 三氨蝶啶,氨苯蝶呤,Dyren,Dytac,Dyrenium

【分类】 化学：醛固酮拮抗剂。治疗学：留钾利尿剂。妊娠分类：C,D(如用于妊娠高血压患者)。

【指征和剂量】 水肿性疾病：成人开始 25～100 mg/d,分两次服,维持阶段为隔日疗法,最大剂量不超过 300 mg/d,分两次服;儿童开始 2～4 mg/(kg·d),分两次服,以后调整剂量。

【制剂】 片剂：每片 50 mg。

【药动学】

给药途径	起始时间	峰值时间	维持时间
口服	2 h	6 h	8～12 h

【作用机制】　选择性阻滞肾远曲小管及集合管钠通道,减少 Na^+ 的再吸收,而发挥较弱的利尿作用,同时 K^+ 的分泌减少。

【禁忌证】　禁用:高钾血症患者。慎用:无尿、肾功能不全、糖尿病、肝功能不全、低钠血症、酸中毒、肾结石或有该病史者以及孕妇、哺乳期妇女。

【不良反应】　常见高钾血症;偶见胃肠道反应、低钠血症、头痛、头晕、光敏感;罕见过敏、粒细胞减少、血小板减少、巨细胞贫血、肾结石。

【注意事项】　防止高血钾,由于本品有增加尿酸排泄的作用,故可用于痛风患者的利尿。

甘露醇　Mannitol

【商品名或别名】　己六醇,木蜜醇

【分类】　化学:山梨醇的同分异构体。治疗学:渗透性利尿剂。

【指征和剂量】　① 脑水肿和青光眼:常用量为 1～2 g/(kg · d)。用药 10 min 后出现利尿效应。20 min 左右颅内压开始下降,2～3 h 达高峰,可持续 6 h。② 急性功能性肾衰竭、烧伤、出血、溶血反应、大手术后:先静注 20%本品 50 ml 或按 150～200 mg/kg 给药 3～5 min 注射完,如尿量≥40 ml/h,则继续静滴本品,调整滴速,使尿量达 60 ml/h 以上,24 h 最大剂量为 200 g,儿童按 1～2 g/kg 给药。③ 急性药物中毒:巴比妥类、水杨酸或其他主要从尿中排泄的药物中毒时,应用本品,增加尿量,促使毒物加速排出。一般先静注 20 g 的负荷剂量,继之静滴。④ 口服 20%甘露醇200 ml 有导泻作用。

【制剂】　注射液:每支 4 g/20 ml,10 g/50 ml,20 g/100 ml,50 g/250 ml。

【药动学】　本品口服后在胃肠道大部不吸收,引起渗透性腹泻。静注后,主要分布于血液,仅小部分在肝内转变成糖原,大部分以原型从肾小球滤过后不被肾小管再吸收。

【作用机制】　提高血浆渗透压,而引起脱水作用,髓襻降支和集合管对水的重吸收减少而利尿,扩张肾血管,增加肾血流量和肾小球滤过率的作用同时防止管型形成。

【禁忌证】　禁用:酸血症、脱水患者、孕妇。慎用:心肺功能不全及因实质性肾衰造成少尿患者。

【相互作用】　本品溶液不能与血液配伍,也不能与氯化钠、氯化钾等无机盐类药物配伍。但有防止两性霉素B引起肾损害的作用。两者可并用。

【不良反应】 静注速度过快可引起一过性头痛、眩晕、视力模糊、心悸等。个别患者可出现过敏反应，于静注3～5 min可出现喷嚏、呼吸困难、发绀及意识障碍。

【注意事项】 大量输注可引起高渗性肾病，甚至可导致急性肾功能衰竭，故应注意本品剂量及疗程，监测尿量及肾功能。

【患者用药指导】 在有经验的医生指导下应用，谨防用药过量过久，尤其是高龄老年患者，原有肾病、糖尿病、心肺疾病者注意观察尿量及生化指标。用作口服导泻时，冬季要用温水浴加温，溶解结晶后再服。本品溶液不能与血液配伍，也不能与氯化钠、氯化钾等无机盐配伍，以防甘露醇结晶析出。

高渗葡萄糖 Hypertonic Glucose

【分类】 化学：碳水化合物。治疗学：渗透利尿药。

【指征和剂量】 ① 脑水肿：50%葡萄糖40～60 ml；儿童2～4 ml/kg，q4 h～q6 h静注。② 利尿：剂量同①。

【制剂】 注射剂：50%20 ml。

【药动学】 静注15 min起效，维持1～2 h。

【作用机制】 提高血管内和肾小管管腔内渗透压，而产生脱水和利尿作用。

【禁忌证】 禁用：血浆渗透压已呈高渗状态及糖尿病患者。

【相互作用】 与胰岛素合用可治疗高钾血症。

【注意事项】 一般在其他脱水药如甘露醇或山梨醇两次给药之间交替使用。

【患者用药指导】 本品静滴可引起静脉炎或血栓形成。

甘油 Glycerol

【商品名或别名】 丙三醇，Glycerin

【分类】 化学：丙三醇。治疗学：渗透性利尿药。

【指征和剂量】 ① 脱水、降低颅内压和眼内压：口服，1～2 ml/kg。随后6 h重复1次，按1 ml/kg。必要时可≥5 ml/(kg·d)。② 保护黏膜：覆于黏膜表面减少刺激。③ 通便：注入肛内滑润和刺激肠壁引起通便。

【制剂】 注射液:50%甘油盐水溶液剂。

【药动学】 静脉使用 30~60 min 起效。维持约 3 h。

【作用机制】 提高血浆渗透压而产生脱水作用。

【禁忌证】 高浓度(88%以上)不得供药用。

【不良反应】 可引起头痛、眩晕、口渴、恶心、呕吐、上腹部不适及腹泻。

【注意事项】 静滴可引起溶血和血红蛋白尿。

【患者用药指导】 口服甘油无毒。

布美他尼 Bumetanide

【分类】 化学:磺酰胺类。治疗学:髓襻利尿剂。妊娠分类:C,D(如用于妊娠高血压患者)。

【指征和剂量】 ① 水肿:1~3 mg/d。② 急慢性肾衰竭:5~20 mg/d。

【制剂】 片剂:每片 5 mg,1 mg。

【作用机制】 抑制髓襻对氯化钠和水的重吸收,肾脏的稀释功能和浓缩功能受到抑制,尿量增加,电解质排泄增多。

【禁忌证】 禁用于对磺胺类过敏者,肝性脑病、低血容量或脱水、尿道阻塞的患者,妊娠 3 个月内的妇女。

【相互作用】 不宜与阿司咪唑、苄普地尔、红霉素(静脉用)、司巴沙星、特非那定合用。与锂合用应严密监测血锂并调整剂量。有增加氨基糖苷类(胃肠道外用药)肾毒性和耳毒性的危险。与其他利钾药物合用时需监测血钾。有增加造影剂的肾毒性。与血管紧张素转换酶抑制剂合用时要减少后者剂量。

【不良反应】 低血钾、心律失常、高尿酸血症、高血糖。罕见:皮肤反应(有时为水疱)。其他:痉挛、乏力、腹泻、恶心、呕吐。

【注意事项】 注意监测血钾、血钠、肾功能、血糖、血尿酸。

【患者用药指导】 肝源性水肿时使用此药可引起肝性脑病。

吲哒帕胺 Indapamide

【商品名或别名】 寿比山,钠催离,Natrilix,Lozol

【分类】 化学:磺胺类。治疗学:利尿剂。妊娠分类:B,D(如用于妊娠高血压患者)。

【指征和剂量】 有利尿作用和钙拮抗作用,为一种新的强效、长效降压药。

口服：2.5～5 mg/d；维持量 2.5 mg，qod。

【制剂】 缓释片：每片 1.5 mg。普通片：每片 2.5 mg。

【药动学】 生物利用度 93%，半衰期 14～24 h(平均 18 h)，本药肾清除率占 60%～80%。肾功能衰竭时药动参数没有改变。

【作用机制】 ① 调节血管平滑肌细胞的钙内流。② 刺激扩血管作用的 PGE_2、PGI_2 的合成。③ 减低血管对血管加压胺的超敏性。④ 本品不影响血脂及碳水化合物代谢，即使对高血压合并糖尿病的患者亦是如此。

【禁忌证】 禁用于对磺胺类过敏者，严重肾功能不全、肝性脑病或严重肝功能不全、低钾血症患者。

【相互作用】 ① 同布美他尼。② 与二甲双胍合用易出现乳酸性酸中毒。③ 与环孢素合用可致肌酐浓度升高。

【不良反应】 不良反应呈剂量依赖性。可出现过敏、肝性脑病、恶心、便秘、眩晕、感觉异常、口干、头痛。极罕见血糖、血尿酸和血钙增高。可见低钾血症。

【注意事项】 肝功能受损患者使用本药出现肝性脑病应停药。长期监测血钾、血钠、血钙、血糖、血尿酸，另外本药兴奋剂检测试验呈阳性反应。

二、治疗肾性贫血药

阿法依泊汀　Epoetin Alfa (EPO)

【商品名或别名】 利血宝，罗可曼，益比奥，宁红欣，济脉欣，怡宝

【分类】参见血液及造血系统药。

【指征和剂量】 肾功能不全所致的贫血，含透析或非透析患者。若连续 2 次或间隔 2 周检测血红蛋白(Hb)＜110 g/L，除外铁缺乏或其他原因贫血，应开始 EPO 治疗。

诱导期：初始剂量：皮下注射为每周 100～120 IU/kg，2～3 次/周，静脉注射为每周 100～150 IU/kg，3 次/周。检测 Hb：1 次/2～4 周，增长速度每月 10～20 g/L，4 个月达靶目标 110 g/L 为理想。如 Hb 增长每月＜10 g/L，除外铁缺乏或其他原因贫血，增加剂量 25%；如果 Hb 增长每月＞

20 g/L,减少剂量 25%～50%。诱导期不推荐 1 次/周大剂量,因为易致 EPO 受体饱和,造成药物浪费。血红蛋白达到 100～110 g/L,则进入维持期,剂量调整至治疗剂量的 2/3。频率可以调整为 1～2 次/周,然后每 4～8 周检查 Hb 一次,以调整剂量。可以用大剂量每 1～2 周 1 万 IU/支。

【制剂】 粉针剂：每支 1 000 U,2 000 U,4 000 U,1 万U。针剂：每支 1 000 U～1 万U。

【药动学】 健康者静注 300 IU 后,血药浓度达峰值,之后以 0.4 h 和 7 h的半衰期呈现双相型减低,用药后 24 h 以内,给药量的 0.88%由尿中排泄。施行透析时的肾衰竭患者静注 300 IU 血浆浓度变化与健康者相似,$t_{1/2}$为 6 h。当剂量增加至 1 500 IU 和 3 000 IU 时,其 $t_{1/2}$ 分别为 5.9 h 和 7.5 h。随着剂量的增加,本品在血浆中的消除会轻微减缓。

【作用机制】 肾衰竭患者促红细胞生成素绝对或相对缺乏而致肾性贫血,本品可外源性补充。

【禁忌证】 对本品过敏的患者禁用。高血压难以控制的患者为相对禁忌。

【不良反应】 本品耐受性良好,不良反应轻微。① 少数可出现头痛、低热、乏力等,个别患者可出现肌痛、关节痛等,绝大多数不良反应经对症处理后可以好转,不影响继续用药。② 极少数患者用药后可能出现皮疹或荨麻疹等。③ 少数出现血压升高,加用降压药物一般可得到控制。④ 随着血细胞比容增高,血液黏度增高,甚至致血栓形成,也增加透析血管瘘闭塞的概率。⑤ 偶有转氨酶上升。⑥ 有时会有恶心、呕吐、食欲不振、腹泻的情况发生。⑦ 偶有癫痫样发作、口苦、脾肿大、中性粒细胞增多、血钾上升、纯红再障等。

【注意事项】 ① 对于下列患者应慎重给药：心肌梗死、肺梗死、脑梗死的患者,或是有这些病史而可能引起血栓栓塞的患者;较严重高血压或高血压脑病的患者;有药物过敏史或有过敏倾向的患者。② 对铝中毒等引起的贫血效果不佳。对严重甲旁亢者易药物抵抗,慢性感染者疗效也受影响。③ 用药期间监测患者的血红蛋白和血细胞比容,前者不应超过 110 g/L,后者不应超过 0.33。应注意血红蛋白和血细胞比容不要上升过快。④ 应用本品可能引起血液透析器凝血或动静脉血管瘘闭塞,血液透析患者应注意调整肝素用量。⑤ 铁剂的补充对本品的疗效有重要作用,应适当补充。

【患者用药指导】 应用本品时在医生指导下应用铁剂;定期复查血常

规;注意监测血压;注意观察动静脉内瘘通畅情况。

科莫非 Cosmofer

【商品名或别名】 蔗糖铁,葡萄糖全酸铁,右旋糖酐40铁复合物注射液

【指征和剂量】 本品为静脉铁剂,适用于口服铁剂不耐受或疗效不满意的缺铁患者。肾衰竭患者应用重组人红细胞生成素常有铁的缺乏,口服补铁有时难以耐受,或存在吸收障碍,此时用本品静脉补铁有明显优点。

若血清铁蛋白<100 ng/ml 或者血清转铁蛋白饱和度(TSAT)< 20%,静脉补铁100～125 mg/周,连续8～10周。若血清铁蛋白>100 ng/ml 或者血清转铁蛋白饱和度(TSAT)≥20%,静脉补铁25～125 mg/周。若血清铁蛋白>500 ng/ml,不推荐应用。靶目标值:血清铁蛋白:血液透析患者>200 ng/ml;非透析患者或者腹膜透析患者>100 ng/ml; TSAT>20%。静滴:本品可溶于0.9%氯化钠或5%葡萄糖溶液中,为防治过敏反应,可在初次使用时先缓慢滴注25 mg,至少15 min,如无不良反应,再将剩余的剂量在30 min内滴完。静注:将相当于100～200 mg铁的本品用0.9%氯化钠溶液或5%葡萄糖溶液10～20 ml稀释后缓慢静注,同样在初次给药时先缓慢注射25 mg(1～2 min),无不良反应,再将剩余的剂量给予。肌注不需稀释。

【制剂】 注射液:100 mg/2 ml。

【药动学】 本品静滴后,能被网状内皮系统细胞摄取,特别是在肝脏和脾脏中,铁能缓慢地释放并与蛋白结合。循环铁的血浆半衰期为5 h,总铁(结合的和循环的)半衰期为20 h。肌注后右旋糖酐铁大部分在72 h内被吸收,大多数剩余的铁在随后的3～4周被吸收。铁不易从机体清除,过量蓄积可能会有毒性。本品分子量较大(16.5万U),不易通过肾清除,少量的铁能通过尿液和粪便清除,右旋糖酐可被代谢和清除。

【禁忌证】 非缺铁性贫血、铁超负荷致血色素沉着症及含铁血黄素沉着症患者禁用。失代偿性肝硬化、急慢性感染、哮喘、湿疹等患者慎用。

【相互作用】 本品可降低口服铁剂的吸收,并可能会导致血胆红素水平的提高和血浆钙水平的降低。

【不良反应】 个别患者可出现过敏反应,甚至可能是致命性的。有自身免疫性疾病或有炎症的患者用药,可能会引起Ⅲ型变态反应,静注过快可能引起低血压。

【注意事项】 应定期监测铁代谢指标。血清铁蛋白>500 ng/ml，不必用。静脉补铁需要做过敏试验。

【患者用药指导】 在严格的肾脏病专科医生指导下用药，用药中要定期监测相关铁代谢指标(每月测定 1 次血清铁蛋白，或者 TSAT)。

三、治疗肾性骨病药

(一)钙　剂

碳酸钙　Calcium Carbonate

【分类】化学：$CaCO_3$。治疗学：补钙、制酸药。妊娠分类：B。

【指征和剂量】 ① 纠正慢性肾衰继发性甲旁亢、骨质疏松症、低钙血症：口服，成人 0.5～2.0 g，tid。② 止胃痛纠酸：剂量同①。

【制剂】 片剂：每片 300 mg。

【药动学】 口服数分钟起作用，峰值及维持时间尚不详。

【作用机制】 不溶于水，为缓冲力强、作用快的制酸剂，治疗消化性溃疡病，也用于矫正低钙血症、肾性骨病，继发性甲旁亢。

【禁忌证】 高钙血症者。

【相互作用】 与活性维生素 D 或 α-酮酸合用，可能加重高血钙。

【不良反应】 产生二氧化碳、嗳气，长期服用可引起便秘，过量服用致高钙血症、促进肾脏钙化等。

【注意事项】 心血管钙化、肾性骨病或骨质疏松症等服用本片时，需先检测血钙，并在服药过程中监测血钙，勿盲目长期大剂量服用。钙剂的其他剂型有钙尔奇 D、醋酸钙(结磷钙)，均有类似作用，可在医生指导下应用。

【患者用药指导】 长期服用者，要定期监测血钙，若有高血钙则应及时就医，在医生指导下减量、停用。

(二)活性维生素 D 类药

骨化三醇　Calcitriol

【商品名或别名】 罗钙全，钙三醇，罗盖全

【分类】 治疗学：调节钙磷代谢药。妊娠分类：C。

【指征和剂量】 慢性肾衰竭(CRF)、继发性甲状旁线功能亢进(SHPT)；绝经后骨质疏松症。

(1) 小剂量持续口服。适应证：GFR＜40～60 ml/min；PTH＞正常上限 3 倍(＞150～200 pg/ml)；P＜55～60 mg/L(1.83～1.9 mmol/L)；血钙＜96～100 mg/L(2.4～2.6 mmol/L)。0.25～0.5 μg/d。监测 iPTH 水平：1 次/1～2 个月，若 iPTH＜200pg/ml，减少原来剂量的 1/4～1/2；若 iPTH＞200 pg/ml，可增加原来剂量的 1/2，治疗 2～3 个月仍然无下降，可以继续增加剂量或者用冲击治疗。监测血钙、血磷：1 次/0.5～1 个月，如改变用药剂量应该加强监测。

(2) 冲击治疗。适应证：iPTH＞正常上限 8～10 倍(400～500 pg/ml)或者小剂量无效果；血磷＜55～60 mg/L(1.83～1.9 mmol/L)，血钙＜96～105 mg/L(2.4～2.6 mmol/L)。2～3 次/周给药，剂量根据 iPTH 水平而定：iPTH＞300～500 pg/ml，每次 1～2 μg；＞500～1 000 pg/ml，每次 2～4 μg；iPTH＞正常的 20 倍(＞1 000 pg/ml)，每次 4～6 μg。每月复查血钙、血磷、iPTH，如果 iPTH 没有明显下降，剂量增加 50%；一旦 iPTH 降低到≤200 pg/ml，剂量减少 1/4～1/2，不断调整剂量，最终选择最小剂量间断或者持续给药，维持 iPTH≤200 pg/ml。稳定后，每 3 个月复查血钙、血磷、iPTH。口服效果不佳时也可静脉使用，规律透析结束后给药，3 次/周。开始 0.5～1 μg/次。能更好地降低 PTH，高钙血症发生较少。

(3) 停药：当血钙＞102 mg/L，血磷＞46 mg/L，加用磷结合剂后仍有高磷血症，停用维生素 D。钙三醇可因高钙血症的毒性和高磷血症加重而受限。

(4) 活性维生素 D 剂型选择评估。① 1,25(OH)$_2$D$_3$ 罗钙全(Calcitriol)：最多采用。② 1,α(OH)D$_3$(阿法骨化醇，Alfacalcidol)是1(OH)D$_3$，基本同骨化三醇(Calcitriol)，不同的是它需要经过肝脏 25-羟化酶的作用才发挥效率，有肝病时会降低疗效。所需要剂量较大，半衰期长，一般比骨化三醇增加 50%～75%。口服 0.5～2 μg/d。效力与罗钙全相似。③ 新型活性维生素 D 衍生物。近来有维生素 D 的类似物(analogues)问世，优点是较少发生高血钙和高血磷。A. 最多用的是 19-nor-1,25 二羟 Vit D$_2$。B. 22-氧化钙二醇 OCT：22 碳位氧原子亚甲基取代。C. Zemplar：22 碳位双键，19 碳位缺如，血浆蛋白结合率与 1,25(OH)$_2$D$_3$

相近,但可下调肠内 VDR。D. Calcipotriol:无论口服或腹腔给药,升高血钙的可能性较 $1,25(OH)_2D_3$ 低 200 倍。E. $1a(OH)_2D_2$ (Doxercalciferol):其代谢产物为 $1,25(OH)_2D_2$ 及 $1,24S(OH)_2D_2$,后者有显著的抑制甲状旁腺细胞增生作用。F. 19-去甲-$1,25(OH)_2D_2$(Paracalcitol):在 mRNA 水平抑制 PTH 分泌,抑制甲状旁腺细胞增生,抑制 PTH 分泌。

【制剂】 胶囊:每粒 0.25 μg。

【作用机制】 能使血 PTH、AKP 降低,血钙升高;纤维性骨炎改善,抑制甲状旁腺细胞增生,缩小腺体体积,使增生细胞凋亡。半衰期短,对骨软化无效。直接作用于甲状旁腺,降低 PTH 基因的转录,减少甲状旁腺细胞的增殖,抑制 PTH 的合成与分泌;增加甲状旁腺维生素 D 受体数目,增加甲状旁腺对钙的敏感性。促进小肠对钙的吸收,提高血钙水平。

【禁忌证】 高钙血症者。

【相互作用】 和洋地黄类药合用,高钙血症可以促进诱发心律失常。与巴比妥类合用,会增加其代谢降低血浓度,因此要加量。与噻嗪类利尿药合用可增加高钙血症。考来烯胺降低其在肠道吸收。

【不良反应】 ① 过量服用致高钙血症、促进转移性钙化(肾脏和心血管钙化等)。② 应用不当使 iPTH 过度降低,导致无动力性骨病。

【注意事项】 ① 和 α-酮酸、含钙磷结合剂合用,可能加重高血钙,要注意监察,如发生高血钙,要停用这些药物。② 如果甲状旁腺增大明显,对活性维生素 D 治疗抵抗,有高钙血症、转移性钙化,则建议手术切除甲状旁腺加前臂移植。③ 如果有高血钙可以用低钙透分析液(1.25 mmol/L)透析。

【患者用药指导】 ① 一定要在肾专科医生指导下用药。② 一定要定期监测血钙、血磷、iPTH。③ 在夜间睡眠前服用,因为此时肠道钙负荷最低。

(三)高磷血症用药

司维拉姆 Sevelamer Hydrochloride

【商品名或别名】 Renagel,诺维乐

【分类】 治疗学:降血磷药。妊娠分类:C。

【指征和剂量】 用于降低终末期肾衰(ESRD)患者血磷水平,多数用于

透析患者。在非透析 ESRD 患者，其安全性和有效性尚未研究。本品能减少接受醋酸钙治疗患者高钙血症的发生率。

剂量：在未服用磷结合剂时，推荐初始剂量是 800～1 600 mg，即摄入 1～2 片，800 mg/片的片剂或 2～4 片，400 mg/片的片剂，或 2～4 颗胶囊。在每次进餐中服用，并根据血清磷的水平来调整剂量。不用磷结合剂的初始剂量见下表。

血清磷(mg/L)	司维拉姆	
	800 mg/片	400 mg/片或胶囊
60～75	1 片，tid	2 片或胶囊，tid
75～90	2 片，tid	3 片或胶囊，tid
90 以上	2 片，tid	4 片或胶囊，tid
35～50	维持现有剂量	维持现有剂量

在服用磷结合剂的血液透析患者，要转服司维拉姆者，起始剂量如下。

醋酸钙 667 mg/片	司维拉姆	
	800 mg/片	400 mg/片或胶囊
1 片	1 片	2 片
2 片	2 片	3 片
3 片	3 片	4 片

【制剂】 片剂：每片 800 mg。

【作用机制】 本药口服后，在十二指肠减少磷的吸收而起到降低肾衰患者高血磷的作用。在肠壁是通过磷-钠协同转运体(称为 NaPi－1)而阻挡磷的吸收。

【禁忌证】 禁用于低磷血症或肠梗阻患者及对本药过敏者。有吞咽困难、严重胃肠功能障碍或接受胃、十二指肠手术的患者应慎用。

【相互作用】 在人体，本药与地高辛、华法林、依那普利、美托洛尔的相互作用已有研究。地高辛：19 名健康人每日 3 餐、每次 6 片本品共 2 d，本品不改变地高辛单剂量的药动学。华法林：14 名志愿者，每日 3 餐、每次 6 片胶囊共 2 d，不影响华法林的药动学。依那普利：28 名健康人，一次口服

6 粒本品,对单剂量依那普利无影响。美托洛尔:31 名健康人,口服 6 粒本品后不影响其药动学。

【不良反应】 较少。本品与安慰剂对照研究,相对在本品与醋酸钙各 82 例的交叉对照试验中,不良反应发生率无差异。过量摄入观察:曾给健康志愿者摄入本品胶囊 14 g/d,8 d 未发现不良反应。在患者中无过量的报道。因为本品不被吸收,全身中毒的危险性很低。观察 82 例服用本品 18 周的患者,其不良反应发生率与醋酸钙相似,少数可有头痛、血压波动(高或低)、腹泻、呕吐,偶有咳嗽。

【注意事项】 口服本品时,若需服用其他药物时,为避免影响该药的生物有效性,需在服药 1 h 后再口服其他药为宜。本品在用餐过程中服用,因其在水中会膨胀,无论片剂或胶囊都必须完整地吞服。在血透患者,最好同时补充维生素 D、E 和叶酸。

【患者用药指导】 应在医生指导下用药。定期监测血钙、血磷、PTH 等相关指标。无论片剂或胶囊都必须完整地吞服,不能嚼碎。

(四) 其他治疗肾性甲旁亢新药

降钙素　Calcitonin

【商品名或别名】 密盖息,利钙灵,鲑降钙素,CT,考克

【分类】 治疗学:骨代谢调节剂。妊娠分类:C。

【指征和剂量】 ① Paget 病:皮下注射、肌注 50～100 IU,治疗后血清碱性磷酸酶及尿羟脯氨酸降低 50%,骨痛迅速缓解,X 线检查骨外形可以恢复正常,少数神经并发症可改善。间断治疗较长期持续治疗为佳。② 高钙血症:作为辅助治疗,皮下注射或肌注 200 IU/d。③ 骨质疏松症:作为辅助治疗,皮下注射或肌注 50～100 IU/d。

【制剂】 注射液:每支 50 IU。喷鼻剂:每喷 200 IU。

【药动学】给药途径:口服、皮下注射或肌注。起始时间:4～6 h。峰值时间、维持时间不详。

【作用机制】 降钙素由甲状腺滤泡旁细胞或“C”细胞所分泌,这些细胞占成人甲状腺滤泡细胞的 0.1%,位于甲状腺滤泡之间。降钙素是由 32 个氨基酸组成的单链多肽激素,相对分子质量 3 600。作用于骨及肾脏,使血清钙及磷下降,抑制破骨细胞吸收。

【禁忌证】 低钙血症者禁用。

【不良反应】 大剂量可致低钙血症。

【注意事项】 无毒性作用，少数患者可发生恶心及潮热。

【患者用药指导】 定期监测血钙、血磷等相关指标，若有低血钙应在医生指导下减量、停用。

四、肾科其他用药

米多君 Midodrine

【商品名或别名】 管通，Gutron

【分类】 化学：α1-肾上腺素能激动剂。治疗学：治疗低血压药。妊娠分类：C。

【指征和剂量】 ① 体位性低血压患者：起始量为2.5 mg，bid或tid；维持量为30 mg/d，分3～4次服用；严重的顽固性体位性低血压患者，每周渐增至最大推荐量40 mg/d。② 血透相关低血压：每次血透前30 min口服5 mg，效果不显著者，可加大到10 mg；或透析前30 min口服5 mg，透析开始后1 h，加服2.5～5 mg。③ 感染肺炎、肠炎，或细菌性/病毒性脑膜炎等引起的低血压儿童：口服米多君0.06 mg/kg。④ 脊髓损伤患者麻痹区域的血管调节功能丧失，本品可兴奋外周循环。口服低剂量本品2.5～7.5 mg/d。虽血压不受影响，但低血压有关的症状（如虚脱、头晕、腿部水肿）能得到彻底缓解。

【制剂】 片剂：每片2.5 mg。

【药动学】 口服后很快、几乎全部被胃肠道吸收。单次口服2.5～5 mg，20～40 min后，其血药浓度可达峰值10～51 μg/L。吸收后经酶解为具药理活性的代谢物脱甘氨酸米多君。单次口服2.5 mg，60 min后，脱甘氨酸米多君的血药峰浓度分别为4.7和4.3 μg/L，其绝对生物利用度分别为93%和90%。米多君代谢广泛，口服后清除全面快速，2 h后已几乎测不出，排泄半衰期约为3 h。主要经尿排泄，粪便仅为单次口服的1%～2%，单剂量口服后，2%～4%以原型排泄，单次口服2.5 mg、5 mg，24 h后，分别有30%～40%、75%～81%在尿中以脱甘氨酸米多君的形式存在。

本品的其他内容请参看第五章中枢神经系统药中自主神经系统药关于

米多君的介绍。

左卡尼汀 L-carnitine

【商品名或别名】贝康亭,CARTAN,左旋肉碱,雷卡,卡尔特

【分类】 化学:L-3-羟-4-三甲氨基丁酸。治疗学:促进脂类代谢药。妊娠分类:C。

【指征和剂量】 尿毒症血透患者:每次透析结束前静注2 g。急性心肌梗死、急性心力衰竭:3～6 g/d,分2～3次静注、静滴或肌注。重症者:9 g/d。儿童:50～100 mg/(kg·d)。

【制剂】 粉针剂:每支1 g。口服液:每支1 g/10 ml。

【作用机制】 本品是一种广泛存在于机体组织内的特殊氨基酸,在线粒体膜外与酰基辅酶A作用形成酰基左卡尼汀,进入线粒体基质,从而将长链脂肪酸带入线粒体,进入三羧酸循环,促进其氧化分解为二氧化碳、水,并为细胞提供能量。具有预防和减轻心肌损伤,纠正血脂紊乱,提高Na^+-K^+-ATP酶活性,稳定红细胞膜,提高血红细胞比容,促进氨合成尿素而提供肝脏对氨的解毒能力。

【禁忌证】 对本品过敏者。孕妇不主张用。

【相互作用】 本品与蒽环类抗肿瘤药如阿霉素、柔红霉素等合用能预防其导致的心脏毒性;与促红细胞生成素合用能纠正血液透析患者对其抵抗性,减少其用量;加入全肠外营养配方中可能会改善患者的肝功能。

【不良反应】 偶见,偶有腹痛、腹泻、呕吐。

【注意事项】 本品在肉类中含量高,长期素食者可口服补充。

【患者用药指导】 该药不良反应少,根据病情用量可适当加大,只要无不良反应,疗程可达6～12个月以上。

复方α-酮酸 Compound α-Keto Acid

【商品名或别名】开同,Ketosteril,肾灵

【分类】 化学:复方酮酸类。治疗学:肾衰用药。

【指征和剂量】 ① 配合低蛋白质饮食,预防和治疗慢性肾功能衰竭的蛋白质代谢失调。② 用于摄入蛋白质质量在40 g/d(成人)或40 g/d以下的患者:剂量4～8片,tid,于用餐期间整片服下。

根据肾功能情况限制蛋白质摄入并补充复方α-酮酸的治疗方案如下。

内生肌酐清除率(Ccr)	允许摄入蛋白量	补充复方α-酮酸的剂量
50～80 ml/min	0.8～1 g/(kg·d)	不需补充
20～50 ml/min	蛋白质平衡饮食0.3～0.4 g/(kg·d)	4～6片,tid,进餐时服用,相当于摄入0.1～0.15 g/(kg·d)酮和氨基酸
<20 ml/min	蛋白质平衡饮食0.3～0.4 g/(kg·d)在透析情况下正常进食	4～8片,tid,进餐时服用,相当于摄入0.1～0.2 g/(kg·d)酮和氨基酸

【作用机制】 本药含有以下必需氨基酸,即赖氨酸、苏氨酸、色氨酸、组氨酸和酪氨酸;同时还含有其他几种与必需氨基酸相对应的α-酮酸或α-羟酸,分别是酮-亮氨酸、酮-异亮氨酸、酮-苯丙氨酸、酮-缬氨酸和羟-蛋氨酸,它们以钙盐形式存在。酮酸或羟酸经过转氨酶的酶促反应生成相应的L-氨基酸,而尿素则被降解。

进食低蛋白质饮食同时服用本药能够:① 提供"不含氮的氨基酸"。② 重复利用含氮代谢产物。③ 合成蛋白质同时降低血中尿素氮。④ 改善氮平衡,改善血中氨基酸的失衡。⑤ 降低血磷。通过以上途径可以改善尿毒症症状和体征,因而可以推迟某些患者开始透析的时间;如果残余尿量大于1 L/d,透析间隔也可以延长。用于慢性肾功能不全代偿期和失代偿期。配合低蛋白饮食和高热量饮食。

【禁忌证】 高钙血症及氨基酸代谢紊乱。

【相互作用】 与其他含钙药物并用,可使血钙水平升高。服用本药使症状改善后,如使用氢氧化铝药物,需减少氢氧化铝的服用量。为不影响药物的吸收,凡与钙结合可形成难溶性复合物的药物(如四环素)不应与本药同时服用。

【不良反应】 长期服用可导致高钙血症,尤其是用量多于25片/d或同时服用其他含钙药物时,可发生低血磷。

【注意事项】 本品有降血磷作用,在治疗中为避免低血磷,应减少氢氧化铝的摄入量。

【患者用药指导】 服药后定期就诊,复查血钙、血磷等。应于进食时服用。配合低蛋白及优质蛋白饮食。

包醛氧淀粉 Coated Aldehyde Oxystarch

【商品名或别名】 析清(胶囊剂)

【分类】 化学:氧化淀粉类。治疗学:肾衰用药。妊娠分类:B。

【指征和剂量】 本品为尿素氮吸附药,适用于各种原因造成的慢性肾功能不全、氮质血症期和尿毒症期非透析治疗。

用法:饭后用温开水浸泡后口服,5～10 g,bid 或 tid。

【制剂】 粉剂:每包 5 g。

【作用机制】 本品为氧化淀粉经表面覆醛处理后的产物。胃肠道中的氨、氮可通过覆醛处理层与氧化淀粉中的醛基结合成席夫碱络合物而从粪便中排出,故能代偿肾功能、降低血液中非蛋白氮和尿素氮浓度,从而发挥治疗作用。由于本品中氧化淀粉的醛基不和胃肠道直接接触,消除了服用氧化淀粉所发生的不良生理反应。

【不良反应】 本品在胃肠道不被吸收,长期服用对人体无害。本品具有吸水性,并能刺激肠蠕动,少数患者有轻度腹痛、腹泻、呕吐等,可逐渐自行消失或减量后症状消失。

【注意事项】 服用本品时要适当控制蛋白质摄入量,如能配合低蛋白饮食,将有助于提高疗效。服用时不能同服碱性药物,以免改变 pH 值后影响其吸附效果。本品受潮发霉后勿服用。

【患者用药指导】 饭后服用,使药物与食物充分接触,以增加疗效。本品为白色或类白色、无嗅无味、颗粒状粉末。若变黄或结块请勿服用。同时辅以低蛋白优质蛋白饮食。

枸橼酸盐和枸橼酸合剂 Citrate and Citrate Mixture

【指征和剂量】 用于肾小管酸中毒。枸橼酸合剂 10～20 ml,bid 或 tid。根据血气分析和血电解质钾、钠水平调整剂量。

【作用机制】 枸橼酸根在体内代谢为碳酸氢根,可纠正代谢性酸中毒。钾盐如 20%枸橼酸钾不仅可纠正酸中毒,还可纠正低血钾。枸橼酸合剂:① Shohl 合剂:1 000 ml 水中加入枸橼酸 140 g,枸橼酸钠 98 g。② Albright合剂:1 000 ml 水中加入枸橼酸 140 g,枸橼酸钾

98 g。

【不良反应】 不良反应不多，如过量服用枸橼酸或枸橼酸盐可引起代谢性碱中毒。

【患者用药指导】 需在医生指导下用药，定期检测血电解质钾、钠和血气分析。必要时测尿钙。

五、血液净化用药

（一）血液净化抗凝剂

肝素 Heparin

【分类】 详见“血液及造血系统药”。

【指征和剂量】 用于血液透析中抗凝，一般采用静注。使用方式有：① 全身肝素化抗凝，可选择全身常规剂量肝素化、低总剂量肝素化、小剂量肝素化、超小剂量肝素化。② 局部肝素化抗凝。

（1）全身肝素化抗凝：① 常规剂量肝素化：在无出血风险的患者，估算肝素总剂量(IU)≈100 IU×体重(kg)，但剂量常需个体化。透析开始时于体外循环的动脉端注入总剂量的 2/3，剩余 1/3 量在透析中注入。可检测活化部分凝血活酶时间(APTT)，其延长不应超过对照的 2 倍。床边调整剂量可用全血活化凝血时间(WBACT)。在透析结束前 1 h 停止注射肝素。② 低总剂量肝素化：在有出血风险的患者肝素抗凝静注负荷肝素 1 000～2 000 IU，透析过程中追加肝素，使 WBACT 较基础值延长 40%。③ 小剂量肝素化：在有出血风险的患者或缺乏床边监测手段时，可用小剂量肝素化。方法为透析开始时静注 1 000 IU 肝素，透析过程中 WBACT 延长 25%。④ 超小剂量肝素化：在出血风险较大的患者，可在透析开始时静注 1 000～2 000 IU 肝素，不再追加。该方法常需辅以生理盐水冲洗以防凝血发生。

（2）局部肝素化抗凝：曾用于出血或有出血风险的患者，方法是在透析器的动脉端管路不断注射肝素，同时在血流进入患者体内以前不断向出口处注射硫酸鱼精蛋白。但是要确定合适的肝素注射速度比较困难。在血透停止 10 h 以上、局部肝素化 2～4 h 后可能出现肝素反弹现象。这种技术目前已很少被采用。

【制剂】 粉针剂：每支 1 万 U。注射剂：每支 1 万 U/ml。

【药动学】 本品口服不吸收。静注立即发生作用，皮下注射其作用延缓至 20～60 min 发生。其半衰期为 37 min±8 min，肾衰竭时半衰期延长，尿毒症患者肝素半衰期延长可达 60～90 min。在血浆中的抗凝活性半衰期决定于其用药剂量，如用量为 100 IU/kg、400 IU/kg、800 IU/kg 静注，其抗凝活性的半衰期分别为 1 h、2.5 h、5 h。肝素主要被单核巨噬细胞摄取、破坏；少量见于尿中。肝素不能透过胎盘，不致胎儿畸形。

【作用机制】 非片段肝素制剂是混合物，分子量 2 000～40 000，平均为 12 000～18 000，它是血透患者为保证体外血循环通畅使用最广泛的抗凝药物，肝素促进了抗凝血酶Ⅲ(ATⅢ)复合物的形成。ATⅢ是正常血浆的组成成分，ATⅢ和肝素一起抑制了凝血因子Ⅸ、Ⅹ、Ⅺ、Ⅻ和凝血酶的活化。当体内 AT Ⅲ 缺乏时，肝素的抗凝作用减弱；在有肝素存在时，ATⅢ的抗凝作用可以增强 1 000 倍。肝素除具有抗凝作用外，它还可诱导血小板减少，抑制凝血酶诱导的血小板聚集；并可激活脂蛋白酯酶，为血浆脂蛋白的清除因子。目前常用的肝素制剂有肝素钠和肝素钙。有研究报道肝素钙不会减少细胞间毛细血管的钙胶质，也不会改变血管通透性，且具有较弱的抗肾素和抗醛固酮活性。

【禁忌证】 颅内出血、心包积血，以及严重的肝素诱导的免疫性血小板减少应避免应用肝素抗凝。

【相互作用】 与阿司匹林或其他水杨酸类药物、非甾体类抗炎药、口服抗凝药、影响血小板聚集药、右旋糖酐等同时应用可能增加出血的风险。

【不良反应】 ① 肝素抗凝可增加出血风险，如发生明显的出血，可应用鱼精蛋白中和。② 肝素还可引起过敏反应。③ 长期应用可出现血小板减少、白细胞减少、骨质疏松、脂质代谢异常等。

【注意事项】 追加肝素的方式可采用肝素泵持续追加或间歇追加，以前者肝素浓度较稳定。高凝状态等可引起凝血，如发现透析器或管路颜色变深、静脉压较前大幅度升高，应行 WBACT 或全血凝固时间(WBCT)检查，及时调整肝素量并做相应处理。此外，输血应适当增加肝素剂量。肝素抗凝可增加出血风险，即使应用超小剂量肝素化抗凝仍有 10%的出血并发症。

【患者用药指导】 应注意监测血小板、血脂。必须在透析医生指导下使用。

低分子量肝素 Low Molecular Weight Heparin

【商品名或别名】 那屈肝素(速碧林),达肝素(法安明),依诺肝素(克赛),海普宁,低分子量肝素钙

【分类】 参见“血液及造血系统药”。

【指征和剂量】 可根据体重在透析开始时予单剂量低分子量肝素以保证血液透析 4 h 不凝血,一般首剂静注 3 000~5 000 抗 XaU,不再追加。连续性肾替代治疗时,可予 LMWHs 首次负荷剂量 15~20 抗 XaU/kg 静注,追加 1~10 抗 XaU/(kg · h),使患者血液抗 Xa 活性控制在 0.4~0.5/ml 内较为安全。本品可用于有轻度出血危险的患者。

【药动学】 其半衰期较普通肝素延长 2 倍,生物利用度达 98%,皮下注射吸收 90%,3~4 h 达峰值血浓度。LMWHs 血浆半衰期长,是普通肝素的 2~3 倍,大约 3~4 h,肾功能不全时,血浆半衰期更长;它不通过胎盘屏障,对胎儿无致出血或致畸形的影响。

【作用机制】 低分子量肝素(LMWHs)是由非片段肝素化学或酶解聚后生成的片段,分子量为 4 000~8 000。由于制备过程的差异,LMWHs 具有不同的分子量和理化性质。LMWHs 与普通肝素的比较见表。其主要特点是对因子Ⅹa 的抑制作用增强,而对凝血酶的抑制作用降低,抗Ⅹa/抗Ⅱa比值增大;对 ATⅢ有较高的亲和力;血小板聚集作用降低,不引起血小板减少;脂肪分解作用减弱,不引起血浆游离脂肪酸的增加;使血管壁中游离血小板因子 4(PF_4)减少,PF_4 中和作用减弱。

非片段肝素与低分子量肝素(LMWHs)的比较如下。

特　性	肝　素	LMWHs
分子量	12 000	4 000~8 000
半衰期	短(0.5~1 h)	长(3~4 h)
生物利用度	低	高
抗凝活性	强	弱
抗血栓活性	弱	强
出血发生率	高	低

【禁忌证】 严重活动性出血者慎用。

【相互作用】 与阿司匹林或其他水杨酸类药物、非甾体类抗炎药、口服抗凝药、影响血小板聚集药、右旋糖酐等同时应用可能增加出血的风险。

【不良反应】 与普通肝素相比，LMWHs 诱导血小板减少的发生率低，出血危险小。在有出血倾向的患者，血透中 LMWHs 仍可引起轻度出血。偶见肝素诱导的血小板减少症、血清转氨酶升高。

【注意事项】 由于 LMWHs 对 KPTT 影响小，其抗凝作用只能以抗Ⅹa水平为唯一根据。仅有出血风险的患者需测抗Ⅹa 因子活性，并应控制在0.5 抗 XaU/ml 以下。LMWHs 过量出血亦可用鱼精蛋白中和，但中和不充分。不同 LMWHs 在分子质量、血浆清除率、抗Ⅹa/抗Ⅱa 的比值有较大差异，以致临床疗效和安全性也不尽相同。不同个体血液净化中 LMWHs 剂量可能存在很大差异。

【患者用药指导】 应注意监测血小板。

枸橼酸钠 Sodium Citrate

【分类】 化学：枸橼酸钠盐。治疗学：抗凝药。

【指征和剂量】 局部枸橼酸盐抗凝(RCA)技术已被成功地应用于有活动性出血及高危出血倾向的急、慢性肾衰患者。大多数有出血风险或肝素诱导血小板减少的患者可选择该抗凝剂。不同的透析方式应用剂量有异。它亦可作为透析用静脉单针双腔留置导管的封管液。

(1) 在间歇性血液透析(IHD)中的应用：

如采用无钙透析液，可用 3%枸橼酸钠以 5～15 ml/min 从动脉端输入，保持静脉端凝血时间(CT)大于 20 min，5%的氯化钙以 0.5 ml/min 从静脉端输入，血流量(Qb)200 ml/min，透析液流量(Qd) 500 ml/min。

如采用传统的含钙透析液(1.5 mmol/L)，可用 46.7%的高浓度枸橼酸钠溶液，以 O.5 ml/min 从静脉端输入，Qb150～250 ml/min，Qd 500 ml/min。

目前，多主张采用较高浓度的枸橼酸钠(30%～46.7%)、传统含钙透析液(1.5～1.75 mmol/L)，透析液钠浓度降至 130 mmol/L，碱基浓度降至 29 mmol/L，方便且可避免高钠血症以及碱中毒。枸橼酸根输入速度为 40～60 mmol/h 时，最终进入体内的速度为 18.4～27.6 mmol/h，是相对安全的。

(2) 在连续性动静脉透析滤过中的应用：

在连续性肾替代治疗(CRRT)中采用枸橼酸钠抗凝远较 IHD 困难,因为时间较长,病情危重而降低机体对枸橼酸的代谢,容易出现枸橼酸蓄积中毒。枸橼酸输入速度 17.5～25.8 mmol/h 时,对 CRRT 患者是相对安全的。目前 CRRT 治疗中枸橼酸钠的使用方法有两种:

一是将枸橼酸钠与置换液分开输入,根据实际情况调整置换液成分。下列方法供参考:4%枸橼酸钠溶液以血流 3%～4%的流速注入滤器前,起始剂量为 170 ml/h(100～200 ml/h),一般调节至保持滤器后活化凝血时间(ACT)在 200～250 s;肝功能衰竭患者枸橼酸的滴速应为血流的 1.5%～2.5%。同时,血流量 100～200 ml/min。透析液:无钙、无碱、低钠(含 Na^+ 117 mmol/L),K^+ 4 mmol/L,Cl^- 122.5 mmol/L,Mg^{2+} 0.75 mmol/L,葡萄糖 2.5%,流速为 1 L/h;10%氯化钙以 8 mmol/h 的速率由另外的静脉通道注入体内,通过调节钙的滴速维持血钙浓度正常;滤器 0.5 m^2;超滤率维持在 400～800 ml/h,生理盐水作为置换液在滤器前输入,维持液体平衡。

二是将枸橼酸钠加入置换液中,使其成为置换液中的一种成分,前稀释输入。该置换液配方可能只适用于置换液 2 000 ml/h 时,否则枸橼酸根进入体内过多可能引起蓄积。也可将置换液分为 A、B 两部分。A 液为电解质部分,B 液为碱基部分。碱基包括枸橼酸根及碳酸氢根,根据置换液速度决定枸橼酸钠加入量,保证最后进入体内的枸橼酸根速度在 22 mmol/h 左右。这样的枸橼酸置换液可适用于不同置换速度下的 CRRT 治疗。

(3) 作为透析用静脉单针双腔留置导管的封管液:

由于高浓度枸橼酸钠注射液在血液透析中兼有抗凝血和抗感染的作用,用作封管液可以减少导管感染、闭塞及延长导管寿命。当枸橼酸钠的浓度大于 20%时就成为具有抑菌活性的抗凝血剂,枸橼酸盐的浓度越高,其抗感染效果越好,最高浓度为 46.7%。虽然高浓度枸橼酸盐具有轻微的腐蚀作用,但是正是这种腐蚀作用可以帮助溶解细胞和凝块,阻止生物膜的形成。

【制剂】 粉针剂:每支 250 mg。注射剂:每支 4 g/100 ml。

【药动学】枸橼酸盐可通过弥散清除,清除率与所用透析器或滤器的膜面积和清除率有关,约为尿素清除率的 60%。枸橼酸进入体内后,主要在肝脏、肌肉组织及肾皮质参加三羧酸循环,很快被代谢为碳酸氢根,使体内离子钙及枸橼酸根浓度恢复正常。由于患者的体重、肌肉群,以及肝、肾功能的不同,机体对枸橼酸钠的代谢速度可能存在较大的差异。伴有严重营养不良、体重过低或严重肝功能损害者,需降低枸橼酸根的输入速度,以防蓄积中毒。

【作用机制】 枸橼酸钠能与血中游离钙结合生成难以解离的可溶性枸橼酸盐复合物,使血中离子钙减少,阻止凝血酶原转化成凝血酶,从而达到抗凝作用。进入体内后参与三羧循环而被迅速代谢,并产生碳酸氢根,可以纠正代谢性酸中毒。由于在体外循环血液中的枸橼酸钠进入体内时,立即给予补充适量钙剂,所以机体内的凝血功能不受影响。枸橼酸盐价廉,且不激活血小板,不影响其他凝血因子。它除了有抗凝作用外,还具有抗菌作用。

【禁忌证】 肝功能衰竭、严重低氧血症患者慎用。

【相互作用】 与血中游离钙结合生成难以解离的可溶性枸橼酸盐复合物。

【不良反应】 不良反应不多,如过多枸橼酸盐注入可引起低钙血症、高钠血症、低钾血症、代谢性碱中毒。其注入速度 120 mmol/h,血浆浓度 2~4 mmol/L 时,可发生枸橼酸盐过量。一过性的碱中毒,可用少量 0.2 mol/L 稀盐酸,或增加透析液流率来纠正。

【注意事项】 如同时应用钙剂,氯化钙应以 mmol/L 来表示,因其含水量不同,ml/h 易引起剂量误差。

用枸橼酸盐局部抗凝血液净化的注意事项:① 注意控制枸橼酸盐溶液、钙剂、透析液和置换液的流率。枸橼酸盐注入速度不能过高,尤其在伴有心、肝功能不全的患者。当血液进入透析器时,只要枸橼酸浓度保持在 2.5~5.0 mmol/L 时,即可在体外达到充分抗凝效果。如果要加大抗凝效果,不能通过加大枸橼酸根的输入速度,而应该降低血流量,增加体外循环血液中枸橼酸根浓度。② 有时需特殊透析液或置换液。③ 钙剂注入以外周另一静脉为佳,以防止静脉管路末段或留置导管堵塞。④ 透析过程中应密切观察,一旦出现四肢发麻、肌肉抽搐等低钙表现应调小枸橼酸钠输注速度或加快钙剂输注速度。

枸橼酸钠抗凝的关键是安全性监测。血清枸橼酸根浓度测定是最直接的方法,但临床难普及,使用枸橼酸钠抗凝时安全浓度为 0.5~0.8 mmol/L。最常用的方法是测定体内血清离子钙水平,正常 1.0~1.2 mmol/L。但是单纯监测离子钙水平,难以反映枸橼酸根的蓄积。也可用血清总钙/离子钙水平的比值作为判断标准,认为大于 2.5 mmol/L 即可能存在枸橼酸根的蓄积。也可将血气分析结果与血清离子钙水平的变化相结合，如果离子钙水平降低，而酸碱状况良好，说明补钙量不足，需要增加补钙量，如果离子钙水平的降低伴进行性加重代谢性酸中毒，则说明枸橼酸根蓄积，需降低枸橼酸根的输入速度。

硫酸鱼精蛋白 Protamine Sulfate

【分类】 参见“血液及造血系统药”。

【指征和剂量】 鱼精蛋白有硫酸盐和盐酸盐2种，前者常用，两者作用无显著差别。1 mg硫酸或盐酸鱼精蛋白相当于100抗肝素单位(AHIU)。在使用肝素1 h内，可静脉用1 AHIU的鱼精蛋白中和1 IU的肝素；此后鱼精蛋白应减半量；2 h后予1/4量。应用低分子量肝素时，用1～2倍的鱼精蛋白中和血循环低分子量肝素。在2 h内，1 IU的依诺肝素需2 AHIU的鱼精蛋白；而1 IU的那屈肝素、达肝素、亭扎肝素需1 AHIU的鱼精蛋白。2 h后，鱼精蛋白量减半。但由于低分子量肝素在循环中不断弥散，应每2～3 h再注射鱼精蛋白直至出血停止。如中和后，APTT正常，肝素浓度低或为零提示中和有效。如无进行性出血，无须再注射鱼精蛋白；如仍出血，再注射鱼精蛋白，鱼精蛋白量=血肝素水平(IU/ml)×血浆容量(ml)；低分子量肝素应再乘以中和系数。

【制剂】 针剂：每支50 mg/5 ml。

【作用机制】 鱼精蛋白主要是由精氨酸组成的多价阳离子物质，相对分子量4 529。通过其氨基与肝素的硫酸基结合，从而中和肝素，分离肝素和ATⅢ复合物。失活的复合物由巨噬细胞和网状内皮系统清除。

【禁忌证】 过敏者慎用。

【不良反应】 应用鱼精蛋白时2%～4%的患者发生过敏反应，既往应用鱼精蛋白过敏、输精管切除术后、鱼过敏的患者，以及用鱼精蛋白锌、胰岛素混合物治疗的糖尿病患者尤易发生。过敏反应为组胺大量释放所致，症状有潮红、皮疹、支气管痉挛、低血压、心动过缓等。1.5%的患者发生Ⅲ型变态反应，它因补体激活、TAX_2释放引起。该反应诱发肺高压、支气管收缩和心衰、白细胞和血小板减少。皮试和检测抗鱼精蛋白IgE敏感性差，并缺乏特异性。

【注意事项】 鱼精蛋白缓慢注射，<500 AHIU/min，对预防过敏反应是必要的。

(二)血液透析处方

血液透析 A 液

【商品名或别名】 A 浓缩透析液

【分类】 化学：醋酸盐、Na^{+}、Cl^{-}、K^{+}、Ca^{2+}、Mg^{2+}。治疗学：碳酸氢盐血液透析液。妊娠分类：A。

【指征和剂量】 根据治疗急、慢性肾功能衰竭和急性中毒的不同人工肾透析机型，按生产商要求制备。最终经透析机配比生成透析液后(需与 B 液混合)，其浓度应在下列范围(单位 mmol/L)：CH_3COO^{-} 2～10，Na^{+} 135～145，Cl^{-} 98～112，K^{-} 0～4，Ca^{2+} 1.25～2.0，Mg^{2+} 0.25～0.75。流率：标准透析治疗 500 ml/min，短时高效透析治疗 800 ml/min，缓慢低流率透析 50～300 ml/min。

【药动学】醋酸盐入血经肝脏代谢为碳酸氢根。

【作用机制】 透析治疗中与患者血液隔透析膜逆向流动，依据弥散原则迅速清除患者体内毒素，补充碳酸氢根，调节体内电解质平衡。

【相互作用】 透析治疗时须与血液透析 B 液在透析机内按比例混合成上述浓度后使用。透析过程中根据病情需要，可随时从血路中输入其他药物。

【不良反应】 因仍含有低浓度的醋酸盐，少数患者尤其老年、心功能不良者偶有醋酸盐不耐受反应。

【注意事项】 血液透析 A 液浓度配比必须根据透析机型和生产商产品说明要求进行投料生产。血液透析 A 液必须与血液透析 B 液在透析机内按比例混合，生成透析液后才能使用。商品血液透析 A 液多为粉剂，用前与透析反渗水临时配制，须注意不同透析机型有不同的配比。根据病情选用不同的透析流率。

【患者用药指导】 现醋酸盐透析已基本被碳酸氢盐透析取代，血液透析 A 液是后者的主要组成成分，因含醋酸，故病原菌不易生长。

血液透析 B 液

【商品名或别名】 B 浓缩透析液

【分类】 化学：碳酸氢钠。治疗学：碳酸氢盐血液透析液。妊娠分类：A。

【指征和剂量】 与血液透析 A 液共同用于碳酸氢盐血透治疗，不同透析机型用量不同，最终成品透析液内浓度为 HCO_3^- 27～35 mmol/L。流率见血液透析 A 液。

【药动学】 透析治疗中直接弥散入血，纠正代谢性酸中毒疗效好而快。

【作用机制】 见血液透析 A 液。

【相互作用】 透析治疗时必须与血液透析 A 液在透析机内按比例配制成碳酸氢盐透析液，其电解质最终浓度与正常血浆的浓度相似。

【不良反应】 无酸中毒的患者长时间透析治疗（如用血透抢救药物或毒物中毒的患者）时，有可能发生轻度碱中毒。

【注意事项】 血液透析 B 液必须透析治疗前临时用透析反渗水配制，如配制后放置时间过久，碳酸氢盐会形成二氧化碳挥发。配制时应充分溶解，但忌用温度过高的水。配制的容器应清洁，定期清洗。

【患者用药指导】 碳酸氢盐透析液大大降低了醋酸盐透析引起的心血管毒性，提高了血液透析患者的生活质量，是目前最广泛使用的透析治疗模式。

血液滤过置换液

【分类】 化学：Na^+、Cl^-、K^+、Ca^{2+}、Mg^{2+}，乳酸盐（商品）/HCO_3^-（自制）。治疗学：血液滤过补充液。妊娠分类：A。

【指征和剂量】 血液滤过（或透析滤过）治疗中滤出大量血浆水，该制剂用于补充其滤出液。商品置换液各种成分浓度（mmol/L）：Na^+ 135，Cl^- 108，K^+ 2.0，Ca^{2+} 1.25～1.75，Mg^{2+} 0.75，乳酸盐 33.75，葡萄糖 1.5 g/L。自制的置换液成分（mmol/L）：Na^+ 130～147，Cl^- 109～115，K^+ 2.0～4.0，Ca^{2+} 1.25～2.0，Mg^{2+} 0.5～0.75，HCO_3^- 28～36，葡萄糖 0～200 mg/L。可采用 Kaplan 配方或 Port 配方配制，但因钠含量较高，现一般用改良 Port 配方制备。第一组：等渗盐水 3 000 ml＋5％葡萄糖 1 000 ml＋10％氯化钙 10 ml＋50％硫酸镁 1.6 ml，根据需要加入 10％KCl。第二组：5％碳酸氢钠 250 ml。两组液体不能混合但可用同一通道同步输入。在线血液透析滤过机（on-line HDF）生产的置换液：电解质浓度与透析液相同。置换量根据治疗模式选择：血液透析滤过（HDF）/血液滤过（HF）20～25 L/次，连续性高容量血液滤过 6 L/h。

【药动学】 直接输入体内起作用。

【作用机制】 血液滤过是通过对流原理清除体内毒素,治疗过程需滤出大量血浆水,内含与体内血浆浓度相等的各种离子,商品置换液不含碳酸氢根,乳酸盐经肝脏代谢生成碳酸氢盐,补充丢失的碱基。

【相互作用】 含钙置换液与碳酸氢盐共存时间过长会形成碳酸钙沉积,影响治疗效果。

【不良反应】 置换量过大有可能发生内毒素引起的潜在感染;商品置换液含乳酸盐,严重乳酸酸中毒或肝功能衰竭患者使用时可加重酸中毒。

【注意事项】 透析单位自制的碳酸氢盐置换液分装两袋:碳酸氢钠为一袋,其余成分另装一袋,治疗时临时连接两袋,否则会形成碳酸钙沉积影响疗效。如为在线血液透析滤过(on-line HDF)生成的含碳酸氢盐置换液,最好存放不超过 4 h。无加热装置的血液滤过机,治疗时置换液需预先加温。

【患者用药指导】 血液滤过疗效与滤出的血浆水量有一定相关性,滤出量大,清除毒素、炎症递质效果好;严重的乳酸酸中毒患者用碳酸氢盐置换液纠正酸中毒效果更好。

(三)腹膜透析液

葡萄糖腹膜透析液 Glucose Peritoneal Dialysate

【商品名或别名】 Dianeal

【分类】 化学:透析液类。治疗学:血液净化用药。妊娠分类:B。根据腹透液所含葡萄糖浓度,有 1.5%、2.5%、4.25% 3 个品种。

【指征和剂量】 适合于各种需要腹膜透析治疗的急、慢性肾衰竭。

剂量:① 持续性不卧床的腹膜透析(CAPD),适用于慢性肾衰竭维持性透析。24 h 交换量 8 000 ml,白天交换 3 次,每次 2 000 ml,腹腔保留 4 h,晚上交换 1 次 2 000 ml,保留过夜 12 h。② 间歇性腹膜透析(IPD):白天 10 h交换 8 次,每次 1 000 ml,腹腔保留 1 h 左右。可透析 1 万 ml/d 以上。适用于急性肾衰竭或慢性肾衰竭诱导透析时。1.5%葡萄糖腹膜透析液成分:每 100 ml 含葡萄糖 1.5 g,氯化钠 538 mg,氯化钙 25.7 mg,氯化镁 5.08 mg,乳酸钠 448 mg,所含成分浓度为 Na^{+} 132 mmol/L,Ca^{2+} 1.25~

1.75 mmol/L，Mg^{2+} 0.5 mmol/L，Cl^- 96 mmol/L，乳酸根 40 mmol/L，pH 值 5.2(4.5～6.5)，渗透浓度 346 mmol/L。

【药动学】 给药途径为腹腔灌注。乳酸盐是目前腹透液中常用的碱基，进入腹腔通过腹膜在肝脏代谢产生碳酸氢盐与氢离子起缓冲作用。作为腹透液中渗透剂的高浓度葡萄糖进入腹腔后可以通过腹膜部分吸收，其吸收速度因个体腹膜性能不同而不同。通常腹透液在腹腔中停留 4 h 后，其中葡萄糖的 60%～80%通过腹透液被吸收入血。透析液中不含钾，因此血液中的钾可通过腹膜弥散至腹腔中，从而降低血钾。

【作用机制】 腹膜为半透膜，注入腹腔一定溶质浓度及高于血浆渗透浓度的透析液(此渗透浓度由葡萄糖产生)，可借助由腹膜分开的毛细血管内血浆及腹膜腔内的透析液中的溶质浓度梯度和渗透浓度梯度，通过弥散和渗透原理清除机体代谢废物和潴留的水分，清除的代谢废物和过多水分随透析液排出体外，同时平衡电解质，补充必需的物质。

【禁忌证】 本品本身无禁忌证，这里所述禁忌证主要指腹膜透析技术而言。其绝对禁忌证为：① 腹膜交换面积减少，如肠系膜大部分切除，腹膜先天性缺损，腹部手术致腹膜缺损，或腹膜广泛粘连、纤维化。② 严重慢性阻塞性肺病。相对禁忌证为：① 腹部手术 3 d 以内。② 腹腔内有炎症或局限性腹膜炎。③ 全身性血管疾病，如多发性血管炎综合征、全身性硬皮病、严重动脉粥样硬化等。④ 晚期妊娠或腹腔巨大肿瘤。⑤ 肠造瘘术或尿路造瘘术者。

【不良反应】 ① 采用高糖浓度(含糖>2.5%)腹透液时，有可能导致血糖增高，偶见严重者致高血糖高渗昏迷。需在腹透液中加胰岛素，一般剂量为胰岛素(U)∶血糖(g)＝1∶6～8。但胰岛素过多应用，可导致低血糖。② 长期应用者可能发生脂代谢紊乱，腹膜功能减退和腹膜硬化。

【注意事项】 ① 腹膜透析液的使用剂量及日交换次数应根据患者病情、身高、体重、腹膜清除及转运功能采取不同方案，并根据疗效及时调整。在专科医生指导下进行。② 对本身有糖尿病或糖耐量异常的患者，应定时检测血糖，若有血糖增高，必要时腹腔给胰岛素。③ 采用 1.25 mmol/L 低钙透析液治疗，同时口服碳酸钙，能有效防止高钙血症，降低钙磷沉积，低钙血症发生的风险不大。

【患者用药指导】 ① 严格按腹膜透析无菌操作程序进行腹透液的灌注及交换。经医师培训合格后进行。② 出现腹痛或透析液混浊、有异物等异常情况时,及时告诉医师。家中透析者,及时到医院专科门诊就诊。③ 定期门诊随访,了解肾功能、血电解质、血脂、血糖等指标,及时在医生指导下调整透析方案及必要的腹腔内给药。④ 定期到医院肾科测定腹膜功能。

氨基酸腹膜透析液 Amino Acid Peritoneal Dialysate

【商品名或别名】 Nutrineal

【分类】 化学:透析液类。治疗学:血液净化用药。妊娠分类:B。

【指征和剂量】 用于慢性腹膜透析患者严重营养不良及饮食供给失败者。多与其他腹透液交替使用。用量为2 000 ml,qd或bid。

【药动学】 给药途径为腹腔灌注,氨基酸通过腹膜吸收至体内,使蛋白质代谢趋向正氮平衡。

【作用机制】 基本同葡萄糖腹透液,仅改渗透剂葡萄糖为氨基酸,因此可提供营养。目前市售的氨基酸腹透液主要成分为:氨基酸11 g/L,Na^{+} 132 mmol/L,Ca^{2+} 1.25 mmol/L,Mg^{2+} 0.25 mmol/L,Cl^{-} 105 mmol/L,乳酸根40 mmol/L,pH为6.7,渗透浓度365 mmol/L。由于氨基酸分子量较葡萄糖小,故氨基酸透析液有效超滤时间短。

【禁忌证】 禁用于严重酸中毒,余同葡萄糖透析液。

【不良反应】 ① 血尿素氮升高。② 轻度酸中毒。

【注意事项】 ① 同葡萄糖腹透液。在医师指导下选用。② 定期复查血气分析,必要时口服碳酸氢钠纠正酸中毒。

【患者用药指导】 同葡萄糖腹透液。

六、治疗肾炎药

(一)糖皮质激素

泼尼松 Prednisone

【商品名或别名】 强的松,去氢可的松

【分类】 化学:激素类。治疗学:免疫抑制剂。妊娠分类:C。

【指征和剂量】 ① 临床诊断:原发性肾病综合征;狼疮性肾炎、系统性小血管炎肾病、过敏性紫癜性肾炎,有肾病综合征表现,或者尿蛋白较多者(>2 g/d)。首剂 1 mg/(kg·d),qd,早晨 1 次口服,共 6～8 周,以后每 2 周减原来剂量的 10%～20%,直至 5～10 mg/d 作为维持量,总疗程 1～1.5 年左右。② 病理诊断:微小病变,IgA 肾病、系膜增生性肾炎、局灶节段性肾小球硬化、膜性肾病、膜增生性肾炎,呈现有肾病综合征表现,或者尿蛋白较多者(>2 g/d),剂量 40～60 mg/d,早晨顿服,8 周后逐渐减量,每 2 周减 5 mg,减至 2.5～5 mg/d 为维持量,总疗程 1～2 年。③ 急进性肾炎(新月体性肾炎):常配合甲泼尼龙冲击疗法用药(见后)。泼尼松:首剂 1～1.5 mg/(kg·d),6～8 周左右减量,维持 10～12 个月以上。

【制剂】 片剂:每片 5 mg。

【药动学】 在肝内转化为泼尼龙才显活性,生理 $t_{1/2}$ 为 60 min。该药须在肝内将 11 位酮基还原为 11 位羟基后显药理活性,生理半衰期为 60 min。体内分布以肝中含量最高,依次为血浆、脑脊液、胸水、腹水、肾,在血中该药大部分与血浆蛋白结合,游离的和结合型的代谢物自尿中排出,部分以原型排出,小部分可经乳汁排出。该药可以通过胎盘和乳汁。假如乳母接受大剂量给药,则不应哺乳,防止药物经乳汁排泄,造成婴儿生长抑制、肾上腺功能抑制等不良反应。

【作用机制】 抑制免疫反应、非特异性抗炎作用、抑制醛固酮和抗利尿激素分泌和降低肾小球滤过屏障的通透性,减少蛋白尿。

【禁忌证】 严重感染、上消化道出血、精神分裂症、糖尿病等慎用或禁用。孕妇使用可增加胎盘功能不全、新生儿体重减少或死胎的发生率,动物试验有致畸作用,应权衡利弊一般不使用。

【相互作用】 ① 非甾体消炎镇痛药可加强其致溃疡作用。② 可增强对乙酰氨基酚的肝毒性。③ 与两性霉素 B 或碳酸酐酶抑制剂合用,可加重低钾血症,长期与碳酸酐酶抑制剂合用,易发生低血钙和骨质疏松。④ 与蛋白质同化激素合用,可增加水肿的发生率,使痤疮加重。⑤ 与抗胆碱能药(如阿托品)长期合用,可致眼压增高。⑥ 三环类抗抑郁药可使其引起的精神症状加重。⑦ 与降糖药如胰岛素合用时,因可使糖尿病患者血糖升高,应适当调整降糖药剂量。⑧ 甲状腺激素可使其代谢清除率增加,故甲状腺激素或抗甲状腺药与其合用,应适当调整后者的剂量。⑨ 与避孕药或雌激素制剂合用,可加强本品的治疗作用和减轻不良反应。⑩ 与强心苷合用,可增加洋地黄毒性及心律失常的发生。⑪ 与排钾利尿药合用,可致严重低血钾,并由于水钠潴留而减弱利尿药的排钠利尿效应。⑫ 与麻黄碱合用,可增强本品的代谢清除。⑬ 与免疫抑制剂合用,可增加感染的危险性,并可能诱发淋巴瘤或其他淋巴细胞增生性疾病。⑭ 可增加异烟肼在肝脏代谢和排泄,降低异烟肼的血药浓度和疗效。⑮ 可促进美西律在体内代谢,降低血药浓度。⑯ 与水杨酸盐合用,可减少血浆水杨酸盐的浓度。⑰ 与生长激素合用,可抑制后者的促生长作用。

【不良反应】 感染、消化性溃疡、药物性库欣综合征、股骨头无菌坏死、骨质疏松、精神症状、失眠、糖代谢异常等。

【患者用药指导】 用药不能随意增减或停药,减药要慢,疗程要长,早晨8时顿服不良反应可以减少。服药期间减少到公共场所,避免感染。

甲泼尼龙 Methylprednisolone

【商品名或别名】 甲基强的松龙,甲基泼尼松龙,美卓乐

【分类】 化学:激素类。治疗学:免疫抑制剂。妊娠分类:C。

【指征和剂量】 ① 急进性肾炎(新月体性肾炎)、狼疮性肾炎Ⅳ型活动期、系统性小血管炎肾病活动、难治性肾病综合征:可用冲击治疗 7~15 mg/(kg · d),总量 0.5~1 g/d,qd,静滴,3 d 为 1 个疗程,必要时可重复 1 次。冲击后用口服制剂,用法同泼尼松。② 有肝功能受损,可以应用甲泼尼松,代替泼尼松,与泼尼松的等效剂量为 4 mg(本品)=5 mg(泼尼松)。

【制剂】 片剂:每片 4 mg,16 mg。

【作用机制】 抑制免疫反应、非特异性抗炎作用、抑制醛固酮和抗利尿激素分泌和降低肾小球滤过屏障的通透性,减少蛋白尿。

【禁忌证】 严重感染、上消化道出血、精神分裂症、糖尿病等慎用或禁用。

【相互作用】 同泼尼松。

【不良反应】 感染、消化性溃疡、股骨头无菌坏死、精神分裂症、失眠、糖代谢异常等。

【患者用药指导】 配合医师做好适当隔离,避免交叉感染。

(二)免疫抑制剂

环磷酰胺 Cyclophosphamide (CTX)

【商品名或别名】 癌得星,Cytoxan

【分类】 化学：烷化剂类。治疗学：免疫抑制剂和抗肿瘤制剂。妊娠分类：D。

【指征和剂量】 反复发作或者激素依赖型，难治性肾病综合征、急进性肾炎和系统小血管炎肾损伤。狼疮性肾炎活动期，口服：1～2 mg/(kg·d)，bid，总量 6～8 g。静滴：0.6～1.0 g/次，1 次/月，累积剂量＜250 mg/kg。

【制剂】 注射粉剂：每瓶 500 mg。

【药动学】 口服易吸收，迅速分布全身，约 1 h 后达血浆峰浓度，在肝脏转化释出本品，其代谢产物约 50%与蛋白结合。按体表面积 1 次静注 1.6～2.4 g/m^2，血药浓度呈单相，半衰期为 7 h。可经肝降解，活性代谢产物仅少量通过血-脑屏障。经肾脏排出 70%～80%。该药可分泌到乳汁。

【作用机制】 该药是一种细胞周期非特异性烷化剂，主要作用于细胞周期的 S 期，影响 DNA 合成。其免疫抑制作用强而持久，能抑制体液免疫和细胞免疫反应，并能干扰回忆反应，能选择性地杀伤抗原致敏性淋巴细胞，抑制其转化为淋巴母细胞，它不仅能杀伤增殖期的淋巴细胞，对静止期的淋巴细胞也有影响。它对 B 细胞增殖的抑制作用较强，可使抗体生成减少。对 T 细胞不同亚群的敏感性不同，能改变 CD4/CD8 之值。还能诱发免疫细胞对特异性抗原的免疫耐受性。

【禁忌证】 严重骨髓抑制、严重肝功能异常、对该药过敏者、孕妇及哺乳期妇女禁用。

【相互作用】 本品可使血清中胆碱酯酶减少，使血清尿酸水平增高，因此，与抗痛风药如别嘌醇、秋水仙碱、丙磺舒等同用时，应调整抗痛风药物的剂量。此外也加强了琥珀胆碱的神经肌肉阻滞作用，可使呼吸暂停延长。本品可抑制胆碱酯酶活性，因而延长可卡因的作用并增加毒性。大剂量巴比妥类、皮质激素类药物可影响本品的代谢，同时应用可增加本品的急性毒性。

【不良反应】 骨髓抑制：白细胞减少最常见，最低值在用药后 1～2 周，多在 2～3 周后恢复。对血小板影响较小。可影响肝功能。胃肠道反应：包括食欲减退、恶心及呕吐，一般停药 1～3 d 即可消失。泌尿道反应：可致出血性膀胱炎，表现为膀胱刺激症状、少尿、血尿及蛋白尿，系其代谢产物丙烯醛刺激膀胱所致，但本品常规剂量应用时，其发生率较低。其他反应包括脱发、口腔炎、中毒性肝炎、皮肤色素沉着、月经紊乱、无精子或精子减少及肺纤维化等。

【注意事项】 静滴时要注意不要渗漏到血管外引起皮下组织坏死。

【患者用药指导】 用药时应多饮水,大剂量应用时更要注意,用药期间应定期检查白细胞、血小板和肝肾功能测定。避免感冒。

吗替麦考酚酯　Mycophenolate Mofetil

【商品名或别名】 霉酚酸酯,骁悉,Cellcept,MMF,麦考芬

【分类】 化学:烷化剂类。治疗学:免疫抑制剂。妊娠分类:D。

【指征和剂量】 狼疮性肾炎、肾病综合征、血管炎肾损伤。

1.0～3 g/d,bid,口服,3个月后减量,1 g/d,维持治疗6个月以上。

【制剂】 分散片:每片0.25 g,0.5 g。

【药动学】 口服后吸收迅速,并在肝脏内代谢为活性成分霉酚酸(MPA),口服平均生物利用度为94%,97%的MPA与血浆蛋白结合,主要经过葡糖醛酸转移酶代谢为MPA的酚化葡萄糖苷糖(MPAG),后者无药理活性,93%从肾脏排泄,6%经胆汁排泄,生物半衰期为16 h。肾功能的影响:当肌酐清除率＜25 ml/min时排泄减少,要减量用药。肝功能的影响:目前认为肝功能受损时,对本品代谢影响不大,因而不需要调整剂量。透析的影响:无论血液透析,还是腹膜透析对其影响均不大。该药可分泌到乳汁。

【作用机制】 本品选择性抑制单磷酸次黄嘌呤脱氢酶(IMPDH),由于淋巴细胞增殖需要通过经典途径从头合成嘌呤,缺乏补救途径,因此,本品对淋巴细胞增殖的抑制作用大大强于对其他细胞增殖的抑制作用。降低淋巴细胞内GTP和dGPT含量,生物效应为:① 腺苷酸/尿苷酸比例失调,影响DNA合成。② 在DNA合成期阻断细胞增殖,细胞数量减少。③ 影响G蛋白介导的细胞信号传导系统。抑制EB病毒诱导的B淋巴瘤原始淋巴细胞的增殖,减少淋巴瘤的发生。抑制单核细胞增殖、诱导分化,减轻炎症反应,抑制特异性抗体的产生,抑制黏附分子P-、E-和L-整合素、血管细胞黏附分子-1、VLA-4等的表达。体外研究发现,对部分细胞因子有影响,抑制平滑肌细胞、系膜细胞、成纤维细胞和血管内皮细胞的增殖,抑制某些病毒的复制:HBV、HIV、EB、单纯疱疹病毒和天疱疮病毒等,还可增强干扰素和其他抗病毒药的作用。

【禁忌证】 已发现对本品有过敏反应发生。因而对本品或MPA发生

过敏反应的患者不能使用。白细胞减少和肝功能异常者慎用。考来烯胺等影响 MPA 肠肝循环的药物可降低其血药浓度达 40%，避免与此类药物合用。孕妇禁用。

【相互作用】　阿昔洛韦与 MPAG 在肾小管竞争性排泌，与阿昔洛韦合用时可相互增加血液浓度分别达 10.6% 和 21.9%。含镁和铝的制酸剂可减少其吸收，避免合用。另外丙磺舒等抑制 MPAG 排泌，可明显提高其浓度。

【不良反应】　胃肠道反应：腹泻、恶心呕吐。感染：呼吸道和尿路感染。白细胞减少、贫血。肝功能异常。水肿、痤疮、皮疹。其他：减少抗巨细胞病毒抗体的产生。

【注意事项】　要坚持 3～6 个月以上的治疗。

【患者用药指导】　用药期间应定期检查白细胞、血小板和肝肾功能。避免感冒。

环孢素　Cyclosporine

【商品名或别名】　环孢菌素 A，山地明，新山地明，赛斯平，新赛斯平，田可，金格福

【分类】　化学：抗生素类。治疗学：免疫抑制剂。妊娠分类：C。

【指征和剂量】　难治性肾病综合征、微小病变肾病（MCD）、局灶节段肾小球硬化（FSGS）和膜性肾病（MGN）。

剂量：起始剂量：2～3 mg/(kg·d)，bid，根据蛋白尿消退情况可逐步增加剂量，不要超过 5 mg/(kg·d)，口服。疗程：MCD 1～3 个月；FSGS、MGN 3～4 个月。维持剂量：最小有效量，一般＜2 mg/(kg·d)，每月减 0.5 mg/(kg·d)，总疗程 1～2 年。

【制剂】　软胶囊：每粒 10 mg，25 mg，50 mg，100 mg。

【药动学】　口服吸收不规则、不完全，且对不同个体的差异较大。生物利用度约为 30%，但可随治疗时间延长和药物剂量增多而增加，在肝移植后，肝病或胃肠功能紊乱的患者则吸收可能减少。该药与血浆蛋白的结合率可高达约 90%，主要与脂蛋白结合。口服后达峰时间约为 3.5 h，全血的浓度可为血浆的 2～9 倍，成人的血浆 $t_{1/2}$ 为 19(10～27)h，而儿童仅约为 7(7～19)h。该药在血液中有 33%～47%分布于血浆中，4%～9%在淋巴细胞，5%～12%在粒细胞，41%～58%则分布在红细胞中。该药由肝脏代谢，

经胆道排泄至粪便中排出,仅有6%经肾脏排泄,其中约0.1%仍以原型排出。该药可分泌到乳汁。

【作用机制】 能特异性地抑制辅助性T淋巴细胞的功能,但并不影响抑制性T淋巴细胞,反而促进其增殖。其与环孢亲和素结合形成复合物,导致该神经蛋白活性受抑制,阻止白介素-2基因的转录,干扰抗原信息的传递以及白介素-2的产生。该药亦可抑制B淋巴细胞的活性,该药还能选择性抑制T淋巴细胞所分泌的γ-干扰素,亦能抑制单核、吞噬细胞所分泌的白介素-1。在明显抑制宿主细胞免疫的同时,对体液免疫亦有抑制作用。能抑制体内抗移植物抗体的产生,因而具有抗排斥的作用。该药不影响吞噬细胞的功能,不产生明显的骨髓抑制作用。

【禁忌证】 有病毒感染如水痘、带状疱疹等时禁用该药;对该药过敏者、肾纤维化和肾功能异常(移植肾除外)者、孕妇禁用。

【相互作用】 ① 该药与雌激素、雄激素、西咪替丁、地尔硫䓬、红霉素、酮康唑等合用,可增加该药的血浆浓度,因而可能使该药的肝、肾毒性增加。故与上述各药合用时须慎重,应监测患者的肝、肾功能及该药的血药浓度。② 与吲哚美辛等非甾体消炎镇痛药合用时,发生肾功能衰竭的危险性增加。③ 用该药时如输注贮存超过10 d的库存血或该药与保钾利尿剂、含高钾的药物等合用,可使血钾增高。④ 与肝酶诱导剂合用:由于会诱导肝微粒体的酶而增加该药的代谢,故须调节该药的剂量。⑤ 与肾上腺皮质激素、硫唑嘌呤、苯丁酸氮芥、环磷酰胺等免疫抑制剂合用,可能会增加引起感染和淋巴增生性疾病的危险性,故应谨慎。⑥ 与洛伐他汀(降血脂药)合用于心脏移植患者,有可能增加横纹肌溶解和急性肾功能衰竭的危险性。⑦ 与能引起肾毒性的药合用,可增加对肾脏的毒性。如发生肾功能不全,应减低药品的剂量或停药。

【不良反应】 ① 较常见的有厌食、恶心、呕吐等胃肠道反应,牙龈增生伴出血、疼痛,约1/3用药者有肾毒性,可出现血清肌酐、尿素氮增高、肾小球滤过率减低等肾功能损害,高血压等。牙龈增生一般可在停药6个月后消失。慢性、进行性肾中毒多于治疗后约12个月发生。② 不常见的有惊厥,其原因可能为该药对肾脏毒性及低镁血症有关。此外,该药尚可引起氨基转移酶升高、胆汁淤积、高胆红素血症、高血糖、多毛症、手震颤、高尿酸血症伴血小板减少、微血管病性溶血性贫血、四肢感觉异常、下肢痛性痉挛等。另外,有报告该药可促进ADP诱发血小板聚集,增加血栓烷 A_2 的释放和凝血活酶的生成，增强因子Ⅶ的活性，减少前列环素产生，诱发血栓形成。③ 罕见的有过敏反应、胰腺炎、白细胞减少、雷诺综合征、糖尿病、血尿等。各种严重的不良反应大多与使用剂量过大有关，防止反应的方法是经常监测该药的血药浓度，调节该药的全血浓度，使能维持在临床能起免疫抑制作用而不致有严重不良反应的范围内。有报道认为如在下次服药前测得的该药全血谷浓度为 100～200 ng/ml，则可达上述效应。如发生不良反应，应立即给相应的治疗，并减少该药的用量或停用。

【注意事项】 ① 用药中必须密切观察肾功能、血常规、肝功能变化，并且做相关处理。② 要定期检测环孢素血药浓度在非毒性水平。

【患者用药指导】 每天应定时服药，液体药物可用奶、巧克力奶或橙汁稀释后服用，但不要稀释太多，能够改善味道即可，用玻璃杯混匀后立刻饮用，不要放置，避免药物下沉不能完全服下。每人服药量变化较大，要定期检测血液中浓度。

他克莫司 Tacrolimus

【商品名或别名】 普乐可复，FK-506

【分类】 化学：大环内酯类。治疗学：免疫抑制剂。妊娠分类：C。

【指征和剂量】 指征同环孢素。

起始剂量：0.15～0.3 mg/(kg·d)，bid，口服，疗程 3～6 个月。

【制剂】 胶囊：0.5 mg，1 mg。注射液：5 mg/ml。

【药动学】 该药口服吸收生物利用度仅 17%左右，个体差异较大，口服 3 h 后可达高峰浓度，99%与蛋白质结合。全身组织均可分解代谢该药，主要通过细胞色素 CP-450(CYP3A)酶系统进行脱甲基作用或羟化作用而代谢，$t_{1/2}$在肝移植患者为 11.7 h，肾移植患者为 15.6 h，少于 1%以原型药物从胆汁、尿液及粪中排出。可分泌到乳汁。

【作用机制】 该药作用机制和环孢素相似，主要作用于辅助 T 细胞，其作用位点与环孢素不同，与本药结合蛋白形成复合，导致该神经蛋白的活性受抑制，抑制白介素-2 和 γ-干扰素的 mRNA 转录，同时还抑制白介素-2 受体的表达，但不影响抑制型 T 细胞的活化。在这种免疫抑制作用中，均有肽基脯氨酰顺反异构酶(旋转异构酶)作为同工酶参与，所以可使 β 细胞产生抗体的能力保持正常。其抑制效价是环孢素的 10～100 倍。

【禁忌证】 对该药和聚乙烯氢化蓖麻油过敏者禁用。孕妇禁用。肝功能异常者减量。

【相互作用】 避免与环孢素合用,否则会延长后者半衰期,从环孢素切换到该药治疗时,必须监测环孢素的血药浓度。钙拮抗药、抗真菌药、大环内酯类抗生素、胃肠动力药物和西咪替丁、溴隐亭、雌激素、甲泼尼龙、蛋白酶抑制剂可增加其血液浓度。苯巴比妥、苯妥英和利福平等可降低其血液浓度。

【不良反应】 失眠、头痛、震颤、多毛等,曾有引起心室肥大、室间隔增厚、心脏病变的报道,尤其在血药浓度过高的患儿中常见,对于高危患者建议用超声心动图监测,否则应考虑减量或停药。极少数患者发生急性溶血、高血糖、高血压等。

【注意事项】 该药注射液中含有聚乙烯氢化蓖麻油,可能引起过敏反应;应注意,注射时不能使用 PVC 塑料管。

【患者用药指导】 该药不受饮食影响,但每人服药后吸收不同,用药剂量变化较大,要定期检测血浓度。

苯丁酸氮芥　Chlorambucil

参见“抗肿瘤药”中烷化剂。

(三) 中　药

雷公藤多苷　Tripterygium Glycolsides

【商品名或别名】 雷公藤多甙

【分类】 化学:植物药类。治疗学:免疫抑制剂。妊娠分类:D。

【指征和剂量】 肾病综合征、慢性肾炎、IgA 肾病、狼疮性肾炎等。

30～90 mg/d,或 1～1.5 mg/(kg·d),tid,口服,疗程 3～6 个月。

【作用机制】 早期的实验发现,雷公藤能作用于淋巴细胞而对免疫系统起抑制作用,其中以对体液的免疫抑制作用较为显著。大量临床实验表明,本品能够抑制迟发性超敏反应,延长皮肤移植的存活期,抑制植物血凝素(PHA)刺激的淋巴细胞增殖反应,抑制 T 淋巴细胞的白介素产生能力,降低 T 细胞亚群中 CD4 细胞和 CD4/CD8 比值,提高 CD8 细胞;通过抑制 T 辅助细胞增强 T 抑制细胞功能,对细胞免疫呈现显著的抑制作用。能抑制免疫复合物的生成,干扰和减轻免疫复合物在肾上皮细胞基底部和连接处的沉积，抑制炎细胞浸润。此外，雷公藤可通过抑制抗体的产生，减少抗原抗体复合物的沉积，从而使补体激活减少，降低补体消耗，而且大量实验证明雷公藤不仅能抑制补体经典途径的激活，也能抑制补体旁路途径的激活。

【制剂】　片剂：每片 100 mg。

【禁忌证】　白细胞减少、肝功能异常者及孕妇。

【不良反应】　恶心、上腹部不适、嗜睡、白细胞和血小板减少、月经紊乱等。

【患者用药指导】　服药期间要定期检查肝功能、血常规，有效后不要突然停药，逐渐减药后停药。

第十一章　抗过敏药

苯海拉明　Diphenhydramine

【商品名或别名】　苯那君，苯乃准，可太敏，Theohydramine

【分类】　化学：乙醇胺类。治疗学：H_1受体阻滞剂。妊娠分类：B。

【指征和剂量】　① 皮肤过敏性疾病：如荨麻疹、虫咬皮疹、药疹、接触性皮炎等。② 过敏性鼻炎、支气管哮喘。③ 妊娠呕吐、内耳眩晕、晕动病、失眠等。④ 预防输血及血液代用品的反应。

口服：抗过敏，25～50 mg，bid 或 tid，饭后服。肌注或静滴：10～20 mg，bid。

【制剂】　片剂：每片 12.5 mg，25 mg。糖浆：每瓶 200 mg/100 ml。注射剂：每支 10 mg/ml。

【作用机制】　阻滞组胺对血管、胃肠道和支气管平滑肌的收缩作用，同时对中枢神经系统有较强的抑制，故有镇静作用和轻微的阿托品样作用。

【禁忌证】　对本品过敏者，驾驶员、高空作业、危险操作者，严重肝功能损害者慎用。

【相互作用】　本品与氨基糖苷类抗生素等有耳毒性的药物合用时，可掩盖或增强乙醇和其他镇静催眠药、阿片类镇痛药的中枢抑制作用，单胺氧化酶抑制药可增强本药的抗胆碱作用。

【不良反应】　嗜睡，较常见。头晕、口干、乏力，多不严重。过敏反应，皮疹、骨髓抑制，偶见粒细胞减少、贫血，多因长期服用。

茶苯海明　Theohydramine

【商品名或别名】　茶苯醇胺，乘晕宁，晕海宁，Dramamine

【分类】　化学：乙醇胺类。治疗学：H_1受体阻滞剂。妊娠分类：B。

【指征和剂量】　晕动病、妊娠、内耳炎、放射治疗、药物及手术后引起的恶心、呕吐。

25～50 mg,qd,bid 或 tid,口服(防治晕动病应在乘车、船、飞机前 0.5 h 服用)。

【制剂】 片剂：每片 25 mg,50 mg。

【作用机制】 对延脑催吐化学感受区有抑制作用,并可抑制内耳前庭器官对加速度刺激的敏感性,从而减少由运动所引起的迷路神经传入冲动。

【不良反应】 与苯海拉明同。

氯苯那敏 Chlorphenamine

【商品名或别名】 马来酸氯苯那敏,扑尔敏,氯屈米通,马来那敏

【分类】 化学：羟胺类。治疗学：抗组胺药。妊娠分类：B。

【指征和剂量】 用于各种过敏性疾病、虫咬、药物过敏等。与解热镇痛药配伍用于治疗感冒,还可预防输血反应。4 mg,tid。肌注、皮下注射：5～10 mg。

【制剂】 片剂：每片 4 mg。丸剂：每丸 2 mg。注射剂：每支 10 mg/ml,20 mg/2 ml。

【药动学】

给药途径	起始时间	峰值时间	维持时间
口服	15～60 min	3～6 h	6 h
肌注	5～60 min	3～6 h	6 h

【不良反应】 同苯海拉明。

【注意事项】 服药期间不可驾车或操作机器。

曲吡那敏 Tripelennamine

【商品名或别名】 苯吡二胺,去敏宁,吡乍明,Pyribenzamine Hydrochloride

【分类】 化学：乙二胺类。治疗学：抗组胺药。妊娠分类：C。

【指征和剂量】 用于过敏性皮炎、过敏性鼻炎、湿疹、哮喘及拔牙时局麻,也用于失眠、焦虑。

口服,成人 25～50 mg,tid 或 qid,饭后服。极量：600 mg/d。针剂：25～50 mg,bid,肌注或皮下注射;qd,静注。

【制剂】 片剂：每片 25 mg,50 mg。注射剂：每支 25 mg/ml。

【不良反应】 偶见粒细胞减少、头晕、恶心、食欲不振,局部用药可引起皮炎。

【注意事项】 注射液不可与氯霉素、苯巴比妥置同一容器,以免产生化学性混浊。服药期间不可驾车或操作机器。

安他唑啉 Antazolin

【商品名或别名】 安他心,安他林,安苯咪啉,敌安,Imidamine

【分类】 化学：乙二胺类。治疗学：抗组胺药。妊娠分类：C。

【指征和剂量】 用于抗过敏。

【制剂】 片剂：每片 100 mg。口服：100 mg,tid 或 qid。

【禁忌证】 心功能不全者慎用。

【不良反应】 长期服用可引起血小板减少性紫癜和粒细胞减少症。

异丙嗪 Promethazine

【商品名或别名】 盐酸异丙嗪,非那根,抗胺荨,盐酸普鲁米近

【分类】 化学：吩噻嗪类。治疗学：抗组胺药。妊娠分类：B。

【指征和剂量】 用于荨麻疹、哮喘等过敏性疾病、晕动症、妊娠呕吐。与氯丙嗪等配合用于人工冬眠。

肌注或静滴：儿童 0.5～1 mg/kg,成人 25～50 mg。口服：12.5～25 mg,qd,bid 或 tid。

【制剂】 片剂：12.5 mg,25 mg。注射剂：每支 25 mg/ml,50 mg/2 ml。

【禁忌证】 慎用于癫痫、肝、肾功能不全,及对吩噻类药物过敏者。

【不良反应】 体位性低血压、困倦、思睡、口干,偶有胃肠道刺激症状、皮炎,肌注有局部刺激。

【注意事项】 ① 避免与哌替啶、阿托品多次合用。② 服药期间避免驾驶车辆、高空作业和运动员参赛等。

阿司咪唑 Astemizole

【商品名或别名】 苄苯哌咪唑,息斯敏,西斯玛诺,Hismanal

【分类】 化学：H_1受体阻滞剂。治疗学：抗组胺药。妊娠分类：B。

【指征和剂量】 用于季节性过敏性鼻炎、常年性鼻炎、各型荨麻疹、湿疹、眩晕、过敏性结膜炎及其他过敏性疾病。

口服：成人 10 mg，qd。

【制剂】 片剂：每片 10 mg。口服液：含 2 mg/ml。

【药动学】

给药途径	起始时间	峰值时间	维持时间
口服	30 min	4～8 h	1～2 d

【禁忌证】 孕妇、哺乳期妇女慎用。

【不良反应】 长期服用可能会增加体重。超量服用可致心律失常、QT间期延长。偶见血管神经性水肿、支气管痉挛、光敏皮疹等。肝功能异常、低钾血症或正在服用可能延长 QT 间期药物的患者必须避免服用本品。

西替利嗪 Cetirizine

【商品名或别名】 赛特赞，仙特敏，Cetrizet，Zyrtec

【分类】 化学：哌嗪类。治疗学：抗组胺药。妊娠分类：C。

【指征和剂量】 急、慢性荨麻疹，湿疹，异位性皮炎，瘙痒性皮炎等。对过敏性鼻炎、枯草热、支气管哮喘、结膜炎等也有效。

口服：10 mg，qd。

【制剂】 片剂：每片 10 mg。

【药动学】

给药途径	起始时间	峰值时间	维持时间
口服	30 min	2 h	24 h

【禁忌证】 孕妇和哺乳期妇女禁用。12 岁以下儿童不宜服用。

【不良反应】 嗜睡、头痛、口干少见。

氯雷他定 Loratadine

【商品名或别名】 克敏能，开瑞坦，氯羟他定，克拉里定

【分类】 化学：H_1受体阻滞剂。治疗学：抗组胺药。妊娠分类：B。

【指征和剂量】 急、慢性特发性荨麻疹，花粉症，异位性皮炎，老年性瘙

痒,神经性皮炎,尿毒症性瘙痒症等。

【制剂】 片剂:每片 10 mg。糖浆:每瓶 100 mg/100 ml。

【药动学】

给药途径	起始时间	峰值时间	维持时间
口服	30 min	60～90 min	24 h

【禁忌证】 妊娠期与哺乳期妇女慎用。

【不良反应】 偶见头痛、头昏、乏力、口干、体重增加及胃肠不适。

赛庚啶 Cyproheptadine

【商品名或别名】 盐酸赛庚啶,赛根定,偏痛定,Periactione

【分类】 化学:H_1受体阻滞剂。治疗学:抗过敏药。妊娠分类:B。

【指征和剂量】 用于支气管哮喘、荨麻疹、湿疹、过敏性和接触性皮炎、皮肤瘙痒、过敏性鼻炎、偏头痛、原发性醛固酮增多症、库欣病、糖尿病等。

口服:成人 2～4 mg,tid 或 qid。库欣综合征:开始 8 mg/d,渐增至 24 mg/d。

【制剂】 片剂:每片 2 mg,4 mg。

【作用机制】 具有阻断组胺 H_1受体,轻、中度的抗 5-羟色胺和抗胆碱作用。尚有增强食欲、止吐、抗晕、镇静、催眠效应。并能抑制下丘脑促肾上腺激素释放因子,亦有一定的降血糖作用。

【禁忌证】 青光眼、尿潴留、消化性溃疡、幽门梗阻者禁用。年老体弱者慎用。

【不良反应】 嗜睡、口干、乏力、头晕、恶心等。

【注意事项】 服药期间应避免驾驶车轮及操作机器。

特非那定 Terfenadine

【商品名或别名】 敏迪,丁苯哌丁醇,得敏功,司立泰

【分类】 化学:H_1受体阻滞剂。治疗学:抗过敏药。妊娠分类:C。

【指征和剂量】 过敏性鼻炎、各种荨麻疹、湿疹等。口服:成人及 12 岁以上儿童 60 mg,bid;6～12 岁儿童 30 mg,bid;3～5 岁儿童 15 mg,bid。

【制剂】 片剂:每片 60 mg。

【药动学】

给药途径	起始时间	峰值时间	维持时间
口服	1～2 h	3～4 h	20～40 h

【作用机制】 高选择性外周 H_1 受体阻滞剂，阻滞白三烯和血小板激活因子作用，没有抗 5-羟色胺、抗胆碱能和肾上腺素能作用。

【禁忌证】 肝功能不全者禁用。孕妇及哺乳期妇女慎用。

【相互作用】 ① 不宜与红霉素、酮康唑、依曲康唑同时服用。② 能引起心律失常的药物不宜同用。

【不良反应】 偶见头痛、口干、胃肠不适、镇静、皮疹等。常量可引起尖端扭转型室速等恶性心律失常。大剂量使用可能产生心脏毒性，ECG 呈现 QT 延长或室性心律不齐。

【注意事项】 不宜与β受体激动剂长期联用。

咪唑斯汀 Mizolastine

【商品名或别名】 四治林，Mizollen

【分类】 化学：咪唑类。治疗学：抗过敏药。妊娠分类：C。

【指征和剂量】 ① 季节性过敏性鼻炎(花粉症)。② 常年性过敏性鼻炎及荨麻疹等皮肤过敏症状。

口服：成人 10 mg，qd。

【制剂】 片剂：每片 10 mg。

【禁忌证】 禁用于：① 严重的肝病，有晕厥病史。② 有严重的心脏病、心律失常、心电图异常(明显或可疑 QT 间期延长)。

【相互作用】 ① 不能与咪唑类抗真菌药(酮康唑)或大环内酯类抗生素(如红霉素、克拉霉素或交沙霉素)同时使用。② 慎与西咪替丁、环孢素和硝苯地平合用。

【不良反应】 ① 头痛、乏力、口干。② 胃肠功能紊乱。③ 焦虑、抑郁。

【注意事项】 ① 有心脏病、心悸的患者慎用。② 12 岁以下的儿童、孕妇(尤其在孕期前 3 个月)，以及哺乳期不建议使用。③ 驾驶员和进行复杂工作之前应检查个体反应。

【患者用药指导】 12 岁以下儿童不用。

去氯羟嗪 Decloxizine

【商品名或别名】 克敏嗪,克喘嗪

【分类】 化学:哌嗪类。治疗学:非茶碱类平喘药。妊娠分类:C。

【指征和剂量】 可用于支气管哮喘,对荨麻疹、皮肤划痕症和血管神经性水肿亦有一定疗效。

【制剂】 每片 25 mg,50 mg。

口服:成人 25~50 mg,tid。

【作用机制】 有较强的抗组胺和支气管扩张作用。轻度中枢抑制和抗胆碱作用。

【禁忌证】 孕妇及哺乳期妇女禁用。

【不良反应】 口干、嗜睡。

阿伐斯汀 Acrivastine

【商品名或别名】 新敏乐,敏使朗,Semprex

【分类】 化学:H_1受体拮抗剂。治疗学:抗组胺药。妊娠分类:B。

【指征和剂量】 用于组胺诱发的皮肤瘙痒、过敏性鼻炎、花粉症等,急慢性荨麻疹、皮肤划痕症、寒冷性荨麻疹。

口服:成人 8 mg,qd。

【制剂】 胶囊:每丸 8 mg。

【药动学】 口服吸收良好,30 min 起效,半衰期约为 1.5 h,维持时间 12 h。

【禁忌证】 过敏者禁服,肾功能不全者(肌酐清除率<50 ml/min)不用本品。哺乳期妇女及孕妇慎用

【不良反应】 嗜睡罕见,偶见药疹。无明显的抗胆碱或镇静作用。

【患者用药指导】 对从事高警觉性工作的人员避免服用。

苯噻啶 Pizotifen

【商品名或别名】 新度美安,Sandomigran

【分类】 化学:哌啶类衍生物。治疗学:抗组胺药。妊娠分类:C。

【指征和剂量】 用于急慢性荨麻疹、皮肤瘙痒症、血管神经性水肿、偏头痛、支气管哮喘等。

【制剂】 片剂:每片 0.5 mg。

【禁忌证】 年老、体弱及孕妇忌用。

【不良反应】【注意事项】 同赛庚啶。

【患者用药指导】 驾驶员、危险作业者不用。

苯茚胺 Phenindamine

【商品名或别名】 抗敏胺,酒石酸苯茚胺

【分类】 治疗学:抗组胺药。妊娠分类:C。

【指征和剂量】 用于各型荨麻疹。

口服:成人 25～50 mg,bid 或 tid。

【制剂】 片剂:每片 25 mg。

【禁忌证】 同苯噻啶。

【不良反应】 可有口干、失眠、食欲不振、恶心、胃肠不适,停药后即消失。

【注意事项】 本品对黏膜有刺激,应避免用于黏膜上。

【患者用药指导】 为避免失眠,睡前 6 h 内勿用本药。

布克力嗪 Buclizine

【商品名或别名】 安其敏,氯苯丁嗪,Bucladin-Softab,Longifene

【分类】 化学:哌嗪类。治疗学:H_1 受体阻断药。妊娠分类:C。

【指征和剂量】 用于皮肤黏膜变态反应疾病和瘙痒性皮肤病及多种原因引起的恶心、呕吐。

口服:成人 25～50 mg,tid。

【制剂】 片剂:每片 25 mg,50 mg。

【药动学】 起始时间 30～60 min,维持时间 16～18 h。

【禁忌证】 同苯噻啶。

【相互作用】 可与镇痛药配伍治疗偏头痛。

【不良反应】 常见嗜睡、眩晕等中枢抑制现象。

【注意事项】 对晕动病于启程前 30～60 min 服 50 mg,必要时 4～6 h 后重复给药。

【患者用药指导】 与镇痛药合用时可用 12.5 mg。较大剂量和较长时间服用本药,勿突然停药。

曲吡那敏 Tripelennamine

【商品名或别名】 去敏灵,扑敏宁,苄吡二胺,Pyribenzamine

【分类】 化学：乙二胺类。治疗学：抗组胺药。妊娠分类：B。

【指征和剂量】 用于过敏性鼻炎、湿疹、皮肤黏膜变态反应疾病和瘙痒性皮肤病。

口服：成人 25～50 mg，tid。

【制剂】 片剂：每片 25 mg，50 mg。

【不良反应】 可见嗜睡、口干、头晕和恶心；偶见粒细胞减少。

【注意事项】 同苯噻啶。

曲普利啶 Triprolidine

【商品名或别名】 刻免，盐酸曲普利啶胶囊

【分类】 化学：乙二胺类。治疗学：H_1 受体拮抗剂。妊娠分类：B。

【指征和剂量】 治疗各种过敏性疾患，包括过敏性鼻炎(慢性鼻炎、喷嚏、流涕等)、皮炎、荨麻疹、皮肤瘙痒、支气管哮喘及动植物引起的过敏。

口服：成人 1～2 粒，bid。

【制剂】 片剂：每片 25 mg。

【不良反应】 偶有恶心、倦乏。

【注意事项】 本药毒副作用极小，减量或停药后自行消灭。

第十二章　内分泌系统药

一、下丘脑-垂体前叶激素及有关药物

促皮质素 Corticotrophin

【商品名或别名】 ACTH，Cortrosyn，Cosyntropin

【分类】 化学：肽类。治疗学：垂体前叶激素。妊娠分类：C。

【指征和剂量】 本品主要用于：诊断垂体肾上腺皮质潜在功能及兴奋肾上腺皮质功能，预防肾上腺皮质萎缩。促皮质素（ACTH）兴奋试验：25 U溶于葡萄糖液中，静滴 8 h，正常人滴注当日 24 h 尿游离皮质醇和 17 羟皮质激素较对照日的基础值增加 2 倍以上。原发性皮质功能减退者无反应，继发性皮质功能减退者在滴注 3～5 d 后尿 17 羟皮质激素的排出量逐步增加，呈延迟反应。本试验还能区分皮质醇增多症的病理性质，双侧皮质增生，反应高于正常；皮质腺瘤，反应正常或增高，皮质腺癌无明显反应，异位 ACTH 综合征多数有反应。快速 ACTH 试验：合成的 $ACTH_{1-24}$ 25 U 静注或肌注，于注射后 0 min、30 min 及 60 min 采血查血浆皮质醇。

治疗剂量：成人 25～50 U/d，小儿 0.4 U/(kg·d)，溶于葡萄糖溶液中，缓慢静滴，维持 8～12 h。肌注治疗：成人 50～200 U/d，分 4 次注射；小儿 0.4～1.0 U/(kg·d)，分 4 次注射，长效制剂供肌注，成人 40～80 U，小儿 10～20 U，每 24～72 h 治疗 1 次。

【制剂】 粉针剂：每支 25 U，50 U。长效促皮质素锌注射剂：每支 40 U/ml，80 U/ml。长效促皮质素明胶注射剂：每支 40 U/ml，80 U/ml。$ACTH_{1-24}$ 注射剂：每支 0.25 mg/ml。

【药动学】 ACTH 易被蛋白分解酶破坏，不能口服。肌注 ACTH 或 $ACTH_{1-24}$，吸收较完全，由肝、肾摄取代谢。ACTH 生物半衰期约 20 min，细胞内作用时间长。肌注后 4 h 达到高峰，8～12 h 消失。静滴 ACTH20～25 U，起效快，能维持 8 h，可使肾上腺皮质功能达到最大兴奋状态。长效促

皮质素明胶制剂作用为18～20 h,锌制剂可达72 h。

【作用机制】 ACTH促进肾上腺皮质胆固醇酯酶活性,催化胆固醇转变为孕烯醇酮,增加皮质激素合成,促使皮质增生、肥大。药理剂量ACTH能促进糖皮质激素分泌增多,且肾上腺雄激素和盐皮质激素产生也增加。

【禁忌证】 严重高血压、低血钾、糖尿病、活动性结核、骨质疏松症患者及孕妇不宜使用。

【相互作用】 疑有腺垂体和肾上腺皮质功能减退者,进行诊断试验时,应用地塞米松1 mg/d可避免严重变态反应的发生,且不影响尿中激素代谢产物的测定。

【不良反应】 ① 与糖皮质激素相同,长期应用对水、盐代谢影响大。② 女性患者可出现多毛、痤疮、月经不调等。③ 可出现变态反应,如发热、皮疹、血管神经性水肿等。

【注意事项】 由于本品在肾上腺皮质功能正常时才能发挥作用,显效也较慢,不能作为应急使用。目前主要用于长期使用肾上腺糖皮质激素类药物撤药者,以加速恢复肾上腺功能。也可用于协助原发性和继发性肾上腺皮质功能减退症的鉴别诊断。

【患者用药指导】 本品不宜口服,且间接发挥作用,目前临床已少用。必须使用时,需严格遵守医嘱。

促甲状腺素释放素 Thyrotropin Releasing Hormone

【商品名或别名】 普罗瑞林,Protirelin,TRH

【分类】 化学:肽类。治疗学:下丘脑激素。妊娠分类:B。

【指征和剂量】 主要用于TRH兴奋试验。

用量:① 用于甲状腺功能亢进症的诊断:成人200～500 μg静注,儿童7 μg/kg,总量不超过500 μg。于0 min、15 min、30 min和60 min采血,检测促甲状腺激素(TSH)。正常人峰值出现于15～30 min,升高范围为5～25 mU/L。甲亢无反应,甲状腺功能正常的Graves病突眼半数无反应。② 用于区分原发性和继发性甲减:原发性甲减血TSH较高,予以本品后TSH进一步升高;继发性甲减患者,血TSH水平低,本品不能使TSH增加;下丘脑性甲减者,血TSH可降低或正常,本品使之增高,但反应可能延迟。③ 用于垂体瘤的辅助诊断:正常个体用本品后,血清泌乳素(PRL)升高,生长激素(GH)及促皮质素(ACTH)不升高。GH瘤的GH和ACTH

瘤的 ACTH 对本品刺激有反应。PRL 瘤的 PRL 以及 TSH 瘤的 TSH 对本品则无反应。

【制剂】 注射液：每支 200 μg/ml，500 μg/ml。

【药动学】 静注后可迅速被灭活，$t_{1/2}$ 仅为 4～5 min。

【作用机制】 作用于 TSH 细胞膜受体，激活腺苷酸环化酶，使 TSH 合成增加。

【禁忌证】 严重心肌损害和高血压患者禁用。

【相互作用】 ① 雌激素可增强垂体对本品的反应性，故妇女月经期的卵泡期，血 TSH 增高反应较男性大。② 有些药物如甲状腺激素制剂、抗甲状腺药物、左旋多巴及皮质激素对本品有干扰作用。

【不良反应】 约 30％的患者在本品注射后即出现心悸、血压升高、尿急、口内金属味、胃部不适、全身无力，一般在 2 min 内消失。

【注意事项】 正常男性随年龄增长，对本品反应性降低，而正常女性终生无变化，应用时需注意。

【患者用药指导】 宜在医生指导下使用。有高血压或心力衰竭者禁用此药。

促甲状腺素 Thyrotrophin

【商品名或别名】 重组人促甲状腺素，TSH，Thytropar，rhTSH

【分类】 化学：肽类。治疗学：垂体前叶激素。妊娠分类：C。

【指征和剂量】 ① TSH 试验：肌注或皮下注射 5 U/d，连续 3 d。观察注射前后甲状腺摄 ^{131}I 或血清甲状腺激素值。上述指标升高，说明甲状腺功能正常或继发性甲减，不增高者为原发性甲减。② 提高高分化甲状腺癌转移灶的摄碘功能：本品 5～10 U/d，皮下注射 3～7 d，再进行 ^{131}I 放射性治疗。

【制剂】 注射剂：每支 10 U。

【药动学】 本品可被蛋白分解酶破坏。$t_{1/2}$ 为 60 min，在肾脏中代谢，尿中排出完整本品量很少。

【作用机制】 本品作用于甲状腺细胞 TSH 受体，激活腺苷酸环化酶，通过增加 cAMP，促进甲状腺激素的合成与分泌。

【禁忌证】 冠心病患者禁用。过敏体质者慎用。

【相互作用】 同促甲状腺素释放素。

【不良反应】 可有恶心、呕吐、甲状腺疼痛、变态反应等,长期大剂量使用可导致甲亢。

【注意事项】 有肾上腺皮质功能减退者应与糖皮质激素合用。

重组人生长激素 Recombinant Human Growth Hormone

【商品名或别名】 rhGH,Somatotropin,思真

【分类】 化学:肽类。治疗学:垂体前叶激素。妊娠分类:B。

【指征和剂量】 ① 内源性生长激素不足导致的生长障碍:每周 0.5~0.7 U/kg 或 14~20 U/m²,皮下注射。② 先天性性腺发育不全(特纳综合征):建议 1 U/kg 或 28 U/m²,每周 1 次。③ 成人生长激素不足:建议最初 4 周内用量为每周 0.125 U/kg,4 周后剂量依有无不良反应和血胰岛素样生长因子(IGF)-1 水平决定。④ 大手术和烧伤:推荐量为 0.6 U/kg,可用 7 d。

【制剂】 注射(粉针)剂:每支 2 U、4 U(另含氨基已酸、无水磷酸钠等),附 1 支注射用水。

【药动学】 本品的 $t_{1/2}$ 为 20~25 min,由肝代谢。肌注或皮下注射,血清生长激素(GH)于 2~5 h 达高峰,维持有效水平达 24 h。皮下注射高峰维持时间较肌注长,分别为 4 h 和 2 h。

【作用机制】 GH 作用是间接通过 IGF-1 促进细胞生长及软骨合成。此外,本制剂还能促进糖、脂肪、蛋白质代谢。

【禁忌证】 颅内肿瘤、骨骺愈合、严重糖尿病患者禁用。有恶性肿瘤或恶性肿瘤倾向者需慎用。

【不良反应】 常见注射部位反应,半数患者出现抗体,疗效不受影响。少数患者用药期间出现甲状腺功能减退、高血糖。

【注意事项】 ① 有全垂体功能减退者,应同时给予甲状腺激素和肾上腺激素替代。② 治疗恶性肿瘤术后继发生长激素分泌不足,应密切观察复发征象。

【患者用药指导】 本品系生物工程产品,具有较好的安全性和有效性。但是并非所有身材矮小者均可使用,需要在医生指导下选择适应证。

生长抑素 Somatostatin

【商品名或别名】 奥曲肽(Octreotide),善宁(善得定,Sandostatin),思

他宁(Stilamin)

【分类】 化学：肽类。治疗学：下丘脑激素。妊娠分类：B。

【指征和剂量】 ① 肢端肥大症：初始量 0.05～0.1 mg，q8 h，皮下注射，适宜剂量一般为 0.2～0.3 mg/d，最大剂量不应超过 1.5 mg/d。本品治疗 1 个月后，如生长激素无下降，临床症状无改善，可考虑停药。② 胃肠胰内分泌肿瘤：初始量 0.05 mg，qd 或 bid，皮下注射，逐渐增加剂量至 0.2 mg，tid。③ 预防胰腺术后并发症 0.1 mg，皮下注射，tid，连续 7 d，首次注射应在术前至少 1 h。④ 食管胃底静脉曲张破裂出血：持续静滴 0.025 mg/h，最多治疗 5 d，剂量可达 0.05 mg/h。

【制剂】 注射剂：每支 100 μg/ml。

【药动学】 天然生长抑素 $t_{1/2}$ 较短，仅 1～3 min。其人工合成的八肽衍生物血浆蛋白结合率达 65%。给药后 30 min 血浆浓度达峰值，皮下给药后消除 $t_{1/2}$ 为 100 min。静注后，其消除呈双向性，$t_{1/2}$ 分别为 10 min 和 90 min。

【作用机制】 本品为多肽激素，能抑制生理性 GH 波动及各种刺激引起的 GH 释放，还能对大多数下丘脑和垂体激素、胃肠道激素乃至外分泌腺均有抑制作用，尚能抑制促甲状腺素释放素引起的促甲状腺素释放，肢端肥大症患者可使其泌乳素(PRL)释放减少。

【禁忌证】 对本品有过敏者禁用。

【不良反应】 ① 局部反应：注射部位短暂疼痛、针刺感或烧灼感伴红肿。② 胃肠道：胃部不适，恶心、呕吐、腹痛、腹泻、腹部压痛或腹肌紧张。③ 其他：高血糖或低血糖症、胆道结石、脱发或肝功异常。

【注意事项】 ① 治疗垂体瘤时，定期随访，避免肿瘤扩散。② 在胰岛素瘤患者中，该药对 GH 和胰高血糖素分泌的抑制大于对胰岛素的抑制，使低血糖发生率增加，应予注意。

【患者用药指导】 本品系注射制剂，需在专科医生严格监督下用药。

溴隐亭　Bromocriptine

【商品名或别名】 溴麦角隐停，吉瑞，Parlodel，Serocryptin

【分类】 化学：麦角衍生物。治疗学：多巴胺激动剂。妊娠分类：B。

【指征和剂量】 ① 特发性 PRL 血症引起的闭经溢乳综合征、月经稀少、不排卵月经周期、黄体功能不足及男子阳痿和少精子不孕症：开始 1.25 mg，qn；2～3 d 后增至 2.5 mg，bid。一般 7.5 mg 有效。② PRL 瘤：

微腺瘤内科治疗或巨大腺瘤术前用药或术后治疗残余瘤组织，治疗方法同上。剂量可达 10 mg/d。③ 肢端肥大症经手术、放疗未愈者：方法同上，剂量为 10～30 mg/d。④ 产后回乳：1.25～2.5 mg，bid，共 14 d。⑤ 伴高 PRL 血症的经前期紧张综合征：月经周期第 14 天开始，1.25～2.5 mg/d，月经来潮停药。⑥ 多囊卵巢综合征：2.5～7.5 mg/d，抑制促黄体激素(LH)分泌亢进，恢复垂体性腺轴功能，促使妊娠，并减少雄激素分泌，减轻多毛征。⑦ 乳腺增生症：1.25～2.5 mg，bid，经前期用药。⑧ 震颤麻痹症：2.5～10 mg，与左旋多巴或美多巴合用，后两者剂量可减少。⑨ 垂体选择性甲状腺激素抵抗综合征：5～20 mg，能抑制 TSH 分泌，使甲亢缓解。

【制剂】 片剂：每片 2.5 mg。

【药动学】 口服后经胃肠道吸收，1～2 h 血浆水平达高峰，$t_{1/2}$ 为 3 h，约 98%由胆汁和粪便排出，2%经尿液排出。

【作用机制】 本品为麦角衍生物，具有多巴胺激动剂作用，能降低 PRL 分泌。长期用本品治疗的 PRL 瘤细胞萎缩、坏死。正常情况下能刺激垂体分泌 GH，而对肢端肥大症则抑制 GH 的分泌。

【禁忌证】 严重冠心病、精神病、周围血管病、溃疡病、肝脏疾病患者禁用。孕妇慎用。

【不良反应】 ① 消化系统：恶心、呕吐、腹泻、便秘。② 中枢神经系统：头痛、失眠、倦怠、谵妄、精神错乱等。③ 心血管系统：偶有体位性低血压、心绞痛加重、心律失常等。④ 其他：小腿痛性痉挛、口内金属味、肝酶升高等。

【注意事项】 孕妇建议停药。妊娠期间如 PRL 瘤增大，应再用本品，可使瘤体缩小，产后应继续服药。对垂体选择性甲状腺激素抵抗综合征患者，本品效果并不确定。

【患者用药指导】 本品宜从小剂量开始。PRL 瘤者一般需要长期服药，如果肿瘤消失，可在医生指导下试行停用，若瘤体再次出现，宜重新使用。

赛庚啶 Cyproheptadine

【分类】 化学：麦角衍生物。治疗学：5-羟色胺拮抗剂。妊娠分类：B。

【指征和剂量】 ① 库欣病：不宜手术或术后未控制病情者，口服。成人 2～4 mg，tid；儿童 0.25 mg/(kg·d)。② 肢端肥大症：经手术或放疗未愈者，2 mg，qid，口服，最大剂量至 24 mg/d。

【制剂】 片剂：每片 2 mg。

【作用机制】 本品能抑制 ACTH 释放激素，降低 ACTH 分泌，并能抑制生长激素、释放激素(GHRH)，减少 GH 分泌。

【禁忌证】 青光眼、尿潴留及幽门梗阻者禁用。司机、高空作业及老年体弱者慎用。

【不良反应】 嗜睡、头昏、乏力及口干等。

【注意事项】 本品只可作为库欣病和肢端肥大症的辅助治疗药物。

二、促性腺激素释放激素类药

戈那瑞林 Gonadorelin

【商品名或别名】 GnRH

【分类】 化学：肽类(十肽)。治疗学：促性激素释放药。妊娠分类：X。

【指征和剂量】 ① 垂体兴奋试验以鉴别垂体性闭经与下丘脑性闭经：本品 100 μg 溶于无菌生理盐水 2 ml 内，静注，于注入前(0 min)，注入后 25 min、45 min、90 min、180 min 各取血测 LH、FSH 浓度。② 脉冲治疗下丘脑疾病所致无排卵及男性生精异常所致不育症：使用定时自动注射泵，每隔 90～120 min 静注或皮下注射 5～15 μg，昼夜不停。治疗期间需监测卵泡发育情况。

【制剂】 注射剂：每支 25 μg，100 μg。

【药动学】 静注后 $t_{1/2}$ 初始相为 2～10 min，终末相为 10～40 min，作用时间 3～5 h，在血浆中很快代谢为无活性的片段，经尿排出。

【作用机制】 促性腺素释放激素是下丘脑弓状核和视前区释放的一种多肽激素，它可经门静脉到达垂体前叶，使促性腺细胞分泌促黄体激素(LH)和促卵泡激素(FSH)。因该物质的促黄体生成激素的能力强于促卵泡激素的释放，故又称为黄体生成素释放激素(LHRH)。目前临床广泛应用的是人工合成的 LHRH，能够促使垂体合成、分泌 LH 和 FSH。大剂量应用 LHRH 受体拮抗剂后，通过竞争结合了垂体 LHRH 的大部分受体，而使 LH、FSH 的生成和释放呈一过性增强，但这种持续刺激导致受体的吞噬、分解增多,受体数减少,垂体细胞的反应下降,LH 和 FSH 的分泌能力降低。通过这种负反馈作用来抑制垂体功能,而起治疗作用。

【禁忌证】 孕妇禁用。对苯甲醇过敏者忌用。

【不良反应】 偶有注射部位瘙痒、静脉炎及全身性或局部性过敏、腹部或胃部不适、骨质疏松、血栓性静脉炎及性欲减退等。

【注意事项】 可有多胎妊娠、注射处炎症,偶有暂时性阴茎肥大。

【患者用药指导】 女性患者进行本试验时,最好避开月经期,选择卵泡早期最佳,对结果分析要结合月经周期的变化。儿童时期对 LHRH 兴奋试验无反应,如有反应则符合真性性早熟。

戈舍瑞林　Goserelin

【商品名或别名】 诺雷德,高瑞林,Zoladex

【分类】 化学:多肽(十肽)。治疗学:促性激素释放药。妊娠分类:X。

【指征和剂量】适用于可用激素治疗的前列腺癌及绝经前和绝经期的乳腺癌,也可用于子宫内膜异位症的治疗。腹前壁皮下注射埋植剂3.6 mg,1 次/28 d,必要时行局部麻醉。子宫内膜异位症患者的疗程为 6 个月。

【制剂】 缓释植入剂:每支 3.6 mg。

【药动学】 本品的生物利用度很高,每 4 周使用一注射埋植剂,可保持有效作用浓度,而无组织蓄积。与蛋白结合能力较差,在肾功能正常时,$t_{1/2}$ 为 2～4 h。肾功能不全患者 $t_{1/2}$ 可延长,但影响很小,没有必要改变用量。肝功能不全患者中,药代动力学无明显变化。

【作用机制】 为 GnRH 激动剂(GnRH－a)。作用机制同戈那瑞林。

【禁忌证】 已知对 LHRH 类似物过敏的患者、孕妇及哺乳期妇女禁用。有尿道阻塞和脊髓压迫倾向及代谢性骨病的患者慎用。

【不良反应】 偶有皮疹及皮下注射部位的轻度肿胀。男性患者可见潮红、性欲减退、乳房肿痛和硬结。治疗初期前列腺癌患者可有骨骼疼痛暂时加剧,尿道梗阻及脊髓压迫症状可见于个别病例。女性患者可见潮红、出汗、性欲下降、头痛、情绪变化、阴道干燥及乳房大小变化,治疗初期乳腺癌患者可出现症状加剧。

【注意事项】 用药前须排除妊娠可能。

【患者用药指导】 用药期间应采用非激素避孕措施。

亮丙瑞林　Leuprorelin

【商品名或别名】　醋酸亮丙瑞林，抑那通，Leuprorelin Acetate，Lucrin，Enantone

【分类】　化学：多肽（九肽）。治疗学：促性激素释放药。妊娠分类：X。

【指征和剂量】　① 子宫内膜异位症：成人1次/4周，皮下注射3.75 mg。如患者体重低于50 kg时，可以使用1.88 mg的制剂。② 伴有月经过多、下腹痛、腰痛及贫血等的子宫肌瘤：成人1次/4周，皮下注射3.75 mg。③ 绝经前乳腺癌，且雌激素受体阳性患者：成人1次/4周，皮下注射1.88 mg。④ 前列腺癌：成人1次/4周，皮下注射3.75 mg。⑤ 中枢性性早熟症：1次/4周，皮下注射30 μg/kg，根据患者症状可增量至90 μg/kg。

【制剂】　注射剂：每支1.88 mg，3.75 mg。

【药动学】　皮下注射后，1～2 d血药浓度达峰值，在4周内释放出一定量的主药，从而维持稳定的血药浓度。本药在体内水解生成4种代谢物，其原型药物及代谢产物通过尿液排出。

【作用机制】　为LHRH类似物，用药之初能刺激促性腺激素分泌，用药1周后随有活性的受体量减少，此作用减弱。治疗剂量可使子宫内膜异位症患者血清雌二醇下降至接近绝经期水平，使前列腺癌患者血清睾酮浓度降至去势水平。用药2～4周后，睾酮与双氢睾酮浓度降至去势水平，导致前列腺缩小。

【禁忌证】　对本制剂成分、合成的LHRH或LHRH衍生物有过敏史者，孕妇、可能怀孕的妇女或哺乳期妇女，有性质不明、异常的阴道出血者禁用。以下情况慎用：肾功能不全患者及老人；已存在由脊髓压迫或尿潴留引起的肾功能障碍者或者是有重新发作可能性的患者及高龄者；对含有明胶的药物或含有明胶的食物有过敏史者，例如有休克、过敏症状者。对早产儿、新生儿和乳儿的安全性尚未确定。

【不良反应】　内分泌系统：发热，颜面潮红，发汗，性欲减退，阳痿，男子女性化，乳房、睾丸萎缩，会阴不适等现象。肌肉骨骼系统：骨痛、肩腰四肢疼痛。泌尿系统：尿频、排尿障碍、血尿等。循环系统：血栓形成、心电图异常等。消化系统：恶心、呕吐、食欲减退等。过敏反应：皮疹、瘙痒等。注射局部：疼痛、硬结、发红。神经系统：抑郁、困倦、发冷、疲倦、眩晕、抑郁。其他：浮肿、胸部压迫感、体重增加、视觉障碍、听力衰退、耳鸣、头部多毛、血尿酸、尿素氮及肝酶上升等。

【注意事项】 ① 初次给药应从月经周期的1～5 d 开始。② 用药初期,由于高活性 LHRH 衍生物对垂体-性腺系统的刺激作用,原有临床症状可短暂加重,应对症处理,继续用药上述现象可完全消失。③ 用药初期可有骨痛加剧、尿潴留、脊髓压迫症状。④ 给药过程中如肿瘤增大,临床症状未见改善时应终止治疗。⑤ 长期给药或再次给药时,应检查骨密度。⑥ 只皮下给药,静注可诱发血栓。

【患者用药指导】 治疗期间需采用非激素方法避孕。皮下注射宜用粗针头,经常更换注射部位,用药后勿搓揉注射部位。本品为缓释制剂,作用持续 4 周,遵守 1 次/4 周的给药方法。

曲普瑞林 Triptorelin

【商品名或别名】 达菲林,达必佳,6-D-色氨酸戈那瑞林,色氨瑞林,醋酸曲普瑞林,Triptorelin Acetate,Gonadoliberin,Decapeptyl

【分类】 化学:多肽(十肽)。治疗学:促性激素释放药。妊娠分类:X。

【指征和剂量】 ① 晚期激素依赖性前列腺癌的对症治疗及激素依赖性前列腺癌的临床诊断。注射剂:开始 0.5 mg,qd,皮下注射,连续 7 d,然后以 0.1 mg/d,皮下注射维持。② 用于体外受精术(IVF)、配子输卵管内移植(GIFT)和无辅助治疗方法的促卵泡成熟等。注射剂:开始 0.5 mg,qd,皮下注射,连续 7 d,然后以 0.1 mg/d,皮下注射维持。③ 子宫内膜异位症和手术前子宫肌瘤的治疗。④ 促排卵,治疗妇女不育症(与 HMG、HCG、FSH 配合使用):皮下注射,qd,0.1 mg,于月经周期第 2 天开始,qd,0.1 mg,连续 10～12 d。治疗期间密切监测性激素血清水平。控释剂:肌注 3.75 mg/4 周,妇女治疗期不超过 6 个月。

【制剂】 控释注射剂:每支 3.75 mg。达必佳:0.1 mg。

【药动学】 本品口服不能发挥其生物学效应,由肝、肾共同清除。静注后,在健康人中本品分布、清除及相应的 $t_{1/2}$ 接近 6 min、45 min 和 3 h。皮下给药能迅速吸收,经 15 min 血浓度达峰值,1 h 达最大效应,$t_{1/2}$ 为 12 h。肌注缓释剂型后,药物首先经历一个初始释放阶段,随后进入有规律的均匀释放阶段,持续释放 28 d。

【作用机制】 本品系合成的戈那瑞林的类似物,是将天然分子结构中的第6个左旋氨基酸(甘氨酸),以右旋色氨酸取代。本品作用与戈那瑞林相同,但其血浆 $t_{1/2}$ 延长且对戈那瑞林受体的亲和力更强,因此本品成为戈那瑞林受体的强力激动剂。本品可抑制两性垂体促性腺激素的分泌亢进,表现为雌二醇或睾酮的分泌的抑制、LH峰值降低以及身高年龄/骨龄比例的提高。

【禁忌证】 对本品任何成分过敏或对戈那瑞林及其类似物过敏的患者,孕妇,睾丸切除术后、非激素依赖性的前列腺癌或前列腺切除手术后的患者禁用。在治疗期间,若患者发现已怀孕,应停止使用本品。

【不良反应】 由于激素的产生被抑制而可能引起的药理副作用包括:男性:热潮红、乳房发育、睾丸萎缩、勃起功能障碍及性欲减退。女性:热潮红、阴道干涩、交媾困难及由于雌激素的血浓度降低至绝经后的水平所可能引起的轻微小梁骨基质流失。一般在治疗停止后6~9个月均可完全恢复正常。其他少见的副作用:注射部位局部反应、过敏症状(发烧、发痒、出疹、过敏反应)、出血斑、头痛、疲惫、抑郁、肝酶升高、感觉异常、视觉障碍、血栓性静脉炎及睡眠紊乱,一般比较温和,停药后将会消失。男性前列腺癌患者治疗初期,随着血睾酮水平一过性升高,部分患者可见尿路症状、骨转移造成骨痛、椎骨转移造成的脊髓压迫等症状加重,1~2周后这些症状会消失。女性在治疗初期,由于血浆雌二醇水平一过性增高,出现骨盆疼痛、痛经加重,1~2周后消失。第1次注射后1个月内可能出现子宫出血。儿童治疗期间,可导致女孩出现少量阴道出血。

【注意事项】 治疗期间应密切监测血睾酮水平,不应高于1 ng/ml。女性患者在治疗期间不得使用雌激素类药物。治疗子宫肌瘤时,须经常使用如超声影像技术的方法测量子宫及肌瘤的大小。

【患者用药指导】 在用药前应确认没有怀孕。女性应采用激素药物以外的方法避孕。不应在哺乳期使用。

三、神经垂体激素及尿崩症治疗辅助药

加压素 Vasopressin

【商品名或别名】 抗利尿激素(ADH),鞣酸加压素,长效尿崩停,去氨加压素(Desmopressin/DDAVP),醋酸去氨加压素(弥凝,Minirin),垂体后

叶粉

【分类】 化学：肽类。治疗学：抗利尿激素。妊娠分类：C。

【指征和剂量】 ① 尿崩症诊断：A. 禁水加压试验：禁水 4～18 h，尿渗压达高峰平顶时，继续禁水至尿渗压不增加，皮下注射加压素 5 U，正常人尿渗压不升高，垂体性尿崩症者用药后尿渗压进一步上升。B. 高渗盐水试验：正常人静滴高渗盐水后，抗利尿激素(ADH)释放，尿量减少，尿比重上升。垂体性尿崩症者无此反应，静注加压素 0.1 U 后，尿量和尿比重与正常人相同。② 尿崩症治疗：A. 水加压素为短效制剂，肌注或皮下注射 5～10 U，q3 h～q6 h。B. 油剂鞣酸加压素为长效制剂，肌注 2.5～5 U，每 72 h 注射 1 次。C. 赖氨酸加压素为短效喷鼻腔用，q4 h～q6 h 向一侧或两侧深部鼻腔内喷 3～4 下。D. 醋酸去氨加压素是长效、人工合成同类物，静注：10～40 mg/d，鼻腔深部滴入，或成人 1～4 μg，儿童 0.2～1.0 μg，qd 或 bid，静滴，或口服 100～200 μg，tid，最大量 1 200 μg。E. 垂体后叶粉 30～60 mg，bid 或 qid。③ 胃肠道出血治疗：对食管胃底静脉扩张出血及结肠憩室出血效果好，胃或小肠黏膜损伤出血效果差，加压素静滴，0.1～0.5 U/min。或去氨加压素 0.3 μg/kg，静滴。④ 遗尿症治疗：弥凝 0.2～0.4 mg，qn，口服。

【制剂】 垂体后叶粉：每瓶 1 g。鞣酸加压素：100 U/5 ml。醋酸去氨加压素注射剂：每支 4 μg/ml。片剂：每片 0.1 mg，0.2 mg。

【药动学】 本品可供肌内、皮下、静脉、鼻腔或口服给药，$t_{1/2}$ 为 20 min，口服制剂抗利尿作用可达 8 h。药物在肝及肾内降解，以加压素原型排出量极少。

【作用机制】 本品具有抗利尿和加压作用，作用于 V_1 受体，激活血管收缩；作用于 V_2 受体，产生抗利尿效应。垂体后叶素中含加压素和催产素。加压素主要用于诊断和治疗尿崩症。

【禁忌证】 冠心病、心肌梗死、心力衰竭、高血压和肺心病患者禁用。婴儿及老年患者、有体液或电解质代谢紊乱者，可疑颅压增高者慎用。

【相互作用】 吲哚美辛能加强患者对本药的反应。三环类抗抑郁药、氯丙嗪、卡马西平等可增加抗利尿作用并可引起体液潴留。

【不良反应】 可出现恶心、呕吐、头痛、腹部痉挛或变态反应，剂量大可致水潴留和低钠血症。上述情况发生时应停用或减量。

【注意事项】 鼻腔充血或慢性鼻炎者鼻腔给药效果不佳。

【患者用药指导】 ① 用药过程中不应大量饮水，以防止水潴留中毒。② 同时合并应用氯丙嗪、卡马西平或吲哚美辛等制剂者，需减少本药的剂量。

氢氯噻嗪　Hydrochlorothiazide

【商品名或别名】 双氢克尿噻，双氢氯噻嗪

【分类】 化学：噻嗪类。治疗学：利尿剂。妊娠分类：B。

【指征和剂量】 尿崩症，50～75 mg/d，分 2～3 次口服。其他用药指征见泌尿系统用药部分。

【制剂】 片剂：每片 25 mg，50 mg。

【作用机制】 本品为利尿剂，其机制可能是尿中排钠增加，引起体内缺钠，肾近曲小管重吸收钠增加，到达远曲小管的原尿减少，尿量降低。可治疗轻症中枢性尿崩症，也是对肾性尿崩症唯一有效的药物。

【禁忌证】【相互作用】【不良反应】【注意事项】【患者用药指导】 见“利尿药”。

卡马西平　Carbamazepine

【商品名或别名】 痛痉宁，酰胺咪嗪

【分类】 化学：咪嗪类。治疗学：抗癫痫药。妊娠分类：D。

【指征和剂量】 ① 中枢性尿崩症：口服 200～300 mg，bid 或 tid。② 其他用药指征见抗癫痫药物部分。

【制剂】 片剂：每片 100 mg，200 mg。

【作用机制】 本品有抗惊厥作用，为抗癫痫药。其抗利尿作用可能是促进内源性抗利尿激素释放或使其对肾脏的敏感性增强，重建渗透压感受器的结果，对轻型尿崩症有效。

【禁忌证】【相互作用】【不良反应】【注意事项】 见“抗癫痫及抗震颤麻痹药”。

【患者用药指导】 ① 本品系中枢性尿崩症的辅助用药，对完全性和严重的尿崩症以及肾性尿崩症效果欠佳。② 本药与水杨酸类、抗溃疡药物镇静剂、抗凝剂以及性激素等药物之间有明显的相互作用，使用中需接受医生的具体指导。

四、甲状腺激素、抗甲状腺药和有关制剂

左甲状腺素 Levothyroxine

【商品名或别名】 左甲状腺素(L－T_4),雷替斯(Letrox),优甲乐(Euthyrox)

【分类】 化学:左旋甲状腺素钠。治疗学:甲状腺激素。妊娠分类:A。

【指征和剂量】 ① 原发性甲减:克汀病、幼年型及成年型甲减需要甲状腺激素替代治疗。除暂时性甲减短时间给药外,其他类型甲减要终身治疗。青年或病情较轻者本品开始即可给予治疗量,即 1.5～1.7 μg/(kg·d),或 50～150 μg/d,最大不超过 200 μg/d。新生儿初始剂量 25 μg/d,以后加至 50 μg/d。1 岁以上儿童平均用量 4～6 μg/kg。替代治疗的调整,应维持血清甲状腺素(T_4)及促甲状腺素(TSH)在正常范围内,儿童另需观察其生长发育情况。老年患者以及有心血管系统疾病患者,需从小剂量开始,如 12.5～25 μg/d,以后每 2～4 周增量 1 次,每次增加 25 μg,并根据甲状腺激素和 TSH 检测结果逐渐调整到最适剂量。② 黏液水肿性昏迷:如患者不能口服,应静脉给药。首先予以本品 300～400 μg 负荷量,以后 50 μg/d,病情改善后改为口服。甲状腺片只能口服。③ 单纯性甲状腺肿:本品开始 50～100 μg/d,逐渐增至 100～200 μg/d。停药后如甲状腺肿复发,可以再用。④ 甲状腺癌手术后:应终身服用,以 TSH 分泌受抑为标准。剂量应较常规量增大约 50%。⑤ 继发性甲减:使用方法同原发性甲减,但需同时或首先给予糖皮质激素,宜根据游离甲状腺素(FT_4)结果调整剂量。

【制剂】 片剂:每片 25 μg,50 μg,100 μg。注射剂:每支 100 μg/ml,200 μg/2 ml,500 μg/5 ml。

【药动学】 本品为人工合成的甲状腺激素,性质稳定,起效缓,$t_{1/2}$ 长($t_{1/2}$ 为 6～7 d),口服即可。

【作用机制】 本药游离形式通过被动扩散和与细胞膜受体结合进入细胞,T_4 在细胞内转变为三碘甲状腺素(T_3),T_3 转运至细胞核内,与高亲和性、特异性 T_3 受体结合,通过调节特异性基因表达和蛋白质翻译。

【禁忌证】 糖尿病、高血压、心绞痛、冠心病和快速型心律失常者应慎

重使用，病情严重者禁用。

【相互作用】 ① 与抗凝药（双香豆素）等合用，可使后者在血中的游离激素浓度增加。② 酶诱导剂如利福平、卡马西平、苯巴比妥等可加速甲状腺素代谢，使血清有效浓度减低。③ 苯妥英钠可降低甲状腺素与血浆蛋白的结合，增强后者的作用。④ 考来烯胺或考来替泊可降低甲状腺素的作用，二药合用应间隔 4～5 h。⑤ 与拟交感药或三环类抗抑郁药合用时，可增加甲状腺素作用。⑥ 甲状腺素和升压药同用时，易诱发心律失常。⑦ 食物对本药的吸收具有干扰作用。

【不良反应】 ① 交感神经兴奋症状：剂量过大可出现心悸、心动过速、多汗、双手震颤、消瘦等。② 心血管系统：老年或严重甲亢初始量过大时，可出现心律失常、心力衰竭。③ 骨骼系统：婴幼儿过量除产生甲亢症状外，还促进骨骼提前成熟和颅缝过早闭合。

【注意事项】 ① 成人甲减用药在 3 个月内逐步加至足量；新生儿初始剂量要大，要求在 2～4 周内达到治疗剂量；儿童初始量可酌情加大，加药过程可缩短。② 老年及病情重的患者应从小剂量开始，初始用药量宜小，加量应缓慢，为通常剂量的一半。③ 同时应用酶诱导剂的患者需适当增加甲状腺素的剂量。④ 国内现在尚无注射剂型供应。

【患者用药指导】 ① 除暂时性甲减，各型甲减均应终身服药。② 妊娠合并甲减应服用本品常规替代治疗，妊娠中晚期需增加约 1/3 的剂量，并在整个妊娠期间使甲状腺功能维持在正常或正常上限。③ 甲减引起的血脂异常，有时需要同时调脂治疗，病情缓解，血脂正常后，可考虑停调脂药物。④ 进食影响药物的吸收，故主张在睡前或早晨空腹时服用。

甲状腺片　Thyroid Tablets

【商品名或别名】 干甲状腺片

【分类】 化学：三碘甲腺原氨酸和四碘甲腺原氨酸。治疗学：甲状腺激素。妊娠分类：A。

【指征和剂量】 ① 各型甲状腺功能减退：初始剂量 10～40 mg，qd，口服，以后逐渐增加用药量，每 2 周增加 20～40 mg，极量为 160 mg/d。② 黏液性水肿：口服 15～30 mg/d，以后逐渐增加至 90～180 mg/d，病情改善后维持剂量为 60～120 mg/d。③ 单纯性甲状腺肿：开始 40～60 mg/d，逐渐增至 120～160 mg/d。疗程为 3～6 个月。④ 呆小症：1 岁以内 8～15 mg/

d,1～2 岁 20～45 mg/d,2 岁以上 30～120 mg/d。⑤ 甲状腺癌手术后：同左甲状腺素(L－T_4),1 mg 甲状腺片基本上相当于 1 μg 的 L－T_4。

【制剂】 片剂：每片 40 mg。

【药动学】 主要成分是甲状腺激素,含甲状腺素(T_4)和三碘甲腺原氨酸(T_3)等。$t_{1/2}$受甲状腺功能影响。正常 T_4 的 $t_{1/2}$ 为 6～7 d,T_3 为 1～2 d,甲亢 T_4 为 3～4 d,T_3 为 1～4 d。

【作用机制】【禁忌证】【不良反应】 同左甲状腺素。

碘塞罗宁 Liothyronine

【商品名或别名】 碘甲腺氨酸,三碘甲腺原氨酸(T_3)

【分类】 化学：三碘甲腺原氨酸。治疗学：甲状腺激素。妊娠分类：A。

【指征和剂量】 ① 甲状腺抑制试验：本品80～100 μg/d,分 3～4 次口服,共 8 d,用药前后测甲状腺摄碘率,或 100 μg/d,2 周,用药前及最后 1 d 查血清甲状腺素(T_4),正常人用药后摄碘率和血清 T_4 比用药前下降 50%以上,甲亢患者不被抑制或抑制不完全。② 甲状腺功能减退危象的治疗：本品 20～60 μg,q8 h～q12 h,口服。③ 甲状腺癌核素扫描或治疗：患者在接受甲状腺素或甲状腺片治疗过程中,若病情复发或疑有转移者,需行核素扫描检查或^{131}I 治疗,此时,可停用原治疗药物,短期改用本制品,然后再停药检查或治疗。

【制剂】 片剂：每片 20 μg。注射剂：每支 20 μg。

【药动学】 人工合成品。作用快、强,维持时间短。口服 1～3 d 起效,停药后作用维持 1～5 d,$t_{1/2}$ 为 33 h。因对甲状腺激素影响大,难以掌握合适用量,因而不作为甲减替代治疗的常规用药,适合于诊断用药。

【作用机制】【禁忌证】 同左甲状腺素。

甲巯咪唑 Thiamazole

【商品名或别名】 甲硫咪唑(Methimazole,MMI),他巴唑(Tapazole),赛治(Thyrozol)

【分类】 化学：咪唑类。治疗学：抗甲状腺药。妊娠分类：D。

【指征和剂量】 ① 一般内科治疗：A. 经典服药法：本品 30～40 mg/d,分 2～4 次口服。重度甲亢,本品 30～60 mg/d,分 3～4 次口服。至症状缓解或甲状腺激素恢复正常时减量，最后以 2.5～10 mg/d 维持治疗 1.5～2 年。B. 小剂量一次性服药法：只适用于咪唑类抗甲状腺药物（ATD），因为其在甲状腺内的有效浓度可达 24 h 以上。方法是：本品 15 mg，qd，口服，然后再减量，并以 2.5～5 mg/d 维持 1.5～2 年。C. 抑制替代治疗法：整个疗程中 ATD 剂量不变。即本品 30～40 mg/d，分次口服，4～8 周后复查甲状腺激素，若 T_3、T_4 已正常，则加用左旋甲状腺素（L－T_4）或甲状腺片，L－T_4 剂量为 125 mg/d 或甲状腺片 60～80 mg/d。此疗法可减少患者的就诊次数以及药物性甲减的发生率，为英国医生所推崇。甲亢症状控制后逐渐减至最小维持量，2.5～10 mg/d，疗程为 1 年半左右。儿童初始剂量 0.4 mg/(kg・d)，维持量可酌减。② 甲状腺危象：需加大剂量，60～120 mg/d，分 3～4 次口服。如果患者不能口服，可鼻饲或肛门给药。肛门给药制剂：1 200 mg 本品，溶解 12 ml 水中，加入 2 滴山梨醇脂肪酸（乳化剂）与可可乳混合液，加热至 37℃，搅拌成水乳剂，注入 2.6 ml 栓剂模中，冷却。③ 甲亢 ^{131}I 治疗辅助用药：严重甲亢伴有甲亢性心脏病时，宜先用该药控制甲亢症状，剂量同一般甲亢的治疗，本品需要在 ^{131}I 治疗前 3～7 d 停药。④ 甲亢外科术前准备：手术前服用本品使甲亢控制，剂量同一般甲亢的治疗，血游离甲状腺素（FT_4）、游离三碘甲状腺原氨酸（FT_3）降至正常（约 6 周），可于术前 3～5 d 停药。

【制剂】 片剂：每片 5 mg，10 mg。

【药动学】 口服后完全被吸收，t_{max} 为 2 h，$t_{1/2}$ 为 6～13 h。吸收药物主要聚集在甲状腺组织，大部分药物经肝脏代谢。代谢产物的 60％～70％在服药后 48 h 内由尿液排出。该药疗效快而代谢慢，30 mg 可维持作用 24 h 以上。

【作用机制】 ① 抑制甲状腺过氧化物酶活性，使甲状腺摄碘、碘活化、碘化酪氨酸偶联及甲状腺激素释放等环节受抑，血中甲状腺激素随之减少。② 调节机体的免疫功能，减少甲状腺特异性抗体。③ 影响甲状腺细胞和浸润淋巴细胞的凋亡。

【禁忌证】 甲状腺癌患者禁用。孕妇慎用。哺乳期妇女不推荐使用本药。

【相互作用】 ① 合用甲状腺制剂，如甲状腺素片、左旋甲状腺素时，该药剂量增加；碘剂可加重甲亢，本品用量宜加大或延长用药时间。② 与同类药物，如丙基硫氧嘧啶（PTU）有交叉过敏反应，40％～60％ PTU 过敏者,对该药同时过敏。③ 磺胺类、对氨水杨酸、保泰松、巴比妥类、酚妥拉明等有抑制甲状腺功能和引起甲状腺肿大的作用。④ 与抗凝药物合用,可增加后者抗凝作用。

【不良反应】 ① 主要为免疫性不良反应,以皮疹、发热、关节症状及粒细胞缺乏症最常见,其他包括贫血、血小板减少、剥脱性皮炎、动脉周围炎、肾炎、肌炎、高丙球血症、空洞性肺浸润等,少数患者可出现中毒性肝炎、低凝血因子Ⅱ血症或多动脉炎等。② 胃肠道反应和肝功能损伤。严重者可出现中毒性肝炎。③ 白细胞减少,尤其是粒细胞减少,可以是免疫性不良反应,也可能系药物的直接毒性作用,多在治疗后 1～3 个月内发生。④ 妊娠期用药偶有引起胎儿头皮生长缺陷。⑤ 药物性甲减。

【注意事项】 ① 一般不良反应,可减少剂量或换用丙硫氧嘧啶,同时加用抗过敏药物,或小剂量短期使用糖皮质激素。出现中毒性肝炎或粒细胞缺乏症,应立即停药,改换为手术或^{131}I 治疗。② 在所有抗甲状腺药物中,本品不良反应最多,但粒细胞缺乏症发生的概率最小。③ 本品对肝脏的损伤以淤胆性肝炎为主,而丙硫氧嘧啶多引起肝细胞的直接破坏。

【患者用药指导】 ① 甲亢治疗初始时应足量足程,并定期随诊,适时减量,最短疗程不应小于 1 年。② 妊娠期甲亢用药剂量应小,原则上不超过 20 mg/d。血 FT_4 和 FT_3 维持在正常上限或轻度甲亢水平。③ 儿童甲亢初始剂量 0.4 mg/kg,维持量酌减。④ 青少年患者病情控制较困难,往往需要延长用药疗程。⑤ 本品不宜与丙硫氧嘧啶合用。

卡比马唑 Carbimazole

【商品名或别名】 甲亢平(Neomercazole)

【分类】 化学:咪唑类。治疗学:抗甲状腺药。妊娠分类:D。

【指征和剂量】 同甲巯咪唑。

【制剂】 片剂:每片 5 mg。

【药动学】 本品进入人体逐渐降解,游离出甲巯咪唑发挥药效,因而发挥作用慢而维持时间长。t_{max} 为 2 h,$t_{1/2}$ 为 4～6 h。

【作用机制】【禁忌证】【相互作用】 同甲巯咪唑。

【不良反应】 与甲巯咪唑类似。个别有皮疹、低热、全身不适。粒细胞缺乏症发生较多。

【注意事项】 同甲巯咪唑,且本品不适用于甲状腺危象。

丙硫氧嘧啶　Propylthiouracil

【商品名或别名】 丙赛优(Prothiurone,PTU)

【分类】 化学：硫脲类。治疗学：抗甲状腺药。妊娠分类：D。

【指征和剂量】 与甲巯咪唑相同,但其药效弱于甲巯咪唑,因其 $t_{1/2}$ 短,不适宜顿服。① 一般内科治疗：起始用量 300～400 mg/d,分 3～4 次口服。待甲亢症状控制逐渐减至维持量,25～100 mg/d,疗程同甲巯咪唑。② 妊娠甲亢：推荐剂量＜400 mg/d,甲状腺功能维持在正常上限或轻度甲亢水平。③ 哺乳期甲亢：推荐服药时间在喂哺后,以减少药物在乳汁中的含量,用药量应为最小有效剂量。④ 甲状腺危象：本品为首选药物。总剂量 600～1 200 mg,分 3～4 次口服。⑤ 甲亢放射性碘治疗以及手术前准备使用原则同甲巯咪唑。

【制剂】 片剂：每片 50 mg,100 mg。

【药动学】 口服后 20～30 min 达甲状腺,并分布于全身组织,t_{max} 为 1 h,$t_{1/2}$ 为 2 h,可少量通过胎盘及乳汁,乳汁中浓度为血中浓度的 1/10。主要经肝脏代谢,亦有以结合形式经肾随尿排泄。

【作用机制】 同甲巯咪唑。大剂量用药(＞700 mg)还能抑制 5′脱碘酶活性,使 T_4 向 T_3 转化受阻,使活性较强的 T_3 含量降低。

【禁忌证】 甲状腺癌以及对本药严重过敏者禁用。孕妇与哺乳期妇女慎用。

【相互作用】【不良反应】【注意事项】 同甲巯咪唑。

【患者用药指导】 本品通过胎盘和进入乳汁的浓度明显低于甲巯咪唑和卡比马唑,孕妇和哺乳期妇女需要抗甲状腺治疗时,推荐首选本制剂,主张在哺乳后立即服药,4 h 后再次哺乳,并注意监测婴儿甲状腺功能。

碳酸锂　Lithium Carbonate

【商品名或别名】 Eskalith,Lithonate,Lithotabs,Lithobid

【分类】 化学：锂剂。治疗学：抗躁狂症、抗甲状腺药。妊娠分类：D。

【指征和剂量】 治疗甲亢：0.75 g/d,分 3～4 次口服,一般剂量不超过 1.0 g/d。本品也可与甲巯咪唑合用,即碳酸锂 0.25 g/次,甲巯咪唑 5～10 mg/次。对甲亢伴粒细胞减少者,可升高外周血中白细胞水平。

【制剂】 片剂：每片 0.125 g,0.25 g,0.5 g。

【药动学】 本品口服吸收快而完全,t_{max} 为 2～4 h,脑组织分布量高达

40%,主要由肾脏排泄。

【作用机制】 本品可抑制甲状腺素的释放,降低甲状腺球蛋白水解,抑制环磷酸腺苷的效应。此外,还可抑制甲状腺激素的合成。锂盐还作用于骨髓,增加末梢血白细胞的数量,当甲亢合并粒细胞减少,或用硫脲、咪唑类药物使白细胞下降时,该药疗效更佳。

【禁忌证】【相互作用】【不良反应】 见“中枢神经系统药”。

【注意事项】 ① 本品不是治疗甲亢的首选药物。② 一般用药 3~6 个月。③ 老年人排泄慢,宜产生蓄积,慎用。④ 出现中毒症状时,立即停药,并输液、利尿,同时使用碳酸氢钠和氨茶碱,碱化尿液、促进锂的排泄。必要时做血液净化治疗。

普萘洛尔 Propranolol

【商品名或别名】 心得安(Inderal,Cardinol)

【分类】 化学:β受体阻滞剂。治疗学:降压药、抗甲状腺药。妊娠分类:C。

【指征和剂量】 ① 用于甲亢的辅助治疗:严重甲亢或甲亢性心脏病,使用抗甲状腺药物同时加用本品,30~120 mg/d,分 3~4 次口服。② 甲亢^{131}I 治疗前后用药:严重甲亢用^{131}I 治疗后给予本品 40~120 mg/d,可预防甲亢危象。③ 甲亢术前准备:本品作用有个体差异,初始量 20 mg,qid,症状不能改善时,每 2~3 日增加 40 mg。多数患者 160~480 mg/d 能控制症状。心率降至 80 次/min,可手术,术前 1~2 h给一剂,术后 2~3 h 再开始服药,连续用药 7 d,以后 2~3 d 内减量停药。也可同时加用复方碘溶液作为术前准备。④ 甲亢危象:大剂量口服(80~360 mg/d,分 4~6 次口服)或 5 mg 溶于葡萄糖液中缓慢静注,必要时可重复注射,能迅速控制危象。

【制剂】 片剂:每片 10 mg。注射剂:每支 5 mg/5 ml。

【作用机制】 详见β受体阻滞剂部分。本品是β受体竞争性阻滞剂,对甲亢引起的交感神经兴奋症状有明显效果。本品使外周组织中 T_4 向 T_3 减少,而无活性反 T_3 增多。对甲亢基本病因不起作用,也不影响甲状腺激素合成和分泌。

【禁忌证】 见β受体阻滞剂部分。

【注意事项】 ① 可能有反跳现象,故不能突然停药。② 本药一般不单独作为甲亢治疗的术前准备。③ 术前准备时，术中应用葡萄糖溶液，以防发生低血糖。

【患者用药指导】① 本品系治疗甲亢的辅助用药。② 一般开始剂量为 20 mg，tid，4～6 周改为 10 mg，tid。疗程 6～8 周。

碘剂 Iodine

【分类】 化学：无机碘。治疗学：甲状腺疾病辅助用药。

【指征和剂量】 ① 地方性甲状腺肿及克汀病防治：食盐中加碘化钠或碘化钾，浓度 1∶1 万～10 万。碘油肌注用于儿童，1 岁以下 125 mg，1～4 岁 250 mg，5～9 岁 750 mg，10 岁以上 1 000 mg，单次用药可维持 5 年。对黏液水肿型克汀病同时给予甲状腺制剂效果好，神经型克汀病效果不佳。② 甲亢术前准备：在抗甲状腺药物和普萘洛尔基础上，加复方碘溶液，开始 tid，每次 1 滴，以后每次逐渐增加 1 滴，至 5～15 滴，tid，连用 10～14 d。疗程不超过 2 周。③ 甲亢危象：可选用 Lugol's 液（即复方碘溶液，含碘 5%，碘化钾 10%），口服或经胃管灌入。首剂 60 滴，然后 q6 h 再给 30 滴，24 h 后可逐渐减量。亦可给予碘化钠 1 g，溶于 500～1 000 ml 的 10% 葡萄糖液中，24 h 静脉滴入 1～3 g。或口服或胃管灌注碘化钾溶液 5 滴（40 mg/滴），q8 h。一般在治疗 24 h 后开始减量，危象缓解后 3～7 d 可停用，原则上碘剂的最长疗程不超过 2 周。④ 放射性碘治疗甲亢后：可于放射性碘治疗后 48～72 h 使用本品，剂量 5～10 滴，tid，以防止甲状腺危象的发生。

【制剂】 复方碘溶液：每毫升含碘 50 mg，碘化钾 100 mg。碘油：100 mg/2.5 ml。碘化钠注射液：5%水溶液。

【药动学】 口服后迅速转变为碘化物。大部分储存在甲状腺的甲状腺球蛋白中，可通过胎盘，主要由尿液排出。

【作用机制】 小剂量碘能增加甲状腺激素的合成，减少甲状腺激素的释放，治疗地方性甲状腺肿，大剂量碘能抑制甲状腺球蛋白水解酶，阻止甲状腺激素释放入血，并拮抗促甲状腺激素而发挥抗甲状腺作用。较长期使用尚可抑制碘转运体（NIS）的表达，使甲状腺摄取碘的能力降低。

【禁忌证】 碘过敏及活动性肺结核患者禁用。孕妇和哺乳期妇女、中年以上妇女有甲状腺肿或结节性甲状腺肿者、甲亢家族史者慎用。

【相互作用】 大量饮水和增加食盐可加快碘的排泄，缓解过量中毒症状。

【不良反应】 偶有过敏反应,出现发热、皮疹等,甚至喉头水肿而窒息。长期应用可诱发甲亢,口内可有金属铜腥味,咽部有烧灼感。

【注意事项】 甲状腺危象者宜在抗甲状腺药物使用后或同时给予碘制剂。

【患者用药指导】 ① 母体在妊娠过程中使用本品,可导致胎儿甲状腺肿大。② 碘剂应用一般不超过 2 周。

五、肾上腺皮质激素类药

可的松 Cortisone

【商品名或别名】 考的松,皮质素,醋酸考的松,考的松醋酸酯,Cortelan

【分类】 化学:甾醇类。治疗学:糖皮质激素。妊娠分类:C。

【指征和剂量】 ① 替代治疗:成人 12.5～37.5 mg/d,分 2～4 次口服。② 药理治疗:根据疾病状况,75～300 mg/d,分 2～3 次口服,维持量 25～50 mg/d。小儿 5 mg/(kg・d),分次服用或肌注。③ 胫骨前局限性黏液性水肿治疗:使用混悬液加利多卡因局部注射,剂量和疗程根据病变范围大小决定。

【制剂】 片剂:每片 5 mg,25 mg。注射液:每支 50 mg/2 ml,125 mg/5 ml。

【药动学】 本品在肝内代谢,先转化为氢化可的松而发挥作用,然后与葡糖醛酸和硫酸结合,从尿中排泄。t_{max} 为 1～2 h,$t_{1/2}$ 为 30 min,生物 $t_{1/2}$ 为 90 min。肌注混悬液吸收慢,需要 24～48 h 发挥作用。

【作用机制】 本品可促进糖异生,增加肝糖原合成,抑制蛋白质合成而促进其分解,并增加尿钙排出;有促进蛋白质分解、促进糖异生、升高血糖、促进脂肪分解等作用。另有储钠排钾、升高血压、增加肾小球滤过率的作用。在药理方面,它有消炎、抗风湿、抗变态反应、抗内毒素、抑制免疫反应、减少抗体形成、减轻机体对各种刺激性损伤所引起的病理反应过程、抑制成纤维细胞增生等作用。此外,它还可使淋巴细胞和嗜酸性粒细胞减少,增加红细胞、血小板和中性粒细胞的生成。临床可用于各种免疫性疾病、变态反应性疾病、结缔组织疾病等。

【禁忌证】 糖尿病、高血压、精神病、消化性溃疡活动期、骨质疏松、库欣综合征、严重癫痫、青光眼、病毒感染如水痘、麻疹以及脊髓灰质炎者禁用。

【相互作用】 ① 与苯巴比妥、苯妥英、利福平等肝药酶诱导剂合用时，可增加前者在体内的代谢和消除，使其作用降低。② 与噻嗪类排钾利尿剂合用，可增加钾的排泄。③ 与非甾体类抗炎药合用，可增加消化道出血和胃溃疡的发生。④ 与口服抗凝药合用，使抗凝药的作用降低。⑤ 可升高血糖，减弱口服降血糖药物或胰岛素的作用。

【不良反应】 ① 长期应用可引起类皮质醇增多症、医源性肾上腺皮质功能减退症、肌萎缩和骨质疏松，诱发和加重感染、溃疡、胰腺炎、精神症状、创口愈合不良、眼内压增高等。② 孕妇使用可引起胎儿畸形。

【注意事项】 ① 对细菌性感染包括结核病有必要使用糖皮质激素时，应同时加用足量、有效的抗菌药物，以防感染扩散。② 大剂量糖皮质激素静注速度应慢，一般不短于 10 min，以防虚脱发生。③ 治疗过程中，若遇到应激状态，如感染、手术、创伤、精神刺激，应酌情增加其剂量，预防肾上腺皮质功能减退症危象发生。④ 本品注射液含醇量较高，不宜静脉使用。对中枢抑制或肝功能不全患者尽可能不用。

【患者用药指导】 ① 病情改善后，应将剂量逐渐减少，一般先停用晚间服药，然后停用下午 1 次，最后停用上午药物，亦可改为隔日疗法，逐步减量，以至停用，既可使垂体-肾上腺轴逐渐恢复，又可避免出现戒断综合征。② 激素治疗过程中宜给予低盐、低糖、高蛋白质饮食，并补充钾盐。③ 长期使用本类制品者，停用激素 1～2 年内应视为肾上腺皮质功能不足，应激状态时，需要给予糖皮质激素。

氢化可的松　Hydrocortisone

【商品名或别名】 氢考的松，考的索，皮质醇，Cortisol

【分类】 化学：甾醇类。治疗学：糖皮质激素。妊娠分类：C。

【指征和剂量】 ① 替代治疗：成人 20～30 mg/d，分 2 次服用，上午 2/3 量，傍晚 1/3 量。② 药理治疗：根据疾病状况，口服 60～240 mg/d，分2～3 次，维持量 20～40 mg/d。肌注剂量为口服量的 1/3～1/2，分 2 次应用。局部外用有油剂、霜剂、喷雾剂，bid 或 tid。静脉用药剂量视病情而定，一般成人 100～500 mg，qd 或 qid；1 岁儿童 25 mg/次；1～5 岁儿童 50 mg/次；

6～12 岁儿童 100 mg/次。病情好转后减量或停药。③ 腔内注射治疗关节炎、腱鞘炎：每次 1～2 ml(25 mg/ml),鞘内注射 1 ml/次。④ 眼科疾病：滴眼液可用于虹膜睫状体炎、角膜炎、虹膜炎、结膜炎等。⑤ 皮肤科疾病：过敏性皮炎、剥脱性皮炎等,局部涂抹,药物浓度为 0.25%～2.5%。

【制剂】 片剂：每片 20 mg。注射剂(醇溶液)：每支 10 mg/2 ml,25 mg/5 ml,用生理盐水或葡萄糖注射液稀释至 0.2 mg/ml 后静滴用。粉针剂(氢考琥珀酸钠)：每支 135 mg(相当于本品 100 mg),溶于注射用水、生理盐水或葡萄糖注射液内供肌注、静注或静滴用。混悬液：125 mg/5 ml,供腔内注射用。软膏：每支 0.5%,1.0%,2.0%,2.5%。眼膏：每支 0.5%～2.5%。

【药动学】 本品为体内存在的天然短效糖皮质激素,现已人工合成,有一定盐皮质激素活性。口服 t_{max} 为 1 h,$t_{1/2}$ 为 1.5 h,生物 $t_{1/2}$ 为 8～12 h。血浆蛋白结合率为 95%左右,可通过胎盘。

【作用机制】 与可的松类似,但抗炎作用为可的松的 1.25 倍,对电解质代谢的影响类似可的松,其琥珀酸钠和磷酸钠溶液可供静注和肌注。氢化可的松醋酸酯混悬液可供关节内注射,治疗类风湿性关节炎等。

【禁忌证】【相互作用】【不良反应】【注意事项】【患者用药指导】 同可的松。

地塞米松 Dexamethasone

【商品名或别名】 氟甲去氢氢化可的松,氟美松,Dexasone

【分类】 化学：甾醇类。治疗学：糖皮质激素。妊娠分类：C。

【指征和剂量】 指征类似于泼尼松龙。① 治疗剂量：口服,成人开始 0.5～9.0 mg/d,分 2 次服,维持量 0.5～3 mg/d。适用于脑肿瘤、头部损伤、开颅术引起脑水肿,对顺铂所致呕吐有明显作用。肌注：醋酸地塞米松混悬液 8～16 mg/次,1～3 周 1 次;地塞米松磷酸钠注射液 0.5～20 mg/次。静脉给药：适合于危重患者,首剂 2～6 mg/kg,缓慢静注或静滴,疗程不超过 2～3 d。② 抑制试验：小剂量抑制试验：0.5 mg,q6 h,或 0.75 mg,q8 h,共 2 d。过夜抑制试验：于晚 11 时口服 1～1.5 mg。③ 口服和注射合并治疗,第 1 日肌注地塞米松磷酸钠 4～8 mg,第 2～3 日口服 1.5 mg,bid,第 4 日口服 0.75 mg,bid,第 5～6 日口服 0.75 mg,qd,第 7 日后随访观察。④ 软组织和关节腔内注射,每次 4～16 mg,每 1～3 周 1 次,也可供眼、鼻、皮肤和喷雾吸入用。

【制剂】 片剂：每片0.5 mg,0.75 mg。注射剂：每支1 mg/ml,2 mg/ml,5 mg/ml。混悬液：5 mg/ml,25 mg/5 ml。霜剂、软膏：0.05%～0.1%。

【药动学】 长效糖皮质激素,抗炎和抗过敏作用比泼尼松更为显著,几乎无盐皮质激素样作用。血浆 $t_{1/2}$ 为190 min,组织 $t_{1/2}$ 为3 d。

【作用机制】 抗炎作用为氢化可的松的25倍,因对钠和水几乎无潴留作用,因此,不宜用于肾上腺皮质功能减退症。对下丘脑-垂体-肾上腺系统有较强抑制作用,用于探查肾上腺皮质增生所致功能亢进症。

【禁忌证】 孕妇禁用,余同氢化可的松。

【不良反应】 同泼尼松,但肾上腺皮质抑制作用更强,而水钠潴留作用较弱。

【注意事项】 ① 同泼尼松。② 长期使用注意继发性肾上腺皮质功能减退症的发生,停药时要格外小心。

【患者用药指导】 ① 同泼尼松。② 本品不宜长期使用。③ 需在医生指导下使用。

泼尼松 Prednisone

【商品名或别名】 去氢可的松,强的松,Dehydrocortisone

【分类】 化学：甾醇类。治疗学：糖皮质激素。妊娠分类：C。

【指征和剂量】 成人口服5～60 mg,bid或tid,维持量5～10 mg;小儿1 mg/(kg·d)。泼尼松醋酸酯：肌注4～60 mg/次;关节、病灶内注射2～30 mg/次。

【制剂】 片剂：每片5 mg。软膏：每支0.25%,0.5%。

【药动学】 中效糖皮质激素,本身无糖皮质激素作用,需在体内代谢成泼尼松龙方可发挥作用。口服 t_{max} 为1 h,$t_{1/2}$ 为1 h,转化为泼尼松龙后,$t_{1/2}$ 为2～3 h,持续时间达12～36 h。

【作用机制】 抗炎作用为可的松的3～5倍,而对盐代谢的影响明显减弱。其 $t_{1/2}$ 超过200 min,尤其适用于隔日疗法。它对下丘脑-垂体轴(CRF-ACTH)的抑制作用较地塞米松弱,有助于促皮质素ACTH分泌的恢复。

【禁忌证】【不良反应】 同泼尼松龙。

泼尼松龙 Prednisolone

【商品名或别名】 氢化泼尼松,强的松龙,Delta-Hydrocortisone

【分类】 化学:甾醇类。治疗学:糖皮质激素。妊娠分类:C。

【指征和剂量】 ① 同氢化可的松:成人开始 20~40 mg/d,分 2~3 次,维持量 5~10 mg,小儿 1 mg/(kg·d)。② 胫骨前黏液性水肿:根据受损部位大小,选择一定剂量本品,加利多卡因局部注射。

【制剂】 片剂:每片 5 mg。混悬液:25~125 mg/5 ml,供关节腔内注射用。注射剂:每支 10 mg/2 ml。软膏:每支 0.25%~1.0%。眼膏:每支 0.25%。

【药动学】 口服 t_{max} 为 1~2 h,$t_{1/2}$ 为 2~4 h,可通过胎盘,少量分泌于母乳中。

【作用机制】 中效糖皮质激素,抗炎作用较强。其盐皮质激素样作用比氢化可的松弱,故不宜用于肾上腺皮质功能减退症的治疗。

【禁忌证】 同氢化可的松。

【相互作用】 ① 酮康唑肝药酶抑制剂合用时,可减低前者在体内的代谢和消除,使其作用增加。② 与卡马西平合用,可加快其排泄速度。③ 余同氢化可的松。

【不良反应】 同氢化可的松,但后者较轻。

【注意事项】 ① 本品需经肝脏代谢,故肝功能不良者慎用。② 局部应用量不宜多,时间应短。③ 余同氢化可的松。

甲泼尼龙 Methylprednisolone

【商品名或别名】 甲基强的松龙,甲泼尼松龙,美卓乐(Medrol)

【分类】 化学:甾醇类。治疗学:糖皮质激素。妊娠分类:C。

【指征和剂量】 可用于对生命构成威胁的辅助治疗。也可用于严重全身性红斑狼疮和狼疮性肾炎、肾移植排斥反应。

开始 8~12 mg,bid,维持量 4~8 mg。危症治疗:10~500 mg/d,缓慢静滴。自身免疫性疾病的冲击治疗:剂量 10~15 mg/(kg·d)。根据疾病种类和病情不同,具有治疗方案有所差异,可连续使用 3 d,或每月应用 1 次。儿童剂量为 1~30 mg/(kg·d),总剂量不超过 1 g/d。腔内注射混悬液 4~80 mg/次。局部使用浓度为 0.25%~1.0%。

【制剂】 片剂:每片 2 mg,4 mg。美卓乐片剂:每片 4 mg,16 mg,

32 mg,100 mg。注射剂：每支 40 mg,500 mg。混悬液：20 mg/ml,40 mg/ml。甲基氢化泼尼松琥珀酸钠注射液：每支 53 mg(相当于甲泼尼龙 40 mg)。

【药动学】 中效糖皮质激素,抗炎作用为泼尼松龙的 3 倍,糖代谢作用为氢化可的松的 10 倍,盐皮质激素作用较强的松弱。口服 $t_{1/2}$ 为 2.5 h。

【作用机制】 同泼尼松龙,但较后者强,而致钠水潴留、电解质紊乱作用较弱。

【禁忌证】 同泼尼松龙。

【注意事项】 ① 同泼尼松龙。② 剂量大于 250 mg 时,滴注时间不宜少于 30 min。

倍他米松 Betamethasone

【商品名或别名】 Betnelan,Celestone

【分类】 化学：甾醇类。治疗学：糖皮质激素。妊娠分类：C。

【指征和剂量】 用于各种炎症性疾病、自身免疫病、过敏性疾病。

口服：0.6～7.2 mg/d,维持量 0.6～1.2 mg/d。静注：倍他米松磷酸钠,开始可高达 9 mg/d,病情好转后改为最低维持量。局部注射：适用于腱鞘炎、滑囊炎、类风湿性关节炎、骨关节炎 0.5～1.0 ml。

【制剂】 片剂：每片 0.5 mg。醋酸倍他米松混悬液：1.5 mg/ml。

【药动学】 本品为地塞米松同分异构体,$t_{1/2}$ 大于 300 min。

【作用机制】 本品系糖皮质激素中抗炎作用最强者,作用迅速,对钠和水几乎无潴留作用,对钾亦无影响,并可用于预防胎儿呼吸窘迫综合征。

【禁忌证】【不良反应】 同地塞米松。

得宝松 Diprospan

【商品名或别名】 二丙酸倍他米松,Betamethasone

【分类】 化学：甾醇类。治疗学：糖皮质激素。妊娠分类：C。

【指征和剂量】 适用于类风湿关节炎、骨关节炎、强制性脊椎炎、特应性皮炎、慢性支气管哮喘等。全身给药 1～2 ml,局部注射 0.25～2 ml。

【制剂】 混悬注射液：含本品 5 mg/ml(按倍他米松计),倍他米松磷酸钠 2 mg/ml(按倍他米松计)。

【药动学】 肌注后,倍他米松磷酸钠在给药后 1 h,达峰浓度,单剂量给

药 $t_{1/2}$ 为 3～5 h，排泄 24 h。本品缓慢吸收，排泄 10 d 以上。

【作用机制】【禁忌证】【不良反应】 同地塞米松。

曲安西龙 Triamcinolone

【商品名或别名】 去炎松，氟羟泼尼松龙，Aristocort

【分类】 化学：甾醇类。治疗学：糖皮质激素。妊娠分类：C。

【指征和剂量】 可关节腔内和病灶局部注射用，适用于类风湿关节炎、创伤性关节炎、骨关节炎、滑囊炎、肌腱腱鞘炎、肩关节周围炎。关节腔内注射：2.5～15 mg。全身应用适宜于顽固性难治性心力衰竭、肝硬化腹水等。喷雾吸入适用于肺气肿合并支气管痉挛及肺水肿。开始 8～16 mg/d，分 1～3 次口服，维持量 4～8 mg/d。成人急性白血病或淋巴瘤，16～40 mg/d。儿童 1～2 mg/kg 肌注。

【制剂】 片剂：每片 2 mg，4 mg，8 mg。混悬液：5 mg/ml，10 mg/ml，50 mg/5 ml，200 mg/5 ml。软膏、霜剂、洗剂：0.025%，0.1%，0.5%。喷雾剂：0.015%。

【药动学】 同甲泼尼龙，口服易吸收，$t_{1/2}$ 为 2～5 h。

【作用机制】 中效糖皮质激素，但水钠潴留作用很弱，甚至有一定排钠作用。

【禁忌证】 同可的松。关节腔内或局部注射切忌用于感染性疾病。

【不良反应】 同泼尼松，偶可引起肌肉萎缩、昏厥和变态反应性休克。

去氧皮质酮 Desoxycortone

【商品名或别名】 去氧皮甾酮，Decosterone，DOCA

【分类】 化学：甾醇类。治疗学：盐皮质激素。妊娠分类：C。

【指征和剂量】 盐皮质激素，临床用于肾上腺皮质功能减退和选择性醛固酮减少症的替代治疗，前者需同糖皮质激素合用，才能纠正代谢紊乱。① 肌注：开始 2.5～5.0 mg/d，分 1～2 次，维持量 1～2 mg/d，或 3～5 mg，分 3～5 d 用，去氧皮质酮微结晶混悬剂，25～100 mg，1 次/3～4 周。② 皮下埋植：去氧皮质酮小片埋于肩胛下皮下，释放 0.3～0.45 mg/d，维持 1 年左右。

【制剂】 油剂注射液：每支 5 mg/ml，10 mg/ml。微结晶混悬液：250 mg/5 ml。

【药动学】 t_{max}为 2 h，$t_{1/2}$为 30 min。

【作用机制】 作用于肾小管，促进水、钠潴留和钾排出，可减少唾液、汗液和胃液中钠含量，增加心排血量，升高血压。不影响蛋白质和脂肪代谢。

【禁忌证】 极度高血钠时禁用。伴水肿的心功能不全、高血压、动脉硬化、肾炎、肝硬化者慎用。

【不良反应】 ① 注射局部有刺激症状。② 大量应用可引起水钠潴留，导致肺水肿、高血压、低血钾。③ 恶心、呕吐等。

【注意事项】 ① 治疗过程中注意电解质代谢、水出入平衡及体重变化。② 补充氯化钾，限制氯化钠摄入，成人用量小于 6～10 g/d。

氟氢可的松 Fludrocortisone

【商品名或别名】 9-氟可的索，氟氢皮质素，Florinef

【分类】 化学：甾醇类。治疗学：糖皮质激素。妊娠分类：C。

【指征和剂量】 在原发性肾上腺皮质功能减退中，可与糖皮质激素合用作为替代治疗；适用于低肾素、低醛固酮血症和自主神经病变所致体位性低血压等；也可局部皮肤涂敷，治疗接触性皮炎、外阴瘙痒。

口服：成人 0.1～0.2 mg/d，分 2 次，也可每周 3 次，每次 0.1～0.2 mg。局部皮肤外用，bid 或 tid。

【制剂】 片剂：每片 0.1 mg。霜剂或软膏：每支 0.1%。

【药动学】 口服由胃肠迅速吸收，$t_{1/2}$为 90 min，主要由肝脏代谢，然后经肾排出。

【作用机制】 氢化可的松衍生物。兼有盐、糖两种皮质激素作用，对电解质代谢影响较氢化可的松强 500 倍，而对糖代谢作用强 10 倍。

【禁忌证】【相互作用】 同去氧皮质酮。

【不良反应】 同去氧皮质酮，但潴钠作用更强，内服更易引起水肿。

【注意事项】 同去氧皮质酮。

【患者用药指导】 用药期间不宜摄入过多食盐，以防高血压和低血钾。

倍氯米松 Beclomethasone

【商品名或别名】 倍氯美松二丙酸酯，丙酸倍氯米松，Dipropionate

【分类】 化学：甾醇类。治疗学：糖皮质激素。妊娠分类：C。

【指征和剂量】 喷雾吸入治疗支气管哮喘和鼻炎，并减少糖皮质激素服用量,但不宜用于哮喘持续状态。

每次吸入 2 喷(84 mg),tid 或 qid,严重者加量至 12～16 喷(504～672 mg),儿童 6～12 岁,每次 1～2 喷(42～84 mg)。

【制剂】 气雾剂:14 mg/14 g。乳膏:每支 4 g,10 g(0.25 mg/g)。

【药动学】 可被迅速灭活,几乎无全身作用。

【作用机制】 强效外用糖皮质激素类药,它有强力抗炎、抗过敏作用,气雾吸入直接作用于气道而缓解支气管哮喘,对下丘脑-垂体-肾上腺轴抑制较轻。

【不良反应】 局部有刺激感,可引起红斑、丘疹等,少有口腔白色念珠菌感染。

【注意事项】 同氢化可的松。

氟轻松 Fluocinolone Acetonide

【商品名或别名】 丙酮化氟新龙,肤轻松,仙乃乐,Fluocinonide

【分类】 化学:甾醇类。治疗学:糖皮质激素。妊娠分类:C。

【指征和剂量】 常用于治疗皮肤病,如接触性皮炎、神经性皮炎等。

外用:清洁皮肤后,涂抹本品,bid 或 tid。

【制剂】 软膏、霜剂、洗剂:0.01%,0.05%。

【作用机制】 为合成性糖皮质激素,抗炎作用和保钠作用均强。

地夫可特 Deflazacort

【商品名或别名】 Lentadin,Azacort,Oxazacort

【分类】 化学:甾醇类。治疗学:糖皮质激素。妊娠分类:C。

【指征和剂量】 适应证同氢化可的松。成人 60～90 mg/d,依病情调节剂量。

【制剂】 片剂:每片 30 mg,60 mg。

【药动学】 本品经胃肠道吸收,约 1.5 h 达血药高峰,水解后形成活性物质,后者 $t_{1/2}$ 为 2 h。

【作用机制】 本品为第三代糖皮质激素,具有消炎、抗变态反应和增强糖原异生等作用,相当于泼尼松的 15 倍,氢化可的松的 40 倍。

【相互作用】 与红霉素、雌激素合用,应减量;余同氢化可的松。

【不良反应】 同氢化可的松,不良反应较轻。

【注意事项】 同氢化可的松。

【患者用药指导】 孕妇、哺乳期妇女慎用。儿童长期应用，应密切观察生长发育情况。

六、雄性激素及同化激素

睾酮 Testosterone

【商品名或别名】 睾丸素，睾丸酮，睾甾酮，Malestrone，Mertestate，Teslen，Testodrin，Testosteroid

【分类】 化学：类固醇类。治疗学：雄激素。妊娠分类：X。

【指征和剂量】 ① 睾丸功能不全：为替代（补充）疗法，用于无睾症（先天性双侧睾丸缺失或后天性缺损）和类无睾症（睾丸功能不全）的治疗，可促进生长，并使性器官和第二性征发育。也可用于隐睾症治疗。用于无睾症的长期替代治疗制剂为皮下埋植 75 mg，每 6 周 1 次。② 功能性子宫出血：主要是利用其抗雌激素作用，使子宫平滑肌及其血管收缩，致内膜萎缩而止血。对严重出血者，可用己烯雌酚、黄体酮和丙酸睾酮 3 种激素的混合物注射，一般可以止血，但停药后则可出现撤退性出血。③ 晚期乳腺癌：雄激素对晚期乳腺癌或乳腺癌转移者，可缓解部分患者的症状。可能与雄激素通过反馈方式抑制促性腺激素的分泌，从而减少卵巢分泌雌激素有关；而且雄激素也有拮抗雌激素和催乳素的作用。其治疗效果，与乳腺癌细胞中雌激素受体含量有关，受体多者疗效较好。④ 子宫肌瘤及其他妇科疾病：周期性用甲睾酮或丙酸睾酮治疗子宫肌瘤，常能制止肌瘤继续生长，可能与其抗雌激素作用有关。也可用于子宫内膜异位症、月经过多等疾病的治疗。⑤ 再生障碍性贫血及其他贫血：应用甲睾酮或丙酸睾酮，可以改善骨髓的造血机能。⑥ 其他：老年性骨质疏松症以及长期大量使用糖皮质激素的患者。

【制剂】 睾酮埋植片：每片 75 mg。

【药动学】 本品口服易吸收，但经过肝脏破坏完全，故口服无效。在血中大部分与蛋白结合，其代谢产物如雄酮等，与葡糖醛酸或硫酸结合由尿排出，也有少量从胆汁排泄。

【作用机制】 本品为人工合成的内源性雄激素。① 对生殖系统的作用：雄激素的主要作用在于促进男性第二性征和生殖器官生长发育，并促使精子生成和成熟,以及精囊和前列腺分泌。还能通过反馈方式抑制下丘脑-腺垂体分泌促性腺激素;也可对抗内源性雄激素的作用,对女性则可减少内源性雄激素的分泌。能抑制下丘脑促黄体释放激素(LHRH)的分泌,并降低腺垂体对 LHRH 的敏感性,从而减少促性腺激素的释放,抑制排卵。本品主要与炔雌醇组成复方制剂作为短效口服避孕药使用;单用较大剂量,也可作为速效探亲避孕药。此外,尚用来治疗功能性子宫出血、妇女不育症、痛经、闭经、子宫内膜异位症、子宫内膜增生过长等。改造睾酮化学分类结构而合成的某些衍生物,其雄激素活性明显减弱,而促进蛋白质合成的作用得以保留或加强,则特称为同化激素(anabolic steroids)。② 同化作用:雄激素有较明显的促进蛋白质合成作用(同化作用),并能减少氨基酸分解和尿素生成,故可使肌肉发达,体重增加。同时,也能促进水、钠、钙、磷等潴留。③ 对骨髓造血及免疫功能:在骨髓功能低下时,较大剂量雄激素类可刺激骨髓的造血功能,尤其是红细胞的生成。这可能是刺激肾脏分泌促红细胞生成素(erythropoietin)所致;也可能是直接刺激骨髓造血功能。雄激素类还能促进免疫球蛋白的生成,提高机体的防御机能。

【禁忌证】 孕妇、前列腺增生或前列腺癌患者禁用。

【相互作用】 ① 雄激素和蛋白同化激素可能影响抗凝剂的作用。② 糖尿病患者使用雄激素可能影响胰岛素的用量。③ 雄激素与羟基保泰松合用可以增加后者的血浆浓度。

【不良反应】 长期使用可能会引起痤疮、多毛现象。多数睾酮衍生物,均能干扰肝内毛细胆管的排泄功能,引起淤积性黄疸。发现有男性化现象和肝功能异常时,应即停药。

【注意事项】 因有水、钠潴留作用,故对肾炎、肾病综合征、肝功能不良、高血压及心力衰竭者应慎用。

【患者用药指导】 ① 临床单独使用睾酮作为治疗的应用已经越来越少,逐渐为更长效更强力的合成雄激素替代。② 应坚持遵医嘱用药,定期就诊,调整治疗方案。

甲睾酮 Methyltestosterone

【商品名或别名】 甲基睾丸酮,甲基睾丸素,甲基睾酮,Androral,Android,Testora,Testred

【分类】 化学:类固醇类。治疗学:雄激素。妊娠分类:X。

【指征和剂量】 主要用于男性性功能减退症、无睾症及隐睾症，也可用于子宫肌瘤、子宫内膜异位症、老年性骨质疏松症及小儿再生障碍性贫血等。

口服或舌下含服：5～10 mg，tid。

【制剂】 片剂：每片 5 mg，10 mg。

【药动学】 易从胃肠道吸收，1～2 h 血中可达峰浓度。经肝代谢，其 $t_{1/2}$ 约 2.7 h。舌下给药可减少肝脏破坏，用量可减半。

【作用机制】 为人工合成的睾酮衍生物，能促进男性生殖器官发育成熟并维持其第二性征。能抑制子宫内膜生长和腺垂体分泌促性腺激素，并有对抗雌激素的作用。本品尚有促进蛋白合成及骨质形成的功能；抑制蛋白分解达到正氮平衡，同时有水、钠、钾、磷、钙潴留。直接兴奋骨髓合成正铁血红素。刺激肾脏分泌促红细胞生成素，促进免疫球蛋白合成，增强免疫力。具有糖皮质激素样抗炎作用。其作用与内源性睾酮相似，但口服有效。

【禁忌证】 孕妇、哺乳期妇女，肝功能损伤、前列腺增生及前列腺癌患者禁用。

【相互作用】 同睾酮。

【不良反应】 同睾酮。大剂量可以导致女性患者男性化，而幼年男性可出现性早熟。其他还有水、钠潴留，水肿，黄疸，肝脏损害，头晕，痤疮。长期应用可能诱发肝癌。

【注意事项】 ① 一般推荐舌下含服药物，因口服后被肝脏破坏，所以口服剂量需增加一倍。② 目前有甲睾酮的植入片面市，可避免口服后被肝脏破坏，吸收非常缓慢，作用时间很长。可以用于无睾症等的替代疗法。

【患者用药指导】 ① 应坚持定期就诊，调整治疗方案。② 切忌不随访检查而自行长期使用。

丙酸睾酮 Testosterone Propionate

【商品名或别名】 丙酸睾丸素，丙酸睾丸酮，睾丸酮丙酸酯，Anertan，Andronate，Perandren，Testosid

【分类】 化学：激素类。治疗学：雄激素。妊娠分类：X。

【指征和剂量】 ① 主要用于男性性功能减退症、无睾症及隐睾症或垂体功能减退的替代治疗：舌下含服 10～20 mg/d。或肌注 25～100 mg，每周 2～3 次。② 用于子宫肌瘤、子宫内膜异位症、功能性子宫出血：肌注

25～50 mg/d,连用 3～4 d。③ 晚期乳腺癌：50～100 mg/d,3 次/周,肌注。④ 再生障碍性贫血：50～100 mg/d,qd 或 qod,肌注,持续 6 个月以上。

【制剂】 片剂：每片 10 mg。注射剂：每支 10 mg/ml,25 mg/ml,50 mg/ml。

【药动学】 本品口服容易吸收,但肝脏首过效应明显,故常用深部肌注。

【作用机制】 其作用与应用同甲睾酮,但更加持久,效力更强,促进男性生殖器官的成熟,促进并维持男性第二性征,具有蛋白同化作用,促进长骨干骺端融合,刺激骨髓红细胞增生等。

【禁忌证】 过敏、孕妇、前列腺肿瘤患者禁用,余参见睾酮部分。

【相互作用】 与抗组胺药物或苯巴比妥合用时可以使本品的作用减弱,余同睾酮。

【不良反应】 ① 长期注射同一部位,局部吸收不良可能形成硬块。② 长期大剂量使用可能造成女性男性化、水肿、头晕、肝脏受损和黄疸等。③ 余参见睾酮部分。

【注意事项】 ① 本品对严重的急性再生障碍性贫血疗效不佳。对轻度、慢性患者效果较好。② 治疗再障 3～4 个月后仍然不见网织红细胞和血红蛋白的上升,可以判断为无效。③ 余参见睾酮部分。

【患者用药指导】 参见睾酮部分。

庚酸睾酮 Testosterone Enanthate

【商品名或别名】 盖世维雄,Androtardyl Delatestryl,Testisterone Heptoate

【分类】 化学：激素类。治疗学：雄激素。妊娠分类：X。

【指征和剂量】 ① 主要用于男性性功能减退症、无睾症及隐睾症或垂体功能减退的替代治疗：肌注,100～200 mg/次,2～4 周 1 次。② 用于晚期乳腺癌：200～400 mg/次,2～4 周 1 次。③ 再生障碍性贫血：100～400 mg/次,开始 qod,以后每周 1 次。

【制剂】 注射剂：每支 100 mg/ml,200 mg/ml。

【药动学】 同睾酮。

【作用机制】 雄激素作用与蛋白同化作用相当,促进蛋白质合成,抑制蛋白质分解,促进肌肉增长,增加体重,刺激骨髓红细胞增生等。余同睾酮。

【禁忌证】 同睾酮。

【相互作用】 与苯巴比妥合用时可以使本品的作用减弱。由于作用时间不同，不可与丙酸睾酮或睾酮悬液换用。余同睾酮。

【不良反应】 同睾酮。

【注意事项】 ① 用于乳腺癌治疗时若 3 个月未见明确疗效，病变仍然进展，应该立即停药。② 不可用于静注，必须深部肌注。

【患者用药指导】 同睾酮。

十一酸睾酮　Testosterone Undecanoate

【商品名或别名】 安雄，安特尔，Andriol，Pantestone，TU

【分类】 化学分类：激素类。治疗学：雄激素。妊娠分类：X。

【指征和剂量】 ① 用于男性雄激素缺乏症和女性乳腺癌，也可用于再生障碍性贫血。与丙酸睾酮、戊酸睾酮组成"复方睾酮酯"(trilandren)，有协同效果。通常肌注十一酸睾酮 250 mg，每月 1 次，连用 4 次。肌注复方睾酮酯 50～100 mg，2～4 周 1 次。口服，40 mg，tid。② 用于男性性功能低下的睾酮替代疗法，例如：睾丸切除后；无睾症；垂体功能低下；内分泌性阳痿；男性中老年症状，如性欲减退、脑力及体力减弱；由于精子生成功能紊乱而引起的某些不育症。此外睾酮替代疗法亦可用于因雄激素缺乏而引起的骨质疏松症。剂量应根据每个患者对药物的反应情况而加以适当的调整。起始剂量 120～160 mg/d，连服 2～3 周，然后服用维持剂量，40～120 mg/d。

【制剂】 注射液：每支 250 mg/2 ml。复方睾酮酯注射液：每支 1 ml，含十一酸睾酮 150 mg，丙酸睾酮 20 mg，戊酸睾酮 80 mg。胶囊：每粒 40 mg。

【药动学】 本品口服后以乳糜微粒的形式被淋巴系统吸收。男性性腺功能减退的患者在服用后 2～3 周内血浆雄激素浓度逐渐上升，并维持在相当稳定的水平上。

【作用机制】 其作用似睾酮，口服生物利用度一般，肌注可维持 1 个月以上，为长效雄激素。十一酸睾酮是一种有效的口服睾酮制剂，其有效成分是天然雄激素睾酮的脂肪酸脂。睾酮口服无效，而十一酸睾酮能避开肝脏，通过淋巴系统吸收，从而达到口服有效。服用十一酸睾酮能增加血浆中睾酮及其活性代谢产物的水平，达到治疗效果。十一酸睾酮具有良好的耐受性,它不像其他口服有效的C-17甲基睾酮衍生物,十一酸睾酮不影响肝功能。余同睾酮。

【禁忌证】 确诊或怀疑乳腺癌及前列腺癌的患者禁用,余同睾酮。

【相互作用】 同睾酮。

【不良反应】 ① 阴茎异常勃起及其他性刺激过度症状。② 在青春期前男孩中可有性早熟,阴茎勃起增加,阴茎增大,骺骨早闭,精子减少,精液量减少和水、盐潴留。③ 同睾酮。

【注意事项】 ① 如发生与雄激素相关的不良反应,应立即停药,待症状消失后再服用较低的剂量。② 患者如患有隐性心脏病、肾病、高血压、癫痫、三叉神经痛(或有过上述病史者),应严密观察,因为雄激素有时可引起水、盐潴留。③ 青春期前男孩应慎用雄激素,以避免骺骨早闭及性早熟。④ 本品长期应用不影响肝脏功能,不引起前列腺增生。

【患者用药指导】 ① 应坚持遵医嘱服药,定期就诊,调整治疗方案。② 十一酸睾酮胶囊应在饭后服用,如有需要可用少量水吞服,不可咬嚼。可将每日的剂量分成两个等份,早晨服一份,晚间服另一份。如果胶囊个数不能均分成两等份,则早晨服用胶囊个数较多的一份。

苯乙酸睾酮 Testosterone Phenylacetate

【商品名或别名】 苯乙酸睾丸素,长效睾丸素,睾酮苯乙酸酯,Perandren Phenylacetati,Testosterone Phenylacetas

【分类】 化学:激素类。治疗学:雄激素。妊娠分类:X。

【指征和剂量】 用途同甲睾酮。用法:肌注10~25 mg,每周1~3次,或qod。

【制剂】 注射液:每支10 mg/ml,20 mg/2 ml。

【药动学】 参见甲睾酮和丙酸睾酮。

【作用机制】 其作用似甲睾酮和丙酸睾酮,但较甲睾酮和丙酸睾酮强而持久。参见睾酮部分。

【禁忌证】【相互作用】【不良反应】【注意事项】【患者用药指导】 同睾酮。

苯丙酸诺龙 Nandrolone Phenylpropionate

【商品名或别名】 苯丙酸去甲睾酮,多乐宝灵,苯丙酸南诺龙,苯丙基去甲睾丸素，Durabolin，Superanabolon，Norandrostenolone Phenylpropionate

【分类】 化学：激素类。治疗学：同化激素。妊娠分类：X。

【指征和剂量】 临床主要用于慢性消耗性疾病、严重烧(烫)伤、手术前后、骨折不易愈合、骨质疏松症、早产儿或儿童生长发育不良等。也可用于不宜手术的乳腺癌、功能性子宫出血及子宫肌瘤等。

肌注：成人 25 mg，儿童 10 mg，婴儿 5 mg，1～2 周 1 次。

【制剂】 油剂注射液：每支 10 mg/ml，25 mg/ml。

【药动学】 参见丙酸睾酮。

【作用机制】 本品为最常用的蛋白质同化激素，其作用较丙酸睾酮强 12 倍，而雄激素样作用仅为其 1/2。因此能明显促进机体的蛋白质合成和抑制氨基酸分解生成尿素。使躯体骨骼生长、肌肉发达、体重增加。

【禁忌证】 参见睾酮。

【相互作用】 能增强抗凝血药物对受体的亲和力，增强双香豆素和华法林的抗凝作用。降低对葡萄糖的耐受性，与糖皮质激素合用可使血糖升高。余见睾酮一节。

【不良反应】 由于本品长期大量使用，可能会引起黄疸和肝功能障碍及水、钠潴留，故不宜作为营养品使用；对肝功能不全者慎用。此外，女性长期使用可出现轻微男性化现象(如多毛、声音粗、阴蒂肥大、闭经或月经紊乱等)；男性长期使用可引起阴茎肥大，儿童性早熟。大剂量长期应用可使睾丸萎缩，精子减少或缺乏等。

【注意事项】 参见睾酮。

【患者用药指导】 用药期间应同时摄入足够热量及蛋白质食物。

美雄酮　Metandienone

【商品名或别名】 去氢甲基睾丸酮，大力补，美雄酮，甲睾烯龙，Anabolina，Metaboline，Perabol

【分类】 化学：激素类。治疗学：同化激素。妊娠分类：X。

【指征和剂量】 临床主要用于慢性消耗性疾病、骨质疏松、骨折不易愈合、严重感染或创(烧)伤等治疗。也可用来促进早产儿和未成熟儿的生长发育。高胆固醇血症及产后虚弱者亦可使用。

开始用量 10～30 mg/d，分 2～3 次服，病情控制后改为维持量 5～10 mg/d，分 2 次服。连用 4～8 周为 1 个疗程。重复疗程时，应间隔 1～2

个月。老年人用量酌减,幼儿 0.05 mg/(kg·d)。

【制剂】 片剂:每片 1 mg,2.5 mg,5 mg。

【药动学】 参见甲睾酮。

【作用机制】 系甲睾酮的去氢衍生物,口服有效。其雄激素样作用仅为甲睾酮的 1/100,而蛋白质同化作用则较强,与丙酸睾酮相当,男性化作用仅为丙酸睾酮的 1/1 200~1/300。此外还有:① 促进钙、磷在骨组织中沉积和骨细胞间质形成,加速骨质钙化和生长。② 促进肉芽形成,加速创面愈合。③ 改善脂代谢,降低血胆固醇等作用。

【相互作用】 与保泰松配伍,可以置换出与血浆蛋白结合的羟基保泰松,使后者血药浓度提高 40%。余见睾酮。

【禁忌证】【不良反应】 同苯丙酸诺龙。

【注意事项】【患者用药指导】 同睾酮。

司坦唑醇 Stanozolol

【商品名或别名】 吡唑甲氢龙,司坦唑,吡唑甲基睾丸素,康力龙,Androstanazole,Stromba,Terabolin

【分类】 化学:激素类。治疗学:同化激素。妊娠分类:X。

【指征和剂量】 用于慢性消耗性疾病、重病及术后体弱消瘦、年老体弱、骨质疏松、小儿发育不良、再生障碍性贫血等治疗。也可用来保护放疗、化疗患者的骨髓造血功能,加速骨髓成分再生;并能治疗白细胞减少和血小板减少症。还能用于防治因长期使用糖皮质激素而致的肾上腺皮质功能减退以及高脂血症。

口服:2 mg,tid。儿童用量 4 mg/d,分 2~3 次服。

【制剂】 片剂:每片 2 mg。

【药动学】 参见甲睾酮部分。

【作用机制】 为一种高效蛋白同化激素,其蛋白同化活性为甲睾酮的 30 倍,而雄激素活性仅为其 1/4,不良反应甚微。此外,可降低血胆固醇和三酰甘油及对抗放、化疗的骨髓抑制作用。

【禁忌证】 肝功能不全、心脏病、前列腺肥大及癌症患者、孕妇等均应禁用。

【相互作用】 同睾酮。

【不良反应】 参见睾酮部分。本品的男性化不良反应甚小,但长期使用对肝功能有一定损害，可引起黄疸。

【注意事项】　同睾酮。

【患者用药指导】　① 女性偶见月经推迟现象，停药可以恢复。② 出现痤疮应停药。

羟甲烯龙　Oxymetholone

【商品名或别名】　羟基甲氢龙，羟甲睾丸素，羟睾酮，康复龙，Anadrol，Anapolon，Hydroxymetholone

【分类】　化学：激素类。治疗学：同化激素。妊娠分类：X。

【指征和剂量】　其作用与应用基本与司坦唑醇同。

口服：5～10 mg/d，分 2～3 次服；儿童为 1.25～5 mg/d。治疗再生障碍性贫血：1～5 mg/(kg·d)。

【制剂】　片剂：每片 2.5 mg。

【药动学】　参见甲睾酮。

【作用机制】　亦为甲睾酮的衍生物，其蛋白同化作用为甲睾酮的 4 倍，而雄激素样作用较弱，仅为后者的 39%。还有降低血胆固醇和促进骨髓成分再生的作用。

【禁忌证】【相互作用】　同睾酮。

【不良反应】【注意事项】【患者用药指导】　同司坦唑醇。

癸酸南诺龙　Nandrolone Decanoate

【商品名或别名】　长效多宝乐灵，诺酸龙癸酯，癸酸诺龙，Deca-Durabolin，Deca-Durabol，Decanoate

【分类】　化学：激素类。治疗学：同化激素。妊娠分类：X。

【指征和剂量】　用于慢性消耗性疾病、早产儿、营养不良及骨质疏松症等。

成人 25～50 mg；儿童 10～25 mg；婴儿 5～10 mg，每 3 周 1 次。

肌注：难治性贫血：男性 50～200 mg/次，2～4 周 1 次。女性：50～100 mg/次，1～4 周 1 次。

【制剂】　注射剂：每支 10 mg/ml，25 mg/ml，50 mg/ml。

【药动学】　给药后作用时间可以长达 3 周以上。

【作用机制】　其蛋白同化作用与苯丙酸诺龙相似，而雄激素活性较弱。

【禁忌证】【相互作用】 参见睾酮。

【不良反应】 长期应用可见水、钠潴留,肝损害,女性男性化等。

【注意事项】 参见睾酮。

【患者用药指导】 治疗贫血和慢性消耗性疾病时需要在治疗的同时给予足够的热量、铁质与蛋白质。

达那唑 Danazol

【商品名或别名】 丹那唑,炔睾醇,安宫唑,达那唑栓,Danocrine,Danol,Cleregil,Risafarum

【分类】 化学:激素类。治疗学:雄激素。妊娠分类:X。

【指征和剂量】 ① 子宫内膜异位症:200 mg,bid,极量 800 mg/d,月经第 1～3 d 开始,疗程 3 个月。痛经症状明显,但体征较轻的子宫内膜异位症,可阴道给药,1 粒,qd 或 bid,月经期停用 3～4 d,3～6 个月为 1 个疗程,或遵医嘱。② 月经过多:200～400 mg/d。③ 性早熟:200～400 mg/d。④ 纤维性乳腺炎:100～400 mg/d,分 2 次服用,疗程 3～6 个月。⑤ 男性乳腺发育:200～600 mg/d。⑥ 血小板减少性紫癜:200 mg,bid 或 qid。⑦ 血友病:600 mg/d,疗程 14 d。⑧ 遗传性血管水肿:开始 600 mg/d,分 3 次服用,6～12 周后逐渐减至 100～200 mg/d。⑨ 全身性红斑狼疮:400～600 mg/d。

【制剂】 片剂:每片 100 mg。胶囊:每粒 100 mg,200 mg。

【药动学】 本品口服吸收好,血浆 $t_{1/2}$ 为 4.5 h,用药后约 2 h 达到血浆浓度峰值。主要由尿液排泄。其代谢产物为 α-羟甲基乙炔睾酮和乙炔睾酮,具有孕激素及较弱的雄激素样作用,原型药物少。

【作用机制】 本品为弱雄激素,为 17α-乙炔睾酮的异噁唑衍生物,兼有蛋白同化作用和抗孕激素作用,但无孕激素和雌激素活性,可抑制子宫内膜及异位子宫内膜组织生长,使其失活萎缩。余同睾酮。

【禁忌证】 下列情况禁用本品:① 诊断不明的阴道异常出血。② 肝、肾、心功能明显损害。③ 孕妇及哺乳期妇女。④ 卟啉病。⑤ 血栓病。⑥ 雄激素依赖性肿瘤。

【相互作用】 ① 与卡马西平联用可以抑制后者代谢,使卡马西平血药浓度升高 50%～100%,出现卡马西平急性中毒反应(眩晕、困倦、视物模糊、运动失调、恶心等)。② 本品可以抑制环孢素代谢,使后者血药浓度升高 1 倍以上。

【不良反应】 头昏、头痛、皮疹、恶心、呕吐、面部潮红、皮肤多油、痤疮、多毛、乳房缩小、肌肉痛、肝功能异常(丙氨酸转氨酶)等。多数妇女可能发生闭经,少数有不规则阴道出血。偶有外阴瘙痒或轻度体重增加。余同睾酮。

【注意事项】 ① 治疗期间,乳腺结节仍然存在或扩展,应考虑乳腺癌的可能。② 对不明原因的男性乳腺发育,手术前可先尝试本药治疗。③ 周期性偏头痛或癫痫患者慎用。④ 与其他治疗青春期性早熟药物相比,本药无明显优点,通常用于其他药物无效的重度患者。

【患者用药指导】 ① 治疗期间应定期检查肝功能。② 用药期间应严格避孕;若发现怀孕应中止妊娠。

醋酸环丙孕酮　Cyproterone Acetate

【商品名或别名】 6-氯-1α,2α-亚甲基-3,20-二孕酮-4,6-二烯-17α-醋酸酯

【分类】 化学:类固醇(甾体)。治疗学:口服避孕药。妊娠分类:D。

【指征和剂量】 可用作口服避孕药,于每次月经出血的第 1 天开始口服,从药盒中取出标记该周期日期的药片始用,以后每日按顺序服用,直至服完 21 片,随后 7 d 不服药。即使月经未停也要在第 8 日开始服用下一盒药。也用于治疗妇女雄激素依赖性疾病,例如痤疮、妇女雄激素性脱发、轻型多毛症以及多囊卵巢综合征患者的高雄性激素症状。

【制剂】 片剂:每片含本品 2 mg,炔雌醇 0.035 mg。

【药动学】 口服复方醋酸环丙孕酮片后本品在 1.6 h 达到血清最高浓度 15 ng/ml。部分以原型从胆汁排泄。大多数代谢产物,以药物原型和代谢物 3∶7 的比例从尿和胆汁排出。炔雌醇在 1.7 h 达到最大血清药物水平 80 pg/ml,高度但非特异性地与血清白蛋白结合,2%为非结合型。通过吸收和肝脏的首过效应炔雌醇被代谢,导致绝对的和可变的口服生物利用度降低。炔雌醇不以原型排泄,代谢物在尿液和胆汁以 4∶6 的比例排泄,$t_{1/2}$ 约为 1 d。本品可进入哺乳期妇女的乳汁。母亲剂量的约 0.2%可通过乳汁到达新生儿,相当于剂量 1 μg/kg。在哺乳期,母亲每日的炔雌醇剂量的 0.02%通过乳汁转运给新生儿。

【作用机制】 本品能抑制促性腺激素分泌,从而抑制卵巢排卵,并能阻止孕卵着床和增加宫颈黏液稠度,阻止精子的穿透。本品还能抑制女性机

体所产生的雄激素的影响,可治疗雄激素产生过多或对雄激素特殊敏感所致的疾病。炔雌醇亦能抑制促性腺激素分泌,从而抑制排卵。

【禁忌证】 ① 对药物的任何成分过敏者。② 血栓形成、有血栓形成的病史、血栓形成的前驱症状或曾有相关病史者。③ 存在血管并发症的糖尿病患者。④ 曾有严重的肝脏疾病、肝功能未恢复正常者。⑤ 存在或曾有肝脏肿瘤(良性或恶性)史者。⑥ 已知或怀疑生殖器官或乳腺存在受性甾体激素影响的恶性肿瘤患者。⑦ 未确诊的阴道出血患者。⑧ 孕妇、哺乳期妇女。⑨ 男性和儿童。

【相互作用】 广谱抗菌药、药酶诱导剂如利福平、苯巴比妥、苯妥英等可使本品避孕效果降低。本品影响其他药物的疗效,使三环类抗抑郁药疗效增强。

【不良反应】 常见的有恶心、呕吐、头痛、乳房痛、经间少量出血、性欲改变。较少见的有抑郁、皮疹及不能耐受隐形眼镜。较严重的有血栓形成、高血压、三酰甘油升高、肝功能异常、黄疸及过敏反应等。

【注意事项】 ① 该药可能影响某些生化以及凝血和纤溶指标。② 不规律服药能导致经间期出血,并可降低治疗和避孕的可靠性。③ 出现下列症状时应停药:怀疑妊娠、血栓栓塞并听力或视觉障碍、高血压、肝功能异常、精神抑郁、缺血性心脏并胸部锐痛或突然气短、偏头痛、乳腺肿块、癫痫发作次数增加、严重腹痛或腹胀、皮肤黄染或全身瘙痒等。④ 吸烟可使服用本品的妇女发生心脏病和中风的危险性增加,尤其是35岁以上的妇女,故服药期间应戒烟。⑤ 将本品放在儿童不能接触的地方。

【患者用药指导】 ① 如欲怀孕,应停药并采取其他避孕措施,直到出现第1个月经周期后再怀孕。② 一旦发生漏服,除按规定服药外,应在24 h内加服1片。③ 如服用过量或出现严重不良反应,应立即就医。

比卡鲁胺 Bicalutamide

【商品名或别名】 康士得,Bicalutamide Tablet

【分类】 化学:非甾体类。治疗学:抗雄激素药。妊娠分类:X。

【指征和剂量】 与LHRH类似物或外科睾丸切除术联合应用于晚期前列腺癌的治疗。成年男性包括老年人:50 mg,qd,本品治疗应与LHRH类似物或外科睾丸切除术治疗同时开始。

【制剂】 片剂:每片50 mg。

【药动学】 本品经口服吸收良好。S-异构体相对 R-异构体消除较为迅速,后者的血浆 $t_{1/2}$ 为 1 周。R-异构体的药动学不受年龄,肾损害或轻、中度肝损害的影响。其代谢产物以几乎相同的比例经肾及肝清除。

【作用机制】 与雄激素受体结合而使其无有效的基因表达,从而抑制了雄激素的刺激,导致前列腺肿瘤的萎缩。其抗雄激素作用仅仅出现在R-结构对映体上。

【禁忌证】 本品禁用于妇女和儿童,更不能用于孕妇及哺乳期妇女。本品不能用于对本品过敏的患者。本品不可与特非那定、阿司咪唑或西沙比利联合使用。慎与环孢素、钙通道阻滞剂、西咪替丁和酮康唑同时使用。

【相互作用】 体外试验显示 R-比卡鲁胺是 CYP3A4 的抑制剂,对 CYP2C9、2C19 和 2D6 的活性有较小的抑制作用。虽然在以安替比林为细胞色素 P450(CYP)活性标志物的临床研究中未发现与本品之间潜在药物相互作用的证据,但在联合使用本品 28 d 后,平均咪达唑仑暴露水平(AUC)增加至 80%。对于治疗指数范围小的药物,该增加程度可具有相关性。因此,禁忌联合使用特非那定、阿司咪唑或西沙比利,且当本品与环孢素和钙通道阻滞剂联合应用时应谨慎。对环孢素,推荐在本品治疗开始或结束后密切监测血浆浓度和临床状况。当本品与抑制药物氧化的其他药物,如西咪替丁和酮康唑同时使用时应谨慎。本品可以与双香豆素类抗凝剂如华法林,竞争其蛋白结合点。因此建议在已经接受双香豆素类抗凝剂治疗的患者,如果开始服用本品,应密切监测凝血酶原时间。

【不良反应】 内分泌系统:面色潮红、瘙痒、乳房触痛和男性乳房女性化、阳痿、性欲减低。消化系统:腹泻、恶心、呕吐、厌食、口干、消化不良、便秘、胃肠胀气。中枢神经系统:头晕、失眠、嗜睡、乏力。呼吸系统:呼吸困难。泌尿系统:夜尿增多。血液学:贫血。皮肤及其附件:脱发、皮疹、出汗、多毛。代谢及营养:糖尿病、高血糖、周围性水肿、体重增加、体重减轻。

【注意事项】 轻度肝损害者无须调整剂量,中、重度肝损伤者可能发生药物蓄积。

【患者用药指导】 注意避免使用配伍禁忌药物。

氟他胺 Flutamide

【商品名或别名】 氟他胺片,2-二甲基-N-[4-硝基-3-(三氟甲基)苯基]丙酰胺

【分类】 化学：非甾体类。治疗学：抗雄激素药。妊娠分类：D。

【指征和剂量】 适用于前列腺癌。

口服，250 mg，tid。

【制剂】 片剂：每片 250 mg。

【药动学】 服药后以胃肠道、肝脏和肾脏浓度最高，代谢物主要经尿排出。

【作用机制】 与雄激素竞争肿瘤部位的雄激素受体，阻滞细胞对雄激素的摄取，抑制雄激素与靶器官的结合。本品与雄激素受体结合后形成受体复合物，进入细胞核内，与核蛋白结合，从而抑制肿瘤细胞生长。

【禁忌证】 对本品过敏者禁用。

【相互作用】 尚不明确。

【不良反应】 男性乳房女性化、乳房触痛，有时伴有溢乳，如减少剂量或停药则可消失。少数患者可有腹泻、恶心、呕吐、食欲增加、失眠和疲劳。罕见性欲减低、一过性肝功能异常及精子计数减少。对心血管的潜在性影响比已烯雌酚小。

【注意事项】 本品可增加睾酮和雌二醇的血浆浓度，可能发生体液潴留。本品可单独应用，也可与 LHRH 激动剂、化疗药物联合应用。对良性前列腺增生也有一定的疗效。

【患者用药指导】 需长期服用本品时应定期检查肝功能和精子计数，如发生异常应减量或停药，一般可恢复正常。

七、男性性功能障碍用药

枸橼酸西地那非 Sildenafil Citrate

【商品名或别名】 枸橼酸西地那非片，万艾可，伟哥，Viagra

【分类】 化学：5 型磷酸二酯酶(PDE5)选择性抑制剂。治疗学：勃起功能障碍治疗药。妊娠分类：B。

【指征和剂量】 用于治疗阴茎勃起功能障碍(ED)。大多数患者，推荐剂量为 50 mg，在性活动前约 1 h 服用；但在性活动前 0.5～4 h 内的任何时候服用均可。基于药效和耐受性，剂量可增加至 100 mg 或降低至 25 mg。最多服用 1 次/d。

【制剂】 片剂：每片 25 mg，50 mg，100 mg。

【药动学】 口服后吸收迅速，绝对生物利用度约40%。本品及其代谢产物的 $t_{1/2}$ 约4 h，口服或静脉给药后，本品主要以代谢产物的形式从粪便中排泄(约为口服剂量的80%)，一小部分从尿中排泄(约为口服剂量的13%)。健康老年志愿者(≥65岁)的本品清除率降低，游离血药浓度比年轻健康志愿者(18～45岁)约高40%。有轻度(肌酐清除率等于50～80 ml/min)和中度(肌酐清除率等于30～49 ml/min)肾损害的志愿受试者，单剂口服本品50 mg的药动学没有改变。重度肾损害(肌酐清除率≤30 ml/min)的志愿受试者，本品的清除率降低，与无肾脏受损的同年龄组志愿者相比，药时曲线下面积(AUC)和 C_{max} 几乎加倍。肝硬变(Child-Pugh分级A级和B级)志愿受试者的本品清除率降低，与同年龄组无肝损害的志愿者相比，AUC和 C_{max} 分别增高84%和47%。

【作用机制】 阴茎勃起的生理机制涉及性刺激过程中阴茎海绵体内一氧化氮(NO)的释放。NO激活鸟苷酸环化酶导致环磷酸鸟苷(cGMP)水平增高，使海绵体内平滑肌松弛，血液充盈。PDE5在阴茎海绵体中高度表达，本品通过选择性抑制PDE5，增强NO-cGMP途径，升高cGMP水平而导致阴茎海绵体平滑肌松弛，使勃起功能障碍患者对性刺激产生自然的勃起反应。

【禁忌证】 对本品中任何成分过敏的患者禁用。联合给予本品和有机硝酸酯类或提供NO类药物(如硝普钠)均属禁忌。以下患者慎用本品：阴茎解剖畸形(如阴茎偏曲、海绵体纤维化、Peyronie氏病)、易引起阴茎异常勃起的疾病(如镰状细胞性贫血、多发性骨髓瘤、白血病)。

【相互作用】 细胞色素P450同工酶3A4(CYP4503A4)的强效抑制剂(如红霉素、酮康唑、伊曲康唑)以及细胞色素P450(CYP450)的非特异性抑制物如西咪替丁与本品合用时，可能会导致本品血浆水平升高。襻利尿剂和保钾利尿剂可使本品活性代谢产物(N-去甲基西地那非)的AUC增加62%，而非选择性b-受体阻滞剂使其增加102%。这些对本品代谢产物的影响不会引起临床变化。

【不良反应】 头痛、潮红、消化不良、鼻塞及视觉异常等。视觉异常为轻度和一过性的，主要表现为视物色淡、光感增强或视物模糊。

【注意事项】 年龄65岁以上、肝功能损害、重度肾功能损害、同时服用强效细胞色素P450 3A4抑制剂(酮康唑、伊曲康唑)、红霉素、沙奎那韦(Saquinavir)者，由于血浆水平较高可能同时增加药效和不良事件发生率，故这些患者的起始剂量以 25 mg 为宜。HIV 蛋白酶抑制剂利托那韦(Ritonavir)可使本品血药水平显著增高,服用利托那韦的患者,用药剂量最多不超过 25 mg/48 h。

【患者用药指导】 如持续勃起超过 4 h,患者应立即就诊。如异常勃起未得到即刻处理,阴茎组织将可能受到损害并可能导致永久性勃起功能丧失。

盐酸伐地那非 Vardenafil Hydrochloride

【商品名或别名】 盐酸伐地那非片,艾力达

【分类】 化学:5 型磷酸二酯酶(PDE5)选择性抑制剂。治疗学:勃起功能障碍治疗药。妊娠分类:B。

【指征和剂量】 用于男性阴茎勃起功能障碍。口服推荐开始剂量为 10 mg,在性交之前大约 25~60 min 服用,性交前 4~5 h 服用,仍显示药效。最大推荐剂量使用频率为 qd。根据药效和耐受性,剂量可以增加到 20 mg 或减少到 5 mg。最大推荐剂量是 20 mg/d。

【制剂】 片剂:每片 5 mg,10 mg,20 mg。

【药动学】 本品口服给药迅速吸收,禁食状态下最快 15 min 达到最高血药浓度,达峰时间 90%为 30~120 min。由于显著的首过效应,口服本品的平均绝对生物利用度大约是 15%。本品以代谢物的形式排泄,大部分通过粪便排泄(91%~95%),小部分通过尿液排泄(2%~6%)。

【作用机制】 同枸橼酸西地那非。

【禁忌证】 不适用孕妇、哺乳期妇女和儿童。对本品中任何成分过敏的患者禁用。余同枸橼酸西地那非。

【相互作用】 同枸橼酸西地那非。

【不良反应】 不良事件通常是一过性、轻度到中度的。发生率≥10%(很常见):头痛、面色潮红。1%≤发生率<10%(常见):消化不良、恶心、眩晕、鼻炎。0.1%≤发生率<1%(少见):面部水肿、光过敏反应、背痛、高血压、肝功能异常、GGTP 升高、肌酸激酶升高、肌痛、嗜睡、呼吸困难、视觉异常、多泪、阴茎异常勃起症(包括勃起延长或疼痛)。0.01%≤发生率<0.1%(罕见):过敏反应(包括喉部水肿)、心绞痛、低血压、心肌缺血、体位性低血压、昏厥、紧张、鼻出血、青光眼。服用本品进行性活动时,曾报道心肌梗死(MI)的发生,但无法确定心肌梗死与本品,或与性活动,或与患者潜

在的心血管疾病，或与这些因素综合作用直接相关。

【注意事项】 轻度肝损害的患者(Child - Pugh A)不需调整剂量；中度肝损害患者(Child - Pugh B)，由于本品的清除率减少，建议起始剂量为5 mg，随后根据耐受性和药效逐渐增加到10 mg；重度肝损害患者(Child - Pugh C)的本品药动学研究尚未进行。轻度、中度或重度肾损害的患者无须进行剂量调整。透析患者本品药动学研究尚未进行。老年患者(≥65岁)本品的清除率减少，起始剂量考虑为5 mg。

【患者用药指导】 本品和食物同服或单独服用均可。需性刺激作为本能的反应进行治疗。

他达拉非　Tadalafil

【商品名或别名】 他达拉非片，希爱力(Cialis)

【分类】 化学：5型磷酸二酯酶(PDE5)选择性抑制剂。治疗学：勃起功能障碍治疗药。妊娠分类：B。

【指征和剂量】 用于成年男性勃起功能障碍。推荐剂量为10 mg，在进行性生活之前服用。如果服用10 mg效果不显著，可以服用20 mg。

【制剂】 片剂：每片10 mg，每盒2片。

【药动学】 口服后快速吸收，服药后中位时间2 h达到平均最高血药浓度。在治疗浓度，血浆内94%的本品与蛋白结合。蛋白结合不受肾功能损害的影响，主要以无活性的代谢产物形式排泄，主要从粪便(约61%的剂量)，少部分从尿(约36%的剂量)中排出。

【作用机制】 同枸橼酸西地那非。

【禁忌证】 禁用于：① 在最近90 d内发生过心肌梗死的患者；不稳定型心绞痛或在性交过程中发生过心绞痛的患者。② 在过去6个月内达到纽约心脏病协会诊断标准2级或超过2级的心衰患者。③ 难治性心律失常、低血压(收缩压<90 mmHg，舒张压<50 mmHg)，或难治性高血压患者。④ 最近6个月内发生过中风的患者；已知对本品及其处方中的成分过敏的患者；正在服用任何形式的硝酸盐类药物的患者。⑤ 女性和18岁以下者。⑥ 具有半乳糖不耐受的遗传性性疾病患者，或半乳糖分解酵素缺乏、葡萄糖-半乳糖吸收不良的患者。

【相互作用】 本品主要通过CYP3A4代谢。与单用本品的暴露量(AUC)和最高血药浓度相比，CYP3A4的选择性抑制剂酮康唑(200 mg/d)

可使本品(10 mg)的AUC增加2倍,最高血药浓度增加15%。酮康唑(400 mg/d)可使本品(20 mg)的AUC增加4倍,最高血药浓度增加22%。蛋白酶抑制剂利托那韦(200 mg,bid)是CYP3A4、CYP2C9、CYP2C19和CYP2D6抑制剂,可使本品(20 mg)的AUC增加2倍,对最高血药浓度没有影响。其他的蛋白酶抑制剂,如沙奎那韦和其他CYP3A4抑制剂,如红霉素、甲红霉素、伊曲康唑以及柚子汁等都有可能增加本品在血浆中的浓度。运输因子(例如P-糖蛋白)对本品分布的作用还不清楚,因此有可能发生运输因子的抑制剂所导致的药物的相互作用。与单用本品(10 mg)的AUC相比,CYP3A4的诱导剂利福平可降低本品的AUC至88%。据此推测,与其他CYP3A4的诱导剂的联合应用也可以减少血浆中本品的浓度,如苯巴比妥、苯妥英、酰胺咪嗪。本品(10 mg和20 mg)可增强硝酸盐类药物的降压作用。对于使用本品的患者,给予硝酸盐的时机应依据治疗的需要和情况而决定,应至少在使用本品最后一个剂量之后的48 h再考虑给予硝酸盐。这种情况,只能在有严密的医疗监控和适当的血液动力学检测下才可以给予硝酸盐类药物。

【不良反应】 由本品所引起的副作用短暂、轻微,最常见的副作用是头痛、脸红、充血、眼睑肿胀和消化不良。

【注意事项】 ① 用药前应明确是否患有男性勃起功能障碍,并对潜在的病因进行评估。② 应充分考虑患者的心血管健康状况。③ 轻至中度肾功能不全的患者无须调整剂量。重度肾功能不全的患者,最大推荐剂量为10 mg。④ 肝功能不全的男性,本品的推荐剂量为10 mg。⑤ 不推荐与α受体阻滞剂联合使用。⑥ 勃起时间超过4 h或更长时须立即就医。⑦ 老年患者无须调整剂量。⑧ 不宜连续每日服用本品。

【患者用药指导】 进行性生活之前服用,不受进食的影响,性刺激可使本品生效。

第十三章 代谢病用药

一、口服降糖药

甲苯磺丁脲 Tolbutamide

【商品名或别名】 甲磺丁脲，甲糖宁，雷司的侬，D_{860}，Diabetamid，Diabuton，Glycotron，Mobenol，Orinase，Rastinon，Tolbutone

【分类】 化学：磺酰脲类。治疗学：口服抗糖尿病药。妊娠分类：C。

【指征和剂量】 ① 治疗饮食和运动疗法不能良好控制血糖的2型糖尿病：起始剂量0.5 g，bid或tid，餐前30 min口服。然后根据血糖调整用量，一般1.5 g/d，最大剂量不超过3 g/d。② 联合用药治疗2型糖尿病：在使用胰岛素或其他作用机制不同的口服降糖药的基础上可加用本品，剂量需要酌情调整。③ 诊断胰岛素瘤：注射本品钠盐1 g，溶于生理盐水20 ml，2 min内即可见血糖下降，维持3 h左右。

【制剂】 片剂：每片0.5 g。

【药动学】

给药途径	起始时间	峰值时间	维持时间
口服	0.5 h	3～5 h	6～12 h

【作用机制】 本品为第一代磺脲类降糖药，直接作用于胰岛β-细胞膜上的磺脲类受体，促进胰岛素分泌，加强进餐后高血糖对胰岛素释放的兴奋作用。其降血糖作用有赖于尚有相当数量（30%以上）有功能的胰岛β-细胞。本品还有胰外作用，可抑制肝脏葡萄糖输出（抑制肝糖原分解和糖异生），促进肌肉、脂肪等外周组织摄取葡萄糖，增强糖原合成酶活性。还增加胰岛素受体数量和活性，改善周围组织胰岛素的敏感性，抑制肝脏胰岛素水解酶活性，减少胰岛素降解，增强外源性胰岛素的降糖作用，并具有刺激生

长抑素释放,抑制胰升糖素分泌的作用。

【禁忌证】 对磺胺类、磺脲类或赋形剂中成分过敏者,肝肾功能不全、1型糖尿病、2型糖尿病合并严重感染、酮症酸中毒、高渗性昏迷、血液病、白细胞降低、急性卟啉病患者,孕妇和哺乳期妇女禁用。

【相互作用】 ① 合用氯霉素、胍乙啶、胰岛素、单胺氧化酶抑制剂、保泰松、羟保泰松、丙磺舒、水杨酸盐、磺胺类、氟康唑、某些β受体阻滞剂、雷米普利等,可增强本品降血糖作用。② 合用肾上腺素、糖皮质激素、甲状腺素、胰高糖素、噻嗪类利尿剂、呋塞米、依他尼酸、利福平、异烟肼、苯妥英等,可降低本品降糖作用。③ 双香豆素类抗凝血药与本品同用时,可置换已与血浆蛋白结合的双香豆素,使其抗凝作用增强。此外,双香豆素能抑制本品的药酶代谢,增加降糖作用。故两药应避免合用,或按照血糖水平或凝血酶原时间调节两药的剂量。④ 合用乙醇可诱导本品药酶,减弱降血糖作用,并出现头晕、面部潮红、恶心、呕吐反应,增强乙醇毒性。

【不良反应】 ① 少数人出现低血糖反应,多见于老年患者。② 偶见口干、头痛、瘙痒、皮疹、大疱性皮肤病及药物热。③ 胃肠道反应,如上腹部不适、消化不良、恶心、呕吐、腹泻。④ 可引起肝脏损害,如胆汁淤积性黄疸、中毒性肝炎。⑤ 可影响血液系统,如白细胞减少、血小板减少、粒细胞减少、再生障碍性贫血、溶血性贫血、骨髓发育不良。⑥ 可引起甲状腺功能亢进、畸胎。⑦ 静注本品钠盐可引起血栓性静脉炎。

【注意事项】 ① 胰岛功能完全丧失者无效。② 外科手术或出现糖尿病急性并发症应使用胰岛素,不能用于抢救糖尿病昏迷。③ 宜饭前服用。④ 定期检查血常规和肝功能。⑤ 老年患者或具有全身性疾病患者,肾上腺皮质功能不全及垂体功能减退者慎用。⑥ 与单用饮食疗法或饮食疗法联用胰岛素治疗相比,本药可能会增加心血管死亡率的危险性,与降低心肌细胞缺血预适应能力有关。⑦ 本品作用肯定,副作用较小,但降血糖作用较弱,国内外已渐被第二代磺脲类药物取代。

【患者用药指导】 ① 本药影响驾车及操作机器的能力。② 服用口服降糖药前,首先应进行糖尿病饮食、运动治疗,在此基础上血糖仍不能满意控制者才考虑加用降糖药物治疗。③ 忌饮酒。④ 治疗过程中应注意监测血糖及尿糖,应用 10～15 d 后,如疗效不显著应在医生指导下停药或改用胰岛素等其他降糖药。⑤ 本类药物长期应用,一般 6～12 个月后,可逐步出现减效或失效。⑥ 本品宜避光密闭保存。

格列本脲 Glibenclamide

【商品名或别名】 优降糖，乙磺己脲，氯磺环己脲，Daonil，Adiab，Diabeta，Euglucon，Glidiabet，Glybenzcyclamide，Glyburide，HB - 419，Maninil，Micronase

【分类】 化学：磺酰脲类。治疗学：口服抗糖尿病药。妊娠分类：C。

【指征和剂量】 ① 治疗饮食和运动疗法不能良好控制血糖的2型糖尿病：起始剂量2.5 mg/d，早餐前口服。然后根据血糖调整用量，一般5～10 mg/d，分早晚2次服用，最大剂量不超过15 mg/d。显效后维持剂量2.5～5 mg/d。② 联合用药治疗2型糖尿病：在使用胰岛素或其他作用机制不同的口服降糖药的基础上可加用本品，剂量需要酌情调整。

【制剂】 片剂：每片2.5 mg。

【药动学】

给药途径	起始时间	峰值时间	维持时间
口服	1/4～1/2 h	2～6 h	16～24 h

【作用机制】 本品为第二代磺脲类药物，作用机制同甲苯磺丁脲，与140 ku的磺脲类受体亚单位结合，其降糖作用相当于等量甲苯磺丁脲的200倍。

【禁忌证】 同甲苯磺丁脲。老年人、青少年、儿童慎用。

【相互作用】 ① 合用氯霉素、胍乙啶、胰岛素、单胺氧化酶抑制剂、保泰松、羟保泰松、丙磺舒、水杨酸盐、磺胺类、氟康唑、某些β受体阻滞剂、雷米普利等，可增强本品降血糖作用。② 合用肾上腺素、糖皮质激素、甲状腺素、胰高糖素、噻嗪类利尿剂、呋塞米、依他尼酸、利福平、异烟肼、苯妥英等，可降低本品降糖作用。③ 双香豆素类抗凝血药与本品同用时，可置换已与血浆蛋白结合的双香豆素，使其抗凝作用增强。此外，双香豆素能抑制本品的药酶代谢，增加降糖作用。故两药应避免合用，或按照血糖水平或凝血酶原时间调节两药的剂量。④ 合用乙醇可诱导本品药酶，减弱降血糖作用，并出现头晕、面部潮红、恶心、呕吐反应，增强乙醇毒性。⑤ 合用胰岛素易引起低血糖反应，即使停用其中一种药物，其相互作用仍较长时间存在。

【不良反应】 同甲苯磺丁脲，且易发生严重低血糖反应。

【注意事项】 ① 同甲苯磺丁脲。② 本品引起的低血糖症状严重且时间长,需严密观察,必要时静滴葡萄糖。

【患者用药指导】 ① 基本同甲苯磺丁脲。② 与磺脲类药物有交叉过敏反应。③ 本品引起的低血糖反应得到处理后,应继续观察 2~3 d,以免因本品半衰期长,有可能再次引发低血糖反应。④ 药品宜避光密闭贮存。⑤ 如本品久用失效时,可在原有降糖治疗基础上,睡前加用小剂量中效胰岛素,或换用胰岛素治疗。

格列吡嗪 Glipizide

【商品名或别名】 美吡达,灭糖尿,吡磺环己脲,迪沙,格列哒嗪,格列甲嗪,瑞易宁,瑞怡宁,优哒灵,Glucotrol, Minidiab, Melizide, Mitoneu, CP288720, Glibenese, Glydiazinamide, Glucotrol XL

【分类】 化学:磺酰脲类。治疗学:口服抗糖尿病药。妊娠分类:C。

【指征和剂量】 ① 治疗饮食和运动疗法不能良好控制血糖的 2 型糖尿病:起始剂量 2.5~5 mg/d,餐前 30 min 口服。然后根据血糖调整用量,每次剂量递增不超过 5 mg,剂量超过 15 mg/d,分 2~3 次服用,最大剂量不超过 30 mg/d。② 联合用药治疗 2 型糖尿病:在使用胰岛素或其他作用机制不同的口服降糖药的基础上可加用本品,剂量需要酌情调整。

【制剂】 片剂:每片 5 mg。

【药动学】

给药途径	起始时间	峰值时间	维持时间
口服	1/4~1/2 h	1~3 h	16~24 h

【作用机制】 同格列本脲,其降糖作用相当于等量甲苯磺丁脲的 100 倍。此外,此药还有抑制血小板凝集、促进纤维蛋白溶解、防治微血管病变,有一定降低血清胆固醇和三酰甘油、提高高密度脂蛋白胆固醇的作用。

【禁忌证】 同格列本脲,肾上腺功能不全者禁用。老年人以及体质虚弱者慎用。

【相互作用】 ① 同格列本脲。② 合用口服避孕药可降低本药的降糖作用。③ 与β受体阻滞剂合用应谨慎。

【不良反应】 基本同格列本脲,多数患者耐受良好。低血糖较格列本脲少见。

【注意事项】 ① 同格列本脲。② 肝或肾功能损害的患者发生低血糖时需延长给药间隔。

【患者用药指导】 ① 基本同格列本脲。② 由其他降糖药改用本品时，应注意观察1～2周，以防治低血糖。③ 瑞易宁（瑞怡宁、Glucotrol XL）为格列吡嗪控释片，初始剂量为5 mg/d，早餐时服用，根据血糖调整剂量，最大剂量为20 mg/d。应完整吞服本药。严重胃肠道狭窄的患者慎用。本品低血糖发生率低，长期使用不增加体重。余同格列吡嗪。

格列齐特 Gliclazide

【商品名或别名】 达美康，甲磺吡脲，甲磺双环脲，Diamicron，Dramion，Glimicron，Nordialex

【分类】 化学：磺酰脲类。治疗学：口服抗糖尿病药。妊娠分类：C。

【指征和剂量】 ① 治疗饮食和运动疗法不能良好控制血糖的2型糖尿病，尤其是伴有肥胖症或血管病变者：起始剂量40～80 mg，bid，餐前30 min口服。然后根据血糖调整用量，最大剂量320 mg/d。② 联合用药治疗2型糖尿病：在使用胰岛素或其他作用机制不同的口服降糖药的基础上可加用本品，剂量需要酌情调整。

【制剂】 片剂：每片80 mg。缓释片：每片30 mg。

【药动学】

给药途径	起始时间	峰值时间	维持时间
口服	不详	3～6 h	24 h

【作用机制】 同格列本脲，其降糖作用相当于等量甲苯磺丁脲的20倍。此外，本品还有抗血小板作用，能降低 TXA_2/PGI_2 比率，改善微循环，降低血浆胆固醇、三酰甘油和脂肪酸水平，有利于预防血管病变、改善动脉粥样硬化及视网膜病变和肾功能。

【禁忌证】 同格列本脲，正在服用咪康唑的患者禁用。肾功能不良者慎用。

【相互作用】 同格列本脲。

【不良反应】 基本同格列本脲，多数患者耐受良好。低血糖较格列本脲少见，多发生于用量过大、进食过少、活动过度等情况。

【注意事项】 同格列本脲。

【患者用药指导】 ① 基本同格列本脲。② 本品在控制血糖的同时,还可防治糖尿病血管病变及视网膜病变。③ 本品单用不能奏效时,可加用其他类降糖药如双胍类、α 糖苷酶抑制剂或胰岛素等,但要注意调整剂量。

格列喹酮 Gliquidone

【商品名或别名】 糖适平,糖肾平,克罗龙,环甲苯脲,喹磺环己酮,AR-DF26,Gliqudon,Glurenorm,Glurenor,Gliquikone,M-5276

【分类】 化学:磺酰脲类。治疗学:口服抗糖尿病药。妊娠分类:C。

【指征和剂量】 ① 治疗饮食和运动疗法不能良好控制血糖的 2 型糖尿病,尤其是老年患者或伴有肾功能减退或服用其他降糖药反复发生低血糖者:起始剂量 15 mg,bid 或 tid,餐前 30 min 口服。然后根据血糖调整用量,最大剂量 180 mg/d。② 联合用药治疗 2 型糖尿病:在使用胰岛素或其他作用机制不同的口服降糖药的基础上可加用本品,剂量需要酌情调整。

【制剂】 片剂:每片 30 mg。

【药动学】

给药途径	起始时间	峰值时间	维持时间
口服	不详	2～3 h	8 h

【作用机制】 同格列本脲。

【禁忌证】 基本同格列本脲,晚期尿毒症者禁用。

【相互作用】 ① 基本同格列本脲。② 合用拟交感神经药、含烟酸制剂可降低本品降糖作用。

【不良反应】 基本同格列本脲,但发生率较低。本药代谢和清除率不因肝、肾功能减退而受影响,较为安全,低血糖发生率低。

【注意事项】 ① 基本同格列本脲,不适用于糖尿病急重症的治疗。② 重度肾功能不全者仍以胰岛素治疗为宜。③ 如用其他磺脲类药物到最大剂量还不能控制血糖者,换用本药亦无效。④ 慢性肝病如肝硬化患者,本药的代谢分解未见减慢,但肝功能严重受损者,肝糖生成能力降低,可能会增加低血糖的危险,故肝功能低下者慎用。

【患者用药指导】 ① 同格列本脲。② 本品可影响精力集中，驾驶员及高空作业者慎用。

格列美脲　Glimepiride

【商品名或别名】 亚莫利，Amaryl

【分类】 化学：磺酰脲类。治疗学：口服抗糖尿病药。妊娠分类：C。

【指征和剂量】 ① 治疗饮食和运动疗法不能良好控制血糖的 2 型糖尿病，尤其是老年患者或伴有肾功能减退或服用其他降糖药失效者：起始剂量 1～2 mg，qd，餐前即服。然后根据血糖调整用量，每 1～2 周增加 1 mg/d，最大剂量 6～8 mg/d。② 联合用药治疗 2 型糖尿病：在使用胰岛素或其他作用机制不同的口服降糖药的基础上可加用本品，剂量需要酌情调整。

【制剂】 片剂：每片 1 mg，2 mg，4 mg。

【药动学】

给药途径	起始时间	峰值时间	维持时间
口服	1 h	2～3 h	24 h

【作用机制】 基本同格列本脲，与 65 ku 的磺脲类受体亚单位结合，可迅速促进胰岛素释放，同时又与受体快速解离，低血糖发生率少。既降低血糖又减少胰岛素分泌。可增加葡萄糖转运蛋白Ⅳ(Glut4)的表达，促进葡萄糖向细胞内转运，加强葡萄糖利用和清除。可减少胰高糖素分泌，并促进胰高糖素样肽-1 的释放。

【禁忌证】 基本同格列本脲，儿童、严重肝功能损害和透析患者以及对本药中任何成分过敏者禁用。

【相互作用】 ① 基本同格列本脲。② H_2 受体拮抗剂、可乐定和利血平可能会增强或减弱本品降血糖作用。

【不良反应】 ① 基本同格列本脲。② 低血糖发生率低，但对肝、肾功能不良者仍应注意。③ 由于降低血糖，引起房水和晶体内渗透压急剧变化，可能对视力产生影响。④ 严重反应者可导致呼吸困难、血压下降，甚至发展为休克。

【注意事项】 基本同格列本脲。

【患者用药指导】 ① 基本同格列本脲。② 服用本品时，不得嚼碎，并以足量的水(约半杯)送服。③ 从其他口服降糖药改用本品时，无确切的剂量换算关系，仍应从小剂量开始，有时为避免前后药物累加作用引发低血糖，需中断降糖治疗数天。④ 老年患者用药无须调整剂量。⑤ 本品使用较少增加体重。⑥ 肝、肾功能不良者建议改用胰岛素治疗。⑦ 其他磺脲类药物服用最大剂量出现继发失效时，改用本品亦可能无效，建议使用胰岛素治疗。⑧ 本品宜25℃以下保存。

瑞格列奈　Repaglinide

【商品名或别名】 孚来迪，诺和龙，Novonorm，Prandin

【分类】 化学：氨甲酰甲基苯甲酸类。治疗学：口服抗糖尿病药。妊娠分类：C。

【指征和剂量】 ① 治疗饮食和运动疗法不能良好控制血糖的 2 型糖尿病，尤其是餐后血糖较高者或伴有肾功能减退者：起始剂量 0.5 mg，tid，餐时服用。然后根据血糖每 1～2 周调整用量，最大单剂 4 mg，最大剂量 16 mg/d。② 联合用药治疗 2 型糖尿病：在使用胰岛素或其他作用机制不同的口服降糖药的基础上可加用本品，剂量需要酌情调整。

【制剂】 片剂：每片 0.5 mg，1 mg，2 mg。

【药动学】

给药途径	起始时间	峰值时间	维持时间
口服	0～1/2 h	1 h	4～6 h

【作用机制】 通过抑制胰岛 β 细胞膜上的 ATP-敏感钾通道，使钙离子内流而刺激胰岛素释放。其在 β 细胞膜上的结合位点异于磺脲类，而且不促进胰岛素胞泌，也不抑制胰岛素的生物合成。其降糖作用比优降糖强 10～20 倍，刺激胰岛素第一时相的分泌，作用快且持续时间短，有利于降低餐后血糖。

【禁忌证】 1 型糖尿病、伴随或不伴昏迷的糖尿病酮症酸中毒、严重肝肾功能不全患者，妊娠或哺乳期妇女，12 岁以下儿童以及对本药中任何成分过敏者禁用。

【相互作用】 ① 合用单胺氧化酶抑制剂、非选择性 β 受体阻滞剂、

ACE 抑制剂、非甾体类抗炎药、水杨酸盐、奥曲肽、乙醇以及促合成代谢的激素等，可增强本品降血糖作用。β受体阻滞剂可能会掩盖低血糖症状，乙醇可能会延长或加重低血糖症状。② 合用口服避孕药、皮质激素、拟交感神经药、甲状腺素、达那唑、噻嗪类药等，可降低本品降糖作用。

【不良反应】 ① 低血糖。② 胃肠道反应，如腹痛、腹泻、恶心、呕吐和便秘。③ 皮肤过敏反应，如瘙痒、发红、皮疹。④ 肝酶升高。⑤ 极少出现视觉异常。⑥ 可有上呼吸道感染、关节炎、背痛、头昏等反应。

【注意事项】 ① 禁与 CYP3A4 抑制剂（如酮康唑、伊曲康唑、红霉素、氟康唑、米比法地尔可能升高本药的血浆水平）或诱导剂（如利福平、苯妥英、卡马西平、巴比妥盐可能降低本药的血浆水平）合用。② 对于衰弱和营养不良者，应谨慎调整剂量。③ 肝功能不全，18 岁以下或 75 岁以上者慎用。④ 在发生应激反应时，如发热、外伤、感染或手术，可能会出现高血糖。

【患者用药指导】 ① 基本同格列本脲。② 可与二甲双胍等制剂联用。③ 其他胰岛素促分泌剂无效时，不应换用或加用本品，应建议使用胰岛素。④ 进餐服药，不进餐不服药。⑤ 轻度肾功能受损者，仍可使用本品，但应注意监测血肌酐的变化。⑥ 本品宜室温保存。

那格列奈 Nateglinide

【商品名或别名】 唐力，Starlix

【分类】 化学：苯丙氨酸类。治疗学：口服抗糖尿病药。妊娠分类：C。

【指征和剂量】 ① 治疗饮食和运动疗法不能良好控制血糖的 2 型糖尿病：起始剂量 30～60 mg，tid，餐时服用。然后根据血糖每 1～2 周调整用量，最大剂量 720 mg/d。② 联合用药治疗 2 型糖尿病：在使用胰岛素或其他作用机制不同的口服降糖药的基础上可加用本品，剂量需要酌情调整。

【制剂】 片剂：每片 30 mg，60 mg，120 mg。

【药动学】

给药途径	起始时间	峰值时间	维持时间
口服	0～1/3 h	1 h	4 h

【作用机制】 为短效胰岛素促泌剂。可抑制胰岛β细胞膜上的 ATP-

敏感钾通道,促进钙离子内流,进而刺激胰岛素释放。刺激胰岛素分泌的作用快且持续时间短,有利于降低餐后血糖。

【禁忌证】 1型糖尿病、糖尿病酮症酸中毒、严重肝肾功能不全患者,妊娠或哺乳期妇女以及对本药中任何成分过敏者禁用。

【相互作用】 ① 本品主要经细胞色素 P450 同工酶 CYP2C9(70%)和 CPY3A4(30%)代谢,与格列本脲、二甲双胍、地高辛、华法林、双氯芬酸合用无明显相互影响。② 合用非甾体类抗炎药、水杨酸盐、单胺氧化酶抑制剂、非选择性β受体阻滞剂等,可增强本品降血糖作用。③ 合用噻嗪类利尿剂、肾上腺素、糖皮质激素、甲状腺素等,可降低本品降糖作用。④ 流质饮食可显著降低本品的血浆峰值。

【不良反应】 ① 低血糖。② 轻度胃肠道反应,如恶心、腹泻。③ 血尿酸水平可升高。④ 偶见过敏反应,如瘙痒、皮疹、风疹等。⑤ 可有上呼吸道感染、关节炎、背痛、头昏、流感样症状等反应。

【注意事项】【患者用药指导】 同瑞格列奈。

苯乙双胍 Phenformin

【商品名或别名】 降糖灵,苯乙福明,Phenethylbiguanide,DBI

【分类】 化学:双胍类。治疗学:口服抗糖尿病药。

【指征和剂量】 ① 治疗饮食和运动疗法不能良好控制血糖的2型糖尿病,尤其是肥胖者:起始剂量 25 mg,bid 或 tid,餐前口服。然后根据血糖调整剂量至 75～100 mg/d。② 联合用药治疗2型糖尿病:在使用胰岛素或其他作用机制不同的口服降糖药的基础上可加用本品,剂量需要酌情调整。③ 联合胰岛素治疗1型糖尿病:在使用胰岛素的基础上可加用本品,剂量需要适当调整。

【制剂】 片剂:每片 25 mg,50 mg。

【药动学】

给药途径	起始时间	峰值时间	维持时间
口服	不详	2～3 h	4～6 h

【作用机制】 促进组织无氧酵解,使肌肉等组织利用葡萄糖作用加强,同时抑制肝糖原异生,减少葡萄糖产生,还可抑制胰高糖素释放,从而降低

血糖。

【禁忌证】 糖尿病有急性并发症如酮症酸中毒、严重感染、手术、心肺功能衰竭、肝肾功能不全、乙醇中毒、高龄、重症贫血患者和孕妇禁用。

【相互作用】 ① 与双香豆素类药物合用时，其抗凝血作用增强，可致出血倾向。② 服用本品后，加压素的升压作用增强。③ 同服含乙醇饮料，可发生腹痛、酸血症及体温过低。④ 与磺脲类药物合用有协同作用，应调整剂量。⑤ 西咪替丁可竞争近曲小管分泌，减少双胍类药物的肾脏排泄，导致血浆双胍类药物浓度上升，合用时应减少本品剂量，以免发生乳酸酸中毒。⑥ 利福平能抑制双胍类药物的吸收，减弱其降糖作用。⑦ 不宜与乙醇、普萘洛尔、可的松类、依他尼酸等合用。

【不良反应】 ① 胃肠道反应，如厌食、恶心、呕吐、口中金属味感觉，大剂量可致腹泻，见于用药初期，尤其是空腹时。② 可发生乳酸酸中毒，甚至死亡，肝肾功能不全和严重缺氧者尤为危险。③ 长期使用可影响维生素 B_{12} 的吸收，导致巨幼细胞性贫血。

【注意事项】 ① 本品一般不用于1型糖尿病患者，在胰岛素治疗的基础上，若血糖波动较大，可适当选用本品，以达到稳定血糖的目的。② 单独使用本品不会引起低血糖反应，但可引起严重乳酸酸中毒、酸血症，甚至死亡，有些国家已经停用本品。③ 可与胰岛素合用，增强疗效，减少不良反应。④ 慢性心衰、肺部感染、肺气肿、肺心病、腹水、急慢性乙醇中毒患者易发生乳酸酸中毒，均应避免使用本品。⑤ 能影响小儿正常的生长发育，不宜在儿童糖尿病中应用。⑥ 对于需静脉使用含碘造影剂进行影像学检查的患者，由于造影剂短期内会影响肾功能，应暂时停用本品。

【患者用药指导】 ① 2型糖尿病患者首先应进行糖尿病饮食、运动治疗，在此基础上血糖仍不能满意控制者才考虑加用降糖药物治疗。② 与磺脲类药物、胰岛素合用有协同作用，应调整剂量。③ 开始调节剂量时应严密观察，防治低血糖和酸中毒。剂量以不超过75 mg/d为宜。④ 本品已渐被二甲双胍取代。⑤ 服用双胍类降糖药时，高危人群应监测乳酸浓度，以预防乳酸酸中毒。⑥ 本品需避光密闭保存。

二甲双胍 Metformin

【商品名或别名】 格华止，迪化糖锭，美迪康，甲福明，降糖片，立克糖，Dimethyl Biguanide，DMBG，Diaformin，Diabex，Devian，Flumamine，

Melbine, Obin, Glucophage

【分类】 化学：双胍类。治疗学：口服抗糖尿病药。妊娠分类：B。

【指征和剂量】 ① 治疗饮食和运动疗法不能良好控制血糖的 2 型糖尿病，尤其是肥胖者：起始剂量 250～500 mg，bid 或 tid，餐后服用。然后根据血糖调整用量，有效剂量为 1 500～2 000 mg/d，极量 3 000 mg。② 联合用药治疗 2 型糖尿病：在使用胰岛素或其他作用机制不同的口服降糖药的基础上可加用本品，剂量需要酌情调整。③ 联合胰岛素治疗 1 型糖尿病：在使用胰岛素的基础上可加用本品，剂量需要适当调整。④ 治疗胰岛素抵抗症与多囊卵巢综合征：剂量范围同糖尿病的治疗，但使用剂量需适当调整。

【制剂】 片剂：每片 250 mg，500 mg，850 mg。

【药动学】

给药途径	起始时间	峰值时间	维持时间
口服	不详	2 h	8 h

【作用机制】 基本同苯乙双胍，抑制糖代谢、糖酵解的关键酶；抑制 ATP 的产生、葡萄糖异生和肝糖输出；抑制小肠微绒毛细胞表面的钠-葡萄糖共离子转运体而降低小肠对葡萄糖的吸收；增加组织对胰岛素的敏感性，纠正高胰岛素血症及其代谢影响；改善血流动力学，抗血栓形成和抗糖化作用。

【禁忌证】【相互作用】 同苯乙双胍。

【不良反应】 基本同苯乙双胍，但发生率较低，乳酸酸中毒的发生率仅为苯乙双胍的 1/200～1/100。长期使用可能导致维生素缺乏。

【注意事项】 ① 基本同苯乙双胍。② 10 岁以下儿童不推荐使用。

【患者用药指导】 ① 同苯乙双胍。② 本品疗效肯定，单用不引起低血糖反应，不引起高胰岛素血症，不增加体重，可降低食欲，改善血脂代谢，可作为 2 型糖尿病尤其使肥胖、超重患者的首选药物。③ 本品可与胰岛素或其他类口服降糖药合用，所用剂量相应减少，副作用亦减少。④ 本品宜饭中或饭后服用以避免胃肠道不适反应。如果无明显反应，也可在饭前服用。⑤ 本品使用中应监测肾功能变化，若血肌酐升高超过正常上限 1.5 倍，应停药。⑥ Glucophage XR 为二甲双胍缓释片，初始剂量为 500 mg/d，晚餐时服用，根据血糖调整剂量，每周增加 500 mg，最大剂量为 2 000 mg/d。17 岁以下儿童不推荐使用。余同二甲双胍。⑦ Glucovance（glyburide and metformin HCl）为格列本脲和二甲双胍的复方制剂，有 1. 25 mg/250 mg、2. 5 mg/500 mg、5 mg/500 mg 三种规格，起始剂量 1. 25 mg/250 mg，qd 或 bid，餐时服用，根据血糖调整用量，每 2 周每天增加 1. 25 mg/250 mg，最大剂量每天 20 mg/2 000 mg。余同格列本脲和二甲双胍。

阿卡波糖　Acarbose

【商品名或别名】 拜糖平，拜糖苹，卡博平，Glucobay，Precose

【分类】 化学：环己糖醇类。治疗学：口服抗糖尿病药。妊娠分类：B。

【指征和剂量】 ① 治疗糖尿病，尤其是餐后高血糖或老年患者：起始剂量 50 mg，tid，餐时嚼服。然后根据血糖调整用量，极量 600 mg/d。② 治疗糖耐量异常个体，阻止或延缓糖尿病的发生：剂量同①。

【制剂】 片剂：每片 50 mg。

【药动学】

给药途径	起始时间	峰值时间	维持时间
口服	不详	1 h	14～24 h

【作用机制】 本品能够可逆性竞争性抑制小肠刷状缘上的 α 葡萄糖苷酶，使淀粉类分解为麦芽糖、葡萄糖的速度和蔗糖分解为葡萄糖的速度减慢，延缓糖的吸收，从而降低餐后血糖。

【禁忌证】 对本品过敏、18 岁以下、有明显消化及吸收障碍的慢性肠功能紊乱、由于肠胀气而可能恶化的情况如 Roemheld 综合征、严重的疝气、肠梗阻和肠溃疡、肌酐清除率低于 25 ml/min、糖尿病酮症酸中毒患者，孕妇及哺乳期妇女禁用。

【相互作用】 ① 本品可增加蔗糖及含有蔗糖的食物在结肠中发酵。② 抗酸药、考来烯胺、肠道吸附剂和消化酶制剂可降低本药的作用，不宜同用。

【不良反应】 ① 胃肠道症状：胀气、肠鸣音亢进、偶有腹泻与腹痛。② 偶见皮疹、白细胞和血小板减少。③ 个别患者也可出现低血糖反应，尤其是联合用药者。④ 长期使用会导致维生素吸收减少。

【注意事项】 ① 与磺脲类药物或胰岛素合用时,如出现低血糖状况,则应减少上述药物的剂量。② 因不同患者反应各异,剂量调整需个体化。③ 本品口服后1%~2%被吸收进入血循环,有轻度肝肾功能异常者可试用,但要密切观察其肝肾功能变化。转氨酶高于正常2.5倍者不宜使用。

【患者用药指导】 ① 2型糖尿病患者首先应进行糖尿病饮食、运动治疗,在此基础上血糖仍不能满意控制者才考虑加用降糖药物治疗。② 本品不增加胰岛素的分泌,降糖作用较弱,主要用于配合单用胰岛素促泌剂、胰岛素增敏剂或双胍类药物控制餐后血糖不理想的糖尿病患者,或单独用于轻症单纯饮食控制而餐后血糖仍高者。③ 糖耐量异常人群服用本品进行干预,可延缓或阻止2型糖尿病的发生。④ 服用本药时应增加淀粉类食物比例(占50%~60%),既增加疗效,又可减轻胃肠道症状。⑤ 与口服降糖药或胰岛素合用可能诱发或加重低血糖,此时吃饼干、糖块等因消化障碍常难以见效,需补充葡萄糖纠正。⑥ 进餐服药,不进餐不服药。⑦ 本品宜25℃以下干燥保存。

伏格列波糖 Voglibose

【商品名或别名】 倍欣,伏利波糖,Basen

【分类】 治疗学:口服抗糖尿病药。妊娠分类:B。

【指征和剂量】 主要用于治疗糖尿病,尤其是餐后高血糖患者:起始剂量0.2 mg,tid,餐前口服。然后根据血糖调整用量,极量0.9 mg/d。

【制剂】 片剂:每片0.2 mg。

【药动学】

给药途径	起始时间	峰值时间	维持时间
口服	不详	2~3 h	24 h

【作用机制】 主要作用于双糖类水解酶如麦芽糖酶和蔗糖酶,其抑制作用强于阿卡波糖,而抑制α淀粉酶的作用弱,部分未转变为双糖前的淀粉类碳水化合物已被消化吸收而不致进入大肠产气,故用量小、肠道副作用小。

【禁忌证】 对本品过敏、糖尿病酮症、昏迷或昏迷前、严重感染、手术前后的患者，严重创伤者禁用。严重肝、肾功能不全者，有明显消化及吸收障碍的慢性肠功能紊乱者，Roemheld综合征、严重的疝气或结肠狭窄患者，肠梗阻者慎用。正在服用其他糖尿病药物者、有腹部手术史或肠梗阻病史者、伴有消化和吸收障碍的慢性肠道疾病者、严重肝肾功能障碍者、妊娠和哺乳期妇女及老年患者慎用。

【相互作用】 ① 合用β受体阻滞剂、水杨酸盐、单胺氧化酶抑制剂、氯贝特类高脂血症治疗剂、华法林可增强本品降血糖作用。② 合用肾上腺素、肾上腺皮质激素、甲状腺素可降低本品降糖作用。

【不良反应】 ① 有时可出现低血糖。② 消化系统症状，如腹部胀满、排气增加、偶尔出现肠梗阻样症状、腹泻、腹痛、便秘、食欲不振、恶心、呕吐、烧心、口腔炎、口渴、味觉异常。③ 偶见黄疸、ALT/AST升高的严重肝功能障碍。④ 可出现过敏反应。⑤ 其他尚有头痛、眩晕、困倦、颜面水肿、视物模糊、高钾血症、血清淀粉酶增高、脱毛等。

【注意事项】 ① 基本同阿卡波糖。② 单用本药，特别与其他降糖药合用时，均可出现低血糖，应予葡萄糖(单糖)，不用蔗糖等双糖类进行治疗。③ 严重肝硬化患者用药时，应注意观察排便状况，发现异常立即停药并适当处理。

【患者用药指导】 同阿卡波糖。

米格列醇　Miglitol

【商品名或别名】 德赛天，米格尼醇，Bayglitol，Diastabol，Glyset，Plumarol

【分类】 化学：去氧野尻霉素类。治疗学：口服抗糖尿病药。妊娠分类：B。

【指征和剂量】 主要用于治疗糖尿病，尤其是餐后高血糖患者：起始剂量25 mg，tid，餐前口服。然后根据血糖调整用量，最大推荐剂量300 mg/d。

【制剂】 片剂：每片25 mg，50 mg，100 mg。

【药动学】 本药半衰期为2 h。

【作用机制】 属第二代α-糖苷酶抑制剂，可逆性地抑制附着于肠膜上的α-葡萄苷酶，延迟糖的吸收，从而降低餐后高血糖症。与阿卡波糖、伏格列波糖相比，对酶的抑制作用更强，抑制谱更广，肠道副作用小。

【禁忌证】 对本品过敏、糖尿病酮症酸中毒、有明显消化及吸收障碍的慢性肠功能紊乱、炎性肠病、肠梗阻患者禁用。血清肌酸酐浓度高于20 mg/L 的患者慎用。

【相互作用】 ① 合用活性炭肠道吸附剂,含淀粉酶、胰酶等可分解糖类的助消化酶剂可降低本品降糖作用,应避免合用。② 本药可降低雷尼替丁的疗效。

【不良反应】 ① 空腹用药过量可出现低血糖。② 消化系统症状,如胃肠胀气、腹泻、腹痛。③ 血液系统可出现贫血和血清铁浓度降低。④ 可出现皮疹。

【注意事项】 ① 基本同阿卡波糖。② 单用本药,特别与其他降糖药合用时,均可出现低血糖,应予葡萄糖(单糖),不用蔗糖等双糖类进行治疗。

【患者用药指导】 同阿卡波糖。

罗格列酮　Rosiglitazone

【商品名或别名】 文迪雅,Avandia,Rosglitazone Maleate

【分类】 化学:噻唑烷二酮类。治疗学:口服抗糖尿病药。妊娠分类:C。

【指征和剂量】 本品仅适用于其他降糖药无法达到血糖控制目标的 2 型糖尿病患者:起始剂量 4 mg,qd,口服。然后根据血糖调整用量,最大量 8 mg/d。

【制剂】 片剂:每片 2 mg,4 mg,8 mg。

【药动学】

给药途径	起始时间	峰值时间	维持时间
口服	不详	1 h	16～34 h

【作用机制】 噻唑烷二酮类药物是过氧化物酶增殖体活化因子受体 γ (PPARγ)的激动剂,通过激活骨骼肌、脂肪和肝脏等胰岛素作用靶组织的 PPARγ 核受体,调整胰岛素应答基因的转录,从而控制糖的产生、转运和利用,还参与调控脂肪酸代谢。因此,本品可增加肌肉、脂肪组织对胰岛素的敏感性,抑制肝糖产生而具有降糖、调脂和降低基础胰岛素水平的作用。

【禁忌证】 对本品过敏者、肝肾功能不全者、妊娠及哺乳期妇女、18 岁以下患者，有心衰病史或有心衰危险因素的患者，有心脏病病史，尤其是缺血性心脏病病史的患者，骨质疏松症或发生过非外伤性骨折病史的患者，严重血脂紊乱的患者禁用。65岁以上老年患者、水肿患者慎用。

【相互作用】 本品不抑制主要的P450酶，主要经CYP2C8代谢，极少部分经CYP2C9代谢。无已知配伍禁忌。与阿卡波糖、地高辛、乙醇、格列本脲、二甲双胍、硝苯吡啶、尼莫地平、雷尼替丁、华法林和口服避孕药合用无明显影响。

【不良反应】 ① 本品与其他口服降糖药合用，可能发生低血糖的危险性。② 可引起体液潴留，有加重充血性心衰的危险。③ 少数患者服用本品可出现轻-中度贫血，可能缘于促红细胞素产生减少以及体液潴留。与二甲双胍合用，贫血的发生率高于单用本品或与磺脲类合用。④ 可伴有体重增加。⑤ 肝功能异常，均为轻、中度转氨酶升高，并且可逆。

【注意事项】 ① 无胰岛素存在时，本品不具备降糖作用。② 本品与磺脲类或双胍类药物合用时，所发生的不良反应与单用本品相似。③ 本品可使伴有胰岛素抵抗的绝经前期和无排卵型妇女恢复排卵，故女性患者如不避孕，则有妊娠可能。④ 肾功能损害者单用本品无须调整剂量，并注意不可与二甲双胍合用。⑤ 服用本品前，常规检测肝功能，有肝病和肝功能损伤者不用。

【患者用药指导】 ① 2型糖尿病患者首先应进行糖尿病饮食、运动治疗。限制热量、减轻体重和增加运动可提高胰岛素的敏感性，在此基础上血糖仍不能满意，控制者才考虑加用降糖药物治疗。② 服用本品患者应定期监测血糖、糖化血红蛋白及肝功能。其中，服药前需检测转氨酶，第一年每2个月查一次，然后定期检测。患者如出现不明原因的症状，如恶心、呕吐、腹痛、乏力、厌食或尿色加深，应立即就诊。③ 本品可于空腹或进餐时服用，单片不可掰开服用。④ 本品仅适用于其他降糖药无法达到血糖控制目标的2型糖尿病患者。⑤ 本品宜30℃以下密封、干燥保存。

吡格列酮 Pioglitazone

【商品名或别名】 艾汀，卡司平，瑞彤，Actos

【分类】 化学：噻唑烷二酮类。治疗学：口服抗糖尿病药。妊娠分类：C。

【指征和剂量】 ① 治疗2型糖尿病，尤其是肥胖与胰岛素抵抗者：起始剂量 15 mg,qd,口服。然后根据血糖调整用量,最大量 45 mg/d。② 治疗胰岛素抵抗或多囊卵巢综合征患者:剂量同①。

【制剂】 片剂:每片 15 mg。

【药动学】

给药途径	起始时间	峰值时间	维持时间
口服	不详	3～4 h	16～24 h

【作用机制】【禁忌证】 同罗格列酮。

【相互作用】 ① 本品使用不影响格列吡嗪、二甲双胍、地高辛、华法林等药物的血药浓度,合用时剂量无须调整。② 本品与口服避孕药合用,可能使两者血药浓度下降,降低避孕效果,需采用更有效的避孕措施。③ 本品代谢需 CYP3A4 型 P450 微粒体酶。需此酶代谢的药物有红霉素、阿司咪唑、钙拮抗药、西沙必利、肾上腺皮质激素、环孢素、HMG-CoA 还原酶抑制剂、三唑仑等;抑制此酶的药物有酮康唑、伊曲康唑等。本品与上述药物合用时,应注意调整药物剂量。

【不良反应】 同罗格列酮。

【注意事项】 ① 同罗格列酮。② 大剂量、长期服用吡格列酮药物的患者患膀胱癌的可能性明显增加。

【患者用药指导】 同罗格列酮。

西格列汀 Sitaglipitin

【商品名或别名】 Sitaglipitin, MK-0431, Januvia

【分类】 治疗学:口服抗糖尿病药。妊娠分类:B。

【指征和剂量】 作为单一用药或作为二甲双胍/噻唑烷二酮类的辅助药物用于那些仅靠饮食和运动无法有效控制血糖水平的 2 型糖尿病患者。

口服:100 mg,qd。

【制剂】 片剂:25 mg,50 mg,100 mg。

【药动学】

给药途径	起始时间	峰值时间	维持时间
口服	不详	1～4 h	24 h

【作用机制】 二肽基肽酶(DPP)-Ⅳ的抑制剂,减少胰高血糖素样肽-1的降解,延长其活性,促进胰岛素分泌并抑制胰高血糖素水平,在血糖升高时控制糖尿病患者的血糖水平。

【禁忌证】 1型糖尿病患者和糖尿病酮症酸中毒者禁用。

【相互作用】 与地高辛联用时可增加其血药浓度和峰值。

【不良反应】 ① 低血糖反应少见。② 鼻塞、流涕、咽喉痛、上呼吸道感染。③ 腹泻。④ 头痛。⑤ 过敏反应:皮疹、血管性水肿、荨麻疹。

【注意事项】 ① 初次应用本品前,且自此至少1年,应检查肾功能并确保在正常水平。因为本品经由肾脏消除,为达到与具有正常肾功能患者相似的本品血浆浓度,需对中度肾功能不全的患者和肾功能严重不全或需进行血液透析或腹膜透析的终末期肾病(ESRD)的患者进行剂量调节。② 已患有肝脏疾病的患者不宜应用有关本品。③ 服用本品时应警告患者不要过量饮酒。④ 遇到应激或液体和食物摄入减少,比如发热、创伤、感染和手术时,患者应暂停服用本品,并改用胰岛素。⑤ 以前通过本品控制的患者如出现实验室异常或临床疾病应仔细检查酮症酸中毒或乳酸酸中毒。

【患者用药指导】 ① 美国食品和药物管理局(FDA)批准在饮食控制和增强锻炼的基础上应用本品来提高对2型糖尿病患者血糖的控制。本品可单独治疗、与二甲双胍初始联合治疗或作为其他口服药物(二甲双胍、吡格列酮、磺酰脲或磺酰脲及二甲双胍)的强化药物。② JANUMET™(本品/盐酸二甲双胍)是目前首创,也是唯一含有抑制剂和二甲双胍两种药物的治疗2型糖尿病的胶囊。JANUMET™可用于饮食和运动治疗的辅助治疗,单一应用二甲双胍或本品效果不佳或患者已应用本品及二甲双胍联合治疗,旨在提高患有2型糖尿病患者的血糖控制水平。与单用二甲双胍注意事项相似,JANUMET™禁用于患有肾脏疾病、肾功能不全或肌酐清除率异常的患者,还包括急性或慢性代谢性酸中毒、糖尿病酮症酸中毒。JANUMET™不宜应用于1型糖尿病患者。与二甲双胍的注意事项相似,JANUMET™注意事项中包含对乳酸酸中毒的警告。

沙格列汀 Saxagliptin

【商品名或别名】 安立泽,Onglyza

【分类】 治疗学:口服抗糖尿病药。妊娠分类:B。

【指征和剂量】 作为单一用药或单独使用盐酸二甲双胍血糖控制不佳

时,与盐酸二甲双胍联合用药用于那些仅靠饮食和运动无法有效控制血糖水平的2型糖尿病患者。

口服:5 mg,qd,服药时间不受进餐影响。

【制剂】 片剂:2.5 mg,5 mg。

【药动学】

给药途径	起始时间	峰值时间	维持时间
口服	不详	2 h	24 h

【作用机制】 二肽基肽酶(DPP)-Ⅳ的抑制剂,通过选择性抑制DPP-Ⅳ,升高胰高血糖素样肽-1(GLP-1)和葡萄糖依赖性促胰岛素释放多肽(GIP)的水平,从而调节血糖。

【禁忌证】 ① 对二肽基肽酶-4(DPP)抑制剂有严重超敏反应史(例如速发过敏反应、血管性水肿)的患者禁用。② 禁用于1型糖尿病或糖尿病酮症酸中毒的患者。③ 罕见的半乳糖不耐受遗传疾病、Lapp乳糖酶缺乏症或葡萄糖-半乳糖吸收不良患者禁用。

【相互作用】 ① 本品不会明显改变二甲双胍、地高辛、辛伐他汀、地尔硫卓等的药动学。② 与CYP3A4/5强抑制剂(酮康唑、阿扎那韦、克拉霉素、伊曲康唑等)合用时,提高了本品的血浆药物浓度。

【不良反应】 ① 低血糖反应。② 头痛。③ 上呼吸道感染、泌尿道感染。④ 外周性水肿。⑤ 过敏反应:皮疹、荨麻疹。

【注意事项】 ① 尚未进行本品与胰岛素联用的研究。② 本品用于中、重度肾功能不全患者的临床试验数据有限,不推荐用于这类人群。③ 本品用于中度肝功能受损患者需谨慎,不推荐用于重度肝功能不全的患者。④ 在纽约心功能分级(NYHA)为Ⅰ~Ⅱ的患者中的临床经验有限,对NYHA为Ⅲ~Ⅳ的患者使用本品的情况没有临床经验。⑤ 本品临床试验并未对接受器官移植或者明确诊断为免疫缺陷综合征的免疫功能低下的患者进行研究。因此,尚未获得本品在此类患者中的有效性和安全性。⑥ 本品含有乳糖一水合物。

【患者用药指导】 ① 有报告在猴子的非临床毒理学试验中发现,猴的四肢出现溃疡和坏死性皮肤损伤,尽管在临床上并未发现皮损的发生率升高,但糖尿病并发皮损的患者使用本品的临床经验有限。上市后报告显示在使用DPP4抑制剂类的患者中出现了皮疹，因此皮疹也被列为本品的不良反应之一，在糖尿病患者的日常管理中，建议观察皮肤是否存在水泡、皮疹和溃疡。② 胰岛素促泌剂（如磺脲类）会引起低血糖。因此，与本品合用时，需减少胰岛素促泌剂的剂量，以降低发生低血糖的风险。

二、胰岛素及其胰岛素类似物

正规胰岛素 Regular Insulin

【商品名或别名】 普通胰岛素，Ordinary Insulin，Soluble Insulin，RI

【分类】 化学：多肽类。治疗学：胰岛素。妊娠分类：B。

【指征和剂量】 ① 糖尿病：胰岛素可用于各型糖尿病的治疗，尤其对胰岛素依赖型糖尿病，仍是目前唯一有效的药物。对合并有高热、重度感染、妊娠、分娩、手术、创伤、甲亢或其他消耗性疾病的各型糖尿病也有良好疗效。② 糖尿病各种急性或严重并发症：糖代谢严重障碍时机体则加速对贮存脂肪的代谢，以供能量的急需。由于对脂肪氧化不完全，会产生大量酮体易导致酮症酸中毒以及电解质紊乱，循环和肾功能衰竭甚至出现昏迷。及时使用速效胰岛素可获满意效果。③ 其他：胰岛素亦可用于心肌缺血，急、慢性肝炎，肾功衰竭及细胞内缺钾时的治疗。以往也曾用大剂量胰岛素诱发低血糖休克用来治疗躁狂性精神分裂症，由于其疗效不够稳定，且具有很大危险性，现已少用。

用法：小剂量开始，根据血糖调整至最佳剂量，注意高度个体化，通常在饭前30 min给药。

【制剂】 注射液：每支400 U/10 ml，800 U/10 ml。胰岛素注射笔：50 U，100 U，400 U。

【药动学】

给药途径	起始时间	峰值时间	维持时间
皮下注射	30～60 min	2～3 h	8～10 h

【作用机制】 胰岛素是胰岛β细胞分泌的一种酸性多肽类激素，其分子量为56 ku，由51个氨基酸组成A、B两条长链（A链含21个氨基酸，B链含30个氨基酸），两链之间有两个二硫键以共价键将其连接成环式多肽。

A 链中的 A6 和 A1 的胱氨酸亦有 1 个二硫键连接。

关于胰岛素作用的分子机制，目前尚未完全阐明。现知细胞膜上存在有胰岛素受体，系一种大分子糖蛋白，由两个分子量为 135 ku 的 α-亚单位和两个 95 ku 的 β-亚单位组成。α-亚单位在胞外，含有胰岛素的结合位点；β-亚单位为一种跨膜蛋白，其胞内部分含有酪氨酸蛋白激酶。胰岛素与靶细胞膜受体的 α-亚单位结合后移入胞内，激活胰岛素受体底物和酪氨酸蛋白激酶，催化受体蛋白自身及胞内其他蛋白的酪氨酸残基发生磷酸化，从而启动磷酸化的连锁反应，产生胰岛素的效应。也有研究认为，胰岛素与受体结合后可诱导模拟或具有胰岛素样作用的第二信使形成。胰岛素的药理作用如下。

(1) 糖代谢：① 促进机体对葡萄糖的利用。A. 胰岛素可促进葡萄糖透过生物膜进入细胞内。此过程除肝细胞膜可直接让葡萄糖分子通过外，在骨骼肌、心肌、脂肪组织等细胞膜上均存在糖的运载系统，胰岛素则可促进糖的载体功能，加强对糖的转运。B. 促进细胞内糖的酵解和氧化。在葡萄糖生成丙酮酸以及丙酮酸生成乙酰 CoA 的过程中，需有多种催化酶参与，其中有些酶需胰岛素激活，如葡萄糖激酶(肝)或己糖激酶(肌肉)、磷酸果糖激酶、丙酮酸激酶及丙酮酸脱羧酶等。C. 亦促进糖原合成，使糖原合成酶由失活态转化为活性态。② 抑制糖的异生。胰岛素可抑制糖异生过程中一些重要酶的活性，如丙酮酸羧化酶、磷酸烯醇式丙酮酸激酶及果糖 1,6-二磷酸酶等，从而抑制乳酸、丙酮酸、氨基酸及甘油的生糖过程。

(2) 脂代谢：胰岛素能对抗高血糖素的作用，从而降低脂肪酶的活性，抑制三酰甘油分解，减少酮体生成。同时也可激活脂肪合成过程的重要酶系，如乙酰 CoA 羧化酶(促进乙酰 CoA 生成乙酰乙酸)、脂肪酸合成酶(促进乙酰乙酸合成脂肪酸，进而生成三酰甘油)、丙酮酸脱羧酶(促进丙酮酸脱羧生成乙酰 CoA)等。

(3) 蛋白质代谢：胰岛素主要是促进蛋白质的合成，亦可抑制其分解。通过促进转氨作用，使丙酮酸生成相应的氨基酸增加。同时也促进氨基酸的转运与活化过程，使之形成 tRNA 和 mRNA，进而合成蛋白质。

来源于不同动物的胰岛素，其氨基酸的组成稍有差异。目前供临床药用的动物胰岛素，仍是以从牛或猪胰腺提取纯制为主。

【禁忌证】 低血糖、胰岛细胞瘤，或对胰岛素制品及成分过敏者禁用。

【相互作用】

(1) 增强其降血糖效果的相互作用：① 吩噻嗪类药物如氯丙嗪、奋乃静、氟奋乃静、三氟拉嗪等，及解热镇痛消炎药如乙酰水杨酸、醋氨酚、保泰松和羟基保泰松等，与胰岛素合用时，均可增强其降血糖效果。② α受体阻滞剂酚妥拉明、酚苄明、妥拉苏林及β受体激动剂异丙肾上腺素、美芬丁胺、多巴胺等，均可促进内源性胰岛素的分泌，故可增强胰岛素制剂的降血糖作用。③ 双香豆素类口服抗凝血药，与胰岛素可竞争血浆蛋白结合部位，使血中游离胰岛素浓度升高，提高其降血糖效果。④ 双胍类口服降血糖药与胰岛素可产生协同的降血糖作用。⑤ 维生素E及蛋白质同化剂亦可增强胰岛素的降血糖作用，合用时需注意减少胰岛素剂量。

(2) 降低胰岛素降血糖效果的相互作用：① 苯妥英为强效肝药酶诱导剂，可加速肝脏对胰岛素的灭活，从而减弱胰岛素的降血糖作用。② 肾上腺素可促进糖原分解，使血糖升高，从而拮抗胰岛素的降血糖作用。③ 硝苯地平、噻嗪类利尿药及呋塞米，均可抑制内源性胰岛素的分泌使血糖升高从而拮抗胰岛素的降血糖作用。④ 糖皮质激素可促使糖原异生、减少糖的利用，并加强高血糖素的作用，使血糖上升故可拮抗胰岛素的作用。⑤ 甾体类避孕药可使妇女的糖耐量下降。患糖尿病时服用此类避孕药可致病情加剧，对胰岛素的需要量增多，并增加发生心血管并发症的危险性。⑥ 维生素C在体内脱氢形成可逆性的氧化还原系统，可促使胰岛素灭活，故两者不宜配伍使用。

(3) 增加不良反应的相互作用：① β受体阻滞剂如普萘洛尔，可抑制糖原酵解和高血糖素的分泌，从而增加胰岛素的降血糖作用。但同时也阻滞了体内当血糖下降过低时的代偿性肌糖原分解过程，易致急性低血糖症，并使血糖恢复缓慢。该药还可掩盖引起的低血糖症状如心动过速、出汗等，不利于临床观察，故两者不宜配伍使用。② 四环素类、磺胺苯吡唑、环磷酰胺、依地酸钙钠、丙卡巴肼、乙硫异烟肼等，与胰岛素合用均易致严重的低血糖反应，甚至会引起低血糖昏迷。

【不良反应】 ① 低血糖症：用量过大或不按时进食，可引起血糖过低。轻者可出现饥饿感、出汗、心跳加快、头痛、头晕、颤抖、焦虑不安、面色苍白等，重者可见共济失调、精神错乱，甚至惊厥和昏迷。如不及时处理可致死亡。慢效胰岛素制剂的降血糖作用较为缓和，其症状以头痛、表情异常、运动障碍为主。② 过敏反应：由于异种胰岛素有抗原性，故间断性使用牛胰岛素，有可能发生过敏反应。一般反应较轻，偶可引起过敏性休克。由于猪胰岛素与人胰岛素更为接近，对牛胰岛素过敏者可换用猪胰岛素。③ 耐受性或胰岛素抵抗：当糖尿病患者处于感染、创伤、手术及情绪激动等应激状态时，其血中肾上腺皮质激素及高血糖素的浓度升高；或糖尿病患者发生酮症酸中毒时，血中有大量游离脂肪酸和酮体存在，妨碍葡萄糖的摄取和利用。这些情况均可对抗胰岛素的降血糖效果，从而表现出对胰岛素的急性耐受性。需在短时间内增大胰岛素的用量，有时需达数千单位。关于慢性耐受(指用量在200 U/d以上)的原因较为复杂可能是体内产生胰岛素抗体或者胰岛素受体减少或与胰岛素的亲和力降低，亦可能是产生了抗胰岛素受体的抗体所致。④ 其他：胰岛素还可引起水肿、局部刺激色素沉着等。妊娠期间用胰岛素有可能引起胎儿骨骼异常，分娩前用有可能引起新生儿低血糖。注射部位可出现脂肪营养不良。部分患者可有视力改变。

【注意事项】 室温下，胰岛素在pH值为2.5～3.5的溶液中相当稳定，可保存数月之久其活性不变，故药用制剂多为盐酸胰岛素的水溶液。在低温条件下保存时应防止冻结，以免胰岛素变性失活。一般在5℃冰箱保存。

【患者用药指导】 ① 应坚持遵医嘱用药，定期就诊，调整治疗方案，不宜自行盲目增减剂量。② 皮下注射后0.5 h内应进餐。③ 必须坚持正确的饮食和运动方案，采取健康生活方式才能够获得对糖尿病的良好控制。④ 注意定期复查血糖，出现低或高血糖时应立即与医师联系或就诊。

诺和灵 R Novolin R

【商品名或别名】 短效人胰岛素

【分类】 化学：多肽类。治疗学：胰岛素。妊娠分类：B。

【指征和剂量】 参见正规胰岛素。

【制剂】 胰岛素笔芯：100 U/ml×3 ml。瓶式注射液：40 U/ml×10 ml。

【药动学】

给药途径	起始时间	峰值时间	维持时间
皮下注射	0.5 h	1～3 h	8 h

【作用机制】 它是通过基因重组技术，利用酵母生产的生物合成人胰岛素，与人体产生的胰岛素结构完全一致并具单组分纯度。

【禁忌证】【相互作用】【不良反应】【注意事项】 同正规胰岛素。

【患者用药指导】 ① 如果胰岛素混悬液在混摇后不呈均匀溶液，请不要使用。每支胰岛素包装上注明有效日期，过期切勿使用。② 应坚持遵医嘱用药，定期就诊，调整治疗方案。

优泌林 R Humulin R

【商品名或别名】 中性可溶性常规人胰岛素

【分类】 化学：多肽类。治疗学：胰岛素。妊娠分类：B。

【指征和剂量】 同诺和灵 R。

【制剂】 胰岛素笔芯：100 U/ml×3 ml。瓶式注射液：40 U/ml×10 ml。

【药动学】

给药途径	起始时间	峰值时间	维持时间
皮下注射	0.5 h	2～4 h	6～8 h

【作用机制】 同诺和灵 R。

【禁忌证】【相互作用】 同正规胰岛素。

【不良反应】 低血糖反应，偶见过敏反应和脂肪萎缩。

【注意事项】 ① 同时使用皮质类固醇、利尿剂、口服避孕药或甲状腺素应增加本药的用量。同时使用口服降血糖药、水杨酸制剂、磺胺类药物及某些抗忧郁药，应减少本药的用量。② 参见正规胰岛素。

【患者用药指导】 ① 如果胰岛素混悬液在混摇后不呈均匀溶液，请不要使用。每支胰岛素包装上注明有效日期，过期切勿使用。② 精神紧张、感染、妊娠或其他疾病时，需增加胰岛素用量。③ 本药可影响驾驶和机械操作能力。

低精蛋白锌胰岛素 Isophane Insulin

【商品名或别名】 低精锌胰岛素，中效胰岛素，中性精蛋白胰岛素，Isophone Insulin Injection, Neutral Protamine Hagedorn, NPH - Insulin, NPH - Iletin

【分类】 化学：多肽类。治疗学：胰岛素。妊娠分类：B。

【指征和剂量】 使用指征参见正规胰岛素。用法：皮下注射，饭前30 min，qd。若用量超过40 U/d，应分2次注射。

【制剂】 注射液：每支400 U/10 ml，800 U/10 ml。NPH - Iletin：每100 U胰岛素注射液中含硫酸鱼精蛋白0.3～0.6 mg，含氯化锌不超过0.04 mg。

【药动学】

给药途径	起始时间	峰值时间	维持时间
皮下注射	2～4 h	6～12 h	18～24 h

【作用机制】 系胰岛素与适量的硫酸鱼精蛋白、氯化锌相结合而制成的中性灭菌混悬液，pH值为7.1～7.4。余参见正规胰岛素。

【禁忌证】【相互作用】【不良反应】 同正规胰岛素。

【注意事项】 ① 用普通胰岛素的患者改用本品时，须注意减量。如果用量在100 U/d以上者，则需住院调整剂量。② 从小剂量开始，根据血糖调整到最适剂量，并主要高度个体化用药。③ 参见正规胰岛素。

【患者用药指导】 ① 同正规胰岛素。② 本品为中效胰岛素，剂量和用药次数都不同于正规胰岛素。③ 发生低血糖持续的时间较久。

珠蛋白锌胰岛素 Insulin Zinc Globin

【分类】 化学：多肽类。治疗学：胰岛素。妊娠分类：B。

【指征和剂量】 使用指征参见正规胰岛素。用法与用量同低精蛋白锌胰岛素。

【制剂】 注射液：每支400 U/10 ml。

【药动学】

给药途径	起始时间	峰值时间	维持时间
皮下注射	2～4 h	6～10 h	12～18 h

【作用机制】 系胰岛素与适量牛血红蛋白中的球蛋白和氯化锌结合而制成的灭菌溶液。余参见正规胰岛素。

【禁忌证】【相互作用】【不良反应】 参见正规胰岛素。

【注意事项】 ① 用普通胰岛素的患者改用本品时，须注意减量。如果用量在 100 U/d 以上者，则需住院调整剂量。② 参见正规胰岛素。

【患者用药指导】 参见正规胰岛素。

诺和灵 N　Novolin N

【分类】 化学：多肽类。治疗学：胰岛素。妊娠分类：B。

【指征和剂量】 参见低精蛋白锌胰岛素。

【制剂】 笔芯注射液：100 U/ml×3 ml。瓶式注射液：40 U/ml×10 ml。

【药动学】

给药途径	起始时间	峰值时间	维持时间
皮下注射	1.5 h	4～12 h	24 h

【作用机制】 它是通过基因重组技术，利用酵母生产的生物合成中效人胰岛素，与人体产生的胰岛素结构完全一致并具单组分纯度。作用机制同正规胰岛素。

【禁忌证】 同正规胰岛素。

【相互作用】【不良反应】【注意事项】 同低精蛋白锌胰岛素。

【患者用药指导】 ① 笔式注射液使用方便，注射时疼痛较轻。② 如果胰岛素混悬液在混摇后不呈均匀溶液，请不要使用。③ 每支胰岛素包装上注明有效日期，过期切勿使用。④ 其余注意事项同正规胰岛素。

优泌林 N　Humulin N

【商品名或别名】 Humulin NPH，中性低精蛋白锌人胰岛素，Human Insulin Isophane Suspension

【分类】 化学：多肽类。治疗学：胰岛素。妊娠分类：B。

【指征和剂量】 参见低精蛋白锌胰岛素与诺和灵 N 部分。

【制剂】 笔芯注射液：100 U/ml×3 ml。瓶式注射液：40 U/ml×10 ml。

【药动学】

给药途径	起始时间	峰值时间	维持时间
皮下注射	1～2 h	4～10 h	18～24 h

【作用机制】 本品是通过基因重组技术,利用酵母生产的生物合成人胰岛素,与人体产生的胰岛素结构完全一致并具单组分纯度。

【禁忌证】 同正规胰岛素。

【相互作用】 ① 同时使用皮质类固醇、利尿剂、口服避孕药或甲状腺素应增加本药的用量。② 同时使用口服降血糖药、水杨酸制剂、磺胺类药物及某些抗忧郁药,应减少本药的用量。③ 余同正规胰岛素。

【不良反应】 同正规胰岛素。

【注意事项】 同诺和灵 R。

【患者用药指导】 ① 如果胰岛素混悬液在混摇后不呈均匀溶液,请不要使用。每支胰岛素包装上注明有效日期,过期切勿使用。② 精神紧张、感染、妊娠或其他疾病时,需增加胰岛素用量。③ 本药可影响驾驶和机械操作能力。④ 注射后 0.5 h 应进餐。⑤ 余同正规胰岛素。

精蛋白锌胰岛素　Protamine Zinc Insulin

【商品名或别名】 锌胰岛素,慢效胰岛素,长效胰岛素,精锌胰岛素,鱼精蛋白锌胰岛素,Deposulin, PZI

【分类】 化学:多肽类。治疗学:胰岛素。妊娠分类:B。

【指征和剂量】 使用指征参见正规胰岛素。

用法:早饭前 0.5 h 皮下注射 1 次。用量一般为 10～20 U/d。

【制剂】 注射液:每支 400 U/10 ml,800 U/10 ml。

【药动学】

给药途径	起始时间	峰值时间	维持时间
皮下注射	4～6 h	16～24 h	24～36 h

【作用机制】 系含有鱼精蛋白和氯化锌的牛或猪胰岛素混悬液。余参见正规胰岛素。

【禁忌证】 ① 同正规胰岛素。② 对胰岛素制品及精蛋白等成分过敏者禁用。

【相互作用】 参见正规胰岛素。

【不良反应】 同正规胰岛素,局部组织反应及其他不良反应少。

【注意事项】 ① 用普通胰岛素的患者改用本品时,须注意减量。② 如果用量在 100 U/d 以上者，则需住院调整剂量。③ 余同正规胰岛素。

【患者用药指导】 ① 应坚持遵医嘱用药，不可自行换用或增减胰岛素剂量，定期就诊，适时调整治疗方案。② 从小剂量开始，注意个体差异。③ 一般与短效胰岛素联合使用。④ 余同正规胰岛素。

特慢胰岛素锌混悬液 Ultralente Insulin Zinc Suspension

【商品名或别名】 特慢效胰岛素

【分类】 化学：多肽类。治疗学：胰岛素。妊娠分类：B。

【指征和剂量】 使用指征参见正规胰岛素。

用法：qd，饭前 0.5 h 给药。一般与正规胰岛素联合使用。

【制剂】 注射液：每支 400 U/10 ml，800 U/10 ml，1 000 U/10 ml。

【药动学】

给药途径	起始时间	峰值时间	维持时间
皮下注射	5～7 h	16～18 h	30～36 h

【作用机制】【禁忌证】【相互作用】【不良反应】 同正规胰岛素。

【注意事项】 ① 本品起效慢，达峰晚，作用持续时间较长，一般不适合单独使用。② 联合用药时，宜注意调整本品以及联用药物的剂量。③ 余同正规胰岛素。

【患者用药指导】 ① 本品不宜自行改换其他制剂。② 一旦出现低血糖，往往持续时间长，再次调整剂量需时较久。③ 本品不宜静脉应用。④ 同正规胰岛素。

诺和灵 30R Novolin 30R

【商品名或别名】 预混胰岛素 30R

【分类】 化学：多肽类。治疗学：胰岛素。妊娠分类：B。

【指征和剂量】 可用于各型糖尿病的治疗。

用法：根据血糖状况，确定合适剂量，一般分早餐前和晚餐前 2 次注射。

【制剂】 笔芯注射液：100 U/ml×3 ml。瓶式注射液：40 U/ml×10 ml。

【药动学】

给药途径	起始时间	峰值时间	维持时间
皮下注射	0.5 h	2～8 h	12～24 h

【作用机制】 本品是预先混合型的生物合成人胰岛素,含 30％可溶性胰岛素和 70％低精蛋白锌胰岛素混悬液,作用机制同正规胰岛素。

【禁忌证】【相互作用】【不良反应】 同正规胰岛素。

【注意事项】 ① 本品使用方便,但调节血糖不及短效胰岛素多次注射法。② 1 型糖尿病最好选择胰岛素泵或多次胰岛素注射法,以达到强化血糖控制的目的。③ 余同正规胰岛素。

【患者用药指导】 ① 如果胰岛素混悬液在混摇后不呈均匀溶液,请不要使用。② 每支胰岛素包装上注明有效日期,过期切勿使用。③ 依照医生指示,选择适当的剂型、剂量及注射时间,注意遵守医生处方开具的胰岛素的剂型及剂量。④ 如既往使用猪/牛混合或纯牛胰岛素而转用本品,剂量可能需要调整。⑤ 血糖控制可能会有波动,按医生指示调整治疗。⑥ 除非另经医生指导,请不要任意改变剂型及剂量。⑦ 本品应由皮下注射。⑧ 余同正规胰岛素。

诺和灵 50R Novolin 50R

【分类】 化学：多肽类。治疗学：胰岛素。妊娠分类：B。

【指征和剂量】 可用于各型糖尿病的治疗,尤其餐后血糖较高者。

用法：同诺和灵 30R 类似,一般 bid。

【制剂】 笔芯注射液：100 U/ml×3 ml。

【药动学】

给药途径	起始时间	峰值时间	维持时间
皮下注射	0.5 h	2～8 h	12～24 h

【作用机制】 本品含 50％可溶性胰岛素和 50％低精蛋白锌胰岛素混悬液。它是通过基因重组技术,利用酵母生产的生物合成人胰岛素,与人体产生的胰岛素结构完全一致。

【禁忌证】【相互作用】【不良反应】 参见正规胰岛素。

【注意事项】 同诺和灵 30R。

【患者用药指导】 ① 本品对餐后血糖较高者效果优于诺和灵 30R。② 余见诺和灵 30R。

优泌林 70/30 Humulin 70/30

【商品名或别名】 中性可溶性预混人胰岛素

【分类】 化学：多肽类。治疗学：胰岛素。妊娠分类：B。

【指征和剂量】 同诺和灵 30R。

【制剂】 笔芯注射液：100 U/ml×3 ml。瓶式注射液：40 U/ml×10 ml。

【药动学】

给药途径	起始时间	峰值时间	维持时间
皮下注射	0.5～1 h	2～12 h	12～24 h

【作用机制】 本品系混合型的生物合成人胰岛素，含 30%可溶性胰岛素和 70%低精蛋白锌胰岛素混悬液，其作用机制同诺和灵 30R。

【禁忌证】【相互作用】【不良反应】【注意事项】【患者用药指导】 同诺和灵 30R。

门冬胰岛素 Insulin Aspart

【商品名或别名】 Aspart，速效胰岛素类似物，诺和锐，NovoRapid

【分类】 化学：多肽类。治疗学：胰岛素。妊娠分类：B。

【指征和剂量】 可用于各型糖尿病的治疗。

用法：因为本品作用起效快，维持时间短，所以通常 tid，餐前皮下注射，一般应与其他低精蛋白锌胰岛素或精蛋白锌胰岛素合用。

【制剂】 特充装笔芯注射液：100 U/ml×3 ml。

【药动学】

给药途径	起始时间	峰值时间	维持时间
皮下注射	10～20 min	40～50 min	3～5 h

【作用机制】 参见正规胰岛素。本品是以 *Saccharomyces cerevisiae*

(baker 酵母菌)为宿主利用 DNA 重组技术合成的一种无色澄清的溶液。该类似物与人胰岛素同源,但 B 链 28 位上的脯氨酸被天冬氨酸代替。天冬氨酸的负电荷导致其与其他阴性氨基酸之间产生负-负相斥,阻碍其自身缔合。在溶液中,该类似物以单体和双体的混合物形式存在。因此,皮下注射本品时其吸收率显著快于正规胰岛素。

本品体内与体外的生物学活性与人胰岛素相同。受体亲和力是人胰岛素的 88%。研究该类似物的药动学发现,相同剂量和体积的本品的吸收率显著快于六聚体人胰岛素,介于单体和双聚体类似物之间。目前认为,本品更近似于糖尿病患者中缺乏的 β 细胞胰岛素前体。尚未发现本品的药动学和药效学有性别和年龄的差异,其快速作用的特性对 1 型和 2 型糖尿病患者都有非常重要的作用。

【相互作用】　① 可能增强本品降糖效果的药物有口服降糖药物、ACEI、丙吡胺、氟西汀、单胺氧化酶抑制剂、生长抑素类似物等。② 降低本品降糖效果的药物有糖皮质激素、烟酸、达那唑、利尿剂、甲状腺素、雌激素、孕激素、β 受体阻滞剂、乙醇等。③ 与喷他脒合用可能导致严重低血糖。④ 余见正规胰岛素。

【禁忌证】　同正规胰岛素。

【不良反应】　参见正规胰岛素。但较少发生低血糖反应。

【注意事项】　① 同正规胰岛素。② 本品更适合用胰岛素泵进行治疗。

【患者用药指导】　① 同正规胰岛素。② 不要在餐前 15～30 min 注射,应该在餐前即时注射,以免发生餐前低血糖。

诺和锐 30　Novomix 30

【商品名或别名】　双相门冬胰岛素

【分类】　化学：多肽类。治疗学：胰岛素。妊娠分类：B。

【指征和剂量】　适用于糖尿病的治疗。根据血糖状况,确定合适剂量,一般分早餐前和晚餐前 2 次注射。

【制剂】　特充装笔芯注射液：100 U/ml×3 ml。

【药动学】

给药途径	起始时间	峰值时间	维持时间
皮下注射	10～20 min	1～4 h	12～24 h

【作用机制】 作为预混的胰岛素类似物，含 30%的门冬胰岛素和 70%的精蛋白结合的结晶门冬胰岛素。作用机制同门冬胰岛素。

【禁忌证】 同正规胰岛素。

【相互作用】【不良反应】 同门冬胰岛素。

【注意事项】 参见正规胰岛素和门冬胰岛素部分。

【患者用药指导】 同门冬胰岛素。

赖脯胰岛素 Insulin Lispro

【商品名或别名】 Lispro，优泌乐，速效胰岛素类似物

【分类】 化学：多肽类。治疗学：胰岛素。妊娠分类：B。

【指征和剂量】 同门冬胰岛素。

【制剂】 笔芯注射液：100 U/ml×3 ml。

【药动学】

给药途径	起始时间	峰值时间	维持时间
皮下注射	5～15 min	0.5～1.5 h	4～6 h

【作用机制】 同门冬胰岛素。本品是第一个以 *E. coli* 菌系为宿主用基因重组技术合成的胰岛素类似物，1996 年相继在欧洲国家和美国被批准用于临床。本品与天然胰岛素不同之处在于 B 链的第 28 位脯氨酸和 29 位赖氨酸发生转换，从而导致羧基端构型改变，该转换可显著抑制本品单聚体聚合形成二聚体，由此大大增加其吸收速率。并且，本品氨基酸序列的改变并不影响蛋白质的受体结合域，本品与常规胰岛素相比，对胰岛素受体的亲和力相同。

【禁忌证】 同正规胰岛素。

【相互作用】【不良反应】 同门冬胰岛素。

【注意事项】 参见正规胰岛素和门冬胰岛素部分。

【患者用药指导】 同门冬胰岛素。

优泌乐 25 Humalog 25

【商品名或别名】 双相赖脯胰岛素

【分类】 化学：多肽类。治疗学：胰岛素。妊娠分类：B。

【指征和剂量】 同诺和锐 30。

【制剂】 笔芯注射液：100 U/ml×3 ml。

【药动学】

给药途径	起始时间	峰值时间	维持时间
皮下注射	15～30 min	0.5～2.5 h	12～24 h

【作用机制】 作为预混的胰岛素类似物，含25%的赖脯胰岛素和70%的精蛋白结合的结晶赖脯胰岛素。作用机制同赖脯胰岛素。

【禁忌证】 同正规胰岛素。

【相互作用】【不良反应】 同赖脯胰岛素。

【注意事项】 参见正规胰岛素和门冬胰岛素部分。

【患者用药指导】 同赖脯胰岛素。

优泌乐 50 Humalog 50

【商品名或别名】 精蛋白锌重组赖脯胰岛素混合注射液(50R)

【分类】 化学：多肽类。治疗学：胰岛素。妊娠分类：B。

【指征和剂量】 可用于各型糖尿病的治疗。根据血糖状况，确定合适剂量，一般分早餐前和晚餐前2次注射。

【制剂】 笔芯注射液：100 U/ml×3 ml。

【药动学】

给药途径	起始时间	峰值时间	维持时间
皮下注射	15 min	30～70 min	18～24 min

【作用机制】 作为预混的胰岛素类似物，含50%的赖脯胰岛素和50%的精蛋白结合的结晶赖脯胰岛素。作用机制同赖脯胰岛素。

【禁忌证】 同正规胰岛素。

【相互作用】【不良反应】 同赖脯胰岛素。

【注意事项】 参见正规胰岛素和门冬胰岛素部分。

【患者用药指导】 同赖脯胰岛素。

甘精胰岛素 Lantus

【商品名或别名】 来得时，特慢胰岛素，Glargine

【分类】 化学：多肽类。治疗学：胰岛素。妊娠分类：B。

【指征和剂量】 可用于各型糖尿病的治疗，尤其适合为糖尿病患者提供稳定的基础胰岛素量。用量根据患者具体情况确定，一般 qd。

【制剂】 笔芯注射液：100 U/ml×3 ml。瓶装注射液：40 U/ml×10 ml。

【药动学】

给药途径	起始时间	峰值时间	维持时间
皮下注射	2～4 h	作用平稳	24 h

【作用机制】 本品是以非致病性 *E. coli* 菌系为宿主合成的重组人胰岛素。与天然人胰岛素不同的是，其 A 链第 21 位的甘氨酸被天冬氨酸代替，B 链 C 端增加两个精氨酸。本品为无色澄清的溶液，pH 值约为 4。本品的这些特性使其六聚体结构更稳定，从而吸收更缓慢。加入小剂量锌后将延长其作用时间。皮下注射时，酸性溶液被中和，形成的微沉淀物可在 24 h 内持续稳定地释放胰岛素。对正常和糖尿病患者群用正常血糖葡萄糖钳夹试验比较本品和 NPH 的吸收曲线，发现本品在 24 h 内平稳吸收，无峰值出现，而 NPH 常见的吸收峰在 4 h 左右。由于本品为透明溶液，不同于 NPH、lente 等低精蛋白锌胰岛素，从而避免了混合不充分时悬浊液中胰岛素晶体沉淀和不均一吸收导致的血糖波动现象。与低精蛋白锌胰岛素相比，本品作用更加缓和而且持久。可以模拟正常胰腺的基础胰岛素分泌，24 h 持续作用，血胰岛素水平稳定且无明显峰值。每日只需使用 1 次，不易发生低血糖。

【禁忌证】【相互作用】 参见正规胰岛素。

【不良反应】 参见正规胰岛素。但不易发生夜间低血糖反应。

【注意事项】 ① 本品的释放方式类似于持续皮下输注胰岛素。② 与速效胰岛素（如赖脯胰岛素或诺和锐胰岛素）合用可以获得接近生理状态的胰岛素分泌模式，血糖控制更易达标。③ 余同正规胰岛素。

【患者用药指导】 ① 同正规胰岛素。② 每日注射一次时，应在每日的相同时间段注射药物，避免血中胰岛素水平的波动。

地特胰岛素 Insulin Detemir

【商品名或别名】 诺和平，Levemir

【分类】 化学：多肽类。治疗学：胰岛素。妊娠分类：B。

【指征和剂量】 可用于各型糖尿病的治疗，当本品作为基础餐时胰岛素给药方案的一部分时，应根据患者的病情，qd或bid注射。

【制剂】 笔芯注射液：100 U/ml×3 ml。

【药动学】

给药途径	起始时间	峰值时间	维持时间
皮下注射	不详	6～8 h	16～24 h

【作用机制】 本品是可溶性的长效基础胰岛素类似物，其作用平缓且作用持续时间长，本品的长效作用是通过在注射部位本品分子间强大的自身聚合以及通过脂肪酸侧链与白蛋白相结合而实现的，与人NPH胰岛素相比，本品分子向外周靶组织的分布更为缓慢。本品的降血糖作用是通过本品分子与肌肉和脂肪细胞上的胰岛素受体结合后，促进细胞对葡萄糖的吸收利用，同时抑制肝脏葡萄糖的输出来实现的。

【禁忌证】 同正规胰岛素。

【相互作用】 参见正规胰岛素。

【不良反应】 参见正规胰岛素。本品引起夜间低血糖的风险较低。

【注意事项】 同正规胰岛素。

【患者用药指导】 ① 同正规胰岛素。② qd或bid注射，应在每日的相同时间段注射药物，避免血中胰岛素水平的波动。③ 如果本品与其他胰岛素制剂混合使用，其中之一或者两者的作用特性将会改变。与单独注射相比较，本品与快速起效的胰岛素类似物同时使用，其最大作用将会降低和延迟。

三、糖尿病其他相关用药

高血糖素 Glucagon

【商品名或别名】 胰高血糖素，升血糖素，果开恩，果开康，诺和生(基因合成的人胰高糖素)

【分类】 化学：多肽类。治疗学：胰高糖素。妊娠分类：B。

【指征和剂量】 ① 用于低血糖抢救：0.5～1 mg，静推，5～6 min即可见效。② C-肽释放试验：判断β细胞功能，协助糖尿病诊断治疗。隔夜空腹，1 mg，静推，分次采血测定。③ 心源性休克：1～3 mg，静注，或 3～4 mg/h，连续静滴。④ 用于胃肠道检查：可以抑制胃肠蠕动。0.2～2.0 mg，静推。⑤ 用于β受体阻滞剂过量引起的心率减慢、心肌收缩力减弱：当异丙肾上腺素拮抗效果差时可以静滴本品，2～4 mg/h。

【制剂】 注射剂：每支 1 mg，10 mg。

【药动学】 本品半衰期 3～6 min，在肝脏、肾脏、血浆和组织中代谢。本品不透过人体胎盘屏障。

给药途径	起始时间	峰值时间	维持时间
皮下注射	5 min	不详	20 min

【作用机制】 本品由胰岛的α细胞合成分泌。拮抗胰岛素作用，对代谢的影响类似于肾上腺素。具体作用为：① 升高血糖。作用的主要靶器官是肝脏，促进第二信使 cAMP 合成，引发肝脏糖原分解和葡萄糖异生。可能因为横纹肌缺乏本品受体，本品对肌糖原无影响。② 正性肌力作用。可以使心肌收缩力增强，心率加快，心排血量增加，血压升高，而且此作用不被普萘洛尔阻断。③ 兴奋肾上腺髓质嗜铬细胞，儿茶酚胺类物质分泌增加。④ 促进胰岛素、甲状腺素、降钙素及生长激素的分泌。⑤ 增加胆汁和肠液分泌、抑制胃、小肠及结肠的蠕动等。⑥ 增加肾脏血流量，促进尿中钠、钾、钙等离子的排泄。

【禁忌证】 ① 对本品或其中成分过敏或有肾上腺肿瘤者禁用。② 糖尿病患者禁用。

【相互作用】 ① 与胰岛素存在拮抗作用，降低胰岛素和其他口服降糖药物的作用。② 加强其他升糖激素的效应。

【不良反应】 高血糖、低血钾、恶心、呕吐、多形性红斑等。

【注意事项】 ① 本品不通过人体胎盘屏障，可以治疗妊娠期间出现的低血糖反应。而且在哺乳期用本品治疗低血糖，不会影响婴儿。② 通常对低血糖的处理仍然以葡萄糖输注为首要措施。③ 对重危病例怀疑有低血糖存在但尚未肯定时，不可代替葡萄糖静滴或静推。④ 使用本药物使低血糖患者血糖恢复后，不可忽视葡萄糖的继续补充，以免再次陷入低血糖状态。⑤ 本品用于心肌梗死引起的心源性休克时，虽然可以增加心排血量，但亦增加心肌耗氧量,增加心肌梗死范围,临床已趋少用。

【患者用药指导】 ① 本品应保存在25℃以下,避免冷冻,避光。② 使用前现配,切勿预先配制。③ 需遵医嘱用药。

艾塞那肽　Exenatide

【商品名或别名】 百泌达,Byetta

【分类】 化学:多肽类。治疗学:抗糖尿病药。妊娠分类:C。

【指征和剂量】 适用于使用二甲双胍、磺脲类、噻唑烷二酮类药物单药治疗或二甲双胍/磺脲类、二甲双胍/噻唑烷二酮类联合治疗,但血糖仍未有效控制的2型糖尿病患者。

起始剂量5 mg,bid,早晚餐前1 h内皮下注射(或每日两顿正餐前,时间间隔6 h或以上)。治疗1月后可逐步加量至10 mg,bid。

【制剂】 笔芯注射液:250 mg/ml×1.2 ml,每剂5 mg;250 mg/ml×2.4 ml,每剂10 mg。

【药动学】

给药途径	起始时间	峰值时间	维持时间
皮下注射	不详	2.1 h	10 h

【作用机制】 作为长效胰高血糖素样肽-1类似物具有以下作用:① 增加胰岛素的生物合成及葡萄糖依赖性促胰岛素分泌。② 刺激β细胞增生和再生,抑制β细胞凋亡,从而增加β细胞的数量。③ 抑制胰高血糖素的分泌。④ 抑制肝糖生成,但不会引起严重低血糖。⑤ 抑制餐后胃肠道动力及分泌功能。⑥ 降低食欲,减少食物的摄入。⑦ 对神经细胞具有保护作用。

【禁忌证】 对本品过敏者禁用。

【相互作用】 ① 由于本品延缓胃排空,会影响口服药物的吸收。② 与华法林合用时,可以延长其最大作用时间约2 h,国际正常化比值(INR)延长,有时会引起出血。

【不良反应】 ① 与二甲双胍和(或)磺脲类药物联用时可出现恶心、呕吐、腹泻、感觉神经过敏、眩晕、头昏、消化不良、乏力、食欲下降、胃食管反流、大汗。② 与噻唑烷二酮类药物和(或)二甲双胍联用时,副作用同上,发生胸痛和慢性高反应性肺炎两例严重不良反应。③ 本品上市后报道的不良反应包括注射部位反应、味觉改变、失眠、与华法林合用时国际正常化比值(INR)延长、过敏反应和胃肠道反应。

【注意事项】 ① 本品不是胰岛素的替代品,不能用于治疗1型糖尿病和糖尿病酮症酸中毒。② 终末期肾病和严重肾功能受损(血肌酐清除率<30 ml/min)者不推荐使用本品。③ 严重胃肠道疾病患者不推荐使用本品。④ 与磺脲类药物联用时低血糖风险增加,应减少磺脲类药物的剂量。

【患者用药指导】 ① 使用本品前应充分向患者告知本品的特点。② 本品应于早晚餐前1 h内皮下注射(或每日两顿正餐前,时间间隔6 h或以上),不能餐后给予。③ 需向患者告知本品会导致食欲下降、摄食减少和体重下降,患者无须因此改变治疗方案。④ 与磺脲类药物联用时,应减少磺脲类药物的剂量,以降低低血糖风险。

利拉鲁肽 Liraglutide

【商品名或别名】 诺和力,Victoza

【分类】 治疗学:抗糖尿病药。妊娠分类:C。

【指征和剂量】 适用于单用二甲双胍或磺脲类药物最大可耐受剂量治疗后血糖仍控制不佳的患者,与二甲双胍或磺脲类药物联合应用。

起始剂量为0.6 mg,qd,皮下注射,可在任意时间注射,无须根据进餐时间给药。间隔至少1周后,剂量可增加至1.2 mg,qd,推荐剂量不超过1.8 mg/d。

【制剂】 笔芯注射液:18 mg/3 ml。

【药动学】

给药途径	起始时间	峰值时间	维持时间
皮下注射	不详	8～12 h	24 h

【作用机制】 ① 本品是一种人胰高糖素样肽-1(GLP-1)类似物。本品与GLP-1受体间特定的相互作用介导,导致环磷酸腺苷(cAMP)的增加。本品能够以葡萄糖浓度依赖的模式刺激胰岛素的分泌,同时以葡萄糖浓度依赖的模式降低过高的胰高糖素的分泌。② 本品的降血糖机理还包括轻微延长胃排空时间。③ 通过减轻饥饿感和能量摄入降低体重和体

脂量。

【禁忌证】 禁用于1型糖尿病、糖尿病酮症酸中毒、有甲状腺髓样癌(MTC)既往史或家族史以及2型多发性内分泌肿瘤综合征(MEN 2)患者,孕妇,哺乳期妇女。

【相互作用】 ① 本品和其他活性物质之间发生与细胞色素P450和血浆蛋白结合有关的药动学相互作用的可能性极低。② 本品对胃排空的轻度延迟可能会影响同时口服的其他药物的吸收。相互作用研究并未表明药物的吸收出现了任何与临床相关的延迟。

【不良反应】 ① 胃肠道不适:如恶心、呕吐、腹泻、便秘、腹痛、消化不良等。② 头痛。③ 上呼吸道感染。④ 低血糖反应。⑤ 免疫原性。⑥ 胰腺炎。⑦ 甲状腺事件。

【注意事项】 ① 在炎症性肠病和糖尿病性胃轻瘫患者中的治疗经验有限,因此不推荐用于这些患者。② 不推荐用于轻、中、重度肝功能损害患者。③ 告知患者在驾驶和操作机械时预防低血糖发生,特别是当本品与磺脲类药物合用时。

【患者用药指导】 ① 仅在呈无色澄明时才可使用,不得在冷冻后使用。② 应与长至8 mm以及细至32 G的诺和针配合使用。本品不可静注或肌注。③ 接受本品联合磺脲类药物治疗的患者发生低血糖的风险可能增加。

依帕司他 Epalrestat

【商品名或别名】 唐林,依帕他特,Kinedak

【分类】 治疗学:抗糖尿病神经病变药。

【指征和剂量】 可用于预防、改善和治疗糖尿病并发的末梢神经障碍(麻木感、疼痛)、振动感觉异常及心搏异常。

口服:成人饭前1次50 mg,tid。随年龄及症状适当增减。

【制剂】 片剂:每片50 mg。

【药动学】

给药途径	起始时间	峰值时间	维持时间
口服	不详	1 h	不详

【作用机制】 作为醛糖还原酶抑制药，可逆地抑制与糖尿病性并发症的发病机制相关的多元醇代谢中葡萄糖转化为山梨醇的醛糖还原酶而发挥作用。已知山梨醇能影响神经细胞功能，它在神经元内蓄积会引起糖尿病性支配感觉运动的外周神经病症状。

【禁忌证】 对本药高度敏感者、孕妇及哺乳期妇女禁用。有过敏倾向者、糖尿病肾病患者、肾脏损害患者及肝脏疾病患者慎用。

【相互作用】 尚不明确。

【不良反应】 ① 神经精神系统：极少见头昏、眩晕、嗜睡、麻木感。② 泌尿生殖系统：偶见血肌酸酐升高。③ 肝脏：偶见胆红素、转氨酶升高。④ 胃肠道：偶见恶心、呕吐、食欲缺乏、腹痛、腹泻、腹胀、胃部不适。⑤ 皮肤：极少见脱毛。⑥ 过敏反应：偶见皮疹、红斑、水疱、搔痒。⑦ 其他：极少见颈痛、乏力、水肿、肿痛、四肢痛感。

【注意事项】 ① 适用于饮食疗法、运动疗法、口服降血糖药或用胰岛素治疗而糖化血红蛋白值高的糖尿病患者。对伴有不可逆的器质性变化的糖尿病性末梢神经障碍的患者不能肯定其效果。② 用药 12 周无效时应改用其他方法治疗。③ 服用本品后尿液呈黄褐色，会影响脸红素及酮体尿定性试验。④ 用药前后及用药时应当监测糖尿病患者神经病变的症状及体征变化。⑤ 长期用药应进行肝功能检查。

【患者用药指导】 ① 对于早期糖尿病神经病变和视网膜病变疗效较好。② 用药后如出现过敏反应，应立即停药，并予以对症治疗。

前列腺素 E_1 Prostaglandin E_1

【商品名或别名】 前列地尔，保达新，凯时，Prostavasin，Alprostadil

【分类】 治疗学：血管扩张药和抗血小板聚集剂。

【指征和剂量】 ① 慢性动脉闭塞性疾病，如血栓闭塞性脉管炎、慢性动脉粥样硬化症所致的肢体慢性溃疡、微血管循环障碍所致的四肢静息痛。② 先天性心脏病中暂时性的维持动脉血管开放，缓解低氧血症。③ 血管外科手术及体循环时防止血栓形成。④ 心绞痛、心肌梗死、视网膜中央静脉血栓等。⑤ 治疗勃起功能障碍。

成人剂量：静滴，每次 60 μg，qd，加于生理盐水 50～200 ml 中，滴注时间＞2 h。肾功能不全者：每次 20 μg，bid，每次滴注＞2 h，根据情况 2～3 d 内可增至正常剂量。动脉内注射：每次 20 μg 加生理盐水 50 ml，先以 10 μg

于1～2 h内滴完,如耐受且有必要,再按原速滴入余下10 μg或以0.1～0.6 μg/(kg·min)通过留置导管滴注12 h,1个疗程<4周。

【制剂】 注射剂:20 μg,50 μg,0.1 mg。

【药动学】

给药途径	起始时间	峰值时间	维持时间
静注	30 min	不详	不详

【作用机制】 具有扩张小动脉、舒张缺血末梢的毛细血管前括约肌作用,抗肾上腺素样作用及抗血小板聚集、抗血栓形成活性,能刺激纤溶酶原激活剂从而增强内源性纤维蛋白溶解,使病理性升高的血清胆固醇水平降低,而具抗动脉粥样硬化的作用,抑制红细胞与血小板及粒细胞的聚集性,改变血液流变性性质。

【禁忌证】 对本品过敏者,孕妇,哺乳期妇女,未经适当治疗的心力衰竭、心律失常、冠心病、6个月内发生过心肌梗死、疑有肺水肿或肺浸润、严重慢性换气障碍、肝病及潜在出血可能患者禁用。

【相互作用】 ① 可增强降压药、血管扩张剂及抗冠心病药物的效果。② 与抗凝剂、血小板聚集抑制剂合用时,出血倾向增加。③ 非甾体类抗炎药(如阿司匹林)与本药有药理拮抗作用,不宜合用。

【不良反应】 注射部位红肿疼痛,偶有头痛、胃部不适、脸红和感觉异常,极少血压下降、心动过速、心绞痛、转氨酶升高、白细胞升高或降低、意识不清、脑性惊厥、发热、大汗、过敏反应等,罕见急性肺水肿或全心衰竭。

【注意事项】 ① 溶液宜新鲜配制,稀释后必须在2 h内使用,24 h内用完。② 因年龄而有心力衰竭缺血、冠心病出现外周水肿及肾功能不全者应严密监测血压、心率、体重和体液平衡等。③ 本药治疗期间应注意监测肝功能、体温和白细胞变化。

【患者用药指导】 ① 本药仅用于对症治疗,能缓解慢性动脉闭塞症或脉管炎的临床症状,但停药后有复发可能。② 应用本药治疗期间应警惕发生低血压症状。用药期间如出现不良反应,应采取改变给药速度、停药等适当措施。③ 使用本药治疗3周后应评估其疗效,疗程不得超过4周。

四、抗痛风药

秋水仙碱 Colchicine

【商品名或别名】 秋水仙素，秋水仙酰胺，Colcin，Colchineos

【分类】 化学：菲类衍生物。治疗学：抗痛风药。妊娠分类：C。

【指征和剂量】 ① 治疗急性痛风性关节炎：起始剂量口服1 mg，以后0.5 mg，q2 h，直至疼痛缓解或出现恶心、呕吐、腹痛、腹泻等胃肠道反应。一般第一日服2～4剂，最大剂量6 mg/d，肾功能不全者不宜超过3 mg/d，以后改为0.5 mg，qd或bid。胃肠道反应剧烈者可将本品1～2 mg溶于20 ml生理盐水中，5～10 min内缓慢静推，必要时6～8 h重复使用。近年采用小剂量给药法，即0.5 mg，tid或qid。② 预防痛风发作：一周2～4次，0.5 mg/d。③ 治疗肝硬化：1 mg/d，5 d/周。④ 治疗乳腺癌、肺癌、食管癌、宫颈癌、鼻咽癌及霍奇金病：根据病变性质确定药物剂量及疗程。

【制剂】 片剂：每片0.5 mg，1 mg。注射剂：每支0.1%，1 mg/ml。

【药动学】

给药途径	起始时间	峰值时间	维持时间
口服	不详	0.5～2 h	24 h

【作用机制】 通过减低白细胞的活动和吞噬作用及减少乳酸的形成，减少尿酸结晶的沉积，减轻炎症反应，起到止痛作用。本品还可与纺锤体微小管蛋白结合，影响纺锤体的形成，阻止细胞有丝分裂，使细胞核结构异常导致细胞死亡，对分裂旺盛的细胞作用更强，属周期特异性药物。

【禁忌证】 对本品过敏者，严重胃肠道、心、肾功能不全者，恶病质者，孕妇及哺乳期妇女禁用。老年、体弱者，有心、肝、肾疾病者应慎用。

【相互作用】 ① 影响维生素B_{12}的吸收。② 可增加拟交感神经药和中枢神经系统镇静剂的作用。

【不良反应】 ① 胃肠道反应，如恶心、呕吐、腹痛、腹泻、肠麻痹等。② 尿道刺激症状，如尿频、尿急、尿痛、血尿等。③ 大剂量偶可引起出血性胃肠炎、肾脏毒性。④ 长期使用可抑制骨髓,引起粒细胞缺乏、再生障碍性贫血、毛发脱落、肌病、神经病变等。⑤ 静滴漏于血管外可引起局部组织坏死,一旦发生应立即皮下注射半胱氨酸甲酯以稀释。⑥ 可致维生素 B_{12} 吸收不良,多为可逆性。

【注意事项】 ① 患者疼痛一旦消失应立即停药。② 胃肠道反应是严重中毒的前驱症状,一旦出现应立即停药,否则会引起剧毒反应。③ 治疗急性痛风,每一疗程不超过 10 mg,疗程间隔不少于 3 d,以免蓄积中毒。④ 本品对一般炎症、疼痛及慢性痛风无效。

【患者用药指导】 ① 本药需避光、密闭、阴凉干燥处保存。② 用药过程中,应定期查血常规及肝肾功能,一旦出现毒、副作用立即停药。③ 一旦出现腹泻等胃肠道反应,应终止服药。

别嘌醇 Allopurinol

【商品名或别名】 别嘌呤醇,赛来力,痛风立克,痛风宁,Milurit,Zyloric,Isopurinol,Iyloprim,Zyloprin,Adenock,Anzief

【分类】 化学:次黄嘌呤异构体。治疗学:抗痛风药。妊娠分类:C。

【指征和剂量】 ① 防止痛风性关节炎发作:开始 50 mg,bid 或 tid,饭后口服,逐渐增量,2～3 周后增至 0.1 g,bid 或 tid,严重者 700～900 mg/d,直至血尿酸水平正常或接近正常,维持量 100～200 mg/d。儿童 8 mg/(kg·d),分 3 次服用。② 防止因高尿酸血症引起尿酸结石和痛风肾病者:剂量可适当提高,总剂量小于 0.8 g/d。

【制剂】 片剂:每片 0.1 g。

【药动学】

给药途径	起始时间	峰值时间	维持时间
口服	1～2 h	2～6 h	12～30 h

【作用机制】 别嘌醇及其代谢产物氧嘌呤醇可选择性抑制黄嘌呤氧化酶的活性,减少尿酸生成,降低血、尿中尿酸的含量,减少尿酸盐在骨关节及肾脏沉积,有助于痛风结节及尿酸结晶重新溶解。

【禁忌证】 妊娠、哺乳期妇女,有皮肤及全身过敏反应者禁用。

【相互作用】 ① 本品可抑制肝药酶活性,减慢口服抗凝剂等药物的代谢，合用时应减少后者剂量，并监测凝血酶原活性，防止出血。② 可使硫唑嘌呤、巯基嘌呤等嘌呤类药物在体内的代谢受抑制，提高其作用 2～4 倍，并增加毒性，两药合用时应减至常用量的 1/4。③ 本品不可与氯化钙、维生素 C、磷酸钾（或钠）同服，否则会增加肾脏中黄嘌呤结石的形成。④ 应避免与布美他尼、美卡拉明及吡嗪酰胺合用，会增加血中尿酸浓度。⑤ 本品可增加烷化剂类药物的毒性，治疗恶性肿瘤引发的继发性高尿酸血症时，应在化疗（若用烷化剂）前接受本品治疗。⑥ 本品可延长丙磺舒的血浆半衰期，丙磺舒则可增加本品的代谢产物别黄嘌呤的排泄，两药合用治疗慢性痛风时，应减少丙磺舒的剂量，增加别嘌醇的剂量。⑦ 不宜与阿糖腺苷合用，以免增加后者毒性。⑧ 与氯磺丙脲合用时应注意有诱发长时间低血糖的危险。

【不良反应】 ① 胃肠道反应，如恶心、呕吐、间歇性腹痛、腹泻等。② 血液系统：血细胞减少、嗜酸性粒细胞增多症。③ 其他：皮疹、剥脱性皮炎、肌痛、咽痛、多发性神经病变、嗜睡、血清转氨酶活性增高、过敏性肝坏死、肝肉芽形成及胆囊炎、胆管周围炎等。

【注意事项】 ① 对痛风急性发作者无效。② 用药初期可发生尿酸转移性痛风发作，故开始 4～8 周内与小剂量秋水仙碱合用。③ 服药期间应定期查肝功能，并多饮水，避服维生素 C 及饮酒。④ 尽可能使尿液 pH 值达 6～6.5。⑤ 肾功能不全者因药物半衰期延长，应酌情减量。⑥ 如发生皮肤及全身过敏反应即停药。

【患者用药指导】 ① 本药饭后服用，需大量饮水，尿量应保持 2 L/d 以上。② 本药需避光、密闭、阴凉干燥处保存。③ 本品也可用于治疗伴有或不伴有痛风症状的尿酸性肾病，对白血病、淋巴瘤及其他肿瘤在化疗或放疗后继发的组织内尿酸盐沉积、肾结石等有预防作用。

丙磺舒　Probenecid

【商品名或别名】 羟苯磺胺，Benemid，Colbenamid

【分类】 化学：磺胺药衍生物。治疗学：抗痛风药。妊娠分类：B。

【指征和剂量】 ① 治疗高尿酸血症及其引起的慢性痛风和痛风性关节炎：起始剂量 0.25 g，bid，口服。2 周内递增至 0.5 g，tid，最大剂量2 g/d。② 增强青霉素类抗生素作用：0.25～0.5 g，qid。

【制剂】 片剂：每片 0.25 g，0.5 g。

【药动学】

给药途径	起始时间	峰值时间	维持时间
口服	0.5 h	2～4 h	8 h

【作用机制】 本品大部分由肾近曲小管分泌、排泄，竞争性抑制近端肾小管对尿酸盐的重吸收，增加尿酸排泄，降低血浆中尿酸的浓度，并延缓或防止尿酸盐结石的生成，减少关节损伤，亦可促进已形成的尿酸盐溶解。此外，本品可逆性地作用于酶的代谢，在近端、远端肾小管与青霉素(半合成青霉素、头孢菌素类、对氨基水杨酸、酚磺酞)竞争分泌部位，减少青霉素等的排出，增加并延长上述药物在血浆中的浓度以增加疗效。

【禁忌证】 肾功能不全及对磺胺药过敏者，伴有肿瘤的高尿酸血症者或使用溶解细胞的抗癌药、放射治疗患者禁用。

【相互作用】 ① 不宜与水杨酸、依他尼酸、氢氯噻嗪、醋唑酰胺、保泰松、吲哚美辛及口服降糖药等同服。② 与磺胺有交叉过敏反应。

【不良反应】 ① 轻度皮疹、发热、胃肠道症状。② 治疗初期可引起痛风急性发作，系尿酸由关节移出所致。

【注意事项】 在服用时加用碳酸氢钠，并大量饮水，以防止尿酸盐在泌尿道沉积，形成尿结石。

【患者用药指导】 ① 本品无抗炎、镇痛作用，对痛风急性发作无效。② 服药时应大量饮水，并加用碳酸氢钠以碱化尿液。

苯溴马隆　Benzbromarone

【商品名或别名】 苯溴吗龙，痛风利仙，立加利仙，本溴香豆素，溴酚呋酮，尤诺，Nararicin，Exurate，Desuric，Hipuric

【分类】 化学：香豆素类。治疗学：抗痛风药。妊娠分类：C。

【指征和剂量】 ① 治疗慢性痛风者：起始剂量 50 mg，qd，口服。逐渐增加剂量，连用 3～6 个月，维持量 100～150 mg/d。② 治疗各种原因引起的高尿酸血症患者，尤其是维持期治疗：剂量同①。

【制剂】 片剂：每片 50 mg，100 mg。

【药动学】

给药途径	起始时间	峰值时间	维持时间
口服	3 h	5 h	20 h

【作用机制】 抑制肾近曲小管对尿酸的重吸收，降低血浆过高的尿酸浓度而发挥抗痛风的作用。它不仅缓解疼痛，减轻红肿，还能消散痛风结石。

【禁忌证】 中-重度肾功能损害者、孕妇、哺乳期妇女禁用。

【相互作用】 ① 与阿司匹林及其他水杨酸类制剂、吡嗪酰胺同服，可减弱本品的作用。② 可增加抗凝药物的抗凝作用。

【不良反应】 ① 偶有皮疹、腹泻、变应性结膜炎、沙砾性尿及肾绞痛。② 偶可引起关节痛和急性痛风，应提前给予秋水仙碱预防。③ 个别患者用药后 3～4 个月可出现粒细胞减少，应定期检查血常规。

【注意事项】 ① 痛风发作结束前不要用药。② 极个别患者出现抗药性及持续性腹泻时应停止用药。

【患者用药指导】 ① 本药应早饭后与碳酸氢钠 3 g 同服，以保持尿液碱化，利于尿酸结晶溶解，每日最少饮水 1.5～2 L。② 本药需避光、密闭、阴凉干燥处保存。

五、调节钙磷代谢和治疗骨质疏松症药

降钙素 Calcitonin

【商品名或别名】 密钙息，益钙宁，鲑鱼降钙素，Calcimar，Miacalcin

【分类】 化学：肽类激素。治疗学：抗骨质疏松药。妊娠分类：C。

【指征和剂量】 ① Paget 病：皮下注射或肌注 50～100 IU，或隔日鼻喷 100～200 IU/d。治疗后血清碱性磷酸酶和尿羟脯氨酸降低 50%，骨痛迅速缓解，X 线检查骨外形可恢复正常，少数神经并发症改善，间断治疗较长期持续治疗为佳。② 高钙血症：作为辅助治疗，急性期 100～200 IU 加入 500 ml 生理盐水中，静滴，持续 6 h，慢性期皮下注射或肌注 200 IU/d，或鼻喷 200～400 IU/d。③ 骨质疏松症：作为辅助治疗，皮下注射或肌注 50～100 IU/d，鼻喷 100～200 IU/d。④ 急性胰腺炎：300 IU 加入生理盐水中，静滴 24 h，连续用药 6 d。

【制剂】 注射液：每支 50 IU/ml，100 IU/ml，400 IU/ml。粉针剂：每支 0.25 mg。

【药动学】 人降钙素半衰期为 10 min，鲑鱼降钙素半衰期较长，皮下注

射或肌注 4～6 h 起效，持续作用达 6～10 h。本品由肾脏代谢清除，尿中只有少量完整激素。

【作用机制】 本品由甲状腺滤泡旁细胞或 C 细胞所分泌，占成人甲状腺滤泡细胞的 0.1%，分散或成簇位于甲状腺滤泡之间。本品由 32 氨基酸组成单链多肽激素，分子量 3 600。它主要是通过对骨骼、肾脏和胃肠的作用而降低血钙。① 抑制破骨细胞的生成及骨质吸收，阻止骨盐溶解及骨基质分解。② 同时又能增加尿钙、磷的排泄，使血钙和血磷下降。这可能是本品抑制肾小管对钙、磷等重吸收的功能所致。③ 本品也抑制胃酸、促胃液素等分泌及 Ca^{2+} 在肠道的转运，从而使钙的吸收减少。故临床主要用来治疗甲状旁腺功能亢进、甲状旁腺癌、维生素 D 中毒等引起的高钙血症，以及老年性骨质疏松、变形性骨炎等。

【禁忌证】 对本品过敏者禁用。孕妇和哺乳期妇女慎用。

【相互作用】 治疗骨质疏松时，为防止骨丢失，应适当补充钙及维生素 D。

【不良反应】 少数可出现恶心、呕吐、潮热、头晕。偶有多尿和寒颤。动物来源的制品，可能会引起过敏反应。

【注意事项】 ① 不良反应与给药剂量和途径有关。静注较肌肉或皮下给药更常见。鼻内途径较少见。② 有过敏史者，用药前应皮试。③ 来源不同的本品其氨基酸顺序有异，生物活性亦不同，现知鲑降钙素的活性高于人及猪、牛、羊者。临床应用品多为合成的人和鲑降钙素。④ 大剂量长期应用，有可能引起继发性甲状旁腺功能低下。⑤ 在连续应用降钙素过程中，有时会出现抑制骨质吸收作用减弱的现象(脱逸现象)。联用糖皮质激素则可避免，且可改善降钙素的低血钙反应。

【患者用药指导】 长期使用鼻喷剂的慢性鼻炎应定期医疗检查，鼻黏膜炎症可增加药物吸收。

甲状旁腺素 Parathyroid Hormone

【商品名或别名】 PTH，甲状旁腺浸膏(Parathyroid Extract)

【分类】 化学：多肽类。治疗学：调节钙磷代谢药。妊娠分类：C。

【指征和剂量】 ① 用于治疗急性甲状旁腺功能减退引起的手足抽搐：甲状旁腺浸膏，由家畜甲状旁腺提取制得的粗制剂，每毫升浸膏液的活性约为 100 U。口服易为胃和胰蛋白酶灭活，需皮下注射给药，具有使血钙维持正常浓度的作用，但出现作用缓慢，故不如钙盐常用。② 用于鉴别甲状旁腺功能减退症和假性甲状旁腺功能减退症：使用本品注射液。注射本品后，前者尿磷增加，后者不增加。

【制剂】 注射液：每支 100 U/ml。浸膏：每支 100 U/ml。

【作用机制】 生理情况下，本品与维生素 D、降钙素等共同调节细胞内外钙浓度的悬殊分布状态，并使之保持恒定（胞内 Ca^{2+} 浓度约 2×10^{-6} mol/L，胞外 Ca^{2+} 浓度约 1.2×10^{-3} mol/L）。胞外的 Ca^{2+} 可顺浓度差向胞内扩散，大部分（约 90%）进入线粒体贮存。当胞外 Ca^{2+} 浓度降低时，本品分泌增加，通过激活细胞膜上的腺苷环化酶，由 cAMP 介导促进线粒体释放 Ca^{2+}，以激活胞膜上的 Ca^{2+} 泵，将胞内 Ca^{2+} 泵出胞外；同时也通过焦磷酸盐（PPi）介导促使胞外 Ca^{2+} 进入胞内，增加 Ca^{2+} 的摄取。本品的主要靶组织为骨骼、肾小管和肠黏膜。对肌肉、胸腺、唾液腺亦有一定影响。

（1）对骨组织的作用：骨组织由破骨细胞、成骨细胞和骨细胞组成。在生理量的本品和骨化醇作用下，大单核细胞及其前身转变为破骨细胞，降钙素抑制这一转变过程。成骨细胞由间叶细胞转化而来。在正常成人，破骨与成骨是平衡的，本品过多时，破骨过于旺盛。本品对抗降钙素的作用，从而促进破骨细胞的生成，并抑制其向成骨细胞转化，同时也可促使溶酶体释放水解酶，加速骨质溶解；并抑制枸橼酸脱氢酶活性，使细胞内及间液酸度增加，促进骨盐溶解。因而使大量 Ca^{2+} 动员出来，产生溶骨作用，可使血 Ca^{2+} 升高，此为本品的早发反应；通过破骨细胞使血 Ca^{2+} 升高，一般需在 6 h之后，属迟发反应，且此作用强而持久。

（2）对肾脏的作用：本品对肾脏有如下作用：① 促进远曲小管对钙的重吸收。② 抑制近曲小管对磷的重吸收，加速磷的排泄。通过测定磷的清除率，可用来判断甲状旁腺的功能状态，如其功能亢进，磷的清除率则升高。③ 还可抑制肾小管对碳酸氢盐的重吸收，使尿呈碱性，影响机体的酸碱平衡。④ 促进肾脏 1-α 羟化酶活性，将 25-羟维生素 D_3 转化成 1,25-二羟维生素 D_3，此物是体内维生素 D 发挥生理作用的强活性形式，进一步影响机体的钙、磷代谢。

（3）对肠道的作用：本品可促进小肠黏膜对钙的吸收。此作用是通过促进肾脏将低活性的 25-羟维生素 D_3 转化成高活性物的 1,25-二羟维生素 D_3 而实现的。

【禁忌证】 孕妇、哺乳期妇女禁用。心、肾疾患者慎用。

【相互作用】 可能增强其他抗骨质疏松药物的作用。

【不良反应】 ① 长期过量使用,有可能使骨质脱钙而出现骨质疏松或发生纤维性骨炎。② 尿中排出大量钙、磷,有可能在尿路沉积而形成结石。③ 也可能会引起高血钙而出现肌肉酸痛、乏力、食欲不振、恶心、呕吐及腹泻等。

【注意事项】 对急性甲状旁腺功能减退引起的手足抽搐,注射本品制剂(Parathormone)可暂时缓解或控制。也可口服甲状旁腺浸膏剂,但其作用出现缓慢。而且这些来源于动物的制剂,其生物活性不可靠,且长期使用可产生抗体,故临床少用此种治疗方法。多采用静注钙剂,控制急性症状,以后改用维生素D或其活性体,并配合高钙低磷饮食进行治疗。

【患者用药指导】 ① 本品必须在医生指导下使用。② 过量使用可导致高钙血症,造成严重的并发症如肾脏及血管钙化。③ 本品可致过敏反应,应用前需皮试。

依降钙素 Elcatonin

【商品名或别名】 益盖宁

【分类】 化学:多肽类。治疗学:调节钙磷代谢药。妊娠分类:C。

【指征和剂量】 ① 骨质疏松症:10 U,每周2次,或20 U,肌注,每周1次。② 高钙血症:成人常用40 U,bid,肌注。③ 变形性骨炎:成人常用40 U,qd,肌注。

【制剂】 注射剂:每支10 U/ml。

【药动学】

给药途径	起始时间	峰值时间	维持时间
皮下注射	不详	30 min	2 h

【作用机制】 本药具有降低血清钙的作用,其作用较哺乳类动物自身的降钙素强且持续时间较长。本品还可抑制骨的吸收,减少血中钙向血液游离,降低血清钙浓度。此外,可抑制各种骨吸收促进因子引起的骨内钙游离。给予10 U/kg的本品后,除了上述作用以外,对经低钙饮食、使用泼尼松龙及卵巢摘除引起的实验性骨质疏松的动物有预防作用。① 对实验性骨质疏松的作用:对低钙饮食、泼尼松龙处置及卵巢摘出引起的实验性骨

质疏松症动物(大鼠、狗),以骨强度、骨皮质幅度、骨密度、骨钙含量、尿中羟基脯氨酸排泄量为指标进行探讨结果,证实了本品的预防效果。② 抑制骨吸收作用:本品抑制正常幼年大鼠及带癌家兔的骨吸收作用,减少骨中钙向血液游离。本品在大鼠及小鼠的骨培养系统中,抑制各种骨吸收促进因子引起的骨内钙游离。③ 对血清钙的作用:本品降低正常动物(大鼠、狗、家兔)及实验性高钙血症动物(大鼠、家兔)的血清钙。其作用较哺乳类来源的降钙素强,且持续时间长。

【禁忌证】 对本药成分有过敏史者禁用。易引起皮疹(红斑、风疹块)等过敏症状体质患者以及支气管哮喘或有其既往史者慎用。

【相互作用】 与抗凝血剂、抗癫痫药、抗酸铝剂、含镁或含钙制剂、噻嗪类利尿剂、洋地黄糖苷等药物有相互作用。

【不良反应】 ① 偶可引起休克及皮疹、荨麻疹。可见恶心、颜面潮红、呕吐、热感。② 神经系统症状可见眩晕、步态不稳,偶出现头痛、耳鸣、手足搐搦。③ 可见 GOT 及 GPT 升高,偶出现低钠血症。

【注意事项】 ① 本剂系多肽制剂,有引起休克症状的可能性,故对过敏既往史及药物过敏症等,应进行详细问诊。② 给大鼠大量皮下注射 1 年的慢性毒性试验中,有人报告增加垂体肿瘤发生率,故不得长期用药。

【患者用药指导】 高龄者用药应注意适当减少用量。

维生素 D Vitamin D

【商品名或别名】 维生素 D_2(麦角骨化醇),维生素 D_3(胆骨化醇),胆维丁,维生素 AD 胶丸,维生素 AD 滴剂,Vitmin D,Calciferol

【分类】 化学:固醇类。治疗学:调节钙磷代谢药。妊娠分类:C。

【指征和剂量】 ① 治疗佝偻病:一般口服剂量,2 500~5 000 U/d,1~2 个月后待症状缓解或消失改用维持量。若不能口服或重症患者,可一次肌注 30 万~60 万 U,如必要,1 个月后再肌注一次,两次总量不超过 90 万 U。用大量本品时如有缺钙,应及时口服钙剂补充。② 治疗婴儿手足搐搦症:肌注,一次 30 万~60 万 U;或口服,5 000~10 000 U/d。

【制剂】 维生素 D_2:胶丸:每粒 1 万 U。片剂:每片 5 000 U。注射液:每支 40 万 U/ml。维生素 D_3:片剂:每片 2 万 U。注射液:每支 30 万 U/ml,60 万 U/ml。维生素 D_2 胶性钙注射液:每支 5 万 U。胶性钙:0.5 mg/ml。胆维丁:片剂:每片 0.5 mg(相当于维生素 D_3 1 万 U)。

【药动学】 参见骨化三醇和阿法骨化醇。

【作用机制】 维生素 D(Vitamin D,VD)是 VD_2 和 VD_3 及其活性型衍生物的总称。常与维生素 A(Vitamin A,VA)共存于鱼肝油中。在牛奶、家畜肝、蛋黄、鱼子及鱼脂肪组织中,含量也很丰富。人体皮肤中生成的17-脱氢胆固醇是 VD_3 的前体物,经紫外线照射即可转变为 VD_3。故经常晒太阳即可预防 VD 缺乏。酵母菌及真菌体内生成的麦角固醇,是 VD_2 的前体物,经紫外线照射可转变为 VD_2。食物中的 VD 或体内生成的 VD,均需在体内经代谢活化后才能发挥其生理和药理作用。已知其活性型物是1,25-二羟胆骨化醇(1,25-二羟 VD_3,骨化三醇),系 VD_3 经两次羟化而生成,即 VD_3 首先在肝脏经其细胞内线粒体酶系催化,发生25-羟化反应形成25-羟 VD_3(25-羟胆骨化醇,骨化二醇,Calcifediol),然后在肾脏再由肾细胞线粒体内25-羟 VD_3 经-1α-羟化酶催化,形成1,25-二羟 VD_3(骨化三醇,钙三醇,Calcitriol),是生物活性最强的 VD。VD_2 的代谢活化过程与 VD_3 相同。

本品主要作用是调节钙、磷代谢,促进钙、磷在小肠的吸收和肾小管的重吸收,保证体液中有足够的钙、磷,以供骨骼的正常生长,并维持正常的神经、肌肉活动。本品缺乏时,机体吸收和利用钙、磷的能力降低,血中的钙、磷水平下降,不能在骨组织中沉积,成骨作用受阻,甚至骨盐再溶解。在儿童称为佝偻病,在成人称为骨软化病。若血钙明显低下,可出现手足搐搦、惊厥等症状,多见于缺乏本品的婴儿,故称婴儿手足搐搦症。

【禁忌证】 肾功严重低下或衰竭者以及孕妇、哺乳期妇女应慎用。

【相互作用】 ① 本品可以提高心肌对洋地黄类药物的敏感性,易导致心律失常。② 影响降钙素和钙离子拮抗剂的作用,不宜联合应用。③ 考来烯胺(消胆胺)、矿物油、药用碳等可以减少肠道对本品的吸收。④ 苯巴比妥、苯妥英、利福平等强效药酶诱导剂可以促进本品代谢,不宜合用。

【不良反应】 一般剂量的本品无不良反应。但大量长期服用,则可出现本品过多(中毒)症。主要表现为高钙血症,如厌食、恶心、呕吐、腹泻、乏力、头痛等,以后可出现多种软组织钙盐沉着,如钙沉着性肾损害(如多尿、蛋白尿、结石、肾功能减退)、胰腺管钙化性胰腺炎、动脉硬化症及眼结膜和角膜弥漫性钙化等。也可引起长骨脱钙和纤维性骨炎。

【注意事项】 肾功严重低下或衰竭者应改用其活性型制剂。

【患者用药指导】 ① 孕妇过量使用可引起胎儿血钙升高及出生后智力障碍,肾、肺小动脉狭窄及高血压,故孕期不宜使用本品。② 本类制剂不是“补药”,临床上不能滥用。③ 服用本品需要适当加服钙剂。

骨化三醇 Calcitriol

【商品名或别名】 1,25-二羟胆骨化醇,1,25-二羟维生素 D_3,罗钙全,钙三醇,Rocaltrol,Calcitriol

【分类】 化学:类固醇类。治疗学:调节钙磷代谢药。妊娠分类:C。

【指征和剂量】 适用于绝经后和老年性骨质疏松患者、慢性肾功能衰竭合并肾性骨营养不良者,特别是需要长期血液透析的患者。其他适应证包括手术后甲状旁腺功能低下、维生素 D 依赖性佝偻病、特发性甲状旁腺功能低下、低血磷性维生素 D 抵抗型佝偻病以及假性甲状旁腺功能低下患者。

① 一般患者:0.5~1 μg/d,分 2 次口服。当本品的最适剂量确定后,血清钙的浓度必须每月查一次。一旦血清钙浓度比正常值高出 1 mg/100 ml(平均为 9~11 mg/100 ml),此时本品的剂量有助于促使血清钙恢复正常水平。当血清钙水平恢复正常后,可继续用本品治疗,剂量应比前次剂量低 0.25 μg/d。② 甲状旁腺功能低下和佝偻病:首次剂量 0.25 μg/d,晨服。如果病情和生化指标等方面改善不明显,在 2~4 周的期间内可增加剂量。在剂量调整期间,应每周至少 2 次测定血钙浓度。在甲状旁腺功能低下的患者,偶然会有吸收障碍,此时应给予大剂量的本品。③ 肾性骨营养不良(透析患者):首次剂量是 0.25 μg/d。如患者血清钙水平正常或略低,则 0.25 μg,qod 已足够。如果在 2~4 周,病情及生化指标等方面均无明显改善,可把剂量增加 0.25 μg/d,在此期间应每周至少 2 次测定患者的血钙浓度。大部分患者在剂量 0.5~1.0 μg/d 的范围内有良好反应。如患者同时服用巴比妥类药物或抗抽搐剂,则可能需要较大剂量。④ 绝经后和老年性骨质疏松症:治疗时所推荐的剂量为 0.25 μg,bid,分别于服药后第 4 周,第 3 个月,每 6 个月监测血钙、血肌酐,以后根据实际情况,每 6 个月监测一次。由于本品能影响肠、胃与内磷酸盐结合的药物,其剂量必须根据血清磷酸盐的浓度加以调节。

【制剂】 胶囊:每粒 0.25 μg,0.5 μg。注射剂:每支 0.25 μg,0.5 μg。

【药动学】

给药途径	起始时间	峰值时间	维持时间
口服	不详	3～6 h	3～5 d

【作用机制】 本品系维生素 D_3 经肝和肾羟化酶羟化后生成的高活性产物，是维生素 D_3 在体内发挥生理效应和药理作用的主要形式。与维生素 D_2 和维生素 D_3 相比，本品有如下特点：① 不需经肝、肾活化，对肾功衰竭、用维生素 D_2 和维生素 D_3 无效的患者，本品有效。② 其活性高，用量小。本品对骨钙的动员作用较 25-羟维生素 D_3（骨化二醇、维生素 D_3 经肝脏羟化后的活性产物）强 100 倍。一般口服用量 0.5～1 μg/d 即可有良好疗效。③ 本品从体内消除较快，无蓄积作用。

【禁忌证】 凡与高血钙有关的疾病患者禁用。孕妇、哺乳期妇女应慎用。

【相互作用】 与维生素 D 相似。

【不良反应】 同维生素 D。

【注意事项】 ① 甲状旁腺功能低下、维生素 D 依赖性或耐药性佝偻病、肾性骨营养不良及老年性骨质疏松等患者，多数因肾功能不良，使体内本品生成减少，影响骨骼正常钙化过程而导致骨营养不良。用维生素 D 制剂治疗，其剂量需大大超过生理需要量，即便如此，有时仍难以奏效，而且，长期应用还会造成维生素 D 蓄积中毒，故本品应列为首选。② 因为本品改善胃肠道吸收钙的功能，所以在一些患者维持服用低剂量的钙片即可。那些有高钙血症倾向的患者只需服用低剂量钙片，甚至不需要额外服用钙剂。

【患者用药指导】 给予足够的钙片（成人的剂量约为 800 mg/d）是本品发挥更大疗效的一个先决条件。如有需要可再给予额外的钙片，但一般不要超过 1 000 mg。

阿法骨化醇 Alfacalcidol

【商品名或别名】 霜叶红，萌格旺，阿法 D_3，α-D_3

【分类】 化学：类固醇类。治疗学：调节钙磷代谢药。妊娠分类：C。

【指征和剂量】 临床应用同骨化三醇，尤其适用于慢性肾衰合并骨质疏松症的患者。

① 骨质疏松症和慢性肾功能不全：成人 0.5 μg，qd，必要时剂量可适当调整。② 甲状旁腺功能低下及其他维生素 D 代谢异常疾病：成人 1.0～4.0 μg/d。

【制剂】 胶囊：每粒 0.25 μg，0.5 μg，1.0 μg。

【药动学】

给药途径	起始时间	峰值时间	维持时间
口服	不详	8～24 h	3～5 d

【作用机制】 系骨化三醇的类似物，仅在肝脏进行羟化，即可形成生物活性很强的骨化三醇。故肝功能障碍时，可能会影响其作用。对去势（摘除卵巢）、激素（肌注泼尼松龙）和肝素（皮下注射肝素）诱发的大量骨质疏松有抑制作用。其他机制同维生素 D_3。

【禁忌证】 高钙血症患者禁用。孕妇、哺乳期妇女应慎用。

【相互作用】 与维生素 D 相似。

【不良反应】 偶见食欲不振、恶心、呕吐及皮肤瘙痒感等。超大剂量服药可能出现胃肠道系统、肝脏、精神神经系统、循环系统等方面的不良反应，如胃痛、便秘、GOT 及 GPT 升高、头痛、血压轻度升高等。

【注意事项】 ① 服药期间，应严密监测血、尿钙水平，调整剂量，发生高钙血症时，立即停药。② 同骨化三醇。

【患者用药指导】 同骨化三醇。

依替膦酸二钠 Etidronate Disodium

【商品名或别名】 依膦，羟乙膦酸钠，Etidronate，Didrorel

【分类】 化学：双磷酸盐类。治疗学：抗骨质疏松药。妊娠分类：C。

【指征和剂量】 ① 治疗原发性骨质疏松症和绝经后骨质疏松症：0.2 g，bid，两餐间服用。② 畸形性骨炎：成人 5 mg/(kg・d)，疗程不超过 6 个月。

【制剂】 片剂：每片 200 mg，400 mg。注射液：每支 30 mg/6 ml。

【药动学】 双磷酸盐进入体内，一部分吸收入血，半衰期很短，从循环到清除大约在 6 h 内完成。另一部分被肝脏吸收。因为双磷酸盐被包埋在骨骼中，可以长期存在，经过骨再吸收后缓慢释放。

【作用机制】 本品为骨吸收抑制剂。在低剂量时,通过抑制破骨细胞活性,防止骨的吸收、降低骨转换率而达到骨钙调节作用。

【禁忌证】 对双磷酸盐过敏的患者禁用。严重肾损伤、心血管疾病患者,驾驶员,孕妇及哺乳期妇女慎用。

【相互作用】 本类药可与二价金属阳离子物质构成复合物,故本药与食物如牛奶等、抗酸剂和含二价阳离子药物合用时,会降低它的生物活性。

【不良反应】 腹部不适、腹泻、便软、呕吐、口炎、头痛、咽喉灼热感、皮肤瘙痒、皮疹等症状。

【注意事项】 ① 本品需间隙、周期服药,服药 2 周后需停药 11 周为一周期,然后又重新开始第二周期,停药期间需补充钙剂及维生素 D_3。② 服药 2 h 内,避免食用高钙食品(例如牛奶或奶制品)以及含矿物质的维生素或抗酸药。

【患者用药指导】 ① 本药与食物如牛奶等合用时,会降低它的生物活性。② 若出现皮肤瘙痒、皮疹等过敏症状时应停止用药。③ 本品可影响驾驶和操作机械的能力。

氯甲双膦酸二钠 Clodronate

【商品名或别名】 骨膦,双氯甲烷二磷酸二钠,Cl_2 MDP,Bonefos

【分类】 化学:双磷酸盐类。治疗学:抗骨质疏松药。妊娠分类:C。

【指征和剂量】 治疗原发性骨质疏松症和绝经后骨质疏松症:本品胶囊 3 粒,bid,或 2 粒,tid(共 6 粒),对正常血清钙水平患者,可减为 4 粒/d,若伴有高钙血症,可增至 8 粒/d,必须空腹服用,最好在进餐前 1 h。或使用注射液,按 3~5 mg/(kg·d),500 ml 生理盐水(0.9%)稀释 300 mg(即 1 支 5 ml 本品安瓿),控制在 3~4 h 内输注完毕,可连续输注 3~5 d,除特殊情况外,不应连续输注超过 7 d,高血钙都伴有脱水现象,遇有这类患者,输注前必须先恢复体液平衡,对肾功能不全患者剂量应适当减少。

【制剂】 胶囊:每粒 400 mg。注射剂:每支 300 mg/5 ml。

【药动学】

给药途径	起始时间	峰值时间	维持时间
口服	不详	1 h	不详

【作用机制】 本品具有强力的破骨细胞活性抑制作用，在处理溶骨性骨转移的过程中，它扮演重要的角色。此制剂：① 可避免或延迟由癌症引致的溶骨性骨转移。② 可延迟或防止骨溶性骨转移的继续恶化。③ 对消除骨转移及高钙血症导致的剧痛。④ 可以减少溶骨转移导致的骨折恶化，并且不影响正常骨矿化作用。⑤ 保持正常血钙水平，防止高钙血症的发生。

【禁忌证】 本品静滴对严重肾功能不全者为禁忌。本品胶囊暂时未发现任何禁忌证。

【相互作用】 本药可与二价金属阳离子物质构成复合物，故与牛奶、抗酸剂和含二价阳离子药物合用时，会降低它的生物活性。

【不良反应】 ① 口服胶囊：在开始治疗时，可能会出现腹痛、胀气和腹泻，在少数情况下会出现眩晕和疲劳，但往往随治疗的继续而消失，在用药期间，对血细胞数，肾脏和肝功能，应进行监测，治疗过程中，血清乳酸脱氢酶的水平会升高，但这现象并非是本药的副作用，可视为病情恶化过程中的一种现象。② 静滴注射液：如果按推荐的治疗剂量和时间给药，并未观察到有副作用，但是用量过大，滴注速度过快，则会导致肾功能受损，故应特别警惕。

【注意事项】【患者用药指导】 同依替膦酸二钠。

氨羟丙基双膦酸二钠 Pamidronate Disodium

【商品名或别名】 帕米磷酸钠，阿可达，Aredia

【分类】 化学：磷酸盐类。治疗学：抗骨质疏松药。妊娠分类：C。

【指征和剂量】 主要用于治疗肿瘤引起的高钙血症：在不含钙的液体里（如生理盐水或5%葡萄糖注射液）缓慢静滴。60 mg 本品应溶于 250 ml 液体里滴注不少于 1 h，90 mg 本品应溶于 500 ml 液体里滴注不少于 2 h。但在多发性骨髓瘤，推荐滴注 4 h。

【制剂】 粉针剂：每支 30 mg。

【药动学】 口服吸收很少，吸收率仅 10%。由于其与阳离子在肠道内发生结合，严重影响吸收。双磷酸盐进入体内，吸收入血的部分半衰期很短，从循环到清除大约只需数小时。另一部分被包埋在骨骼中的双磷酸盐可以长期存在，经骨再吸收后缓慢释放。本品半衰期可以达到 300 d。

【作用机制】 本药是破骨细胞性骨溶解抑制剂。它与羟基磷灰石结晶体结合,抑制这些结晶体在体外的形成和溶解。在体内对破骨细胞性骨溶解的抑制,至少部分是由于这些物质联结到矿物质性的骨基质上。本药能牢固地吸附在骨小梁的表面,形成一层保护膜,阻止破骨前体细胞吸附于骨及随后被转化成为成熟的破骨细胞的过程。在大多数高钙血症患者中,本药通过降低血清钙水平,改善肾小球滤过率,并减低血清肌酐水平。

【禁忌证】 对双磷酸盐过敏的患者禁用。严重肾损伤、心血管疾病患者及驾驶员慎用。

【相互作用】 基本同氯甲双膦酸二钠。

【不良反应】① 常见:一过性轻度发热和淋巴细胞减少。低血钙和低磷酸血症,一般无临床症状。② 偶见:静滴部位反应、一过性肌肉疼痛、胃肠道症状、低镁血症等。

【注意事项】① 目前尚无在孕妇和儿童使用本品的经验,故此类人员尽量避免使用。② 因为高钙血症常会造成肾脏的亚临床损伤,因此,滴注速度和浓度分别不要超过 15～30 mg/h 和 30 mg/250 ml,严禁静推。③ 注意监测血清电解质,尤其钙、磷,及复查肾功能。

【患者用药指导】① 应坚持遵医嘱服药,定期就诊,调整治疗方案。② 本药与食物如牛奶等合用时,会降低它的生物活性。③ 本品可影响驾驶和操作机械的能力。④ 若出现皮肤瘙痒、皮疹等过敏症状时应停止用药。

阿仑膦酸钠　Alendronate Sodium

【商品名或别名】 固邦,福善美,Fosamat

【分类】 化学:磷酸盐类。治疗学:调节钙磷代谢药。妊娠分类:C。

【指征和剂量】 治疗原发性骨质疏松症和绝经后骨质疏松症:10 mg, qd,必须空腹服用,最好在早餐前 0.5 h,服药后保持站立位 30 min 为宜。

【制剂】 片剂:每片 10 mg。

【药动学】 口服吸收很差,生物平均利用度为 0.7%。单剂量口服 10 mg后,男性生物利用度为 0.59%,女性为 0.78%。食物和阳离子均影响药物吸收。口服后 60%～70%被骨骼摄取,2 h 后达到峰值,在骨骼中的半衰期长达 10 年以上。蛋白结合率为 78%。

【作用机制】 本品为第三代二磷酸盐,其抑制骨吸收的作用是氯甲双膦酸二钠的 1 000 倍,不影响骨的正常矿化。

【禁忌证】【相互作用】【不良反应】【注意事项】【患者用药指导】 同氯甲双膦酸二钠。

帕米膦酸二钠　Pamidronate Disodium

【商品名或别名】 注射用帕米膦酸二钠

【分类】 化学：双膦酸类。治疗学：甲状旁腺及钙代谢调节药。妊娠分类：C。

【指征和剂量】 ① 治疗骨转移性疼痛：临用前稀释于不含钙离子的0.9%生理盐水或5%葡萄糖溶液中。静脉缓慢滴注4 h以上，浓度不得超过15 mg/125 ml，滴速不得大于15～30 mg/2 h。一次用药30～60 mg。② 治疗高钙血症：应严格按照血钙浓度酌情用药。

【制剂】 白色冻干块状物：15 mg（以$C_3H_9NNa_2O_7P_2$计），30 mg，60 mg。

【药动学】 文献报道，癌症患者以本品45 mg溶于500 ml生理盐水后静滴4 h以上，滴注结束后血浓度为0.96 μg/ml，平均有51%的药物以原型从尿中排泄；尿的排泄显示双相处置动力学特点，α和β半衰期分别为1.6 h和27.2 h。动物实验表明：给药后迅速从循环系统消除，主要分布在骨骼、肝脏、脾脏和气管软骨中。本品可长期滞留于骨组织中，半衰期最长可达300 d。

【作用机制】 本品为双膦酸类药物，体外和动物试验表明可强烈抑制羟磷灰石的溶解和破骨细胞的活性，对骨质的吸收具有十分显著的抑制作用。对癌症的溶骨性骨转移所致的疼痛有止痛作用，亦可用于治疗癌症所致的高钙血症。

【禁忌证】 对本品和双膦酸盐制剂有过敏史者禁用。

【相互作用】 尚不明确。

【不良反应】 少数患者可出现轻度恶心、胸痛、胸闷、头晕乏力及轻微肝肾功能改变等，偶见发热反应。

【注意事项】 ① 本品需以不含钙的液体稀释后立即静脉缓慢滴注，不可将本品直接静滴。② 本品不得与其他种类双膦酸类药物合并使用。③ 动物实验中使用本品曾发生肾毒性，肾功能损伤者慎用。④ 用于治疗高钙血症时，应同时注意补充液体，使每日尿量达2 L以上。使用本品过程中，应注意监测血清钙、磷等电解质水平。

【患者用药指导】 ① 孕妇应权衡利弊用药,药物可进入母乳中,故哺乳期妇女慎用。② 儿童一般不用,可能影响骨骼成长。③ 老年患者适当减量。④ 遮光、密闭,在阴凉处保存。⑤ 有效期:24 个月。

利塞膦酸钠 Risedronate Sodium

【商品名或别名】 利塞膦酸钠片,Risedronate Sodium Tablets

【分类】 化学:双膦酸盐类。治疗学:口服抗骨质疏松药。妊娠分类:C。

【指征和剂量】 本品用于治疗和预防绝经后妇女的骨质疏松症。

口服:需至少餐前 30 min 直立位服用,1 杯(200 ml 左右)清水送服,服药后 30 min 内不宜卧床。5 mg(1 片),qd。

【制剂】 片剂:每片 5 mg(以 $C_7H_{10}NNaO_7P_2$ 计)。

【药动学】

给药途径	起始时间	峰值时间	维持时间
口服	不详	1 h	24 h

【作用机制】 本品为双膦酸盐类药物,与骨中羟磷灰石结合,具有抑制骨吸收的作用。在细胞水平,本品抑制破骨细胞。破骨细胞通常存在于骨表面上,但不具有明显的吸收活性。

【禁忌证】 已知对本品过敏者、低钙血症患者、30 min 内难以坚持站立或端坐位者禁用。严重肾功能损害(肌酐清除率<30 ml/min)的患者、孕妇、哺乳期妇女、青少年、儿童慎用。

【相互作用】 ① 本品与钙剂、抗酸剂以及含二价阳离子的口服制剂同服,会影响本品的吸收。② 本品与激素替代治疗,阿司匹林/非甾体抗炎药,H_2 受体阻滞剂和质子泵抑制剂联用,不会增加不良反应的概率。

【不良反应】 ① 消化系统:可引起上消化道紊乱,表现为吞咽困难、食道炎、食道或胃溃疡,还可以引起腹泻、腹痛、恶心、便秘等。② 其他:如流感样综合征、头痛、头晕、皮疹、关节痛等。

【注意事项】 ① 饮食中钙、维生素 D 摄入不足者,应加服这些药品。② 过量使用可能会引起血钙、血磷下降,还会出现低血钙症状。牛奶或含钙的抗酸剂可以减少本品的吸收,洗胃可以清除未吸收的药物,静注钙制剂，可减轻低血钙症状。③ 不宜与阿司匹林或非甾体消炎药同服。④ 肌酐清除率≥30 ml/min 的患者不需要调整剂量。⑤ 尚未在肝功能损害的患者中评价过本品的安全性和有效性。

【患者用药指导】 ① 勿嚼碎或吸吮本品。② 服药后 2 h 内，避免食用高钙食品（例如牛奶或奶制品）以及服用补钙剂或含铝、镁等的抗酸药物。在早餐前至少 30 min 给药最有效。

唑来膦酸注射液

【商品名或别名】 密固达，Aclasta

【分类】 化学：双膦酸类。治疗学：注射抗骨质疏松药。妊娠分类：C。

【指征和剂量】 ① 用于骨质疏松症的治疗：推荐剂量为 1 次静滴 5 mg，1 次/年。② 用于治疗变形性骨炎（Paget's 病）：推荐剂量为 1 次静滴 5 mg 本品（无水物），100 ml 水溶液以输液管恒定速度滴注。滴注时间不得少于 15 min。

【制剂】 注射液：每瓶 5 mg/100 ml（以本品无水物计）。

【药动学】 吸收在开始输注本品后，活性成分的血浆浓度迅速上升，在输液结束时达到峰值。分布在最初 24 h，给药剂量的 39%±16%以原型形式出现在尿中，而剩余药物主要与骨骼组织结合。活性成分非常缓慢地从骨骼组织释放入全身循环系统中，并经肾脏消除。仅 43%～55%的本品与血浆蛋白结合，并且蛋白结合率与浓度无关。代谢本品不能被人体代谢。机体总清除率为（5.04 ±2.5）L/h，与剂量无关，并且不受患者性别、年龄、种族或体重的影响。消除本品经肾脏以原型排泄。静脉内给予本品经三相过程消除：从全身循环中迅速地二相消除，半衰期 $t_{1/\alpha}=0.24$ h 和 $t_{1/\beta}=1.87$ h，随后出现一个很长的清除期，最终清除半衰期是 146 h。

【作用机制】 本品属于含氮双膦酸化合物，主要作用于人体骨骼，通过对破骨细胞的抑制，从而抑制骨吸收。

【禁忌证】 对本品或其他双膦酸盐或药品成分中任何一种辅料过敏者、儿童、孕妇和哺乳期妇女禁用。

【相互作用】 目前没有进行明确的本品与其他药物相互作用的研究。本品不是被系统性代谢的，体外试验显示不影响人体细胞色素 P450 酶系。本品血浆蛋白结合率不高（43%～55%），因此不会与高血浆蛋白结合率的药物发生竞争性相互作用。本品经肾脏排泄,故与明显影响肾功能的药物合用时应特别注意。

【不良反应】 静脉给予本品后绝大多数怀疑与药物相关的不良反应出现在给药后的3 d内,主要包括流感样症状(11.9%)、发热(6.8%)、头痛(6.2%)、恶心(5.6%)、骨痛(4.5%)、肌痛(6.2%)、关节痛(4.0%)。所出现的这些主要症状可在发作后的4 d内逐渐消失。

【注意事项】 本品给药至少15 min以上。由于缺乏充分临床使用数据,不推荐严重肾功能不全患者使用(肌酐清除率小于30 ml/min)。在给予本品前,应对患者的血清肌酐水平进行评估。给药前必须对患者进行适当的补水,对接受利尿剂治疗的患者尤为重要。在给予本品治疗前,患有低钙血症的患者需服用足量的钙和维生素D。对于其他矿物质代谢异常也应给予有效治疗(例如副甲状腺贮备降低、肠内钙吸收不良)。医生应当对该类患者进行临床检测。骨转换率升高是变形性骨炎的主要特征。接受本品治疗的患者应同时补充钙和维生素D,尤其是用药后的最初10 d。应告知患者低血钙症状,并对危险患者给予足够的临床监护。对使用二膦酸盐(含本品)的患者,严重及偶发的失能性骨骼、关节和(或)肌肉疼痛罕有报道。密固达与用于肿瘤患者的泽泰(本品)具有相同的活性成分,如果患者已使用了泽泰,请勿使用密固达。颌骨骨坏死主要出现在双膦酸盐治疗的肿瘤患者(含本品)。这些患者中许多人也同时接受了化疗和皮质激素治疗。大多数患者出现颌骨骨坏死显示与牙科的一些手术有关,比如拔牙。很多患者有局部感染的症状,包括骨髓炎。对伴有危险因素(如肿瘤、化疗、放疗、皮质激素治疗、口腔卫生状况差)的患者使用双膦酸盐进行治疗前,应考虑进行口腔检查并采取适当的预防措施。在治疗中,这些患者应尽量避免进行牙科手术。在用双膦酸盐治疗时发现有颌骨骨坏死患者,牙科手术可能会加剧该病。如果患者需要进行牙科手术,目前尚无数据表明中止双膦酸盐治疗会减少颌骨骨坏死的风险。临床医生应对每个患者基于各自的利益/风险评估进行临床判断。目前尚无数据显示本品会影响驾驶和操作设备的能力。

【患者用药指导】 ① 遵照说明书。② 输液时应充分补水(建议在用药前2 h补充约500 ml液体),给药时应摄入充足的钙与维生素D。③ 给药时间宜在手术2周后。④ 如果发生药物过量导致明显的低血钙症状,采取口服钙剂和(或)静滴葡萄糖酸钙进行治疗可以逆转药物过量。⑤ ≥65岁的老年人用药剂量无须调整。

钙剂

【分类】 化学：钙盐类。治疗学：调节钙磷代谢药。妊娠分类：B。

【指征和剂量】 适用于：① 各种原因引起的急、慢性低钙血症，如手足搐搦症、肠绞痛等。② 预防和治疗各种骨质疏松症、肾性骨病。③ 预防和治疗各种原因引起的佝偻病、骨软化症。④ 甲状旁腺功能减退和假性甲状旁腺功能减退。⑤ 治疗过敏性疾病，如荨麻疹、血管神经性血肿、血清病等。⑥ 作为镁中度的抗毒剂。

用法：① 治疗急性缺钙、过敏性疾病，多用静注。葡萄糖酸钙：10％注射剂 5～20 ml 加入 10％～50％葡萄糖液 20～40 ml 中缓慢静注，必要时可以加入 5％～10％葡萄糖液中静滴。氯化钙：5％注射剂 5～20 ml 加入 5％～50％葡萄糖液 20～40 ml 中缓慢静推。② 其他情况补钙多用口服制剂，常用量：元素钙 300～1 000 mg/d，分 2～3 次口服。

钙剂名称	制 剂	元素钙含量(mg)	常用量
葡萄糖酸钙	片剂：0.5 g	44.25 mg	2 片，tid
	注射剂：1 g/10 ml	9.3 mg/ml	2 片，tid
氯化钙	注射剂：0.3 或 0.5 mg/10 ml，0.6 或 1.0 mg/20 ml	270 mg/g	2 片，tid
乳酸钙	片剂：0.3 g，0.5 g	65 mg	1～2 片，tid
碳酸钙	片剂：0.5 g	200 mg	1～2 片，qd
钙尔奇 D	片剂：每片含碳酸钙 500 mg，维生素 D_3 125 U	600 mg	1～2 片，qd
枸橼酸钙	片剂：0.5 g	110 mg	2 片，qd
碳酸氢钙	片剂：0.5 g	116 mg	2 片，qd
益钙灵	片剂：0.3 g	149.3 mg	2 片，qd
珍珠钙胶囊	胶囊：120 mg	120 mg	2 粒，qd
盖天力冲剂	冲剂：25 mg	25 mg/包	1～2 包，tid
特乐定(Tridin)	片剂：每片含葡萄糖酸钙 500 mg，枸橼酸钙 500 mg	155 mg	1～2 片，qd
活性钙胶囊	胶囊：100 mg	100 mg	2 粒，qd
活性钙片	片剂：25 mg	25 mg	2～4 片，qd
氧化钙	片剂：0.5 g	266 mg	1～2 片，qd
高钙片	片剂：0.5 g	200 mg	1 片，qd

【作用机制】 钙是构成人体矿物质的重要元素,我国建议摄入元素钙量平均 800～1 000 mg/d。而青少年、孕妇、哺乳期妇女、骨质疏松高危人群推荐增至 1 500 mg 左右。钙的作用有:① 补充骨矿物质,促进骨矿化,利于骨和牙齿的形成。② 维持神经肌肉组织的正常兴奋性。③ 降低毛细血管通透性,减少渗出,有减轻水肿等炎症反应及抗过敏作用。④ 与镁离子有竞争性拮抗作用。⑤ 参与血液凝固。⑥ 增强心肌收缩力。

【禁忌证】 肾功能不全、血钙浓度过高者禁用。

【相互作用】 ① 本品与强心苷有协同作用,使后者的强心与毒性作用均增加。② 与镁离子有拮抗作用。

【不良反应】 ① 局部刺激症状:口服可引起胃肠道反应;静注时如有血管外渗漏可导致剧烈疼痛,甚至组织坏死。② 静注可出现全身发热感。③ 快速静注可导致心律失常。

【注意事项】 ① 本品与强心苷属于配伍禁忌。在应用强心苷期间以及停药的 2 周内禁止静脉使用本品。② 避免儿童自取服用,防止过量。

【患者用药指导】 ① 葡萄糖酸钙对胃肠道无刺激性,比氯化钙安全。后者刺激性大,不宜皮下注射或肌注。② 服药过程中不宜自行增加药量,根据病情可以由医师决定是否需要合并使用维生素 D 等药物。

乐力 Osteroform

【商品名或别名】 氨基酸螯合钙胶囊,Calcium Amino Acid Chelate Capsules

【分类】 化学:氨基酸盐类。治疗学:调节钙磷代谢药。妊娠分类:B。

【指征和剂量】 适用于预防和治疗钙和微量元素缺乏引起的各种疾病,尤其适用于防治骨质疏松症,儿童佝偻病,缺钙引起的神经痛、肌肉抽搐等;也可以作为补充孕期、哺乳期妇女和儿童的钙和维生素 D_3 的辅助治疗。

用法:成人 1 粒(1 000 mg)/d。6 岁以下儿童,0.5 粒/d;6 岁以上儿童,1 粒/d。幼儿或吞服不便者,可打开胶囊用适量酸性果汁冲服。

【制剂】 片剂:每片 1 000 mg(含氨基酸螯合钙 523.6 mg,抗坏血酸钙 145.0 mg,磷酸氢钙 110.0 mg,氨基酸螯合镁 167.0 mg,氨基酸螯合锌 40.0 mg,氨基酸螯合铜 1.7 mg,氨基酸螯合锰 8.2 mg,氨基酸螯合钒 0.1 mg,氨基酸螯合硅 3.3 mg,氨基酸螯合硼 0.9 mg,维生素 D_3 200.0 IU)。

【作用机制】 本品为人体成骨所必需的钙及多种微量元素通过配位键与氨基酸形成螯合物，并辅以维生素 D_3 和维生素 C 制成的复合剂。其主要成分氨基酸螯合钙及其他氨基酸螯合矿物质，均为可溶性有机矿物质，在酸性胃液及碱性肠液中，都能够稳定地溶解而不产生沉淀，其所含的钙及微量元素能够在小肠绒毛上皮细胞主动转运氨基酸的同时被吸收入血，故具有很高的吸收率。由于氨基酸螯合钙在血浆中的持续解离，在体内形成一个长时间的释钙周期，故能提高组织细胞对钙的利用率。此外，维生素 D_3 可以促进人体对钙的吸收和利用；维生素 C 和微量元素则能促进骨基质生成，增强成骨功能。

【禁忌证】 同钙剂。

【相互作用】 同钙剂、维生素 C 和维生素 D_3。

【不良反应】 同钙剂。但副作用少而轻。

【注意事项】【患者用药指导】 同钙剂。

雷奈酸锶 Strontium Ranelate

【商品名或别名】 欧思美，雷奈酸锶干混悬剂，5-[双(羧甲基)氨基]-2-羧基-4-氰基-3-噻吩乙酸二锶，Strontium Ranelate for Suspension (OSSEOR)

【分类】 化学：锶盐类。治疗学：口服抗骨质疏松药。妊娠分类：C。

【指征和剂量】 仅用于绝经后妇女。

口服：推荐 2 g(1 袋)，qd，长期使用。在老年人中的使用：不需要根据年龄来调整剂量。在肾功能损害的患者中使用：轻度至中度肾功能损害(肌酐清除率 30～70 ml/min)的患者，不需要调整剂量(详见药动学)。在肝功能损害的患者中使用：因为本品不经肝脏代谢，所以肝功能损害的患者不需要调整剂量。

【制剂】 冲剂：每袋 2 g。

【药动学】

给药途径	起始时间	峰值时间	维持时间
口服	不详	3～5 h	60 h

【作用机制】 本品具有促进骨形成、抑制骨吸收的双重作用机制，增加

骨密度,提高骨强度。一方面在成骨细胞富集的细胞中,本品能增加胶原蛋白与非胶原蛋白的合成,通过增强前成骨细胞的增殖而促进成骨细胞介导的骨形成。另一方面,能剂量依赖地抑制前破骨细胞的分化,从而抑制破骨细胞介导的骨吸收。体外研究发现,本品在骨组织培养中增加骨生成,在骨细胞培养中提高成骨细胞前体的复制和胶原的合成,通过减少破骨细胞的分化和吸收活性来减少骨重吸收,从而导致骨转化的平衡,有利于新骨生成。

【禁忌证】 对活性成分和任何赋形剂成分过敏者、孕妇和哺乳期妇女禁用。

【相互作用】 ① 食物如牛奶和牛奶制品,以及含有钙的药品降低本品生物利用度达60%~70%。因此,服用本品和上述食品或药品时应当至少间隔2 h。② 最好在服用本品2 h后再服用抗酸剂(氢氧化铝和氢氧化镁)。但是,由于建议本品睡前服用而使得所推荐服药方法不能实行时,同时服用仍然可以接受。③ 由于二价阳离子能够与口服的四环素和喹诺酮抗生素在胃肠道形成复合物,从而减少它们的吸收,因此不推荐本品与这些药品同时服用。为谨慎起见,在服用四环素或喹诺酮抗生素时,应当暂时停用本品。④ 未观察到与口服维生素D的药物相互作用。⑤ 本品对下列药物的药动学无影响:非甾体类抗炎药物(包括乙酰水杨酸)、苯胺类(如对乙酰氨基酚)、H_2受体阻滞剂和质子泵抑制剂、利尿剂、地高辛和强心苷类、治疗心脏疾病的硝酸酯和其他血管扩张剂、钙通道阻滞剂、β受体阻断剂、ACE抑制剂、血管紧张素Ⅱ拮抗剂、选择性β-2肾上腺素能受体激动剂、口服抗凝剂、血小板聚集抑制剂、他汀类药物、氯贝丁酯和苯二氮卓类衍生物。

【不良反应】 在Ⅲ期临床研究中发生的不良反应采用下列方法表示(与安慰剂相比的发生频率)并在下面列出:非常常见(>1/10);常见(>1/100,<1/10);不常见(>1/1 000,<1/100);罕见(>1/1 0000,<1/1 000);非常罕见(<1/10 000)。

神经系统疾病:常见头痛(3.3%对2.7%)。胃肠道疾病:常见恶心(7.1%对4.6%)、腹泻(7.0%对5.0%)、稀便(1.0%对0.2%)。皮肤和皮下组织疾病:常见皮炎(2.3%对2.0%)、湿疹(1.8%对1.4%)。无论患者在入选时的年龄小于或大于80岁,在不良事件的性质方面,治疗组之间没有差别。

在Ⅲ期临床研究中,使用本品治疗的患者与服用安慰剂的患者相比,5

年中静脉血栓的年发生率大约是0.7%，相对危险性是1.4(95%CI=[1.0；2.0])。在Ⅲ期临床研究中，使用本品治疗的患者5年中神经系统疾病的发生频率高于服用安慰剂的患者：意识障碍(2.6%对2.1%)、记忆力丧失(2.5%对2.0%)和癫痫发作(0.4%对0.1%)。实验室检查结果：有报道肌酸激酶(CK)活性(肌肉-骨骼方面)短暂性急性升高(>正常值上限的3倍)，本品组和安慰剂组分别是1.4%和0.6%。多数病例在未改变治疗的情况下，这些参数自行转为正常。

下述事件在上市后使用中有报道：胃肠道疾病(发生频率未知)，如呕吐、腹痛、口腔黏膜刺激包括口腔炎和(或)口腔溃疡。皮肤和皮下组织疾病(发生频率未知)，如超敏性反应包括皮疹、瘙痒、风疹、水肿、Stevens - Johnson综合征。严重的超敏反应综合征，包括伴有嗜酸粒细胞增多和全身症状的药物疹(DRESS)。肌肉骨骼和结缔组织疾病(发生频率未知)，如肌肉骨骼痛包括肌肉痉挛、肌痛、骨痛、关节痛和肢端痛。

【注意事项】 ① 不建议儿童使用。② 不建议用于重度肾功能损害(肌酐清除率<30 ml/min)的患者。与临床实践管理规范相一致，建议慢性肾功能损害的患者定期监测肾功能。可能进展成重度肾功能损害的患者是否继续使用本品，应当在个案的基础上进行考虑。③ 具有高静脉血栓栓塞(VTE)危险性的患者包括有VTE既往史的患者，应当谨慎使用本品。当治疗高危险性的患者，或VTE危险性增高的患者，应当特别注意VTE的可能症状和体征，并采取适当的预防措施。④ 锶干扰对血和尿钙浓度的比色法测定，因此在医疗工作中应当使用诱导耦合等离子体原子发射光谱法或原子吸收光谱法，以确保精确地测定血和尿钙浓度。⑤ 本品含有苯丙氨酸的原料，可能对高苯丙氨酸血症的人群有害。⑥ 出现严重过敏反应时应停止使用本品治疗。⑦ 在本品使用中报道有严重的超敏反应综合征，特别是伴有嗜酸粒细胞增多和全身症状的药物疹(DRESS)，偶有致命性。DRESS综合征典型表现为皮疹、发热、嗜酸粒细胞增多和全身症状(如腺体疾病、肝炎、间质性肾炎、间质性肺病)。发病时间一般为3～6周，大多数情况下停止使用本品和开始皮质激素治疗后结果良好，但恢复缓慢，已有报道，一些病例在停止皮质激素治疗后症状复发。应告知患者，当出现皮疹时应立即停止使用本品并告知医生。因出现过敏反应而停药的患者不应再使用本品。⑧ 对驾驶机动车和操纵机器能力的影响：本品对驾驶机动车和操作机器能力没有影响或影响可以忽略不计。

【患者用药指导】 ① 食物如牛奶和牛奶制品能够降低本品的吸收,本品应当在两餐之间服用。因为吸收较慢,本品应当在睡前服用,最好在进食2 h之后。② 药袋里的颗粒必须在水杯里制成混悬液后服用。虽然临床研究使用中已经证明本品在制成混悬液后的稳定性长达 24 h,但是一旦制成混悬液应当立即服用。③ 使用本品治疗的患者,如果饮食摄入不足,应当补充维生素 D 和钙。

特立帕肽注射液

【商品名或别名】 复泰奥,Forsteo

【分类】 化学:多肽类。治疗学:抗骨质疏松注射类药。妊娠分类:C。

【指征和剂量】 适用于有骨折高发风险的绝经后妇女骨质疏松症的治疗。

推荐皮下注射 20 μg/d,注射部位应选择大腿或腹部。

【制剂】 笔芯注射液:每支 20 μg/2.4 ml,80 μl/2.4 ml。

【药动学】 经肝脏消除并且可在肝外清除(女性约为 62 L/h,男性约为 94 L/h)。分布容积约为 1.7 L/kg。皮下给药时半衰期约为 1 h,这反映了从注射部位吸收所需要的时间。

【作用机制】 内源性甲状旁腺激素(PTH)由 84 个氨基酸组成,是骨骼和肾脏中钙和磷酸盐代谢的主要调节因子。其生理学作用包括直接作用于成骨细胞刺激骨骼形成,间接增加肠道钙的吸收,增加肾小管钙的重吸收和增强磷酸盐在肾脏的排泄。本品是人内源性甲状旁腺激素的活性片段(1～34),其对骨骼的作用依赖于系统暴露模式。每天 1 次注射本品可通过优先刺激成骨细胞活性(相对于破骨细胞活性),增加新骨在松质骨和皮质骨表面的积聚。

【禁忌证】 对本品任何辅料过敏者,孕妇及哺乳期妇女,高钙血症患者,严重肾功能不全患者,除原发性骨质疏松和糖皮质激素诱导的骨质疏松以外的其他骨骼代谢疾病(包括甲状旁腺功能亢进和 Paget's 病)、不明原因的碱性磷酸酯酶升高、之前接受过外照射或骨骼植入放射性治疗的患者禁用,还应排除骨恶性肿瘤或伴有骨转移的患者。活动性或新发尿石症患者、中度肾功能不全的患者慎用。肝功能不全患者应在医生指导下慎用。

【相互作用】 ① 已进行复泰奥与双氢氯噻嗪的药效相互作用研究,未发现有临床意义的相互作用。② 复泰奥与雷洛昔芬或激素替代治疗合用不会改变复泰奥对血钙或尿钙的作用，也不改变其临床不良反应。③ 由于复泰奥能瞬时提高血钙水平，因此使用洋地黄的患者应慎用。

【不良反应】 主要有恶心等胃肠道反应，肢体疼痛、肌肉痛性痉挛、头痛和眩晕、心悸、低血压、贫血、坐骨神经痛、呼吸困难、出汗增加、高胆固醇血症、疲乏、无力、胸痛、注射部位反应。少见和罕见不良反应参见产品说明书。

【注意事项】 ① 如果需要从患者中采集血样，应在本品最近一次注射16 h后进行。② 对有可能生育的妇女，应在使用本品时采取有效的避孕措施。如果怀孕则应停止使用。③ 部分患者使用本品过程中出现瞬时的直立性低血压或眩晕，应在症状消失后开车或操作机器。

【患者用药指导】① 总共治疗的最长时间为24个月，终身仅可接受1次为期24个月的治疗。② 贮藏产品应在2～8℃的冷藏条件下避光保存。注射笔应在使用后立即放回冰箱。不得冷冻。不得将注射笔在安装有针头的状态下贮藏。③ 有效期：24个月。一旦开始使用，本品于2～8℃最多可贮存28 d。④ 停止使用本品治疗后，患者可以继续其他骨质疏松治疗方法。

六、调 脂 药

考来烯胺 Colestyramine

【商品名或别名】 消胆胺，降胆敏，Cholestyramine Resin，Cuemid

【分类】 化学：碱性阴离子交换树脂类。治疗学：调脂药。妊娠分类：C。

【指征和剂量】 ① 治疗高胆固醇血症：4～5 g，tid或qid，进餐时服。最大剂量可用20～24 g/d。② 治疗动脉粥样硬化、原发性胆汁性肝硬化、慢性胆囊炎、胆石症及药物引起的胆汁淤滞性黄疸等：4～5 g，tid。

【制剂】 包装剂：4 g。

【药动学】 口服后24～28 h血药浓度达峰值，可维持2～4周。

【作用机制】 本品口服时不被消化液破坏，也不被消化道吸收，但可与肠道内的胆汁酸形成络合物，随粪便排出。本品使肠道对胆汁酸的再吸收减少，阻断胆汁酸的肝肠循环，从而致肝内胆汁酸水平下降，解除了对催化胆固醇转变为胆汁酸的限速酶——7-α羟化酶的抑制，使其活性增高，加速由胆固醇向胆汁酸的转化过程,使肝内胆固醇水平降低。同时,也造成肠道对胆固醇的吸收障碍。因为肠道吸收胆固醇时,必须有胆汁酸参与。肝内胆固醇减少,促使血浆中低密度脂蛋白(LDL)向肝内转移,使血浆中总胆固醇(TC)和低密度脂蛋白胆固醇(LDL-C)的浓度下降。因此,本品能明显降低血浆中TC和LDL-C的浓度,并轻度升高血浆中的高密度脂蛋白(HDL)。但是,由于肝脏合成胆固醇的限速酶——羟甲基戊二酰辅酶A(HMG-CoA)还原酶,因肝内胆固醇减少而活性增加,使肝脏合成胆固醇增多。因此,本类降血脂药与HMG-CoA还原酶抑制剂合用,其降脂作用可增强。

【禁忌证】 消化性溃疡、胃肠出血、肝功能异常等患者禁用。

【相互作用】 ① 苯巴比妥、保泰松、苯氧酸类降脂药、噻嗪类利尿药及脂溶性维生素等:可减少这些药物的吸收,降低其血药浓度。如需联合使用,应在服本品前2 h服用。② 洋地黄强心苷类:影响其吸收及肝肠循环,促进其从肠道排泄,降低其血药浓度。③ HMG-CoA还原酶抑制剂如洛伐他汀、辛伐他汀等:可产生协同的降脂效果。

【不良反应】 恶心、腹胀、便秘、腹泻、食欲减退、胃肠出血、痔疮加重等。大剂量使用可引起脂肪泻、骨质疏松、肌痛等。部分患者出现暂时性血清转氨酶和碱性磷酸酶升高。

【注意事项】 ① 对高三酰甘油血症及肝细胞表面缺乏LDL受体的纯合子(homezygous)家族性高脂血症无效。对胆固醇及三酰甘油均高的混合型高脂蛋白血症(2a和3型),需与其他类降脂药合用才有效。一般服用4～7 d即可见效,2周内达最大效应,可使血胆固醇和LDL明显降低。② 本品阻止脂溶性维生素的吸收,服药期间宜补充多种维生素。

【患者用药指导】 ① 用量超过30 g/d,可影响肠道吸收功能,长期用药可致脂溶性维生素缺乏及吸收不良。服药中可以在医师指导下补充适量脂溶性维生素A、D、E、K。② 服药中若出现便秘持续过久,则需停药。③ 出现轻度恶心、腹胀、食欲减退等不适时,一般不需停药,连续用药2周后可自行消失。④ 配合正确的饮食和运动方案,才可以达到较好的调脂效果。

洛伐他汀　Lovastatin

【商品名或别名】 洛司他丁,美维诺林,美降脂,Lovastin,Mevinolin,

Mevinacor

【分类】 化学：HMG-CoA还原酶抑制剂类。治疗学：调脂药。妊娠分类：X。

【指征和剂量】 ① 治疗原发性高胆固醇血症和以高胆固醇血症为主的多种高脂蛋白血症：开始用10～20 mg，qd。一般服药2周即可见效，4～6周效果最明显。必要时4周后调整剂量，最大80 mg/d，qd或bid。② 治疗动脉粥样硬化：20～40 mg，qd。

【制剂】 片剂：每片10 mg，20 mg。

【药动学】 本品服药后达峰时间为2～4 h。

【作用机制】 人体内总胆固醇的1/3是来自外源性食物，而2/3是由肝脏和小肠所合成，对控制血浆中总胆固醇(TC)、低密度脂蛋白(LDL)和极低密度脂蛋白(VLDL)水平及预防动脉粥样硬化是至关重要的。胆固醇的体内合成过程较为复杂，由基本原料乙酰辅酶A(acetyl CoA)到最后生成胆固醇，需要有25种酶参与，其中由β-羟基-β-甲戊二酰辅酶A(HMG-CoA)转变成β，δ-二羟基-β-甲戊酸(mevalonic acid，MVA)的过程，需要有HMG-CoA还原酶催化。此酶是胆固醇生物合成的限速酶，其活性受抑制则可阻断胆固醇的生物合成过程。由于洛伐他汀类药物的化学分类结构与HMG-CoA相似，可竞争性阻滞该酶的作用位点，使HMG-CoA不能顺利地还原成MVA，因此使胆固醇生成减少。同时，此类药物对鲨烯合成酶也有抑制作用，阻滞了胆固醇的前体物鲨烯的生成。由于内源性胆固醇合成障碍，肝脏则代偿性合成LDL受体，以增加肝脏对血浆中LDL的摄取。因此，洛伐他汀等药物可降低血浆TC、LDL及VLDL水平，也可使三酰甘油TG下降及高密度脂蛋白(HDL)增加，从而缩小TC/HDL-C及LDLC/HDL-C的比值。

【禁忌证】 禁用于：① 已知对本品或药物的其他任何成分过敏的患者。② 怀孕和哺乳期妇女以及未采取可靠避孕措施的育龄妇女。治疗期间如怀孕，必须停用本品。③ 活动性肝病或持续不能解释的转氨酶升高。

【相互作用】 ① 与胆酸结合树脂类降脂药考来烯胺等联合使用时，可产生协同降血脂作用，提高降脂效果。② 与烟酸或安妥明类降血脂药合用，可提高降三酰甘油及胆固醇的效果，但也易发生肌病等不良反应。③ 与环孢素合用易发生肌病等不良反应。④ 与贝特类药物合用易出现肌病。⑤ 与双香豆素合用可使凝血因子Ⅱ增高，并引起出血。

【不良反应】 ① 中枢神经系统：头晕、头痛、失眠及视力模糊等。② 消化系统：恶心、呕吐、腹胀、腹痛、腹泻或便秘等和无症状的转氨酶升高。③ 肌肉：肌炎、肌痛，罕见严重者有溶解性肌坏死。④ 皮肤：皮疹。⑤ 血液系统：白细胞和血小板减少。⑥ 其他：如味觉障碍等。

【注意事项】 ① 由于胆固醇的合成主要在夜间进行，故最好晚间服药。② 对单纯家族性高胆固醇血症，因患者完全缺乏 LDL 受体，故本类药物无效。③ 出现严重感染和各种明显应激状态时最好停药。

【患者用药指导】 ① 服药前及服药后最初数周内应注意复查肝功能指标。② 服药中若出现肌肉酸痛，则需及时就诊。③ 出现轻度恶心、食欲减退等不适时，一般不需停药，连续用药后可自行消失。④ 配合正确的饮食和运动方案，才可以达到较好的调脂效果。⑤ 老年患者适当减量。

辛伐他汀 Simvastatin

【商品名或别名】 辛司他丁，斯伐他汀，舒降脂，Synvinolin，Sivastatin，Sinvacor，Zocor

【分类】 化学：HMG-CoA 还原酶抑制剂。治疗学：调脂药。妊娠分类：X。

【指征和剂量】 治疗原发性高胆固醇血症和以高胆固醇血症为主的多种高脂蛋白血症。

口服：10～20 mg，qd，根据病情需要可增至 40～80 mg/d，晚餐时顿服。

【制剂】 片剂：每片 10 mg，20 mg。

【药动学】 本品口服首过效应明显，其生物利用度仅 5%，血浆蛋白结合率约 95%。

【作用机制】 与洛伐他汀类似。因本品的化学分类结构与 HMG-CoA 相似，也可竞争性阻滞该酶的作用位点，使 HMG-CoA 不能顺利地还原成 MVA，因之使胆固醇生成减少。同时，对鲨烯合成酶也有抑制作用，阻滞了胆固醇的前体物鲨烯的生成。由于内源性胆固醇合成障碍，肝脏则代偿性合成低密度脂蛋白(LDL)受体，以增加肝脏对血浆中 LDL 的摄取。因此，本品可降低血浆胆固醇(TC)、LDL 及极低密度脂蛋白(VLDL)水平，也可使三酰甘油(TG)下降及高密度脂蛋白(HDL)增加，从而缩小 TC/HDL-C 及 LDLC/HDL-C 的比值。而且作用较洛伐他汀强 1 倍。

【禁忌证】【相互作用】 同洛伐他汀。

【不良反应】 同洛伐他汀。但不良反应少而轻。

【注意事项】【患者用药指导】 同洛伐他汀。

普伐他汀 Pravastatin

【商品名或别名】 普拉固，帕伐他汀，帕瓦亭，Mevalotin，Pravachol，Provachol，Selectin

【分类】 化学：HMG-CoA还原酶抑制剂。治疗学：调脂药。妊娠分类：X。

【指征和剂量】 治疗原发性高胆固醇血症和以高胆固醇血症为主的多种高脂蛋白血症。口服：10 mg，qd，根据病情需要最高可增至40 mg/d，睡前顿服。

【制剂】 片剂：每片5 mg。

【药动学】 本品口服迅速吸收，血浆蛋白结合率约50%，可以通过肝脏和肾脏两条途径排泄。血浆清除半衰期约2 h。

【作用机制】 作用与辛伐他汀相似。

【禁忌证】 孕妇，哺乳期妇女及持续肝功能异常、肝病患者禁用。

【相互作用】 ① 本品无诱导肝脏药物代谢酶效应，与苯妥英、奎尼丁等由肝脏细胞色素P450系统代谢的药物未发现明显相互作用。② 与华法林、阿司匹林、吉非罗齐、烟酸、利尿剂、丙丁酚、血管紧张素转化酶抑制剂、钙离子拮抗剂、洋地黄、β受体阻滞剂及硝酸甘油等合用时未发现明显相互作用。③ 与树脂类降脂药考来烯胺等联合使用时可参见辛伐他汀。④ 与西咪替丁合用时会影响本品的血药浓度，但对降脂疗效没有明显影响。

【不良反应】 参见辛伐他汀部分。部分患者有头晕、头痛、乏力、失眠及视力模糊等。GI：恶心、呕吐、腹胀、腹痛、腹泻或便秘等和无症状的转氨酶轻度升高。偶见肌炎、肌痛，罕见严重者有溶解性肌坏死。皮疹、白细胞和血小板减少也有发生。

【注意事项】 ① 由于胆固醇的合成主要在夜间进行，故以睡前服药为佳。② 对单纯家族性高胆固醇血症，因患者完全缺乏LDL受体，故本类药物无效。③ 转氨酶升高超过正常指标3倍，即应停药观察处理。

【患者用药指导】 ① 应坚持遵医嘱服药，定期就诊，调整治疗方案。② 服药的最初数周内应注意复查肝功能指标。③ 服药中若出现肌肉酸痛，则需就诊。④ 配合正确的饮食和运动方案，才可以达到较好的调脂效果。

氟伐他汀 Fluvastatin

【商品名或别名】 来适可,Fluvastatin Sodium,Lescol

【分类】 化学:HMG-CoA还原酶抑制剂。治疗学:调脂药。妊娠分类:X。

【指征和剂量】 用于饮食治疗未能完全控制的原发性高胆固醇血症和原发性混合型血脂异常(FredricksonⅡa和Ⅱb型)。

口服:推荐剂量为20 mg或40 mg,qd,晚餐时或睡前吞服。具体剂量要根据个体对药物和饮食治疗的反应以及公认的治疗指南来调整剂量。胆固醇极高或对药物反应不佳者,可增加剂量至40 mg,bid,或缓释胶囊80 mg,qd。给药后4周内达到最大降低低密度脂蛋白(LDL)胆固醇作用。长期服用持续有效。

【制剂】 片剂:每片20 mg。缓释胶囊:每粒80 mg。

【药动学】 空腹服用氟伐他汀后,吸收迅速、完全(98%)。若餐后服用,吸收减慢。超过98%的循环药物与血浆蛋白结合,此与血药浓度无关。肝脏是其主要代谢部位。

【作用机制】 本品是一个全合成的降胆固醇药物,为羟甲基戊二酰辅酶A(HMG-CoA)还原酶抑制剂,可将HMG-CoA转化为3-甲基-3,5-二羟戊酸。本品的作用部位在肝脏,具有抑制内源性胆固醇的合成,降低肝细胞内胆固醇的含量,刺激低密度脂蛋白(LDL)受体的合成,提高LDL微粒的摄取,降低血浆总胆固醇浓度的作用。氟伐他汀能显著减慢冠状动脉病变的进展。

【禁忌证】 禁用于:① 已知对本品或药物的其他任何成分过敏的患者。② 怀孕和哺乳期妇女以及未采取可靠避孕措施的育龄妇女。治疗期间如怀孕,必须停用本品。③ 活动性肝病或持续的不能解释的转氨酶升高。④ 严重肾功能不全(肌酐大于260 μmol/L,肌酐清除率小于30 ml/min)的患者。

【相互作用】 ① 离子交换树脂:为了避免相互作用造成氟伐他汀和树脂结合,服用离子交换树脂(如:考来烯胺)后至少4 h才能给予本品。② 苯扎贝特:本品和苯扎贝特合用可使本品的生物利用度增加约50%。③ 免疫抑制剂(包括环孢素)、吉非贝齐、烟酸和红霉素:该类药物与本品合用发生肌病的危险性增加,需密切观察。服用环孢素的肾移植患者,本品剂量不要超过40 mg/d。④ 抗真菌的一氮二烯伍圜衍生物:该类药物在不同环节抑制胆固醇的生物合成。对于合并真菌感染的患者,应尽量不用与本品发生相互作用的药物。⑤ 西咪替丁/雷尼替丁/奥美拉唑:该类药物会造成本品的生物利用度增加,但无临床意义。⑥ 利福平:与本品合用会使本品的生物利用度降低约50%。⑦ 香豆素类衍生物:有同时服用本品和香豆素类衍生物的患者发生出血和(或)凝血酶原时间延长的个别报道。⑧ 体外研究结果提示,本品可能影响细胞色素P450(CYP2C)的活性,同时服用经这一酶系统代谢的药物(如华法林、甲苯磺丁脲、双氯酚酸、苯妥英)可能发生相互作用。

【不良反应】 ① 神经精神系统:失眠(1.3%)、头痛(1.1%)、感觉减退(10.6%)。② 消化系统:消化不良(4.7%)、恶心(1.2%)、腹痛(1.1%)、胀气(0.8%)、牙病(0.6%)和转氨酶升高。消化不良与剂量有关,并且多见于剂量为80 mg/d的患者。③ 皮肤:皮疹和荨麻疹,极罕见的病例包括其他皮肤反应、血管性水肿、面部水肿、血管炎和红斑狼疮样反应。④ 血液系统:血小板减少症。⑤ 泌尿生殖系统:尿路感染(0.6%)。⑥ 其他:如鼻窦炎(0.9%)等。

【注意事项】 ① 该药不影响安替比林、烟酸、血管紧张素转换酶抑制剂、β受体阻断剂、钙通道拮抗剂、口服硫脲类药物、H_2受体阻断剂或非激素类抗炎药及地高辛的生物利用度或血浆浓度。② 由于在18岁以下年龄组缺乏使用本品的临床经验,18岁以下患者不推荐使用本品。③ 意外过量服用本品的患者建议给予药用炭口服,如果时间较短,可考虑洗胃,需对症治疗。④ 与其他降低胆固醇的药物一样,要在开始服用本品之前及治疗期间定期检查肝功能。如果丙氨酸转氨酶(AST)或天冬氨酸转氨酶(ALT)持续升高大于正常高限的3倍或以上,必须停药。有个别关于可能是药物引起肝炎的报告。慎用于有肝病史或大量饮酒的患者。⑤ 服用其他HMG-CoA还原酶抑制剂的患者有发生肌病(包括肌炎和横纹肌溶解症)的报告。罕见与本品有关的这类症状。如出现不明原因的肌肉疼痛、触痛或无力,合并磷酸肌酸激酶(CPK)水平显著升高(大于正常上限的10倍),特别是伴有发热或全身不适时,要考虑为肌病,必须停用本品。⑥ 包括本品在内的HMG-辅酶A还原酶抑制剂对家族性高胆固醇血症无效。

【患者用药指导】 ① 应坚持遵医嘱服药,定期就诊,调整治疗方案。② 服药的最初数周内应注意复查肝功能指标。③ 服药中若出现肌肉酸痛,则需及时就医。④ 配合正确的饮食和运动方案,才可以达到较好的调脂效果。在开始本品治疗前及治疗期间,患者必须坚持低胆固醇饮食。⑤ 本品对老年患者安全性良好。

阿托伐他汀 Atorvastatin

【商品名或别名】 立普妥,Lipito

【分类】 化学: HMG-CoA 还原酶抑制剂。治疗学: 调脂药。妊娠分类: X。

【指征和剂量】 用于降低原发性高胆固醇血症和混合型高脂血症患者的总胆固醇、低密度脂蛋白胆固醇(LDL-C)、载脂蛋白 B 和三酰甘油,以及与其他降脂疗法合用(或当无其他治疗手段时)治疗纯合子家族性高胆固醇血症患者。

口服: 起始剂量为 10 mg,qd。剂量范围是 10～80 mg/d。不受时间和进食限制。根据病情需要可增至 40 mg/d,可以晚餐时一次服用。

【制剂】 片剂: 每片 10 mg。

【药动学】 口服本品能够迅速吸收,1～2 h 内达到最大血浆浓度。吸收的程度随口服剂量的增加而成比例地增加。本品及其代谢产物通过肝脏和(或)肝外途径代谢后主要经胆汁排出。本品平均血浆清除半衰期为 14 h。

【作用机制】 同洛伐他汀。本品是一种选择性、竞争性 HMG-CoA 还原酶抑制剂,HMG-CoA 还原酶是 3-羟基-3-甲基戊二酰辅酶 A 向甲羟戊酸转化的限速酶,而甲羟戊酸是固醇类包括胆固醇的前体。胆固醇和三酰甘油在血液中循环,作为参与载脂蛋白复合物的组成成分,对载脂蛋白进行超速离心,可使其离心成为高密度脂蛋白(HDL)、中密度脂蛋白(IDL)、低密度脂蛋白(LDL)和极低密度脂蛋白(VLDL)等成分。在肝脏中,胆固醇和三酰甘油被合成为 VLDL 并被释放至血浆,运输至周围组织。LDL 是由 VLDL 生成,并通过与其高亲和性 LDL 受体的结合而被分解。临床和病理研究都显示,总胆固醇、低密度脂蛋白胆固醇(LDL-C)和载脂蛋白 B(apo-B)升高都能促进人类动脉粥样硬化的形成,是心血管疾病发生的危险因素,而高密度脂蛋白胆固醇(HDL-C)的升高能够降低心血管病的危险性。

本品能够降低纯合子和杂合子家族性高胆固醇血症、非家族性高胆固醇血症以及混合性脂类代谢障碍患者的血浆总胆固醇、LDL-C 和 apo-B

水平。此外，此药还能降低 VLDL－C 和 TG 的水平，并能不同程度地提高血浆 HDL－C 和载脂蛋白 A－1 的水平。

本品及其代谢产物对于人体有药理活性。肝脏是胆固醇合成和 LDL 清除的主要部位，也是本品的主要作用部位。药物剂量（而不是系统药物浓度）与 LDL－C 的降低幅度紧密相关。个体化的药物剂量需要根据治疗反应来决定。

【禁忌证】　禁用于孕妇、哺乳期妇女、活动性肝病患者或原因不明的转氨酶持续升高者以及对该药的任何成分过敏者。

【相互作用】　① 与树脂类降脂药考来烯胺等联合使用时，可产生协同降血脂作用，提高降脂效果。与考来替泊合用时，本品的血浆浓度降低约 25%。然而，本品与考来替泊合用时，其降低 LDL－C 的效应较该二药任何一种单用的效果都大。② 与烟酸或安妥明类降血脂药合用，可提高降三酰甘油及胆固醇的效果，但也易发生肌病等不良反应。③ 与同类的其他药物和与环孢素、纤维酸衍生物、烟酸、红霉素及吡咯类抗真菌药等合用时，发生肌病的危险性增加。④ 与地高辛合用，多次给药后，地高辛的稳态血药浓度增加约 20%。所以，应对患者地高辛浓度进行适当的监测。⑤ 在健康人与红霉素（一种已知的细胞色素 P450 3A4 抑制剂）合用时，本品药物血浆浓度约增高 40%。⑥ 与含有炔诺酮和乙炔雌二醇的口服避孕药合用时，能分别使炔诺酮和乙炔雌二醇的浓度时间曲线下面积值增加 30% 和 20%。因此，对服用本品的妇女在加用口服避孕药时对上述作用应予以考虑。⑦ 在临床试验中，安替匹林、西咪替丁、华法林、抗高血压药和雌激素合用未产生具有临床意义的不良反应。

【不良反应】　本品临床试验中曾报道的不良事件发生率小于 2%。① 全身性反应：面部水肿、发热、颈僵直、不适、光敏反应、广泛性水肿。② 神经精神系统：感觉异常、嗜睡、健忘症、多梦、性欲下降、情感不稳定、抗拒、周围神经疾病、斜颈、面瘫、多动症等。特殊感觉神经系统有弱视、耳鸣、眼干燥、屈光不正、眼球出血、耳聋、青光眼、嗅觉倒错、味觉丧失、味觉倒错。③ 心血管系统：心悸、血管扩张、晕厥、偏头痛、体位性低血压、静脉炎、心律失常。④ 消化系统：胃肠炎、肝功能异常、结肠炎、呕吐、胃炎、口干、便血、食管炎、嗳气、舌炎、口腔溃疡、食欲低下、食欲过盛、胃窦炎、肝区疼痛、唇炎、十二指肠溃疡、吞咽困难、肠炎、黑便、齿龈出血、胃溃疡、里急后重、溃疡性口腔炎、肝炎、胰腺炎、胆汁淤积性黄疸等。⑤ 肌肉：腿部抽搐、滑膜炎、腱鞘炎、肌无力、肌腱挛缩、肌炎。⑥ 呼吸系统：肺炎、呼吸困难、哮喘、鼻出血。⑦ 皮肤：瘙痒、接触性皮炎、脱发、皮肤干燥、多汗、痤疮、荨麻疹、湿疹、脂溢性皮炎、皮肤溃疡。⑧ 血液系统：瘀斑、贫血、淋巴结病、血小板减少症、皮下出血。⑨ 泌尿生殖系统：尿频、膀胱炎、血尿、勃起不能、排尿困难、肾结石、夜尿增多、附睾炎、乳腺纤维瘤、阴道出血、蛋白尿、乳房增大、子宫出血、肾炎、尿失禁、尿急、射精障碍。⑩ 营养代谢障碍：高三酰甘油血症、肌酸磷酸激酶增高、痛风、体重增加、低血糖。

【注意事项】 ① 肾功能不全的患者，不必要调整药物剂量。② 肝功能异常：建议治疗开始前，开始后 6 周、12 周或增加药物剂量后进行肝功能检测并在以后定期(如半年)测定肝功能。肝脏酶的变化通常在开始本品治疗的最初 3 个月内出现。如果丙氨酸转氨酶或天冬氨酸转氨酶持续高于正常上限的 3 倍以上，则建议减少剂量或停药。③ 对于大量饮酒或有肝病史的患者慎用。④ 血液透析：血透不会显著增加本品的清除。⑤ 对单纯家族性高胆固醇血症，因患者完全缺乏 LDL 受体故本类药物无效。⑥ 在使用同类的其他药物时，可发生横纹肌溶解，且合并肌红蛋白尿所致的急性肾功能不全。使用本品者如果出现弥漫性肌痛、肌肉触痛或无力和(或)肌酸磷酸激酶显著升高，都应考虑肌病的可能性。任何患者如有急、重症表现提示为肌病或有促发横纹肌溶解所致肾衰的危险因素应暂停或终止本品治疗(如严重急性感染、低血压、大手术、创伤、严重代谢性内分泌和电解质紊乱和未控制的癫痫发作等)。⑦ 在开始本品治疗前，应尝试通过适当的饮食、运动和减轻肥胖患者的体重等方法控制高胆固醇血症，并治疗其他原发疾病。⑧ 本品在儿童用药的经验仅限于 8 例纯合子家族性高胆固醇血症患者，剂量最高达 80 mg/d，持续 1 年。没有报道这些患者发生临床或生化异常。这些儿童均>9 岁。⑨ 本品对老年患者的安全性和有效性与 70 岁以下人群相似。⑩ 对本品药物过量无特殊治疗。一旦发生药物过量，应予以对症及相应的支持疗法。因为本品与血浆蛋白广泛结合，故血液透析不能显著增加其清除率。

【患者用药指导】 ① 如出现不明原因的肌痛、肌肉触痛或无力，特别是伴有周身不适或发热时，应立即就诊。如果肌酸磷酸激酶水平明显升高或诊断为或疑诊肌病时，应停药。② 药物对胎儿的潜在危险性。③ 服药的最初数周内应注意复查肝功能指标。④ 出现轻度恶心、腹胀、食欲减退等不适时。一般不需停药，连续用药后可自行消失。⑤ 在使用本品之前应进行标准低胆固醇的饮食控制,本品治疗期间也应维持这种饮食。

瑞舒伐他汀 Rosuvastatin

【商品名或别名】 罗舒伐他汀,罗伐他汀,罗苏伐他汀,罗素他汀,可定,Crestor

【分类】 化学:HMG-CoA还原酶抑制剂。治疗学:调脂药。妊娠分类:X。

【指征和剂量】 本品是目前他汀类药物中作用最强的降脂药,可治疗高胆固醇血症和以高胆固醇血症为主的多种高脂蛋白血症以及高三酰甘油血症。

口服:10～40 mg,qd。

【制剂】 片剂:每片10 mg,20 mg,40 mg。

【药动学】 生物利用度为60%,血药浓度达峰时间为3 h,血浆半衰期为20.8～21.4 h。90%由粪便中排泄,10%由尿液中排泄。

【作用机制】 ① 抑制HMG-CoA还原酶,减少胆固醇合成。② 增加低密度脂蛋白(LDL)受体,加速血浆低密度脂蛋白胆固醇的清除。③ 抑制极低密度脂蛋白胆固醇(VLDL-C)合成和分泌减少。④ 抗动脉粥样硬化作用,本品通过降低血脂、减少脂质浸润和泡沫细胞形成,可延缓动脉粥样硬化,还可抑制血小板凝聚、降低血黏度、抑制凝血等作用。

【禁忌证】 对本品中任何成分过敏者、患有活动性肝病的患者、严重的肾功能损害的患者、肌病患者、同时使用环孢素的患者、孕妇或哺乳期妇女禁用。

【相互作用】 ① 与环孢素、吉非贝齐、蛋白酶抑制剂合并使用时,本品的血药浓度升高。② 与抗酸药、红霉素合并使用时,本品的血浆浓度降低。

【不良反应】 ① 瘙痒、皮疹、荨麻疹、神经源性水肿等。② 头痛、头晕。③ 胃肠道异常:恶心、便秘、腹痛常见,胰腺炎罕见。④ 肌痛常见,肌病(包括肌炎)和横纹肌溶解罕见。

【注意事项】 ① 在高剂量特别是40 mg治疗的患者中,观察到蛋白尿,蛋白大多数来源于肾小管。② 特别是在使用本品剂量大于20 mg的患者,有对骨骼肌产生影响的报道,如肌痛、肌病以及罕见的横纹肌溶解。③ 治疗前有横纹肌溶解症的易患因素的患者使用本品时应慎重,定期检查肌酸激酶的水平,治疗中如出现不明原因的肌肉疼痛、无力、痉挛等应检测其肌酸激酶水平。④ 对继发于甲状腺机能减退或肾病综合征的高胆固醇血症,应在开始本品治疗前治疗原发病。

【患者用药指导】 ① 睡前服用,剂量宜个体化,以血脂指标或耐受性而酌情调整。② 过量饮酒或有肝病史者应慎用本品,建议在开始治疗前及开始治疗后第 3 个月进行肝功能检测,若血清转氨酶升高超过正常值上限 3 倍,本品应停用或降低剂量。③ 在驾驶车辆和操纵机器时,应考虑到治疗中可能会发生眩晕。

弹性酶 Elastase

【商品名或别名】 Elastase

【分类】 化学:蛋白酶类。治疗学:调脂药。妊娠分类:X。

【指征和剂量】 治疗原发性高胆固醇血症和以高胆固醇血症为主的多种高脂蛋白血症。

口服:30～60 mg/d,tid。肌注:15 mg/d。2～8 周为 1 个疗程。

【制剂】 片剂或肠溶丸剂:10 mg。注射剂:每支 15 mg。

【作用机制】 弹性酶系一种能溶解弹性蛋白的酶。由胰脏提取或由微生物发酵制得。胰弹性酶是由 240 个氨基酸组成的多肽,其分子量为 25 900。本品可影响脂质代谢,抑制胆固醇的体内合成。并能促进胆固醇转化成胆汁酸,以加速其排泄,从而降低血清胆固醇水平。此外,还有促进血凝、加强子宫收缩作用。临床用来治疗 2 型和 3 型高脂血症有效,也可用于动脉粥样硬化、脂肪肝的防治。

亚油酸 Linoleic Acid

【商品名或别名】 十八碳二烯酸,益寿宁,脉通胶丸,心脉乐胶丸,血脂平,延寿宁(为亚油酸及其酯类多与维生素 E、维生素 B_6、维生素 C、芦丁、卵磷脂、肌醇、亚麻酸等组成不同的复方制剂)

【分类】 化学:不饱和脂肪酸类。治疗学:调脂药。妊娠分类:C。

【指征和剂量】 防治动脉粥样硬化症、高脂蛋白血症、冠心病及血栓性疾病:采用亚油酸及其酯类组成不同的复方制剂。一般需用 10 g/d 以上,且需同时降低食物中动物性脂肪摄入才易取得治疗效果。目前所用制剂及其用量均难以达到如此大的剂量,故临床疗效不明显。若在用此疗法的基础上,辅之以低动物脂肪和高植物油性食料,适当增加海鱼产品的食入,长期坚持，对预防动脉粥样硬化，当不失为一种可行的有效措施。

【作用机制】① 调血脂作用：用不饱和脂肪酸代替食物中的饱和脂肪酸（主要来自动物脂肪），可减少血中胆固醇含量。这是由于不饱和脂肪酸能与胆固醇结合成可溶性酯类，便于将血中的胆固醇转运至血管外的组织，减少其在血管壁中沉积；并可促进胆固醇降解为胆酸而排泄。另外，不饱和脂肪酸也可改变脂蛋白的组成和结构，使低密度脂蛋白（LDL）生成减少或代谢增加，从而降低血浆中胆固醇、三酰甘油（TG）及 LDL、极低密度脂蛋白（VLDL）水平，提高高密度脂蛋白（HDL）浓度，维持血脂代谢的动态平衡。不饱和脂肪酸的调血脂效果，与其分子中不饱和键的数目有关，双键数多者，其调脂作用强。② 抑制血小板聚集和血栓形成：海洋生物脂肪中所含的 25 碳 5 烯酸（EPA）和 22 碳 6 烯酸（DHA），与花生四烯酸一样，亦属可与细胞膜磷脂结合的多不饱和脂肪酸，经酶催化可生成多种有生物活性的前列腺素类化合物。花生四烯酸在血小板膜上可形成有很强促血小板聚集和血管收缩作用的血栓烷 A_2（TXA_2）；在血管壁上则形成有抑制血小板聚集和促使血管松弛作用的前列环素（PGI_2）。两者处于动态平衡，防止血栓形成，保证血流畅通。EPA 和 DHA 可在血小板膜上生成 TXA_3；在血管壁上生成 PGI_3。由于 TXA_3 不具有 TXA_2 的促血小板聚集和血管收缩效应，而 PGI_3 则与 PGI_2 的作用相同。因此，服用富含这两种多不饱和脂肪酸的鱼油制剂者，血中 PGI_2 类成分增加，血管扩张，血小板聚集受抑制，亦不易在血管壁黏附，故可防止血栓形成。同时，也有一定降血压效果。③ 改变血液黏滞性和红细胞变形性 EPA 等多不饱和脂肪酸，也可降低全血的黏滞性，并增加红细胞的变形性，明显增加毛细血管的血液流速。

【禁忌证】 对有出血性疾病者应慎用。

【不良反应】 多不饱和脂肪酸的不良反应较少，常见的主要是胃肠道反应，如恶心、呕吐、腹泻及腹部不适等，且多发生于用量较大时。

二十碳五烯酸、二十二碳六烯酸及其酯类

【商品名或别名】 多烯康，Docosahexaenoic Acid（DHA），Eicosapentaenoic Acid（EPA）

【分类】 化学：不饱和类脂肪酸类。治疗学：调脂药。妊娠分类：C。

【指征和剂量】 治疗 2b 型和 5 型高脂蛋白血症及血液黏度增高者。口服：0.9～1.8 g，tid。

【制剂】 胶丸：每粒 300 mg，450 mg(前者每丸含 EPA 和 DHA 甲酯或乙酯 210 mg，后者每丸含 EPA 和 DHA 甲酯或乙酯 315 mg)。

【作用机制】 与亚油酸、亚麻酸及其酯类相似。

烟酸　Nicotinic Acid

【商品名或别名】 烟酰胺，维生素 PP，维生素 B_3，Nicotinic Acid，Nicotinanide

【分类】 化学：维生素类。治疗学：调脂药。妊娠分类：C。

【指征和剂量】 ① 治疗高脂血症：100 mg，tid，饭后口服。② 治疗心脑血管疾病：注射剂 50～200 mg，加于 5%葡萄糖液 100～200 ml 中静滴，tid。

【制剂】 片剂：每片 50 mg，100 mg。注射剂：每支 20 mg/ml，50 mg/ml，100 mg/2 ml。

【药动学】 服药后 0.5～1 h 达峰值，维持 3～5 d。

【作用机制】 烟酸(Nicotinic Acid)和烟酰胺(Nicotinanide)统称为维生素 PP，属维生素 B 族，亦称维生素 B_3。天然的烟酸主要存在于肝脏、肉类、米糠、麦麸、番茄、酵母及鱼类等。现已用其人工合成品。其生理功能主要是在体内转变成为烟酰胺后，作为辅酶Ⅰ(NAD，CoⅠ)和辅酶Ⅱ(NADP，CoⅡ)的组成部分参与生物氧化过程，促进糖酵解、脂肪及丙酮酸的代谢和 ATP 的生成。烟酸本身尚有明显的扩血管作用。烟酸缺乏时可引起糙皮病，表现为皮炎、舌炎、食欲不振、烦躁、失眠等，可用来治疗糙皮病。但因有明显扩血管作用，易引起面部潮红、皮肤瘙痒等不良反应，故多选用烟酰胺，因后者无此不良反应。大剂量烟酸(用量 3～6 g/d)可使血中三酰甘油(TG)、低密度脂蛋白(LDL)及极低脂蛋白(VLDL)水平降低，这可能是通过抑制脂肪组织的脂解及降低肝内 TG 的酯化而产生此降脂效果，但烟酰胺则无此作用。临床作为广谱降血脂药用于多种高脂蛋白血症，对 3、4、5 型均有一定疗效也可用于 2 型及心肌梗死患者。

【禁忌证】 溃疡患者禁用。糖尿病和代谢综合征患者慎用。

【相互作用】 与其他调脂药物合用可增强降脂效果，减少本品用量。

【不良反应】 烟酸常见胃肠道刺激反应，如恶心、呕吐、腹泻等。也可见皮肤潮红、瘙痒等反应，可能是由前列腺素介导的血管扩张所致。若在服烟酸前 30 min，先用小剂量阿司匹林，则可减轻此不良反应。大剂量时可引起血糖升高、尿酸增加和肝脏功能减退，故对糖尿病、痛风患者应慎用。

【注意事项】 ① 本品不良反应较多。② 可导致高血糖和高尿酸血症。

【患者用药指导】 ① 配合正确的饮食和运动方案，才可以达到较好的调脂效果。② 联合其他调脂药物可达到更好的疗效，而不良反应减少。③ 不宜自行选用本药。

阿昔莫司 Acipimox

【商品名或别名】 吡莫酸，乐脂平，Olbemox，Olbetam

【分类】 化学：维生素类。治疗学：调脂药。妊娠分类：C。

【指征和剂量】 治疗Ⅱ型和Ⅳ型高脂蛋白血症：口服 250 mg，bid 或 tid，饭后服。最大剂量：1 200 mg/d。

【制剂】 胶囊：每粒 250 mg。

【药动学】 服药后 2 h 达峰值。

【作用机制】 同烟酸。可抑制脂肪组织分解，减少游离脂肪酸的释放，从而使肝脏合成三酰甘油(TG)减少。同时也可抑制肝脂肪酶活性，减少高密度胆蛋白(HDL)的分解。

【禁忌证】 消化性溃疡患者禁用。孕妇及哺乳期妇女应慎用。

【相互作用】 同烟酸。

【不良反应】 与烟酸相似，但程度较轻。

【注意事项】 同烟酸。

【患者用药指导】 同烟酸。肾功能不全者减量使用。

氯贝丁酯 Clofibrate

【商品名或别名】 氯贝特，安妥明，冠心平，复方氯贝丁酯钙片，降脂平，脉康片，复方槐芹片，心脉康片，脉舒片，Atromid-s，CPIB

【分类】 化学：苯氧酸类。治疗学：调脂药。妊娠分类：C。

【指征和剂量】 用于Ⅲ、Ⅳ型高脂血症，也可用于冠状动脉、脑动脉硬化及其继发症。0.25～0.5 g，tid，餐后服。

【制剂】 胶囊：每粒 0.25 g，0.5 g。

【药动学】 同阿昔莫司。

【作用机制】 可抑制三酰甘油(TG)和胆固醇的合成，亦可增加胆固醇的排泄，从而使血中 TG、胆固醇及低密度脂蛋白(VLDL)明显下降。而且，其降 TG 的作用较降胆固醇更显著,同时也可使高密度脂蛋白(HDL)水平升高,这可能是降低 VLDL 的结果。因为正常时 VLDL 中的 TG 可与 HDL 中的胆固醇酯相互交换,血中 VLDL 含量降低使这种交换减少,HDL 则相应增多。另外,本品也能降低血浆凝血因子Ⅰ含量及抑制血小板黏附,因而,可减少血栓形成。但需长期服用才可见效,且停药后血中胆固醇可能会逐渐回升。

【禁忌证】 肝肾功能不全的患者和孕妇、哺乳期妇女禁用。

【相互作用】 本品在体内水解成游离酸后与血浆蛋白结合力强,能将其他酸类药物如苯妥英、呋塞米、双香豆素等从蛋白结合部位置换下来,由此增强这些药物的作用与毒性。与抗凝血药合用时,应适当减少抗凝血药的用量。与磺酰脲类降糖药合用可增加低血糖的发生率。

【不良反应】 有明显的胃肠道反应,而且也有潜在的肝、肾功能损害,并发胆石症、胰腺炎的可能性,已逐渐为本类中的新产品所取代,临床上已少用。

【注意事项】 由于本品不仅有明显的胃肠道反应,而且也有潜在的肝、肾功能损害,现已少用。但以本品为主要成分的多种复方制剂,如复方氯贝丁酯钙片(降脂平)、脉康片(复方槐芦片)、心脉康片及脉舒片等,较其本身制剂的不良反应减轻,降胆固醇的作用加强,对Ⅱ、Ⅲ、Ⅳ型高脂血症均有一定疗效。也可用于冠心病及动脉粥样硬化症等。

非诺贝特 Fenofibrate

【商品名或别名】 力平脂,力平之,Lipifen,Lipoclar

【分类】 化学:苯氧酸类。治疗学:调脂药。妊娠分类:C。

【指征和剂量】 治疗高胆固醇血症、高三酰甘油血症及混合型高脂血症,尤其适合于高尿酸血症的患者。

口服:200 mg,qd,或 100 mg,bid 或 tid。

【制剂】 胶囊或片剂:100 mg,200 mg。

【药动学】 本品 $t_{1/2}$ = 20 h,主要与血白蛋白结合,90%左右经肾脏排泄。服用本品后 5 h 达峰值,作用可维持 24 h 以上。

【作用机制】 本品通过抑制腺苷酸环化酶,使脂肪细胞内 cAMP 减少,抑制脂肪组织水解,使血中非酯化脂肪酸含量减少,使肝脏极低密度脂蛋白(VLDL)合成及分泌减少。并通过增强低密度脂蛋白(LDL)活性,加速 VLDL 和三酰甘油(TG)的分解,因而可降低血中 VLDL、TG、LDL - C 和胆固醇(TC),并增加 HDL - C 水平。此类药物还可降低机体炎性递质如白介素- 6 和凝血因子Ⅰ的作用,可显著降低心血管事件。

【禁忌证】 肝肾功能不全、孕妇和哺乳期妇女禁用。

【相互作用】 同氯贝丁酯。

【不良反应】 与氯贝丁酯相似,但本品的不良反应较小,少数人有血清转氨酶和尿素氮升高,但停药后可恢复正常。患者发生胆石症的概率低于氯贝丁酯。

【注意事项】 ① 本品与多种酸性药物具有相互作用,合用时需注意调整剂量。② 本品可降低血尿酸水平,对脂质代谢紊乱合并高尿酸血症者效果尤佳。

【患者用药指导】 ① 本品对高甘油三酯血症的治疗效果较佳。② 严重混合性高脂血症患者可能需要联合使用他汀类调脂药。③ 应配合正确的饮食和运动方案,以达到最好的调脂效果。

吉非贝齐 Gemfibrozil

【商品名或别名】 吉非罗齐,诺衡,Lipolipid

【分类】 化学:苯氧酸类。治疗学:调脂药。妊娠分类:C。

【指征和剂量】 治疗高脂血症,尤其是Ⅳ型高脂血症。

口服:300～600 mg,bid,饭后服用。血脂正常后可减半量维持。

【制剂】 片剂:每片 600 mg。胶囊:每粒 300 mg。

【药动学】 口服吸收迅速,血药浓度达峰时间 1～2 h。主要分布于肝脏、肾脏和肺等器官。血浆半衰期约 1.5 h,血浆蛋白结合率约 50%。主要在肝脏代谢。约 70%药物以原型,约 24%以代谢产物从肾脏排泄。6%药物以原型从粪便排出体外。

【作用机制】 同氯贝丁酯和非诺贝特,其降血脂作用较氯贝丁酯强而持久。降极低密度脂蛋白(VLDL)作用强,而降低密度脂蛋白(LDL)的作用相对较弱。

【禁忌证】【相互作用】 同非诺贝特。

【不良反应】 类似于非诺贝特。

【注意事项】【患者用药指导】 同非诺贝特。

环丙贝特 Ciprofibrate

【商品名或别名】 西普洛贝特,环丙降脂酸,Lipanor, Ciprofibrate

【分类】 化学:苯氧酸类。治疗学:调脂药。妊娠分类:C。

【指征和剂量】 治疗Ⅱ型和Ⅲ型高脂血症:0.1~0.2 g/d,口服。

【制剂】 片剂:每片 50 mg,100 mg。

【作用机制】 同非诺贝特和氯贝丁酯。

【禁忌证】【相互作用】 同非诺贝特。

【不良反应】 与非诺贝特相似,但发生率较低。

【注意事项】【患者用药指导】 同非诺贝特。

苯扎贝特 Benzafibrate

【商品名或别名】 必利脂,降脂苯酰,Bezalip,Diafaterol

【分类】 化学分类:苯氧酸类。治疗学分类:调脂药。妊娠分类:C。

【指征和剂量】 治疗Ⅱ型和Ⅳ型高脂血症。

口服:200~400 mg,qd。

【制剂】 片剂:每片 200 mg。

【药动学】 口服吸收完全,血药浓度达峰时间 2 h。广泛分布于全身组织。血浆半衰期约 2.1 h,血浆蛋白结合率 94%~96%。主要在肝脏代谢。约 95%药物以原型或代谢产物从肾脏排泄。3%药物以原型从粪便排出体外。

【作用机制】 同非诺贝特和氯贝丁酯。

【禁忌证】【相互作用】 同非诺贝特。

【不良反应】 与非诺贝特相似,主要有皮肤反应、胃肠道反应以及中枢神经系统症状等,发生率较低。

【注意事项】【患者用药指导】 同非诺贝特。

利贝特 Lifibrate

【商品名或别名】 降脂新

【分类】 化学:苯氧酸类。治疗学:调脂药。妊娠分类:C。

【指征和剂量】 治疗Ⅱ型和Ⅲ型高脂血症:25 mg,tid。

【制剂】 片剂:每片 12.5 mg,25 mg。

【作用机制】 其作用与氯贝丁酯相似而更强。由于能促进胆固醇的氧化和胆酸的排泄,故降低胆固醇作用亦较显著。用来治疗高脂血症,对氯贝丁酯无效的2a型高脂血症仍然有效。

【禁忌证】 同非诺贝特。

【相互作用】 氯贝丁酯。

【不良反应】 与氯贝丁酯相似,但较轻。

【注意事项】【患者用药指导】 同非诺贝特。

泛硫乙胺 Pantethine

【商品名或别名】 泛酸巯基乙胺,潘托新,潘特生

【分类】 化学:硫基化合物。治疗学:降脂药。妊娠分类:C。

【指征和剂量】 改善脂质代谢,用于预防及治疗高胆固醇血症、动脉粥样硬化、高血压、冠心病、脂肪肝。

口服:0.1~0.2 g,tid。

【制剂】 片剂或胶囊:每粒0.1 g。

【药动学】 口服后约16 h达峰值,组织内浓度以肝中最高,在组织细胞内合成辅酶A,或分解成泛酸和组胺,主要由粪便排出。

【作用机制】 作为辅酶A的前体物质,能增加脂蛋白脂酶活性,加速清除低密度脂蛋白和极低密度脂蛋白,减少胆固醇合成以及胆固醇在动脉壁内的沉积,尚具有抗氧化和抑制血小板聚集的作用。此外,还能降低三酰甘油,加速脂肪酸在肝和动脉壁中β氧化过程,并抑制脂肪过氧化产物,改善血管功能。

【禁忌证】 孕妇、哺乳期妇女以及儿童禁用。肝功能不良者慎用。

【相互作用】 尚不明确。

【不良反应】 偶见恶心、呕吐、腹泻、乏力、荨麻疹,偶有一过性肝酶异常。

【患者用药指导】 ① 使用前应检查肝功能,以后每4周随访1次,若转氨酶上升需暂时停药。② 服药期间减少饮酒、茶和咖啡,以免降低疗效。③ 与洛伐他汀、非诺贝特等合用,可加强降脂效果,应减少用药量。④ 抗栓治疗中可与组织纤维蛋白溶酶原激活剂(TPA)及尿激酶合用。

依折麦布 Ezetimibe

【商品名或别名】 益适纯,Zetia

【分类】 化学：胆固醇吸收抑制剂。治疗学：调脂药。妊娠分类：C。

【指征和剂量】 降低血浆低密度脂蛋白胆固醇水平。

口服：10 mg/d。

【制剂】 片剂：每片 10 mg。

【药动学】 口服吸收迅速，80%以上主要通过葡萄糖苷酸途径代谢生成活性代谢产物，服药 1～2 h 后可达血药峰浓度，之后经肝肠循环被缓慢清除，半衰期约为 22 h，主要经粪便排出。

【作用机制】 本品选择性抑制小肠胆固醇和植物甾醇的吸收，使肠道胆固醇排泄增加，同时减少胆固醇向肝脏的转运，使得肝脏表面低密度脂蛋白(LDL)受体代偿性增加，循环中 LDL 颗粒的清除加速，最终血 LDL－C 有效下降。

【禁忌证】 对本品过敏者禁用。孕妇、哺乳期妇女慎用。

【相互作用】 ① 本品不通过抑制胆固醇脂酶和胰脂酶途径抑制胆固醇和三酰甘油的吸收，也不改变胆固醇的跨细胞转运，因此，本品不影响脂溶性维生素、三酰甘油、脂肪酸、胆汁酸、孕酮、乙炔雌醇等的吸收，不增加胆酸的分泌。② 本品不通过细胞色素 P450 同工酶代谢，与他汀类、贝特类药物在药动学方面无显著相互作用。

【不良反应】 少见，仅有轻度胃肠道不适。

【注意事项】 本品用于治疗儿童高胆固醇血症尚缺乏足够安全证据，应慎重选择。

【患者用药指导】 ① 本品与他汀类药物联合应用，可显著提高 LDL－C 达标率。② 本品与非诺贝特联用治疗混合型高脂血症有良好的长期疗效、安全性和耐受性。

藻酸双酯钠 Alginic Sodium Diester

【商品名或别名】 藻酸双酯钠片，藻酸双酯钠注射液，Polysaccharide Sodium

【分类】 化学：硫酸酯钠盐。治疗学：调脂抗凝药。妊娠分类：X。

【指征和剂量】 ① 降低血浆总胆固醇、三酰甘油、低密度脂蛋白(LDL)、极低密度脂蛋白，升高血清高密度脂蛋白水平。② 用于缺血性脑血管病如脑血栓、脑栓塞、短暂性脑缺血发作及心血管疾病如高血压、高脂蛋白血症、冠心病、心绞痛等疾病的防治。③ 用于治疗弥散性血管内凝血、慢性肾小球肾炎及出血热等。

口服：50～100 mg，bid 或 tid。静滴：成人，1～3 mg/kg(50～100 mg)，最大不超过 150 mg，临用前溶于输液(生理盐水或 5%葡萄糖、6%羟乙基淀粉等)500～1 000 ml 稀释，缓慢滴注，qd，10～14 d 为一疗程。

【制剂】 片剂：每片 50 mg。注射液：每支 100 mg/2 ml。

【作用机制】 ① 本品为酸性多糖类药物，能阻抗红细胞之间和红细胞与血管壁之间的黏附，具有改善血液流变学的作用。② 本品能促进凝血酶失活，其抗凝血效力相当于肝素的 1/3～1/2，可阻止血小板对胶原蛋白的黏附，抑制血小板聚集，因而具有抗血栓、降血黏度、解除微动静脉痉挛等作用。③ 本品还有明显降低血脂的作用，应用后可使血浆中胆固醇、三酰甘油、低密度脂蛋白、极低密度脂蛋白等迅速下降，同时又能升高血清高密度脂蛋白的水平，抑制动脉粥样硬化病变的发生和发展。④ 本品对外周血管有明显的扩张作用，能有效改善微循环，抑制动静脉内血栓的形成。

【禁忌证】 有出血病史，血友病，脑溢血及严重肝、肾功能不全者禁用。低血压、低血容量、血小板减少症、非高黏滞血症、过敏性体质者慎用。

【相互作用】 尚不明确。

【不良反应】 不良反应发生率为 5%～23%，可有发热、白细胞及血小板减少、血压降低、肝功能及心电图异常、子宫或眼结合膜下出血、过敏反应、头痛、心悸、烦躁、乏力、嗜睡等。

【患者用药指导】 孕妇及哺乳期妇女用药尚不明确，因此不推荐使用。

七、减 肥 药

奥利司他 Orlistat

【商品名或别名】 赛尼可，Xenical

【分类】 化学：多糖类。治疗学：减肥药。妊娠分类：B。

【指征和剂量】 治疗单纯性肥胖：120 mg，tid，餐时服用。

【制剂】 片剂：每片 40 mg。

【药动学】 口服不易为胃肠道吸收，其吸收率仅约 1%。

【作用机制】 本品系毒三素链霉菌(*Streptomyces toxytricini*)代谢脂抑素(liastatin)的半合成衍生物，是一种脂肪酶抑制剂。在胃肠道内可与胃和胰脂肪酶结合抑制其活性，减少对食物中脂肪的分解和吸收，从而促使脂肪随粪便排出。大约可减少食入膳食中30%脂肪的吸收。因此,使机体对外源性热能吸收减少,体内贮脂则消耗增加,从而促使肥胖的体重减轻。主要减少皮下和内脏贮积的脂肪。该药对碳水化合物的吸收影响很小,而对总胆固醇、低密度脂蛋白胆固醇及收缩压和舒张压则可使之降低,血糖和胰岛素水平也有改善。

【禁忌证】 孕妇和哺乳期妇女禁用。

【相互作用】 长期使用可能减少维生素和矿物质的吸收。

【不良反应】 口服不易为胃肠道吸收,其吸收率仅约1%,故一般不易引起全身性不良反应。少数患者出现胃肠道反应,有轻中度不适、腹胀、稀便或脂肪便。

【注意事项】 ① 通过控制膳食中脂肪含量可减轻或消除消化道不良反应。② 由于肥胖症与高血压病、糖尿病一样,是一种慢性疾病,需要长期治疗,虽然该药在抑制脂肪吸收利用的同时,并不明显影响脂溶性维生素的吸收,但如长期服药,仍需注意脂溶性维生素水平,必要时应加以补充。

【患者用药指导】 ① 本品不宜用于慢性吸收不良的肥胖患者。② 开始服药时,会出现较为明显的脂肪吸收障碍,表现为脂肪排泄增多。③ 本药与饮食调整和运动疗法联合,治疗肥胖的效果更好。

马吲哚 Mazindol

【商品名或别名】 Mazanor,Sanorex,Teronac

【分类】 化学:杂环类。治疗学:减肥药。妊娠分类:X。

【指征和剂量】 治疗单纯性肥胖。

口服:0.5 mg,tid,餐前0.5～1 h服用。可以逐渐增加到1 mg,tid。

【制剂】 片剂:每片0.5 mg,1 mg,2 mg。

【作用机制】 属中枢性减肥药。对其减肥作用的确切机制尚未完全清楚,可能是通过对中枢神经突触前膜上的胺泵产生抑制作用,阻止前膜对神经元释放的单胺类递质去甲肾上腺素(NA)、多巴胺(DA)等重摄取,从而兴奋下丘脑饱觉中枢,使食欲降低。

【禁忌证】 儿童、孕妇、哺乳期妇女和青光眼患者禁用。

【相互作用】 ① 联用碳酸锂可以使后者血药浓度升高,出现锂中毒症状。② 本品与单胺氧化酶抑制剂可以使血压明显升高。③ 本品与芬氟拉明联用可以引起心肌病。

【不良反应】 中枢兴奋样表现,如失眠、不安、激惹、头晕、幻觉、震颤等,还有口干、便秘、恶心、胃部不适、心动过速、血压升高等反应。

【注意事项】 尽管尚未见马吲哚对心脑血管产生严重不良影响的报道,但因中枢兴奋作用较明显,可增强儿茶酚胺作用,对血压和心脏功能会有影响,不利于已经有心脑血管疾病的肥胖患者,临床应密切注意。

【患者用药指导】 ① 本品无药物依赖性,但长期应用后突然停药,有引起精神异常的报道,故不推荐长期使用。② 配合正确的饮食和运动方案,才可以收到更好的防止体重反弹的效果。

芬氟拉明 Fenfluramine

【分类】 化学：苯丙胺类。治疗学：减肥药。妊娠分类：X。

【指征和剂量】 治疗单纯性肥胖。

口服：第 1 周 40 mg/d,早、晚餐前 0.5～1 h 服用;第 2、3 周 30～60 mg/d,早、中、晚餐前 0.5～1 h 服用;以后根据疗效与耐受程度可继续维持原量或逐渐增至 80～100 mg/d(100 mg/d,限用于较重的肥胖者),8～12 周为 1 个疗程。长效胶囊剂：60 mg,qd(饭前 2 h 内服用);必要时可在开始 3～4 周内 120 mg,qd。

【制剂】 片剂：每片 10 mg,20 mg。胶囊：每粒 60 mg。

【药动学】 服药后 2～4 h 达峰值,维持 6～8 h。

【作用机制】 虽属苯丙胺类食欲抑制剂,但其中枢兴奋作用很弱,甚至可产生较明显的安定作用。通过促进下丘脑和间脑区释放 5 - HT,并阻止该部位突触前膜对 5 - HT 的再摄取,兴奋饱觉中枢而抑制食欲;同时也可促进外周组织对葡萄糖的利用和脂肪的分解,从而使肥胖的体重减轻。本品有降低三酰甘油、胆固醇、总血浆脂质的作用。因此,除用于单纯性肥胖症外,可用于患有高血压、糖尿病、冠心病及焦虑的肥胖患者。

【禁忌证】 有精神抑郁、癫痫、青光眼的患者及孕妇、哺乳期妇女禁用。有心律失常,肝、肾功能不全的患者以及高空作业者和驾驶员慎用。

【相互作用】 ① 一般认为不宜与单胺氧化酶抑制剂联用,可产生精神混乱状态,但也有人认为两药联用有效。② 麻醉药与本品联用可能引起心律失常和心肌抑制。本品与氟烷有相互作用,麻醉中可引起死亡,手术麻醉前至少停用本品 1 周。③ 本品可能轻度增加抗高血压药物的作用。④ 本品有降血糖作用,与常用降糖药有叠加作用。⑤ 本品与马吲哚联用可以引起心肌病。

【不良反应】 主要包括困倦、抑郁、头晕、口干及轻度腹痛、大便次数增加和夜尿增多等。

【注意事项】 ① 治疗期间不要间歇性服药,疗程最后 4 或 6 周内逐渐减量而至停药,不宜突然停服。连续服药时间不应超过 6 个月,否则易发生耐药性及依赖心理。② 不良反应一般均能耐受,持续用药可逐渐消除。不能耐受者应减量。③ 本药在一些国家已被列入违禁药品的范畴。

【患者用药指导】 ① 用药开始其剂量宜小,第 1 周可服 20～40 mg/d,分 2 次服用,早晚餐前服。一般 60 mg/d 即可达治疗效果。以后根据肥胖程度及自己的耐受情况调整用量。② 该药的疗程以控制在 12 周内为宜。③ 本品是 20 世纪 90 年代以前临床广泛使用的减肥药。近来发现,长期大量连续服用芬氟拉明可出现肺动脉高压和心瓣膜退行性变,与芬特明(Phentermine)联合应用更易发生,有的国家已停止使用。但目前仍有一些国家允许作为短期(小于 3 个月)减肥药应用,我国亦仍有市售。④ 服药后在饮食调整的基础上,有明显减少脂肪积聚的效果,一般服药 12 周后平均腹围减少 10 cm,平均体重减轻 6 kg 左右。

右芬氟拉明 Dexfenfluramine

【分类】 化学:苯丙胺类。治疗学:减肥药。妊娠分类:X。

【指征和剂量】 治疗单纯性肥胖症。

口服:15 mg,bid(早、晚进餐时服用)。每疗程一般不超过 3 个月。

【制剂】 胶囊:每粒 15 mg。

【药动学】 参见芬氟拉明。

【作用机制】 系芬氟拉明的活性右旋体,其作用同芬氟拉明但较强,故用药量小。能选择性抑制葡萄糖的消耗,从而降低总热卡消耗,但不影响蛋白质的摄入。没有精神兴奋作用及升血压作用,亦无依赖性。

【禁忌证】 青光眼患者、孕妇、哺乳期妇女禁用。

【相互作用】 参见芬氟拉明部分。

【不良反应】 主要有口干、恶心、便秘、腹泻、乏力等,但继续用药可消失。心律失常,肝、肾功能不全者慎用。

【注意事项】 ① 如有动脉压升高,应停药。② 同芬氟拉明。

【患者用药指导】 参见芬氟拉明。

安非拉酮 Anlfelpramone

【商品名或别名】 二乙胺苯酮，Anorex，Diethyl Propion

【分类】 化学：苯丙胺类。治疗学：减肥药。妊娠分类：C。

【指征和剂量】 治疗单纯性肥胖症。

口服：25 mg，bid 或 tid，饭前 0.5～1 h 服用。1.5～2.5 个月为一疗程，必要时可隔 3 个月重复疗程。长效胶囊剂：75 mg，qd(饭前 2 h 内服用)，连服 3～6 周。

【制剂】 片剂：每片 25 mg。胶囊：每粒 75 mg。

【作用机制】 作用于下丘脑，抑制食欲。

【禁忌证】 孕妇、哺乳期妇女以及癫痫儿童禁用。甲状腺功能亢进者慎用。

【相互作用】 增强单胺酶抑制剂的效果与不良反应。

【不良反应】 可有激动、失眠、口干、恶心、便秘或腹泻等。部分患者出现癫痫发作、心律失常、乳房发育和月经紊乱等。

【注意事项】 ① 由于对心血管系统影响较少，可用于伴有轻度心血管疾病的肥胖症患者。② 治疗期间应采用低热卡饮食。长期服用，特别是过量时也会产生依赖心理。③ 不可与单胺酶抑制剂合用。④ 本药在一些国家已经被撤离市场。

【患者用药指导】 本品不是减肥的首选药物。

第十四章　纠正水、电解质、酸碱平衡紊乱药，血容量扩张药和营养药

一、纠正水、电解质、酸碱平衡紊乱药

正常成人每日摄入和排出水分 2 000～2 500 ml。在代谢过程中，它们和无机盐类、蛋白质等调节细胞内外的渗透压，维持体液和电解质的相对平衡，使血液 pH 值稳定在 7.35～7.42。当体液和电解质失衡、机体代谢功能紊乱，可以引起代偿性的或“失代偿性”的酸碱失衡。所以在疾病治疗过程中应全面分析病情，动态观察各项检验值，重视病因治疗，充分发挥机体内在调节功能，正确选择和使用药物，促使病情转愈。碳水化合物、蛋白质、脂肪、维生素、电解质、微量元素与水是人体生存代谢必需的营养要素，在营养不良、禁食和创伤、手术、感染等危重病例救治过程中，应注意及时补充这些营养要素，增强机体抗病能力，有助于减少并发症，促进患者康复。

葡萄糖注射液　Glucose (Dextrose) Injection

【分类】　化学：碳水化合物。治疗学：水电酸碱平衡药。妊娠分类：A。

【指征和剂量】　① 供给热量：一般给予 10%～25%葡萄糖注射液静滴，葡萄糖用量需根据所需热量计算。② 静脉营养治疗：根据补液量的需要，葡萄糖可配成 25%～50%不同浓度，必要时加胰岛素，每 5～10 g 葡萄糖加胰岛素 1 U。③ 低糖血症：轻者口服，重者可先予 50%葡萄糖注射液 20～40 ml 静注。④ 饥饿性酮症：轻者口服，重者可应用 5%～25%葡萄糖注射液静滴，100 g/d 葡萄糖可基本控制病情。⑤ 失水：等渗性失水予 5%葡萄糖注射液静滴。⑥ 高钾血症：应用 10%～25%的葡萄糖液，每 2～4 g

葡萄糖加 1 U 胰岛素。⑦ 组织脱水：高渗液(50％注射液)快速静注 20～50 ml，但作用短暂。临床上应注意防止高血糖，目前少用。用于调节腹膜透析液渗透浓度时，50％葡萄糖注射液 20 ml 即 10 g 葡萄糖可使 1 L 透析液渗透浓度提高 55 mmol/L，亦即透析液中糖浓度每升高 1％，渗透浓度提高 55 mmol/L。⑧ 葡萄糖耐量试验：空腹顿服葡萄糖 1.75 g/kg，0.5 h、1 h、2 h、3 h 后抽血测定。

【制剂】　水针剂：5％250 ml，500 ml，1 000 ml；10％250 ml，500 ml，1 000 ml；20％20 ml；25％20 ml；50％20 ml，100 ml。

【药动学】　口服也可迅速吸收，进入人体后被组织利用，也可转化成糖原和脂肪储存。一般正常人体利用葡萄糖的能力上限为 6 mg/(kg·min)。

【作用机制】　葡萄糖是人体主要的热量来源之一，每 1 g 葡萄糖可产生 66.9 kJ(4 kcal)热能。当葡萄糖和胰岛素一起静滴，合成糖原时需利用钾离子，从而钾离子进入细胞内，血钾浓度下降，可用来治疗高钾血症。高渗葡萄糖注射液快速静注有脱水作用，可用作组织脱水剂。另外，葡萄糖是维持和调节腹膜透析液渗透压的主要物质。

【禁忌证】　糖尿病酮症酸中毒未控制者、高血糖非酮症性高渗状态者、葡萄糖-半乳糖吸收不良症(避免口服)患者禁用。

【相互作用】　本品溶液偏酸性，与碱性液配伍时可能出现沉淀。

【不良反应】　① 胃肠道反应：如恶心、呕吐等，见于口服浓度过高速度过快时。② 静脉炎：发生于高渗葡萄糖注射液滴注时。使用深静滴，静脉炎发生率可下降。③ 高浓度溶液注射外渗可致局部疼痛。④ 反应性低血糖：合并使用胰岛素过量，原有低血糖倾向及全静脉营养疗法突然停止时易发生。⑤ 高血糖非酮症昏迷：多见于糖尿病、应激状态、使用大剂量糖皮质激素、尿毒症腹膜透析患者腹腔内给予高渗葡萄糖溶液及全静脉营养疗法时。⑥ 电解质紊乱：长期单纯补给葡萄糖时易出现低钾、低钠及低磷血症。⑦ 原有心肾功能不全者、小儿及老年人补液过快过多，可致心悸、心律失常，甚至急性左心衰竭。⑧ 高钾血症：脆性糖尿病患者应用高浓度葡萄糖时偶可发生。⑨ 呼吸功能不良患者使用时，因葡萄糖无氧代谢，可导致乳酸酸中毒。

【注意事项】　① 分娩时注射过多葡萄糖可刺激胎儿胰岛素分泌，发生产后婴儿低血糖。② 下列情况慎用：A. 胃大部切除患者做口服糖耐量试验时易出现倾倒综合征及低血糖反应，应改为静脉葡萄糖试验；B. 周期性麻痹、低钾血症患者;C. 应激状态或应用糖皮质激素时容易诱发高血糖;D. 水肿及严重心、肾功能不全,肝硬化腹水患者,易致水钠潴留,应控制输液量,心功能不全者尤应控制滴速。

【患者用药指导】 请在医生监护下使用。原有糖尿病,心、肾功能不全病史等应告知医生。输液过程中如出现局部疼痛、恶心、呕吐、心悸、胸闷等应及时告诉医护人员。

氯化钠注射液 Sodium Chloride Injection

【分类】 化学:盐类。治疗学:水电酸碱平衡药。妊娠分类:A。

【指征和剂量】 口服用于急性胃肠炎患者恶心、呕吐不严重者,高温作业者饮料。① 高渗性失水:在治疗开始的48 h内,血浆钠浓度下降不超过0.5 mmol/(L·h)。若患者存在休克,应先予以氯化钠注射液,并酌情补充胶体,待休克纠正,血钠>155 mmol/L,血浆渗透浓度>350 mmol/L,可予0.6%低渗氯化钠注射液。待血浆渗透浓度<330 mmol/L,改用0.9%氯化钠注射液。② 等渗性失水:给予0.9%氯化钠注射液(等渗溶液),单独大量使用可致高氯血症,引起或加重酸中毒。为防止高氯性酸血症,可输入2∶1液,即0.9%氯化钠液2份与1.25%碳酸氢钠液(或M/6乳酸钠液)1份混合,不但可纠正电解质紊乱,同时还可纠正酸中毒。③ 低渗性失水:血钠低于120 mmol/L或出现中枢神经系统症状时,可给予3%~5%氯化钠注射液500~1 000 ml缓慢滴注。一般要求在6 h内将血钠浓度提高至120 mmol/L。待血钠浓度回升至120~125 mmol/L以上,可改用0.9%本品维持。④ 低氯性碱中毒:给予0.9%氯化钠注射液(或复方氯化钠注射液)500~1 000 ml,以后根据碱中毒情况决定用量。

外用:胃肠浣洗,清洗黏膜、创口,冲洗眼部。

【制剂】 水针剂:0.9% 2 ml,5 ml,10 ml,250 ml,500 ml,1 000 ml;10%10 ml。

【药动学】 在胃肠道,钠通过肠黏膜细胞的主动转运,几乎全部被吸收。钠主要由肾脏排泄。

【作用机制】 钠和氯是机体重要的电解质,主要存在于细胞外液,对维持人体正常的血液和细胞外液的容量和渗透压起着非常重要的作用。正常血清钠浓度为135~145 mmol/L,占血浆阳离子的92%,总渗透浓度的90%,故血浆钠量对渗透压起着决定性的作用。正常血清氯浓度为98~

106 mmol/L。人体主要通过下丘脑、神经垂体和肾脏进行调节，维持体液容量和渗透浓度的稳定。

【禁忌证】　肺水肿患者禁用。下列情况慎用：① 水肿性疾病，如肾病综合征、肝硬化腹水、充血性心力衰竭、急性左心衰、脑水肿及特发性水肿等。② 急性肾功能衰竭少尿期、慢性肾功能衰竭尿量减少而对利尿药反应不佳者。③ 高血压。④ 低钾血症。⑤ 老年人和小儿补液量和速度应严格控制。

【相互作用】　本品溶液与其他溶液或药物暂无配伍禁忌。

【不良反应】　① 输液或口服过多、过快，可致水钠潴留，引起水肿、血压升高、心率加快、胸闷、呼吸困难，甚至急性左心衰竭。② 不适当地给予高渗氯化钠可致高钠血症。③ 过多、过快给予低渗氯化钠可致溶血、脑水肿等。

【注意事项】　① 随访检查：血清钠、钾、氯浓度；血液酸碱平衡指标；肾功能；血压和心肺功能。② 高渗溶液禁用作皮下注射。

【患者用药指导】　请在医生监护下使用。输液过程中如出现心慌、胸闷、头痛等应及时告诉医护人员。

葡萄糖氯化钠注射液　Glucose and Sodium Chloride Injection

【分类】　化学：碳水化合物与盐类。治疗学：水电酸碱平衡药。妊娠分类：A。

【指征和剂量】　含葡萄糖 50 g/L 和氯化钠 9 g/L 的混合溶液，为高渗等电解质溶液，用于补充体液、热量和 Na^+、Cl^-。具体指征和剂量参阅葡萄糖注射液和氯化钠注射液。

【制剂】　水针剂：500 ml，1 000 ml。

【药动学】【作用机制】【禁忌证】【相互作用】【不良反应】【注意事项】　参阅葡萄糖注射液和氯化钠注射液。

【患者用药指导】　参阅葡萄糖注射液。

复方氯化钠注射液　Compound Sodium Chloride Injection

【商品名或别名】　林格液，Ringer's Solution

【分类】　化学：盐类。治疗学：水电酸碱平衡药。妊娠分类：A。

【指征和剂量】　含氯化钠 8.6 g/L、氯化钾 0.3 g/L、氯化钙 0.33 g/L。

用于补充体液,补充 Na^+、Cl^- 及补充少量 K^+、Ca^{2+}。本品所含 Na^+、K^+、Ca^{2+} 的比值与体液所含量相仿,但 Cl^- 的含量仍较血浆 Cl^- 浓度高出约 50%。剂量根据病情需要,500~1 000 ml/d。

【制剂】 水针剂:500 ml,1 000 ml。

【药动学】【作用机制】【禁忌证】【相互作用】【不良反应】 参阅氯化钠注射液、氯化钾注射液、氯化钙注射液。

【注意事项】 水、盐代谢障碍患者慎用。

【患者用药指导】 参阅氯化钠注射液、氯化钾注射液、氯化钙注射液。

乳酸钠注射液 Compound Sodium Lactate Injection

【分类】 化学:盐类。治疗学:水电酸碱平衡药。妊娠分类:A。

【指征和剂量】 ① 代谢性酸中毒:根据患者碱缺失情况计算补给量,即碱缺失(mmol/L)×0.3×体重(kg),即为所需乳酸钠 1 mmol/L 的体积。静滴或静注。② 高钾血症:首次可予静滴 11.2%注射液 40~60 ml,以后酌情给药,严重高钾血症导致缓慢异位心律失常,特别是心电图 QRS 波增宽时,应在心电监护下给药。用量大时应注意血钠浓度及液体过荷。

【制剂】 水针剂(11.2%高渗溶液、1.86%等渗溶液):20 ml,50 ml。

【药动学】 乳酸钠的 pH 值为 6.5~7.5,口服后很快被吸收,在有氧条件下 1~2 h 内经肝脏氧化、代谢转变为碳酸氢钠。一般以静注为常用,用乳酸钠代替醋酸钠做腹膜透析液的缓冲剂可减少腹膜刺激,对心肌抑制和周围血管阻力影响也可有所减少。

【作用机制】 人体在正常情况下血液中也有少量乳酸,主要自葡萄糖或糖原酵解生成,来自肌肉、皮肤、脑及细胞等,乳酸生成后或再被转化为糖原或丙酮酸,或进入三羧酸循环被分解为水及二氧化碳,因此乳酸钠的终末代谢产物为碳酸氢钠,可纠正代谢性酸中毒。纠正酸中毒效应不及碳酸氢钠迅速。降解乳酸的主要脏器为肝及肾脏,当体内乳酸代谢发生障碍,则疗效不佳。

【禁忌证】 心力衰竭及急性肺水肿、脑水肿、乳酸性酸中毒、重症肝功能不全、严重肾功能衰竭有少尿或无尿患者禁用。下列情况慎用:① 糖尿病患者服用双胍类药物(尤其是苯乙双胍),阻碍着肝脏对乳酸的利用,易引起乳酸中毒。② 水肿患者伴有钠潴留时。③ 高血压患者可增加血压。④ 心功能不全。⑤ 肝功能不全时乳酸降解速度减慢。⑥ 缺氧及休克,组织血供不足及缺氧时。⑦ 酗酒、水杨酸中毒、Ⅰ型糖原沉积病时有发生乳酸性酸中毒倾向,不宜再用乳酸钠纠正酸碱平衡。⑧ 糖尿病酮症酸中毒时,乳酸降解速度减慢。⑨ 肾功能不全,容易出现水钠潴留,增加心血管负荷。⑩ 老年患者常有隐匿性心、肾功能不全,也应慎用。

【相互作用】 与新生霉素钠、盐酸四环素、磺胺嘧啶钠呈配伍禁忌。

【不良反应】① 低钙血症者(如尿毒症),在纠正酸中毒后易出现手足发麻、疼痛、抽搐、呼吸困难等症状,常因血清钙离子浓度降低而致。② 可出现心率加快、胸闷、气急等肺水肿、心力衰竭表现。③ 逾量使用时出现碱中毒。④ 血钾浓度下降,有时出现低钾血症表现。

【注意事项】 ① 孕妇有妊娠中毒症可能加剧水肿、增加血压,有水肿及高血压者应用时宜谨慎。② 用药时监测:血 pH 值及(或)二氧化碳结合力;血清钠、钾、钙、氯浓度测定;肝、肾功能测定;血压;心肺功能状态,如水肿、气急、发绀、肺部啰音等。③ 轻至中度代谢性酸中毒一般口服碳酸氢钠即可,无须静脉输注乳酸钠。④ 给药速度不宜过快,以免发生碱中毒、低钾及低钙血症。低血容量性休克,组织灌注未恢复前,不宜使用。

【患者用药指导】 请在医生监护下使用。有糖尿病,肝、心、肾功能不全病史者应告知医生。在输液过程中如出现手足发麻、抽搐、心慌、胸闷等情况应及时告诉医护人员。

复方乳酸钠注射液　Compound Sodium Lactate Injection

【商品名或别名】 平衡盐水,乳酸钠林格液,Balanced Electrolyte, Lactated Ringer's Solution

【分类】 化学:盐类。治疗学:水电酸碱平衡药。妊娠分类:A。

【指征和剂量】① 补充体液,可代替等渗氯化钠溶液和林格液。② 补充 Na^{+}、Cl^{-} 及少量 K^{+}、Ca^{2+} 和乳酸根离子。③ 控制性血液稀释。④ 适用于有轻度酸中毒的脱水病例,但不能独立作为代谢性酸中毒的纠酸药。⑤ 亦有在此液中加入 5%葡萄糖,称为复方乳酸钠葡萄糖注射液,以提供一定能量。剂量根据病情需要,500～1 000 ml/d。

【制剂】 水针剂:500 ml,1 000 ml。

【药动学】 参阅氯化钠注射液、氯化钾注射液、氯化钙注射液、乳酸钠注射液。

【作用机制】 含氯化钠 6 g/L、氯化钾 0.3 g/L、氯化钙 0.2 g/L、乳酸钠

3.1 g/L(各院配方略有差异)。由于其电解质含量最接近于细胞外液，输液后可按比例分布于血管外，故近年来多提倡应用本品于临床补液。

【禁忌证】 乳酸血症患者禁用。心、肾功能不全，重症肝功能不全，高钾血症，代谢性或呼吸性碱中毒，钠潴留引起的水肿，高渗性脱水症及因闭塞性尿路疾患所致尿量减少的患者慎用。

【相互作用】 与新生霉素钠、盐酸四环素、磺胺嘧啶钠及含有磷酸根的制剂配伍禁忌。

【不良反应】 参阅氯化钠注射液、氯化钾注射液、氯化钙注射液、乳酸钠注射液。

【注意事项】 ① 快速大量给药可能导致脑、肺水肿。② 本品含有钙离子，勿将含有磷酸根的制剂加入本品中使用。③ 长期治疗时，应注意观察患者的临床症状并定期检测患者电解质浓度及酸碱平衡的变化。④ 过量给予本品可能引起代谢性碱中毒。

【患者用药指导】 请在医生监护下使用。如出现不适反应应及时告诉医护人员。

复方醋酸钠注射液　Compound Sodium Acetate Injection

【分类】 化学：盐类。治疗学：水电酸碱平衡药。妊娠分类：A。

【指征和剂量】 适用于肝病、休克患者及婴幼儿以代替乳酸钠平衡液。剂量根据病情需要，500～1 000 ml/d。

【制剂】 水针剂：500 ml。

【药动学】 参阅复方乳酸钠注射液。醋酸钠还可经肝外组织代谢。

【作用机制】 含氯化钠 5.85 g/L、氯化钾 0.3 g/L、氯化钙 0.33 g/L、醋酸钠 6.12 g/L(各院配方略有差异)。休克时由于存在不同程度的循环障碍及组织灌注不良，当应用乳酸钠平衡液时，乳酸盐因受肝功能损害而代谢不全，除难以完全转化为 HCO_3^- 外，易使乳酸堆积而致乳酸酸血症。而醋酸钠可经肝外组织代谢，且耗氧量也较乳酸盐少，故适用于肝病、休克患者及婴幼儿以代替乳酸钠平衡液。

【禁忌证】【相互作用】【不良反应】【注意事项】 参阅复方乳酸钠注射液。

【患者用药指导】 请在医生监护下使用。如出现不适反应应及时告诉医护人员。

氯化钾 Potassium Chloride

【分类】 化学：盐类。治疗学：水电酸碱平衡药。妊娠分类：A。

【指征和剂量】 ① 治疗低钾血症：口服制剂有片剂和溶液两种。成人剂量为 0.5～1 g，bid 或 qid，饭后服用。成人最大剂量为 6 g/d。片剂口服出现胃肠道反应者可改用口服溶液。氯化钾静滴液（忌用直接静注液）适用于严重低钾血症或不能口服者。一般用法为将 10%氯化钾注射液 10～15 ml加入 5%葡萄糖注射液 500 ml 中静滴。补钾剂量、速度和浓度根据临床病情和血钾浓度及心电图缺钾图形改善等而定。钾浓度不超过 3 g/L，补钾速度不超过 1.5 g/h，低钾血症时补钾量为 4～6 g/d，病情严重时适量增加。② 洋地黄中毒引起频发多源性早搏或快速性心律失常：给钾浓度要高（0.5%，甚至1%），滴速要快，1.5 g/h(20 mmol/h)，补钾量可达 10 g/d 以上。如病情危急，补钾浓度和速度可超过上述规定，但需严密动态监测血钾及心电图等，防止高钾血症发生。

【制剂】 片剂：0.25 g，0.5 g。缓释钾片（一次口服后钾释出时间可达 7～8 h）；0.2 g，0.25 g。注射液：10%10 ml。口服液：10%100 ml。

【药动学】 钾 90%由肾脏排泄，10%由肠道排泄。

【作用机制】 钾是细胞内的主要阳离子，而细胞外液钾离子浓度仅为 3.5～5 mmol/L。机体主要依靠细胞膜上的 Na^+-K^+-ATP 酶来维持细胞内外的 Na^+、K^+ 浓度差。体内的酸碱平衡状态对钾代谢有影响，如酸中毒时 H^+ 进入细胞内，K^+ 释放到细胞外，引起或加重高钾血症。正常的细胞内外钾离子浓度及浓度差与细胞的某些功能有着密切的关系，如碳水化合物代谢、糖原储存和蛋白质代谢，神经、肌肉包括心肌的兴奋性和传导性等。

【禁忌证】 高钾血症，洋地黄中毒所致的完全性房室传导阻滞不伴低钾血症者，闭尿、无尿时禁用。下列情况慎用：① 肾功能不全、尿少时慎用。② 肾上腺皮质功能减退者。③ 家族性周期性麻痹，低钾性麻痹应予补钾，但需鉴别高钾性或正常血钾性周期性麻痹。④ 胃肠道梗阻、慢性胃炎、溃疡病、食管憩室、溃疡性肠炎者，不宜口服钾盐，因此时钾对胃肠道的刺激增加，加重病情。⑤ 传导阻滞性心律失常，尤其是应用洋地黄类药物时。⑥ 大面积烧伤、挤压综合征、肌肉创伤、严重感染、大量输血、大手术后 24 h 内和严重溶血，上述情况本身可引起高钾血症。

【相互作用】 ① 肾上腺皮质激素尤其是具有较明显盐皮质激素作用者，肾上腺盐皮质激素和促肾上腺皮质激素，因能促进尿钾排泄，合用时降低钾盐疗效。② 抗胆碱能药物能加重口服钾盐的胃肠道刺激作用。③ 非甾体类抗炎镇痛药加重口服钾盐的胃肠道反应。④ 合用含钾药物和保钾利尿药时,发生高钾血症的机会增多,尤其是有肾功能损害者。⑤ 血管紧张素转换酶抑制剂和环孢素能抑制醛固酮分泌,尿钾排泄减少,故合用时易发生高钾血症。⑥ 肝素能抑制醛固酮的合成,尿钾排泄减少,合用时易发生高钾血症。另外,胃肠道出血机会增多。⑦ 缓释型钾盐能抑制肠道对维生素 B_{12} 的吸收。

【不良反应】 ① 口服可有胃肠道刺激症状,如恶心、呕吐、咽部不适、胸痛、腹痛、腹泻,甚至消化性溃疡及出血。在空腹、剂量较大及原有胃肠道疾病者更易发生。② 滴注浓度过高、速度较快时,刺激静脉引起疼痛。③ 高钾血症。应用过量、滴注速度较快或原有肾功能损害时易发生,表现为乏力、手足口唇麻木、肌张力减退、反射消失、循环衰竭、心律失常、传导阻滞等高钾血症征象,心电图表现为高而尖的 T 波,并逐渐出现 P－R 间期延长,P 波消失,QRS 波变宽,出现正弦波。一旦出现高钾血症,应立即处理:A. 立即停止补钾。B. 静脉输注高浓度葡萄糖注射液和胰岛素,10%～25%葡萄糖注射液 300～500 ml,每 20 g 葡萄糖加胰岛素 10 U。C. 静滴 5%碳酸氢钠注射液 100～200 ml,无酸中毒者可使用 11.2%乳酸钠注射液,特别是 QRS 波增宽者。D. 应用钙剂对抗 K^+ 的心脏毒性。未应用洋地黄类药物时,给予 10%葡萄糖酸钙注射液 10 ml 静注 2 min,必要时重复使用。

【注意事项】 ① 老年人肾脏清除 K^+ 能力下降,应用钾盐时较易发生高钾血症。② 静脉补钾同时滴注钠盐和高浓度葡萄糖会降低钾的作用,故需迅速纠正低钾血症时应用 5%葡萄糖溶液稀释。③ 静脉补钾浓度一般不超过 40 mmol/L,最高不超过 80 mmol/L,在使用高浓度治疗体内缺钾引起的快速性室性心律失常时,应在心电监护下静滴。④ 用药期间需做以下随访检查:血钾,心电图,血镁、钠、钙,酸碱平衡指标,肾功能和尿量。

【患者用药指导】 ① 静脉用药应在医生监护下进行。② 口服药物应定期检查血钾,以免补钾过量引起高钾血症;肾功能不全患者易发生高钾血症,故补钾时应了解肾功能情况,密切观察尿量;在体内缺钾或钾丢失情况未得到纠正,尤其是应用洋地黄类药物治疗时,不应突然停止补充钾盐。

枸橼酸钾 Potassium Citrata

【商品名或别名】 柠檬酸钾

【分类】 化学：盐类。治疗学：水电酸碱平衡药。妊娠分类：A。

【指征和剂量】 碱性钾盐，用于低钾血症及碱化尿液，亦有用于治疗因钠盐引起的原发性高血压。

口服：10～20 ml，tid。

【制剂】 水针剂：100 ml。

【药动学】【作用机制】【禁忌证】【相互作用】【不良反应】【注意事项】 参阅氯化钾。

【患者用药指导】 应定期检查血钾，以免补钾过量引起高钾血症。肾功能不全患者易发生高钾血症，故补钾时应了解肾功能情况，密切观察尿量。在体内缺钾或钾丢失情况未得到纠正，尤其是应用洋地黄类药物治疗时，不应突然停止补充钾盐。

补达秀　Potassium Chloride

【商品名或别名】 氯化钾缓释片

【分类】 化学：盐类。治疗学：水电酸碱平衡药。妊娠分类：A。

【指征和剂量】 治疗和预防低钾血症，洋地黄中毒引起频发多源性早搏或快速性心律失常。

口服：成人 0.5～1 g，bid 或 qid，饭后服用，并按病情需要调整剂量。成人最大剂量为 6 g/d，对口服片剂出现胃肠道反应者可用口服溶液，稀释于冷开水或饮料中内服。

【制剂】 缓释片：每片 500 mg。

【药动学】 本药是新型氯化钾缓释制剂，缓释辅料能使片中的氯化钾在胃肠道中缓慢均匀地释放，从而能稳定血钾浓度，避免血钾过高的危险；而且能延长药效时间，提高生物利用度。本品对胃肠道的刺激性明显小于普通制剂。

【作用机制】 参阅氯化钾。

【禁忌证】 高钾血症、尿量很少或尿闭患者禁用。

【相互作用】【不良反应】【注意事项】 参阅氯化钾。

【患者用药指导】 参阅枸橼酸钾。

天冬钾镁注射液　Potassium and Magnesium Aspartate Injection

【商品名或别名】 门冬酸钾镁，脉安定

【分类】 化学：盐类。治疗学：水电酸碱平衡药。妊娠分类：A。

【指征和剂量】 治疗低钾、低镁血症 20～60 ml/d，以 5%～10%葡萄糖溶液 250～500 ml 稀释，缓慢滴注。儿童酌减。

【制剂】 水针剂：10 ml(含钾、镁各 0.5 g)。

【药动学】 参阅氯化钾、硫酸镁。

【作用机制】 门冬氨酸与细胞亲和力强，有利于钾进入细胞内，故本品纠正细胞内缺钾较其他钾盐快。本品同时提高细胞内钾和镁的浓度，加速肝细胞三羧酸循环，对改善肝功能、降低血清胆红素有一定作用。

【禁忌证】 高钾血症，急、慢性肾功能不全，高度房室传导阻滞者禁用。

【相互作用】【不良反应】【注意事项】 参阅氯化钾、硫酸镁。

【患者用药指导】 请在医生监护下使用。原有心、肾功能不全病史应告知医生。

降钾树脂 Kayexalate

【商品名或别名】 聚苯己烯磺酸钠，Sodium Polystyrenesulfonate

【分类】 化学：聚苯己烯类。治疗学：水电酸碱平衡药。妊娠分类：A。

【指征和剂量】 治疗急、慢性肾功能不全所致的高钾血症。

口服：15～60 g/d，加入 100～200 ml 温开水中分 2 次服用。儿童参考剂量按 1 g/(kg·d)计算。保留灌肠：30 g，加入 100～200 ml 水或 20%甘露醇中用作保留灌肠，qd 或 bid，疗程 3～6 d。为避免被交换出的钾在肠道内被重吸收入血液，本药宜与等量甘露醇粉或山梨醇粉合用。

【制剂】 原粉：15 g(钠含量为 9.4%～11%，与钾离子交换量为 100～135 mg/g 干树脂)。

【药动学】 本品在肠道不被吸收，与钾离子等交换后，随粪便排出体外。

【作用机制】 为钠型阳离子交换树脂，依靠其活性的 Na^+ 与体液中较高浓度的 K^+、NH_4^+ 等交换，这些离子被树脂吸收后随粪便排出体外，从而使血钾浓度下降。对尿毒症患者，口服本品后，由于肠道内大量 NH_4^+ 被夺取，从而减少尿素合成，故降钾树脂尤适用于肾功能不全的高钾血症患者。

【禁忌证】 低钾血症患者禁用。下列情况慎用：严重高血压、水肿、心力衰竭。

【相互作用】 与钾盐同时口服，影响钾盐的吸收。

【不良反应】 恶心、呕吐、腹痛、食欲不振、便秘等。长期过量使用可致低钾血症。

【注意事项】 ① 适用于轻型高血钾的治疗与高血钾的预防。对严重高血钾者降低血钾有限，应选用其他快速降低血钾的措施。② 随访检查血钾、钠、钙浓度和酸碱平衡。

【患者用药指导】 在医生指导下使用。应定期检查血钾浓度。如出现恶心、呕吐、腹痛等应及时告诉医生。

氯化钙　Calcium Chloride

【分类】 化学：盐类。治疗学：水电酸碱平衡药。妊娠分类：B。

【指征和剂量】 ① 治疗低钙血症：500～1 000 mg（含 Ca^{2+} 136～272 mg）缓慢静注，速度不超过 50 mg/min，根据反应和血钙浓度，必要时1～3 d 后重复。② 心脏复苏：静脉或心室腔内注射，200～400 mg。应避免注入心肌内。③ 治疗高钾血症：在心电图监视下用药，并根据病情决定剂量，一般可先应用 500～1 000 mg 缓慢静注，以后酌情给药。④ 治疗高镁血症：先应用 500 mg 静注，速度不超过 100 mg/min，以后酌情给药。⑤ 具有抑制神经及肌肉兴奋性的作用及缓解平滑肌痉挛，用以治疗肠、胆、肾绞痛。⑥ 治疗大量输注枸橼酸钠保存血液后的血凝障碍和因缺钙所致骨发育不良。⑦ 降低毛细血管渗透性，增加毛细血管壁的致密性，用以治疗过敏性疾病。⑧ 可用于对抗中毒量氨基糖苷类抗生素引起的呼吸肌麻痹。

口服：0.5～1 g，tid，24 h 内不超过 8 g。

【制剂】 溶液剂：10%。水针剂：10%(10 ml)，5%(20 ml)。

【药动学】 正常时口服钙剂 1/5～1/3 被小肠吸收，维生素 D 和碱性环境促进钙吸收；食物中的纤维素和植物酸则减少钙吸收。当机体存在钙缺乏或饮食中钙含量低时，钙的吸收增加。老年人对钙的吸收也减少。血浆蛋白结合率约 45%。口服钙剂 80% 自粪便排泄，其中主要为未吸收的钙，20%自肾脏排泄，其排泄量与肾功能及骨钙含量有关。

【作用机制】 钙离子是保持神经、肌肉和骨骼正常功能所必需的，对维持正常的心、肺、肾和凝血功能，以及细胞膜和毛细血管通透性也起重要作用。另外，钙还参与调节神经递质和激素的分泌与储存、氨基酸的摄取和结合、维生素 B_{12} 的吸收等。正常人体 99%的钙以羟磷灰石（少量为碳酸钙和非晶体型磷酸氢钙)的形式存在于骨,骨钙与血钙不断地交换保持动态平衡。当机体摄取钙不足或需要突然增加时,骨中储存钙释放出来,以满足机体需要。

【禁忌证】 高钙血症、高钙尿症、含钙肾结石或有肾结石病史,类肉瘤病(可加重高钙血症)患者禁用。洋地黄类药物治疗期间和期后禁用。下列情况慎用:① 脱水或低钾血症等电解质紊乱时应先纠正低钾,再纠正低钙,以免增加心肌应激性。② 慢性腹泻或胃肠道吸收功能障碍。③ 慢性肾功能不全。④ 心室颤动。

【相互作用】 ① 大量饮酒和含咖啡因的饮料、富含纤维素的食物以及大量吸烟,抑制口服钙的吸收。② 合用苯妥英时,两者结合成不易吸收的化合物,两药吸收均减少,故两药服用时间间隔最少 2 h。③ 与氟化物合用,生成氟化钙,吸收减少,两药服用时间间隔最少 1～2 h。④ 维生素D、避孕药和雌激素增加钙的吸收。⑤ 与含铝的制酸药合用时,铝的吸收增多。⑥与降钙素合用,降钙素的降钙作用减弱。但用降钙素治疗骨质疏松症时,应常规服用钙剂,以免发生低钙血症。⑦ 与四环素合用,四环素的吸收减少。⑧ 钙剂与硫酸镁同时静脉应用时,前者降低后者的疗效,并形成硫酸钙沉淀。⑨ 与钙拮抗药合用,血钙可明显升高至正常以上,而维拉帕米等的作用则降低。⑩ 钙剂静注可降低肌松药(琥珀胆碱除外)的作用。⑪ 与其他含钙或含镁药物合用,易发生高钙血症或高镁血症,尤其是肾功能不全时。⑫ 与噻嗪类利尿药合用易发生高钙血症。

【不良反应】 ① 静注速度过快时,可出现低血压、全身发热或皮肤发红、心律失常、恶心呕吐、出汗、皮肤刺麻感。钙剂外渗时注射部位皮肤发红、皮疹和疼痛,并可出现脱皮和皮肤坏死。如发现钙剂渗出血管外,应立即停止注射,并用氯化钠注射液作局部冲洗注射,局部予氢化可的松、1%利多卡因和透明质酸,并抬高局部肢体及热敷。② 少见的不良反应包括高钙血症和肾结石。③ 钙剂逾量的处理。轻度高钙血症只需停用钙剂和其他含钙药物,减少饮食中含钙量。当血钙浓度超过 2.9 mmol/L (120 mg/L)时,须立即采取下列措施:A. 输注氯化钠注射液,并应用高效利尿剂。B. 测定血清钾和镁浓度,如降低,应予以纠正。C. 监测心电图,并可应用β受体阻滞剂,以防止严重心律失常。D. 必要时进行血液透析,应用降钙素和肾上腺皮质激素。E. 密切随访血钙浓度。

【注意事项】 ① 妇女怀孕时对钙的需要量明显增多,需补充钙剂。有研究证实，在妊娠第4个月开始服用钙剂，还能帮助控制妊娠引起的高血压和先兆子痫。② 氯化钙具有强烈刺激性，静注时外渗可致脱皮和组织坏死，故不宜用于小儿。③ 老年人对钙的吸收降低，口服剂量应增大。④ 随访检查：血清钙浓度，尿钙排泄量，血清钾、镁、磷浓度，血压，心电图。⑤ 应选择缓慢静注或静滴。避免血钙浓度突然升高致心律失常。⑥ 当静注出现明显心电图异常或不适时，应立即停止注射。⑦ 应用强心苷期间禁用钙剂注射液。

【患者用药指导】 静脉用药应在医生监护下使用。原有心、肾病史应告知医生；定期检查血钙浓度；如出现注射局部皮肤发红、皮疹、疼痛及恶心、呕吐等应及时告诉医护人员。

葡萄糖酸钙 Calcium Gluconate

【分类】 化学：盐类。治疗学：水电酸碱平衡药。妊娠分类：A。

【指征和剂量】 口服：0.5～2 g/d，分次服用。静注：注射浓度为10%，注射速度不超过5 ml/min。用于：① 急性低钙血症和过敏性疾病，首先应用1 g，必要时重复。② 高钾血症和高镁血症，首先应用1～2 g，必要时重复。最大剂量超过15 g/d。

【制剂】 葡萄糖酸钙片：每片0.3 g，0.5 g。钙糖片（小儿用）：每片0.1 g，0.2 g。葡萄糖酸钙注射液：每支10%10 ml。

【药动学】【作用机制】【禁忌证】【相互作用】【不良反应】【注意事项】【患者用药指导】 参阅氯化钙。

乳酸钙 Calcium Lactate

【分类】 化学：盐类。治疗学：水电酸碱平衡药。妊娠分类：A。

【指征和剂量】 用于孕妇、哺乳期妇女，防止钙缺乏及慢性肾功能衰竭患者治疗低钙血症。

口服：1～2 g/d，分2～3次服用。

【制剂】 片剂：每片0.3 g，0.5 g。

【药动学】【作用机制】【禁忌证】【相互作用】【不良反应】【注意事项】【患者用药指导】 参阅氯化钙。

葡萄糖氯化钙注射液 Glucose and Calcium Chloride Injection

【分类】 化学：碳水化合物及盐类。治疗学：水电酸碱平衡药。妊娠分类：A。

【指征和剂量】 用于治疗低钙血症及过敏性疾病。

静注：10～20 ml，缓慢注入，qd 或 qod。

【制剂】 水针剂：每支 20 ml(含氯化钙 1 g、葡萄糖 5 g)。

【药动学】【作用机制】 参阅氯化钙。

【禁忌证】 ① 参阅氯化钙。② 禁止肌注。

【相互作用】【不良反应】【注意事项】【患者用药指导】 参阅氯化钙。

磷酸钠 Sodium Phosphate

【商品名或别名】 磷酸二氢钠，Disodium Hydrogen Phosphate

【分类】 化学：盐类。治疗学：水电酸碱平衡药。妊娠分类：B。

【指征和剂量】 ① 低磷血症：口服，相当于 250 mg(8 mmol)磷的磷酸钠溶液口服，qid，治疗维生素 D 佝偻病时，每次用量可加至 500 mg(16 mmol)磷。磷酸钠溶液可用磷酸二氢钠 2 份、磷酸氢二钠 1 份配成中性溶液，也可用磷酸二氢钠 1 份、磷酸氢二钠 4 份配成碱性溶液(pH 值＝7.4)。为防止异位钙化，血清磷大于 1.5 mmol/L(45 mg/L)时应停止给药。为防止胃肠道症状，药液可稀释于半杯水中，饭后服用。静滴：按磷计算成人 310～465 mg(10～15 mmol)/d；小儿按体重 31～62 mg/(kg·d)[1～2 mmol/(kg·d)]。磷酸钠溶液的配方为含磷酸二氢钠 276 mg/ml、磷酸氢二钠 142 mg/ml，亦即含磷 3 mmol(93 mg)/ml。② 酸化尿液及防止尿路结石复发：一般应用磷酸二氢钠和磷酸钾合剂，两者比例约为 2∶1，将配制的 1 g 磷酸盐稀释于一杯水中，饭后及睡前服用，qid。如应用上述剂量尿液未达到满意酸化，可 q2 h 服用 1 g 磷酸盐，24 h 不超过 8 g 磷酸盐。

【制剂】 临时配制。

【药动学】 磷的口服吸收率为 70%左右，吸收部位主要在空肠。维生素 D 能增加磷的吸收。而同时进食大量钙和铝时，因形成不溶性的盐而影响磷的吸收。磷 90%由肾脏排泄，10%经粪便排泄。

【作用机制】 正常成人血磷浓度为 0.87～1.45 mmol/L，儿童为 1.45～1.78 mmol/L，低磷血症并出现相应的临床表现时需补充磷。血磷和血钙浓度有密切关系，当血钙浓度升高时，给予磷酸盐可降低血钙浓度。

【禁忌证】 禁用于：① 高磷血症。② 肾结石，指感染所致的含磷酸铵镁盐结石。③ 严重的肾功能损害，内生肌酐清除率小于正常的 30%。下列情况慎用：① 可能发生高磷血症的情况，如甲状旁腺功能减退、慢性肾脏疾病。② 可能发生低钙血症的情况，如甲状旁腺功能减退、慢性肾脏疾病、骨软化症、急性胰腺炎、佝偻病。③ 水肿性疾病，如充血性心力衰竭、急性肺水肿、严重的肝脏疾病、高血压。

【相互作用】 ① 同时服用钙盐、氢氧化铝或氧化镁等减少磷的吸收。② 与肾上腺皮质激素尤其是盐皮质激素、促肾上腺皮质激素、雄激素等合用，可增加水钠潴留。③ 维生素 D 能增加口服磷的吸收，合用时易发生高磷血症。

【不良反应】 口服时可出现恶心、呕吐、腹痛、大便次数增多或腹泻，高钠血症、高钾血症、高磷血症并诱发低钙血症、水钠潴留。

【注意事项】 ① 本药对胎儿的影响目前尚缺乏人体和动物研究。② 磷能否经乳汁分泌尚不清楚。

【患者用药指导】 应在饭后立即服用或进食同时服用以减少胃肠道反应。服用本药前应将其完全溶解于水中。静脉用药应在医生监护下进行。

硫酸镁　Magnesium Sulfate

【分类】化学：盐类。治疗学：水电酸碱平衡药。妊娠分类：C。

【指征和剂量】 ① 防治低镁血症：A. 轻度镁缺乏，可按 0.25 mmol/(kg·d)的剂量静脉补充，25%硫酸镁溶液 1 ml 含镁 1 mmol，60 kg 体重者可补 25%硫酸镁 15 ml。B. 重度镁缺乏，可按 1 mmol/(kg·d)的剂量静脉补充。C. 全静脉内营养，按体重 0.125～0.25 mmol/(kg·d)补充镁。② 治疗先兆子痫和子痫：详见产科用药。③ 导泻：口服 5～20 g，用水 200～400 ml 溶解后顿服。④ 利胆：2～5 g，tid，配成 33%溶液口服。

【制剂】注射液：1 g/10 ml，2.5 g/10 ml。

【药动学】 口服后 1 h 起效，作用持续 3～4 h。肌注后约 1 h 起效，作用持续 3～4 h。静注后立即起效，作用持续 30 min。镁主要由肾脏排泄。

【作用机制】 ① 抗惊厥和肌肉阵挛作用：注射本品能抑制中枢神经兴奋，减少神经肌肉接头乙酰胆碱的释放，并抑制运动神经元终板对乙酰胆碱的敏感性，从而抑制肌肉收缩。② 导泻和利胆：口服本品不被吸收，在小肠腔造成高渗状态，并刺激肠蠕动，从而起导泻作用；另外，小剂量硫酸镁还可使胆总管括约肌松弛，胆囊收缩，加强胆汁引流，起利胆作用。

【禁忌证】 心脏传导阻滞、心肌损害、严重肾功能不全(内生肌酐清除率低于 20 ml/min)者禁用。下列情况慎用：① 肾功能不全镁排泄减少，易发生镁中毒。肾功能严重受损时，48 h 剂量不超过 20 g(81 mmol 镁)，并密切随访血镁浓度。② 呼吸系统疾病，特别是呼吸功能不全。

【相互作用】 ① 同时静注钙剂时，可减弱本品对神经肌肉的作用。② 能加强抑制中枢神经药物如氯丙嗪、氯氮䓬等的作用，故过量服用中枢抑制药中毒需导泻时，应该用硫酸钠。③ 与其他神经肌肉阻滞剂合用时，可致严重的神经肌肉传导阻滞。④ 在已洋地黄化的患者应用本药时可发生严重的心脏传导阻滞甚至心脏骤停(应引起高度重视)。

【不良反应】 ① 高镁血症。血镁浓度超过 2 mmol/L 时可出现皮肤潮红、口渴、血压下降、乏力、腱反射消失、呼吸抑制、心律失常、心电图示 P-R 间期延长及 QRS 波增宽，甚至心脏骤停、昏迷、体温不升。治疗高镁血症可应用葡萄糖酸钙注射液 10～20 ml 静滴，透析疗法可迅速清除体内镁离子；纠正低容状态，增加尿量以促进镁排泄；也有应用毒扁豆碱注射液皮下注射，但不能作为常规应用。② 脱水。见于导泻时服用浓度过高溶液或用量过大时。

【注意事项】 ① 静注能迅速通过胎盘屏障进入胎儿血液，胎儿血药浓度与母体相等，镁对新生儿的作用与成人一样。因此，除非硫酸镁是治疗子痫的唯一药物，否则在产前 2 h 内不用硫酸镁。用作导泻药时，因可致水钠潴留，孕妇慎用。② 本药能否经乳汁分泌尚不清楚。③ 未发现本品对小儿和老年人有其他特殊作用。④ 对诊断的干扰：当用^{99m}Tc 胶态硫作网状内皮系统显像时，本品能使^{99m}Tc 胶态硫凝集从而大量积聚在肺血管，而进入肝、脾、骨髓等减少。⑤ 随访检查：A. 心电图。B. 肾功能。C. 血镁浓度，治疗浓度为 2～3 mmol/L。D. 腱反射，每次重复用药前均应检查膝反射和跟腱反射，如腱反射已明显抑制，应停止重复用药，直至反射恢复正常。E. 呼吸频率至少＞16 次/min 才能用药。⑥ 静注须缓慢，注意患者的呼吸和血压等，同时准备葡萄糖酸钙 10 ml 作解救用。

【患者用药指导】 镁主要经肾脏排泄，肾功能不全应减量。老年人因可能存在肾功能减退，剂量应减少。心肺毒性尤其是呼吸抑制是本品最严重的不良反应，原有心肺疾患的患者应用本品应慎重。本品的致泻作用一般在服药后 2～8 h 出现，故宜早晨空腹用药，并同时大量饮水以加强导泻作用，防止脱水。

碳酸氢钠　Sodium Bicarbonate

【商品名或别名】 小苏打，重碳酸钠，重曹

【分类】 化学：盐类。治疗学：水电酸碱平衡药。妊娠分类：C。

【指征和剂量】 ① 制酸：口服，0.25～2 g，tid。② 碱化尿液：口服首次 4 g，以后 1～2 g，q4 h；静滴 2～5 mg/kg，4～8 h 内滴注完毕。③ 代谢性酸中毒：口服，0.5～2 g，tid。静滴，所需计量按下列公式计算：补碱量(mmol)＝(－2.3－实际测得的 BE 值)×0.25×体重(kg)，或补碱量(mmol)＝正常的 CO_2CP－实际测得的 CO_2CP(mmol)×0.25×体重(kg)。心肺复苏抢救时，首次 1 mmol/kg，以后根据血气分析结果调整用量。每1 g 碳酸氢钠相当于 12 mmol 碳酸氢根。

【制剂】 片剂：每片 0.25 g，0.5 g。注射液：0.5 g/10 ml，5 g/100 ml，12.5 g/250 ml。

【药动学】 本品可以碳酸氢根形式由肾脏排泄，也可以代谢后以 CO_2 形式由肺排出体外。

【作用机制】 ① 治疗代谢性酸中毒：本品能使血浆内碳酸氢根浓度升高，中和氢离子，从而纠正酸中毒。② 碱化尿液：应用本品时，由于尿液中碳酸氢根浓度升高，尿液 pH 值升高，使尿酸、磺胺类药及血红蛋白等不易在尿中形成结晶。③ 制酸：口服能迅速中和或缓冲胃酸，而不直接影响胃酸分泌，因而胃内 pH 值迅速升高。

【禁忌证】 代谢性碱中毒患者禁用。下列情况慎用：① 少尿或无尿，因能增加钠负荷。② 钠潴留并有水肿时，如肝硬化、充血性心力衰竭、肾功能不全、妊娠高血压综合征等。③ 高血压，因钠负荷增加可能加重高血压。④ 阑尾炎或有类似症状而未确诊者及消化道出血原因不明者，不作为口服用药，因本品引起的腹胀、腹痛会影响疾病诊断。

【相互作用】 ① 合用肾上腺皮质激素、促肾上腺皮质激素、雄激素时，易发生高钠血症和水肿。② 与苯丙胺、奎尼丁合用，后两者经肾排泄减少，易出现毒性作用；碱化尿液，影响肾对麻黄碱的排泄，故合用时麻黄碱剂量应减小。③ 与抗凝药如华法林、M 胆碱酯酶药、H_2 受体拮抗剂如雷尼替丁等合用，后者吸收减少。④ 与含钙药、乳及乳制品合用，可致乳-碱综合征。⑤ 与排钾利尿药合用，增加发生低氯性碱中毒的危险。⑥ 增加左旋多巴的口服吸收。⑦ 增加肾脏对水杨酸制剂的排泄；钠负荷增加使肾脏排泄锂增多，故与锂剂合用时，锂剂用量应酌情调整。⑧ 碱化尿液能抑制乌洛托

品转化成甲醛,从而抑制其治疗作用,故不主张两者合用。

【不良反应】 ① 剂量偏大或存在肾功能不全时,可引起代谢性碱中毒和低钾血症,出现水肿、精神症状、肌肉疼痛或抽搐、呼吸减慢、口内异味、异常疲倦、虚弱及心律失常等。② 长期应用时由于高钙血症伴代谢性碱中毒可引起尿频、尿急、持续性头痛、食欲减退、恶心呕吐、异常疲倦、虚弱等。③ 口服时由于胃内产生大量 CO_2,引起呃逆、胃肠充气等,较少见的有胃痉挛、口渴。

【注意事项】 ① 长期或大量应用可致代谢性碱中毒,且因钠负荷过高引起水肿等,孕妇应慎用。② 对 6 岁以下儿童一般不用作制酸药(因小儿对腹部症状不易叙述清楚)。③ 对诊断的干扰:对胃酸分泌试验或血、尿 pH 值测定结果有明显影响。④ 下列情况时不用作静脉内给药:A. 轻至中度代谢性或呼吸性酸中毒。B. 呕吐或持续胃肠负压吸引导致大量氯丢失,因极有可能发生代谢性碱中毒。C. 低钙血症,碱中毒可加重低钙表现。⑤ 随访检查动脉血气分析、血清碳酸氢根离子浓度、肾功能、尿 pH 值。

【患者用药指导】 ① 口服本品后 1~2 h 内不宜服用其他任何药物。② 本品疗程不宜过长,以免发生碱中毒和钠潴留。③ 治疗轻至中度酸中毒时,宜口服;治疗重度酸中毒时,应静脉内给药。④ 口服用药应注意下列问题:A. 本品制酸作用迅速而强烈,但作用短暂。B. 成人最大用量,60 岁以下为 16.6 g/d,60 岁以上为 8.3 g/d。C. 用作制酸药,应于饭后 1~3 h 或睡前服用,应用最大剂量时不宜超过 2 周,除非在医生的监护下。⑤ 静脉用药应注意下列问题:A. 静脉用药的浓度范围为 1.5%~8.4%。B. 应从小剂量开始,根据血 pH 值、碳酸氢根浓度变化决定追加剂量。C. 短时期大量静脉输注可致严重碱中毒、低钾血症和低钙血症。当用量超过 10 ml/min 高渗溶液时,可导致高钠血症、脑脊液压力下降甚至颅内出血,在新生儿及 2 岁以下小儿更易发生,故以 5%溶液输注时,速度不能超过 8 mmol/min 钠,但在心肺复苏时,因存在致命的酸中毒,应快速静脉输注。

口服补盐液 ORS

【商品名或别名】 再水化溶液,W-ORS

【分类】 化学:盐类。治疗学:水电酸碱平衡药。妊娠分类:A。

【指征和剂量】 多用于因腹泻引起的脱水和电解质紊乱,或作为静脉补液后的维持治疗,对急性腹泻引起的脱水疗效尤佳。

口服或胃管滴注：轻度脱水 30～50 ml/(kg·d)，中、重度脱水 80～110 ml/(kg·d)，于 4～6 h 内服完或滴完。腹泻停止后应立即停服，以防发生高钠血症。对有呕吐而口服困难的患者或小儿，可采用直肠输注法，滴速宜缓慢，于 4～6 h 滴完累积损失量。

【制剂】 粉剂(临用前加水配制)。

【药动学】 参阅氯化钠、氯化钾、碳酸氢钠、葡萄糖。

【作用机制】 每升中含氯化钠 3.5 g、氯化钾 1.5 g、碳酸氢钠 2.5 g、葡萄糖 20 g。口服后补充钠、钾、氯、碱、糖和液体。

【禁忌证】 无明显禁忌证。

【相互作用】【不良反应】【注意事项】【患者用药指导】 参阅氯化钠、氯化钾、碳酸氢钠、葡萄糖。

氨丁三醇　Trometamol

【商品名或别名】 三羟基甲基氨基甲烷，Trometamol，THAM

【分类】 化学：烷类。治疗学：水电酸碱平衡药。妊娠分类：A。

【指征和剂量】 纠正代谢性与呼吸性酸中毒。

静滴：3.64%为等渗溶液(0.3 mmol)，使用时将 7.28%溶液加等量 5%～10%葡萄糖溶液即可静滴，用量按 3.64%溶液 0.6 ml/kg 可提高 CO_2 结合力 1 容积%计算补给；急用时可按 7.28%溶液 2～3 ml/kg 计算，以等量 5%～10%葡萄糖溶液稀释后静滴，以后再根据病情需要给药。

【制剂】 水针剂：7.28%(10 ml，20 ml，100 ml)。

【药动学】 静脉注入后 30～40 min 即可发挥作用，4～6 h 内血浆含药浓度达高峰。本药在体内不被代谢，部分通过肾小球滤过或由肾小管排出，24 h 排出率约 60%。

【作用机制】 本品具有高度碱性(pH 值＝10.2)，是一种不含钠的强有力氨基缓冲剂，作用较碳酸氢钠为强。在体液内可和 CO_2 结合，或与 H_2CO_3 起反应生成 HCO_3^-，然后与 H^+ 结合起纠正酸中毒的作用，提高体液的 pH 值。本品很快从尿中排出，从而有碱化尿液和利尿作用，并有利于治疗巴比妥及水杨酸中毒，排出酸性物质。

【禁忌证】 慢性呼吸性酸中毒、慢性肾性酸中毒患者禁用。

【相互作用】 参阅碳酸氢钠。

【不良反应】 快速大剂量滴入可致呼吸抑制、碱中毒、低血压、低血糖、低钙血症、高钾血症及恶心、呕吐等症状,其中尤以呼吸抑制更为突出,严重时可致呼吸停止。

【注意事项】 ① 本品具有高度碱性,静滴时严防药液外溢。② 可使肺泡通气量显著减少,用于呼吸性酸中毒时,需充分给氧。③ 使用本品时不良反应较多,故只适用于忌钠情况下,如肾功能衰竭、心力衰竭或肝硬化腹水等并发的酸中毒。

【患者用药指导】 在医生监护下使用。如出现恶心、呕吐、呼吸困难等应及时告诉医护人员。

盐酸 Hydrochloride Acid

【分类】 化学:无机酸类。治疗学:水电酸碱平衡药。妊娠分类:A。

【指征和剂量】 用于幽门梗阻、肝硬化和肾功能衰竭等并发的代谢性低氯性碱中毒。对肝功能不良忌用氯化铵的患者更为适用。

将本品用10%葡萄糖溶液稀释成0.365%溶液,经由深静脉插管缓慢静滴,剂量根据患者缺氧情况而定。机体缺氯数值=(103－测得的血清氯化物值)×体重(kg)×0.2。滴注过程中应根据病情变化,及时控制用药量。

【制剂】 水针剂:0.73%溶液。

【药动学】 静滴后立即与 $NaHCO_3$ 结合生成 NaCl 和 H_2CO_3,经肾脏和肺排出。

【作用机制】 盐酸在体内与 $NaHCO_3$ 结合生成 NaCl 和 H_2CO_3,降低血浆及组织液中的 HCO_3^-。

【禁忌证】 代谢性、高氯性酸中毒。

【相互作用】 与碱性药呈配伍禁忌。

【不良反应】 滴入速度过快可出现低碳酸血症、过度换气等。

【注意事项】 ① 不宜通过血流缓慢的周围静脉给药,以防发生组织坏死。② 用药时应q6h测血氯等电解质和血pH值、尿素氮,并密切观察病情,控制用药量。

【患者用药指导】 在医生监护下使用。

氯化铵 Ammonium Chloride

【分类】 化学:盐类。治疗学:水电酸碱平衡药。妊娠分类:A。

【指征和剂量】 重度代谢性碱中毒。

口服：1～2 g，tid。必要时静脉输注，按体重 1 ml/kg 的 2%氯化铵能降低 CO_2CP 0.45 mmol/L 计算出应给氯化铵量，以 5%葡萄糖注射液稀释成 0.9%（等渗）浓度，分 2～3 次静脉滴入。

【制剂】 片剂：每片 0.3 g。水针剂：2%溶液。

【药动学】 氯化铵进入体内，部分铵离子迅速由肝脏代谢形成尿素，由尿排出。

【作用机制】 氯离子与氢离子结合成盐酸，从而纠正碱中毒。

【禁忌证】 肝功能不全者禁用。

【相互作用】 与碱、金霉素、新霉素、呋喃妥因、磺胺嘧啶、华法林呈配伍禁忌。

【不良反应】 ① 氯化铵过量可致高氯性碱中毒、低钾及低钠血症。② 肝功能不全时，因肝脏不能将铵离子转化为尿素而发生氨中毒。③ 口服氯化铵可有胃肠道反应。

【注意事项】 ① 肾功能不全时慎用，以防高氯性酸中毒。② 随访检查：酸碱平衡指标及血氯、钾、钠浓度。③ 本品仅用于重度代谢性碱中毒。轻、中度代谢性碱中毒仅需给予足量的氯化钠注射液或同时给予氯化钾即可纠正。

【患者用药指导】 在医生监护下使用。如出现恶心、呕吐、头昏、乏力等不适，应立即告诉医护人员。

二、血容量扩张药

血容量扩张药除人全血、人血浆外，包括晶体盐、多糖类、蛋白质类及合成高聚物类等。这类药物分子量大、渗透压高，具有扩充血容量、提高血浆胶体渗透压、提供热量以及保护肾功能等作用；有的还提供生长、组织修复和愈合所必需的氨基酸等。适用于治疗严重创伤、休克、重症感染、大手术前后的低血容量状态，促进机体建立新的内在平衡。

（一）葡萄糖聚合物制剂

右旋糖酐　Dextran

【分类】 化学：碳水化合物类。治疗学：血容量扩张药。妊娠分类：A。

【指征和剂量】 用于抗休克及各种血栓性疾病。

右旋糖酐 70 静滴每次 500 ml，一般不超过 1 500 ml。首次用药静滴应缓慢，严密观察 10～15 min，以防发生变态反应。如确认无变态反应后滴速可略快，可达 20～30 ml/min。右旋糖酐 40、右旋糖酐 10 每次 500 ml，或根据病情适当增减。滴速 5～15 ml/min，血压上升后滴速可适当减慢。

【制剂】 水针剂：6%(500 ml)，10%(500 ml)。

【药动学】 右旋糖酐 70 静滴后，在血液循环中存留时间较长，排泄较慢，1 h 排出 30%，24 h 排出 60%。右旋糖酐 40 和右旋糖酐 10 静滴后立即从血流中消除，半衰期约 3 h。

【作用机制】 为高分子葡萄糖聚合物，根据其分子量不同有右旋糖酐 70(Dextran－70，平均分子量为 6 万～8 万)、右旋糖酐 40(Dextran－40，平均分子量为 4 万)、右旋糖酐 20(Dextran－20，平均分子量为 2 万)和右旋糖酐 10(Dextran－10，平均分子量为 1 万)。

右旋糖酐 70 能扩充血容量，提高血浆胶体渗透压，维持血压。1 g 本品可增加血浆容量约 15 ml，故输入 6%溶液 500 ml(含有本品 30 g)可增加血容量 450 ml，维持时间达 6～12 h；常用于抗休克治疗，但对于严重失血及贫血患者，本品不能代替输血治疗。本药输入后，由于血液稀释、红细胞计数和血细胞比容下降，有利于改善微循环。

右旋糖酐 40 主要用于改善微循环，防治弥散性血管内凝血。其作用机制为本药输入血管能覆附于红细胞、血小板表面，从而改变其表面的负电荷，使红细胞不易凝聚；加之血液被稀释，从而加速血流，疏通微循环。本药也能提高胶体渗透压，但因分子量较小，输入后在血中存留时间短，增加血容量的时间仅维持 1.5 h 左右，主要用于降低血液黏滞度和红细胞凝聚作用，以改善微循环和组织灌流量。本品尚具有渗透性利尿作用，用药后尿量增加，本品约 3 h 由肾脏排出约 50%。常用于抗休克和治疗各种血栓性疾病及周围血管疾病。

右旋糖酐 10 作用和用途近似于右旋糖酐 40，因分子量更小，静滴后迅速进入并改善微循环，易于从尿中排泄，仅能维持 3 h 左右。用于各种血栓性疾病，疗效优于右旋糖酐 40。

【禁忌证】 血小板减少或有出血倾向的患者及颅内高压、失代偿性心脏病患者禁用。肝、肾功能不全者慎用。

【相互作用】　与双嘧达莫和维生素 B_{12} 混合可发生变化，与卡那霉素、庆大霉素和巴龙霉素合用可增加其肾毒性。

【不良反应】　① 过敏反应：发热、荨麻疹、血压降低、呼吸困难、循环衰竭等。② 红细胞的聚集作用：随着本品分子量的增大，红细胞聚集更为多而明显，当分子量减少近 4 万时，反而出现红细胞解聚作用。

【注意事项】　① 用量过大可致出血。② 重度休克时，如大量输注本品，而未同时输血，由于短时间内血液过度稀释，不仅影响血液凝固，出现低蛋白血症，而且组织供氧不足。所以重度休克患者应同时给予一定数量的全血或少浆红细胞，以维持血液携带氧的能力。一般休克患者右旋糖酐 70 用量不宜超过 1 500 ml/d。③ 治疗的目的主要为补充血容量，宜采用右旋糖酐 70。如用于改善微循环，增加局部微循环血流量，则宜用右旋糖酐 10。本品有增加血浆容量的作用，但是不能用于代替全血。

【患者用药指导】　在医生监护下使用。输注过程中，如出现发热、头昏、皮肤瘙痒、呼吸困难等应立即告诉医护人员。

缩合葡萄糖　Polyglucose

【商品名或别名】　409 代血浆

【分类】　化学：碳水化合物类。治疗学：血容量扩张药。妊娠分类：A。

【指征和剂量】　用于急性失血性、创伤性、中毒性休克。

静滴：每次 500～1 000 ml，滴速根据病情而定，一般 5～15 ml/min。

【制剂】　水针剂：12% 500 ml(含缩合葡萄糖 60 g 和氯化钠 4.25 g)。

【药动学】　同右旋糖酐 10。

【作用机制】　为化学合成法制成的一种多糖类聚合物，分子量约 1 万，是一种新型、安全有效的血浆增量剂，其改善微循环的效果比右旋糖酐 10 更显著。静滴后能改善微循环，升高血压，并有较强的利尿作用。其利尿作用可能对休克后可能发生的肾功能衰竭有防治作用。

【禁忌证】　严重肾病患者禁用。

【不良反应】　偶有变态反应。

【注意事项】　① 输用本品量过多时，因血液被稀释可发生低蛋白血症和贫血等。② 本品不能代替全血的作用，在急性大出血时与全血并用疗效更佳。

【患者用药指导】 在医生监护下使用。如出现发热、头昏、恶心等应立即告诉医护人员。

(二) 淀 粉 制 剂

羧甲基淀粉钠 Sodium Carboxymethyl Starch

【商品名或别名】 代血灵,404代血浆

【分类】 化学:碳水化合物类。治疗学:血容量扩张药。妊娠分类:A。

【指征和剂量】 用于失血性、创伤性休克。

静滴:成人每次500～1 500 ml,速度不超过10 ml/min。

【制剂】 水针剂:5% 500 ml(含本品25 g和氯化钠4.5 g)。

【药动学】 同右旋糖酐10。

【作用机制】 提高血浆胶体渗透压、增加血容量、维持血压、改善微循环。

【禁忌证】 无明显禁忌证。肝肾功能不全者慎用。

【注意事项】 本品不能代替血浆或全血的作用,失血过多患者应与全血并用。

【患者用药指导】 在医生监护下使用。

复方羟乙基淀粉注射液 Compound Hydroxyethyl Starch Injection

【分类】 化学:碳水化合物类。治疗学:血容量扩张药。妊娠分类:A。

【指征和剂量】 适用于有轻度代谢性酸中毒的失血性、创伤性、中毒性休克患者。

静滴:成人每次500～1 000 ml。

【制剂】 水针剂:250 ml,500 ml。

【药动学】 同右旋糖酐40。

【作用机制】 每升含羟乙基淀粉60 g、氯化钠5.85 g、氯化钾0.37 g、氯化钙0.22 g、氯化镁0.3 g、醋酸钠2.22 g。每升中所含电解质更接近于血浆正常电解质浓度,故即使输注量较大,对机体影响也较小。

【注意事项】 剩余溶液不宜再用(因有空气进入)。

【患者用药指导】 在医生监护下使用。

羟乙基淀粉注射液 Hydroxyethyl Starch Injection

【商品名或别名】 贺斯，Haes-steril

【分类】 化学：碳水化合物类。治疗学：血容量扩张药。妊娠分类：B。

【指征和剂量】 ① 治疗和预防血容量不足(低血容量)及休克(容量补充治疗)：最大剂量为 33 ml/(kg·d)(羟乙基淀粉 6%)或 20 ml/(kg·d)(羟乙基淀粉 10%)，最大输注速度为 20 ml/(kg·h)。治疗的时间和剂量取决于低血容量的程度和持续时间。② 减少外科手术中用血量[急性等容血液稀释(ANH)]：在外科手术之前应即刻给予 ANH 替代自身血液。ANH 治疗后，其目标血细胞比容应不低于 30%。替代比例为 1∶1(羟乙基淀粉 6%∶血液)。羟乙基淀粉 6%的日剂量为(2～3)×500 ml；放血(2～3)×500 ml。输注和放血速度均为 1 000 ml/30 min。如果预计手术可能需要血液制品以补充失血量，ANH 通常在手术之前做 1 次，如果开始的血细胞比容容积正常，则可重复使用。③ 治疗性血液稀释治疗：其目的是降低血细胞容积，治疗分等容稀释(放血)或高容量稀释(无放血)；剂量有低(250 ml)、中(500 ml)或高(2×500 ml)之分。输注速度：0.5～2 h 内 250 ml，或 4～6 h 内 500 ml，或 8～24 h 内 2×500 ml。建议治疗 10 d。起初的 10～20 ml 要缓慢静滴，密切观察患者(因可能会有过敏样反应)。由于对血液的稀释效应，每日的剂量及输液的速度应根据血量和血液浓缩的程度来决定。在没有心血管或肺功能危险的患者中使用胶体容量扩充剂，血细胞容积应不低于 30%。必须避免由于输液过快和用量过大导致的循环超负荷。

【制剂】 水针剂：6%(500 ml)，10%(500 ml)。

【药动学】 羟乙基淀粉进入血液循环后，4 h 内保持在 100%以上。羟乙基淀粉 6%有 4 h 的平台期，羟乙基淀粉 10%有 1 h 的平台期。8 h 后仍保持输注量的 72%(羟乙基淀粉 6%)或 57%(羟乙基淀粉 10%)。羟乙基淀粉在体内可不断被血清淀粉酶降解，主要从肾脏排出。24 h 内约 47%的羟乙基淀粉 6%溶液或 54%的羟乙基淀粉 10%溶液在尿中出现。

【作用机制】 本品的原料主要为高分子支链淀粉，平均分子量大约为 200 000 U。摩尔取代级约为 0.5，即在支链淀粉的结构上每 10 个葡萄糖单位中约有 5 个羟乙基,且主要在 C_2 位置上。由于结构上与糖原非常相似,羟乙基淀粉有很高的机体耐受性。羟乙基淀粉溶液有良好的稳定性,温度的波动不会发生絮结作用。快速输注羟乙基淀粉可增加血浆容量。输注羟乙基淀粉 6%溶液时,其增加的血浆容量相当于输注量的 100%,输注羟乙基淀粉 10%溶液时,其增加的血浆容量相当于输注量的 145%。至少在4~8 h 内,羟乙基淀粉能有效改善循环及微循环。

【禁忌证】 严重充血性心力衰竭(心功能不全)、肾功能衰竭(血清肌酐>177 μmol/L)、严重凝血障碍(但危及生命的急症病例仍可考虑使用)、过量液体负荷(水分过多)和严重的液体缺乏(脱水)、脑出血、淀粉过敏患者禁用。肺水肿及慢性肝病患者慎用。

【不良反应】 极个别病例可能出现过敏样反应,如果发生不耐受反应,应立即停止输注并采取常规急救措施。长期每日给予中等及高剂量本药,可导致难治性瘙痒,这种症状在治疗结束数周后仍会发生,持续数月会使患者情绪紧张。极个别病例报告有肾区痛,在这样的病例应立即停止输液,并提供足够的液体及密切监测血清肌酐值应用较大剂量时,由于血液稀释会发生出血时间延长,应监测出、凝血时间,血细胞容积和血浆蛋白。

【注意事项】 ① 在治疗的早期应监测血清肌酐水平,血清肌酐值在界限范围内[106~177 μmol/L(12~20 mg/L),代偿性肾功能不全],每日监测液体平衡和肾滞留值很重要。尽管血清肌酐值正常,尿液检查显示存在代偿性肾损害时,应每日检测血清肌酐值。如果血清肌酐值及尿检结果正常,治疗需持续几天时,有必要每日监测肾滞留值 1~2 次。必须保证供给足够液体。② 给予羟乙基淀粉后,血清淀粉酶的浓度会升高(干扰胰腺炎的诊断)。应定期检查血清电解质及液体出入量的平衡。③ 如果必须与其他药物混合,应保证溶液完全混匀和它们的相容性。

【患者用药指导】 在医生监护下使用。

(三) 明胶制剂

氧化聚明胶 Oxypolygelatin,OPG

【分类】 化学:明胶类。治疗学:血容量扩张剂。妊娠分类:B。

【指征和剂量】 用于失血性、创伤性、中毒性休克。

静滴:成人每次 500~1 000 ml,滴速 80~160 滴/min。

【制剂】 水针剂：5% 500 ml。

【药动学】 本品分子量 3 万～4 万，24 h 内排出大部分，主要以原型从肾脏排出。

【作用机制】 本品为胶体血浆容量替代液，容量效应相当于所输入量，即不会产生内源性扩容效应。输入后能增加血浆容量，使静脉回流量、心排血量、动脉血压和外周灌注增加，有效维持胶体渗透压，治疗低血容量效果明显。

【禁忌证】 对明胶过敏、高血容量、水潴留、严重心功能不全、严重凝血障碍患者禁用。本品主要从尿中排出，肾功能不全的患者应慎用。

【相互作用】 本品中不宜加入其他药物。

【不良反应】 可发生不同程度的过敏反应（荨麻疹、面部发红）。

【注意事项】 ① 由于会导致凝血因子稀释，对于凝血功能障碍患者应密切观察。② 本品不能代替血浆或全血的作用，失血过多患者应与全血并用。③ 如果出现不良反应，应立即停止输液，并进行处理。

【患者用药指导】 在医生监护下使用。

琥珀酰明胶　Gelofusion

【商品名或别名】 血安定，佳乐施

【分类】 化学：明胶类。治疗学：血容量扩张剂。妊娠分类：B。

【指征和剂量】 预防和治疗各种原因所致的容量不足或休克，以及用于急性等容血液稀释：① 预防和治疗相对性和绝对性低血容量（如失血性休克、创伤性休克、烧伤、败血症）。② 麻醉期间预防和治疗低血压。③ 体外循环（心肺机、血液透析机、预充液做血液稀释）。④ 白细胞提取时，增加白细胞产量。

琥珀酰明胶经静脉输入，剂量和速度取决于患者的实际情况，必要时可加压输注。最初 20～30 ml 应缓慢输注，密切观察患者，因有过敏反应的可能。成人推荐剂量：① 预防或治疗轻度低血容量，500～1 000 ml；治疗重度低血容量，1 000～2 000 ml；急救，500 ml 加压输注，循环指标改善后继续输注以补充容量缺失。② 血液等容稀释：根据丢失的血容量进行调整，但常规不超过 20 ml/kg 体重。③ 体外循环：取决于使用的循环系统，通常预充用量为 500～1 500 ml。④ 在白细胞提取时增加白细胞产量：每次白细胞提取后输 500～1 000 ml。每日最高剂量：根据稀释反应程度制定最高剂量限制。当血细胞比容降至25%以下(在有心血管或呼吸系统危险的患者为30%)时,需要进行红细胞置换或全血输注。最高输注速度:取决于患者个体的心血管系统状况。

【制剂】 水针剂:500 ml/Ecobag(软包装)。

【药动学】 本品在血液循环的消除显示多项曲线,半衰期为4 h,本品分子的排泄90%通过肾,5%通过粪便。动物实验显示在网状内皮系统的滞留时间为24～48 h,未排出的部分通过蛋白水解作用破坏。

【作用机制】 本品主要成分为琥珀酰明胶,平均分子量22 300,渗透浓度274 mmol/L,pH值=7.4±0.3。本品为胶体血浆容量替代液,扩量效果相当于输入量,不产生内源性扩容效应。输入后能增加血浆容量,使静脉回流量、心输出量、动脉血压和外周灌注增加,有效维持胶体渗透压,治疗低血容量效果明显。

【禁忌证】对明胶过敏、高血容量、水潴留、严重心功能不全、严重凝血障碍者禁用。肾功能不全的患者应慎用。

【相互作用】 ① 血液、电解质、碳水化合物溶液和水溶性药物可与本品经同一管道输注。② 脂肪乳不可经相同输液器与本品同时输入。

【不良反应】 可发生不同程度的过敏反应(荨麻疹、面部发红)。

【注意事项】 ① 由于本品会导致凝血因子稀释,对于凝血功能障碍患者应密切观察状况。② 本品不能代替血浆或全血的作用,失血过多患者应与全血并用。③ 如果出现不良反应,应立即停止输液,并进行处理。④ 本品不能在冰冷状态下输注,如果加压输注,则输注前应加热至体温,不超过37℃。

【患者用药指导】 在医生监护下使用。

(四) 血 制 品

人血白蛋白 Human Serum Albumin Cryobesiccant

【商品名或别名】 血清白蛋白,Human Albumin

【分类】 化学:蛋白质类。治疗学:血容量扩张剂。妊娠分类:A。

【指征和剂量】 用于治疗因失血、创伤及烧伤等引起的休克,脑水肿及大脑损伤所致的脑压增高,防治低蛋白血症以及肝硬化或肾病引起的水肿或腹水。

一般采用静滴或静脉推注。为防止大量注射时使机体组织脱水，必要时可用5%葡萄糖注射液或氯化钠注射液适当稀释做静滴，滴注速度以不超过2 ml(60滴)/min为宜，但在开始15 min内，应注意速度要缓慢，逐渐加速至上述速度。忌盐患者使用时，不宜用氯化钠注射液作为稀释液。使用剂量依病情而定，严重烧伤或失血等所致休克，可直接注射本品5～10 g，直至水肿消失、血清白蛋白含量恢复正常为止。

【制剂】　冻干制剂：每瓶蛋白质装量为5 g或10 g。液体制剂：蛋白质浓度可分为5%，10%，20%或25%四种，每瓶蛋白质装量为2 g，5 g或10 g。

【药动学】　体内过程同循环中的血清白蛋白。

【作用机制】　白蛋白占血浆胶体渗透压的80%，主要调节组织与血管之间水分的动态平衡。白蛋白分子量较高，透过膜的速度较慢，使得白蛋白的胶体渗透压与毛细血管的静力压相抗衡，以此维持正常与恒定的血浆容量；在血循环中，1 g白蛋白可保留18 ml水，每5 g白蛋白保留循环内水分的能力相当于100 ml血浆或200 ml全血的功能，从而起到增加循环血容量和维持胶体渗透压的作用。

【禁忌证】　严重贫血及心力衰竭患者禁用。

【相互作用】　与含蛋白水解酶或乙醇的注射液混合，可发生蛋白质沉淀。

【不良反应】　静注偶有发生发热、寒战等不适反应。

【注意事项】　① 药液有混浊、沉淀、异物或瓶子有裂纹，超过有效期时，不得使用。② 本品开启后，应一次注射完毕，不得分次或给其他人输用。③ 输注过程中，发现患者有不适反应，应立即停止输用。

【患者用药指导】　在医生监护下使用。

（五）其　他

氟碳人造血

【商品名或别名】　全氟三丁胺乳剂，全氟萘烷乳剂，全氟三丙胺乳剂，FG－43，FDC，FTPA

【分类】　化学：氟碳化合物。治疗学：组织供氧药。妊娠分类：B。

【指征和剂量】　适用于组织缺氧患者。

静滴：按 50 kg 体重低于 1 000 ml 计算。

【制剂】 乳剂：250 ml，500 ml。

【药动学】 48 h 后在血液中极大部分排出消失。

【作用机制】 具有良好的载氧功能，与红细胞一样能把氧运载至组织。

【不良反应】 偶见过敏反应。

【注意事项】 输入本品时应同时吸入纯氧，才能发挥其功能。

【患者用药指导】 在医生监护下使用。

聚乙烯吡咯酮 Polyvinylpyrrolidone

【商品名或别名】 聚烯吡酮，PVP

【分类】 化学：聚乙烯类。治疗学：血容量扩张剂。妊娠分类：A。

【指征和剂量】 用于失血性、创伤性休克及某些药物中毒症。

静滴：常用量 3.5% 500 ml。

【制剂】 水针剂：3.5%250 ml，500 ml。

【药动学】 本品注入体内后不参与代谢分解，悬浮于血浆中，或储存于网状内皮组织脏器中，60%～70%在 3 d 内经尿排出。

【作用机制】 本品平均分子量为 2.5 万～4 万，静滴后能提高血浆胶体渗透压，增加血容量。由于作用持久，可延长某些药物(普鲁卡因、肾上腺皮质激素等)的作用。由于本品尚能吸附毒素及染料，使之脱离组织和血液的蛋白质，故可用于某些药物中毒症。

【禁忌证】 2 岁以下儿童禁用。

【注意事项】 本品可影响红细胞沉降率(血沉)、血凝过程及血型鉴定。

【患者用药指导】 在医生监护下使用。

三、营 养 药

糖、脂肪、蛋白质、维生素、电解质和微量元素是人体生活所必需的六种营养素，这些物质的摄入，能维持人体的新陈代谢，增强机体的抗病能力。对因慢性消耗性疾病、围手术期、长期禁食等病例，正确使用肠内与肠外营养药物，可改善患者营养状况，对减少手术并发症促进疾病的康复起到积极的作用。

(一) 肠内营养制剂

1. 谷 氨 酰 胺

谷氨酰胺颗粒　Glutamine Granules

【商品名或别名】 安凯舒

【分类】 化学：氨基酸类。治疗学：肠内营养剂。妊娠分类：C。

【指征和剂量】 用于有胃肠道功能或部分胃肠道功能，但不能摄取足量常规食物以满足机体营养需求的患者，如胃肠道功能障碍、危重疾病、营养不良患者术前营养支持，及内科疾病的营养缺乏症患者，也可作为肿瘤放疗时辅助用药。

口服或管饲：30 g/d，分 3 次服用。

【制剂】 颗粒剂：每包 2.5 g。

【药动学】 本品在体内经消化道直接吸收入门静脉。

【作用机制】 谷氨酰胺是体内含量最丰富的氨基酸，约占全身游离氨基酸的 60%，也是血浆中含量最高的氨基酸。谷氨酰胺是肠道的主要能源物质，是小肠细胞的首选能源底物、结肠细胞的第二重要能源底物；谷氨酰胺是免疫细胞的基本营养物质，免疫细胞的生长、分化及增殖都需要谷氨酰胺；谷氨酰胺是保持肌肉新陈代谢的关键氨基酸，体内 75% 的谷氨酰胺都储存于骨骼肌内，应激时骨骼肌细胞释放的氨基酸中 1/2～2/3 都为谷氨酰胺；谷氨酰胺参与体内蛋白及核酸的合成代谢，其所含 2 个氨基，可作为氮的载体，为蛋白和核酸的合成提供氮源。谷氨酰胺在维持水电解质平衡中也发挥作用。谷氨酰胺是条件必需氨基酸，在应激状态下机体需求量增加。

【禁忌证】 禁用于肠内营养的疾病，如肠梗阻、肠麻痹、急性胰腺炎。

【不良反应】 少数患者可出现一过性恶心、腹泻、便秘等不良反应。

【注意事项】 严禁胃肠外(注射)应用。

【患者用药指导】 在医生指导下应用。

2. 以氨基酸为氮源的肠内营养剂

爱伦多　Elental

【分类】 化学：氨基酸、碳水化合物、维生素等。治疗学：肠内营养剂。

妊娠分类：C。

【指征和剂量】 用于有胃肠道功能或部分胃肠道功能，但不能摄取足量常规食物以满足机体营养需求的患者，如代谢性胃肠道功能障碍、危重疾病、营养不良患者术前营养支持及内科疾病的营养缺乏症患者。

鼻饲入胃或经鼻肠管、空肠造瘘管灌注入小肠：剂量和应用时间根据患者病情而定。一般开始时第1天给予预测量的1/3，第2天给予预测量的1/2，第3天达到预测全量；或者第1天给予1包，以后每天增加1包，直至6包/d。

【制剂】 粉剂：每包80 g。

【药动学】 本品为游离氨基酸制剂，不需经消化便可直接吸收。

【作用机制】 本品中的氮源使用L型结晶氨基酸(含17.6 g/100 g)，热能以糊精为来源(热能与氮比为130∶1)，含电解质、微量元素和维生素，并含有补给必需脂肪酸所需的最小限量的脂质。几乎不需经过消化，就可直接被上消化道吸收，具有易吸收的特点，当剩余肠管长度不足75 cm时仍可应用。同时，它含有2.4%的谷氨酰胺(占氨基酸总成分的13.7%)，谷氨酰胺可促进肠黏膜再生。

【禁忌证】 禁用于肠内营养的疾病，如肠梗阻、小肠无力、急性胰腺炎，对本品所含营养物质有先天性代谢障碍的患者。糖尿病患者慎用。

【不良反应】 管内滴注速度过快，部分患者可出现腹胀和轻微腹泻。

【注意事项】 本品含维生素A，妊娠前3个月的孕妇和可能怀孕的妇女，维生素A剂量不应超过1万IU/d。本品与其他含维生素A的营养物质合用时，应考虑这一因素。严禁胃肠外(注射)应用。

【患者用药指导】 请在医生指导下应用。使用时应按说明加水稀释，如患者出现腹胀、腹泻等应减慢管饲滴注速度或适当加温。

3. 以水解蛋白等组成的肠内营养剂

百普力 Peptison

【商品名或别名】 短肽型肠内营养混悬液

【分类】 化学：肽类、碳水化合物、脂肪、维生素等。治疗学：肠内营养剂。妊娠分类：A。

【指征和剂量】 本品适用于有胃肠道功能或部分胃肠道功能，而摄食常规饮食不足以满足机体营养需要的患者。主要用于：① 胃肠道功能障碍：急性胰腺炎、炎性肠道疾病、放射性肠炎和化疗、肠瘘、短肠综合征。② 危重疾病：大面积烧伤、创伤、脓毒血症、大手术后的恢复期。③ 营养不良患者的手术前喂养、肠道准备。

管饲：剂量根据患者的需要而定。一般患者，给予 1 500～2 000 kcal/d（3～4 瓶）（1 kcal＝4. 184 kJ）即可满足机体对营养的需要。高代谢患者（烧伤、多发性创伤），可用到 3 000 kcal/d（6 瓶）或更多。对初次胃肠道喂养的患者，初始剂量最好从 1 000 kcal/d（2 瓶）开始，在 2～3 d 内逐渐增至需要量。

【制剂】 混悬剂：500 ml。

【药动学】 本品在体内消化吸收过程同正常食物。

【作用机制】 本品蛋白以水解乳清蛋白后的短肽蛋白为主，不含谷蛋白，低脂肪、低渣，不含乳糖。提供 4. 18 kJ/ml 热量（75%由碳水化合物提供）。本品为低渗透压，可避免高渗性腹泻。

【禁忌证】 胃肠道功能衰竭、完全性肠梗阻、严重的腹腔内感染患者禁用。

【注意事项】 ① 本品不适用于 1 岁以下婴儿，也不能作为 1～5 岁儿童的单一营养来源。② 不可静脉内应用。③ 本品可用于糖尿病患者。

【患者用药指导】 本品在室温下使用，打开前先摇匀；已打开的瓶子在冰箱内 4℃条件下最多存放 24 h。

百普素 Pepti－2000 Variant

【分类】 化学：肽类。治疗学：肠内营养剂。妊娠分类：A。

【指征和剂量】 适应证同百普力。

管饲：剂量根据患者的需要而定。一般患者 4 袋/d，高代谢患者 8 袋/d。初次胃肠道喂养患者的初始剂量为 2 袋/d，2～3 d 内逐渐增至需要量。每袋（126 g）加温水溶解至 500 ml，调匀使用，能量密度为 1 kcal/ml（1 kcal＝4. 184 kJ）。

【制剂】 粉剂：每袋 126 g。

【药动学】 本品在体内消化吸收过程同正常食物。

【作用机制】 本品以短肽、氨基酸为基础、低脂肪配方的营养制剂，其营养素全面，容易消化，吸收完全，生物利用度高。本品为低渗透压，可避免高渗性腹泻。

【禁忌证】 胃肠道功能衰竭、完全性肠梗阻、严重的腹腔内感染患者禁用。

【注意事项】 ① 本品不适用于1岁以下婴儿,也不能作为1～5岁儿童的单一营养来源。② 不可静脉内应用。

【患者用药指导】 调制好的溶液在冰箱内4℃条件下最多存放24 h,如需要可以加温,但不可煮沸。

4. 以完全蛋白等组成的肠内营养剂

能全力 Nutrison Fibre

【分类】 化学:整蛋白质类。治疗学:肠内营养剂。妊娠分类:A。

【指征和剂量】 适用于有胃肠道功能或部分胃肠道功能,但不能或不愿进食足够量的常规食物以满足机体营养需求的患者。主要用于创伤、烧伤、手术前后的营养支持、机械性胃肠功能紊乱、危重患者。

口服或鼻饲:一般患者给予2 000 kcal/d(1 kcal=4.184 kJ),高代谢患者(烧伤、多发性创伤)可用到4 000 kcal/d。对初次胃肠道喂养的患者,初始剂量最好从1 000 kcal/d开始,在2～3 d内逐渐增至需要量。若患者耐受能力差,也可从使用0.75 kcal/ml的低浓度开始,以使机体逐步适应;若患者不愿或不能摄入过多液体,可酌情使用能量密度为1.5 kcal/ml的产品。

【制剂】 500 ml瓶装溶液有500 kcal,375 kcal,750 kcal三种规格;1 000 ml袋装溶液含有1 000 kcal热量。

【药动学】 本品在体内消化吸收过程同正常食物。

【作用机制】 本品是一种以整蛋白质为基质的肠内营养制剂,其营养素全面,容易消化,吸收完全,生物利用度高。其渗透压低可预防渗透性腹泻。所含的膳食纤维在大肠内溶解为短链脂肪酸,有助于水分吸收。

【禁忌证】 胃肠道功能衰竭、完全性肠梗阻、严重腹腔内感染患者禁用。

【注意事项】 ① 不宜用于要求低渣膳食的患者。② 严禁经静注。③ 在使用过程中需注意液体平衡,保证足够的液体摄入,以补充由纤维素排泄所带走的水分。

【患者用药指导】 本品在室温下使用,打开前先摇匀,本品不宜稀释。操作过程需谨慎,以保证产品的无菌。不应将其他药物与本品相混合使用,以免本品因物理化学性质的改变而使稳定性发生变化。

能全素　Nutrison

【分类】　化学：整蛋白质类。治疗学：肠内营养剂。妊娠分类：A。

【指征和剂量】　适用于有胃肠道功能或部分胃肠道功能，但摄食常规食物不能满足机体营养需求的患者。主要用于：① 厌食和其相关的疾病，如因应激状态、创伤或烧伤而引起的食欲不振、神经性疾病或损伤、意识障碍，心肺疾病所造成的恶病质、癌性恶病质和癌肿放化疗，艾滋病。② 机械性胃肠道功能紊乱，如颌面部损伤、头颈部癌肿、吞咽障碍、胃肠道阻塞。③ 危重疾病如脓毒症、大手术后的恢复期。④ 营养不良患者的手术前喂养。⑤ 肠镜检查或手术前肠道准备患者。

溶解后用于管饲喂养或口服。一般患者 1 罐/d，高代谢患者 2 罐/d。初次胃肠道喂养的患者，初始剂量为半罐/d，在 2～3 d 内逐渐增至需要量。正常管饲滴速为 100～125 ml/h。

【制剂】　粉剂：每罐 430 g。

【药动学】本品在体内消化吸收过程同正常食物。

【作用机制】　本品是一种以酪蛋白、植物油和麦芽糖糊精为基质的肠内营养制剂，其营养素全面，容易消化，吸收完全，生物利用度高。其渗透压低可预防渗透性腹泻。

【禁忌证】　胃肠道功能衰竭、完全性肠梗阻、严重腹腔内感染患者禁用。

【注意事项】　本品不适用于 1 岁以下的婴儿，也不能作为 1～5 岁以下儿童的单一营养来源，不可静脉内注射。

【患者用药指导】　在容器内注入 700 ml 的冷开水，加入 1 罐本品混合并使其完全溶解，然后再加入冷开水至 2 000 ml，轻轻搅拌一下即可，调制好的溶液在冰箱内最多只能存放 24 h，如需要可以加温，但不能煮沸。

加营素　Ensure Powder

【商品名或别名】氨素，ENS

【分类】化学：整蛋白质类。治疗学：肠内营养剂。妊娠分类：A。

【指征和剂量】适合乳糖不能耐受患者，无法进固体饮食的外伤、慢性病、年老体弱者，产妇，术前后及某些必须限制饮食的患者等。

口服或鼻饲：取 5 量匙(约 55 g)本品，加入开水溶解稀释至 250 ml，按 1 ml 标准稀释液提供 1 kcal 热量计算决定患者每日用量。

【制剂】 粉剂：每罐 400 g。

【药动学】 本品在体内消化吸收过程同正常食物。

【作用机制】 本品参照每日饮食建议量的比例配成，含有糖类、蛋白质、脂肪、维生素、电解质、微量元素等人体所需的各种营养要素。给机体提供每日必需的营养与热量。本品热量/氮量比为 178，故起到节约蛋白质作用，不增加肾负担，胆固醇低，不含乳糖。

【禁忌证】 禁用于肠梗阻、肠麻痹、急性胰腺炎，严重肝、肾功能不全，蛋白质耐量下降，对本品所含营养物质有先天性代谢障碍的患者。

【相互作用】 本品含维生素 K_1，对使用香豆素类抗凝剂的患者应注意药物的相互作用。

【不良反应】 部分患者出现腹胀。

【注意事项】 不要与其他粉末状合并应用，以防导管堵塞。严禁静脉内应用。

【患者用药指导】 溶液配制后应密封，保存于冰箱内，溶液配制后应在 24 h 内用完。

瑞高 Fresubin 750MCT

【分类】 化学：整蛋白质类。治疗学：肠内营养剂。妊娠分类：C。

【指征和剂量】 适用于需要高蛋白质、高能量、易于消化的脂肪的患者，以及液体入量受限的患者，包括：代谢应激患者，特别是烧伤患者；心功能不全患者的营养治疗；持续性腹膜透析患者。

管饲或口服，应依照患者体重和营养状况计算每日用量。以本品为唯一营养来源：20～30 ml(30～40 kcal)/(kg · d)(1 kcal=4.184 kJ)。以本品补充营养：500 ml/d(750 kcal)。管饲给药时，应逐渐增加剂量，第 1 天速度约为 20 ml/h，以后逐日增加 20 ml/h，最大滴速 125 ml/h。

【制剂】 乳剂：每瓶 500 ml。

【药动学】 本品在体内消化吸收过程同正常食物。

【作用机制】 本品是一种高分子量、易于代谢的肠内营养制剂。用于分解代谢和液体入量受限患者的均衡营养治疗，能够满足患者的能量需求和增加的蛋白质需要量，减少氮丢失、促进蛋白质合成。本品含有小肠容易吸收的中链三酰甘油，为创伤后的代谢提供大量优质的能量底物。

【禁忌证】 禁用于：所有不适于肠内营养的疾病，如肠梗阻、小肠无力、急性胰腺炎等；严重肝、肾功能不全，蛋白质耐量下降；对本品所含营养物质有先天性代谢障碍。

【相互作用】 本品含维生素 K，对使用香豆素类抗凝剂的患者应注意药物的相互作用。

【不良反应】 给药速度太快或过量，可能发生恶心、呕吐或腹泻等胃肠道反应。

【注意事项】 ① 本品提供全部营养的患者，应监测液体平衡。根据监测代谢状态，决定是否需要额外补充钠。以本品提供长期营养时，适用于禁用膳食纤维的患者，否则应选用含膳食纤维的营养制剂。② 妊娠 3 个月内的孕妇维生素 A 剂量不应超过 1 万 IU/d。本品与其他含维生素 A 的营养物质合用时，应考虑这一因素。

【患者用药指导】 本品可用于儿童及老年患者。使用前摇匀。储藏于 25℃以下，不得冰冻，密封保存。开启后在冰箱内(2～10℃)最多保存 24 h。有效期 12 个月。

瑞素　Fresubin

【分类】 化学：整蛋白质类。治疗学：肠内营养剂。妊娠分类：C。

【指征和剂量】 本品适用于营养摄入障碍，但无严重消化或吸收功能障碍的患者。包括颅面或颈部创伤或手术后、咀嚼或吞咽困难、术前和术后高能量营养阶段、上消化道食物通过障碍、意识丧失和(或)接受机械通气的患者，高分解代谢状态(如癌症、烧伤、颅面创伤)、影响进食的心理障碍或神经性厌食、疾病恢复期、与年龄有关的摄食障碍患者。本品作为不含膳食纤维的肠内营养制剂，还适用于需要减少肠道内容物的情况：直肠功能紊乱，如憩室炎、结肠炎、直肠炎；直肠检查准备期间及结肠手术准备期间。

管饲或口服，应依照患者体重和营养状况计算每日用量。以本品为唯一营养来源：30 ml(30 kcal)/(kg · d)(1 kcal ＝ 4.184 kJ)，平均剂量为 2 000 ml(2 000 kcal)/d。以本品补充营养：500～1 000 ml/d。管饲给药时，应逐渐增加剂量，第 1 天速度约为 20 ml/h，以后逐日增加 20 ml/h，最大滴速 125 ml/h。

【制剂】 乳剂：每瓶 500 ml。

【药动学】 本品在体内消化吸收过程同正常食物。

【作用机制】 本品为营养成分完全的营养制剂,可提供人体必需的营养成分和能量,满足患者对必需氨基酸、必需脂肪酸、维生素、矿物质和微量元素的需要。

【禁忌证】【相互作用】【不良反应】 同瑞高。

【注意事项】 ① 以本品提供全部营养的患者,应注意体液平衡。② 根据个体代谢状况,决定是否补充钠。③ 以本品提供长期营养时,适用于禁用膳食纤维的患者,否则应选用含膳食纤维的营养制剂。④ 妊娠 3 个月内的孕妇维生素 A 剂量不应超过 1 万 IU/d。

【患者用药指导】 本品主要用于成年患者,较少有用于儿童的临床经验。储藏于 15~25℃,不得冰冻,密封保存。开启后在冰箱内(2~10℃)最多保存 24 h。有效期 12 个月。

(二)特殊用途类营养剂

1. 糖尿病患者肠内营养剂

瑞代 Fresubin Diabetes

【分类】 化学:蛋白质、碳水化合物、脂肪、矿物质等。治疗学:肠内营养剂。妊娠分类:C。

【指征和剂量】 适用于糖尿病患者,可为有以下症状的糖尿病患者提供全部肠内营养:咀嚼和吞咽困难、食管梗阻、卒中后意识丧失、恶病质、厌食或疾病康复期、糖尿病合并营养不良。也可用于其他糖尿病患者补充营养。

管饲或口服,应依照患者体重和营养状况计算每日用量。本品提供热量为 0.9 kcal/ml(1 kcal=4.184 kJ)。以本品为唯一营养来源:30 ml/(kg·d),平均剂量为 2 000 ml(1 800 kcal)/d。以本品补充营养:推荐剂量为 500 ml(450 kcal)/d。管饲给药时,应逐渐增加剂量,第 1 天速度约为 20 ml/h,以后逐日增加 20 ml/h,最大滴速 125 ml/h。

【制剂】 乳剂:每瓶 500 ml。

【药动学】 本品在体内消化吸收过程同正常食物。

【作用机制】 本品为高膳食纤维低糖配方,专供糖尿病患者使用的肠内全营养制剂，能为糖尿病患者提供所需要的各种营养。本品提供的营养物质符合糖尿病患者的代谢特点，碳水化合物主要来源于果糖和木薯淀粉，能减少糖尿病患者与糖耐受不良患者的葡萄糖负荷。因不含牛奶蛋白，故本品适用于对牛奶蛋白过敏的患者。

【禁忌证】　所有不适于肠内营养的疾病，如肠梗阻、小肠无力、急性胰腺炎，严重肝、肾功能不全，蛋白质耐量下降，严重消化吸收功能障碍，对果糖先天性不耐受；对本品所含营养物质有先天性代谢障碍。

【相互作用】【不良反应】　同瑞高。

【注意事项】　① 必要时根据用量适当调整降糖药用量，尤其是本品的用量和给药时间有变化时。② 非胰岛素依赖的患者，最好持续管饲或将每天用量分成几个小部分的方法给药。③ 对于术后和创伤后的患者应做相应的代谢检查。④ 保证足够的液体补充，如饮水或输液。⑤ 本品含钠量低，可满足糖尿病患者的需要，但单用本品作营养补充时，应适当补充钠。⑥ 严重的腹泻及吸收不良的患者慎用。⑦ 妊娠 3 个月内的孕妇维生素 A 剂量不应超过 1 万 IU/d。

【患者用药指导】　本品主要用于成年患者，用于儿童的临床经验较少。口服 50 ml/h，用前摇匀。储藏于 15～25℃，不得冰冻，密封保存。开启后在冰箱内（2～10℃）最多保存 24 h。有效期 12 个月。

益力佳　Glucerna

【分类】　化学：蛋白质、碳水化合物、脂肪等。治疗学：肠内营养剂。妊娠分类：C。

【指征和剂量】　适用于糖尿病患者，可为有以下情况的糖尿病患者提供全部肠内营养：咀嚼和吞咽困难、食管梗阻、卒中后意识丧失、恶病质、厌食或疾病康复期、糖尿病合并营养不良。也可用于应激性高血糖反应如重型脑外伤患者的营养支持。

管饲或口服，应依照患者体重和营养状况计算每日用量。

【制剂】　乳剂：每瓶 237 ml。

【药动学】　本品在体内消化吸收过程同正常食物。

【作用机制】　本品为高膳食纤维低糖配方，专供糖尿病患者使用的肠内全营养制剂，能为糖尿病患者提供所需要的各种营养。本品配方符合国际糖尿病协会的推荐和要求，提供的营养物质符合糖尿病患者的代谢特点，碳水化合物主要来源于纤维、果糖和多糖,供热量占1/3,能减少糖尿病患者与糖耐受不良患者的葡萄糖负荷;脂肪提供总热量的49%,脂肪以单不饱和脂肪酸为主,有助调节脂代谢。

【禁忌证】 同瑞代。

【相互作用】 本品与其他药物无明显配伍禁忌。

【不良反应】【注意事项】 同瑞代。

【患者用药指导】 储藏于15～25℃,不得冰冻,密封保存。开启后在冰箱内(2～10℃)最多保存24 h。有效期12个月。

2. 肺部疾病患者肠内营养剂

益菲佳 Pulmocare

【分类】 化学:整蛋白质类。治疗学:肠内营养剂。妊娠分类:C。

【指征和剂量】 适用于肺部疾病如慢性阻塞肺疾病、呼吸衰竭患者。管饲或口服,应依照患者体重和营养状况计算每日用量。

【制剂】 乳剂:每瓶237 ml。

【药动学】 本品在体内消化吸收过程同正常食物。

【作用机制】 本品为高脂肪低糖营养配方。本品含脂肪55.1%、蛋白16.7%、碳水化合物28.2%。氧化代谢后二氧化碳生成量相对低,对呼吸功能不全患者特别是Ⅱ型呼衰患者可减轻二氧化碳负荷。

【禁忌证】 禁用于:所有不适于肠内营养的疾病,如胃肠道张力下降、急性胰腺炎早期;严重肝、肾功能不全,蛋白质耐量下降;严重消化吸收功能障碍;对本品所含营养物质有先天性代谢障碍。

【相互作用】 本品与其他药物无明显配伍禁忌。

【不良反应】 给药速度太快或过量,可能发生恶心、呕吐或腹泻等胃肠道反应。

【注意事项】 本品不得静注。

【患者用药指导】 在医生指导下使用。储藏于5～25℃,不得冰冻,密封保存。开启后在冰箱内(2～10℃)最多保存24 h。有效期12个月。

3. 癌症患者肠内营养剂

瑞能 Supportan

【分类】 化学:整蛋白质类。治疗学:肠内营养剂。妊娠分类:C。

【指征和剂量】 用于癌症患者的肠内营养，如恶病质、厌食、咀嚼和吞咽困难、食管梗阻。此外，还可用于对脂肪或 ω-3 脂肪酸需要量增高的患者。

管饲或口服，应依照患者体重和营养状况计算每日用量。以本品为唯一营养来源：推荐剂量为 30 kcal/(kg·d)(1 kcal=4.184 kJ)。以本品补充营养：推荐剂量为 2～6 瓶/d。管饲给药时，其输注速度和量应逐渐增加。

【制剂】 乳剂：每瓶 200 ml。

【药动学】 本品在体内消化吸收过程同正常食物。

【作用机制】 本品是高能量、高脂肪、低碳水化合物的整蛋白质纤维型肠内营养制剂。其高脂肪(提供 50%的能量)和高能量密度(1.3 kcal/ml)的特性可以满足患者对脂肪代谢及能量的高需求，防止出现恶病质。富含 ω-3 脂肪酸(0.6 g/200 ml)和核苷酸，可提高患者细胞免疫功能，抑制体重下降，缩短住院时间。低碳水化合物(总热量的 32%)，可抑制肿瘤细胞生长。另外，因其富含维生素 A、C、E 和膳食纤维，可帮助机体清除氧自由基，促进伤口愈合。并具有保护肠黏膜屏障，调节肠道功能的作用。本品所含的营养成分来源于天然食品，对人体无毒性作用。

【禁忌证】 禁用于：所有不适于肠内营养的疾病，如胃肠道张力下降、急性胰腺炎早期；严重肝肾功能不全，蛋白质耐量下降；严重消化吸收功能障碍；对本品所含营养物质有先天性代谢障碍。

【不良反应】 给药速度太快或过量，可能发生恶心、呕吐或腹泻等胃肠道反应。

【注意事项】 本品不得静注。

【患者用药指导】 储藏于 5～25℃，不得冰冻，密封保存。开启后在冰箱内(2～10℃)最多保存 24 h。有效期 12 个月。

(三) 肠外营养制剂

1. 氨基酸类营养药

氨复命 15-HBC Amino-Acid (15) Compound Injection

【分类】 化学：氨基酸类。治疗学：肠外营养药。妊娠分类：A。

【指征和剂量】 用于严重创伤、感染、应激状态、慢性消耗性疾病、营养不良的患者。

静脉缓慢滴注：成人 250～1 000 ml/d，或根据病情增减。外周静滴时可用等量 5%葡萄糖液稀释后缓慢滴注，滴速 30～40 滴/min。

【制剂】 水针剂：6.9%250 ml。

【药动学】 静注后迅速被吸收，参与体内蛋白质的合成。

【作用机制】 本品由 8 种必需氨基酸和 7 种非必需氨基酸(甘、组、精、丙、丝、脯、半胱氨酸)及几种电解质配制而成，氨基酸含量 6.9%，其中支链氨基酸含 45%。本品含高浓度支链氨基酸，在能量供应充足时，氨基酸可进入组织细胞，参与蛋白质的合成代谢，改善氮平衡；抑制肌蛋白分解，促进创伤修复与器官功能恢复。

【禁忌证】 肝、肾功能严重损害患者禁用。严重酸中毒及充血性心力衰竭患者慎用。

【相互作用】 与其他药物无明显配伍禁忌。

【不良反应】 输注过快可引起恶心、呕吐、头痛、发热等反应。

【注意事项】 ① 使用本品时应供给足够量的葡萄糖，以防止和减少氨基酸进入体内被作为提供热能而消耗掉。② 长期使用时应加强血浆电解质、血 pH 值、肝功能的检测，及时纠正代谢性酸中毒及肝功能异常等。③ 冬季使用本品时，需加温至接近正常体温时使用。④ 本品为无色澄清溶液，如发现溶液变黄则不宜使用。

【患者用药指导】 在医生监护下使用。如出现恶心、呕吐、发热等应及时告诉医护人员。

复方氨基酸 18－B 注射液 Compound Branched Chain Amino Acid Injection (18－B)

【商品名或别名】 绿支安

【分类】 化学：氨基酸类。治疗学：肠外营养药。妊娠分类：A。

【指征和剂量】 用于低蛋白血症、低营养状态、手术前后等的氨基酸补充。

周围静脉给药：通常成人 1 次剂量为 200～400 ml，缓慢静滴。每瓶输注时间不应<120 min(25 滴/min)。用量可根据年龄、症状、体重适当增减。本品最好与糖类同时输注以提高人体对氨基酸的利用率。中心静脉给药：通常成人剂量为 400～800 ml/d。本品可与糖类等混合，由中心静脉 24 h

持续滴注。根据年龄、症状、体重适当增减。

【制剂】 水针剂：200 ml(10.325%)。

【药动学】 静注后迅速被吸收，参与体内蛋白质的合成。

【作用机制】 本品主要由 18 种氨基酸及少量钠、醋酸根离子组成，总氮量 15.2 mg/ml。支链氨基酸含量高(35.9%)，必需氨基酸含量高(EAA/NEAA=1.7)。本品能抑制肌蛋白分解，促进肌蛋白合成；作为应激状态下骨骼肌的能量来源；作为丙氨酸、谷氨酰胺合成的底物；调节氮平衡；与芳香族氨基酸竞争进入脑，降低脑脊液中氨的浓度。

【禁忌证】 肝性脑病、严重肾功能不全或高氮血症、氨基酸代谢异常患者禁用。

【相互作用】 除糖类外本品不宜与其他任何药物混合。

【不良反应】 罕见皮疹，此时应中止给药。偶见恶心、呕吐等。循环系统偶见胸部不适、心悸等。大量快速给药可引起酸中毒，罕见肝肾功能障碍。偶见畏寒、发热、头痛、给药部位疼痛。

【注意事项】 ① 严重酸中毒患者、充血性心功能不全患者、低钠血症患者慎用。② 本品含有 80 mol/L 醋酸根离子，大量给药或与电解质溶液并用时应注意电解质与酸碱平衡。③ 有结晶析出时，应温热至 50～60℃溶解后，放冷至接近体温再用。④ 使用前应详细检查，药液不澄清或已变色不得使用。⑤ 本品一次用完，残液不得再次使用。

【患者用药指导】 在医生监护下使用。如出现恶心、呕吐、发热等应及时告诉医护人员。

凡命　Vamin Solution

【商品名或别名】 凡命注射液

【分类】 化学：氨基酸类。治疗学：肠外营养药。妊娠分类：A。

【指征和剂量】 适用于低蛋白血症、围手术期、慢性消耗性疾病等患者补充营养。

静脉缓慢滴注，成人：500～1 000 ml/d。滴速应缓慢，500 ml 宜在 3～4 h滴完，滴速 40～50 滴/min。新生儿和婴儿：在出生后的第 1 周内，每 24 h按 30 ml/kg 输注。

【制剂】 水针剂：7% 250 ml。

【药动学】 静注后迅速被吸收，参与体内蛋白质的合成。

【作用机制】 本品含合成人体蛋白质所需的17种必需和非必需氨基酸及几种电解质(氯化钾、氯化钙、硫酸镁),能协助维持营养不良患者的正氮平衡,溶液浓度为7%,每升含氮9.4 g,约等于60 g蛋白质,可基本满足成人1 d蛋白质的需要。

【禁忌证】 严重肝损害、尿毒症患者禁用。

【相互作用】 本品不得加入其他药品。可与葡萄糖、脂肪乳等肠外营养制剂混合输注。

【不良反应】 偶有恶心反应。

【注意事项】 ① 为充分利用氨基酸合成蛋白质,应同时静脉输注糖、脂肪乳剂以满足热能需要。② 本品属高渗溶液,输注时应防止药液渗漏至血管外或发生血栓性静脉炎。③ 对肾功能损害和用洋地黄治疗的心脏病患者慎用,因血钾和组织内水平可能不一致,补充钾要注意。④ 严重疾病早产婴儿,由于有高苯丙氨酸血症的危险,应慎用。

【患者用药指导】 在医生监护下使用。如出现恶心、呕吐、发热等应及时告诉医护人员。

乐凡命 Novamin

【分类】 化学:氨基酸类。治疗学:肠外营养药。妊娠分类:A。

【指征和剂量】 对于不能口服或经肠道营养,以及营养不能满足需要的患者,在有足量热卡供应的前提下,输注本品可促进机体蛋白合成,减轻应激状态下蛋白分解。

根据需要每24 h可输注500～1 000 ml。每日最大输注剂量:乐凡命8.5%为29 ml/kg;乐凡命11.4%为23 ml/kg,约合0.4 g氮/kg。

【制剂】 水针剂:8.5%(250 ml,500 ml),11.4%(250 ml,500 ml)。

【药动学】 静注后迅速被吸收,参与体内蛋白质的合成。

【作用机制】 本品可提供完全、均衡的18种必需和非必需氨基酸,其中含有酪氨酸和胱氨酸,用以满足机体合成蛋白质的需要,改善氮平衡。

【禁忌证】 肝昏迷和无条件透析的尿毒症患者以及对本品过敏者禁用。肝肾功能不全者慎用。

【不良反应】 个别患者可能会出现恶心、面部潮红、多汗。从周围静脉输注时有可能导致血栓性静脉炎。本品输注过快或给肝肾功能不全患者使用时,有可能导致高氨血症和血浆尿素氮的升高。由于含有抗氧化剂焦亚硫酸钠，因此偶有可能诱发过敏反应（尤其是哮喘患者）。

【注意事项】 ① 乐凡命 8.5%可经中心静脉或周围静脉输注；乐凡命 11.4%因渗透压高，单独输注须经中心静脉滴入，但与其他营养制剂混合使用也可经周围静脉输注。② 使用本品时输注速度应缓慢，一般 1 000 ml 乐凡命 8.5%或 11.4%的适宜输注时间至少是 8 h，30～40 滴/min。③ 为使氨基酸在体内被充分利用并合成蛋白质，应同时给予足够的能量、适量的电解质、微量元素以及维生素。

【患者用药指导】 在医生监护下使用。如出现恶心、发热、哮喘发作等应及时告诉医护人员。

14 氨基酸注射液- L600　14 - Amino Acid Injection - L600

【商品名或别名】 安福仙 L600，Aminofusin L600

【分类】 化学：氨基酸类。治疗学：肠外营养药。妊娠分类：A。

【指征和剂量】 主要用于因消化道功能障碍引起的蛋白质摄取不足、慢性消耗性疾病和低蛋白血症的患者。

静脉缓慢滴注：500～1 000 ml/d。

【制剂】 水针剂：6%500 ml。

【药动学】 静注后迅速被吸收，参与体内蛋白质的合成。

【作用机制】 本品由 14 种氨基酸（赖、色、苯丙、甲硫、苏、亮、异亮、缬、甘、组、精、丙、脯、谷）和木糖醇、山梨醇等配制而成的复合氨基酸制剂。可使机体获得氮源，改善负氮平衡，供体内蛋白质的合成。

【禁忌证】 肾功能严重障碍、尿毒症、高钾血症、休克等患者禁用。

【不良反应】 可引起恶心、呕吐、头痛、发热等反应。

【注意事项】 同 14 -氨基酸注射液- 823。

【患者用药指导】 在医生监护下使用。如出现恶心、呕吐、发热等应及时告诉医护人员。

安平　Aminoplasmal

【分类】 化学：氨基酸类。治疗学：肠外营养药。妊娠分类：A。

【指征和剂量】 肝病时肝性脑病急性期或表现期的营养支持；防治肝性脑病。

剂量根据个人需要而定。一般使用 7～10 ml/(kg · d)，最大剂量

15 ml/(kg·d)。通过中心静脉导管进行静注。滴速：维持非肠道营养需求：1 ml/(kg·h)。肝昏迷治疗：第1～2 h,50滴/min(约150 ml/h)；第3～4 h,25滴/min(约75 ml/h)；第5 h之后,15滴/min(约45 ml/h)。

【制剂】 水针剂：10%500 ml。

【药动学】 静注后迅速被吸收,参与体内蛋白质的合成。

【作用机制】 本品是一种含有亮、异亮、缬氨酸等20种左旋氨基酸的溶液。氨基酸的模式可满足肝功能衰竭状态下的特殊代谢需求。肝功能衰竭是以氨基酸失调,尤其是支链氨基酸与芳香族氨基酸之间的不平衡为特征,本品模式顾及患者的这些变化,构成中支链氨基酸含量高适宜肝病患者的特殊需要,适用于肝病患者的肠外营养,使用足量的氨基酸达到有效的蛋白质平衡,而无诱发肝性脑病的危险。总氨基酸量100 g/L,含氮量15.3 g/L。

【禁忌证】 非肝源性的氨基酸代谢紊乱、肾功能衰竭伴非蛋白氮升高、酸中毒、水潴留、休克。

【相互作用】 不提倡在本品溶液中添加任何药物。

【不良反应】 如输注速度过快,可能出现不耐受。

【注意事项】 ① 应密切注意水、电解质和酸碱平衡,根据血清离子谱补充电解质。② 为了支持输入氨基酸参与合成代谢,达到最好利用,能量物质(葡萄糖和脂肪)应同时输入。③ 滴注过快,可出现不能耐受及肾氨基酸丢失,使氨基酸失衡。对肾功能不全的患者,其使用氨基酸的剂量应根据血浆尿素和肌酐值进行调整。④ 在治疗肝性脑病过程中,氨基酸治疗法并不能代替其他治疗措施,如导泻法、输入乳果糖和(或)肠道抗生素等。

【患者用药指导】 在医生监护下使用。如出现恶心、呕吐、发热等应及时告诉医护人员。

支链氨基酸3H注射液 Branch Chain Amino Acid 3H Injection

【商品名或别名】 支链氨基酸3H

【分类】 化学：氨基酸类。治疗学：肠外营养药。妊娠分类：A。

【指征和剂量】 常用于防治肝昏迷,也可用于肝硬化、肝炎、低蛋白血症等。

静滴：250～500 ml,qd或bid。用于治疗肝昏迷时,应先输注10%葡萄糖溶液250～500 ml,再缓慢滴注本品(30～40滴/min)。对肝昏迷患者剂量可酌情增加。

【制剂】 水针剂：4.26%250 ml。

【药动学】 静注后迅速被吸收，参与体内蛋白质的合成。

【作用机制】 本品内含 3 种支链氨基酸（亮、异亮、缬），含总氨基酸 4.26%，总氮量 0.471%，输注后可提高血浆中支链氨基酸水平，迅速改变血浆中支链氨基酸和芳香族氨基酸的比值，由于支链氨基酸直接在脑、肌肉、心肌、脂肪组织代谢，更有利于调整脑内氨基酸的组成和脑组织代谢，并为机体提供能量和营养支持，维持氮平衡。

【禁忌证】 氨基酸代谢失调及心、肾功能不全者禁用。

【相互作用】 与其他药物无明显配伍禁忌。

【不良反应】 可引起恶心、呕吐、头痛、发热等反应。

【注意事项】 ① 使用本品作为防治肝昏迷苏醒剂时，不可与其他氨基酸制剂混淆。② 使用本品时应供给足够量的葡萄糖，以防止和减少氨基酸进入体内被作为提供热能而消耗掉。③ 定期检测肝功能。④ 对重度胸腔积液、腹水患者应适当控制用量。⑤ 置于 25℃以下暗处储存。如发现溶液变黄则不宜使用。

【患者用药指导】 在医生监护下使用。如出现恶心、呕吐、发热等应及时告诉医护人员。

六合氨基酸注射液 6-Amino Acid Compound Injection

【商品名或别名】 肝醒灵

【分类】 化学：氨基酸类。治疗学：肠外营养药。妊娠分类：A。

【指征和剂量】 用于治疗慢性迁延性肝炎，慢性活动性肝炎及急性、亚急性重症肝炎，特别是肝性脑病患者。

静滴：250～500 ml，qd 或 bid。使用时将本品与等量 10%葡萄糖溶液稀释后缓慢滴注。

【制剂】 水针剂：250 ml。

【药动学】 静注后迅速被吸收，参与体内蛋白质的合成。

【作用机制】 本品系 6 种氨基酸（亮、异亮、缬、天冬、谷、精）组成的复合氨基酸注射液，含总氨基酸 8.44%。输注后可提高血浆中支链氨基酸水平，迅速改变血浆中支链氨基酸和芳香族氨基酸的比值，调整肝脏病患者氨基酸代谢紊乱。

【禁忌证】 氨基酸代谢失调及心、肾功能不全者禁用。

【不良反应】 可引起恶心、呕吐、头痛、发热等反应。

【注意事项】 ① 使用本品作为防治肝昏迷苏醒剂时,不可与其他氨基酸制剂混淆。② 使用本品时应供给足够量的葡萄糖,以防止和减少氨基酸进入体内被作为提供热能而消耗掉。③ 定期检测肝功能。④ 置于 25℃以下暗处储存。如发现溶液变黄则不宜使用。

【患者用药指导】 在医生监护下使用。如出现恶心、呕吐、发热等应及时告诉医护人员。

14 氨基酸注射液-800 14 - Amino Acid Injection - 800

【分类】 化学:氨基酸类。治疗学:肠外营养药。妊娠分类:A。

【指征和剂量】 常用于防治肝昏迷。也常用于提供营养成分、纠正负氮平衡、改善患者的营养状态。

静滴:250～500 ml/d。可与等量 10%葡萄糖溶液串联后经外周静脉缓慢滴注,或与等量高渗葡萄糖(25%～50%)混匀后经中心静脉缓慢滴注,一般 40～60 滴/min。

【制剂】 水针剂:8%(200 ml,250 ml,500 ml)。

【药动学】 静注后迅速被吸收,参与体内蛋白质的合成。

【作用机制】 本品以含支链氨基酸为主的 14 种氨基酸(赖、色、苯丙、蛋、苏、亮、异亮、缬、甘、组、精、丙、脯、丝)配制而成的复合氨基酸制剂,总浓度 8%。可有效地改善血浆氨基酸谱,提高血浆中支链氨基酸和芳香族氨基酸的比值,且由于支链氨基酸主要在肝外代谢,特别是在肌肉细胞、脑细胞内代谢的特点,可改善脑内氨基酸的组成,调整神经递质的代谢,促进肝内蛋白质的合成。

【禁忌证】 氨基酸代谢失调及心、肾功能不全者禁用。

【不良反应】 可引起恶心、呕吐、头痛、发热等反应。

【注意事项】 同六合氨基酸注射液。

【患者用药指导】 在医生监护下使用。如出现恶心、呕吐、发热等应及时告诉医护人员。

9 复合结晶氨基酸注射液 9 - Crystalline Amino - Acid Compound Injection

【商品名或别名】 肾必氨,复合氨基酸注射液,9R

【分类】化学：氨基酸类。治疗学：肠外营养药。妊娠分类：A。

【指征和剂量】适用于非终末期慢性肾衰，尤其对必须进低蛋白质饮食而呈负氮平衡不能纠正者，以及各种透析患者营养不良者，能纠正氮质血症、缓解尿毒症症状、改善营养状态、降低血磷和增强机体抗病能力等，对急性肾衰非高分解状态也可试用。

当肌酐清除率在 5～20 ml/min，或血清肌酐 440～830 μmol/L，或血尿素氮 14～25 mmol/L，限制蛋白质摄入在 30～35 g/d 后，2 周左右可再将饮食蛋白质限制在 20 g/d 的基础上，加入本品。当肌酐清除率在 2～10 ml/min，或血清肌酐 880～1 320 μmol/L，或血尿素氮 25～53 mmol/L，蛋白质摄入应限制在 20 g/d 左右，此时必须给予本品。此种患者应在低蛋白质饮食(20 g)1～2 周后再用本品。

静滴：成人 250 ml/d，或按需氮量 0.2 g/(kg・d)计算，与 5%～10%葡萄糖溶液混合后缓慢滴注(约 15 滴/min)。

【制剂】 水针剂：5.59%250 ml。

【药动学】 静注后迅速被吸收，参与体内蛋白质的合成。

【作用机制】 本品有 8 种必需氨基酸加组氨酸组成，含总氨基酸 5.59%，为专供肾病患者而配制的复合氨基酸注射液。肾功能不全患者尿素氮排泄困难而滞留在体内，给予本品补充必需氨基酸后，机体必需氨基酸/非必需氨基酸比例不当得到调整，氮代谢产物减少，而同时高热量低蛋白饮食使蛋白质合成增加，氮质血症可减轻，从而改善尿毒症症状。

【禁忌证】 肝功能不良、高氯血症、严重脱水未被纠正前患者禁用本品。

【相互作用】 本品除葡萄糖外不宜与其他药物配伍。

【不良反应】 滴速过快可引起恶心、呕吐、心悸、发热等反应。

【注意事项】 ① 凡用本品患者均应低蛋白质、高热量饮食。热量摄入应在 2 000 kcal/d(1 kcal＝4.184 kJ)左右，如饮食摄入量达不到此值，应给予葡萄糖补充，否则输入本品后，转变为热量，不能达到合成蛋白作用。② 本品可与葡萄糖注射液混合滴注，但不宜添加其他药物。③ 静滴速度要慢(15 滴/min)，年老和危重者尤要注意。④ 使用时，应监测血糖、血清蛋白、肾功能、肝功能、电解质、二氧化碳结合力、血钙、血磷等，必要时检查血镁和血氨。如出现低钾、低磷、低镁血症，应注意纠正。⑤ 因患者本身存在酸碱平衡失调，故应定期分析电解质与酸碱平衡并及时纠正。⑥ 糖尿病肾病患者常需适当应用胰岛素,将血糖控制在较满意的水平。非糖尿病尿毒症患者如输注高渗葡萄糖,也应同时应用小剂量胰岛素。维生素 B_6、苯丙酸诺龙等也可适当应用,以增加蛋白合成作用。⑦ 使用本品前应检查药液无浑浊、密封完好才能使用。本品遇冷偶见结晶析出,可置于 50℃温水中溶解,凉到 37℃左右再应用,药液一经使用,剩余药液切勿保存再用。

【患者用药指导】 在医生监护下使用。如出现恶心、呕吐、发热等应及时告诉医护人员。

2. 肽类营养药

丙氨酰谷氨酰胺注射液

【商品名或别名】 力肽,Dipeptiven

【分类】 化学:肽类。治疗学:肠外营养药。妊娠分类:C。

【指征和剂量】 本品是肠外营养的一个组成部分,适用于需要补充谷氨酰胺的患者,包括处于分解代谢和高代谢状态的患者,如严重应激状态、大面积烧伤、多发性损伤、脓毒症等高分解代谢患者,长期使用全肠外营养患者,肠道炎性溃疡、放射性肠炎患者,肿瘤化疗患者,接受骨髓移植患者等。

剂量根据分解代谢的程度和氨基酸的需要量而定。1.5～2.0 ml/(kg·d),相当于 0.3～0.4 g 的丙氨酰谷氨酰胺/kg(例如 70 kg 重的患者每天需 100～140 ml 的本品)。最大剂量为 2.0 ml/(kg·d)。

本品是一种高浓度溶液,不可直接静脉输注。在输注前,必须与可配伍的氨基酸溶液或含有氨基酸的输液相混合,然后与载体溶液一起输注。1 体积的本品应与至少 5 体积的载体溶液相混合。本品加入载体溶液时用量的调整:当氨基酸需要量为 1.5 g/(kg·d)时,其中 1.2 g 氨基酸由载体溶液提供,0.3 g 氨基酸由本品提供;当氨基酸需要量为 2 g/(kg·d)时,其中 1.6 g 氨基酸由载体溶液提供,0.4 g 氨基酸由本品提供。输注速度依载体溶液而定,但不应超过 0.1 g/(kg·h)。本品连续使用时间不超过 3 周。

【制剂】 水针剂:50 ml,100 ml。每 100 ml 含本品 20 g。

【药动学】 丙氨酰谷氨酰胺输注后在体内迅速分解为谷氨酰胺和丙氨酸。它们在人体的半衰期为 2.4～3.8 min(晚期肾功能不全患者为 4.2 min),血浆清除率为 1.6～2.7 L/min。双肽的消失伴随等物质的量的游离氨基酸的增加。它的水解过程可能仅发生在细胞外。当输液量恒定不变时，通过尿液排泄的丙氨酰谷氨酰胺低于5%，与其他输注的氨基酸相同。

【作用机制】　丙氨酰谷氨酰胺输注后在体内酶解为谷氨酰胺和丙氨酸，使经由肠外营养输液补充谷氨酰胺成为可能。谷氨酰胺是体内含量最丰富的氨基酸，约占全身游离氨基酸的60%，也是血浆中含量最高的氨基酸。谷氨酰胺是小肠黏膜细胞的首选能源底物；谷氨酰胺是免疫细胞的基本营养物质，骨髓细胞、淋巴细胞等的生长、分化及增殖都需要谷氨酰胺；谷氨酰胺是保持肌肉新陈代谢的关键氨基酸，体内75%的谷氨酰胺都储存于骨骼肌内、应激时骨骼肌细胞释放的氨基酸中1/2～2/3都为谷氨酰胺；谷氨酰胺参与体内蛋白及核酸的合成代谢，谷氨酰胺含2个氨基，它可作为氮的载体，为蛋白和核酸的合成提供氮源。对许多病症应用肠外营养支持时，患者均可能出现谷氨酰胺的消耗，而本品的输注可阻止这一症状的出现。

【禁忌证】　严重肾功能不全(肌酐清除率＜25 ml/min)或严重肝功能不全的患者禁用。

【注意事项】　① 对于失代偿性肝功能不全的患者，应定期检测肝功能。应检测碱性磷酸酶、丙氨酸转氨酶、天冬氨酸转氨酶和酸碱平衡。② 本品不可直接输注。在输注前，必须与可配伍的氨基酸溶液或含有氨基酸的输液相混合，然后与载体溶液一起输注。混合液中本品的最大浓度不应超过3.5%。③ 不要将其他的药物加入混合后的溶液中。本药中加入其他成分后，不能再储存。④ 连续使用时间不应超过3周。⑤ 妊娠及哺乳期妇女、儿童使用本品的临床资料不足，不推荐使用本品。

【患者用药指导】　在医生监护下使用。如出现恶心、呕吐、发热等应及时告诉医护人员。

3. 脂肪乳剂类营养药

脂肪乳剂　Fat Emulsion

【商品名或别名】　英特利匹特，Intralipid

【分类】　化学：脂类。治疗学：肠外营养药。妊娠分类：A。

【指征和剂量】　用于手术前后营养失调、慢性胃肠道疾病或肠道营养吸收障碍、烧伤、恶病质、慢性消耗性疾病等需要静脉输注营养的患者。

成人：总量不超过3 g/(kg·d)，一般给予10%溶液500～1 000 ml/d，缓慢静滴，滴注时间不少于3～5 h。开始滴注的10 min内，滴速应限于20滴/min，以后逐渐加快，约30 min后可稳定于需要的速度上，以40～60滴/

min为宜。新生儿或婴儿：应以婴儿廓清脂肪的能力来控制剂量。对体重很轻的新生儿和早产儿开始剂量为0.5 g(10%溶液5 ml)/kg,24 h恒速滴注,以后根据婴儿廓清脂肪的能力来增加。儿童剂量为0.5～3 g(10%溶液5～30 ml)/(kg·d)。

【制剂】 水针剂：10%(250 ml,500 ml),20%(100 ml,250 ml),30%(100 ml,250 ml)。

【药动学】 本品在循环中的消除与乳糜微粒相同,输注本品后5～6 h可在体内完全清除。

【作用机制】 本品为无热源的脂肪乳灭菌制剂,内含大豆油和卵磷脂,大豆油是以多元不饱和脂肪酸为主的三酰甘油的混合物。本品为高能量静脉营养补液,静滴后补充营养需要,减少蛋白质和糖原的分解代谢,纠正负氮平衡,增强抗病能力。

【禁忌证】 休克和严重脂质代谢紊乱(如高脂血症)患者禁用。对大豆蛋白过敏者、高胆红素血症和可疑肺动脉高压的新生儿和早产儿、脂肪代谢功能减退的患者(如肝、肾功能不全,失代偿性糖尿病,胰腺炎,甲状腺功能低下以及败血症)慎用。

【相互作用】 除脂溶性维生素外,一般不宜与其他药物、营养素、电解质溶液、血浆代用品等配伍。

【不良反应】 少数患者可发生恶心、呕吐、发热等反应,个别出现贫血、腰酸背痛、肝脾肿大等,控制滴速可减少或控制上述不良反应。

【注意事项】 ① 若每日输注脂肪乳剂,1周后要检查患者对所给予脂肪的廓清能力。② 新生儿与婴儿应定期进行脂肪清除能力测定,最可靠的办法为测定血清三酰甘油水平。③ 如患者血浆有乳光或乳色反应,应暂停使用。④ 宜存于0～25℃,但不得冰冻,开瓶后的残液必须废弃。

【患者用药指导】 在医生监护下使用。如出现恶心、呕吐、发热等反应应立即告诉医护人员。

力保肪宁 Lipofundin MCT/LCT

【商品名或别名】 中长链脂肪乳剂注射液

【分类】 化学：脂类。治疗学：肠外营养药。妊娠分类：C。

【指征和剂量】 为需要静脉营养的患者提供能源;为长期静脉营养(5 d以上)患者提供足够的必需脂肪酸,防止必需脂肪酸缺乏。

成人：1～2 g/(kg·d)，可提供60%以上的非蛋白质热量。最初15 min内输入速度不应超过0.5～1 ml/(kg·h)（10%输注液）或0.25～0.5 ml/(kg·h)（20%输注液），若无不良反应，可将速度增加至2 ml/(kg·h)（10%输注液）或1 ml/(kg·h)（20%输注液）。患者第1天的治疗剂量不宜超过10%输注液500 ml或20%输注液250 ml。如患者无不良反应，以后的治疗剂量可增加。

【制剂】　水针剂：10%(100 ml，250 ml，500 ml)，20%(100 ml，250 ml)。

【药动学】　同脂肪乳剂。

【作用机制】　本品含有大豆油、中链三酰甘油、卵磷脂和甘油。中链三酰甘油比长链三酰甘油能更快地从血中清除，并更快地氧化供能，因此更适合为机体供能，尤其适合那些因肉毒碱转运酶缺乏或活性降低而不能利用长链三酰甘油的患者(多不饱和脂肪酸由长链三酰甘油提供)，防止因必需脂肪酸缺乏所出现的症状。卵磷脂中含有磷，为生物膜结构的组成部分，用于保证膜的流动性和生物学功能。甘油参与体内能量代谢，或合成糖原和脂肪。

【禁忌证】　禁用于：脂肪代谢异常的患者，如高脂血症、脂性肾病或急性胰腺炎伴高脂血症患者；患有酮症酸中毒或缺氧、血栓栓塞和急性休克的患者。

【相互作用】　一般来说，脂肪乳剂不宜与其他药物、电解质或其他附加剂在同一瓶内混合。如混合物是相容和稳定的，本品可与其他营养素在混合袋内混合。

【不良反应】　① 即发型反应：呼吸困难、发绀、变态反应、高脂血症、血高凝状态、恶心、呕吐、头痛、潮红、发热、出汗、寒战、嗜睡及胸骨痛。② 迟发型反应：肝脏肿大、中央小叶型胆汁郁积性黄疸、脾肿大、血小板与白细胞减少、短暂性肝功能改变、脂肪过量综合征。有报道网状内皮系统褐色素沉着，也称“静脉性脂肪色素”，其原因不明。

【注意事项】　① 输入本品时应掌握患者血液循环中脂肪的廓清情况，血脂应在2次输液期间清除。当脂肪乳的输注时间较长时，还需掌握患者的血常规、凝血状况、肝功能及血小板计数。② 代谢性酸中毒、严重肝损害、肺部疾病、脓毒血症、网状内皮系统疾病、贫血或凝血机制障碍，或有脂肪栓塞倾向的患者静脉输入脂肪乳应慎重。输入脂肪乳太快会引起液体和(或)脂肪负荷过重，导致血浆中电解质浓度下降，体内水滞留、肺水肿、肺弥散能力下降。③ 本品为一次性剂量包装,用剩的脂肪乳必须丢弃;如瓶内出现油、水分离或冻结,则不能再用。④ 在妊娠头 3 个月不宜用药,除非用药的好处大于给胎儿带来的危险。

【患者用药指导】 在医生监护下使用。如出现恶心、呕吐、胸闷等不适反应应立即告诉医护人员。

ω-3 鱼脂肪乳注射液 ω-3 Fish Oil Emulsion Injection

【商品名或别名】 尤文,Omegaven

【分类】 化学:脂类。治疗学:肠外营养药。妊娠分类:X。

【指征和剂量】 用于胃肠外营养支持,提供热量,为患者补充长链 ω-3 脂肪酸,特别是二十碳五烯酸与二十二碳六烯酸,发挥免疫调节与抗炎作用。

成人:按体重每日输注本品 1～2 ml/kg,相当于鱼油 0.1～0.2 g。静滴最大滴注速度:不可超过 0.5 ml/(kg·h),相当于不超过鱼油 0.05 g/(kg·h)。滴速应严格控制,否则血清三酰甘油会出现大幅度升高。本品应与其他脂肪乳同时使用。所提供的鱼油应占每日脂肪输入量的 10%～20%。脂肪输注总量为每日 1～2 g/kg(体重)。通过中心静脉或外周静脉输注。使用前应摇匀。在保证相容性的前提下,可混合其他脂肪乳剂后可与其他输液(如氨基酸液、碳水化合物溶液)同时输注。

【制剂】 水针剂:① 50 ml:5 g(精制鱼油);0.6 g(卵磷脂)。② 100 ml:10 g(精制鱼油),12 g(卵磷脂)。

【药动学】 本品的乳粒大小、分布情况以及体内清除动力学生理性乳糜微粒相似同脂肪乳剂。男性健康受试者的数据表明,本品所含三酰甘油的体内的半衰期为 54 min。

【作用机制】 本品含有精制鱼油、卵磷脂和甘油。每 100 ml 含二十碳五烯酸(EPA)1.25～2.82 g,二十二碳六烯酸(DHA) 1.44～3.09 g;总能量 470 kJ/100 ml(112 kcal/100 ml)。本品所含长链 ω-3 脂肪酸可作为血浆与组织脂质的组成部分,其中 DHA 是膜磷脂结构中重要的组成成分,EPA 则是二十烷类(如前列腺素、血栓烷、白介素及其他脂类介质)合成的前体物质,增加 EPA 衍生的介质类物质的合成能够促进抗凝和抗炎作用、调节免疫系统。甘油参与体内能量代谢,或合成糖原和重新酯化生成三酰甘油。卵磷脂在体内或水解或以原型构成细胞膜的重组成分,用于保证膜的流动性和生物学功能。

在脓毒症或系统性炎症反应综合征的患者中使用有益，提高细胞膜与血浆中 ω－3 脂肪酸的浓度，增加源于 EPA 的抗炎脂质介质调节免疫反应，减轻过度炎症反应。

【禁忌证】 禁用于：脂肪代谢异常，如高脂血症、脂性肾病或急性胰腺炎伴高脂血症患者；酮症酸中毒患者；某些急症，如中风、不明原因昏迷或缺氧、血栓栓塞和急性休克的患者。本品不可用于严重肝功能或肾功能不全患者，早产儿、新生儿、婴儿以及儿童，对鱼或鸡蛋蛋白过敏的患者。

【相互作用】 与多价阳离子(如钙离子)混合使用时，可能出现不相容性，尤其是与肝素共用时。使用本品有可能导致出血时间延长与血小板的凝集出现抑制，同时接受抗凝治疗的患者，给予本品时要特别小心，可以考虑减少抗凝剂的使用量。

一般来说，脂肪乳剂不宜与其他药物、电解质或其他附加剂在同一瓶内混合。如混合物是相容和稳定的，本品可与其他营养素在混合袋内混合。

【不良反应】 有可能造成患者出血时间延长及血小板聚集抑制。极少数患者可能感觉鱼腥味。可能出现的不良反应包括：体温轻度升高、潮红或发绀、寒颤、热感和(或)冷感；过敏反应，如红斑；呼吸困难、头痛、胸痛、腰背痛、骨痛；食欲不振、恶心、呕吐；血压升高或降低。可能出现代谢超负荷现象。表现为：短暂性肝功能改变、肝脏肿大、胆汁郁积性黄疸；脾肿大、贫血、白细胞减少、血小板减少；出血及出血倾向、凝血指标改变，如出血时间、凝血时间、凝血酶原时间；高血脂与高血糖。

【注意事项】 ① 应每日检查血清三酰甘油水平。脂肪乳输注期间，血清三酰甘油浓度不应超过 3 mmol/L。如输入脂肪乳期间三酰甘油浓度超过 3 mmol/L 或出现不良反应，应停止输注。② 定期检查血糖、酸碱平衡、体液电解质平衡、血细胞计数。③ 本品有可能延长出血时间，抑制血小板凝集，接受抗凝治疗的患者慎用本品。④ 本品开启后应立即在无菌条件下与脂肪乳或含脂溶性维生素的脂肪乳混合。配制后的混合液应尽早使用，并在 24 h 内完成输注。⑤ 本品连续使用时间不应超过 4 周。⑥ 当与其他脂肪乳同时使用时，本品所提供的鱼油应占每日脂肪提供量的 10％～20％。

【患者用药指导】 在医生监护下使用。如出现恶心、呕吐、发热等应立即告诉医护人员。

4. 碳水化合物类营养药

麦芽糖 Maltose

【商品名或别名】 Malt Sugar

【分类】 化学：碳水化合物。治疗学：肠外营养药。妊娠分类：A。

【指征和剂量】 适用于糖尿病及有创伤性糖尿病患者作静脉营养用。

静脉缓慢滴注，用量根据病情需要。作静脉营养用时，最大剂量为 0.125～0.15 g/(kg·h)。

【制剂】 水针剂：5%(500 ml)，10%(500 ml)。

【药动学】 麦芽糖经肾脏酶解可形成葡萄糖，吸收入血参与代谢，浓度超过肾阈时可经肾排泄。

【作用机制】 麦芽糖是由 2 个葡萄糖分子组成的双糖配制成 5%溶液。对糖尿病患者及受严重创伤、烧伤、外科大手术等患者，由于肾上腺皮质激素分泌亢进，可导致血糖偏高或创伤性糖尿，当输注葡萄糖液后，可影响糖代谢，而麦芽糖对血糖及血中胰岛素水平影响不大，故常取代葡萄糖作为营养输液以提供能量。

【禁忌证】 无明显禁忌证。肾功能不全者慎用。

【注意事项】 对非糖尿病患者不宜选用。

【患者用药指导】 在医生监护下使用。

木糖醇 Xylitol

【商品名或别名】 木胶醇，Xylit

【分类】 化学：碳水化合物。治疗学：肠外营养药。妊娠分类：A。

【指征和剂量】 适用于糖尿病及手术麻醉时酮中毒的治疗。

口服：25～50 g/d，分 3～4 次服，多作为饮食调味用。静注：每次 10%～20%溶液 20～100 ml。静滴：每次 10%的溶液 500～1 000 ml，常速滴入。

【制剂】 粉剂：每包 500 g。水针剂：10%(20 ml)，5%(500 ml)，10%(500 ml)。

【药动学】 本品能直接透过细胞膜进入细胞内参与糖代谢。

【作用机制】 本品在体内代谢不需胰岛素的参与，其产热量与甜味和葡萄糖相仿，故用于糖尿病患者营养输液以补充热量，改善糖代谢；本品尚有抑制酮体生成的作用，故减少血浆脂肪酸的生成。故常取代葡萄糖作为营养输液以提供能量。

【禁忌证】 胰岛素诱发的低血糖症禁用。

【不良反应】 口服偶可引起肠鸣、腹泻。

【注意事项】 静注浓度过高、速度过快，可致代谢性酸中毒，以及引起肾脏、大脑功能损伤。

【患者用药指导】 在医生监护下使用。

果糖注射液 Fructose Injection

【商品名或别名】丰海能

【分类】 化学：碳水化合物。治疗学：肠外营养药。妊娠分类：C。

【指征和剂量】 用于创伤、术后及感染等胰岛素抵抗状态下或不适宜使用葡萄糖而需补充水分或能源的患者的补液治疗。注射剂的稀释剂。

用量一般每日 5%果糖注射液 500～1 000 ml 缓慢静滴。剂量根据患者的年龄、体重和临床症状调整。本品注射速度以不超过 0.5 g/(kg·h)为宜。

【制剂】 水针剂：5%（250 ml）。

【药动学】 健康志愿者以 0.1 g/(kg·h)的速度输注 10%果糖 30 min，停止输注后血药浓度迅速下降，2 h 左右完全从血浆中清除，清除率为 750 ml/min，$t_{1/2}$平均为 18.4 min。尿排泄量平均小于输入量的 4%。过量的果糖以原型从肾脏排出。果糖主要在肝脏、小肠壁、肾脏和脂肪组织通过胰岛素非依赖途径代谢，比葡萄糖更为快速转化为糖原。

【作用机制】 果糖和葡萄糖同为糖源性能量物质，果糖分子式为 $C_6H_{12}O_6$，分子量 180.16。果糖比葡萄糖更易形成糖原，主要在肝脏通过果糖激酶代谢，易于代谢为乳酸，迅速转化为能量，减少肝糖原分解以及节约蛋白质。和葡萄糖不同的是，果糖磷酸化和转化为葡萄糖不需要胰岛素参与，口服和静脉输注和葡萄糖等剂量的果糖对血葡萄糖浓度波动小、尿糖少。

【禁忌证】 遗传性果糖不耐受症、痛风和高尿酸血症患者禁用。过量使用本品有可能引起危及生命的乳酸性酸中毒，未诊断的遗传性果糖不耐受症患者使用本品时可能有致命的危险。

【相互作用】 本品不宜与下列药物配伍：氨基己酸、氨苄青霉素、呋喃苯胺酸、硫酸肼苯哒嗪、硫喷妥、华法林等。

【不良反应】 滴速过快[≥1 g/(kg·h)]可引起乳酸性酸中毒、高尿酸血症以及脂代谢异常;偶有上腹部不适、痉挛性疼痛等胃肠道反应。偶可引起发热、荨麻疹反应。局部不良反应包括血栓性静脉炎等。

【注意事项】 ① 使用过程中应监测体液、电解质平衡和酸碱平衡临床和试验室指标。肾功能不全者、有酸中毒倾向以及高尿酸血症患者慎用。② 本品大量输注能引起乳酸性酸中毒和高尿酸血症,故不推荐肠外营养中替代葡萄糖。③ 本品能加剧甲醇的氧化成甲醛,故不得用于甲醇中毒治疗。④ 儿童慎用。

【患者用药指导】 在医生监护下使用。如出现发热、荨麻疹、恶心、呕吐等应立即告诉医护人员。对水果过敏、遗传性果糖不耐受症、有痛风和高尿酸血症患者禁用。

5. 三合一肠外营养制剂

脂肪乳、氨基酸(17)、葡萄糖(11%)注射液 Fat Emulsion, Amino Acids(17) and Glucose(11%) Injection

【商品名或别名】 卡文,KabivenTM PI

【分类】 化学:碳水化合物、氨基酸、脂肪乳。治疗学:肠外营养药。妊娠分类:A。

【指征和剂量】 适用于外周与中心静脉途径肠外营养治疗。静滴:输注速率按患者体重不宜超过 3.7 ml/(kg·h)[相当于 0.25 g 葡萄糖、0.09 g 氨基酸、0.13 g 脂肪/(kg·h)]。推荐输注时间为 12~24 h。

【制剂】 本品的包装分为内袋与外袋,在内袋与外袋之间放置氧吸收剂。内袋由两条可剥离封条分隔成三个独立的腔室,分别装有葡萄糖注射液(葡萄糖 11%)、氨基酸注射液(凡命 17 Novum)及脂肪乳注射液(英特利匹特 20%)。有 2 400 ml、1 920 ml 和 1 440 ml 三种包装规格,不同包装规格所容葡萄糖注射液及脂肪乳注射液的体积见下表。

包装规格	氨基酸	11%葡萄糖	20%脂肪乳	总能量(kcal)
2 400 ml	500 ml	1 475 ml	425 ml	1 700
1 920 ml	400 ml	1 180 ml	340 ml	1 400
1 440 ml	300 ml	885 ml	255 ml	1 000

本品为复方制剂，每 1 000 ml 混合液含有氨基酸 24 g（氮 3.8 g）、脂肪 35 g、葡萄糖 68 g，总能量 720 kcal，非蛋白热卡 620 kcal。电解质含量：钠 220 mmol、钾 17 mmol、镁 2.8 mmol、钙 1.4 mmol、磷 7.5 mmol、硫酸盐 2.8 mmol、氯 32 mmol、醋酸盐 27 mmol，渗透压约 750 mosm/L，pH 值约 5.6。维持机体氮平衡所需的氮量应根据患者实际情况（如体重、营养状况与代谢应激等）决定。

【药动学】 本品能静脉输注后可为机体利用，参与能量与蛋白代谢。

【作用机制】 本品在体内代谢，葡萄糖与脂肪经过氧化代谢提供热量，氨基酸参与体内蛋白质的合成。分装葡萄糖、氨基酸及脂肪乳注射液有助于保存，使用前使三腔内液体充分混匀，配制方便，更有助于营养物体为机体均衡代谢利用。

【禁忌证】 对处方中任一成分过敏者，重度高脂血症、严重肝功能不全、严重凝血机制障碍、先天性氨基酸代谢异常、严重肾功能不全且无法进行腹透与血透者，急性休克、高糖血症、血电解质异常者禁用。其他一般禁用（如急性肺水肿、水潴留、失代偿性心功能不全、低渗性脱水）疾病状态处于非稳定期（如严重创伤后期、失代偿性糖尿病、急性心梗、代谢性酸中毒、严重败血症、高渗性昏迷等）胰岛素诱发的低血糖症禁用。

【不良反应】 本品为高渗液，如长时间采用周围静脉输注有可能发生静脉炎。输注脂肪乳注射液可能会引起体温升高（发生率<3%），偶见寒战、恶心/呕吐（发生率<1%）。输注过程中出现肝功能酶一过性升高的报告。输注脂肪乳注射液产生其他不良反应更为罕见。若停止输注所有症状通常均可逆转。

【注意事项】 ① 只有在氨基酸溶液与葡萄糖溶液澄清且无色/微黄、脂肪乳溶液呈现白色均质状态方可使用本品。使用前开通腔室间的可剥离封条，使三腔内液体充分混匀，混合液在 25℃下可放置 24 h。② 可经周围静脉或中心静脉进行输注，从中心静脉输注，应注意在无菌条件下进行静脉插管。③ 本品为成人患者设计，不适宜新生儿与 2 岁以下婴幼儿使用。④ 输注期间血清三酰甘油不宜超过 3 mmol/L，推荐在输注结束 5～6 h 后进行检测脂肪廓清能力。对脂质代谢受损患者，应谨慎使用本品，如需使用则密切观察血清三酰甘油浓度。⑤ 水、电解质代谢紊乱的患者在使用本品前须对有关指标予以纠正，对有电解质潴留的患者，谨慎使用本品。⑥ 监测血糖，血电解质，血浆渗透压，水、电解质平衡与酸碱平衡，以及肝功能酶。

⑦ 出现过敏性反应(如发热、寒战、皮疹、呼吸困难)的患者应立即停止输注。

【患者用药指导】 在医生监护下使用。

6. 维生素类营养药

水乐维他 Soluvit

【分类】 化学：维生素。治疗学：肠外营养药。妊娠分类：A。

【指征和剂量】 静脉补充水溶性维生素。

成人和体重在 10 kg 以上儿童需要量为 1 瓶/d。体重不满 10 kg 的儿童需要量为 1/10 瓶/(kg・d)。若用脂肪乳剂 10 ml 溶解，只能仍加入脂肪乳剂内静滴；若拟将本品加入 5%～10%葡萄糖注射液内静滴，则本品必须用注射用水 10 ml 或 5%～10%无电解质葡萄糖溶液 10 ml 溶解。

【制剂】 干粉剂：每盒 10 瓶。

【药动学】 本品进入人体后或在肝脏储存或直接参与组织代谢并由尿粪排出。

【作用机制】 本品含有维生素 B_1、维生素 B_2、烟酰胺、维生素 B_6、泛酸、维生素 C、生物素、叶酸、维生素 B_{12} 等。长期肠道外全营养时维生素是不可缺少的组成部分，本品为长期肠道外全营养患者补充水溶性维生素。

【禁忌证】 对本药中任何成分过敏者禁用。

【相互作用】 维生素 B_6 能降低左旋多巴的作用。维生素 B_{12} 对大剂量羟钴铵治疗某些视神经疾病有不利影响。叶酸可降低苯妥英的血浆浓度，并可使恶性贫血患者症状不明显。

【不良反应】 偶可发生变态反应。

【注意事项】 ① 每瓶仅供一次使用。② 本品原装小瓶内为干粉剂，必须按上述规定溶液溶解后方可用于静滴。③ 配制后应在 24 h 内用完。④ 本品溶解后加入葡萄糖注射液内静滴时，宜用红色塑料套避光保护，但加入脂肪乳剂内滴注时可免之。⑤ 避光保存于 8～15℃。

【患者用药指导】 在医生监护下使用。如出现皮疹、发热、心悸、胸闷等情况应立即告诉医护人员。

维他利匹特 Vitalipid

【分类】 化学：维生素。治疗学：肠外营养药。妊娠分类：A。

【指征和剂量】　静脉补充脂溶性维生素。

成人和 11 岁以上儿童本品 10 ml 加入 10%或 20%脂肪乳注射液 500 ml内，轻摇混匀后输注，24 h 内用完。11 岁以下儿童及婴儿 1 ml/(kg · d)，剂量不超过 10 ml/d，加入 10%或 20%脂肪乳注射液内，轻摇混匀后输注。也可将本药 10 ml 加入 1 瓶水乐维他内，使之溶解后加到脂肪乳注射液中。

【制剂】　水针剂：10 ml。

【药动学】　本品进入人体后或在肝脏储存或直接参与组织代谢并由尿、粪排出。

【作用机制】　本品含有维生素 A、D_2、E、K_1 等。供静脉营养时作脂肪乳剂的添加剂，以满足机体每日对上述脂溶性维生素的需求。

【禁忌证】　对本药中任何成分过敏者禁用。

【相互作用】　本品含有维生素 K_1 可与香豆素类抗凝剂发生相互作用。

【不良反应】　偶可发生变态反应。

【注意事项】　① 必须在用前 1 h 配制，须稀释后才能静滴。② 避光保存于 2～10℃。

【患者用药指导】　在医生监护下使用。如出现皮疹、发热、心悸、胸闷等情况应立即告诉医护人员。

7. 微量元素类营养药

安达美　Addamel

【分类】　化学：微量元素。治疗学：肠外营养药。妊娠分类：A。

【指征和剂量】　静脉补充微量元素。

静脉输注：成人 10 ml/d，可满足基本或中等的需要。体重超过 15 kg 的儿童 0.1 ml/(kg · d)。本品与凡命和葡萄糖注射液能很好地配伍，本药 10 ml 应加入凡命或 5%～10%葡萄糖注射液 500 ml 内于 6～8 h 内输注。稀释后应立即输注或 12 h 内用完，输注速度为 40 滴/min。

【制剂】　水针剂：10 ml。

【药动学】　本品进入人体后参与组织代谢。

【作用机制】　本品含有钙、镁、铁、锌、铜、锰、氟、氯、碘等电解质和微量元素，能提供成人静脉营养时对电解质和微量元素的需求。由于患者对钠和钾的需求不同，故本品不含这两种电解质。

【禁忌证】 不耐果糖患者禁用。胆囊和肾功能障碍者慎用。

【相互作用】 除凡命与葡萄糖注射液外,不宜与其他药品混合使用。

【注意事项】 ① 不可同时添加其他药物。② 本品用量范围窄,过量摄入有害。③ 本品仅适用于成人及15 kg以上的儿童,15 kg以下的儿童则用派达益儿注射液。④ 本品具有高渗透压和低pH值,未稀释不能使用。⑤ 稀释后应立即输注或12 h内用完,以免污染。⑥ 避光保存于0～25℃。

【患者用药指导】 在医生监护下使用。

甘油磷酸钠　Na Glycerophosphate

【商品名或别名】 格利福斯,Glycophos

【分类】 化学：微量元素。治疗学：肠外营养药。妊娠分类：A。

【指征和剂量】 成人静脉营养治疗过程中的磷补充剂,用以满足人体每天对磷的代谢的需求,治疗磷缺乏症、再喂养综合征等。

用量通常为10 ml/d,在静脉营养治疗过程中则应根据患者的实际需要酌情增减。通过周围静脉给药时,本品10 ml应加入复方氨基酸注射液或5%、10%葡萄糖注射液500 ml中进行输注,在4～6 h内缓慢输注完毕。

【制剂】 水针剂：10 ml。

【药动学】 本品进入人体后参与组织代谢。

【作用机制】 本品为α-甘油磷酸钠和β-甘油磷酸钠的混合物。每支(10 ml)含无水甘油磷酸钠2.16 g(相当于磷10 mmol、钠20 mmol)。

【禁忌证】 严重肾功能不全、休克和脱水、对本品过敏者禁用。肾功能障碍患者慎用。

【相互作用】 除氨基酸与葡萄糖注射液外,不宜与其他药品混合使用。

【不良反应】 偶可发生过敏反应。

【注意事项】 ① 注意控制给药速度,长期用药时应注意血磷、血钙浓度的变化。② 本品系高渗溶液,未经稀释不能输注,并在稀释后24 h内用完,以免发生污染。③ 25℃以下储存,不得冰冻,密闭保存。

【患者用药指导】 在医生监护下使用。

第十五章　维生素类药

一、水溶性维生素

维生素 B_1　Vitamin B_1

【商品名或别名】　硫胺，盐酸硫胺，Vitamin B_1，Aneurine，Thiamine

【分类】　化学：维生素类。治疗学：防治其缺乏症药。妊娠分类：A。

【指征和剂量】　防治维生素 B_1 缺乏症。用于多发性神经炎、肌痛、消化不良和心脏疾病的辅助治疗。

口服：10～30 mg，tid。肌注：50～100 mg/d，qd。

【制剂】　片剂：每片 10 mg。注射剂：每支 10 mg/ml，25 mg/ml，50 mg/2 ml，100 mg/2 ml。

【药动学】

给药途径	起始时间	峰值时间	维持时间
口服	迅速	0.35 h	3 h

【作用机制】　本品在体内与 ATP 反应生成焦磷酸酯，为 α-酮酸氧化脱羧酶系中的一种辅酶，参与糖代谢的中间产物丙酮酸氧化脱羧和酮基转移生成乙酰辅酶 A 的过程。还能抑制胆碱酯酶的活性，减少乙酰胆碱的水解。缺乏时糖代谢发生障碍，丙酮酸不易进入三羧酸循环氧化分解，使体内酮酸和乳酸含量增高，同时能量供应减少；使胆碱酯酶的活性增加，乙酰胆碱水解加速，导致胆碱能神经传导障碍。

【禁忌证】　对本品过敏者禁用。

【相互作用】　① 乙醇易损伤胃黏膜，故饮酒可影响维生素 B_1 的吸收。② 与碱性药物如氨茶碱、碳酸氢钠、水杨酸钠、苯巴比妥、枸橼酸钠同服，能引起维生素 B_1 分解失效。

【不良反应】 维生素 B_1 毒性较低,大剂量使用后可出现头痛、烦躁、水肿等;极少数患者肌注时发生过敏反应;静注时偶见过敏性休克。

【注意事项】 ① 肌注时应先做皮试,不宜静注。② 长期胃肠道外营养的患者,应同时补充本品。③ 本品消化道吸收有限,服用量增大并不提高其血浓度。如需加大用量,必须以肌注投药,或改服呋喃硫胺。

【患者用药指导】 ① 粗粮中维生素 B_1 含量较精米、精面中高,常食精米、精面易缺乏维生素 B_1。② 长期口服避孕药,可使血中维生素 B_1 的浓度降低,故须同时服用维生素 B_1。

丙硫硫胺 Thiamine Propyldsulfide

【商品名或别名】 优硫胺,TPD,Neothiamin

【分类】 化学:维生素类。治疗学:防治维生素 B_1 缺乏症药。妊娠分类:A。

【指征和剂量】 防治维生素 B_1 缺乏症。用于多发性神经炎、肌痛、消化不良和心脏疾病的辅助治疗。

口服:5～10 mg,tid。肌注:5～10 mg,qd。

【制剂】 片剂:每片 5 mg。注射剂:每支 5 mg/ml,10 mg/2 ml。

【药动学】 本品为人工合成的维生素 B_1,口服吸收较维生素 B_1 快,排泄较慢,因不易被硫胺分解酶分解,故维持时间长,作用强。

【作用机制】【禁忌证】【相互作用】【注意事项】【患者用药指导】 见维生素 B_1。

【不良反应】 较维生素 B_1 大,可有头晕、眼花等,临产妇大量使用可引起出血不止,应注意。

呋喃硫胺 Fursultiamine

【分类】 化学:维生素类。治疗学:防治维生素 B_1 缺乏症药。妊娠分类:A。

【指征和剂量】 防治维生素 B_1 缺乏症。用于神经系统疾病如多发性神经炎、肌痛;消除运动后的疲劳和手术后麻痹;还可用于解除某些药物的不良反应如庆大霉素引起的听觉障碍等。

口服:25～50 mg,tid。肌注:20～40 mg,qd。

【制剂】 片剂:每片 25 mg。注射剂:每支 20 mg/2 ml。

【药动学】 本品为人工合成的维生素 B_1 中一种长效的化合物。在体内迅速转变为活性型硫胺，不易被硫胺分解酶分解，对组织亲和力强，血中浓度增加快，维持时间长，具有高效、长效、低毒的特点。

【作用机制】【禁忌证】【相互作用】【注意事项】【患者用药指导】 见维生素 B_1。

【不良反应】 较维生素 B_1 小，偶有头晕、乏力等，注射部位可有硬结。

维生素 B_2 Vitamin B_2

【商品名或别名】 核黄素，Riboflavin，Vitamin G

【分类】 化学：维生素类。治疗学：防治核黄素缺乏症药。妊娠分类：A。

【指征和剂量】 主要用于防治其缺乏症导致的舌炎、口角炎、角膜炎、色觉障碍，对于一些传染病引起的贫血，服用本品可改善症状。

口服：5～10 mg，bid 或 tid。肌注：5～10 mg/d。

【制剂】 片剂：每片 5 mg，10 mg。注射剂：每支 5 mg/2 ml，10 mg/2 ml。

【药动学】 口服与肌注吸收均较好，吸收后分布在各组织，但浓度均较低，体内基本不能合成，亦很少储存，故易发生缺乏。主要由尿中原型排出，排出量随口服量加大而加大。如 24 h 尿中排出量低于 10 μg，可认为维生素 B_2 缺乏。

【作用机制】 维生素 B_2 在体内与 ATP 反应，生成黄素单核苷酸和黄素腺嘌呤二核苷酸，为黄素酶类的两种辅酶，在生物氧化的呼吸链中起递氢作用，参与机体糖、蛋白质、脂肪的代谢。缺乏时细胞呼吸功能减弱，物质代谢发生障碍，出现阴囊炎、舌炎、口角炎、唇炎和脂溢性皮炎。维生素 B_2 还与维持视网膜正常色觉功能有关，并参与血红蛋白的形成。

【禁忌证】 对本品过敏者慎用注射剂。

【相互作用】 ① 能使链霉素、红霉素和四环素的抗菌活性下降。② 与丙磺舒同服，可减少本品的吸收。③ 长期使用吩噻嗪类药物及三环类抗抑郁药的患者，本品需要量增大。④ 不宜与甲氧氯普胺合用。

【注意事项】 ① 遇光易变质，避光保存。② 由于维生素 B_2 缺乏症很少单独发生，常伴有 B 族中其他维生素的缺乏，故最好使用复合维生素 B 进行防治。

【患者用药指导】 ① 服药后尿液呈黄绿色，对人体无影响。② 空腹服用本品，吸收不如进食时服用，故宜在进食时同时或进食后立即服用。

维生素 B_6 Vitamin B_6

【商品名或别名】 盐酸吡哆醇，吡哆辛，Pyridoxine Hydrochloride，Pyridoxine

【分类】 化学：维生素类。治疗学：防治中枢神经兴奋症状药。妊娠分类：A，D(长期大剂量使用)。

【指征和剂量】 主要用于防治异烟肼、肼屈嗪、青霉胺等药物引起的中枢神经兴奋症状和周围神经炎，放疗、化疗及其他药物引起的呕吐和妊娠呕吐，贫血和白细胞减少。此外，还用于脂溢性皮炎、肝炎、动脉粥样硬化的辅助治疗，以及经前期和口服避孕药引起的抑郁症。可与烟酰胺合用以治疗糙皮病。

口服：10～20 mg，tid，连用 2～3 周。注射(肌内、静脉)：50～200 mg/d。

【制剂】 片剂：每片 10 mg。注射剂：每支 50 mg/2 ml，100 mg/2 ml。

【药动学】 口服可迅速被胃肠道吸收，在体内转化为活性形式的磷酸吡哆醛发挥作用，经肝代谢，由肾排泄。足量治疗后体内维持时间达 15 d。

【作用机制】 本品包括吡哆醇、吡哆醛和吡哆胺，且三者可互相转化，在红细胞内转化为磷酸吡哆醛，作为辅酶，参与氨基酸的代谢，能促进氨基酸的吸收和蛋白质的合成，为细胞生长所必需。吡哆醛也是某些氨基酸脱羧酶的辅酶，能催化谷氨酸变成 γ-氨基丁酸，γ-氨基丁酸为中枢神经递质之一，起抑止与调节中枢神经系统兴奋状态的作用。

【禁忌证】 严重过敏体质者不宜用注射剂。严重肝、肾功能障碍者慎用。

【相互作用】 ① 本品不能与左旋多巴合用，因本品能增强左旋多巴的外周脱羧作用，降低其对帕金森病的疗效。② 服用口服避孕药、异烟肼、肼屈嗪、青霉胺等药物时，维生素 B_6 需要量增加。③ 本品注射液不宜与青霉素、碳酸氢钠、地塞米松磷酸钠、苯巴比妥等注射液混合使用。

【不良反应】 ① 长期大量使用可引起严重周围神经炎。② 孕妇接受长期大量维生素 B_6 治疗，可导致新生儿产生维生素 B_6 依赖综合征。

【注意事项】 治疗维生素 B_6 缺乏症，首剂宜肌注。不宜大剂量

(>30 mg/d)长期用于无本药治疗指征的疾病。

【患者用药指导】 防治异烟肼引起的周围神经炎时,剂量不超过7 mg/kg,否则可减弱异烟肼的抗结核作用。

长效核黄素 Riboflavin Laurate

【商品名或别名】 长效维生素 B_2,月桂酸核黄素,Riboflavin Laurate

【分类】 化学:核黄素的月桂酸酯。治疗学:治疗维生素 B_2 缺乏症药。妊娠分类:C。

【指征和剂量】 用于病后恢复期以及因缺乏核黄素而引起的各种疾病。

肌注:每次150 mg,可维持2~3个月。

【制剂】 注射剂:150 mg/ml。

【药动学】 本品为核黄素的月桂酸酯,在体内经酶分解,缓慢分离出游离型核黄素,有长效作用。注射1次在体内可维持有效浓度60~90 d。

【作用机制】【禁忌证】【相互作用】 见维生素 B_2。

烟酸 Nicotinic Acid,**烟酰胺** Nicotinamide

【商品名或别名】 尼古丁酸,维生素PP,尼亚生,Niacin, Pellagramin, Peviton

【分类】 化学:烟酸与烟酰胺。治疗学:防治糙皮病药。妊娠分类:C。

【指征和剂量】 用于防治烟酸或烟酰胺缺乏症导致的糙皮病、口舌炎,还用于治疗末梢血管痉挛、血栓闭塞性脉管炎、缺血性心脏病、视网膜脉络膜炎等。大剂量可用于降低血脂。

口服:100 mg,tid。静滴:100 mg/d。

【制剂】 烟酸片剂:每片50 mg,100 mg。烟酸注射剂:每支50 mg/ml,100 mg/ml。

烟酰胺片剂:50 mg,100 mg。烟酰胺注射剂:50 mg/ml,100 mg/ml。

【药动学】

给药途径	起始时间	峰值时间	维持时间
口服,静滴	迅速	30~60 min	3~4 h

【作用机制】 烟酸在体内转化为烟酰胺,而具有烟酰胺的作用。烟酰胺为辅酶Ⅰ和辅酶Ⅱ的组成部分,在体内生物氧化的呼吸链中起递氢作用,参与细胞呼吸,对维持正常组织特别是皮肤、消化道、神经系统的完整性和功能具有重要意义。缺乏时物质代谢发生障碍,可引起糙皮病,出现皮炎、口炎、舌炎、胃肠功能减退和神经衰弱等症状。此外烟酸尚有扩张外周血管、降低血脂和促进纤维蛋白溶解的作用。

【禁忌证】 青光眼、严重糖尿病、肝功能损害的患者,对本品过敏者,溃疡病患者禁用。

【相互作用】 ① 烟酰胺与异烟肼有拮抗作用,长期服用异烟肼时,应适当补充烟酰胺。② 烟酸与胍乙啶合用时,有血管扩张协同作用,可产生直立性低血压。③ 烟酸可使降压药及吩噻嗪衍生物的作用加剧,并能使纤维蛋白酶失活。

【不良反应】 ① 常见的不良反应为面红和瘙痒。② 少数患者出现心悸、恶心、荨麻疹、胃肠功能紊乱、轻度肝功能减退、视觉障碍等。偶见消化性溃疡及严重的肝功能损害。③ 罕见过敏性休克。

【注意事项】 ① 大剂量烟酸可引起维生素 B_2 及胆碱的缺乏,应给予补充。② 烟酰胺肌注时可引起局部剧痛,故不宜肌注。③ 使用注射剂前应询问过敏史。

【患者用药指导】 ① 本品饭后服用可减少胃肠道反应。② 服用大剂量烟酸时,如起床等直立运动宜缓慢,以防体位性低血压。③ 服药期间如有不适,应及时告知医师。④ 本品在米糠、麦麸、肉类、奶类及绿色蔬菜中含量丰富,在玉米中以不被吸收的形式存在,故在以玉米为主食的地区易发生缺乏,应补充。

泛酸钙 Calcium Pantothenate

【商品名或别名】 右旋本多生酸钙,消旋泛酸钙,Pantholin,Racemic Calcium Pantothenate

【分类】 化学:右旋本多生酸钙。治疗学:防治维生素 B 缺乏症药。妊娠分类:A。

【指征和剂量】 用于治疗维生素 B 缺乏症、周围神经炎、术后肠绞痛、泛酸缺乏症等。

口服:10~20 mg,tid。肌注:50 mg,bid(术后肠绞痛用)。

【制剂】 片剂：每片 20 mg。注射剂：每支 50 mg。

【药动学】泛酸钙口服后可迅速由肠道吸收，分布于全身各组织。在体内几乎不被破坏，约 70%以原型由尿中排出，30%由粪便中排出。

【作用机制】 泛酸进入人体后几乎全部在半胱氨酸和 ATP 参与下转变成辅酶 A，泛酸作为辅酶 A 的组成部分存在于一切细胞中，参与蛋白质、脂肪和糖的代谢，以及甾体、卟啉、乙酰胆碱等物质的合成。

【禁忌证】 无绝对禁忌证。严重过敏体质及严重肾功能不全者慎用。

【相互作用】① 与维生素 C 合用，可提高系统性红斑狼疮的疗效。② 长期应用链霉素治疗的结核患者，应用泛酸钙可预防链霉素的毒性反应。

【不良反应】 毒性极低。大剂量长期服用时，有时会出现腹泻，偶可见面部水肿。

【注意事项】泛酸缺乏时，肾上腺功能可出现不足，治疗时给予泛酸即可。

【患者用药指导】泛酸来源广泛，肠道细菌亦可合成，故很少缺乏，常与维生素 B 制成复合制剂，在治疗其他维生素缺乏时同时给予，可提高疗效。

维生素 B_4 Vitamin B_4

【商品名或别名】 腺嘌呤，氨基嘌呤，Adenine Phosphate

【分类】化学：维生素类。治疗学：升白细胞药。妊娠分类：C。

【指征和剂量】 用于各种原因引起的白细胞减少如肿瘤化疗、放疗，苯中毒等。

口服：10～25 mg，tid。肌注：25～50 mg，qd。

【制剂】 片剂：每片 10 mg，25 mg。注射剂：每支 25 mg/2 ml。

【药动学】 本品口服与肌注均吸收较快，但起效较慢，一般用药 2～4 周，白细胞数可逐渐增加。

【作用机制】 本品为核酸的组成成分，在体内参与 RNA、DNA 的合成。当体内白细胞缺乏时，能作为原料促进核酸的合成，使白细胞升高。

【禁忌证】 禁用于儿童白血病的化疗中。

【相互作用】 此药作为核酸前体，如与肿瘤化疗或放疗并用时，有促进肿瘤发展的可能。

【不良反应】 偶有恶心、腹胀等胃肠道反应。

【注意事项】 本品注射剂 2 ml 须与磷酸氢二钠缓冲液混合后作肌注或静滴用,不能用注射用水稀释。

【患者用药指导】 本品滴注过程中宜避光,片剂应避光保存,如药品性状发生改变,不宜使用。

芦丁 Rutoside

【商品名或别名】 维生素 P,生物类黄酮,路通,Vitamin P,Bioflavonoids,Rutinon

【分类】 化学:维生素类。治疗学:减少毛细血管脆性药。妊娠分类:A。

【指征和剂量】 用于各种原因引起的毛细血管脆性增加导致的出血症,也可作为辅助治疗用于高血压脑病、脑出血、视网膜出血、出血性紫癜等。

口服:芦丁片 20~40 mg,tid;复方芦丁片 1~2 片,tid。复方芦丁注射剂:20~40 mg,qd 或 bid,肌注。

【制剂】 芦丁片:每片 20 mg。复方芦丁片:每片含维生素 C50 mg、芦丁 20 mg。复方芦丁注射剂:每支含芦丁 20 mg/ml。

【药动学】 芦丁片口服吸收较差,复方芦丁片口服吸收较快,注射剂肌注吸收较快,起效快。

【作用机制】 芦丁是一种氢的传递体,参与体内氧化还原酶的作用。其主要作用是维持血管弹性,增强毛细血管抵抗力,降低其脆性与通透性,并促进细胞增生和防止血细胞凝结。

【禁忌证】 出血性疾病伴休克的患者慎用。

【相互作用】 本品在体内能增强维生素 C 的作用和促进维生素 C 的蓄积。

【不良反应】 本品毒性轻微,久服偶有腹胀等胃肠道反应,停药后好转。

【注意事项】 复方芦丁片中已含有维生素 C,一般不需再同时服用维生素 C。

【患者用药指导】 片剂应避光保存,如药品性状发生改变,不宜使用。

维生素 B_{12} Vitamin B_{12}

【商品名或别名】 氰钴铵,Cyanocobalamin

【分类】 化学:维生素类。治疗学:治疗贫血药。妊娠分类:A。

【指征和剂量】 用于维生素 B_{12} 缺乏所致的恶性贫血和巨幼红细胞性贫血,还可用来治疗坐骨神经痛、三叉神经痛、视神经炎及视神经萎缩等。大剂量可作为氰化物的解毒剂,使氰化物转变为氰钴铵。

肌注:100～500 μg,qd 或 qod。

【制剂】 注射剂:每支 100 μg/ml,500 μg/ml。

【药动学】 维生素 B_{12} 肌注或皮下注射后,吸收迅速,1 h 后血浆浓度可达高峰,口服维生素 B_{12} 须与胃黏膜壁细胞分泌的内因子相联结,才利于吸收。维生素 B_{12} 进入血液后,主要与运转钴胺结合,储存利用。注射的维生素 B_{12} 主要由尿排泄,其中大部分在 8 h 内排出,排泄率随注射量增加而增加,随机体对其需要量而异。

【作用机制】 维生素 B_{12} 参与体内许多生化代谢反应,帮助四氢叶酸循环再利用,作为辅酶参与核蛋白合成。缺乏时 DNA 合成受阻,导致与缺乏叶酸类似的巨幼红细胞性贫血;促进脂肪代谢中间产物参与三羧酸循环,这一代谢途径对神经髓鞘脂蛋白形成是一种必要反应,从而保持中枢和周围有髓鞘神经纤维的功能完整性。维生素 B_{12} 缺乏使巯基酶保持还原活性状态,这些酶参与广泛蛋白质与脂肪代谢。

【禁忌证】 对维生素 B_{12} 过敏者禁用。白血病患者慎用。

【相互作用】 制酸剂可影响维生素 B_{12} 的吸收,长期服用对氨基水杨酸、新霉素等可影响维生素 B_{12} 的代谢。

【不良反应】 维生素 B_{12} 毒性轻微,但可引起过敏性休克。大剂量维生素 B_{12} 使用后第 1 周内常有低血钾。

【注意事项】 ① 贫血原因未明前不可滥用,因为维生素 B_{12} 增加 DNA 合成,有可能促进白血病细胞的生长。② 胃切除患者口服维生素 B_{12} 吸收差,宜肌注。

【患者用药指导】 维生素 B_{12} 治疗巨幼红细胞性贫血,第 3 天网织红细胞开始上升,5～7 d 后达高峰,此后红细胞及血红蛋白开始上升。如用药后效果不明显,应及时告知医生,进一步查明贫血原因。神经系统症状消失较慢,一般在治疗 1 个月后。

叶酸 Folic Acid

【商品名或别名】 四氢叶酸钙

【分类】 化学：维生素类。治疗学：治疗贫血药。妊娠分类：C。

【指征和剂量】 用于叶酸缺乏所致的巨幼红细胞性贫血及抗叶酸药物过量的解救。

口服：叶酸片剂 5～10 mg，tid。四氢叶酸钙注射剂用于巨幼红细胞性贫血，病情严重伴呕吐者，2～5 mg/d；用于抗叶酸药物过量发生的毒性反应，立即肌注 5～10 mg；白血病患者，用甲氨蝶呤化疗时，同时应用本品作为解救剂。

【制剂】 片剂：每片 5 mg。四氢叶酸钙注射剂：每支 3 mg/ml。

【药动学】 叶酸口服后主要在空肠近端吸收，1 h 后血浆浓度可达高峰。吸收后被还原为 5-甲基四氢叶酸，一半呈结合状态，无生物活性；另一半呈游离状态，具有生物活性。叶酸主要储存在肝脏中，胆汁中浓度高，可形成肠肝循环再吸收。口服治疗量的叶酸 90%由尿中排出，少量由胆汁排泄。

【作用机制】 叶酸吸收后被还原为四氢叶酸，四氢叶酸是一碳单位的传递体，参与体内嘌呤、胸腺嘧啶核苷酸的合成，是 DNA 合成必不可少的辅酶。缺乏时 DNA 合成受阻，导致巨幼红细胞性贫血。

【禁忌证】 对本品过敏者、维生素 B_{12} 缺乏性巨幼红细胞性贫血在未用维生素 B_{12} 时禁用。低血钾患者慎用。

【相互作用】 ① 不宜与抗惊厥药如苯妥英、苯巴比妥及避孕药、抗结核药同时使用，以免影响叶酸的吸收。② 与叶酸拮抗剂如甲氨蝶呤同时使用，可影响后者的疗效。③ 与维生素 C 同时服用可促进其吸收。

【不良反应】 严重巨幼红细胞性贫血患者大剂量使用时，在 48 h 内可发生低血钾，严重者有致死的报告。

【注意事项】 ① 严重巨幼红细胞性贫血患者大剂量使用时须同时补钾。② 因胃肠道疾病根本不能吸收者需用注射剂。③ 用于维生素 B_{12} 缺乏性巨幼红细胞性贫血治疗时，可改善贫血症状，但却加重神经系统损害。

【患者用药指导】 本品须在明确病因时在医生指导下用药。白血病患者用甲氨蝶呤化疗时，应用四氢叶酸钙作为解救剂时应及时使用。

维生素 C Vitamin C

【商品名或别名】 维生素丙，抗坏血酸，Ascorvel，Ascorbic Acid

【分类】化学：维生素类。治疗学：防治维生素C缺乏病药。妊娠分类：A(常规剂量)。

【指征和剂量】　① 用于防治维生素C缺乏病：口服，100～200 mg，tid；静滴，0.1～0.25 g，bid。② 治疗高铁血红蛋白血症：300～600 mg/d，分次服用。③ 心肌炎：静滴，3～5 g，qd，10～14 d。④ 克山病心源性休克：首剂5～10 g，加入25%葡萄糖注射液中缓慢静注。⑤ 还用于各种疾病的辅助治疗，如各种急、慢性感染性疾病，贫血，血小板减少性紫癜，各种创伤，过敏性疾病，冠心病，风湿病和化学品中毒等。

【制剂】　片剂：每片25 mg，50 mg，100 mg。注射剂：每支0.25 g/2 ml，0.5 g/2 ml，1 g/2 ml。泡腾片：每片0.5 g，1 g。

【药动学】　维生素C口服后可通过被动扩散和主动吸收迅速由胃肠道吸收，吸收后通过血液分布于全身各组织中，以肾上腺皮质和脑垂体中含量最高，肌肉和脂肪中含量最低。体内维生素C经代谢分解由尿中排出，另一部分经肾脏原型排出，维生素C的半衰期约为16 d。

【作用机制】　参与体内苯丙酸、酪氨酸、叶酸的代谢，铁、碳水化合物的利用，脂肪、蛋白质的合成以及氧化还原过程。本品与脱氢维生素C形成可逆的氧化还原系统，在生物的氧化和还原作用及细胞呼吸中起重要作用，能促使组织产生细胞间质(缺乏时可产生维生素C缺乏)，减少毛细血管的通透性，加速血液凝固；促进铁在肠内吸收，刺激造血功能；增加对感染的抵抗能力；参与解毒功能，能使高铁血红蛋白(FHG)还原为血红蛋白，但作用不及亚甲蓝；有抗组胺的作用及阻止致癌物质(亚硝胺)形成的作用。

【禁忌证】　有草酸钙肾结石史者慎用。

【相互作用】　① 可破坏食物中维生素B_{12}，与食物中的铜、锌离子络合，阻碍其吸收；与铁剂同时服用，可增加其吸收。② 忌与维生素B_{12}、氧化剂及碱性药物配伍应用；注射剂影响氨苄西林的稳定性，故不宜配伍使用；红霉素糖衣片应避免与维生素C同时服用，否则可促进红霉素的破坏。③ 维生素C可对抗肝素和华法林的抗凝作用。④ 口服避孕药的患者及慢性维生素A过多症的患者，因体内维生素C的代谢加快，需予较多补充。乙酰水杨酸、巴比妥类及四环素等，能使维生素C在尿中排泄量显著增加。⑤ 与磺胺类药物同时使用时，可促进磺胺药在肾脏形成结晶。

【不良反应】一般毒性较低，大量使用可有如下反应：① 长期大剂量服用，突然停药后可引起维生素C缺乏病。② 长期大剂量服用偶可引起高尿酸血症、尿路结石。③ 快速静注可引起头昏、晕厥。④ 大量空腹服用可引起恶心、呕吐、消化不良、腹痛、腹泻。⑤ 大量维生素 C 可影响红细胞功能,使红细胞溶解敏感性增加。

【注意事项】① 本品性质不稳定,遇碱性溶液或加热易破坏。② 长期服用应服维生素 B_1 和 B_{12},以免引起后两者缺乏。③ 葡萄糖 6 磷酸脱氢酶(G-6-PD)缺乏患者服用大剂量维生素 C 可引起溶血。

【患者用药指导】① 宜饭后服用,以减少胃肠道反应。② 服用排尿酸药时,不宜用大剂量。③ 本品广泛存在于新鲜水果及绿叶蔬菜中,如无适应证,不必另外长期大量服用本品。

二、脂溶性维生素

维生素 A　Vitamin A

【商品名或别名】维生素甲,视黄醇,抗干眼病维生素,Arovit,Retinol,Anti-Infective Vitamin

【分类】化学:维生素类。治疗学:防治维生素 A 缺乏症药。妊娠分类:A,D(超大剂量使用)。

【指征和剂量】① 主要用于防治维生素 A 缺乏症,如夜盲症、干眼病、角膜软化等:1 万～2.5 万 U/d,服用 1～2 周。② 用于各种维生素 A 需要量增加或必须补充的情况,如肝硬化和肝内损害、孕妇、哺乳期妇女和婴儿等:成人 5 000 U/d,小儿 1 500～2 500 U/d,孕妇 6 000 U/d。③ 治疗某些皮肤病,如痤疮、鱼鳞癣类皮肤病等。

【制剂】维生素 A 胶丸:每丸含维生素 A 25 000 U。维生素 AD 胶丸(鱼肝油胶丸):每丸含维生素 A 3 000 U、维生素 D 300 U;或每丸含维生素 A 10 000 U、维生素 D 1 000 U。维生素 AD 滴丸(贝特令、伊可欣):不同剂型含维生素 A 与维生素 D 不等。维生素 AD 注射液:每支 0.5 ml 含维生素 A 25 000 U、维生素 D 2 500 U。

【药动学】维生素 A 口服后可迅速由肠道吸收,口服 4 h 后,血浆中酯化视黄醇浓度达高峰。吸收后体内储存分布,肝内占 95%。常以代谢物形式从肾排泄,在慢性肾炎、肝炎时以原型排出。部分从乳汁排泄。

【作用机制】可促进生长,维持上皮组织如皮肤、结膜、角膜等的正常结构和功能的完整性;参与视紫质的合成,增强视网膜感光力;参与体内许多氧化过程，尤其是不饱和脂肪酸的氧化。当缺乏时，则生长停止、皮肤粗糙、角膜软化，并发生干燥性眼炎及夜盲症。此外还能增加机体免疫反应和抵抗力，稳定正常组织细胞的溶酶体膜，对抗糖皮质激素的免疫抑制作用。近来研究证明，维生素 A 能抑制多种癌的形成。

【禁忌证】 无绝对禁忌证。怀孕早期大剂量(正常量 10 倍)服用维生素 A 可引起婴儿畸形，建议孕妇不要过量服用维生素 A。

【相互作用】 ① 与氟尿嘧啶同用，治疗喉及食管上段癌有协同疗效。② 与新霉素、降胆固醇树脂(如考来烯胺等)、液体石蜡合用，均能使本品的吸收减少。③ 大剂量本品可以对抗皮质激素的抗炎作用，不宜与可的松类药物合用。④ 本品中毒可以用维生素 C 解毒。⑤ 维生素 E 和胆酸盐能促进维生素 A 的肠道吸收，与口服避孕药同时服用，可使血浆维生素 A 浓度升高。

【不良反应】 维生素 A 一般无毒，大剂量长期(10 万 U/d 以上连用数月)应用可引起维生素 A 过多症，甚至发生急性或慢性中毒，以 6 个月至 3 岁的婴儿发生率最高。慢性中毒主要表现为食欲不振、皮肤发痒、毛发干枯、易激动、骨痛、颅内高压等。停药 1～2 周后可消失。成人一次量超过 50 万 U，小儿一次超过 30 万 U，可致急性中毒，表现为脑水肿、颅内高压等症状。

【注意事项】 大剂量服用可使溶酶体膜稳定性下降，促使炎症发展，但生理剂量无此毒性。

【患者用药指导】 ① 口服易吸收，但有脂肪吸收障碍或肝病患者吸收受影响。② 维生素 A 有多种剂型，应在医生指导下根据病情服用，防治中毒。③ 儿童用维生素 AD 制剂必须在成人监护下使用，并请将其放于儿童不能接触到的地方。

卡洛 Betacarotene

【商品名或别名】 倍他胡萝卜素，β Carotene

【分类】 化学：维生素类。治疗学：治疗红细胞生成性原卟啉症药。妊娠分类：X。

【指征和剂量】 用于治疗红细胞生成性原卟啉症。

口服：30～60 mg，tid，剂量范围 30～200 mg/d，一个疗程 8 周左右。

【制剂】 胶丸：每丸 15 mg。

【药动学】 本品口服后,由食物中的脂肪为载体,在小肠中存在胆汁的情况被吸收,大部分以原型储存在各组织中,小部分在肝脏通过氧合酶的作用,转变为维生素A,主要经肠道代谢随粪便排出。

【作用机制】 本品为维生素A的前体,对日光照射原卟啉所产生的过氧化基有清除作用,在人体内倍他胡萝卜素通过氧化酶的作用,游离出二分子维生素A,起着维生素A的作用。

【禁忌证】 对本品过敏者禁用。孕妇,哺乳期妇女,有严重肝、肾功能损害者慎用。

【相互作用】 ① 食物中脂肪促进其吸收。② 服用本品期间不宜再服用维生素A。

【不良反应】 服药期间可出现不同程度的皮肤黄染、稀便,个别患者有关节痛,停药后均可自行消失。

【注意事项】 本品大多在服药后2～6周出现疗效,如6周后未出现疗效者可适当加大剂量,直至掌心皮肤出现黄染,然后逐渐减量。

【患者用药指导】 ① 本品宜饭后服用,因食物中脂肪促进其吸收。② 服用本品较大剂量时,可产生胡萝卜素血症,全身皮肤黄染,而巩膜不黄,无其他不适症状,停药后可逐渐消失。

维生素D Vitamin D

【商品名或别名】 维生素丁,骨化醇,抗佝偻病维生素,胆维丁乳,英康利,Calciferol, Viosterol, Ergocalciferol, Cholecalciferol Cholesterol Emulsion

【分类】 化学:维生素类。治疗学:防治佝偻病、骨软化症、婴儿手足抽搐症和老年性骨质疏松症等药。妊娠分类:A,D(超大剂量使用)。

【指征和剂量】 防治佝偻病、婴儿手足抽搐症、软骨病和老年性骨质疏松症等。也用于甲状旁腺功能减退症和老年骨折的辅助治疗。

口服:预防量,400～800 U/d;治疗量,5 000～2万U/d,并加服钙剂,如葡萄糖酸钙3～6 g/d。用于甲状旁腺功能减退症时,口服2.5万～20万U/d,肌注30万U/次,1～3个月后改预防量口服,并加服钙剂(1 mg维生素D_3=4万U)。

【制剂】 维生素D_2胶丸:每粒5 000 U,1万U;维生素D_2注射剂:每支20万U/ml。维生素D_3胶丸:每粒2万U。维生素D_3注射剂:每支

30万U/ml。英康利：每支8 ml，相当于维生素D_3 30万U。

【药动学】 维生素D注射与口服均易吸收，口服时须有胆汁存在，与脂肪一起由肠道吸收，吸收后大部分储存于肝，足量时可供身体数月之需。维生素D血浆半衰期19～20 d，可长期以微量25-羟维生素D_3脂肪酸酯形式储存于各组织中，其代谢物主要由胆汁排泄，少量可自尿中及乳汁排泄。

【作用机制】 在体内未经代谢的维生素D无活性，维生素D_2或维生素D_3先在肝脏经肝细胞25-羟化酶的作用形成25-羟维生素D，具有一定的生物活性，但很微弱，需再经肾脏1α-羟化酶的作用形成1,25-羟维生素D，才具有很强的生物活性。维生素D促进小肠黏膜对钙、磷的吸收，促进肾小管对钙、磷的吸收，促进骨的代谢，维持血钙、血磷的平衡。

【禁忌证】 ① 有维生素D中毒症状或已知对维生素D及其类似物有过敏者。② 明显的高血钙患者。

【相互作用】 ① 巴比妥、苯妥英等抗惊厥药可通过诱导肝细胞微粒体酶，促进维生素D代谢而降低维生素D的活性，因此长期服用抗惊厥药时应补充维生素D，以防骨软化症。② 大量钙剂或利尿药与常用量维生素D并用，有发生高钙血症的危险。

【不良反应】 一般不引起不良反应。但长期大剂量服用（小儿超过2万U/d，成人超过6万U/d，连续数月）即可引起高钙血症，出现厌食、烦躁、呕吐、腹泻、多尿，甚至使钙沉积在肾脏和动脉等组织。停药后症状逐渐改善。

【注意事项】 ① 胶丸久置空气中，遇光或受热后易被破坏。② 用于婴儿手足抽搐症前须先补充钙剂。③ 本品1 mg约相当于4万U。

【患者用药指导】 ① 人体皮肤中含7-脱氢胆固醇，在日光紫外线照射下，可转变为维生素D_3，故在阳光充足地区，非必需人群，不必另外补充。② 本品宜饭后服用，因食物中脂肪促进其吸收。③ 长期口服维生素D人群，如需使用注射剂，须在医师指导下进行，注射后近期不需再口服维生素D，以防中毒。

阿法迪三 ALPHA-D_3

【商品名或别名】 1α-羟基维生素D_3，1α-hydroxylase Vitamin D_3

【分类】 化学：1α-羟基维生素D_3。治疗学：防治骨质疏松症等药。

妊娠分类：C。

【指征和剂量】 老年性骨质疏松症、肾原性骨病、甲状旁腺功能亢进(伴有骨病者)、甲状旁腺功能减退症和老年骨折的辅助治疗。

成人骨质疏松症：口服，初始剂量 0.5 μg/d，维持剂量 0.25 μg/d。其他治疗的初始剂量：成人及体重 20 kg 以上的儿童 1 μg/d；6 岁以下 0.025～0.05 μg/(kg·d)；老年人 0.5 μg/d。维持剂量：0.25～1 μg/d。

【制剂】 软胶囊：每粒 0.25 μg。

【药动学】 口服后很快由肠道吸收，经肝脏迅速代谢为 1,25-二羟基维生素 D_3，服药后 9 h 左右血药浓度达高峰。

【作用机制】 1α-羟基维生素 D_3 在肝脏经肝细胞 25 羟化酶的作用迅速转化成 1,25-二羟基维生素 D_3，在体内调节钙和磷的平衡，促进小肠黏膜对钙、磷的吸收，促进肾小管对钙、磷的吸收，促进骨骼矿化作用，降低血浆中甲状旁腺素水平和减少骨钙消融，解除骨骼、肌肉的疼痛及改善与绝经、衰老和类固醇引起的与骨质疏松有关的肠道钙吸收不良。

【禁忌证】 有维生素 D 中毒症状或已知对维生素 D 及其类似物有过敏者、明显的高血钙患者禁用。

【相互作用】 ① 长期接受本品治疗的患者，应避免合用含镁药物，否则会发生高镁血症。② 大量钙剂或利尿药与本品并用，有发生高钙血症的危险。

【不良反应】 同维生素 D。

【注意事项】 ① 服药初期应每周监测血钙水平，当剂量稳定后 2～4 周测定一次，如出现高血钙应停止服用本品直至血钙水平恢复正常(约 1 周)，然后按末次剂量减半给药。② 正在服用抗凝血剂及洋地黄类制剂的患者慎用本品。

【患者用药指导】 ① 本品宜饭后服用，因食物中脂肪促进其吸收。② 服用本药患者应避免服用其他维生素 D 制剂及其衍生物，防止药物作用的累积和高血钙的发生。

阿法骨化醇 Alfacalcidol

参见“调节钙磷代谢和治疗骨质疏松药”。

骨化三醇 Calcitriol

参见“调节钙磷代谢和治疗骨质疏松药”。

维生素 E Vitamin E

【商品名或别名】 生育酚,Tocopherol

【分类】 化学:维生素类。治疗学:维生素 E 补充剂。妊娠分类:A,C(超大剂量使用)。

【指征和剂量】 ① 习惯性流产和不育症:10~100 mg,bid 或 tid。② 进行性肌营养不良症:100~200 mg,tid。③ 皮肤血管炎:100~300 mg,tid。硬皮病和大疱性皮肤松解症:200~400 mg,tid 或 qid。④ 老年早衰及记忆力减退:100 mg,qd。⑤ 可用于早产儿溶血性贫血及巨幼红细胞性贫血,并可减少早产儿因输氧导致晶体后纤维增生所引起的失明,10~30 mg,qd。

【制剂】 胶囊:每粒 100 mg。醋酸维生素 E 注射剂:每支 50 mg/ml。

【药动学】 口服后 20%~80%在肠道吸收,吸收过程中需要有胆盐与饮食中的脂肪存在以及正常的胰腺功能。吸收后经淋巴到达血液,最初呈乳糜微粒,随后与血浆中β-脂蛋白结合,储存于全身组织,尤其是脂肪组织中,储存量最高可供 4 年所需。本品在肝内代谢,经胆汁与肾排泄。

【作用机制】 维生素 E 极易被氧化,具有抗氧化作用。在体内能阻止多价不饱和脂肪酸的过氧化反应,抑制过氧化脂质形成,从而减少对机体的损害。能抑制前列腺素的形成,抑制血小板聚集,防止血栓形成。能增强δ-氨基γ-酮戊酸合成酶和脱氢酶的活性,促进血红素的合成。还具有调节内分泌激素,促进生殖功能的作用,使腺垂体促性腺激素分泌增加,促进精子生成和活动,促进卵泡生长发育,并促进排卵和黄体生成,使黄体分泌孕酮增加。

【禁忌证】 维生素 K 缺乏引起的低凝血酶症患者慎用。

【相互作用】 ① 食物中脂肪能促进维生素 E 的吸收;食物中含硫氨基酸等不足时,维生素 E 需要量增加。② 维生素 E 的主要代谢产物生育醌具有抗维生素 K 的作用,使凝血时间延长。③ 能增强服用雌激素患者产生血栓的危险性,口服避孕药可以加速维生素 E 的代谢。④ 液态石蜡、新霉素、降胆固醇树脂、氢氧化铝、硫糖铝均能影响本品的吸收。⑤ 与维生素 A 同服时,可防止维生素 A 氧化,增加维生素 A 的效能。⑥ 与洋地黄制剂同时服用,可使洋地黄的作用增强。

【不良反应】 一般剂量很少出现不良反应,大剂量长期口服偶有恶心、腹痛、乏力、头痛、降低性功能和出现肌酸尿。

【注意事项】 避免香豆素及衍生物与本品大量同用;与洋地黄制剂同时服用时洋地黄量宜适当减少。

【患者用药指导】 食物中脂肪能促进维生素 E 的吸收,故本品宜饭后服用。

维生素 K Vitamin K

【商品名或别名】 维生素 K 包括维生素 K_1,维生素 K_2,维生素 K_3,维生素 K_4。维生素 K_1 又称植物甲萘醌(Vitamin K_1, Phytonadione, Phytomenadione),维生素 K_3 又称亚硫酸氢钠甲萘醌(Vitamin K_3, Menadione Sodium Bisulfite),维生素 K_4 又称甲萘氢醌(Vitamin K_4, Menadiol)。

【分类】 化学:维生素 K。治疗学:凝血药。妊娠分类:C。

【指征和剂量】 本品适用于各种原因导致的维生素 K 缺乏性出血如阻塞性黄疸、胆瘘或慢性腹泻伴出血,新生儿尤其是早产儿自然出血症,服用过量抗凝血剂及水杨酸类所致出血。本品大剂量还可用于解痉镇痛和治咳平喘如胃肠道痉挛、胆绞痛、百日咳及支气管哮喘。还可用于敌鼠钠中毒的治疗。维生素 K_4 可促进细胞分化,治疗银屑病。

维生素 K_1:肌注或静滴,亦可口服。新生儿出血时 2～4 mg,qd,连用 3 d或根据病情而定。成人阻塞性黄疸手术前 1～2 d,10～20 mg 肌注,可迅速纠正凝血酶原时间。敌鼠钠中毒或服用过量抗凝血剂时,20～50 mg 加入 5%葡萄糖液中缓慢静滴,必要时 6 h 后重复 1 次。维生素 K_3:肌注或口服。4 mg,bid 或 tid。维生素 K_4:为主要口服制剂。4 mg,bid 或 tid。治疗银屑病时 4～6 mg,tid,皮疹基本痊愈后递减,一般 3 个月为 1 个疗程。

【制剂】 维生素 K_1:水针剂,每支 10 mg/ml。维生素 K_2:水针剂,每支 4 mg/ml。维生素 K_3:片剂,每片 2 mg,4 mg。

【药动学】 维生素 K_1 为脂溶性维生素,口服吸收需要有胆汁存在,口服后 10～12 h 止血效果明显。维生素 K_1 注射后 1～2 h 起效,3～8 h 止血效果明显,12～24 h 凝血酶原时间恢复正常。维生素 K_3、维生素 K_4 为人工合成水溶性维生素,其口服不需要胆汁而直接吸收。维生素 K_3 注射后约 8～24 h 作用才开始明显,口服吸收后随脂蛋白转运,在肝内被利用,作用缓慢。维生素 K_4 口服吸收良好,但作用缓慢,数日后发挥疗效。

【作用机制】 维生素 K 为羟化酶的活化剂,参与肝凝血因子Ⅱ、Ⅶ、

Ⅸ、Ⅹ的合成。缺乏时，上述因子不能形成γ-羟基谷氨酸而失去结合Ca^{2+}的能力，故无凝血活性。本品还能促进纤维蛋白原转变为纤维蛋白。当维生素K缺乏时，血液中凝血因子Ⅱ、Ⅶ、Ⅸ、Ⅹ的浓度降低，结果使凝血酶原时间延长而致出血。

【禁忌证】 任何高凝状态的患者及严重肝、肾功能不全的患者慎用。

【相互作用】 ① 水杨酸类、磺胺药、奎宁等可影响维生素K的疗效。② 维生素K_1与苯妥英、维生素C、维生素B_{12}有配伍禁忌，注射剂不宜一起使用。

【不良反应】 ① 维生素K_1的副作用及毒性极小，但注射过快，可有面色潮红、出汗、血压下降等反应，故一般不作静注，必要时应控制注射速度，不超过5 mg/min。② 维生素K_3、维生素K_4口服后常有恶心、呕吐。

【注意事项】 ① 早产儿、新生儿应用维生素K_3、维生素K_4易引起溶血性贫血和核黄疸，故新生儿一般用维生素K_1。② 对红细胞缺乏G-6PD的特异体质者，维生素K_3、维生素K_4可诱发溶血性贫血。

【患者用药指导】 ① 维生素K_1、维生素K_3肌注后疼痛较明显，少数有硬结，可局部湿、热敷。② 对严重肝细胞损害者及其他原因引起的出血无效。③ 维生素K_4只供口服。

三、多种维生素及微量元素制剂

（一）多种维生素制剂

维康福

【商品名或别名】 Vitamin B Complex

【分类】 化学：维生素B复合制剂。治疗学：营养药。妊娠分类：A。

【指征和剂量】 预防维生素B缺乏引起的各种疾病。

口服：成人1片/d。

【制剂】 薄膜包衣片：每片含维生素B_1 2 mg、维生素B_2 2 mg、维生素B_6 2 mg、维生素B_{12} 2 μg、泛酸钙5 mg、烟酰胺15 mg。

【药动学】【作用机制】【禁忌证】【相互作用】 见维生素B。

维乐生

【商品名或别名】 Vitamin B Complex

【分类】 化学：维生素B复合制剂。治疗学：营养药。妊娠分类：A。

【指征和剂量】 预防维生素B缺乏引起的神经官能症候群及病毒感染后的多发性神经炎,对消耗性疾病及其康复期可作为辅助治疗剂。

口服：成人2片,tid。

【制剂】 片剂：每片含维生素B_1、维生素B_6、维生素B_{12}。

【药动学】【作用机制】【禁忌证】【相互作用】 见维生素B。

复合维生素B Vitamin B Compound Tablets

【商品名或别名】 复B,Vit B Co

【分类】 化学：维生素B复合制剂。治疗学：防治维生素B族缺乏药。妊娠分类：A。

【指征和剂量】 预防维生素B缺乏引起的各种疾病。

口服：成人1～2片,tid。静注：注射剂1支,qd。

【制剂】 片剂：每片含维生素B_1 3 mg、维生素B_2 1.5 mg、维生素B_6 0.2 mg、烟酰胺10 mg。注射液：每支含维生素B_1 20 mg、维生素B_2 2 mg、维生素B_6 2 mg、烟酰胺30 mg。

【药动学】【作用机制】【禁忌证】【相互作用】 见维生素B。

水乐维他 Soluvit N

参见纠正水、电解质、酸碱平衡紊乱药,血容量扩张药和营养药。

维他利匹特 Vitalipid N

参见纠正水、电解质、酸碱平衡紊乱药,血容量扩张药和营养药。

维多美静 Vitamedin

【分类】 化学：维生素复合制剂。治疗学：神经营养药。妊娠分类：A。

【指征和剂量】 用于周围神经损伤、外伤性神经功能的恢复,多发性神经炎、神经痛、关节痛。也用于营养障碍或消耗性疾病引起的神经疾患如周围神经麻痹等神经代谢障碍症。对某些疾病所致的麻木、感觉异常、促进神经再生也有效。

1 支/d,加入不少于 250 ml 的无电解质的葡萄糖液中静滴。

【制剂】 注射剂：每支含二硫化磷酸硫胺(Biotinin)100 mg、维生素 B_6(盐酸吡哆醇)100 mg、维生素 B_{12}(氰钴胺)10 mg。

【药动学】 见维生素 B_1、B_6 及 B_{12}。

【作用机制】 本品具有维生素 B_1、B_6 及 B_{12} 的综合作用,对神经组织有较强的亲和力,是抗神经炎和神经营养的良好药物,对神经性疾病的治疗能起到有益的作用。

【禁忌证】 对本品或二硫化磷酸胺有过敏反应者禁用。

【相互作用】 ① 本制剂中含有维生素 B_6,故有降低左旋多巴的作用。② 本制剂中含有维生素 B_{12},对大剂量羟钴铵治疗某些神经疾病有不利影响。

【不良反应】 ① 有时引起血压降低、胸闷、呼吸困难等。② 消化道有时出现恶心、呕吐等症状。③ 少数患者引起皮疹、瘙痒等过敏反应,偶尔还有发热、寒战、刺痛感等。

【注意事项】 ① 用药中出现休克,应速停药并进行抗休克处理。② 静注速度太快会引起血管痛、肛门及全身刺痛感等不良反应,静滴为宜。③ 溶解后的药液应 24 h 内尽快使用,余液弃去。

【患者用药指导】 必须在医师指导下使用,使用过程中如有不适情况,及时告知医师。

复方维生素注射液 Vitamin-Complex For Injection

【商品名或别名】 复方维生素

【分类】 化学：维生素复方制剂。治疗学：营养药。妊娠分类：A。

【指征和剂量】 适用于不能经消化道正常进食的患者,维生素 A、D、E、K 的肠外补充。

本品加入 500 ml 葡萄糖、氯化钠、氨基酸等输液中,在避光条件下静滴用。成人用量为 2 ml/d。

【药动学】 见脂溶性维生素 A、D、E、K。

【作用机制】 本品为 4 种脂溶性维生素 A、D、E、K 的复方制剂,进入体内发挥各自的生理作用。

【禁忌证】 肝、肾功能不全者禁用。过敏体质者慎用。

【相互作用】 本品内含维生素 K_1,不得和双香豆素类抗凝剂合并使用。

【不良反应】 长期大量使用应注意防止产生脂溶性维生素过多综合征。

【注意事项】 本品必须加入输液中稀释后使用,不得直接静注或肌注。谨防过敏反应发生,使用中发生异常者如溶血现象等,应立即停用。严重时,应采取相应的治疗措施。本品宜与水溶性维生素合用。

【患者用药指导】 本品稀释后,应避光,输液时间不得短于1 h。

(二)复合维生素/含矿物质

多维元素片 Multivitamins

【商品名或别名】 善存(Centrum),善存银片(Centrum Silver),玛特纳(Materna),安尔康(Engran - Hp),施尔康(Theragran - M),金施尔康(Theragran Gold),21 -金维他(21 - Super - Vita),维日强(One A Day)

【分类】 化学:营养素复合制剂。治疗学:营养药。妊娠分类:A。

【指征和剂量】 用于防治因维生素和微量元素缺乏所引起的各种疾病。其中善存、施尔康、金施尔康、21 -金维他、维日强用于成人,口服,1 片/d。善存银片用于 50 岁以上人群服用,口服,1 片/d。玛特纳、安尔康用于孕妇、哺乳期妇女,口服,1 片/d。小儿善存、小施尔康片剂用于儿童,小施尔康滴剂用于婴幼儿。

【制剂】 片剂:善存每片含维生素 A 5 000 U、维生素 D 400 U、维生素 E 30 U、维生素 B_1 1. 5 mg、维生素 B_2 1. 7 mg、维生素 B_6 2 mg、维生素 C 60 mg、维生素 B_{12} 6 μg、维生素 K_1 25 μg、生物素 30 μg、叶酸 400 μg、烟酰胺 20 mg、泛酸 10 mg、钙 162 mg、磷 125 mg、钾 40 mg、氯 36. 3 mg、镁 100 mg、铁18 mg、铜 2 mg、锌 15 mg、锰 2. 5 mg、碘 150 μg、铬 25 μg、钼 25 μg、硒 25 μg、镍 5 μg、锡 10 μg、硅 10 μg、钒 10 μg。其他各品种在组成成分与含量上均各有差别。

【作用机制】 维生素与矿物质均为维持机体正常代谢和身体健康必不可少的物质。二者是构成多种辅酶和激素的重要成分,缺乏时导致代谢障碍,引起多种疾病。各产品按不同人群每日营养素摄入量标准设计,为机体补充正常生理功能和新陈代谢所必需的多种维生素及微量元素。

【禁忌证】 对本品任何一种成分过敏者，尿钙或血钙浓度过高者，慢性肾功能衰竭、高磷血症伴肾性佝偻病患者禁用。

【相互作用】 ① 抗酸药可影响本品中维生素 A 的吸收，故不应同服。② 不应与含大量钙、镁的药物合用，以免引起高钙、高镁血症。

【不良反应】 本品耐受性较好，少数患者服用后可出现嗳气、胃部不适。

【注意事项】 本品含维生素 A，哺乳期妇女过量服用，可导致婴儿食欲不振、易激动等不良反应。

【患者用药指导】 ① 避光保存，当药品性状发生改变时禁用。② 儿童必须在成人监护下使用。③ 严格按规定剂量服用，需大量服用时，请咨询医师。服用本品期间禁用其他维生素制剂及微量元素制剂。如正在服用其他药品，使用本品前请咨询医师。

（三）钙剂/含维生素

钙尔奇 D Caltrate With Vitamin D

【商品名或别名】 钙尔奇 D300（Caltrate With Vitamin D300），钙尔奇 D600（Caltrate With Vitamin D600）

【指征和剂量】 预防和治疗由于钙和维生素 D 缺乏所引起的疾病，如骨质疏松症、佝偻病、孕妇及哺乳期妇女缺钙。钙尔奇 D 300 成人 2 片，qd 或 bid，3～12 岁儿童 1 片，qd 或 bid，咀嚼后咽下。钙尔奇 D 600 成人口服 1 片，qd 或 bid。

【制剂】 钙尔奇 D 300 每片含碳酸钙 750 mg（可供元素钙 300 mg）、维生素 D_3 60 U。钙尔奇 D 600 每片含碳酸钙 1 500 mg（可供元素钙 600 mg）、维生素 D_3 125 U。

【药动学】 钙尔奇 D 口服后碳酸钙通过胃液的分解作用成为可溶性的钙而离子化，使其利于吸收，同时含有维生素 D，促进肠道对钙的吸收。

【作用机制】 钙是维持人体神经、肌肉、骨骼系统，细胞膜和毛细血管通透性正常功能所必需。维生素 D 能参与钙、磷代谢，促进其吸收并对骨质形成有重要作用。

【禁忌证】 尿钙或血钙过高者、洋地黄化的患者禁用。心、肾功能不全者慎用。

【相互作用】 不可与洋地黄制剂同时服用。

【不良反应】 一般副作用轻微,偶有嗳气、便秘。过量服用时可发生高血钙症。

【注意事项】 服用本品期间不宜再同时服用其他类似含钙药物。

【患者用药指导】 ① 避光保存,当药品性状发生改变时禁用。② 儿童必须在成人监护下使用,并请将其放于儿童不能接触到的地方。③ 严格按规定剂量服用,需大量服用时或正在服用其他药品请咨询医师。

第十六章 生物制品

冻干麻疹活疫苗 Cryodessicated Live Measles Vaccine

【商品名或别名】 麻疹疫苗(Measles Vaccine)

【分类】 化学：生物制品类。治疗学：预防麻疹制剂。妊娠分类：X。

【指征和剂量】

(1) 预防麻疹：

	年 龄	剂量(ml)	方 法
初免	8个月以上麻疹易感者	0.2	皮下注射
再免	7岁	0.2	皮下注射

(2) 减轻麻疹症状：易感者在接触麻疹患者后2 d内及时接种麻疹疫苗，可防止发病或减轻病情。

【制剂】 注射剂：每支5人份。

【药动学】

给药途径	抗体出现时间	抗体峰值时间	抗体维持时间
皮下注射	12 d左右	1个月	4～6年

【作用机制】 本品系麻疹减毒株接种鸡胚细胞，经培育收获病毒液后冻干制成，用于预防麻疹。如接触麻疹患者后及时接种麻疹疫苗，可防止发病或减轻症状。

【禁忌证】 发热、过敏体质、活动性肺结核、恶性肿瘤、白血病患者及孕妇禁用。

【相互作用】 ① 注射过丙种球蛋白者可影响疫苗效价，因此两药的使用至少间隔6周以上。② 注射时消毒剂勿接触疫苗，否则影响疫苗疗效。

③ 对有鸡蛋过敏者,注射后可发生对本疫苗过敏反应。

【不良反应】 ① 全身：偶有发热,一般不超过 2 d。② 皮肤：散在小粟粒状皮疹。

【注意事项】 ① 患过麻疹者不需接种。② 发热者缓种。③ 15 个月以内婴幼儿因有来自母体的剩余麻疹抗体存在,可能对麻疹疫苗不产生免疫应答反应。

【患者用药指导】 ① 本品应保存在 2～8℃,避光、避热、避冻。② 疫苗应在有效期内使用,安瓿开启后 1 h 内用完。③ 安瓿有裂隙时不能使用。④ 如注射后出现高热、全身皮疹应立即到医院就诊。

伤寒 VI 多糖疫苗 S. Typhi VI Polysaccharide Vaccine

【分类】 化学：生物制品类。治疗学：预防伤寒制剂。妊娠分类：X。

【指征和剂量】 适用于：部队、港口、铁路沿线工地的工人;下水道、粪便垃圾处理工人;饮食业、医务防疫人员及水上居住人员;流行区域的易感人员。

0.5 ml/人,注射 1 针,上臂外侧三角肌皮肤消毒后肌注。

【制剂】 注射剂：每支 1 ml,含 VI 多糖 25 μg。

【药动学】

给药途径	抗体出现时间	抗体峰值时间	抗体维持时间
皮内注射	7～15 d	1 个月	3 年左右

【作用机制】 本品系伤寒杆菌 Ty2 株经培育后分步提取,去除了脂多糖、蛋白质、核酸等不必要成分,获得 VI 多糖抗原精制而成,接种后可预防伤寒。

【禁忌证】 禁用于：急性传染病及发热者;严重的心脏病,高血压,肝、肾功能不全及活动性肺结核患者;孕妇、月经期及哺乳期妇女;过敏体质者。

【相互作用】 不影响抗生素、退热药、抗炎药物的使用,不需要第二次注射,可与其他疫苗同时使用。

【不良反应】 ① 全身：偶有发热,一般不超过 2 d。② 局部：注射局部稍有压痛,皮疹或硬结很少见。

【注意事项】 ① 本疫苗能预防伤寒沙门菌感染,但不能预防 A 型或 B

型副伤寒沙门菌感染。② 2 岁以下儿童不提倡接种，2～5 岁儿童是否接种，要根据该病的流行情况看其是否有感染危险性决定。

【患者用药指导】 ① 本品应保存在 2～8℃，避光、避热，在有效期内使用。② 使用前应检查安瓿，如有裂隙及异物不能使用。③ 疫苗应于伤寒流行期前 1 个月接种。④ 另有伤寒疫苗系伤寒杆菌培育后经甲醛杀菌，经缓冲、稀释而成，每毫升含菌株 3 亿个，此菌苗用法与剂量与伤寒 VI 多糖疫苗均不相同，因副作用较大，现较少使用。

伤寒甲型乙型副伤寒联合疫苗　Typhoid and Paratyphoid A&B Combined Vaccine

【商品名或别名】 伤寒、副伤寒甲乙三联疫苗(T. A. B. Vaccine)

【分类】 化学：生物制品类。治疗学：预防伤寒、副伤寒制剂。妊娠分类：X。

【指征和剂量】 适用于：部队、港口、铁路沿线工地的工人；下水道、粪便垃圾处理工人；饮食业、医务防疫人员及水上居住人员；流行区域的易感人员。

针　次		剂量(ml)		
		1～6 周岁	7～14 周岁	>14 周岁
初次免疫	第 1 针	0.2	0.3	1.0
(每次间隔	第 2 针	0.3	0.5	1.0
7～10 d)	第 3 针	0.3	0.5	1.0
加强免疫(1 年后每年一次)		0.3	0.5	1.0

【制剂】 注射剂：每支 5 ml。

【药动学】 本疫苗注射后 H 抗体和 O 抗体均升高(主要是 IgM 和 IgG)，O 抗体出现较早，维持时间约数月，H 抗体出现较晚，可维持 1 年以上，接种疫苗后有效期 1～3 年。

【作用机制】 本品系伤寒、副伤寒甲乙杆菌分别培育，取菌苔制成悬液，经甲醛溶液杀菌，以磷酸盐缓冲稀释成每毫升含伤寒杆菌 1.5 亿，副伤寒甲、乙菌各 0.75 亿个的菌苗，接种后可预防伤寒及副伤寒甲、乙。

【禁忌证】 禁用于：急性传染病及发热者；严重的心脏病，高血压，肝、肾功能不全及活动性肺结核患者；孕妇、月经期及哺乳期妇女；过敏体质者。

【相互作用】 不可与其他疫苗同时使用。

【不良反应】 相对较大。① 全身反应有倦怠、一过性发热,一般不超过 2 d;严重者有头痛、恶心、全身酸痛等。② 注射局部可有红肿、压痛,1～2 d 消退。③ 极个别者出现注射后晕厥。④ 偶有其他系统的并发症如心肌炎、脑炎、粒细胞缺乏、关节炎等。⑤ 偶可引起变态反应如诱发银屑病、过敏性皮炎、角膜炎等。

【注意事项】 ① 市售伤寒疫苗尚有其他规格,使用时应注意。② 应备有 1∶1 000 肾上腺素以供偶有晕厥或休克时使用。

【患者用药指导】 ① 本品应保存在 2～8℃,不可冻结,在有效期内使用。② 使用前应检查安瓿,如有裂隙及异物不能使用。③ 注射时务求全程免疫(3 针),非全程免疫效果不佳或无效。④ 注射后应适当休息,避免过于劳累,减少严重不良反应的发生。

流行性乙型脑炎灭活疫苗 Encephalitis B Vaccine

【商品名或别名】 乙脑疫苗,乙型脑炎灭活疫苗(Japanese Encephalitis Vaccine, Encephalitis B Vaccine)

【分类】 化学:生物制品类。治疗学:预防乙脑制剂。妊娠分类:X。

【指征和剂量】 6 个月以上健康儿童和由非疫区进入疫区的儿童和成人。

于上臂外侧三角肌附着处皮下注射,初免时第 1、2 针间隔 7～10 d,加强免疫于初免后 1、4、7 年。

年 龄	第 1 针	第 2 针	加强针
6 个月～6 岁	0.5 ml	0.5 ml	0.5 ml
7～14 岁	1 ml	1 ml	1 ml
15 岁以上(限流行区域)	1.5 ml	1.5 ml	1.5 ml

【制剂】 注射剂:每支 2 ml。

【药动学】

抗体出现时间	抗体峰值时间	抗体维持时间
7～10 d	2～4 周	3 年以上

【作用机制】 本品系将乙脑病毒接种于地鼠肾细胞，培育后至一定浓度收获病毒液，加入甲醛溶液灭活后制成疫苗，机体注射后产生乙脑病毒中和抗体，用于预防乙脑。

【禁忌证】 禁用于：急性传染病及发热者；严重的慢性病如心脏病，高血压，肝、肾功能不全或脑部疾病者；过敏体质者如既往有疫苗或抗生素过敏者；先天性免疫系统缺陷者，近期或正在用免疫抑制剂治疗者和孕妇。

【相互作用】 不可与其他疫苗同时使用。为避免注射疼痛，在疫苗中加入适量亚硫酸氢钠，不影响疫苗效果。

【不良反应】 ① 一般反应：局部红肿、疼痛，1～2 d 内消退，少数有发热，38℃以下。② 异常反应：主要为加强免疫时多见。A. 以头昏、荨麻疹、全身瘙痒为主，一般在注射后 1 h 内出现，很少超过 24 h，除皮疹外，个别患者伴恶心、呕吐、胸闷。B. 以过敏性休克为主要表现，发生较少，多在数分钟至 3～4 h 内发生。C. 群发性癔病：多见于小学生，女性多见，主诉为头痛、头昏、腹痛、恐惧感等，少数有运动障碍、感觉障碍等，多认为与少年儿童神经、心理发育不稳定引起，而与疫苗本身无关。

【注意事项】 ① 本品应保存在 2～8℃，有效期内使用。② 应备有 1∶1 000 肾上腺素以供偶有晕厥或休克时使用。③ 应主动询问过敏史，严格掌握禁忌证。④ 疫苗溶解后 1 h 内用完，用不完者应废弃；应在暗处保存。

【患者用药指导】 ① 市售乙脑疫苗尚有流行性乙型脑炎减毒活疫苗，用于 8 个月以上儿童，使用时不可与消毒剂接触；8 个月初种，2 岁、7 岁加强，以后不再免疫。② 使用前应检查安瓿，如有裂隙及异物或疫苗变色不能使用。③ 疫苗接种后应在现场休息片刻，以防反应发生。

脑膜炎球菌多糖疫苗 Meningococcal Ploysaccharide Vaccine

【商品名或别名】 冻干 A 群流行脑膜炎球菌多糖疫苗（Group A Meningococcal Ploysaccharide Vaccine）

【分类】 化学：生物制品类。治疗学：预防流行性脑膜炎制剂。妊娠分类：C。

【指征和剂量】 6 个月～15 岁的儿童，初免年龄 6 月龄开始，3 岁以下接种 2 针，间隔 3 个月，3 岁以上接种 1 针，根据需要每 3 年复种一次。接种应于流脑流行季节前完成。根据预测有疫情流行的情况下，可扩大年龄组做应急接种。

30 μg/人，于上臂外侧三角肌附着处皮下注射。

【制剂】 注射剂：每支 300 μg，10 人份。

【药动学】

年　龄	抗体出现时间	抗体峰值时间	抗体维持时间
>3 岁	7～10 d	2～4 周	3 年以上
<2 岁	10～14 d	3～5 周	1 年左右

【作用机制】 本品系用 A 群脑膜炎双球菌液体培养后加热灭活，以化学方法提取多糖抗原经冻干制成的疫苗，接种后主要为体液免疫，产生杀菌抗体与凝结抗体。

【禁忌证】 禁用于：神经系统疾病和精神病患者；急性传染病及发热者；严重的慢性病如心脏病，高血压，肝、肾功能不全或活动性肺结核患者；过敏体质者。

【相互作用】 ① 与其他疫苗如麻疹、脊髓灰质炎疫苗、伤寒Ⅵ多糖疫苗等联合使用，其临床效果、血清阳转率，与各种疫苗单独使用时一致。② 不影响抗生素、退热药、消毒剂的使用。

【不良反应】 本疫苗为提纯疫苗，注射后一般反应轻微，少数人有短暂发热，多见于接种后 6～8 h，局部红晕及压痛感，多在接种 24 h 后逐步消失。

【注意事项】 ① 疫苗应于 2～8℃储运，亦可 0℃以下储运，应注意避光，在有效期内使用。② 用所附缓冲生理盐水溶化冻干疫苗后，应摇匀 30 min内用完。③ 多糖抗原遇高温易降解，免疫效果明显下降，故接种现场应避免热源。

【患者用药指导】 ① 该疫苗只对 A 群脑膜炎双球菌引起的脑膜炎有保护作用，对由脑膜炎双球菌 B 群或 C 群及其他微生物如肺炎双球菌引起的脑膜炎无保护作用。② 6 个月～1 周岁婴儿约 30%～50%缺乏对多糖抗原的免疫应答，有抗体也只能维持 1 年，故应按计划免疫要求接种。③ 市售有 A+C 群脑膜炎球菌多糖疫苗含 A 群及 C 群多糖各 50 μg，一般用于 2 岁以上儿童及成人，用于预防 A 群或 C 群脑膜炎双球菌引起的脑膜炎，可根据当地流行病疫情情况选用。接种应于流脑流行季节前完成，仅需接种一次，3 年内避免重复接种。

麻疹、腮腺炎、风疹三联减毒活疫苗 Live Measles，Mumps & Rubella Virus Vaccine

【商品名或别名】 默沙东 M－M－R Ⅱ，普祥立适™，Measles，Mumps and Rubella Virus Vaccine，Live

【分类】 化学：生物制品类。治疗学：预防麻疹、腮腺炎、风疹制剂。妊娠分类：X。

【指征和剂量】 年龄在 12 个月或以上的个体，4～6 岁或 11～12 岁再次接种，能够同时对麻疹、腮腺炎、风疹产生免疫。

0.5 ml/次，于上臂外侧三角肌附着处皮下注射。

【制剂】 淡黄色致密结晶体及稀释液：1 人份每支 0.5 ml，10 人份每支 5 ml。

【药动学】 易感人群单次接种疫苗后可引起 95％的麻疹红细胞凝聚抑制抗体产生，96％腮腺炎中和抗体产生和 99％的风疹红细胞凝聚抑制抗体产生，可以对麻疹、腮腺炎、风疹产生平行的保护效应。绝大多数接种者在初次免疫后的 11～13 年，其体内的麻疹、腮腺炎、风疹抗体仍可以检测出来。

【作用机制】 本品系由麻疹减毒株、腮腺炎病毒株、风疹减毒株 3 种病毒首先混合，然后冻干制成，机体接种后可产生 3 种病毒的保护抗体，从而预防麻疹、腮腺炎、风疹。

【禁忌证】 禁用于：孕妇；对新霉素或疫苗其他成分有过敏史者；发热者及活动性肺结核、恶性肿瘤、白血病患者等；有神经系统疾病和脑外伤史者；已知有免疫系统缺陷，或正在用免疫治疗者。

【相互作用】 ① 可与脊髓灰质炎口服疫苗同时使用，与水痘减毒活疫苗、百白破三联混合疫苗等同时使用，但应用不同的注射器与针头在不同部位接种。② 如果与其他减毒活疫苗不同时接种，则至少间隔 1 个月以上。③ 输血、输血浆、注射免疫球蛋白者，3 个月后才能预防接种。④ 本疫苗可能对结核菌素试验产生暂时性抑制，所以要做结核菌素试验应先于接种或同时进行。⑤ 消毒剂可使减毒活疫苗灭活，所以接种疫苗前应使乙醇或其他消毒剂在皮肤上充分挥发。

【不良反应】 ① 常见的接种反应是局部烧灼感及刺痛，个别者可在接种疫苗 5～12 d 内出现发热或皮疹。② 罕见的接种反应有局部硬结、红斑、恶心、呕吐、腹泻、关节痛、发热性惊厥，极罕见的接种反应有严重的过敏反应、血小板减少性紫癜及亚急性硬化性全脑炎(SSPE)，后者约百万分之一。

【注意事项】 ① 疫苗应于 2～8℃储运，避光保存，配制时需用专用的稀释液，将稀释液注入小瓶后，应摇动至完全混匀。② 应备有 1∶1 000 肾上腺素以供罕见的过敏反应者使用。③ 对已接种过麻疹、腮腺炎、风疹疫苗的个体，麻疹、腮腺炎、风疹三联疫苗可用作加强免疫。

【患者用药指导】 ① 患严重发热性疾病患者推迟接种，但轻微感染不影响接种。② 孕妇不应接种，且接种后 3 个月内应避孕；哺乳期妇女慎用本疫苗。③ 如已接触麻疹患者 72 h 后接种，可获得有限的保护；12 个月以内婴幼儿因有来自母体的剩余麻疹抗体存在，可能对麻疹疫苗不产生免疫应答反应。但在某些高危情况下(如暴露与易感环境下)可接种于 12 个月以下的婴儿，在这种情况下，应考虑于 12 月龄或以后复种疫苗。

风疹减毒活疫苗 Live Rubella Virus Vaccine

【商品名或别名】 冻干风疹活疫苗，功尼威，护贝法，Cryodessicated Live Rubella Virus Vaccine，Gunevax，Rudivax

【分类】 化学：生物制品类。治疗学：预防风疹制剂。妊娠分类：X。

【指征和剂量】 1 岁至青春期的所有儿童以免除风疹感染的危险；青春前期(8～14 岁)的女性及从事风疹感染危险的职业如护士、教师以减少先天性风疹综合征。

0.5 ml/次，于上臂外侧三角肌附着处皮下注射。

【制剂】 注射剂：每支 0.5 ml，1 人份。

【药动学】 易感人群单次接种疫苗后 7～14 d 产生牢固持久的保护性抗体，保护性抗体水平可持续 20 年之久。

【作用机制】 本品系由风疹减毒株经人二倍体细胞培养后收取病毒液制成的冻干制品，机体接种后可产生风疹病毒的保护抗体，从而预防风疹。

【禁忌证】 禁用于：孕妇；对新霉素或其他疫苗有过敏史者；发热者及活动性肺结核患者；淋巴网状细胞恶性增生者如白血病、骨髓瘤、淋巴肉瘤等；先天性或获得性免疫系统缺陷，或正在用免疫治疗者。

【相互作用】 ① 与其他减毒活疫苗接种至少间隔 1 个月以上。② 输血、输血浆或注射免疫球蛋白可使疫苗失活，所以 3 个月后才能预防接种，接种后2周内不用这类制品。③ 消毒剂可使减毒活疫苗灭活。

【不良反应】 儿童对疫苗耐受良好；成人接种后可能发生轻微的淋巴结肿大和关节反应，极少数人于接种5 d后出现皮疹及发热。

【注意事项】 ① 消毒剂可使减毒活疫苗灭活，所以接种疫苗前应使乙醇或其他消毒剂在皮肤上充分挥发。② 若已感染风疹不需再预防接种。

【患者用药指导】 ① 疫苗应于2～8℃储运，避光保存。② 孕妇不应接种，且接种后3个月内应避免妊娠。

流行性腮腺炎活疫苗　Live Mumps Vaccine

【商品名或别名】 腮腺炎疫苗(Mumps Vaccine)

【分类】 化学：生物制品类。治疗学：预防腮腺炎药。妊娠分类：X。

【指征和剂量】 年龄在8个月或以上腮腺炎易感者。

0.5 ml/次，于上臂外侧三角肌附着处皮下注射。

【制剂】 注射剂：每支0.5 ml，1人份。

【药动学】 易感人群单次接种疫苗后产生96%腮腺炎中和抗体达保护水平，维持5年以上。

【作用机制】 本品系由流行性腮腺炎病毒减毒株，接种于鸡胚细胞，经培养收获病毒液，然后冻干制成，机体接种后可产生腮腺炎病毒的中和抗体，从而预防腮腺炎。

【禁忌证】 孕妇；对新霉素或鸡蛋有过敏史者；发热者及活动性肺结核、恶性肿瘤、白血病患者等；已知有免疫系统缺陷，或正在用免疫治疗者。

【相互作用】 ① 与其他减毒活疫苗接种至少间隔1个月以上。② 输血、输血浆、注射免疫球蛋白者，3个月后才能预防接种。③ 消毒剂可使减毒活疫苗灭活，所以接种疫苗前应使乙醇或其他消毒剂在皮肤上充分挥发。

【不良反应】一般无局部反应，个别人可在接种疫苗6～10 d内出现发热，一般不超过2 d。

【注意事项】 ① 使用前应检查安瓿，如有裂隙或疫苗变红不可使用。② 开启安瓿和注射时勿与消毒剂接触。③ 疫苗溶解后1 h内用完。

【患者用药指导】 ① 疫苗应于2～8℃储运，避光保存。② 有气雾法、喷鼻法和皮下注射法，前两种用法的疫苗与后一种用法的疫苗不相同，国内目前多用皮下注射法。

百日咳菌苗 Pertussis Vaccine

【商品名或别名】 无细胞百日咳菌苗,Acellular Pertussis Vaccine

【分类】 化学:生物制品类。治疗学:预防百日咳制剂。妊娠分类:C。

【指征和剂量】 3个月至6岁儿童以免除百日咳的危险;全程免疫后1~1.5岁儿童仍用此剂加强免疫。

免疫类型	制品	针次	剂量(ml)
全程免疫	百日咳菌苗	第1针	0.5
(3~12月龄)		第2针	1.0
		第3针	1.0
加强免疫(18~24月龄)		第4针	1.0

于上臂外侧三角肌肌注。全程免疫(3~12月龄)注射3次,每次间隔4~6周,18~24月龄加强注射1次。

【制剂】 注射剂:每支5 ml。

【药动学】 易感人群接种疫苗10 d后产生抗体,全程免疫后血清中抗体滴度达保护水平,1年后有52%~63%儿童缺乏保护水平的抗体,强化免疫1个月后抗体水平明显升高。持续3年后抗体水平逐渐下降,5年时约半数抗体滴度低于保护水平。

【作用机制】 本品系百日咳Ⅰ相菌经培育,取菌苔加甲醛溶液,用磷酸盐缓冲生理盐水稀释至每毫升含45亿个菌苗。机体接种后可产生百日咳的保护抗体,从而预防百日咳。

【禁忌证】 禁用于:有惊厥史或进行性神经系统疾病者,患急性传染病及恢复期患者,活动性肺结核、急性胃肠炎、血液病(恶性及显著的贫血、白血病、血友病)、糖尿病患者,哮喘及有其他过敏史者。儿童免疫制剂成人禁用。

【相互作用】 与精制白喉类毒素及精制破伤风类毒素混合制成三联疫苗,可同时预防百日咳、白喉、破伤风。

【不良反应】 ① 注射局部可有红、肿、痛,可伴有发热、头痛等。② 偶见过敏性皮疹、血管神经性水肿。③ 无细胞百日咳菌苗无论全身反应或局部反应均极低。

【注意事项】 ① 本品为乳白色混悬液，菌苗应在有效期内使用。② 疫苗应于 2～8℃储运，避光保存，不能冻结，冻结后不能使用。③ 应备有 1∶1 000 的肾上腺素，供偶有发生休克时使用。

【患者用药指导】 ① 注射第 1 针后出现高热、惊厥等异常情况者，不再注射第 2 针。② 早产儿可于生后 2 个月接种，若有百日咳流行可提前至生后 2 周开始，每 4 周 1 次。

百日咳菌苗、白喉、破伤风类毒素混合制剂 Diphtheria - Purified Pertussis - Tetanus Combined Vaccine

【商品名或别名】 普通百、白、破三联针，吸附百白破或吸附无细胞百白破联合疫苗，英芬立适，蓉生三联泰(Rongsheng Sanliantai)

【分类】 化学：生物制品类。治疗学：预防百日咳、白喉、破伤风制剂。妊娠分类：C。

【指征和剂量】 3 个月至 6 岁儿童以免除百日咳、白喉、破伤风的危险；全程免疫后 1.5～2 岁儿童仍用此剂加强免疫。

免疫类型	制品	针次	剂量(ml)	
			浓方	原方
全程免疫	普通百白破	第 1 针	0.25	0.5
		第 2 针	0.5	1.0
		第 3 针	0.5	1.0
		第 4 针(加强)	0.5	1.0
	吸附百白破	第 1 针	0.2	0.5
		第 2 针	0.2	0.5
		第 3 针	0.2	0.5
		第 4 针(加强)	0.2	0.5

于上臂外侧三角肌肌注。全程免疫(3～12 月龄)注射 3 次，每次间隔 4～6 周，18～24 月龄加强注射 1 次。吸附无细胞百白破联合疫苗每次 0.5 ml，免疫程序同上。

【制剂】 注射剂：普通或吸附型都分原方和浓方，均为每支 2 ml。吸附无细胞百白破联合疫苗每支 0.5 ml，含百日咳效价不低于 4.0 IU，白喉效价不低于 30 IU，破伤风效价不低于 40 IU。

【药动学】 易感人群接种三联疫苗 10 d 后产生抗体，全程免疫后血清中抗体滴度达保护水平，百日咳抗体持续 3～5 年后抗体水平逐渐下降；白喉抗毒素 5 年后仍达保护水平；全程免疫后破伤风抗体保护水平可持续 15 年以上。

【作用机制】 本品由百日咳菌经培育，取菌苔加甲醛溶液，用磷酸盐缓冲生理盐水稀释至含 45 亿个/ml 的菌苗，同时含白喉类毒素 20 絮状单位(Lf)和精制破伤风类毒素 5 Lf 用氢氧化铝吸附制成的混合疫苗制剂，其中的百日咳菌苗有佐剂作用，可增强白喉、破伤风类毒素的免疫效果。机体接种后可产生百日咳、白喉、破伤风的保护抗体，从而预防百日咳、白喉、破伤风。

【禁忌证】 禁用于：以前接种含百日咳疫苗成分 7 d 内，出现不明原因脑病者或进行性神经系统疾病者；对疫苗任何一种成分过敏者；患急性传染病、发热性疾病及恢复期患者；活动性肺结核、血液病(恶性及显著的贫血、白血病)、糖尿病患者。

【相互作用】 ① 可与麻疹、风疹、腮腺炎三联混合制剂疫苗等联合使用，但应用不同的注射器与针头在不同部位接种。② 输血、输血浆及注射免疫球蛋白者，3 个月后才能预防接种。

【不良反应】 ① 注射局部可有红晕或痒感，可伴有发热、头痛、哭闹、呕吐、腹泻等。② 偶见过敏性皮疹、血管神经性水肿，罕见有整个大腿发生肿胀。③ 极为罕见有接种 2～3 d 后出现的虚脱和类休克状态及惊厥。

【注意事项】 ① 本品为乳白色混悬液，菌苗应在有效期内使用；吸附制剂，放置后出现沉淀，使用时必须充分摇匀；在任何情况下均不能静注。② 疫苗应于 2～8℃储运，避光保存，不能冻结，冻结后不能使用。③ 应备有 1∶1 000 的肾上腺素，供偶有发生休克时使用。

【患者用药指导】 ① 注射后局部可有硬结，可逐步吸收。注射第 2 针时应更换另侧部位。有出血性疾病的个体，注射后应在注射部位紧压至少 2 min，不要揉擦。② 注射第 1 针后出现高热、惊厥等异常情况者，不再注射第 2 针。③ 接种后应观察 30 min 后再离开。

水痘减毒活疫苗 Live Attenuated Vaccine Against Varicella

【商品名或别名】 威可檬，Varicella Vaccine, Live

【分类】 化学：生物制品类。治疗学：预防水痘制剂。妊娠分类：X。

【指征和剂量】 主要用于12个月至12岁的健康儿童。

12个月至12岁的儿童需接种1剂疫苗。13岁及13岁以上的个体需要接种2剂疫苗,2剂之间要间隔6～10周。

【制剂】乳白色疏松体,复溶后为淡黄色澄清液体,每瓶0.5 ml,含水痘活病毒不低于3.3 lgPFU。

【药动学】 接种疫苗后出现抗体是抵抗疾病的保护性标志。在9个月至12岁的健康个体中,接种5周后血清抗体阳转率大于98%。在高危患者中,血清阳转率为80%。在暴露于自然感染水痘72 h内,通过疫苗接种可以获得部分保护。

【作用机制】 接种本疫苗后,可刺激机体产生抗水痘病毒的免疫力,用于预防水痘。

【禁忌证】① 禁用于淋巴细胞总数少于1 200/mm^3或表现有细胞免疫功能缺陷的个体。② 禁用于已知对新霉素全身超敏的个体,但对新霉素有接触性皮炎病史者不是禁忌证。③ 和其他疫苗一样,对患有急性发热性疾病的个体,应推迟接种本品。然而对于健康个体,轻微感染不是禁忌证。④ 孕妇禁用,免疫后3个月内应避免妊娠。

【相互作用】 ① 接受免疫球蛋白或输血治疗的个体,应至少推迟3个月接种本品。因为被动获得的水痘抗体有可能导致免疫失败。② 本品可与其他疫苗同时使用,不同的疫苗应在不同的部位接种。不能将本品与其他疫苗混于同一注射器。灭活疫苗可在接种本品后的任何时间接种。由于已证实麻疹疫苗可导致细胞介导免疫反应的短期活动性抑制,因而如果接种麻疹疫苗后再接种本品,建议至少间隔1个月。

【不良反应】 ① 本品注射部位的反应通常是轻微或一过性的。少于4%的受试者出现丘疹水疱。② 与疫苗相关的全身症状如头痛、发热、麻刺感和疲劳在每剂接种后的发生率少于2.5%,在最初血清阴性和阳性的个体中反应无差异。

【注意事项】 ① 将装于注射器或小瓶中的稀释液加入装有冻干疫苗的小瓶中,充分振摇以确保疫苗小丸完全溶解,然后将液体吸回注射器中。② 观察疫苗外观时,如发现任何外来物质和(或)外观的改变,疫苗应丢弃。③ 乙醇和其他消毒剂可灭活疫苗中的减毒病毒,因此要确保消毒剂从皮肤上完全挥发后再接种疫苗。④ 本品用于皮下注射,不应皮内注射且严禁静注。⑤ 和注射其他疫苗一样,应随时准备肾上腺素,以防注射疫苗后发生罕见的过敏反应。

【患者用药指导】 ① 一般情况下,接受免疫者应在接种疫苗后观察30 min。② 虽然疫苗病毒的传播在极罕见的情况下发生,但所有可能感染水痘的人,特别是在接种后2～3周内出现皮肤反应者,应避免与孕妇以及易患严重水痘的白血病患者及接受免疫抑制剂治疗者接触,尤其是避免接触妊娠期头3个月妇女。如果不能避免接触上述人群,则需要权衡引起的传播的潜在危险与自然感染水痘病毒的危险。③ 孕妇禁用本品,育龄妇女在采取适当避孕措施情况下使用。尚无哺乳期妇女使用的有关资料。

轮状病毒活疫苗 Live Rotavirus Vaccine, Oral

【商品名或别名】 口服轮状病毒活疫苗,罗特威

【分类】 化学:生物制品类。治疗学:预防轮状病毒肠炎制剂。妊娠分类:C。

【指征和剂量】 主要用于2个月至3岁婴幼儿,启开瓶盖,用吸管吸取本疫苗,直接喂于婴幼儿。

口服:3 ml/人。

【制剂】 橙红或粉红色澄清液体,规格为1人份,3.0 ml/瓶。疫苗所含活病毒量应不低于5.51 gPFU/ml。

【药动学】 健康婴幼儿口服本品4周后,血清保护性抗体阳转率>80%。1年后保护性抗体水平下降。

【作用机制】 口服本品系采用轮状病毒减毒株感染新生小牛肾细胞,经培育、收获病毒液后加入适宜的甜味保护剂制成。本疫苗口服免疫接种后,可刺激机体产生对A群轮状病毒的免疫力,用于预防婴幼儿A群轮状病毒引起的腹泻。

【禁忌证】 身体不适、发热、腋温37.5℃以上者,急性传染病或其他严重疾病患者、免疫缺陷和接受免疫抑制治疗者禁用。

【相互作用】 使用本疫苗前后需与使用其他疫苗或免疫球蛋白间隔2周以上。

【不良反应】 口服后一般无不良反应;偶有低热、呕吐、腹泻等轻微反应,多为一过性,一般无须特殊处理。必要时对症治疗。

【注意事项】 ① 小瓶有裂纹、标签不清或液体混浊者均不可使用。② 本疫苗为口服疫苗,严禁注射。

【患者用药指导】 ① 请勿用热开水送服，以免影响疫苗免疫效果。② 小瓶开启后，疫苗应在 1 h 内用完。③ 开启小瓶时，切勿使消毒剂接触疫苗。④ 易感儿每年应服一次。

重组乙型肝炎疫苗 Hepatitis B Vaccine Make by Recombined DNA Techniques

【商品名或别名】 重组(酵母)乙型肝炎疫苗，乙型肝炎基因工程疫苗，安在时

【分类】 化学：生物制品类。治疗学：预防乙型肝炎制剂。妊娠分类：C。

【指征和剂量】 本疫苗适用于所有乙肝易感者。

注射部位为上臂外侧三角肌肌内。免疫程序均按 0、1、6 个月各接种 1 针，0 指第一次接种，1、6 指间隔 1 个月和 6 个月时注射第 2、3 针，全程注射 3 次。

【制剂】 注射剂：每支 1 ml，10 μg，20 μg。

【药动学】 按 0、1、6 个月接种疫苗，96％健康个体在首次接种后第 7 个月时抗体达到保护水平，在全程免疫 3～6 个月后达高峰；保护性抗体水平持续 5 年以上。

【作用机制】 本品系基因工程技术将乙型肝炎表面抗原基因片段重组到中国仓鼠卵巢细胞内或基因工程化酵母细胞，通过对细胞的培养增殖，使增殖的乙型肝炎表面抗原分泌于培养液中，经纯化加佐剂氢氧化铝制成。机体接种后可产生乙型肝炎的保护抗体，产生细胞免疫和体液免疫应答，从而预防乙型肝炎。

【禁忌证】 急、慢性热病患者及有急、慢性严重疾病者，有严重过敏史者禁用。

【相互作用】 ① 本品与乙肝免疫球蛋白(HBIG)在不同部位同时应用不会导致抗 HBs 抗体滴度降低。② 本品与计划免疫的疫苗之间没有相互干扰作用，可与其他疫苗同时在不同部位接种。③ 本品不能与其他疫苗混合后注射。

【不良反应】 本品很少有不良反应。极个别人可能有中、低度发热，或注射局部微痛，这些轻微反应一般在 24 h 内消失。

【注意事项】 ① 本品为乳白色混悬液，疫苗应于 2～10℃储运，避光保

存,不能冻结。② 注射前应观察疫苗物理性状有无改变,如有改变应废弃不用,疫苗开启后应立即使用。③ 应备有 1∶1 000 的肾上腺素,供偶有发生休克时使用。④ 本品不应臀部注射或皮内注射,任何情况下都不能用作静注。

【患者用药指导】 ① 由于乙型肝炎潜伏期长,在被免疫时可能已有未被识别的乙型肝炎病毒存在,在这种情况下疫苗可能预防乙肝感染。② 本疫苗不能预防甲型、丙型、戊型肝炎病毒等病原体导致的感染。③ 在缺少乙型肝炎病毒时不会发生丁型肝炎,因此接种本疫苗也可预防丁型肝炎。

甲型肝炎灭活疫苗 Hepatitis A Vaccine

【商品名或别名】 巴维信(Avaxim),维康特(Vaqta)

【分类】 化学:生物制品类。治疗学:预防甲型肝炎制剂。妊娠分类:C。

【指征和剂量】 本疫苗适用于 2 岁以上儿童及所有甲肝易感者,尤其是甲肝高危人群,如到疫区的旅行者、军人、医护人员、保育员、食品业人员。

注射部位为上臂外侧三角肌肌内。2～17 岁的儿童及青少年先给予 25 U/0.5 ml,并在 6～18 个月后再给予一次同样的剂量;18 岁以上者先给予 50 U/ml,并在 6 个月后再给予 50 U。

【制剂】 注射剂:每支 25 U/0.5 ml,50 U/ml。

【药动学】 疫苗免疫后 2 周内产生保护性抗体,4 周时抗体阳转率达 97%,保护性抗体至少持续 1 年以上,加强免疫者保护性抗体可维持 20 年以上。

【作用机制】 本品系一种经过高度纯化和灭活的全病毒疫苗,能诱导机体产生针对甲型肝炎病毒的抗体,从而预防甲型肝炎。

【禁忌证】 急、慢性热病患者及有急、慢性严重疾病者,有严重过敏史者,免疫缺陷者及正在接受免疫抑制剂治疗者禁用。

【相互作用】 ① 已知可能会接触甲肝病毒者,可同时给予甲肝免疫球蛋白,两者联合使用可提高对甲型肝炎的保护率,但要在不同部位用不同的注射器注射。② 可以与伤寒疫苗、乙型肝炎疫苗等联合使用,但要在不同部位用不同的注射器注射。

【不良反应】 本品很少有不良反应。极个别人可能有中、低度发热,或注射局部微痛,这些轻微反应一般在 24 h 内消失。

【注意事项】 ① 本品为乳白色混悬液，疫苗应于2～10℃储运，避光保存，不能冻结。② 应备有1∶1 000的肾上腺素，供偶有发生休克时使用。③ 禁止静脉、皮内、皮下注射。

【患者用药指导】 ① 由于甲型肝炎潜伏期较长(20～50 d)，给予疫苗时可能潜在的甲型肝炎感染已存在，则不能预防这类人群的甲型肝炎。② 本疫苗只对甲型肝炎病毒感染引起的甲型肝炎有预防作用，对其他病毒感染引起的肝炎无预防作用。③ 由于许多药物可从人乳中排出，当给哺乳期妇女注射本疫苗时应谨慎；孕妇注射后是否有严重反应或影响胎儿尚不可知。④ 本疫苗2岁以下儿童安全性尚未建立。⑤ 市售甲型肝炎疫苗尚有减毒活疫苗，规格与使用方法与灭活疫苗不同，应注意。

霍乱菌苗 Cholera Vaccine

【分类】 化学：生物制品类。治疗学：预防霍乱制剂。妊娠分类：X。

【指征和剂量】 部队、港口、铁路沿线工地的工人；下水道、粪便垃圾处理工人；饮食业、医务防疫人员及水上居住人员；流行区域的易感人员。

针　　次		剂量(ml)		
		1～6周岁	7～14周岁	14周岁以上
初次免疫	第1针	0.2	0.3	0.5
(每次间隔	第2针	0.4	0.6	1.0
7～10 d)				
加强免疫(1年后)		0.4	0.6	1.0

【制剂】 注射剂：每支10 ml。

【药动学】 接种疫苗后保护性抗体可维持3～6个月。

【作用机制】 本品系两型霍乱弧菌分别培育，取菌苔制成悬液，接种后可预防霍乱。

【禁忌证】 禁用于：急性传染病及发热者；严重的心脏病，高血压，肝、肾功能不全及活动性肺结核患者以及胃肠道疾病患者；孕妇、月经期及哺乳期妇女；过敏体质者。

【相互作用】 可否与其他疫苗同时使用尚不明确。

【不良反应】 ① 全身反应有倦怠，一过性发热，一般不超过2 d。② 注射局部可有红肿、压痛,1～2 d 消退。③ 极个别者出现注射后晕厥。

【注意事项】 应备有 1∶1 000 肾上腺素以供偶有晕厥或休克时使用。

【患者用药指导】 ① 本品应保存在 2～8℃,不可冻结。② 使用前应检查安瓿,如有裂隙及异物不能使用。

细菌性痢疾疫苗 Bacillary Dysentery Vaccine

【商品名或别名】 痢疾疫苗,菌痢双价活疫苗

【分类】 化学:生物制品类。治疗学:预防细菌性痢疾制剂。妊娠分类:C。

【指征和剂量】 流行区域大于 1 岁以上的易感人员。

1 次 1 粒,需服 3 次,每次间隔 5～6 d,服用时需将稀释剂用水溶化至一定体积,然后用此稀释液溶化疫苗。

【药动学】 口服此双价活疫苗后,肠道特异性分泌抗体在 2 周内产生,保护性抗体水平可维持半年以上。

【作用机制】 本品系疫苗株经培育,然后收集菌体于保护剂中冻干制成,口服此双价活疫苗后可刺激机体产生抗福氏 2a 抗体和抗宋内氏痢疾抗体,从而预防细菌性痢疾。

【禁忌证】 禁用于:急性传染病及发热者;胃肠道疾病患者;有免疫缺陷或免疫功能不全者;严重的心脏病,高血压,肝、肾功能不全及活动性肺结核患者。

【相互作用】 抗生素可使减毒活疫苗失活,故本疫苗不可与抗生素类药物同时服用。

【不良反应】 一般无不良反应,偶有恶心、腹部不适等轻微反应,均为一过性,且不治自愈。

【注意事项】 口服制剂,不能注射。

【患者用药指导】 ① 应在空腹时服用。② 用温开水溶化稀释剂,再用稀释剂溶化疫苗,不能用开水直接溶化疫苗。

B 型流感嗜血杆菌结合疫苗 Heamophilus Influenza B Vaccine

【商品名或别名】 贺新立适™,安尔宝(ACT - HIB),普泽新(PEDVAXHIB)

【分类】 化学:生物制品类。治疗学:预防流感制剂。妊娠分类:C。

【指征和剂量】 2月龄至5岁婴幼儿。

针次		剂量(ml)		
		2～6个月	6～12个月	1～5岁
基础免疫	第1针	0.5	0.5	0.5
(每次间隔	第2针	0.5	0.5	
2个月)	第3针	0.5		
加强免疫(12～15月)		0.5		

【制剂】 注射剂：每支含与破伤风类毒素结合的B型流感嗜血杆菌多糖10 μg,稀释液0.5 ml。

【药动学】 2个月的婴儿接种本疫苗第2针后,平均90%抗夹膜多糖PRP(多聚核糖基核糖醇磷酸盐)抗体滴度＞0.15 μg/ml。接种第3针后,几乎全部阳转。其中90%抗体滴度＞1 μg/ml。加强免疫能有效地增强基础免疫诱导产生的抗体,加强免疫后1个月,100%的儿童抗-PRP抗体滴度＞1 μg/ml。12～24个月的儿童接种1针后,80%以上抗PRP抗体滴度＞1 μg/ml。

【作用机制】 本疫苗系B型流感嗜血杆菌疫苗多聚核糖基核糖醇磷酸盐夹膜多糖PRP与破伤风类毒素共价结合的产物。结合到PRP上的破伤风类毒素将非T细胞依赖的多糖转化为T细胞依赖的抗原,使得疫苗在体内能产生免疫记忆,确保了机体再次暴露于同样的抗原时,能迅速分泌高度特异性的抗体。

【禁忌证】

已知对疫苗的成分,尤其是对破伤风类毒素过敏者禁用。

【相互作用】 可与百白破三联疫苗或百白破脊灰炎四联疫苗同时使用。

【不良反应】本疫苗具有良好的免疫耐受性。接种后的局部和全身反应轻微,并且大多于接种后48 h内消失。

【注意事项】 ① 不能用于预防其他型别流感嗜血杆菌引起的疾病,也不能预防其他微生物引起的脑膜炎。② 与其他疫苗同时接种时,必须在不同部位注射。③ 疫苗复溶后用于肌注,对于血小板减少症和出血性疾病患儿应予皮下注射,绝对禁止静脉内注射。④ 急性传染病及发热者应推迟接种,而轻度感染者无禁忌。

【患者用药指导】 ① 本品应保存在 2～8℃,不可冻结。② 使用前应检查安瓿,如有裂隙及异物不能使用。③ 基础免疫为生后 6 个月的三剂注射,可于出生后 2 个月开始接种,间隔 1～2 个月。为确保长期保护,推荐于出生后第 2 年加强接种 1 次。每次接种后应观察 30 min 后再离开。

流行性感冒亚单位疫苗 Influenza Vaccine

【商品名或别名】 流行性感冒病毒裂解疫苗,防感灵,凡尔灵(Vaxigrip),福禄立适™

【分类】 化学：生物制品类。治疗学：预防流行性感冒制剂。妊娠分类：C。

【指征和剂量】 1 岁以上的人群用作预防流行性感冒,尤其是易发生并发症人群：体弱多病的儿童;65 岁以上的老人;慢性病如心、肺、肾功能不全及糖尿病、免疫缺陷患者等。

1～3 岁儿童：共接种 2 次,每次 0.25 ml,间隔 4～6 周;3 岁以上儿童及成人接种 1 次 0.5 ml,肌注或皮下注射。

【制剂】 注射剂：每支 0.25 ml,0.5 ml。

【药动学】 接种后诱导机体产生血凝素抑制抗体,一般 10～15 d 产生免疫力,4～6 周时达高峰水平,维持 6～12 个月。

【作用机制】 本品含 3 个病毒株(通常是 2 株 A 型,1 株 B 型),是每年 WHO 根据流行情况推荐的毒株选定的,机体接种后产生血凝素抑制抗体,这些抗体中和流感病毒,从而预防可能发生的流行性感冒的流行。

【禁忌证】 对疫苗的任何一种成分有明显过敏者禁用。

【相互作用】 ① 可与百白破三联疫苗或肺炎球菌多糖疫苗同时使用(接种部位不同),不影响疫苗接种效果。② 免疫抑制治疗可影响疫苗的免疫效果。

【不良反应】 ① 接种后的局部(红肿、疼痛)和全身反应(发热和不适)轻微,并且大多于接种后 48 h 内消失。② 罕见速发性过敏反应。

【注意事项】 ① 不能预防其他病原菌引起的类似流感的症状。② 与其他疫苗同时接种时,必须在不同部位注射。③ 血小板减少症和出血性疾病患儿应于皮下注射,绝对禁止静脉内注射。④ 急性传染病及发热者应推迟接种。

【患者用药指导】 ① 本品应保存在2～8℃，不可冻结。② 使用前应检查安瓿，如有裂隙及异物不能使用。③ 流感病毒株较多且容易变异，且有季节性发病，应每年在流行季节前接种。

肺炎球菌多糖疫苗　Pneumococcal Vaccine Polyvalent

【商品名或别名】 23价肺炎球菌多糖疫苗，钮莫法，Pneumovax，Pneumo 23

【分类】 化学：生物制品类。治疗学：预防肺炎球菌肺炎制剂。妊娠分类：C。

【指征和剂量】 建议在以下人群中常规接种：65岁以上的老年人；2岁以上的儿童；慢性病患者；免疫缺陷者、艾滋病患者；解剖学或功能性无脾者；医护工作者。

0.5 ml皮下注射或肌注，一次即可，一般不主张再次接种，高危人群再接种须间隔3～5年以上。

【制剂】 注射剂：每支0.5 ml。

【药动学】 接种后诱导机体产生保护性抗体，一般10 d左右产生免疫力，3周时抗体达高峰水平，保护性抗体水平至少持续5年以上。

【作用机制】 本品含有混合的经高度提纯的23种最广泛流行、最具侵袭性的肺炎球菌荚膜多糖，每0.5 ml的疫苗中含每种分型的多糖25 μg，机体接种后可引起抗体的产生，研究表明对23种肺炎球菌荚膜多糖的每一种都可产生免疫力，而此抗体可有效地预防肺炎球菌的感染。

【禁忌证】 对疫苗中的成分过敏者，正在进行免疫抑制治疗的患者或严重的心、肺功能障碍的患者禁用。孕妇及哺乳期妇女慎用。

【相互作用】 ① 可与流感疫苗或其他计划免疫的疫苗同时使用，但须在不同部位用不同的注射器接种。② 免疫抑制治疗可影响疫苗的免疫效果。③ 可与抗生素同时使用，不影响免疫效果。

【不良反应】 ① 接种后的局部（红肿、疼痛）和全身反应（发热和不适）轻微，不需治疗可自行好转。② 严重反应如速发性过敏反应罕见。

【注意事项】 ① 不能预防其他病原菌引起的肺炎。② 血小板减少症和出血性疾病患儿应于皮下注射，绝对禁止静脉内注射。③ 急性传染病及发热者应推迟接种。

【患者用药指导】 ① 本品应保存在2～8℃，不可冻结。② 使用前应检查安瓿,如有裂隙及异物不能使用。③ 2岁以下儿童免疫效果不理想,不推荐2岁以下儿童使用。④ 需要青霉素(或其他抗生素)来预防拮抗肺炎球菌感染的患者,在接种后不应该中断。

支气管炎菌苗 Bronchitis Vaccine

【分类】 化学:生物制品类。治疗学:预防支气管炎制剂。妊娠分类:C。

【指征和剂量】 反复上呼吸道感染、上感引起的哮喘和慢性支气管炎的预防。

初次剂量从0.1～0.3 ml开始,每周皮下或肌注1次,每次增加0.1 ml,最后维持在0.5～1 ml(3岁以下不超过0.5 ml)。可注射一个发作季节。

【制剂】 注射剂:每支1 ml。

【药动学】 接种后诱导机体产生保护性抗体,一般2～3次接种后产生免疫力,接种结束后保护性抗体水平持续6个月以上。

【作用机制】 本品由甲型溶血性链球菌、表皮葡萄球菌和奈瑟双球菌经培养取菌苔,经甲醛杀菌,磷酸盐缓冲生理盐水稀释成含菌6亿个/ml的菌苗,机体接种后可引起抗体的产生,研究表明对3种细菌的每一种都可产生免疫力,而此抗体可有效地防治上呼吸道感染及急、慢性支气管炎的发作。

【禁忌证】

严重的心脏病、活动性肺结核和活动性肝炎、注射部位湿疹者禁用。

【相互作用】 ① 可与其他计划免疫的疫苗同时使用,但须在不同部位用不同的注射器接种。② 免疫抑制治疗可影响疫苗的免疫效果。

【不良反应】 本品安全,一般反应轻微,个别接种者局部有红肿,发热者少见。

【注意事项】 ① 注射后引起哮喘发作或发热者,下次注射剂量暂不增加。② 哮喘发作时在平喘药物控制下仍可注射本菌苗,但严重发作时可暂停一次或适当减少剂量。③ 急性传染病及发热者应推迟接种。

【患者用药指导】 ① 本品应保存在2～8℃,不可冻结,避光保存。② 一般在发作季节前1个月开始注射。

卡介苗 Bacillus Calmette－Guerin Vaccine

【商品名或别名】 BCG,结核菌苗

【分类】 化学：生物制品类。治疗学：预防结核制剂。妊娠分类：C。

【指征和剂量】 新生儿出生后即可接种。

0.1 ml，皮内注射。

【制剂】 注射剂：每支 1 ml(含 0.5 mg)。

【药动学】 接种后诱导机体产生细胞免疫，接种后 12 周 PPD 阳转率达 90%以上。

【作用机制】 机体接种本品后，经淋巴管引流进入淋巴系统，经抗原递呈使 T_H 细胞致敏。当结核杆菌再次进入时，致敏的 T_H 细胞释放一系列淋巴因子，综合协同产生抗结核的细胞免疫。

【禁忌证】 无绝对禁忌证，相对禁忌证有：早产或伴明显的先天畸形的新生儿；急性传染病及发热者应推迟接种；严重的心、肝、肾疾病或注射部位湿疹者。

【相互作用】 ① 可与其他计划免疫的疫苗同时使用，但须在不同部位、用不同的注射器接种，不影响免疫效果，也不增加其接种反应。② 免疫抑制治疗可影响疫苗的免疫效果。

【不良反应】 一般全身反应轻微，个别者出现异常反应，常见如下：① 局部反应。局部脓肿或溃疡长期(>6 个月)不愈，常与疫苗剂量、注射深度及免疫状态有关。② 淋巴结呈强反应。接种处附近的淋巴结肿大直径超过 1 cm，2 个月仍不消退，严重者局部红肿明显。

【注意事项】 ① 使用前核对本品品名、剂量、批号及有效期。如无标签、已过期或安瓿有裂纹者，一律不用。② 疫苗稀释后静置时菌体下沉，使用前必须用力摇匀，吸入注射器内应注意随时摇匀，如遇摇不匀的颗粒，应废弃不用。③ 本品开启后超过 30 min 未用完应废弃。④ 本品接种的注射器、针头必须专用，不能与其他预防接种的器材混用，要实行一人一针一管。

【患者用药指导】 ① 本品应保存在 2～8℃，避光保存。② 本品的免疫作用是相对的，如家中有传染性肺结核患者，即使接种了本品，仍需注意预防结核。③ >3 个月婴儿接种本品前须做 PPD 试验。④ 接种后 2～3 周在接种部位可出现红肿硬结，中间逐渐软化形成白色小脓疱，脓疱破溃结痂，脱落后留下小瘢痕，这是正常反应，一般持续 8～12 周。

狂犬病疫苗 Rabies Vaccine

【商品名或别名】 人用狂犬病纯化疫苗，维尔博(Verorab)

【分类】 化学：生物制品类。治疗学：预防狂犬病制剂。妊娠分类：C。

【指征和剂量】 暴露前免疫：适用于经常暴露于污染环境的专业技术人员，如兽医、屠宰场工作人员等，以及有感染狂犬病危险的幼儿。暴露后免疫：被患狂犬病或可疑狂犬病的动物咬伤者，以及与上述被咬伤者有接触者。

暴露前免疫：共接种3次(当天、7 d、28 d)，1 ml上臂外侧三角肌肌注，1年后加强注射1次。暴露后免疫：对从未接种过狂犬疫苗者，治疗方案为接种5次，每次0.5 ml，分别于接触狂犬病或疑有狂犬病动物的当天、第3天、第7天、第14天、第28天肌注；对既往曾接受过全程免疫并加强接种过1针者，如接种未超过5年者，于当天和第3天加强注射2次，每次0.5 ml肌注，对于接种已超过5年者，应进行全程免疫接种。持续暴露于狂犬病危险环境者，建议每6个月进行一次血清学检测，当抗体滴度低于公认的保护水平时(0.5 IU/ml)，应接种加强针。

【制剂】 粉针剂：每支2.5 IU(每支0.5 ml)。

【药动学】 初次免疫中和抗体在接种疫苗后7～10 d开始出现，全程免疫后均能达到保护性水平，抗体维持水平至少半年以上。暴露后免疫的效果亦得到证实。

【作用机制】 狂犬病是由狂犬病毒引起的人畜共患的传染病，病死率几乎100%。本品采用狂犬病毒经VERO传代细胞培养或其他方法培养，经化学方法灭活，机体接种后产生狂犬病毒中和抗体，联合使用狂犬病血清或抗狂犬病毒免疫球蛋白，从而预防感染狂犬病。

【禁忌证】 由于狂犬病是致命性疾病，故被患狂犬病的动物咬伤后，或有其他密切接触史造成有感染危险时进行疫苗注射时无绝对禁忌证；但在暴露前免疫预防时在保证近期不会有感染危险的情况下，相对禁忌证有孕妇、过敏体质者，正在进行免疫抑制治疗的患者和急性传染病及发热者应推迟接种。

【相互作用】 ① 严重咬伤者在注射疫苗的同时用狂犬病血清(40 IU/kg)或狂犬病免疫球蛋白(20 IU/kg)，疫苗全程免疫后，再加强注射疫苗2～3针，可以延长潜伏期，更好地发挥疫苗免疫效果。② 严重咬伤者必要时可同时使用抗生素和精制破伤风抗毒素。③ 经济条件允许或严重咬伤者，建议同时使用干扰素，可增强免疫效果。④ 免疫抑制治疗可影响疫苗的免疫效果，导致本疫苗接种失败，对这类接种者应全程免疫后 2～4 周进行中和抗体测定。

【不良反应】 ① 局部反应：少数人注射局部可有红肿、疼痛、硬结，一般 1～2 d 消退；严重者水肿，淋巴结肿大，不需处理可自行好转。② 全身反应：偶有全身过敏反应，表现为大面积的荨麻疹或皮疹、头晕、头痛伴全身不适，发热和过敏性休克少见，中枢神经系统变态反应罕见。

【注意事项】 ① 如疫苗摇不匀的颗粒或变色，应废弃不用；如无标签、已过期或安瓿有裂纹者，一律不用。② 接种疫苗时应准备肾上腺素以防全身过敏反应或过敏性休克。③ 不能进行血管内注射，应确保针头不进入血管，不能注射于臀部。④ 免疫球蛋白与本疫苗绝对不能使用同一注射器或在同一部位注射，稀释液溶解疫苗后应立即使用，之后必须销毁一次性注射器。⑤ 严重咬伤者需彻底清洁消毒伤口，伤口不宜包扎、缝合。

【患者用药指导】 ① 本品应保存在 2～8℃，避光保存。② 注射局部可有红肿、疼痛、硬结，不必停止疫苗注射。③ 注射疫苗后可以照常工作，但忌烟酒、浓茶等刺激性食物及剧烈运动，以避免引起反应。

脊髓灰质炎疫苗 Poliomyelitis Vaccine

【商品名或别名】 脊髓灰质炎减毒活疫苗，小儿麻痹糖丸，Oral Poliovirus Vaccine

【分类】 化学：生物制品类。治疗学：预防脊髓灰质炎制剂。妊娠分类：C。

【指征和剂量】 ① 常规免疫：初免 2 月龄开始，连续服用 3 剂三价疫苗，每次间隔 4～6 周；4 岁时加强免疫 1 次。每次 1 丸。② 强化免疫：按上级规定，在一个相当大的范围内（全国或一个省）、在同一时间内，对规定年龄组人群不管是否有服用疫苗史一律服用一次疫苗。③ 应急免疫：对一些常规免疫工作薄弱地区，一旦发生可疑病例，可迅速在一个大的范围内（一个县及其邻近地区），对特定人群进行免疫。

【制剂】 每丸含三价疫苗。

【药动学】 口服三价脊髓灰质炎减毒活疫苗 3 剂后，血清中保护性抗体 2～3 周后产生，6 个月达高峰，血清中 3 个型抗体的阳性率可达 95%，肠道特异性分泌抗体在 2 周内产生。

【作用机制】 本品系脊髓灰质炎病毒Ⅰ、Ⅱ、Ⅲ型减毒株在猴肾细胞中培育所得的病毒液加工制成的Ⅰ、Ⅱ、Ⅲ型三价疫苗糖丸,口服疫苗后使机体血清产生特异性中和抗体,同时可诱导肠道产生局部分泌型抗体,此型抗体可阻止该病毒在肠道生存,最终可预防脊髓灰质炎。

【禁忌证】 急性传染病及发热者,胃肠道疾病如腹泻患者,有免疫缺陷或免疫功能不全者,体质虚弱、严重的佝偻病、活动性肺结核及其他严重疾病者禁用。

【相互作用】 抗生素可使减毒活疫苗失活,故本疫苗不可与抗生素类药物同时服用,可与其他计划免疫疫苗同时使用。

【不良反应】 一般无不良反应,偶有恶心、腹部不适等轻微反应,均为一过性。

【注意事项】 ① 口服制剂,不能注射;现均采用三价活疫苗,而不用单价疫苗。② 本品保存在−20℃时有效期2年,保存在2~10℃时有效期5个月;储运时要保持低温。③ 大规模服用工作以冬春为宜。

【患者用药指导】 ① 应在空腹时服用。② 本品为活疫苗,切勿加入热开水或热食物中服用,也不能用人乳冲服,以防疫苗失效。

双价纯化流行性出血热灭活疫苗 Epidemic Hemorrhagic Fever Vaccine

【商品名或别名】 精制流行性出血热灭活疫苗

【分类】 化学:生物制品类。治疗学:预防流行性出血热制剂。妊娠分类:D。

【指征和剂量】 流行性出血热高危人群,主要指的是疫区青壮年劳动力,但接种人群可根据当地发病情况适当扩展到10~70岁。最好在流行高峰季节开始1个月前完成基础免疫。

每次1 ml,基础免疫0 d、14 d、28 d共3次,1年后可加强免疫。

【制剂】 注射剂:每支1 ml。

【药动学】 该疫苗能诱导两型中和抗体反应,全程基础免疫2周后荧光抗体和中和抗体阳转率均在90%以上,1年后抗体水平明显下降,加强后又升高,以后逐年降低,5年后抗体水平已降至很低。对疫区高危人群基础免疫后5年内的保护率在94%以上。

【作用机制】 疫苗采用姬鼠型出血热病毒株和家鼠型病毒株经细胞培养,收获3~5次,去细胞杂质,浓缩、过滤、纯化,经过效价测定,先分别制成两型单价疫苗，然后以一定比例混合制成双价疫苗。应用疫苗后诱导机体两型中和抗体反应。

【禁忌证】 有严重过敏史者，急性发热患者及有急、慢性严重疾病者，免疫缺陷者及正在接受免疫抑制剂治疗者禁用。

【相互作用】 ① 可否与其他疫苗同时使用尚不明确。② 免疫抑制剂可影响疫苗的免疫效果。

【不良反应】 ① 局部反应：包括红肿、疼痛、硬结等，一般 3 天内能自行消退。② 全身反应：包括体温升高、乏力、头痛、恶心、呕吐、皮疹、关节疼痛等。未发现免疫（感染）增强反应的病例。

【注意事项】 ① 疫苗应于 2～10℃储运，避光保存，不能冻结。② 应备有 1∶1 000 的肾上腺素，供偶有发生休克时使用。③ 禁止静注。

【患者用药指导】 ① 国内有 3 种单价疫苗和双价疫苗，选用疫苗最好与疫区性质一致。在我国出血热温和性疫区和疫区性质尚未明确的地方可选用双价疫苗；Vero 细胞双价纯化疫苗已进入临床观察阶段。② 最好在流行高峰季节开始 1 个月前完成基础免疫。

破伤风抗毒素　Tetanus Antitoxin

【商品名或别名】 精制破伤风抗毒素

【分类】 化学：生物制品类。治疗学：预防破伤风制剂。妊娠分类：C。

【指征和剂量】 已出现破伤风或其可疑症状时，应在进行外科处理的同时，使用破伤风抗毒素治疗；开放性创口有感染破伤风危险时进行预防：凡已注射过破伤风类毒素免疫注射者，应在注射后再注射一次类毒素加强免疫，不必注射抗毒素，未接受过类毒素免疫或免疫史不清楚者，须注射抗毒素预防，同时开始类毒素预防注射，以获得持久免疫。

预防：1 次皮下注射或肌注 1 500～3 000 IU，儿童与成人相同，伤势严重者可增加用量 1～2 倍，经 5～6 d，如破伤风危险未消除，应重复使用。治疗：第一次肌注或静注 5 万～20 万 IU，儿童与成人剂量相同，以后视病情决定注射量与间隔时间，同时还可将适当剂量抗毒素注射于伤口周围的组织中。新生儿破伤风时应在 24 h 内分次或肌注或静注 2 万～10 万 IU。皮下注射应在上臂外侧三角肌附着处；肌注应在三角肌中部。

【制剂】 注射剂：预防用每支 1 500 IU，治疗用每支 1 万 IU。

【药动学】 由于抗毒素系用马血清制备,在人体内半衰期短,在血中维持有效浓度的时间 1～2 周。若重复注射抗毒素,患者对异体蛋白的敏感度增加,可加速对异体蛋白的破坏,血中抗毒素可迅速消失。

【作用机制】 破伤风杆菌侵入伤口后生长繁殖,分泌外毒素,引起以肌肉强直及阵发性痉挛为特征的神经系统中毒症状,具有较高的死亡率。本品用破伤风类毒素免疫的马血清,经胃酶消化后盐析精制而成,机体第一次注射破伤风抗毒素后与破伤风毒素将最大限度地结合,从而预防破伤风。

【禁忌证】 有严重过敏史或以前曾注射过马血清制品者要特别提防过敏反应。

【相互作用】 ① 机体内破伤风毒素与抗毒素第一次接触时,抗毒素将最大限度地结合毒素,以后随接触次数增加,结合量将逐渐下降,故第 1 次注射抗毒素时必须给予足够剂量的抗毒素。② 若机体曾多次用过其他抗毒素,患者对异体蛋白的敏感度增加,加速对异体蛋白的破坏,血中抗毒素有效浓度维持时间较短。

【不良反应】 ① 过敏性休克:可在注射中或注射后数分钟或数十分钟内出现,患者突然烦躁或沉闷、面色苍白、胸闷或气喘、出冷汗、脉搏细速、血压下降,严重者不及时抢救可死亡。轻者注射肾上腺素后即可缓解;严重者须输氧,使用升压药、抗过敏药及肾上腺皮质激素等进行抢救。② 血清病:主要症状为荨麻疹、发热、淋巴结肿大,偶有蛋白尿、呕吐及关节痛,注射局部可有红斑、瘙痒及水肿。在注射后 2～4 d 出现为速发型,7～14 d 为迟缓型。可进行对症疗法如给予抗过敏药等,一般数日或数十日可痊愈。

【注意事项】 ① 注射用具及注射部位应严格消毒,最好使用一次性注射器。② 应备有 1∶1 000 的肾上腺素,供发生休克时使用。③ 使用前详细询问患者的既往史和本人及直系家属的过敏性疾病史。④ 使用前必须做过敏试验。只有经过皮下注射或肌注未发生异常者,才可静注。

过敏试验:用氯化钠注射液将抗毒素稀释 10 倍(0.1 ml 抗毒素加 0.9 ml氯化钠注射液),在前臂掌侧皮内注射 0.05 ml,观察 30 min。注释局部无明显反应为阴性,可在严密观察下直接注射抗毒素;如注射局部出现皮丘增大、红肿或有伪足,为阳性反应,必须用脱敏法进行注射;如注射局部反应特别严重或伴有全身反应如荨麻疹、鼻咽刺痒或喷嚏等为强阳性反应,应尽量避免使用抗毒素,如必须使用,则应用脱敏法,并做好抢救准备。

脱敏注射法：用氯化钠注射液将抗毒素稀释10倍，分小量数次作皮下注射，每次观察30 min，第1次注射10倍稀释的抗毒素0.2 ml，观察脉搏、呼吸、发绀等情况，如无反应，第2次注射0.4 ml，仍无反应则第3次注射0.8 ml，如仍无反应即可将未稀释抗毒素全量皮下注射或肌注。有严重过敏史者或过敏试验强阳性者，第一次注射量及以后的递增量适当减少，分多次注射以免发生剧烈反应。

【患者用药指导】 ① 每次注射后应保存详细记录，注射后至少观察30 min，方可离开医院。② 抗毒素只能中和血液中游离的毒素，若毒素已与组织细胞结合，尽管未发展到发病的程度也不能被抗毒素中和，所以无论预防或治疗均必须尽早用药。③ 抗毒素在体内维持时间短，仍须进行类毒素预防接种。④ 本品应保存在2～8℃，如已过期或安瓿有裂纹者，一律不用。

人血破伤风免疫球蛋白 Human Tetanus Immunoglobulin

【商品名或别名】 人破伤风免疫球蛋白，Human Tetanus Ig

【分类】 化学：生物制品类。治疗学：预防治疗破伤风制剂。妊娠分类：A。

【指征和剂量】 开放性创口有感染破伤风危险时进行预防，用人血破伤风免疫球蛋白作被动免疫的同时，开始类毒素预防注射，以获得持久免疫。已出现破伤风或其可疑症状时，应在进行外科处理及其他疗法的同时，使用人血破伤风免疫球蛋白治疗。

预防剂量儿童与成人相同，一次用量均为250 IU，伤势严重或创面污染严重者可剂量加倍。治疗推荐剂量为3 000～1万IU。本品只限肌注，不需做皮试，不得作静注。

【制剂】 注射剂：每支250 IU。

【药动学】 由于人血破伤风免疫球蛋白系同种性蛋白，在人体内半衰期较长，在体内维持有效浓度的时间3～4周。重复注射人血破伤风免疫球蛋白不会对机体增加敏感性，破坏血液中的免疫球蛋白的存在。

【作用机制】 破伤风杆菌侵入伤口后生长繁殖，分泌外毒素，引起以肌肉强直及阵发性痉挛为特征的神经系统中毒症状，具有较高的死亡率。本品是用破伤风类毒素对健康献血员进行超免获得的免疫血浆，经提纯后获得的一种特异性高效价的抗体制剂。机体注射人血破伤风免疫球蛋白后与破伤风毒素将最大限度地结合,阻止破伤风毒素和组织细胞结合,从而预防破伤风。

【禁忌证】 一般无禁忌,使用前不必做过敏试验。

【相互作用】 可与破伤风类毒素同时使用,但不宜与其他计划免疫制剂同时使用。

【不良反应】 不良反应轻微,注射局部有轻微的疼痛。全身反应可有低热、不适,但不久即消退。

【注意事项】 ① 本品只供肌注,不能用作静注,用药前不需皮试。② 安瓿打开后,制品应一次性注射完毕,不能分次使用。③ 本品为接近无色带荧光或淡黄色澄清液体,如有摇不散的沉淀或异物不可使用。

【患者用药指导】 ① 人血破伤风免疫球蛋白只能中和血液中游离的毒素,若毒素已与组织细胞结合,尽管未发展到发病的程度也不能被免疫球蛋白中和,所以无论预防或治疗均必须尽早用药。② 破伤风免疫球蛋白在体内维持时间 3～4 周,仍须进行类毒素预防接种。③ 本品应保存在 2～8℃,如已过期或安瓿有裂纹者,一律不用。

精制白喉抗毒素 Tetanus Antitoxin

【商品名或别名】 白喉抗毒素

【分类】 化学:生物制品类。治疗学:预防治疗白喉制剂。妊娠分类:C。

【指征和剂量】 与白喉患者有密切接触者或已出现白喉临床症状者。

预防:1 次皮下注射或肌注 1 000～2 000 IU,未接受过类毒素免疫或免疫史不清楚者,在注射抗毒素预防的同时,开始类毒素预防注射,以获得持久免疫。皮下注射应在上臂外侧三角肌附着处;肌注应在三角肌中部,同时注射类毒素者部位应分开。

治疗:下表剂量作为参考,应力争早期大量注射。

假膜所侵范围	注射与发病相距时间(h)	抗毒素剂量(IU)
一侧扁桃体	24	8 000
	48	16 000
	72	24 000

（续表）

假膜所侵范围	注射与发病相距时间(h)	抗毒素剂量(IU)
两侧扁桃体	24	16 000
	48	32 000
	72	48 000
两侧扁桃体	24	24 000
腭垂(悬雍垂)	48	48 000
鼻咽、喉头	72	72 000
病变仅限于鼻部		8 000～16 000

【制剂】 注射剂：预防用每支 3 000 IU，治疗用每支 1 万 IU。

【药动学】 由于抗毒素系用马血清制备，在人体内半衰期短，在血中维持有效浓度的时间约 1～2 周。

【作用机制】 白喉杆菌侵袭力较弱，但能产生强烈的外毒素，引起全身中毒症状及咽喉等处黏膜充血、肿胀及坏死，并有假膜形成。本品用破伤风类毒素免疫的马血清，经胃酶消化后盐析精制的免疫球蛋白制剂。机体注射抗毒素后能特异性地中和进入血液的白喉外毒素，从而阻止外毒素和组织细胞结合，使其不能干扰易感细胞蛋白质的合成，从而达到清除感染的目的。

【禁忌证】 有严重过敏史或以前曾注射过马血清制品者要特别提防过敏反应。

【相互作用】 ① 机体内白喉外毒素与抗毒素第一次接触时，抗毒素将最大限度结合毒素，以后随接触次数增加，结合量将逐渐下降，故第一次注射抗毒素时必须给予足够剂量的抗毒素。② 若机体曾多次用过其他抗毒素，患者对异体蛋白的敏感度增加，加速对异体蛋白的破坏，血中抗毒素有效浓度维持时间较短。

【不良反应】 ① 发热反应：注射后 20～40 min 内有寒战、高热等反应，约持续 30 min 后逐步减退。② 过敏性休克：在注射后数分钟或数十分钟内出现，患者突然烦躁或沉闷、面色苍白、胸闷或气喘、出冷汗、脉搏细速、血压下降，严重者不及时抢救可死亡。轻者注射肾上腺素后即可缓解；严重者须输氧，使用升压药、抗过敏药及肾上腺皮质激素等进行抢救。③ 血清病：在注射后 2～14 d 出现，主要症状为荨麻疹、发热、淋巴结肿大，偶有蛋白尿、呕吐及关节痛，可进行对症疗法如抗过敏药等，一般数日或数十日可痊愈。

【注意事项】 ① 注射用具及注射部位应严格消毒，最好使用一次性注射器。② 应备有 1∶1 000 的肾上腺素，供发生休克时使用。③ 使用前详细询问患者的既往史和本人及直系家属的过敏性疾病史。④ 使用前必须做过敏试验。只有经过皮下注射或肌注未发生异常者，才可静注。

过敏试验：用氯化钠注射液将抗毒素稀释 10 倍(0.1 ml 抗毒素加 0.9 ml氯化钠注射液)，在前臂掌侧皮内注射 0.05 ml，观察 30 min。注释局部红肿皮丘<1 cm 为阴性，可在严密观察下直接注射抗毒素；如注射局部出现皮丘增大、红肿或有伪足，为阳性反应，必须用脱敏法进行注射；如注射局部反应特别严重或伴有全身反应如荨麻疹、鼻咽刺痒或喷嚏等为强阳性反应，应尽量避免使用抗毒素，如必须使用，则应用脱敏法，并做好抢救准备。

脱敏注射法：用氯化钠注射液将抗毒素稀释 10 倍，分小量数次作皮下注射，每次观察 30 min，第 1 次注射 10 倍稀释的抗毒素 0.2 ml，观察脉搏、呼吸、发绀等情况，如无反应，第 2 次注射 0.4 ml，仍无反应则第 3 次注射 0.8 ml，如仍无反应即可将未稀释抗毒素全量皮下注射或肌注。有严重过敏史者或过敏试验强阳性者，第一次注射量及以后的递增量适当减少，分多次注射以免发生剧烈反应。

【患者用药指导】 ① 每次注射后应保存详细记录，注射后至少观察 30 min，方可离开医院。② 抗毒素只能中和血液中游离的毒素，若毒素已与组织细胞结合，尽管未发展到发病的程度也不能被抗毒素中和，所以无论预防或治疗均必须尽早用药。③ 抗毒素在体内维持时间短，仍须进行类毒素预防接种。④ 本品应保存在 2～8℃，如已过期或安瓿有裂纹者，一律不用。

人血丙种球蛋白 Human Normal Immunoglobulin

【商品名或别名】 蓉生静丙(Rongsheng IV Ig)，人体 γ-球蛋白(γ-Globulin Human)

【分类】 化学：生物制品类。治疗学：预防感染制剂。妊娠分类：A。

【指征和剂量】 ① 替代治疗：原发性或获得性体液免疫缺乏或减少

症，如先天性X连锁免疫缺陷；急性抗体消耗如新生儿败血症、重症急性传染病、烧伤或严重创伤致感染性休克；慢性抗体消耗性疾病；免疫抑制如骨髓、器官移植等。② 免疫调节：特发性血小板减少性紫癜；皮肤黏膜淋巴结综合征；吉兰-巴雷综合征；急性移植物抗宿主病等。③ 潜在用途：对某些自身免疫性疾病和系统性炎症具有治疗效果。

免疫球蛋白缺乏或低下症：400 mg/kg，静滴，维持剂量200～400 mg/kg，用药间隔视血清中IgG水平而定。特发性血小板减少性紫癜：400 mg/(kg·d)，连续用5 d。重症感染：200～400 mg/(kg·d)，连续用3 d。

【制剂】 注射剂：每支2.5 g/50 ml。

【药动学】

给药途径	起始时间	峰值时间	维持时间
静注	0 min	15 min	28 d

【作用机制】 本品具有替补免疫调节作用，提高组织间隙、血清抗体水平，反馈性抑制激活B细胞产生自身抗体；抑制淋巴细胞、吞噬细胞合成和释放细胞因子作用如IL-1、TNFd、IL-6等发挥消炎退热作用；封闭网状内皮系统Fc受体、阻断或延缓自身抗体包被的血小板、内皮细胞等被吞噬、清除。

【禁忌证】 对人血丙种球蛋白过敏者或有其他严重过敏史者，有IgA抗体的选择性缺乏者禁用。有严重酸碱代谢紊乱患者慎用。

【相互作用】 不宜与其他计划免疫制剂同时使用。

【不良反应】 不良反应轻微，个别患者输注时出现头疼、心慌、恶心等反应，可能与输注速度过快或体质差异造成，输注过程应定时观察，必要时减慢速度，无须特殊处理，个别患者输注结束后发生上述反应，一般24 h内均自行恢复。

【注意事项】 本品只供静注，应严格单独输注，禁止与其他药物混合使用。

【患者用药指导】 ① 安瓿打开后，制品应一次性注射完毕，不能分次或给其他人使用。② 本品为无色澄清液体，如有摇不散的沉淀或异物不可使用。③ 本品应保存在2～8℃，如已过期或安瓿有裂纹者，一律不用。

人血白蛋白 Human Serum Albumin

【商品名或别名】 白蛋白(Albumin)

【分类】 化学:生物制品类。治疗学:血浆蛋白制剂。妊娠分类:A。

【指征和剂量】 ① 重症烧伤或失血性休克患者:5～20 g,静脉输注,4～6 h 后重复 1 次。② 肾病、肝硬化等慢性蛋白缺乏症患者:5～10 g/d,直至血清蛋白恢复正常。③ 新生儿溶血性黄疸:1 g/kg,2～3 d。

【制剂】 注射剂:每支 5 g,10 g。

【药动学】

给药途径	起始时间	峰值时间	维持时间
静注	0 min	15 min	28 d

【作用机制】 本品为健康人血浆分离提取、灭活病毒的白蛋白浓缩制剂,蛋白质含量为 20%,白蛋白纯度为 95%以上,可增加循环血容量,维持血清胶体渗透压。

【禁忌证】 高血容量状态、脱水、严重性心脏病、严重贫血、肺循环严重改变者禁用。

【不良反应】 偶有皮疹、心率加快、恶心、乏力、肌痛,不需处理,可自行好转。

【注意事项】 本品只供静注,应严格单独输注,禁止与其他药物混合使用。

【患者用药指导】 ① 安瓿打开后,制品应一次性注射完毕,不能分次或给其他人使用。② 本品为无色澄清液体,如有摇不散的沉淀或异物不可使用。③ 本品应保存在 2～8℃,如已过期或安瓿有裂纹者,一律不用。

结核菌素纯蛋白衍生物 Purified Protein Derivative of Tuberculin (TB-PPD)

【商品名或别名】 PPD

【分类】 化学:生物制品类。治疗学:结核菌素试验制剂。妊娠分类:C。

【指征和剂量】 婴儿、儿童及成人均可使用。

取本品 0.1 ml(5 IU),注射于前臂掌侧皮内,注射后 48～72 h 检查注射局部反应。测量硬结的横径与纵径。反应平均直径≥5 mm 为阳性，凡有直径超过 20 mm 或伴有水疱、坏死等为强阳性，应进一步检查。

【制剂】 注射剂：每支 50 IU。

【作用机制】 属迟发性变态反应，当机体受结核感染 4～8 周后，机体产生细胞免疫，注射本品后，致敏淋巴细胞和巨噬细胞积聚在真皮的血管周围，且血管通透性升高，在注射局部形成硬结。

【禁忌证】 无绝对禁忌证，相对禁忌证有急性传染病、急性眼结合膜炎、急性中耳炎、广泛性皮肤病患者，应暂缓使用。

【相互作用】 机体免疫功能低下或免疫缺陷、使用免疫抑制治疗者可出现 PPD 假阴性。

【不良反应】 无明显不良反应。

【注意事项】 ① 使用前核对本品剂量、批号及有效期。如无标签、已过期或安瓿有裂纹者，一律不用。② 注射器、针头必须专用，不可作其他注射用。

【患者用药指导】 ① 本品应保存在 2～8℃，避光保存。② 初次感染结核 4～8 周内 PPD 可阴性。③ 患严重的结核病如粟粒性肺结核、结核性脑膜炎等可出现 PPD 假阴性。④ 接种卡介苗后 PPD 可出现阳性，应与自然感染相鉴别。

人乙型肝炎免疫球蛋白　Human Hepatitis B Immunoglobulin

【商品名或别名】 高效价乙肝免疫球蛋白，上生甘迪

【分类】 化学：生物制品类。治疗学：预防乙型肝炎制剂。妊娠分类：A。

【指征和剂量】 ① 乙型肝炎预防：1 次肌注，儿童为 100～200 IU，成人 200～400 IU。必要时可间隔 3～4 周再注射 1 次。② 意外接触者应立即(最迟不超过 7 d)注射 8～10 IU/kg，隔月再注射 1 次。③ 阻断母婴传播：乙型肝炎表面抗原阳性(HBsAg 阳性)孕妇从 3 个月起，每月注射 1 次，每次剂量 200～400 IU；HBsAg 阳性母亲所生婴儿出生 24 h 内注射 100～200 IU，若同时接种乙型肝炎疫苗应选择不同部位注射。

【制剂】 注射剂：每支 100 IU，200 IU，400 IU。

【作用机制】 本品系乙型肝炎疫苗免疫献血员后采集的高效价乙型肝炎表面抗体血浆，经分离提取，并灭活病毒处理制成的特异性免疫球蛋白制

剂,含高效价的乙型肝炎表面抗体,具有中和乙型肝炎病毒的作用,输注后可迅速提高受者乙型肝炎表面抗体的水平,避免、预防或阻断乙型肝炎的感染。

【禁忌证】 对人免疫球蛋白过敏者或有其他严重过敏史者禁用。

【相互作用】 乙肝基因工程疫苗与乙肝免疫球蛋白(HBIG)联合使用可提高对乙型肝炎的保护率。

【不良反应】 本品很少有不良反应。极个别人可能有注射局部微痛,一般在 24 h 内消失。

【注意事项】 ① 瓶子破裂、标签不清或过期失效者不可使用。② 本品为透明带荧光液体。放置后出现沉淀,使用时必须充分摇匀,遇有摇不散的块状物出现,不得使用。③ 只限肌注,不得用于静注。④ 制品开启后应一次用完,不得分次使用。

【患者用药指导】 ① 除阻断母婴传播外,一般 HBsAg 阳性者不需使用。② 使用高效价乙肝免疫球蛋白不能代替乙肝疫苗预防接种。

第十七章　特殊解毒药

在急、慢性中毒的治疗中，应用某些特殊药物以拮抗体内毒物、消除或减轻机体中毒状态，此种药物称之为特殊解毒药。但迄今对大多数中毒尚缺乏特殊解毒药，抢救过程中大多采用综合性措施，尤其是对症和支持治疗。特殊解毒药是一把双刃剑，盲目、滥用可导致严重后果，甚至死亡。

一、金属络合剂

(一) 氨羧络合剂

本类络合剂的分子中含有数目不同的二乙酸氨基，它是络合金属的功能基团。络合作用较强，治疗效果良好，但口服效果较差。

依地酸钙钠　Calcium Disodium Edetate

【商品名或别名】　依地酸二钠钙，Calcium Disodium，Versenate，$CaNa_2$-EDTA

【分类】　化学：氨羧络合剂。治疗学：解毒药。妊娠分类：C。

【指征和剂量】　本品主要用于无机铅中毒，也试用于驱锰、铜、钴、镍等金属，但疗效不及驱铅明显。对放射性元素钇、锆、镭、钚等有络合解毒作用，但对锶无效。

口服吸收很少。肌注有效，静注起效快。肌注：0.25～0.5 g，qd，加入2%普鲁卡因2 ml以减轻局部疼痛（先做普鲁卡因皮试）。用药3 d，间歇4 d为1个疗程。根据铅中毒程度和驱铅后反应情况，决定是否做下一疗程，若尿铅含量超过1～4 μmol/L（0～3 mg/L），宜继续治疗。静注：1 g/d，溶于25%～50%葡萄糖注射液40～60 ml，缓慢静注，qd。用3 d，间歇4 d为1个疗程。静滴：1 g/d，溶于5%～10%葡萄糖注射液250～500 ml中，缓慢静滴,一般用药 3 d,间歇 4 d 为 1 个疗程。

【制剂】 注射剂:每支 1 g/5 ml。

【药动学】 本品入体内后 90%分布于细胞外液中,在血液中几乎全部在血浆内,不能进入红细胞,也极难通过血-脑屏障。口服吸收很少,为 2%～18%。在体内不被代谢和分解,主要由肾脏排出。静注后 1 h 排出 50%,24 h 排出 95%以上。

【作用机制】 本品系乙二胺四乙酸与钙的络合物,能与多种金属离子相结合,结合力强弱随稳定常数大小而定,常数大于钙的金属离子,如铅、镍、锌、铜等均能置换本品的钙,形成稳定的、可溶性络合物,并迅速从尿中排出而解毒。本品不能进入细胞内,治疗铅中毒时只能络合细胞外液中的铅,用药后细胞外液中铅浓度降低,细胞内的铅可移至细胞外液,重新分布形成新的动态平衡。细胞内的铅也逐渐减少。故一般采用短疗程、间歇疗法。

【禁忌证】 肾功能不全者禁用。

【相互作用】 由于与锌的络合作用,一些长效胰岛素的疗效可能受到干扰。

【不良反应】 一般无明显不良反应。少数有短暂性低血压、头昏、乏力、恶心或食欲不振,停药后可消失。大剂量如超过 50 mg/kg 将损害肾脏,使近曲小管发生水肿性退行性变,尿中出现管型、蛋白、红细胞等,停药后可恢复正常。用药期间应经常做尿常规检查。疗程较长或较多,可使体内一些微量元素如锌、铜等被络合而损失,引起络合过多综合征。及时停药、间歇治疗和补充微量元素可预防之。静注浓度过高,可引起栓塞性静脉炎,故静注浓度不宜超过 0.5%。可用葡萄糖和生理盐水稀释。个别患者于用药后出现全身不适、寒颤、发热及肌肉酸痛等。也有发生类组胺反应及类似维生素 B_6 缺乏样皮炎的报道。

【注意事项】 在金属中毒期间,应用本品(而非依地酸钠)。本品不应口服给药,因有增加金属络合物经消化道吸收的危险。脱水患者应在使用本品之前恢复水电解质平衡。严重铅中毒者,在使用本品的同时合并使用二巯丙醇。此原则适用于儿童血铅大于或等于 700 μg/L 及(或)伴有脑病时。用药之初,用药疗程间检查肾功能。

【患者用药指导】 用药时应卧床休息,多饮水;留尿以备检测被络合物的含量。

二乙烯三胺五乙酸　Diethylene Triamine Pentoacetic Acid

【商品名或别名】　二乙烯三胺五醋酸钠钙，促排灵，Penthamil，Pentancin - Ca，DTPA - Ca，DTPA

【分类】 化学：氨羧络合剂。治疗学：解毒药。妊娠分类：C。

【指征和剂量】　用于治疗铅、铁、锌、铬、钴中毒及铀、钚、锶、钇等放射性元素对机体的损伤。

静滴：0.5～1 g/d，溶于生理盐水 250 ml 中。肌注：0.5 g/d，溶于生理盐水，疗效与静滴相同。以上静滴和肌注都以用 3 d，停 4 d 为 1 个疗程，疗程数根据病情及尿内所排金属量而酌定，一般 2～4 个疗程。

【制剂】　注射剂：每支 1 g/4 ml。

【药动学】　本品在动物体内的代谢过程与依地酸钙钠基本相同。静脉注入体内后分布在各器官中，以肝、肾内分布最多。注后 2 h，自尿中排出约 40%，24 h 内由尿排出约 90%，34 h 几乎完全排出。本品很少被胃肠吸收，口服后 48 h 内 78%由粪内排出，18%留在胃肠内，仅 4%被吸收。

【作用机制】 与依地酸钙钠相似，但在金属络合后稳定性较大。静注后钚在尿中排出量可增加 30～100 倍。亦能与钙络合致血钙过低，故用钙盐 $CaNa_2$ - DTPA。本品对铅、铁、锌、钴、锰及放射元素如钚、钇、镧、铈、钍、锶、镅、锎等皆有促排作用，治疗铅中毒效果较依地酸钙钠为好。

【禁忌证】　肾功能不全者禁用。肝脏功能不全者慎用。

【相互作用】　长效胰岛素的疗效可能因锌被络合受干扰。

【不良反应】　偶可引起肾脏损害，用药期间观察尿常规，个别患者可发生头皮及阴囊瘙痒或湿疹，停药后逐渐消退。

【注意事项】　用药期间宜补充微量金属元素，如锌等。

【患者用药指导】　同依地酸钙钠。

二乙烯三胺五醋酸钠锌　Zinc Trisodium Diethylenetriaminepentaacete

【商品名或别名】　新促排灵，Pentacin - Zn，DTPA - Zn

【分类】　化学：氨羧络合剂。治疗学：解毒药。妊娠分类：C。

【指征和剂量】　用于稀土族放射性元素镧、铈、钷、钇、锆、钍，超铀放射性元素钚、镅、锔等体内污染的防治。

静滴：0.5～1 g，加入 10%葡萄糖注射液 500 ml，qd。连用 3～4 d 后停 2～3 d 为 1 个疗程。必要时可重复数疗程。肌注：0.5 g，qd 或 bid，连用

3～4 d后停2～3 d为1个疗程,必要时可重复数疗程。

【制剂】 注射剂:每支0.5 g,1 g。

【药动学】 与二乙烯三胺五醋酸钠钙相似。

【作用机制】 与依地酸钙钠相似。因分子结构中有锌,用药后不引起微量元素锌的丢失,因此不良反应较促排灵轻。

【禁忌证】 肝、肾功能不全者禁用。心脏病患者慎用。

【不良反应】 注射局部稍有疼痛。还可以引起腹泻、喉痛、过敏性皮炎。

【注意事项】 如需应用,应监测血压、心功能。

【患者用药指导】 同依地酸钙钠。

(二)巯基络合剂

本类药物在碳链上带有活性巯基,又称巯基络合物,与一些金属的亲和力大,能夺取已与组织酶系统结合的金属,形成不易分解的络合物,从尿中排出,并使组织中的巯基酶恢复活性,从而解除毒性,因此具有金属促排和化学解毒的双重作用。

二巯丙醇 Dimercaprol

【商品名或别名】 巴儿,BAL

【分类】 化学:巯基络合剂。治疗学:解毒药。妊娠分类:C。

【指征和剂量】 主要用于砷中毒,对急性锑、汞及汞盐、金中毒也有效。

一般作深部肌注。轻症:2～5 mg/kg,qid,第1～2 d,第3 d,bid;第4 d,qd或bid。重症:5 mg/kg,qid,第1～3 d,第4 d,bid。逐渐减量,疗程约1周。慢性中毒时,2.5 mg/kg,qd或tid,用药3 d停药4 d为1个疗程,一般用2～3个疗程。局部铬溃疡等皮肤损伤可配制二巯丙醇软膏外用。

【制剂】 10%油剂:每支0.2 g/2 ml。

【药动学】 在体内氧化和经肾由尿中排出。肌注后30～60 min达高峰,4 h内代谢、降解、排出,失去药理作用。

【作用机制】 本品具活性巯基,与金属亲和力大,能夺取与组织中酶系统结合的金属,形成不易分解的化合物,由尿排出,并使巯基酶恢复活性,从而解除金属引起的中毒症状。但解离后的金属仍能产生中毒,因此,治疗时必须重复给药,使与游离金属再次结合。本品亦能抑制正常体内含金属的酶系统(触酶、碳酸酐酶与过氧化酶)的活性及抑制细胞色素C的氧化速率,其氧化物亦能抑制巯基酶系统产生毒性,故其用量受到限制。

【禁忌证】 肝、肾功能不全者禁用。

【不良反应】 不良反应和毒性大,多见于15～20 min,表现中枢兴奋,血压上升伴有心动过速、食欲不振、恶心、呕吐、头痛、失眠、眼口鼻喉烧灼痛、牙痛、流泪、流涎、发热、胸腹痛、肌肉痛、四肢痛、出汗、血钾降低,及中性粒细胞降低,剂量过大可致痉挛、昏迷。反应一般于2～4 h后消失或减轻,多次注射后可引起皮肤过敏,注射前用抗组胺药物可防止或减轻不良反应。对甲状腺功能有影响,可减少碘吸收和降低基础代谢,增加体重。对肝肾功能可有损害,若发现异常,立即停药。

【注意事项】 观察肝、肾功能,若有异常,应立即停药。注意和防止过敏反应,注射前用抗组胺药物可防止和减轻不良反应。注射用药后呼出气中有蒜味,毒性较大,临床已逐渐少用或不用,而为其他巯基络合剂代替。

二巯基丙磺钠 Sodium Dimercaptosulfonate

【商品名或别名】 Unithiol

【分类】 化学：巯基络合剂。治疗学：解毒药。妊娠分类：C。

【指征和剂量】 主要是砷、汞中毒;其次为铋、铬、锑(包括酒石酸锑钾)等中毒。

急性中毒：肌注,5 mg/kg,q6 h第1日,第2日,q8～12 h;以后qd或bid,7 d为1个疗程。慢性中毒：亦可肌注5%溶液5 ml,qd,连用3 d,间歇4 d为1个疗程。总疗程数根据病情及尿中毒物排出多寡而定。

【制剂】 注射剂：每支0.25 g/5 ml。

【药动学】 注射后30 min内血液浓度达高峰,并立即分布至器官组织中;主要存在于血液及细胞外液,在体内氧化为四巯化合物,于5～6 h血中很快降至微量。主要自肾脏排泄,24 h后血中药物已不能测得。

【作用机制】 本品为金属或类金属中毒的解毒剂。其分子中含2个活性巯基,能夺取已与组织中酶系统结合的金属,形成不易解离的无毒性络合物自尿中排出,使相关的酶活性恢复,解除中毒症状。

【禁忌证】 对本品过敏者禁用。

【不良反应】 头晕、脸色苍白、心动过速、乏力、恶心、呕吐、口唇发麻,通常于 10 min 后即消失,偶有出现皮肤及全身变态反应,甚至过敏性休克和剥脱性皮炎。本品略有硫化氢臭味。

【注意事项】 本品宜避光密闭保存。

二巯丁二钠 Sodium Dimercaptosuccinate

【商品名或别名】 二巯琥珀酸钠,二巯琥钠,DMS

【分类】 化学:巯基络合剂。治疗学:解毒药。妊娠分类:C。

【指征和剂量】 锑、汞、铅、砷等中毒。

肌注:0.5 g,bid,为防局部疼痛宜加 2%普鲁卡因 2 ml(先做皮试)。静注:急性中毒如锑剂引起心律紊乱,首次 2 g 溶于 10～20 ml 注射用水(15 min注完);以后 1 g,q1 h,可连用 4～5 次。第 2 日起渐减量。亚急性中毒时,每次 1 g,4～5 g/d,可连用 3～5 d,以后渐减量。慢性中毒时,每次 1 g,可连用 3 d,停 4 d 为 1 个疗程;可用 2～4 个疗程。

【制剂】 粉针剂:每支 0.5 g,1.0 g。

【药动学】 注射后很快从血中消失,静注后 30 min 从尿中排出巯基约 40%,4 h 约排出 80%,无蓄积作用。

【作用机制】 作用基本与二巯丙醇相同,但毒性较低。对酒石酸锑钾的解毒作用较二巯丙醇强 10 倍以上。对砷、汞、铅、铜、钴、镍等中毒有解毒作用(但国内有报道排汞效果不及二巯丙醇)。排铁反增其毒力。

【禁忌证】 对本品过敏者禁用。

【不良反应】 毒性小,可有口臭、头晕、恶心、呕吐、乏力、四肢酸痛等,常出现于第三疗程之第一针后。个别患者可发生药物性皮炎或药物热。也有报告可引起丙氨酸转氨酶暂时性增高。

【注意事项】 水溶液不稳定,久置后毒性增大,故必须新鲜配制,呈无色或微红色。如呈土黄色或混浊时,不能使用。本品不可加热,不宜用作静滴。

二巯基丁二酸 Dimercaptosuccinic Acid

【商品名或别名】 DMSA, Succimer

【分类】 化学:巯基络合剂。治疗学:解毒药。妊娠分类:C。

【指征和剂量】 铅、汞、砷、铜等金属或类金属中毒。

口服:0.5 g,tid,连服 3 d 后,停药 4 d 为 1 个疗程,一般用 3 个疗程,不超过 6 个疗程。

【制剂】 胶囊：每粒 0.25 g。

【药动学】 动物实验证实，肌注后 15 min 或口服 30 min 血药浓度达峰值。吸收后主要分布于肝、肾、血液中。24 h 消失 95%，大部分从尿中排出。

【作用机制】 本品为巯基络合剂，属竞争性解毒药。分子中含 2 个活性巯基，与金属有较强的亲和力，易结合成不易解离的无毒性络合物，自尿中排出。因能夺取已与组织中酶系统结合的金属或类金属离子，使组织细胞中巯基酶的活性得以恢复，从而解除金属引起的中毒症状。

【禁忌证】 对本品过敏者禁用。肝、肾功能不全者慎用。

【不良反应】 可见头痛、口臭、恶心、乏力、关节酸痛等反应(注射速度快，反应加重，但可在数小时内自行消失)。可使肾功能受损，出现蛋白尿、管型。个别患者可有皮疹。

【注意事项】 一般不可长期连续使用。少数患者偶见短暂的血清丙氨酸转氨酶增高，用前和用药过程中应每隔 1～2 周检测肝功能。胶囊剂应避光、密封，在阴凉干燥处保存。

青霉胺 Penicillamine

【商品名或别名】 D-青霉胺，二甲基半胱氨酸，Distamine

【分类】 化学：巯基类络合剂。治疗学：解毒药。妊娠分类：D。

【指征和剂量】 肝窦状核变性病；某些免疫性疾病，如类风湿关节炎、高巨球蛋白血症、原发性胆汁性肝硬化；慢性铅、汞中毒。

① 铅、汞中毒：1 g/d，qid，口服，5～7 d 为 1 个疗程，疗程多少取决于患者的驱铅情况。② 肝窦状核变性：30～25 mg/(kg·d)，用量不超过 10 d，症状改善后可间歇用药，一般 1～2 周后停药，最多不超过 4 周。③ 免疫性疾病：1.5～1.8 g/d，tid 或 qid。症状好转后间歇用药。

【药动学】 口服吸收迅速，约 130 min 达血药峰浓度，可分布全身各组织。血浆半衰期约为 60 min。在体内代谢，24 h 由尿中排出约 50%，少量从粪便中排出。

【作用机制】 有右旋、左旋及正一乙酰消旋青霉胺，为青霉素的代谢产物，系含有巯基的氨基酸，为白色结晶粉末，有金属络合作用，性质稳定，溶解度高，有类似二巯丙醇的作用。临床应用于肝窦状核变性病，用药后尿、粪中的排铜量明显增加,可高达5～20倍,症状可有改善,作用比二巯丙醇强。对铅、汞中毒亦有解毒作用,但不及依地酸钙钠及二巯丙磺钠。在金属中毒治疗中以乙酰消旋青霉胺最优、效果好、毒性小,右旋青霉胺次之,左旋青霉胺则较差。

【禁忌证】 对青霉素过敏、造血功能障碍、肾功能减退者,孕妇禁用。

【不良反应】 有乏力、食欲不振、恶心、呕吐和腹泻等。偶见发热、皮疹、白细胞减少、血小板减少及视神经炎(用维生素 B_4 治疗有效),对肾有刺激作用,停药2周左右好转。长期服用可引起肾病及肺纤维化。孕妇服用本药,可致新生儿发生全身性结缔组织的缺陷。

【注意事项】 用前需做青霉素过敏试验。长期服用可引起视神经炎(可用维生素 B_6 治疗)。用药期间经常检查尿蛋白,以免引起肾病综合征。

【患者用药指导】 用药期间应观察外周血常规,注意视力、视野的变化,检查尿常规,长期服用,应动态观察肾、肺功能。

(三) 其他络合剂

去铁胺 Deferoxamine

【商品名或别名】 去铁敏,DF,DFOA

【分类】 化学:酰胺型络合剂。治疗学:解毒药。妊娠分类:C。

【指征和剂量】 急性铁中毒和慢性铁蓄积引起的疾病。

① 误服大量亚铁盐类(如硫酸亚铁和枸橼酸铁铵等)所致急性中毒时:成人剂量,首次肌注0.5～1 g,以后视病情q4～12 h肌注0.5 g。若患者处于休克状态,除抗休克治疗外,可以按相同剂量,加入5%或10%葡萄糖注射液500 ml中,静滴,滴入速度宜控制在15 mg/(kg·h)以下,24 h总剂量不超过5 g。② 慢性铁蓄积疾病,如原发性和继发性含铁血黄素沉着症的治疗:肌注,首次1.0 g,以后0.5 g/h,给药2次。此后q4～10 h给0.5 g,总量不超过5 g/d。静滴方法和剂量同①。口服:0.5 g,bid。

【制剂】 片剂:每片0.1 g,0.5 g。注射剂:每支0.5 g。

【药动学】 口服给药胃肠道吸收在15%以下。已吸收的本品经血浆酶代谢,迅速由尿排出。

【作用机制】 本品为多毛链霉菌(*Stryptomyces pilosis*)的代谢产物,将其中一些含铁的胺类物质经化学处理,除去铁后制得。它具有大量的羧肟酸基团，对 Fe^{2+} 有非常强的络合作用，其稳定常数（$K=10^{31}$）远比对钙（$K=10^{2}$）为大，而对大多数其他离子的络合力很小。其与铁蛋白、铁传递蛋白（ferritin and transferring）中的铁所形成的络合物，其稳定常数皆大于 10^{30}；但与血红蛋白、肌蛋白和含铁酶中铁的稳定常数并非如此，所以本品可使患铁蓄积疾患者排铁，产生负铁平衡。

【禁忌证】 对本品过敏者、肾功能不全者禁用。孕妇（尤其在怀孕 3 个月内）慎用。

【相互作用】 维生素 C 与本品合用可促进排铁作用，因维生素 C 可动员更多的铁转为可络合铁，但若可络合铁超过本品能络合的量，则多余的可络合铁将促进脂质过氧化作用，而引起组织损伤。

【不良反应】 本品口服给药，可有胃肠刺激症状，如恶心、腹部不适感。肌注可引起局部疼痛、视听障碍、晶状体浑浊、全身发红、荨麻疹等。静脉给药除有上述反应外，偶有低血压、心悸、呼吸加快、低氧血症、惊厥、休克等。若剂量控制在 15 mg/(kg · h) 或 50 mg/(kg · d) 以下，则不良反应很少发生。

【注意事项】 用药前及用药期间应做听力及视力检查。口服有胃肠道刺激症状。静注宜慢，否则可引起血压下降甚至休克。肌注可有局部疼痛和过敏。去铁胺与维生素 C 联合应用应慎重。

金精三羧酸 Aurin Tricarboxylic Acid

【商品名或别名】 ATCA, ATA

【指征和剂量】 用于治疗铍中毒。

静注：0.3 g/d，其他途径给药吸收很少。

【制剂】 注射剂：每支 0.15 g。

【作用机制】 本品在机体组织内分布与铍相同，在组织内与铍结合，形成不溶解的化合物，使铍失去活力，但不增加其排泄。

【注意事项】 毒性很低，治疗剂量约为其 LD_{50} 的 1%。如用药期长，须定期测定肝肾功能及凝血时间。

螯核羧酚 811 Quixamic Acid

【商品名或别名】 喹胺酸，811

【指征和剂量】 用于钍、钷（^{147}Pm）及金属中毒。

肌注 0.5 g,bid,连用 3 d,间歇 4 d,需要时再进行 1 个疗程。

【制剂】 注射剂:每支 0.5 g。

【作用机制】 螯核羧酚分子结构中含有多个氨基和羟基,能与配位数高的金属离子结合而解毒。同时分子中又含有酚性羟基,能抑制钍的水解,增加与钍的结合能力,促进其排出。对锆($^{95}Zr-^{95}Nb$)及放射性核素亦有良好的促排作用。

【不良反应】 一般不良反应少见,偶有头昏、下肢乏力及注射部位疼痛。

氨烷基次膦酸型络合剂 Amino-alkylphosphinic Acid Complexing Agents

这是一类聚氨的膦酸衍生物,可用作促排的新型络合剂。它是将氨基羧酸型络合剂中的羧基被次膦酸基(—HPOOH)取代而成。实验证明,它能与铀、铅、铍、稀土等金属离子络合成可溶性络合物,尤其对铀的促排有特效,可作为铀的特殊解毒剂。这类络合剂效果最好的是乙二胺二异丙基次膦酸(ethylenediaminediisopylphosphinic acid, EDDIP)和二乙三胺五甲基次膦酸(Diethylene triamine pentamethyl phosphinic acid,DTPP)的钠盐。

二、农药中毒解毒剂

目前多数农药中毒尚缺乏解毒剂,现有的大多不够理想。切不可片面强调解毒药的作用,而忽视其他综合对症治疗措施。

(一) 胆碱酯酶复能剂

胆碱酯酶复能剂是吡啶醛肟类化合物,主要用于有机磷急性中毒。它使有机磷转化为无害的化合物,保护酶不受有机磷抑制;使体内被有机磷抑制的胆碱酯酶恢复活性。但对中毒 3～5 d 以上的病例及慢性中毒病例,因胆碱酯酶和有机磷稳固结合,中毒酶已经老化,疗效甚差。对敌百虫、敌敌畏、乐果等中毒效果差,治疗应以阿托品为主。对谷硫磷、二嗪农不仅无效且有不良作用。

本类药物较常用的有碘解磷定、氯解磷定、双复磷及双解磷等。双复磷、双解磷效果最好，恢复胆碱酯酶活性的作用强，并有阿托品样作用，但不良反应较大。碘解磷定容易分解，分解后不良反应较大，目前已逐渐由氯解磷定代替。氯解磷定的作用虽不如双复磷，但较碘解磷定为强。

应用时需注意：① 因排泄快，需反复应用。② 对体内蓄积的乙酰胆碱无直接作用，宜与阿托品同用。③ 过量或静注过速时，反抑制胆碱酯酶，并引起神经肌肉传导阻滞，甚至抑制呼吸中枢致呼吸麻痹死亡，故静注时必先稀释后缓慢注射。④ 氨基甲酸酯类农药如西维因、呋喃丹等忌用肟类药。

碘解磷定 Pyralidoxime Iodide

【商品名或别名】 碘磷定，解磷定，派姆，PAM，2-PAM

【分类】 化学：吡啶醛肟类化合物。治疗学：解毒药。妊娠分类：C。

【指征和剂量】 用于急性有机磷酸酯杀虫剂的中毒；对 1605（对硫磷）、1059（内吸磷）、特普、乙硫磷有效。

① 轻度中毒：0.4 g 加葡萄糖或生理盐水 40 ml 稀释后静注，必要时2 h 重复 1 次。小儿 15 mg/kg。② 中度中毒：首次 0.8～1.0 g，以后 q2 h 0.4～0.8 g，共 2～3 次。或静滴维持，症状好转后酌情减量。③ 重度中毒：首次用 1～1.2 g，稀释后静脉缓慢注射，以后 0.4 g/h。病情好转（至少 6 h）后，延长给药间隔时间，逐渐停药。

【制剂】 粉针剂：每支 0.4 g。

【药动学】 口服 2～3 h 血药浓度达峰值，$t_{1/2}$ 为 1.7 h，27%以原型从尿排出，静注后迅速分布全身，不与血浆蛋白结合，可能不透过血-脑屏障，在肝内代谢，4 h 由肾排出 83%，体内无蓄积。

【作用机制】 当有机磷酸酯类杀虫剂（如敌敌畏、对硫磷、内吸磷等）进入机体后，与体内胆碱酯酶结合形成磷酰化胆碱酯酶使之失去水解乙酰胆碱的作用，导致体内乙酰胆碱蓄积而出现一系列中毒症状。本药属胆碱酯酶复活剂。进入人体后，它的亲核性基团直接与磷酰化胆碱酯酶中的磷酰基结合后，共同脱离胆碱酯酶，使后者恢复其水解乙酰胆碱的活力。另外，尚能直接与血中有机磷酸酯类结合成为无毒物质由尿排出。本品仅对游离的有机磷酸酯和形成不久的磷酰化胆碱酯酶起作用，如超过 36 h，磷酰化胆碱酯酶已“老化”，则酶的活性难以恢复，故将本品用于有机磷中毒的早期治疗效果较好，治疗慢性中毒则无效。对已蓄积的乙酰胆碱无作用，故宜与阿托品类同时应用。

【禁忌证】 对碘过敏的有机磷中毒者禁用本品。老年人心、肾潜在代偿功能减退者慎用。

【相互作用】 在碱性溶液中易水解为氰化物，故忌与碱性药物配伍。中度和重度中毒时，本品宜与阿托品合用，用药越早越好。

【不良反应】 因含碘，故用大剂量时有口苦、咽痛、恶心等，一次大量过速注射可引起眩晕、视力模糊、心动过缓，严重者可发生全身阵挛性抽搐，甚至抑制呼吸中枢、死亡。

【注意事项】 静注时必须先稀释后再缓慢注射，剂量宜适中不宜过量。用药过程要随时测定血胆碱酯酶作为监护指标，要求血胆碱酯酶维持在50%～60%，结合临床表现，及时重复应用本品。粉针剂较难溶，可水浴加温(40～50℃)或振摇。对有机磷的解毒作用有一定选择性。对敌敌畏、乐果、敌百虫、马拉硫酸的效果较差或无效；对二嗪农、甲氟磷、丙胺磷及八甲磷中毒则无效。

氯解磷定 Pyralidoxmine Chloride

【商品名或别名】 氯解定，氯化派姆，PAM－C1

【分类】 化学：吡啶醛肟类化合物。治疗学：解毒药。妊娠分类：C。

【指征和剂量】 用于1605、1059、苏化203、3 911等急性中毒。

① 轻度中毒：0.25～0.5 g，肌注；2～4 h可重复1次。② 中度中毒：0.5～1.0 g，肌注或静注，q2 h可重复1次，共2～3次。后可改为静滴，不超过0.5 g/h。③ 重度中毒：1.0～1.5 g，静注，1 h左右酌情减量重复。以后改为静滴，不超过0.5 g/h。

【制剂】 注射剂：每支0.25 g，0.5 g。

【药动学】 给人肌注30 mg/kg氯解磷定5 min后血浆中浓度即上升到20 μg/ml，20 min后为15 μg/ml，90 min后仍有9 μg/ml。一般认为血浆中有效浓度为4 μg/ml以上，故肌注效果不低于静注。口服1 g经2～5 h后血浆浓度达高峰，能维持疗效2 h左右。tid或qid口服，连续数周，无明显不良反应。在体内主要以原型较快地从肾脏排出，而无蓄积。

【作用机制】 在氯解磷定的结构式中，吡啶环的氮带正电荷，能以静电引力与磷酰化胆碱酯酶的负矩部位相结合；而其肟结构部分与磷原子亲和力较强，能夺取磷酰化胆碱酯酶中的磷并与之结合，使它和酶的酯解部位分离，从而使胆碱酯酶恢复原有结构的活性。对解除烟碱样毒性作用和使昏迷患者苏醒作用较显著，对解除毒蕈碱样作用和防止有机磷引起的呼吸中枢抑制则效果较差。阿托品对后二者疗效显著，与阿托品同用可发挥协同作用，取得更好的疗效。

【相互作用】 与阿托品同用可发挥协同作用。与阿托品、贝那替嗪或苯扎托品组成急救复方，"解磷"注射液临床疗效满意。

【不良反应】 偶有恶心、头晕，用量过大过快时可致痉挛、呼吸抑制。

【注意事项】 静滴给药时忌与碱性药物配伍混合或同时注射。对敌百虫、敌敌畏效果差，对乐果、马拉硫磷疗效可疑，对二嗪农、谷硫磷有不良反应。对中毒较久、较重的病例作用不大，必须与阿托品合用。静注时先将本品 2 ml 用注射用水稀释至 10 ml 再使用，静注宜缓慢。不良反应较解磷定小。

双复磷 Obidioxime Chloride

【商品名或别名】 DMO-4，LuH_6，Toxogonin

【分类】 化学：肟类。治疗学：解毒药。妊娠分类：C。

【指征和剂量】 用于有机磷农药中毒。

① 轻度中毒：0.125～0.25 g，肌注，必要时隔 2～4 h 重复 1 次。② 中度中毒：0.25～0.75 g，以后 q3 h 0.25～0.5 g，肌注或稀释后缓慢静注。③ 重度中毒：0.25～0.75 g，静注，以后酌情用 0.125～0.5 g，q2～3 h，根据具体情况逐渐减量或延长间隔时间。

【制剂】 注射剂：每支 0.25 g。

【药动学】 健康人经肌注双复磷 2.5 mg/kg 后，血药浓度 20 min 可达高峰(6.6 μg/ml)，2 μg/ml(最低有效浓度)可维持 3 h。双复磷通过肾小球滤出由尿排出。血中半衰期为 110 min 左右。

【作用机制】 同碘解磷定、氯解磷定。含有双倍的有效基团，作用强且持久。特点为能透过血脑屏障，对毒蕈碱和烟碱样症状都有效，且对有机磷军用毒剂、敌敌畏、敌百虫等中毒较前二药有效，使用方便。

【不良反应】 常见有口周、四肢及全身发麻，恶心、呕吐、颜面潮红、脉搏增快、血压波动等，一般不严重，不需特殊处理，数小时内可自行消失。剂量过大，除可引起神经肌肉传导阻滞和抑制胆碱酯酶外，还可引起室性早搏、传导阻滞，甚至心室纤颤。偶可引起肝脏损害出现黄疸。

双解磷　Propane Dibromide

【商品名或别名】 TMB－4,Trimedoxium

【分类】 化学：肟类。治疗学：解毒药。妊娠分类：C。

【指征和剂量】 用于急性有机磷农药中毒。

① 轻度中毒：0.15 g,肌注,必要时重复1次。② 中度中毒：0.3～0.45 g必要时继续,0.15 g,q4 h。③ 重度中毒：0.3～0.75 g,缓慢静注,以后0.3 g,q4 h,必要时静滴维持。

【制剂】 注射剂：每支0.15 g。

【作用机制】 同氯解磷定,作用较氯解磷定持久,但不能透过血-脑屏障,对中枢抑制症状的缓解较氯解磷定为差,而对毒蕈碱样症状的缓解较氯解磷定为佳。

【不良反应】 头晕、头重、口干、脸红、四肢麻木、无力、心动过速及肝脏损害。

HI－6

【商品名或别名】 Ascxime Chloride

【分类】 化学：肟类。治疗学：解毒药。妊娠分类：C。

【指征和剂量】 神经性毒剂和有机磷农药中毒的治疗。

肌注：有机磷农药中毒,轻度中毒1/2～1支;中度中毒,2～3支;重度中毒,3～5支;同时应配用阿托品以对抗M、N样症状,地西泮以对抗惊厥症状。

【制剂】 粉针剂：500 mg,附阿托品注射液2 mg。

【作用机制】 本品属肟类重活化剂,能重新活化梭曼(神经性毒剂,GD)和有机磷农药抑制的胆碱酯酶,具有恢复神经-肌肉接头的传导作用,对胆碱能M、N受体也有竞争性拮抗作用,并具有血管加压素及呼吸中枢刺激作用,有利于改善有机磷中毒引起的心血管及呼吸功能抑制。

【不良反应】 ① 本品水溶液迅速变质,故不能采用自动注射器,必须用特殊的多室自动注射器。即将本品置入一个室内,另室内放阿托品注射液。注射时本品溶于阿托品水溶液即成。② 有严重肾功能减退患者,反复使用应当注意肟甲基异物体变为氰基。

吡啶-2-醛肟甲磺酸甲酯季铵盐 Pyridine-2-aldoxime Methylmethane Sulphonate

【商品名或别名】 P_2S

【分类】 化学：肟类。治疗学：解毒药。妊娠分类：C。

【指征和剂量】 防治军用毒剂有机磷酸酯类化合物中毒。

口服：预防用，受毒剂攻击前服用 1 g 速效片，3 g 长效片，可维持药效 6 h。此后继续服用至 36 h，以防止化学武器袭击后毒物对皮肤污染吸收而中毒。

【制剂】 速效片剂：每片 1 g。长效片剂：每片 1 g。

【作用机制】 为胆碱酯酶保护剂，作为防治军用神经性毒剂中毒的药物，有些国家军用装备中有本品，因神经性毒剂是有机磷酯类化合物，在敌方使用此化学武器前服用，有预防作用。中毒后与阿托品同用，可治疗中毒。

【不良反应】 同其他胆碱酯酶复活剂。

(二) 抗胆碱能药

阿托品 Atropine

【商品名或别名】 硫酸阿托品

【分类】 化学：颠茄属生物碱。治疗学：抗胆碱能药。妊娠分类：C。

【指征和剂量】 用于有机磷农药、氨基甲酸酯类农药中毒。

有机磷农药中毒的临床表现常有反复，阿托品的用药应根据具体情况灵活掌握，个体对阿托品的用量差异很大，一般用量仅供参考。应用阿托品必须注意足量而不过量。① 轻度中毒：0.5～2 mg，口服或皮下注射。② 中度中毒：2～5 mg 静注，以后每隔 10 min 0.5～5 mg，阿托品化后 q2～6 h 皮下注射或静注，0.5～1 mg，作为阿托品化后的维持量。③ 重度中毒：首次 5～10 mg，静注，以后每隔 5 min 5～10 mg；阿托品化后 q1～2 h 0.5～2 mg作为维持量。

【制剂】 片剂：每片 0.3 mg。注射剂：每支 0.5 mg，1.0 mg，5 mg。

【药动学】 阿托品体内分布广泛，血浆蛋白结合率为 50%，在血液中可迅速清除，半衰期为 13～38 h。阿托品可透过血脑屏障、胎盘屏障，也可分泌至乳汁。口服阿托品 1 h 作用可达高峰；肌注后 15～20 min 达高峰，

3～4 h后作用消失；静注1～4 min内出现作用；8 min达高峰，18 min高峰即过去。大剂量或反复给药可延长作用时间。

【作用机制】 阿托品阻断节后胆碱能神经支配的效应器中乙酰胆碱受体(即毒蕈碱样受体)对抗各种药物引起的毒蕈碱样作用，如瞳孔缩小，支气管痉挛，呼吸道、汗腺、唾液腺分泌增加，恶心，呕吐等；对中枢神经系统症状亦有效，对烟碱样症状无效。无复活胆碱酯酶的作用，故须与胆碱酯酶复活剂合用。近年研究表明，它还能对抗呼吸中枢抑制。

【禁忌证】 禁用于：① 闭角型青光眼。② 对于前列腺功能紊乱患者有致尿潴留危险。③ 胃食管反流。④ 麻痹性肠梗阻，老年患者肌张力下降，中毒性幽门狭窄。⑤ 出血性直肠炎。⑥ 哺乳期妇女(可降低乳汁的分泌及对儿童产生阿托品样作用的危险)。妊娠晚期应谨慎使用，以防新生儿出现阿托品样作用的危险(胎粪性肠梗阻)。

【相互作用】 其他阿托品样药物：三环类抗抑郁药、大多数抗H_1受体药、抗胆碱能抗帕金森药。丙吡胺、吩噻嗪类精神病药亦应予重视(尿潴留、便秘、口干等阿托品不良反应相加作用)。

【不良反应】 口干、便秘、调节紊乱、降低乳汁分泌、支气管分泌物稠厚、心动过快、尿潴留、老年者精神错乱或兴奋。阿托品过量时，瞳孔散大、皮肤潮红而干燥、腹部胀气、膀胱膨胀尿潴留、精神异常，甚至抽搐高热、心律紊乱、呼吸衰竭，甚至死亡。

【注意事项】 抢救重症中毒，必须早期、足量、静注、反复、酌情给药。密切观察，避免阿托品过量、中毒；一旦发生，立即采取相应措施，如暂停阿托品，或减量，并宜使用地西泮(安定)控制躁动、抽搐等。

定时较长时间重复应用大剂量阿托品，可引起神经突触和靶器官中M-毒蕈碱样乙酰胆碱受体(M-Ach-R)上调，轻者出现阿托品依赖现象，重者出现类似有机磷农药中毒反应。一旦停用阿托品，易出现“反跳”。

山莨菪碱　Anisodamine

【商品名或别名】 654-2

【分类】 化学：莨菪类生物碱。治疗学：抗胆碱能药。妊娠分类：C。

【指征和剂量】 中度和重度中毒时静注，成人5～20 mg，根据病情及“阿托品化”程度重复使用。

【制剂】 注射剂：每支2 mg，5 mg，10 mg，20 mg。

【作用机制】 作用与阿托品相似。但扩瞳与抑制腺体分泌的作用较弱。用于有机磷中毒,但仍以阿托品为首选。

【不良反应】 与阿托品大致相同。

盐酸戊乙奎醚注射液 Penehyclidine Hydrochloride Injection

【商品名或别名】 长托宁

【分类】 化学: 奎宁环烷盐酸盐。治疗学: 抗胆碱能药。妊娠分类: C。

【指征和剂量】 用于有机磷毒物(农药)中毒急救治疗和中毒后期或胆碱酯酶(CHE)老化后维持阿托品化。

肌注,根据中毒程度选用首次用量: ① 轻度中毒 1～2 mg,必要时伍用氯解磷定 500～750 mg。② 中度中毒 2～4 mg,同时伍用氯解磷定 750～1 500 mg。③ 重度中毒 4～6 mg,同时伍用氯解磷定 1 500～2 000 mg。

首次用药 45 min 后,如仅有恶心、呕吐、出汗、流涎等毒蕈碱样症状时只应用本品 1～2 mg;仅有肌颤、肌无力等烟碱样症状时只应用氯解磷定 1 000 mg;如上述症状均有时重复应用本品和氯解磷定的首次半量 1～2 次。中毒后期或 CHE 老化后可用本品 1～2 mg 维持阿托品化,每次间隔8～12 h。

【制剂】 水针剂: 每支 1 mg/ml。

【药动学】 健康成人肌注 1 mg 盐酸戊乙奎醚后,2 min 可在血中检测出盐酸戊乙奎醚,约 0.56 h 血药浓度达峰值,峰浓度约为 13.2 mg/L,消除半衰期约为 10.35 h。动物实验表明本品分布到全身各组织,以颌下腺、肺、脾、肠较多。本品主要由尿和粪便排泄,24 h 总排泄为给药量的 94.17%。

【作用机制】 本品为新型抗胆碱药,能通过血脑屏障进入脑内。作用与阿托品相似,它能阻断乙酰胆碱对脑内毒蕈碱受体(M 受体)和烟碱受体(N 受体)的激动作用;但由于本品对 M_2 受体无明显作用,故对心率无明显影响;对外周 N 受体无明显拮抗作用。

【禁忌证】 与阿托品大致相同。

【不良反应】 用量适当时常有口干、面红和皮肤干燥等。如用量过大,可出现头晕、尿潴留、谵妄和体温升高等。一般不需特殊处理,停药后可自行缓解。

【注意事项】 ① 本品对心脏(M_2受体)无明显作用,故对心率无明显影响。② 当用本品治疗有机磷毒物(农药)中毒时,不能以心跳加快来判断是否"阿托品化",而应以口干和出汗消失或皮肤干燥等症状判断"阿托品化"。③ 心跳不低于正常值时,一般不需伍用阿托品。

三、氰化物中毒解毒药

急性氰化物中毒的解毒药,除硫代硫酸钠、亚硝酸异戊酯、亚硝酸钠、亚甲蓝外,新近研究成功的新型高铁血红蛋白生成剂 4-二甲氨基苯酚、对氨基苯丙酮已开始用于氰化物中毒的预防和治疗。

硫代硫酸钠 Sodium Thiosulfate

【商品名或别名】 大苏打,次亚硫酸钠

【分类】 化学:硫代硫酸盐。治疗学:解毒药。妊娠分类:C。

【指征和剂量】 用于氰化物、砷、汞、铅、碘、铋等中毒;军用糜烂性毒剂中毒。

一般用生理盐水溶解成 5%～10%,静注或肌注,0.5～1.0 g,qd,10～14 d 为 1 个疗程。氰化物中毒:口服者用 5%溶液洗胃,洗胃后放置 10 g 于胃内。12.5～25 g(25%～50%溶液 50 ml),10 min 内静注完。

【制剂】 水针剂:每支 0.5 g,1 g。粉针剂:0.32 g,0.64 g。

【药动学】 本品在胃肠道吸收较差,静注后分布到各组织的细胞外液中,以原型从尿中排出。$t_{1/2}$ 为 0.65 h。

【作用机制】 为氰化物解毒剂,在硫氢酸酶参与下,能和体内游离的氰离子,以及与高铁血红蛋白结合的氰离子相结合,形成无毒的硫氰酸盐由尿排出而解毒。它还能在体内与多种金属离子结合,形成无毒的硫化物排出体外,也可使碘还原成碘离子排出体外而解毒。

【不良反应】 头晕、乏力、恶心、呕吐等,静注可引起血压下降。

【注意事项】 勿与氯酸盐、硝酸盐、高锰酸钾及重金属配伍。本品对金属中毒疗效不显著,不宜作为首选。不可与亚硝酸盐混合应用,以免血压过度下降。用于解救氰化物中毒时,因作用缓慢,需先用快速解毒剂亚甲蓝,然后再用本品交替使用。

亚甲蓝 Methylthioninium Chloride

【商品名或别名】 美蓝,次甲蓝,Swiss Blue

【分类】化学：氧化剂。治疗学：解毒剂。妊娠分类：C。

【指征和剂量】 ① 氰化物中毒：5～10 mg/kg，溶于25%葡萄糖注射液40～60 ml，于10～15 min内缓慢静注，2～4 h可以重复注射。与硫代硫酸钠联合应用。② 肠源性青紫症，苯胺、硝基苯类中毒：50～300 mg/d，分次口服，静注疗效可靠而迅速，每次1～2 mg/kg。稀释后静脉缓慢注射，必要时1～2 h后重复，每次不超过0.2 g，不超过0.6 g/d。

【制剂】 注射剂：每支20 mg。

【药动学】 静注后作用迅速，基本不经代谢随尿排出。口服可被吸收，在“体内”迅速还原为白色亚甲蓝，在6 h内74%由尿排出。

【作用机制】 本品为一氧化碳还原剂，对血红蛋白则随剂量大小而作用不同，小剂量能使高铁血红蛋白还原成血红蛋白。用以治疗苯胺、硝基苯、亚硝酸盐中毒；高浓度的亚甲蓝则可使多量血红蛋白氧化为高铁血红蛋白，对氰基有较大的亲和力，结合成氰化高铁血红蛋白，解除氰化物中毒，但其效力不及硝酸异戊酯和亚硝酸钠。

【禁忌证】 禁用于严重肾功能不全、遗传性红细胞6-磷酸葡萄糖脱氢酶缺乏症（蚕豆病）、伯氨喹啉型药物性溶血性贫血、严重珠蛋白生成障碍性贫血或镰状红细胞贫血病。

【相互作用】 与维生素C、葡萄糖伍用可加速高铁血红蛋白还原为血红蛋白。

【不良反应】 恶心、呕吐和腹泻、尿呈蓝色、高浓度刺激尿路，大剂量时全身发蓝，出现红细胞脆性增加，头晕、腹痛、心前区痛、大汗、兴奋、谵妄、神志不清、心电图T波倒置。用药过量可引起高铁血红蛋白症，严重时可窒息死亡，应采用高压氧抢救。

【注意事项】 禁与强碱性药物、氧化剂、还原剂及碘化物配伍，本品禁用皮下注射或椎管内注射，氰化物中毒时应与硫代硫酸钠交替使用。

亚硝酸异戊酯　Amyl Nitrite

【分类】化学：亚硝酸化合物。治疗学：解毒药。妊娠分类：C。

【指征和剂量】 氰化物中毒初步抢救，每次吸入0.2 ml。

【制剂】 玻管：每支0.2 ml。

【药动学】 经肺吸收极快，0～5 min即起效，但持续时间仅4～8 min。

【作用机制】 亚硝酸化合物可使血红蛋白迅速变为高铁血红蛋白，后者与氰基有很大的亲和力,能与游离的或已结合的氰基形成氰化高铁血红蛋白,防止和解除氰基对细胞色素氧化酶的抑制作用。因其结合不牢,不久可重新释出氰基,故须用硫代硫酸钠,使已与高铁血红蛋白结合之氰化物成为无毒的硫氰酸盐由尿排出体外。

【不良反应】 用量大时,产生变性血红蛋白过多而致缺氧性损害。严重时可用小剂量美蓝、吸氧及输血等治疗。其他不良反应见治疗心绞痛药章节。

【注意事项】 使用时以纱布包裹玻管并折断或压碎,然后贴近患者口鼻、深吸气吸入药物。

亚硝酸钠 Sodium Nitrite

【分类】 化学:亚硝酸盐。治疗学:解毒药。妊娠分类:C。

【指征和剂量】 用于氰化物中毒。

静注:每次注入 3%溶液 10 ml,速度为 2～3 ml/min,随后缓慢静注 25%～50%硫代硫酸钠 25～50 ml。

【制剂】 注射剂:每支 0.3 g。

【药动学】 同亚硝酸异戊酯,但作用较慢、维持时间长。

【作用机制】 同亚硝酸异戊酯。

【不良反应】 用药过量可引起高铁血红蛋白症,严重时可致窒息,此时可口服或静注亚甲蓝 1～2 mg/kg,给氧解救。

【注意事项】 本品能扩张血管平滑肌,引起血压下降、头痛等不良反应。注射速度不宜过快,不能与硫代硫酸钠混合注射,因二者均能降压。

4-二甲氨基苯酚 4-Dimethylaminophenol

【商品名或别名】 4-DMAP

【分类】 化学:苯的氨基化合物。治疗学:解毒药。妊娠分类:C。

【指征和剂量】 用于急性氰化物中毒的治疗和从事中毒危险度较高的职业工人的预防。

口服:180 mg 即服,必要时 1 h 后再服 1/2 片。最好与对氨基苯丙酮 90 mg 同时口服,以达到起效快、维持有效时间长(可达 5 h)的目的。肌注:200 mg,必要时 1 h 后再给半量。肌注对急性氰化物中度中毒和重度中毒更为迅速有效。

【制剂】 注射剂：每支200 mg。片剂：每片180 mg。

【药动学】 本品口服后吸收快，20 min即显效，但持续时间短。在体内代谢，代谢物与葡糖醛酸、硫酸根相结合，经肾排出。

【作用机制】 本品为新型的高铁血红蛋白生成剂，200 mg肌注，20 min后即见明显发绀，2 h测血液中高铁血红蛋白达22%，10 h后发绀消退。高铁血红蛋白可与氰离子结合，使受氰离子抑制的细胞色素氧化酶活力恢复。

【禁忌证】 凡有遗传性高铁血红蛋白还原酶缺乏者禁用。

【不良反应】 较轻，口服或肌注后可出现面、唇、指甲处发绀。但在急性氰化物中毒患者抢救过程中因有大量高铁血红蛋白的形成，有可能加重缺氧。

【注意事项】 注射本品后，严禁用亚硝酸类药物，以防产生过多的高铁血红蛋白。若有条件，应监测血液中的高铁血红蛋白含量。同时给予硫代硫酸钠10.0 g，抗氰效果更佳，辅以吸氧，可减少不良反应。

对氨基苯丙酮 P-Aminopropiophene

【商品名或别名】 PAPP

【分类】 化学：苯的氨基化合物。治疗学：解毒药。妊娠分类：C。

【指征和剂量】 急性氰化物轻度中毒患者及预防性用药。

口服：90 mg，必要时4 h后再服0.5～1片。用于治疗急性氰化物轻度中毒者和进入氰化物中毒危险性较高作业环境者，宜与4-二甲氨基苯酚同时使用。

【制剂】 片剂：每片90 mg。

【药动学】 本品口服吸收，体内代谢，代谢物与葡糖醛酸、硫酸根相结合，经肾排出。

【作用机制】 作用与4-二甲氨基苯酚相仿，但作用缓慢而持久。与4-二甲氨基苯酚同时口服，则可达到起效快、维持有效时间长达5 h的目的。

【禁忌证】 同4-二甲氨基苯酚。

【不良反应】 较轻，与4-二甲氨基苯酚相似。

【注意事项】 与4-二甲氨基苯酚相同。

四、吗啡类药物中毒解毒药

随着吗啡药物受体、受体竞争结合剂的研究进展和临床实践经验的积累,目前纳洛芬和纳洛酮是吗啡类药物中毒的良好解毒药。

纳洛酮　Naloxone

【商品名或别名】　盐酸烯丙羟吗啡,Marcan

【分类】　化学:盐酸纳洛酮。治疗学:解毒剂。妊娠分类:C。

【指征和剂量】　治疗吗啡样药物引起的呼吸抑制(手术结束时,及以治疗与诊断为目的时使用吗啡样药物)。治疗吗啡样药物引起的中毒。中毒性昏迷的鉴别诊断。对严重中毒者以确诊有无对阿片类依赖性。如事先给予长效吗啡拮抗药(纳曲酮)。

① 中毒性昏迷的鉴别诊断:静注,0.4 mg,注射3次,每次间隔5 min。重复注射较重要,总剂量可达10 mg。临床症状未改善时可能为非吗啡中毒。② 治疗吗啡样药物中毒:静脉给药,或肌注,或皮下注射。静注:0.4~2 mg,以0.1 mg剂量递增,必要时以每2~3 min重复给药。静滴:事先将本品溶于500 ml可配伍的溶液中。剂量个体化。③ 对严重中毒者以确诊有无对阿片依赖性:0.2 mg,静脉给药。用药2~3 min后未见反应后重复注射0.6 mg。在最后1次注射后仍无反应,即可确诊为戒断症状。如果在第2次注射后存在疑问,可重复注射1.6 mg。

【制剂】　注射剂:每支0.4 mg/ml。

【药动学】　与烯丙吗啡类似,在体内代谢,代谢物与葡糖醛酸结合,经肾由尿排出。

【作用机制】　纳洛酮化学结构与吗啡极为相似,对3种阿片受体亚型都有拮抗作用。纳洛酮本身并无明显药理效应及毒性。对抗吗啡类药物的作用较烯丙吗啡强30倍,显效较快,注射1~2 min,即可解除呼吸抑制。

【禁忌证】　对纳洛酮过敏者禁用。慎用于患有严重的心血管疾病者。

【相互作用】　在非胰岛素依赖型糖尿病患者,输入纳洛酮,可使胰岛素反应增强,糖的消失率提高。

【不良反应】　阿片类依赖者戒断综合征:寒战、烦躁、焦虑、换气过度、恶心、呕吐、心动过速。较大剂量:在手术后使用纳洛酮,一般来说对于有心血管疾病既往史者或服用对心血管具有不良反应的药物者有出现高血压及肺水肿的病例的报道。

【注意事项】 吗啡样药的作用突然逆转，可能引起高血压及心动过速。对于依赖阿片类的患者，吗啡样作用的突然且完全地解除可能引起戒断综合征。因此，纳洛酮的剂量应逐渐地增加。纳洛酮对于人类的危险性尚不清楚。因此，纳洛酮仅在绝对需要时予以应用。纳洛酮可被用于对抗妊娠晚期使用阿片类药物致新生儿呼吸抑制或产科医生在分娩过程中使用。如母亲为阿片类依赖者，那么其儿童也可能为依赖者，若使用纳洛酮可能引起戒断综合征（肌张力增高、出汗、流泪、厌食）。

烯丙吗啡　Nalorphine

【商品名或别名】 盐酸纳洛芬，Nalorphino Anarcon

【分类】 化学：吗啡类衍化物。治疗学：解毒剂。妊娠分类：D。

【指征和剂量】 用于阿片类中毒。

肌注或静注：5～10 mg，必要时 15 min 重复 1 次，总量＜40 mg。

【制剂】 注射剂：每支 5 mg，10 mg。

【药动学】 本品口服吸收差，皮下注射和静注后很快分布于脑组织，作用发生快，1～3 min 起效。在肝内迅速代谢，代谢物与葡糖醛酸相结合，经肾由尿排出。$t_{1/2}$ 为 2～3 h。2%～6%在尿中呈原型排出，也可由胆汁排出。

【作用机制】 本品系以拮抗为主的阿片受体激动拮抗剂。单独应用时有一定的激动剂作用，出现镇痛和呼吸抑制作用。与吗啡合用或预先用过吗啡时则有拮抗阿片类药的作用。它是最早应用、有较强作用的吗啡解毒剂。因易致烦躁不安、幻觉等拟精神病作用，故临床不用于镇痛，主要用于阿片类中毒的解救。

【不良反应】 有眩晕、嗜睡、无力、出汗、感觉异常、幻觉等。

【注意事项】 对巴比妥类及麻醉药引起的呼吸抑制无效。

五、其他解毒药

乙醇　Alcohol

【商品名或别名】 酒精，Ethanol，Ethyl Alcohol

【分类】 化学：醇类。治疗学：解毒剂。妊娠分类：D。

【指征和剂量】 用于急性甲醇中毒。

口服：用50%的医用乙醇，按1.5 ml/kg稀释至浓度不大于5%的溶液口服或经胃管给予，其后按0.5～1.0 ml/kg，2 h维持。静滴：使用静注用的95%医用乙醇，按1 ml/kg计算，用5%葡萄糖溶液或0.9%氯化钠溶液，配制成10%的乙醇溶液，在30 min内滴注完毕，其后按0.166 ml/(kg·h)，用上述同样的方法稀释后静滴维持。若患者在进行血液透析治疗，则在透析过程中乙醇的输入量应加倍；若未采用血液透析，则必须继续使用乙醇至血液中甲醇浓度低于0.5 g/L，并在停止使用乙醇后不再发生酸中毒，一般历时约4 d。

【制剂】 50%，95%医用乙醇。

【药动学】 乙醇为小的水溶性分子，口服后能迅速、完全地吸收；乙醇经静脉输入，将分布全身，进入体内的乙醇，90%以上在肝内氧化，其余部分从肺部呼出和经尿排出。

【作用机制】 因甲醇的代谢速率仅为乙醇代谢速率的15%，乙醇对醇脱氢酶的亲和力大于甲醇对此酶的亲和力，所以乙醇能竞争性抑制甲醇在体内的代谢，减少甲醛和甲酸的形成，具有抗毒作用。

【相互作用】 乙醇与口服抗凝药、中枢神经系统抑制药、非选择性单胺氧化酶抑制药、胰岛素等起相加作用。

【不良反应】 乙醇也具有毒性，可产生酩酊感，尚具有麻醉作用。因此在使用乙醇的过程中必须监护和维持良好的呼吸功能。

【注意事项】 甲醇分子量小，属可透析的毒物，若血液中甲醇浓度大于0.5 g/L，应尽快进行血液透析，加速甲醇从体内清除。透析疗法可使甲醇的排出速度增加5～10倍。

乙酰胺 Acetamide

【商品名或别名】 解氟灵，Acetic Acid Amide

【分类】 化学：酰胺类。治疗学：解毒剂。妊娠分类：C。

【指征和剂量】 用于有机氟类毒鼠药，如氟乙酰胺、氟乙酸钠急性中毒。

肌注：成人2.5～5.0 g，bid或qid。重症可给每次5～10 g，一般应用5～10 d。根据病情酌定。为减轻疼痛，每次注射液中可加用2%普鲁卡因

2 ml。

【制剂】 注射剂：每支 0.5 g，1 g。

【作用机制】 有延长有机氟类毒鼠药氟乙酰胺、氟乙酸钠中毒的潜伏期，减轻发病症状或制止发病的作用。其解毒机制可能是由于本品的化学结构与氟乙酰胺相似，竞争某些酶（如酰胺酶），以减少氟乙酰胺的分解而起保护作用（如氟乙酰胺须经肝内酰胺酶的作用，才能分解出氟乙酸而引起中毒）。另有认为可能是乙酰胺在体内水解成乙酸，后者与氟乙酸竞争活性基团，干扰氟柠檬酸的生成，因而产生保护作用。

【不良反应】 大剂量应用可引起血尿，必要时停药并加糖皮质激素能使血尿减轻。

氟马西尼 Flumazenil

【商品名或别名】 安易醒，Lanexat，Mazicon

【分类】 化学：氟马西尼。治疗学：解毒药。妊娠分类：C。

【指征和剂量】 用于苯二氮䓬类中毒、麻醉复苏。

① 苯二氮䓬类中毒：静注首次 0.3 mg，若在 60 s 内未达到所要求的清醒程度，可重复使用，直至总量 2 mg。如再出现嗜睡，可静滴 0.1～0.4 mg/h，滴速可按所要求唤醒的程度来调节。② 麻醉复苏：在 15 s 内给予首剂 0.2 mg，静注。如注后 60 s 内未达到所要求的清醒程度，第 2 次剂量为 0.1 mg，必要时间隔 60 s 再重复 1 次，直至总量 1 mg。通常剂量为 0.3～0.6 mg。

【制剂】 注射剂：每支 0.5 mg，1 mg。

【药动学】 本品为微亲脂性碱，血浆蛋白结合率约为 50%，其中 2/3 是白蛋白。半衰期为 53 min，稳态下平均分布容积为 950 ml/kg。主要代谢物羧酸经肾排泄，即使与苯二氮䓬类合用，其药动学参数不受影响。

【作用机制】 为选择性苯二氮䓬受体拮抗药。能通过竞争性拮抗苯二氮䓬激动剂到达受体，以阻断其中枢性作用，其催眠镇静作用在静注本品 30～40 s 后会很快逆转。本品作为苯二氮䓬类中毒的特效逆转剂，可用于该类药物中毒时的鉴别及处理。本品还可部分拮抗丙戊酸钠的抗惊厥作用及麻醉后终止苯二氮䓬类的中枢镇静作用。

【禁忌证】 对本品过敏者及妊娠早期不宜使用，除非绝对需要。哺乳期妇女慎用。

【相互作用】 与苯二氮䓬类合用有拮抗作用。

【不良反应】 注射速度过快,偶见焦虑、心悸、恐惧。麻醉后应用极少见潮红、恶心、呕吐。

【注意事项】 对于从事驾驶及有精神疾病的患者,虽然注射本品后能清醒和有意识,但应告知患者,用药后的 24 h 内不要从事危险工作,因为原来已摄入的苯二氮䓬类药仍会在起作用。如重复注射本品后,意识及呼吸功能尚未显著改善,应考虑非苯二氮䓬类的其他因素。手术结束时,勿在周围肌肉松弛消失前注射本品。

六、防治硅沉着病药

克矽平 Poly-2-Vinylpyridine-N-Oxide

【商品名或别名】 P-204,PVPNO,防矽一号

【分类】 化学:聚-2-乙烯吡啶氮氧化合物。治疗学:硅沉着病防治药。妊娠分类:C。

【指征和剂量】 适用于各期硅沉着病患者。

目前国内常用的是分子量 10 万左右的 4%溶液。雾化吸入:5~10 ml,每次 30 min,每周 6 次。肌注:4~6 ml,每周 6 次,可酌加适量普鲁卡因。二者合用:肌注 4~6 ml,每周 3 次;吸入 5~10 ml,每周 3 次。疗程:3 个月为 1 个疗程,可连用 2~4 个疗程,疗程间歇 1 个月左右,以后每年维持用药 1~2 个疗程。分子量 1 万~5 万的低分子量克矽平,第 1~3 疗程用 600 mg 加入 5%葡萄糖 250 ml 静滴,每周 2 次。第 4~6 疗程用 1 800 mg 加入 5%葡萄糖 250 ml 静滴,每周 1 次。3 个月为 1 个疗程,间歇 3 个月再用 1 个疗程。

【制剂】 注射剂:每支 80 mg,200 mg。气雾剂:4%溶液每瓶 250 ml,500 ml。

【作用机制】 对实验性硅沉着病的预防和治疗均有显著效果,是目前治疗硅沉着病较为理想的药物。其氮氧基团能优先与硅尘表面的硅烷醇基结合,形成氢键络合物,阻止硅尘与生物膜上的氢键发生反应,保护吞噬细胞,中断硅沉着病病变的发展,能松解硅结节内成熟的胶原和血管再生;并能增强体质,改善症状,使机体的抗感染力增强。

【禁忌证】 肾病、心脏病及较严重的高血压患者禁用。肺功能不全、有

肝脏病史者慎用。

【不良反应】 毒性低，不良反应小，长期使用较安全。个别患者出现血清丙氨酸转氨酶暂时升高、过敏反应、局部瘙痒、皮下硬块、局部或全身性荨麻疹、皮炎等。

【注意事项】 对患有肝、肾、心脏病及严重高血压者，应用时需密切观察。

第十八章 诊 断 用 药

一、医学影像学诊断用药

硫酸钡 Barium Sulfate

【商品名或别名】 医用硫酸钡，硫酸钡混悬液

【分类】 化学：硫酸钡。治疗学：消化道 X 线诊断用药。妊娠分类：B。

【指征和剂量】 主要用于食管、胃、小肠和大肠的造影检查。

① 食管造影：钡水之比为 4∶1 调成糊状，用于检查食管病变。② 胃造影：检查胃部各种病变，浓度为 80%～100%(W/V)，若做双重对比造影，浓度为 110%～120%(W/V)，剂量 150～200 ml。③ 小肠造影；用于诊断小肠炎症、结核、肿瘤等疾病。口服法小肠造影浓度为 60%～80%，剂量为 300～400 ml。灌肠法双重对比造影浓度为 30%～50%，剂量为 800～1 000 ml(不得大于 1 500 ml)。④ 大肠造影：用于诊断大肠炎性、肿瘤性病变。灌肠造影浓度为 70%～80%(W/V)，剂量 1 000～1 200 ml。双重对比灌肠造影浓度为 100%～110%(W/V)，剂量 250～300 ml。

【制剂】 粉剂：白色粉末，与水调成不同浓度的钡糊供口服及灌肠用。混悬液：X 线双重造影口服硫酸钡混悬液。X 线双重造影灌肠用硫酸钡混悬液。

【药动学】 硫酸钡不溶于水，不被胃肠道吸收，仍以原物离开肠道。

【作用机制】 硫酸钡不溶于水，密度高，不透 X 线，是用于消化道 X 线检查时阳性造影剂。

【不良反应】 本品一般无不良反应及毒性反应。钡灌肠后偶尔有排便困难、便秘及一过性腹泻、腹痛或出血症状。

【注意事项】 ① 不得使用含有其他可溶性钡盐或硫化物之硫酸钡(工业用硫酸钡)。② 听装硫酸钡混悬液应摇匀后使用。③ 下消化道梗阻不宜口服硫酸钡检查，否则会加重梗阻。

碘化油 Iodinated Oil

【分类】 化学：植物油与碘结合的有机碘化合物。治疗学：X线诊断用药。妊娠分类：B。

【指征和剂量】 用于子宫输卵管造影、支气管造影、窦道、瘘管造影。支气管造影时，碘化油可溢入呼吸性毛细支气管，致长期残留在肺内，为严重缺点。如将5 g碾细的磺胺粉加入200 ml碘化油中使用，可防止上述缺点，且有助于更快咳出，减少后遗反应。根据各种造影部位的大小，一次用量为10～40 ml。

【制剂】 淡黄色至黄色无菌制剂：浓度40%，每支10 ml。

【药动学】 本品吞入胃肠道很快被碱性肠液分解而析出游离碘，吸收后逐渐经肾排出。部分可以类似脂肪的消化吸收，先以有机碘形式贮存于体内，缓慢地分解吸收，或被吞噬细胞移去。口服半衰期为1.6个月。吞入大量碘化油可致碘中毒。在人体他处，造影后残留碘化油的分解吸收极缓慢，一般不引起无机碘化物的严重刺激和毒性反应，但偶可在造影后数月或数年发生碘中毒，所以造影后应尽量将造影剂咳出或抽出。本品如长期存留于肺组织内可发生肉芽性异物反应。

【作用机制】 本品为植物油与碘结合的一种有机碘化合物，对X线有不透性，用作X线检查时的造影剂。

【禁忌证】 碘过敏者禁用。发热患者慎用。

【不良反应】 使用本品后，可产生轻微呛咳、不适、厌食、头痛、微热等轻微反应，数小时后即可自行消退。如在造影后24 h内发生急性中毒症状，则大多由于使用时有多量碘化油入消化道所致。过敏患者可发生较严重反应，可用注射肾上腺素及氧吸入急救。

【注意事项】 使用前应做过敏试验。用5%碘化钾溶液10 ml，tid，连用4 d，观察有无反应。本品在空气及日光中即缓慢分解，析出游离碘，变成棕色，即不能再用，应密闭避光保存。支气管造影时，要嘱患者少吞咽碘油，如发现吞入量较多，应立即给予蓖麻油口服。支气管造影后，采用体位引流，尽量把残留在支气管内的碘油咳出。子宫，输卵管造影应在透视下进行，避免血管内油栓。

超液化碘油 Lipiodol

【分类】 化学：碘化罂粟子油脂酸乙酯。治疗学：X线高密度显影剂与血管栓塞剂。

【指征和剂量】 ① 淋巴造影：5～7 ml。② 与液胶混合使用：与组织黏合剂 IBCA 或 NBCA 等混合起到两个作用，其一可延长液胶在血管内聚合时间，加入的碘油越多，聚合时间越长；其二可使液胶在 X 线下显影。混合的碘油量根据需要而定。③ 与无水乙醇混合：无水乙醇用于血管内栓塞，混合的碘油作为显影剂，碘油量可占混合液的 10%～50%。④ 肿瘤栓塞剂与显影剂：用于肿瘤的动脉内栓塞术，如肝癌、肾癌与子宫肌瘤等。可与抗癌药混合使用，剂量根据需要而定，一般不超过 30 ml。

【制剂】 为淡黄色油状液体，碘浓度为 0.48 g/ml，每支 10 ml。

【药动学】 毒性极低。肌注无痛，在肌纤维中缓慢渗透并被细胞液消化；可被单核巨噬系统和淋巴系统清除。

【作用机制】 由于含碘，为高密度显影剂，在 X 线片上或 CT 片上含碘油的部位密度增高，使对比增强，有助于诊断与显影跟踪。碘油经动脉内注射后可长期滞留于肿瘤组织中，时间可达数月甚至 1 年以上，而正常组织内数天后就消失，这一特征是其用于肿瘤诊断与治疗的基础。

【禁忌证】 决定于检查与治疗的类型及患者的体质。有过敏史、甲状腺功能亢进或肺功能不全时应特别注意，动脉内栓塞时局部脏器有明显动静脉瘘者禁用。本品在人乳中浓缩，有引起新生儿甲亢的危险，因此禁用于哺乳期妇女。

【不良反应】 24 h 有可能发热 38～39℃。

【注意事项】 由于注射碘油的部位不同，同时因为碘的缓慢释放，数年内会影响甲状腺检查的结果。作为栓塞剂进行动脉内注射时，应尽量将导管插至肿瘤供血动脉，尽可能避开非肿瘤血管，以减少不良反应。

胆影葡胺 Meglucamine Adipiodone

【商品名或别名】 甲基葡胺碘肥胺，Biligrafin

【分类】 化学：有机碘化合物。治疗学：静脉胆道造影剂。妊娠分类：C。

【指征和剂量】 用于静脉胆道造影、CT 胆道造影。

静注前必须先做过敏试验，注射速度宜缓慢，一般 2～4 ml/min 为妥，每次 20 ml，在 5～20 min 内注完，时间延长，则不良反应可减轻。缓慢注射可以增加造影剂与血清蛋白的结合率，因而增加造影剂通过肝胆的比例，可以提高显影效果。一般成人用量为 30%注射液 20 ml,肥胖患者或胆囊功能较差者可用 50%注射液 20 ml。儿童用 30%注射液,按 0.4～0.6 ml/kg。

【制剂】 注射剂:每支 50%20 ml,30%20 ml(附本品每支 30%1 ml 做皮试用)。

【药动学】 本品注入血液后,大部分(90%)从肝脏排入胆汁,仅有小部分(10%)由肾排出。正常肝脏使本品在胆汁中的浓度比血中的浓度高30～100 倍,使胆道在 10～20 min 内显影,30 min 时显影最好。含造影剂的胆汁排入十二指肠后,即无改变地随粪便排出,故在数日内可见不透线的结肠残渣。本品在肠道内不发生再吸收。当肝脏有疾病或胆总管阻塞时,本品的尿中排出量增加。

【作用机制】 本品在注射后,经肝脏排泄并浓缩,产生不透线的胆汁,经胆道系统排泄,使胆道系统显影。

【禁忌证】 有碘过敏、甲状腺功能亢进及肝、肾功能严重损害者禁用。孕妇慎用。

【不良反应】 同泛影葡胺。

【注意事项】 ① 忌与任何其他药物配合使用。② 高浓度的有机碘溶液,在天冷时都会析出结晶,可将针剂(在未锯开时)浸入热水中重溶后,放冷至体温再用。③ 注射前做碘过敏试验。④ 静注速度宜缓慢。

泛影葡胺 Meglucamine Diatrizoate

【商品名或别名】 优路芬,复方泛影葡胺,安其格纳芬,Angiografin,Urografin

【分类】 化学:离子型有机碘水溶液。治疗学:X 线诊断造影剂。妊娠分类:C。

【指征和剂量】 用于静脉法尿路造影及心血管造影、逆行法泌尿道造影及口服法消化道造影、CT 增强造影。注射前需做过敏试验。

① 静脉肾盂造影及周围血管造影。60%～70%本品:成人 20～40 ml;儿童用量较成人为大,以 1～1.5 ml/kg 计算。造影剂应在 2～3 min 内注完。② 心脏及主动脉造影。76%本品:成人 40 ml;少年儿童 15～40 ml,婴幼儿 10～15 ml。造影剂应以 20 ml/s 左右速度注射。冠状动脉造影不宜用纯泛影葡胺(易发生室性纤维颤动),最好用复方泛影葡胺。③ 消化道造影:口服量为 76%本品溶液(胃影溶液 Gastrografin)30～90 ml。婴幼儿慎

用(有导泻作用故浓度应稀释)。④ CT 增强检查：60%本品，按 1～2 ml/kg 静注。⑤ 胆道造影(直接注入胆道如经皮肝穿刺胆道造影或 T 形管造影)：30%～40%本品自导管注入，总量不得超过 120 ml。⑥ 脑血管造影：每次 10 ml，可重复 3～4 次。忌用钠盐溶液(对血-脑屏障有损害作用，对神经组织毒性较大)。

【制剂】 下列制剂为泛影葡胺同类的碘制剂。① 泛影酸钠注射剂：每支 50%20 ml。② 复方泛影葡胺注射剂(系泛影葡胺及少量钠盐的混合溶液)：每支 60%20 ml(8%泛影钠，52%泛影葡胺)，76%20 ml(10%泛影钠，66%泛影葡胺)，30%1 ml(皮试用)。③ 纯泛影葡胺注射剂：每支 60%20 ml，100 ml，76%20 ml。④ 胃影溶液：每瓶 76%120 ml。

【药动学】 注入动、静脉后在 3 min 内即开始经肾脏排泄，1 d 内几乎完全排出。一般只有很少一部分经肝脏排泄。如肾功能受损，经肝脏的排泄则增多。

【作用机制】 本品因含碘，密度高，不透 X 线，在管腔内能直接显影；对富血供的病灶能显示增强；血脑屏障破坏后，造影剂可漏到血管外而显示局部增强；经肾脏排泄后可使泌尿道显影。

【禁忌证】 有碘过敏、甲状腺功能亢进、肾功能严重损害者禁用。肝、肾功能不全者慎用。

【不良反应】 注射后可有温热感、流涎、恶心、呕吐、心悸、眩晕、荨麻疹、痒感、喉部收缩感、血管痉挛及臂痛等一般反应，大多数反应在短时间内可消失。必要时可给抗组胺药物如苯海拉明等治疗荨麻疹。极个别的可发生严重变态反应，甚至休克、死亡。在表现休克征象时，应立即请麻醉科或临床科医师共同抢救，立即皮下注射肾上腺素 0.5～1.0 mg，及时给予吸氧，静滴肾上腺糖皮质激素药物，并进行各种对症治疗。

【注意事项】 ① 静注前，应做碘过敏试验。② 禁食者，检查前给予充足的水分，以防止水和电解质失衡。③ 兴奋不安可引发和加剧造影剂不良反应，可通过镇静措施和药物缓解。本品遇冷析出结晶时，可在热水中温热溶解后，放冷至体温再用。

非离子型单体碘水造影剂：根据其化学结构中三碘苯环上羟基数目的细微不同，有多种产品，但造影的指征和剂量、药动学和作用机制、相互作用和不良反应、注意事项基本一致，故一并阐述。

碘普罗胺　Iopromide(4 个羟基)

【商品名或别名】　优维显,Ultravist

碘帕醇　Iopamidol(5 个羟基)

【商品名或别名】　典比乐,Iopamiro

碘海醇　Iohexol(6 个羟基)

【商品名或别名】　欧乃派克,欧苏,双北,Omnipaque

碘比醇　Iobitridol(6 个羟基)

【商品名或别名】　三代显,Xenetix

碘佛醇　Ioversol(6 个羟基)

【商品名或别名】　安射力,Optriray

【分类】　化学：非离子型单体碘水造影剂。治疗学：X 线诊断造影剂。妊娠分类：C。

【指征和剂量】　① 各种血管造影术(包括 DSA)和心脏造影：浓度可选用 300～370 mgI/ml,取决于血管的粗细和所在的部位,浓度高,血管可相对显示得清楚,但黏滞度和渗透性升高,易引起不良反应。DSA 由于是数字减影,血管显影受其他组织干扰少,造影剂可根据情况适当稀释,可用 150～370 mgI/ml。剂量根据造影的部位而定,可用 5～80 ml/次,可多次造影,但总剂量不宜超过 1.5 gI/kg。② CT 增强扫描：用于全身各系统和各脏器的 CT 增强扫描检查。浓度用 300 mgI/ml,剂量 1.0～2.0 ml/kg,静脉团注,注射速度 2～5 ml/s。③ 尿路造影：包括静脉尿路造影、逆行尿路造影、经皮穿刺肾盂行尿路造影。浓度用 300 mgI/ml 或 370 mgI/ml,剂量用 30～50 ml。④ 体腔造影：包括关节造影、胰胆管造影、瘘道造影、T 形管造影、脊髓造影等。浓度用 300 mgI/ml,剂量根据检查需要确定。

【制剂】　无色透明液体,浓度 300 mgI/ml,每瓶 20 ml,50 ml,75 ml,100 ml。浓度 370 mgI/ml,每瓶 50 ml,100 ml。

【药动学】　非离子型造影剂的药动学可以用二室模型来说明,以血液作为中央室,细胞外间隙作为第二室。在静脉或动脉内注射造影剂后,很快在血浆内达到峰值。当造影剂分布于细胞外间隙时,血浆浓度迅速下降。

造影剂不能通过正常的血脑屏障。在鞘内注射后,非离子型造影剂会在短时间内完全被脑脊液所吸收。正常肾功能者,非离子型造影剂半衰期为1.6～1.8 h。造影剂的35%～40%在1 h内以原型经肾脏排泄,80%～90%在8 h内排泄。肾功能不全者将会延长。单次的4 h血透可清除55.7%的注射量,而在第2次及第3次的血透中可分别清除25.3%及10.1%,因而血透能迅速而有效地清除非离子型造影剂。

【作用机制】 非离子型造影剂的化学结构为三碘苯环,并带有3个亲水基团。碘海醇、碘比醇、碘佛醇均有6个羟基,碘帕醇有5个,碘普罗胺有4个。由于含碘,为高密度造影剂,在X线片上或CT片上含有造影剂的地方密度增高,使对比增强,有助于诊断。非离子型造影剂由于渗透压低,分子内在毒性也低,使药物不良反应的发生率比离子型造影剂大大减低。

【禁忌证】 已证实或怀疑对含碘制剂有过敏、Waldenstrom巨球蛋白血症、多发性骨髓瘤患者,严重的肝、肾功能不全者禁用。甲亢患者和孕妇慎用。

【相互作用】 ① β肾上腺素阻断剂与非离子型造影剂合并作用会引起较为严重的类过敏反应,用药期间停止使用β肾上腺素阻断剂。② 用非离子型造影剂造影后再用口服胆囊造影剂可能增加对肾脏的毒性,尤其是肝功能不全者。③ 非离子型造影剂同时与致低血压药合用会加重低血压的发生。④ 致肾毒性的药物与非离子型造影剂使用会增加对肾脏的毒性。⑤ 使用白介素-2的患者若静滴造影剂可出现迟发症状,如1 h后出现发热、皮疹、流行性感冒症状、关节痛、瘙痒、呕吐、低血压、眩晕等症状。有证据表明停止使用白介毒素-2,6周后用非离子型造影剂可减少上述症状的发生。

【不良反应】 少数患者可出现轻度不良反应,如恶心、呕吐、皮疹、发热和出汗。极少数患者可出现过敏性喉头水肿、休克,甚至死亡。

【注意事项】 ① 本品宜避免强光保存,打开瓶盖后应立即使用。② 造影剂使用时不宜混杂其他药物。③ 预防做放射性^{131}碘甲状腺检查者,检查前2周不能使用本药,以免含碘造影剂储存于甲状腺内影响检查结果。④ 心血管造影时,右心功能不全和肺动脉高压可诱发心动过缓和低血压。造影过程中将造影剂注入右心室时应特别注意右心及肺循环情况。⑤ 主动脉造影时,应注意导管的位置,避免对主动脉弓头臂动脉分支处由高压注射器传入过高压力而引起低血压、心动过缓和中枢神经系统损伤。⑥ 腹主动脉造影时，过高压力会引起肾梗死、脊髓损伤、后腹膜出血、肠梗阻和坏死。⑦ 周围血管造影，较高浓度(370 mgI/ml)的造影剂有时可引起注射侧肢体疼痛。⑧ 个别患者在原有病变的基础上，注射造影剂后诱发一些并发症，如癫痫、昏厥、偏瘫、昏迷、心衰等。⑨ 哺乳期妇女建议给药后 24 h 再哺乳。⑩ 婴幼儿使用造影剂前，必须纠正水与电解质平衡失调。

【患者用药指导】① 为防止恶心、呕吐带来的不良影响，用药前空腹 6 h。② 药瓶盖不得随意打开，造影前交医务人员使用。③ 注射药物后，可有一过性热感，不需要特殊处理。④ 有过敏史和严重心、肝、肾功能不全，应告诉医务人员。⑤ 如出现发热、皮疹、恶心、呕吐、心率加快、出汗、呼吸困难等症状，应立即告诉医生并采取相应措施。有极少数患者可发生迟发不良反应(用药 24 h 后)，也应及时去医院就诊。

碘克沙醇 Iodixanol

【商品名或别名】 碘克沙醇注射液，威视派克(Visipaque)

【分类】 化学：非离子型、双体、六碘、水溶性的碘水造影剂。治疗学：X 线诊断造影剂。妊娠分类：C。

【指征和剂量】 用于成人的心血管造影、脑血管造影、外周动脉造影、腹部血管造影、尿路造影、静脉造影以及 CT 增强检查；儿童心血管造影、尿路造影和 CT 增强检查。给药剂量取决于检查的类型、年龄、体重、心输出量和患者全身情况及所使用的技术。通常使用的碘浓度 270 mgI/ml 和 320 mgI/ml。

① DSA 数字减影：造影剂可根据情况适当稀释。剂量根据造影的部位而定，可用 5～60 ml/次，可多次造影，但总剂量不宜超过 2 ml/kg。② CT 增强扫描：用于全身各系统和各脏器的 CT 增强扫描检查。浓度用 270～320 mgI/ml，成人 1.0～2.0 ml/kg，儿童 2.0～3.0 ml/kg，静脉团注，注射速度 2～5 ml/s。③ 尿路造影：包括静脉尿路造影、逆行尿路造影、经皮穿刺肾盂行尿路造影。浓度用 270～320 mgI/ml，成人 40～80 ml，＜7 kg 的儿童 2～4 ml/kg，＞7 kg 的儿童 2～3 ml/kg。④ 体腔造影：包括关节造影、胰胆管造影、瘘道造影、T 形管造影、脊髓造影等。浓度用 270～320 mgI/ml，剂量根据检查需要确定。

【制剂】 无色或淡黄色的澄明液体。浓度 270 mgI/ml，每瓶 50 ml，100 ml；浓度 320 mgI/ml，每瓶 50 ml，100 ml。

【药动学】 同非离子型造影剂,本品在体内快速分布,平均分布半衰期约为 21 min。表观分布容积与细胞外液量(0.26l/kg 体重)相同,这表明本品仅分布在细胞外液。没有监测到代谢物,蛋白结合率低于 2%。平均排泄半衰期约为 2 h。本品主要由肾小球滤过经肾脏排泄。健康志愿者经静注后,约 80%的注射量在 4 h 内以原型从尿中排出,97%在 24 h 内排出。只有约 1.2%的注射量在 72 h 内从粪便中排泄。最大尿药浓度在注射后 1 h 内出现。本品注射液对患者肾功能只产生轻微的影响。对于血清肌酐水平在 13~35 mg/L 的糖尿病患者,使用本品后仅 3%患者肌酐水平的上升≥5 mg/L,而无肌酐水平上升≥10 mg/L 的患者。从邻近的管状细胞释放的酶(碱性磷酸酶和 N-乙酰-β-葡萄糖亚酰胺酶)较注射非离子型单体造影剂要少,与离子单体型造影剂比较也有相同的趋势。本品注射液还有很好的肾脏耐受性。注射本品注射液与其他造影剂比较,对心血管参数,如 LVEDP、LVSP、心率和 QT-时间以及股血管血流的影响较少。

【作用机制】 本品是非离子双体六碘造影剂,渗透压低,为 290 mOsm/kgH_2O,与血液和脑脊液相等,对患者肾功能只产生轻微的影响,适用于肾功能相对较差的患者。

【禁忌证】 未经控制症状的甲亢患者及既往对本品有严重不良反应史的患者禁用。

【相互作用】 使用造影剂可能会导致短暂性肾功能不全,这可使服用二甲双胍的糖尿病患者发生乳酸性酸中毒。2 周内用白介素-2 治疗的患者其延迟反应的危险性会增加(感冒样症状和皮肤反应)。所有的含碘造影剂都会影响甲状腺功能的测定,甲状腺结合能力下降会持续几周。血清和尿中高浓度的造影剂会影响胆红素、蛋白或无机物(如铁、铜、钙和磷酸盐)的实验室测定结果。在使用造影剂的当天不应做这些检查。

【不良反应】 与含碘造影剂有关的不良反应本质上一般都为轻到中度且为暂时性的,非离子型造影剂的不良反应要比离子型造影剂更少。重度反应和致死反应非常罕见。常见的不良反应为轻度的感觉异常,如热感或冷感,疼痛偶尔发生(发病率<1∶10,但>1∶100)。胃肠道反应如恶心、呕吐也很少见(发病率<1∶100,但>1∶1 000)。过敏反应偶尔发生,通常表现为轻度的呼吸道和皮肤反应,如呼吸困难、皮疹、红斑、荨麻疹、瘙痒和血管性水肿,它们可在注射后立即出现,也可在几天后出现。可能发生低血压或发热。曾有报道发生严重甚至毒性皮肤反应。严重的反应如喉头水肿、支气管痉挛或肺水肿和过敏性休克非常罕见。

【注意事项】 ① 本品宜避免强光保存，打开瓶盖后应立即使用。② 在使用本品前应进行目检，以检查是否有微粒、变色和容器的损坏现象。③ 仅在注射前才将产品抽入注射器。造影剂使用时不宜混杂其他药物。④ 做放射性^{131}碘甲状腺检查者，检查前2周不能使用本药，以免含碘造影剂储存于甲状腺内影响检查结果。⑤ 个别患者在原有病变的基础上，注射造影剂后诱发一些并发症，如癫痫、昏厥、偏瘫、昏迷、心衰等。⑥ 本品不应用于孕妇，除非利大于弊，并且临床医生认为必须。哺乳期妇女建议给药后24 h再哺乳。⑦ 婴幼儿使用造影剂前，必须纠正水与电解质平衡失调。⑧ 有过敏、哮喘和对含碘制剂有过不良反应的患者需特别注意。对这些病例可考虑使用预防用药，如类固醇，H_1、H_2组胺受体拮抗剂等。⑨ 为预防使用造影剂后的急性肾功能衰竭，对已有肾功能损害和糖尿病的患者需特别注意，因为他们的危险性较大。⑩ 异型球蛋白血症(多发性骨髓瘤病和Waldenstrom巨球蛋白血症)的患者危险性也较大。

【患者用药指导】 ① 药瓶盖不得随意打开，造影前交医务人员使用。② 为防止恶心、呕吐带来的不良影响，用药前空腹6 h。③ 注射药物后，可有一过性热感，不需要特殊处理。④ 有过敏史和严重心、肝、肾功能不全，应告诉医务人员。如出现发热、皮疹、恶心、呕吐、心率加快、出汗、呼吸困难等症状，应立即告诉医生并采取相应措施。有极少数患者可发生迟发不良反应(用药24 h后)，也应及时去医院就诊。

碘曲仑 Iotrolan

【商品名或别名】 伊索显，Isovist

【分类】 化学：非离子型双聚体碘水造影剂。治疗学：X线诊断造影剂。妊娠分类：C。

【指征和剂量】 用于脊髓造影、体腔造。用量10～15 ml(依检查项目和部位而定)。

【制剂】 无色透明液体。浓度240 mgI/ml，每瓶10 ml，20 ml；浓度300 mgI/ml，每瓶10 ml。

【药动学】 注入蛛网膜下隙后，6 h肾排泄32%，24 h排泄80%，72 h排泄90%。

【作用机制】 本品是非离子双聚体含碘造影剂，渗透压低，与血液和脑脊液相等,但黏滞度较大,适用于脊髓造影和一些体腔造影。

【禁忌证】 碘过敏,严重甲亢或肝、肾功能不全者禁用。孕妇慎用。

【相互作用】 不宜与其他药物混合使用。

【不良反应】 少数患者可出现呕吐、头痛、皮疹、发热、惊厥、颈项强直和脑脊液内细胞计数增加,罕有严重过敏反应如休克等症状出现。

【注意事项】 ① 本品宜避强光保存,打开瓶盖后应立即使用。② 用药后发生惊厥,应立即缓慢静注 10 mg 地西泮,惊厥消退后可给予 0.2 mg 苯巴比妥,以防复发。③ 酗酒和吸毒患者可增加癫痫发作可能性,需小心。

【患者用药指导】 ① 药品瓶盖不得随意打开,造影前交医务人员处理使用。② 为防止恶心呕吐带来的不良影响,用药前空腹 6 h。③ 有过敏史需告诉医生。④ 出现各种不良反应的症状,应及时告诉医生,以便采取相应措施。

钆喷酸葡胺　Dimeglumine Gadopentetate

【商品名或别名】 马根维显,磁显葡胺,莫迪司,Magnevist,Gd-DTPA

【分类】 化学:钆的螯合物。治疗:磁共振诊断造影剂。妊娠分类:C。

【指征和剂量】 ① 中枢神经(脑、脊髓)、腹、胸、盆腔、四肢等人体脏器和组织的增强磁共振成像(MRI):静注,0.1～0.2 mmol/kg,不需皮试。② 全身动脉血管增强:0.2 mmol/kg。

【制剂】 无色透明液体,浓度 0.05 mmol/ml。规格:每瓶 10 ml,12 ml,15 ml,20 ml。

【药动学】 静注后,钆喷酸葡胺很快分布于细胞外液,绝大多数未经改变由肾脏排出,经粪便排出量少于 1%。不能穿透血脑屏障。半衰期为 90 min,约 83%剂量的钆喷酸葡胺 6 h 内经肾排出,5 d 内全部排出。

【作用机制】 本品由于有较强的稳定性和亲水性,静注进入体内后,分布于细胞外液,从而缩短氢质子 T_1 的弛豫时间,增强信号强度。它不能通过血脑屏障,当病变部位血脑屏障受破坏,可使该部位信号强度增强,从而区别正常和异常组织。

【禁忌证】 无绝对禁忌证,但严重肾功能损害者和孕妇慎用。

【相互作用】 目前尚未见本品与其他药物混用后引起不良反应的报

道，但对肾功能损害性药物和对孕妇及胎儿有危害性的药物在混用本品应特别慎重。

【不良反应】　静注部位发生短暂的轻度发热、疼痛，注射太快可产生短时甜味觉。少数患者注射本品后有轻度血清铁和胆红素升高，24 h 可恢复正常。偶可见恶心、呕吐以及过敏性皮肤和黏膜反应。

【注意事项】　① 一次检查后所剩药液应弃之不用，药品失效后不能使用。② 室温下避光保存。

【患者用药指导】　① 药瓶盖不得随意打开，造影前交医务人员处理使用。② 注射药物后，注射部位轻度发热、疼痛或短时甜味觉，无须特殊处理。③ 有严重肾功能损害和怀孕的孕妇应告诉医务人员。④ 注射时或注射后发生恶心、呕吐及皮肤黏膜反应者应立即告知医务人员。⑤ 给药前中止哺乳，给药后至少间隔 24 h 方可开始哺乳。

钆塞酸二钠　Gadoxetic Acid Disodium Injection（GD－EOB－DTPA）

【商品名或别名】　普美显，Primovist

【分类】 化学：钆的螯合物。治疗：磁共振诊断造影剂。

【指征和剂量】　肝脏 MRI 增强检查特异性造影剂。其他作用和钆喷酸葡胺相同。静注，0.1 ml/kg，团注射，1～2 ml/s，不需皮试。

【制剂】 无色透明液体，浓度为 0.25 mmol/ml。规格：每瓶 10 ml。

【药动学】　静注后，本品很快分布于细胞外液，以非代谢形式（原型）50％由肾脏排泄，然后由尿液排出；50％经肝细胞膜阴离子通道摄取，经胆道系统排泄，然后由粪便排出。半衰期约为 1 h，24 h 后完全排出体外。

【作用机制】 本品除了和钆喷酸葡胺具有相同的作用外，缩短 T_1 时间比钆喷酸葡胺显著，其最大的特点是肝细胞摄取后经胆道代谢，是肝脏特异性 MRI 增强造影剂，有助于肝脏微小病灶的检出，可提高肝脏病变的定性诊断准确率，并可进行胆道成像和用于评价肝功能。

【禁忌证】　无绝对禁忌证，但同时有肝、肾功能严重损害者和孕妇慎用。

【相互作用】　目前尚未见本品与其他药物混用后引起不良反应的报道，但对孕妇及胎儿有危害性的药物在混用本品时应特别慎重。

【不良反应】 和钆喷酸葡胺类似，目前尚没有不良事件发生。

【注意事项】 ① 一次检查后所剩药液应弃之不用，药品失效后不能使用。② 室温下避光保存。

【患者用药指导】 和钆喷酸葡胺基本相同。不同之处为如果肝、肾功能损害只有一项,仍然可以继续使用。

钆双胺 Gadodiamide

【商品名或别名】 欧乃影,Omniscan

【分类】 化学:非离子型钆螯合物。治疗学:磁共振诊断造影剂。妊娠分类:C。

【指征和剂量】 本品为非离子型磁共振造影剂,可降低渗透压,减少负反应。用于全身和各脏器的 MRI 增强扫描,可缩短 T_1 弛豫时间,使富含血供的病变或血脑屏障破坏的地方得以增强(T_1 WI),以帮助诊断。也可用于血管造影 MRI 成像。

0.1 mmol/kg(相当于 0.2 ml/kg)。成人大剂量给药,可达 0.3 mmol/kg(相当于 0.6 ml/kg)。

【制剂】 无色透明液体,浓度 0.05 mmol/ml,每瓶 5 ml,10 ml,15 ml。

【药动学】 静脉用药后迅速分布于细胞外液,不能穿透血脑屏障,半衰期 80 min,通过肾小球过滤排泄,4 h 后排泄 85%,72 h 后排泄超过 95%。

【作用机制】 同钆喷酸葡胺。

【禁忌证】 对本品及其成分过敏者禁用。严重肾功能损害者和孕妇慎用。

【不良反应】 见钆喷酸葡胺,由于是非离子型造影剂,渗透压相对低,可减少高渗引起的不良反应。

【注意事项】 ① 室温下保存,避光。注意药品失效期。② 一次检查后所剩药液弃之不用。③ 不能直接与其他药物混合使用。④ 用药后血清铁可有短暂变化,还可影响用比色法测量血清钙的准确性。建议用药后 12~24 h 不做这些生化测定。

【患者用药指导】 见钆喷酸葡胺。

超顺磁性氧化铁 Superparamagnetic Iron Oxid

【商品名或别名】 菲立磁,SPIO, Feridex

【分类】 化学:右旋糖酐超顺磁氧化铁胶体颗粒。治疗学:磁共振诊断造影剂。妊娠分类:C。

【指征和剂量】 用于磁共振检查中的造影剂，缩短正常肝脾实质 T_2 时间，增强 T_2 加权像中正常肝脾实质与病灶之间的对比，以发现和评价与网状内皮系统改变有关的肝脾占位性病变。

0.56 mgFe/kg（菲立磁包装后浓度为 11.2 mgFe/ml，每支含有 56 mgFe），在 100 ml5% 葡萄糖注射液中稀释，混匀放置 30 min 后，稀释药物通过 5 μm 过滤器以 2～4 ml/min 速度静脉给药（不经稀释不能给药）。

【制剂】 黑到红棕色液体，包装后浓度为 11.2 mgFe/ml，每支含有 56 mgFe/5 ml，10 支/盒，每支提供一个过滤器。本品稀释后 24 h 内是稳定的，但应在稀释后 8 h 内应用。

【药动学】 本品是一种静脉使用的右旋糖酐超顺磁氧化铁胶体磁共振造影剂，静注后被肝脾的网状内皮系统吸收。按 0.56 mg/kg 静注本品，血清铁浓度的峰值是 5.5 μg/ml，半衰期是(2.4±0.2)h。注射后 25 h，本品完全从血清中清除，小于 2%的药物从尿中排出，与铁的排出一致。铁存在于网状内皮系统，14～28 d，从网状内皮系统完全清除。

【作用机制】 本品颗粒进入血液后由肝脾的网状内皮系统（单核吞噬细胞 Kupffer 细胞）摄取，可缩短组织的 T_2 弛豫时间，降低肝脾实质在 T_2 加权像上的强度，而肿瘤因缺乏 Kupffer 细胞，信号强度不下降，使信号对比加强，病灶易显示。

【禁忌证】 对铁剂或右旋糖酐有过敏反应的患者禁用。对铁超负荷的患者（含铁血黄素沉着症、溶血性贫血等）、孕妇、小儿慎用。

【相互作用】 本品能提供元素铁，通过口服补铁的患者，补铁的剂量应降低。

【不良反应】 有 0.5% 的患者发生过敏或过敏性不良反应（荨麻疹、呼吸道症状及低血压）。最常见的不良反应是背痛和血管舒张。其次有腹泻、呕吐、躯体疼痛、发热、血压升高或降低、心律失常、头晕、皮肤瘙痒、出汗、视觉或味觉异常、咳嗽、鼻出血等，但发生率小于0.5%。

【注意事项】 ① 药品在 20～30℃贮存，严禁冷冻。若已被暴露在冷冻情况下，严禁使用。② 药品在室温下应用，用前每支颠倒 10～20 次以便混匀，再用无菌注射器抽取适量本品，注入葡萄糖注射液中稀释，再混匀，放置 30 min 后通过过滤器静脉给药。③ 在铁超负荷的患者中应慎用该造影剂。

【患者用药指导】 ① 口服补铁的患者，补铁的剂量应降低。② 造影后发生各种不适,应及时告知医生。③ 有过敏史应告知医生。

注射用六氟化硫微泡 Sulphur Hexafluoride Microbubbles for Injection

【商品名或别名】 声诺维

【分类】 化学:白色冻干粉末,上充六氟化硫气体。治疗学:B超诊断造影剂。妊娠分类:C。

【指征和剂量】 仅供具有超声影像诊断经验的医师使用。在使用前向小瓶内注入注射用生理盐水,即0.9%无菌氯化钠注射液5 ml,然后用力振摇瓶子,直至冻干粉末完全分散。将微泡混悬液抽吸至注射器后应立即注入外周静脉。制成的混悬液应在6 h之内使用。在使用前,应振摇瓶子使微泡重新均匀分散后,抽吸至注射器中立即注射。每次注射本品混悬液后,应随之应用0.9%氯化钠注射液5 ml冲注。本品推荐剂量:心脏B型超声成像(常规或负荷检查)时用量为2 ml;血管多普勒成像时用量为2.4 ml。在单次检查过程中,如果医生认为有必要,可以第二次注射推荐剂量的本品。除注射用生理盐水外,本品不能与其他药品混合。

【制剂】 白色粉末及无色气体,加入注射用生理盐水(0.9%NaCl)5 ml振摇后溶解,为乳白色液体。每瓶含SF_6气体59 mg,冻干粉25 mg。配制:使用时加入5 mg注射用生理盐水(0.9%NaCl)5 ml振摇后形成微泡混悬液。其浓度为微泡混悬液含SF_6 8 μl/μl(相当于45 μg/μl)。

【药动学】 临床剂量中六氟化硫的含量非常小(2 ml溶液中含有16 μl SF_6气体),六氟化硫气体溶解在血液中,然后随呼吸呼出。单次静注剂量为0.03 ml/mg或0.3 ml/kg体重的药品(相当于最大临床剂量的1和10倍)给予志愿者,六氟化硫气体很快就被排出了。平均消除半衰期为12 min(范围为2~33 min)。注射后2 min内,已有80%的六氟化硫气体排出;注射15 min后,几乎所有的六氟化硫气体都已排出。对弥散性间质性肺纤维症患者,几乎所有的六氟化硫气体都随呼出的气体排出,其消除半衰期与健康志愿者相似。

【作用机制】 在冻干粉末中加入注射用生理盐水,随即用力振摇,即可产生六氟化硫微泡。微泡平均直径为2.5 μm左右,90%的微泡直径低于6 μm,99%的微泡直径低于11 μm。SF_6微泡与溶液介质的接触界面是超声波的反射介质,这样就可提高血液超声回波率,从而提高血液与周围组织之间的对比度。回波的信号强度取决于微泡的浓度和超声波的频率。使用临床推荐剂量，本品可以显著地增强B型超声心动图的信号强度（持续时间超过2 min），同时也可以显著增强大血管和小血管的多普勒信号强度（持续时间为3～8 min）。

【禁忌证】 已知对六氟化硫或其他过敏史的患者禁用本品。本品禁用于：近期急性冠脉综合征或临床不稳定性缺血性心脏病的患者，包括正渐变为或进行性心肌梗死；过去7 d内，安静状态下出现典型性心绞痛；过去7 d内，心脏症状出现明显恶化；刚接受了冠脉介入手术或其他提示临床不稳定的因素（最近心电图、实验室或临床所见提示的恶化）；急性心衰、心功能衰竭Ⅲ/Ⅳ级及严重心律紊乱。伴有右向左分流的心脏病患者、重度肺动脉高压患者（肺动脉压＞90 mmHg）、未控制的系统高血压患者和成人呼吸窘迫综合征患者禁用本品。尚未确立该药在孕妇、哺乳期妇女及18岁以下患者身上的安全性及有效性，因此，孕妇、哺乳期妇女及18岁以下患者不应当使用本品。

【不良反应】 总的来讲，本品的不良反应是轻微、短暂且可以自行恢复并无遗留效应的。临床试验中，最常见的不良反应是头痛（2.3%），及注射部位疼痛（1.4%）和注射部位反应（1.7%），包括注射部位青肿、灼热和感觉异样。较少见不良反应（0.1%～1%）：高血糖、感觉异样、头昏、失眠、味觉异常、视觉模糊、血管舒张、咽炎、鼻窦痛、腹痛、瘙痒、皮疹红斑、背痛、胸痛、虚弱。有极少数过敏反应，包括注射本品后出现皮肤红疹、心动过缓、低血压或过敏性休克。对有些伴有冠状动脉疾病的病例会伴有心肌缺血和（或）心肌梗死。

【注意事项】 ① 除注射用生理盐水外，本品不能与其他药品混合。② 仅供具有超声影像诊断经验的医师使用。③ 制成的混悬液要摇匀且在6 h之内使用。④ 抽吸至注射器中立即注射。⑤ 每次注射本品混悬液后，应随之应用0.9%氯化钠注射液5 ml冲注。⑥ 干燥处保存。注意药品的有效期。

【患者用药指导】 ① 药品瓶盖不得随意打开，造影前交医务人员处理使用。② 为防止恶心呕吐带来的不良影响，用药前空腹6 h。③ 有过敏史需告诉医生。④ 出现各种不良反应的症状，应及时告诉医生，以便采取相应措施。

（王德杭　厉申儿　施海彬　俞同福　刘希胜）

二、器官功能诊断用药

诊断用药一般本身无明显的药理活性，但不同的器官或组织对某些化合物却有一定的分解、排泄或着色等作用，因此可用以判断机体某器官的功能状况，有助于临床诊断与鉴别诊断、疗效观察及预后判断。随着化学、生物化学、仪器设备的发展，诊断用药数目不断增加，诊断用药品种已达 200 余种，但由于诊断技术和诊断方法的日新月异，一些诊断用药不再常用。现将目前临床最有价值、最常用的诊断用药做一介绍，其中不包括兼有诊断和治疗作用的药物。

磺溴酞钠注射液 Bromsulphalein Injection (BSP)

【商品名或别名】 酚四溴酞钠注射液，溴磺酞钠注射液

【指征和剂量】 成年人剂量每次 5 mg/kg，儿童每次 2 mg/kg。注射后 45 min，在另一侧手臂静脉抽血 5 ml，将血液凝固后分离血清，与标准管进行比色，测定血清中所含磺溴酞钠的百分率。正常人于 45 min 时血清中含的磺溴酞钠应少于注入量的 6%，如果超过 6%则表示有肝功能损害。Rotor 综合征或先天性肝贮存障碍时，血 BSP 潴留率 45 min 时达 30%～40%，90 min 时无第二高峰；先天性排泄障碍如 Dubin - Johnson 综合征或继发于肝病的获得性排泄障碍，BSP 潴留率 45 min 正常或稍高，90 min 时升至最高值；Gilbert 病时，本试验多为正常。

【制剂】 水针剂：0.15 g/5 ml，0.25 g/5 ml。

【药动学】 静注后，迅速与血浆蛋白结合，肝功能正常者，本品在肝脏脱离血浆蛋白，与谷胱甘肽等结合，并快速通过胆汁排泄。经其他器官排出量极少，不足 5%。正常时本品 $t_{1/2}$ 约为 5.5 min。任何影响到肝血流量、肝细胞摄取、结合和排泄的药物，将影响本品在血中的清除速度。正常人在 30 min 标本内 BSP 潴留量应＜10%，45 min＜6%，60 min 应含量极微或全无。

【作用机制】 静注本品后，大部分被肝细胞吸收而经胆汁排泄。肝功能损害时，排泄即受影响(变慢)，故临床上用以测定肝功能。

【禁忌证】 本品可发生过敏性休克，因此在做本试验前 1～2 d 应先做皮内试验。过敏者禁用。

【相互作用】 有些药物由胆汁排出，或有损于肝功能，可降低本品的清除率，如利胆剂、胆囊造影剂等。要注意排除这些影响因素。

【不良反应】 静注偶可引起血栓性静脉炎，注射于静脉外可使组织浸润坏死，也可引起变态反应，轻者可引起荨麻疹，严重者可发生过敏性休克而致死。

【注意事项】 5%针剂可产生不易观察的沉淀，在使用前需将安瓿浸入热水中使之溶解，而3%针剂无沉淀发生。计算用量一定要准确。

吲哚菁绿 Indocyanine Green

【商品名或别名】 靛氰绿，吲哚氰绿，靛菁绿，ICG

【指征和剂量】 本品在血浆中与清蛋白及脂蛋白结合，能迅速被肝脏摄取经胆汁排泄而清除。检测其清除率可了解肝脏的排泄功能及肝脏的有效血流量。

取本品0.5 mg/kg在早晨空腹时，加入注射用水稀释成为5 ml，从一侧肘静脉迅速注入后15 min时，从另一侧肘静脉取血3 ml，用光电比色计做比色测定，计算15 min血液中潴留率(R_{15ICG})。正常人R_{15ICG}为0～10%，40岁以上滞留率略高。肝病变时，尤其是肝硬化时滞留率明显增加。脂肪肝、Dubin-Johnson综合征、Gilbert病时正常。但有时Gilbert病呈中度升高。Rotor型高胆红素血症时滞留率可达50%以上。

【制剂】 水针剂：100 mg/ml。粉针剂：25 mg。

【药动学】 注入血中后，即迅速与白蛋白和α_1球蛋白结合，分布于全身血管中。流经肝脏时，90%以上的本品被肝细胞摄取，再逐渐排入胆汁中，其从胆汁中的排泄率高于磺溴酞钠，本品不从肾脏排泄，也不参与肠肝循环。本品在体内无代谢产物，以原型排出，其平均$t_{1/2}$为3.85 min。

【作用机制】 本品为一种色素，静注后，由肝胆系统排泄。通过检测血中本品的含量，了解肝功能是否正常，是评价肝脏储备功能的良好指标。

【禁忌证】 碘过敏、尿毒症患者，有染料过敏史者，孕妇等禁用。溶液中含有少量碘化物，对碘剂过敏者慎用。严重肝脏损害的患者注射本品时，由于它的排泄率急骤降低，应慎用。

【不良反应】 一般无副作用和毒性，少数人可出现恶心、呕吐、头痛、血管炎、荨麻疹。本品试验的副作用很少发生，主要是碘过敏。试验前须进行碘过敏试验。

【注意事项】 本品临用时用注射用水稀释,不宜用生理盐水或其他液体作溶剂。注射时避免漏出血管外。

五肽胃泌素 Pentagastrin

【商品名或别名】 Gastrin Pentapeptide, Gastrodiagnost, Peptavlon

【分类】 化学:合成多肽。治疗学:诊断用药。

【指征和剂量】 五肽胃泌素试验用于胃炎,胃、十二指肠溃疡,胃癌,卓-艾综合征,以及肝、胆、胰疾病的诊断,并可判断溃疡病的手术指征,选择手术术式,预测手术效果等。

先收集 1 h 的基础胃液分泌,后皮下注射或肌注本品 6 μg/kg,再收集 1 h的胃液(每 15 min 为一份标本),测定基础胃酸分泌(basal acid output, BAO)、最大胃酸分泌(maximal acid output, MAO)及高峰胃酸分泌(peak acid output, PAO)。正常人 BAO 为 2~5 mmol/h, MAO 为 17~23 mmol/h (女性为 10~16 mmol/h), PAO 为 25 mmol/h。正常值的高限为 45 mmol/h (女性为 30 mmol/h),胃及十二指肠溃疡病和促胃液素瘤患者的 BAO、MAO 以及 PAO 均有不同程度的增加。

【制剂】 注射剂:250 μg/2 ml, 400 μg/ml。

【作用机制】 本品能促进胃肠蠕动,刺激胃酸、胃蛋白酶和内源性因子的分泌,其促进胃酸分泌的作用相当于天然促胃液素的 1/4,但强于磷酸组胺和盐酸培他唑。注射本品后,胃液分泌量明显增多,经 30~45 min 即出现胃酸分泌峰值。

【禁忌证】 对此药有过敏及严重消化性溃疡患者禁用。胰、肝、胆道疾病患者慎用。

【不良反应】 本品可引起恶心、腹部痉挛、头痛、头晕、嗜睡及低血压。

胰泌素 Secretin

【分类】 化学:生物制剂。治疗学:胃肠道激素。

【指征和剂量】 患者当夜空腹,次晨经口插入胃肠双腔管,分别连续吸引,抽吸尽胃内容物,以免污染肠液。当十二指肠液变清并呈碱性反应后,连续吸引 20 min,留作试验对照。用本品 1~2CHR-U/kg 静注,以后每隔 10~20 min 采集十二指肠液 1 次,连续 4~8 次,共 80 min。抽出标本后,即刻记录颜色,测定 pH 值、碳酸氢盐浓度,并可测定有关酶的活性。

本品试验参考值：容量＞2 ml/kg 体重；碳酸氢盐浓度＞80～90 mmol/L，碳酸氢盐流量＞10 mmol/30 min，淀粉酶排出量 880～7 400 U/kg 体重。慢性胰腺炎患者由于胰管弥漫性受累而出现低碳酸氢盐浓度、正常或低容量、低流量。胰头、胰体癌引起胰管不完全阻塞，则胰液总量减少，最大碳酸氢浓度和淀粉酶活力正常。

【制剂】 粉针剂：100CHR－U；75 临床单位（1 临床单位相当于 4 CHR－U）。

【作用机制】 本品能促胰腺细胞分泌液体和重碳酸盐。注射本品后，测定十二指肠引流液的量，重碳酸盐浓度和排泌量，了解胰腺外分泌功能的状态及胰液流出通道有无梗阻，可辅助胰腺疾病的诊断。

【禁忌证】 本品过敏者禁用。

【不良反应】 可产生过敏反应。

【注意事项】 使用本品需做皮内试验，阴性者方可注射此药。

促胰酶素 Pancreozymin

【商品名或别名】 促胰液素，缩胆囊肽，胆囊收缩素，Cholecystokinin，CCK－PZ

【指征和剂量】 本品作为胰腺功能、胆囊功能和 Oddi 括约肌功能试验的诊断剂，可用于诊断慢性胰腺炎、胰腺癌等有胰外分泌功能障碍的疾病。

患者当夜空腹，次晨经口插入胃肠双腔管，分别连续吸引，抽吸尽胃内容物，以免污染十二指肠液。当十二指肠液变清并呈碱性反应后，连续吸引 20 min，留作试验对照。缓慢静注（2 min）促胰酶素 1～2 CHR－U/kg，其后连续收集十二指肠液 80 min。也可采用 10 min 或 20 min 分段收集。促胰酶素与促胰液素联合试验：抽完对照液后，将促胰酶素 90 CHR－U 溶于 18 ml 生理盐水中，于 4～5 min 内静注完，收集 10 min 的十二指肠液，10 min后即刻静注已溶解的促胰液素 80 CHR－U＋16 ml 生理盐水，2 min 注射结束，后连续或分段收集十二指肠液。分别测定不同时间段标本的液量、碳酸氢盐浓度及排出量、脂肪酶、淀粉酶、胰蛋白酶浓度及排出量等。碳酸氢盐排出量降低，淀粉酶排出量减少，提示慢性胰腺炎。胰液排出量减少，即使碳酸氢盐与淀粉酶分泌量正常，也表示胰导管阻塞，提示胰腺癌的可能性。胰液流出量、碳酸氢盐、淀粉酶三者明显减少可见于严重胰腺炎及大范围胰头癌，胰导管阻塞时可出现引流量及酶排出量降低，血清酶明显升高。

【制剂】 粉针剂：100CHR－U；75 临床单位(1 临床单位相当于 4 CHR－U)。

【作用机制】 静注本品后使胰腺分泌到十二指肠的液量和碳酸氢钠的含量明显增加，也使非糖尿病患者的血浆胰岛素浓度上升，使胰酶，包括胰淀粉酶、脂肪酶和胰蛋白酶分泌增加。静注本品后，也促使胆囊收缩，诱发胆囊运动功能障碍者腹痛发作，有助于胆囊运动功能障碍的诊断；本品可促进胆汁排出，胆管直径缩小或无扩张，有助于 Oddi 括约肌运动功能障碍的诊断，这一方法称为胆囊收缩素激发试验。

【不良反应】 注射后可出现皮肤潮红，特别是注射速度过快时易出现，偶可出现变态反应、胆绞痛及低血压。

【注意事项】 用前需做皮内过敏试验。试验时将胃液尽量抽出避免污染十二指肠液。如十二指肠液 pH 值<7 时，表示被胃液污染，可使碳酸氢盐含量改变，酶活性降低。此外，十二指肠液亦不能反流入胃或流入小肠，否则影响试验结果。

胰功肽　N－Benzoyl－L－Tyrosyl－P－Aminobenzoic Acid (BT－PABA)

【商品名或别名】 胺桂苯酸，苯酪肽，胰功定，胰縻定，苯替洛肽，N－苯甲酰－L－酪胺酰－对氨基苯甲酸，Bentiromide

【指征和剂量】 用于诊断慢性胰腺炎、胰腺癌、肝硬化和糖尿病胰腺外分泌功能。

口服 1 g 本品，同时饮水 300 ml，后 2 h 测定尿中对氨基苯甲酸(PABA)，正常值为 63%～83%。

【制剂】 粉制剂：每包 1 g。胶囊：每粒 0.5 g。口服液：每支 0.5 g/10 ml。

【药动学】 本品口服后，被小肠的縻蛋白酶分解成 PABA 而吸收，通过肝脏代谢，并在尿中排出。

【作用机制】 本品含肽键－N－苯甲酸－L－酪氨酸－对氨基苯甲酸，胰腺分泌的縻蛋白酶，具有分解含芳香族氨基酸羧基肽键的特性，当口服本品后，本品是可被从胰腺分泌入小肠的縻蛋白酶特异地裂解出 PABA，PABA 吸收后最终由尿排出，故测定尿中 PABA 的排出量即可反映胰腺外分泌功能状态。

【禁忌证】 急性胰腺炎，急性肝炎，肝、肾功能严重衰竭及小肠吸收不良者禁用。

【相互作用】 服药前3 d禁用胰酶制剂、磺胺类、氯霉素、利尿剂、利胆剂、复合维生素B等药物，以免干扰诊断。

【不良反应】 一般无副作用和毒性。

【注意事项】 口服剂量与时间应准确，留尿不全者不做本试验。

木糖 Xylose

【商品名或别名】 D-木糖

【分类】 治疗学：胃肠道吸收功能诊断剂。

【指征和剂量】 临床用于诊断胃肠道的吸收不良症。

口服5 g或25 g，同时饮水500 ml，随后收集5 h尿，测定尿中木糖量。

【制剂】 粉剂(口服用)：5 g，25 g。

【药动学】 口服后在胃肠道不完全吸收。被吸收的本品，在肾小管不重吸收，以原型从尿中排出，部分在体内代谢成CO_2和H_2O。木糖口服后5 h，排出17%～35%；静注后5 h排出45%～50%。

【作用机制】 口服本品后，被动吸收的能力很大程度上依赖于胃肠道黏膜的完整性，本品是右旋戊醛糖，不被消化酶所分解，一旦吸收则相当大的一部分迅速由尿排出。因此测定尿中含量可得知胃肠道吸收情况。

【相互作用】 在本品试验期间，服用吲哚美辛和阿司匹林会影响其吸收和排泄。

【不良反应】 部分患者可引起腹部不适和腹泻。

酚磺酞 Phenolsulfonphthalein

【商品名或别名】 酚红，酚红钠盐，酚磺酞钠，Phenolsulfonphthalein Sodium，Phenol Red，PSP

【指征和剂量】 清晨空腹饮水400 ml，20 min后排尿弃去，用干燥无菌注射器准确吸取0.6%本品1 ml(6 mg)，静注。记录注射时间，于注射后15 min、30 min、1 h及2 h分别留取尿标本，并测定各次尿量，分别加入10%氢氧化钠溶液5～10 ml，使尿液充分显示红色，稀释一定倍数取10 ml与标准管比色,测定各管的本品含量。

① PSP 排泄试验:用于肾功能检查,测试肾小管的分泌排泄功能。肾功能正常者 15 min 本品排泄率至少 25%,1 h>50%,2 h>75%。若 1 h<40%,2 h<55%,表示肾功能有损害;下降到 20%~30%属中度损害,常见于慢性肾炎;低于 10%表示严重损害,如尿毒症。② 药物咽入试验:用于检查病人是否按医嘱服药。③ 残留尿试验:测试儿童膀胱残留尿的定性法。静注本品 6 mg 后,3 h 收集尿液,膀胱功能正常者本品应几乎全部排出,此后再收集尿液,尿中基本不合染料,表示没有残留尿。

【制剂】 注射剂:每支 6 mg/ml。

【药动学】 本品经静注后,约有 80%与血浆蛋白结合;80%经肾脏排出,其中主要经肾小管分泌排泄。也有部分经肾小球滤过;20%以下由肝脏经胆汁排出。本品经口服后也能被吸收,2 h 后可出现在尿中。

【作用机制】 本品是一种对人体无害的染料,经静注后,大部分与血浆白蛋白结合,除 20%为肝脏清除,经胆道排出外,其余则由肾脏排出。在肾脏的排泌过程中,94%由近曲小管上皮细胞主动排泌,仅极少量由肾小球滤过。因此,在规定时间内测定本品的排泌量可作为判断近曲小管排泌功能的指标。

【相互作用】 患者使用青霉素、丙磺舒及其他磺胺类或水杨酸盐可影响本品的排泄。

【不良反应】 一般无副作用或毒性,偶可发生过敏反应,如皮疹、瘙痒等。

【注意事项】 ① 注射本品时,液体不能溢于静脉外。② 排尿及留尿时间要求准确。③ 每次必须确定膀胱内尿完全排尽而无潴留,必要时进行导尿。④ 心力衰竭、水肿、休克、脱水等疾病均能使尿量减少,影响本试验的结果,使排出量减少。

菊粉 Inulin

【商品名或别名】 菊糖,Alant Starch

【指征和剂量】 清晨,患者空腹静卧,于 7:00 饮温开水 500 ml,放入留置导尿管,使尿液不断流出。7:30 取 10 ml 尿液和 4 ml 静脉血作为空白对照用,之后即于 15 min 内静脉输入溶于生理盐水 150 ml 的菊粉 5 g(加温至 37℃),再给溶于生理盐水 400 ml 中的菊粉 5 g,以 4 ml/min 的速度静滴。

8:30 将导尿管夹住，9:00 再取静脉血 4 ml，随后放空膀胱，测定尿量。用 20 ml 无菌温生理盐水冲洗膀胱，并注入 20 ml 空气使膀胱内的液体排尽，将冲洗液加入尿液标本内，充分混匀后取出 10 ml 进行菊粉含量测定。9:10 第 1 次重复取血和尿标本，9:30 第 2 次重复取血和尿标本。测定 4 次血与尿标本菊粉含量，按下列公式进行计算：

$$菊粉清除率=\frac{尿内菊粉含量\times稀释倍数}{血浆菊粉含量}\times尿量$$

$$稀释倍数=\frac{实际尿量+冲洗液量}{实际尿量}$$

正常成年人的菊粉清除率按体表面积 1.73 m^2，计算为 120～140 ml/min，成年男性平均为 125 ml/min，女性为 118 ml/min。随着年龄递增，清除率逐渐降低，50～60 岁时可为 85～105 ml/min。急性肾小球肾炎、心力衰竭时其清除率显著降低；慢性肾小球肾炎、肾动脉硬化、晚期高血压病等可以有不同程度的降低，肾盂肾炎可稍有降低，高血压病早期可以正常。

【制剂】 注射剂：每支 5 g/50 ml。

【药动学】 本品注入人体内，主要分布在细胞外液，并不进入细胞内。不被机体分解、结合、利用和破坏，由肾小球滤过，以原型排泄于尿中，肾小管对它既无重吸收，也不分泌。胆汁中仅有痕量存在。给分娩期妇女静注后，可穿越胎盘，出现于羊水、脐血和胎儿的尿液中。其 $t_{1/2}$ 为 0.53～1.7 h。

【作用机制】 本品是果糖构成的一种多糖体。人体内不含本品，静注后，不被机体分解、结合、利用和破坏。本品通过肾小球时完全能由肾小球滤过，不被肾小管排泌或再吸收，故本品清除率(Cin)可以准确代表肾小球滤过率。

【不良反应】 本品一般无不良反应。制剂不纯时可引起热原反应。

【注意事项】 本方法步骤较多，标本不能弄错。需要导尿管冲洗膀胱要防止感染。

对氨基马尿酸钠 Para-aminohippurate

【商品名或别名】 PAH

【指征和剂量】 用于测定有效肾血浆流量。

清晨饮温开水 500 ml，并放置导尿管，使尿液不断流出。30 min 后分别取 10 ml 尿液和 2 ml 静脉血作为空白对照，随即静脉注入 20％本品溶液

0.4 ml/kg,并用 20%本品 10 ml 加入生理盐水 600 ml,以 60~80 滴/min 维持输液,以后操作参照菊粉清除率测定,同时测血细胞比容。

肾血浆流量或本品清除率为 600~800 ml/min,肾全血流量(简称肾血流量)为 1 200~1 400 ml/min,急性肾小球肾炎早期,由于肾充血,所以肾血流量多为正常甚至超过正常,即使肾小球受到严重损害,肾血流量仍可保持相对正常。慢性肾小球肾炎,由于肾血管受损害,肾血浆流量可降低。肾盂肾炎早期,肾血流量可正常,如伴发热则可增高,晚期伴高血压症状或肾实质有严重损害时,肾血流量可降低。高血压病早期,由于血管痉挛,肾动脉硬化,可导致有效血管床减少,均可使肾血流量减少。

【制剂】 注射剂:每支 2 g/10 ml。

【药动学】 静注给正常肾功能者,很快被排泄于尿液,其中约 20%经肾小球滤过,约 80%经肾小管分泌排出。$t_{1/2}$ 约 10.2 min。在血中与血浆蛋白结合率为 17%,游离型约占 83%。

【作用机制】 本品静脉注入人体后,当其浓度较低,一般血浆含量不超过 3 mg/ml 时,经肾脏循环一周,近 20%由肾小球滤过,近 80%由肾小管排泌,几乎完全被清除出体外,因此本品的清除率实际上就代表肾血浆流量。

【相互作用】 试验前 2 d 应停用磺胺类药物,因为它们会严重干扰本品的比色测定。试验前也应停用一切经由肾小管分泌排泄的药物,以避免这些药物与本品竞争在肾小管分泌,降低本品的清除率。

【不良反应】 快速静滴可引起恶心、呕吐、血管舒缩障碍、潮红、耳鸣、痉挛和激动。患者在滴注后可发生大小便紧迫感。

【注意事项】 心力衰竭、肾脏淤血时肾血流量也可减少。

第十九章　核医学科用药

放射性药物系指用于人体内进行医学诊断或治疗的某种特定放射性核素及其标记的单质、化合物或生物制剂。其分类方法较多，通常按放射性核素所起作用而分为两大类：一类放射性核素本身为药物的主要组成，使用时系利用该核素本身的理化性质或代谢特点以达到诊断或治疗目的，譬如高锝酸钠中的锝[^{99m}Tc]、碘化钠中的碘[^{131}I]；另一类放射性核素仅起标记示踪作用，药物在体内过程完全取决于被标记物的性质，如锝[^{99m}Tc]-甲氧基异丁基异腈(^{99m}Tc-MIBI)、氟[^{18}F]-脱氧葡萄糖(^{18}FDG)等。

临床上应用放射性药物诊断或治疗是基于以下的原理。

(1) 放射性核素的示踪作用：放射性核素与其同名元素具有相同的化学性质，且不影响被其标记物质在体内的代谢过程，但放射性核素放射具有一定特征的射线，可借助仪器探测其在体内吸收、分布、利用、运转及排泄情况，从而反映出脏器的血流、代谢、功能状态或其形态，诸如脏器功能测定、脏器显像及物质代谢的研究均属于此范围。

(2) 各类放射分析方法：如放射性核素稀释法(循环血容量，全身总水量，细胞外水量，体内可交换钠、钾量的测定)，体外竞争性放射分析法(体内激素、肿瘤相关抗原、血液成分、病原体、药物浓度等测定)。

(3) 电离辐射的生物效应：一定剂量的照射可引起细胞、组织的抑制或破坏，借此可用以治疗肿瘤及其他某些疾病(如甲状腺功能亢进症、甲状腺癌、转移性骨肿瘤、毛细血管瘤等)；治疗方式有外照射、内服法及组织或腔内注入(或植入)法。

放射性药物以单位时间内放射性核素衰变数来表示其活度(强度)。既往以居里(Ci)、毫居里(mCi)、微居里(μCi)为放射性活度单位，1 μCi 表示每秒有 3.7×10^4 个放射性原子发生衰变。1977 年起已改用贝克勒尔(Becquerel，Bq)为放射性活度单位，其定义是每秒有一个放射性原子衰变，与旧单位的关系为 1 μCi$=3.7\times10^4$ Bq。

现将临床上常用的放射性药物依放射性核素原子序数大小分别介绍如下。

碳[^{11}C]-乙酸钠 ^{11}C-Sodium Acetate，^{11}C-Acetate

【商品名或别名】 ^{11}C-AC

【理化性状】 ^{11}C物理半衰期20.4 min，放射β^+(正电子)射线，最大能量为0.96 MeV。注射液为无色透明、无菌、无热源的水溶液，其放射化学纯度应>90%，放射性浓度无特殊要求，pH值5.0～7.5。

^{11}C系由回旋加速器生产，是一个β^+发射体。它与物质的β^-相互作用，通过湮没辐射，产生一对方向相反(180°)、能量相同(511 keV)的γ射线，借助正电子发射断层仪(PET、PET/CT)或双探头符合线路单光子发射断层仪(PET/SPECT)进行探测，采集图像。

【药动学】 碳为构成机体的基本元素。^{11}C标记的放射性化合物结构与母体化合物结构完全一致，不同之处仅是核素^{11}C和^{12}C[稳定性元素]的区别，因此，标记后的化合物生物学性质不变，可以如实反映药物在体内的分布。

【应用原理】 ^{11}C-乙酸经静注后，通过血流被细胞摄取，在线粒体内被合成酶转变为^{11}C-乙酰辅酶A。乙酰辅酶A为三羧酸循环的始动物质，然后经三羧酸循环氧化，形成$^{11}C-CO_2$。由于^{11}C-乙酸可被心肌细胞摄取，其产生的$^{11}C-CO_2$量与心肌氧耗量呈正比，因而可用于估测心肌活力，评价心肌氧化代谢，测量心肌氧耗量。

^{11}C-乙酸在肿瘤组织中浓聚的代谢机制尚不十分清楚，现推测是通过非氧化途径进入细胞脂质池。^{11}C-乙酸显像可以弥补^{18}F-脱氧葡萄糖(^{18}F-DG)在测定某些肿瘤时敏感性和特异性较低、难以区分恶性肿瘤和炎性病变的不足。

【用途和用法】

(1) 前列腺癌：其应用价值并不在对原发性前列腺癌的诊断，而主要在于对前列腺癌治疗后局部复发及局部淋巴结转移的诊断，^{11}C-乙酸显像优于下述的目前最常应用的^{18}F-DG显像，不仅病灶局部^{11}C-乙酸摄取较^{18}F-DG为高，而且^{11}C-乙酸不经肾脏清除，因而有利于前列腺癌、肾细胞癌以及腹部和盆腔肿瘤的显现，从而有助于诊断。

用量通常为370～740 MBq(10～20 mCi)，静注后5 min开始显像。

(2) 肝细胞癌：肝细胞癌与正常的肝实质细胞葡萄糖代谢率相似，甚至更低，因此^{18}F－DG显像诊断肝细胞癌容易漏诊（假阴性可达40%～50%）。^{11}C－乙酸摄取机制与^{18}F－DG不同，它对分化良好的肝细胞癌诊断效果较好，而^{18}F－DG则对分化较差的诊断效果较好。两者配合应用，则可明显提高诊断价值。

(3) 冠心病：^{11}C－乙酸检查可以无创地测定心肌血流量、心肌耗氧量以及估测心肌细胞活力以评估冠状动脉病变程度及监测疗效。

【注意事项】 ^{11}C－乙酸存在年龄相关性前列腺摄取（50岁以下人群较50岁以上人群^{11}C－乙酸摄取高），且良性增生与前列腺癌摄取存在重叠现象，故对^{11}C－乙酸局部摄取增加的判断应谨慎，以免误诊。

氟[^{18}F]－脱氧葡萄糖 ^{18}F－fluorodexyglucose

【商品名或别名】 氟[^{18}F]－2－氟－2－脱氧－D－葡萄糖，^{18}F－DG

【理化性状】 ^{18}F物理半衰期109.6 min，放射β^+（正电子）射线，最大能量为0.64 MeV。^{18}F－DG为无色澄明水溶液。放射化学纯度＞90%，放射性浓度不小于37×103 MBq/mol。pH值4.5～8.5。

^{18}F系由回旋加速器生产，是一个β^+发射体。它与物质的β^-相互作用，通过湮没辐射，产生一对方向相反（180°）、能量相同（511 keV）的γ射线，借助正电子发射断层仪（PET）或双探头符合线路单光子发射断层仪（PET/SPECT）进行探测，采集图像。

【药动学】 静注后，分布在脑、心、肺、肝和肾。但它仅在脑和心停留，在人心肌可长达4 h。从肝、肺和肾清除迅速，并大多以^{18}F－DG的母体进入尿中。人的心肌和脑摄取分别为1%～4%和4%～8%。^{18}F－DG从血液中清除更为快速，半清期为0.2～0.3 min及10.5～12.7 min。

【应用原理】 ^{18}F－DG进入细胞的机制与葡萄糖进入机制相同。进入细胞后，它们均可在6－己糖激酶作用下分解为葡萄糖－6－磷酸酯，天然葡萄糖继而在葡萄糖－6－磷酸酯异构酶作用下，分解为果糖－6－磷酸酯，尔后转变为丙酮酸，参与体内柠檬酸循环，最后变为水和二氧化碳。葡萄糖－6－磷酸酯异构酶具有严格的结构和立体选择性。^{18}F－DG在分子结构上与天然葡萄糖有一定的差异，不能进一步被继续分解，葡萄糖－6－磷酸酯陷落在细胞内而聚集。^{18}F－DG在肿瘤细胞中有很高的摄取，除肿瘤细胞代谢旺盛外，更重要的是与肿瘤细胞膜糖转运受体显著增加有关，从而导致癌变细胞具有异常高的糖摄取能力，这是^{18}F-DG肿瘤阳性显像的基础。

心肌代谢显像是核素显像中一种重要的检查方法。它包括糖(^{18}F-DG)代谢显像、脂肪酸(^{11}C-棕榈酸)代谢显像、氨基酸(^{13}N-谷氨酸)代谢显像及心肌有氧($^{15}O_2$、^{11}C-乙酸)代谢显像。其中以^{18}F-DG代谢显像应用最为广泛而较成熟。^{18}F-DG心肌代谢显像通常与心肌血流灌注显像配合应用。以估价心肌梗死病灶是否存有存活心肌。血流灌注异常(放射性稀疏或缺损)的心肌节段^{18}F-DG段摄取(血流-代谢不匹配)，表明心肌细胞存活；相反，血流灌注异常的心肌节段对^{18}F-DG亦不摄取(灌注-代谢匹配)，表明心肌坏死，冠状动脉再血管化后，心脏功能不会改善。

【用途和用法】

(1) 肿瘤阳性显像：患者检查当日早晨禁食或至少禁食4 h，血糖应在正常水平，如血糖偏高应以胰岛素调节，以免影响^{18}F-DG的摄取，注射显像剂前患者应保持安静，尽量少说话。通常^{18}F-DG用量为222～370 MBq(6～10 mCi)，最大用量不超过555 MBq(15 mCi)，注射后45～60 min检查。

此检查的临床价值：① 肺内单发孤立结节的诊断。② 原发癌的确定和排除。③ 肿瘤术前分期。④ 评定肿瘤治疗后复发和放疗后纤维化。⑤ 肿瘤分级。⑥ 治疗随访和评估预后。

(2) 心肌代谢显像：患者准备基本如前。静注^{18}F-DG222～370 MBq(6～10 mCi)，注射后40～45 min进行图像采集。此检查的临床价值在于判断梗死心肌是否存在存活细胞，以协助确定治疗方案。

(3) 脑部病变的诊断：主要用于：① 脑肿瘤良恶性鉴别和分级、分期。② 脑肿瘤复发和放疗、化疗坏死的鉴别。③ 癫痫病灶的定位。④ 痴呆的诊断和分类。⑤ 短暂性脑缺血发作的诊断。⑥ 帕金森病的诊断。⑦ 脑功能研究。

【注意事项】 ① 急性心肌梗死后可发生继发性炎症，可导致^{18}F-DG摄取增加，出现假阳性结果。② 慢性缺血也可以表现为“不匹配”，可能与心肌的反复顿抑有关。③ 由于心肌顿抑的作用，心肌血运重建后的一定时间内，心肌血流-代谢显像正常，而心功能可能需更长时间才能恢复。

碳[^{11}C]-甲基胆碱 ^{11}C-Choline

【商品名或别名】 ^{11}C-CH

【理化性状】 注射液为无色透明、无菌、无热源的水溶液，放射化学纯度＞95％，放射性浓度＞0.8Ci/μmol，pH 值 6.0～8.5。^{11}C 物理半衰期较短，因而限制了 ^{11}C-甲基胆碱的应用。现已研制出物理半衰期较长的 ^{18} 氟（^{18}F）标记胆碱（如 ^{18}F-氟代甲基胆碱），其结构与 ^{11}C-胆碱非常相似，显示出与 ^{11}C-胆碱相类似的肿瘤显像效果。

【药动学】　胆碱是一种季胺盐碱，在体内有三种主要代谢途径：① 磷酸化反应。胆碱激酶利用腺苷三磷酸（ATP）提供的磷酸基催化胆碱发生磷酸化反应，生成磷酸胆碱，磷酸胆碱在胞啶三磷酸（CTP）及磷酸胆碱胞苷转移酶存在下转化为胞啶二磷酸（CDP）-胆碱，CDP-胆碱再在二酰甘油和脂肪酸甘油转移酶作用下转化为卵磷脂，从而参与细胞识别和信息传递。② 氧化反应。在胆碱脱氢酶作用下，胆碱转化为甜菜碱醛，继而在甜菜碱醛脱氢酶作用下转化为甜菜碱，形成的甜菜碱可维持细胞容量动态平衡。③ 乙酰化反应。在胆碱乙酰化转移酶催化下，胆碱与乙酰辅酶 A 作用生成乙酰胆碱，乙酰胆碱是一种胆碱能神经递质，可以特异性地作用于各类胆碱受体。

【应用原理】　大多数恶性肿瘤细胞磷酸胆碱含量高，而相应正常细胞含量则相当低，甚至无法测到，这表明恶性肿瘤的发生与胆碱磷酸化途径密切相关。如以正电子核素（如 ^{11}C、^{18}F 等）标记胆碱或其类似物，当该标志物进入人体后，肿瘤组织高度摄取而正常组织摄取低或不摄取，通过显像即可显示出异常的病变组织。胆碱代谢显像的优点是肿瘤/非肿瘤放射性比值高，肿瘤显像清晰，静注后短时间即可显像检查，大大缩短检查时间，方便病人。

【用途和用法】

（1）脑瘤：静注 ^{11}C-胆碱后，脑内放射性分布及摄取量在 5 min 后便不再变化，脑灰质及白质摄取很低。^{11}C-胆碱显像的优点是可用于评价肿瘤的疗效，手术前后 CT 及 MRI 未现改变的患者，^{11}C-胆碱显像可见肿瘤部位放射性减低或消失；^{11}C-胆碱显像较适合用于诊断脑转移瘤，检出率高于 ^{18}F-DG 显像。

通常用量为 185～740 MBq（5～20 mCi），静注后 5 min 开始显像。

（2）肺癌：^{11}C-胆碱对原发性肺癌的诊断价值与 ^{18}F-DG 相似，对淋巴结转移灶探测不如 ^{18}F-DG，但据报道，在肺部良、恶性病变鉴别诊断上 ^{11}C-胆碱优于 ^{18}F-DG。

（3）前列腺癌、膀胱癌：与 ^{11}C-乙酸相似，^{11}C-胆碱诊断原发性前列腺癌价值有限，但 ^{11}C-胆碱显像对前列腺癌淋巴结转移情况有较高的探测效率,可用于前列腺癌术前分期;对前列腺癌术后前列腺特异抗原(PSA)升高的局部复发和转移患者有较高的诊断价值。

^{11}C-胆碱是一种不经尿液排泄的肿瘤显像剂,有利于膀胱肿瘤显像。

磷[^{32}P]酸钠 Sodium Phosphate(^{32}P)

【理化性状】 半衰期 14.3 d。放射纯 β 射线,能量为 1.71 MeV(百万电子伏特)。临床应用的制剂有磷酸氢二钠($Na_2H^{32}PO_4$)及胶体磷[^{32}P]酸铬,前者为无色澄明溶液,pH 值 6.0~8.0;后者为水胶体混悬液,呈绿色,pH 值 6.0~8.0。

【药动学】 给药后,^{32}P 最初在肝和骨骼中有较大浓集,但最终 90%的残余放射性都存在于骨骼中。

【应用原理】 磷酸根为组织细胞代谢必需物质。增生迅速的肿瘤组织代谢旺盛,对^{32}P 的摄取增多,其组织内的聚集量比正常组织要高。进入体内的^{32}P 主要被造血组织所吸收,由于血液的病态及肿瘤细胞对^{32}P 的摄取较多,且对 β 射线较正常组织敏感,给予一定量的^{32}P,通过 β 射线对病态及肿瘤细胞的局部照射,可以抑制或破坏其生长,以达到治疗的目的。

将^{32}P 制成密闭型的敷贴器,利用其 β 射线对局部病变组织的外照射,可以治疗某些皮肤病及眼部疾患。

【用途和用法】 ① 血液病的治疗:真性红细胞增多症、原发性血小板增多症、慢性粒细胞白血病、慢性淋巴细胞性白血病、多发性骨髓瘤可用^{32}P 治疗。具体治疗方法因病因人而异,应个别确定。真性红细胞增多症一般总用量为 148~296 MBq(4~8 mCi),口服;慢性白血病一般为 3.7 MBq(0.1 mCi)/kg,静注。治疗可以缓解症状,减轻痛苦,延长寿命。② 腔内治疗:应用胶体磷[^{32}P]酸铬。通常胸腔为 185~370 MBq(5~10 mCi),腹腔为 370~740 MBq(10~20 mCi)。主要用于肿瘤手术切除后防止肿瘤转移或复发以及控制癌性胸腹水。③ 敷贴治疗:常治的皮肤病有神经性皮炎、慢性湿疹、毛细血管瘤、瘢痕疙瘩;眼科疾患为翼状胬肉、角膜新生血管、春季卡他性结膜炎、浆细胞瘤等。治疗剂量视病变种类及程度而定,通常采用分次照射。

铬[^{51}Cr]酸钠 Sodium Chromatic(^{51}Cr)

【理化性状】 物理半衰期 27.8 d,γ 射线能量为 320 keV(千电子伏特）。临床应用的为铬[^{51}Cr]酸钠注射液（6 价铬）及氯化铬[^{51}Cr]注射液（3 价铬）。铬[^{51}Cr]酸钠为灭菌的淡黄色澄明液体，pH 值 7.0～8.0。

【药动学】　静注后，^{51}Cr－RBC 长时间保留在循环血中，均匀分布在全身。在正常人血液半清期为 25～33 d，每日约有 1%的^{51}Cr 从红细胞中洗出。从红细胞洗出的^{51}Cr 通过肾脏排泄。

【应用原理】　正 6 价的^{51}Cr 离子（$Na_2^{51}CrO_4$）与红细胞混合后，能迅速进入红细胞，并在其内被还原成 3 价^{51}Cr，形成结合牢固的^{51}Cr－红细胞。正 3 价的^{51}Cr 离子（$^{51}CrCl_3$）则不能穿过红细胞膜，但易与血液中的血浆蛋白结合。将一定量的^{51}Cr－红细胞或^{51}Cr－血浆蛋白注入静脉后，可利用稀释法原理分别测定循环红细胞容量及血浆容量。通过观察^{51}Cr－红细胞或^{51}Cr 血小板在循环血液中清除的速率可测定红细胞寿命或血小板寿命。此外，^{51}Cr－红细胞热变性后亦可供作脾显像之用。

【用途和用法】①循环红细胞容量测定：准确注入一定量^{51}Cr－红细胞（1.85～3.70 MBq），20～30 min 后从对侧肘静脉采取血样，根据稀释法原理公式计算红细胞容量；并借助血细胞比积测定，间接算出血浆容量。②红细胞、血小板寿命测定：用量 3.7～14.8 MBq（0.1～0.4 mCi）。③脾显像：现多用锝[^{99m}Tc]－热变性红细胞用作脾显像，其临床意义相同。

氯化钴[^{57}Co]　Cobalt Chloride(^{57}Co)

【理化性状】　物理半衰期 270 d，主要为 γ 射线，能量为 122 keV。常用的制剂有呈粉红色澄明溶液的氯化^{57}钴（$^{57}CoCl_2$）及^{57}钴－博莱霉素。

【药动学】　在正常成人中，70%的口服给药剂量被回肠末端吸收。肌内给药，33%被吸收的^{57}Co 通过肾小球过滤清除，而有 40%聚集于肝脏中。

【应用原理】　人体仅吸收动物性食物中的维生素 B_{12}。维生素 B_{12} 需先和胃黏膜分泌的内因子相结合，然后在有 Ca^{2+} 存在及 pH 值＞6 的条件下被回肠黏膜吸收，并从吸收部位转运到供体内利用或储存之处。维生素 B_{12} 分子结构中含有 Co 原子，故可用放射性^{57}Co 进行标记，以作为测定维生素 B_{12} 吸收示踪剂。^{57}钴[^{57}Co]－博莱霉素具有趋肿瘤性质。

【用途和用法】　①维生素 B_{12} 吸收测定：应用$^{57}CoCl_2$ 测定方法有小便排泄试验法、大便排泄试验法、肝区放射性测定法及血浆放射性测定法等。此检查有助诊断体内维生素 B_{12} 缺少的原因（饮食不足、缺少内因子而吸收不良、肠道细菌繁殖、回肠病变）。②恶性肿瘤阳性显像：应用钴[^{57}Co]－博来霉素。对肺、脑、胃、食管、胰腺等部位肿瘤有一定的诊断价值。

枸橼酸镓[^{67}Ga] Gallium Citrate(^{67}Ga)

【理化性状】 物理半衰期 78 h,γ 射线能量为 93 keV 及 185 keV。临床应用的为枸橼酸^{67}镓[^{67}Ga],系 3.8%枸橼酸钠的等渗无色澄明液体,pH 值为 6.0～7.5。

【药动学】 静注 24～72 h 后,^{67}Ga 在骨中聚集最高,其他聚集较高的器官包括肾上腺、肠和肺。^{67}Ga 能穿过胎盘进入胎儿循环。^{67}Ga 在血液中清除慢,注射 24 h 后在血浆中有 10%的注射剂量;经过 1 周,经尿排泄 25%,大便排泄 10%。

【应用原理】 肿瘤组织能浓集^{67}Ga 的原理尚不十分清楚,可能的机制是病灶血供增加、血管渗透性增强、白细胞趋化、组织 pH 值降低、细胞增殖快及分化差有关。无载体^{67}Ga 静注后,大部分与血浆蛋白(主要为转铁蛋白)结合,然后主要浓集在细胞质的溶酶体内。^{67}Ga 浓集在肿瘤细胞内的程度与细胞的活性有关,增殖活跃的肿瘤细胞浓集多,坏死的癌组织浓集少。

【用途和用法】 枸橼酸镓[^{67}Ga]74～370 MBq(2～10 mCi),静注 48 h 及 72 h 后进行检查。在注射后 24 h 可给予缓泻剂 2 d,以排出大便中的放射性,减少肠道放射性的干扰。检查时以肿瘤部位放射性与肝区放射性相对比,以评定肿瘤组织的浓聚程度。对肺癌、淋巴瘤、霍奇金病、黑色素瘤、骨髓肿瘤有较高诊断价值。

【注意事项】 ① 许多正常组织(骨、肝、肾等)能浓聚^{67}Ga,有时能掩盖这些部位的肿瘤病灶,对诊断有一定影响。② 化脓性炎症病灶亦可浓集^{67}Ga,有时难以与肿瘤区别,出现假阳性结果。③ 哺乳期妇女不宜做^{67}Ga 检查。

氯化锶[^{89}Sr] $^{89}SrCl_2$(^{89}Sr)

【理化性状】 物理半衰期 50.5 d,放射纯 β^- 射线,能量为 1.46 MeV。本品为无色澄明注射液,pH 值 4.0～7.5,氯化锶[^{89}Sr]浓度为 10～20 mg/ml,放射性浓度 37 MBq/ml(1 mCi/ml)。

【药动学】 静注后,$^{89}SrCl_2$ 选择性地集中在骨骼中,并主要被活跃的成骨作用区摄取,$^{89}SrCl_2$ 在成骨性病灶的摄取为正常骨的 2～25 倍。它主要通过肾排泄。

【应用原理】　锶与钙在元素周期表上同属于2A族元素。^{89}Sr进入体内后几乎与钙一样被骨的营养素置换、浓聚，是一种亲骨核素。一些癌肿晚期转移至骨，引起剧烈疼痛。$^{89}SrCl_2$静脉给药后，在癌灶内的摄取率远高于正常骨(>2～25倍)，且至少可滞留在转移灶内100 d，利用其β^-射线的辐射效应起到镇痛作用。

【用途和用法】　转移性骨肿瘤，尤其以前列腺癌、乳腺癌、肺癌疗效明显。治疗可减轻患者痛苦，控制病情发展，提高患者生活质量。用量为1.48 MBq(40 μCi)/kg或成人一次用量111～148 MBq(3～4 mCi)，静注，不需稀释，如需再次治疗，应至少间隔3个月。

【注意事项】　① 应用本品前，患者应做骨显像检查，证实有骨转移灶存在。② 治疗前，患者白细胞计数应$>3.0\times10^9$/L，血小板$>60\times10^9$/L。给药后数周部分患者可能出现白细胞及血小板计数下降，但通常可自行恢复。③ 给药后数天内部分患者可能出现疼痛加重，此为暂时现象，可服用止痛药减轻。④ 患者给药后第1天，尿、粪中含有微量^{89}Sr，注意勿污染衣物及皮肤，并适量饮水，鼓励经常排尿。⑤ 白细胞及血小板下降者应慎用，有病理性骨折或脊髓受压者不作首选治疗。短期内(<3个月)不能存活者不推荐使用。

高锝[^{99m}Tc]酸钠　Sodium Pertechnetate(^{99m}Tc)

【理化性状】　系从钼-锝(^{99}Mo-^{99m}Tc)发生器用生理盐水淋洗而得的无菌等渗溶液，pH值为4.0～7.0，是目前临床核医学应用最为广泛的一种放射性核素。^{99m}Tc有以下优点：① 有适中的物理半衰期($t_{1/2}$为6 h)。② 放射单一的γ射线，不伴有β射线，对人体辐射剂量小。③ 射线能量较低(140 keV)，适合闪烁照相及单光子发射计算机断层显像(SPECT)检查。④ 能标记多种化合物，可供大多数脏器显像之用。

【药动学】　静注后，70%～80%的$^{99m}TcO_4^-$通过胃肠、甲状腺、唾液腺、脉络丛、汗腺、肾等途径得到清除。在24 h内，注射剂量的30%经尿排泄。

【应用原理】　$Na^{99m}TcO_4$中的^{99m}Tc为正七价，故$^{99m}TcO_4^-$为负一价离子根，其离子半径和电荷与阴离子I^-相同，与碘有相近的生理生化性质，进入体内后能迅速地在细胞外液中分布，并被甲状腺、唾液腺、脉络丛及胃黏膜摄取和浓集，因而可作甲状腺及唾液腺显像之用。正常状态下，$^{99m}TcO_4^-$不能透过血脑屏障进入脑组织，故脑组织放射性浓度很低，图像上呈现放射性空白区或稀疏区。脑部病变时,血脑屏障受到破坏,$^{99m}TcO_4^-$可透过血脑屏障而在病灶部位浓集,图像上显示异常放射性浓聚区。$^{99m}TcO_4^-$可通过^{99m}Tc发生器制备成气体用于肺通气显像,其效果远较$^{99m}TcO_4^-$、^{99m}Tc-DTPA-气溶胶要优。

$^{99m}TcO_4^-$还可标记多种化合物,其体内过程取决于被标记物的性质,^{99m}Tc仅起示踪作用,这些标记物另行叙述。

【用途和用法】① 甲状腺显像:静注$^{99m}TcO_4^-$ 74～111 MBq(2～3 mCi),15～30 min 检查。与^{131}I不同,^{99m}Tc仅能被甲状腺组织摄取和浓集,而不能参与甲状腺激素合成。由于其物理性质优于^{131}I(半衰期短、辐射剂量小、检查费时短、易于复查),现已常规用于甲状腺显像。但如拟显示异位甲状腺或寻找甲状腺癌转移灶,仍应选用^{131}I。甲状腺显像的临床价值与^{131}I相同。② 唾液腺显像:如仅用作唾液腺静态显像,可在注射$^{99m}TcO_4^-$前30 min皮下注射硫酸阿托品0.5 mg,以减少口腔内的放射性。注射$^{99m}TcO_4^-$ 20～30 min后可行检查。若为了解功能而进行动态显像,则显像前不应使用过氯酸钾和阿托品,以免影响唾液腺的摄取和排泄^{99m}Tc的功能。此检查的临床意义是:唾液腺肿块性质的鉴别、Sjogren综合征的诊断、异位唾液腺的诊断。③ 梅克尔憩室显像:此病多发生在回盲部,为一种胃黏膜异位症。静注$^{99m}TcO_4^-$ 185～370 MBq(5～10 mCi),1～2 h内多次显像检查。若回盲部或脐周附近出现固定的放射性浓聚区,可诊断本病,符合率甚高。④ 肺通气显像:与肺灌注显像配合应用,诊断肺栓塞及气管阻塞性疾病评价。⑤ 脑静态显像:检查前1 h口服过氯酸钾400 mg,以封闭脉络膜丛及甲状腺。注射$^{99m}TcO_4^-$ 370～740 MBq(10～20 mCi)后30 min即可检查,必要时可在注射后2～3 h作延迟显像。此检查的临床意义:A. 脑瘤的诊断,阳性率90%左右,其中大脑半球部位肿瘤的阳性率可达95%以上。B. 硬膜下血肿的诊断。C. 脑脓肿的诊断。D. 脑梗死的诊断。

锝[^{99m}Tc]-双胱乙酯 ^{99m}Tc-L, L-Ethyl-Cysteinate Dimer

【商品名或别名】 锝[^{99m}Tc]-半胱氨酸乙酯,^{99m}Tc-ECD

【理化性状】 锝[^{99m}Tc]-双胱乙酯(^{99m}Tc-ECD)为无色澄明溶液。制备时将新淋洗的$^{99m}TcO_4^-$ 1～4 ml注入葡萄糖酸钠(GH)冻干品小瓶内,然后将其移至ECD的冻干瓶中(含ECD 0.5 mg),混匀,pH值为5.0～7.5。放置10 min即可使用。标记率>90%,在室温条件下性能稳定,放置6 h放化纯度仍在90%以上。

【药动学】 注射后5 min,脑摄取达注射剂量的6.5%,灰质与白质摄取比为4.5∶1。放射性按双指数方式从脑中清除,半清期分别为1.3 h及42.3 h。它从血中清除快速,半清期约为0.8 min。^{99m}Tc－ECD主要通过肾脏排泄,4 h可达注射量的65%。

【应用原理】 ECD为小分子量、不带电荷、脂溶性高的物质。^{99m}Tc－ECD静注后能通过完整的血脑屏障进入脑组织,其进入脑细胞的量与局部脑血流量成正比。利用SPECT可得到横断面、矢状面及冠状面的系列断层图像,以显示大脑、小脑各个部位的局部血流量,并可进行定量测定。

除^{99m}Tc－ECD外,锝[^{99m}Tc]－6甲基丙烯胺肟(^{99m}Tc－HMPAO)也是一种目前常用的脑血流灌注显像剂,其性能与^{99m}Tc－ECD相似。

【用途与用法】 通常成人一次用量为370～740 MBq(10～20 mCi),可在静注后20～90 min内检查。① 脑梗死诊断:由于血管闭塞,其支配的脑组织血供明显减少甚至缺如,该处显示为放射性稀疏区或缺损区。阳性率近100%,而发病2～3 d内,X－CT及MRI常不能显示出异常。② 短暂性脑缺血发作(TIA):TIA起病突然,症状消失快。当症状消失后,X－CT及MRI多为阴性,而此检查可发现近50%患者脑内仍有缺血性改变,表现为局限性放射性稀疏区或缺损区。③ 癫痫病灶诊断:发作时检查可见到病灶局部血流量有明显增加,而发作间期检查则病灶部位呈现血流降低。发作间期的阳性率达60%,而X－CT及MRI仅25%左右。本法对癫痫病灶的诊断及定位有重要价值。④ 脑瘤的诊断:阳性率与X－CT等检查结果近似。其特点是:A. 除脑膜瘤因血运丰富多表现为放射性增高外,其他肿瘤聚积放射性的多少常可反映其恶性程度高低。B. 脑瘤在手术或放疗后,局部发生新的放射性增高区提示复发,而瘢痕或坏死则表现为放射性减低,可借此加以鉴别。

【注意事项】 脑的功能活动与脑血流量之间存在着密切关系。声、光等刺激及思维活动可引起相应部位血流量的改变,故注射^{99m}Tc－ECD(或^{99m}Tc－HMPAO)前应保持安静状态,避免声、光等刺激。

锝[^{99m}Tc]－TRODAT－1 ^{99m}Tc－TRODAT－1

【理化性状】 将1 110～1 850 MBq(30～50 mCi)新鲜的$^{99m}TcO_4^-$淋洗液3 ml,注入TRODAT－1药盒中混匀,放入高压锅内煮30 min,取出冷却。

放射化学纯度>90%,pH 值 5.0~6.5。

【应用原理】 此检查为神经受体显像。多巴胺转运蛋白(DAT)位于灰质神经突触前膜上,与神经元变性有密切关系。多巴胺转运蛋白的活动不仅反映突触信息传递,而且是多巴胺能神经纤维终末数量的客观标志。多巴胺转运蛋白的丢失在结构和数量上与多巴胺神经元的丢失一致。^{99m}Tc-TRODAT-1 是一种可卡因衍生物,与多巴胺转运蛋白有较高的亲和力。因而,在正常状态下,在多巴胺神经元集中的纹状体有明显摄取。显像检查可以显示纹状体的形态与放射性聚集程度。

【用途和用法】 此检查的临床价值在于:① 帕金森病的诊断。② 帕金森病与帕金森综合征的鉴别诊断。③ 脊髓小脑萎缩症(SCA)的诊断。

锝[^{99m}Tc]-甲氧基异丁基异腈 ^{99m}Tc-Methoxyisobutyl Isonitrile

【商品名或别名】 锝[^{99m}Tc]-甲氧异腈,^{99m}Tc-MIBI

【理化性状】 ^{99m}Tc-MIBI 为无色澄明溶液。标记时将新淋洗的 $^{99m}TcO_4^-$ 1~4 ml 注入 MIBI 冻干瓶中(内含 MIBI 1 mg),溶解后置于 100℃沸水浴 8~10 min,取出冷却至室温即可使用。放化纯度>90%。

【药动学】 静注后,从血中清除迅速,半清期为 4.3 min,仅有 1%和血浆蛋白结合。运动时最大心肌摄取约为 1.5%,静息状态时为 1%。从心肌中洗出慢,半清期为 7 h。

【应用原理】 ^{99m}Tc-MIBI 为异腈类化合物之一,是目前国内最常用的一种心肌血流灌注显像剂。静注后,能被心肌细胞摄取而使心肌显像。心肌每个部位聚集放射性的多少与该部位冠状动脉灌注血量呈正相关,故心肌缺血和心肌梗死部位分别表现为放射性稀疏区和缺损区。由于冠状动脉的储备能力和侧支循环的建立,早期或轻度心肌缺血在静息状态下其图像可不表现出异常,进行介入试验(如踏车试验、双嘧达莫试验)以增加心脏负荷,缺血区可出现放射性减低异常改变,从而提高对冠心病诊断的准确性和灵敏度。^{99m}Tc-MIBI 亦可在甲状腺及甲状旁腺中浓集,其浓集程度与组织功能状态有关,因而可用于甲状旁腺及甲状腺癌转移灶的诊断。

【用途和用法】

(1) 心肌病变的诊断:静息状态下静注 ^{99m}Tc-MIBI 740~925 MBq (20~25 mCi),注射后 1~3 h 进行多体位心肌平面及断层显像。如需再做介入试验,一般应间隔 24~48 h 进行。注射剂量及图像采集方式与静息显像相同。两种检查获得的图像做对比观察分析，还可通过计算机进行半定量分析。此检查的临床意义：① 心肌缺血的诊断，具有独特的诊断价值，灵敏度与特异性均可达 90%左右，且可形象地显示缺血部位及范围。② 心肌梗死的诊断：静息状态和负荷状态（介入试验）下梗死部位均呈现放射性缺损区，可显示梗死的部位、大小及范围，对预后的估价很有参考意义。③ 心肌梗死伴周围缺血的诊断。④ 评价冠状动脉旁路手术、经皮腔内冠状动脉成形术、急性心肌梗死溶栓治疗及其他治疗方法的疗效。⑤ 心肌病的鉴别诊断。

(2) 甲状旁腺显像：采用^{99m}Tc－MIBI 双时相法。静注^{99m}Tc－MIBI 222～370 MBq(6～10 mCi)后分别于 15～30 min(早期相)和 1.5～2.0 h 甚至更长时间(延迟相)显像。此检查的临床意义：① 甲状旁腺功能亢进(原发性或继发性)的定位诊断。② 甲状旁腺腺瘤与增生的鉴别诊断。③ 异位甲状旁腺的诊断。④ 手术后随访。

(3) 甲状腺癌及其转移灶的诊断：静注^{99m}Tc－MIBI 370 MBq(10 mCi)后 5～15 min 和 1～1.5 h 进行早期和延迟显像。此检查的临床意义：① 甲状腺肿块^{131}I 或$^{99m}TcO^-$ 显像为"冷结节"，若^{99m}Tc－MIBI 显示为浓集，则多提示为甲状腺癌，准确率达 90%左右。② ^{99m}Tc－MIBI 能检出无摄^{131}I 功能的甲状腺癌转移灶。

【注意事项】 ① ^{99m}Tc－MIBI 放化纯度如<90%或有红色沉淀物、混浊等情况，不应使用。② 注射后患者口内有一过性异味，此系正常现象。

锝[^{99m}Tc]-植酸钠　^{99m}Tc－Sodium Phytate

【商品名或别名】 ^{99m}Tc-六磷酸肌醇

【理化性状】 本品为植酸钠与氯化亚锡经冷冻干燥的无菌粉末。经加入$^{99m}TcO_4^-$ 淋洗溶解后，为无色澄明液体，pH 值为 3.5～6.0，放射化学纯度应不低于 95%。

【应用原理和药动学】 利用本品中的氯化亚锡，将放射性$^{99m}TcO_4^-$ 还原成低价态^{99m}Tc，在一定的 pH 值下与植酸钠络合成锝[^{99m}Tc]-植酸钠。经静注后，即与血液中的 Ca^{2+} 螯合，形成锝[^{99m}Tc]-植酸钙胶体，其颗粒直径为 20～40 nm。正常时约 90%被肝脏吞噬细胞所吞噬，其余部分则被其他部位网状内皮系统(如脾、骨髓、淋巴结等)所摄取，故肝可清晰显影。脾有时亦可显影，但其放射性远较肝脏为低；骨髓则不显影。当肝功能不良或脾功能亢进时,脾摄取放射性增多,脾显影明显,此时亦可见骨髓影。

【用途和用法】

(1) 肝静态显像:为目前最常用的肝显像剂。用量一般为 185～740 MBq(5～20 mCi),静注后 10～15 min 即可检查,采集前后位、右侧位及后前位图像。其检查指征:① 肝内占位性病变(癌肿、良性肿瘤、脓肿、囊肿及海绵状血管瘤等)的定位诊断。② 右上腹包块的鉴别。③ 肝外恶性肿瘤患者术前了解肝内有无转移。④ 肝脏活检或肝脓肿引流前的定位。⑤ 肝癌手术、化疗或放疗后疗效观察。⑥ 右膈位置异常原因的探寻。

(2) 胃肠道出血:一般用量为 555～740 MBq(15～20 mCi),注射后不同时间多次显像检查。主要用于急性下消化道出血检查,如有出血,血液中的锝[^{99m}Tc]-植酸钙胶体由出血部位漏出而有放射性在肠道内浓集,而未漏出血管的锝[^{99m}Tc]-植酸钙胶体迅速由网状内皮系统清除,腹部血本底明显下降,除肝、脾显影外,大血管和肾脏不显影,有利于显示出血部位,灵敏度较高。

(3) 门静脉高压和 Budd－Chiari 综合征评估。

锝[^{99m}Tc]-2,6-二乙基乙酰替苯亚氨二乙酸 ^{99m}Tc－2,6－Diethyl－Acetanilide－Iminodiacetic Acid

【商品名或别名】 锝[^{99m}Tc]-依替菲宁,^{99m}Tc－EHIDA

【理化性状】 本品为锝[^{99m}Tc]标记的 2,6-二乙基乙酰替苯亚氨二乙酸的溶液,为无色澄明液体,pH 值 3.8～4.8,放射化学纯度应不低于 90%。

【药动学】 注射后,^{99m}Tc－EHIDA 迅速被肝细胞摄取而从血中清除,其他器官很少或不摄取。肝脏摄取可达注入量 82%,肝半清期为(37.3±11.8)min,24 h 尿排泄达 17%。

【应用原理】 ^{99m}Tc－EHIDA 无生理代谢作用。静注后,迅速为肝实质细胞所吸收,随后分泌至毛细胆管,经胆管系统排入肠道。在此过程中,持续动态地观察^{99m}Tc－EHIDA 在肝脏浓聚,并经肝内胆管、胆总管、胆囊排入肠道的过程,从而了解肝胆各部位的功能状态、形态和胆管通畅情况。

【用途和用法】 静注^{99m}Tc－EHIDA 185～370 MBq(5～10 mCi)后 5、10、15、20、25、30、45 及 60 min 各采集图像 1 次。必要时延迟至 2～24 h。正常肝清晰显影时间<10 min;胆囊及胆总管显影<30 min;肠道出现放射性<60 min。此检查的临床价值在于:① 急性胆囊炎的诊断(如延迟至 4～

6 h 胆囊仍不显影，其准确率＞95%）。② 黄疸的鉴别诊断。③ 先天性胆系病变的诊断（先天性胆管闭锁、胆管畸形、异位胆囊）。④ 胆系术后随访。⑤ 慢性胆囊炎、胆结石的辅助诊断。

【注意事项】 ① 检查前需空腹，至少应禁食 3～4 h，但过度饥饿可导致胆囊不显影。② 血清胆红素高于 85.5～171.0 μmol/L（5～10 mg/dl）时，肝脏吸收 ^{99m}Tc－EHIDA 受到抑制，肝胆可显影不良，经肾脏排泄增加，故肾影明显，不要误认为肠影。③ 胆囊充分显影后，可吃油煎鸡蛋 2 只，30 min 后再显像检查，以观察胆囊收缩功能。

锝[^{99m}Tc]-红细胞及锝[^{99m}Tc]-热变性红细胞　^{99m}Tc－RBC& ^{99m}Tc－DRBC

【标记方法】 ① 锝[^{99m}Tc]-红细胞（^{99m}Tc－RBC）：目前多采用体内标记法。取亚锡焦磷酸钠冻干品 1 瓶（含焦磷酸钠 10 mg、氯化亚锡 1 mg），用 2 ml 生理盐水溶解后，静注入体内，30 min 后再注 $^{99m}TcO_4^-$ 淋洗液 1～3 ml（370～555 MBq）。② 锝[^{99m}Tc]-热变性红细胞（^{99m}Tc－DRBC）：取亚锡焦磷酸钠冻干品 1 瓶（含量同上），用 2 ml 生理盐水溶解后，静注入体内，30 min 后用以肝素抗凝的注射器静脉取血 6 ml，加入 $^{99m}TcO_4^-$ 淋洗液 74 MBq（2 mCi），体积＜1 ml。在 49～50℃条件下保温 15～30 min，以使其热变性。

【药动学】 ^{99m}Tc－RBC 在血中清除呈双指数规律。半清期分别为（2.5±0.7）h 和（176.6±163.6）h。放射性最终通过尿排泄，24 h 后可达 21%左右。

【应用原理】 ^{99m}Tc 在体内的分布受亚锡离子的影响。先静脉给予的 Sn^{2+} 与血浆中的血红蛋白结合，随后注入的 $^{99m}TcO_4^-$ 因为首先与红细胞接触，它被已与红细胞结合的 Sn^{2+} 还原为低价状态的 ^{99m}Tc，并与血红蛋白形成络合物，从而按血液的分布而分布，通过显像而显示 ^{99m}Tc－RBC 在被检脏器分布的状况。^{99m}Tc－DRBC 这种受损的红细胞易被脾脏网状内皮细胞选择性摄取，从而可使脾脏显像。

【用途和用法】

（1）心血池功能显像：^{99m}Tc－RBC 555～740 MBq（15～20 mCi）静注，待在血循环内充分混匀后，用受检者自身的心电 R 波为触发信号，连续采集 300～400 个心动周期，每一心动周期分为若干时相，以获得心血池系列图像,据此系列图像计算出心室收缩、舒张功能多项参数,并显示室壁运动、心室收缩时相与振幅以及心肌激动传导过程等图像,从而反映其心功能状态。此检查的临床意义:① 冠心病心肌缺血的诊断(诊断灵敏度与特异性可达90%左右)。② 左、右心室功能的测定。③ 室壁瘤的诊断。④ 心肌病的辅助诊断。⑤ 心肌激动传导异常的诊断。

(2) 肝血池显像:^{99m}Tc-RBC 740 MBq(20 mCi)静注后 30 min 和 2 h 检查两次。必要时可作肝血池断层显像。此检查用于鉴别放射性胶体显像显示肝内占位性病变的性质。肝海绵状血管瘤在肝血池显像图上显示该处"过度充盈";原发性肝癌可表现为"充盈"或"部分充盈";转移性肝癌的大部分血供多低于正常组织,显示为"不充盈"或"部分充盈";肝囊肿则为"不充盈"。

(3) 胃肠道出血的诊断:静注^{99m}Tc-RBC 370 MBq(10 mCi),于不同时间多次检查,以避免或减少漏诊。^{99m}Tc-RBC 主要用于间歇性胃肠道出血的诊断。

(4) 脾显像:^{99m}Tc-DRBC 111～185 MBq(3～5 mCi)静注后 30～180 min检查。此检查的临床意义:① 了解脾脏位置及大小。② 左上腹包块的鉴别。③ 脾内占位性病变的诊断。④ 脾破裂、脾梗死的诊断。⑤ 脾发育异常(无脾、多脾、副脾)的诊断。⑥ 自体脾移植后的监测。

锝[^{99m}Tc]-二巯基丁二酸 ^{99m}Tc-Dimercaptosuccinic Acid

【商品名或别名】 ^{99m}Tc-DMSA

【理化性状】 本品为二巯基丁二钠和氯化亚锡冻干的无菌粉末。临用前将$^{99m}TcO_4^-$淋洗液 2～4 ml 加入此冻干品瓶中,充分振摇 1～2 min,再静置 2～3 min 即可使用。溶液无色澄明,pH 值为 2.5～3.5。

【药动学】 注射后 1 h,肾摄取可达注射剂量的 24%,肾皮质与肾髓质之比为 22∶1,肾小管与肾小球放射性之比为 27∶1。^{99m}Tc-DMSA 肾清除慢,24 h 仅排泄注射剂量的 37%。

【应用原理】 ^{99m}Tc-DMSA 经静注后,即与血浆蛋白结合,被肾小管上皮细胞摄取和浓聚,滞留于肾皮质。^{99m}Tc-DMSA 在肾内排泄较慢,肾脏摄取率>50%,可获得清晰的肾脏图像。

【用途和用法】 静注^{99m}Tc-DMSA 74～185 MBq(2～5 mCi),给药后 1～3 h 内作后前位显像检查;如病情需要,可加做前后位及侧位观察,以资对照。此检查的临床意义：① 判断肾脏位置、大小、形态及肾功能状况。② 肾内占位性病变的诊断。③ 了解腹部包块与肾脏的关系。④ 观察尿路通畅情况。⑤ 移植肾术后监测。⑥ 肾性高血压的筛选。

【注意事项】 ① 冻干品加入 $^{99m}TcO_4^-$ 淋洗液后，如呈微红色，则不可使用。② pH 值＞3.5 时，易出现肝脏显影。

锝[^{99m}Tc]-二乙三胺五乙酸 ^{99m}Tc-Diethylene Triamine Pentocaetic Acid

【商品名或别名】 ^{99m}Tc-DTPA

【理化性状】 本品为二乙三胺五乙酸(DTPA)及氯化亚锡冻干品。临用前，将 $^{99m}TcO_4^-$ 淋洗液 1～5 ml 加入此冻干品瓶内，轻轻振摇即可。溶液无色澄明，pH 值为 6.4～6.7，放化纯度＞95%。在 4℃条件下可保存 6 个月。

【药动学】 静注后，^{99m}Tc-DTPA 经肾小球过滤，迅速从血中清除，注射后 1 h，肾中滞留量仅约 7%，95%的注射剂量在 24 h 内排泄。在血浆中，2%～6%的放射性与蛋白结合，血浆半清期为 25 min。

【应用原理】 ^{99m}Tc-DTPA 几乎全部由肾小球滤过而不通过肾小管分泌，也不被肾小管再吸收。因此，静注后通过肾脏的 ^{99m}Tc-DTPA 量最直接反映肾小球滤过功能。当用较大剂量的 ^{99m}Tc-DTPA 以"弹丸"方式注射后连续摄像，可获得两肾血流灌注图像，以了解肾脏血供情况，并通过随后被肾脏浓聚及排泄的功能影像，以反映肾脏功能状态。^{99m}Tc-DTPA 还可透过病变的血脑屏障而进入脑组织，在脑病变部位浓聚，显示出异常放射性浓集区，故亦可供脑静态显像之用。

【用途和用法】

(1) 肾血流及肾动态显像：肘静注 ^{99m}Tc-DTPA 370～555 MBq(10～15 mCi)，以 1～2 s 一帧速度连续摄像 15～30 张；随后在注射后 1、2、3、4、5、10、15、20 min 及排尿后各采集图像 1 次，以显示肾实质浓聚及排泄过程。因此，检查可同时获得血流灌注、肾实质功能以及尿路通畅情况。此检查的临床价值是：① 了解分侧肾脏血流灌注情况，诊断肾动脉狭窄及评价手术疗效。② 显示分肾的功能及形态。③ 肾小球滤过率(GFR)测定。④ 肾内占位性病变性质的鉴别。⑤ 移植肾的监测。

(2) 脑静态显像：静注 ^{99m}Tc-DTPA 555～740 MBq(15～20 mCi)后

15～30 min 做多体位检查。其临床价值与$^{99m}TcO_4^-$相同。

锝[^{99m}Tc]-亚甲基二膦酸盐 ^{99m}Tc - Methylene Diphosphonate

【商品名或别名】 ^{99m}Tc - MDP

【理化性状】 本品为^{99m}Tc 标记的亚甲基二膦酸盐的无菌溶液。临用前,在无菌操作条件下,依$^{99m}TcO_4^-$淋洗液的放射性浓度取 4～6 ml 加入亚甲基二膦酸盐冻干品瓶中,充分振摇,使冻干物溶解,静置 5 min 即可应用。本品为无色澄明溶液,pH 值 5.0～7.0,放射化学纯度不低于 95%。

【药动学】 静注后,^{99m}Tc - MDP 由于被吸附在羟基磷灰石晶体上,因而结合在骨表面。注射后 3 h,它在循环血中的总放射性为(3.22±0.27)%。^{99m}Tc - MDP 主要通过肾排泄,24 h 后通过尿的累积排泄量(76.5±5.59)%。

【应用原理】 骨组织由无机盐及有机质构成。主要无机成分为羟基磷灰石晶体,其表面积很大,全身约有 3×10^6 m^2,好似一个大的离子交换柱。^{99m}Tc - MDP 静注后,通过与晶体表面吸附以及与骨胶蛋白结合而沉淀于骨骼内,从而可使骨骼显像。骨骼浓聚放射性的多少与血流量及骨代谢活跃程度有关。当肿瘤、炎症、骨折等病变时,由于血供增加,代谢旺盛,成骨细胞活跃和新骨形成,病变局部显示为异常放射性浓聚区。但骨骼病变以破骨为主,病灶处亦可显示为放射性稀疏或缺损区。

【用途和用法】 静态显像是在静注^{99m}Tc - MDP 740～1 110 MBq(20～30 mCi)后 3～4 h 进行检查。如需要还可进行骨骼三相显像检查。骨显像的临床价值:① 恶性转移性骨肿瘤的早期诊断,各种恶性肿瘤均可发生骨转移,由于骨显像可较 X 线早 3～6 个月显示异常改变,诊断价值颇高。② 原发性骨肿瘤病变范围的判断和疗效观察,骨显像可较真实地显示病变的范围,以作治疗参考。③ 移植骨的监测。④ 急性骨髓炎的早期诊断。⑤ 骨折的诊断(主要用于细小骨折及应力性骨折)。⑥ 股骨头缺血性坏死的诊断。⑦ 代谢性骨病(如畸形性骨炎、骨软化症等)的诊断。⑧ 评估关节成形术疼痛原因(松动与感染鉴别)。

【注意事项】 ① 注射^{99m}Tc - MDP 后应多饮水,以加速未被骨骼吸附的^{99m}Tc - MDP 从肾脏排出,降低组织本底,使骨骼图像清晰。② 检查前患者排空小便,以减少膀胱内尿液的放射性。③ 注意防止尿液污染衣裤或皮肤而造成的伪像(假阳性)。

锝[^{99m}Tc]-大颗粒聚合人血清白蛋白　^{99m}Tc - Macroaggregeted Albumin

【商品名或别名】　^{99m}Tc - MAA

【理化性状】　本品为人血清白蛋白、乙酸钠及氯化亚锡冻干品(含量分别为10 mg、20 mg、0.2 mg)。临用前,加入$^{99m}TcO_4^-$淋洗液1～10 ml,振摇。^{99m}Tc - MAA颗粒总数在50万～60万之间,颗粒直径10～80 μm(多数为10～60 μm)。pH值5.0～6.0,放化纯度>95%。

【药动学】　静注后,大部分^{99m}Tc - MAA阻留在肺毛细血管中。肺清除呈双指数曲线,放射半清期分别为1.8 h(60%)及36 h(40%)。也可能以$^{99m}TcO_4^-$形式从肺中清除。注射12 h后,胃中约有8%的放射性,而24 h以后,20%通过尿排泄。

【应用原理】　肺毛细血管直径为7～9 μm,当静注直径为10～60 μm的放射性颗粒后,颗粒随血流进入肺血管,暂时栓塞在毛细血管床内,局部栓塞的颗粒与该处的血流灌注量成正比,肺影像的放射性分布反映各部位血流灌注情况,故称为肺血流灌注显像。由于肺毛细血管总数甚巨,检查时注入的放射性颗粒数目有一定限制(通常为20万～50万个颗粒),而^{99m}Tc - MAA颗粒又不断降解进入大循环,因此检查是安全的。

【用途和用法】

(1) 肺灌注显像:患者取仰卧位,缓慢静注^{99m}Tc - MAA混悬液111～185 MBq(3～5 mCi),立即进行前位、后位、左侧位、右侧位以及斜位等多体位静态显像。肺灌注显像的适应证是:① 怀疑有肺动脉栓塞。② 了解肺部肿瘤、肺结核、支气管扩张等病变时肺血流受损程度及范围,以作确定治疗方案参考。③ 肺心病、肺气肿、慢性支气管炎等疾患疗效观察。④ 原因不明的肺动脉高压及右心负荷增加的患者。

(2) 下肢深静脉显像:其方法和临床价值与锝[^{99m}Tc]-右旋糖酐105(^{99m}Tc - DX105)相似。但下肢深静脉血栓常引起肺栓塞,在疑有此种情况时,应选用^{99m}Tc - MAA,因为此显像剂可同时进行肺灌注显像,有助诊断。

【注意事项】　① 肺灌注显像应严格掌握适应证,对严重肺动脉高压及肺血管床严重受损患者禁忌检查。② 对有右向左分流的先天性心脏病或有过敏史者应慎用。③ 注射^{99m}Tc - MAA前15 min患者应休息、吸氧,以减少肺血管痉挛。

锝[^{99m}Tc]-右旋糖酐 105 ^{99m}Tc-Dextranum 105

【商品名或别名】 ^{99m}Tc-DX105

【理化性状】 右旋糖酐分子量大小不一,本品的平均分子量为 105 000 U。临用前,将$^{99m}TcO_4^-$淋洗液 2~4 ml(含^{99m}Tc 740~1 480 MBq/ml)加入 DX105 冻干品瓶内,混均,静置 5 min 即可使用。为无色澄明溶液,pH 值 3.0~4.5,放化纯度>95%。

【药动学】【应用原理】 人体毛细淋巴管壁孔隙约为 5 000 nm,而毛细血管壁孔半径为 4.0~4.5 nm,故淋巴管壁通透性远大于毛细血管。DX105 为高分子化合物,颗粒直径较大,流体动力学半径为 70 nm,不能直接透过毛细血管壁而进入血液。皮下注射^{99m}Tc-DX105 主要以渗透方式进入淋巴系统,并以分子溶液形式随淋巴运动。因而不仅可使淋巴系显影,且能反映淋巴回流情况。

【用途和用法】 可用于淋巴显像和下肢深静脉显像。

(1) 淋巴显像:根据拟显示部位及淋巴回流途径确定注射部位。下肢淋巴显像注射部位为趾间间隙。两侧注射部位应对称一致,每点注射^{99m}Tc-DX105 74~148 MBq(2~4 mCi),注射后 30 min 进行显像。淋巴显像的临床价值是:① 确定恶性肿瘤的淋巴转移灶。② 术前淋巴转移的估计(如术中探测乳腺癌前哨淋巴结)。③ 确定恶性肿瘤淋巴转移区的放疗范围。④ 各种原因所致的淋巴回流障碍程度及范围。

(2) 下肢深静脉显像:患者取仰卧位,双踝关节上方 5 cm 处扎以止血带以阻止浅静脉的回流。从两侧足背静脉同时等速注入等量^{99m}Tc-DX105 111~185 MBq(3~5 mCi),每侧注射体积在 2~5 ml 之间,立即启动仪器采集图像。此检查可显示下肢深静脉栓塞部位及范围,对下肢深静脉栓塞的诊断以及观察疗效均有较高的实用价值。

铟[^{111}In]-奥曲肽 ^{111}In-DTPA-D-Phe-Octrotide

【商品名或别名】 ^{111}In-Pentertreotide

【理化性状】 ^{111}In 物理半衰期 67.2 h,以电子俘获形式衰变。发射能量 173 keV 和 247 keV 的光子,可用于显像。^{111}In-奥曲肽为无色澄明水溶液,pH 值 5.0~6.5。目前已有^{99m}Tc-奥曲肽应用。$^{99m}TcO_4^-$来源方便,标记方法简便,价格便宜,更适宜临床使用。

【药动学】 静注后,^{111}In-奥曲肽聚集在生长抑素(Somatostain,SMS)

受体阳性肿瘤、肝、肾和脾中。它从血浆中清除迅速，大部分通过肾脏排泄，注射后3、6、24及48 h，分别有25%、50%、85%和90%以上的注射剂量排入尿液。

【应用原理】 利用放射性核素标记的受体配体（包括各类激素、神经递质、神经调节剂、生长因子、生长抑素、细胞激动素等）与肿瘤细胞高特异性受体相结合的原理，可显示受体的分布密度和亲和力。奥曲肽是生长抑素的一种人工合成的类似物，是存在于神经元和内分泌细胞的一种调节肽。在肿瘤组织中，SMS受体显著高于所居脏器正常组织（3至数十倍）。尤其在起源于神经内分泌组织的肿瘤（如垂体瘤、甲状腺癌、嗜铬细胞瘤、恶性淋巴瘤、乳腺瘤、小细胞肺癌等）。奥曲肽比SMS生物半衰期长，能长时间、高强度、选择性抑制生长激素作用。因此，可用^{111}In-奥曲肽（或^{99m}Tc奥曲肽）进行肿瘤阳性显像。

【用途和用法】 ^{111}In-奥曲肽185～259 MBq（5～7 mCi）静注，一般在注射后24 h及48 h进行多体位静态平面显像，必要时进行断层显像。用于垂体瘤、胃泌素瘤、胰岛素瘤、高血糖素瘤、副神经节瘤、成神经细胞瘤、嗜铬细胞瘤、甲状腺髓样癌、类癌、恶性淋巴瘤、小细胞肺癌和乳腺癌的定位和（或）定性诊断，阳性率视肿瘤种类而定，可达60%～100%。

【注意事项】 ① 检查前1周，患者停服非放射性奥曲肽（Sandostatin）。② 注射当天，可服用缓泻药以避免小肠中放射性干扰。

铟[^{111}In]-白细胞 ^{111}In-WBC

【商品名或别名】 铟[^{111}In]-托酚酮-白细胞，^{111}In-TROPOLONE-WBC

【理化性状】 目前尚无采用体内或用全血进行白细胞标记方法。在标记前需进行血细胞分离。须注意分离技术不可改变细胞的形态学及其生物特性。其标记系因能与托酚酮螯合成脂溶性化合物，可透过白细胞的细胞膜，一旦进入细胞的^{111}In即与托酚酮解脱，与细胞质结合。^{111}In标记率应>90%方可直接注射使用。

【药动学】 静注后，^{111}In-WBC依照炎症活性程度，聚集在炎症部位。在注射后40 min内见炎症显像。注射的^{111}In-WBC最初聚集在肺中，在15 min内有25%～50%的放射性被清除，分布于肝、脾和骨髓中，但放射性均较低。^{111}In-WBC从血液循环中清除，半清期为（9±2.5）h。24 h内，通过尿排泄的放射性<0.05%。

【应用原理】 白细胞是炎症反应的主要细胞成分,体内中性粒细胞绝大多数(90%)滞留于骨髓,在血管内的白细胞一半循环在血液内,另一半暂时性黏附在血管内皮细胞上,呈边缘池。当细菌等病原体侵入人体内,由于中性粒细胞的趋化性,可被细菌和受体细胞释放出的多肽和小分子化合物等具趋化作用的炎症递质所吸引,穿出毛细血管壁,迁移到细菌入侵部位。循环的白细胞一旦进入组织即不再返回血循环及骨髓。^{111}In-WBC 静注后,亦可依上述机制进入炎性病灶。通过显像显示炎症部位。

【用途和用法】 ^{111}In-WBC 18.5~37 MBq(0.5~1 mCi)静注后4 h及24 h进行显像。如需要可延迟至48 h。此检查的临床价值:① 探查粒细胞增多症和不明原因发热患者的炎症(感染)部位。② 定位来源不明的脓毒症的病灶。③ 探查术后发热但脓肿和感染不明确患者的感染部位。④ 探查和随访骨髓炎。

碘[^{131}I]化钠 Sodium Iodide (^{131}I)

【理化性状】 物理半衰期8.1 d。主要β射线及γ射线的能量分别为606 keV及364 keV。本品为无色澄明的碘[^{131}I]化钠溶液,pH值7.0~9.0。除^{131}I外,临床应用的还有^{123}I及^{125}I。^{123}I半衰期13.3 h,主要γ射线能量为159 keV。因^{123}I半衰期较短,射线能量适中,用于诊断时其性能较^{131}I为优。^{125}I半衰期60 d,仅放射特征X线及γ射线,能量低,射程短。也可用^{125}I治疗甲状腺功能亢进症,但更多用于标记抗原及其他物质,以供体外放射分析或其他应用。

【药动学】 口服给药后,可在几分钟内通过胃肠道进入血液循环。^{131}I系通过主动转运系统浓聚在甲状腺。除甲状腺外,^{131}I少量浓聚在唾液腺和胃黏膜。它可穿过胎盘并聚集在胎儿甲状腺。

【应用原理】 放射性碘与稳定性碘具有相同的化学性质,亦能被甲状腺摄取,参与甲状腺激素的合成。在给予示踪剂量的^{131}I后,可测出甲状腺摄取^{131}I的数量及其摄取与分泌速度,其结果可与正常值相比较,从而了解甲状腺功能状态。

^{131}I衰变时主要放射出β^-射线,其β^-射线能量低而射程短,在组织中仅数毫米,基本上全被甲状腺组织本身所吸收。因此,给患者服用一定剂量的^{131}I(或^{125}I),由于甲状腺组织受到^{131}I的β^-射线集中照射而被抑制与破

坏，可达到治疗甲状腺功能亢进症或甲状腺癌的目的。

【用途和用法】

1）诊断：

(1) 甲状腺摄^{131}I功能测定：常用剂量为74～185 kBq(2～5 μCi)，口服。于服^{131}I后不同时间(2、6、24 h或3、6、24 h)分别测量甲状腺摄^{131}I率。目前多数患者仅测2 h 1次，但有以下情况应作6 h、24 h测定：① 2 h测量结果与临床表现不符。② 2 h摄^{131}I率低于正常值。③ 甲状腺抑制试验。④ 甲状腺功能亢进症拟^{131}I治疗。由于各地自然环境、饮食条件不同以及探测仪器的差异，各地区正常值并不相同。即便同一地区，每隔5年也应重新确定正常值。下表列举各种甲状腺疾病时摄^{131}I情况。

甲状腺摄^{131}I功能增高	甲状腺摄^{131}I功能正常	甲状腺摄^{131}I功能降低
甲状腺功能亢进症	单纯性甲状腺肿(多数患者)	甲状腺功能减退症(原发性及继发性)
缺碘性甲状腺肿	结节性甲状腺肿	亚急性甲状腺炎(早期)
单纯性甲状腺肿(少数患者)	甲状腺腺瘤	非甲状腺肿性呆小症
功能自主性甲状腺腺瘤	甲状腺囊肿	甲状腺癌(部分患者)
甲状腺肿性呆小症	甲状腺癌(部分患者)	甲状腺异位(正常部位无甲状腺)

(2) 甲状腺显像：1.85～3.70 MBq(50～100 μCi)，口服。通常于服^{131}I后24 h检查，以显示甲状腺的位置、大小、形态及放射性在甲状腺内的分布。其临床价值在于：① 甲状腺结节局部摄^{131}I功能状态，根据病变部位与周围正常甲状腺组织摄^{131}I多少的比较，分别以"热结节""温结节"和"冷结节"表示之，多数资料报道"冷结节"恶性可能较"温结节"为多，而"热结节"恶性概率更小。② 诊断异位甲状腺。③ 颈部肿块性质的鉴别(甲状腺内或甲状腺外肿块)。④ 寻找甲状腺癌转移灶(^{131}I用量为185～555 MBq，全身显像)。⑤ 了解甲状腺手术后残留甲状腺组织情况。⑥ 确定甲状腺的大小，计算甲状腺质量，以供决定^{131}I治疗剂量的参考。

(3) 标记放射性药物：如碘[^{131}I]马尿酸钠、碘[^{131}I]胆甾醇等。

2）治疗：

(1) 甲状腺功能亢进症：^{131}I治疗的适应证：① 年龄25岁以上、弥漫性甲状腺肿、病情中等者。② 长期抗甲状腺药物治疗无效或对药物过敏者。③ 手术后复发者。④ 有手术禁忌证或不愿手术者。其禁忌证是：孕妇和哺乳期妇女。此外，尚有一些情况属于相对禁忌证(或相对适应证)，不另赘述。

^{131}I治疗的具体方法多样，原则是用量应根据患者具体情况个别确定，一般为111～370 MBq(3～10 mCi)，口服。少数症状未明显改善或无效者应间隔3～6个月始给予第二疗程治疗，^{131}I用量视当时病情另行确定。

(2) 甲状腺癌转移灶：此种治疗仅适用于癌细胞分化程度较好、病灶有摄^{131}I功能、全身情况良好者。剂量亦随患者个体情况而定，一般主张一次口服^{131}I 3.70～5.55 GBq(100～150 mCi)，如需要可2～3个月后再行第二疗程治疗，直至病灶消失或病灶不摄取^{131}I为止，成人总量可达29.6 GBq(800 mCi)。如术后残留正常甲状腺组织，应先以1.85～2.78 GBq(50～75 mCi)^{131}I消除。在此情况下，可使转移灶摄^{131}I增高，以利正式治疗。

【注意事项】 ① 含碘丰富的食物(如紫菜、海带等)、药物(复方碘液、含碘造影剂、碘酊等)及其他某些药物可影响测定结果，检查前至少应停用2周。② 检查当日早晨空腹。③ 胎儿及婴儿甲状腺组织对射线敏感，孕妇及哺乳期妇女禁忌^{131}I治疗，一般也不作摄^{131}I功能测定。此时可作体外试验[甲状腺激素(T_4)、三碘甲状腺原氨酸(T_3)、游离甲状腺素(FT_4)、游离三碘甲状腺原氨酸(FT_3)、促甲状腺激素(TSH)等测定]，以确定诊断。④ 甲状腺摄^{131}I功能测定对甲状腺功能亢进的诊断符合率颇高(>90%)，但其摄^{131}I数值并不与病情程度呈平行关系，不能仅凭测量数值判断病情轻重。此外，甲状腺功能亢进症经治疗症状已被控制，而甲状腺摄^{131}I功能可仍高于正常范围，故不能以此测定结果作为是否继续用药或能否进行手术的依据，应参照甲状腺抑制试验及血清TSH、T_4、T_3水平而定。⑤ 甲状腺抑制试验除可预测甲状腺功能亢进症治疗后有无复发可能外，还用于鉴别甲状腺功能亢进症与其他摄^{131}I增高的甲状腺疾患。方法是在第1次摄^{131}I功能测定后，每日服用甲状腺素片180 mg，连续7 d，于第8 d再做第2次摄^{131}I功能测定。通常以抑制率表示甲状腺摄^{131}I功能被抑制程度。抑制率>50%，表示抑制试验阳性，可排除第1次摄^{131}I增高系甲状腺功能亢进症；抑制率<50%，则为抑制试验阴性，提示甲状腺功能亢进可能性甚大。⑥ 自

20世纪60年代初建立了放射免疫分析(RIA)方法以来,目前各种体外分析方法发展迅速。这类超微量检测技术可直接测定激素或其他物质浓度,方法简便,结果可靠。就甲状腺激素检测而言,能更客观地反映甲状腺功能状态,现已广泛地应用于临床检查。然而,甲状腺摄^{131}I功能测定仍具有实用价值,不能为体外检测方法完全替代。其原因是:① 甲状腺功能亢进症患者拟行^{131}I治疗时,摄^{131}I率是确定^{131}I用量的重要参考依据之一。② 摄^{131}I功能测定与血清T_4、T_3检测同时进行,对亚急性甲状腺炎具有独特的诊断价值。③ 做甲状腺抑制试验。④ 做过氯酸钾释放试验。

碘[^{131}I]马尿酸钠 ^{131}I-Sodium Iodohippurate

【商品名或别名】^{131}I-OIH

【理化性状】 通常用^{131}I标记。本品为灭菌浅棕色澄明溶液,pH值5.0～6.0。游离^{131}I应<5%。

【药动学】 静注后,^{131}I-OIH迅速通过肾小管分泌(80%)和肾小球滤过(20%)从血液中清除。正常肾的摄取效率为70%～90%。给药30 min后,尿中排出放射性可达(66.8±6.1)%。约有3%从人乳分泌。

【应用原理】 体内马尿酸是肝脏解毒过程中合成的一种代谢产物,主要通过肾小管吸收、分泌,从尿液排出。碘[^{131}I]马尿酸钠(^{131}I-OIH)静注后,用两个闪烁探头从背部对准两侧肾脏,连续测量并记录^{131}I-OIH在肾小管吸收、分泌的动态变化过程,并以曲线方式显示,从而可判断两肾血流、分泌及排泄功能。

【用途和用法】

(1) 肾功能测定(放射性肾图):18.5～37.0 kBq(5～10 μCi),快速静注后立即开始测量,描记15～20 min。肾图曲线分为示踪剂出现段(a段)、浓聚段(b段)及引流段(c段)3段。此检查简便、迅速、受照剂量小、便于复查。其临床意义:① 诊断尿路梗阻,急性尿路梗阻尤为敏感,远较X线检查为优。② 高血压患者筛选检查,以了解是否为肾性高血压。③ 各种肾脏疾患肾功能受损程度以及疗效的观察。④ 移植肾的监测。患者一般不需特殊准备,可进食。在夏季高温多汗情况下,检查前可饮水300 ml。

(2) 肾动态显像:闪烁探头置于患者背侧,定位后快速静注^{131}I-OIH 11.1～18.5 MBq(300～500 μCi),体积<1 ml。前5 min每分钟摄片1张,9～10 min及14～15 min再各摄片1张,共计7帧。此检查是一种无创性的

形态功能检查,可观察^{131}I-OIH在肾脏浓聚及排泄的动态变化,并显示两肾的位置、大小、形态及放射性分布情况,对肾血管性高血压及移植肾的诊断与监测有较大的临床价值。

(3) 有效肾血浆流量(ERPF)测定。

碘[^{131}I]胆甾醇 ^{131}I-Iodocholesterol

【理化性状】 常用的有[^{131}I]-19-胆甾醇(简称NM-145)、碘[^{131}I]-6甲基-19去甲基-胆甾醇(简称NP-59)及碘[^{131}I]-6-胆甾醇3种制剂,系与生理盐水、无水乙醇和吐温80(90∶9∶1)制成的灭菌溶液,为淡乳白色混悬液,pH值6.0～7.0。应低温保存。

【药动学】 静注后,肾上腺、肝脏和肠的部位浓集最高。正常人肾上腺平均摄取为0.3%,有病变时可增高至0.6%～0.8%。以双指数方式从肾上腺清除,半清期分别为25 h及13 d。肝摄取可达18%,半清期分别为1.4 d(75%)和13 d(25%)。清除的主要路径是通过肝胆系统。

【应用原理】 胆甾醇是肾上腺皮质激素的主要前身物。^{131}I标记的胆甾醇与未标记的胆甾醇有相似的生化性质,可被肾上腺摄取而参与皮质激素的合成。肾上腺摄取碘[^{131}I]胆甾醇远比邻近的其他脏器摄取为多,放射性高低差别较为明显,故肾上腺可以显像。当肾上腺皮质增生或腺瘤时,增生或腺瘤部位对碘[^{131}I]胆甾醇的摄取又较正常肾上腺组织为高,在图像上表现腺体体积增大、放射性浓集现象。可根据图像表现的不同类型判断病变部位乃至病变性质。

【用途和用法】 以复方碘液或过氯酸钾封闭甲状腺。缓慢静注碘[^{131}I]胆甾醇111～148 MBq(3～4 mCi),于注射后第3、5、7及9 d进行显像。通常取后前位、前后位观察,必要时加做侧位检查,以资对照。为避免肠道放射性对肾上腺影像的干扰,每次检查前日晚服缓泻剂或检查当日清洁肠道。此检查的临床价值:① 确定皮质肿瘤部位,为选择手术切口提供依据,以减少患者痛苦,提高手术安全性。② 鉴别皮质增生与肿瘤,以供确定治疗方案的参考。③ 探寻肾上腺皮质病变术后复发病灶。④ 肾上腺内嗜铬细胞瘤的间接辅助诊断。

【注意事项】 ① 少数患者在注射碘[^{131}I]胆甾醇时可出现一过性反应(如轻度面部潮红、胸闷、心悸等)。通常反应轻微,时间短暂,可自行消失。为减少反应的发生,注射速度宜缓慢,制剂的体积宜较小,注射时应注意观察患者。② 首次检查难以鉴别腺瘤或增生时，可再作地塞米松抑制试验。方法是在第2次检查前2 d开始服用地塞米松，2 mg，qid，直至检查结束。第2次检查如两侧肾上腺均受到抑制而不显影，则多为皮质增生；若健侧已被抑制而患侧仍显影，或虽仍为两侧显影但患侧显影远较健侧明显，则显影侧或显影明显一侧为皮质腺瘤。

碘[^{131}I]代苄胍　^{131}I－Meta－Iodobenzylguanidine

【商品名或别名】　^{131}I－MIBG

【理化性状】　碘代苄胍有3种异构体，即间位、对位及邻位碘代苄胍。其中以间位碘[^{131}I]-碘代苄胍(简称^{131}I－MIBG)显像效果最好。其放化纯度不低于98%，放射性浓度可达18.5 MBq/ml。

【药动学】　^{131}I－MIBG对肾上腺髓质有较高的亲和性，主要贮藏于嗜铬颗粒。肝摄取在24 h达到最大，72 h基本清除。^{131}I－MIBG由肾排泄，前24 h内60%，4 d达90%。

【应用原理】　溴苄胺(Bretylium)及胍乙啶(Guanide)均为强神经元阻滞剂。碘代苄胍(IBG)系两者连接形成的芳香族烷基胍，在结构与功能上类似去甲肾上腺素。肾上腺髓质及其他交感神经分布丰富的组织(如心肌、唾液腺、脾)可以较多地摄取MIBG，因而，注射^{131}I－MIBG后这些部位可以显像。其摄取的确切机制尚未完全阐明，据认为以与神经递质及激素相同的机制进入这些组织。基于恶性嗜铬细胞瘤可明显浓聚^{131}I－MIBG，且在肿瘤组织中有一定滞留时间，故亦可用^{131}I－MIBG治疗。

【用途和用法】

(1) 诊断：^{131}I－MIBG成人用量一般为37～111 MBq(1～3 mCi)/1.72 m^2。注射后24 h、48 h及72 h做后前位肾上腺部位显像检查，随后改取前后位从颅底至盆腔分段或连续全身显像。通常正常肾上腺髓质不显影，偶有少数病例(15%左右)在注后48～72 h可见髓质稀疏显影，范围小。嗜铬细胞瘤时可见病灶部位放射性明显浓聚。此检查的临床价值是：① 肾上腺内嗜铬细胞瘤及异位嗜铬细胞瘤的定位诊断。② 恶性嗜铬细胞瘤的定位诊断及探寻转移灶。③ 神经母细胞瘤、副神经节细胞瘤及类癌的定位诊断。

(2) 治疗：并非任何恶性嗜铬细胞瘤均适宜^{131}I－MIBG治疗。除病灶能浓聚^{131}I－MIBG、全身情况允许接受此种治疗外，其具体治疗指征是：

①常规手术不能切除病灶者。②出现广泛性骨转移,引起严重骨痛者。③手术后仍存在残余病灶。④有远端转移病灶。⑤化疗或放疗无效。^{131}I-MIBG 用量通常为 7.4 GBq(200 mCi),以 30~50 ml 生理盐水稀释,静滴,60~90 min内滴完。

【注意事项】 ①不论检查或治疗,均应用复方碘液封闭甲状腺。②检查前停用影响^{131}I-MIBG 摄取的药物(如苯丙胺、可卡因、利舍平及三环抗抑郁剂类药物);每次检查前排空小便,以免膀胱内放射性掩盖膀胱内或邻近部位肿瘤病灶。

钐[^{153}Sm]-乙二胺四甲撑膦酸 ^{153}Sm-EDTMP

【理化性状】 物理半衰期 1.95 d,能量分别为 640 keV(30%)、710 keV(50%)及 810 keV(20%)的 β^- 射线,可利用 β^- 射线治疗,^{153}Sm 同时发出能量为 103 keV 的 γ 射线,适用于骨显像。为无色澄明注射液。pH 值 7.0~8.5。

【药动学】 静注后,^{153}Sm-EDTMP 被摄入骨的羟基磷灰石晶体,系浓集于骨小梁而非骨皮质。经过 2~3 h,50%~66%的给药剂量定位并长期保留在骨中,2%以下存在于非骨组织(主要为肝脏)。^{153}Sm-EDTMP 从血中清除迅速。排泄的主要路径为肾脏。

【应用原理】 与^{89}Sr 相似。^{153}Sm 主要发射 β^- 射线,能量适中,进入体内后大部分被骨骼摄取,因而适合内照射治疗,且 β^- 射线射程较短(3.4 mm),对骨骼的辐射影响较小,与^{89}Sr 不同之处是^{153}Sm 同时发出 γ 射线,可在给药治疗后一定时间进行骨显像,以了解转移病灶摄取^{153}Sm 情况,便于评价疗效。

【用途和用法】 治疗对象为多发性转移性骨肿瘤伴明显疼痛患者。一般成人的治疗剂量以 30~37 MBq/kg(0.8~1.0 mCi/kg)计算,总剂量不超过 2 405 MBq(65 mCi)为宜。依据病情和治疗后的反应确定给予 1~3 次治疗。两次之间的间隔为 4~5 周。

【注意事项】 与$^{89}SrCl_2$相同。

铼[^{186}Re]-1-羟基亚乙酸二膦酸 ^{186}Re-Hydroxyethylidene Diphophonate

【商品名或别名】 ^{186}Re-HEDP

【理化性状】 ^{186}Re 物理半衰期 3.8 d，β^- 射线能量为 1.07 MeV 及 0.93 MeV，186Re 同时还发射 137 keV 的 γ 射线，适合显像。^{186}Re－HEDP 为无色澄明水溶液，pH 值 5.0～6.0。

【药动学】 静注后，^{186}Re－HEDP 摄取进入骨表面的羟基磷灰石晶体，3 h 摄取量可达 21%～38%。从正常骨中消除缓慢，96 h 仍有 14%保留。血中清除迅速，30 min 仅存 14%。消除的主要路径是肾脏。

【应用原理】 Re 具有与 ^{99}Tc 相同的理化特性，与 HEDP 形成稳定的螯合物，浓聚于骨组织。病变骨与正常骨摄取比值为 5.4∶1。β^- 射线在骨中平均射程 0.5 mm，在组织中为 4 mm。

【用途和用法】 癌多发性骨转移伴疼痛患者。给药范围为 925～1 295 MBq(25～35 mCi)，静注。

【注意事项】 与 $^{89}SrCl_2$ 相同。

氯化铊[^{201}Tl] Thallium Chloride(^{201}Tl)

【理化性状】 物理半衰期 73 h，主要 γ 射线能量为 167 keV 及 135 keV。临床应用的为氯化铊[^{201}Tl]($^{201}TlCl_2$)。

【药动学】 静注后，^{201}Tl 从血液循环中清除，半清期为 2.9 min，注射后 10～20 min，心肌达到最高摄取，约为注射剂量的 4%，心肌的半清期为 4 h。^{201}Tl 还聚在骨骼肌和内脏中，正常甲状腺及甲状旁腺也可浓聚。在 24 h内约有 20%的^{201}Tl 从尿排出。

【应用原理】 心肌正常代谢及生理活动需要某些物质参与，如碱土金属 K^+ 及其类似物(Tl^+、Rb^+、Cs^+ 以及游离脂肪酸等)，因此，心肌细胞对它们可选择性摄取。心肌细胞摄取^{201}Tl 可能与其激活了钠-钾- ATP 酶系统有关，故心肌摄取量取决于心肌局部血供及心肌细胞功能状态。与^{99m}Tc－MIBI 不同的是^{201}Tl 在进入心肌细胞之后可通过弥散过程清除出去，而清除的速度也与心肌血流灌注量成正比。在心肌缺血时，介入试验因局部摄取^{201}Tl 量少而呈现放射性稀疏区，经 3～4 h(静息状态)后，缺血区因清除^{201}Tl 较正常心肌部位速度为慢，缺血区与正常心肌的放射性差别可明显缩小，甚至消失，呈现所谓“再分布”现象。这种特点可以达到一次注射后于不同时间分别获得运动(负荷)显像及静息延迟显像，既便于图像对比分析，又可缩短检查时间。

【用途和用法】 ① 心肌显像：运动(或药物)负荷试验达到一定要求时

静注^{201}Tl 74～111 MBq(2～3 mCi),5～10 min后开始进行多体位心肌平面显像及断层显像,以获得负荷图像;休息3～4 h后重复上述检查,则获得静息图像。其临床价值与^{99m}Tc－MIBI相同。② 甲状旁腺显像。③ 肿瘤显像。

【注意事项】① 心肌显像检查前3 d禁服长效的β受体阻滞剂,2 d前禁服短效的β受体阻滞剂,1 d前禁服硝酸盐。② 在运动前建立静脉输液通道,在运动结束前1 min注入^{201}Tl。

第二十章　外科用药

一、消毒防腐药

消毒防腐药是两类无严格界限的药物统称，消毒药作用强大，能迅速杀灭致病微生物，低浓度时有抑菌作用；防腐药作用缓慢，能抑制病原微生物的繁殖，高浓度时也有杀菌作用。这类药多对人体组织也有强烈的毒性作用，故主要用于局部体表而不是全身，此外还广泛用于医疗器械、用具和周围环境的消毒。使用时应根据不同要求和微生物的种类，注意药物的浓度、作用、应用时间和溶媒等因素，正确选择。

苯扎溴铵　Benzalkonium Bromide

【商品名或别名】　新洁尔灭，溴苄烷铵

【分类】化学：表面活性剂。治疗学：外用消毒类药物。

【指征和剂量】　① 皮肤、黏膜的消毒：可用0.1%水溶液局部涂搽。② 术前泡手消毒：用0.05%～0.1%水溶液浸泡5 min。③ 妇产科、泌尿科、眼科黏膜冲洗：用1∶5 000～10 000的溶液。

【制剂】　溶液：1%、5%、10%。

【作用机制】　低效消毒剂。属季铵类阳离子表面活性剂，通过改变胞质膜的通透性使胞内物质外渗而起杀菌作用，对革兰阳性菌作用较强，对铜绿假单胞菌、抗酸杆菌、亲水性病毒和细菌芽孢无效。杀菌力强，作用快，毒性低，刺激性小。

【相互作用】　本品与碘、碘化钾、蛋白银、硝酸银、硫酸锌、酒石酸盐、水杨酸盐、硼酸、黄降汞、氧化锌、白陶土、过氧化物及磺胺类药物有配伍禁忌。

【注意事项】　本品忌与肥皂及盐类等接触。不宜置于铝制器皿中存放。少数过敏体质者接触后可出现接触性皮炎等反应。

【患者用药指导】　本品性质稳定，耐光、热，可长期存放。稀释液临时配制,放置 2～3 d,需更换。不宜用于排泄物消毒,也不能用于结核杆菌污染的消毒。

乙醇 Alcohol

【商品名或别名】 醇,Ethanol

【分类】 化学:醇类。治疗学:外用消毒类药物。

【指征和剂量】 ① 术前泡手:70%乙醇浸泡 5～10 min。② 皮肤消毒:70%～75%乙醇局部涂擦。③ 器械消毒:75%乙醇浸泡 10～30 min。④ 高热的降温:20%～30%乙醇反复涂擦皮肤。⑤ 预防褥疮:40%～50%乙醇定期涂擦局部皮肤。

【制剂】 溶液:75%、95%。

【作用机制】 乙醇属中效消毒剂。进入细菌体内使菌体蛋白质脱水、变性,杀灭细菌繁殖体,但对真菌、病毒和细菌芽孢无效,浓度为 70%(V/V)时杀菌作用最强,2 min 内能杀灭 90%的细菌。性质稳定,无腐蚀性。

【不良反应】 对创面、黏膜有刺激性,皮肤破损、糜烂、渗出时避免使用,避免接触眼睛。急性中毒时可用醋酸、咖啡因、果糖等治疗。

【注意事项】 浓度过高可使菌体表面蛋白质迅速凝固,影响药物渗透,脓血等蛋白质有机物也可降低其杀菌作用。

【患者用药指导】 用于皮肤完整处消毒,局部炎症明显、有创面或开放性创口和黏膜等部位禁用。70%～75%浓度适用于消毒,浓度过高反而影响其杀菌效果。非食用级乙醇含有危害机体健康的成分,不可饮用。易燃品,避开火源。

环氧乙烷 Ethylene Oxide

【商品名或别名】 氧化乙烯,氧丙环

【分类】 化学:氧化剂。治疗学:消毒类药物。

【指征和剂量】 主要用于其他灭菌技术易损坏的物品消毒。以专用的丁基橡胶尼龙袋消毒,也可用 0.3～0.5 mm 厚的聚乙烯薄膜袋包装物品后置入消毒柜内消毒。袋内按 500 mg/L 给本品,密闭后将安瓿打碎,气体开始熏蒸,15℃以上,物品无严重污染只需消毒 2 h,否则需 12～48 h;消毒柜内按 1 200 mg/L 给药,温度(54±2)℃、相对湿度 60%±10%的条件下 2.5 h即可。常用于手套、敷料、缝线、尼龙织物、血压计、听诊器等不耐热、忌湿医疗器械和仪器的消毒。不适用于食品的灭菌。消毒后有效期较长，易于保存。

【制剂】 气体。

【作用机制】 通过对蛋白质的烷基化作用，干扰酶的代谢使微生物死亡，是一种穿透力很强的高效广谱气体消毒剂。对细菌、芽孢、真菌、病毒与立克次体等都有杀灭作用，作用强而迅速。杀菌效力与暴露时间、温度、湿度和细菌污染度有关，提高相对湿度及温度可增加杀菌效力。

【不良反应】 对皮肤、黏膜有刺激性，接触可发生皮肤水泡，吸入可致呼吸道黏膜损伤、肺水肿。

【注意事项】 在空气中浓度超过3%时易燃易爆，应贮存于阴凉通风无火源处，使用时可用二氧化碳或卤烷为稀释剂，与惰性气体混合使用可防爆防燃。

甲醛溶液　Formaldehyde Solution

【商品名或别名】 蚁醛溶液，福尔马林(10%甲醛溶液)，Formalin

【分类】 化学：醛类。治疗学：消毒防腐类药物。

【指征和剂量】 ① 病房空气消毒：每1 m^3 用36%甲醛溶液15 ml加水20 ml，加热蒸发，密闭消毒4 h。② 器具消毒：密闭容器内置适量甲醛于器皿中自然蒸发。③ 器械消毒：2%～5%溶液浸泡1～2 h。④ 4%甲醛溶液：用于浸渍固定生物标本和保存尸体。

【制剂】 溶液：36%。

【作用机制】 本品属高效消毒剂，醛基和菌体的蛋白质氨基接合使蛋白质变性凝固，并溶解类脂质，具有强力杀菌作用，对细菌繁殖体及芽孢、真菌和病毒都有效。加热可加速对芽孢的杀灭作用，熏蒸适用于忌湿物品的消毒。

【相互作用】 有机物可降低甲醛的杀菌作用。

【不良反应】 对皮肤、黏膜有强烈的刺激性。高浓度甲醛吸入可引起流泪、咳嗽及胸部压迫感。误服轻者可刺激口腔、咽喉或消化道黏膜引起剧痛、呕吐和腹泻等，重者可中毒致死。

【注意事项】 空气消毒后需充分通风。忌内服。

【患者用药指导】 剧毒药物，对人体有较强的刺激性，消毒后可利用自然通风使药品挥发或用无菌水冲洗。

聚维酮碘 Povidone Iodine

【商品名或别名】 碘伏，聚乙烯吡咯烷酮碘，强力碘，络合碘，Polyvidone Iodine，Iodophor，PVP-I

【分类】化学：卤素类。治疗学：外用消毒类药物。妊娠分类：D。

【指征和剂量】① 术前洗手：0.25%溶液擦手2遍。② 皮肤消毒：0.5%溶液涂搽2～3遍。③ 黏膜或创面消毒：0.25%溶液涂擦、冲洗；腹腔和缝合创口的冲洗消毒：用0.1%溶液。④ 器械消毒：0.2%～0.5%溶液浸泡。⑤ 餐具消毒：0.5%溶液稀释100倍后浸泡数分钟。

【制剂】 溶液：0.5%。

【作用机制】 碘伏为高效消毒剂，与皮肤或黏膜接触时能逐渐分解，缓慢释放出碘。I^-破坏细胞质蛋白而起杀灭作用。本品是以表面活性剂聚乙烯吡咯酮等为载体的碘络合物，可溶于水或乙醇，灭菌谱广、杀菌力强、刺激性小、性质稳定。不断释放I^-的滞留杀菌作用，更适合于术前洗手消毒和皮肤、黏膜及创面等消毒。

【禁忌证】 碘过敏者忌用，孕妇、哺乳期妇女慎用。

【不良反应】 偶有过敏反应。

【注意事项】① 稀释液稳定性差，配置后避光密闭于阴凉处保存，不可用生理盐水稀释。② 创面过大者(如烧伤面积大于20%)不宜使用。③ 对碳钢、银、铝等金属有轻度腐蚀性，对棉织物无腐蚀性。

【患者用药指导】 使用后不必像使用碘酒一样脱碘。I^-可通过黏膜吸收，妊娠期妇女反复使用，会影响胎儿的甲状腺生长发育。

醋酸氯己定 Chlorhexidine Acetate

【商品名或别名】醋酸洗必泰，醋酸双氯苯双胍己烷

【分类】 化学：阳离子表面活性剂。治疗学：外用消毒类药物。妊娠分类：B。

【指征和剂量】① 术前洗手：0.02%水溶液浸泡3 min。② 手术野消毒：0.5%～1%醇溶液(含乙醇70%)消毒2～3次。③ 皮肤或创面消毒：1%喷雾剂喷雾或0.05%水溶液冲洗伤口。④ 手术器械消毒：0.1%水溶液(内加0.5%亚硝酸钠，以防生锈)浸泡。贮存器械可用0.02%水溶液(含亚硝酸钠0.1%)浸泡，隔2周换1次。⑤ 皮肤烧伤烫伤：用0.5%霜剂或气雾剂。⑥ 房间、家具等消毒：用0.5%水溶液喷雾或擦洗。⑦ 含漱消炎：

用0.02%水溶液(1∶5 000)漱口,对咽峡炎及口腔溃疡等有效。⑧ 灌洗阴道、膀胱或擦拭外阴部:用0.01%~1%水溶液。

【制剂】 粉剂。

【作用机制】 低效消毒剂,抑菌杀菌作用广而强。对多数革兰阳性及阴性细菌都有杀灭作用,对革兰阳性细菌作用稍强,通过改变细菌胞质膜的通透性,破坏菌体渗透屏障而杀灭细菌繁殖体,对铜绿假单胞菌、真菌同样有效,对耐酸菌、细菌芽孢和病毒无效。杀菌效力比苯扎溴铵强。在有血清、血液存在时仍然有效。对组织无刺激,广泛应用于皮肤消毒、冲洗伤口及手术器械的浸泡消毒。

【相互作用】 本品易与硼砂、碳酸氢盐、高锰酸钾、枸橼酸盐、汞制剂、硫酸盐、氧化物形成低溶解度盐,2~4 h后沉淀,故有配伍禁忌。

【不良反应】 高浓度时有刺激性,避免接触眼睛等敏感组织。0.02%溶液对胸膜、腹膜也有刺激作用,冲洗胸腔、腹腔有危险。偶见皮肤过敏。

【注意事项】 忌与肥皂、碱、碘酊、高锰酸钾等合用。配制时禁用金属器皿。

碘酊 Tincture Iodine

【商品名或别名】 碘酒

【分类】 化学:卤素类。治疗学:外用消毒类药物。

【指征和剂量】 主要用于皮肤消毒(近年已逐渐被聚维酮碘所取代)。2%~3.5%碘酊局部涂擦1~3次,然后用75%乙醇洗净(即脱碘)2次。

【制剂】 溶液:2%、10%。

【作用机制】 本品为高效消毒剂,有较强的杀菌作用。通过氧化细胞原浆蛋白的活性基团,并与氨基结合,使病原体氨基酸和酶变性,从而杀死细菌繁殖体及芽孢、真菌、病毒和阿米巴原虫。

【禁忌证】 碘过敏者禁用。新生儿慎用。

【相互作用】 禁与碱、生物碱、水合氯醛、酚、硫代硫酸钠、汞盐、淀粉、鞣酸配伍。

【不良反应】 对皮肤、黏膜有较强的刺激性,大量误服可产生急性中毒症状,碘过敏者可引发过敏反应。

【注意事项】 本品用后应即刻用乙醇洗净。不宜用于黏膜消毒。误服可用淀粉或1%硫代硫酸钠溶液解救。

【患者用药指导】 溶剂乙醇对伤口有刺激作用。高浓度I^-对皮肤有烧灼作用,用后需及时用乙醇洗脱。

戊二醛 Glutaral

【分类】 化学:醛类。治疗学:消毒类药物。

【指征和剂量】 用于不能耐受加热处理的物品消毒,如内镜、人工心肺机、血液透析机、温度计、橡胶和塑料制品等,用2%溶液(加入碳酸氢钠0.3%)浸泡15~20 min。消毒肝炎病毒污染物,浸泡1~2 h。杀灭芽孢需3 h,人造心脏瓣膜消毒用0.65%溶液。

【制剂】 溶液:2%、25%。

【作用机制】 本品属高效消毒剂,为广谱、强效、快速、低毒杀菌剂,可杀灭细菌的繁殖体及芽孢、真菌和病毒等。其水溶液在碱性(pH值7.5~8.5)条件下杀菌效力最大,作用机制同甲醛,但强度增强2~10倍。

【不良反应】 对皮肤刺激性小,但重复使用可引起过敏反应。

【注意事项】 碱性液稳定性差,放置2周,杀菌作用明显减退,对铝制品有腐蚀性。已消毒的物品放置3 h以上需重新消毒方可使用。消毒后的器械,需用无菌水冲洗后使用。

过氧乙酸 Peracetic Acid

【商品名或别名】 过氧醋酸,过醋酸

【分类】 化学:有机酸类。治疗学:消毒类药物。

【指征和剂量】 ① 体温表消毒:0.5%溶液浸泡30 min。② 洗手:0.2%~0.5%溶液浸泡1 min。③ 地面、墙壁、家具等消毒:用0.5%溶液喷洒和洗涤。④ 空气消毒:0.1%溶液喷雾或20%溶液熏蒸(1~3 ml/m^3)。⑤ 塑料、玻璃制品、餐具、纺织品等消毒:用0.2%溶液浸泡2 h。

【制剂】 溶液:20%。

【作用机制】 本品属高效消毒剂。为强氧化剂,遇有机物放出新生态氧,对各种细菌繁殖体及芽孢、真菌和部分病毒均具有广谱、速效杀灭作用。本品低浓度时能有效地抑制细菌、真菌的繁殖,在低温条件下,仍然保持良好的杀菌力,一般用于疫点环境、隔离病房、检验室、门诊部等场所及污染物品的消毒,亦可用于公共场所、环境、用具的预防性消毒。

【相互作用】 切忌与其他药物或有机物等混合,尤其碱性药物,以免药物分解。金属离子和还原性物质对其有分解作用。

【注意事项】 ① 本品为无色或淡黄色透明液体，有刺激性和腐蚀性（高浓度），避免接触皮肤、眼睛、衣服和金属器械，以免灼伤皮肤、眼睛和损坏物品。② 易挥发，宜临用前配制。稀释液需每日更换，否则影响消毒效果。③ 40%原液为危险品，加热可发生爆炸，遇火能燃烧，需低温环境，避高温储存。

【患者用药指导】 具有较强的刺激性和腐蚀性，性质不稳定，稀释液室温下保存不超过 2 d，高浓度液具有爆燃性，运输和储存时需严格控制环境条件，避免爆炸燃烧。不慎灼伤立即用大量清水冲洗后再予相应处理。

高锰酸钾 Potassium Permangangate

【商品名或别名】 灰锰氧，PP 粉，过锰酸钾

【分类】 化学：氧化剂。治疗学：外用消毒类药物。

【指征和剂量】 ① 1∶1 000(0.1%)溶液用于感染创面清洗及膀胱冲洗。② 1∶5 000(0.02%)溶液用于坐浴、阴道冲洗、漱口等。③ 1∶5 000 溶液还可用于某些有机物中毒时洗胃，起氧化解毒作用。④ 1∶1 000 溶液用于水果、食具等消毒，浸泡 5 min。

【制剂】 粉剂。

【作用机制】 本品属高效消毒剂。强氧化剂，遇有机物即放出新生态氧使微生物酶失活，虽作用短暂而表浅，但杀菌作用比过氧化氢强，低浓度还有收敛作用。

【不良反应】 高浓度溶液有刺激和腐蚀作用，会造成组织损害。误服 10 g 即可致死，急救时可用温水加 3%过氧化氢 10 ml 洗胃，然后服用牛奶。

【注意事项】 ① 溶液应即时配制，久置或加温后会还原失效。② 固体成分禁止与还原剂如甘油、碘等混研，以防爆炸。

【患者用药指导】 注意配制浓度，浓度过高会灼伤皮肤。水果、食具消毒后需净水冲洗。

过氧化氢溶液 Hydrogen Peroxide Solution

【商品名或别名】 双氧水，Hydrogen Dioxide

【分类】 化学：氧化剂。治疗学：外用消毒类药物。

【指征和剂量】 ① 1%～3%溶液常用于清洗创面，防治感染，尤其是

厌氧菌如破伤风、气性坏疽等感染创面的冲洗或湿敷。② 1%溶液可做漱口液,3%溶液可做洗耳液。③ 10%溶液杀菌作用较强,可杀灭芽孢,金属器械浸泡 1 h,可达灭菌效果。

【制剂】 溶液:1%、3%、10%。

【作用机制】 本品系高效消毒剂。水溶性强氧化剂,它与组织中过氧化氢酶接触后,迅速分解放出新生态氧而产生杀菌、防腐和除臭作用,冲洗后可产生气泡,有利于脓块、血块、坏死组织分离、松散、排出,但作用时间短、穿透力弱。

【不良反应】 30%浓溶液不可接触皮肤、黏膜与眼睛,吸入过多可中毒。1%溶液对舌及口腔黏膜有刺激性。深部腔道中使用有引起栓塞和扩大感染的可能。

【注意事项】 本品极易分解失效,应置遮光密闭容器内。忌与还原剂、强氧化剂(高锰酸钾)、碱、碘化物混用。震荡、遇光或热易分解变质。

【患者用药指导】 本品主要用于组织创面的清洗消毒,与完整皮肤接触,释放的氧量有限,除了对厌氧菌,几乎无任何杀菌作用。

呋喃西林 Nitrofural

【商品名或别名】 硝呋醛,Nitrofurazone, Furacilinum

【分类】 治疗学:外用消毒类药物。

【指征和剂量】 可用于治疗各种皮肤黏膜的感染,如冲洗或湿敷创口、化脓性中耳炎、急慢性鼻炎、烧伤、溃疡等。0.01%~0.02%水溶液用于创面冲洗或湿敷、滴鼻和滴眼;0.2%水溶液用于皮肤及滴耳;0.2%~1%软膏供局部涂布敷用;0.001%~0.005%溶液可供含漱。

【制剂】 溶液:0.02%。

【作用机制】 干扰细菌的糖代谢过程和氧化酶系统而发挥抑菌或杀菌作用,主要干扰细菌糖代谢的早期阶段,导致细菌代谢紊乱而死亡。其抗菌谱较广,对多种革兰阳性菌和革兰阴性菌有较强的抗菌作用,对铜绿假单胞菌抗菌力弱,假单胞菌属及变形杆菌属对其有耐药性。在体外能抑制一般的细菌,高浓度时可杀菌,外用冲洗或湿敷可处理体表感染和皮肤疾病。用于冲洗伤口、漱口、滴鼻及皮肤感染。

【不良反应】 局部应用偶可致过敏,应立即停用。与其他硝基呋喃类药存在交叉过敏。

醋酸 Acetic Acid

【商品名或别名】 乙酸，冰醋酸，冰乙酸

【分类】 化学：有机酸类。治疗学：外用消毒类药物。

【指征和剂量】 ① 1%～2%水溶液用于清洗或湿敷铜绿假单胞菌感染的创面。② 0.5%水溶液用于阴道冲洗。③ 30%溶液外搽治疗甲癣。

【制剂】 溶液：5%。

【作用机制】 醋酸为低效消毒剂。能使菌体蛋白质变性或沉淀而抑制细菌和真菌的繁殖。

【不良反应】 偶可引起接触性皮炎。

【注意事项】 避免面部外用和眼睛接触。

二、肠道清洁及准备药

蓖麻油 Castor Oil

【分类】 治疗学：刺激性泻药。

【指征和剂量】 用以肠道准备，口服，1 次 10～20 ml。

【制剂】 油剂。

【作用机制】 口服后在十二指肠分解成蓖麻油酸，刺激小肠，增加蠕动促进排泄。服后 2～8 h 产生泻下。

【不良反应】 偶有恶心、呕吐等。

【注意事项】 忌与脂溶性驱肠虫药同用。孕妇忌服。

口服洗肠散 Oral Colic Powders

【分类】 化学：盐类。治疗学：容积性泻药。

【指征和剂量】 用于纤维结肠镜检查或肠道手术前清洁肠道。30 g 溶于 1 000～1 500 ml 温水中，术前 5 h 开始，0.5～1.5 h 内服完。

【制剂】 粉剂：每 10 g 含氯化钾 0.75 g，氯化钠 6.25 g，碳酸氢钠 3 g。

【作用机制】 本品为高渗性电解质液，服用后，渗透压的作用使其吸收大量液体进入肠道，并刺激肠道增加其推进活动，排空肠道，产生水样排泄物，同时服用大量的水，效果最佳。大量水样排泄的作用，可达到肠道灌洗、清洁结肠、排出毒素的目的。

【注意事项】 肠梗阻患者慎用。便秘患者，用开塞露排便后再使用。

【患者用药指导】 大剂量服用可在2～6 h内产生水样排泄效果,小剂量服用仅在6～12 h内排泄半液状粪便。因此,要达到灌洗肠道的目的,必须在短时间内服完。可提前至术前1 d进行,但此后不能再进食含纤维素的饮食,避免肠道清洁达不到手术要求。有肠梗阻时,大量液体潴留于近段肠腔内可引发腹痛。

复方硫酸镁灌肠液 Magnesium Sulfate Complex Enema

【分类】 治疗学:刺激性泻药。

【指征和剂量】 用于手术后肠胀气。每次1/2～1份灌肠。

【制剂】 溶液:每份含硫酸镁60 g,松节油4 ml,甘油90 ml及蒸馏水120 ml。

软肥皂溶液 Soft Soap

【商品名或别名】 钾肥皂,绿肥皂

【分类】 治疗学:刺激性泻药。

【指征和剂量】 用于配制清洁液、皂化剂或灌肠剂。10%供清洁用,0.1% 1 000 ml用于灌肠。

【制剂】 溶液:10%。

三、烧伤整形科用药

磺胺嘧啶银 Silver Sulfadiazine

【商品名或别名】 烧伤宁,SD-Ag

【分类】 化学:磺胺类。治疗学:外用抗感染药。

【指征和剂量】 用于治疗或预防烧伤创面感染,尤其是铜绿假单胞菌的感染。对一、二度烧伤,用1%～2%乳膏涂敷创面,1～2 d换药1次;对三度烧伤,用1%～2%乳膏涂敷创面。

【制剂】 ① 霜剂:1%。② 混悬剂:1%～2%。③ 灭菌粉剂:1%～2%。

【作用机制】 用于治疗或预防烧伤创面感染,对铜绿假单胞菌具有强大的抑制作用,也可用于预防念珠菌、曲霉、毛霉等真菌创面感染。同时有收敛作用,可促使创面干燥、结痂和促进愈合。

【不良反应】 局部应用偶有一过性疼痛。

【注意事项】 遇光或遇热易变质，遮光密闭，在阴凉处保存。光照后变黑，若污染衣服被单等，不易洗去。在水、乙醇、氯仿或乙醚中均不溶。

愈创蓝油烃 Guaiazulene

【商品名或别名】 蓝油烃

【分类】 治疗学：促愈合药。

【指征和剂量】 ① 烫伤灼伤：清洁创面后，敷涂油膏，tid。② 皲裂冻疮：温水洗净，干燥后敷上油膏，bid 或 qid。③ 防辐射热：高温操作前，面部及双手等暴露部位涂敷油膏，bid 或 tid。

【制剂】 油膏。

【作用机制】 本品内含愈疮蓝油烃、水杨酸苯酯等成分，有消炎和促进肉芽组织再生作用。

康瑞保 Contractubex

【指征和剂量】 广泛应用于各种皮肤瘢痕，包括代偿性瘢痕和瘢痕疙瘩、运动限制性瘢痕、手术瘢痕、烧伤和其他损伤所造成的瘢痕，Dupuytren 掌挛缩病和外伤性腱挛缩及瘢痕性狭窄等。每日数次涂于瘢痕上，轻轻按摩，直至完全被皮肤吸收。陈旧性瘢痕晚间可加用。

【制剂】 乳胶剂：10 g 葱头浸液，5 000 IU 肝素，1.0 g 尿素，凝胶基质加至 100 g。

【作用机制】 抗增生、抗炎、软化增生的瘢痕组织，并使之平滑。

【禁忌证】 对羟基苯甲酸过敏者禁用。

【不良反应】 罕见有皮肤反应。

注射用重组人生长激素 Recombinant Human Growth Hormone

【商品名或别名】 思增，安苏萌，金磊赛增，Saizen，Ansomone，Jintropin，rHGH

【指征和剂量】 外科用于治疗手术及创伤后高代谢状态（负氮平衡）可用思增 4～8 IU/d，皮下或肌注共 5～7 d；烧伤患者可以 8～16 IU/d，烧伤后 3～7 d 开始，共 10～14 d；预防和治疗严重的脓毒症，0.3 IU/(kg · d)，qd。安苏萌一般推荐剂量为 0.1 IU/(kg · d)，每晚皮下注射。金磊赛增推荐剂量为0.2～0.4 IU/(kg·d)。

【制剂】 注射用粉剂。

【作用机制】 促进全身蛋白质合成,纠正手术等创伤后的负氮平衡状态,纠正重度感染及肝硬化等所致低蛋白血症;刺激免疫球蛋白合成,刺激淋巴样组织、巨噬细胞的增殖,增强抗感染能力;刺激烧伤创面及手术切口胶原纤维细胞、巨噬细胞分裂增殖,加速伤口愈合;促进心肌蛋白合成,增加心肌收缩力,减少外周阻力;调节脂肪代谢,降低血清胆固醇、低密度脂蛋白的水平;调节生长素不足或缺乏,改善成人的脂肪、骨代谢和心肾功能,改善运动能力和生活质量。

【不良反应】 ① 注射局部可出现一过性反应(疼痛、发麻、红肿等)和体液潴留的症状(外周水肿、关节痛或肌痛),一般发生较早,发生率随用药时间降低,多能耐受。② 长期注射同一部位会出现局部脂肪萎缩,可以通过改变每天的注射部位避免。③ 用药过度会出现甲状腺功能减退,可用甲状腺素片加以纠正。④ 部分患者还会出现高血糖,可同时用胰岛素纠正。

【注意事项】 ① 本品溶解后应澄清透明,若出现混浊或有不溶颗粒物则勿用。溶解本品时切勿剧烈振荡。② 切忌过量用药,一次注射过量的生长激素可导致低血糖,继之出现高血糖。由于生长激素可导致过度胰岛素状态,因此,必须注意患者是否有葡萄糖耐量降低的现象。对糖尿病患者可能需要调整抗糖尿病药物的剂量。③ 长期过量注射可能导致肢端肥大的症状与体征,以及其他与生长激素过量有关的各种反应。④ 思增的溶剂中含有苯甲醇,不能用于新生儿,需要时可用生理盐水或无菌注射用水溶解本药。

外用重组人表皮生长因子 Recombinant Human Epidermal Growth Factor Derivative

【商品名或别名】 金因肽,rhEGF

【指征和剂量】 ① 难愈性创面的治疗,如足靴区溃疡、糖尿病性溃疡、褥疮、窦道、肛门会阴部创面及其他难以愈合的创面。② 切口愈合障碍的治疗,如切口感染、切口脂肪液化、切口张力过大,术后使用糖皮质激素、化疗药物,合并低蛋白血症、贫血以及重要脏器功能障碍。③ 预防和减少手术瘢痕,常规清创后,局部均匀喷湿,每10 cm×10 cm约4 000 IU,qd,再根据创面情况的需要做相应处理。

【制剂】 喷雾剂：每支 5 ml 或 15 ml，2 000 IU/ml。

【作用机制】 ① 趋化作用：促进上皮细胞（表皮细胞、黏膜细胞、内皮细胞）、中性粒细胞、成纤维细胞等多种细胞向创面迁移，提供组织再生与修复的基础，缩短创面愈合时间。② 增殖作用：作用于细胞生长调节基因，促进 RNA 及 DNA 的复制和蛋白质的合成。调节细胞糖酵解及 Ca^{2+} 浓度。促进创面细胞再上皮化，加速创面愈合速度。③ 重建作用：促进胞外基质（透明质酸、纤维连接蛋白、胶原蛋白、糖蛋白和羟脯氨酸等）合成。调节胶原的降解及更新、增强创面抗张强度。提高上皮细胞的完全再生度和连续性，预防和减少瘢痕形成，提高创面修复质量。

【禁忌证】 对天然及重组人表皮生长因子、甘油、甘露醇有过敏史者禁用。

【相互作用】 对感染创面，可局部或全身合用抗生素，亦可联合使用磺胺嘧啶银。

【注意事项】 避免在高温下长期存放。操作避免污染。遇化学消毒剂处理后的创面，为避免本品变性失活，先用无菌生理盐水冲洗。创面感染时应加用抗生素。对于存在脓液及坏死组织的创面，必须彻底清创，以便使创面与药物很好地接触。

重组牛碱性成纤维细胞生长因子 Recombinant Bovine Basic Fibroblast Growth Factor

【商品名或别名】 贝复济、贝林

【分类】 化学：角质促成剂及溶解剂。

【指征和剂量】 用于治疗各种急慢性溃疡（包括糖尿病性溃疡、放射性溃疡、褥疮、窦道）、各种原因引起的创伤（包括外伤、刀伤、冻伤、激光创面、手术、医学美容、换肤、祛斑、祛暗疮引起的创面及局部性萎缩）、烧伤、烫伤、灼伤（浅二度、深二度、肉芽创面）。清创后，直接喷涂或涂抹于的伤患处，或在伤患处覆盖适当大小的消毒纱布，用药液均匀喷湿（浸湿）纱布（以药液不溢出为准），常规包扎即可。冻干粉剂使用前必须用溶媒溶解。喷雾剂 50～300 IU/cm²，以 150 IU/cm² 为宜，tid 或 qid。

【制剂】 喷雾剂。

【作用机制】 为一种多功能细胞生长因子，刺激来源于中胚层和神经外胚层细胞的生长，如成纤维细胞、血管内皮细胞、角膜细胞、上皮细胞、神经细胞、肌细胞、骨细胞等,对创伤修复过程的3个阶段,即局部炎症反应阶段、细胞增殖分化及肉芽组织形成阶段、组织重建阶段均有不同程度的促进作用。可强烈促进新生毛细血管的形成,显著增加肉芽组织毛细血管数量和血液流量,改善创面微循环,为组织修复提供所必需的氧及丰富的营养物质;同时本药对损伤组织部位神经纤维的再生也有显著的促进作用,加速损伤组织功能的恢复;通过调控胶原的合成、分泌、改构和更新,不断改善修复组织的结构和强度。

【相互作用】 高浓度的碘酊、乙醇、过氧化氢、重金属等蛋白质变性剂,会影响本药活性。

【注意事项】 勿置于高温或冰冻环境中。本药为无菌包装,用后请立即盖上喷头盖。常规清创,建议以生理盐水冲洗后再使用本药。对感染性创面或溃疡,可针对病原体酌情联合局部或全身应用抗生素。

四、骨伤科局部用药

双氯芬酸二乙胺盐乳胶剂 Diclofenac Diethylamine Emulgel

【商品名或别名】 扶他林乳胶剂,Votalin Emulgel

【分类】 化学:非甾体类。治疗学:消炎镇痛药。妊娠分类:B,D。

【指征和剂量】 用于肌腱、韧带、肌肉和关节创伤性炎症的局部治疗,如扭伤、劳损和挫伤;局限性软组织风湿病,如腱鞘炎、肩手综合征和滑囊炎;局限性风湿性疾病,如周围关节和脊柱的骨关节病,关节周围病变。轻轻揉擦,2~4 g/次,bid 或 tid。

【制剂】 乳胶剂:每支1%浓度,20 g。

【作用机制】 外用消炎镇痛药,其活性物质含量相当于1%的双氯芬酸钠,通过揉擦穿透皮肤,抗御因外伤或风湿病引起的急、慢性炎症反应,减轻局部症状。其含醇-水基质还起到抚慰和清凉作用。对触痛和活动性疼痛同样有效。

【不良反应】 偶可发生皮疹、皮肤瘙痒、发红和刺痛。

【患者用药指导】 勿用于皮肤损伤或开放性创伤处。勿接触眼和黏膜或口服。对双氯芬酸、乙酰水杨酸和其他非甾体抗炎药及异丙醇或丙二醇过敏者忌用。孕妇慎用。

布洛芬乳膏 Ibuprofen Cream

【商品名或别名】 芬必得乳胶剂，Fenbid Cream

【分类】 化学：非甾体类。治疗学：消炎镇痛药。妊娠分类：B，D。

【指征和剂量】 用于缓解局部软组织疼痛及炎症、类风湿性关节炎及骨关节炎的症状。依患处面积大小，用本品适量，轻轻揉搓，tid 或 qid。

【制剂】 乳胶剂：每支 5%浓度，20 g。

【作用机制】 抑制前列腺素的合成，从而发挥镇痛消炎作用。

【禁忌证】 对本品及其他非甾体类抗炎药过敏者或对丙二醇和对羟基苯甲酸甲酯钠过敏者禁用。

【不良反应】 偶见皮肤瘙痒、发红、皮疹等，用药片刻后即消失，一般不影响使用，极个别患者有头晕及轻度胃肠道不适，一般可耐受，停药后即消失。

【患者用药指导】 仅供外用，切勿入口。仅用于完整皮肤，不用于皮肤破损部位，勿与眼睛及黏膜接触。不推荐孕妇、哺乳期妇女使用。

依托芬那酯乳膏 Etofenamate Cream

【商品名或别名】 酮洛芬，优迈

【作用机制】 可抑制缓激肽、环氧化酶、酯氧化酶、组织胺、5-羟色胺、透明质酸酶和补体的释放和作用，稳定溶酶体膜，减少对外来物质的反应。

【指征和剂量】 适用于外伤、骨骼肌肉系统的软组织风湿性疾病的肌痛、肌僵、肌肉痉挛等症状，腰痛、坐骨神经痛、腱鞘炎、滑囊炎，以及过度劳累或进行性病变所致的脊柱病和关节病。5～10 cm(1.7～3.3 g)/次，tid 或 qid，涂抹在患处，并轻轻按摩，疗程通常为 2～4 周。

【制剂】 霜剂：每支 10%浓度，40 g。

【禁忌证】 对依托芬那酯、氟芬那酸和其他非甾体抗炎药过敏者禁用。孕妇、哺乳期妇女及婴幼儿慎用。

【不良反应】 偶见皮肤过敏反应。用药过量可引起头痛、眩晕或上腹痛，用水洗去药物即可。

【患者用药指导】 注意勿接触黏膜和眼睛。如果误服应予洗胃或使用催吐剂。

硫酸氨基葡萄糖 Glucosamine Sulfate

【商品名或别名】 维骨力，Viinteail-S

【指征和剂量】 用于治疗全身所有关节的骨性关节炎,250～500 mg,tid,进餐时服用,持续服用4～12周或根据需要延长。每年重复治疗2～3次。

【制剂】 胶囊:每粒250 mg。

【作用机制】 骨性关节炎是关节软骨蛋白多糖生物合成异常而呈现退行性变的结果。本品是一种天然的氨基单糖,作为治疗骨性关节炎的特异性药物,选择性地作用于骨性关节炎,刺激软骨细胞产生有正常多聚体结构的蛋白多糖,抑制损伤软骨的胶原酶和磷脂酶 A_2 等,并可有效防止损伤细胞超氧化物自由基的产生,从而阻断骨性关节炎的病理过程,防止疾病进展,改善关节活动,缓解疼痛,且耐受性良好。每颗胶囊含本品晶体314 mg,相当于250 mg本品。

【禁忌证】 对本品过敏的患者禁用。

【不良反应】 偶见有轻微短暂的胃肠道反应,如恶心及便秘。

【注意事项】 孕妇应在严密的医疗监护下服用。勿使儿童擅取。

欣维可 Synvisc

【指征和剂量】 关节滑囊液的临时代用与补充品,用以治疗各种关节病,尤其是需要经常活动的病变关节,效果较好。1疗程推荐注射3次,每次2 ml,间隔1周,以达到最大的疗效,有效期通常为治疗开始后的第12～26周。一般不产生全身性影响,如有需要,可以重复注射疗程,每个疗程至少相隔4周。

【制剂】 注射液:2 ml,每毫升含有海兰(hylan)8.0 mg,氯化钠8.5 mg,磷酸氢二钠0.16 mg,磷酸二氢钠化合物0.04 mg,以及灭菌注射用水适量。

【作用机制】 本品是一种含海兰的无菌非热源性黏弹液体,机械特性比滑液及浓度相当的玻璃酸钠溶液优越,通过改善黏弹性、恢复关节面组织的生物学流变状态,允许关节有较大的活动余地以改善疼痛症状。同时也可以保护软骨细胞免受物理性和化学性的伤害。海兰在体内能以与玻璃酸钠同样的途径降解。

【禁忌证】 膝关节感染的患者禁用,腿部静脉和淋巴回流障碍的患者慎用。妊娠期妇女或18岁以下未成年者慎用。

【不良反应】 关节腔注射时偶见短暂的疼痛和肿胀。

【注意事项】 仅限于节关腔内注射,严禁用于血管内注射,务必在室温下使用。如有大量关节渗出液时不得使用,必须去除滑液和渗出液后再注射。使用时应遵守无菌操作程序,药物开瓶后切勿重新消毒再用。

玻璃酸钠注射液 Sodium Hyaluronate Injection

【商品名或别名】 施沛特,Sofast

【指征和剂量】 为膝骨关节炎、肩周炎等症的改善药物。用于膝关节腔、肩关节腔或肩峰滑囊内注射。每次 2 ml,每周 1 次,5 周为 1 个疗程。

【制剂】 注射液:每支 1%浓度,2 ml。

【作用机制】 本品为关节滑液的主要成分,是软骨基质的成分之一。在关节腔内起润滑作用,减少组织间的摩擦,同时发挥弹性作用,缓冲应力对关节软骨的作用,发挥应有的生理功能。关节腔内注入高分子量、高浓度、高黏弹性的玻璃酸钠,能明显改善滑液组织的炎症反应,提高滑液中玻璃酸钠含量,增强关节液的黏稠性和润滑功能,保护关节软骨,促进关节软骨的愈合与再生,缓解疼痛,增加关节活动度。

【不良反应】 个别患者注射部位可出现疼痛、皮疹、瘙痒等症状,一般 2～3 d 可自行消失,若症状持续不退,应停止用药,进行必要的处理。

【注意事项】 使用时,要严格按照无菌操作。勿与含苯扎溴铵的药物接触,以免产生混浊。有关节积液时,应先将积液抽出,再注入药物。

五、痔疮用药

地奥司明 Diosmin

【商品名或别名】 爱脉朗,Alvenor

【指征和剂量】 用于治疗静脉曲张、下肢溃疡及慢性痔疮:1 片,bid,每日午餐和晚餐时服用;治疗急性痔疮发作期,开始服药的第 1～4 d,6 片/d,以后 3 d,4 片/d。

【制剂】 片剂:每片 450 mg。

【不良反应】 偶可出现轻微的胃肠道不适和自主神经功能紊乱异常,无须停药。

【患者用药指导】 告诫患者治疗期间注意养成良好的排便习惯与个人卫生:多饮水,保持大便通畅,避免食用辛辣及过硬的食物,避免排便过度用力,避免硬物擦拭肛门,保持局部卫生与干燥。

羟苯磺酸钙 Calcium Dobesilate

【商品名或别名】 导升明,Doxium

【指征和剂量】 治疗下肢静脉曲张、痔疮等。剂量为 1 g/d,5～6 d 后可见疗效,继续减半量维持,3 周为 1 疗程。

【制剂】 片剂:每片 250 mg。胶囊:每粒 500 mg。

【作用机制】 调整与改善毛细胞血管通透性,亦有助于减轻血液黏稠度与淋巴流通的诱导物,如组胺、5-羟色胺、缓激肽等。

【不良反应】 偶有短暂的胃肠不适。

【注意事项】 孕妇一般不推荐使用。

复方角菜酸酯

【商品名或别名】 太宁,Titanoreine

【分类】 治疗学:促愈合药。

【指征和剂量】 用于痔疮及其他肛门疾患引起的疼痛、瘙痒和充血,肛门局部手术后的不适。1～2 枚/d,经直肠给药。

【制剂】 栓剂:每粒 3.4 g。

【作用机制】 本药为复方制剂,为肛门直肠黏膜的保护剂和润滑剂。钛、锌氧化剂通过止痒和减轻局部黏膜的充血而起保护作用;角菜酸酯可在黏膜表面形成保护膜,较长时间地保护受损和有炎症的黏膜;润滑剂使粪便易于排出。

复方硫酸氢黄连素软膏 Compound Berberine Bisulfate Ointment

【商品名或别名】 鲸轮痔疮膏

【指征和剂量】具有消炎、杀菌、收敛、止痛及止血作用,用于治疗肛裂、炎症外痔、血栓外痔(急性期)、痔出血和痔嵌顿等。外用:注入肛门内,2 g/次,或取适量涂于患处,bid。用于肛裂时,将药膏敷于裂口内。用药前应清洗患处(或坐浴 10 min)。

【制剂】 油膏:每支 10 g。

【禁忌证】 对本品成分(硫酸氢黄连素、苯佐卡因、氧化锌等)过敏者禁用。孕妇与哺乳期妇女慎用。

【注意事项】 ① 防止便秘,戒烟酒、辛辣食物。② 药品性状发生改变时禁止使用。③ 将药品放在儿童不能接触的地方。

波特利 Posterisan

【指征和剂量】 用于治疗各种痔疮顽固的并发症，如肛门区域的急、慢性或溃疡性湿疹、瘙痒、痛性裂口或裂伤。早、晚各1次将一薄层油膏涂于患部皮肤和黏膜，抹匀，最好在排便后使用。

【制剂】 油膏：每支25 g。

【不良反应】 较长时间、大面积使用本剂可能导致皮肤萎缩、毛细血管扩张、皮肤条纹和激素引起的痤疮，以及全身的不良反应。本剂以苯酚做保存剂，会出现过敏反应。

【相互作用】 与皮质激素的皮剂、滴剂或注射剂同时使用，有可能导致皮质激素的作用或不良反应加强。

【禁忌证】 治疗区域的特异性皮肤病症(如结核、梅毒、淋病)、水痘、疫苗接种反应、真菌病、面部炎性皮肤改变(口周皮炎)和红斑狼疮。

【注意事项】 治疗应当只持续到症状消失为止。症状再次出现，可重复使用。

强力脉痔灵 Aescuven Forte

【商品名或别名】 迈之灵

【指征和剂量】 适用于：① 任何原因所致的慢性静脉功能不全症及静脉曲张症。② 各种原因所致及原因不明的静脉性水肿、软组织肿胀。③ 血栓性静脉炎、深静脉血栓综合征。④ 妊娠期所致的下肢静脉曲张与水肿。⑤ 痔静脉曲张引起的肛门潮湿、瘙痒、便血、疼痛等内外痔的急性发作症状。饭后口服，成人1～2片，bid；病情较重或治疗初期，2片，bid，适合长期服用。

【制剂】 片剂：每片150 mg。

【作用机制】 降低蛋白糖溶酶体的活性，阻碍蛋白酶的代谢，使破坏血管壁细胞间隙的作用消退或抑制，降低毛细血管的渗透性，减少液体进入组织间隙，对抗渗出，能预防和治疗静脉性水肿、组织肿胀；通过抑制血液中蛋白酶的作用，使静脉壁的胶原结构不受破坏，增强静脉壁的弹性和张力，恢复毛细血管的强度和弹性，对各种原因所致的慢性静脉功能不全及静脉曲张，起到预防和治疗的作用；还作用于血管内皮细胞感受器，引起静脉收缩，增加静脉回流量，改善微循环，减少静脉容积，降低静脉压，减轻静脉淤血，改善和消除静脉淤血症状如肢体肿胀、疼痛、瘙痒、疲劳和沉重感等。对下肢深静脉血栓性静脉炎及静脉曲张所致的皮肤色素沉着、淤血性皮炎及溃疡同样具有良好的治疗作用。

【不良反应】 极个别情况下,会刺激胃肠黏膜,进餐时服用多可缓解。

【注意事项】 应完整服下,勿嚼碎;药品勿置儿童可及之处。

六、其他局部用药

液状石蜡 Liquid Paraffin

【商品名或别名】 石蜡油

【分类】 治疗学:润滑剂。

【指征和剂量】 用于胃肠道和尿路检查时,一般在操作前,将液状石蜡涂布于器械插入段或指套表面。

【制剂】 油剂。

【作用机制】 本品为润滑剂,可减少导管、内镜等用具或手指穿插组织时的摩擦力,使操作对组织的机械性损伤尽可能降低。

【不良反应】 偶尔穿过组织表面屏障,进入组织被吸收,可产生异物肉芽肿。

吸收性明胶海绵 Spongy Gelatin Absorbent

【商品名或别名】 明胶海绵

【分类】 治疗学:局部止血药。

【指征和剂量】 用于软组织和实质性脏器的创面渗血、创伤急救止血、内脏出血及手术时的出血等。使用时将创面渗血拭净后,用干燥的本品贴敷创面,再用干纱布加以压迫,即可止血。若先浸泡于凝血酶溶液(100 U/ml)后再应用,可加速凝血。

【作用机制】 为局部止血药,呈多孔的海面状,可吸收自身量50倍的水或48倍的血液,促使明胶海绵中血小板破裂,释放出大量血小板促凝血因子,促进血液凝固,同时本品还有支架作用,使血块不易脱落而达止血作用。一般1周后呈胶冻状,1~2个月全部吸收,留置体内无抗原性,不会导致过分的瘢痕组织及不良的纤维化反应。

【注意事项】 本品不能控制动脉和静脉出血,禁用于耳和眼部手术,在吸收过程中可能有轻微的炎症反应。

鱼石脂软膏　Ichthyol Ointment

【商品名或别名】　依克度

【分类】　治疗学：防腐消炎类药物。

【指征和剂量】　用于疖、痈肿或软组织炎症，局部敷用，qd 或 qod。

【制剂】　油膏。

【作用机制】　本品具有消毒防腐的作用，可使局部血管收缩产生消炎、收敛的作用。

【患者用药指导】　适用于疖、痈、淋巴结炎等炎症早期，可使炎症局限、消散或脓肿成熟。脓栓或脓肿形成后，如未破溃，需手术剔除或切开引流，帮助脓液排出。

莫匹罗星软膏　Mupirocin Ointment

【商品名或别名】　百多邦

【分类】　治疗学：外用抗感染药。妊娠分类：B。

【指征和剂量】　用于各种皮肤细菌感染，包括原发性皮肤感染如脓疱病、疖肿、毛囊炎及继发性皮肤感染如湿疹合并感染、溃疡合并感染、创伤合并感染等。局部涂拭，tid，5 d 1 个疗程，必要时可重复 1 个疗程。

【制剂】　软膏：每支 2%浓度，5 g。

【作用机制】　通过与细菌的异亮氨酸 tRNA 合成酶结合从而抑制蛋白质合成达到杀菌目的。对与皮肤感染有关的各种革兰阳性球菌，尤其对葡萄球菌和链球菌高度敏感，对耐药金黄色葡萄球菌也有效，对某些革兰阴性菌也有一定的抗菌作用。对正常菌丛一般无效。

【不良反应】　偶有烧灼感、刺痛、瘙痒及红斑等，一般无须停药。

【禁忌证】　对本品及聚乙二醇基质过敏者禁用。中度或严重肾功能损害者及孕妇慎用。

【注意事项】　用于大面积烧伤、营养性溃疡等情况时，可能增加吸收，须特别注意。不宜用于眼内及鼻腔内，误入眼内时用水冲洗即可。哺乳期妇女用药应防止药物进入婴儿眼内。

第二十一章　麻醉科用药

一、局部麻醉药

普鲁卡因　Procaine

【商品名或别名】　奴佛卡因，Novocaine，Planocaine

【分类】　化学：酯类。治疗学：局部麻醉药。妊娠分类：B。

【指征和剂量】　① 局部浸润麻醉：0.25%～1.0%溶液，注入量以1 g/次为限，可以加入1∶200 000～300 000肾上腺素。② 神经阻滞麻醉：1.5%～2.0%溶液，注入量以600～800 mg/次为限，可以加入1∶200 000～300 000肾上腺素。③ 蛛网膜下隙阻滞：3%～5%溶液，一般剂量为150 mg，不得再提高浓度。④ 硬膜外腔阻滞：1%～2%溶液，注入量以600～800 mg/次为限。⑤ 静脉复合麻醉：以2%溶液与10%葡萄糖注射液等量混合后，以1 mg/(kg·min)速度输注，辅以镇痛、肌松药物等。⑥ 其他：10%滴眼液可用于电光性眼灼伤的止痛。漱口或涂布治疗口腔溃疡引起的疼痛。

【制剂】　注射剂：每支0.15 g/2 ml，0.04 g/10 ml，0.1 g/20 ml，0.05 g/20 ml。滴眼液：10%。溶液剂：0.25%，0.5%，1.0%，2.0%。

【药动学】　与给药浓度、剂量、是否加入肾上腺素、注入部位容积等有关。

给药途径	起效时间	峰值时间	维持时间
蛛网膜下隙阻滞	1～5 min	15～30 min	45～90 min

【作用机制】　通过对细胞膜电压门控性钠通道的阻滞，使钠通道失活，从而产生麻醉作用。

【禁忌证】　对酯类麻醉药过敏者禁用。

【相互作用】 局麻药液中加入肾上腺素可延长局麻药的作用时间，并可减少局麻药中毒反应的概率。加入 α_2 肾上腺素能受体激动药可乐定可使神经阻滞、硬膜外腔阻滞或蛛网膜下隙阻滞的作用时间延长，麻醉效果提高，而不影响起效时间。与其他局麻药同时使用时可使毒性作用相加。能减弱磺胺类药物的药效，而抗胆碱酯酶药能增强其毒性，能增强洋地黄的作用，与葡萄糖液配伍可使其局麻作用降低。

【不良反应】 ① 过量可引起惊厥。② 舌或唇麻木、耳鸣、视力模糊、复视等。③ 心率减慢，心律失常等。④ 正铁血红蛋白症、过敏反应、高敏反应、变态反应等。

【注意事项】 血管丰富部位局麻药液的用量应相应减少，每次注射前均应回抽，勿误入血管，以防大量入血后引起局麻药中毒反应。局麻药液中加入肾上腺素可减少进入血液的局麻药量，从而减少局麻药中毒反应的发生概率。但在肢体末端、阴茎等部位施行局部麻醉时不可加入肾上腺素，以防发生缺血坏死；老年人，高血压、甲状腺功能亢进、糖尿病及周围血管痉挛性疾病的患者，局麻药液中不宜加入肾上腺素。一旦发生局麻药中毒反应，须立即停止局麻药的注入，给予西地泮或硫喷妥钠等止痉，并给予呼吸、循环支持。妊娠妇女因其体内孕酮较高，因此施行神经阻滞、硬膜外腔阻滞或蛛网膜下隙阻滞所需局麻药量应相应减少。长时间静滴普鲁卡因可发生正铁血红蛋白症，可给予亚甲蓝治疗。

【患者用药指导】 ① 一般仅供具有医师资格的医师使用。② 存在过敏体质的患者（如哮喘、过敏性紫癜等）使用本药时，最好做皮肤过敏试验。③ 服用地高辛等洋地黄类药物的患者慎用普鲁卡因。

丁卡因 Tetracaine

【商品名或别名】 潘托卡因，地卡因，邦妥卡因，Amethocaine，Dicaine，Pantocaine

【分类】 化学：酯类。治疗学：局部麻醉药。妊娠分类：C。

【指征和剂量】 ① 眼科表面麻醉：0.5%～1.0%的等渗溶液。② 鼻、咽、气管表面麻醉：1.0%～2.0%溶液，最大量为 40～60 mg/次。③ 神经阻滞：0.2%～0.3%溶液，最大量为 75 mg/次，一般不单独运用，常与酰胺类局麻药合用。④ 蛛网膜下隙阻滞：0.33%溶液，最大量为 7～10 mg/次。⑤ 硬膜外腔阻滞：0.2%～0.3%溶液，最大量为 75～100 mg/次，一般不单独运用,常与酰胺类局麻药合用。

【制剂】 注射剂:10 mg/2 ml,100 mg/10 ml。

【药动学】 与给药浓度、剂量、是否加入肾上腺素、注入部位容积等有关。

给药途径	起效时间	峰值时间	维持时间
表面麻醉	1～3 min	不详	60 min
神经阻滞	15 min	不详	120～180 min
蛛网膜下隙阻滞	15 min	10～15 min	90～120 min
硬膜外腔阻滞	15～20 min	30 min	90～180 min

【作用机制】 可能通过减少活化的细胞膜钠通道数目、干扰钠通道的活化或减少开放钠通道的离子流而阻滞神经细胞膜通道,使之失活,从而产生麻醉作用。

【禁忌证】 对酯类麻醉药过敏者禁用。

【相互作用】 局麻药液中加入肾上腺素可延长局麻药的作用时间,并可减少局麻药中毒反应的概率。加入 α_2 肾上腺素能受体激动药可乐定可使神经阻滞、硬膜外腔阻滞或蛛网膜下隙阻滞的作用时间延长,麻醉效果提高,而不影响起效时间。

【不良反应】 ① 过量可引起惊厥。② 舌或唇麻木、耳鸣、视力模糊、复视等。③ 心率减慢,心律失常等。④ 过敏反应、高敏反应、变态反应等。

【注意事项】 气管内表面麻醉时,药液中不加肾上腺素,以防气管扩张后吸收增加。一般行神经阻滞和硬膜外腔阻滞时不单独使用丁卡因,而是与利多卡因合用。蛛网膜下隙阻滞多与10%葡萄糖液、麻黄碱、脑脊液各1 ml配成所谓的“1∶1∶1”溶液。妊娠妇女因其体内孕酮较高,因此行神经阻滞、硬膜外腔阻滞或蛛网膜下隙阻滞所需局麻药量应相应减少。发生局麻药中毒反应的处理同普鲁卡因。

【患者用药指导】 存在过敏体质的患者(如哮喘、过敏性紫癜等)使用本药时,最好做皮肤过敏试验。本药起效慢、时效长、毒性较大,仅供具有医师资格的医师使用。

利多卡因 Lidocaine

【商品名或别名】 赛罗卡因,Lignocaine, Xylocaine, Xylotox

【分类】化学：酰胺类。治疗学：局部麻醉药。妊娠分类：B。

【指征和剂量】① 表面麻醉：2%～4%溶液，最大用量不超过200 mg/次。② 局部浸润麻醉：0.25%～0.5%溶液，最大量为500 mg/次。③ 神经阻滞：1%～2%溶液，最大量为400 mg/次。④ 蛛网膜下隙阻滞：2%～4%溶液，最大量为40～120 mg/次。⑤ 硬膜外腔阻滞：1.5%～2%溶液，最大量为400 mg/次。⑥ 治疗心律失常：每次静注1～2 mg/kg，无效时再静注同量1次，同时取100 mg加入5%葡萄糖液100～200 ml内输注，治疗总量4～6 mg/(kg·次)。

【制剂】注射剂：每支2%，5 ml，10 ml，20 ml。

【药动学】与给药浓度、剂量、是否加入肾上腺素、注入部位容积等有关。

给药途径	起效时间	峰值时间	维持时间
表面麻醉	2～5 min	不详	60 min
局部浸润麻醉	1 min	不详	90～120 min
神经阻滞	5 min	不详	120～180 min
蛛网膜下隙阻滞	2～5 min	10～15 min	90 min
硬膜外腔阻滞	8～12 min	25～30 min	90～120 min

【作用机制】通过对细胞膜钠通道的阻滞，抑制 Na^+ 内流使神经细胞去极化的速度和幅度下降，从而产生麻醉作用。

【禁忌证】对利多卡因过敏，二、三度房室传导阻滞，癫痫和休克患者禁用。

【相互作用】局麻药液中加入肾上腺素可延长局麻药的作用时间，并可减少局麻药中毒反应的概率。加入 α_2 肾上腺素能受体激动药可乐定可使神经阻滞、硬膜外腔阻滞或蛛网膜下隙阻滞的作用时间延长，麻醉效果提高，而不影响起效时间。与其他局麻药同时使用时可使毒性作用相加。与丁卡因合用使起效时间有所延长。

【不良反应】① 过量可引起惊厥。② 舌或唇麻木、耳鸣、视力模糊、复视等。③ 心率减慢、心律失常等。④ 过敏反应、高敏反应、变态反应等。

【注意事项】因利多卡因施行蛛网膜下隙阻滞时麻醉平面不易控制，现已少用。发生局麻药中毒反应时，处理同普鲁卡因。

【患者用药指导】 仅供具有医师资格的医师使用。用药后有任何不适反应应当立即与医生联系。

甲哌卡因 Mepivacaine

【商品名或别名】 卡波卡因,美匹维卡因,Carbocaine

【分类】 化学:酰胺类。治疗学:局部麻醉药。妊娠分类:C。

【指征和剂量】 ① 神经阻滞:1.0%～2.0%溶液,最大量为300～400 mg/次。② 硬膜外腔阻滞:1.5%～2.0%,最大量为300～400 mg/次。

【制剂】 注射剂:每支400 mg/20 ml。粉针剂:每支0.1～1.5 g。

【药动学】 与给药浓度、剂量、是否加入肾上腺素、注入部位容积等有关。

给药途径	起效时间	峰值时间	维持时间
神经阻滞	3～10 min	不详	90～180 min
硬膜外腔阻滞	5～7 min	不详	90～120 min

【作用机制】 通过对细胞膜钠通道的阻滞,使钠通道失活,从而产生麻醉作用。

【禁忌证】 待产妇、对甲哌卡因过敏者禁用。存在过敏体质的患者(如哮喘、过敏性紫癜等)慎用。

【相互作用】 局麻药液中加入肾上腺素可延长局麻药的作用时间,并可减少局麻药中毒反应的概率。加入 α_2 肾上腺素能受体激动药可乐定可使神经阻滞、硬膜外腔阻滞或蛛网膜下隙阻滞的作用时间延长,麻醉效果提高,而不影响起效。与其他局麻药同时使用时可使毒性作用相加。

【不良反应】 ① 过量可引起惊厥。② 舌或唇麻木、耳鸣、视力模糊、复视等。③ 个别患者可出现肌肉抽搐、轻度恶心、呕吐。④ 心率减慢、心律失常等。⑤ 过敏反应、高敏反应、变态反应等。

【注意事项】 勿与碱性药物配伍使用。其他同利多卡因。

【患者用药指导】 仅供具有医师资格的医师使用。因能通过胎盘屏障而对胎儿产生作用,故而孕妇不能使用。

布比卡因 Bupivacaine

【商品名或别名】 唛卡因,希比卡因,麻卡因,丁哌卡因,Marcaine

【分类】 化学：酰胺类。治疗学：局部麻醉药。妊娠分类：C。

【指征和剂量】 ① 神经阻滞：0.25%～0.5%溶液，最大量为 150 mg/次。② 蛛网膜下隙阻滞：0.5%溶液，最大量为 10～15 mg/次。③ 硬膜外腔阻滞：0.5%～0.75%溶液，最大量为 150 mg/次。

【制剂】 注射剂：每支 12.5 mg/5 ml，25 mg/5 ml，37.5 mg/5 ml，150 mg/20 ml。

【药动学】 与给药浓度、剂量、是否加入肾上腺素、注入部位容积等有关。

给药途径	起效时间	峰值时间	维持时间
蛛网膜下隙阻滞	10～15 min	30～45 min	300～420 min
硬膜外腔阻滞	16～18 min	45～50 min	120～210 min

【作用机制】 通过对细胞膜钠通道的阻滞，使钠通道失活而对神经细胞起阻滞作用。作用机制目前尚未明确，可能的机制有：① 阻滞开放的钠通道。② 选择性地与静息或失活的钠通道结合，促其长期持续失活或缩短开放时间。③ 结合于活化关闭中期的通道，破坏其活化进程，降低门控离子流和开放数量。

【禁忌证】 对布比卡因过敏、肝肾功能严重不良、低蛋白血症患者禁用。孕妇和 12 岁以下小儿慎用。

【相互作用】 局麻药液中加入肾上腺素对延长局麻药的作用时间不如其他局麻药明显。加入 α_2 肾上腺素能受体激动药可乐定可使神经阻滞、硬膜外腔阻滞或蛛网膜下隙阻滞的作用时间延长，麻醉效果提高，而不影响起效时间。与其他局麻药同时使用时可使毒性作用相加。与普鲁卡因合用时，起效时间较单纯使用本品快，但麻醉效能却有所下降。与碱性药物配伍可产生沉淀而失效。

【不良反应】 ① 过量可引起惊厥。② 舌或唇麻木、耳鸣、视力模糊、复视等。③ 心率减慢、心律失常等。④ 过敏反应、高敏反应、变态反应等。

【注意事项】 因其对心脏作用起效快，且消除慢，故而心脏毒性是局麻药中最大的。对布比卡因心脏毒性的复苏首要的是纠正缺氧、酸中毒和高钾血症，并用正性肌力药支持。不可用利多卡因纠正布比卡因引起的室性心律失常。

【患者用药指导】 仅供具有医师资格的医师使用。

依替卡因 Etidocaine

【商品名或别名】 衣铁卡因,Duranest

【分类】 化学:酰胺类。治疗学:局部麻醉药。妊娠分类:C。

【指征和剂量】 ① 神经阻滞:0.5%~1.0%溶液,最大量为200 mg/次。② 硬膜外腔阻滞:1.0%溶液,最大量为140~225 mg/次。

【制剂】 注射剂:每支50 mg/10 ml,100 mg/10 ml,300 mg/30 ml。

【药动学】 与给药浓度、剂量、是否加入肾上腺素、注入部位容积等有关。

给药途径	起效时间	峰值时间	维持时间
神经阻滞	10~15 min	不详	240~360 min
硬膜外腔阻滞	10~18 min	30 min	170 min

【作用机制】 通过对细胞膜钠通道的阻滞,使钠通道失活,从而产生麻醉作用。

【禁忌证】 对依替卡因过敏者禁用。

【相互作用】 局麻药液中加入肾上腺素并不明显延长局麻药的作用时间。加入 α_2 肾上腺素能受体激动药可乐定可使神经阻滞、硬膜外腔阻滞或蛛网膜下隙阻滞的作用时间延长,麻醉效果提高,而不影响起效时间。与其他局麻药同时使用时可使毒性作用相加。

【不良反应】 ① 过量可引起惊厥。② 舌或唇麻木、耳鸣、视力模糊、复视等。③ 心率减慢、心律失常等。④ 因其pH值低,注射初始时,患者可有短暂的不适感觉。⑤ 过敏反应、高敏反应、变态反应等。

【注意事项】 同布比卡因。

【患者用药指导】 仅供具有医师资格的医师使用。注射部位有刺激,可引起疼痛不适感。

丙胺卡因 Prilocaine

【商品名或别名】 波瑞罗卡因,Propitocsine, Citanest

【分类】 化学:酰胺类。治疗学:局部麻醉药。妊娠分类:C。

【指征和剂量】 ① 神经阻滞：1.5%～2.0%溶液，最大量为400 mg/次。② 硬膜外腔阻滞：2.0%～3.0%溶液，最大量为600 mg/次。③ 浸润麻醉：0.25%～0.5%，最大用量为400 mg/次。

【制剂】 注射剂：每支0.4 g/20 ml。

【药动学】 与给药浓度、剂量、是否加入肾上腺素、注入部位容积等有关。

给药途径	起效时间	峰值时间	维持时间
神经阻滞	5～7.5 min	不详	120～180 min
硬膜外腔阻滞	5 min	15～30 min	90～120 min

【作用机制】 通过对细胞膜钠通道的阻滞，使钠通道失活，从而产生麻醉作用。

【禁忌证】 对丙胺卡因过敏者，孕妇，严重贫血、循环功能不全及先天性或特发性变性血红蛋白血症患者禁用。存在过敏体质的患者(如哮喘、过敏性紫癜等)慎用。

【相互作用】 局麻药液中加入肾上腺素可延长局麻药的作用时间，并可减少局麻药中毒反应的概率。加入α_2肾上腺素能受体激动药可乐定可使神经阻滞、硬膜外腔阻滞或蛛网膜下隙阻滞的作用时间延长，麻醉效果提高，而不影响起效时间。与其他局麻药同时使用时可使毒性作用相加。

【不良反应】 ① 过量可引起惊厥。② 舌或唇麻木、耳鸣、视力模糊、复视等。③ 心率减慢、心律失常等。④ 正铁血红蛋白症。⑤ 过敏反应、高敏反应、变态反应等。

【注意事项】 同利多卡因。用量过大可产生变性血红蛋白症，从而导致发绀。

【患者用药指导】 仅供具有医师资格的医师使用。

辛可卡因 Cinchocaine

【商品名或别名】 纽白卡因，地布卡因，沙夫卡因，Nupercaine，Dibucaine，Sovcaine，Percaine

【分类】 化学：酰胺类。治疗学：局部麻醉药。妊娠分类：C。

【指征和剂量】 ① 表面麻醉：0.3%～0.5%的软膏。② 蛛网膜下隙阻滞：0.2%～0.5%的重比重溶液，最大量为12 mg/次。

【制剂】 注射剂：每支 10 mg。

【药动学】

给药途径	起效时间	峰值时间	维持时间
蛛网膜下隙阻滞	10～20 min	不详	4～6 h

【作用机制】 通过对细胞膜钠通道的阻滞，使钠通道失活，从而产生麻醉作用。

【禁忌证】 对辛可卡因过敏者禁用。存在过敏体质的患者(如哮喘、过敏性紫癜等)慎用。

【相互作用】 局麻药液中加入肾上腺素可延长局麻药的作用时间，并可减少局麻药中毒反应的概率。加入 α_2 肾上腺素能受体激动药可乐定可使神经阻滞、硬膜外腔阻滞或蛛网膜下隙阻滞的作用时间延长，麻醉效果提高，而不影响起效。与其他局麻药同时使用时可使毒性作用相加。

【不良反应】 ① 过量可引起惊厥。② 舌或唇麻木、耳鸣、视力模糊、复视等。③ 心率减慢、心律失常等。④ 过敏反应、高敏反应、变态反应等。

【注意事项】 同普鲁卡因，但其毒性为普鲁卡因的 12～15 倍，且毒性反应持久。对交感神经阻滞范围可能广泛，易致高血压。

【患者用药指导】 仅供具有医师资格的医师使用。

罗哌卡因　Ropivacaine

【商品名或别名】 罗比卡因，耐乐品，LEA103

【分类】 化学：酰胺类。治疗学：局部麻醉药。

【指征和剂量】 ① 神经阻滞：0.25%～0.5%溶液，最大剂量为 200 mg/次。② 硬膜外腔阻滞：0.75%～1.0%溶液，最大剂量为 150 mg/次。③ 产科镇痛：0.25%～0.5%溶液，一般推荐在宫口达 3～4 cm 时开始使用，以 5～10 ml/h 的速度硬膜外输注。④ 术后镇痛：0.1%～0.2%溶液，以 10 ml/h 的速度硬膜外输注。

【制剂】 注射剂：每支 2 mg/ml，7.5 mg/ml，10 mg/ml。

【药动学】

给药途径	起效时间	峰值时间	维持时间
神经阻滞	4～10 min	不详	240～400 min

【作用机制】 通过对细胞膜钠通道的阻滞，使钠通道失活，从而产生麻醉作用。

【禁忌证】 对罗哌卡因过敏者禁用。存在过敏体质的患者慎用。

【相互作用】 局麻药液中加入肾上腺素可延长局麻药的作用时间，并可减少局麻药中毒反应的概率。与其他局麻药同时使用时可使毒性作用相加。中枢毒性与布比卡因相似。

【不良反应】 ① 过量可引起惊厥。② 舌或唇麻木、耳鸣、视力模糊、复视等。③ 心率增快、心律失常、血压升高等。④ 过敏反应、高敏反应、变态反应等。

【注意事项】 同普鲁卡因。

【患者用药指导】 仅供具有医师资格的医师使用。用药后需观察，有不适即与医师联系。

二、静脉麻醉药

硫喷妥钠 Thiopental Sodium

【商品名或别名】 戊硫巴比妥钠，Sodium Pentothal

【分类】 化学：巴比妥类。治疗学：静脉麻醉药。妊娠分类：C。

【指征和剂量】 ① 麻醉诱导：新生儿为 3～4 mg/kg，婴儿为 5～8 mg/kg，儿童(1～4 岁)为 5～6 mg/kg，成人为 4～6 mg/kg。② 麻醉维持：儿童每次 1.5～5 mg/kg，成人每次 25～100 mg。③ 基础麻醉：用于小儿，15～20 mg/kg 肌注。④ 降低颅内压：每次 1.5～5 mg/kg，必要时可重复使用。⑤ 控制癫痫：儿童每次 2～3 mg/kg，必要时重复；成人每次 75～250 mg/kg，必要时重复。抗惊厥时，可用 0.33%等渗溶液输注。

【制剂】 粉针剂：每支 0.5 g，1.0 g。

【药动学】

给药途径	起效时间	峰值时间	维持时间
静注	10 s	40 s	20～30 min

【作用机制】 通过中枢神经系统中的抑制性神经递质氨酪酸(GABA)而产生镇静催眠作用。

【禁忌证】 卟啉症、对巴比妥类药物过敏、严重肝肾功能不全、哮喘、呼吸道严重梗阻、低血压或休克患者及新生儿禁用。

【相互作用】 吩噻嗪类(如异丙嗪)与硫喷妥钠合用可增强对循环的抑制作用,而且持续时间长;与中枢性抑制药如乙醇、巴比妥及阿片类药物合用其作用增强,呼吸抑制发生率增高;与水杨酸盐类(阿司匹林、保泰松、萘普生等)、磺胺异噁唑合用时毒性增强。硫喷妥钠可使血钾降低,可减轻琥珀胆碱引起的高血钾症。

【不良反应】 ① 血压下降。② 剂量依赖性呼吸抑制、喉痉挛、支气管痉挛。③ 胃反流。④ 注射痛、静脉炎。⑤ 误入血管外可引起周围组织疼痛、红肿、红斑,甚至皮肤坏死。误入动脉可引起动脉内膜炎,并形成血栓和严重的动脉痉挛,出现剧烈的烧灼痛、皮肤苍白、脉搏消失、水肿、肢体发绀、坏死,严重者引起休克、死亡。⑥ 在潜在性紫质症患者可出现毒性反应,表现为急性阵发性腹痛、谵妄、昏迷,严重者死亡。⑦ 过敏反应。

【注意事项】 在有呼吸支持设备的环境中应用;尽量选用大静脉注射,防止注入血管外或动脉中引起组织坏死,误注入动脉后应立即停药并以2%普鲁卡因动脉注射,并行相应区域的神经丛阻滞;注射速度宜慢。心脏病和血尿素氮增高者,用药量酌减。曾用镇痛药、催眠药、阿片类药,甚至嗜酒者,可产生耐药性而需增量。易分解,需现配现用。

【患者用药指导】 仅限具有医师资格的医师使用。使用前最好是空腹,防止反流误吸。若药液渗到皮下,立即用1%普鲁卡因10 ml局部浸润并热敷。门诊手术患者用药后应留院观察,无不适方可离院。清醒后不可立即从事精密操作和驾驶车辆等。

氯胺酮 Ketamine

【商品名或别名】 凯他敏,凯他那,Katalar, Ketaject

【分类】 化学:苯环哌啶类。治疗学:麻醉药。妊娠分类:B。

【指征和剂量】 ① 临床复合麻醉:因氯胺酮单独应用不良反应较多,目前一般与丙泊酚、咪达唑仑或羟丁酸钠等联合使用。1~2 mg/kg静注或5~10 mg/kg肌注后,以20 μg/(kg·min)持续泵注维持。对于不合作的小儿,肌注氯胺酮4~5 mg/kg,即可产生基础麻醉,可用于诊断性操作。② 辅助区域麻醉:氯胺酮的亚麻醉剂量为0.1~0.5 mg/kg,静注,用以辅助区域阻滞。③ 疼痛治疗:2~10 mg用生理盐水稀释到10 ml注入硬膜外腔。

【制剂】　注射剂：每支 100 mg/2 ml，100 mg/2 ml。

【药动学】

给药途径	起效时间	峰值时间	维持时间
肌注	1～3 min	5 min	20～30 min
静注	0.5～2 min	1 min	10～15 min

【作用机制】　氯胺酮可阻断丘脑与皮质之间的通路，对丘脑内侧核有选择性抑制作用，引起意识障碍和镇痛效应。因其可与多个受体位点相互作用，从而表现出复杂的药理学效应。氯胺酮拮抗 N-甲基-D 天冬氨酸受体，从而产生镇静、镇痛作用；氯胺酮可通过下行性抑制单胺能疼痛通道而发挥抗伤害作用；氯胺酮对毒蕈碱受体的拮抗作用是其产生谵妄、支气管扩张、拟交感神经作用的原因。

【禁忌证】　有精神病史、甲状腺功能亢进、高血压、动脉硬化、肺动脉高压、肺心病、心功能不全、颅内高压、青光眼、急慢性乙醇中毒、对含碘药物高度过敏者等禁用。

【相互作用】　吸入麻醉药能延迟氯胺酮的重新分布至作用部位，减缓氯胺酮的代谢，使其作用时间延长，且可加重心肌的抑制作用，使心脏指数、血压均下降。氯胺酮能使非去极化肌松药作用增强，使琥珀胆碱作用时间延长。氯胺酮与阿片类药物有协同作用，从而呼吸抑制发生率明显增加。氯胺酮与硫喷妥钠、咪达唑仑之间在催眠和抗伤害方面有相加作用，无协同作用。氯胺酮在催眠和麻醉方面与丙泊酚有相加作用，但有利于血流动力学的稳定。氯胺酮与氟哌利多等 α 受体阻滞药或维拉帕米等钙拮抗药合用，可降低氯胺酮引起的高血压发生率。与甲状腺素合用可产生严重的高血压和心动过速。

【不良反应】　① 颅内压增高、眼内压增高、噩梦、谵妄、复视。② 心率增快、血压升高。③ 分泌物增多。④ 恶心、呕吐等。

【注意事项】　保持呼吸道通畅，须在监护之下使用并吸氧，防止呼吸抑制。不可单独用于成人的腹部手术。本药反复多次应用后，可产生快速耐药，需加大用量或辅以其他药物。

【患者用药指导】　仅限于具有医师资格的麻醉医师使用。门诊手术患者用药后应留院观察，注意呼吸及其他生命体征变化，无不适方可离院。清醒后不可立即从事精密操作和驾驶车辆等。

丙泊酚 Propofol

【商品名或别名】 得普利麻,静安,异丙酚,Diprivan, Disoprofol

【分类】 化学:2,6-双异丙酚。治疗学:静脉麻醉药。妊娠分类:C。

【指征和剂量】 ① 全身麻醉:麻醉诱导剂量成人为1.5～2.5 mg/kg,儿童为2～2.8 mg/kg,老年人为1～2 mg/kg。丙泊酚无镇痛作用,麻醉维持需与其他药物合用,输注速度为80～300 μg/(kg・min),靶控输注时,将血浆或效应室浓度控制在3～6 μg/ml。② MAC技术:即Monitored Anesthesia Care,指"镇静-镇痛-监测"相结合,可用于内镜检查、不合作患者的影像检查、放射介入治疗、体外碎石和表面麻醉、区域阻滞的辅助。静脉泵注速度一般为30～60 μg/(kg・min),靶控输注时,将血浆或效应室浓度控制在0.5～2 μg/ml。患者自控镇静(PCS),单次注射剂量为0.7 mg/kg,锁定间歇期为3 min。③ ICU患者镇静:单次注射剂量为1.0～2.0 mg/kg,持续输注剂量0.5～1.5 mg/(kg・h),靶控输注时,将血浆或效应室浓度控制在0.5～2 μg/ml。PCS,单次注射剂量为0.7 mg/kg,锁定间歇期为3 min。

【制剂】 注射剂:每支200 mg/20 ml,500 mg/50 ml,1 000 mg/100 ml。

【药动学】

给药途径	起效时间	峰值时间	维持时间
静注	10～30 s	1.7 min	3～5 min

【作用机制】 目前认为是通过中枢神经系统中的GABA而产生镇静催眠作用。

【禁忌证】 对丙泊酚过敏者以及不具备人工辅助呼吸条件的环境下禁用。严重心功能不全、低血压、休克、高血脂、产科患者及有癫痫或抽搐史者应慎用。

【相互作用】 丙泊酚与苯二氮䓬类、副交感神经阻断药或吸入麻醉药合用时,作用时间可延长并且使呼吸频率降低;与阿片类药物合用可发生呼吸抑制;丙泊酚与琥珀胆碱或新斯的明合用可出现心动过缓或心搏骤停;与中枢性抑制药如乙醇、巴比妥、阿片类药物合用可增强镇静作用;长期使用环孢素治疗的患者可能在应用丙泊酚后会出现白质脑病。

【不良反应】 ① 欣快感、有成瘾的可能、惊厥、角弓反张的癫痫。② 血压下降、心率减慢。③ 呼吸抑制。支气管痉挛、肺水肿少见。④ 恶心、呕吐。⑤ 注射部位疼痛、可能出现性欲亢奋。

【注意事项】 仅供静注用，注射时，尽量选用较大静脉，以减少注射痛。静脉推注速度不宜过快，应在监护之下使用，防止引起循环和呼吸抑制。3岁以下小儿不推荐使用丙泊酚。每次药品打开后，须在12 h内使用，否则应弃之不用。

【患者用药指导】 仅供麻醉医师或ICU的医生使用。门诊手术患者用药后应留院观察，注意呼吸及其他生命体征变化，无不适方可离院。清醒后不可立即从事精密操作和驾驶车辆等。

依托咪酯 Etomidate

【商品名或别名】 乙咪酯，甲苄咪酯，嘧羟脂宜妥利，Hypnomidate，Amidate，R16659，R26490

【分类】 化学：咪唑类。治疗学：静脉麻醉药。妊娠分类：C。

【指征和剂量】 ① 麻醉诱导：常用量0.15～0.3 mg/kg，年老体弱者或重危患者可减至0.1 mg/kg，30～60 s注射完毕。② 麻醉维持：5～20 μg/(kg·min)持续泵注。

【制剂】 乳剂或水剂：每支20 mg/10 ml。

【药动学】

给药途径	起效时间	峰值时间	维持时间
静注	30～60 s	1 min	6～10 min

【作用机制】 作用于中枢GABA受体，在催眠剂量时产生皮质下抑制，出现新皮质样睡眠、脑干网状结构激活和反应处于抑制。

【禁忌证】 对依托咪酯过敏、肾上腺皮质功能不全、卟啉症、移植手术患者禁用。

【相互作用】 与任何能引起血压下降的药物(如中枢性抗高血压药、利尿性抗高血压药、钙拮抗药、中枢神经抑制药、硫酸镁、单胺氧化酶抑制药、三环抗抑郁药)合用均能使血压明显下降。与中枢性抑制药如乙醇、巴比妥类、氯胺酮及阿片类药物合用呼吸抑制发生率增高。依托咪酯为假性胆碱酯酶抑制药，可增强琥珀胆碱作用。

【不良反应】① 心律失常。② 肌震颤或痉挛。③ 恶心、呕吐。④ 呼吸抑制、咳嗽、呃逆。⑤ 注射痛、静脉炎。⑥ 抑制肾上腺皮质。

【注意事项】有免疫抑制、脓毒血症及拟行器官移植的患者慎用。肌震颤或痉挛系因溶媒引起,可用氟哌利多、地西泮、芬太尼或东莨菪碱预防。静注时最好不选择手背小静脉。长期使用的患者需同时输注地塞米松或氢化可的松。

【患者用药指导】仅限具有医师资格的医师使用。门诊手术患者用药后应留院观察,注意呼吸及其他生命体征变化,无不适方可离院。清醒后不可立即从事精密操作和驾驶车辆等。

羟丁酸钠 Sodium Hydroxy butyrate

【商品名或别名】γ-羟丁酸钠,γ-OH, Somsant, Sodium γ-Hydroxybuty rate, Sodium Oxybate

【分类】化学:非巴比妥类。治疗学:静脉麻醉药。妊娠分类:C。

【指征和剂量】全身麻醉:诱导剂量为 60～80 mg/kg,小儿不超过 100 mg/kg,首次剂量后 1～1.5 h 追加半量做维持剂量。通常与苯二氮䓬类、阿片类、吸入麻醉药或氯胺酮合用。

【制剂】注射剂:每支 2.5 g/10 ml。

【药动学】

给药途径	起效时间	峰值时间	维持时间
静注	3～5 min	15～20 min	60～90 min

【作用机制】γ-羟丁酸钠是体内 GABA 的中间代谢产物,能通过血脑屏障,转化为 γ-丁酸内酯作用于 GABA 受体而起作用。

【禁忌证】严重高血压、严重心传导阻滞或左束支传导阻滞、心动过缓、癫痫、酸中毒患者禁用。

【相互作用】与其他静脉麻醉药合用,其镇静作用相加;与阿片类药物合用可发生呼吸抑制。

【不良反应】① 锥体外系症状、躁狂、幻觉、兴奋、激动等。② 血压升高、心率明显减慢。③ 使呼吸加深减慢。④ 恶心、呕吐。⑤ 注射痛。⑥ 可使血钾降低。

【注意事项】 因抑制氮的分解，促进钾进入细胞内，降低血钾，因此对长期禁食、呕吐、肠梗阻等低血钾患者须防止血钾严重降低，适当补充钾盐，须心电图监护。

【患者用药指导】 仅限具有医师资格的医师使用。门诊手术患者用药后应留院观察，注意呼吸及其他生命体征变化，无不适方可离院。清醒后不可立即从事精密操作和驾驶车辆等。

咪达唑仑 Midazolam

【商品名或别名】 速眠安，多美康，力月西，咪唑安定，Dormicum

【分类】 化学：苯二氮䓬类。治疗学：镇静催眠药。妊娠分类：D。

【指征和剂量】 ① 术前用药：肌注 0.07～0.2 mg/kg；静注 0.02～0.04 mg/kg，总量不超过 0.1～0.2 mg/kg；鼻内或舌下给药常用于儿童，0.2～0.4 mg/kg，最大量不超过 15 mg。② 镇静及区域阻滞辅助用药：肌注 0.07 mg/kg；静注 0.05 ～ 0.15 mg/kg 或 0.5 ～ 2 μg/(kg・min)。老年人、慢性阻塞性肺疾病或已用中枢神经抑制药者，2 min 内用量不超过 1.5 mg/kg，或单次给药 0.5 mg，总量不超过 3.5 mg。③ 麻醉诱导：0.1～0.4 mg/kg。④ 麻醉维持：静注 0.05～0.3 mg/kg，或以 0.25～1.5 μg/(kg・min)持续泵注。⑤ ICU 镇静：美国食品和药物管理局(FDA)推荐负荷量为 0.01～0.05 mg/kg，间隔 10～15 min 重复给药，维持量为 0.02～0.1 mg/(kg・h)。同时应用阿片类药物时可适当减量，输注速率在初始速率的 10%～25%上下调节，以确保所需的镇静深度。

【制剂】 每支 5 mg/ml，10 mg/2 ml，15 mg/3 ml。

【药动学】

给药途径	起效时间	峰值时间	维持时间
肌注	5～15 min	30～60 min	2 h
静注	2.8 min	不详	10～30 min

【作用机制】 作用机制尚未完全阐明，可能和大脑皮质中的苯二氮䓬类受体有关。作用于脑干网状结构和大脑边缘系统(包括杏仁核、海马等)，通过作用于苯二氮䓬类受体从而阻止 GABA 调控蛋白，使 GABA 与其受体结合增强，促进 Cl^- 进入细胞内，使细胞超极化而产生作用。

【禁忌证】 对苯二氮䓬类药物过敏、闭角型青光眼、未能控制的严重疼痛、已存在中枢性抑制或休克的患者禁用。

【相互作用】 氨茶碱可拮抗其镇静作用;中枢神经抑制药如乙醇、巴比妥类、阿片类可增强咪达唑仑的镇静和呼吸抑制作用;西咪替丁可增加其血药浓度。

【不良反应】 ① 困倦、嗜睡及共济失调、头痛、欣快感。② 血压下降、心率增快。③ 剂量依赖性呼吸抑制、喉痉挛。④ 恶心呕吐、呃逆。

【注意事项】 用药勿逾量,静注速度不宜过快,防止呼吸抑制。循环功能降低或体弱老年患者过快过量给药可引起血压明显下降。

【患者用药指导】 门诊手术患者用药后应留院观察,注意呼吸及其他生命体征变化,无不适方可离院。口服用药时,不要逾量,根据需要和用药后反应调节自身用药剂量。用药后不可从事精密操作和驾驶车辆等。

地西泮 Diazepam

【商品名或别名】 安定,苯甲二氮䓬,Valium

【分类】 化学:苯二氮䓬类。治疗学:镇静催眠药。妊娠分类:D。

【指征和剂量】 ① 术前用药:最好口服,小儿剂量为 0.2～0.3 mg/kg,最大剂量不超过 10 mg,成人剂量为 10～15 mg。② 抗惊厥:小儿剂量为 0.05～0.3 mg/kg,15～30 min 后可重复使用,5 岁以内最大剂量为 5 mg,大于 5 岁最大剂量为 10 mg,成人最大剂量为 30 mg。③ 全麻诱导:0.1～0.2 mg/kg。

【制剂】 注射剂:每支 10 mg。片剂:每片 2.5 mg,5 mg。胶囊:每粒 2 mg,5 mg,10 mg。

【药动学】

给药途径	起效时间	峰值时间	维持时间
口服	不详	成人:55 min 儿童:30～90 min	120 min
静注	1 min	不详	15～30 min

【作用机制】 作用于脑干网状结构和大脑边缘系统(包括杏仁核、海马等),通过作用于苯二氮䓬类受体从而阻止 GABA 调控蛋白,使 GABA 与其

受体结合增强，促进 Cl^- 进入细胞内，使细胞超极化而产生作用。

【禁忌证】 对苯二氮䓬类药物过敏、昏迷、闭角型青光眼、呼吸抑制、未能控制的严重疼痛或存在中枢神经抑制的患者禁用。

【相互作用】 酶诱导药可促进地西泮的代谢；中枢性抑制药如乙醇、巴比妥及阿片类药物可增强地西泮的镇静和呼吸抑制作用；西咪替丁可降低地西泮的代谢；胃动力药西沙必利可显著升高地西泮的血浆浓度；抗癫痫药丙戊酸可使地西泮的镇静作用增强；选择性 5-羟色胺重新摄取抑制药（如 Fluoxetine，Sertraline）可使地西泮作用时间延长；与芬太尼、哌替啶合用时，地西泮的消除半衰期可降低。

【不良反应】 ① 嗜睡、乏力、肌张力低、依赖性。② 呼吸抑制。③ 注射痛、静脉炎、静脉血栓和硬化。④ 白细胞减少。⑤ 皮疹。

【注意事项】 地西泮在动物实验中有致畸作用，故不推荐孕妇应用。注速过快或用药过量会引起一过性呼吸抑制和血压下降。高龄、尿毒症、胃功能障碍患者地西泮作用时间延长。

【患者用药指导】 口服用药时，不要逾量，根据需要和用药后反应调节自身用药剂量。用药后不可从事精密操作和驾驶车辆等。

氟马西尼 Flumazenil

【商品名或别名】 氟吗西尼，安易醒，Anexate

【分类】 化学：咪唑苯二氮䓬衍生物。治疗学：苯二氮䓬类拮抗药。妊娠分类：C。

【指征和剂量】 ① 对苯二氮䓬类药中毒的诊治：采取小剂量分次静注，每次 0.1 mg（或 0.003 mg/kg），1 次/min，直至苏醒或总量达 2 mg。为维持疗效，可用首次有效量的 1/2 重复注射。也可以 0.1～0.4 mg/h 静滴。② 麻醉后拮抗苯二氮䓬类药的残余作用：首次剂量为 0.1～0.2 mg 静注，以后 0.1 mg/min，直至患者苏醒或总量达 1 mg。

【制剂】 注射剂：每支 0.5 mg/5 ml。

【药动学】

给药途径	起效时间	峰值时间	维持时间
静注	60 s	5 min	不详
口服	不详	20～40 min	不详

【作用机制】 氟马西尼对苯二氮䓬受体(BZ受体)有很强的亲和力，通过对其受体的竞争，拮抗苯二氮䓬类药的中枢作用。

【禁忌证】 对此药过敏和对安定类过敏者、正应用苯二氮䓬类药控制癫痫持续状态或颅内压者、有严重抗抑郁药中毒者禁用。

【相互作用】 氟马西尼可阻滞佐匹克隆的镇静催眠作用，对其他中枢神经系统抑制药无相互作用。对苯二氮䓬类药的药动学无影响。

【不良反应】 ① 焦虑、恐惧。② 一过性血压增高、心率增快、心悸。③ 恶心、呕吐。

【注意事项】 在麻醉手术结束时应用，须在骨骼肌松弛药作用消退后方能使用。

【患者用药指导】 仅限具有医师资格的医师使用。

三、吸入麻醉药

氟烷 Halothane

【商品名或别名】 三氟氯溴乙烷，三氟乙烷，Fluothane

【分类】 化学：卤烃类。治疗学：吸入麻醉药。妊娠分级：C。

【指征和剂量】 ① 小儿麻醉：用半开放回路(如 Bain 回路)或 F 型多用途回路来完成。氟烷可合并应用 50%～65%氧化亚氮。诱导浓度 1%～1.5%，麻醉维持深度 0.3%。② 成人全麻：用氟烷蒸发器半紧闭法施行高或低流量麻醉，也可做全紧闭法麻醉。诱导浓度 2%～3.5%，麻醉维持深度 1%～1.5%。

【制剂】 水溶液剂：每瓶 20 ml，100 ml，250 ml。

【药动学】 与吸入浓度、分钟通气量等有关。

【作用机制】 作用机制尚不清楚，可能是通过作用于神经元的膜结构，减弱兴奋过程或增强抑制过程的神经元跨膜电位的变化，导致神经冲动的传导受抑制，从而起麻醉作用。

【禁忌证】 心功能不全、休克、中毒性心肌损害、有恶性高热倾向、急性或慢性肝脏疾病、须合用肾上腺素的手术、剖宫产者禁用。

【相互作用】 β肾上腺素能阻滞剂和钙拮抗药能加重氟烷对心脏的负性肌力作用。氟烷可减弱去甲肾上腺素对外周血管的作用，增强肾上腺素对心脏的敏感性。氟烷能显著增加并延长非去极化肌松药的肌松作用，与去极化肌松药琥珀胆碱合用可诱发恶性高热。

【不良反应】 ① 增加脑血流量，颅内压升高。麻醉后暂时认识功能障碍。② 血压下降、心排血量下降、心律失常。③ 呼吸抑制。④ 中枢性肌松作用。⑤ 氟烷后肝炎，尤其是1个月内再次使用氟烷者。⑥ 血中促肾上腺皮质激素(ACTH)、醇脱氢酶(ADH)、肾上腺皮质激素、甲状腺素略增加。⑦与钠石灰可产生有毒物质 CF_2CClBr。

【注意事项】 根据需要调节吸入浓度。在有呼吸支持设备的条件下应用。多次使用氟烷麻醉者最好间隔3个月以上。氟烷麻醉下出现心动过缓时，应用阿托品可使副交感神经张力完全消失，增加室性心律失常的发生率。

【患者用药指导】 仅供具有医师资格的麻醉医师使用。门诊手术患者用药后应留院观察，注意呼吸及其他生命体征变化，无不适方可离院。清醒后不可立即从事精密操作或驾驶车辆等。

氧化亚氮 Nitrous Oxide

【商品名或别名】 笑气，N_2O

【分类】 化学：气体类。治疗学：吸入麻醉药。妊娠分类：B，C。

【指征和剂量】 全身麻醉：根据需要调节吸入浓度，一般浓度不要大于70%。

【制剂】 压力金属瓶装气体。浅蓝色油漆作为色标。

【药动学】 与吸入浓度、分钟通气量等有关。

【作用机制】 可能是通过拮抗中枢的N-甲基-D-天冬氨酸(NMDA)受体而产生作用。

【禁忌证】 肠梗阻、空气栓塞、气胸、腹腔镜或胸腔镜手术、气脑造影患者禁用；麻醉机的氧化亚氮和氧气流量计不准确的情况下也禁止使用。

【相互作用】 氧化亚氮可增加吗啡等药物对心脏的抑制作用，氧化亚氮与氟烷合用可增加儿茶酚胺的释放，与其他麻醉药或麻醉性镇痛药使用可增加呼吸抑制的发生率。

【不良反应】 ① 脑血管扩张，脑血流量增加，颅内压升高。② 长时间吸入氧化亚氮可发生骨髓抑制，可引起白细胞、血小板减少，骨髓涂片示渐进性红细胞再生不良，当吸入时间大于6 h，浓度大于50%时，需补充维生素 B_{12}。③ 氧化亚氮可使体内含气体的腔隙容积增大。可发生弥散性缺氧。

【注意事项】 氧化亚氮吸入时必须同时吸入氧气,且最好吸入浓度不要大于70%,停止氧化亚氮吸入后应增加纯氧浓度,直到手术结束,再吸入纯氧5~10 min以上,防止弥散性缺氧。

【患者用药指导】 仅供具有医师资格的麻醉医师使用。门诊手术患者用药后应留院观察,注意呼吸及其他生命体征变化,无不适方可离院。清醒后不可立即从事精密操作或驾驶车辆等。

恩氟烷 Enflurane

【商品名或别名】 安氟烷,易使宁,Ethrane

【分类】 化学:卤代烃基醚。治疗学:吸入麻醉药。妊娠分类:B。

【指征和剂量】 全身麻醉:根据需要调节吸入浓度,一般常用专用的蒸发器施行紧闭环路麻醉,也可用Bain回路对小儿施行全身麻醉。麻醉诱导浓度3.5%~4.5%,麻醉维持浓度1.5%~2.5%。

【制剂】 水溶液剂:每瓶100 ml,250 ml。

【药动学】 与吸入浓度、分钟通气量等有关。

【作用机制】 作用机制尚不清楚,可能是通过作用于神经元的膜突触离子通道或通道的调节系统,减弱兴奋过程或增强抑制过程的神经元跨膜电位的变化,导致神经冲动的传导受抑制,从而起麻醉作用。

【禁忌证】 严重心、肝、肾疾病,癫痫,颅内压过高患者禁用。

【相互作用】 恩氟烷与钙拮抗药有协同作用,能增加心脏对儿茶酚胺的敏感性。恩氟烷与非去极化肌松药有协同作用。

【不良反应】 ① 增加脑血流量,升高颅内压,可在脑电图上引起癫痫状棘波。麻醉后暂时认识功能障碍。② 血压下降,心率加快,心律失常等。③ 呼吸抑制。④ 恶心、呕吐。⑤ 肌肉松弛作用,且其作用不能为新斯的明所拮抗。恢复期可出现肌震颤或痉挛,小儿多见。

【注意事项】 恩氟烷有轻度肾功能抑制作用,不能用于肾功能不良者;对肝功能也有影响,近期使用过氟烷麻醉的患者最好不用。肥胖患者或慢性支气管炎患者高浓度恩氟烷吸入可发生CO_2蓄积。

【患者用药指导】 仅供具有医师资格的麻醉医师使用。门诊手术患者用药后应留院观察,注意呼吸及其他生命体征变化,无不适方可离院。清醒后不可立即从事精密操作或驾驶车辆等。

异氟烷 Isoflurane

【商品名或别名】 活宁,Forane

【分类】 化学:卤代烃基醚。治疗学:吸入麻醉药。妊娠分类:B。

【指征和剂量】 全身麻醉:根据需要调节吸入浓度,一般常用专用的蒸发器施行紧闭环路麻醉。麻醉诱导浓度从 0.25%~0.5%逐渐增加到 3.5%~4%,麻醉维持浓度1%~2.3%。

【制剂】 水溶液剂:每瓶 100 ml,250 ml。

【药动学】 与吸入浓度、分钟通气量等有关。

【作用机制】 作用机制尚不清楚,可能是通过作用于大脑皮质等神经元的膜蛋白,减弱兴奋过程或增强抑制过程的神经元跨膜电位的变化,导致神经冲动的传导受抑制,从而起麻醉作用。

【禁忌证】 剖宫产或子宫诊刮、严重心肌缺血、对异氟烷过敏者禁用。

【相互作用】 异氟烷与非去极化肌松药有协同作用。

【不良反应】 ① 增加脑血流量,升高颅内压(但较轻),麻醉后发生躁动,暂时认识功能障碍。② 血压下降、心率增快。③ 气道刺激性,气道分泌物增加,剂量相关性呼吸抑制。④ 恶心、呕吐。⑤ 肌肉松弛作用,且其作用不能为新斯的明所拮抗,但停药后可消失。⑥ 可诱发恶性高热。

【注意事项】 根据需要调节吸入浓度。剂量相关性抑制子宫收缩,能增加子宫吸刮时子宫出血。因可能出现 2~3 h 患者智力迟钝或失去精神辨别能力,不宜用于门诊手术患者。注意循环变化。

【患者用药指导】 仅供具有医师资格的麻醉医师使用。清醒后不可立即从事精密操作或驾驶车辆等。

七氟烷 Sevoflurane

【商品名或别名】 七氟异丙甲醚,Sevofrane,Travenol

【分类】 化学:卤代烃基醚。治疗学:吸入麻醉药。妊娠分类:美国食品和药物管理局(FDA)尚未对其分级。

【指征和剂量】 全身麻醉:根据需要调节吸入浓度,用专用的蒸发器施行紧闭环路麻醉。

【制剂】 水溶液剂:每瓶 250 ml。

【药动学】 与吸入浓度、分钟通气量等有关。

【作用机制】 作用机制尚不清楚,可能是通过作用于神经元的膜结构,减弱兴奋过程或增强抑制过程的神经元跨膜电位的变化,导致神经冲动的传导受抑制,从而起麻醉作用。

【禁忌证】 肝、肾功能不全,冠心病,先天性肌病,高热,颅内高压患,有恶性高热倾向,肥胖,1个月内接受过全身麻醉且有肝损害、妊娠数周者禁用。

【相互作用】 七氟烷可明显增加并延长非去极化肌松药的肌松作用,从而大大减少肌松药的用量。七氟烷可抑制尼卡地平引起的血压下降及伴随的压力容量反射介导的心脏收缩加速和心脏收缩力增加作用,两者合用安全。

【不良反应】 ① 麻醉后暂时认识功能障碍。② 剂量依赖性循环抑制,血压下降。③ 呼吸抑制。

【注意事项】 在紧闭七氟烷麻醉时要避免钠石灰温度过高;每次麻醉前更换钠石灰,以免干燥钠石灰使降解产物增加;吸入七氟醚的浓度不宜过高。与琥珀胆碱合用可诱发恶性高热。

【患者用药指导】 仅供具有医师资格的麻醉医师使用。门诊手术患者用药后应留院观察,注意呼吸及其他生命体征变化,无不适方可离院。清醒后不可立即从事精密操作或驾驶车辆等。

地氟烷 Desflurane

【商品名或别名】 去氟烷,优宁,Suparne

【分类】 化学:卤代烃基醚。治疗学:吸入麻醉药。妊娠分类:美国食品和药物管理局(FDA)尚未对其分级。

【指征和剂量】 全身麻醉:根据需要调节吸入浓度,用专用的电加热蒸发器施行紧闭环路麻醉。

【制剂】 水溶液剂:每瓶250 ml。

【药动学】 与吸入浓度、分钟通气量等有关。

【作用机制】 作用机制尚不清楚,可能是通过作用于神经元的膜结构,减弱兴奋过程或增强抑制过程的神经元跨膜电位的变化,导致神经冲动的传导受抑制,从而起麻醉作用。

【禁忌证】 恶性高热倾向、颅内高压的脑占位性病变、哮喘患者禁用。

【相互作用】 地氟烷能明显增加并延长非去极化肌松药的肌松作用。在一定的最低肺泡有效浓度(MAC)下应用,氧化亚氮能减轻地氟烷的循环抑制及心率加快作用。

【不良反应】 ① 脑血流量增加，颅内压升高，麻醉后暂时认识功能障碍。② 剂量依赖性循环抑制，可使血压下降、心脏顺应性下降、每搏指数下降。有交感活性作用，突然增加地氟烷的吸入浓度可引起血压上升、心率增快。③ 呼吸道刺激作用，可出现咳嗽、屏气、分泌物增多、喉痉挛、呼吸暂停、低氧血症等不良反应。④ 剂量依赖性呼吸抑制。⑤ 出现非外科应激所致的短暂性白细胞读数升高。

【注意事项】 因其呼吸道刺激作用，不可用于小儿患者的麻醉诱导。高浓度吸入地氟烷或突然增加吸入浓度时，可出现明显的交感活性增强，心率、血压短暂升高，这在嗜铬细胞瘤手术中需注意，防治方法有：① 初始浓度设为 2%～6%，每次按 0.5%～1% 的幅度增加吸入浓度。② 在增加吸入浓度前给予芬太尼等阿片药物。③ 预先给予β受体阻滞剂。

【患者用药指导】 仅供具有医师资格的麻醉医师使用。门诊手术患者用药后应留院观察，注意呼吸及其他生命体征变化，无不适方可离院。清醒后不可立即从事精密操作或驾驶车辆等。

四、麻醉镇痛药

吗啡　Morphine

【商品名或别名】 阿片全碱，Papaveretum

【分类】 化学：阿片类。治疗学：麻醉性镇痛药。妊娠分类：C。

【指征和剂量】 ① 癌痛治疗：成人口服剂量，速释片为 10～30 mg，q4 h；控释片为 15～30 mg，q8～12 h；肌内、静脉、皮下注射 10 mg，q4 h；连续输注：0.8～10 mg/h。② 术后镇痛：患者自控镇痛(PCA)的负荷剂量为 5～10 mg，单次 1～2 mg，锁定时间 5～10 min；硬膜外腔镇痛剂量，单次用药为 2～6 mg，qd 或 tid，连续输注为 0.2～1 mg/h；蛛网膜下隙镇痛剂量为 0.1～0.5 mg。

【制剂】 注射剂：每支 1 mg/ml，2 mg/2 ml，5 mg/0.5 ml，10 mg/ml。片剂：每片 5 mg，10 mg。控释片：每片 30 mg，60 mg。

【药动学】

给药途径	起效时间	峰值时间	维持时间
肌注	15～30 min	45～90 min	4～6 h

【作用机制】 作用于脊髓、延髓、中脑和丘脑等痛觉传导区阿片类受体,提高痛阈从而产生镇痛作用。

【禁忌证】 昏迷、哮喘、上呼吸道梗阻、肺源性心脏、急性左心衰晚期出现呼吸衰竭时、严重的肝功能障碍、伴颅内高压的颅内占位性病变、诊断不明确的急腹症患者及待产妇和哺乳期妇女、1岁以内的婴儿禁用。

【相互作用】 与苯二氮䓬类药物等其他中枢神经抑制药合用有协同作用,呼吸抑制发生率明显增加。其作用可被纳洛酮拮抗。

【不良反应】 ① 脑血流量降低,颅内压降低,脊髓反射增强,欣快感、依赖性、长期应用后停药会产生戒断症状。② 缩瞳。③ 心率减慢,血压下降,能引起体位性低血压。④ 呼吸抑制,支气管痉挛。⑤ 恶心呕吐,增加胃肠道平滑肌和括约肌张力,便秘,胆道内压增加。⑥ 尿潴留。⑦ 因能引起组胺释放,引起皮肤血管扩张,体温下降。

【注意事项】 静注速度宜慢,用量适当,以避免发生呼吸抑制,一旦发生立即进行人工通气。过量可发生急性中毒,主要表现为昏迷、严重呼吸抑制和瞳孔针尖样缩小,可发生血压下降、体温下降以及缺氧引起的抽搐。一旦发生首要是进行人工通气,补充血容量以维持循环,并给予纳洛酮。

【患者用药指导】 根据用药的情况调节用量,不要逾量。用药后不可立即从事精密操作或驾驶车辆等。

附:吗啡控释片 (Morphine Extended Release Tablets,MER)——施康定:口服后释放更缓慢,血药浓度波动较小,可减少患者对疼痛的敏感度。主要用于严重疼痛反复服药者。

哌替啶 Pethidine

【商品名或别名】 度冷丁,地美露,麦啶,Demerol,Meperidine,Dolantine

【分类】 化学:苯基哌啶衍生物。治疗学:麻醉性镇痛药。妊娠分类:B,D。

【指征和剂量】 ① 术前用药:50~100 mg,肌注。② 术后镇痛:儿童为1~1.5 mg/kg,q3~4 h。成人为50~150 mg,q2~4 h,肌注或静注。③ 患者自控镇痛(PCA):经静脉镇痛剂量为12~36 mg/h,其中负荷剂量为50~100 mg,单次剂量为5~30 mg,锁定时间为10~20 min。硬膜外腔镇痛剂量,单次用药为20~50 mg,q6~8 h,连续输注为10~50 mg/h。

【制剂】 注射剂：每支 50 mg/ml，100 mg/2 ml。

【药动学】

给药途径	起效时间	峰值时间	维持时间
肌内或皮下注射	15～30 min	60 min	2～4 h
口服	15～30 min	60 min	2～4 h

【作用机制】 作用于体内的 μ 和 κ 型阿片受体，从而产生作用。

【禁忌证】 昏迷、哮喘、上呼吸道梗阻、严重的肝功能障碍、伴颅内高压的颅内占位性病变、诊断不明确的急腹症、癫痫患者及待产妇和哺乳期妇女、1 岁以内的婴儿禁用。

【相互作用】 与其他镇静催眠药有协同作用。单胺氧化酶抑制药（如异丙烟肼等）可使哌替啶的毒性增强。纳洛酮可拮抗其作用。

【不良反应】 ① 谵妄、欣快感、依赖性，长期应用后停药会产生戒断症状。② 特大剂量可产生瞳孔散大。③ 心率增快，直立性低血压。④ 呼吸抑制。⑤ 恶心呕吐、增加胃肠道平滑肌和括约肌张力，便秘，胆道内压增加。⑥ 尿潴留。

【注意事项】 剂量适当，防止呼吸抑制，一旦发生即给予人工通气。长期服用单胺氧化酶抑制剂的患者应避免使用哌替啶，否则可产生严重的高血压、抽搐、呼吸抑制、大汗和长时间昏迷，甚至致死。

【患者用药指导】 根据用药的情况调节用量，不要逾量。用药后不可立即从事精密操作或驾驶车辆等。

芬太尼 Fentanyl

【商品名或别名】 痛宁，Sublimaze

【分类】 化学：苯基哌啶衍生物。治疗学：麻醉性镇痛药。妊娠分类：B，D。

【指征和剂量】 ① 术前用药：2～8 岁儿童，可于麻醉前 45 min 经口腔或鼻黏膜给药，15～20 μg/kg。② 复合麻醉：伍用肌松药、吸入麻醉药和其他静脉麻醉药，负荷量 4～20 μg/kg，维持量 2～10 μg/(kg · min)，单次剂量为 25～100 μg。心血管麻醉时，可持续泵注 9～18 μg/(kg · min)。③ 镇痛：癌痛患者可经皮贴剂（如多瑞吉，Durogesic）或经皮给药系统（TTS）给药，75～100 μg/h。

【制剂】 注射剂：每支 0.1 mg/2 ml，1 mg/10 ml。透片贴剂：每贴 2.5 mg，5 mg。

【药动学】

给药途径	起效时间	峰值时间	维持时间
静注	2～5 min	10～15 min	30～60 min
肌注	7～15 min	不详	1～2 h
黏膜给药	5～15 min	20～30 min	与血药浓度有关

【作用机制】 作用于体内的阿片类受体，从而产生镇痛作用。

【禁忌证】 昏迷、诊断不明的腹痛、重症肌无力患者及待产妇和哺乳期妇女禁用。

【相互作用】 芬太尼可大大增强咪达唑仑的作用，并可降低丙泊酚的剂量。与苯二氮䓬类药物在镇静和呼吸抑制方面有协同作用。其作用可为纳洛酮所拮抗。

【不良反应】 ① 嗜睡，依赖性，长期应用后停药会产生戒断症状。长期使用芬太尼贴剂的癌症患者可出现躁狂。② 呼吸抑制。③ 胸壁肌及腹肌僵硬。④ 恶心、呕吐。⑤ 尿潴留。

【注意事项】 快速注射芬太尼可引起胸壁和腹壁肌肉僵硬而引起通气障碍，一旦发生可人工正压通气。反复应用或大剂量应用，3～4 h 后可出现延迟性呼吸抑制。

【患者用药指导】 根据用药的情况调节用量，不要逾量。用药后不可立即从事精密操作或驾驶车辆等。

舒芬太尼 Sufentanil

【商品名或别名】 噻哌苯胺，新芬太尼，硫芬太尼，Sufenta

【分类】 化学：芬太尼的衍生物。治疗学：麻醉镇痛药。妊娠分类：C。

【指征和剂量】 ① 麻醉诱导：一般手术为 0.5～0.8 μg/kg，心脏手术为 0.8～1 μg/kg。② 麻醉维持：0.3～0.5 μg/(kg · h)，心脏手术为 10～50 μg/kg。

【制剂】 注射剂：每支 50 μg/ml，100 μg/2 ml，250 μg/5 ml。

【药动学】

给药途径	起效时间	峰值时间	维持时间
静注	1～3 min	5～6 min	60～120 min

【作用机制】 可迅速通过血脑屏障而起效。作用于体内的阿片类受体而产生镇痛作用。

【禁忌证】 昏迷、诊断不明的腹痛患者及待产妇和哺乳期妇女禁用。呼吸功能不全或肝肾功能不全者慎用。

【相互作用】 舒芬太尼可大大增强咪达唑仑的作用，并可降低丙泊酚的剂量。与苯二氮䓬类药物在镇静和呼吸抑制方面有协同作用。其作用可被纳洛酮拮抗。

【不良反应】 ① 嗜睡，依赖性，长期应用后停药会产生戒断症状。② 心率减慢。③ 呼吸抑制。④ 胸壁肌及腹肌僵硬。⑤ 恶心、呕吐。⑥ 尿潴留。

【注意事项】 大剂量舒芬太尼麻醉诱导时可出现胸、腹肌强直，影响肺的正压通气，这种通气困难有时表现为喉梗阻，应用肌松药后气管插管可克服。肾功能不全的患者，因舒芬太尼排泄不良，作用时间可延长。

【患者用药指导】 根据用药的情况调节用量，不要逾量。用药后不可立即从事精密操作或驾驶车辆等。

阿芬太尼 Alfentanil

【商品名或别名】 Alfenta

【分类】 化学：芬太尼衍生物。治疗学：麻醉性镇痛药。妊娠分类：C。

【指征和剂量】 全身静脉麻醉：负荷量为 25～100 μg/kg，维持输注速度为 1～3 μg/(kg・min)。单次剂量为 5～10 μg/kg。

【制剂】 注射剂：每支 1 mg/2 ml，5 mg/10 ml。

【药动学】

给药途径	起效时间	峰值时间	维持时间
静注	45 s	0.4 min	依剂量而定

【作用机制】 作用于体内的阿片类受体,从而产生镇痛作用。

【禁忌证】 帕金森病、昏迷、诊断不明的腹痛患者及待产妇和哺乳期妇女禁用。

【相互作用】 阿芬太尼可增强咪达唑仑的作用,并可降低丙泊酚的剂量。与苯二氮䓬类药物在镇静和呼吸抑制方面有协同作用。其作用可被纳洛酮拮抗。

【不良反应】 ① 嗜睡,依赖性,长期应用后停药会产生戒断症状。② 心率减慢,血压下降。③ 呼吸抑制。④ 胸壁肌及腹肌僵硬。⑤ 恶心、呕吐。⑥ 尿潴留。

【注意事项】 使用时应缓慢注射,注意观察呼吸,一旦发生呼吸抑制即需人工通气。在未经控制的帕金森病患者应用,可引起急性麻痹症状。

【患者用药指导】 仅供具有医师资格的麻醉医师使用。根据用药的情况调节用量,不要逾量。用药后不可立即从事精密操作或驾驶车辆等。

瑞芬太尼 Remifentanil

【商品名或别名】 瑞美芬太尼,瑞捷,RF,GI 87084 B

【分类】 化学:芬太尼的衍生物。治疗学:麻醉性镇痛药。妊娠分类:C。

【指征和剂量】 ① 全身麻醉:负荷量为0.5～1.0 μg/kg,维持输注速度为0.25～2 μg/(kg·min)。单次剂量为0.25～1.0 μg/kg。② 辅助区域麻醉:0.05～0.1 μg/(kg·min)的瑞芬太尼加2 mg咪达唑仑可产生良好的镇静镇痛效果。③ 患者自控镇痛(PCA):经静脉PCA,剂量为0.05～2 μg/(kg·min)。

【制剂】 注射剂(冻干粉):每支5 mg+甘氨酸15 mg,应用时加入蒸馏水5 ml溶解。

【药动学】

给药途径	起效时间	峰值时间	维持时间
静注	1 min	不详	5～10 min

【作用机制】 选择性作用于μ型阿片受体而产生镇痛作用。

【禁忌证】 对瑞芬太尼及甘氨酸过敏、昏迷、诊断不明的腹痛患者及待产妇和哺乳期妇女禁用。

【相互作用】 可使吸入麻醉药和静脉麻醉药所需剂量明显减少。其作用可被纳洛酮拮抗。

【不良反应】 ① 眩晕、嗜睡，癫痫，长期应用后停药会产生戒断症状。② 心率减慢，血压下降。③ 呼吸抑制，咳嗽、呼吸困难、支气管痉挛、喉痉挛、喘鸣等少见。④ 胸壁和腹壁肌肉僵硬。⑤ 恶心、呕吐，腹部不适，便秘。⑥ 尿潴留、少尿、尿路中断。

【注意事项】 需用规定溶液（如生理盐水、5%葡萄糖或右旋糖酐等）稀释。最有效的应用为持续静脉输注，非气管插管患者，单次输注时间控制在30～60 s，可避免呼吸抑制和肌肉僵硬。一旦发生呼吸抑制可停止输注并人工通气。肝功能不良者发生呼吸抑制率高。有“封顶效应”，输注速度增加到一定程度并不能增加血浆浓度。不能用于椎管内镇痛。

【患者用药指导】 仅供具有医师资格的麻醉医师使用。用药后不可立即从事精密操作或驾驶车辆等。

美沙酮 Methadone

【商品名或别名】 非那酮，阿米酮，美散痛，Amidon

【分类】 化学：阿片激动药。治疗学：麻醉性镇痛药。妊娠分类：C。

【指征和剂量】 ① 麻醉：静注 10～20 mg。② 镇痛：儿童用量为 0.7 mg/(kg・d)，q4～6 h 或 q4～12 h 0.1～0.2 mg/kg，最大量不超过 10 mg（口服、肌内或皮下注射）；静注为 0.1 mg/kg，q4 h，以后可间隔 6～12 h。成人用量为肌注或静注 2.5～10 mg，q3～8 h，可增至 5～20 mg，q8～12 h。硬膜外镇痛为 1～10 mg，q8～12 h，连续输注速度为 0.5 mg/h。

【制剂】 注射剂：每支 5 mg/ml，7.5 mg/2 ml。

【药动学】

给药途径	起效时间	峰值时间	维持时间
口服	0.5～1 h	不详	6～8 h，重复使用可延长至 22～48 h
肠道外途径	5～10 min	15～20 min	16～26 h

【作用机制】 对 μ 和 δ 型阿片受体有激动效应，对 N-甲基-D-天冬

氨酸(NMDA)受体有拮抗作用,从而产生镇痛作用。

【禁忌证】 昏迷、呼吸功能不全、诊断不明的腹痛患者及待产妇和哺乳期妇女、幼儿禁用。

【相互作用】 与苯二氮䓬类药物等其他中枢神经抑制药有协同作用,呼吸抑制发生率明显增加。其作用可被纳洛酮拮抗。

【不良反应】 ① 欣快感、依赖性,长期应用后停药会产生戒断症状。② 瞳孔缩小。③ 血压略下降。④ 呼吸抑制。⑤ 便秘、胆道痉挛。

【注意事项】 剂量适当,防止呼吸抑制。肝功能不良者作用时间延长。

【患者用药指导】 剂量适当,一般癌痛患者 qd 即可。根据用药的情况调节用量,不要逾量。用药后不可立即从事精密操作或驾驶车辆等。

布托啡诺 Butorphanol

【商品名或别名】 酒石酸布托啡诺,环丁羟吗喃,Stadol

【分类】 化学:吗啡南衍生物。治疗学:镇痛药。妊娠分类:C。

【指征和剂量】 ① 经鼻腔喷雾给药:为先经一侧给予 1 mg,必要时可经另一侧鼻腔给 1 mg。② 肌注:1～4 mg,q3～4 h。③ 静注:0.5～2 mg,q3～4 h。④ 患者自控镇痛(PCA):经静脉 PCA,剂量为 0.2～0.3 mg,q5～15 min。⑤ 硬膜外镇痛:0.8～1.2 mg/h。

【制剂】 注射剂:每支 1 mg/ml。

【药动学】

给药途径	起效时间	峰值时间	维持时间
鼻腔给药	15 min	30～60 min	6～8 h
肌注	20～30 min	0.5～1 h	3～4 h
静注	不详	4～5 min	2～4 h

【作用机制】 本品及其主要代谢产物激动 κ-阿片肽受体对 μ 型阿片受体有拮抗和激动双向作用。

【禁忌证】 ① 对本品或本品中其他成分过敏者禁用。② 因阿片的拮抗特征,本品不宜用于依赖那可丁的患者。③ 年龄小于 18 岁患者禁用。

【相互作用】 同时使用中枢神经系统抑制药(如乙醇、巴比妥类,地西泮和抗组胺药)会导致抑制中枢神经系统的作用加强。当与这些会加强类阿片药作用的药物合用时，布托啡诺的用量应为最小有效剂量，随后的剂量应尽可能地降低。目前还不能确定与影响肝脏代谢的药物（如西咪替丁、红霉素、茶碱等）合用是否影响布托啡诺的作用，但内科医师应留心减小起始剂量并延长给药间歇。使用布托啡诺同时用单胺氧化酶（MAO）阻断药是否相互影响还未证实。

【不良反应】 ① 嗜睡、焦虑、心理障碍、幻觉、眩晕、神经质、头痛、视力模糊、耳痛、耳鸣、味觉异常等。另长期应用可能成瘾。② 血压升高或下降、肺动脉压升高、心率增快。③ 呼吸抑制。④ 恶心、呕吐、升高胆道压。⑤ 出汗。

【注意事项】 合理使用，剂量适宜，过量可引起呼吸抑制，一旦发生即给予人工通气。

【患者用药指导】 根据需要调节剂量，不要逾量。用药后不可立即从事精密操作或驾驶车辆等。

纳洛酮 Naloxone

参见“特殊解毒药”中“吗啡类药物中毒解毒药”。

五、骨骼肌松弛药

氯琥珀胆碱 Suxamethonium Chloride

【商品名或别名】 琥珀胆碱，司可林，Scoline，Succinylcholine，Suxametonium

【分类】 化学：双胆碱类。治疗学：去极化肌松药。妊娠分类：C。

【指征和剂量】 全麻诱导和插管：全麻诱导插管剂量为 1～2 mg/kg，经静注；术中维持剂量为 10～100 μg/(kg・min)，持续泵注。

【制剂】 注射剂：每支 50 mg/ml，100 mg/2 ml。

【药动学】

给药途径	起效时间	峰值时间	维持时间
静注	30～60 s	3～4 min	4～8 min

【作用机制】 氯琥珀胆碱与烟碱型胆碱受体的 α 亚单位结合并拟乙酰

胆碱作用使接头后膜去极化,与乙酰胆碱相比,氯琥珀胆碱的水解较慢,致使受体的离子通道持续去极化,因去极化状态的接头后膜对随后释放的乙酰胆碱不能产生反应就导致了神经肌肉阻滞,称为去极化阻滞,也称为Ⅰ相阻滞。

【禁忌证】 脑出血、青光眼、视网膜剥离、白内障摘除术、高钾血症患者禁用。

【相互作用】 有机磷杀虫剂、治疗青光眼的二乙氧磷酰硫胆碱、治疗重症肌无力的抗胆碱酯酶药、免疫抑制药氮芥和环磷酰胺、美普他酚(消痛定)、抑肽酶、艾司洛尔、普萘洛尔、氨基糖苷类抗生素、局麻药利多卡因和普鲁卡因、锂制剂等均可延长氯琥珀胆碱的作用时效。在静注氯琥珀胆碱前数分钟先静注小剂量的非去极化肌松药,其后静注氯琥珀胆碱的作用被减弱,要保持预期的阻滞深度,必须要增加氯琥珀胆碱的用量。潘库溴铵因有抑制胆碱酯酶的作用,所以在使用潘库溴铵后再用氯琥珀胆碱,可使后者时效延长。而先用氯琥珀胆碱诱导插管后,再用非去极化肌松药维持肌松作用,此时氯琥珀胆碱增强其后的非去极化肌松药的作用。

【不良反应】 ① 增高颅内压。② 眼内压增高。③ 心率先增快后减慢,低血压,心动过缓,室性心律失常和心搏骤停,尤其是重复大剂量给药及术前未给阿托品的儿童更易发生。④ 因琥珀胆碱能引起组胺释放,因此会引起支气管痉挛。⑤ 胃内压升高,从而可能会引起饱胃患者胃内容物反流误吸。⑥ 肌球蛋白尿。⑦ 持续骨骼肌收缩,术后肌痛。⑧ 恶性高热。

【注意事项】 使用任何肌松药都必须给予呼吸支持。血浆假性胆碱酯酶异常时可使氯琥珀胆碱的时效延长。高钙血症患者氯琥珀胆碱的作用时间延长。因严重烧伤、软组织损伤、腹腔内感染、破伤风、截瘫及偏瘫等上下运动神经元损伤和肌纤维去神经支配萎缩,使肌纤维膜的接头外受体大量增生,在氯琥珀胆碱作用下可引起大量 K^+ 外流而致高钾血症,产生严重的室性心律失常,甚至心脏停搏,此类患者用氯琥珀胆碱需谨慎。氯琥珀胆碱不为新斯的明所拮抗。

【患者用药指导】 仅供具有医师资格的麻醉医师使用。

泮库溴铵 Pancuronium Bromide

【商品名或别名】 本可松,潘库溴铵,巴夫龙,Pancuronium

【分类】 化学:双季铵甾类。治疗学:非去极化肌松药。妊娠分类：C。

【指征和剂量】 ① 气管插管：静注 0.05～0.1 mg/kg。② 全麻维持：以 1～2 μg/(kg・min)持续泵注维持。

【制剂】 注射剂：每支 4 mg/2 ml。

【药动学】

给药途径	起效时间	峰值时间	维持时间
静注	3～5 min	不详	60～90 min

【作用机制】 通过与乙酰胆碱竞争性作用于神经肌接头后膜的烟碱型胆碱能受体的 α-亚单位结合，而无内在活性，从而引起肌肉松弛。大剂量时也可作用于接头前膜的烟碱型受体。

【禁忌证】 对泮库溴铵过敏、重症肌无力、嗜铬细胞瘤、高血压及心率过速患者禁用。

【相互作用】 吸入全麻药、静脉全麻药(依托咪酯、丙泊酚等)、局麻药(利多卡因、布比卡因等)、氨基糖苷类抗生素(新霉素、卡那霉素、庆大霉素等)、多黏菌素、林可霉素、四环素、甲硝唑、β受体阻滞剂、钙拮抗药、神经节阻滞剂、肾上腺皮质激素、免疫抑制药、锂制剂等均可增强泮库溴铵的肌松作用，硝酸甘油能延长泮库溴铵的作用时间，而呋塞米可使泮库溴铵的时效缩短，氨茶碱、抗惊厥药(苯妥英、卡马西平等)、钙剂等对泮库溴铵有拮抗作用，为达预期作用需加大剂量。泮库溴铵的肌松作用可被新斯的明拮抗。与硫喷妥钠混合可产生沉淀。

【不良反应】 心率增快，心排血量增加、血压升高，应用洋地黄治疗慢性心衰的患者应用时可引发心律失常。

【注意事项】 使用任何肌松药都必须给予呼吸支持。因泮库溴铵可抑制肾上腺素能神经末梢对去甲肾上腺素释放和交感神经节后末梢对去甲肾上腺素的摄取，同时也阻断毒蕈碱受体而影响多巴胺释放，促进自主神经节的传导，使心率增快，血压升高，而外周循环阻力不增加，因此不可应用于心率快、血压高和有心肌缺血的患者。肝硬化和胆管阻塞的患者因其分布容积增大而血浆清除率下降，所以达预期肌松效果的首次剂量需增加，而作用时间延长；肾功能不良的患者和老年患者的血浆清除率下降，因此作用时间延长。

【患者用药指导】 仅供具有医师资格的麻醉医师使用。

哌库溴铵 Pipecuronium Bromide

【商品名或别名】 溴化吡哌考尼,阿瑞,Arduan,Pipecuronium

【分类】 化学:双季铵甾类。治疗学:非去极化肌松药。妊娠分类:C。

【指征和剂量】 ① 气管插管:静注0.07~0.085 mg/kg。② 全麻维持:以0.5~2 μg/(kg·min)持续泵注维持。

【制剂】 注射剂:每支4 mg/2 ml。

【药动学】

给药途径	起效时间	峰值时间	维持时间
静注	3~5 min	不详	60~90 min

【作用机制】 通过与乙酰胆碱竞争性作用于神经肌接头后膜的烟碱型胆碱能受体的α-亚单位结合,而无内在活性,从而引起肌肉松弛。大剂量时也可作用于接头前膜的烟碱型受体。

【禁忌证】 对哌库溴铵过敏者禁用。

【相互作用】 吸入全麻药、静脉全麻药(依托咪酯、丙泊酚等)、局麻药(利多卡因、布比卡因等)、氨基糖苷类抗生素(新霉素、卡那霉素、庆大霉素等)、多黏菌素、林可霉素、四环素、甲硝唑、β受体阻滞剂、钙拮抗药、神经节阻滞剂、肾上腺皮质激素、免疫抑制药等均可增强哌库溴铵的肌松作用。钙剂对非去极化肌松药有拮抗作用。哌库溴铵的肌松作用可被新斯的明拮抗。

【不良反应】 心动过缓。

【注意事项】 使用任何肌松药都必须给予呼吸支持。哌库溴铵依靠肾消除,因此肾功能不良者作用可延长。酸中毒可增加哌库溴铵的肌松作用。

【患者用药指导】 仅供具有医师资格的麻醉医师使用。

多库氯铵 Doxacurium Chloride

【商品名或别名】 杜什氯铵,多沙库铵,Doxacurium, Nuromax

【分类】 化学:苄异喹啉类。治疗学:非去极化肌松药。妊娠分类：C。

【指征和剂量】 ① 全麻诱导插管：成人剂量为0.05～0.08 mg/kg，儿童剂量为0.03～0.05 mg/kg。② 全麻维持：0.005～0.01 mg/kg，q30～45 min，也可以0.025～0.75 μg/(kg·min)持续泵注维持。

【制剂】 注射剂：每支4 mg/4 ml，5 mg/5 ml。

【药动学】

给药途径	起效时间	峰值时间	维持时间
静注	50～150 s	不详	150～200 min

【作用机制】 通过与乙酰胆碱竞争性作用于神经肌接头后膜的烟碱型胆碱能受体的α-亚单位结合，而无内在活性，从而引起肌肉松弛。大剂量时也可作用于接头前膜的烟碱型受体。

【禁忌证】 对多库溴铵过敏者禁用。

【相互作用】 吸入全麻药、静脉全麻药(依托咪酯、丙泊酚等)、局麻药(利多卡因、布比卡因等)、氨基糖苷类抗生素(新霉素、卡那霉素、庆大霉素等)、多黏菌素、林可霉素、四环素、甲硝唑、β受体阻滞剂、钙拮抗药、神经节阻滞剂、肾上腺皮质激素、免疫抑制药等均可增强多库氯铵的肌松作用。钙剂对非去极化肌松药有拮抗作用。多库氯铵的肌松作用可被新斯的明拮抗。

【不良反应】 无组胺释放作用，对心血管系统无明显不良反应。

【注意事项】 使用任何肌松药都必须给予呼吸支持。多库氯胺在体内不代谢，主要经肾排泄，少量经胆道排出，因此肝肾功能不良者作用时间延长。酸中毒可增加多库氯铵的肌松作用。

【患者用药指导】 仅供具有医师资格的麻醉医师使用。

苯磺阿曲库铵 Atracurium Besylate

【商品名或别名】 阿曲库铵，阿曲可林，卡肌宁，Aatracurium，Tracrium

【分类】 化学：苄异喹啉类。治疗学：非去极化肌松药。妊娠分类：C。

【指征和剂量】 ① 全麻诱导插管：成人剂量为0.4～0.5 mg/kg，儿童剂量为 0.3～0.5 mg/kg。② 全麻维持：儿童剂量为根据需要 0.25 mg/kg，成人为 0.08～0.1 mg/kg，q15～20 min，或以 5～9 μg/(kg·min)持续泵注维持。

【制剂】 注射剂：每支 25 mg/5 ml，50 mg/10 ml。

【药动学】

给药途径	起效时间	峰值时间	维持时间
静注	2～3 min	不详	20～35 min

【作用机制】 通过与乙酰胆碱竞争性作用于神经肌接头后膜的烟碱型胆碱能受体的 α-亚单位结合，而无内在活性，从而引起肌肉松弛。大剂量时也可作用于接头前膜的烟碱型受体。

【禁忌证】 对苯磺阿曲库铵过敏者禁用。严重电解质紊乱、严重心血管疾病、过敏体质患者及孕妇慎用。

【相互作用】 吸入全麻药、静脉全麻药(依托咪酯、丙泊酚等)、局麻药(利多卡因、布比卡因等)、氨基糖苷类抗生素(新霉素、卡那霉素、庆大霉素等)、多黏菌素、林可霉素、四环素、甲硝唑、β受体阻滞剂、钙拮抗药、神经节阻滞剂、肾上腺皮质激素、免疫抑制药等均可增强苯磺阿曲库铵的肌松作用。钙剂对非去极化肌松药有拮抗作用。苯磺阿曲库铵的肌松作用可被新斯的明拮抗。

【不良反应】 ① 血压下降、心率增快。② 支气管痉挛。③ 皮疹、风团等过敏症状。

【注意事项】 使用任何肌松药都必须给予呼吸支持。接受 H_2 受体拮抗药的患者，使用苯磺阿曲库铵可引起循环严重改变。苯磺阿曲库铵主要通过 Hofmann 消除，不经肝肾代谢，因此可以用于肝肾功能不良者。酸中毒可增加苯磺阿曲库铵的肌松作用。

【患者用药指导】 仅供具有医师资格的麻醉医师使用。

顺阿曲库铵 Cisatracurium

【分类】 化学：苄异喹啉类。治疗学：非去极化肌松药。妊娠分类：C。

【指征和剂量】 ① 全麻诱导插管：成人剂量为 0.15～0.2 mg/kg，儿童为 0.1 mg/kg。② 全麻维持：0.03 mg/kg，q40～60 min，或以 1～2 μg/(kg・min)持续泵注维持。

【药动学】

给药途径	起效时间	峰值时间	维持时间
静注	2～3 min	不详	50～60 min

【作用机制】 通过与乙酰胆碱竞争性作用于神经肌接头后膜的烟碱型胆碱能受体的 α-亚单位结合，而无内在活性，从而引起肌肉松弛。大剂量时也可作用于接头前膜的烟碱型受体。

【禁忌证】 对顺阿曲库铵过敏者禁用。

【相互作用】 吸入全麻药、静脉全麻药(依托咪酯、丙泊酚等)、局麻药(利多卡因、布比卡因等)、氨基糖苷类抗生素(新霉素、卡那霉素、庆大霉素等)、多黏菌素、林可霉素、四环素、甲硝唑、β受体阻滞剂、钙拮抗药、神经节阻滞剂、肾上腺皮质激素、免疫抑制药等均可增强顺阿曲库铵的肌松作用。钙剂对非去极化肌松药有拮抗作用。顺阿曲库铵的肌松作用可被新斯的明拮抗。

【不良反应】 ① 心率增快、血压下降。② 支气管痉挛。③ 皮疹、风团等过敏症状。

【注意事项】 使用任何肌松药都必须给予呼吸支持。顺阿曲库铵主要通过 Hofmann 消除，不经肝肾代谢，因此可以用于肝肾功能不良者。酸中毒可增加顺阿曲库铵的肌松作用。首次应用顺阿曲库铵可能会引起过敏症状。

【患者用药指导】 仅供具有医师资格的麻醉医师使用。

维库溴铵 Vecuronium Bromide

【商品名或别名】 去甲本可松，万可松，诺可隆，Norcuron，Vecuronium

【分类】 化学：单季胺甾类。治疗学：非去极化肌松药。妊娠分类：C。

【指征和剂量】 ① 麻醉诱导插管：静注 0.08～0.1 mg/kg。② 全麻维持：0.01～0.015 mg/kg，q25～40 min，或以 0.08～2 μg/(kg・min)持续泵

注维持。

【制剂】 注射剂：每支 4 mg/ml。

【药动学】

给药途径	起效时间	峰值时间	维持时间
静注	3～5 min	不详	20～40 min

【作用机制】 通过与乙酰胆碱竞争性作用于神经肌接头后膜的烟碱型胆碱能受体的 α-亚单位结合，而无内在活性，从而引起肌肉松弛。大剂量时也可作用于接头前膜的烟碱型受体。

【禁忌证】 对维库溴铵过敏者禁用。

【相互作用】 吸入全麻药、静脉全麻药(依托咪酯、丙泊酚等)、局麻药(利多卡因、布比卡因等)、氨基糖苷类抗生素(新霉素、卡那霉素、庆大霉素等)、多黏菌素、林可霉素、四环素、甲硝唑、β受体阻滞剂、钙拮抗药、神经节阻滞剂、肾上腺皮质激素、免疫抑制药、镁等均可增强维库溴铵的肌松作用。钙剂对非去极化肌松药有拮抗作用。维库溴铵肌松作用可被新斯的明拮抗。

【不良反应】 心率减慢，甚至心脏停搏。

【注意事项】 使用任何肌松药都必须给予呼吸支持。肾功能障碍者可使维库溴铵的起效减慢，肝肾功能不良者作用时间延长。血钾下降者，用药量须减少，而拮抗所用新斯的明用量增加。

【患者用药指导】 仅供具有医师资格的麻醉医师使用。

罗库溴铵 Rocuronium Bromide

【商品名或别名】 爱可松，Rocuronium，Zemuron，Esmeron

【分类】 化学：单季胺甾类。治疗学：非去极化肌松药。妊娠分类：C。

【指征和剂量】 ① 麻醉诱导插管：静注 0.6～1 mg/kg。② 全麻维持：0.075～0.125 mg/kg，q7～10 min，或以 10～12 μg/(kg · min)持续泵注维持。

【制剂】 注射剂：每支 50 mg/5 ml，100 mg/10 ml。

【药动学】

给药途径	起效时间	峰值时间	维持时间
静注	1～2 min	不详	30～60 min

【作用机制】 通过与乙酰胆碱竞争性作用于神经肌接头后膜的烟碱型胆碱能受体的 α-亚单位结合，而无内在活性，从而引起肌肉松弛。大剂量时也可作用于接头前膜的烟碱型受体。

【禁忌证】 对罗库溴铵过敏者禁用。孕妇慎用。

【相互作用】 吸入全麻药、静脉全麻药（依托咪酯、丙泊酚等）、局麻药（利多卡因、布比卡因等）、氨基糖苷类抗生素（新霉素、卡那霉素、庆大霉素等）、多黏菌素、林可霉素、四环素、甲硝唑、β受体阻滞剂、钙拮抗药、神经节阻滞剂、肾上腺皮质激素、免疫抑制药等均可增强罗库溴铵的肌松作用。罗库溴铵的肌松作用可被新斯的明拮抗。

【不良反应】 过量可有解迷走神经作用，引起心率增快，血压下降。

【注意事项】 使用任何肌松药都必须给予呼吸支持。肝功能障碍或胆道梗阻者作用时间延长。血钾下降者，用药量须减少，而拮抗所用新斯的明用量增加。老年人用量酌减。

【患者用药指导】 仅供具有医师资格的麻醉医师使用。

米库氯铵 Mivacurium Chloride

【商品名或别名】 美维松，美维库铵，米伐库铵，Mivacurium

【分类】 化学：苄异喹啉类。治疗学：非去极化肌松药。妊娠分类：C。

【指征和剂量】 ① 麻醉诱导插管：成人剂量为 0.15～0.25 mg/kg，儿童剂量为 0.2 mg/kg。② 全麻维持：成人 0.1 mg/kg，q15 min，或以 6～7 μg/(kg・min)持续泵注维持。儿童维持剂量为 14 μg/(kg・min)。

【制剂】 注射剂：每支 4 mg/2 ml。

【药动学】

给药途径	起效时间	峰值时间	维持时间
静注	2～3 min	不详	12～20 min

【作用机制】 通过与乙酰胆碱竞争性作用于神经肌接头后膜的烟碱型胆碱能受体的α-亚单位结合,而无内在活性,从而引起肌肉松弛。大剂量时也可作用于接头前膜的烟碱型受体。

【禁忌证】 对米库氯铵过敏者禁用。

【相互作用】 吸入全麻药、静脉全麻药(依托咪酯、丙泊酚等)、局麻药(利多卡因、布比卡因等)、氨基糖苷类抗生素(新霉素、卡那霉素、庆大霉素等)、多黏菌素、林可霉素、四环素、甲硝唑、β受体阻滞剂、钙拮抗药、神经节阻滞剂、肾上腺皮质激素、免疫抑制药等均可增强米库氯铵的肌松作用。米库氯铵的肌松作用可被新斯的明拮抗。

【不良反应】 ① 心率增快、血压下降。② 支气管痉挛。③ 皮疹、风团等过敏症状。

【注意事项】 使用任何肌松药都必须给予呼吸支持。肝功能不良者、血浆假性胆碱酯酶异常者作用时间延长。血钾下降者,用药量需减少,而拮抗所用新斯的明用量增加。大剂量可引起组织胺释放,引起一过性低血压和面部红斑。

【患者用药指导】 仅供具有医师资格的麻醉医师使用。

瑞库溴铵 Rapacuronium

【商品名或别名】 ORG9487

【分类】 化学:氨基甾类。治疗学:非去极化肌松药。妊娠分类:C。

【指征和剂量】 ① 麻醉诱导插管:静注 1.5～2.5 mg/kg。② 全麻维持:以 40～60 μg/(kg·min)持续泵注维持。

【药动学】

给药途径	起效时间	峰值时间	维持时间
静注	30～60 s	不详	5～10 min

【作用机制】

通过与乙酰胆碱竞争性作用于神经肌接头后膜的烟碱型胆碱能受体的α-亚单位结合,而无内在活性,从而引起肌肉松弛。大剂量时也可作用于接头前膜的烟碱型受体。

【禁忌证】 对瑞库溴铵过敏者禁用。

【相互作用】 吸入全麻药、静脉全麻药(依托咪酯、丙泊酚等)、局麻药(利多卡因、布比卡因等)、氨基糖苷类抗生素(新霉素、卡那霉素、庆大霉素等)、多黏菌素、林可霉素、四环素、甲硝唑、β受体阻滞剂、钙拮抗药、神经节阻滞剂、肾上腺皮质激素、免疫抑制药等均可增强瑞库溴铵的肌松作用。瑞库溴铵的肌松作用可被新斯的明拮抗。

【不良反应】 ① 心率增快、血压下降。② 支气管痉挛。

【注意事项】 使用任何肌松药都必须给予呼吸支持。

【患者用药指导】 仅供具有医师资格的麻醉医师使用。

六、控制性降压药

麻醉期间通过强效、可控性好的血管扩张药产生外周血管扩张,使患者的血压有计划、有目的地暂时降低至适当水平,这种技术称为“控制性降压”(Controlled Hypotension, Induced Hypotension),或称“控制性低血压麻醉”。

适应证:① 心血管手术如主动脉瘤和动脉导管未闭等手术,控制性降压可使主动脉压力下降,便于手术操作,增加手术安全性。② 神经外科手术如颅内血管瘤、脑血管畸形和后颅窝、垂体、下丘脑等深部颅内手术,控制性降压可以使出血减少,病灶暴露清晰,手术操作方便。③ 精细的中耳手术或显微外科手术,控制性降压可使手术野较清晰。④ 血供丰富组织和器官的手术,止血有困难的区域,出血可能难以控制的手术,降压有助于术中控制出血量。⑤ 大量输血有困难、患者不愿输血或须限制输血量。⑥ 控制麻醉手术期间的血压过度升高,以及由此诱发的左心功能不全或肺水肿。

禁忌证:① 严重心脏病、严重高血压、动脉硬化、脑血管病变、严重肝肾功能不全、严重糖尿病、颈动脉内膜炎以及中枢神经系统退行性病变的患者,不能耐受长时间低血压。② 显著贫血、休克、低血容量或严重呼吸功能不全的患者。③ 麻醉医师不熟悉控制性降压基本理论和技术。④ 哮喘患者禁用β受体阻滞剂做控制性降压。

常用药物:① 吸入麻醉药:异氟烷、安氟烷等。② 神经节阻滞剂:如六甲溴铵(Hexamethonium)、樟磺咪芬(Trimethaphan)等,因不良反应较多,可控性差,现已少用。③ 血管扩张药:硝普钠、硝酸甘油、三磷腺苷(ATP)等。

本章节主要介绍硝普钠、硝酸甘油和ATP。

硝普钠 Sodium Nitroprusside

【商品名或别名】 亚硝基铁氰化钠，Sodium Nitroferricyanide，SNP

【分类】 化学：亚硝基铁氰化钠。治疗学：血管扩张药。妊娠分类：D。

【指征和剂量】 控制性降压：常配成0.01%的溶液，首次剂量为0.3～0.5 μg/(kg·min)，根据血压遂次增加0.5 μg，最大剂量为10 μg/(kg·min)，但此速率不得超过10 min。

【制剂】 粉剂：50 mg。

【药动学】

给药途径	起效时间	峰值时间	维持时间
静注	30～60 s	不详	2～4 min

【作用机制】 硝普钠静注后与氧合血红蛋白相互作用，随即分解，形成高铁血红蛋白，同时释放氰化物和NO，NO随即激活血管平滑肌上的鸟苷酸环化酶，导致血管平滑肌细胞内cGMP浓度增加。cGMP在抑制血管平滑肌细胞外钙内流的同时还增加了光面内质网对钙的摄取，从而使细胞内钙浓度下降而产生扩血管作用。

【禁忌证】 视神经萎缩、维生素 B_{12} 缺乏、低营养症、严重肝肾功能不全、甲状腺功能低下患者及孕妇、儿童等禁用。另见控制性降压的禁忌证。

【相互作用】 同时给予吸入麻醉药、钙拮抗药、β受体阻滞剂均能增强硝普钠的降压作用。可延长t-PA(Alteplase)的纤溶作用。

【不良反应】 ① 升高颅内压、头痛。② 心肌“窃血”，加重心肌缺血。反射性心动过速、反跳性高血压。③ 恶心、呕吐。④ 凝血异常、氰化物中毒。

【注意事项】 硝普钠在光照下易分解，因此现配现用，并在外面包以避光纸。用药过量、患者肝肾功能不全、维生素 B_{12} 缺乏或体内硫代硫酸钠不足时可发生氰化物中毒。主要表现为清醒患者出现疲劳、恶心、呕吐、厌食、定向障碍、肌肉抽搐等症状；因组织缺氧可致顽固性代谢性酸中毒。处理：

① 停药、吸氧，维持有效循环。② 应用高铁血红蛋白剂，如亚硝酸异戊酯吸入，或亚硝酸钠 5 mg/kg 稀释成 20 ml 于 3～4 min 静脉注入。③ 亚硝酸钠注入后继以硫代硫酸钠 150 mg/kg 于 15 min 内静滴完。④ 给予结构类似于维生素 B_{12} 的羟钴维生素，剂量为硝普钠用量的 22.5 倍。硝普钠应用于青壮年患者控制性降压时，少数可出现降压困难，可给予小剂量普萘洛尔或卡托普利静注，或加深麻醉。硝普钠总量以 1 mg/kg 为宜，24 h 极量不能超过 3～3.5 mg/kg，否则可致氰化物中毒，若 24 h 总量超过 4～12 mg/kg，则可引起死亡。

【患者用药指导】 仅供具有医师资格的医师使用。

硝酸甘油 Nitroglycerin

【商品名或别名】 疗通脉，三硝酸甘油酯，Nitroglycerol，Nitroglyn，NTG

【分类】 化学：丙三基三硝酸酯。治疗学：扩血管药。妊娠分类：C。

【指征和剂量】 控制性降压：常配成 0.01%的溶液，首次剂量为 1 μg/(kg·min)，根据血压逐次增加，一般可达 3～6 μg/(kg·min)，但此速率不得超过 10 min。

【制剂】 注射剂：每支 0.5 mg/ml，0.8 mg/ml，5 mg/ml，10 mg/ml。

【药动学】

给药途径	起效时间	峰值时间	维持时间
静注	1～2 min	不详	10 min

【作用机制】 硝酸甘油通过在体内代谢产生 NO 后，作用于血管平滑肌而产生血管扩张作用。

【禁忌证】 脑出血、颅内高压、青光眼等患者禁用。另见控制性降压的禁忌证。

【相互作用】 同时给予吸入麻醉药、钙拮抗药、β 受体阻滞剂均能增强硝酸甘油的降压作用。苯巴比妥等肝微粒体酶诱导药可加速硝酸甘油的代谢，降低硝酸甘油的血药浓度。而乙醇可抑制硝酸甘油的代谢，增强其作用。硝酸甘油还可降低麻醉药的分解，与吗啡合用时需注意。镇痛剂量的阿司匹林可增强硝酸甘油的扩血管作用。硝酸甘油能增强泮库溴铵的肌松作用。

【不良反应】 ① 颅内压升高,搏动性头痛、眩晕。② 颜面潮红、眼内压升高、耳鸣。③ 心率增快,心悸、体位性低血压。④ 高铁血红蛋白症。⑤ 抑制血小板聚集。⑥ 长期应用者可出现耐药性。

【注意事项】 硝酸甘油的降压效果低于硝普钠。因硝酸甘油能升高颅内压,故应用于神经外科时,应在脑膜切开后应用。硝酸甘油静脉输注时应用专用输注通路,以减少塑料对硝酸甘油的吸收。

【患者用药指导】 仅供具有医师资格的医师使用。

三磷腺苷 Adenosine Triphosphate

【商品名或别名】 ATP

【分类】 化学:腺苷类。治疗学:能量补充药、降压药。妊娠分类:C。

【指征和剂量】 控制性降压:首次剂量为1~2 mg/kg,用5%葡萄糖稀释至20 ml,于1 min左右静注完毕,可使收缩压和舒张压分别下降27 mmHg和25 mmHg,心率减慢20~30次/min,但仅维持2~4 min。或可以60~120 μg/(kg·min)持续泵注维持。

【制剂】 注射剂:每支3 mg/ml。

【药动学】

给药途径	起效时间	峰值时间	维持时间
静注	22 s	不详	2~4 min

【作用机制】 通过作用于血管床、房室结、窦房结上的腺苷受体,激活腺苷环化酶和抑制动作电位,从而起降压作用。

【禁忌证】 哮喘、二度和三度房室传导阻滞、病态窦房结综合征等患者禁用。另见控制性降压的禁忌证。

【相互作用】 双嘧达莫(潘生丁,Dipyidamole)能抑制对腺苷的摄取,使腺苷细胞外浓度增高,从而使腺苷用药量减少。

【不良反应】 ① 眩晕、短暂性头痛。② 血压过低、心律失常、心动过缓、二度和三度房室传导阻滞,甚至窦性停搏。③ 支气管收缩性呼吸困难。

【注意事项】 三磷腺苷降压的个体差异较大,缓慢注药可能无降压效果。而高浓度、大剂量快速给药则可能使血压下降剧烈，同时可能出现心动过缓或房室传导阻滞，甚至窦性停搏。

【患者用药指导】　仅供具有医师资格的医师使用。

第二十二章　妇产科用药

一、雌激素药及相关药

己烯雌酚　Diethylstilbestrol

【商品名或别名】　乙蔗酚，乙烯雌酚

【分类】　化学：非类固醇雌激素制剂。治疗学：雌激素类药物。妊娠分类：X。

【指征和剂量】　① 雌激素止血：适用于内源性雌激素偏低，子宫内膜薄，或患者血红蛋白低于 60 g/L。首剂 2 mg，q8 h，口服，2～3 d 内血止后，每 3 d 按 1/3 量逐渐递减到 1～2 mg，qd，维持至血止 20 d 停药。最后 10 d 加孕激素（如甲羟孕酮 10 mg/d）。② 人工周期：0.5～1 mg/d，20～25 d 为 1 周期，最后 10～14 d 加孕激素。以 3 个月为 1 疗程。③ 抑乳：用于产后未下奶前抑制乳房分泌，5 mg/d，用 3 d。

【制剂】　片剂：每片 1 mg，2 mg，3 mg。针剂：每支 2 mg/ml。

【药动学】　不详。

【作用机制】　本品为合成非甾体类雌激素，具有不同程度的天然雌激素作用，活性强。生理替代量为 1 mg。

【禁忌证】　① 绝对禁忌：垂体肿瘤，血栓栓塞性疾病或既往史，心血管疾病包括高血压、冠状血管疾病、瓣膜病变、血栓源性心律不齐，累及脑血管的病变，血管源性眼病变，重症或新近肝病，系统性红斑狼疮，卟啉症，耳硬化症，糖尿病、高血脂、高胆固醇血症，烟草中毒确诊者，孕期、哺乳期。② 相对禁忌：肥胖，未经手术治疗的有胆结石既往史者。

【相互作用】　① 本品与下列药酶诱导剂如抗惊厥药、巴比妥类、灰黄霉素及利福霉素等合用，会降低雌激素的疗效。② 本品与环孢素合用可降低后者的肝脏排泄，增加环孢素的血药浓度。

【不良反应】　消化道反应如恶心、呕吐及厌食等。可引起头痛、乳胀、乳晕和外阴色素沉着，偶见面部色素斑。妊娠期禁用已证明，母亲在孕期应用己烯雌酚，对女性子代有致癌倾向。女胎至青春期会发生阴道腺病，甚至阴道腺癌。此外女性子代还可出现阴道、子宫颈和子宫发育异常，女性子代婚后受孕率下降，流产、早产率增高。男性子代在青春期后可发生附睾囊肿和生育力降低。

【注意事项】 晚餐后服或睡前服可减轻消化道反应。

【患者用药指导】 应按指定方法服用，中途停药可导致子宫出血。

苯甲酸雌二醇　Estradiol Benzoate

【商品名或别名】 苯甲酸求偶二醇，雌二醇苯甲酸酯，苯甲雌二醇

【分类】 化学：合成甾体类雌激素类。治疗学：调经、止血药。妊娠分类：X。

【指征和剂量】 ① 雌激素止血法：适应证同己烯雌酚。苯甲酸雌二醇 2 mg，q6～8 h，肌注，一般最大量为 12 mg/d。血止后，按 1/3 量每 3 d 递减一次，到 1 mg/d 时，可改为己烯雌酚口服，最后 10 d 加用孕激素。② 抑乳：4 mg，qd，连续用药 3～5 d。

【制剂】 针剂：每支 1～5 mg/ml。

【药动学】 本品用药 12～24 h 后开始起作用，停药后 2 d 作用才消失。

【作用机制】 同己烯雌酚，而作用时间延长，可维持 2～3 d，常因己烯雌酚反应大，而改用本制剂。

【禁忌证】【相互作用】 参见己烯雌酚。

【不良反应】 可有恶心、头痛、乳房胀痛。孕期应用本药是否增加胎儿畸形发生率尚无定论，故孕妇不应使用。该药能入乳，如乳母应用该药的目的不旨在断乳，仍可继续哺乳，但应严密观察胎儿体重增加情况。

【注意事项】 某些患者可出现雌激素过度刺激表现，如子宫出血、乳房增大。

【患者用药指导】 按医嘱用药，不可随意更改治疗剂量。

尼尔雌醇　Nilestriol

【商品名或别名】 戊炔雌醇，维尼安

【分类】 化学：17－α 乙炔雌三醇－3－环戊醚。治疗学：雌激素类药。妊娠分类：X。

【指征和剂量】 ① 更年期妇女激素替代治疗：5 mg,1 个月 1 次。或 2 mg,每 2 周 1 次。有子宫者,每 3～6 个月加用孕激素 10～14 d,孕激素停用后有可能产生撤药性子宫出血。② 取节育器前用药：绝经后妇女取环前7 d,口服 4 mg,7 d 后取环。可减少取环困难和痛苦。③ 治疗急性放射病：可于照射后 1 d 内尽早口服 20 mg;照射前预防和照射后结合治疗时,可于照射前 2 d 至照射前即刻服用 20 mg,照射后 1 d 内再服用 10 mg。肿瘤患者 1 次半身大剂量照射前 1～2 d 内口服 20 mg;肿瘤局部多次分割放疗时,可于第 1 次及第 15 次放疗前口服 20 mg。

【制剂】 片剂：每片 1 mg,2 mg,5 mg。

【药动学】

给药途径	起效时间	峰值时间	维持时间
口服	不详	3 h	4.6 d

【作用机制】 本品为雌三醇的衍生物。肠道吸收后储存在脂肪组织中,以后缓慢释放而起长效作用。尼尔雌醇进入体内后在 17β-羟基甾体脱氢酶及混合功能氧化酶的作用下,转化为乙炔雌三醇和雌三醇,以雌三醇的形式作用于靶器官,能选择性作用于阴道和子宫颈管,而对子宫实体、子宫内膜作用很小。

本品还是一种辐射损伤防治药,能升高白细胞、改善照射后造血功能、减低白细胞下降程度。并具有减轻淋巴细胞溶酶体膜及染色体损伤的防护作用。

【禁忌证】 再生障碍性贫血患者禁用。女性生殖系统肿瘤、乳腺恶性肿瘤、哮喘、糖尿病、甲状腺病及心、肝、肾疾病患者慎用。

【相互作用】 不详。

【不良反应】 头痛、头晕;恶心、呕吐;用药剂量大时可出现暂时性的乳胀、硬结;子宫突破性出血。

【注意事项】 ① 本品消除缓慢,多次给药时血药浓度可能蓄积。② 注意治疗雌激素缺乏的剂量与治疗急性放射病剂量的不同。③ 本品虽对子宫内膜作用较弱,但仍有子宫内膜增生的危险,故应每 3～6 个月给予孕激素 10～14 d 以抑制内膜增生。

【患者用药指导】 ① 在医生的严密观察下用药及随访。② 用于更年期激素替代治疗时可在医生的指导下减量,如按常规量服用后症状得到控制，可试减量至每3周服2 mg，甚至每月2 mg。有子宫者，若每月服1次时，在服第4次时加服孕激素10～14 d，孕激素停药后可能会出现阴道出血。

戊酸雌二醇　Estradiol Valerate

【商品名或别名】　补佳乐，Progynova

【分类】　化学：天然雌激素。治疗学：雌激素类药物。妊娠分类：X。

【指征和剂量】　（1）无排卵型功能性子宫出血：① 止血：本品4～6 mg，q8 h，血止后3 d减量，以后每隔3 d减1/3量直至维持量1～2 mg，至血止后20 d停药，后10 d加用甲羟孕酮。② 调整周期：本品1～2 mg/d，用21 d，后10 d加甲羟孕酮6～10 mg/d。

（2）卵巢功能减退或下丘脑性闭经：本品1～2 mg/d，用21 d，后10 d加甲羟孕酮6～10 mg/d。

（3）回奶：本品3 mg，tid，连服5～7 d。

（4）子宫内膜异位症治疗时的"反添加"治疗：本品1～2 mg/d，加甲羟孕酮2 mg/d。

（5）围绝经期及绝经后替代治疗：① 有子宫者可有两种疗法。A. 周期序贯疗法：本品1～2 mg/d，用21 d，后10 d加甲羟孕酮6～10 mg/d，再停药7 d。B. 连续联合疗法：本品1～2 mg/d及甲羟孕酮2 mg/d。绝经后泌尿系统感染及萎缩性阴道炎可连续用药2～3周。② 子宫已切除者：本品1～2 mg/d。

【制剂】　片剂：每片1 mg。

【药动学】

给药途径	起效时间	峰值时间	维持时间
口服	不详	4～6 h	2～3 d

【作用机制】　本品为天然17β-雌二醇的酯，在体内经酶脱去戊酸后，即以17β-雌二醇的形式发挥作用。本品2 mg相当于已烯雌酚1 mg对子宫内膜的效能。

【禁忌证】　妊娠，严重的肝功能异常，黄疸或以前妊娠有过持续性瘙痒，Dubin-Johnson综合征，Rotor综合征，曾患或正患肝脏肿瘤，曾患或正患血栓栓塞疾病（如卒中、心肌梗死）、镰刀细胞贫血症，患有或疑有子宫或乳房的雌激素依赖性肿瘤、子宫内膜异位症、伴有血管病变的严重糖尿病、脂肪代谢的先天性异常、妊娠期耳硬化症恶化患者禁用。

【相互作用】 ① 与巴比妥类、保泰松、乙内酰脲、利福平、氨苄西林同时服用,可降低雌激素的效应。② 与口服降糖药或胰岛素合用,口服降糖药及胰岛素的需要量会改变。

【不良反应】 参见结合雌激素。

【注意事项】 ① 在激素替代治疗时,应加用 10～14 d 的孕激素,使子宫内膜减少增生反应。② 雌激素对妇女血脂状况有改善作用,即降低总胆固醇及低密度脂蛋白胆固醇水平,升高高密度脂蛋白胆固醇水平。对心血管系统可能有保护作用,但不能用于心血管疾病的一级及二级预防。③ 激素替代治疗与乳腺癌的关系复杂,至今未能得出确切的结论。④ 在进行可能增加血栓栓塞疾患危险性的手术前 4 周或长期不活动时,应停止使用。

【患者用药指导】 ① 实施激素替代前必须做全面的体检,包括盆腔检查及乳房检查。服药期间遵嘱定期随访。② 宜饭后服用本品,药片应与水一起吞服。③ 如出现不明原因的头痛、上腹痛且短时间内不自行消失、腿痛、腿肿、胸部刺痛、感觉障碍应立即停药,并去医院就诊。④ 本品能进入乳汁,但乳汁中药物含量少,故如需要仍可继续哺乳。但本品能抑制泌乳,应对乳儿的体重情况进行观察。

结合雌激素 Conjugated Estrogens

【商品名或别名】 倍美力片,Premarin Tablet

【分类】 化学:天然雌激素类。治疗学:雌激素类药物。妊娠分类:X。

【指征和剂量】 (1) 用于月经疾病:① 青春期功能性子宫出血的治疗,如血红蛋白低于 70 g/L,需要使用内膜修复法,推荐用本品 1.25～2.5 mg,q6 h 或 8 h(剂量因人而异,积极纠正贫血),血止后按每 3 d 减量不超过 1/3 的方法递减。② 有排卵型功能子宫出血(排卵期出血),可以在卵泡期用药,如用本品0.3～0.625 mg,qd,时间与剂量根据临床情况,个体化给予。③ 原发性闭经,性幼稚,从骨龄 13 岁后开始使用(以免引起骨骺早闭)。④ 乳房发育,本品 0.30～0.625 mg,qd。⑤ 促进乳房、生殖道发育,本品 0.625～1.25 mg,qd,每周期给予孕激素。⑥ 继发闭经,用于诊断用的雌激素试验,推荐本品 2.5 mg,qd,连用 21 d,后加 10 d 孕激素。⑦ 低雌激素性继发闭经人工周期治疗，本品0.625～1.25 mg，qd，连用21～28 d，后半周期加孕激素。⑧ 宫腔粘连目的为刺激子宫内膜增殖，防止再粘连，本品1.25～2.5 mg，tid，连用3个月，最后加孕激素撤退出血。

(2) 绝经相关疾病：① 卵巢早衰，推荐剂量应稍高于绝经后激素治疗，建议本品0.625 mg，qd，加孕激素续贯应用。② 绝经后激素治疗，推荐剂量为本品0.3～0.625 mg，qd，加孕激素连续或续贯应用。

(3) 其他疾病：① GnRH-a治疗后反添加疗法，本品0.3 mg，qd，加孕激素续贯应用。② 产后回奶，本品7片(每片0.625 mg)，tid，用3 d；或5片(每片0.625 mg)，tid，用5 d。③ 过期流产，本品3.75 mg，qd；或1.25 mg，tid。④ 绝经后取环，取环前本品1.25～2.5 mg，qd。

【制剂】 片剂：每片0.3 mg，0.625 mg。

【药动学】

给药途径	起效时间	峰值时间	维持时间
口服	不详	4～10 h	10～24 h

【作用机制】 结合雌激素是一种混合物，从一种孕马的尿中分离，目前发现该混合物内含有至少200种以上的成分(见下表)，应用结合雌激素的药理作用类似于内源性雌激素，在靶组织(女性生殖器、乳房、丘脑下部、脑垂体)产生生物效应。

成　分	作　用
雌酮(49.3%)	升高骨密度，控制血管舒缩
马烯雌酮(22.4%)	抗氧化，骨骼保护，升高高密度脂蛋白，神经营养作用
α类雌激素	弱雌激素
17α-二氢马烯雌酮(13.8%)	降低乳腺癌的发生，降低血脂，控制血管舒缩，骨骼保护
17α-雌二醇(4.48%)	骨骼保护作用
17β-二氢马萘雌酮(1.18%)	控制血管舒缩，抗氧化
马萘雌酮(2.16%)	抗氧化
17β-雌二醇(0.92%)	控制血管舒缩，骨骼保护，神经营养作用
Δ8,9-去氢雌酮(3.51%)	抗氧化，神经营养作用，控制血管舒缩和增加骨密度

【禁忌证】 妊娠期、雌激素依赖性乳腺癌或雌激素依赖性肿瘤、未确诊异常生殖器出血、活动性血栓性静脉炎或血栓栓塞性疾病、以往患有与使用雌激素相关的血栓性疾病患者及对本品过敏者禁用。

【相互作用】 ① 与药物的相互关系：参见戊酸雌二醇。② 与乙醇、尼古丁相互作用：吸烟可增加本品发生严重不良反应的危险。

【不良反应】 ① 可刺激子宫内膜及平滑肌瘤增生等。② 乳房触痛增加。③ 恶心呕吐、腹绞痛、腹胀、胆汁淤积性黄疸、胆囊疾病发生率增加、胰腺炎等。④ 促进血栓栓塞性疾病发生。⑤ 眼角膜弯曲度变陡，对隐形眼镜耐受性下降。⑥ 糖耐量下降，卟啉症加重，因体液潴留而加重哮喘、癫痫、偏头痛及心肾功能不全等。

【注意事项】【患者用药指导】 参见戊酸雌二醇。

结合雌激素阴道软膏 Conjugated Estrogens Vaginal Cream

【商品名或别名】 倍美力阴道软膏，Premarin Vaginal Cream

【分类】 化学：天然雌激素类。治疗学：雌激素类药物。

【指征和剂量】 适用于治疗萎缩性阴道炎，性感不快及障碍或外阴干皱。用本品 0.5～1 g/d，症状缓解后每周 2 次。症状复发可再次使用。

【制剂】 阴道霜剂：每支 14 g。

【药动学】 本品是一种水溶性的配方，能被阴道吸收进而对阴道和泌尿道的组织发挥作用。在阴道内局部使用雌激素软膏产生的血液雌激素水平会高于相应口服剂量的雌激素。

【作用机制】 结合雌激素是从天然物质中提取的雌激素混合物，因而可有效地控制与绝经有关的组织变化所引起的阴道及泌尿生殖器方面的失调。

【禁忌证】 血栓性静脉炎或血栓栓塞性疾病，已知或疑有雌激素依赖性肿瘤、乳腺瘤，未确诊的异常阴道流血，对本药任一成分过敏患者及妊娠或者可能妊娠的妇女禁用。

【相互作用】 ① 本品可能导致阴茎套避孕失败，不推荐同时使用本品和乳胶阴茎套。② 利福平降低结合雌激素疗效。

【不良反应】 恶心、乳房胀痛、阴道出血。头痛、偏头痛、头晕、体重改变、视力改变、泌乳、黄疸等。余详见结合雌激素。

【注意事项】 ① 本品低剂量，短期用药对子宫内膜影响很小，故可不加孕激素或监测子宫内膜,若内膜大于 5 mm 时做孕激素撤退。② 其他参见结合雌激素。

【患者用药指导】 应用时间长或用量过大会导致下生殖道分泌物增加以及子宫内膜增生。应定期随访。

注射用结合雌激素 Conjugated Estrogens Injection

【商品名或别名】 倍美力注射液,Premarin Injection

【分类】 化学:天然雌激素类。治疗学:治疗功能性子宫出血药。妊娠分类:X。

【指征和剂量】 用于治疗无器质性病变的激素失调引起的异常子宫出血。一次注射 25 mg,静注或肌注。如有必要,6～12 h 重复 1 次。然后立即开始雌孕激素口服循环疗法,如结合雌激素 3.75～7.5 mg/d,分次服用。连用 20 d,在疗程的最后 5～10 d,口服孕激素。在此后的 2～5 d 内可出现药物撤退性出血。以后按口服雌孕激素疗法进行月经周期调整。

【药动学】 不详。

【作用机制】 调节体内的雌激素水平。

【禁忌证】 已知或怀疑妊娠,已患乳腺癌或怀疑患有乳腺癌,已知或怀疑患雌激素依赖性赘生物,未能确诊的异常生殖道出血,活动性血栓性静脉炎或血栓栓塞,具有与以往雌激素应用相关的血栓性静脉炎、血栓形成或血栓栓塞性疾病病史患者禁用。

【相互作用】 参见结合雌激素。

【不良反应】 罕见恶心、呕吐及皮肤发红,已报道主要是由于注射太快引起。

【注意事项】 ① 注射用该药仅做短期使用,一旦出血停止,应对患者进行全面的体格检查,尤其应注意盆腔器官及乳房的检查。② 肝功能受损的患者使用雌激素时,由于他们雌激素代谢能力差,因此,对这类患者应慎用雌激素。③ 慎用于高血钙相关的代谢性骨病和肾功能不全的患者。④ 本品是否从人乳中排泄尚不知,雌激素对人乳喂养的婴儿会引起严重不良反应的可能。⑤ 本品对儿童的安全性及效用尚未明确。⑥ 本品可溶于按 1∶1 配制的生理盐水或 10%葡萄糖溶液。不能与水解蛋白、维生素 C 或其他酸性溶液相配制。

【患者用药指导】 ① 注射用结合雌激素(特别是静注),特别适用于紧急状况下快速治疗功能障碍性子宫出血。部分患者用药数小时即止血,半数以上患者在治疗后第 1 d 仅仅出现红点。② 药物控制异常子宫出血失败或者未能预测地再次出血需行诊断性刮宫。

倍美盈 Conjuated Estrogens and Medroxyprogestrone Acetate Tablets

【商品名或别名】 Premelle Cycle, Conjuated Estrogens Tablets

【分类】 化学:天然雌激素类及黄体酮衍生物(结合雌激素、醋酸甲羟孕酮)。治疗学:激素替代治疗类药物。妊娠分素:X。

【指征和剂量】 倍美盈适用于有子宫的妇女,用于治疗绝经前及绝经后出现的中重度血管舒缩症状。治疗外阴和阴道萎缩。预防骨质疏松症。

第 1～14 d 口服 0.625 mg/d 栗色倍美力片,第 15～28 d 每日口服含 0.625 mg 结合雌激素和 5 mg 醋酸甲羟孕酮(MPA)的淡蓝色片。

【制剂】 片剂:前 14 片每片含有 0.625 mg 结合雌激素,后 14 片每片含有 0.625 mg 结合雌激素及醋酸甲羟孕酮 5 mg(复方片剂)。

【药动学】

给药途径	起效时间	峰值时间	维持时间
口服	不详	雌激素 4～10 h,MPA2～4 h	雌激素 10～24 h,MPA38 h

【作用机制】 在用雌激素时加用孕激素进行替代疗法时,每个月经周期加用孕激素 10 d 以上,对于子宫无器质性疾病的妇女来说,将减少子宫内膜增生的发病率以及随之而发生腺癌的危险性。同时不会削弱雌激素现有适应证的有效作用。

【禁忌证】 参见结合雌激素。

【相互作用】 与药物及实验室相互作用参见结合雌激素。与禁食状态相比,不禁食者总雌酮血药峰浓度下降 18%～34%,总马烯雌酮血药峰浓度增加 38%,其他结合或非结合雌激素对吸收速率或程度没有影响。不禁食的妇女服药后 MPA 的血药峰浓度加倍。

【不良反应】 参见结合雌激素。

【注意事项】 ① 加用孕激素是否存在导致缺血性心脏病的危害作用尚不清楚,倍美盈中所含剂量的 MPA 可削弱结合雌激素对高密度脂蛋白(HDL)水平的有利作用,而保留结合雌激素降低低密度脂蛋白(LDL)水平的有利作用。② 对家族性高脂蛋白血症患者，雌激素治疗可能会大量增加血浆三酰甘油而导致胰腺炎及其他并发症。③ 接受雌激素替代治疗患者存在高凝状态。④ 约有1/3患者治疗期间有乳房疼痛。单独使用结合雌激素为12%。⑤ 孕激素可使葡萄糖耐量降低，抑郁症发生率增加。

【患者用药指导】 参见结合雌激素。

倍美安 Conjuated Estrogens ＋MPA

【商品名或别名】 Premelle

【分类】 化学：天然雌激素类及黄体酮衍生物（结合雌激素、醋酸甲羟孕酮）。治疗学：激素替代治疗类药物。妊娠分素：X。

【指征和剂量】 减轻绝经期症状，预防骨质疏松症，治疗萎缩性阴道炎。口服：淡粉色片剂，1片，qd。

【制剂】 片剂，每片含有结合雌激素0.625 mg，醋酸甲羟孕酮2.5 mg。

【药动学】

给药途径	起效时间	峰值时间	维持时间
口服	不详	雌激素4～10 h，MPA2～4 h	雌激素10～24 h，MPA38 h

【作用机制】 同倍美盈。

【禁忌证】 参见结合雌激素。

【相互作用】 同倍美盈。

【不良反应】【注意事项】【患者用药指导】 参见结合雌激素。

雌三醇阴道软膏 Estriol Vaginal Cream

【商品名或别名】 欧维婷

【分类】 化学：天然雌激素类。治疗学：治疗雌激素缺乏引起的泌尿生殖道症状、萎缩性疾病药物。妊娠分类：X。

【指征和剂量】 用于治疗萎缩性阴道炎、尿道炎、轻度尿失禁。第1周0.5 g/d，阴道内注入，根据症状缓解情况，以后每周2次，每次0.5 g。

【制剂】 软膏，1 mg/g。

【药动学】 在阴道内产生最佳的有效性，在使用1～2 h后血浆达峰值。主要通过肝肠循环结合与解离，由尿排泄；少数非结合的雌三醇通过粪便排出。

【作用机制】 使阴道上皮细胞正常化,恢复阴道的正常菌群和 pH 值。但在内膜细胞核中保留时间短,不发生子宫内膜增殖。

【禁忌证】 妊娠、血栓、不明原因的阴道出血、雌激素依赖性肿瘤患者禁用。

【相互作用】 巴比妥、苯乙酰和利福平可能降低雌三醇的疗效,雌三醇可增加皮质激素的药效。

【不良反应】 局部灼热或瘙痒,偶有乳房肿胀或硬块。

【注意事项】 每日使用不超过 1 次,不连续使用数周。使用前全身体检,包括乳房、妇检、宫颈检查。

【患者用药指导】 只供外用,应用时间长应定期随访。

克龄蒙 Climen

【分类】 化学:雌孕激素复合物类(戊酸雌二醇、醋酸环丙孕酮)。治疗学:月经失调、激素替代治疗类药物。妊娠分素:X。

【指征和剂量】 激素替代治疗,原发性和继发性闭经,月经周期紊乱。

本品自月经的第 5 d 开始服用,有闭经或出血不规则的患者只要排除妊娠,可即时开始服用。服药 21 d 后,停药 7 d,一般停药 2~4 d 后会发生有月经特点的撤药性出血。停药 7 d 后,应开始服用另一包。而不必考虑出血已停止或仍在继续。

【药动学】 见戊酸雌二醇,下表为醋酸环丙孕酮的药动学。

给药途径	起效时间	峰值时间	维持时间
口服	不详	1.5 h	0.8 h~2.3 d

【作用机制】 本品是一种高效的雌激素-孕激素复方制剂。每一日历包装含有 11 片戊酸雌二醇(每片含戊酸雌二醇 2 mg)和 10 片戊酸雌二醇与醋酸环丙孕酮复方片剂(每片含戊酸雌二醇 2 mg,醋酸环丙孕酮 1 mg)。本品中孕激素为醋酸环丙孕酮,有抗雄激素作用。

【禁忌证】【相互作用】【不良反应】 参见戊酸雌二醇。

【注意事项】 可参见戊酸雌二醇。另外本品不是避孕药,如需要应采用其他非激素方法避孕。

【患者用药指导】 可参见戊酸雌二醇。另外：① 服药期间可采用非激素方法的避孕措施，但安全期避孕法除外。② 停药期间无阴道出血，如疑有妊娠，即停药至排除妊娠。③ 药片宜整片用水送服，每日在相同时间服药，一旦遗忘，应在 12 h 内补服。

二、孕激素药及相关药

黄体酮 Progesterone

【商品名或别名】 孕酮，微粒化黄体酮，益玛欣，安琪坦

【分类】 化学：孕甾-4-烯-3,20-二酮。治疗学：调整月经紊乱，用于因黄体不足引起的先兆流产，习惯性流产药物。妊娠分类：B。

【指征和剂量】 ① 功能性子宫出血：由于黄体功能障碍引起的月经过多或经期延长。可于月经第 16 d 或第 20 d 开始，肌注，10～20 mg/d，共 5 d；或微粒化黄体酮胶囊 200～300 mg/d，分 1 次或 2 次口服，10 d。② 闭经：适用于有一定雌激素水平的闭经患者。一般剂量为 10～20 mg/d，肌注 3～5 d；或微粒化黄体酮胶囊 200～300 mg/d，分 1 次或 2 次口服，10 d。③ 先兆流产、习惯性流产：用于黄体功能不足引起的流产。一般剂量 10～20 mg/d，肌注；或口服微粒化黄体酮胶囊 100 mg，tid。④ 体外受精-胚胎移植时黄体期支持治疗：肌注黄体酮 50～60 mg/d，或口服微粒化黄体酮胶囊 200 mg，tid。

【制剂】 注射剂：每支 10 mg/ml，20 mg/ml。口服微粒化黄体酮胶囊：50 mg/粒。

【药动学】 黄体酮注射液肌注后迅速吸收，注射 100 mg，6～8 h 血药浓度达峰值，以后逐渐下降，可持续 48 h，72 h 消失；口服黄体酮在肝内代谢，12%代谢为孕烷二醇，代谢物与葡糖醛酸结合，随尿排出，口服100 mg，2～3 h 血药浓度达峰值，以后下降，72 h 消失，半衰期 2.5 h 左右。

【作用机制】 通过细胞内受体发挥作用，使增生期子宫内膜转化为分泌期内膜，为孕卵着床提供有利条件。降低妊娠子宫的兴奋性，有利于受精卵在宫腔内生长发育。通过对下丘脑的负反馈作用，影响垂体促性腺激素的分泌。

【禁忌证】 肝功能严重不良者禁用。肾病、心脏病水肿、高血压的患者慎用。

【相互作用】 酶诱导剂如利福平、巴比妥类、抗癫痫药可降低黄体酮的疗效,不宜合用。

【不良反应】 偶有恶心、头晕、头痛、嗜睡。长期连续应用可引起肝功能异常、水肿、体重增加等。

【注意事项】 对功能性子宫出血、闭经、流产应做全面检查。诊断属于黄体功能不全或无排卵者再使用。

【患者用药指导】 供合格医师使用。用药前应进行各项检查及明确诊断。

炔诺酮 Norethisterone

【商品名或别名】 妇康片

【分类】 化学:17α-乙炔基19-去甲睾酮。治疗学:治疗功能性子宫出血,月经紊乱,子宫内膜异位症药物。妊娠分类:X。

【指征和剂量】 ① 功能性子宫出血:采用止血加周期疗法,2.5~5 mg,q8 h,出血停止后,剂量逐渐递减,一般3 d递减1次,每次递减量不超过原剂量1/3,直至2.5 mg,bid至血止,连用20 d。② 黄体不足引起月经紊乱:于月经周期第16~25 d,2.5 mg,bid。③ 子宫内膜异位症:5 mg/d,维持3~6个月。④ 避孕:避孕药Ⅱ号每片含炔诺酮0.625 mg。

【制剂】 片剂:每片500 mg。

【药动学】 口服炔诺酮后,达血药峰浓度时间平均1.17 h。消除相半衰期为5~14 h。乳汁中药物浓度约为血药浓度的12%。单次口服炔诺酮的吸收与消除速率并不因配伍使用炔雌醇而发生改变。

【作用机制】 炔诺酮属19-去甲基睾酮衍生物。睾酮在19位上去甲基后具有强孕激素作用。且具有溶黄体作用,轻微雄激素作用。长期使用孕激素使内膜萎缩,尤其是异位的子宫内膜。另可通过抑制下丘脑促性腺激素释放激素(GnRH)的释放,使促卵泡素(FSH)、促黄体素(LH)分泌受到抑制,以致抑制排卵。

【禁忌证】 对本品过敏、有血栓栓塞性意外史、肝肾功能严重受损、不明原因的妇科出血患者及孕妇及哺乳期妇女禁用。

【相互作用】 不宜与巴比妥类、利福平、灰黄霉素、抗惊厥药合用。因这些药可降低孕激素疗效。

【不良反应】 皮肤有皮疹、黄褐斑、痤疮等,亦可出现头痛、眩晕、抑郁。

水肿、体重增加。妊娠初期服用,女性胎儿有出现男性化的可能。亦有胆汁淤积性黄疸、糖耐下降等。

【注意事项】 对于有心血管病变、烟草中毒、肾功能紊乱、癫痫、偏头痛及糖尿病患者应注意给予特殊的监护。

【患者用药指导】 对功能性子宫出血患者应根据子宫出血的情况用药,剂量须在医生指导下递增或递减。长期用药者应定期进行检查,包括肝功能等检查。如发生视力下降、复视、明显头痛应停止用药并进一步检查。

甲地孕酮 Megestrol

【商品名或别名】 妇宁片,佳迪

【分类】 化学:醋酸甲地孕酮为孕酮衍生物,6-甲 Δ^6-17α 乙酰氧基孕酮。治疗学:调经、避孕、抗肿瘤药。妊娠分类:D。

【指征和剂量】 ① 调经:月经周期第 5 d 口服 4～8 mg/d,连用 21 d,停用 2～3 d 后即来月经。一般用 3～6 个周期。② 避孕:甲地孕酮(1 mg)为口服避孕药Ⅱ号中的主要成分。③ 用于晚期子宫膜癌、乳腺癌患者的治疗:子宫内膜癌,40～320 mg/d;乳腺癌,160 mg/d。

【制剂】 片剂:每片 160 mg。胶囊:每粒 80 mg。

【药动学】 口服醋酸甲地孕酮后 1～3 h,血浆药物达峰浓度。口服后 10 d 内,口服剂量的 66%从尿中排出,20%从粪中排出。

【作用机制】 甲地孕酮属孕酮衍生物。17α 位上的羟基在酯化后,孕激素作用得以加强。通过和细胞受体作用,发挥孕激素作用。

【禁忌证】 孕妇禁用。哺乳期妇女在治疗期间应禁止授乳。有心肌梗死、脑梗死、糖尿病、血栓栓塞患者应谨慎使用。

【相互作用】 不宜与酶诱导药合用。大剂量孕激素具有致糖尿病效应,因此在与胰岛素、二甲双胍、磺脲类降糖药合用时应在治疗中停药后,相应调整降糖药的剂量。

【不良反应】 恶心、呕吐。皮疹、瘙痒。体重增加、胆汁,淤积性黄疸。水肿、呼吸困难,亦有下肢静脉功能减退、血压增高,偶见血栓性意外。亦有可能出现糖耐量降低,高胰岛素血症。

【注意事项】 应用本品治疗肿瘤前,应检测孕激素受体,受体阳性者,疗效较好。治疗过程中出现眼科检查异常,严重头痛,血栓栓塞意外,应立即停药。

【患者用药指导】 用药期间应定期随访,并在有经验的医师指导下应用。出现不良反应立即停药。

甲羟孕酮 Medroxyprogesterone

【商品名或别名】 安宫黄体酮,倍恩,倍美罗

【分类】 化学:醋酸甲羟孕酮,化学名为6α-甲基-17α-羟基孕甾-4-烯-3,20-二酮醋酸酯。治疗学:功能性子宫出血及调整月经,对激素依赖性肿瘤的治疗药物。妊娠分类:D。

【指征和剂量】 ① 调整月经:补充黄体酮不足的功能性子宫出血。可于月经第14 d起10 mg/d,连用12~14 d。② 乳腺癌治疗:0.4~0.8 g/d,甚至达1 g/d。③ 子宫内膜癌及其他激素依赖性肿瘤:0.2~0.4 g/d。④ 晚期癌肿恶病质及疼痛的姑息治疗:0.5~1 g/d。

【制剂】 片剂:每片含甲羟孕酮1.5 mg、结合雌激素0.3 mg。

【药动学】 口服吸收快,给药后吸收半衰期为(1.49±0.39)h,(2.39±0.63)h后血药浓度达最高。本品的代谢主要在肝中进行,血浆中醋酸甲羟孕酮消除相半衰期为(14.0±2.12)h。

【作用机制】 属孕激素药物。甲羟酮疗效较黄体酮强50倍,是炔诺酮的100~300倍。大剂量高效孕酮可直接作用于癌细胞,延缓DNA和RNA复制,从而抑制癌细胞的生长。尤其对雌孕激素受体含量高的激素依赖性肿瘤效果较好。

【禁忌证】 对本品过敏、各种血栓栓塞性疾病、严重肝功能损害、因骨转移产生的高钙血症患者及妊娠或哺乳期妇女禁用。此外,有疼痛、偏头痛、心脏功能不全、肾脏功能不全、糖尿病患者慎用。

【相互作用】 尚无和其他药物配伍禁忌。

【不良反应】 本品可引起乳房胀痛、溢乳、闭经、皮肤、黏膜过敏反应如皮疹、瘙痒等。胃肠道反应:恶心、消化不良。亦可能产生类似肾上腺等皮质醇反应:钠潴留、水肿、高血压。还可能导致小指小震颤、夜间小腿痉挛;偶有阻塞性黄疸。因本药能增强凝血作用,当有血栓性栓塞,突然出现失明、复视、视网膜血管损伤应停止用药。另在妊娠期间服用大剂量本药可导致女性胎儿男性化。

【注意事项】 应用本品调经时,应注意应用于孕酮不足引致的月经失调;治疗肿瘤前应检测孕激素受体(PR),PR阳性者疗效好;有抑郁病史患

者，若忧郁症状加重应停止用药。

【患者用药指导】　须在有经验的医师指导下应用，定期随访，有不良反应时停药，随诊。

地屈孕酮 Dydrogesterone

【商品名或别名】　达芙通

【分类】　化学：孕激素及抗孕激素类。

【指征和剂量】　地屈孕酮可用于治疗内源性孕酮不足引起的疾病，如痛经、子宫内膜异位症、继发性闭经、月经周期不规则、功能失调性子宫出血、经前期综合征、孕激素缺乏所致先兆性流产或习惯性流产、黄体不足所致不孕症。

(1) 痛经：从月经周期的第 5～25 d，口服地屈孕酮 1 片（以地屈孕酮计 10 mg），bid。

(2) 子宫内膜异位症：从月经周期的第 5～25 d，口服地屈孕酮 1 片（以地屈孕酮计 10 mg），bid 或 tid。

(3) 功能性出血：① 止血的剂量为，口服地屈孕酮 1 片（以地屈孕酮计 10 mg），bid，连续 5～7 d。② 预防出血的剂量为，从月经周期的第 11～25 d，口服地屈孕酮 1 片（以地屈孕酮计 10 mg），bid。

(4) 闭经：从月经周期的第 1～25 d，服用雌二醇，qd。从月经周期的第 11～25 d，联合用地屈孕酮 1 片（以地屈孕酮计 10 mg），bid。

(5) 经前期综合征：从月经周期的第 11～25 d，口服地屈孕酮 1 片（以地屈孕酮计 10 mg），bid。

(6) 月经不规则：从月经周期的第 11～25 d，口服地屈孕酮 1 片（以地屈孕酮计 10 mg），bid。

(7) 先兆流产：起始剂量为口服地屈孕酮 4 片（以地屈孕酮计 40 mg），随后口服地屈孕酮 1 片（以地屈孕酮计 10 mg），q8 h，至症状消失。

(8) 习惯性流产：口服地屈孕酮 1 片（以地屈孕酮计 10 mg），bid，至怀孕 20 周。

(9) 内源性孕酮不足导致的不孕症：月经周期的第 14～25 d，口服地屈孕酮 1 片（以地屈孕酮计 10 mg），qd。治疗应至少持续 6 个连续的周期，建议在怀孕的前几个月里连续采用该方法治疗，剂量应参照习惯性流产治疗剂量。

【制剂】 白色薄膜衣片片剂：10 mg/片。

【药动学】 口服地屈孕酮，平均63%随尿排出，72 h体内完全清除。地屈孕酮与内源性孕激素不同，在尿中不以孕烷二醇形式排出。

【作用机制】 ① 地屈孕酮使子宫内膜进入完全的分泌相，从而可防止由雌激素引起的子宫内膜增生和癌变风险。地屈孕酮可用于内源性孕激素不足的各种疾病。地屈孕酮无雌激素、雄激素及肾上腺皮质激素作用。② 地屈孕酮不产热，且对脂代谢无影响。

【禁忌证】 禁用于不明原因阴道出血；严重功能障碍，如肝脏肿瘤(现病史或既往史)、Dubin Johnson综合征、Rotor综合征、黄疸；妊娠期或应用性激素时产生或加重的疾病或症状，如严重瘙痒症、阻塞性黄疸、妊娠期疱疹、卟啉症和耳硬化症；已知对地屈孕酮过敏者。

【相互作用】 尚无与其他药物相互作用资料。当地屈孕酮与雌激素联合使用时，如发生肝功能异常、血栓栓塞或血压大幅度升高时，应停药。

【不良反应】 极少数患者可出现突破性出血，一般增加剂量即可防止。地屈孕酮也可能发生其他发生在孕激素治疗中的不良反应，如轻微出血、经期血量的改变、闭经，不适、呕吐、腹痛，肝功能改变、黄疸(少见)，乳房疼痛，瘙痒、皮肤过敏、荨麻疹、抑郁情绪、头痛、偏头痛、精神紧张，水肿，性欲改变。

【注意事项】 可出现突破性出血，一般增加剂量可防止。与雌激素联合使用进行激素替代治疗时应注意雌激素的禁忌和注意事项。长期采用孕激素雌激素联合用药者应每年定期进行全面体检，包括妇科及乳房X线检查。出现不正常的阴道出血时，应做进一步的检查。应用于习惯性流产或先兆性流产时，应确定胎儿是否存活。治疗过程中，应检查妊娠是否继续和(或)胎儿是否存活。以孕激素为主要成分的口服避孕药可能会增加抑郁症的机会。有抑郁症史的患者在孕激素治疗过程中，应密切观察。孕激素治疗掩盖更年期的发生(不规则月经周期)。

【患者用药指导】 严格在医生指导下使用，用药前应明确诊断。

三、促性激素药

人绒毛膜促性腺激素 Human Chorionic Gonadotropin

【商品名或别名】 绒促性素，HCG，艾泽

【分类】 化学：促性激素类。治疗学：促排卵，健黄体药。妊娠分类：C。

【指征和剂量】 (1) 促排卵：于卵泡接近成熟时，给予本品1万～1.5万U，1次注射或分2 d注射，用药后36 h左右排卵，可嘱患者注射当日及以后的2 d性交，或在34～36 h人工取卵行助孕治疗。枸橼酸氯米芬(CC)诱发排卵周期中，排卵前最大卵泡直径为16.8～25.5 mm，当卵泡直径为17 mm以上(一般18 mm)或在20 mm左右时使用本品，可提高排卵成功率。本品1万～1.5万U注射后能使黄体功能维持到胚泡着床。

(2) 健黄体和保胎作用：① 加强促黄体素(LH)排卵峰，一次注射1万～1.5万U，对黄体的促进作用可维持到排卵后的7～8 d。② 纠正黄体期过短，排卵第2 d开始给予本品1 000～1 500 U，隔日肌注，共3～5次。或排卵后第5 d肌注本品5 000 U，第9 d重复注射5 000 U。③ 补充胚胎人绒毛膜促性腺激素分泌不足，促进卵巢黄体的形成和维持，在排卵后第7 d给予本品3 000 U，一次肌注，或排卵后第2 d开始予1 500 U，隔日肌注，共3次，确定妊娠后继续用药，2 000 U，2 d1次至孕10周。④ 先兆流产的保胎治疗，证实宫内妊娠后，每周2～3次，每次2 000～3 000 U。对先兆流产及习惯性流产的保胎作用亦有文献提出一旦确诊妊娠(最迟不得晚于妊娠8周)或出现先兆流产征象时，首次给予本品1万U，以后每周2次，持续治疗到妊娠14周。

(3) 用于低促性腺激素性机能低下、隐睾及无精或弱精：① 隐睾症，500～1 500 U，每周2～3次，持续6周。总剂量不超过1.5万U。② 青春发育迟缓[与人绝经期促性腺激素(HMG)合用]，1 500 U，每周2次。③ 睾丸间质细胞功能探查，1 500 U，注射6～7次。

【制剂】 冻干粉：每支250 μg。

【药动学】 本品肌注后吸收完全，6 h血浆浓度达峰值，24 h后下峰到峰值的50%，半衰期12 h，3～5 d后下降到用药前水平。

【作用机制】 本品是一种糖蛋白激素，主要促进卵巢黄体形成并维持其功能至妊娠8～10周。本品由α和β两个不同的亚基组成，α亚基和促卵泡素(FSH)、促黄体素(LH)、甲状腺刺激激素(TSH)的α亚基具有相同结构，具有类似LH促卵泡成熟与排卵的功能。本品影响胎盘代谢与甾体激素生成以及在抑制母体免疫排斥反应中可能起作用。

【禁忌证】 禁用于：18岁以下少女；垂体肿瘤、卵巢肿瘤、前列腺癌、雄激素依赖的肿瘤、内分泌失调(如甲状腺功能低下、肾上腺皮质功能不全、高泌乳素血症等);卵巢发育不全;血栓性静脉炎活动期;对本品过敏。

【相互作用】 用本品治疗过程中,未见有临床意义的与其他药物相互影响的报道。

【不良反应】 注射部位疼痛。头痛、乏力、抑郁、易怒及烦躁。罕见过敏反应。男性可出现体液潴留、水肿、乳头触痛、男子女性型乳房及性早熟。

【注意事项】 ① 女性卵巢过度刺激综合征:与促排卵药 HMG、FSH 等联合应用时,卵巢对于刺激卵泡药物的过度反应可能会导致卵巢过度刺激综合征发生,一旦血雌二醇或 B 超检测提示这种可能,停止使用本品一般即可预防发生。② 多胎妊娠:卵泡刺激和诱发排卵时,多胎妊娠的发生率增高。③ 妊娠试验:对于已进行本品治疗时,妊娠试验可出现假阳性反应。

【患者用药指导】 本品需在医生的严格指导的监护下方可使用。

人绝经期促性腺激素 Human Menopausal Gonadotropins

【商品名或别名】 尿促性素,绝经促性素,Pergonal,HMG

【分类】 化学:垂体分泌促性腺激素(FSH、LH)类。治疗学:女性刺激卵泡发育成熟药,男性促精子生成药。妊娠分类:X。

【指征和剂量】 ① 垂体与下丘脑闭经中诱导排卵。凡由垂体促性腺素分泌不足,或下丘脑促性腺素释放激素分泌不足,或枸橼酸氯米芬(CC)诱导排卵无效而卵巢有原始卵泡并能反应者。② 男性用于低促性腺激素性机能低下、无精与少精症。③ 对正常排卵妇女,从月经的第 3～5 d 开始用本药,75～150 U,qd,连用 7 d。同时 B 超监测卵泡变化,若卵泡直径达 16～17 mm 时,血 E_2 达到 1 835～3 670 pmol/L 时,停止注射本品,肌注人绒毛膜促性腺激素(HCG)5 000～10 000 U,并在其后 32～36 h 取卵或指导同房。若监测过程中卵泡直径大于 20 mm,数目在 3～5 个,E_2 大于 3 670 pmol/L,则不用再注射 HCG,放弃此疗程,以免发生过度刺激。

【制剂】 冻干粉:每瓶含 HMG 75 IU、黄体生成素 75 IU。

【药动学】 肌注,血药达峰时间为 4～6 h,经肾脏排泄。

【作用机制】 本品为糖蛋白激素,由绝经后妇女的尿中提取,每支含促黄体素(LH)及促卵泡素(FSH)成分,替代垂体分泌促性腺功能(应用于垂体促性腺功能低下引起的无排卵),刺激卵泡发育成熟。

【禁忌证】 卵巢早衰、高泌乳素血症、卵巢肿瘤、甲状腺或肾上腺皮质功能减退、血栓栓塞性疾病患者禁用。

【相互作用】 与 HCG 联用促排卵。与氯米芬联用,可减少本品用量,同时降低卵巢过度刺激的发生。

【不良反应】 ① 卵巢过度刺激综合征(OHSS),占 6%～10%。② 多胎妊娠,发生率为 7%～53%。③ 流产率高,异位妊娠风险增加。

【注意事项】 ① 用药前向患者详细介绍药物的使用及可能发生的严重并发症,以及有可能为避免过度刺激而治疗中途停止。② 一旦发生卵巢过度刺激综合征,应避免腹部及盆腔检查,避免性交及过度运动。③ HCG 注射后 2 周如无月经来潮,需确定是否妊娠。

【患者用药指导】 严格在医生指导下用药,并向患者说明用药注意事项。

四、促性腺素释放激素类似物或增强剂

戈舍瑞林 Goserelin

【商品名或学名】 诺雷德,Zoladex

【分类】 化学:促性腺素释放激素类似物类。治疗学:治疗子宫内膜异位、子宫肌瘤、真性性早熟、月经过多及辅助生育技术药。妊娠分类:X。

【指征和剂量】 ① 子宫内膜异位:在腹前壁皮下注射本药 3.6 mg 植入剂,每 28 d 用药 1 次,用药不超过 6 个月,当出现低雌激素症状时,可用反添加治疗。② 子宫肌瘤的辅助治疗:术前用药可为经阴道、腹腔镜及宫腔镜手术创造条件。减少肌瘤剥出时的出血,子宫肌瘤合并不孕症者,经药物治疗肌瘤缩小,为受孕改善了条件,停药后有的患者可暂缓手术,获得自然受孕机会。围绝经期患者使用可使肌瘤缩小,进入绝经状态,避免手术。但临床观察对黏膜下肌瘤治疗效果差,仍应手术治疗。一般治疗 12～24 周,用药方法同上。③ 月经过多:在子宫内膜消融术前用本品 3.6 mg 治疗,可以降低子宫内膜的血管密度,减少子宫内膜生长,术后继续用本品治疗有助于瘢痕形成,减少术后出血,进一步抑制内膜的生长。一般在术前 4～6 周用药 1 次,开始治疗后第 6～8 周手术。手术当日可再用 1 次。④ 真性性早熟:本品 3.6 mg,每月注射 1 次,至少用 18 个月,直到正常的青春期年龄(10 岁以上)。6 岁前治疗,最终成人身高可增加 2%～4%,6 岁以后方被诊

治,最终成人身高没有改变。⑤ 辅助生育:在开始刺激 2～3 周前,患者仍在口服避孕药期间,单独使用本品 3.6 mg 植入剂。使用后 14～21 d,给予人绝经期促性腺激素(HMG)(4 支/d,至少 5 d),初级卵泡直径达到 20 mm 时,给予人绒毛膜促性腺激素(HCG),注射 HCG 35～37 h 后,获取卵子。

【制剂】 缓释植入剂:每支 3.6 mg。

【药动学】 本品 3.6 mg 植入剂注射以后,连续释放 1 个月(4 周)。4 周后需再注射 1 次,可保证有效的血药浓度。肝肾功能损害者,无须调整剂量。间隔 28 d 连续多次注射,未发现体内累积。

【作用机制】 初次本品注射 24～72 h 后促卵泡素(FSH)、促黄体素(LH)增高达最大值,用药 3 d,FSH、LH 迅速下降,在用药 4 周内降到基础值以下,并且持续被抑制至单次用药后 4～5 周,在每月 1 次的持续用药过程中 FSH、LH 水平维持在低于基础值 25%～50%。血雌激素在首次用药后 3 d 上升到 800 pmol/L,孕激素在首次用药 2 d 升至 50～100 nmol/L,在单次及重复剂量后,血雌激素降至绝经后水平(<100 pmol/L)。停药 2 个月后回升到正常范围。血孕激素在治疗后 7～14 d 下降到低于 50 nmol/L。血睾酮平均值下降 21%。

【禁忌证】 对本品过敏者及妊娠或哺乳期妇女禁用。

【相互作用】 不详。

【不良反应】 ① 过敏反应少。② 关节痛、头痛、恶心、皮疹。③ 潮热和出汗,性欲改变,包括抑郁等情绪改变,阴道干燥,乳腺大小改变。

【注意事项】 治疗前应排除妊娠,并应于治疗期间采用非激素避孕措施。治疗良性妇科疾病期限不可超过 6 个月,停药后骨密度降低可恢复。

【患者用药指导】 ① 严格在医生指导下用药。② 用药期限不超过 6 个月。③ 服药期间可出现潮热、多汗、乳房缩小及阴道干燥,应在医生指导下补充雌、孕激素,如戊酸雌二醇 1～2 mg/d 或结合雌激素 0.3 mg/d,加用甲羟孕酮 2 mg/d。④ 服药期应采用非激素类(如避孕套)的避孕方法。⑤ 妊娠期、哺乳期不宜使用。⑥ 本品对子宫内膜异位及子宫肌瘤往往不具根治作用,停药后复发。

亮丙瑞林 Leuprorelin

【商品名或学名】 抑那通

【分类】 化学:促性腺素释放激素类似物类。治疗学:治疗子宫内膜异位、子宫肌瘤、真性性早熟、月经过多及辅助生育技术药。妊娠分类：X。

【指征和剂量】 ① 子宫内膜异位：本品 3.75 mg，每 4 周 1 次，皮下注射。如患者体重低于 50 kg，则 1.88 mg/次。初次用药应在月经周期的第 1～5 d。② 子宫肌瘤：本品 1.88 mg，每 4 周 1 次，体重过重或子宫明显增大者 3.75 mg/次。③ 中枢性性早熟：0.03 mg/kg，可增至 0.09 mg/kg，每 4 周 1 次。

【制剂】 粉针剂：每瓶 1.88 mg，3.75 mg。

【药动学】 本品皮下或肌注后吸收好，单次皮下注射 3.75 mg，1～2 d 血药浓度达峰值，本品经肾脏排泄。

【作用机制】【禁忌证】 参见戈舍瑞林。

【相互作用】 不详。

【不良反应】 参见戈舍瑞林。

【注意事项】 再次注射时更换注射部位，不要在同一部位反复注射，首次用药时，可出现暂时性骨痛加剧，可对症治疗。

【患者用药指导】 参见戈舍瑞林。

曲普瑞林 Triptorelin

【商品名或学名】 达必佳

【分类】 参见戈舍瑞林。

【指征和剂量】 ① 子宫内膜异位和子宫肌瘤：本品 3.75 mg，每月 1 次，肌注。6 个月为 1 个疗程。② 性早熟：本品 3.75 mg，第一个月每 2 周 1 次，以后每月 1 次，如疗效不够满意，也可每 3 周注射 1 次。

【制剂】 注射液：每支 0.1 mg。粉针剂：每支 3.75 mg。

【药动学】 本品皮下注射后迅速吸收，肌注生物利用度 100%，经过 15 min 血药浓度达峰值，单次注射后疗效可维持约 30 d。

【作用机制】【禁忌证】 参见戈舍瑞林。

【相互作用】 不详。

【不良反应】 参见戈舍瑞林。

【注意事项】 本品有常规制剂和微球制剂两种，其中常规制剂供皮下注射用，微球制剂为长效制剂，供肌注用。

【患者用药指导】 参见戈舍瑞林。

五、其他激素相关药

枸橼酸氯米芬 Clomiphene Citrate

【商品名或别名】 克罗米芬,舒经芬,氯菧酚

【分类】 化学:三苯乙烯的衍生物为非类固醇药物。是两种异构体的混合物,而促排卵作用由顺式异构体引起。国外品种顺式异构体占62%,国内占50%。治疗学:促排卵药。妊娠分类:X。

【指征和剂量】 (1) 用药指征:① 排卵障碍,无排卵性功能性子宫出血,下丘脑功能失调、口服避孕药等原因引起的继发性闭经。② 黄体功能不全。③ 人工辅助受孕促排卵。④ 男性促精子生成。

(2) 使用方法及剂量:① 一般以最小剂量,从自然或撤退出血的第5 d开始,50 mg/d,连续5 d。若1~2个周期仍无排卵,则按50 mg/次的方式逐次增加本品用量,最大剂量不宜超过200 mg/d。患者接受最大剂量治疗3~4个月,如仍无效,可考虑本品治疗失败。本品治疗周期中,排卵前促黄体素(LH)峰可能出现于末次本品剂量后的5~10 d。② 本品与其他药物合用。A. 本品+雌激素+人绒毛膜促性腺激素(HCG):月经第2 d开始氯米芬100 mg次/d,连用5 d,周期第8 d,戊酸雌二醇2 mg/d。周期第12 d卵泡监测卵泡发育至直径1.7~2.0 cm时,戊酸雌二醇可用至6~12 mg/d。第2 d HCG5 000~10 000 U肌注,当日及次日性交,排卵后继用戊酸雌二醇2 mg/d及黄体酮20 mg/d。B. 本品与溴隐亭:适用于高泌乳素(PRL)血症引起的无排卵,对血PRL正常者,有报道认为单用本品无效者加用溴隐亭可获得排卵及妊娠。方法为自月经第1 d开始服溴隐亭2.5~5 mg/d,确诊妊娠后立即停药。C. 本品与人绝经期促性腺激素(HMG):本品促排卵失败者,于服100 mg/d本品5 d后,注射HMG 75 U,qd,2~3 d后以B超观察卵泡,若直径未达到1.7~2.0 cm可以再注射,2~3 d再做B超,若直径达到1.7~2.0 cm可加用HCG 5 000~10 000 U。

【制剂】 胶囊:每粒50 mg。片剂:每片50 mg。

【药动学】 口服吸收快,半衰期约5 d。

【作用机制】 本品具有抗雌激素与微弱雌激素的双重活性,能与内源性雌激素竞争在雌激素靶细胞内与雌激素受体结合,抑制雌激素受体的补充,因而使靶细胞对雌激素不敏感。本品作用于下丘脑促性腺激素释放激

素(GnRH)神经元,雌激素受体下降,阻断了雌激素对下丘脑的负反馈,GnRH 分泌增加,进而促进垂体 LH 及促卵泡素(FSH)的分泌,卵巢内卵泡得以生长发育及成熟。另一方面,本品的弱雌激素活性,可直接作用于垂体和卵巢,提高其敏感性和反应性,并促进卵巢性激素合成酶系统活性,增加性激素的合成和分泌,促进 E_2 的正反馈效应。

【禁忌证】 禁用于:① 妊娠。② 肝脏疾患。③ 不明原因的异常子宫出血,应除外子宫内膜非典型增生或癌症。④ 卵巢增大或囊肿。

【相互作用】 与促性腺素释放激素合用可能导致卵巢过度刺激。

【不良反应】 ① 表现为卵巢增大或形成囊肿。但巨大卵巢囊肿及过度刺激综合征罕见。② 多胎妊娠率高(我国产品多胎妊娠发生少)。③ 有的患者(15%~50%)排卵前宫颈黏液羊齿植物叶状结晶消失。④ 流产率高。⑤ 血管舒缩性潮热。⑥ 腹部不适。⑦ 乳房疼痛。⑧ 恶心呕吐。⑨ 神经过敏性失眠。⑩ 视力模糊和闪光暗点。⑪ 其他少见的如:头痛头晕、尿频、抑郁、乏力、荨麻疹、过敏性皮炎、体重增加及脱发等。

【注意事项】 ① 在治疗前,做盆腔检查或 B 超以除外卵巢囊肿或残留卵泡,后者在用药时可以增大,而干扰促排卵的 B 超观察,可以等待消失或加服甲羟孕酮 5~10 mg 消失后再开始治疗。若多次出现,可用本品 25 mg/d,5 d 治疗。② 用药前了解体内雌、雄激素水平,若雌激素过低,可先用雌、孕激素人工周期治疗,而雄激素过高者,先抗雄激素治疗,再给本品,疗效较好。③ 本品治疗时出现黄体功能不足而影响妊娠时(黄体期内膜活检可诊断),可增加本品剂量或黄体期加用黄体酮或 HCG。④ 本品对宫颈黏液的抗雌激素作用而影响妊娠时,可加用雌激素,或行宫腔内人工授精治疗。⑤ 因服本品而发生未破裂卵泡黄素化综合征(发生率 26%~40%),经 B 超监测卵泡成熟时用 HCG 1 万 U 肌注。⑥ 服本品期间,围排卵期可参照基础体温(BBT)、系列 B 超或尿 LH 定性检查,发现排卵日,而有助于妊娠。A. 一般在停药 5 d 超声测定卵泡大小,每 2~3 d 1 次,当卵泡达 14 mm 时,qd,卵泡 18~25 mm 为成熟的标准。宫颈评分不小于 8 分时提示血中雌激素达卵泡成熟水平(卵泡成熟的标准:卵泡直径不小于 18 mm;宫颈评分不小于 8 分)。基础体温上升后 2~3 d 再监测卵泡情况,若卵泡未消失,可能为卵泡未破裂黄素化。B. 当宫颈评分小于 8 分时指导性生活。⑦ 本品连续半年合理应用后仍不育,宜停止使用。⑧ 本品用后排卵率 70%,妊娠率 38%。⑨ 本品使用后,先天畸形发病率及围产儿存活率与自然妊娠者相近。⑩ 精子数量减少而用本品治疗的原则是低剂量、长周期,一般经 2~3 个月方生效。

【患者用药指导】 ① 服药期出现视觉变化,如视力模糊、黑点及闪点时应停药,并最好不要再用本品。② 每次用药前均应去医院检查,若出现卵巢异常增大、囊肿,并有胸腹水等过度刺激表现时,应停药、禁性交及体育活动并住院治疗。③ 建议在服末次药后禁欲 5 d,然后隔日性交,持续 1 周,可增加妊娠机会。并可在医生的指导下性生活。④ 在有可能诱发排卵期间,避免使用有抑制前列腺素合成的药物如吲哚美辛、布洛芬、双氯芬酸钾等。⑤ 用 BBT 自我监测排卵及妊娠,如 BBT 高温超过 16 d,应去医院检测尿 HCG。

孕三烯酮 Gestrinone

【商品名或别名】 内美通

【分类】 化学:19-去甲睾酮甾体类药物。治疗学:治疗子宫内膜异位症药。妊娠分类:X。

【指征和剂量】 子宫内膜异位症:每周 2 粒 2.5 mg 胶囊,持续 6 个月。

【制剂】 胶囊:每粒 2.5 mg。

【药动学】 口服 1.25 mg,2.5 mg,5 mg 之后药动学呈线性。最大浓度在服后的 2.8 h 和 3.1 h。血浆半衰期大约为 24 h。通过羟基作用进行肝内代谢。

【作用机制】 用药后通过减少促性腺激素分泌,促卵泡素(FSH)、促黄体素(LH)分泌减少。雌、孕激素水平降低。抑制子宫内膜、异位子宫内膜的病灶生长,促进病变萎缩。

【禁忌证】 禁用于妊娠期、哺乳期,严重的心力衰竭,肝、肾功能不全,既往有代谢和(或)血管疾病的病史患者。

【相互作用】 同时服用抗癫痫药或利福平,能加速孕三烯酮的代谢。

【不良反应】 治疗最初几周偶有点滴阴道出血、体重增加。痤疮、脂溢性皮炎。亦有潮热、乳房缩小、头痛等。多毛、声音变化少见。

【注意事项】 对心、肾功能不全者应密切观察。对伴高血脂的患者,应监测谷丙转氨酶(ALT)、谷草转氨酶(AST)、胆固醇水平,对有糖尿病患者应监血糖水平。

【患者用药指导】 用药前,子宫内膜异位症必须诊断明确,应以病理诊断为依据。治疗前应排除怀孕的可能性，服药期间应采取有效避孕措施（禁止口服避孕药），一旦怀孕应停止治疗。用药时间应固定保持不变。需在有经验的医师指导下服用，并定期随诊。

达那唑 Danazol

【商品名或别名】 炔睾醇

【分类】 化学：17α-乙炔睾丸酮的衍生物。治疗学：治疗子宫内膜异位症药。妊娠分类：D。

【指征和剂量】 子宫内膜异位症：于月经第1～3 d开始，口服200～400 mg/次，bid，3～6个月为1个疗程。

【制剂】 胶囊：每粒100 mg。

【药动学】 口服本品后从胃肠道吸收，在肝内代谢。半衰期约4.5 h。代谢物之一2-羟甲基乙炔睾酮血浆中浓度比未经代谢变化的药物高5～10倍。

【作用机制】 本品具有轻度雄激素作用，能阻断下丘脑促性腺素释放激素和垂体促性腺激素的合成和释放，直接抑制卵巢甾体激素的合成，以及与靶器官性激素受体相结合，从而使子宫内膜、异位子宫内膜萎缩，达到子宫内膜异位症的治疗目的。同时可提升血小板。

【禁忌证】 肝肾功能不全，癫痫，有动、静脉栓塞病史，卟啉症患者，孕妇或哺乳期妇女禁用。

【相互作用】 不宜和降血糖药（二甲双胍、胰岛素、磺脲类降糖药）合用。在和卡马西平、他克莫司合用时因可通过抑制肝脏的代谢而升高卡马西平、他克莫司的血浆浓度，应临床监测，加以调整剂量。在加华法林合用时，应经常测定凝血酶原时间及调整抗凝药的剂量。

【不良反应】 皮疹、瘙痒、斑丘疹。雄激素作用、痤疮、脂溢性皮炎、多毛症，声音改变，体重增加。部分患者出现围绝经期综合征。

【注意事项】 服用后可以出现暂时性转氨酶升高。密切观察下可继续服用，必要时减量或停药后，转氨酶即可恢复正常。用本品前，子宫内膜异位症应予明确诊断，以病理诊断为依据。

【患者用药指导】 应在有经验的临床医师指导下应用。用药剂量以出现闭经与控制疼痛为度。服药期间应定期随诊。

替勃龙 Tibolone

【商品名或别名】 利维爱,Livial

【分类】 化学:7-甲基炔诺酮。治疗学:激素替代治疗类药。妊娠分类:X。

【指征和剂量】 ① 用于自然绝经及手术绝经所引起的各种症状。推荐剂量为2.5 mg/d,最好能固定在每日同一时间服用。国内目前常用剂量2.5 mg,qod或1.25 mg/d,已能达到控制症状效果。若用2.5 mg/d,则阴道出血率增加。② 本品用于使用促性腺素释放激素类似物(GnRH-a)治疗子宫肌瘤或子宫内膜异位的“反添加”(Addback Therapy)治疗,而不影响GnRH-a的治疗效果。

【制剂】 片剂:每片2.5 mg。

【药动学】

给药途径	起效时间	峰值时间	维持时间
口服	30 min	1.5～4 h	45 h

【作用机制】 本品的有效活性成分为7-甲基异炔诺酮,是人工合成甾体,其本身的激素活性相对较弱,本品的大部分活性来自其3个主要代谢产物,即3α-OH、3β-OH代谢物和Δ^4异构体。3个代谢物对不同的激素受体具有不同的亲和力,羟基代谢物主要与雌激素受体结合,而Δ^4异构体主要与孕激素和雌激素受体结合。

本品的药效:① 激素作用。本品雌激素作用在缓解绝经症状和预防骨质疏松方面与雌激素一样有效,但本品在子宫内膜上被组织特异性地转化为异构体,因而对子宫内膜无雌激素作用。对乳腺组织也不呈雌激素作用。本品雄激素作用对性生活频率、愉快感和满意度的改善显著,无男性化如多毛、痤疮或脱发现象。② 对糖代谢。口服糖耐量试验无显著变化。③ 对大脑作用。有效抑制血管舒缩症状,恢复血浆β内啡肽水平,改善情绪。

【禁忌证】 禁用于妊娠,已确诊或怀疑的激素依赖性肿瘤,血栓性静脉炎、血栓栓塞形成等心血管或脑血管疾病,或有上述疾病过去史者,原因不明的阴道出血,严重肝病者。

【相互作用】 苯妥英、卡马西平和利福平能加速7-甲基异炔诺酮的代谢，从而降低其活性。

【不良反应】 阴道出血、阴道分泌物增加、乳房痛或腹痛。长期治疗，体重可能会增加，偶尔发生水肿、眩晕、瘙痒、皮疹、恶心、抑郁及体毛生长增加，肝功能指标变化。

【注意事项】 ① 本品不可作为避孕药使用。② 绝经前妇女或绝经不满 1 年妇女不宜用本品，以免发生不规则出血。③ 出现静脉栓塞症状、肝功能异常及胆道阻塞性黄疸，要立即停药。

【患者用药指导】 ① 治疗前进行全面的体格检查，包括盆腔检查及乳房检查。② 有肾病、癫痫、三叉神经痛患者服药后需由医生严密观察。③ 高胆固醇血症者，应严密监测血脂。④ 糖代谢损伤患者，需由医生增加胰岛素或其他降糖药的用量。⑤ 在最初服药的 3 个月内，会出现阴道出血(突破性)或点滴出血，可继续服用，一般都不会再发生出血。如 3 个月后仍有出血，需去医院做进一步检查。⑥ 临床观察本品每日半量仍有效，值得推荐。患者可根据具体情况，在医生指导下改变剂量。⑦ 长期服用者，应定期体检。

溴隐亭　Bromocriptine

【商品名或别名】 甲磺酸溴隐亭，佰美亭

【分类】 化学：多巴胺受体激动剂。治疗学：治疗高泌乳素血症、闭经、垂体微腺瘤、泌乳综合征药。妊娠分类：C。

【指征和剂量】 ① 高泌乳素血症引起的月经不调、闭经，不孕症：2.5～3.75 mg/d，分 bid 或 tid 服用。一般以 1.25 mg/d 开始，1 周后如无反应改为 2.5 mg/d。② 垂体微腺瘤：2.5～3.75 mg/d，分 bid 或 tid 服用。一般以 1.25 mg/d 开始，如无反应可改为 2.5 mg/d。③ 肢端肥大症：开始 2.5～3.75 mg/d，分 bid 或 tid 口服，根据临床反应可逐渐增加剂量至 10～20 mg/d。④ 抑制泌乳：2.5 mg，bid，服用 14 d，必要时再服用 1 周。⑤ 良性乳腺疾病：2.5～3.75 mg/d，分 bid 或 tid 服用，逐渐增至 5.0～7.5 mg/d。⑥ 帕金森病：1.25 mg/d，持续 1 周。以后每次增加半片，分 bid 或 tid 服用。6～8 周可取得充分的疗效。单独治疗和联合治疗的一般剂量为 10～40 mg/d。若有不良反应，剂量可重新调整。

【制剂】 片剂：每片 2.5 mg。

【注意事项】 治疗最初几日应监测血压，出现低血压、虚脱可对症治疗。少数分娩后妇女用本品抑制泌乳治疗时出现高血压、心肌梗死、癫痫等,一旦有中枢神经系统毒性表现,应停止用药。用药期间一旦怀孕,应停用,并密切随诊,若垂体微腺瘤有明显增大的症状如头痛、视野缺损,应考虑本品治疗或做外科手术。

【患者用药指导】 溴隐亭应在用餐中服用,治疗从低剂量每日半片(1.25 mg)开始,以后每周增加 1.25 mg,达有效的最小剂量,若疗效满意可每周增加 2.5 mg,但一旦发生不良反应,应减量。剂量调整应由有经验的临床医师决定。

参见下丘脑-垂体前叶激素及有关药物中关于溴隐亭的介绍。

他莫昔芬 Tamoxifen

【商品名或别名】 三苯氧胺,特茉芬,昔芬

【分类】 化学:非甾体类抗雌激素药物。治疗学:抗肿瘤药。妊娠分类:D。

【指征和剂量】 ① 预防乳腺癌复发的治疗:20 mg/d。② 进展性乳腺癌的治疗:20～40 mg/d。

【制剂】 片剂:每片 10 mg。

【药动学】 口服本品 4～7 h 后,血药浓度达峰值。4 d 或更长时间出现第二高峰。主要代谢物为 N-去甲基他莫昔芬,其次为 4-羟基他莫昔芬,两者可代谢为 4-羟基-N-去甲基他莫昔芬。后者对雌激素受体仍有高亲和力。他莫昔芬的消除半衰期为 5～7 d,N-去甲基他莫昔芬的半衰期为 9～14 d。

【作用机制】 本品为非甾体类抗雌激素药物,亦有弱雌激素作用。与雌激互竞争受体,抑制雌激素对内膜增生的作用,并可提高孕激素受体(PR)水平;大剂量可抑制癌细胞有丝分裂。对雌激素受体、孕激素受体阳性的肿瘤治疗疗效显著。

【禁忌证】 妊娠期、哺乳期妇女禁用。

【相互作用】 可以增加华法林或其他香豆素衍生物的抗凝作用,应经常检测凝血酶原含量。

【不良反应】 ① 子宫内膜可出现异常增生,甚至子宫内膜癌。② 未绝经妇女闭经、月经不规则及潮热急躁等围绝经期综合征。③ 白内障、视网膜、角膜病变。④ 皮肤出现皮疹、脱发。⑤ 恶心等。⑥ 白细胞减少、贫血、血小板减少。⑦ 肝功能不全、胆汁淤积,偶有水钠潴留。

【注意事项】 在治疗前，应检测肿瘤组织的雌激素受体(ER)和孕激素受体(PR)，亦在进行全面的妇科检查包括子宫内膜。治疗期间应定期检测肝功能、血生化。阴道出血异常应进行诊断性刮宫及病理检查。

【患者用药指导】 用药中若出现异常的阴道出血，应立即就诊进行全面检查，若出现视力改变，亦应立即随诊。

烯丙雌醇片 Allylestrenol Tablets

【商品名或别名】 多力妈

【分类】 治疗学：保胎药。

【指征和剂量】 ① 先兆流产：5 mg，tid，5～7 d至症状消失。② 习惯性流产：5～10 mg/d，维持到危险期后1个月。③ 先兆早产：一般5～20 mg/d。

【制剂】 片剂：5 mg/片。

【药动学】 口服吸收完全，服药后2 h内血药浓度达高峰，在血中与蛋白质和性激素结合球蛋白(SHBG)相结合，通过肝脏代谢为无活性的孕烷二醇，大部分代谢产物与葡糖醛酸相结合，经尿排泄。

【作用机制】 为口服保胎药，有效性为黄体酮的数倍，使胎盘滋养层的内分泌活性增强，使胎盘功能正常化，升高催产素酶的浓度、活性。降低孕妇体内催产素的水平，拮抗前列腺素对子宫产生的刺激作用，抑制宫缩，维持妊娠。

【禁忌证】 严重肝功能障碍，既往史中有妊娠疱疹或妊娠期高血压疾病；Dubin - Johson综合征和Rotor综合征。

【相互作用】 慎与酶诱导剂合用。

【不良反应】 偶有恶心、头痛、水肿。

【注意事项】 糖尿病孕妇服用本品应定期测定血糖水平。

【患者用药指导】 本品无雄性化作用，不会导致女性胚胎男性化。哺乳期妇女不宜服用高剂量的孕激素。应用本品之前需明确宫内妊娠。

六、计划生育用药

口服避孕药(COC)的安全性问题，我国国家计划生育委员会主办的第一届“口服避孕药研讨会”(2001)达成的共识：① 使用低剂量(雌激素小于

50 μg)的 COC,严重不良反应罕见。② 我国目前使用的 COC 对血压没有或有轻微的影响。③ 含新一代孕激素 COC 对体重没有明显影响。④ 卒中危险性在所有生育年龄的妇女中发生极低,所以即使服用 COC 使危险性略有增加,这种增加也是非常小的。⑤ 服用低剂量口服避孕药的妇女其缺血性和出血性卒中的发生率不会升高。⑥ 对于不吸烟、血压正常、年龄小于 35 岁的妇女,COC 不增加心肌梗死的危险。⑦ 含新一代孕激素的口服避孕药可能不增加冠心病的发病风险(特别是心肌梗死)。⑧ 35 岁以上的吸烟妇女(超过 15 支/d)不宜采用口服避孕药。⑨ 服用口服避孕药使静脉血栓的危险性增加,但仍低于妊娠期静脉血栓的发生率。⑩ 口服避孕药的雌激素剂量减为 30 μg 或 20 μg,极大地降低了血栓栓塞发生的危险。⑪ 对卵巢癌和子宫内膜癌的发生有预防和保护作用,使危险性降低近一半,即使停药仍有保护作用。⑫ 静脉血栓栓塞、缺血性卒中、出血性卒中和心肌梗死危险随年龄的增加而增加,尤其是心肌梗死。

甾体避孕药与其他药物的相互作用:① 影响避孕效果的药物。利福平、氨苄西林、灰黄霉素、巴比妥类抗惊厥药等可降低避孕效果。② 受避孕药影响的药物。避孕药可增加地西泮、抗抑郁药(如阿米替林、丙咪嗪)及止喘药(如氨茶碱类)等的药效,合并服用时应减低上述药物的剂量,最好不要与氨茶碱类同服。避孕药可降低降糖药(如胰岛素、磺脲类药物)、一些降压药(如甲基多巴、胍乙啶)及抗凝药(如丙酮香豆素、肝素等)的药效。

(一) 口服短效避孕药

复方地索高诺酮片 Compound Desogestrel Tablets

【商品名或别名】 妈富隆,Mawelon

【分类】 化学:复方短效口服避孕药类。治疗学:避孕药、调整月经周期等。妊娠分类:X。

【指征和剂量】 用药指征:① 避孕。② 治疗功能失调性子宫出血。③ 多囊卵巢综合征。④ 高促性腺素闭经(卵巢功能衰退)。⑤ 原发性痛经。⑥ 黄体功能不足,卵泡发育缺陷。⑦ 月经过多。⑧ 经前紧张综合征。⑨ 子宫内膜异位。⑩ 子宫肌瘤。⑪ 功能性卵巢囊肿。⑫ 多毛症及痤疮。复方短效口服避孕药还可减少贫血、盆腔炎症以及异位妊娠的危险。

用药方法:① 按包装上的箭头方向服药,1 片/d,直到服完所有 21 片,停药 7 d,再开始(第 8 d)下 1 板。在停药期间会有撤退性出血发生,通常在上板服完后的第 2~3 d 开始,而在开始服用下 1 板时可能还没有结束。② 过去未服用激素类避孕药时,在月经周期的第 1 d 开始服下第 1 片药。也可以在第 2 或第 3 d 开始服用,但在服药的头 7 d,需同时采用屏障避孕法。③ 当从另一种 COC 改服本品时,在服完原来所有 COC 的最后 1 片后即可开始服用本品。如果现在服用的口服避孕药包装中含有无活性的药片,须在服用最后 1 片活性药片后的次日始服本品。④ 分娩后,服药可在首次月经正式复潮的第 1 d 开始。⑤ 自然流产或人工流产后立即开始服药,无须采取其他避孕措施。

【制剂】 片剂:每片含炔雌醇 30 μg 和去氧孕烯(地索高诺酮)150 μg。

【药动学】 去氧孕烯口服后迅速,且几乎完全吸收,其本身活性很低,它的大部分药理活性决定于其活性代谢产物 3-酮去氧孕烯,生物利用度 62%~81%。血药浓度达峰时间 1.3 h。96%~98%的 3-酮去氧孕烯与蛋白质结合,清除半衰期为 30 h。炔雌醇口服后迅速而完全吸收,生物利用度 60%,达峰时间 1~2 h。血清蛋白结合率 98.5%,消除半衰期 24 h。

【作用机制】 去氧孕烯(地索高诺酮)是 19-去甲睾酮的衍生物,其活性代谢产物——3-酮去氧孕烯高选择性地与孕激素受体结合(比左旋 18-甲基炔诺酮和炔雌酮强),与雄激素受体只有极低的亲和力(只有轻微的雄激素与蛋白同化作用),而与雌激素受体几乎无亲和力。服本品后,妇女血中性激素结合球蛋白(SHBG)升高,睾酮水平下降,高密度脂蛋白(HDL)-胆固醇升高而不影响低密度脂蛋白(LDL)-胆固醇水平。多数妇女服药后原有的痤疮减轻或消失。

【禁忌证】 患有静脉血栓疾病或有既往病史,闭塞性动脉血管疾病、栓塞前驱症状或有既往病史,偏头痛伴随局部神经症状病史者,存在血栓栓塞的危险因素、伴血管损害的糖尿病、严重高血压、严重脂蛋白异常,具有血栓形成遗传缺陷,胰腺炎或与严重高甘油三酯血症有关的病史,性激素依赖的生殖器官或乳腺恶性肿瘤、肝脏肿瘤、有或曾有严重肝脏疾病、肝功能异常、不明原因阴道出血的患者。

【相互作用】 勿与 Saint John's Wort(贯叶连翘)合用。慎与苯妥英、巴比妥盐、扑米酮、卡马西平、利福平、奥卡西平、托吡酯、灰黄霉素、抗生素(如氨苄西林和四环素)合用。

【不良反应】 某些妇女有恶心、头痛、乳房触痛、体重增加、情绪波动,这些症状通常在几个月之后即消失。据估计有20%～35%的妇女在开始服用本品的第1个周期会经历不同程度的不规则出血,随着使用周期增加,发生率相应下降。

【注意事项】 ① 如出现任何血栓栓塞形成症状,应立即停药。② 35岁以上者欲服本药应戒烟。③ 长期不运动、大手术及腿部的任何手术或严重的创伤,停止使用避孕药直到完全恢复运动2周后再开始服用。如果是选择性手术至少要提前4周停药。④ 严重静脉曲张时,需衡量服含雌激素类药物的好处和可能带来的危险。⑤ 如发现肝功能异常,应停药。⑥ 极少数报道服用口服避孕药的妇女出现肝细胞腺瘤,如患者出现腹痛或有腹腔出血时,应考虑该病的可能。⑦ 有产生黄褐斑倾向的妇女在服本品期应避免阳光照射。⑧ 服药期偶有抑郁症发生。⑨ 长期服药者应定期检查。

【患者用药指导】 ① 在开始或重新开始服药前,需进行完全的病史和身体检查,并且在服药期间需进行每年1次的检查,包括血压、乳房、腹部、盆腔器官包括宫颈细胞学和相应的实验室检查。② 如果漏服发生在服药后的12 h以内,可即补服,然后在常规时间服用下一片即可。③ 如果漏服了数片药,并在第1个正常停药期没有预期出血,应立即去医院就诊,检查是否妊娠。④ 如果在服药3～4 h内发生呕吐,药物吸收不完全,应立即补服。⑤ 如果要推迟月经,在服完1盒药后紧接着服用另一盒,无须停药。⑥ 发生偏头痛或严重头痛,视力、听觉异常,出现血栓静脉炎或栓塞早期症状,实施外科手术前4周应停药。⑦ 哺乳期服药可能会减少乳汁的质量,但无证据显示对婴儿的不利影响,建议断乳后再服。

复方孕二烯酮片 Compound Gestodene Tablets

【商品名或别名】 敏定偶,Minulet

【分类】 化学:复方短效口服避孕药。治疗学:避孕药、调整月经周期等。妊娠分类:X。

【指征和剂量】 参见复方地索高诺酮片。按照包装上的次序在每日的相同时间服用1片本品,先服白片,服完后服红片(无药理活性),连续28 d,在服完最后1片红片后,开始服用下一盒本品,在开始服用红色药片的2～3 d,可能会出现撤药性出血,并可能持续到服用下一盒的白色药片。

【制剂】 每片含炔雌醇30 μg和孕二烯酮75 μg。

【药动学】 炔雌醇参见复方地索高诺酮片。孕二烯酮可从胃肠道快速、几乎是完全吸收，且不容易被人体“首过代谢”所代谢，生物利用度几乎是100%。口服后0.5～1 h达血药峰值，半衰期为16～18 h。

【作用机制】 孕二烯酮为18-甲基炔诺酮(目前译为炔诺孕酮，属19-去甲睾酮类)的衍生物，与孕激素受体亲和力高，无雌激素活性，但有抗雌激素活性，雄激素活性微弱。本身具有生物活性，无需代谢直接起效。是迄今孕激素活性最强的一种甾体，复方制剂为目前含最小剂量的口服避孕药。

【禁忌证】【相互作用】【不良反应】【注意事项】【患者用药指导】 参见复方地索高诺酮片。

复方醋酸环丙孕酮片 Cyproterone Acetate/Ethinylestradiol Tablets

【商品名或别名】 达因-35，Diane-35

【分类】 化学：雌孕激素复方制剂。治疗学：治疗女性雄激素过多症状、避孕及功能失调性子宫出血等药。妊娠分类：X。

【指征和剂量】 ① 治疗雄激素分泌过多(非肿瘤性卵巢源性)或靶器官对雄激素敏感所产生的症状。痤疮和皮脂溢出6～8周治疗即能得到改善，但重症患者须坚持服药4个周期。雄激素性脱发约9个周期始能看到效果。多毛症严重者对本品反应不佳，但轻症患者经6～9个周期的治疗，大多数患者增多的毛可显著减少或完全脱落。上述雄激素化症状完全消退后宜继续服用本品3～4个周期，如症状复发可继续服用本品。② 多囊卵巢综合征不需生育者(调整周期、预防子宫内膜增生及腺癌)对氯米芬耐药的多囊卵巢综合征患者可用本品，4～6个周期后，再服氯米芬促排卵，可提高疗效。③ 避孕。④ 本品用于止血，2～3片/d，血止1周后逐渐减量至1片/d，维持21 d左右。⑤ 男性治疗前列腺癌、性欲亢进。

使用方法：1片/d，连续服用21 d。停药7 d后(即停药第8 d)重新开始用药(不论阴道流血是否已停)。

【制剂】 每片含炔雌醇35 μg及醋酸环丙孕酮2 mg。

【药动学】 口服本品后(1.4±0.5)h，醋酸环丙孕酮达最高血浆浓度。半衰期(4.2±1.8)h，停药2～3 d血药浓度下降到无临床价值。口服乙炔雌二醇(1.3±0.5)h达最高血药浓度。半衰期3～4 h。

【作用机制】 醋酸环丙孕酮是17羟孕酮衍生物，具有孕激素、抗雄激素及抗促性腺活性，而无雄激素活性(19-去甲睾酮衍生物具有孕激素、雄激素及抗促性腺活性，并不具有抗雄激素活性)。服药妇女高密度脂蛋白

(HDL)-胆固醇水平增加。

【禁忌证】【不良反应】【患者用药指导】 参见复方地索高诺酮片。

左炔诺孕酮炔雌醇(三相片) Levonorgestrel and Ethinylestradiol Tablets(Triphasic)

【商品名或别名】 特居乐

【分类】 化学：复方短效口服避孕药。黄色片，每片含左炔诺孕酮 0.125 mg与炔雌醇 0.03 mg。白色片，每片含左炔诺孕酮 0.075 mg 与炔雌醇 0.04 mg。棕色片，每片含左炔诺孕酮 0.05 mg 与炔雌醇 0.03 mg。治疗学：避孕，调整月经周期等药。妊娠分类：X。

【指征和剂量】 参见复方地索高诺酮片。首次服药从月经的第 1 d 开始，也可以从第 2～5 d 开始，但推荐在第 1 个治疗周期服药的头 7 d 内，加用屏障避孕法。必须按照包装所指方向每日约在同一时间用少量液体送服。1 片，qd，连服 21 d。停药 7 d 后开始服下一盒。本品激素总量摄入较其他单相 COC 减少了近 40%，从而减少了其副作用。

【药动学】 炔雌醇参见复方地索高诺酮片。左炔诺孕酮参见紧急避孕类药物。

【禁忌证】【相互作用】【作用机制】【不良反应】【注意事项】 参见复方地索高诺酮片。

【患者用药指导】 参见复方地索高诺酮片。需要说明的是如需推迟月经，应在服完一盒本品后，接着服用下一盒本品的最后一相。该服法与其他单相短效口服避孕药不同。

(二) 紧急避孕类药物

左炔诺孕酮 Levonorgestrel

【商品名或别名】 毓婷，慧婷，保仕安，左旋 18-甲基炔诺酮，Postinor

【分类】 化学：孕激素类。治疗学：避孕药。妊娠分类：X。

【指征和剂量】 用于无防护性同房或避孕方法失败(避孕套滑脱或破裂、体外排精失控、安全期计算失误等)或遭遇性暴力的事后避孕。在房事后 72 h 内口服第 1 片(0.75 mg)，隔 12 h 后服第 2 片(0.75 mg)，总量为 2 片(1.5 mg)。

【制剂】 片剂：每片含左炔诺孕酮 6 mg，炔雌醇 3 mg。

【药动学】 口服吸收良好，1 h 后血药浓度达峰值，半衰期为 5.5～10.4 h，本品在肝内代谢，24 h 大部分由尿及粪便排出，体内无滞留。

【作用机制】 本品为孕激素类药物（炔诺孕酮为一消旋体，具有对映异构体结构，其右旋构体无生物活性，仅其左旋构体即左炔诺酮具生物活性），孕激素可改变宫颈黏液的化学及物理性质，抑制精子穿透。作用于下丘脑和垂体，抑制垂体促性腺激素的分泌，使促卵泡素（FSH）、促黄体素（LH）水平降低或消失，抑制排卵。对子宫内膜亦有较强的抑制作用，影响孕卵着床。

【禁忌证】 禁用于妊娠期。严重心脑血管疾患，急性局灶性偏头痛及肝、肾功能不全者慎用。

【相互作用】 不详。

【不良反应】 包括头晕、头痛、眩晕、恶心、呕吐，但发生率低（低于10%）。且症状轻，不需处理。约 10.6% 患者月经后延（72% 月经按期来潮）。月经量及经期长度基本与平时月经相同。

【患者用药指导】 ① 本法失败率约为 2%。② 疑妊娠者应先做妊娠试验，若已妊娠服本品无效。③ 如在服药 2 h 内发生呕吐，应马上补服 1 片。④ 服药后到下次月经前应避免同房或务必使用可靠的避孕方法，如避孕套，以防由于再次无防护性同房发生的妊娠。⑤ 用紧急避孕可能使下次月经提前或延后，逾期 1 周月经未来潮者，应及时去医院做妊娠试验。⑥ 如果紧急避孕失败而妊娠，该药对胚胎无明显毒害作用，可以选择继续妊娠（但不能保证，是否继续妊娠由夫妇双方决定）。⑦ 紧急避孕药本身不增加异位妊娠的危险。⑧ 使用紧急避孕药后转用常规避孕方法宜待下次月经来潮后选择。⑨ 紧急避孕效果不如常规避孕方法，且不良反应增加，只适用于紧急情况，不推荐频繁使用。⑩ 本品可用于哺乳期妇女。

米非司酮　Mifepristone

【商品名或别名】 息隐，息百虑，抗孕酮，含珠停，RU-486

【分类】 化学：孕酮受体阻断剂。治疗学：终止早孕、避孕及软化扩张宫颈等药。妊娠分类：X。

【指征和剂量】 ① 早孕终止妊娠：A. 停经小于 49 d 之内的健康妇女，空腹或进食 2 h 后，口服本品 25 mg，早晚各 1 次，共服 3 d，第 3 或第 4 d

清晨于阴道后穹放置卡前列素甲酯栓 1 枚(1 mg),或口服米索前列醇片 0.6 mg,卧床休息 2 h,门诊观察 6 h。B. 单次口服本品 200 mg,48 h 后口服 400 μg 米索前列醇(WHO 资料)。② 孕 8～13 周终止妊娠:服药方法同上。③ 中期妊娠终止妊娠:妊娠 13～24 周要求终止妊娠而无禁忌证者。A. 一次性顿服本品 200 mg 后,24 h 加用前列腺素。B. 本品 150～200 mg 分次服用,48～72 h 后加用前列腺素。所用的前列腺素有:口服米索前列醇 400～600 μg,q3～4 h,bid 或 tid,总量不超过 1 600 μg/d。或米索前列醇 200～400 μg 阴道置药,q2～4 h,总量不超过 1 600 μg/d。阴道给药组米索前列醇的用量比口服给药明显减少,且胃肠宜不良反应发生率也明显降低。或卡孕栓 1 mg,q2～3 h,最多 5 次。④ 妊娠晚期促宫颈成熟:100～200 mg/d,口服,连用 2 d(再用米索前列酵醇 25 μg 阴道内放置,q3 h,共 4 次行引产)。由于本品能通过胎盘,在目前尚无充足的证据证明本品对子代安全,但本品可引起子宫螺旋动脉收缩,子宫胎盘血液循环供血不足,导致胎儿全身脏器缺血、缺氧,故对本品用于晚期妊娠应持保留态度。⑤ 紧急避孕:性交后 5 d(120 h)内口服本品 25 mg 或 10 mg,单次服用。⑥ 用于子宫肌瘤及子宫内膜异位的保守(药物)治疗:10 mg,qd,连服 3 个月。

【制剂】 片剂:每片 25 mg。

【药动学】 本品口服吸收迅速,1.9 h 达峰,消除半衰期约 3 h。

【作用机制】 促使宫颈成熟、软化及扩张;紧急避孕。

【禁忌证】 本品禁用于肾上腺皮质功能不全(本品具有抗糖皮质激素作用,长期使用导致艾迪生病),糖尿病等内分泌疾患,肝肾功能异常,妊娠期有皮肤瘙痒史,血液疾病和血管栓塞病史,与甾体激素有关肿瘤、过敏体质,带宫内节育器妊娠和怀疑宫外孕者。年龄超过 35 岁的吸烟妇女也不宜服用。临床上本品往往与前列腺素合并使用终止妊娠,因此也将前列腺素使用的禁忌证一并表述。前列腺素使用的禁忌证:心血管系统疾病,二尖瓣狭窄、高血压及低血压(BP＜80/50 mmHg),青光眼,胃肠功能紊乱,哮喘,癫痫等患者禁用。

【相互作用】 服用本品后 8～12 d 内,避免服用阿司匹林和其他非甾体抗炎药。

【不良反应】 本品的不良反应较少,有轻度恶心、呕吐、头晕、下腹痛、乳房胀痛、肛门坠胀感和子宫出血。个别妇女出现皮疹。前列腺素类可引起胃肠道反应,如恶心呕吐、腹泻,个别妇女可出现潮红、发热及手掌瘙痒。

本品与前列腺素合用常见不良反应为子宫疼痛和胃肠道症状。

【注意事项】 ① 确诊为宫内妊娠，停经 49 d 内，孕期越短，效果越好。② 年龄超过 35 岁的吸烟妇女不宜服用。③ 需在具有急诊、刮宫手术和输血(液)条件下使用。④ 服药后腹痛剧烈而需要治疗者，可给予口服阿托品片或肌注阿托品或哌替啶。⑤ 前列腺素类药物应在医疗单位使用，警惕过敏性休克及喉头水肿等严重不良反应。

【患者用药指导】 药物流产患者：① 2%～7%妇女仅服本品尚未服前列腺素以前即排出胎囊，故服药后阴道出血量多或有组织排出及时就诊，并将排出物交医生鉴定。② 约 80%的孕妇在使用前列腺素类药物后，6 h 内排出绒毛胎囊。③ 胎囊排出后观察 1 h，阴道出血量少，方可离院。④ 本品是否入乳不详，乳母不宜服用。同样米索前列醇是否入乳也不详，因此乳母应用时应暂停哺乳，以免引起乳儿发生严重腹泻。⑤ 胚囊未排出者，不宜继续妊娠。必须再以其他人工流产法终止妊娠。

紧急避孕患者：① 本品用于紧急避孕后可出现月经推迟(发生率 25%～28%)。② 本品紧急避孕失败后是否易发生异位妊娠及对宫内妊娠的影响尚不清楚。③ 本法失败率约为 1%(紧急避孕失败者有胎儿结构异常的风险，特别是肢体畸形)。

(三) 药物流产：米非司酮＋米索前列醇

米索前列醇片 Misoprostol Tablets

【商品名或别名】 喜克溃

【分类】 化学：前列腺素类。治疗学：子宫收缩药。

【指征和剂量】 本品与米非司酮序贯合并使用，可用于终止停经 49 d 内的早期妊娠。单次口服 600 μg。

【制剂】 片剂：200 μg/片。

【药动学】 本品口服吸收迅速，可于 1.5 h 吸收完全。其血浆活性代谢产物米索前列醇酸达峰值时间为 15 min，口服 200 mg，平均峰浓度为 0.309 mg/L，消除半衰期为 36～40 min。主要经尿排出。

【作用机制】 终止早孕药。本品具有宫颈软化、增强子宫张力及宫内压作用。与米非司酮序贯合用可显著增高或诱发早孕子宫自发收缩的频率和幅度。本品具有 E 型前列腺素的药理活性，对胃肠道平滑肌有轻度刺激作用,大剂量时抑制胃酸分泌。

【禁忌证】 ① 心、肝、肾疾病患者及肾上腺皮质功能不全者。② 有使用前列腺素类药物禁忌者,如青光眼、哮喘及过敏体质者。③ 带宫内节育器妊娠和怀疑宫外孕者。除终止早孕妇女外,其他孕妇禁用,哺乳期妇女应权衡利弊慎用。

【相互作用】 服用本品 1 周内,避免服用阿司匹林和其他非甾体类抗炎药。

【不良反应】 部分早孕妇女服药后有轻度恶心、呕吐、眩晕、乏力和下腹痛。极个别妇女可出现潮红、发热及手掌瘙痒,甚至过敏性休克。

【注意事项】 ① 本品用于终止早孕时,必须与米非司酮配伍,严禁单独使用。② 本品配伍米非司酮终止早孕时,必须医生处方,并在医生监管下,在有急诊、刮宫手术和输液、输血条件的单位使用。本品不得在药房自行出售。③ 服药前必须向服药者详细告知治疗效果及可能出现的副反应。治疗或随诊过程中,如出现大量出血或其他异常情况应及时就医。④ 服药后,约 80%的孕妇在使用后,6 h 内排出绒毛胎囊。约 10%孕妇在服药后 1 周内排出妊娠物。⑤ 服药后 8～15 d 应去原治疗单位复诊,以确定流产效果。必要时做 B 超检查或血人绒毛膜促性腺激素(HCG)测定,如确认为流产不全或继续妊娠,应及时处理。⑥ 使用本品终止早孕失败者,必须进行人工流产终止妊娠。

【患者用药指导】 在服用米非司酮 36～48 h 后,单次空腹口服米索前列醇 600 μg。

七、阴道内用药

制霉菌素泡腾阴道片 Nystatin

【商品名或别名】 米可定泡腾片,Mycostatin

【分类】 化学:多烯类。治疗学:抗真菌药。妊娠分类:B。

【指征和剂量】 用于治疗外阴阴道念珠菌病。每次 10 万 U,qd 或 bid,置入阴道深部,治疗期为 2 周。

【药动学】 因皮肤黏膜不吸收,故无毒性。

【作用机制】 抗真菌原理为制霉菌素与霉菌细胞膜上的固醇部分相结合,因而改变细胞膜的渗透性,使细胞内的钾和其他成分漏出,菌体被破坏而达到抗菌作用。其抑菌最低浓度为 1.56～3.12 μg/ml,低浓度有抑菌作用,高浓度有杀菌作用。制霉菌素阴道泡腾片为制霉菌素、乳糖和碳酸氢钠压制而成。

【禁忌证】 有制霉菌素过敏史者禁用。

【相互作用】 栓剂的油基质可能会损坏乳胶安全套和子宫帽。

【不良反应】 偶有阴道刺激症状。

【注意事项】 出现阴道内刺激现象应该停止使用。

【患者用药指导】 ① 坚持完成治疗周期,即使自觉症状缓解,亦应遵医嘱用药。② 如出现阴道的灼痛或瘙痒加重,应立即停药并去看医师。③ 乳母应用本品可继续哺乳。

硝酸咪康唑栓 Miconazole Nitrate Pessary

【商品名或别名】 达克宁栓,Gyno-Daktarin

【分类】 化学:咪唑类。治疗学:较广的抗真菌功能,抗某些革兰阳性球菌和杆菌。妊娠分类:C。

【指征和剂量】 用于念珠菌引起的阴道感染和革兰阳性细菌引起的重复感染。剂型 200 mg/粒者,1 粒,qn,连用 7 d。剂型 400 mg/粒者,1 粒,qn,连用 3 d。剂型 1 200 mg/粒者,当晚用 1 粒即可。月经期内也应坚持治疗。

【药动学】 栓剂插入阴道后,活性成分立即释放,机体对其吸收有限(全身吸收量为 1%),8 h 后 90%硝酸咪康唑仍存留于阴道。血、尿中未检出原型咪康唑。

【作用机制】 咪康唑通过抑制真菌麦角甾醇的生物合成,从而改变细胞膜脂质成分的组成,导致真菌的死亡。

【禁忌证】 对咪唑类或栓壳成分有过敏者禁用。

【相互作用】 可能灭活杀精子剂的局部避孕作用。

【不良反应】 少数病例有局部刺激、瘙痒和烧灼感,多见于治疗初期。

【注意事项】 如偶发局部刺激和过敏反应,应停药。

【患者用药指导】 ① 停药 2～3 d 应予复查。② 若为复发性外阴阴道念珠菌病应尽量查明诱因,强化治疗。③ 哺乳期妇女应用本品可继续哺乳。

克霉唑 Clotrimazole

【商品名或别名】 凯妮汀,三苯甲咪唑,Canesten

【分类】 化学：咪唑类(双苯基-1-异吡唑-甲烷)。治疗学：广谱抗真菌制剂,亦能杀灭阴道滴虫,对革兰阴性细菌(非病原性肠杆菌属/阴道嗜血杆菌)和革兰阳性菌(链球菌/葡萄球菌属)也有效。妊娠分类：B。

【指征和剂量】 本品1片(500 mg)放入阴道深部(亦可用投药器),或由医师帮助完成。通常单剂量治疗已足够,但必要时亦可进行第2次治疗。

【药动学】 药片塞入阴道后,迅速崩解,施用3 d后阴道液中的药物浓度仍维持在杀真菌浓度。本品阴道吸收极少,其血浆药物浓度在0.01 μg/ml以下。

【作用机制】 ① 本品抑制真菌细胞膜的重要成分麦角甾醇的生物合成。② 乳酸配方可将pH值降至3.5～3.8,帮助恢复正常的生理环境;增加了本品在水性介质中的溶解性,有极好的生物利用度;增加了本品的组织渗透(但治疗深部真菌感染疗效差);降低了酵母对阴道上皮细胞的黏附性;同时乳酸与本品有协同作用。

【禁忌证】 对本品过敏者禁用。18岁以下的患者禁用克霉唑阴道片,或只能在医生指导下应用,因为目前尚无这一年龄组的临床研究报告。

【相互作用】 ① 克霉唑阴道片配方中的成分(特别是硬脂酸盐)可损伤乳胶产品(如避孕套、阴道隔膜)的功能,若同时使用可能会降低这类产品的安全性。② 可能灭活杀精子剂的局部避孕作用。

【不良反应】 罕见灼痛、刺痛或变红等局部皮肤反应。在个别病例可能会出现不同程度的过度敏感反应,这些可能会影响皮肤(如瘙痒、红斑)、呼吸系统(如呼吸短促)、心血管系统(如血压下降或短暂的感觉减损)或有胃肠道反应(如恶心、腹泻)。

【注意事项】 月经期请勿用药,妊娠期间请勿使用投药器。在妊娠期治疗最好由医师帮助进行。

【患者用药指导】 ① 首剂量用药后,症状可能仍会持续几日,但一般在治疗后的4 d内,阴道真菌感染的症状(瘙痒、白带多、烧灼感等)将明显改善,如果4 d后仍有外阴的感染症状,即应去医院就诊。② 哺乳期妇女应用本品,可继续哺乳。③ 患念珠菌阴道炎的妇女需进行阴道手术(如人工流产、放环、取环和诊断性刮宫等),克霉唑阴道片1次使用,用药4 d后总有效率达到90%。

硝酸益康唑栓　Econazole Nitrate Suppositories

【分类】化学：咪唑类。治疗学：抗真菌药。妊娠分类：C。

【指征和剂量】用于治疗念珠菌性阴道炎及合并有革兰阳性细菌感染的阴道炎。用法为每晚睡前，将药栓 1 粒（150 mg/粒）放置入阴道深部，连续使用 3 d。对难治或复发病例可马上或隔 10 d 再使用 3 粒。

【药动学】本品为阴道给药，经过 1 粒/d，连续 12 d 的阴道投药，测定患者血中和尿中浓度，其药量浓度都在 0.004 μg/ml 的测定限值以下，即不会产生体内全身性吸收效果。

【作用机制】选择性抑制真菌细胞膜上依赖细胞色素 P450 的 14-α-去甲基酶，导致 14-α-甲基固醇蓄积，使细胞膜麦角固醇合成受阻，由于麦角固醇是真菌细胞膜重要成分之一，因此膜通透性增加，细胞内重要物质外漏，导致真菌死亡；此外，14-α-甲基固醇还作用于细胞膜上结合的 ATP 酶，干扰真菌的正常代谢。

【禁忌证】禁用于对本品过敏者。

【相互作用】阴道内本品局部用药可能灭活杀精子剂的局部避孕效果。

【不良反应】有阴道刺激现象。

【注意事项】本品对各年龄组妇女一般均无毒性或过敏反应，当阴道内使用发现有刺激现象时应停药。

【患者用药指导】参见硝酸咪康唑栓。

甲硝唑(阴道栓)　Metronidazole (Vaginal)

【商品名或别名】灭滴灵

【分类】化学：5-硝基咪唑类。治疗学：具有广谱杀原虫及抗厌氧菌作用。妊娠分类：B。

【指征和剂量】① 用于滴虫阴道炎：栓剂，500 mg/d，连用 7 d。② 用于细菌性阴道病。

【药动学】不详。

【作用机制】甲硝唑的作用机制未明，可能是甲硝唑的甲基被还原后生成细胞毒性还原物，作用于细胞中的大分子物质（DNA、蛋白质或膜结构），通过抑制 DNA 合成，促进 DNA 降解，从而干扰病原体的生长、繁殖，对处于各生长阶段的微生物均有效，且为快速杀菌剂。

【禁忌证】 对咪唑类过敏者禁用。

【相互作用】 阴道内局部用药可能灭活杀精子剂的局部避孕作用。

【不良反应】 少有阴道刺激现象。

【注意事项】 偶发局部刺激症状时停药。

【患者用药指导】 滴虫性阴道炎,治疗时注意配偶同时口服。

替硝唑阴道泡腾片 Tinidazole Vaginal Effervescent Tablet

【商品名或别名】 比适

【分类】 化学:5-硝基咪唑类。治疗学:抗滴虫、抗厌氧菌药。妊娠分类:C。

【指征和剂量】 治疗滴虫性阴道炎、细菌性阴道病:阴道给药,qd,睡前使用,放置阴道后穹处,连用 7 d。

【作用机制】 参见甲硝唑。

【药动学】 本品阴道给药崩解迅速。

【禁忌证】 对替硝唑或硝基咪唑类过敏者及孕妇或哺乳期妇女禁用。

【相互作用】 参见甲硝唑。

【不良反应】 不良反应低,个别患者可有阴道瘙痒、烧灼感或疼痛。

【注意事项】 出现过敏反应、阴道局部疼痛、头痛、眩晕等及时停药。

氧氟沙星阴道泡腾片 Ofloxacin Vaginal Effervescent Tablets

【商品名或别名】 奥卫特

【分类】 化学:喹诺酮类。治疗学:人工合成广谱抗菌药。妊娠分类:C。

【指征和剂量】 适用于对氧氟沙星敏感菌所引起的细菌性阴道病。使用方法为将药片放置入阴道深部,1 片(0.1 g),qn,连用 7 d。

【药动学】 无局部使用资料。

【作用机制】 喹诺酮类可抑制 DNA 螺旋酶(该酶对于 DNA 复制具有重要作用),抑制该酶介导的 DNA 超螺旋化,可促进螺旋酶介导的双链 DNA 在特定位点的断裂。对葡萄球菌属、链球菌属、变形杆菌属、铜绿假单胞菌属、流感杆菌有效。

【禁忌证】 对喹诺酮类过敏者禁用。

【相互作用】 无局部应用本品导致不良药物相互作用报道。阴道内应用本品可能灭活杀精子剂的局部避孕效果。

【不良反应】 偶有烧灼及瘙痒感。

【注意事项】 发现有阴道刺激现象时应停药。

【患者用药指导】 ① 阴道用药期间禁止性交。② 目前尚无孕期及哺乳期用药对母婴影响的科学数据，建议必须使用时应权衡利弊。

地瑞舒林 Dicresulene

【商品名或别名】 聚甲酚磺醛，爱宝疗，聚甲酚磺醛浓缩液，聚甲酚磺醛阴道栓，Policresulen，Albothyl，Policresulen Concentrated Solution，Policresulen Vagina Suppository

【分类】 化学：防腐及消毒剂。治疗学：用于治疗宫颈糜烂、各种阴道炎（如细菌、滴虫和霉菌引起的白带增多）、尖锐湿疣、活检后止血及激光、微波治疗后的阴道分泌物大量增加。妊娠分类：C。

【指征和剂量】 ① 治疗宫颈糜烂：方法一：1∶5 稀释的浓缩液（360 mg/L）行阴道冲洗，然后将浸有浓缩液的长棉签伸入宫颈管，转动 1～2 min 后取出。将浸有浓缩液的棉片（稍大于糜烂面）贴于糜烂面，至黏膜变白（约需 3～4 min），通常每周 2 次，轻度糜烂一般经 1 个疗程（5～6 次）即可痊愈，中度或重度糜烂以及颗粒型或乳头型糜烂，愈合时间比较长，不宜使用太多治疗次数以免破坏新生的鳞状上皮，应等待观察其逐渐愈合过程。如经过 1 个疗程后观察 3 个月，必要时再使用 1～2 个疗程。方法二：冲洗阴道与宫颈局部处理同前，次日始阴道内隔日晚放 1 枚栓剂（每枚含地瑞舒林 90 mg），共 6～12 枚。1 个月经周期为 1 个疗程，必要时可继续第 2、第 3 疗程治疗（可在前一疗程结束后，下周期月经后即治疗）。② 治疗阴道炎：各种阴道炎包括滴虫性、霉菌性、老年性及细菌性阴道病等。治疗阴道感染可单用栓剂，也可用 1∶5～8 稀释的浓缩液进行阴道冲洗，然后配合使用栓剂。栓剂为隔日放入阴道 1 枚，6～12 枚为 1 个疗程，可重复 1 个疗程。③ 治疗女性尖锐湿疣：将浸有浓缩液的棉片直接贴于疣体，一般 5～10 min，至疣体变白，最后应在疣体根部加以涂擦，稍用力以促使疣体脱落，每日上药 1 次，连续治疗至疣体完全脱落表面呈浅溃疡为止。对于疣体根部宽大者，尚需结合其他方法治疗。④ 活检后止血：将浸有本品浓缩液的棉片直接贴敷于出血部位 1～2 min。

【药动学】 本品为局部用药，无药代动力学资料。

【作用机制】 ① 选择性作用于发生病变的上皮细胞及异位的柱状上皮,使之凝固、变性、脱落,并促进组织修复,而对正常鳞状上皮无影响。宫颈糜烂愈合后不留瘢痕。尤其适合于未生育过的妇女。② 促进阴道生理性内环境的恢复(本品因其高酸性,使阴道的酸度增加),有利于自然菌群的重新滋生。③ 对蛋白质有凝固作用。④ 能收缩小血管,迅速止血。⑤ 可杀灭多种微生物,如细菌、真菌、滴虫,甚至某些病毒。⑥ 具有收敛作用。

【禁忌证】 妊娠期间,仅在绝对需要的情况下方可使用,此时应充分考虑药物对母婴的潜在危害,尽管动物实验表明此药无任何致畸作用,但人体实验结果尚未获得,人们还不清楚哺乳期妇女的乳汁内是否会含有此药的活性成分。

【相互作用】 本品只能局部应用,由于不能排除与其他药的相互影响,故同一部位避免同时使用 2 种以上的药物。

【不良反应】 本品无论浓缩液或栓剂均为外用药,对皮肤和阴道黏膜局部均不产生毒性,用药初期,有时会产生局部刺激症状如烧灼感或疼痛,但很快自行消失。

【注意事项】 ① 用药后有坏死组织脱落,为药物发挥作用所致,无须惊恐。② 棉织物及皮革与本品接触后,必须在其未干前立即用水清洗。所有治疗用具使用后均应在水中浸泡(必要时加入 1%～2%氢氧化钠)。③ 阴道栓剂上的斑点,是其基质产生的自然现象,不影响药物的使用,也不影响疗效及耐受性。

【患者用药指导】 ① 治疗宫颈糜烂前做宫颈细胞学检查以除外恶变。② 月经净后开始宫颈糜烂的治疗。行经期停止用药。③ 治疗期间禁止性交,不要用刺激性肥皂洗患处。④ 外阴部溃疡形成后,宜保持外阴清洁干燥,不穿过紧裤子,还可用 1∶5 000 高锰酸钾坐浴,促进创面愈合。⑤ 放置药栓,可先将药栓用水浸湿,然后插入阴道深部,通常以晚间睡前用药为宜,配合使用卫生垫,防止污染衣物和被褥。⑥ 外用药,切忌内服。避免与眼睛接触。

重组人干扰素栓 α－2a 栓 α－2a Interferon Suppository

【商品名或别名】 奥平,Opin

【分类】 化学:干扰素。治疗学:治疗慢性宫颈炎(宫颈糜烂)、阴道炎和白带过多、尖锐湿疣和生殖器疱疹。宫颈癌的预防和辅助治疗。妊娠分类：C。

【指征和剂量】 ① 治疗慢性宫颈炎(宫颈糜烂)：将药栓置于阴道后穹，1粒(6万U)，qod(重度患者qd)，宜睡前使用，6～10次为1个疗程。② 治疗阴道内尖锐湿疣：用法同①，用药时间约需6周。特别推荐治疗阴道内小尖锐湿疣病灶或肉眼可见病灶已消除为预防病灶复发者。

【药动学】 无资料。

【作用机制】 ① 广谱抗病毒作用：其抗病毒作用是通过诱导靶细胞产生3种主要的抗病毒蛋白质，从而阻断病原病毒的复制。体外实验表明，使用本品后，单纯疱疹病毒及人乳头瘤病毒的转阴率分别为75%及71%。② 免疫调节作用：调节特异性免疫功能，增强自然杀伤(NK)细胞的杀伤活性，促进巨噬细胞的吞噬能力，诱导内源性干扰素转化为免疫修饰信号。③ 微生物作用：干扰素对某些支原体、衣原体、细菌等病原微生物有抑制作用。④ 干扰素直接抑制肿瘤细胞的生长，消除致瘤病毒诱因。

【禁忌证】 对本品过敏者及孕妇、哺乳期妇女禁用。

【相互作用】 无资料。

【不良反应】 极少数患者初次用药后，出现轻微腰腹酸痛，但很快自行消失。

【注意事项】 治疗前行宫颈细胞学检查除外恶变。

【患者用药指导】 ① 经期停止用药，用药时避免坐浴。用药期忌性生活。② 药栓需避光、干燥，低温存放。

重组人干扰素栓α-2b栓 α-2b Interferon Suppository

【商品名或别名】 安达芬栓

【分类】 化学：干扰素。治疗学：治疗病毒感染引起(或同时存在)的宫颈糜烂、尖锐湿疣、生殖器疱疹。

【指征和剂量】 将药栓置于阴道后穹，1粒(10万U)，qod，宜10粒1个疗程。

【药动学】 无资料。

【作用机制】 参见重组人干扰素栓α-2a栓。

【禁忌证】 对本品过敏者及孕妇、哺乳期妇女禁用。

【相互作用】 无资料。

【不良反应】 用药后，可能出现轻微的下腹坠胀、腰酸、阴道有刺痛或灼烧感、一过性低热、白带增多等,停药后会自行消失。

【注意事项】 治疗前行宫颈细胞学检查除外恶变。

【患者用药指导】 ① 经期停止用药,用药时避免坐浴。用药期忌性生活。② 药栓需避光、干燥,低温存放。

乳酸杆菌活菌胶囊 Living Preparation of Lactobacillus

【商品名或别名】 定君生

【分类】 化学:乳酸杆菌。治疗学:调节阴道内菌群平衡,特别用于细菌性阴道病的治疗。

【指征和剂量】 恢复阴道内正常微生态环境,将本品放入阴道深部,每次1粒,每晚1次,连用10天为1个疗程。

【药动学】 本品定植于阴道并生长繁殖。

【作用机制】 本品所含乳酸杆菌为活菌,直接补充阴道内正常生殖细菌调节阴道内菌群平衡,抑制并消除有害菌生长。

【禁忌证】 孕妇、哺乳期用药尚不明确。

【相互作用】 本品对多种抗生素如β内酰胺类、大环内酯类、氨基糖苷类等反应,如使用要错开用药时间。

【不良反应】 尚未发现。

【注意事项】 避免同时使用抗生素类药物。

【患者用药指导】 ① 治疗期避免性生活。② 用药期不可冲洗阴道。③ 2～8℃,避光,冷藏保存。

八、子宫收缩药

缩宫素 Oxytocin

【商品名或别名】 催产素,Pitocin

【分类】 化学:多肽类。治疗学:子宫收缩药。妊娠分类:X。

【指征和剂量】 ① 分娩前促进子宫收缩:1～5 U溶于5%葡萄糖溶液500 ml中,缓慢静滴,开始8～10滴/min,诱发宫缩(引产)和促进分娩(催产)。滴注速度视子宫收缩情况而调整。一般最多不超过40滴/min。在生理范围内,如果子宫对这样的浓度不敏感,每30 min增加1次,每次增加剂量为1 mU/min。② 预防和治疗产后出血:5～10 U/次,肌注或经腹壁直接注入子宫体部肌层内;或10～20 U溶于5%葡萄糖溶液500 ml中静滴,胎儿娩出时即用药。若子宫收缩时紧时松,出血持续不止,则10～30 U溶于5%葡萄糖溶液500 ml中,缓慢静滴。危急病例,10 U溶于25%葡萄糖溶液20 ml中,缓慢静注。③ 缩宫素激惹试验(OCT):这是一种通过胎儿一过性缺氧的负荷能力来判断胎儿的反应性,并测定胎儿储备能力的方法,也是用来判断胎盘功能的一种试验,可预告胎儿的安危。试验剂量同引产。④ 药物流产:如难免流产,5～10 U缩宫素肌注,必要时间隔30 min重复1次,促使妊娠产物排出。

【制剂】 针剂:每支10 IU。

【药动学】

给药途径	起效时间	峰值时间	维持时间
肌注	3～5 min	不详	20～30 min
静注	几乎立即	不详	1 h内

【作用机制】 缩宫素通过增加子宫肌元纤维钠的渗透性,间接刺激子宫平滑肌收缩。子宫对缩宫素的反应随妊娠时间的增加而增强,这是由于雌激素能提高反应的敏感性,妊娠后期雌激素水平明显增高。缩宫素小剂量可增加子宫收缩的幅度和频率,大剂量能引起强直性收缩,压迫子宫肌层内血管而止血。

【禁忌证】 横位、头盆不称、产道狭窄、宫颈坚硬或有瘢痕、软产道异常、子宫肌层易于破裂者(如有剖宫产史、子宫肌瘤挖除史等)、有引起胎儿窘迫或对缩宫素过敏者均属禁用。

【相互作用】 ① 与麦角新碱合用时,可增强子宫的收缩作用。② 与肾上腺素、硫喷妥钠、乙醚、氟烷、吗啡同用时,会减弱子宫收缩作用。③ 与甲氧明同用时,可致血压升高及严重头痛。④ 环丙烷等碳氢化合物吸入全麻时,使用缩宫素可导致产妇出现低血压,窦性心动过缓和(或)房室节律失常。恩氟烷浓度大于1.5%,氟烷浓度大于1.0%吸入全麻时,子宫对缩宫素的效应减弱。恩氟烷浓度大于3.0%可消除本品的缩宫反应,并可导致子宫出血。

【不良反应】 产程中,若滴注速度过快,可使子宫强直收缩,导致胎盘缺血早期剥离、胎儿窘迫甚至死亡,严重者子宫破裂。另外,子宫收缩的增强对胎儿还可引起窦性心动过缓或心律不齐、中枢神经系统的损害。新生儿黄疸的发生率可能有所增加。偶有恶心、呕吐、心率加快或心律失常。缩宫素有抗利尿作用,水的重吸收增加,可出现尿少,警惕水中毒的发生。

【注意事项】 ① 严格掌握应用缩宫素的适应证与禁忌证。② 产程中,应严格控制给药速度,并应有专人监护子宫收缩的强度与频率、胎儿心率及产妇的一般情况。③ 用本品催产或引产者,本品滴注必须延长到第 3 产程结束后 2 h,以防产后子宫收缩乏力所致产后出血。④ 避免同时用 2 种及 2 种以上给药途径使用本品。

【患者用药指导】 门诊患者严格遵医嘱用药。肌注后患者可感腹痛(宫缩痛)和(或)阴道流血。

卡贝缩宫素 Carbetocin

【商品名或别名】 巧特欣,Duratocin

【分类】 化学:多肽类。治疗学:子宫收缩药及抗生育药。妊娠分类:X。

【指征和剂量】 卡贝缩宫素用于选择性硬膜外或腰麻下剖宫产术后,以预防子宫收缩乏力和产后出血。对于急诊剖宫产、经典剖宫产、硬膜外或脊髓麻醉的其他麻醉下的剖宫产或产妇有明显的心脏病、高血压史、已知的凝血疾病或肝、肾和内分泌疾病(不包括妊娠糖尿病)的情况使用卡贝缩宫素还没有进行研究。经阴道分娩后给予卡贝缩宫素治疗也没进行适当的研究,其剂量还未确定。

【制剂】 注射剂:100 μg/支。

【药动学】 对非妊娠妇女静脉给予卡贝缩宫素 400 μg 后,其分布和清除半衰期分别为(5.5±1.6)min 和(41±11.9)min。卡贝缩宫素从体内(全身和肾脏)的清除和分布容积没有剂量依赖,但是 C_{max} 和 $AUC_{0-\infty}$ 显示有随剂量增加而呈比例的变化,主要由肾脏排泄。

【作用机制】 卡贝缩宫素是一种合成的具有激动剂性质的长效催产素九肽类似物。卡贝缩宫素与子宫平滑肌的催产素受体结合,引起子宫的节律性收缩,在原有的收缩基础上,增加其频率和增加子宫张力。在非妊娠状态下,子宫的催产素受体含量很低,在妊娠期间增加,分娩时达高峰。卡贝缩宫素对非妊娠的子宫没有作用,对妊娠的子宫和刚生产的子宫具有有效的子宫收缩作用。注射卡贝缩宫素后,子宫迅速收缩,可在 2 min 内达到一定强度。单剂量静注卡贝缩宫素对子宫的活性作用可持续大约1 h,因此足以预防刚生产后的产后出血。产后给予卡贝缩宫素后,在收缩的频率与幅度方面都比催产素长。在产后的早期给予卡贝缩宫素也可以促进子宫的复旧。

【禁忌证】 在妊娠期和婴儿娩出前,不论任何原因都不能给予卡贝缩宫素,包括选择性或药物诱导的生产。卡贝缩宫素不能用于对催产素和卡贝缩宫素过敏的患者。卡贝缩宫素不能用于有血管疾病的患者,特别是冠状动脉疾病。

【相互作用】 在骶管阻滞麻醉的同时预防性给予血管收缩剂后3～4 h给予催产素,有严重的高血压发生。环丙烷麻醉剂可以修饰催产素的心血管效应,因此可能产生不能预料的结果(如低血压)。已注意到当催产素与环丙烷麻醉剂同时使用时,母亲发生了伴有异常房室节律的窦性心动过缓。

【不良反应】 静注卡贝缩宫素后常发生(10%～40%)的是恶心、腹痛、瘙痒、面红、呕吐、热感、低血压、头痛和震颤。不常发生(1%～5%)的不良反应包括背痛、头晕、金属味、贫血、出汗、胸痛、呼吸困难、寒战、心动过速和焦虑。

【注意事项】 单剂量注射卡贝缩宫素后,一些患者可能没有产生足够的子宫收缩。对于这些患者,不能重复给予卡贝缩宫素,但用附加剂量的其他子宫收缩药物(如催产素或麦角新碱)进行更进一步的治疗是允许的。对持续出血的病例,需要排除胎盘碎片的滞留、凝血疾病或产道损伤。尽管还没有胎盘部分滞留或胎盘截留的病例报道,但是如果在胎盘娩出前给予卡贝缩宫素,从理论上讲,上述情况仍有可能发生。可以预料,卡贝缩宫素的过量能产生更强的药物效应。所以当产后给予卡贝缩宫素后,过量会导致子宫活动过强和疼痛。治疗主要是对症和支持处理。

【患者用药指导】 单剂量静注100 μg(1 ml)卡贝缩宫素,只有在硬膜外或腰麻醉下剖宫产术完成婴儿娩出后,缓慢地在1 min内一次性给予。卡贝缩宫素可以在胎盘娩出前或娩出后给予。

麦角新碱 Ergometrine

【商品名或别名】 Ergonovine, Ergomine

【分类】 化学：麦角类生物碱。治疗学：子宫收缩药。妊娠分类：X。

【指征和剂量】 产后出血、子宫复旧不良。通常首次肌注 0.2 mg,根据需要可重复给药,但不短于 q2～4 h,连续使用不超过 5 次。若患者为严重产后出血,危及生命时,可静注本品 0.2 mg,但注射时间不短于 1 min 或稀释于 25%葡萄糖溶液 20 ml 中注射。初始注射给药后,子宫出血减少,可改用口服,剂量为 0.2～0.4 mg, q6～12 h,可给药 2～7 d。另外可行宫颈注射:在宫颈左右两侧注射,0.2～0.5 mg,qd 或 bid。宫体注射:剖宫产时直接子宫肌层注射 0.2 mg。

【制剂】 针剂:每支 0.5 mg/ml。

【药动学】

给药途径	起效时间	峰值时间	维持时间
口服	5～15 min	3 h	3～6 h
肌注	2～5 min	2～3 h	3 h 以上
静注	立即	不详	45 min

【作用机制】 麦角新碱为 α 肾上腺素受体和多巴胺受体激动剂,能使子宫收缩增强。妊娠子宫对麦角新碱比未孕子宫敏感,临产或产后尤为敏感。小剂量加强其节律性收缩,剂量稍大可达到强而持久的收缩,从而机械性压迫子宫肌纤维间的血管,制止出血。

【禁忌证】 妊娠期高血压疾病、高血压、冠状动脉硬化、二尖瓣狭窄等心脏病、以往对本品有过敏史的患者及分娩前的孕妇均禁用。脓毒血症、肝肾功能损害的患者慎用。

【相互作用】 氟烷会减弱麦角新碱对子宫的效应。

【不良反应】 常见的不良反应为恶心、呕吐。可能发生的有头晕、头痛、耳鸣、出汗、心悸、短暂胸痛、呼吸困难、四肢痉挛、腹泻、过敏反应等。有时会引起血压升高,特别是静注时药物不稀释或注射速度太快时。某些患者,特别是子痫或以前患过高血压的患者,对本品升高血压的反应敏感。

【注意事项】 ① 避免较长时间地使用本品,因为对本品敏感的患者会引起麦角中毒。② 本品可加重卟啉症,对卟啉症患者不安全。

【患者用药指导】 遵医嘱用药。

甲麦角新碱 Methylergometrine

【商品名或别名】 Methylergobasine，Methylergobrevine，Methylergonovine

【分类】 化学：麦角类生物碱。治疗学：子宫收缩药。妊娠分类：C。

【指征和剂量】【药动学】【作用机制】【禁忌证】【相互作用】 同麦角新碱。

【不良反应】 本品引起血压升高的发生率比麦角新碱低，其他同麦角新碱。

【注意事项】 同麦角新碱。

卡前列素 Carboprost

【商品名或别名】 安列克，欣母沛卡波前列素，15-甲基前列腺素 $F_{2\alpha}$，Prostin-15M

【分类】 化学：前列腺素类。治疗学：子宫收缩药。妊娠分类：C。

【指征和剂量】 过期妊娠及足月妊娠引产：将1块含有2 mg卡前列素海绵块置入阴道后穹，q8 h给药1次。平均每人给药4～5次。

【制剂】 针剂：每支250 μg/ml。

【药动学】

给药途径	起效时间	峰值时间	维持时间
阴道给药	不详	1～3 h	8～10 h

【作用机制】 卡前列素是由化学合成的前列腺素 $F_{2\alpha}$（$PGF_{2\alpha}$）的衍生物，作用与 $PGF_{2\alpha}$ 相似。$PGF_{2\alpha}$ 是平滑肌上PG受体亚型FP、EP_1 的受体激动剂，能使第二信使系统三磷酸肌醇和二酰基甘油的形成，导致细胞内 Ca^{2+} 增加使妊娠子宫节律性收缩活动增强，收缩强度和频率增加。本品对子宫平滑肌的兴奋作用比 $PGF_{2\alpha}$ 强数十倍，在体内比较稳定、作用较持久。

【禁忌证】 对本品过敏，急性盆腔炎，急性心、肝、肺及肾病患者禁用。有哮喘史、癫痫史、心血管疾病、贫血、黄疸、肝病、糖尿病患者慎用。

【相互作用】 与皮质激素、利尿药或黄嘌呤类同用时，有引起低血钾的危险。

【不良反应】 多为短暂、可逆不良反应。常见的为恶心、呕吐、腹泻。少数患者发生体温升高、面部潮红、头晕、胸闷、血压升高。本品能引起支气管痉挛、呼吸困难、肺水肿。

【注意事项】 用药期间务必要有医护人员观察孕妇全身情况及宫缩、胎心等。

【患者用药指导】 遵医嘱用药。

地诺前列酮 Dinoprostone

【商品名或别名】 普比迪,普洛舒定 E_2,Prepidil, Prostin E_2,PGE_2,欣普贝生

【分类】 化学:前列腺素类。治疗学:催产药。妊娠分类:C。

【指征和剂量】 ① 促宫颈软化和扩张:足月或近足月的需引产的孕妇,将含本品 0.5 mg 的凝胶 3 g 通过导管徐徐推入子宫颈,但不超过子宫颈内口。② 足月妊娠引产、中期妊娠引产、治疗性流产:可采用静滴本品 5 μg/min。A. 静滴:2 mg 本品与碳酸钠 1 mg 及生理盐水 10 ml 混合后,加入 5%葡萄糖溶液 500 ml 中静滴。足月妊娠滴速为 1 μg/min,中期妊娠为 4~8 μg/min。B. 宫腔内羊膜腔外注射:0.2 mg,q2 h。给药 3 h 后,可视子宫收缩情况加用缩宫素,以加速产程进展。C. 阴道后穹内注入凝胶剂:剂量为 1 mg 本品。如果需要,6 h 后可再给 1 mg,总剂量不超过 3 mg。

【制剂】 栓剂:每枚 10 mg。

【药动学】

给药途径	起效时间	峰值时间	维持时间
阴道内给控释凝胶 10 mg	不详	不详	12 h 以上
静滴	5 min	不详	不详

【作用机制】 本品是天然产生的生物分子,妊娠期由胎膜和胎盘持续分泌。分娩早期本品能使子宫颈成熟,而不影响子宫收缩。本品能刺激产生前列腺素 $E_{2\alpha}$($PGE_{2\alpha}$),从而使子宫肌层对内源性或外源性的缩宫素敏感性增强。本品所引起的子宫收缩,类似正常分娩时的收缩。

【禁忌证】 对前列腺素过敏、有分娩困难和(或)做过剖宫产手术、明显头盆不称、胎儿窘迫、妊娠期有不明原因的阴道出血、支气管哮喘、溃疡性结肠炎、镰形细胞性贫血、青光眼患者禁用。严重心脏病,慢性气管炎,严重肝、肾功能损害,慢性活动性结肠炎患者慎用或禁用。

【相互作用】 本品能增强催产药的作用,不与其他催产药同时应用。

【不良反应】 宫缩过强、恶心、呕吐、腹泻、头痛、心率过速、发热、视力模糊及偶见浅静脉炎,停药后常自行消失。

【注意事项】 ① 使用前应排除头盆不称。② 静滴时严密观察宫缩情况,并及时调整剂量。最大剂量为 20 μg/min。③ 在应用本品的阴道凝胶、阴道栓剂时,如果接着要给缩宫素,应先取出或清除阴道内药物,并至少间隔 30 min 后,再给缩宫素。

【患者用药指导】 阴道内给药时,患者应保持仰卧姿势 10～15 min,以减少凝胶的流出。

卡前列素氨丁三醇 Carboprost Tromethamine

【商品名或别名】 缓血酸胺卡前列素,Hemabate, Carboprost Trometamol,欣母沛

【分类】 化学:前列腺素类。治疗学:子宫收缩药。妊娠分类:C。

【指征和剂量】 ① 产后出血:特别用于静滴缩宫素及肌注麦角新碱等无效时。深部肌注本品 250 μg,根据需要间隔 15～90 min 可重复给药,总量不超过 2 mg。② 中期妊娠引产:深部肌注本品 250 μg,根据需要间隔 1.5～3.5 h 重复给药,总量不超过 12 mg,连续用药不宜超过 2 d。

【制剂】 针剂:每支 250 μg/ml。

【药动学】

给药途径	起效时间	峰值时间	维持时间
肌注	不详	20～30 min	2 h

【作用机制】 本品为卡前列素的氨丁三醇盐,作用机制同卡前列素。

【禁忌证】【相互作用】【不良反应】【注意事项】 同卡前列素。

九、子宫松弛药

利托君 Ritodrine

【商品名或别名】 安宝，柔托扒，羟苄羟麻黄碱，Anpo，Yutopar

【分类】 化学：苯丙醇类。治疗学：保胎药。妊娠分类：B。

【指征和剂量】 于早产，急性胎儿窘迫。① 静滴：开始剂量为0.05 mg/min，逐渐增加剂量至有效剂量(通常为0.15～0.35 mg/min)使宫缩停止，并维持静滴12～18 h。② 口服：在静滴结束前30 min给予，10 mg，q2 h，24 h后改为q4～6 h服10～20 mg，但不超过120 mg/d。对于轻度患者，可直接口服给药，10～20 mg，q4～6 h。③ 肌注：首次注射10 mg，1 h内可重复1次，以后q2～6 h注射10～20 mg，持续12～48 h。注射结束后，口服维持，q2～6 h服10 mg。

【制剂】 片剂：每片10 mg，20 mg。针剂：每支50 mg/5 ml。粉针剂：每支50 mg。

【药动学】

给药途径	起效时间	峰值时间	维持时间
口服	不详	30～60 min	不详
静脉(0.15 mg/min，1 h)	不详	51 min	不详

【作用机制】 本品为β受体激动剂，对β_2受体选择性较高，能兴奋子宫平滑肌中的β_2受体，抑制子宫平滑肌，尤其是妊娠子宫平滑肌的不正常收缩，减少宫缩频率，减弱宫缩强度和缩短宫缩时间，从而延长妊娠期。又由于能增加子宫胎盘血流量，故对胎儿窘迫有效。

【禁忌证】 禁用于阴道大量出血、绒毛膜羊膜炎、妊娠合并心脏病、先兆子痫或子痫患者、任何延长妊娠期会引起对孕妇或胎儿危害或正在分娩中。

【相互作用】 ① 与肾上腺皮质激素同时应用，有可能发生肺水肿，若同时用须密切监测。② 不与拟交感类药物同时应用。③ 本品能拮抗β肾上腺素受体阻滞剂的作用，应避免同用。④ 本品的心血管不良反应，特别是心律不齐、血压降低，可能因同时应用硫酸镁、二氮嗪、盐酸哌替啶或强的全身麻醉药而加重；血压升高可能与同时应用抗胆碱能药物(如阿托品)而加重。

【不良反应】 静滴速度过快，可引起母体心悸、胸闷、胸痛、心动过速，甚至胎儿心率加快。偶见潮红、出汗、恶心、呕吐、头痛、颤抖、精神障碍、红斑、皮疹等。与糖皮质激素同用可出现肺水肿。此外,还可升高血糖及降低血钾。

【注意事项】 ① 静滴时,为预防仰卧位低血压综合征,应取左侧卧位。② 静滴时,每 15 min 需监测血压、脉搏、胎心率各 1 次。患者情况稳定后,q1～6 h 检查 1 次。有酸中毒时更应连续监测。③ 糖尿病患者或正服用排钾利尿剂的患者慎用。④ 正使用糖皮质激素的患者,若同用本品时应严密监测。如果出现肺水肿,就立即停药并处理肺水肿。⑤ 用药前测定心电图。治疗中如果心率持续大于 140 次/min,可能是即将发生肺水肿的症状之一。如患者主诉胸痛、胸闷,应立即停药,并测心电图。

【患者用药指导】 遵医嘱用药。

硫酸镁 Magnesium Sulfate

【分类】 化学:无机盐类。治疗学:抗惊厥药、保胎药。妊娠分类:B。

【指征和剂量】 ① 治疗先兆子痫和子痫:两种治疗方案。方案一:先静注硫酸镁,再臀肌内深部注射做维持。通常配成 20%浓度的硫酸镁 4 g,缓慢静注,于 10～15 min 内注射完;紧接着肌注 50%硫酸镁 10 ml。并加 2%利多卡因 1～2 ml 以减轻局部疼痛不适。以后 q4～6 h 肌注硫酸镁 5 g,在最后一次抽搐发作后持续给药 24 h。方案二:先静注硫酸镁,再静滴做维持。先按上述方法静注硫酸镁 4 g,接着以 1 g/h 行静滴。在最后一次抽搐发作后,持续静滴 24 h。如果用上述两种治疗方案时,患者再次发生抽搐,可静注硫酸镁 2 g(体重超过 70 kg,剂量可增加至 4 g),注射时间持续 5 min以上。② 治疗先兆早产:静滴 1～4 g/h,持续 8～12 h。尤其适用于妊娠合并糖尿病、甲状腺功能亢进或高血压患者。

【制剂】 针剂:每支 1 g/10 ml。

【药动学】

给药途径	起效时间	峰值时间	维持时间
静脉	立即	30 min	不详
肌注	1 h 以内	不详	3～4 h

【作用机制】 ① 抑制运动神经末梢与肌肉交接处乙酰胆碱的释放,阻断神经肌肉间的传导,使骨骼肌松弛。② 降低中枢神经系统的兴奋性及脑细胞耗氧量,降低血压,抑制抽搐发生。③ 降低机体对血管紧张素Ⅱ的敏感性。④ 促使血管内皮合成前列环素,减少内皮素的产生,缓解血管痉挛状态。

【禁忌证】 心传导阻滞、严重肾衰竭及对本品过敏者禁用。

【相互作用】 ① 本品能增强神经肌肉阻断药(如筒箭毒碱、琥珀胆碱、维库溴铵等)的作用。② 本品能加强中枢神经抑制药如氯丙嗪、氯氮䓬(利眠宁)等的作用。③ 本品不能与硫酸多黏菌素 B、硫酸链霉素、葡萄糖酸盐、盐酸多巴酚丁胺、盐酸普鲁卡因、四环素、青霉素及乙氧萘青霉素配伍使用。④ 本品不宜与肾上腺素β受体激动药如利托君同时使用,容易引起心血管的不良反应。⑤ 同时静注钙剂时,可减弱本品对神经肌肉的作用。⑥ 在已洋地黄化的患者使用本品时可发生严重的心脏传导阻滞甚至心脏骤停。

【不良反应】 ① 静注常引起潮热、出汗、口干,快速静注可引起恶心、呕吐、头晕,个别出现眼球震颤,减慢注射速度症状可消失。静滴过快可引起血压降低,呼吸暂停。② 给药过量会引起高镁血症。临床表现为深部腱反射消失、呼吸抑制及尿量减少。肌无力、心动过缓、昏迷甚至心脏停搏。③ 连续使用本品可引起便秘,个别患者会出现麻痹性肠梗阻,停药后好转。偶见血钙降低。少数孕妇出现肺水肿。④ Mg^{2+}可通过胎盘,造成新生儿高镁血症,表现为肌张力低等现象。有发生过敏反应的报道。

【注意事项】 ① 用药前及用药过程中必须定时监测以下指标:膝反射存在、呼吸频率不小于 16 次/min、尿量不小于 25 ml/h。② 用药过程中,若膝反射迟钝或消失、呼吸小于 16 次/min、尿量小于 25～30 ml/h 或小于 600 ml/d,应及时停药,并静注 10%葡萄糖酸钙 10 ml 解毒。③ 肾功能不全而少尿者,硫酸镁排泄障碍,易发生镁蓄积中毒,故应适当减量。必要时做血镁浓度监测。④ 监测胎儿心率,因本品会使胎儿心率减慢。若胎动减弱或消失,应停药观察。如系硫酸镁所致,则在停药后可恢复;反之则可能胎儿窘迫的表现。⑤ 用药过程中突然出现胸闷、胸痛、呼吸急促,应及时诊断,及早发现肺水肿。⑥ 孕妇分娩前 2 h 内避免使用本品。

【患者用药指导】 用药时感肢体无力、呼吸困难、出现复视,应及时告诉医生。

沙丁胺醇 Salbutamol

【商品名或别名】 舒喘灵，羟甲叔丁肾上腺素，Ventolin

【分类】 化学：水杨醇类。治疗学：保胎药。妊娠分类：C。

【指征和剂量】 用于需延长妊娠期限的保胎者；或需抑制宫缩，改善子宫胎盘血流灌注，如胎儿生长受限。

常用剂量：为防止妊娠24～33周的流产与早产，可采取静滴本品。用5%葡萄糖注射液稀释本品注射液成20 μg/ml，开始滴速为10 μg/min，每隔10 min增加滴速，直至起效。然后缓慢增加滴速，使子宫收缩完全停止。通常有效剂量为10～45 μg/min。当子宫收缩停止时，维持该滴速1 h，然后每隔6 h减慢滴速50%。门诊患者可采用口服制剂，2.4～4.8 mg，tid或qid，通常首次剂量4.8 mg，宫缩完全抑制后停药。

【制剂】 片剂：每片2 mg。针剂：每支0.5 mg/2 ml。

【药动学】

给药途径	起效时间	峰值时间	维持时间
口服	15～30 min	2～4 h	6 h以上
静滴	1 h以内	不详	3～4 h

【作用机制】 本品为β_2肾上腺受体激动剂，能抑制子宫平滑肌收缩，减少宫缩频率，减弱宫缩强度和缩短宫缩时间，从而延长妊娠期限。

【禁忌证】 子痫、先兆子痫、宫内感染、死胎、产前出血、脐带受压等患者及对β肾上腺受体激动剂过敏者禁用。高血压、冠状动脉供血不足、心功能不全、甲状腺功能亢进、糖尿病等患者慎用。

【相互作用】 ① 不宜与β_2肾上腺素受体阻滞剂合用，因药效减弱或消失。② 不宜与抗抑郁药同用。③ 与β_2肾上腺素受体激动剂同时应用药效可增加，但不良反应可能增强。④ 与糖皮质激素合用时，可能引起低血钾症。⑤ 与茶碱类药物同用时，可增加松弛支气管平滑肌的作用，但也可能增加不良反应。

【不良反应】 常见肌肉震颤，也可见恶心、心率加快、脸潮红，偶见头晕、头痛、目眩、口舌发干、血乳酸或丙酮酸升高。过量应用时或与糖皮质激素合用时，有可能引起低血钾症，从而导致心律失常。

【注意事项】 ① 使用时应从小剂量开始，逐渐加大剂量，避免孕妇心率高于 140 次/min。静滴过程中,监测孕妇的脉搏和呼吸。② 密切观察患者肺水肿的征兆。③ 避免用药时间过长,静滴本品 48 h 以上,对孕妇的危险性增加,而且子宫肌层的反应性降低。

【患者用药指导】 服药后心率可增加,若感心悸不适,可遵医嘱适当减量或停药。

十、促宫颈成熟药

普拉睾酮 Prasterone

【商品名或别名】 普拉雄酮硫酸钠,麦力斯,蒂洛安,Mylis

【分类】 化学:甾体激素。治疗学:促子宫颈成熟药。

【指征和剂量】 用于晚期妊娠需促子宫颈成熟者,如子宫颈成熟不全、宫颈软化不全等。

静注:每次 200 mg 溶于 5%葡萄糖溶液 20 ml,缓慢静注,qd,连用 3 d。

【制剂】 粉针剂:每支 100 mg。冻干粉针剂:每支 100 mg。

【作用机制】 本品对妊娠子宫的宫颈胶原酶活性增加,引起胶原纤维分解,胶原束间隙扩大,使宫颈伸展性增加。本品在体内可转化为雌激素,宫颈组织中脱氢表雄甾酮及雌激素含量增加,使宫颈血管扩张,通透性增加,含水量增加,宫颈软化,有利于宫颈扩张。

【禁忌证】 妊娠早期(12 周内)禁用。胎儿生长受限的孕妇,分娩体力不足的产妇,心、肝、肾功能不全者慎用。

【相互作用】 不能用生理盐水注射液或葡萄糖氯化钠注射液溶解或稀释本品,因会发生沉淀。

【不良反应】 偶见恶心、眩晕、耳鸣、胸闷、行走乏力、手指麻木、手肿、注射部位血管痛等一过性反应。

【注意事项】 ① 本品须临用时配制,用 35~40℃温浴溶解,并不断振摇,药物完全溶解后方可注射。② 本品溶解后宜立即使用。③ 缓慢静注,注射时间不少于 1 min。④ 宜在应用缩宫素、地诺前列酮等子宫收缩药之前使用。

【患者用药指导】 遵医嘱用药。

第二十三章　眼科用药

眼科的全身用药通常与其他科并无差异，在相关章节中已有阐述，本章仅介绍涉及眼科的各种药物的专用剂型和眼科的特殊用法。

一、抗　生　素

眼科常用药物眼局部注射用量

药　　物	球结膜下注射 （总量 0.5 ml）	玻璃体注射 （总量 0.1 ml）
青霉素	1 万～4 万 U	1 万～4 万 U
氨苄西林	50～100 mg	5 mg
头孢唑啉	50 mg	1～2.25 mg
头孢哌酮	50 mg	2～10 mg
头孢曲松	50 mg	0.1～2 mg
头孢唑肟	50 mg	2 mg
庆大霉素	3～20 mg	0.1～0.4 mg
阿米卡星	25 mg	0.1～0.5 mg
妥布霉素	5～10 mg	0.1～0.4 mg
万古霉素	0.5～2 mg	0.5～2 mg
林可霉素	30～50 mg	0.5～2 mg
环丙沙星	0.1 mg	
两性霉素 B	0.1 mg	5～10 μg
那他霉素	25 μg	
氟康唑	10～50 mg	0.1 mg
地塞米松	2.5 mg	0.2～0.4 mg
甲泼尼龙	20 mg	

硫酸庆大霉素 Gentamicin Sulfate

【分类】 化学：氨基糖苷类。治疗学：抗菌药。妊娠分类：C。

【指征和剂量】 对大肠杆菌、产气杆菌、变形杆菌、痢疾杆菌、肺炎杆菌、铜绿假单胞菌和金黄色葡萄球菌均有抗菌活性，适用于以上细菌所引起的结膜炎、睑腺炎、眼睑炎及角膜溃疡。

滴眼：1～2 滴，3～5 次/d。

【制剂】 滴眼液：每瓶 8 ml，1 ml 含本品 5 mg。

【作用机制】 通过阻止信使核糖核酸与核糖体的结合，阻断敏感菌蛋白质的合成而发挥杀菌作用。

【禁忌证】 对本品或其他氨基糖苷类过敏者禁用。

【相互作用】 尚不明确。

【不良反应】 轻微刺激感。偶见过敏反应，出现充血、眼痒、水肿等症状。

【注意事项】 常温保存，不宜长期使用。

阿米卡星 Amikacin

【商品名或别名】 丁胺卡那霉素

【分类】 化学：半合成氨基糖苷类。治疗学：抗菌药。妊娠分类：C。

【指征和剂量】 革兰阴性杆菌特别是耐药性铜绿假单胞菌引起的眼部感染。

滴眼：1～2 滴，qid。

【制剂】 滴眼液：每瓶 8 ml，1 ml 含本品 5 mg。

【作用机制】 通过阻止信使核糖核酸与核糖体的结合，阻断敏感菌蛋白质的合成而发挥杀菌作用。对革兰阳性和阴性菌以及若干分枝杆菌(包括结核菌)有抗菌活性，对铜绿假单胞菌作用比庆大霉素强，对该菌的耐药菌株作用更强。对其他氨基糖苷类的耐药菌株亦有显效。

【禁忌证】 禁用于对阿米卡星和其他氨基糖苷类过敏者。

【相互作用】 尚不明确。

【不良反应】 局部刺激症状。

【注意事项】 长期应用将导致非敏感菌株的过度生长，甚至并发真菌感染。孕妇应小心使用，哺乳期可能会产生不良反应。

【患者用药指导】 常温保存，不宜长期使用。

妥布霉素 Tobramycin

【商品名或别名】 托百士，佳诺泰，艾若，Tobrex

【分类】 化学：氨基糖苷类。治疗学：抗菌药物。妊娠分类：C。

【指征和剂量】 对葡萄球菌、链球菌及革兰阴性杆菌有效，可用于敏感菌株引起的眼及其附属器感染的局部治疗，如结膜炎、角膜炎等。

滴眼：1～2 滴，q4 h，严重时 2 滴，q1 h。涂眼：1.5 cm 长的膏体涂入结膜囊，tid。

【制剂】 滴眼液：每瓶 5 ml，1 ml 含本品 3 mg。眼膏：每支 3.5 g，1 g 眼膏内含本品 3 mg。

【作用机制】 通过阻止信使核糖核酸与核糖体的结合，阻断敏感菌蛋白质的合成而发挥杀菌作用。对革兰阴性杆菌和金黄色葡萄球菌有抗菌作用。

【禁忌证】 对本品及其他氨基糖苷类过敏者禁用。

【相互作用】 尚不明确。

【不良反应】 眼睑发痒与红肿、结膜充血等眼局部的刺激和过敏反应。

【注意事项】 同阿米卡星。

【患者用药指导】 常温保存，不可长期使用。如药液中有保存剂苯扎氯铵，佩戴软性角膜接触镜者应在用药前将接触镜取下，滴药后 15 min 再将接触镜戴上。如同时滴用其他滴眼液，两次滴药须间隔 10 min 以上。

诺氟沙星 Norfloxacin

【商品名或别名】 氟哌酸，灭菌乐尔

【分类】 化学：喹诺酮类。治疗学：抗菌药。妊娠分类：C。

【指征和剂量】 用于由敏感菌引起的结膜炎、角膜溃疡、沙眼、泪囊炎及眼睑炎。

滴眼：1～2 滴，qid。

【制剂】 滴眼液：每瓶 5 ml，1 ml 含本品 3 mg。

【作用机制】 作用于 DNA 螺旋酶，阻碍 DNA 复制，产生杀菌作用。

【禁忌证】 对喹诺酮类药物过敏者禁用。

【相互作用】 全身应用某些喹诺酮类药可提高血浆茶碱浓度、干扰咖啡因代谢、增强口服抗凝血药如华法林及其衍生物的药效，同时服用环孢霉素者可有一过性的肌酐升高。

【不良反应】 偶有眼部刺痛症状。常见一过性烧灼和不适,也可有刺痛、眼红、眼部瘙痒感、化学性结(角)膜炎,眼、眼周或面部水肿,异物感、畏光视物模糊、流泪、眼干、眼痛。

【注意事项】 出现皮疹或其他过敏反应时应立即停药。1岁以下儿童用药的安全性和有效性未经验证。

【患者用药指导】 常温避光保存。避免眼及其他物体接触瓶口污染药液。如药液中有保存剂苯扎氯铵,佩戴软性角膜接触镜者应在用药前将接触镜取下,滴药后15 min再将接触镜戴上。如同时滴用其他滴眼液,两次滴药须间隔10 min以上。

洛美沙星 Lomefloxacin

【商品名或别名】 乐芬

【分类】 化学:喹诺酮类。治疗学:抗菌药。妊娠分类:C。

【指征和剂量】 用于由敏感菌引起的结膜炎、角膜溃疡、沙眼、泪囊炎及眼睑炎。

滴眼:1~2滴,qid。

【制剂】 滴眼液:每瓶5 ml,1 ml含本品3 mg。

【作用机制】 作用于DNA螺旋酶,阻碍DNA复制,产生抗菌作用。

【禁忌证】 对喹诺酮类药物过敏者禁用。

【相互作用】【不良反应】 同诺氟沙星。

【注意事项】 出现皮疹或其他过敏反应时应立即停药。儿童用药的安全性和有效性未经验证。

【患者用药指导】 同诺氟沙星。

环丙沙星 Ciprofloxacin

【商品名或别名】 Ciloxan

【分类】 化学:喹诺酮类药。治疗学:抗菌药。妊娠分类:C。

【指征和剂量】 用于由敏感菌引起的结膜炎、角膜溃疡、沙眼、泪囊炎及眼睑炎。

① 角膜溃疡:在第1 d的最初6 h每15 min滴眼1次,每次2滴,以后2滴,q0.5 h,第2 dq1 h,第3~14 d为q4 h。眼膏,约1.5 cm长膏体涂入结膜囊内,qd至tid。② 结膜炎:最初2 d,q2 h,以后q4 h,均为每次2滴。眼

膏,约 1.5 cm 长膏体涂入结膜囊内,qd 至 tid。

【制剂】 滴眼液:每瓶 2.5 ml,5 ml。1 ml 含本品 3 mg。眼膏:每支 3.5 g,1 g 含本品 3 mg。

【作用机制】 作用于 DNA 螺旋酶,阻碍细菌 DNA 复制,产生杀菌作用。对多种革兰阳性和阴性菌、沙眼衣原体和结核分枝杆菌敏感。对厌氧菌不敏感。

【禁忌证】 对喹诺酮类药物过敏者禁用。

【相互作用】 同诺氟沙星。

【不良反应】 常见局部烧灼感和不适。角膜溃疡的患者可在角膜表面缺损处出现白色的结晶沉着,但不影响治疗效果,经观察可吸收。可出现睑缘结痂、结晶及鳞屑,异物感、眼痒、结膜、味觉不适。少见的有角膜染色、角膜病变、角膜炎、过敏反应、眼睑水肿、流泪、畏光、角膜浸润、恶心和视力下降。

【注意事项】 出现皮疹或其他过敏反应时应立即停药。1 岁以下儿童用药的安全性和有效性未经验证。

【患者用药指导】 同诺氟沙星。

氧氟沙星 Ofloxacin

【商品名或别名】 泰利必妥,信利妥,Tarivid,Ocuflox

【分类】 化学:喹诺酮类。治疗学:抗菌药。妊娠分类:C。

【指征和剂量】 用于敏感菌引起的结膜炎和角膜溃疡。

① 结膜炎:滴眼,第 1～2 d,1 滴,q2～4 h;第 3～7 d,1 滴,qid。涂眼,适量(约 1.5 cm 长的膏体)涂于结膜囊内,tid。② 角膜溃疡:滴眼,第 1～2 d,1 滴,q0.5 h;第 3～7 d,1 滴,q1 h;第 7～9 d,1 滴,qid。涂眼,适量(约 1.5 cm 长的膏体)涂于结膜囊内,tid。

【制剂】 滴眼液,每瓶 5 ml,10 ml。1 ml 含本品 3 mg,其中氧氟沙星滴眼液中不含保存剂。眼膏:每支 3.5 g,1 g 眼膏含本品 1 mg。

【作用机制】 抑制敏感菌的 DNA 螺旋酶,阻碍 DNA 复制,产生杀菌作用,抗菌谱广,与其他抗菌药物无交叉耐药,但与其他氟喹诺酮有交叉耐药。对葡萄球菌属、链球菌属、肺炎球菌、细球菌属、棒状杆菌属、布兰氏卡他菌、假单孢菌属、铜绿假单胞菌、嗜血杆菌属、摩拉克氏菌属、沙雷菌属、克雷伯菌属、变形杆菌属、不动杆菌属、厌氧菌属、沙眼衣原体敏感。

【禁忌证】 对本品及其他喹诺酮过敏者。

【相互作用】 与利福平联用有拮抗作用。全身应用可增加血浆茶碱浓度,干扰咖啡因代谢,增加抗凝药华法林及其衍生物的作用,在服用环孢素的患者可增加血肌酐浓度。

【不良反应】 同诺氟沙星。

【注意事项】 有些高敏患者可出现严重的过敏反应,包括心血管虚脱、失去知觉、血管性水肿、气道阻塞、呼吸困难、风疹、瘙痒。出现皮疹或其他过敏反应立即停药。泰利必妥可用于婴儿及儿童。Ocuflox 对 1 岁以下儿童使用的安全性及有效性未做验证。长期使用可使非致敏菌过度生长(包括真菌),引起二重感染。全身用药可致幼年动物负重关节处软骨损伤及侵蚀。

【患者用药指导】 室温保存。出现皮疹或其他过敏反应立即停药并就诊。避免眼及其他物体接触瓶口污染药液。如药液中含有苯扎氯铵,佩戴软性角膜接触镜者应在用药前将接触镜取下,滴药后 15 min 再将接触镜戴上。如同时滴用其他滴眼液,两次滴药须间隔 5 min 以上。

左氧氟沙星 Levofloxacin

【商品名或别名】 海伦,Levsaxin,Cravit

【分类】 化学:喹诺酮类。治疗学:抗菌药物。妊娠分类:C。

【指征和剂量】 用于敏感菌引起的细菌性结膜炎、细菌性角膜炎。

滴眼:1~2 滴,3~5 次/d。

【制剂】 滴眼液:每瓶 5 ml,1 ml 含本品 3 mg。

【作用机制】 抑制细菌拓扑异构酶Ⅳ及 DNA 旋转酶,这两种酶与 DNA 的复制、转录、修复及重组有关。

【禁忌证】 对盐酸左氧氟沙星或其他喹诺酮类药物及滴眼液任何组分过敏者禁用。孕妇及哺乳期妇女慎用。

【相互作用】 同诺氟沙星。

【不良反应】 暂时性视力下降、发烧、一过性灼热、眼痛或不适、咽炎及畏光,少见过敏、眼睑水肿、眼干燥及瘙痒。

【患者用药指导】 同诺氟沙星。

硫酸甲氧苄啶/多黏菌素 B 滴眼液　Trimethoprim Sulfate and Polymixin B Sulfate Ophthalmic Solution

【商品名或别名】　Polytrim

【分类】　化学：磺胺和多肽类。治疗学：抗菌药。妊娠分类：C。

【指征和剂量】　用于眼表细菌感染，包括金黄色葡萄球菌、表皮葡萄球菌、肺炎双球菌、草绿色链球菌、流感嗜血杆菌、铜绿假单胞菌引起的急性细菌性结膜炎、结膜炎。

滴眼：1 滴，q3 h，最多可 6 次/d。

【制剂】　滴眼液：每支 5 ml，10 ml。1 ml 含甲氧苄啶 1 mg 和多黏菌素 B 1 万 U。

【作用机制】　甲氧苄啶是二氢叶酸还原酶抑制剂，阻滞四氢叶酸的合成，干扰细菌的核酸和蛋白质的生物合成。多黏菌素 B 是多肽类抗生素，通过与细胞膜上磷脂结合改变细菌细胞膜的通透性，导致细菌死亡，对革兰阴性菌，尤其是铜绿假单胞菌有效。

【禁忌证】　对本品成分过敏者禁用。

【相互作用】　尚不明确。

【不良反应】　常见为眼红、烧灼感、刺痛、眼痒等眼部刺激症状。也可见过敏反应症状，如眼睑水肿、痒、眼红、流泪、眼周皮疹。

【注意事项】　如出现过敏反应应及时停药。长期应用可引起非致病菌，包括霉菌的过度生长，导致二重感染。2 岁以下儿童用药的安全性和有效性未经验证。

【患者用药指导】　常温避光保存。避免眼及其他物体接触瓶口污染药液。药液中有保存剂苯扎氯铵，佩戴软性角膜接触镜者应在用药前将接触镜取下，滴药后 15 min 再将接触镜戴上。如同时滴用其他滴眼液，两次滴药须间隔 10 min 以上。如眼红、刺激、肿胀或眼痛持续或加重，应停药并咨询医生。

金霉素　Chlortetratcycline

【分类】　化学：四环素类。治疗学：抗菌药。妊娠分类：C。

【指征和剂量】　用于沙眼、结膜炎及角膜炎。

涂眼内，适量涂结膜囊内，qd 至 bid。

【制剂】　眼膏：每支 3 g，1 g 含盐酸金霉素 5 mg。

【作用机制】 通过阻止转运核糖核酸与核糖体的结合,阻断了蛋白质的合成,抑制细菌生长。

【禁忌证】 对本品过敏者禁用。

【相互作用】 尚不明确。

【不良反应】 轻微刺激感。偶见过敏反应,出现充血、眼痒、水肿等症状。

红霉素 Erythromycin

【分类】化学:大环内酯类。治疗学:抗菌药。妊娠分类:C。

【指征和剂量】 用于沙眼、敏感菌所致的眼部感染。

涂眼内,适量涂结膜囊内,qd 至 bid。

【制剂】 眼膏:每支 4 g,1 g 含本品 5 mg。

【作用机制】 与细菌核蛋白体的 50S 亚基结合,抑制细菌蛋白合成达到快速抑菌目的。对革兰阳性菌有强大抗菌活性,对革兰阴性菌亦有高度敏感,对立克次体、阿米巴原虫、滴虫、肺炎支原体也有抑制作用。

【禁忌证】 过敏体质者慎用。

【相互作用】 尚不明确。

【不良反应】 局部刺激感。

氯霉素 Chloramphenicol

【商品名或别名】 润舒

【分类】化学:氯霉素类。治疗学:抗菌药。妊娠分类:C。

【指征和剂量】用于沙眼及各类敏感菌所致的结膜炎、角膜溃疡和慢性泪囊炎等。

滴眼:1～2 滴,q4～6 h。

【制剂】 滴眼液,每瓶 5 ml,1 ml 含本品 2.5 mg。

【作用机制】 阻止信使核糖核酸与核糖体的结合,阻断了蛋白质的合成而抑制细菌生长。对革兰阳性和阴性细菌、支原体、立克次体均有快速抑制作用。

【禁忌证】 慎用于早产儿及新生儿。

【相互作用】 尚不明确。

【不良反应】 易致骨髓抑制,对早产儿及新生儿可出现灰婴综合征。

【注意事项】 儿童不宜长期使用。

氯霉素控释眼丸　Chloramphenicol Controlled Release

【商品名或别名】 眼泰

【分类】 化学：氯霉素类。治疗学：抗菌药。妊娠分类：C。

【指征和剂量】 用于沙眼及各类敏感菌所致的结膜炎、睑缘炎和角膜炎。每10 d每眼结膜囊内放2粒，病重者可在第2 d再放1粒。

【制剂】 铝塑包装块，每块4粒，每粒含氯霉素2.5 mg。

【药动学】 置入结膜囊内后前6 h释药速度较快，平均为39.62 μg/h，此后恒速释药，1～10 d内泪液氯霉素浓度稳定于199.25 μg/ml。10 d后释药量逐步下降，经30 d后慢慢碎裂排出。每眼内用2粒，浓度可加倍。

【作用机制】 阻止信使核糖核酸与核糖体的结合，阻断了蛋白质的合成而抑制细菌生长。对革兰阳性和阴性细菌、支原体、立克次体均有快速抑制作用。

【禁忌证】 慎用于早产儿及新生儿。

【相互作用】 尚不明确。

【不良反应】 少数人有异物感，可在数分钟至数小时内消失。易致骨髓抑制，对早产儿及新生儿可出现灰婴综合征。

【注意事项】 儿童不宜长期使用。

【患者用药指导】 为防止脱落，应避免揉眼，洗脸时注意。如有脱落应及时补入。

利福平　Rifampicin

【商品名或别名】 甲派利福霉素，甲哌力复霉素

【分类】 化学：利福霉素类。治疗学：抗菌药。妊娠分类：X。

【指征和剂量】 用于各类敏感菌所致的结膜炎、角膜溃疡、慢性泪囊炎、沙眼等。

① 沙眼：滴眼，1～2滴，qid。② 结膜炎、角膜炎：滴眼，1～2滴，q2 h。

【制剂】 滴眼液：每瓶10 ml，1 ml含本品1 mg。

【作用机制】 从地中海链丝菌属获得的一种半合成抗生素，能与分枝杆菌和其他微生物的DNA依赖性RNA多聚酶形成稳定的结合，阻抑该酶的活性，从而抑制细菌RNA的合成。其作用靶位在RNA多聚酶的β亚

基。对革兰阳性和阴性细菌、沙眼衣原体、支原体、立克次体均有快速抑制作用。

【禁忌证】 孕妇禁用。

【相互作用】 尚不明确。

【不良反应】 局部不适、刺激感。

【注意事项】 用药后泪液呈红色。

【患者用药指导】 用药前将药丸放入缓冲液内,充分溶解后再使用。

二、抗病毒药

碘苷 Idoxuridine

【商品名或别名】 疱疹净

【分类】 化学:核苷类。治疗学:抗病毒药。妊娠分类:C。

【指征和剂量】 用于浅层单纯疱疹性角膜炎、牛痘病毒性角膜炎、眼部带状疱疹。

滴眼:1~2滴,q1 h,病情控制后,可减少次数。

【制剂】 滴眼液:每瓶5 ml,1 ml含本品1 mg。

【作用机制】 与胸腺嘧啶核苷竞争性地抑制磷酸化酶,特别是DNA聚合酶,从而抑制病毒DNA中胸腺嘧啶核苷的合成,或代替胸腺嘧啶核苷掺入病毒DNA中,产生有缺陷的DNA,使其失去感染力或不能重新组合,从而抑制病毒繁殖。

【禁忌证】 禁用于角膜移植后的单纯疱疹性角膜炎。

【相互作用】 尚不明确。

【不良反应】 长期滴眼可引起接触性皮炎、点状角膜炎、滤泡性结膜炎、泪点闭塞及狭窄、睑缘肥厚症等,可延缓角膜实质层创伤愈合。

安西他滨 Ancitanbine

【商品名或别名】 环孢苷,Cyclocytidine

【分类】 化学:核苷类。治疗学:抗病毒药。妊娠分类:C。

【指征和剂量】 用于单纯疱疹性角膜炎和带状疱疹性眼部感染。

滴眼:1~2滴,qid。

【制剂】 滴眼液:每瓶5 ml,1 ml含本品0.5 mg。

【作用机制】 阿糖胞苷的环状衍生物，在体内转变成阿糖胞苷，然后三磷酸化，抑制DNA聚合酶，阻碍DNA合成。主要抑制DNA病毒。

【禁忌证】 忌用于角膜移植后的单纯疱疹性角膜炎。

【相互作用】 尚不明确。

【不良反应】 长期滴眼可引起接触性皮炎、点状角膜炎、滤泡性结膜炎、泪点闭塞及狭窄、睑缘肥厚症等，可延缓角膜实质层创伤愈合。局部刺激感和烧灼感。

利巴韦林 Ribavirin

【商品名或别名】 三氮唑核苷，病毒唑，利美普新

【分类】 化学：核苷类。治疗学：抗病毒药。妊娠分类：C。

【指征和剂量】 广谱抗病毒药，用于病毒性眼部感染。如单疱性角膜炎、表层点状角膜炎、牛痘病毒性角膜炎、急性流行性结膜炎，沙眼和眼睑牛痘等。

滴眼：1～2滴，q1 h，病情好转后改为q2～3 h，逐步减量。

【制剂】 滴眼液：每瓶5 ml，1 ml含本品1～5 mg。

【作用机制】 为强力单磷酸次黄嘌呤核苷脱氢酶抑制剂，可完全抑制单磷酸次黄嘌呤核苷脱氢酶，从而阻碍病毒核酸的合成，干扰DNA合成而阻止病毒复制，对RNA和DNA病毒均有抑制作用。

【禁忌证】 妊娠3个月以内的孕妇禁用。

【相互作用】 尚不明确。

【不良反应】 偶见轻微局部刺激。

【患者用药指导】 若不使用或使用后，将药瓶拧紧，以免瓶口污染，影响贮藏期质量。

曲氟尿苷 Trifluridine

【商品名或别名】 三氟尿苷，Trifluorothymidine

【分类】 化学：核苷类。治疗学：抗病毒药。妊娠分类：C。

【指征和剂量】 用于单纯疱疹性角膜炎、结膜炎及其他疱疹性眼病。

滴眼：1～2滴，q2～3 h，缓解后q4 h。

【制剂】 滴眼液：每瓶5 ml，10 ml。1 ml含本品10 mg。

【作用机制】 通过三磷酸衍生物结合病毒DNA，并与三磷酸胸腺嘧啶

脱氧核苷竞争性地抑制DNA多聚酶。对单纯疱疹病毒Ⅰ型及Ⅱ型作用最强,对腺病毒、牛痘病毒、巨细胞病毒、带状疱疹病毒亦有一定作用。

【禁忌证】 孕妇慎用。

【相互作用】 尚不明确。

【不良反应】 局部可有疼痛、瘙痒、眼睑水肿等。

阿昔洛韦 Aciclovir

【商品名或别名】 无环鸟苷,正大捷普,Acyclovir, CP Jasper

【分类】 化学:核苷类。治疗学:抗病毒药。妊娠分类:C。

【指征和剂量】 用于单纯疱疹病毒Ⅰ、Ⅱ型,水痘带状疱疹病毒等所致眼部感染。

滴眼:1~2滴,q2 h。

【制剂】 滴眼液:每瓶8 ml,1 ml含本品1 mg,正大捷普内含透明质酸钠。

【作用机制】 本品进入疱疹病毒感染的细胞后,被病毒编码的胸苷激酶磷酸化为单磷酸无环鸟苷,后者再通过细胞酶的催化形成二磷酸、三磷酸无环鸟苷。三磷酸无环鸟苷是单纯疱疹病毒DNA聚合酶的强抑制剂,它作为病毒DNA聚合酶的底物与酶结合并掺入病毒DNA中去,因而终止病毒DNA的合成,而不影响正常细胞。本品对单纯疱疹病毒Ⅰ、Ⅱ型,水痘带状疱疹病毒等均有较强的抑制作用。

【禁忌证】 无明显禁忌。

【相互作用】 尚不明确。

【不良反应】 部分患者有轻度疼痛、烧灼和刺激感,长期使用可影响角膜上皮。

【患者用药指导】 若不使用或使用后,将药瓶盖拧紧,以免瓶口污染,影响贮藏期质量;本品如出现结晶析出或浑浊,可将药瓶微温使之溶解,待溶液澄明后方可使用。

更昔洛韦眼用凝胶 Ganciclovir Ophthalmic Gel

【商品名或别名】 丽科明

【分类】 化学:9-(1,3-二羟基-2-丙氧甲基)鸟嘌呤。治疗学:抗病毒药。妊娠分类:C。

【指征和剂量】 用于单纯疱疹病毒性角膜炎。外用，涂入结膜囊中。1滴，qid，3 周为 1 个疗程。

【制剂】 水溶性无色透明凝胶；每支 5 g 含 7.5 mg 更昔洛韦。

【药动学】 局部应用极少全身吸收。

【作用机制】 本品可抑制疱疹病毒的复制。其作用机制是：本品的三磷酸盐能通过以下方式抑制病毒的 DNA 合成：① 竞争性地抑制病毒 DNA 聚合酶。② 共同进入病毒 DNA 内，从而导致病毒 DNA 延长的终止。临床已证实，本品对巨细胞病毒（CMV）和单纯疱疹病毒（HSV）所致的感染有效。

【禁忌证】 对本品过敏者禁用。严重中性粒细胞减少（少于 $0.5\times10^9/L$）或严重血小板减少（小于 $25\times10^9/L$）的患者禁用。

【相互作用】 尚不明确。

【不良反应】 治疗中可能发生短暂的眼痒、灼热感、针刺感及轻微视力模糊，但很快消失，不影响治疗。偶见白细胞下降。

【注意事项】 不要入口，不过量用药。孕妇、哺乳期妇女慎用。尚缺乏儿童使用的资料，建议儿童慎用，使用前咨询医生，在潜在的获益超过风险时使用。

【患者用药指导】 10℃以上密闭保存。打开药管后其保存期不得超过 4 周。如同时滴用其他滴眼液，两次滴药须间隔 10 min 以上。

酞丁安 Ftibamzone

【商品名或别名】 增光素

【分类】 化学：缩氨基硫脲类。治疗学：抗病毒药。妊娠分类：C。

【指征和剂量】 用于沙眼、疱疹性角膜炎。

滴眼：1～2 滴，bid 至 tid，连续使用 1 个月为 1 个疗程。

【制剂】 混悬滴眼液：每瓶 5 ml，1 ml 含本品 1 mg。

【作用机制】 抑制病毒 DNA 和早期蛋白合成，对沙眼衣原体、疱疹病毒和革兰阳性菌有抑制作用。

【相互作用】 尚不明确。

【不良反应】 局部刺激、结膜充血。

【注意事项】 若暂不使用或使用后，将瓶盖旋紧，以免瓶口污染，影响贮藏期质量。

【患者用药指导】 用前先将药瓶振摇,使酞丁安细粉与液体混合均匀。

重组干扰素 α-1b 滴眼液 Recombinant Interferon α-1b Ophthalmic Solution

【商品名或别名】 一滴灵

【分类】 化学:干扰素类。治疗学:抗病毒药。妊娠分类:C。

【指征和剂量】 用于眼部病毒性感染。

滴眼:1 滴,q4~6 h,好转后 bid 至 tid,基本痊愈后 qd,继续用药 1 周后停药。

【制剂】 滴眼液:每瓶 2 ml,1 ml 含本品 20 mg。

【作用机制】 通过人体免疫细胞的细胞酶效应,诱生多种抗病毒蛋白,激活自然杀伤(NK)细胞,抑制病毒的复制与繁殖,保护未受感染的细胞。

【禁忌证】 过敏体质及有干扰素过敏史者慎用。

【相互作用】 与阿昔洛韦等核苷类抗病毒药合用有协同作用。

【不良反应】 眼部一过性刺痛、轻度眼痒等,停药后可自行消失。

【注意事项】 药液如出现浑浊、异物等异常现象,不得使用。

【患者用药指导】 滴眼后闭眼 1~2 min。

重组人干扰素 α-2b 滴眼液 Recombinant Human Interferon α-2b Ophthalmic Solution

【商品名或别名】 安达芬

【分类】 化学:干扰素类。治疗学:抗病毒药。妊娠分类:C。

【指征和剂量】 用于单纯疱疹病毒性角膜炎。

滴眼:1~2 滴,q4 h,一般 2 周为 1 个疗程。

【制剂】 滴眼液:每瓶 5 ml,1 ml 含本品 20 万 IU。

【作用机制】 具有广谱抗病毒、抑制细胞增殖及提高免疫功能等作用。

【禁忌证】 过敏体质或有干扰素过敏史者慎用。

【相互作用】 与阿昔洛韦、碘苷和安西他滨等合用有协同作用。

【不良反应】 眼部一过性刺痛、轻度眼痒等,停药后可自行消失。

【注意事项】 药液如出现浑浊、异物等异常现象,不得使用。

【患者用药指导】 滴眼后闭眼 1~2 min。滴药时注意药瓶不要触及眼部,以免污染药物。打开瓶盖后,应尽快用完,不得长时间贮存后再用。

三、抗 真 菌 药

那他霉素　Natamycin

【商品名或别名】　那特真，匹马霉素，Natacyn

【分类】　化学：四烯烃类。治疗学：抗真菌药。妊娠分类：C。

【指征和剂量】　适用于敏感的微生物引起的真菌性睑炎、结膜炎和角膜炎。

滴眼：开始时 1 滴，q1～2 h；3～4 d 后为 1 滴，q3～4 h。治疗一般要持续 14～21 d。

【制剂】　滴眼液：玻璃瓶装，每瓶 15 ml，1 ml 含本品 50 mg。

【作用机制】　从 Nstalensis 链霉菌中提取的四烯烃类抗生素，通过药物分子与真菌细胞膜上的固醇部分结合，形成多烯固醇复合物，改变细胞膜的通透性，使真菌细胞内的基本细胞成分如 K^+、核苷酸和氨基酸外漏而衰竭。在体外具有抗多种酵母菌和丝状真菌，包括念珠菌、曲霉菌、头孢子菌、镰刀菌和青霉菌的作用。

【禁忌证】　对那他霉素过敏者禁用。孕妇和哺乳期妇女慎用。

【相互作用】　尚不明确。

【不良反应】　局部刺激症状，球结膜水肿和出血。

【注意事项】　限于眼部滴用。使用 7～10 d 后，若角膜炎没有好转，提示引起感染的微生物对那他霉素不敏感。应根据临床再次检查和其他实验室检查结果决定是否继续治疗。

【患者用药指导】　常温保存，不宜冰冻，避免光照或过热。滴用时勿触及药瓶瓶口，以防药液污染。

咪康唑　Miconazole

【商品名或别名】　克霉灵，密康唑

【分类】　化学：咪唑类。治疗学：抗真菌药。妊娠分类：C。

【指征和剂量】　用于眼部的真菌性感染。

滴眼：1～2 滴，q2 h。

【制剂】　蓖麻油溶液：1 ml 含本品 10 mg。

【作用机制】　与真菌细胞膜的磷脂相作用，通过改变真菌细胞膜的通透性,阻止营养物摄取,而起杀菌作用。对念珠菌、新生隐球菌、皮炎芽生菌、组织孢浆菌、粗球孢子菌及巴西芽生菌等有很强的抗菌活性。对皮肤癣菌也有效。

【禁忌证】 禁用于对本品及咪唑类过敏者及孕妇。

【相互作用】 尚不明确。

【不良反应】 局部刺激感。

氟康唑 Fluconazole

【商品名或别名】 大扶康,普芬滴眼液,静达滴眼液,Diflucan

【分类】 化学:三唑类。治疗学:抗真菌药。妊娠分类:C。

【指征和剂量】 用于真菌性眼部感染。

滴眼:1～2 滴,q2 h。

【制剂】 滴眼液:每瓶 5 ml,1 ml 含本品 5 mg。

【作用机制】 抑制真菌的 P450 依赖酶,阻碍细胞中的麦角固醇合成,改变真菌细胞膜的通透性而起杀菌作用。

【禁忌证】 禁用于对本品及咪唑类过敏者及孕妇。

【相互作用】 尚不明确。

【不良反应】 局部刺激感较强。

四、糖皮质激素

地塞米松 Dexamethasone

【商品名或别名】 氟美松

【分类】 化学:糖皮质激素。治疗学:抗炎、抗排斥药。妊娠分类:C。

【指征和剂量】 适用于对糖皮质激素敏感的睑结膜、球结膜、角膜、眼前段组织炎症及放射状角膜切开术(RK)、准分子激光屈光性角膜切削术(PRK)术后和内眼手术术后的炎症,也用于眼部组织移植术后的抗免疫排斥。

滴眼:1～2 滴,tid 至 qid。

【制剂】 滴眼液:每瓶 5 ml,1 ml 含地塞米松磷酸钠 0.25 mg。

【作用机制】 糖皮质激素具有抑制由机械、化学或免疫因素所诱发的炎症反应的作用。糖皮质激素通过诱导磷酸酯酶 A_2 的抑制蛋白而起作用。

炎症介质如前列腺素和白三烯的共同前体是花生四烯酸。花生四烯酸在磷酸酯酶 A_2 的作用下从膜磷脂中释放。抑制蛋白通过抑制花生四烯酸的释放而控制炎症介质的生物合成。糖皮质激素可减轻急性炎症反应时的组织水肿、纤维沉积，可抑制毛细血管扩张和吞噬细胞的游走，也可抑制毛细血管的增生、胶原的沉积及瘢痕的形成。

【禁忌证】 禁用于急性单纯疱疹病毒性角膜炎、牛痘、水痘和其他由病毒、结核菌、真菌引起的角膜及结膜炎、角膜溃疡以及未经治疗的急性化脓性感染。对本品过敏者禁用。孕妇、哺乳期妇女、儿童慎用。

【相互作用】 尚不明确。

【不良反应】 可引起眼压升高，甚至青光眼并伴有视神经损伤、视力下降和视野缺损，后囊膜下白内障，眼部继发感染，眼球穿孔。可能会使创伤愈合延迟。长期用药可能会抑制垂体、肾上腺皮质功能。局部可产生刺激感、充血及瘙痒。

【注意事项】 长期使用可引起激素性青光眼，有青光眼或青光眼家族史的患者慎用。

【患者用药指导】 常温保存。避免眼及其他物体接触瓶口污染药液。如药液中含有保存剂苯扎氯铵，佩戴软性角膜接触镜者应在用药前将接触镜取下，滴药后 15 min 再将接触镜戴上。如同时滴用其他滴眼液，两次滴药须间隔 5 min 以上。不可擅自延长用药时间及改变用药频度，以免引起不可逆的眼部并发症。

氟米龙　Fluorometholone

【商品名或别名】 拂雷，氟美童 0.02，氟美童，艾氟龙，醋酸氟美松龙，Flarex，Flumetholon 0.02，Flumetholon 0.1，FML

【分类】 化学：糖皮质激素。治疗学：抗炎、抗排斥药。妊娠分类：C。

【指征和剂量】 对糖皮质激素敏感的睑结膜、球结膜、角膜、眼前段组织炎症及放射状角膜切开术（RK）、准分子激光屈光性角膜切削术（PRK）术后和内眼手术术后，也用于眼部组织移植术后的抗免疫排斥。

滴眼：1～2 滴，qid，治疗初期的 24～48 h 内可增加剂量至 q2 h。

【制剂】 混悬滴眼液：每瓶 5 ml，氟美童 0.1、艾氟龙和拂雷 1 ml 含醋酸氟米龙 1 mg；1 ml 氟美童 0.02 含醋酸氟米龙 0.2 mg。

【作用机制】 同地塞米松。本品对眼压的作用小于地塞米松。

【禁忌证】 同地塞米松。

【相互作用】 尚不明确。

【不良反应】 同地塞米松。

【注意事项】 存在感染时需针对致病菌进行适当的抗菌治疗。急性眼部化脓性感染时局部应用糖皮质激素可能掩盖病情或使病情恶化。长期局部应用糖皮质激素可抑制眼部的免疫反应,增加眼部继发感染的可能性;可导致角膜真菌感染,在应用期间出现角膜溃疡应考虑有真菌感染的可能。糖皮质激素治疗期间应定期测眼压,尤其是已患或疑患青光眼者。有单纯疱疹病毒感染病史者应慎用糖皮质激素。局部长期使用糖皮质激素可能导致角膜和巩膜变薄,在角膜或巩膜组织变薄的情况下,局部使用糖皮质激素可能引起穿孔。在妊娠期间应用要考虑到损害胎儿的潜在性危险,应避免长期、频繁用药。局部应用糖皮质激素是否能通过吸收进入乳汁尚不清楚,但全身性的应用糖皮质激素可以在乳汁中出现,可造成婴儿生长的抑制,干扰内源性的糖皮质激素的生成或者引起其他不良反应。由于本品对哺乳期妇女这种严重的潜在性不良反应存在,因此哺乳期用药应仔细权衡利弊。如出现过敏反应或其他严重反应,应立即停药。糖皮质激素之间可出现交叉过敏。

【患者用药指导】 常温保存,防止冷冻,用前摇匀。避免眼及其他物体接触瓶口污染药液。因药液中含有的苯扎氯铵可被软性角膜接触镜吸收,佩戴软性角膜接触镜者应在用药前将接触镜取下,滴药后 15 min 再将接触镜戴上。如同时滴用其他滴眼液,两次滴药须间隔 5 min 以上。不可擅自延长用药时间及改变用药频度,以免引起不可逆的眼部并发症。

醋酸泼尼松龙 Prednisolone Acetate

【商品名或别名】 醋酸强的松龙,百力特,Pred Forte

【分类】 化学:糖皮质激素。治疗学:抗炎、抗排斥药。妊娠分类:C。

【指征和剂量】 适用于对皮质激素敏感的睑结膜、球结膜、角膜、眼前段组织炎症和内眼手术术后的炎症,也用于眼部组织移植术后的抗免疫排斥。

滴眼:1~2 滴,bid、tid 或 qid。

【制剂】 混悬滴眼液:每瓶 5 ml,1 ml 含本品 10 mg。

【作用机制】 同地塞米松。本品抗炎作用强于氟米龙。

【禁忌证】 未行抗感染治疗的急性化脓性眼部感染,急性单纯疱疹病毒性角膜炎,牛痘、水痘感染性疾病,角膜及结膜的病毒感染,眼结核,眼部真菌感染,以及对该药成分过敏者禁用。

【相互作用】 尚不明确。

【不良反应】 可引起眼压升高,甚至青光眼并伴有视神经损伤、视力下降和视野缺损;后囊膜下白内障,眼部继发感染,眼球穿孔。可能会使创伤愈合延迟。长期用药可能会抑制垂体、肾上腺皮质功能。局部可产生刺激感、充血及瘙痒。偶有报道眼部应用糖皮质激素可引起瞳孔散大、调节能力降低和上睑下垂。

【注意事项】 存在感染时需针对致病菌进行适当的抗菌治疗。急性眼部化脓性感染时局部应用糖皮质激素可能掩盖病情或使病情恶化。长期局部应用糖皮质激素可抑制眼部的免疫反应,增加眼部继发感染的可能性;可导致角膜真菌感染,在应用期间出现角膜溃疡应考虑有真菌感染的可能。糖皮质激素治疗期间应定期测眼压,尤其是已患或疑患青光眼者。有单纯疱疹病毒感染病史者应慎用糖皮质激素。局部长期使用糖皮质激素可能导致角膜和巩膜变薄,在角膜或巩膜组织变薄的情况下,局部使用糖皮质激素可能引起穿孔。在妊娠期间应用要考虑到损害胎儿的潜在性危险,应避免长期、频繁用药。局部应用糖皮质激素是否能通过吸收进入乳汁尚不清楚,但全身性的应用糖皮质激素可以在乳汁中出现,可造成婴儿生长的抑制,干扰内源性的糖皮质激素的生成或者引起其他不良反应。由于本品对哺乳期妇女这种严重的潜在性不良反应存在,因此哺乳期用药应仔细权衡。如出现过敏反应或其他严重反应,应立即停药。糖皮质激素之间可出现交叉过敏。2 岁以下儿童应用糖皮质激素的安全性和有效性尚未确认。

【患者用药指导】 同氟米龙。

利美索龙 Rimexolone

【商品名或别名】 Vexol

【分类】 化学:糖皮质激素。治疗学:抗炎、抗排斥药。妊娠分类:C。

【指征和剂量】 用于眼科手术后炎症、前葡萄膜炎。

① 手术后炎症:滴眼,2 滴,qid,术后 24 h 开始滴药,持续 2 周。② 前葡萄膜炎:第 1 周,滴眼,1 滴,q1 h;第 2 周,滴眼,1 滴,q2 h;第 3 周,滴眼,逐步减量。

【制剂】混悬液：每瓶5 ml,10 ml。1 ml含本品10 mg。

【药动学】可全身吸收,80%以原型或代谢物通过粪便排出。

【作用机制】 可抑制多种机械、化学或免疫学刺激因素引起的炎症反应。抑制水肿、细胞浸润、毛细血管扩张、成纤维细胞增殖、与炎症有关的胶原沉积及瘢痕形成。对葡萄膜炎的效果与1%泼尼松龙相当,升眼压效果与0.1%氟米龙相似。

【禁忌证】 禁用于上皮性单纯疱疹性角膜炎,牛痘、水痘或其他病毒性角(结)膜炎,眼细菌感染、真菌感染及其他由微生物引起的未治疗的急性化脓性病变,以及对本品过敏者。

【相互作用】尚不明确。

【不良反应】① 局部反应：严重的不良反应为眼压升高、后囊膜下白内障形成、继发性眼部感染、眼球穿孔;1%～5%有视物模糊、分泌物增加、眼不适、眼痛、眼压升高、异物感、充血、瘙痒;小于1%有眼黏、干眼、结膜水肿、角膜染色、角膜炎、流泪、畏光、水肿、眼激惹、角膜溃疡、睑缘结痂、角膜水肿、角膜浸润、角膜糜烂。② 全身反应：头痛、低血压、鼻炎、咽炎、味觉异常。

【注意事项】 长期使用可致青光眼、高眼压,造成视神经损伤、视力下降、视野缺损及后囊下白内障,使用超过10 d应定期测眼压。可引起继发感染,长期局部使用可致角膜的真菌感染,尤其有角膜损伤时。可恶化或掩盖眼部急性化脓性感染的临床表现。在可导致角膜和巩膜变薄的疾病中可引起眼球穿孔。兔试验有致畸性及胎儿毒性,孕妇慎用。儿童用药的安全性及有效性未验证。

【患者用药指导】 同氟米戊。

五、非甾体类消炎药

双氯芬酸钠 Diclofenac Sodium

【商品名或别名】佳贝,乐可,迪非滴眼液,Luck

【分类】 化学：邻氨基苯甲酸类。治疗学：消炎镇痛药。妊娠分类：C。

【指征和剂量】眼科非感染性炎症的抗炎治疗,如白内障、青光眼手术前后应用,准分子激光角膜切削术后。非手术眼部炎症,如浅层巩膜炎、角膜边缘溃疡、结膜炎(过敏性结膜炎、枯草热性结膜炎、疱性结膜炎)。

眼科手术前：术前滴眼1滴(术前3 h,术前2 h,术前1 h,术前30 min),4次;眼科手术后：1滴,qid。非手术眼部炎症：1滴,q4～6 h。

【制剂】 滴眼液：每瓶5 ml,1 ml含本品1 mg。

【作用机制】 抑制局部前列腺素合成。

【禁忌证】 对本品过敏者、妊娠头3个月禁用。

【相互作用】 与缩瞳剂不宜同时使用。

【不良反应】 一过性轻度刺痛、结膜充血。

【注意事项】 眼部明显感染者应停止使用。

【患者用药指导】 在冰箱冷藏后使用可减少局部刺激症状。

酮咯酸氨丁三醇　Ketorolac Tromethamine

【商品名或别名】 安贺拉,Acular

【分类】 化学：非甾体类消炎药。治疗学：消炎镇痛药。妊娠分类：C。

【指征和剂量】 缓解季节性过敏性结膜炎的瘙痒及白内障摘除术后的炎症。

① 术后炎症：1滴,qid,连用2周。② 非手术眼部炎症：1滴,q4～6 h。

【制剂】 滴眼液：每瓶3 ml,5 ml。1 ml含本品5 mg。

【作用机制】 全身应用时有镇痛、消炎及退热作用。其部分作用机制是由于能抑制前列腺素的生物合成,眼部应用可降低房水内前列腺素E_2的水平。

【禁忌证】 对本品过敏者禁用。有角膜上皮缺损者应立即停用。

【相互作用】 与阿司匹林、苯乙酸衍生物及其他非甾体类消炎药有潜在的交叉过敏反应。

【不良反应】 常见的有滴用时有暂时的刺痛及烧灼感(约40%的使用者曾出现此类反应)。其他会有眼刺激、过敏反应、角膜水肿、虹膜炎、眼部炎症及浅层角膜炎、眼表感染、眼部干燥、角膜浸润、角膜溃疡、角膜变薄、角膜穿孔、头痛及视物模糊。在复杂眼部手术、角膜去神经支配、角膜上皮缺损、眼表疾病、糖尿病、风湿性动脉炎、短期内重复手术者可增加角膜不良反应的风险。

【注意事项】 本品可产生血-房水屏障破坏、血管扩张、增加血管通透性、白细胞增多、眼内压升高。在眼内手术时可产生缩瞳反应。某些非甾体类消炎药,由于干扰血小板聚集,存在延长出血时间的潜在作用。对已知有出血倾向的患者或接受抗凝药物治疗的患者,建议慎用本品。妊娠后期的患者应避免使用本品。哺乳期妇女应用本品应慎重。

【患者用药指导】 常温避光保存,置于冰箱冷藏后使用可减少刺激症状。避免眼及其他物体接触瓶口污染药液。因药液中含有的苯扎氯铵可被软性角膜接触镜吸收,佩戴软性角膜接触镜者应在用药前将接触镜取下,滴药后 15 min 再将接触镜戴上。如同时滴用其他滴眼液,两次滴药须间隔 5 min以上。过量使用通常不会引起急症,意外食入可饮水稀释。

普拉洛芬 Pranoprofen

【商品名或别名】 普南扑灵,Pranopulin

【分类】 化学:非甾体类消炎药。治疗学:消炎镇痛药。妊娠分类:C。

【指征和剂量】 外眼及眼前节炎症的对症治疗(眼睑炎、结膜炎、角膜炎、巩膜炎、浅层巩膜炎、虹膜睫状体炎及眼部术后炎症)。

滴眼:1~2 滴,qid,可根据症状适当增减次。

【制剂】 滴眼液:每瓶 5 ml,1 ml 含本品 1 mg。

【作用机制】 本品抑制环氧化酶,从而抑制前列腺素的产生,减轻炎症症状。

【禁忌证】 对本品及滴眼剂中成分有过敏史的患者禁用。

【相互作用】 尚不明确。

【不良反应】 刺激感、结膜充血、瘙痒感、眼睑发红、眼睑炎、流泪、弥漫性表层角膜炎、异物感、结膜水肿。

【注意事项】 对妇娠期、有妊娠可能的及哺乳期妇女,只有在判定用药的益处大于危险时,才可给予(大鼠动物实验有延迟分娩的现象)。对早产儿、新生儿和婴儿给药时的安全性尚不明确。本品只用于对症治疗而不是对因治疗。本剂可掩盖眼部感染,对于感染引起的炎症使用本剂时,一定要仔细观察、慎重使用,出现病情变化需及时就诊。

【患者用药指导】 药品开封后应避光保存。避免眼及其他物体接触瓶口污染药液。因药液中含有的苯扎氯铵可被软性角膜接触镜吸收,佩戴软性角膜接触镜者应在用药前将接触镜取下,滴药后 15 min 再将接触镜戴上。如同时滴用其他滴眼液，两次滴药须间隔 5 min 以上。

六、抗菌消炎混合制剂

典必殊 Tobradex

【分类】 化学：氨基糖苷类和糖皮质激素。治疗学：抗菌、消炎药。妊娠分类：C。

【指征和剂量】 术前及术后预防、治疗感染与炎症反应，放射状角膜切开术（RK）、准分子激光屈光性角膜切削术（PRK）术前术后预防、治疗感染与炎症反应，眼部炎症和化学或热灼伤。

① 混悬液：滴眼，1～2 滴，q4～6 h，治疗初期的 24～48 h 内可增加剂量至 q2 h。② 眼膏：每次取 1～2 cm 长的眼膏涂在结膜囊中，tid 至 qid，治疗初期的 24～48 h 内可增加剂量至 q2 h。

【制剂】 混悬液：每瓶 5 ml，1 ml 含妥布霉素 3 mg，磷酸地塞米松 1 mg。眼膏：每支 3.5 g，1 g 含妥布霉素 3 mg，磷酸地塞米松 1 mg。

【作用机制】 妥布霉素为氨基糖苷类广谱抗生素，可治疗眼部敏感菌的感染，地塞米松控制眼部炎症。

【禁忌证】 禁用于急性单纯疱疹病毒性角膜炎，牛痘、水痘和其他由病毒、结核菌、真菌引起的角膜及结膜炎，以及未经治疗的急性化脓性感染。角膜上异物未完全去除及对本品过敏者禁用。

【相互作用】 尚不明确。

【不良反应】 可出现眼部使用糖皮质激素的常见不良反应（参见糖皮质激素部分）。可有局部刺激症状及过敏反应。

【注意事项】 微生物引发的疾病使用甾体类药物，感染可能被掩盖、加强或活化。长期局部使用甾体类治疗可能造成眼压升高而导致青光眼、视神经的损害、视力障碍及视野缺损，也可造成后囊下白内障。使用期间应经常测量眼压。在角膜或巩膜组织变薄的情况下，局部应用甾体类可导致穿孔。长期使用可造成非敏感微生物的过度生长。如果出现双重感染出现，应停止使用本品并采取适当的治疗措施。若长期使用糖皮质激素后仍存在慢性眼部炎症症状，应考虑到角膜真菌感染的可能性。局部使用糖皮质激素可能延缓伤口愈合。有单纯疱疹病毒病史患者，应用糖皮质激素治疗需特别慎重。在眼部急性化脓情况下，用糖皮质激素可能掩盖感染或加重已存在的感染。

【患者用药指导】 常温保存,防止冷冻,用前摇匀。避免眼及其他物体接触瓶口污染药液。因药液中含有的苯扎氯铵可被软性角膜接触镜吸收,佩戴软性角膜接触镜者应在用药前将接触镜取下,滴药后 15 min 再将接触镜戴上。如同时滴用其他滴眼液,两次滴药须间隔 5 min 以上。若长期使用本品后仍存在慢性眼部炎症症状,应咨询医生。用药期间出现视力下降、眼胀、眼痛等症状应及时就诊咨询医生。

易妥芬 Infectoflam

【分类】 化学:氨基糖苷类和糖皮质激素。治疗学:抗菌、消炎药。妊娠分类:C。

【指征和剂量】 用于对庆大霉素易感的细菌引起的眼前段细菌性感染、眼前段炎症及有发生细菌性感染的危险时。

滴眼:1 滴,q4～6 h,严重者治疗初期的 24～48 h 内可增加剂量至 q1 h;眼科术后:第 1 周,1 滴,qid,以后酌减。

【制剂】 混悬液:每瓶 5 ml,1 ml 含庆大霉素 3 mg、氟米龙 1 mg。

【作用机制】 庆大霉素为广谱抗生素,可治疗眼部敏感菌的感染,氟米龙控制局部炎症反应。

【禁忌证】 禁用于角膜损伤或溃疡、病毒感染或真菌病、眼结核患者和青光眼,以及对本品成分过敏者。

【相互作用】 尚不明确。

【不良反应】 可产生青光眼并伴有视神经损伤、视力下降和视野缺损,白内障,眼部继发细菌或真菌感染,眼球穿孔,眼科手术后使用可能会延长伤口的愈合。

【注意事项】 使用本品勿超过 2 周,治疗期间应监测眼压。

【患者用药指导】 同典必殊。

复方硫酸新霉素滴眼液 Prednisolone Acetate/Neomycin Sulfate/Polymyxin B Sulfate Ophthalmic Suspension

【商品名或别名】 帕利百,Poly-Pred

【分类】 化学:氨基糖苷类、多肽类和糖皮质激素。治疗学:抗菌、消炎药。妊娠分类:C。

【指征和剂量】 适用于对甾体类敏感的眼部炎症，并同时有(或)潜在有对新霉素和(或)多黏菌素敏感的细菌性感染。如非化脓性结膜炎及眼睑炎、巩膜炎、非疱疹性角膜炎、泪囊炎以及眼部手术、异物取出、化学或热灼伤、撕裂伤或其他眼创伤的预防性治疗。

滴眼：1～2 滴，q3～4 h，可酌情增加次数。

【制剂】 混悬液：每瓶 5 ml，1 ml 含醋酸泼尼松龙 5 mg，硫酸新霉素 5 mg，硫酸多黏菌素 B 1 万 U，聚乙烯醇 14 mg。

【作用机制】 醋酸泼尼松龙为糖皮质激素，其抗炎效果是氢化可的松的 3～5 倍；硫酸新霉素是广谱杀菌氨基糖苷类抗生素，可有效抑制各种革兰阳性和革兰阴性菌；硫酸多黏菌素 B 是环脂肽类抗生素，能快速地杀灭各种革兰阴性菌。

【禁忌证】 禁用于急性单纯疱疹病毒性角膜炎，牛痘、水痘和其他由病毒、结核菌、真菌引起的角膜及结膜炎以及未经治疗的急性化脓性感染，以及对本品过敏者。

【相互作用】 尚不明确。

【不良反应】 可出现眼部使用糖皮质激素的常见不良反应(参见糖皮质激素部分)。可有局部刺激症状及过敏反应。

【注意事项】 同典必殊。硫酸新霉素有潜在致皮肤过敏反应。

【患者用药指导】 同典必殊。

双氯酚酸/庆大霉素 Diclofenac and Gentamicin

【商品名或别名】 复美新

【分类】 化学：氨基糖苷类和邻氨基苯甲酸类。治疗学：抗菌、消炎药。妊娠分类：C。

【指征和剂量】 用于有发生细菌性感染危险的眼前段炎症。

滴眼：1 滴，qid，最长连续滴用一般不超过 2 周。

【制剂】 滴眼液：每瓶 5 ml，1 ml 含庆大霉素 3 mg，双氯酚酸钠 1 mg。

【作用机制】 庆大霉素为广谱抗生素，可治疗眼部敏感菌的感染，双氯酚酸钠可抑制环氧化酶，因而可抑制前列腺素的合成，也通过脂氧化酶影响白三烯的生成。双氯酚酸钠与庆大霉素合用不影响庆大霉素的抗菌效果。

【禁忌证】 禁用于真菌或病毒感染、角膜损害和溃疡进行性发展者，服用阿司匹林或其他抑制前列腺素合成的制剂后有哮喘发作、荨麻疹或有鼻炎史者禁用。

【相互作用】 尚不明确。

【不良反应】 局部烧灼、刺痛、视物模糊、结膜充血或过敏症状。

【注意事项】 使用本品勿超过2周。高浓度庆大霉素可延缓角膜上皮再形成,如果为重复感染,应立即停用本品,改用其他抗生素。滴药后可发生视物模糊,应告知驾驶车辆和操作机器者需加倍小心。

【患者用药指导】 常温保存。避免眼及其他物体接触瓶口污染药液。因药液中含有的保存剂苯扎氯铵可被软性角膜接触镜吸收,佩戴软性角膜接触镜者应在用药前将接触镜取下,滴药后15 min再将接触镜戴上。如同时滴用其他滴眼液,两次滴药须间隔5 min以上。

科恒滴眼液

【商品名或别名】 的确当滴眼液

【分类】 化学:氨基糖苷类和糖皮质激素。治疗学:抗菌、消炎药。妊娠分类:C。

【指征和剂量】 用于结膜炎、角膜炎、巩膜炎、葡萄膜炎、内眼手术后。

滴眼:1～2滴,q4～6 h。

【制剂】 滴眼液:每瓶5 ml,1 ml含硫酸新霉素3 mg、地塞米松1 mg和透明质酸钠2 mg。

【作用机制】 硫酸新霉素为氨基糖苷类广谱抗生素,对革兰阳性菌、革兰阴性菌、抗酸杆菌和放线杆菌都有效,脓液、渗出液、细菌生长物和酶均不影响其抗菌作用。地塞米松有较强的抗炎及抗过敏作用。透明质酸钠具有保湿、增湿、增强药物利用度、减少药物刺激的作用。

【禁忌证】 禁用于真菌性眼部感染,树枝状、地图状角膜炎。

【相互作用】 尚不明确。

【不良反应】 可出现局部刺激,少见过敏反应。

【注意事项】 长期使用可出现二重感染和真菌感染。

七、散 瞳 药

阿托品 Atropine

【分类】 化学:阿托品类。治疗学:散瞳、调节麻痹药。妊娠分类:B。

【指征和剂量】　用于角膜炎、前葡萄膜炎、视网膜脱离、儿童散瞳验光、矫正内隐斜、青少年假性近视、恶性青光眼。

滴眼：每次1滴，次数根据病情而定。眼膏：睡前适量涂于结膜囊内。

【制剂】　滴眼液：每瓶5 ml，1 ml含硫酸阿托品5～10 mg。眼膏：每支3.5 g，1 g含硫酸阿托品10 mg。

【作用机制】　M胆碱能受体阻断药，能阻断副交感神经末梢释放的乙酰胆碱，使瞳孔括约肌和睫状肌麻痹而导致瞳孔散大及调节麻痹。

【禁忌证】　禁用于40岁以上浅前房、青光眼和前列腺肥大者。

【相互作用】　尚不明确。

【不良反应】　全身中毒症状，过敏反应。

【注意事项】　滴用眼液后应压迫泪囊部位5～10 min以减少全身吸收。

后马托品　Homatropine Hydrobromide

【分类】　化学：阿托品类。治疗学：散瞳、调节麻痹药。妊娠分类：B。

【指征和剂量】　用于散瞳检查眼底、内眼手术前散瞳及成年人散瞳验光。

滴眼：每次1～2滴，次数根据病情而定。

【制剂】　滴眼液：每瓶5 ml，1 ml含后马托品5～20 mg。

【作用机制】　同阿托品，但作用及毒性均较弱。

【禁忌证】　青光眼及40岁以上的浅前房者禁用。

【相互作用】　尚不明确。

【注意事项】　滴用眼液后应压迫泪囊部位5～10 min。

托吡卡胺　Tropicamide

【商品名或别名】　双星明

【分类】　化学：阿托品类。治疗学：散瞳、调节麻痹药。妊娠分类：B。

【指征和剂量】　用于治疗性和检查性散瞳。

滴眼：每次1～2滴，在检查之前或手术前15 min左右滴入，5 min滴1次。

【制剂】　滴眼液：每瓶5 ml，1 ml含本品5 mg。

【作用机制】　同阿托品，但本品作用较弱。

【禁忌证】 闭角型青光眼患者禁用,40 岁以上浅前房者慎用。

【相互作用】 尚不明确。

【不良反应】 偶见刺激感。

【注意事项】 滴用眼液后应压迫泪囊部位 5～10 min。

托吡卡胺/盐酸去氧肾上腺素滴眼液 Tropicamide Phenylephrine Hydrochloride Ophthalmic Solution

【商品名或别名】 美多丽,Mydrin－P

【分类】 化学:阿托品类和肾上腺素类。治疗学:散瞳、调节麻痹药。妊娠分类:C。

【指征和剂量】 用于诊断和治疗时的散瞳和屈光检查时的调节麻痹。

① 散瞳:滴眼,1～2 滴,间隔 3～5 min,共 2 次,可根据症状适当增减。② 调节麻痹:滴眼,1～2 滴,间隔 3～5 min,共 2～3 次。

【制剂】 滴眼液:每瓶 10 ml,1 ml 含托吡卡胺和盐酸去氧肾上腺素各 5 mg。

【作用机制】 托吡卡胺为胆碱能受体阻滞剂,使瞳孔括约肌和睫状肌麻痹导致瞳孔散大及调节麻痹。去氧肾上腺素为肾上腺素 α 受体兴奋药,直接兴奋瞳孔开大肌,使瞳孔散大。

【禁忌证】 闭角型青光眼、严重高血压、血管痉挛、甲状腺功能亢进患者禁用。40 岁以上的浅前房者慎用。

【相互作用】 在单胺氧化酶抑制剂治疗期间或治疗后 3 周以内及服用三环类和四环类抗抑郁剂时可引起急剧的血压上升。

【不良反应】 有可能发生休克,发现异常应停止给药。其他有眼睑红肿、瘙痒感、角膜上皮损伤、眼压上升、口渴、颜面潮红、脉搏加快、血压上升。

【注意事项】 应注意告知使用本品的患者,在散瞳及调节麻痹的作用消失之前不要从事开车等具有危险性的操作机械的工作。为避免出现畏光,散瞳后外出应佩戴太阳镜。儿童使用时易发生全身性不良反应,尤其在早产儿有心动过缓和呼吸停止的报道,应慎重使用。还应慎用于高血压、动脉硬化、冠心病、心衰、糖尿病和甲状腺功能亢进者。

【患者用药指导】 常温保存。为防止污染药液,滴眼时应注意避免容器的前端直接接触眼部。滴眼后,压迫泪囊部位 1～5 min 后睁开眼睛。当药液变色或有沉淀时不得使用。

八、缩瞳及降眼压药

卡巴胆碱　Carbachol

【商品名或别名】　卡米可林，Carbamylcholine

【分类】　化学：拟胆碱类。治疗学：缩瞳药。妊娠分类：C。

【指征和剂量】　用于内眼手术时的缩瞳。前房内注射，每次0.2～0.5 ml。瞳孔缩小后冲洗出。

【制剂】　注射液：1 ml/安瓿，1 ml含本品0.1 mg。

【作用机制】　与胆碱能受体结合，兴奋瞳孔括约肌，缩小瞳孔。还有抗胆碱酯酶作用，能维持较长的缩瞳时间。内眼手术中将本品注入前房2 s后瞳孔即开始缩小。

【禁忌证】　禁用于虹膜睫状体炎。禁止口服、肌内及静脉注射。

【不良反应】　未见全身不良反应。

【注意事项】　开启后一次使用，以免污染。

毛果芸香碱　Pilocarpine

【商品名或别名】　匹罗卡品，匹罗杰，真瑞，Pilogel，Presto

【分类】　化学：拟胆碱类。治疗学：缩瞳及降眼压药。妊娠分类：C。

【指征和剂量】　用于青光眼、调节性内斜视、拮抗散瞳作用。

滴眼：每次1～2滴，次数依病情而定。涂眼：每晚睡前适量涂于结膜囊内。

【制剂】　滴眼液：每瓶5 ml，1 ml含本品2.5～40 mg。匹罗杰眼膏：每支5 g，1 g含本品40 mg。

【作用机制】　直接兴奋胆碱能神经节后纤维的末梢器官，使瞳孔括约肌和睫状肌收缩，提高房水流畅系数；可使睫状动脉收缩、脉络膜静脉扩张、房角开放，从而使眼压下降。

【禁忌证】　禁用于各类葡萄膜炎。

【相互作用】　尚不明确。

【不良反应】　全身中毒症状，为胆碱能受体兴奋的表现。调节痉挛引起头痛、眼痛等。连续滴用，可造成持久性小瞳孔、视野缩小、白内障形成、虹膜后粘连等，调节性近视，少数可出现过敏性结膜炎和皮炎，年轻近视患者过长时间使用本品可出现晶体混浊。药物过量可产生出汗、流涎、恶心、震颤、脉搏缓慢和血压降低;在哮喘患者中可发生支气管缩窄。

【注意事项】 瞳孔缩小常引起暗适应困难,应告知需在夜间开车或从事照明不好的危险职业的患者特别小心。

【患者用药指导】 室温保存。涂眼后,应在闭眼前向下看。

马来酸噻吗洛尔 Timolol Maleate

【商品名或别名】 噻吗心安,Timolol,Timoptic,Timoptic in Ocudose

【分类】 化学:β肾上腺素能受体阻滞剂。治疗学:降眼压药。妊娠分类:C。

【指征和剂量】 用于各种眼压升高,以及预防激光虹膜根切术后或后发障激光后囊膜切开术后的眼压升高。

滴眼:1滴,bid。

【制剂】 滴眼液:每瓶5 ml,1 ml含本品2.5 mg,其中Timoptic in Ocudose不含保存剂。

【药动学】

给药途径	起效时间	峰值时间	维持时间
滴眼	20 min	1～2 h	24 h

【作用机制】 非选择性β肾上腺素能受体阻滞剂,与睫状体部的β受体结合后,减少房水形成。Timoptic in Ocudose适用于对保存剂过敏或不能耐受保存剂的患者。

【禁忌证】 禁用于对本品过敏、心动过缓、房室传导阻滞、充血性心力衰竭、严重慢性阻塞性肺部疾病、支气管哮喘或有哮喘史者及婴幼儿。慎用于毒性甲状腺病和糖尿病患者。

【相互作用】 对应用全身降血压药患者,噻吗洛尔有相加作用,包括低血压、直立性低血压、心动过缓、头晕和(或)晕厥。全身性应用β肾上腺素能受体阻滞剂对本品的降眼压作用亦有相加作用。

【不良反应】 眼部反应:过敏性睑结膜炎,眼睑皮肤水肿和红斑,角膜知觉减退,点状角膜炎,泪液分泌减少,干眼症状和泪液膜破裂时间缩短,灼热感,眼痛,视力减退。全身反应:① 减慢心率,减弱心肌收缩力,引起心动过缓、心律不齐、低血压、晕厥、充血性心衰和房室传导阻滞等。② 引起支气管痉挛、哮喘、用力呼气量减少、肺活量减少、呼吸困难和呼吸暂停等。③ 抑郁、遗忘、阳痿、头痛、疲乏、虚弱和失眠等,可暂时加重重症肌无力症的症状和体征。④ 胃肠道不适(恶心、腹泻、痛性痉挛)。⑤ 皮肤疾患(脱发、指甲变色、荨麻疹)等。

【注意事项】 对因高血压而全身服用β肾上腺素能受体阻滞剂的患者应注意联合用药的功效和安全性。

【患者用药指导】 遮光密闭保存。避免眼及其他物体接触瓶口污染药液。如药液中含有保存剂苯扎氯铵,佩戴软性角膜接触镜者应在用药前将接触镜取下,滴药后 15 min 再将接触镜戴上。如同时滴用其他滴眼液,两次滴药须间隔 5 min 以上。

马来酸噻吗洛尔/盐酸毛果芸香碱滴眼液 Timolol Maleate - Pilocarpine Hydrochloride Ophthalmic Solution

【商品名或别名】 弗迪,弗迪丰,Fotil, Fotil Forte

【分类】 化学: 拟胆碱类和β肾上腺素能受体阻滞剂。治疗学: 降眼压药。妊娠分类: C。

【指征和剂量】 用于青光眼及高眼压症。

滴眼: 1 滴,bid。

【制剂】 滴眼液: 每瓶 5 ml,1 ml 弗迪含马来酸噻吗洛尔 5 mg 和盐酸毛果芸香碱 20 mg;1 ml 弗迪丰含马来酸噻吗洛尔 5 mg 和盐酸毛果芸香碱 40 mg。

【作用机制】 噻吗洛尔为非选择性β肾上腺素能受体阻滞剂。与睫状体部的β受体结合后,减少房水形成。毛果芸香碱直接兴奋胆碱能神经节后纤维的末梢器官,使瞳孔括约肌和睫状肌收缩,提高房水流畅系数;可使睫状动脉收缩、脉络膜静脉扩张、房角开放,从而使眼压下降。

【禁忌证】 心功能不全、心率过缓或房室传导阻滞、哮喘或重度阻塞性肺疾患、急性虹膜炎、角膜损伤以及对本品成分有过敏史者禁用。

【相互作用】 只有在必要情况下才可和钙通道阻滞剂以及β肾上腺素能阻滞剂合并使用。

【不良反应】 轻微的眼部刺激感,瞳孔缩小,年轻患者可出现一过性的近视和暗视力下降。偶可引起心率降低和血压下降。可引起结膜充血、嗜睡和头痛及可逆性的眼干、点状角膜损伤、轻度的结膜炎和眼睑炎。可能会使支气管痉挛、心律不齐和头昏加重。局部可出现过敏症状。

【注意事项】 每次每眼不应超过 2 滴，过量用药可引起心率过缓、低血压、嗜睡和头昏。

【患者用药指导】 于 2～15℃贮存。开封后应在 1 个月内使用。开封后可在室温下保存。

盐酸左布诺洛尔 Levobunolol Hydrochloride

【商品名或别名】 盐酸左旋丁萘酮心安，盐酸左丁洛尔，贝他根，Betagan

【分类】 化学：β 肾上腺素能受体阻滞剂。治疗学：降眼压药。妊娠分类：C。

【指征和剂量】 用于慢性开角型青光眼及高眼压症的眼压控制。

滴眼：1 滴，qd 或 bid。

【制剂】 滴眼液：每瓶 5 ml，1 ml 含本品 2.5 mg。

【药动学】

给药途径	起效时间	峰值时间	维持时间
滴眼	<1 h	2～6 h	24 h

【作用机制】 本品是一类非选择性 β 肾上腺素能受体阻滞剂，对 β_1 和 β_2 受体有同样的作用。降眼压的主要机制是降低房水的产生量，对眼压已升高和眼压正常患者同样具有降眼压作用。降低眼压的同时不伴有缩瞳作用。0.5%盐酸左布诺洛尔滴眼，bid，可使近 80%的患者眼压下降，与基线对照平均眼压下降 7～8 mmHg。

【禁忌证】 禁用于支气管哮喘或有支气管哮喘史者，或有严重的慢性阻塞性肺部疾病、窦性心动过缓、二度和三度房室传导阻滞、明显心衰、心源性休克以及对该药液内任何成分有过敏史的个体。

【相互作用】 对应用全身降血压药患者，本品有相加作用，包括低血压、直立性低血压、心动过缓、头晕和(或)晕厥。全身性应用 β 肾上腺素能受体阻滞剂对本品的降眼压作用亦有相加作用。

【不良反应】 常见不良反应有睑结膜炎，一过性眼烧灼、刺激感，心率下降，偶有报道可降低血压。罕见不良反应有心律变化、呼吸困难、虹膜睫状体炎、额痛、头痛、肝酶活性升高、嗳气、一过性共济失调、嗜睡、头晕、瘙痒及荨麻疹。

【注意事项】 已知是全身β肾上腺素能受体阻滞剂禁忌证的患者应用本品应小心，包括异常心动过缓、一度以上的传导阻滞、充血性心功能衰竭应在得到适当的控制后，才能使用。有明显心脏疾病患者应监测脉搏，对其他β肾上腺素能受体阻滞剂过敏者慎用。已有肺功能低下的患者慎用。自发性低血糖及正在应用降血糖药物的糖尿病患者（尤其是不稳定的糖尿病患者）慎用。

【患者用药指导】 同马来酸噻吗洛尔。

盐酸卡替洛尔 Carteolol Hydrochloride

【商品名或别名】 美开朗，Mikelan

【分类】 化学：β肾上腺素能受体阻滞剂。治疗学：降眼压药。妊娠分类：C。

【指征和剂量】 用于青光眼、高眼压症。

滴眼：1滴，bid。

【制剂】 滴眼液：每瓶5 ml，10 ml。1 ml含本品10 mg或20 mg。

【作用机制】 非选择性β肾上腺素能受体阻滞剂。通过抑制房水的产生而降低眼压。具有内在拟交感兴奋作用，能使末梢血管阻力减少，可减少视网膜循环障碍发生率。

【禁忌证】 禁用于难以控制的心脏器质性病变，有支气管哮喘、支气管痉挛可能及对本剂所含成分有过敏症病史的患者。慎用于窦性心律过缓、房室传导阻滞（二、三度）、心源性休克、肺动脉高压引起的右心脏器质性病变及缺血性心脏器质性病变等全身禁用β肾上腺素能受体阻滞药的患者，以及难以控制的糖尿病患者（由于易引起低血糖症，同时易掩盖症状，因此要注意血糖值）。

【相互作用】 同马来酸噻吗洛尔。

【不良反应】 偶有刺痛感、发痒、发干、发热等刺激性症状。长期连续用于无晶体眼或眼底有病变患者时，偶在眼底黄斑部出现水肿、混浊，需定期测视力、进行眼底检查。偶有缓脉、呼吸困难及头痛、倦怠、头晕、恶心。

【注意事项】 由于妊娠期使用本药的安全性尚未明确，所以孕妇应权衡利弊,在医生的指导下方可使用。对于小儿的安全性尚未明确(使用经验少),请慎用。

【患者用药指导】 密闭、室温保存。避免眼及其他物体接触瓶口污染药液。药液中含有保存剂苯扎氯铵,佩戴软性角膜接触镜者应在用药前将接触镜取下,滴药后 15 min 再将接触镜戴上。如同时滴用其他滴眼液,两次滴药须间隔 5 min 以上。

倍他洛尔 Betaxolol

【商品名或别名】 贝特舒,Betoptic S, Betoptic

【分类】 化学:β_1 肾上腺素能受体阻滞剂。治疗学:降眼压药。妊娠分类:C。

【指征和剂量】 用于慢性开角型青光眼、低眼压性青光眼和高眼压症,尤其是合并有心肺部疾病者。

滴眼:1~2 滴,qd 或 bid。

【制剂】 滴眼液:每瓶 5 ml,10 ml。1 ml Betoptic S 含本品 2.5 mg,1 ml Betoptic 含本品 5 mg。

【药动学】

给药途径	起效时间	峰值时间	维持时间
滴眼	30 min	2 h	12 h

【作用机制】 选择性 β_1 肾上腺素能受体阻滞剂,无膜稳定作用和内在拟交感活性。本品阻断睫状体部的 β_1 受体,减少房水的生成,降低眼压。降压作用效力弱于噻吗洛尔和左布诺洛尔。可阻断 Ca^{2+} 细胞内流,舒张血管,增加眼部血流,促进视乳头内的血循环,保护神经元,改善和保护青光眼患者的视野。双盲试验显示本品对肺功能、血压和心率的影响与安慰剂相比差异无显著性。

【禁忌证】 禁用于对本品过敏、窦性心动过缓、一度以上房室传导阻滞、心源性休克和有明显心脏衰竭的患者。慎用于有心衰和传导阻滞史的患者,一旦出现心衰征兆时应立即停药。慎用于支气管哮喘和慢性阻塞性肺病患者。

【相互作用】 与利舍平等降低儿茶酚胺的药物合用时应注意出现低血

压和心动过缓。患者同时口服β受体阻滞剂可出现全身和降眼压的叠加作用。

【不良反应】　眼部常见的为一过性眼不适，其他有视物模糊、点状角膜炎、异物感、畏光、流泪、眼痒、眼干、充血、炎症、分泌物、眼痛、视力下降、睑缘结痂、眼部刺痛、异物感和流泪。呼吸系统不良反应较噻吗洛尔明显减少，心血管系统不良反应同噻吗洛尔。全身不良反应少见，常有：① 心动过缓、传导阻滞、充血性心衰。② 呼吸困难、哮喘、支气管分泌物变稠、支气管痉挛和呼吸衰竭。③ 失眠、头昏、眩晕、头痛、抑郁、乏力和肌无力症状加重。④ 舌炎、味觉和嗅觉错乱。⑤ 麻疹、剥脱性皮炎、脱发。

【注意事项】　本品局部应用可全身吸收，并出现β受体阻滞剂全身应用时的不良反应，如严重的心肺反应，包括哮喘患者因支气管痉挛而致死亡，与心衰有关的死亡。本品可掩盖急性低血糖的临床表现。可掩盖甲亢的临床表现，怀疑有进展性甲亢的患者应避免突然停药，以免引起甲亢危象。可出现肌无力症状。在大手术需全身麻醉前应逐步停药。用于闭角型青光眼时，应与缩瞳药合用。

【患者用药指导】　常温保存，用前摇匀。避免眼及其他物体接触瓶口污染药液。因药液中含有的保存剂苯扎氯铵可被软性角膜接触镜吸收，佩戴软性角膜接触镜者应在用药前将接触镜取下，滴药后 15 min 再将接触镜戴上。如同时滴用其他滴眼液，两次滴药须间隔 5 min 以上。

肾上腺素　Adrenaline

【商品名或别名】　副肾素，Epinephrine

【分类】　化学：肾上腺素能拟似药。治疗学：降眼压药。妊娠分类：C。

【指征和剂量】　用于原发性开角型青光眼，尤适于青年性青光眼。

滴眼：1 滴，bid。

【制剂】　因溶液不稳定，易降解失效，需新鲜配制，常用浓度为 0.25%～1%，尽量用低浓度。

【药动学】

给药途径	起效时间	峰值时间	维持时间
滴眼	1 h	2～6 h	12 h

【作用机制】 激活 α_2 受体，使房水中环磷酸腺苷的生成增多，减少房水生成，加快房水外流，眼压下降。

【禁忌证】 禁用于窄房角或浅前房的青光眼、无晶状体眼或人工晶体眼、戴软性角膜接触镜、心血管疾病、甲状腺亢进、应用单胺氧化酶抑制剂或三环类抗抑郁药、全麻。

【相互作用】 尚不明确。

【不良反应】 局部刺激与流泪，结膜充血，过敏性睑结膜炎，眼表和软性角膜接触镜的色素沉着，瞳孔扩大，黄斑囊样水肿和睫毛脱落。全身不良反应有严重头痛、心悸、心动过速、室性期前收缩、高血压危象、焦虑。

地匹福林 Dipivefrine

【商品名或别名】 肾上腺素异戊酯，保目明，Propine

【分类】 化学：肾上腺素前体。治疗学：降眼压药。妊娠分类：C。

【指征和剂量】 用于慢性开角型青光眼，或其他药物疗效不佳者。

滴眼：1 滴，bid。

【制剂】 滴眼液：每瓶 5 ml，1 ml 含本品 1 mg。

【作用机制】 地匹福林渗入前房后，在眼内被酶水解成肾上腺素，减少房水的形成。

【禁忌证】 禁用于闭角型青光眼。

【相互作用】 尚不明确。

【不良反应】 烧灼感、刺痛感，畏光、目眩及对光刺激敏感，过敏、结膜充血、滤泡性结膜炎。可能引起肾上腺素的各种不良反应，但症状较轻。

【患者用药指导】 避光，凉暗处保存。

酒石酸溴莫尼定 Brimonidine Tartrate

【商品名或别名】 巴拉吗乐定，阿法根，Alphagan，Alphagan P

【分类】 化学：可乐定类。治疗学：降眼压药。妊娠分类：B。

【指征和剂量】 用于开角型青光眼及高眼压症，预防 360°氩激光小梁成形术后的眼压升高。

滴眼：1 滴，bid，眼压在下午达高峰或眼压需额外控制的患者，下午可增加 1 滴。

【制剂】 滴眼液：每瓶 5 ml，1 ml 阿法根含本品 2 mg，1 ml Alphagan P

含本品 1.5 mg。

【药动学】 眼部给药后，2 h 降眼压效果达到峰值，血浆浓度于 1～4 h 内达到峰值，然后下降，全身的半衰期约为 3 h。主要代谢部位为肝脏，原型药物及其代谢物主要经尿排泄。

【作用机制】 本品为相对选择性 α_2 受体激动剂，通过刺激 α_2 肾上腺素受体减少房水生成，并增加房水葡萄膜巩膜外流使眼压下降。在多项临床研究中，本品可降低眼压 4～6 mmHg。

【禁忌证】 禁用于对本品或可乐定类高度过敏的患者及正在服用单胺氧化酶抑制剂的患者。

【相互作用】 与中枢神经系统抑制药（乙醇、巴比妥类、鸦片制剂、镇静剂或麻醉剂）产生叠加作用或使之强化的可能。在同时局部或全身使用 β 受体阻滞剂、抗高血压药和（或）强心苷药物时应注意脉搏减慢或使血压降低的可能。当患者服用能影响循环中胺类的代谢或摄取的三环类抗抑郁药时应慎用本品。

【不良反应】 局部反应：10%～20%出现过敏性结膜炎、结膜充血、眼部瘙痒；5%～9%出现烧灼感、结膜滤泡、视物模糊；少见角膜糜烂、瞳孔缩小、虹膜炎。全身不良反应：常见高血压、口干、鼻干、疲倦、嗜睡、心动过缓、低血压、头痛、胸部沉闷、呼吸短促、掌心出汗和味觉异常等，婴幼儿可见心动过速、呼吸暂停、心动过缓、低血压、低体温等。

【注意事项】 有严重心血管疾病和肝肾功能受损的患者应慎用。精神抑郁、脑或冠状动脉供血不足、雷诺现象、直立性低血压、血栓闭塞性脉管炎者应慎用。本品可使某些患者产生疲劳和（或）倦怠，应提醒从事危险作业的患者使用本品有出现精神集中力下降的可能性。双眼滴药 1 滴，tid，2～7 岁儿童中可见嗜睡及反应力下降。不推荐用于 2 岁以下儿童。

【患者用药指导】 常温保存。避免眼及其他物体接触瓶口污染药液。因药液中含有的保存剂苯扎氯铵可被软性角膜接触镜吸收，佩戴软性角膜接触镜者应在用药前将接触镜取下，滴药后 15 min 再将接触镜戴上。如同时滴用其他滴眼液，两次滴药须间隔 5 min 以上。

阿可乐定 Apraclonidine

【商品名或别名】 阿拉可乐定，爱必定，Iopidine

【分类】 化学：可乐定类。治疗学：降眼压药。妊娠分类：C。

【指征和剂量】 用于其他降眼压药最大剂量仍不能达到靶眼压者的短期辅助降压。

滴眼：1 滴，tid。

【制剂】 滴眼液：每瓶 5 ml，10 ml，1 ml 含本品 5 mg。

【药动学】 局部滴用后降压作用始于 1 h，约 3 h 达高峰。局部滴用可全身吸收。双眼用药，1 滴，tid，共 10 d，其血药浓度峰值为 0.9 ng/ml，平均为 0.5 ng/ml，半衰期为 8 h。

【作用机制】 本品是相对选择性 α_2 肾上腺受体激动剂。通过激动眼内肾上腺素 α_2 受体而减少房水产生，达到降眼压的作用。对高眼压及正常眼压眼均有降压作用。

【禁忌证】 禁用于对本品及其药剂成分过敏以及正在接受单胺氧化酶抑制剂的患者。

【相互作用】 与中枢神经系统抑制药(乙醇、巴比妥类、鸦片制剂、镇静剂或麻醉剂)产生叠加作用或使之强化的可能。在同时局部或全身使用 β 受体阻滞剂、抗高血压药和(或)强心苷药物时应注意脉搏减慢或使血压降低的可能。三环类抗抑郁药可减弱全身服用本品的降血压效果。当患者服用能影响循环中胺类的代谢或摄取的三环类抗抑郁药时应慎用本品。

【不良反应】 可致局部过敏样反应，表现为充血、瘙痒、不适、流泪、异物感、眼睑和结膜的水肿。小于 3%的局部反应有视物模糊、干眼、结膜炎、分泌物增加、眼热感。小于 1%的局部反应有睑缘结痂、结膜滤泡、结膜水肿、角膜炎、睑炎、畏光、眼睑红斑、眼睑鳞屑和眼睑退缩。全身不良反应有：① 嗜睡、眩晕、神经过敏、抑郁、失眠、感觉异常、共济失调。② 周围血管性水肿、心律不齐、心率减缓。③ 味觉异常、嗅觉异常、鼻干、鼻炎、咽炎。④ 口干、便秘、恶心。⑤ 呼吸困难、哮喘。⑥ 接触性皮炎、皮炎。⑦ 肌痛。

【注意事项】 用药期间应定期检查视野。已用 2 种抑制房水生成药物(如 β-受体阻滞剂、碳酸酐酶抑制剂)者加用本品并不能产生叠加降压效果。部分患者可产生耐药性。肝肾功能不全者用药期间应注意观察心血管系统变化。慎用于严重的不可控制的心血管疾病者。慎用于冠状动脉功能不全、近期心肌梗死、脑血管疾病、慢性肾衰、雷诺现象、血栓性脉管炎、抑郁症者。可致头晕及嗜睡，慎用于需高度集中注意力的危险工种。用于妊娠和哺乳期妇女时须权衡利弊。儿童用药的安全性和有效性未经验证。

【患者用药指导】 常温保存，防止冷冻，用前摇匀。避免眼及其他物体接触瓶口污染药液。因药液中含有的保存剂苯扎氯铵可被软性角膜接触镜吸收，佩戴软性角膜接触镜者应在用药前将接触镜取下，滴药后 15 min 再将接触镜戴上。如同时滴用其他滴眼液，两次滴药须间隔 10 min 以上。出现过敏样症状时应立即停药。用药期间出现眼部其他病情（如眼外伤、感染或眼部手术）须咨询医生是否继续用药。

乙酰唑胺　Acetazolamide

【商品名或别名】　Diamox

【分类】　化学：磺胺类。治疗学：降眼压药。妊娠分类：X。

【指征和剂量】　青光眼及内眼手术前用药。

口服：0.125～0.25 g，qd、bid 或 tid，首次可给 0.5 g。

【制剂】　片剂：每片 0.25 g。

【作用机制】　抑制碳酸酐酶，使 HCO_3^- 的生成减少，从而使后房的渗透压降低，房水与血液之间的渗透压梯度变小，房水生成减少；改变细胞内的 pH 值，抑制 Na^+－K^+－ATP 酶的活性，使 Na^+ 和水分的外流减少，房水产生减少，降低眼压。降压维持时间约 5 h。

【禁忌证】　禁用于严重肝脏疾病、严重慢性阻塞性肺病、某些继发性青光眼、肾病、对磺胺药过敏者及妊娠期妇女。

【相互作用】　尚不明确。

【不良反应】　常见四肢及面部麻木、麻刺感、困倦、嗜睡、食欲不振。偶见口渴、头痛、运动失调、呼吸增快、耳鸣、听觉丧失。长期应用可有低血钾、酸血症。可使尿中枸橼酸盐排出减少、磷酸钙沉淀而形成肾结石。可致近视、视网膜水肿，个别人出现黄疸、红斑狼疮。

【注意事项】　不宜长期服用，长期服用需补钾。

【患者用药指导】　用药期间应注意补钾，可多食水果等，如出现手足麻木、口周麻木等应口服补钾药物或及时咨询医生。

醋甲唑胺　Methazolamide

【商品名或别名】　尼目克司，Nearmox

【分类】　化学：磺胺类。治疗学：降眼压药。妊娠分类：C。

【指征和剂量】　用于各类青光眼或眼压升高。对有严重肺阻塞性疾病及有肾结石或肾损害病史的患者较安全，可较长期应用。

口服：25 mg，bid，饭后服用。

【制剂】 片剂：每片 25 mg。

【作用机制】 同乙酰唑胺，降压维持时间可达 14 h。

【禁忌证】 禁用于血清钾、钠水平偏低，严重肝肾疾病或肝肾功能不全，肾上腺衰竭、高血氯性酸中毒。

【相互作用】 尚不明确。

【不良反应】 同乙酰唑胺，但较少发生。

【注意事项】 长期服用需补钾。

【患者用药指导】 同乙酰唑胺。

布林佐胺 Brinzolamide

【商品名或别名】 派立明，Azopt

【分类】 化学：磺胺类。治疗学：降眼压药。妊娠分类：C。

【指征和剂量】 用于开角型青光眼和高眼压症。

滴眼：1 滴，tid。

【制剂】 混悬滴眼剂：每瓶 2.5 ml，5 ml，10 ml，15 ml。1 ml 含本品 10 mg。

【药动学】 局部滴用可全身吸收，半衰期达 111 d，但本品及其代谢物在血浆中浓度极低(<10 ng/ml)，大多以原型从尿中排出。tid 滴眼的降压作用为 4～5 mmHg，与 2%多佐胺类似。刺痛及烧灼感好于多佐胺。

【作用机制】 本品为碳酸酐酶抑制剂，与碳酸酐酶Ⅱ有特殊亲和力，进入眼内后抑制睫状突部的碳酸酐酶，减少房水分泌，降低眼压。

【禁忌证】 禁用于对本品及磺胺过敏、严重肾功能不全和高氯性酸中毒者。

【相互作用】 口服碳酸酐酶抑制剂与大剂量水杨酸类药可影响酸碱平衡及电解质平衡。局部滴用也应关注发生的可能。

【不良反应】 5%～10%有视物模糊、味苦、不适；1%～5%有睑炎、皮炎、干眼、异物感、头痛、充血、眼分泌物增加、眼不适、角膜炎、眼痛、眼痒、鼻炎；小于 1%有过敏反应、胸痛、脱发、结膜炎、腹泻、复视、眩晕、口干、流泪、风疹、呼吸困难、消化不良、眼疲劳、角膜病变等。

【注意事项】 本品是磺胺类药，且局部应用可全身吸收，因此对磺胺的不良反应在应用本品时都可发生。在使用本品时不推荐服用其他碳酸酐酶抑制剂。儿童用药的安全性和有效性未经验证。

【患者用药指导】　常温保存，防止冷冻，用前摇匀。避免眼及其他物体接触瓶口污染药液。因药液中含有的保存剂苯扎氯铵可被软性角膜接触镜吸收，佩戴软性角膜接触镜者应在用药前将接触镜取下，滴药后15 min再将接触镜戴上。如同时滴用其他滴眼液，两次滴药须间隔10 min以上。出现过敏症状时应及时咨询医生。滴用后有暂时的视物模糊，在驾驶机动车时应注意。用药期间出现眼部其他病情(如眼外伤、感染或眼部手术)须咨询医生是否继续用药。

多佐胺　Dorzolamide

【商品名或别名】　多佐拉敏，Trusopt

【分类】　化学：磺胺类。治疗学：降眼压药。妊娠分类：C。

【指征和剂量】　用于开角型青光眼和高眼压症。

滴眼：1滴，tid。

【制剂】　滴眼液：每瓶5 ml，10 ml，1 ml含本品20 mg。

【作用机制】　同布林佐胺。

【禁忌证】　禁用于对本品及药液成分过敏者。

【相互作用】　口服碳酸酐酶抑制剂与大剂量水杨酸类药可影响酸碱平衡及电解质平衡。局部滴用也应关注发生的可能。可与其他局部降眼压药合用。

【不良反应】　临床试验中最常见的是滴药后约30%的患者立即产生烧灼感、刺痛感和不适。约25%有苦味，15%有浅表性点状角膜炎，10%～15%有过敏反应，其他少见的有结膜炎、眼睑反应、视物模糊、眼药、流泪、眼干、畏光，罕见的有皮疹、头痛、恶心、乏力、倦怠、尿结石和虹膜睫状体炎。临床用药中见于报道的不良反应有：与全身过敏反应有关的血管性水肿、支气管痉挛、瘙痒、风疹；眩晕、感觉异常；眼痛、一过性近视、滤过性手术后的脉络膜脱离、眼睑痂皮；呼吸困难、接触性皮炎、鼻出血、口干和咽刺激。

【注意事项】　本品是磺胺药，且局部应用可全身吸收。因此全身应用磺胺出现的不良反应可在局部应用本品时出现。严重的磺胺反应包括Stevens－Johnson综合征、剥脱性皮炎、暴发性肝坏死、粒细胞减少、再生障碍性贫血和其他血液病。一旦出现严重的过敏反应，应立即停药。慎用于肝肾功能不全者。因为有增加全身反应的可能性，不推荐在局部用本品时口服碳酸酐酶抑制剂。妊娠期和哺乳期妇女应用本品须权衡利弊。儿童用药的安全性和有效性未经验证。

【患者用药指导】 常温保存,防止冷冻,用前摇匀。避免眼及其他物体接触瓶口污染药液。因药液中含有的保存剂苯扎氯铵可被软性角膜接触镜吸收,佩戴软性角膜接触镜者应在用药前将接触镜取下,滴药后 15 min 再将接触镜戴上。如同时滴用其他滴眼液,两次滴药须间隔 10 min 以上。用药期间如出现眼部反应特别是结膜炎和眼睑反应,应立即停药并咨询医生。用药期间出现眼部其他病情(如眼外伤、感染或眼部手术)须咨询医生是否继续用药。

盐酸多佐胺-马来酸噻吗洛尔滴眼液 Dorzolamide Hydrochloride-Timolol Maleate Ophthalmic Solution

【商品名或别名】 Cosopt

【分类】 化学:磺胺类和β肾上腺素能受体阻滞剂。治疗学:降眼压药。妊娠分类:C。

【指征和剂量】 用于β受体阻滞剂降眼压药不能达到靶眼压的开角型青光眼及高眼压症。

滴眼:1 滴,bid。

【制剂】 滴眼液:每瓶 5 ml,10 ml。1 ml 含多佐胺 20 mg 和噻吗洛尔 5 mg。

【药动学】 多佐胺大部分以原型从尿中排出,其代谢物也由尿中排出。停药后初期药物浓度快速下降,但随后的药物半衰期在 4 个月左右。0.5%噻吗洛尔 bid 滴眼,其晨间用药后的血浆峰值浓度是 0.46 ng/ml。本品 bid 的降眼压作用强于单独应用 0.5%噻吗洛尔 bid 或 2%多佐胺 tid,但弱于 0.5%噻吗洛尔 bid 和 2%多佐胺 tid 合用。

【作用机制】 多佐胺是碳酸酐酶Ⅱ抑制剂,通过抑制睫状突的碳酸酐酶减少房水的分泌,其机制可能是延缓 HCO_3^- 的形成随之减少 Na^+ 和液体的转运。噻吗洛尔是非选择性β受体阻滞剂,与睫状突部的β受体结合减少房水分泌。

【禁忌证】 禁用于支气管哮喘、有支气管哮喘史、严重的慢性阻塞性肺疾病、窦性心动过缓、二度和三度房室传导阻滞、明显的心力衰竭、心源性休克、对药液成分过敏以及磺胺药过敏史者。

【相互作用】 与全身应用碳酸酐酶抑制剂有叠加作用，不推荐与口服碳酸酐酶抑制剂同时应用；全身应用碳酸酐酶抑制剂与水杨酸盐可引起电解质和酸碱平衡紊乱；与全身应用β受体阻滞剂在降眼压和全身β受体阻滞作用方面均有叠加作用；β受体阻滞剂与洋地黄和钙拮抗剂合用在延长房室传导阻滞方面有叠加作用；奎尼丁与噻吗洛尔合用可加强系统性β受体阻滞作用；β受体阻滞剂影响心脏对β肾上腺素能介导的反射刺激的反应能力，这可增加外科手术全麻时的危险，有报道在麻醉时有持续的严重低血压及心脏复跳和维持困难。

【不良反应】 30%有味觉异常、眼烧灼感和刺痛感；5%～15%有结膜充血、视物模糊、点状角膜炎和眼痒；1%～5%有腹痛、背痛、咳嗽、眩晕、消化不良、支气管炎、睑炎、雾视、结膜分泌物、结膜水肿、结膜滤泡、结膜充血、结膜炎、角膜糜烂、角膜染色、晶体皮质混浊、干眼、眼痛、流泪、眼睑红斑、眼睑水肿、异物感、青光眼样视杯、头痛、高血压、感冒、晶体核混浊、晶体混浊、恶心、咽炎、后囊下白内障、鼻窦炎、上呼吸道感染、尿道感染、视野缺损、玻璃体脱离；小于1%有心动过缓、心衰、脑血管意外、胸痛、抑郁、腹泻、口干、呼吸困难、低血压、虹膜睫状体炎、心肌梗死、鼻塞、感觉异常、畏光、呼吸衰竭、皮疹、尿结石和呕吐。

【注意事项】 多佐胺和噻吗洛尔局部应用可全身吸收，因此全身应用时出现的不良反应在局部应用时也可出现。如服用噻吗洛尔时出现的心肺反应和服用多佐胺时出现的严重的对磺胺过敏反应，包括 Stevens - Johnson 综合征、剥脱性皮炎、爆发性肝坏死、粒细胞减少、再生障碍性贫血和其他血液病。如出现类似反应应及时停药。在外科择期手术前应逐步停用。慎用于肾功能不全、肝功能不全者。在应用β受体阻滞剂时，有遗传性过敏性疾病或有严重过敏反应史的患者出现过敏反应时，常规剂量肾上腺素治疗会反应不足。有报道β受体阻滞剂可加重肌无力，出现如复视、上睑下垂和全身无力等症状。儿童用药未经验证。

【患者用药指导】 常温避光保存。避免眼及其他物体接触瓶口污染药液。因药液中含有的保存剂苯扎氯铵可被软性角膜接触镜吸收，佩戴软性角膜接触镜者应在用药前将接触镜取下，滴药后 15 min 再将接触镜戴上。如同时滴用其他滴眼液，两次滴药须间隔 10 min 以上。用药时出现其他眼部病情(如外伤、感染或手术)须咨询医生是否继续用药。

拉坦前列素 Latanoprost

【商品名或别名】 适利达,Xalatan

【分类】 化学:前列腺素拟似药。治疗学:降眼压药。妊娠分类:C。

【指征和剂量】 用于开角型青光眼及高眼压症。

滴眼:1滴,qd(晚上)。

【制剂】 滴眼液:每瓶2.5 ml,1 ml含本品50 μg。

【药动学】 本品局部滴用后通过角膜吸收,2 h后达到房水峰值浓度。降眼压效果始于用后3~4 h,在8~12 h达到最大效果。

【作用机制】 本品是前列腺素F($PGF_{2\alpha}$)拟似药,与FP前列腺素受体结合,通过增加房水的葡萄膜巩膜外流降低眼压。

【禁忌证】 禁用于对本品过敏者。慎用于有葡萄膜炎史和眼内炎者。

【相互作用】 拟胆碱类药可降低本品的作用。全身应用非甾体类消炎药时可能会降低本品的疗效。与其他降眼压药有协同作用。

【不良反应】 局部反应:结膜充血、视物模糊、烧灼感、刺痛感、异物感、眼痒、点状角膜炎、结膜炎、复视、分泌物、眼干、眼痛、眼睑痂皮、眼睑痛、眼睑红斑和畏光;长期用药可出现虹膜和眼睑皮肤颜色变深,也可使睫毛和汗毛变黑、变粗、数目增加或睫毛乱生;在无晶体眼或晶体后囊有破裂者可出现黄斑囊样水肿。全身反应:可出现上呼吸道感染、哮喘或哮喘加重、感冒、胸痛、骨关节痛、肌肉痛、背痛、皮疹和过敏性皮肤反应。

【注意事项】 使用本品后可出现虹膜、眼周组织、睫毛和汗毛色素沉着,停药后虹膜色素通常不消退,部分患者的睫毛和汗毛色素可消退。在使用前需告知患者,尤其是单眼使用者。慎用于有葡萄膜炎史和活动性眼内炎者。慎用于后囊膜不完整和已知有黄斑水肿危险因素的患者。对本品治疗闭角型青光眼、炎症性和新生血管性青光眼的经验有限。

【患者用药指导】 2~8℃保存,开封后在6周内使用。本品只需qd使用,增加使用次数反而可能减弱降眼压的效果。避免眼及其他物体接触瓶口污染药液。因药液中含有的保存剂苯扎氯铵可被软性角膜接触镜吸收,佩戴软性角膜接触镜者应在用药前将接触镜取下,滴药后15 min再将接触镜戴上。如同时滴用其他滴眼液,两次滴药须间隔5 min以上。药物可通过皮肤吸收,孕妇或准备怀孕的妇女不慎接触药液后应立即用肥皂及清水清洗接触区域。用药期间出现眼部其他病情(如眼外伤、感染或眼部手术)须咨询医生是否继续用药。出现眼部反应,尤其是结膜炎、眼睑反应,也应咨询医生。

曲伏前列素 Travoprost

【商品名或别名】 苏为坦，Travatan

【分类】 化学：前列腺素拟似药。治疗学：降眼压药。妊娠分类：X。

【指征和剂量】 用于对其他降眼压药耐药或不敏感（其他降眼压不能达到靶眼压）的开角型青光眼及高眼压症。

滴眼：1滴，qn。

【制剂】 滴眼液：每瓶2.5 ml，1 ml含本品40 μg。

【药动学】 本品能通过角膜吸收，滴用后30 min血浆峰值达25 pg/ml，降压效果2 h后出现，12 h达最大降压效果。每晚滴1次可降眼压7～8 mmHg。

【作用机制】 本品是前列腺素F($PGF_{2\alpha}$)拟似药，进入眼内后选择性激动FP前列腺素受体，通过增加葡萄膜巩膜外流降低眼压。

【禁忌证】 禁用于对本品过敏者及妊娠或准备怀孕的妇女。慎用于有眼内炎症（虹膜炎、葡萄膜炎）。

【相互作用】 拟胆碱类药可降低本品的作用。全身应用非甾体类消炎药时可能会降低本品的疗效。与其他降眼压药有协同作用。

【不良反应】 长期用药可出现虹膜和眼睑皮肤颜色变深，也可使睫毛和汗毛变黑、变粗、数目增加或睫毛乱生。在无晶体眼或晶体后囊有破裂者可出现黄斑囊样水肿。局部反应：50%可出现眼充血；5%～10%有视力下降、眼部不适、异物感、疼痛、瘙痒；1%～4%有视觉异常、睑炎、视物模糊、白内障、结膜炎、眼干、闪光、虹膜脱色、角膜炎、睑缘结痂、畏光、结膜下出血、流泪。全身反应：焦虑、抑郁、头痛；心率减缓、血胆固醇升高、高血压、低血压；支气管炎、上呼吸道感染、胸痛、感冒；消化不良、胃肠紊乱；咽痛；关节炎、背痛、骨关节痛、肌肉痛；前列腺异常、尿失禁、尿道感染；皮疹和过敏性皮肤反应。

【注意事项】 治疗期间可出现黄斑水肿，尤其是无晶体眼、后囊膜破裂的人工晶体眼或已知有黄斑水肿危险因素的患者。由于引起的眼周及虹膜色素改变可以是永久性的，因此单眼应用时应考虑美容问题。

【患者用药指导】 常温保存，开封后6周内使用。避免眼及其他物体接触瓶口污染药液。因药液中含有的保存剂苯扎氯铵可被软性角膜接触镜吸收,佩戴软性角膜接触镜者应在用药前将接触镜取下,滴药后 15 min 再将接触镜戴上。如同时滴用其他滴眼液,两次滴药须间隔 5 min 以上。药物可通过皮肤吸收,孕妇或准备怀孕的妇女不慎接触药液后应立即用肥皂及清水清洗接触区域。用药期间出现眼部其他病情(如眼外伤、感染或眼部手术)须咨询医生是否继续用药。出现眼部反应,尤其是结膜炎、眼睑反应,也应咨询医生。

贝美前列素 Bimatoprost

【商品名或别名】 卢美根,Lumigan

【分类】 化学:合成前列腺素拟似药。治疗学:降眼压药。妊娠分类:C。

【指征和剂量】 用于对其他降眼压药耐药或不敏感(其他降眼压药不能达到靶眼压)的开角型青光眼及高眼压症。

滴眼:1 滴,qn。

【制剂】 滴眼液:每瓶 2.5 ml,5 ml。1 ml 含本品 0.3 mg。

【药动学】 qd 滴药,滴用 7 d 和 14 d 的 C_{max} 和 $AUC_{0\sim24\,h}$ 类似,分别为 0.08 ng/ml 和 0.09 ng/ml。静注后最高药物浓度为 12.2 ng/ml,半衰期为 45 min,超过 67%自尿中排出,另 25%由粪便排出。局部滴用后降压作用在 4 h 后开始,到 8~12 h 达最大作用。每日 1 滴可降压 7~8 mmHg。

【作用机制】 合成前列腺素结构拟似药,通过增加经小梁网和葡萄膜巩膜途径的房水外流降低眼压。

【禁忌证】 禁用于对本品及滴眼剂中成分有过敏史的患者。慎用于有活动性眼内炎症(虹膜炎、葡萄膜炎)及肝肾功能不全者。

【相互作用】 可与其他降眼压药合用。

【不良反应】 长期用药可缓慢增加虹膜色素细胞中的色素颗粒,可使眼睑皮肤颜色变深,也可使睫毛和汗毛变黑、变粗、数目增加或睫毛乱生。在无晶体眼或晶体后囊有破裂者可出现黄斑囊样水肿。局部反应:15%~45%可出现结膜充血、睫毛改变和眼痒;3%~10%有眼干、视物模糊、烧灼感、异物感、眼痛、眼周皮肤色素沉着、睑炎、白内障、表层点状角膜炎、眼睑充血;1%~4%分泌物增加、流泪、畏光、过敏性结膜炎、虹膜色素增加、结膜水肿。全身反应:上呼吸道感染、感冒、头痛、肝功能异常、无力、多毛。

【注意事项】 治疗期间可出现黄斑水肿，尤其是无晶体眼、后囊膜破裂的人工晶体眼或已知有黄斑水肿危险因素的患者。由于引起的眼周及虹膜色素改变可以是永久性的，因此单眼应用时应考虑美容问题。

【患者用药指导】 常温保存。只需 qd 滴药，因有证据表明多次用药反而减弱降眼压作用。避免眼及其他物体接触瓶口污染药液。因药液中含有的保存剂苯扎氯铵可被软性角膜接触镜吸收，佩戴软性角膜接触镜者应在用药前将接触镜取下，滴药后 15 min 再将接触镜戴上。如同时滴用其他滴眼液，两次滴药须间隔 10 min 以上。用药时出现其他眼部病情（如外伤、感染或手术）须咨询医生是否继续用药。

拉坦噻吗滴眼液 Latanoprost and Timolol Maleate Eye Drops

【商品名或别名】 适利加

【分类】 化学：前列腺素拟似药、β肾上腺素受体阻滞剂。治疗学：降眼压药。妊娠分类：X。

【指征和剂量】 用于降低开角型青光眼和高眼压症患者升高的眼压。适用于β受体阻滞剂局部治疗效果不佳的患者。

滴眼：1滴，qd，滴于患眼。如果忘记用药，在下次用药时仍按常规用药。剂量不可超过每眼1滴/d。

【制剂】 滴眼液：每瓶含 2.5 ml 滴眼液，每盒1瓶。本品为复方制剂，其组分为：每 1 ml 溶液含 50 μg 拉坦前列素和 6.8 mg 马来酸噻吗洛尔（相当于 5 mg 噻吗洛尔）。

【作用机制】 本品含2种活性成分：拉坦前列素和马来酸噻吗洛尔。它们通过不同的作用机制降低增高的眼压（IOP）。与各成分单独使用相比，两种药物联合具有协同效应，能产生额外的降眼压作用。

拉坦前列素为前列腺素 F（$PGF_{2\alpha}$）拟似药，它是一种选择性前列腺素 FP 受体激动剂，通过增加房水外流而降低眼压。主要作用机制为增加葡萄膜巩膜通路的房水外流。另外，也有报道本品能增加人类房水流出通畅系数（降低小梁网房水外流阻力）。拉坦前列素对房水生成、血液-房水屏障或眼内血循环无明显影响。

噻吗洛尔是一种 β_1 和 β_2（非选择性）肾上腺素受体阻滞剂，无明显内在拟交感活性、直接的心肌抑制作用或膜稳定作用。噻吗洛尔通过减少睫状上皮细胞产生房水而降低眼压，其确切作用机制尚不清楚，但可能通过抑制由内源性β肾上腺素刺激而活跃的 cAMP 合成进而发挥作用。未发现噻吗洛尔显著影响血液-房水屏障对血浆蛋白质的渗透性。

【禁忌证】 禁用于:① 反应性呼吸道疾病,包括支气管哮喘或有支气管哮喘史、严重的慢性阻塞性肺病。② 窦性心动过缓、病态窦房结综合征、窦房阻滞、起搏器控制不良的二度和三度房室传导阻滞、明显的心衰、心源性休克。③ 对任何活性或辅料成分过敏。

【相互作用】 未对本品进行专门的药物相互作用研究。

【不良反应】 对于拉坦前列素,出现的不良反应主要涉及眼部。本品关键研究的扩展研究部分数据显示,有16%~20%的患者发生虹膜色素沉着增加,可能是永久性的。在一项 5 年的开放性的拉坦前列素安全性研究中,33%的患者出现虹膜色素沉着。其他的眼部不良事件一般都是短暂的且只在用药时发生。对于噻吗洛尔,最严重的不良反应是全身性的,包括心动过缓、心律失常、充血性心力衰竭、支气管痉挛和过敏反应。

【患者用药指导】 开封前遮光,2~8℃保存。开封后低于 25℃保存。将药瓶放置于外包装盒内保存。因药液中含有的保存剂苯扎氯铵可被软性角膜接触镜吸收,佩戴软性角膜接触镜者应在用药前将接触镜取下,滴药后 15 min 再将接触镜戴上。使用本品可能会引起一过性视物模糊,用药后患者不应驾驶或操作机器,直至该现象消失。根据全身使用β受体阻滞剂的严格对照的流行病学研究结果,没有发现致畸作用。但在胎儿和新生儿中已经观察到包括心动过缓的药物作用。因此孕妇不应使用本品。拉坦前列素和其代谢产物也可能进入乳汁,因此哺乳期妇女不应使用本品。

九、抗白内障药

法可立辛 Phacolysin

【商品名或别名】 治障宁,白可明

【分类】 治疗学:抗白内障药。妊娠分类:B。

【指征和剂量】 用于老年性白内障、外伤性白内障、先天性白内障、糖尿病性白内障。

滴眼:1~2 滴,3~5 次/d。

【制剂】 滴眼液:每瓶 10 ml,1 ml 含本品 0.15 mg。

【作用机制】 与晶状体内可溶性蛋白的活性基团具有极强的亲和力,

从而阻止醌体对可溶性蛋白的氧化、变性和混浊化作用；激活存在于晶状体的蛋白分解酶，促进已变性混浊的蛋白分解、吸收，使白内障部分消退；具有氧化还原能力，促进晶状体的新陈代谢，进而维持其透明性，延缓或阻止白内障的发展；抑制醛糖还原酶活性，阻止糖性白内障的形成。

【禁忌证】 禁用于化脓性眼病。

【相互作用】 尚不明确。

【不良反应】 可出现过敏症状。

【患者用药指导】 使用前将片剂溶于溶解液中。阴凉处避光保存。避免眼及其他物体接触瓶口污染药液。

谷胱甘肽 Glutathione

【商品名或别名】 乃奇安，Neuthione

【分类】 化学：肽类。治疗学：抗白内障药。妊娠分类：B。

【指征和剂量】 用于初发期老年性白内障、角膜上皮剥脱、角膜炎、角膜溃疡。

滴眼：1～2 滴，3～5 次/d。

【制剂】 滴眼液：每瓶 5 ml，1 ml 含本品 20 mg。

【作用机制】 对参与晶状体代谢的酶有赋活和保护作用，抑制晶状体蛋白质巯基的不稳定性，阻止白内障进展，同时可保护可溶性蛋白不受氧化，不变为不溶性蛋白。

【禁忌证】 无。

【相互作用】 尚不明确。

【不良反应】 刺激感，少见眼部瘙痒、结膜充血、暂时性雾视。

【注意事项】 滴眼时不可与四环素类和磺胺类合用。

【患者用药指导】 使用前将药片溶于 5 ml 溶解液中。避免眼及其他物体接触瓶口污染药液。

吡诺克辛 Pirenoxine

【商品名或别名】 卡林－U，白内停，卡他灵，吡诺克辛钠，Kary Uni，Catalin

【分类】 化学：吡诺克辛。治疗学：抗白内障药。妊娠分类：B。

【指征和剂量】 用于初期老年性白内障、糖尿病性白内障及外伤性白内障。

滴眼：1～2 滴，3～5 次/d。

【制剂】 滴眼液：卡林-U(Kary Uni)，每瓶 5 ml，1 ml 含本品0.05 mg；卡他灵(Catalin)，每瓶 15 ml，1 ml 含本品 50 mg；白内停，每瓶 15 ml，1 ml 含本品 53 mg。

【作用机制】 与羟基的亲和力强于醌型物质，可制止醌型物质对晶状体可溶性蛋白的氧化变性作用。还可作为氧化还原剂，阻止 ATP 酶受到抑制和防止脂质过氧化。作为醛糖还原酶抑制剂，减少晶状体内半乳糖醇和山梨醇的合成，降低糖尿病性白内障的发生率。

【禁忌证】 禁用于对本品过敏者。

【相互作用】 尚不明确。

【不良反应】 可能会发生眼睑炎、接触性皮炎、弥漫性浅表性角膜炎、结膜充血、刺激感、瘙痒感等。

【患者用药指导】 室温保存，用前摇匀。避免眼及其他物体接触瓶口污染药液。

苄达赖氨酸 Bendazac Lysine

【商品名或别名】 百达克，莎普爱思

【分类】 化学：氨基酸类。治疗学：抗白内障药。妊娠分类：B。

【指征和剂量】 用于早期老年性白内障。

滴眼：1～2 滴，tid，滴后闭目 2～3 min。

【制剂】 滴眼液：每瓶 8 ml，1 ml 含本品 50 mg。

【作用机制】 滴眼后进入眼组织和房水，在晶状体内浓集，抑制晶状体醛糖还原酶活性，预防和治疗白内障。

【禁忌证】 禁用于眼外伤或受严重感染时。

【相互作用】 尚不明确。

【不良反应】 有一过性刺激感(如烧灼感、异物感)，少见畏光流泪。

【患者用药指导】 遮光，室温下保存。滴眼液置于冰箱冷藏室后使用可减少刺激感。发现药液被污染或混浊，应弃之不用。避免眼及其他物体接触瓶口污染药液。

十、表面麻醉药

盐酸丁卡因　Tetracaine Hydrochloride

【商品名或别名】　的卡因，潘托卡因，Dicaine，Pantocaine

【分类】　化学：长效酯类。治疗学：表面麻醉药。妊娠分类：C。

【指征和剂量】　用于眼科表面麻醉。

滴眼：每次1～2滴，1～2次或酌情增减。

【制剂】　滴眼液：每瓶5 ml，1 ml含本品5 mg。

【作用机制】　干扰神经组织中Ca^{2+}和膜上磷脂的结合，阻止产生动作电位所必需的Na^{+}内流，从而阻断神经冲动的传导，引起局部麻醉。

【禁忌证】　对本品过敏者禁用，过敏体质者慎用。

【相互作用】　忌与碱性药物混合，以免失效。

【不良反应】　首次滴眼时有短暂的刺痛、灼痛，有一过性的结膜充血或急性角膜炎。过量使用可致严重中枢神经系统和心血管功能抑制；长期用药偶见局部过敏反应如脸色潮红、肿胀、眼睑发痒和刺激等，停药即消退。

【注意事项】　本品对角膜上皮有毒性作用，滴用后手术操作时应注意保护角膜上皮。不可交与患者自行使用。

盐酸丙美卡因　Proparacaine Hydrochloride

【商品名或别名】　爱尔凯因，Alcaine，Ophthetic

【分类】　化学：酯类。治疗学：表面麻醉药。妊娠分类：B。

【指征和剂量】　用于眼科表面麻醉。

滴眼：每次1～2滴，1～2次或酌情增减。

【制剂】　滴眼液：每瓶15 ml，1 ml含本品5 mg。

【作用机制】　同丁卡因。

【禁忌证】　禁用于开放性眼球伤口。

【相互作用】　尚不明确。

【不良反应】　偶有短暂的刺痛、灼痛和结膜充血或急性角膜炎。

【注意事项】　只用于表面麻醉，不可频繁使用或交给患者使用。

盐酸奥布卡因 Oxybuprocaine Hydrochloride

【商品名或别名】 倍诺喜,丁氧普鲁卡因,Benoxil, Benoxinate

【分类】 化学:普鲁卡因类。治疗学:表面麻醉药。妊娠分类:B。

【指征和剂量】 用于眼科表面麻醉。

滴眼:成人 1～4 滴,可根据年龄体质适当增减。

【制剂】 滴眼液:每瓶 20 ml,1 ml 含本品 4 mg。

【作用机制】 干扰神经组织中 Ca^{2+} 和膜上磷脂的结合,阻止产生动作电位所必需的 Na^{+} 内流而阻断神经冲动的传导,引起局部麻醉。本品对角膜的损伤作用较可卡因、丁卡因等为弱。对瞳孔直径、调节功能、眼压等均无影响。

【禁忌证】 对本品或安息香酸酯类(可卡因除外)局部麻醉剂有过敏史者禁用。

【相互作用】 尚不明确。

【不良反应】 偶尔出现休克症状,其他有局部过敏、结膜充血、角膜糜烂等。

【注意事项】 出现不良反应须及时停药。

十一、抗 过 敏 药

吡嘧司特钾 Pemirolast Potassium

【商品名或别名】 研立双,Alegysal

【分类】 化学:肥大细胞膜稳定剂。治疗学:抗过敏药。妊娠分类:C。

【指征和剂量】 用于过敏性结膜炎、春季卡他性结膜炎。

滴眼:1 滴,bid。

【制剂】 滴眼液:每瓶 5 ml,1 ml 含本品 1 mg。

【作用机制】 稳定肥大细胞膜,阻止肥大细胞的脱颗粒;抑制嗜酸粒细胞和中性粒细胞的游走和活化,减少炎症细胞浸润和组织损伤。

【禁忌证】 对本品过敏者禁用。

【相互作用】 尚不明确。

【不良反应】 结膜充血、刺激感或过敏症状。

【注意事项】 对孕妇及婴幼儿的安全性未明确。

【患者用药指导】 室温保存。使用时不要使容器的瓶口部与眼接触。

氨丁醇洛度沙胺 Lodoxamide Tromethamine

【商品名或别名】 阿乐迈，Alomide

【分类】 化学：肥大细胞稳定剂。治疗学：抗过敏药。妊娠分类：B。

【指征和剂量】 用于眼部过敏性疾病及由Ⅰ型速发性变态反应引起的炎症性眼病。如春季结膜炎、春季角膜炎、春季角结膜炎。

滴眼：1～2滴，qid，持续3个月。

【制剂】 滴眼液：每瓶5 ml，10 ml。1 ml含洛度沙胺1 mg。

【作用机制】 确切作用机制不明。洛度沙胺可抑制与反应素或IgE和抗原介导反应相关的皮肤血管通透性增加。据报道洛度沙胺可阻止抗原刺激引起的肥大细胞Ca^{2+}内流。动物实验证实洛度沙胺稳定啮齿类肥大细胞，阻止抗原刺激引起的组胺及其他炎症物质的释放。可抑制嗜酸粒细胞的趋化性。洛度沙胺无内在的缩血管、抗组胺、抑制环氧化酶及其他抗炎活性。

【禁忌证】 对本品及滴眼液成分过敏者禁用。

【相互作用】 尚不明确。

【不良反应】 最常见的是滴眼时的一过性烧灼、刺痛和不适感。1%～5%可见眼痒、视物模糊、干眼、流泪、分泌物增加、充血、结晶样沉着、异物感。小于1%可见角膜糜烂、角膜溃疡、眼睑或睫毛鳞屑、眼痛、眼部水肿、眼热感、眼疲劳、结膜水肿、角膜擦伤、前房细胞、角膜炎、角膜病变、睑炎、过敏反应、眼黏感和上皮病变。

【注意事项】 孕妇和哺乳期妇女用药须权衡利弊。2岁以下儿童用药的安全性和有效性未经验证。

【患者用药指导】 常温保存。避免眼及其他物体接触瓶口污染药液。因药液中含有的保存剂苯扎氯铵可被软性角膜接触镜吸收，佩戴软性角膜接触镜者应在用药前将接触镜取下，滴药后15 min再将接触镜戴上。如同时滴用其他滴眼液，两次滴药须间隔10 min以上。

非尼拉敏/萘甲唑啉 Pheniramine/Naphazoline

【商品名或别名】 那素达，Naphcon-A

【分类】 化学：烷胺类H_1受体阻滞剂和咪唑啉类拟交感神经药。治疗学：抗过敏药。妊娠分类：C。

【指征和剂量】 用于多种原因引起的眼痒和结膜充血，眼部变态反应及各种炎症性眼病。

滴眼：1～2 滴，q3～4 h。

【制剂】 滴眼液：每瓶 15 ml，1 ml 含盐酸萘甲唑啉 0.25 mg 和马来酸非尼拉敏 3 mg。

【作用机制】 盐酸萘甲唑啉可快速而强力地缩血管，马来酸非尼拉敏为 H_1 受体阻断剂。

【禁忌证】 禁用于对本品有过敏史者、闭角型青光眼者。服用单胺氧化酶抑制剂的患者可能会出现严重高血压危象，婴儿或儿童滴用可能会产生中枢神经系统抑制并导致昏迷和体温显著下降。

【相互作用】 尚不明确。

【不良反应】 对少数超敏感者可出现瞳孔扩大，眼内压增高；罕见因吸收而引起的全身反应，如高血压、心律不齐、高血糖等。

【注意事项】 患有严重心血管疾病的老年患者应慎用，未控制好的高血压患者、糖尿病患者，尤其是有糖尿病酮症酸中毒倾向的患者，使用时应注意。

【患者用药指导】 室温下保存，不用时将瓶盖拧紧，避免光照和过热。因药液中含有的保存剂苯扎氯铵可被软性角膜接触镜吸收，佩戴软性角膜接触镜者应在用药前将接触镜取下，滴药后 15 min 再将接触镜戴上。如同时滴用其他滴眼液，两次滴药须间隔 10 min 以上。

奥洛他定 Olopatadine

【商品名或别名】 帕坦洛，Patanol

【分类】 化学：H_1 受体拮抗剂。治疗学：抗过敏药。妊娠分类：C。

【指征和剂量】 用于过敏性结膜炎。

滴眼：1 滴，bid。

【制剂】 滴眼液：每瓶 5 ml，1 ml 含本品 1 mg。

【药动学】 本品局部应用很少全身吸收，其在血浆中的半衰期约为 3 h，主要通过肾脏排泄。

【作用机制】 相对选择性 H_1 受体拮抗剂，可抑制Ⅰ型变态反应中肥大细胞释放组胺和组胺对人结膜上皮细胞的作用。

【禁忌证】 禁用于对本品及药剂中成分过敏者。

【相互作用】 尚不明确。

【不良反应】 约 7%可有头痛。其他不良反应依次为：哮喘、视物模糊、烧灼刺痛感、干眼、异物感、充血、角膜炎、眼睑水肿、恶心、咽炎、瘙痒、鼻炎、鼻窦炎和味觉异常。

【注意事项】 用于孕妇和哺乳期妇女时须权衡利弊。3 岁以下儿童用药的安全性和有效性未经验证。

【患者用药指导】 同氨丁醇洛度沙胺。

艾唯多

【商品名或别名】 萘扑维滴眼液

【分类】 化学：H_1受体阻滞剂和咪唑啉类拟交感神经药。治疗学：抗过敏药。妊娠分类：C。

【指征和剂量】 用于眼疲劳、结膜充血、眼痒等眼部不适症状。

滴眼：2～3 滴，tid。

【制剂】 滴眼液：每瓶 5 ml，1 ml 含盐酸萘甲唑啉 0.02 mg、马来酸氯苯那敏 0.2 g、维生素 B_{12} 0.1 mg。

【作用机制】 盐酸萘甲唑啉通过收缩局部血管，在发生炎症的局部病变组织起到消炎镇痛的作用，并可消除由于疲劳或其他原因引起的充血；马来酸氯苯那敏为乙二胺类 H_1受体阻断剂，具抗组胺作用。维生素 B_{12} 有助于视觉器官调节系统的功能改善，营养眼部神经，缓解眼部疲劳及神经疼痛等。

【禁忌证】 慎用于眼疼痛剧烈和有眼药过敏史者。

【相互作用】 尚不明确。

【不良反应】 可出现眼部充血、眼痒、局部肿胀等。

【注意事项】 滴眼液出现混浊，则不可使用。

【患者用药指导】 同氨丁醇洛度沙胺。

盐酸羟甲唑啉 Oxymetazoline Hydrochloride

【商品名或别名】 欧斯啉，Oxylin

【分类】 化学：唑啉类拟交感神经药。治疗学：缩血管药。妊娠分类：C。

【指征和剂量】 用于缓解过敏性结膜炎、非感染性结膜炎的症状,消除由过敏、干眼、游泳、烟雾、佩戴软性角膜接触镜、眼疲劳引起的眼部充血。

滴眼:1～2 滴,tid。

【制剂】 滴眼液:每瓶 5 ml、15 ml。1 ml 含盐酸羟甲唑啉 0.25 mg,聚乙烯醇 14 mg。

【药动学】 外眼组织对本品吸收良好,但很难穿透角膜进入内眼组织。

【作用机制】 本品是唑啉类衍生物,是具有收缩血管作用的拟交感神经药物,其作用是直接刺激血管平滑肌上的 α_1 受体,引起血管收缩。具有起效快、疗效相对持久以及较低的充血反弹倾向的特点。

【禁忌证】 禁用于一些不能散瞳的患者,如闭角型青光眼、重度窄角的患者,也禁用于对本品成分过敏的患者。

【相互作用】 本品可能改变甲基多巴和三环类抗抑郁剂的作用。羟甲唑啉与马普替林或三环类抗抑郁剂同时使用可能加强羟甲唑啉的收缩血管作用。

【不良反应】 某些敏感的患者可能引起瞳孔散大而导致眼压升高。

【注意事项】 未经控制的高血压、心律不齐、高血糖(糖尿病)、甲状腺功能亢进,以及正在进行其他药物治疗的患者应慎用本品。慎用于一些正在全身应用单胺氧化酶抑制剂的患者,以免引起血压升高。眼部使用拟交感神经药物很少引起心血管系统的反应,过量可能引起儿童或部分敏感成人外周血管的收缩、心率减慢及血压升高。

【患者用药指导】 遮光,密闭保存。常温保存,用前摇匀。避免眼及其他物体接触瓶口污染药液。因药液中含有的保存剂苯扎氯铵可被软性角膜接触镜吸收,佩戴软性角膜接触镜者应在用药前将接触镜取下,滴药后 15 min再将接触镜戴上。如同时滴用其他滴眼液,两次滴药须间隔5 min以上。

奈多罗米钠 Nedocromil Sodium

【商品名或别名】 Alocril

【分类】 化学:肥大细胞膜稳定剂。治疗学:抗过敏药。妊娠分类:B。

【指征和剂量】 用于过敏性结膜炎所致的瘙痒。

滴眼:1～2 滴,bid。

【制剂】 滴眼液：每瓶 5 ml，1 ml 含本品 20 mg。

【作用机制】 本品为肥大细胞稳定药，可抑制过敏反应中细胞释放介质，降低嗜酸粒细胞的趋化性和活性。体外试验可抑制黏膜亚型肥大细胞释放组胺及巨噬细胞释放 β-葡萄糖苷酸酶。

【禁忌证】 对本品及滴眼液中其他成分过敏者禁用。

【相互作用】 尚不明确。

【不良反应】 40％出现头痛；10％～30％可有眼烧灼感、刺痛、激惹、不适味觉、鼻部充血；1％～10％有哮喘、红眼、结膜炎、畏光、鼻炎。

【注意事项】 佩戴软性角膜接触镜时避免使用本品。

【患者用药指导】 同氨丁醇洛度沙胺。

依美斯汀 Emedastine

【商品名或别名】 埃美丁，Emadine

【分类】 化学：H_1受体拮抗剂。治疗学：抗过敏药。妊娠分类：B。

【指征和剂量】 用于缓解过敏性结膜炎的症状及体征。

滴眼：1～2 滴，qid。

【制剂】 滴眼液：每瓶 5 ml。1 ml 含本品 0.5 mg。

【药动学】 局部应用极少全身吸收。

【作用机制】 本品为相对选择性 H_1受体拮抗剂，局部应用可抑制组胺引起的血管通透性增加，有剂量依赖性。

【禁忌证】 禁用于对本品及药剂中成分有过敏史的患者。

【相互作用】 尚不明确。

【不良反应】 常见头痛。其他有梦异常、乏力、味不适、视物模糊、烧灼感、刺痛、角膜浸润、角膜染色、皮炎、眼部不适、眼干、异物感、充血、角膜炎、眼痒、鼻炎、鼻窦炎、流泪。

【注意事项】 仅用于局部滴眼。对 3 岁以下儿童用药的安全性和有效性未经验证。

【患者用药指导】 常温保存。避免眼及其他物体接触瓶口污染药液。因药液中含有的保存剂苯扎氯铵可被软性角膜接触镜吸收，佩戴软性角膜接触镜者应在用药前将接触镜取下，滴药后 15 min 再将接触镜戴上。如同时滴用其他滴眼液，两次滴药须间隔 5 min 以上。如药液变色则不可使用。

左卡巴斯汀　Levocabastine

【商品名或别名】 立复新，Livostine

【分类】 化学：H_1受体拮抗剂。治疗学：抗过敏药。妊娠分类：C。

【指征和剂量】 用于临时缓解过敏性结膜炎的症状及体征。

滴眼：1滴，qid。

【制剂】 滴眼液：每瓶2.5 ml，5 ml，10 ml。1 ml含本品0.5 mg。

【药动学】 局部应用极少全身吸收。

【作用机制】 本品为相对选择性H_1受体拮抗剂，局部应用可抑制组胺引起的血管通透性增加，有剂量依赖性。

【禁忌证】 禁用于对本品及药剂中成分有过敏史的患者。

【相互作用】 尚不明确。

【不良反应】 常见一过性的刺痛、烧灼感、头痛。其他有视物模糊、口干、乏力、咽炎、眼痛、眼干、嗜睡、红眼、流泪、分泌物、咳嗽、恶心、皮疹、红斑、眼睑水肿和呼吸困难。

【注意事项】 仅用于局部滴眼。对12岁以下儿童用药的安全性和有效性未经验证。

【患者用药指导】 常温保存，不可冷冻，用前摇匀。避免眼及其他物体接触瓶口污染药液。因药液中含有的保存剂苯扎氯铵可被软性角膜接触镜吸收，佩戴软性角膜接触镜者应在用药前将接触镜取下，滴药后15 min再将接触镜戴上。如同时滴用其他滴眼液，两次滴药须间隔5 min以上。如药液变色则不可使用。

色苷酸钠　Sodium Cromoglicate

【商品名或别名】 Opticrom

【分类】 化学：肥大细胞膜稳定剂。治疗学：抗过敏药。妊娠分类：C。

【指征和剂量】 用于过敏性结膜炎和角膜炎。

滴眼：1～2滴，qid，重症者可增加至q4 h。

【制剂】 滴眼液：每瓶8 ml，10 ml，1 ml含本品20 mg。

【作用机制】 稳定肥大细胞的细胞膜，阻止Ca^{2+}细胞内流，抑制肥大细胞脱颗粒，从而抑制组胺、5-羟色胺、慢反应物质的释放。作用机制可能与抑制cAMP的磷酸二酯酶，使细胞内cAMP水平升高有关。

【禁忌证】 对本品中成分过敏者禁用。

【相互作用】 尚不明确。

【不良反应】 少数点眼初期有暂时轻微刺疼感，继续用药后刺疼感消失。

【患者用药指导】 遮光，密闭保存。避免眼及其他物体接触瓶口污染药液。因药液中含有的保存剂苯扎氯铵可被软性角膜接触镜吸收，佩戴软性角膜接触镜者应在用药前将接触镜取下，滴药后 15 min 再将接触镜戴上。如同时滴用其他滴眼液，两次滴药须间隔 5 min 以上。如药液变色则不可使用。

十二、螯合药

依地酸二钠 Disodium Edetas

【商品名或别名】 EDTA

【分类】 化学：氨羧螯合剂。治疗学：螯合药。妊娠分类：B。

【指征和剂量】 用于石灰烧伤、角膜血染、带状角膜变性、铁质沉着症、铜质沉着症。

滴眼：1～2 滴，q1～2 h；结膜囊冲洗：0.4%溶液；结膜下注射：0.37%溶液 0.5 ml，qd。

【制剂】 滴眼液：每瓶 5 ml，1 ml 含本品 4 mg。

【作用机制】 具有两个以上供电子基团，其中配位原子 N、O 能与多数金属离子以配位键结合形成可溶性环状螯合物，促进角膜钙质和血染吸收；也是一种可逆性胶原酶抑制剂，可抑制角膜损害时产生的胶原酶，减轻对角膜组织的损害。

【相互作用】 尚不明确。

十三、收敛腐蚀药

硝酸银 Silver Nitrate

【分类】 化学：硝酸盐。治疗学：腐蚀药。妊娠分类：B。

【指征和剂量】 用于急性结膜炎、沙眼、腐蚀肉芽组织和溃疡面等。

滴眼：0.25%～1%溶液 1～2 滴，qd 或 bid，将药液滴于结膜上，或用棉签蘸药液涂于结膜面,然后立即用生理盐水冲洗。腐蚀:5%~20%溶液腐蚀肉芽组织、坏死组织等,然后立即用生理盐水冲洗,腐蚀液不可接触健康组织。

硫酸锌 Zine Sulfate

【分类】 化学:硫酸盐。治疗学:收敛药。妊娠分类:B。

【指征和剂量】 用于眦部睑缘炎、慢性结膜炎、角膜炎和沙眼。

滴眼:1滴,tid。

【制剂】 滴眼液:每瓶5 ml,1 ml含本品2.5~5 mg。

【作用机制】 有收敛、腐蚀和杀菌作用,对摩-阿双杆菌有明显抑制作用。

氯化氨基汞 Mercuric Aminochloride

【商品名或别名】 白降汞,Ammoniated Mercury

【分类】 化学:汞剂。治疗学:收敛药。妊娠分类:C。

【指征和剂量】 用于泡性结膜炎、睑缘炎、角膜斑翳、巩膜炎。

涂眼:适量,bid或tid。

【制剂】 眼膏:每支3.5 mg,1 g含本品10~20 mg。

【作用机制】 轻度的抑菌作用,较黄氧化汞弱。

【禁忌证】 禁用于汞过敏者。

【相互作用】 忌与碘化物可溴化物同时应用,不可与乙基吗啡同用。

【不良反应】 轻度刺激感。

【注意事项】 新鲜配制,避光保存。

黄氧化汞 Hydrargyrum Oxidatum Flavum

【商品名或别名】 黄降汞

【分类】 化学:汞剂。治疗学:收敛药。妊娠分类:C。

【指征和剂量】 用于泡性结膜炎、睑缘炎、角膜斑翳、巩膜炎。

涂眼:适量,bid或tid。

【制剂】 眼膏:每支3.5 mg,1 g含本品10~20 mg。

【作用机制】 轻度的抑菌作用。

【禁忌证】 禁用于汞过敏者。

【相互作用】　同氯化氨基汞。

【不良反应】　轻度刺激感。

【注意事项】　新鲜配制，避光保存。

十四、促 吸 收 药

乙基吗啡滴眼液　Ethylmorphine Eye Drops

【商品名或别名】　狄奥宁滴眼液，Dionine

【分类】　化学：吗啡类。治疗学：促吸收药。妊娠分类：C。

【指征和剂量】　用于角膜基质炎、虹膜睫状体炎、巩膜炎、角膜云翳、玻璃体混浊及陈旧性眼内出血等。

滴眼：1～2滴，bid或tid。

【制剂】　滴眼液：每瓶5 ml，1 ml含本品5～50 mg。

【作用机制】　滴眼后刺激结膜，促进血液、淋巴循环，加快新陈代谢，可促使炎症产物及角膜混浊的吸收，还有局部止痛作用。

【禁忌证】　角膜、结膜明显水肿，角膜有新生血管，结膜充血者禁用。青光眼患者慎用。

【相互作用】　尚不明确。

【不良反应】　有微痛、烧灼感、结膜充血或轻度水肿。

【注意事项】　滴眼时要压迫泪囊部，防止药液吸收。本品为麻醉药，连续使用易产生耐受性，应间隙停用。

普罗碘胺　Prolonium Iodide

【商品名或别名】　安妥碘

【分类】　化学：碘剂。治疗学：促吸收药。妊娠分类：C。

【指征和剂量】　用于晚期眼底出血、玻璃体积血或浑浊、虹膜睫状体炎、视网膜脉络膜炎及角膜斑翳。

肌注：每次0.4 g，qd或qod，10次为1个疗程，一般用2～3个疗程，中间停药1～2周。

【制剂】　注射液：每支2 ml，0.4 g/2 ml。

【作用机制】　能促进眼组织内病理沉着物的吸收和慢性炎症的消散。

【禁忌证】　禁用于碘过敏者。

【相互作用】 尚不明确。

【不良反应】 皮疹、恶心。

【注意事项】 出现不良反应时应减量或暂时停止用药。

卵磷脂络合碘 Iodized Lecithin

【商品名或别名】 沃丽汀【100】,Jolethin【100】

【分类】 化学:碘剂。治疗学:促吸收药。妊娠分类:C。

【指征和剂量】 用于中心性浆液性脉络膜视网膜病变、中心性渗出性脉络膜视网膜病变、玻璃体积血、玻璃体混浊、视网膜中央静脉阻塞等。

成人口服:1~2 片,bid 或 tid。

【制剂】 片剂:每片 1.5 mg(碘含量 100 μg)。

【作用机制】 碘可软化和消散肉芽组织,促进炎症产物、坏死和瘢痕组织的吸收,促进机体的新陈代谢。

【禁忌证】 碘过敏者禁用。

【相互作用】 尚不明确。

【不良反应】 高过敏性,胃肠道不适。

【注意事项】 慎用于慢性甲状腺疾病、内源性甲状腺素合成不足和曾患突眼性甲状腺肿者。用于老年人生理机能低下,应在使用时适当减量并对服用此药者小心监护。慎用于妊娠妇女和疑为妊娠者。

眼生素 Extraction of Total Ocular-Globe

【商品名或别名】 眼宁,眼明

【分类】 化学:生物制剂。治疗学:营养、促吸收药。妊娠分类:C。

【指征和剂量】 用于非化脓性角膜炎、葡萄膜炎、中心性脉络膜视网膜病变、高度近视眼黄斑变性、玻璃体混浊及视力疲劳等。滴眼:1~2 滴,qid。结膜下注射:0.5~1 ml,qd 或 qod。球后注射:0.5~1 ml,每周 2 次。

【制剂】 滴眼液:每瓶 5 ml。注射液:每支 1 ml。

【作用机制】 从牛、羊眼球内容物提取的无色透明制剂,含多种氨基酸、微量元素和大量的谷胱甘肽、维生素 C,具有生物催化作用,能促进眼球组织的新陈代谢,增强机体抵抗力和组织再生能力,改善眼组织功能。

【禁忌证】 过敏体质者禁用。

【相互作用】 尚不明确。

【不良反应】 结膜下或球后注射时疼痛。

【注意事项】 结膜下或球后注射时需加入少量局麻药。

十五、人 工 泪 液

透明质酸钠滴眼液 Sodium Hyaluronate Ophthalmic Solution

【商品名或别名】 爱丽 0.1,爱丽 0.3,Hialid 0.1,Hialid Mini 0.3

【分类】 化学：黏多糖类。治疗学：人工泪液。妊娠分类：B。

【指征和剂量】 用于干燥综合征、Stevens-Johnson 综合征、眼干燥症等内因性疾患和手术后、药物性、外伤和佩戴隐形眼镜等外因性疾患引起或伴随的角膜上皮损伤。一般使用爱丽 0.1,重症或效果不明显时可用爱丽 0.3。

滴眼：1 滴,5～6 次/d,或根据症状适当增减。

【制剂】 滴眼液：爱丽 0.1,每瓶 5 ml,1 ml 含本品 1 mg;爱丽 0.3,每支 0.4 ml,1 ml 含本品 3 mg。

【作用机制】 本品促进角膜损伤部位上皮连接和伸展,促进损伤愈合;可吸附大量水分子,防止干燥;稳定泪膜,延长泪膜破裂时间。

【禁忌证】 无。

【相互作用】 尚不明确。

【不良反应】 异物感、刺激感、瘙痒感、眼发干、眼睑肿胀。可出现过敏症状。

【患者用药指导】 室温保存。滴眼时应注意不要使药瓶口部与眼接触。如同时滴用其他滴眼液,两次滴药须间隔 10 min 以上。爱丽 0.3 为一次性使用。

甲基纤维素滴眼液 Methylcellulose Eye Drops

【分类】 化学：纤维素类。治疗学：人工泪液。妊娠分类：B。

【指征和剂量】 用于角膜、结膜干燥症,以及前房角镜、三面镜检查、眼底接触镜检查时做介质用。

滴眼：1～2 滴,qid。安置接触镜前滴入接触镜凹面内。

【制剂】 每瓶 5 ml,1 ml 含本品 10～20 mg。

【作用机制】 附着在角膜和结膜上,形成一层保护膜,起保护作用。

【禁忌证】 无。

【相互作用】 尚不明确。

【不良反应】 暂时视物模糊,不适感。

维生素A棕榈酸酯眼凝胶 Vitamin A Palmitate Eye Gel

【商品名或别名】 诺沛

【分类】 化学:维生素类。治疗学:人工泪液。妊娠分类:B。

【指征和剂量】 作为泪液替代物治疗包括角结膜炎、干燥症及泪膜不稳定或角膜缺乏润湿所产生的干眼症。前房角镜、三面镜检查和眼底接触镜治疗时可做介质用。

滴眼:1滴,tid或qid,或根据病情调整剂量。眼部检查:安置接触镜前滴入接触镜凹面内。

【制剂】 凝胶剂:每支10 g,1 g含维生素A棕榈酸酯10 mg。

【药动学】 由于聚丙烯酸980为一高分子量合成聚合物,因此不可能穿透角膜而大量吸收或在眼部组织积聚。其他成分均是已被广泛应用的眼科药物成分。

【作用机制】 局部应用后会快速地分布在结膜及角膜上,形成一层具润滑和保护作用的薄膜,延长与角膜接触的时间。可维持泪膜的稳定长达6 h。维生素A缺乏或供给不足会对角结膜上皮细胞造成损害。局部应用维生素A可以治疗干眼症中由于泪膜的不连续或维生素A代谢障碍造成的角膜角质化、角膜上皮损伤,可改善视力,促进角膜愈合。

【禁忌证】 已知对本品的任何成分过敏者禁用。

【相互作用】 尚不明确。

【不良反应】 滴用后偶有短暂的烧灼感,眼睑黏着和(或)视力模糊,极少发生过敏反应。

【注意事项】 应用本品时,应先取下角膜接触镜,滴用后30 min,方可佩戴。应用本品后出现视力模糊的患者,在视力恢复前最好避免开车或操作机械装置。除非应用本品的利益大于对胎儿的潜在危险,孕妇及哺乳期妇女勿应用本品。

【患者用药指导】 用后旋紧盖子。开盖后超过1个月请停止使用。15～25℃储存。使用时保持药管垂直,滴1滴于结膜囊内。避免儿童误取。

羟丙基甲基纤维素滴眼液 Hypromellos Eye Drop

【商品名或别名】 怡然，泪然，Isopto Tears，Tears Naturale Ⅱ

【分类】 化学：纤维素类。治疗学：人工泪液。妊娠分类：B。

【指征和剂量】 用于眼泪分泌不足或各种原因导致的眼部干涩和不适感。也可适用于OK镜的治疗。

滴眼：1～2 滴，tid。

【制剂】 滴眼液：每瓶 15 ml，1 ml 怡然含羟丙基甲基纤维素 5 mg，1 ml 泪然含羟丙基甲基纤维素 3 mg 和 1 mg 右旋糖酐 70。

【作用机制】 羟丙基甲基纤维素吸附于角膜，与泪液中的黏蛋白相互作用，稳定泪膜。

【禁忌证】 对本品及其成分过敏者禁用。

【相互作用】 尚不明确。

【不良反应】 可产生持续性刺激感。

【注意事项】 带软性角膜接触镜期间，请勿使用本品，但适于佩戴硬性角膜接触镜使用。

【患者用药指导】 本品使用后应紧闭瓶盖并置室温下保存。使用后如果感到眼部有疼痛、视物模糊、持续性充血及刺激感或病情加重持续 72 h 时，应停药并请医生诊治。

羧甲基纤维素钠润眼液 Carboxymethylcellulose Lubricant Eye Drops

【商品名或别名】 潇莱威，瑞新，Celluvisc，Refresh Plus

【分类】 化学：纤维素类。治疗学：人工泪液。妊娠分类：B。

【指征和剂量】 缓解眼部干燥或因暴露于阳光或风沙所引起的眼部烧灼、刺痛等不适感。

滴眼：1 支，tid，或根据症状增减。

【制剂】 滴眼液：每盒 30 支或 60 支，每支 0.4 ml，1 ml 潇莱威含羧甲基纤维素钠 10 mg，1 ml 瑞新含羧甲基纤维素钠 5 mg，两者均不含保存剂。

【作用机制】 羧甲基纤维素钠具有温和、保护和润滑特性，滴眼液中含有天然眼液中所含的电解质，以补充天然泪液中的电解质使之达到平衡。可有效地缓解眼部干燥的刺激症状，具有持续长效的润滑作用。

【禁忌证】 无明显禁忌。

【相互作用】 尚不明确。

【不良反应】 滴眼后有暂时的视物模糊。

【注意事项】 如应用时觉得眼痛、视力改变、眼部持续充血或刺激感,或用药 72 h 后眼部原有症状没有改善或症状加重,则应停止用药。如药液变色或成雾状则不应使用。

【患者用药指导】 为防止污染,勿将药瓶口触及任何物体表面,一旦打开,用一次后即应丢弃。远离儿童存放。

唯地息 Vidisic

【分类】 化学:混合制剂。治疗学:人工泪液。妊娠分类:B。

【指征和剂量】 用于干眼或泪液分泌不足。

滴眼:1 滴,tid 或 qid,或根据症状增减。

【制剂】 凝胶剂:每支 10 g,1 g 本品含溴化十六烷基三甲铵(Cetrimide)0.1 mg、卡波姆(Polyacrylic Acid)2 mg。

【作用机制】 本品有较高黏度,能在角膜和结膜表面迅速形成一高黏的湿性保护层。

【禁忌证】 对药液中成分过敏者禁用。

【相互作用】 尚不明确。

【不良反应】 滴眼后有暂时的视物模糊。

【注意事项】 滴眼后出现的暂时性视物模糊,可影响驾驶及机械操作。

【患者用药指导】 为防止污染,勿将药瓶口触及任何物体表面。远离儿童存放。佩戴角膜接触镜时不要使用唯地息。

十六、其他药物

半胱氨酸 Cysteine

【商品名或别名】 光安,角膜宁

【分类】 化学:氨基酸类。治疗学:胶原酶抑制剂。妊娠分类:C。

【指征和剂量】 用于角膜溃疡、碱性化学伤、泪小管阻塞等。

滴眼:1~2 滴,q2 h。

【制剂】 滴眼液:每瓶 5 ml,1 ml 含本品 20 mg。

【作用机制】 胶原酶抑制剂,可抑制角膜溃疡坏死的上皮细胞、炎症细胞及细菌释放的胶原酶。

【相互作用】 尚不明确。

【注意事项】 须新鲜配制。

珍珠明目滴眼液

【分类】 化学：中成药。治疗学：抗眼疲劳药。妊娠分类：C。

【指征和剂量】 用于肝虚火旺引起视疲劳和慢性结膜炎，长期使用可以保护视力。

滴眼：1～2 滴，3～5 次/d。

【制剂】 滴眼液：每瓶 8 ml。

【作用机制】 以珍珠为原料、佐以冰片制成，清热泻火，养肝明目。

【相互作用】 尚不明确。

【患者用药指导】 滴后闭目片刻。

正大维他滴眼液

【商品名或别名】 光明眼液，Bright Eye Drops

【分类】 化学：混合制剂。治疗学：抗眼疲劳药。妊娠分类：C。

【指征和剂量】 用于慢性结膜炎、球结膜下出血、结膜充血、角膜损伤、视力疲劳、戴角膜接触镜引起的不适。

滴眼：1～2 滴，q4～6 h。

【制剂】 滴眼液：每瓶 5 ml。

【作用机制】 含有的尿囊素、硫酸锌和透明质酸钠具有消炎及收敛作用，能改善炎症部位的微循环，增强毛细血管通透性，促进新陈代谢，快速消除眼部充血及球结膜下出血；可增强细胞增殖力，促进基质中纤维增长，在角膜及结膜表面形成一层保护膜，促进角膜、结膜表面创伤的愈合，加强眼的营养和抵抗力，迅速消除眼疲劳引起的视力朦胧。

【相互作用】 尚不明确。

【不良反应】 过敏症状。

羟苯磺酸钙 Calcium Dobesilate

【商品名或别名】 导升明，多贝斯，Doxium

【分类】 化学：苯磺酸类。治疗学：改善微循环药。妊娠分类：C。

【指征和剂量】 用于糖尿病性微血管病变，非糖尿病性微血管病变，慢性器官质性疾病如高血压、动脉硬化、肝硬化等所造成的微循环障碍。

口服：0.5 g，bid 或 tid，连服 4～6 个月以上。

【制剂】 片剂：每片 250 mg，每瓶 20 片，60 片。胶囊：每粒 500 mg，每瓶 20 粒，60 粒。

【作用机制】 作用于毛细血管壁，可增加毛细血管的弹性，降低其高通透性；作用于血液，可降低血液和血浆的高黏滞性。纠正 A/G 比值；降低血小板的高凝聚性，减少血栓形成；增加红细胞的柔韧性。可抑制血管活性物质对毛细血管高通透性的影响；降低血流中脱落的内皮细胞数；促进基膜胶原蛋白的生物合成。

【禁忌证】 高过敏体质者禁用。在妊娠头 3 个月内和哺乳期内应慎用。

【相互作用】 尚不明确。

【不良反应】 大剂量时，个别患者可有恶心、胃部不适、食欲下降，减量或停药后会消失。

重组人表皮生长因子滴眼液 Recombinant Human Epidermal Growth Factor Ophthalmic Solution

【商品名或别名】 易贝

【分类】 化学：细胞生长因子。治疗学：促组织生长药。妊娠分类：C。

【指征和剂量】 用于角膜移植、翼状胬肉等角膜术后，各类角膜上皮损伤，点状角膜炎。

滴眼：2～3 滴，qid。

【制剂】 滴眼液：每瓶 2 ml，1 ml 含本品 40 μg(1 万 U)。

【作用机制】 促进角膜上皮细胞的再生，缩短受损角膜的愈合时间，对角膜透明度无影响。

【相互作用】 尚不明确。

【不良反应】 未见报道。

【注意事项】 使用前药液出现浑浊、絮状物等则不可使用；开启后应在 1 周内使用。

【患者用药指导】 2～8℃冰箱保存。

碱性成纤维细胞生长因子滴眼液 bFGF Ophthalmic Solution

【商品名或别名】 贝复舒，bFGF Eye Drops－Essex

【分类】 化学：细胞生长因子。治疗学：促组织生长药。妊娠分类：C。

【指征和剂量】 用于角膜上皮缺损和点状角膜病变：如复发性浅层点状角膜病变、轻中度干眼症、角膜擦伤、轻中度化学烧伤、角膜手术及术后愈合不良、地图状(或营养性)单疱性角膜溃疡和大疱性角膜炎。

滴眼：1～2 滴，q2 h。

【制剂】 滴眼液：每瓶 5 ml，1 ml 含重组牛碱性成纤维细胞生长因子 2 400 U。

【作用机制】 促进角膜上皮细胞增殖、移行。

【禁忌证】 无明显禁忌。

【相互作用】 尚不明确。

【不良反应】 局部刺激感。

【注意事项】 对感染性或急性炎症期角膜病患者，须同时局部或全身使用抗生素和抗炎药。对某些角膜病，应针对病因进行治疗，如联合应用维生素及激素类等药物。

【患者用药指导】 开启后，用药时间不宜超过 2 周。

复方樟柳碱注射液

【商品名或别名】 灵光

【分类】 化学：抗胆碱类和酯类。治疗学：扩血管药。妊娠分类：C。

【指征和剂量】 用于原发缺血：缺血性视神经视网膜脉络膜病变及萎缩(前部及后部型缺血视神经病变及萎缩、视网膜中央动脉或分支痉挛及阻塞早期；视网膜色素上皮病变、脉络膜毛细血管梗死)。继发(外伤)缺血：外伤性视神经、视网膜脉络膜病变及萎缩。

患侧颞浅动脉旁皮下注射，2 ml，qd。急重症者可加球旁注射，qd，14 次为 1 个疗程，根据病情需要可注射 2～4 个疗程。

【制剂】 注射液：每支 2 ml，1 ml 含氢溴酸樟柳碱 0.1 mg 和盐酸普鲁卡因 10 mg。

【作用机制】 通过注射部位的自主神经末梢调整自主神经系统，调整皮质、改善睡眠，消除头痛、眼痛；并调整眼血管活性物质水平和相互比值，使之波动于正常范围,从而调整眼血管运动功能,缓解眼血管病变,维持脉络膜血管的正常紧张度与舒缩功能,增加眼血流量,改善眼组织供血,促进缺血组织迅速恢复,提高视功能。

【禁忌证】 禁用于脑出血及眼出血急性期,有普鲁卡因过敏史者。

【相互作用】 尚不明确。

【不良反应】 轻度口干。

【注意事项】 用过扩血管药和皮质激素治疗无效者,可适当增加疗程。

肉毒杆菌毒素 A Botulinum Toxin Type A

【商品名或别名】 Botox

【分类】 化学:细菌毒素。治疗学:解痉药。妊娠分类:C。

【指征和剂量】 用于由肌力异常引起的斜视和眼睑痉挛,如眼外肌麻痹和 12 岁以上的面神经麻痹。

① 眼睑痉挛:初次应用,在上睑内外侧睑板前和下睑外侧睑板前的眼轮匝肌内注入 1.25～2.5 U(每个注射点 0.05～0.1 ml);如需重复注射,剂量可加倍,但每点注射量超过 5 U 并不能增加很多作用。30 d 内累计剂量不超过 200 U。② 斜视:每根肌肉的注射量是 0.05～0.1 ml。初次注射:小于 $20^{\text{Ä}}$ 的垂直和水平肌斜视,每根肌肉注入 1.25～2.5 U;$20^{\text{Ä}}$～$50^{\text{Ä}}$ 水平斜视,每根肌肉注入 2.5～5 U;持续性展神经麻痹 1 个月以上,在内直肌内注入 1.25～2.5 U。复发或残余量治疗:初次注射后 7～14 d 评估治疗效果;初次注射后靶肌麻痹效果满意者,再次用量与初次相仿;初次注射效果不足,注射量可增至初次量的 2 倍;再次注射需在初次治疗的效果消除后;单根肌肉的单次最大注射量不超过 25 U。

【制剂】 注射剂:每瓶 100 U,真空干燥肉毒杆菌毒素 A。使用前以灭菌生理盐水稀释至不同的浓度,通常以 0.1 ml 计。

【药动学】 推荐剂量的肉毒杆菌毒素 A 肌注后在外周血内达不到可测水平。

【作用机制】 肉毒杆菌毒素 A 与运动神经末梢的受体结合,进入神经末梢,抑制乙酰胆碱的释放,阻滞神经肌肉冲动的传导。肌注治疗时,肉毒杆菌毒素 A 产生肌肉的局部去神经支配,使局部的肌肉活动减弱。

【禁忌证】 注射部位有感染时禁用,对本品成分有过敏者禁用。

【相互作用】 与氨基苷类等可影响神经肌肉传导的药物合用时,毒性效果可得到加强。在肉毒杆菌毒素的效果消退前，应用其他类型的肉毒杆菌毒素可加重神经肌肉无力。

【不良反应】 罕见由于吞咽困难、肺炎和(或)其他明显的无力导致的死亡。罕见涉及心血管系统的不良反应，有心律不齐、心肌梗死，有些可致命。可致邻近肌肉的无力。治疗眼睑痉挛时常见的不良反应是上睑下垂、点状角膜炎、干眼，其他有刺激感、流泪、兔眼、畏光、睑外翻、复视、睑内翻、弥漫性皮疹和局部注射后眼睑皮肤肿胀数天。有报道眼睑痉挛治疗后有局部面瘫、晕厥和重症肌无力加重。斜视治疗后也可出现上睑下垂，尤其是有上直肌注药后；另外有垂直分离及注药部位邻近肌肉的无力并导致空间定位障碍和复视。与眼部注射有关的并发症有眼球穿通、球后出血及睫状神经节损伤导致瞳孔改变。

【注意事项】 不可使用超过推荐的使用剂量和频率。有神经肌肉病变的患者在接受局部剂量的本品有产生临床明显的系统作用的危险，包括严重的吞咽困难和呼吸窘迫。有文献报道，在已知或未知的神经肌肉病变的患者在接受局部临床剂量时对系统效果显示高度敏感性，在某些病例吞咽困难延续了数月，甚至需要放置鼻胃管。本品中含有白蛋白，有可能传染病毒性疾病。慎用于确定注药部位有炎症者和靶肌肉已存在严重的无力或萎缩者。12 岁以下儿童用药的安全性和有效性未经验证。本品配制后需－8℃冷藏，并在配制后 4 h 内使用。

【患者用药指导】 用药后出现吞咽、说话和呼吸障碍加重时应及时就医。

维替泊芬 Verteporfin

【商品名或别名】维速达尔，Visudyne

【分类】 化学：苯唑卟啉衍生物。治疗学：光动力学药。妊娠分类：C。

【指征和剂量】 用于湿性老年性黄斑变性、病理性近视眼、眼组织胞质菌病等导致的黄斑中心凹下脉络膜新生血管等引起视力持续恶化或丧失的疾病。

静注：以 6 mg/m^2(体表面积)剂量的本品溶于注射用水 30 ml 后，静注 10 min。开始注射 15 min 后，使用二极管激光发生器产生非热红色激光(波长 689 nm)对其进行光活化，激光直接照射于脉络膜新生血管性病灶。

【制剂】 深绿色冻干粉针；每瓶 15 mg(以维替泊芬计)。

【药动学】 本品亦称苯基卟啉衍生单酸(BPD - MA)。它是由具有相同活性的异构体 BPD - MA_C 和 BPD - MA_D 按 1∶1 等量混合组成。静注后，90％的本品与血浆结合，其余 10％的药物与血细胞结合，其中只有很少的药物与细胞膜结合。在人类血浆中，90％的本品与脂蛋白片段结合，6％的药物与白蛋白结合，两种异构体的分布容积为 0.5 L/kg。BPD - MA_C 和 BPD - MA_D 的血浆内半衰期分别为 6～7 h 和 4～6 h。本品由肝脏代谢，经胆汁分泌排出。在鼠身上静注 ^{14}C - BPD - MA 后，90％的药物在 3 d 内通过粪便排出。尿液中的同位素放射剂量不足 1％。本品初始剂量的 5％～10％被水解代谢为苯卟啉衍生双酸(BPD - DA)。该代谢产物也是一种光敏剂。

【作用机制】 本品是一种光敏剂，可被光(波长 689 nm)照射激活，其被光照激活后，在有氧环境下形成细胞毒性产物。在这一过程中，卟啉将吸收的能量转移给氧，形成具有高度活性而维持时间短暂的单氧。单氧在其扩散范围内破坏各组织生物学结构。这个过程导致局部血管闭锁、细胞破坏，并且在特定环境下导致细胞死亡。在血浆中，本品主要由低密度脂蛋白(LDL)运载。使用本品进行光动力学治疗(PDT)具有选择性。一方面在于光照射部位的选择，另一方面在于包括脉络膜新生血管内皮细胞在内的快速增殖细胞中 LDL 受体表达增强，从而使快速增殖细胞能选择性地、快速地摄取并积聚本品。脉络膜新生血管对本品的摄取较视网膜色素上皮更为快速而具有选择性，而其他眼部结构中，药物含量很少。因此可选择性破坏脉络膜新生血管。

【禁忌证】 禁用于对本品及其衍生物高度过敏者、在 3 个月内接受过其他光敏剂治疗的患者及伴有卟啉症的患者。严重或者比较严重肝功能异常的患者接受维替泊芬的治疗应当谨慎。

【相互作用】 本品会在盐溶液中发生沉淀。不要使用盐溶液或其他肠道外用溶液进行溶药。不能将本品和其他药物溶解于同一溶液中。避免药物受到直接光照。当伴随使用其他光敏剂(例如四环素、磺胺类药物、吩噻嗪、硫脲、低糖类物质、噻嗪类利尿剂、灰黄霉素)时，会增加药物的光敏作用。能减少活性氧类物质或者活性氧自由基复合的物质，例如二甲亚砜、β胡萝卜素、乙醇、甲酸盐和甘露醇可以降低本品的活性。钙通道拮抗剂、多黏菌素 B 或者放疗能够增加内皮血管对本品的摄取速率。抗凝剂、血管紧张素或者抗血小板凝集因子可以降低本品的活性。

【不良反应】 眼部不良反应：视觉紊乱如视物不清、朦胧、模糊，闪光感，视力恶化，视野缺损如灰色或暗色晕、暗点和黑点，流泪，视网膜下出血、玻璃体积血。注射部位不良反应：疼痛、水肿、药液渗漏、炎症、出血、过敏。全身不良反应：恶心、光敏反应、注射时背部疼痛、乏力、胆固醇水平升高、肌酐水平升高。

【注意事项】 患者如果在治疗后 1 周内出现严重的视力减退（视力减退达到或超过 4 行），只有当视力恢复到初始状态时，才能再次接受治疗。在治疗前应当权衡治疗利弊。肝功能不全和对光疗不适者慎用；患者用药后 6 d 内应避光直接照射皮肤和眼；防止过量和过长时间治疗。切忌在直接明亮光的环境下使用。切忌使用本品的盐溶液。如果发现液体溢出，应用湿布将其拭去。切勿使其接触眼部或皮肤。药物注射的过程应当小心。本品渗漏可能导致严重的疼痛感、炎症反应以及注射部位变色。注射时可以给予止痛剂以减轻疼痛。如果发现本品渗漏，应当立即停止注药，并给予冷敷加压。受累区域应该小心加以保护，防止直接亮光照射，直至消肿，肤色恢复正常。对于全麻患者需谨慎使用本品。

【患者用药指导】 接受本品治疗的患者在注药后 48 h 内处于光敏状态。在接受治疗后的 48 h 内皮肤和眼部不能直接暴露于日光或者明亮的人工光线下。如果治疗后 48 h 内必须在白天暴露于户外，应当穿戴合适的外套及佩戴墨镜进行保护。正常的室内光线不会带来危险。不应待在暗环境中，而应当处于正常的室内环境中，这样可以加速本品从皮肤的分解（光漂白），紫外线遮光剂不能阻止光敏反应。在接受了本品的治疗后，可能出现短暂的视力紊乱，例如视觉异常、视力恶化或者视野缺损。这些症状可能会影响患者驾驶或操作机器。当症状存在时，不要驾驶车辆或者操作机器。

荧光素钠 Fluorescein Sodium

【商品名或别名】 立摄得，Fluorescite

【分类】 化学：荧光素。治疗学：血管造影及组织染色药。妊娠分类：C。

【指征和剂量】 用于眼底及虹膜血管疾病的诊断性荧光造影检查，眼表组织染色，角膜瘘、泪道阻塞及压平眼压计检查。

血管造影：10%溶液共 5 ml 快速注入肘静脉。眼表组织染色及其他：

0.5%～2%滴眼,每次1滴。

【制剂】 注射剂:每支5 ml,1 ml含本品100 mg。

【作用机制】 可使病变组织染成黄绿色。进入血管后,约20%游离在血中,可被460～490 nm的蓝光激发出520～530 nm的黄绿色荧光,使眼内充盈荧光的血管、荧光素渗漏及组织染色处显影,然后用高速敏感的照相机进行拍摄,可摄像。

【禁忌证】 肝、肾功能严重不足者禁用。

【相互作用】 尚不明确。

【不良反应】 偶觉恶心,个别可因迷走神经反射有呕吐或晕厥。静注后2～4 h皮肤呈现黄色,2 d内尿液亦呈黄色。

【注意事项】 静注后避免强光照射。

吲哚菁绿 Indocyanine Green

【商品名或别名】 吲哚青绿,靛氰绿,吲哚花青绿,Cardio-green,Diagno-green

【分类】 化学:靛氰绿。治疗学:血管造影药。妊娠分类:C。

【指征和剂量】 用于脉络膜血管造影。

25～50 mg本品溶于1 ml注射用蒸馏水,注入肘前静脉,再立刻注入5 ml生理盐水。

【制剂】 粉剂:每瓶25 mg。

【作用机制】 与血清蛋白结合,不易从脉络膜毛细血管渗漏,在805 nm波上有最大吸收峰,激发光在835 nm,使脉络膜血管显影。

【禁忌证】 禁用于碘过敏者,有其他过敏、肝病、因慢性肾衰竭而行血液透析者慎用。妊娠期不宜使用,哺乳期妇女慎用。

【相互作用】 尚不明确。

【不良反应】 轻度:恶心、呕吐、喷嚏及瘙痒。中度:荨麻疹、昏厥、皮疹、发热、局部组织坏死和神经麻痹。重度:支气管痉挛、喉痉挛、过敏,循环休克、心肌梗死、心跳停止。

【注意事项】 药物溶解后最迟应在10 h内使用。

第二十四章　耳鼻咽喉科用药

一、鼻 科 用 药

盐酸麻黄碱滴鼻液　Ephedrine Hydrochloride Nasal Drops

【分类】 化学：环胺类(拟肾上腺素药)。治疗学：鼻用血管收缩药。妊娠分类：C。

【指征和剂量】 治疗急、慢性鼻炎，鼻窦炎及鼻出血。

滴鼻或喷入鼻腔：3～4 滴，tid。成人用 1%溶液，儿童用 0.5%溶液。

【制剂】 水溶液：0.5%～1%，每支 10 ml。

【作用机制】 收缩鼻黏膜血管，消除鼻黏膜肿胀，改善鼻腔通气，促进鼻窦引流，鼻腔局部止血。

【禁忌证】 萎缩性鼻炎、冠心病、甲亢患者禁用。

【不良反应】 无明显不良反应，偶有鼻腔干燥。

【注意事项】 长期应用易产生耐受性，引起药物性鼻炎。对婴幼儿有轻度中枢兴奋作用。

【患者用药指导】 一般用药 1～2 周，需按医嘱使用。必须用正确的滴鼻方法才能达到治疗作用。擤出鼻涕后，患者平卧，肩与床沿平齐，头后仰下垂，使鼻孔垂直向上，在每侧鼻孔滴 3～4 滴药液，30 s 后头向左、向右偏斜各 30 s，然后头恢复原位维持 30 s，最后坐起将头前低，这样可使药液充分分布于整个鼻腔，尤其是各个鼻道，有利于窦口开放。

麻黄碱呋喃西林滴鼻液　Ephedrine and Furacillin Nasal Drops

【商品名或别名】 呋麻液

【分类】 化学：拟肾上腺素药。治疗学：收缩血管药。妊娠分类：C。

【指征和剂量】 治疗急、慢性鼻炎，鼻窦炎。滴鼻：2～3 滴，tid。

【制剂】 滴鼻液：每支 10 ml。本品含 0.02%呋喃西林和 1%(成人用)、0.5%(小儿用)麻黄碱。

【作用机制】 收缩血管,抑菌消炎,防腐。

【禁忌证】【注意事项】 同盐酸麻黄碱滴鼻液。

盐酸羟甲唑啉鼻腔喷雾剂 Oxymetazoline Hydrochloride Nasal Spray

【商品名或别名】 达芬霖,必通,鼻福林,Daphnlin

【分类】 化学:α肾上腺素受体激动剂。治疗学:鼻腔喷雾剂。妊娠分类:X。

【指征和剂量】 用于:① 急、慢性上呼吸道感染,如急性鼻炎(伤风、感冒),慢性单纯性鼻炎,慢性肥厚性鼻炎,急、慢性鼻窦炎,咽炎,喉炎等。② 变态反应性鼻炎、鼻息肉。③ 气压损伤性病变,如航空性鼻窦炎,航空性中耳炎。④ 其他疾病,如鼻出血,病理性打鼾,其他鼻阻塞疾病。

用量:① 定量喷雾剂型:直接喷鼻,每一揿定量喷出0.075 ml水雾状药液。常用量成人和6岁以上儿童每日早、晚各1次,每次1~3揿;2~5岁儿童可用等渗盐水将浓度调为0.025%,用量酌减。② 滴鼻剂型:成人及6岁以上儿童用0.05%,6岁以下儿童用0.025%,滴鼻,每侧2~3滴,bid。

【制剂】 喷鼻液:每支5 mg/10 ml。滴鼻液:每支2.5 mg/5 ml。

【作用机制】 本品是目前新一代理想的速效、长效局部血管收缩药,属肾上腺素能类药物,对α肾上腺素能受体有特异的兴奋作用。药物直接作用于拟交感神经,作用于鼻黏膜小动脉上的α受体,产生血管收缩作用,减少血流量和鼻充血,并能使鼻黏膜分泌物减少,有消除黏膜水肿的作用,以利于病变的鼻腔、鼻窦和咽鼓管通气引流。在0.05%~0.1%的浓度下,能抑制鼻、喉黏膜的腐生菌生长,具有较强的抑菌消炎作用。临床应用可迅速地缓解鼻炎和上呼吸道感染症状。

本品的作用特点:① 速效。本品直接作用于拟交感神经和鼻黏膜小动脉上的α受体。用药后3~5 min,迅速解除鼻塞、流鼻涕、鼻痒、打喷嚏、病理性打鼾、睡眠呼吸困难、鼻出血等不适症状,其速效性是其他鼻血管收缩剂所远不及的。② 长效。1次用药,药效可长达8~12 h,早晨和睡前各用1次,可以保持鼻腔整天通畅和通宵安眠,至于继发性血管扩张作用极其轻微。③ 安全。在治疗剂量和浓度下,对鼻黏膜无损伤,对鼻纤毛运动功能无影响,发生继发性血管扩张的表现轻微,克服了麻黄碱、萘甲唑啉药物导致"药物性鼻炎"的弊病。经美国医学会30多年的临床验证,本品不影响中枢神经系统和血压，无任何全身不良反应。

【禁忌证】 孕妇、接受单胺氧化酶(MAO)抑制剂治疗的患者和对本品过敏的患者、两岁以内儿童禁用。有冠心病、高血压病、甲状腺功能亢进、糖尿病、闭角型青光眼等严重器质性和代谢性疾病的患者慎用。

【注意事项】 ① 个别患者可能有轻微的烧灼感、针刺感、干燥感等一过性感觉，均不影响治疗和鼻部功能。② 不宜大量长期连续使用，一般1个疗程连续用药不超过7 d，对慢性鼻炎患者症状严重时使用，并应积极进行病因治疗。③ 本品不适用于萎缩性鼻炎、干酪性鼻炎患者。

盐酸赛洛唑啉　Xylometazoline Hydrochloride

【商品名或别名】 诺通，天诚诺尔，Otrivin

【分类】 化学：肾上腺素能类药物。治疗学：长效鼻血管收缩剂。妊娠分类：C。

【指征和剂量】 适用于感冒引起的鼻塞，急、慢性鼻炎，鼻窦炎，过敏性鼻炎，肥厚性鼻炎等鼻腔疾患，用以缓解或消除鼻塞症状。

成人及6～12岁儿童鼻腔内滴用，每侧鼻腔2～3滴，bid。

【制剂】 成人剂型：每支10 mg/10 ml；儿童剂型：每支5 mg/10 ml。

【作用机制】 本品滴鼻液为一新型长效鼻血管收缩剂，属肾上腺素能类药物，对α肾上腺素能受体有特异的兴奋作用。本品直接作用于拟交感神经胺和鼻黏膜小血管上的α受体产生血管收缩作用，从而减少血流量，以解除鼻黏膜充血肿胀，具有起效快、作用强、疗效长、不良反应小等优点，是一种理想的长效鼻血管收缩剂。

本品的作用特点：① 起效迅速，能迅速消除鼻塞症状，有立竿见影的功效。② 疗效持久，1次使用后作用可持续8～12 h，比普通滴鼻剂长3～5倍，特别对鼻塞所致睡眠障碍者，使用本品可保持通宵安眠。③ 不良反应少，是目前同类药物中最轻微的，临床应用安全、有效，同时本品几乎无苦味，极易被患者接受。

【禁忌证】 接受单胺氧化酶(MAO)抑制剂或三环类抗抑郁剂治疗的患者和对本品过敏者、2周岁以内的儿童禁用。有冠心病、高血压、甲状腺功能亢进、糖尿病、闭角型青光眼患者和孕妇慎用。

【注意事项】 ① 偶见鼻腔有一过性的轻微烧灼感、干燥感，头痛，头晕，心率加快等反应。② 长期使用本品者，如连续用1周，需停药1～2 d

再用。

康鼻素喷剂 Humoxal Nasal Solution

【分类】 化学：内含苯扎溴铵、盐酸苯肾上腺素(新福林)等成分。治疗学：鼻黏膜血管收缩剂。妊娠分类：X。

【指征和剂量】 适用于：① 急性鼻炎，慢性单纯性鼻炎、常年性鼻炎疗效显著。② 对变应性鼻炎可改善鼻腔通气功能，抑制鼻腔分泌。③ 对急、慢性鼻窦炎可改善鼻腔、鼻窦引流。④ 各种鼻腔、鼻窦术后消肿、消炎、引流、恢复黏膜功能。⑤ 鼻腔经激光治疗后使用该药可改善症状，促进反应膜形成，减少换药次数，治疗后无须服抗生素，无疼痛，无刺激性。⑥ 鼻中隔前下方糜烂。⑦ 麻黄碱不能耐受者。

嘱患者头部垂直，将喷头末端置入鼻腔内，按压瓶顶部使药液喷入鼻腔，然后再用鼻呼吸几次，以利于药液渗透扩散至全鼻腔。成人喷 3～5 次/d；3 岁以上儿童 bid 或 tid。

【制剂】 喷雾剂：每瓶 15 ml。

【作用机制】 本品主要成分：① 苯扎溴铵(Benzododecinium Bromide)，0.05 g。② 盐酸苯肾上腺素(新福林)(Phenylephrine HCL)，0.25 g。③ 佛手甘油(香柑油)(Deterpenated Bergamot Oil)，0.10 g。④ 等渗液(Isotonic Solution q. s. p.)，100 g。其中新福林是作用很强的 α 受体兴奋剂，并具有微弱的 β 受体兴奋作用，有较强的血管收缩作用，但对兴奋心脏的作用较弱。局部用药有延长药物作用时间的特点。因为有拟肾上腺素的作用，故有抗变态反应、拮抗副交感神经及其神经递质(乙酰胆碱)的作用，可减轻鼻黏膜水肿、腺体分泌亢进等反应。苯扎溴铵为黏膜活性杀菌剂，对革兰阳性和阴性细菌均有较强的杀菌作用，如葡萄球菌、链球菌、大肠杆菌、变形杆菌以及常见真菌等，而且很少产生耐药性。香柑油亦具有广谱杀菌或抑菌作用，并能增强鼻黏膜溶菌酶的活性，提高免疫功能，具有芳香开窍、改善鼻腔微循环和通气功能等作用。佛手柑油可缓和诸药对鼻黏膜的刺激，延长药物在鼻腔中滞留时间，充分发挥药物的作用，减少鼻腔干燥、保护鼻黏膜。由于鼻黏膜吸收药物减慢，新福林对全身的不良反应及对血管的继发扩张作用可降到最低水平。本品无中枢兴奋作用，晚间、睡前均可应用，本品喷鼻 1 次，药效可持续 3～6 h。

【注意事项】 ① 小儿应用本品后可出现心动过速，高血压、严重动脉硬化及甲状腺功能亢进患者忌用或酌情减量；由于新福林能分解糖原，故可加重糖尿病，应引起重视。② 青光眼忌用。③ 3 岁以下小儿不宜使用。④ 需避免鼻腔分泌物对药液的污染。

麻黄碱苯海拉明滴鼻液　Ephedrine and Diphenhydramine Nasal Drops

【商品名或别名】 复方苯海拉明滴鼻液

【分类】 化学：抗组胺药。治疗学：抗过敏药。妊娠分类：B。

【指征和剂量】 治疗变应性鼻炎、鼻窦炎。滴鼻：2～3 滴，tid。

【制剂】 滴鼻液：每支 10 ml，每支含 1%盐酸麻黄碱和 0.25%盐酸苯海拉明。

【作用机制】 收缩血管，抗过敏。

【禁忌证】 萎缩性鼻炎患者禁用。

【注意事项】 同盐酸麻黄碱滴鼻液。

酮替芬滴鼻液　Ketotifen Nasal Drops

【商品名或别名】 噻喘酮

【分类】 化学：抗组胺药(H_1受体拮抗剂)。治疗学：抗过敏药。妊娠分类：X。

【指征和剂量】 用于变应性鼻炎。滴鼻：1～2 滴，tid。

【制剂】 滴鼻液：每支 10 ml，含 0.15%酮替芬。

【作用机制】 竞争性与组胺受体结合，从而拮抗组胺、抑制变态反应递质的释放。

【禁忌证】 孕妇禁用。

【不良反应】 口干、困倦。

【注意事项】 ① 过量易引起嗜睡。② 从事高空作业、驾驶车辆等危险作业的人员慎用。

麻黄碱可的松滴鼻液　Ephedrine and Cortisone Nasal Drops

【分类】 化学：肾上腺皮质激素类。治疗学：抗过敏药。妊娠分类：C。

【指征和剂量】 治疗变应性鼻炎、鼻窦炎和血管运动性鼻炎。滴鼻：2～3 滴，tid。

【制剂】 滴鼻液：每支 10 ml，每支含有 1%麻黄碱和 0.5%醋酸可的松溶液。

【作用机制】 收缩鼻黏膜血管，消炎和抗过敏。

【禁忌证】 禁用于萎缩性鼻炎。

【不良反应】 鼻内应用可引起鼻出血、鼻黏膜萎缩、鼻腔溃疡、鼻中隔穿孔等。

【注意事项】 长期鼻内使用时应定期随访。

麻黄碱地塞米松滴鼻液 Ephedrine and Dexamethasone Nasal Drops

同麻黄碱可的松滴鼻液。

复方泼尼松滴鼻液 Compound Prednisone Nasal Drops

【分类】 化学：肾上腺皮质激素类。治疗学：抗炎抗过敏药。妊娠分类：B。

【指征和剂量】 治疗变应性鼻炎。滴鼻，tid。

【制剂】 每 100 ml 内含醋酸泼尼松 0.2 g，氯苯那敏 0.03 g，羧甲基纤维素钠 1 g，生理盐水加至 100 ml 备用。

【作用机制】 抗炎、抗过敏。

布地奈德鼻喷雾剂 Budesonide Nasal Spray

【商品名或别名】拉埃诺考特，泼米考特，泼米考特得宝，布德松，雷诺考特，普米克，Rhinocort，Pulmicort，Pulmicort Turbuhaler，Rhinocort Aqua

【分类】 化学：非卤化糖皮质激素。治疗学：抗变应性鼻炎药。妊娠分类：C。

【指征和剂量】 (1) 季节性变应性鼻炎、常年性变应性及非变应性鼻炎：① 成人、不小于 6 岁儿童，推荐起始剂量为 256 μg/d(2～4 喷/d)，此剂量可于早晨 1 次喷入或早晚分 2 次喷入。例如，每次每个鼻孔内喷入 1 喷(64 μg)，两个鼻孔共 2 喷(128 μg)，bid，即 4 喷/d(256 μg/d)；或早晨每个鼻孔内喷入 128 μg，两个鼻孔共 256 μg。在获得预期的临床效果后，减少用量至控制症状所需的最小剂量，临床试验表明，一些患者每天早晨每个鼻孔喷入 32 μg 作为维持剂量是足够的。老人用量与成人一样。② 治疗变应性鼻炎，最好在接触变应原前开始使用，有时需要同时控制变态反应所致的眼睛症状。

(2) 治疗或预防鼻息肉，鼻息肉手术后使用本品，可降低鼻息肉的复发率。常用剂量为 128 μg/d(每个鼻孔 64 μg，两个鼻孔共 128 μg)，bid。

【制剂】 喷雾剂：每支 10 ml(120 喷)；每喷 32 μg(0.64 mg/ml)，64 μg(1.28 mg/ml)。

【药动学】 相对于标示的每喷剂量，雷诺考特中布地奈德的全身利用率为 33%。在成人，用雷诺考特喷入布地奈德 256 μg 后，最高血浆浓度为 0.64 mmol/L，在 0.7 h 内达峰值，儿童可达到更高的布地奈德浓度。但这种成人与儿童药动学的差异并不增加其全身作用和不良反应的发生率。

布地奈德首次经过肝脏时，生物转化率很高，90%的布地奈德在肝脏内经过生物转化，而非在鼻黏膜、肺或皮肤代谢，所以布地奈德在鼻内不存在代谢失活现象。肝脏的首过代谢产生两个主要产物：6-羟布地奈德和 16-羟泼尼松；其他的代谢物则类似于别的糖皮质激素。代谢产物几乎无活性，仅具有其原型约 1%的糖皮质激素受体亲和力。代谢产物以非结合型或结合物的形式由肾脏排出，尿中检测不到布地奈德原型。

【作用机制】 局部吸入用糖皮质激素经不同的机制抑制 IgE 介导的过敏性炎症而达到治疗效果。在细胞水平，它们穿过细胞膜和特异性糖皮质激素受体结合以改变 mRNA 的表达，最终作用于变应原诱发的速发相和迟发相炎症反应。布地奈德治疗变应性鼻炎诱发的速发相和迟发相炎症机制见下表。

变应性鼻炎诱发的炎症反应	抑制组胺释放
速发相炎症反应	抑制细胞因子释放
	抑制白三烯释放
迟发相炎症反应	减少鼻腔鼻液中递质浓度(缓激肽和纤维蛋白原)
	减少嗜酸粒细胞的产生
	降低嗜酸粒细胞阳离子蛋白的活性
	减少胆碱能的分泌
	抑制鼻腔高反应性(特异性和非特异性)

【禁忌证】 对处方中任一成分有过敏史者禁用。

【相互作用】 ① 尚未观察到布地奈德与其他用于治疗鼻炎的药物有相互作用。② 细胞色素 P450 3A 是皮质激素的主要代谢酶，酮康唑是该酶的强效抑制剂。③ 可增加口服布地奈德的血浆浓度，在推荐剂量，西咪替丁对口服布地奈德的药动学有轻微影响，但无明显的临床意义，而奥美拉唑对此无影响。

【不良反应】 可能发生以下不良反应：① 使用鼻腔喷雾剂后即刻出现的局部症状，如鼻干、打喷嚏，轻微的血性分泌物或鼻出血。② 皮肤反应(荨麻疹、皮疹、皮炎、血管性水肿)。③ 极少数患者在鼻腔内给予糖皮质激素后出现溃疡和鼻中隔穿孔。

【注意事项】 ① 肝功能损害使口服摄入布地奈德的全身利用率增加，但对于雷诺考特，其临床意义不大。因为鼻腔喷用后，经口摄入部分对全身利用率的影响很小。② 对真菌性鼻炎和病毒性鼻炎患者需特别注意慎用。③ 在没有获取大量经验之前，不主张对儿童进行连续、长期的治疗。④ 当患者口服激素治疗改为使用雷诺考特治疗时，必须特别小心；因为可能会出现垂体-下丘脑-肾上腺轴(HPA)功能的紊乱。⑤ 若连续长期治疗，需定期做鼻黏膜检查(每个月 1 次)，以防鼻中隔黏膜发生溃疡或导致鼻中隔穿孔。⑥ 肺结核患者使用本品应慎重。

【患者用药指导】 ① 使用该药时，以右手握瓶，喷嘴略偏向鼻腔外侧喷左鼻腔；同法，以左手握瓶，喷嘴略偏向鼻腔外侧，喷右鼻腔。这样，以减少药液直接作用于鼻中隔黏膜上。② 已有临床试验报告，本品可长期使用，不良反应发生率不随治疗时间的延长而增加。③ 在治疗几日以后才能达到完全效果。在治疗季节性鼻炎时，尽可能在接触变应原前即使用本品。

丙酸氟替卡松水溶性鼻喷雾剂 Fluticasone Propionate Aqueous Nasal Spray

【商品名或别名】 辅舒良，Flixonase

【分类】 化学：局部用肾上腺皮质激素类。治疗学：用于治疗变应性鼻炎的鼻喷雾剂。妊娠分类：C。

【指征和剂量】 ① 本品用于预防和治疗季节性变应性鼻炎(包括花粉症)和常年性变应性鼻炎。它具有强效的抗炎活性，但是当局部作用于鼻黏膜时，未检测出其全身性活性。② 本品仅用于鼻腔吸入。用于预防和治疗成人和儿童(12 岁以上)的季节性变应性鼻炎和常年性变应性鼻炎：qd，两侧鼻孔各 2 喷，以早晨用药为好。部分患者需 bid，两侧鼻孔各 2 喷。当症状得到控制时，维持剂量为 qd，两侧鼻孔各 1 喷。如果症状复发，可相应增加剂量。应采用能够使症状得到有效控制的最小剂量。最大剂量为每侧鼻孔不超过 4 喷/d。老年患者用量同成年患者。4～11 岁儿童：qd，两侧鼻孔各 1 喷。部分患者需 bid，两侧鼻孔各 1 喷，最大剂量为每个鼻孔不超过 2 喷/d。必须规律地用药才能获得最大疗效。

【制剂】 本品装在琥珀色玻璃瓶内，玻璃瓶与定量喷雾泵、鼻接合器及防尘盖相连，当按照推荐剂量使用时，每瓶可提供 120 喷。

【作用机制】 皮质激素的作用机制与它们的抗炎活性有关。它们能阻止液体渗漏，减少循环炎症细胞的数量，包括淋巴细胞、肥大细胞、嗜碱粒细胞、嗜酸粒细胞、巨噬细胞和中性粒细胞。这通过多种机制发生，如通过阻止细胞因子的产生，减少组织浸润的局部机制，减少嗜酸粒细胞的存活，从而抑制嗜酸粒细胞浸润。而且，皮质激素也减少已有的和新产生的递质（如组胺、类胰蛋白酶、前列腺素、白三烯等），阻止炎症细胞产生细胞因子和化学因子（如，IL－1 至 IL－6、IL－8、RANTES、TNF－α、INF－γ 和 GM－CSF）。目前使用的皮质激素药理学上有差异。丙酸氟替卡松与其他皮质激素相比，对糖皮质激素受体有最大亲和力，结合更快、分离更慢，显示了更长的作用时间。它对呼吸道组织的特异性增加可能导致强效和全身不良反应小。

【禁忌证】 对本品中的任何组成成分过敏者禁用。

【不良反应】 经鼻应用皮质激素后曾有发生鼻中隔穿孔的报道，但极为罕见，通常发生于曾有鼻腔手术史的患者。与其他鼻部吸入剂一样，本品可引起鼻、喉部干燥、刺激、令人不愉快的味道和气味，鼻出血和头痛曾见诸报道。与其他鼻喷雾剂一样，可能会发生对全身的作用，特别是当在大剂量且长期使用时。变态反应，包括皮疹、面部或舌部水肿曾有报道。罕有变应性/变应性样反应和支气管痉挛的报道。

【注意事项】 鼻腔感染应予恰当治疗，但这并非是应用本药的禁忌证。应用本药数天后才能产生最大疗效。当肾上腺功能受损时，若由全身应用皮质激素治疗改为本品时，则必须特别谨慎小心。

【患者用药指导】 用药前轻轻摇动，待均匀后再用，保存于 30℃以下。

糠酸莫米松鼻喷雾剂 Mometasone Furoate Nasal Spray

【商品名或别名】 内舒拿，Nasonex

【分类】 化学：肾上腺皮质激素类药。治疗学：鼻用抗变应性鼻炎药。

妊娠分类：C。

【指征和剂量】 本品适用于治疗成人和12岁以上儿童的季节性或常年性变应性鼻炎，对于中至重度季节性变应性鼻炎患者，建议在花粉季节开始前2～4周使用本品做预防性治疗。通常先手揿喷雾瓶6～7次作为启动，直至看到均匀的喷雾，然后鼻腔给药，每揿喷出本品约100 mg，内含相当于50 μg糠酸莫米松的糠酸莫米松-水化合物，如果喷雾器停用14 d以上，则应在以后使用时重新启动。每次用药前应充分振摇容器。成人(包括老年患者)和12岁以上儿童，用于预防和治疗的常用推荐量为每侧鼻孔2喷(每喷为50 μg)，qd(总量为200 μg)，当症状被控制时，剂量可减至每侧鼻孔1喷(总量100 μg)，即能维持疗效。如果症状未被有效控制，则剂量可增至每侧鼻孔4喷(400 μg)，在症状控制后减少剂量，首次给药后12 h即能产生明显的疗效。

【制剂】 鼻喷雾剂：每喷50 μg(0.05%)，每支60～120喷。

【作用机制】 糠酸莫米松是一种局部用糖皮质激素，发挥局部抗炎作用的剂量并不引起全身作用。用药后7 h可起效。

【禁忌证】 对本品中任何成分过敏者禁用。

【相互作用】 本品与氯雷他定合用，对氯雷他定及其主要代谢产物的血浆浓度未见明显影响，未能检出糠酸莫米松的血浆浓度，两药合用的耐受情况良好。

【不良反应】 在临床研究中报道的局部不良反应有鼻出血、鼻腔黏液带血(8%)、咽炎(4%)、鼻灼热感(2%)及鼻刺激(2%)。这些不良反应常见于使用皮质激素类鼻喷雾剂时。出血一般具有自限性，同时程度较轻，与安慰剂(5%)相比发生率较高，但与阳性对照的皮质激素(15%)相比发生率相近或较低，其他反应均与安慰剂相当。

【注意事项】 对于鼻黏膜的局部感染，在未经处理时不应使用本品。由于皮质激素具有抑制伤口的作用，因而对于新近接受鼻部手术或受外伤的患者，在伤口愈合前不应使用鼻腔用皮质激素。使用本品治疗12个月后未见鼻黏膜萎缩，同时糠酸莫米松可使鼻黏膜恢复至正常组织学表现，与任何一种药物长期使用一样，对于使用本品达数月或更长时间的患者，应定期检查鼻黏膜，如果鼻咽部发生局部真菌感染，则应停止本品或需给予适当处理，持续存在鼻咽部刺激可能是停用本品的一项指征。对于活动性或静止性呼吸道结核感染，未经处理的真菌、细菌、全身性病毒感染或眼单纯疱疹的患者慎用本品。

长期使用本品后未见下丘脑-垂体-肾上腺皮质轴（HPA）受到抑制，但对于原先长期使用全身作用的皮质激素而换用本品的患者，需特别注意。对于孕妇尚未进行足够良好的对照研究，给患者鼻腔吸入临床最大推荐量时，血浆中未能检出莫米松，因而可以预测，胎儿接触药物的可能性可忽略不计，同时产生生殖毒性的可能性很小，但临床应用时，仍应权衡利弊，慎重应用。由于本品的全身生物利用度可忽略不计，因而发生药物过量时，除观察外不需任何治疗，恢复后仍可重新使用适宜剂量的药物。

局部用皮质激素类鼻喷剂尚有：① 曲安奈德鼻喷雾剂（Triamcinolone Acetonide Nasal Spray）。② 二丙酸倍氯米松鼻喷雾剂（Beclomethasone Dipropionate Nasal Spray）。

曲安西龙 Triamcinolone

【商品名或别名】 去炎松，康宁克通-A，Kenacort-A

【分类】 化学：肾上腺皮质激素类（合成皮质激素）。

【指征和剂量】 用于变应性鼻炎、血管运动性鼻炎。

下鼻甲注射：每侧 2.5～20 mg，根据病情 2～3 周 1 次，可注射 3～5 次。肌注：40～80 mg，每 3 周 1 次，5 次为 1 个疗程。

【制剂】 注射剂：每支 40 mg/ml，200 mg/5 ml。

【注意事项】 ① 先用血管收缩剂收敛鼻黏膜后，再用 1% 丁卡因行鼻黏膜表面麻醉。② 必须使用新鲜药液，药液注射前应充分摇匀，以防颗粒聚集。③ 于下鼻甲前端进针，回抽无血方可推注。④ 注射应缓慢。

色甘酸钠喷雾剂

【商品名或别名】 Disodium Cromoglycate，DSCG

【分类】 化学：对氧萘酮类衍生物。治疗学：鼻内喷雾用新型的抗过敏药。

【指征和剂量】 适用于预防和治疗常年性变应性鼻炎、花粉症和过敏性支气管哮喘。

① 变应性鼻炎：鼻腔给药，每侧鼻腔 2～3 喷，tid 或 qid。② 过敏性哮喘的鼻腔和咽喉给药：3～4 喷，tid 或 qid。

【制剂】 喷雾剂：每瓶 0.2 g/10 ml。

【作用机制】 色甘酸钠为对氧萘酮类衍生物，是一种新型的抗过敏药。鼻腔黏膜或气管黏膜经某种变应原致敏后，产生相应的抗体即免疫球蛋白E(IgE)，并附着于肥大细胞和嗜碱粒细胞表面。当机体再次接触同样的变应原时，变应原与IgE相结合，致使肥大细胞与嗜碱粒细胞脱颗粒，释放组胺、慢反应物质、5-羟色胺等化学递质，导致小血管扩张，通透性增加、平滑肌痉挛、组织水肿等病理改变。而色甘酸钠能保护肥大细胞膜，阻止细胞膜裂解和脱颗粒，抑制变态反应化学递质的释放，从而起到预防和治疗变应性鼻炎及变应性哮喘的效果。

【注意事项】 ① 喷雾给药方法：在使用时，将喷头伸入鼻腔或口腔的适当位置，用力挤压喷瓶，药液即可喷射到鼻腔和气管深部。② 为了提高喷雾效果，此塑料喷瓶内应贮有一定体积的空气，挤瓶时产生压力，方能将药液喷出。因此，本喷瓶规定药液量为10 ml。

左卡巴斯汀喷鼻剂 Levocabastine Nasal Spray

【商品名或别名】 立复汀喷鼻剂，Livostin Nasal Spray

【分类】 化学：左卡巴斯汀。治疗学：鼻用抗过敏药。妊娠分类：X。

【指征和剂量】 适用于变应性鼻炎。

左卡巴斯汀喷鼻剂为悬浮液，用前必须摇匀。拇指按住药瓶底部，示指、中指卡住瓶颈。头微后仰，将瓶顶部平行伸入鼻孔少许，中、示指迅速用力下压，使药物呈雾状喷入鼻腔，喷药时配合吸气动作，以便药物充分吸收。患者应在用药前清洗鼻道，喷药时将药物吸入。第1次喷药前使气雾泵充满，直至能很好地喷出气雾，然后再开始应用。成人和儿童常用量为每侧鼻孔2喷，bid。可增加到3喷，tid或qid，连续用药直至症状消除。

【制剂】 溶液：每瓶5 mg/10 ml。

【药动学】 鼻内每喷1次，有30～40 μg的左卡巴斯汀被吸收，并主要以药物原型随尿排出(约为吸收量的70%)。左卡巴斯汀的血浆半衰期为3.5～4.0 h。

【作用机制】 本品是一种局部应用的强效、速效、长效，具有高度选择性的组胺 H_1 受体拮抗剂。本品是微悬浮液(pH值6～8)，每毫升含0.5 mg左卡巴斯汀(活性成分)、0.15 mg氯苄烷铵(防腐剂)及丙二醇、吐温-80、磷酸二钠、磷酸一钠、EDTA二钠盐、羟丙基甲基纤维素和水等无活性赋形剂。局部应用于鼻部，几乎即刻起效，消除变应性鼻炎的典型症状(如打喷嚏、鼻痒、流鼻涕），作用可维持数小数。

【相互作用】 临床试验中，未发现本品与乙醇或任何其他药物产生相互作用的报告。在一项特殊设计的精神作用研究中，未见本品与地西泮有相互作用，但不能排除与乙醇有轻微的相互作用。

【注意事项】 ① 由于左卡巴斯汀由肾脏排泄，故肾脏损害者使用时应特别注意。② 妊娠期妇女不应使用本品。③ 本品无镇静作用，对精神运动性活动无影响，故驾驶汽车和操纵机器的患者可以应用本品。④ 对本品过敏者禁用。⑤ 偶有出现暂时而轻微的局部刺激症状（如鼻刺痛和烧灼感）。

大佛水鼻喷雾剂　Buddha Nasal Spray

【分类】 化学：存在于天然动植物中的综合性抗原制成的鼻腔喷雾剂。治疗学：鼻用抗变应性鼻炎的喷雾剂。妊娠分类：D。

【指征和剂量】 适用于治疗各种鼻炎。本品主治变应性鼻炎，对其他急、慢性鼻炎和鼻窦炎也有显著疗效。若坚持使用，会逐步减少发作，并止鼻痒、敛鼻水、恢复通气，直至痊愈。

除去瓶盖，将喷头伸入鼻前庭，闭眼，揿压喷鼻，两侧鼻孔各1喷。治疗开始的首月，每3 d喷鼻1次；第2个月，每5 d喷鼻1次；第3个月，每10 d喷鼻1次。

【制剂】 喷雾剂：每瓶15 ml。

【作用机制】 大佛水系根据主动免疫原理提制而成的新型鼻腔喷雾剂。其主要有效成分为存在于天然动植物中的综合性抗原。该抗原经鼻腔黏膜吸收后，能不断刺激机体产生封闭性抗体，阻断肥大细胞脱颗粒反应。拮抗灰尘、花粉、绒毛、烟雾、废气、病毒、细菌、真菌等的入侵；同时增强体质，提高人体对大气中湿度、温度和不同气味的适应性，从根本上治疗变应性鼻炎。

【注意事项】 ① 凡鼻敏感者在喷鼻后，可引起打喷嚏、流鼻涕等反应，这是抗原抗体的正常反应，患者不必恐慌，稍待片刻，擤去鼻涕，自觉鼻通头轻，更加舒畅。② 因鼻敏感者接触本品，可有打喷嚏、流鼻涕的反应，故孕妇、婴儿及高血压、冠心病、心肺功能不全者慎用。③ 本品只供定量喷鼻用，不可内服。④ 慢性萎缩性鼻炎（鼻内干燥结痂有臭味、伴头痛等）禁用。

异丙托溴铵鼻喷雾剂　Ipratropium Bromide Nasal Spray

【商品名或别名】 爱喘乐鼻喷雾剂，Atrovent

【分类】 化学：本品含0.03%异丙托溴铵。治疗学：鼻内用抗变应性鼻炎药。妊娠分类：C。

【指征和剂量】 适用于常年性鼻炎、变态反应性鼻炎和血管舒缩性鼻炎引起的鼻溢；能缓解喷嚏、鼻黏膜充血。

常规治疗：成人2喷，bid或tid。有的患者早期需3～4喷才能达到最佳疗效；儿童2喷，bid，喷鼻。间歇疗法：因气温变化、食物和运动可激发鼻溢的患者，在接触激发因素之前每侧鼻腔2～3喷。

【制剂】 喷雾剂：每瓶15 ml(180喷，每喷含21 μg异丙托溴铵)。

【药动学】 本品很少被消化道黏膜吸收，也不能穿过呼吸道的生物膜被肺吸收，不能透过血脑屏障。这就决定了它不会产生全身性不良反应，而只能吸入发挥局部抗胆碱能作用。因此，可选为鼻腔内用药。实验研究显示，40 μg异丙托溴铵能有效地抑制鼻腔内乙酰胆碱引起的分泌过多，但80 μg(相当于每侧鼻孔2喷，每喷20 μg)效果更佳。喷药5 min后即可抑制鼻分泌过多。1 h后达最佳疗效，药效约可维持4 h。鼻内给药后根据血压和脉搏记录，对全身无影响。无鼻腔反跳现象和快速减效。

【作用机制】 本品内含0.03%异丙托溴铵，是副交感神经阻滞剂(Parasympatholytic)、乙酰胆碱的竞争性抑制剂。它有较强的局部作用，能先与呼吸道平滑肌的胆碱能M-受体结合，可阻断各种刺激引起迷走神经兴奋后释放乙酰胆碱的作用。

【不良反应】 如按规定剂量使用，一般无不良反应，偶有轻微的一过性反应，如有些患者可发生鼻腔干燥和鼻出血，可自行减少药量后消失，少数患者有口干。

【注意事项】 ① 妊娠3个月内的妇女慎用。② 如药液直接喷眼，可造成视力模糊，引起或加重闭角型青光眼或眼痛，因此，必须指导患者正确地使用，防止药液误入眼内。③ 对阿托品或其衍生物，或喷雾剂的任何一种成分——氯化钠、苯扎氯铵，依地酸二钠二水化物过敏者禁用。

盐酸氮卓斯汀鼻喷剂 Azelastine Hydrochloride Nasal Spray

【商品名或别名】 爱赛平

【分类】 化学：盐酸氮卓斯汀，其化学名称为(左右旋)-4-(氯苯基)甲基-2-(六氢-1-甲基-1H-环已亚-4-胺)-(2H)-二氮杂萘酮氯化氢。治疗学：潜在的长效抗过敏化合物，具有H_1受体拮抗剂的特点。妊娠分类：C。

【指征和剂量】　本品适用于季节性变应性鼻炎（花粉症）和常年性变应性鼻炎。每个鼻孔 1 喷，早晚各 1 次（相当于每日 0.56 mg 盐酸氮卓斯汀剂量）。

【制剂】　每瓶 10 mg/10 ml，无色或几乎无色的澄清液体。包装：每盒 1 瓶，每瓶 10 mg。

【药动学】　一般特点：口服药物后，盐酸氮卓斯汀迅速被人体吸收，绝对生物利用度为 81%，食物对吸收无影响。分布的容量高表明分布主要在周围组织，蛋白质结合水平相对较低（80%～90%），单药给予盐酸氮卓斯汀后，血浆清除半衰期为 20 h，治疗性的活性代谢产物 N－Des－mthyl 氮卓斯汀大约为 45 h。排泄主要经粪便排泄。反复每日鼻喷应用 0.56 mg 的盐酸氮卓斯汀，健康自愿者盐酸氮卓斯汀 C_{max} 稳定血浆浓度大约为 0.27 ng/ml。其活性代谢产物 N－Des－mthyl 氮卓斯汀在定量的限值或低于定量的水平可以被检测到（0.12 ng/ml）。

患者特点：变应性鼻炎患者反复鼻腔应用药物后，与健康人相比，血浆盐酸氮卓斯汀水平略高，从而表明药物的吸收水平高（表明药物可以较好穿透炎性水肿的鼻黏膜，便于吸收）。每鼻孔 1 喷。bid，用药 2 h 后，观察到氮卓斯汀平均血浆浓度大约为 0.65 ng/ml。如每鼻孔 2 喷，bid，氮卓斯汀的平均血浆稳态浓度为 1.09 ng/ml。因此，用药后血浆药物浓度与用药剂量成比例分布的。尽管患者吸收药物水平相对较高，经计算鼻腔用药全身药物暴露水平比口服用药全身药物暴露水平低大约 8 倍（治疗变应性鼻炎的口服用药剂量为每日 4.4 mg 盐酸氮卓斯汀）。

【作用机制】　盐酸氮卓斯汀为一种新结构的 2,3－二氮杂萘酮的衍生物，为潜在的长效抗过敏化合物，具有 H_1 受体拮抗剂的特点。动物实验结果表明，高浓度的盐酸氮卓斯汀可以阻止变态反应中某些化学介质（如白三烯、组胺、5－羟色胺）的合成和释放。

【相互作用】　未发现与其他药物有相互作用。

【禁忌证】　对盐酸氮卓斯汀、依地酸高度敏感的患者禁用，6 岁以下儿童禁用。

【不良反应】　少数患者喷药时会产生鼻黏膜刺激，个别患者可出现鼻出血。若给药方法不正确（如头部后仰），用药时会有苦味的感觉，偶尔会出现恶心症状。但鼻喷给药时，在允许应用的最大剂量下，未检测到局部毒性反应或器官特异性毒性反应。动物试验表明,过高的口服量,可以导致中枢神经系统的症状,一旦这种情况出现,即应对症治疗或进行支持疗法,无特异的解毒剂。

【注意事项】 尽管对动物进行超大剂量的药物试验并没有产生药物的畸形反应,但妊娠前3个月妇女治疗上不推荐使用该药。严禁哺乳期母亲使用本品。

【患者用药指导】 喷药时,头部应保持直立,先拔去瓶盖,首次使用前先按几下直至药品可以喷出,每个鼻孔各1喷,用后盖好瓶盖。在症状消失前应坚持使用本品,但连续使用不超过6个月。6岁以上儿童及老年患者用药剂量同成人。

仙璐贝 Sinupret

【分类】 治疗学:化解分泌物。

【指征和剂量】 治疗急性鼻窦炎、慢性鼻窦炎急性发作。口服:第1~5 d,一次100滴(约6.2 ml),tid;第6~10 d,一次50滴(约3.1 ml),tid。

【制剂】 每瓶50 ml。

【作用机制】 ① 通过促进稀薄分泌物的产生,恢复纤毛的正常摆动,清除黏液,改善通气。② 对流感病毒、副流感病毒和呼吸道合胞病毒有抑制作用。③ 拮抗呼吸道炎症及水肿,使呼吸道通畅。④ 提高机体非特异性防御功能,预防呼吸道感染。

【不良反应】 罕见胃部不适或者过敏反应(皮疹、呼吸异常)。

【患者用药指导】 ① 取药液时,应将药瓶垂直握住,使药液自然滴落,口服。② 儿童服用要掩盖苦味时,本品可与一些液体同服,如水、果汁等。

复方氯雷他定假麻黄碱缓释片 Loratadine - Pseudoephedrine Combination in An Extended - Release Tablet

【商品名或别名】 开瑞能

【分类】 化学:内含假麻黄碱和氯雷他定。治疗学:缓解变应性鼻炎和感冒症状的缓释片。妊娠分类:X。

【指征和剂量】 本品适用于缓解变应性鼻炎和感冒症状,包括鼻充血、打喷嚏、鼻溢、鼻痒、流泪等,还适用于同时需要氯雷他定抗组胺特性和假麻黄碱减少充血作用两种特性的情况。

口服：12 岁以上的儿童及成人 1 片，bid。

【制剂】片剂：每片内核中含有 60 mg 的假麻黄碱，外核中含有另外 60 mg 假麻黄碱和 5 mg 氯雷他定。

【作用机制】本品按“缓释片”剂型设计，内核中含有 60 mg 的假麻黄碱，外核中含有另外 60 mg 假麻黄碱和 5 mg 氯雷他定。外核中的假麻黄碱和氯雷他定，在服药后 1 h 内迅速释放，使患者的不适症状迅速缓解。大约 1 h 后，内核也开始缓慢溶解，内核中的假麻黄碱开始缓慢释放。这一作用持续达 4 h，使患者得到持久的治疗效果。氯雷他定是一种长效强力三环抗组胺药，具有选择性的周围 H_1 受体拮抗活性，硫酸假麻黄碱是麻黄自然产生的一种生物碱，是一种口服的血管收缩剂，能逐渐、持续地减轻上呼吸道黏膜充血，后者的作用是通过交感神经完成的。

【禁忌证】对本品或其他相似药物有过敏性或特异反应，10 d 内接受过单胺氧化酶抑制剂治疗，有闭角型青光眼、尿潴留、严重高血压、严重冠状动脉疾患和甲状腺功能亢进患者禁用。闭角型青光眼、消化性溃疡、幽门十二指肠梗阻、前列腺增生、膀胱颈梗阻、心血管疾患、眼内压增加或糖尿病患者，接受洋地黄治疗的患者慎用。

【相互作用】经过精神运动性研究表明，饮酒对氯雷他定作用无增强作用。接受单胺氧化酶(MAO)抑制剂治疗的患者在用拟交感神经药时，可能发生高血压反应(包括高血压危象)。甲基多巴、美卡拉明、利血平和藜芦生物碱的抗高血压作用可能被拟交感神经药所降低。β-肾上腺素能阻断剂可能与拟交感神经药有相互作用。当同时用假麻黄碱和洋地黄时，可能增加异位起搏点的活性。抗酸剂增加假麻黄碱的吸收率，而白陶土 Kaolin 却减少假麻黄碱的吸收。当做皮肤试验时，至少应停用抗组胺药 48 h，因为这类药物能消除或降低对皮肤变应原的阳性反应。

【注意事项】① 拟交感神经药可能引起中枢神经系统兴奋、抽搐和(或)伴有低血压、循环虚脱。② 60 岁或 60 岁以上患者更易引起精神错乱、幻觉、抽搐、中枢神经系统抑制和死亡等不良反应，因而对年龄大的患者使用相同作用制剂时应谨慎。

链霉素滴鼻剂　Streptomycin Solution

【分类】化学：抗菌药。治疗学：抗菌、消炎药。妊娠分类：D。

【指征和剂量】用于萎缩性鼻炎、鼻腔结核、鼻硬结病。

滴鼻：每侧 3～4 滴，tid 或 qid。

【制剂】 滴鼻剂：10 ml/支，每支内含 0.25%～0.5%溶液。

【作用机制】 抗菌、消炎，抑制鼻内杆菌生长。

【注意事项】 久置易生长真菌，溶液宜临用时配制，室温下保存不得超过1周。

复方薄荷樟脑滴鼻液 Compound Menthol Nebula Nasal Drops

【分类】 治疗学：润滑剂、刺激剂。

【指征和剂量】 用于萎缩性鼻炎、干燥性鼻炎及鼻出血。

滴鼻或喷鼻：每侧 3～4 滴，bid 或 tid。

【制剂】 薄荷脑 1 g，樟脑 1 g，置于干燥乳钵内研磨后，溶于 100 ml 液状石蜡中，搅匀即得。

【作用机制】 滋润鼻黏膜，刺激神经末梢，改善局部血液循环，促进黏膜分泌功能恢复并除臭。

另外鼻内常用的黏膜缓和药尚有：① 液状石蜡(Liquid Paraffin)。② 清鱼肝油滴鼻剂(淡维生素 AD，Cod-liver Oil)。③ 碘化油滴鼻液(Compound Iodine Glycerin)。④ 蜂蜜溶液滴鼻剂。⑤ 葡萄糖甘油滴鼻液(Glucose and Glycerin Nasal Drops)。

二、咽喉科用药

西地碘片 Tabellae Cydiodine

【商品名或别名】 华素片，Huasu Pian

【分类】 化学：碘分子。治疗学：口含片。妊娠分类：X。

【指征和剂量】 适用于慢性咽炎、复发性口腔溃疡、糜烂型扁平苔藓、白念珠菌感染性口炎、慢性牙龈炎及牙周炎。① 咽炎：用药4周，总有效率为85.37%。② 复发性口腔溃疡：用药1周后，溃疡创面的周缘性炎症减轻或消失，疼痛好转，溃疡面缩小或愈合，总有效率为84%。③ 糜烂型扁平苔藓：用药 2～4 周后，糜烂完全消失或糜烂范围有缩小，局部症状消失或减轻，总有效率为86%。④ 白色念珠菌感染性口炎：用药 2～4 周后，总有效率为94%。⑤ 慢性牙龈炎和牙周炎：用药 1～2 周后，主诉症状消失率为75%。

慢性牙龈炎、牙周炎口含 2 片，qid；其他病种均为 1 片，qid。复发性口腔溃疡，每周为 1 个疗程；慢性牙周炎和牙龈炎，2 周为 1 个疗程；慢性咽炎、白色念珠菌感染性口炎和糜烂型扁平苔藓，2～4 周为 1 个疗程。

【制剂】片剂：每片 1.5 mg。

【作用机制】　本品中含有效碘浓度仅为 10 μg 时，对乙型溶血性链球菌、厌氧消化链球菌作用 8 min，其杀菌率就可达 100%；若浓度提高为 25 μg 时，仅作用 2 min，即可全部杀灭。对坏死梭杆菌和不解糖类杆菌，本品中碘浓度为 50 μg 时，分别作用 2 min 和 6 min，即可 100%杀灭。本品是以碘分子形式起作用，故活性大，杀菌力强，而一般市售“含碘喉症片”是以 I^- 形式作用于细菌，因而杀菌作用极弱。由以上定量杀菌实验证明，本品用于治疗口腔、咽喉局部感染性疾病，具有良好的药效学基础。此外，本品对细菌繁殖体、芽孢和真菌也具有同样良好的杀菌或抑菌作用。

【禁忌证】有碘过敏史的患者忌用。

【不良反应】　个别口腔溃疡较重的患者含药后可出现一过性刺激感，但不影响疗效。在 300 例患者中，有 96%用药后反映口感好，清凉并略带甜味，均无其他不良反应；有 13 例(4.3%)患者分别主诉有轻度刺激感(6 例)、口干(3 例)、胃不适(2 例)、头晕和耳鸣(各 1 例)。

【注意事项】　正在测试甲状腺功能的患者，应考虑可能会因碘的吸收而影响测试结果；因碘吸收后可通过胎盘屏障，并从乳汁中排出，故怀孕或哺乳期妇女避免应用。

地喹氯铵 Dequalinium Chioride

【商品名或别名】　利林含片，清利含片，克菌定片，Delin Lozenges

【分类】　化学：地喹氯铵类。治疗学：口含片。妊娠分类：B。

【指征和剂量】　适用于牙龈、口腔、咽喉等的消毒，并主治喉痛、咽炎、牙龈炎等疾病。

含服：1～2 片，q1～3 h 或遵医嘱使用。

【制剂】片剂，每片 250 μg。

【作用机制】　本品为一种阳离子表面活性剂，能吸附于细菌的细胞壁上，改变其通透性，使菌体内的酶、辅酶和代谢中间产物外漏，妨碍了细菌的呼吸和糖酵解过程，并使菌体蛋白变性，从而发挥杀菌作用。本品的药理作用特点是杀菌范围广、作用快、效力强，几乎无毒性和刺激性，而且其杀菌性能不会因血清等有机物的存在而降低。

【不良反应】 出现过敏症状时,应终止用药。

【注意事项】 ① 本品特殊包装,保证遮光,防止药品遇光变质,需即拆即含服。② 勿与阴离子表面活性剂配伍用,以免失效。③ 本含片含于口中缓缓溶解,呈橙果味。

复方地喹氯铵片

【商品名或别名】 得益含片,复方克菌定片,DEQ Lozenge

【分类】 化学:地喹氯铵类。治疗学:口含片。妊娠分类:B。

【指征和剂量】 适用于口腔局部外科创口,主治慢性咽喉炎、口腔炎、舌炎、牙龈炎、扁桃体炎、咽炎、喉痛等。

含服:1片,q2~3 h,含在口中缓缓溶解而发挥药理作用。

【制剂】 片剂:每片含地喹氯铵0.25 mg,短杆菌素1 mg。

【作用机制】 本品是一种阳离子表面活性剂,内含地喹氯铵(Dequalinium Chloride)0.25 mg,短杆菌素(Tyrothricin)1 mg。杀菌范围广、作用快、效力强,几乎无毒性和刺激性。其中短杆菌素系多肽抗生素,含有短杆菌肽(Gramicidin)和短杆菌酪肽(Tyrocidin)两种环状多肽化合物,有显著杀菌作用。主要用于浅表部位的革兰阳性菌感染,也可抵抗一些革兰阴性菌。本品优点是杀菌作用不受组织液、脓液等的影响;对局部组织无毒性;细菌对本品极少产生耐药性。地喹氯铵和短杆菌素两者合用有协同作用,使药效增强。

【注意事项】 ① 本品包装要保证遮光,即拆即含服。② 勿与阴离子表面活性剂配伍用。③ 本品吞服无效,只能含服。

喉灵糖片 Decatylen Lozenges

【分类】 化学:主要成分为地喹氯铵类。治疗学:口含片。妊娠分类:B。

【指征和剂量】 适用于治疗口腔黏膜、咽喉、扁桃体、牙龈的细菌及真菌感染;预防流行性感冒。

含服:1~2片,tid。

【制剂】 糖锭剂:每糖锭含地喹氯铵0.25 mg,辛可卡因0.02 mg,维生素C 25 mg。

【作用机制】　本品由地喹氯铵、辛可卡因、维生素C等组成，具有抗菌、止痛的作用，对口腔黏膜、牙龈、咽喉、扁桃体的炎症及流行性感冒有一定的治疗和预防作用，且有止痛功效。

【不良反应】　无明显不良反应。

利巴韦林含片　Tyochisci Ribavirin

【商品名或别名】　病毒唑含片，安替林含片，三氮唑核苷含片

【分类】　化学：1-β-D-呋喃核糖基-1H-1,2,4-三氮唑-3-甲酰胺。治疗学：口含片。妊娠分类：D。

【指征和剂量】　抗病毒药，主要用于预防和治疗流行性感冒，疱疹性口腔炎和其他病毒性疾病，如流行性出血热、小儿腺病毒肺炎、秋季腹泻、甲型肝炎、带状疱疹、流感眼单疱性角膜炎等。常见疾病疗程与推荐剂量见下表。

疾病名称	起效方式	推荐剂量[mg/(kg·d)]	成人核算剂量(片/d)	疗程(d)
流感，疱疹性口腔炎，流行性腮腺炎	局部	4～6	4～6	3～5
呼吸道合胞病毒感染	局部	8～10	8～10	5～7
甲、乙型肝炎，腺病毒肺炎	全身	8～10	8～10	1～30
流行性出血热，小儿秋季腹泻，单纯性疱疹，风疹，麻疹	全身	8～12	10～12	5～7

含服：1片，q1～2 h，或1片，qid。

【制剂】　片剂：每片2 mg。

【药动学】　本品口服绝对生物利用度约50%。在体内的最后代谢产物为1,2,4-三氮唑酰胺，经肾脏缓慢消除。动物体对本品耐受性较强，小鼠腹腔注射 LD_{50} 为1.3 g/kg，大鼠口服给药 LD_{50} 为5.3 g/kg，属安全性比较好的药物。

【作用机制】　利巴韦林是依据“竞争性抑制”机制研制成功的一代核苷

类抗病毒药物,具有广谱抗病毒作用。体外及动物实验表明:其可抑制16种以上的DNA及RNA病毒的复制繁殖,如甲、乙型流感病毒,呼吸道合胞病毒,副流感病毒1、3型,腺病毒,单纯疱疹病毒1、2型,风疹病毒,甲、乙型肝炎病毒,轮环病毒(秋季腹泻),沙拉病毒(沙拉热),出血热病毒,披盖病毒等。其抗病毒作用强于阿糖腺苷、阿糖胞苷、金刚烷胺、盐酸吗啉胍(病毒灵)。本品对病毒无直接灭活作用,无交叉耐药性,无干扰素诱导作用,几乎无抗菌作用。

【禁忌证】 孕妇在妊娠3个月以内禁用。

【不良反应】 偶见胃肠不适,头晕,头痛,红细胞、白细胞减少,停药后可恢复正常。

【注意事项】 本品应在医生指导下使用。

其他临床上常用的含片尚有:① 含碘喉症片(Iodine Lozenge)。② 度米芬喉片(Domiphen Bromide Lozenge)。③ 薄荷脑喉症片(Menthol Lozenge);④ 溶菌酶片(Lysozyme Tablet)。⑤ 四季润喉片等。

复方地喹氯铵喷雾剂 Compound Aerosolum Dequalinium Chioride

【商品名或别名】 大佛喉露,特快灵,克菌定,Daphne Larynol

【分类】 化学:主要成分为地喹氯铵。治疗学:口咽部喷雾剂。妊娠分类:B。

【指征和剂量】 适用于:① 急慢性咽炎、喉炎、咽峡炎、扁桃体炎,以及因烟酒刺激所引起的咳嗽、气短、多痰等症。② 咳型哮喘以及咽源性的咳嗽、气短、多痰等症。③ 牙周病、牙龈炎、冠周炎、口腔黏膜病。④ 适用于扁桃体切除和拔牙等口咽部的术前预防感染及术后创口消毒。

成人2喷,儿童减半,q4～6 h,或遵医嘱。儿童需在成人监护下使用。

【制剂】 喷雾剂:每瓶25 ml,含地喹氯铵10 mg,甘草浸膏125 mg。

【作用机制】 地喹氯铵是一种化学杀菌剂,对革兰阴性和阳性菌,尤其是溶血性链球菌、金黄色葡萄球菌、铜绿假单胞菌和变形杆菌均有较强的杀灭作用。此外,对白念珠菌、奋森螺旋体以及一些毛癣菌、真菌均敏感。地喹氯铵为一种阳离子表面活性剂,能吸附于细菌的细胞壁上,改变其通透性,导致菌体内的酶和代谢中间产物漏出,干扰细菌的代谢,并使菌体蛋白变性,从而发挥杀菌作用。本品的次要成分甘草浸膏,与主药配方。甘草性味甘、平,具补脾益气、泻火解毒,治疱疡肿毒、咽喉肿痛和止咳祛痰。据研究,甘草尚有以下作用:① 有类似肾上腺皮质激素的作用,有抗炎和抗过敏作用。② 解除胃肠平滑肌痉挛,可使胃液分泌减少,酸度降低。因此,本品具有消炎止痛、镇咳化痰、止痒止喘、清咽润喉的功效。

【不良反应】 因不经血清而直接杀灭致病菌,故对肝、肾功能无影响,临床出现不良反应极其罕见。正常喷雾量吸入、吞服无妨,但对本品过敏者禁用。

【注意事项】 ① 本喷雾剂系专门设计,可变换任何角度伸入口腔,直接对准病变部位揿压喷雾。为避免交叉感染,喷雾剂应专人专用,用后可用清水擦洗,以保持清洁卫生。② 伴有局部红肿、明显化脓或发热、白细胞增高等全身症状的病例,应该全身联合应用抗生素。③ 应用本药治疗的同时,需治疗邻近病灶,如鼻及鼻窦疾病等。

【患者用药指导】 使用时,先张口,将喷管轻轻伸入口内,对准咽腔,在患者深吸气的同时揿压喷雾,使药物能达到喉部,甚至气管。

利巴韦林气雾剂 Ribavirin Aerosol (Suspension)

【分类】 化学:1-β-D-呋喃核糖-1,2,4-三氮唑核-3羧酰胺。治疗学:口腔或鼻部应用的抗病毒喷雾剂。妊娠分类:X。

【指征和剂量】 适用于病毒性上呼吸道感染。例如病毒性鼻炎、咽峡炎、咽结膜热。

用量:① 口腔用:本品用于病毒性咽峡炎,病毒性咽结膜热或口咽部病毒感染。使用时先将气雾剂瓶摇匀,置倒置垂直的位置,将喷头转动至合适口腔的角度,对准口腔咽喉部,揿压气雾罐、喷雾至口腔咽喉部。② 鼻腔用:本品用于病毒性鼻炎,可喷雾入鼻腔,使用时可以擤鼻子或直接去除分泌物清洁鼻道,将气雾剂摇匀,置倒置垂直的位置,将喷头转动至适合鼻腔的角度,揿压气雾罐,喷雾到鼻腔内。③ 口、鼻腔联合应用:本品用于病毒性上呼吸道感染,可喷雾口腔配合鼻腔同时使用,有效地控制上呼吸道病毒感染。用量:首次使用2～3揿,4次/h,以后q1 h。2 d后2～3揿,qid,成人平均剂量20～30 mg/d,儿童平均剂量15～20 mg/d。

【制剂】 气雾剂:每瓶总量10.5 g,内含利巴韦林75 mg,每喷1次约释药0.5 mg。10 ml铝罐附定量倒置阀门。

【作用机制】 本品对多种病毒的DNA和RNA合成有抑制作用,是有效的广谱抗病毒药物,临床上主要用于防治多种病毒性呼吸道感染及其他病毒性感染。由于本气雾剂药物直接到达病灶部位,起效迅速局部浓度高,疗效更好,并且气雾剂药物剂量甚小(为口服剂量的1/10～1/15),克服了口服生物利用度低、剂量大、不良反应也大的缺点。

【禁忌证】 孕妇及哺乳期妇女忌用。

【不良反应】 ① 本品为气雾剂,成人使用无明显不良反应,儿童使用极个别患者可见恶心、腹泻等。② 鼻腔喷雾在首次使用时偶有刺激反应,继续使用适应后反应可消失。③ 服用利巴韦林口服制剂可见食欲减退、胃部不适、呕吐、轻度腹泻、便秘等胃肠道反应,偶有头晕、睡眠差等反应,并导致红细胞、白细胞及血红蛋白下降。

【注意事项】 ① 本品系受压容器,切勿受热,保存在40℃以下,并避免撞击或自行拆启,以防危险。② 长期或大剂量服用利巴韦林口服制剂对肝功能、血常规有不良影响。

【患者用药指导】 ① 因本品系混悬剂,喷雾前应轻轻摇匀。② 使用时应去除罩壳并倒置于垂直位。

阿膜散 Amosan

【分类】 化学:本品由硼酸钠和重酒石酸钠组成。治疗学:氧化性漱口剂。妊娠分类:C。

【指征和剂量】 适用于口腔炎、咽喉炎、扁桃体炎的治疗。

餐后漱口用,tid。先将药粉溶于30 ml温水中,当即使用;每次保留漱口2～3 min。

【制剂】 散剂:每包含硼酸钠68.6%,重酒石酸钠29.4%。

【作用机制】 本品由硼酸钠和重酒石酸钠组成,是氧化性漱口剂,有清洁口腔牙齿,并具有抑菌、防腐作用。

【不良反应】 本品口腔局部应用无明显不良反应,但不能吞下,30 min内不能再服用其他任何液体。

复方硼砂溶液 Compound Borax Solution

【商品名或别名】 朵贝尔液,Dobell's Sol

【指征和剂量】 用于急、慢性咽炎,急、慢性扁桃体炎,扁桃体周脓肿。漱口:tid或qid。

【作用机制】 抗菌防腐、收敛、稀释黏稠分泌物。

【注意事项】 使用时加4倍温开水稀释后漱口。不可内服(详见口腔科用药)。

呋喃西林含漱剂 Nitrofural Gargle

【指征和剂量】 用于急、慢性咽炎,急、慢性扁桃体炎和扁桃体周脓肿。

0.02%溶液,漱口,10 ml,tid或qid。

【作用机制】 抗菌、消炎。

薄荷酯 Menthol Spirit

【指征和剂量】 用于急、慢性咽炎。

① 热熏法:将药液1～3 ml加入沸水500～1 000 ml的广口杯中,用口及鼻吸入其蒸汽,bid或tid,10～20 min/次。② 热喷雾法:将药液加入热喷雾器内,加热后吸其蒸汽,bid或tid,5～10 min/次。

【作用机制】 消炎、消肿。

复方安息香酊 Compound Benzoin Tincture

【指征和剂量】 用于急、慢性喉炎,气管、支气管炎,气管切开术及鼻腔手术后。

① 热熏法:将本品10～15滴加入沸水500～1 000 ml广口杯中,用毛巾围住杯口,用口和鼻吸入带药蒸汽,bid或tid,10～20 min/次。② 热喷雾法:喷雾器(以沸汽为动力)内加入药液10～15滴和适量水,用酒精灯加热,将喷出之蒸汽吸入喉及气管内,5～10 min,bid或tid。

【作用机制】 消炎、消肿、消毒、收敛、祛痰。减少纤维蛋白渗出并溶解已渗出的纤维蛋白膜。

细菌溶解产物 Bacterial Lysates

【商品名或别名】 泛福舒,Broncho-Vaxom

【分类】 化学:细菌的冻干溶解物。治疗学:本品为免疫刺激剂。妊娠分类:B。

【指征和剂量】 用于免疫治疗。可预防呼吸道的反复感染,有效减少咽炎、鼻炎、鼻窦炎、儿童中耳炎及慢性支气管炎急性感染发作的频率和严重度。可作为急性呼吸道感染治疗的合并用药。

① 预防和(或)巩固治疗：每日空腹口服 1 粒，每月连用 10 d，连续使用 3 个月为 1 个疗程。即连服 10 d，停 20 d；再服 10 d，停 20 d；再服 10 d，可提供 6 个月以上的保护。② 急性期的治疗：每日空腹口服 1 次，每次 1 粒，直至症状消失(但至少用 10 d)，如需使用抗生素，则最好从治疗开始就同时服用本品。③ 6 个月至 12 岁儿童用药：服用儿童规格本品，用药方案与成人相同，每粒儿童规格本品的主成分含量是成人规格的一半。

【制剂】 1 粒成人规格胶囊内含 7.0 mg 下列细菌的冻干溶解物：流感嗜血杆菌、金黄色葡萄球菌、肺炎链球菌、卡他奈瑟菌、草绿色球菌、化脓性链球菌、肺炎克雷伯菌和臭鼻克雷伯菌等。1 粒儿童规格胶囊内含 3.5 mg相同的细菌的冻干溶解物。3 号硬胶囊，内容物为白色粉末。其他成分(1 粒成人或儿童规格胶囊)含：抗氧化剂 E310、谷氨酸、染料 E132、胶囊赋形剂。

【作用机制】 在动物试验中，该药对实验感染的抵抗力有增强作用，对巨噬细胞和 B 淋巴细胞有刺激作用，并可增加呼吸道黏膜的免疫球蛋白分泌。

在人体中，该药可加快 T 淋巴细胞中的循环，提高唾液中 slgA 的分泌水平，增进多克隆有丝分裂原的非特异性反应和增强混合的异源淋巴细胞的反应。

【相互作用】 未见报道。

【禁忌证】 对本品成分过敏的患者。

【不良反应】 在临床试验中，不良反应的发生率在 3%～4%的范围内，最常见的不良反应有胃肠功能紊乱(恶心、腹痛、呕吐)、皮肤反应(疹、荨麻疹)、呼吸道不适(咳嗽、呼吸困难、哮喘)以及一些一般常见的问题(发热、疲劳、过敏反应)。但多方面的毒性研究，均没有发现该药有任何毒性作用。

【注意事项】 如有持续的胃肠紊乱，可中断治疗；如有长时间持续的皮肤反应和呼吸道不适，可能会导致过敏反应，也应中断治疗。

【患者用药指导】 当患者吞服胶囊有困难时，可以将本品胶囊打开，将其内容物加入饮料(果汁、牛奶等)中服用，6 个月以下儿童免疫系统尚不成熟，故不推荐使用本品。

吸入用布地奈德混悬液 Budesonide Suspension for Inhalation

【商品名或别名】 普米克令舒,Pulmicort Respules

【分类】 化学：肾上腺皮质激素。治疗学：支气管哮喘及呼吸道变应性及炎症性疾病的辅助治疗药。妊娠分类：C。

【指征和剂量】 严重哮喘或减少口服肾上腺皮质激素时的剂量：成人,1～2 mg,bid;儿童,0.5～1 mg,bid。维持剂量：维持剂量应个体化,应是患者保持无症状的最低剂量。建议剂量：成人,0.5～1 mg,bid;儿童,0.25～0.5 mg,bid。呼吸道变应性及炎症性疾病的辅助治疗：一般使用1～2 mg/次,qd 或 bid。

【制剂】 0.5 mg/2 ml,1 mg/2 ml。

【药动学】【作用机制】 见“呼吸系统药物”章。

【相互作用】 未见布地奈德与其他治疗哮喘的药物发生有临床意义的相互作用的报道。

【禁忌证】 对布地奈德或任何其他成分过敏者。

【不良反应】【注意事项】 见“呼吸系统药物”章。

【患者用药指导】 ① 必须告知患者布地奈德是一种预防治疗药物,必须常规使用,作为缓解急性哮喘发作时不应单独应用。② 考虑到个别的需要,指导患者根据个人情况正确使用吸入用布地奈德混悬液。每一包装应附有一完整说明书。③ 对于同时采用吸入支气管扩张剂的患者,建议应在使用布地奈德前先用支气管扩张剂以便增加进入支气管树的布地奈德药量。在使用两种吸入剂之间应间隔几分钟。④ 使用时,先在药板上掰下一小瓶吸入用布地奈德混悬液,振摇小瓶。再拧下瓶盖,将瓶中药液挤入喷雾器的药杯内,按指导方法使用喷雾器,确保药杯里的药液全部用尽,未经医生许可,不要将药液稀释。使用配套空气压缩泵雾化吸入。使用后,清洁喷雾器,且用水洗脸并漱口,应以温水淋洗口罩或面罩并晾干。

美敏伪麻溶液 Dextromethorphan Hydrobromide, Chlorpheniramine Maleate and Pseudoephedrine Hydrochloride Solution

【商品名】 惠菲宁

【分类】 化学：是由三种成分组成的复方制剂(氢溴酸右美沙芬＋盐酸伪麻黄碱＋马来酸氯苯那敏)。治疗学：抗感冒止咳药。

【指征和剂量】 用于缓解感冒及过敏引起的咳嗽、鼻塞、流鼻涕及打喷嚏等症状。口服:成人 10 ml,tid。儿童用量见下表。

年龄(岁)	体重(kg)	一次用量(ml)	一日次数
2～3	12～14	1.5～2	tid
4～6	16～20	2～3	tid
7～9	22～26	4	tid
10～12	28～32	5	tid

【制剂】 每瓶 100 ml。

【作用机制】 ① 氢溴酸右美沙芬作用于N-甲基-D-天冬氨基酸受体和 Sigma 受体,具有中枢和外周镇咳作用,能直接作用于延脑咳嗽中枢抑制咳嗽反射,但无成瘾性。② 盐酸伪麻黄碱为减轻鼻充血剂,能消除鼻、咽部黏膜充血、减轻鼻塞症状。③ 马来酸氯苯那敏为抗组胺药,具有消除或减轻鼻塞、流鼻涕和打喷嚏的作用。

【禁忌证】 孕妇、哺乳期妇女慎用。

【相互作用】 本品不宜与抗抑郁药、降压药、解痉药、巴比妥类、氯霉素、洋地黄苷类药物等并用。

【不良反应】 少数患者可出现嗜睡、头晕、心悸、兴奋、失眠、恶心等。

【注意事项】 ① 本品每日剂量不超过 qid,疗程不超过 7 d。② 驾驶机动车、操作机器以及高空作业者工作时间禁用。③ 服用本品期间禁止饮酒。

雾化吸入液

【指征和剂量】 用于急、慢性咽喉炎。

地塞米松 5 mg、庆大霉素 80 mg 或克林霉素 300 mg、蒸馏水 20～30 ml。若痰液黏稠,不易咳出,还可加入 α 糜蛋白酶 0.2～0.5 mg 或胰蛋白酶 2.5～5 mg 或 10%～20%乙酰半胱氨酸(痰易净)1～3 ml。上述药液放入超声雾化器内,雾化吸入,qd,10～20 min/次。

【作用机制】 杀菌、抑菌、消炎、消肿,抗过敏。

三、耳科用药

氯霉素滴耳液　Chloramphenicol Ear Drops

【分类】 化学分类：氯霉素类(酰胺醇类)。治疗学：广谱抗生素。妊娠分类：C。

【指征和剂量】 用于急、慢性化脓性中耳炎，外耳道炎。滴耳：4～5滴，tid。

【制剂】 滴耳液：0.25%～0.5%氯霉素水溶液，0.5%丙二醇氯霉素制剂，2.5%～5%氯霉素甘油制剂。

【作用机制】 作用于细菌核糖体50 s亚单位，抑制转肽酶而影响蛋白质的合成，快速抑菌。

【不良反应】 有轻微内耳毒性。

【注意事项】 不宜长期连续使用。

硼酸乙醇滴耳液　Boric Acid and Alcohol Ear Drops

【分类】 治疗学：体表消毒防腐药。

【指征和剂量】 用于慢性化脓性中耳炎脓液减少时。滴耳：2～3滴，tid。

【制剂】 滴耳液：硼酸4 g，加70%乙醇至100 ml。

【作用机制】 抑菌、消毒、收敛、止痒。

【不良反应】 对鼓室黏膜有轻微刺激性。

【注意事项】 不宜长期连续使用。

复方红霉素滴耳液　Compound Erythromycin Ear Drops

【分类】 化学：大环内酯类。治疗学：耳用抗生素滴剂。妊娠分类：B。

【指征和剂量】 用于急、慢性化脓性中耳炎。滴耳：4～5滴，tid。

【制剂】 滴耳液：红霉素0.3 g，氢化可的松150 mg，加蒸馏水至100 ml。

【作用机制】 阻碍细菌细胞蛋白质的合成。

林可霉素滴耳液 Lincomycin Ear Drops

【商品名或别名】 洁霉素滴耳液,Jiemycin Ear Drops

【分类】 化学:抗生素类。治疗学:耳用滴剂。妊娠分类:B。

【指征和剂量】 用于急、慢性化脓性中耳炎。滴耳:4~5滴,tid。3%溶液。

【作用机制】 抑制细菌蛋白质的合成。对金黄色葡萄球菌、溶血性链球菌和肺炎球菌的抗菌作用较强。

氧氟沙星滴耳液 Ofloxacin Ear Drops

【商品名或别名】 泰利必妥滴耳液,氟嗪酸滴耳液,Tarivid Otic Solution,OFLX,Ofloxacin Otic Solution

【分类】 化学:喹诺酮类抗菌药。治疗学:外耳道炎、中耳炎等的常用药物。妊娠分类:D。

【指征和剂量】 临床适用于由葡萄球菌属、链球菌属、变形杆菌属、铜绿假单胞菌、流行性感冒杆菌等对本品敏感细菌所致的中耳炎、外耳道炎、鼓膜炎等。滴耳用,使用前,先充分清除外耳道的分泌物,使用时,患耳向上侧卧,头部保持水平位置,将滴耳剂滴下6~10滴,并保持药液浸泡(俗称耳浴)10 min左右,滴耳、耳浴bid。可根据症状,适当增减次数,对小儿则适宜减少用药滴数。

【制剂】 滴耳液:每支5 ml,本品含氧氟沙星3 mg/ml。

【药动学】 0.1%本品滴10滴,10 min耳浴后测定耳漏中的药物浓度,可以维持在766.2~826.5 μg/ml,30~75 min后,中耳黏膜中药物浓度达到35.3~319.5 μg/ml,此时血药浓度在0.013 μg/ml以下。0.3%本品在大白鼠中耳腔内投给后,脑内浓度为血清中浓度的1/5~1/10,这与经口给药时的浓度比几乎相同,提示了药物自中耳腔不能直接转移到脑组织内,而是从投药部位进入体循环后再向脑内移动。左氧氟沙星在体内组织中分布广泛,主要以原型药由尿中排出,肾功能减退的患者左氧氟沙星清除率下降,消除半衰期延长,在口服或静脉给药时应注意药物蓄积。

【作用机制】 氧氟沙星对多种革兰阳性菌与阴性菌均具有良好的抗菌活性。绝大多数革兰阴性杆菌对它高度敏感,多数葡萄球菌属、肠球菌属和链球菌属对氧氟沙星敏感,但其敏感性不如革兰阴性菌,对厌氧菌的作用一般较差。除了对DNA旋转酶的作用外,杀菌机制比较特殊,不仅能杀灭

RNA和蛋白合成正常的细菌，还能杀灭RNA和蛋白质合成处于抑制状态的细菌；此外，氧氟沙星穿透细菌外膜的能力也较强。以上药理作用的综合，形成本品较强的杀菌作用。

【禁忌证】 对氧氟沙星有过敏史的患者禁用。

【不良反应】 发生率仅0.5%，主要有耳痛和瘙痒感。经临床及双盲比较试验表明，血液、肝功能、肾功能、尿检等未发现异常变化；听力检查亦未发现听力下降，并通过脑干听觉诱发电位、扫描电镜检查，提示0.5%本品对内耳、中耳无损伤。

【注意事项】 ① 本品可连续用药4周，以后继续用药时应谨慎，不应盲目使用。② 对氧氟沙星有过敏史的患者忌用。③ 本品仅限于滴耳，适用于中耳黏膜炎症的局部治疗。如果炎症波及鼓室周围时，除局部治疗外，还应通过口服抗生素进行全身治疗。④ 本品滴耳、耳浴的局部投药，其血中最高浓度仅为经口给药的1%。以小儿为对象的临床试验确定了其安全性，故可用于儿童。同时，用本品滴耳，与消炎止痛剂并用时不存在诱发痉挛的可能性。⑤ 本品在室温下可保存3年。

【患者用药指导】 ① 使用滴耳前，若药温过低，应用手加温滴耳剂的温度，使接近于体温状态时使用(特别是冬季)，以免较凉的药液滴入耳内引起眩晕。② 如系化脓性中耳炎，滴药后将耳郭向后上方边提边摇动，致使外耳道呈笔直而不出现空气层，药液即能充分到达中耳腔内；鼓膜穿孔较小，滴药时，最好加上吞咽动作。耳浴后用干净的脱脂棉或棉纸等置于耳部，侧头将流出的药液擦净。

盐酸环丙沙星滴耳液　Ciprofloxacin Hydrochloride Ear Drops

【分类】 化学：第3代喹诺酮类抗菌药。治疗学：外耳道炎、中耳炎等的常用滴耳剂。妊娠分类：D。

【指征和剂量】 适用于敏感细菌所致的中耳炎、外耳道炎、鼓膜炎、乳突腔手术后感染等疾病。

滴耳：成人5～10滴，bid或tid。滴耳后进行耳浴(保持药液浸泡在外耳道或中耳内)约10 min。根据症状程度适当增减滴耳次数。对小儿宜减少滴数或遵医嘱。

【制剂】 滴耳液：每支30 mg/10 ml(沈阳产)，40 mg/8 ml(无锡产)。

【作用机制】 环丙沙星具有广谱抗菌作用，对大肠杆菌、克雷伯菌属和其他肠杆菌属阴性杆菌以及流行性感冒杆菌、伤寒杆菌、痢疾杆菌、淋球菌具有较强的抗菌活性,对铜绿假单胞菌、醋酸钙不动杆菌、金黄色葡萄球菌以及肺炎链球菌、甲型溶血性链球菌、乙型溶血性链球菌等抗菌作用亦优于诺氟沙星、甲磺酸培氟沙星。本品抗菌作用机制为抑制细菌DNA螺旋酶,干扰DNA的复制。其抗菌作用为杀菌型。本品与其他抗生素无交叉耐药性,β-内酰胺类、氨基糖苷类、磺胺类耐药菌株对本品仍敏感。

【禁忌证】 对本品及喹诺酮类药物过敏者禁用。

【不良反应】 ① 本品的不良反应较小,偶有耳痛或瘙痒感。② 急、慢性化脓性中耳炎用环丙沙星滴耳液后行电测听检查,听力无变化或有不同程度提高,未见听力减退现象。③ 用药1个疗程后,血常规、尿常规和肝功能均无异常发现。

【注意事项】 ① 本品只适用于滴耳。② 一般适用于中耳炎局限在中耳黏膜部位的局部治疗。若炎症已波及鼓室周围时,除局部治疗以外,应考虑加用其他治疗。③ 使用本品时若药温过低,尤其是冬季,可能会引起眩晕、恶心等症状。因此,使用滴耳液的温度宜接近体温为准。④ 出现过敏症状应停止用药。⑤ 使用本品时,疗程以4周为限,此后继续给药时,应慎重或需咨询医师。

【患者用药指导】 参见氧氟沙星滴耳液。

过氧化氢溶液 Hydrogen Peroxid Solution

【商品名或别名】 双氧水

【指征和剂量】 用于急、慢性化脓性中耳炎,也可用于软化耵聍。

洗耳:用3%溶液,tid或qid。软化耵聍:7~8次/d,1~2 d后冲洗或取出耵聍。

【作用机制】 其初生态氧有清洁、杀菌、去污、除臭作用。

【注意事项】① 1%~3%过氧化氢漱口还可用于溃疡性咽峡炎、坏死性牙龈炎、口炎等。② 滴耳后,应小心擦洗干净,以免中耳腔或外耳道残留较多水性液体,导致不易干耳。③ 一般用于鼓膜紧张部较大穿孔或中耳引流条件较好的患者。

碳酸氢钠滴耳液 Sodium Bicarbonate Ear Drops

【商品名或别名】 耵聍水,Auristillae

【指征和剂量】　用于外耳道耵聍栓塞。

滴患耳：4～6滴，5～6次/d，连续3～4 d。

【制剂】　滴耳液：碳酸氢钠3～10 g、蒸馏水50 ml、甘油加至100 ml，搅匀，即得3%～10%浓度。

【作用机制】　中和外耳道内酸性分泌物，软化耵聍。

【注意事项】连续滴药3～4 d后立即取耵聍，若拖延时间耳垢又变硬。

酚甘油滴耳液　Phenol Glycerine Ear Drops

【分类】　化学：苯酚。治疗学：消炎防腐药。

【指征和剂量】　用于急性外耳道炎、外耳道疖肿、急性中耳炎鼓膜未穿孔时。

1%～2%溶液滴耳，2～3滴，bid或tid。

【作用机制】　可使菌体蛋白质变性；有杀菌、消肿、止痛、止痒等作用。

【禁忌证】　分泌物可使石炭酸析出而腐蚀组织，故耳内有分泌物者禁用。

【注意事项】　不宜长期连续使用。

醋酸乙醇滴耳液　Acetic Acid and Alcohol Ear Drops

【指征和剂量】用于铜绿假单胞菌感染的慢性化脓性中耳炎或外耳道炎。

1%～2%溶液滴患耳或涂擦外耳道，tid。

【作用机制】　抗铜绿假单胞菌。

复方苯氧乙醇滴耳液　Compound Phenoxyaethanol Ear Drops

【指征和剂量】　用于铜绿假单胞菌引起的中耳炎和外耳道炎。

滴耳：每耳3～4滴，tid。

【制剂】　滴耳液：苯氧乙醇1 ml，依沙吖啶0.1 g，呋喃西林0.1 g，甘油加至100 ml。

【作用机制】　对铜绿假单胞菌有较强的杀灭作用。

水杨酸乙醇滴耳液　Salicylic Acid and Alcohol Ear Drops

【分类】　化学：羧酸类(水杨酸类)。治疗学：抑菌防腐药。妊娠分类：

C,D。

【指征和剂量】 用于外耳道真菌病。

1%溶液涂患耳或滴耳,4～5 滴,bid 或 tid。

【作用机制】 抑菌、防腐、止痒。

【不良反应】 对鼓室黏膜有刺激性。

【注意事项】 ① 不宜长期连续使用。② 不宜用水稀释,以免析出沉淀。

麝香草酚乙醇滴耳液 Thymol Alcohol Ear Drops

【指征和剂量】 用于外耳道真菌病。1%～2%溶液涂擦外耳道,tid。

【作用机制】 抗真菌,防腐止痒。

制霉菌素滴耳液 Nystatin Ear Drops

【分类】 化学:多烯类抗真菌药。治疗学:抗真菌抗生素。妊娠分类:B。

【指征和剂量】 用于外耳道真菌病和真菌性中耳炎。

1%溶液滴耳或涂患耳,4～5 滴,tid。

【作用机制】 抑制真菌细胞膜上麦角固醇的合成。

【不良反应】 局部应用后可能引起过敏性接触性皮炎。

卤普罗近溶液 Halotex Solution

主要成分为碘氯苯炔醚。

【指征和剂量】 用于外耳道真菌病。涂患耳,tid。

克霉唑溶液 Clotrimazole Solution

主要成分为克霉唑。

【指征和剂量】 用于外耳道真菌病。涂患耳,tid。

【作用机制】 抗真菌。

银杏达莫注射液 Ginkgo Leaf Extract and Dipyridamole Injection

【分类】 化学:银杏黄酮苷、萜类、双嘧达莫。治疗学:双重阻断血小板的聚集,清除自由基,改善微循环,保护神经细胞。妊娠分类:X。

【指征和剂量】　主要用于改善内耳循环，促进耳功能的恢复。对突发性耳聋、听力下降、眩晕、耳鸣、梅尼埃病、前庭神经元炎、各类迷路炎等前庭病症，同时适用于预防和治疗冠心病、血栓栓塞性疾病。

静滴：成人 10～25 ml，加入 0.9%氯化钠注射液或 5%～10%葡萄糖注射液 250 ml 或 500 ml 中，bid。

【制剂】　注射剂：每盒 10 支，每支 5 ml。

【药动学】　血浆半衰期 $t_{1/2}$ 为 2～3 h，与血浆蛋白结合率高。在肝内代谢，与葡糖醛酸结合，从胆汁排泄。

【作用机制】　本品中银杏总黄酮具有扩张冠脉血管、脑血管，改善脑缺血产生的症状和记忆功能。双嘧达莫抑制血小板聚集，高浓度（50 μg/ml）可抑制血小板释放，作用机制可能为：① 抑制血小板、上皮细胞和红细胞摄取腺苷，治疗浓度（0.5～1.9 μg/dl）时该抑制作用成剂量依赖性。局部腺苷浓度增高，作用于血小板 A_2 受体，刺激腺苷酸环化酶，使血小板内环磷酸腺苷（cAMP）增多。通过这一途径，血小板活化因子（PAF）、胶原和二磷酸腺苷（ADP）等刺激引起的血小板聚集受到抑制。② 抑制各种组织中的磷酸二酯酶（PDE）。治疗浓度抑制环磷酸鸟苷磷酸二酯酶（cGMP-PDE），对 cAMD-PDE 的抑制作用弱，因而强化内皮舒张因子（EDRF）引起的 cGMP 浓度增高。③ 抑制血栓烷素 A_2（TXA_2）形成，TXA_2 是血小板活性的强力激动剂。④ 增强内源性 PGI_2 的作用。

本品能减慢麻醉猫和犬心率，对猫冠脉结扎所致心肌缺血有明显防治作用，并能缩小心肌梗死范围。

其药理作用：① 自由基方面，稳定细胞膜、抗氧化，清除自由基，保护血管内皮细胞。② 血流动力学方面，双向调节血管张力，增加内耳动脉血流量，改善耳蜗毛细胞缺血，缺氧状态，纠正病理性毛细血管高渗透性，改善水肿。③ 血液流变学方面，特异性拮抗 PAF，同时抑制 ADP、TXA_2，双重阻断血小板聚集，抑制中性粒细胞、血小板的趋化和聚集，增加红细胞变形能力，降低全血黏度。④ 神经保护方面，保护神经细胞，加强神经传导，加快神经递质更新。

【相互作用】　与肝素、双香豆素等抗凝药物同用时，易引起出血倾向。

【禁忌证】　孕妇及对本品过敏者禁用。

【不良反应】　① 偶有恶心、呕吐、头晕、皮肤过敏反应发生。② 罕见心绞痛加重，一旦停药，症状立即消失。

【注意事项】 有出血倾向者及出血性疾病急性期慎用。

银杏叶提取物注射液/片剂 Extract of Ginkgo Biloba Leaves Injection

【商品名】 金钠多

【分类】 治疗学：改善循环，保护神经药。妊娠分类：X。

【指征和剂量】 ① 急慢性脑功能不全及其后遗症：脑卒中、记忆力衰退、痴呆。② 耳部血液及神经障碍：眩晕、耳鸣、听力减退(突发性耳聋)、迷路综合征。③ 眼部血流及神经障碍。④ 周围循环障碍：各种周围动脉闭塞症、间歇性跛行症、手脚麻痹冰冷、四肢酸痛。

注射：qd 或 qod 深部肌内注射或缓慢静脉推注(患者平卧)5 ml。

静脉点滴：根据病情，通常 2～4 支，qd 或 bid。若必要时可调整剂量至 5 支，bid。给药时可将本品溶于生理盐水、葡萄糖液、低分子右旋糖酐或羟乙基淀粉中，混合比例为 1∶10。若输液为 500 ml，则静滴速度控制在 2～3 h。

口服：1～2 片，bid 或 tid 作为后续治疗。

【制剂】 注射液：银杏叶提取物每支 17.5 mg/5 ml。片剂：银杏叶提取药每片 40 mg，每盒 20 片。

【药动学】 目前尚缺乏可靠的试验或文献资料。

【作用机制】 ① 降低全血黏稠度，增进红细胞和白细胞的可塑性，改善血液循环。② 通过刺激儿茶酚胺的释放和抑制降解，以及通过刺激前列环素和内皮舒张因子的生成而产生动脉舒张作用，共同保护动脉和静脉血管的张力。促进内耳微循环，改善前庭系统营养血供，降低毛细血管通透性，改善内耳局部组织水肿。拮抗血小板活化因子(PAF)，抑制血小板黏附和聚集，防止内耳微血栓形成。③ 清除机体内过多的自由基，抑制细胞膜的脂质发生过氧化反应，从而保护细胞膜，防止自由基对机体造成的一系列伤害。

【不良反应】 本品耐受性良好，可见胃肠道不适，头痛、血压降低、过敏反应等现象，一般不需要特殊处理即可自行缓解。长期静注时，应改变注射部位以减少静脉炎的发生。

【注意事项】 ① 银杏提取物注射液不影响糖分代谢，因此适用于糖尿病患者。② 高乳酸血症、甲醇中毒者、果糖山梨醇耐受性不佳者及 1,6-二磷酸果糖酸缺乏者，给药剂量每次不可超过 25 ml。③ 注射液不能与其他药物混合使用。

盐酸氟桂嗪　Flunarizine Hydrochloride

【商品名或别名】　西比灵，氟桂利嗪，Flunarizine，FNZ

【分类】化学：高选择性的前庭神经系统 Ca^{2+} 拮抗剂。治疗学：该药为前庭 Ca^{2+} 的调节剂，改善眩晕、恢复平衡功能、降低血液黏滞度等功能。妊娠分类：C。

【指征和剂量】① 盐酸氟桂嗪是前庭 Ca^{2+} 的调节剂，能较快及持久地改善眩晕症状，对中枢性和外周性眩晕均有治疗作用。② 促进或加速前庭神经系统的代偿功能，使平衡功能恢复；降低前庭兴奋性，减少眼球震颤频率，缩短震颤持续时间，迅速改善自主神经系统功能紊乱，如焦虑、心悸、恶心、呕吐、头痛、冷汗。③ 改善或恢复红细胞变形能力，降低血液黏滞度，保护内皮细胞，改善耳蜗微循环，进而改善耳蜗功能，减轻耳鸣和听力下降。④ 本品为Ⅳ类选择性 Ca^{2+} 拮抗剂，是唯一能直接保护缺氧的脑细胞及拮抗前庭感觉细胞的钙超负荷。

口服：5～10 mg，qd。

【制剂】　胶囊：每粒 5 mg。

【药动学】① 吸收：健康自愿者口服后迅速吸收，服药后 2～4 h 血药达峰值。投药 5～6 周后血药浓度可达稳定水平。在维持治疗期间，血药浓度各个体间的差异很大。这可能是肝内广泛的“首次效应”(first pass)所致。本品约 1%游离于血浆中，90%与血浆蛋白结合，9%被血细胞摄取。② 分布：8 例健康自愿者口服本品 30 mg 后，其分布的容量超过 40 L/kg，这提示其组织分布广泛。静注后，其脑内浓度较其相应血药浓度高 5～10 倍，这就肯定了本品易于通过血脑屏障，可能是因其亲脂性结构所致。同时，因其半衰期长，故只需 qd 给药即可。③ 代谢与排泄：于开始服药的 2 d 内自尿中回收到原型本品或其直接代谢产物，对氢盐酸氟桂嗪和盐酸氟桂嗪氨基一氧化物(Flunarizine N-oxide)小于用量的 0.2%。同期于粪便中的回收量为 3%～6%，这提示在排出之前进行了广泛的代谢。在动物实验中发现，其主要代谢途径为氢化氮-去烷基作用(dealkylation)和葡糖醛酸化作用(glucuronidation)，主要由胆汁排出。对人体来说，这些机制可能同样是重要的，但也有产生其他代谢产物的可能性。

【作用机制】　近年来的研究表明，Ca^{2+} 超负荷在诱发前庭性眩晕中起重要作用。不论是前庭神经系统的前庭感觉细胞(毛细胞)、前庭神经核、脑干、小脑、丘脑及大脑皮质任何部位的缺血、缺氧性变化;还是内淋巴积水、前庭神经中毒、感染、炎症、老年性退行性变、外伤等,均会引起前庭感觉细胞或中枢神经核团(这些核团处理来自前庭的神经信息)内 Ca^{2+} 超负荷,而本品是一高选择性的前庭神经系统的 Ca^{2+} 拮抗剂,它能对抗神经细胞在病理情况下 Ca^{2+} 的超负荷。

【禁忌证】 见"心血管系统药"章。

【不良反应】 本品不良反应较少,临床报道有嗜睡(约7%)、头痛(<1%)、胃痛、口干、恶心和皮疹;最为严重的是引起抑郁症和锥体外系反应,出现时间在服药后 2 d 至 10 个月不等,停药后可恢复。引起锥体外系反应的原因可能与本品抑制 Ca^{2+} 内流有关;也可能是阻断中枢多巴胺受体的结果。因为本品的化学结构与某些吩噻嗪类相似,无明显的配伍禁忌。

甲磺酸甲氨乙基吡啶 Betahistine Mesilate

【商品名或别名】 敏使朗

【分类】 化学:组胺衍生物。治疗学:血管扩张类药物。妊娠分类:C。

【指征和剂量】 本品是眩晕、平衡障碍的治疗剂,主要适用于梅尼埃病(Meniere disease)、眩晕症等疾病伴发的眩晕、头晕感。本品还被证实治疗头重、头痛、耳鸣有效。

口服:成人 1~2 片,tid,餐后服,可视年龄、症状酌情增减。

【制剂】 片剂:每片 6 mg。

【作用机制】 本品是血管扩张类药物,属组胺衍生物,其药理作用是:① 改善内耳循环障碍。在土拨鼠的内耳循环障碍的实验中,将本品从腹腔给予,30 min 后与对照组相比,血流增加 14.8%。② 消除膜迷路积水。在麻醉犬的实验中,将本品静脉注射后发现一次性胸导管淋巴流量增加 2~3.5 倍的现象,此被认为是从水肿液中排出所致。此外,通过土拨鼠的内耳血流动态研究,发现内耳压的静力水平下降,脉搏的振幅增大,表明内耳血流量增加及能同时促进内淋巴液的分泌和吸收。③ 改善脑内血流量:通过麻醉犬的实验表明,本品在静脉给药后,颈内动脉的血流量可增加 50%以上,这种作用,不因抗组胺剂的前处置而受拮抗,反而有增强的倾向。

【不良反应】 ① 消化系统：有时会出现恶心、呕吐。② 过敏症：有时会出现皮疹等过敏症状。③ 未发现因投予本品而引起临床试验值的明显变动。

【注意事项】 对下列患者需慎重给药：① 有消化道溃疡史及消化道溃疡活动期的患者。② 支气管哮喘患者。③ 肾上腺髓质瘤患者。此外，因老年人的代谢功能有所降低，故需注意减量给予。④ 由于对孕妇给药的安全性尚未确立，故需注意。对孕妇及可能妊娠的妇女做治疗时，只有在判断其获益高于危险时方可给药。

四、其 他

硝酸银溶液 Silver Nitrate Solution

【指征和剂量】 2%～5%硝酸银溶液有收敛消炎作用，用于治疗慢性咽炎的咽部淋巴滤泡增生。30%溶液用于烧灼鼓膜干性穿孔边缘上皮，有利于穿孔的愈合。25%～50%溶液使局部组织腐蚀破溃或结痂，用于鼻出血、鼻前庭炎皮肤皲裂、鼻疖或外耳道等处疖肿的脓头烧灼，以利于脓液的引流，还可用于外耳道乳头状瘤刮除术后基底部的烧灼，以防肿瘤的复发。

【注意事项】 用细卷棉子浸蘸上述少许药液后局部涂布，多余的药液应用生理盐水棉拭子中和并擦去，以防损伤正常组织。

铬酸 Chromic Acid

【指征和剂量】 腐蚀破溃组织，用于鼻出血及鼻疖脓头烧灼。

将金属探针一端在酒精灯上加热后蘸附少许纯铬酸晶体，冷却后，铬酸凝结成珠状涂于病变处。

三氯醋酸 Trichloroacetic Acid

【指征和剂量】 烧灼腐蚀组织，用于鼻出血止血。

用细卷棉子浸蘸 25%～100%药液后涂于鼻黏膜出血点，多余药液应即时以生理盐水中和并擦拭干净。

纯石炭酸 Pure Carbolic Acid

【指征和剂量】 烧灼腐蚀组织，一般用于鼻出血。

用细卷棉子浸蘸药液后涂于鼻黏膜出血点处。多余药液应即时以生理盐水中和并擦拭干净,以防损伤正常组织。

硬化剂

【指征和剂量】 硬化剂注入组织内可引起局部无菌性炎症反应,最后导致血管闭塞、纤维增生和瘢痕收缩。用于慢性肥厚性鼻炎、鼻咽部纤维血管瘤以及其他部位的海绵状血管瘤的治疗。

下鼻甲黏膜下点状或线状注射,一侧 0.2～0.3 ml,每周 1 次,3 次为 1 个疗程。鼻咽纤维血管瘤瘤体内注射,常用 5%鱼肝油酸钠,1～4 ml,根据瘤体大小分数个点注入,每周 1 次。

【制剂】 常用的硬化剂有 5%鱼肝油酸钠、80%甘油、70%乙醇、50%葡萄糖溶液等。

【注意事项】 ① 注射前,黏膜先用 1%丁卡因棉片表面麻醉,再以 1%麻黄碱棉片收敛鼻黏膜血管。② 严格控制注射剂量,双下鼻甲需注射时,每次只宜一侧,超量可引起血管栓塞,组织坏死等不良反应。③ 推注药液前务必回抽,无血才可注入。④ 儿童使用应适当减量。

丁卡因 Tetracaine

【商品名或别名】 地卡因,Dicaine

【指征和剂量】 本品麻醉效力强,表面渗透作用好,为耳鼻咽喉科最常用的黏膜表面麻醉剂。

【注意事项】 ① 为防止临床错用,丁卡因溶液内最好加入伊红或亚甲蓝着色,以区别其他药液,切勿将其做注射用。② 常用 0.5%～1%浓度,一次总量不应超过 60 mg,以最小量而能达到麻醉效果为原则。③ 儿童及孕妇对其耐受性低,易发生中毒反应,以不用为宜。④ 多采用喷雾法给药,鼻腔内表麻可用棉片或纱条浸蘸药液后填入鼻腔内。用药期间医护人员不得离开患者,应密切观察患者的面色、表情、脉搏及呼吸等情况。一旦发现中毒或过敏反应,应及时抢救。⑤ 丁卡因溶液内加入少量肾上腺素,可减少中毒和延长麻醉时间。⑥ 嘱患者切勿将药液咽下。⑦ 药液最好临用时新鲜配制。

包宁液 Bonain's Solution

【指征和剂量】 为鼓膜表面麻醉剂,用于鼓膜穿刺、切开和修补术的麻醉。用棉签或棉片蘸药后敷于鼓膜上约 10 min，即有麻醉作用。

【制剂】　盐酸可卡因（晶体）、薄荷脑（晶体）和纯石炭酸各 2 g，置于干燥瓶内混合，在水浴上加微温，成澄明液即得。

第二十五章　皮肤科用药

本章主要介绍皮肤科外用药物。外用药在皮肤病的治疗中有重要作用。部分的皮肤科外用药是针对病因治疗的，但多数的皮肤科外用药主要是对症治疗。为了正确地使用皮肤科的外用药，认识其性能、剂型和使用原则是非常必要的。

（1）皮肤科外用药的性能：皮肤科的常用外用药有很多，但各自都有不同的主要性能，根据其性能，可将皮肤科的外用药分为：① 清洁剂，主要用于清除皮损上的渗出物、鳞屑和痂等。② 保护剂，具有保护皮肤、防止外来刺激的作用，此类药作用温和，其本身无刺激性。③ 止痒剂，通过其清凉、局部麻醉及消炎作用达到止痒的作用。④ 抗菌剂，指能杀灭或抑制细菌的外用药，应特别注意那些易致敏的抗生素不宜外用。⑤ 抗真菌剂，指能杀灭或抑制真菌的外用药。⑥ 抗病毒剂，指能抑制病毒复制的外用药。⑦ 抗炎剂和抗变态反应剂，主要是各种不同的肾上腺皮质激素，外用时有明显的抗炎症作用，但不同类型的外用激素其作用强弱可相差几十倍到上千倍，长期外用可引起皮肤萎缩、毛细血管扩张等不良反应，大面积长期外用还会因吸收而引起全身的副作用。⑧ 角质促成剂，指能促进表皮角质层正常化的外用药，常并有收缩血管、减轻炎症渗出和浸润的作用。⑨ 角质松解剂，能促进过度角化的角层细胞松软解离而脱落的药物。皮肤科外用药的性能还有：收敛剂、腐蚀剂、抗肿瘤剂、遮光剂和脱色剂等。在临床中应用皮肤科外用药前了解所用外用药的性能是十分重要的。

（2）皮肤科外用药的剂型：不同性能的皮肤科外用药必须放在不同的剂型中才能应用在患者皮损上，不同的剂型的外用药具有不同的作用，它们能使所含的药物较好地发挥作用。治疗皮肤病应根据不同的病因及损害的特点，选用合适的剂型。剂型选择不当，可能是不能获得理想疗效的重要原因之一，有时还可能引起不良反应。常用的皮肤科外用药的剂型有：溶液、酊剂、粉剂、振荡剂、油剂、乳剂、软膏、糊膏、硬膏和凝胶等。不同的外用药剂型有不同的作用、适应证和各自不同的注意事项。

(3) 皮肤科外用药的使用原则：在选择皮肤科外用药时，应注意以下外用药使用原则：① 首先应根据皮损特点选剂型。② 再根据不同的病因和自觉症状选择正确的药物。③ 最后应注意所用外用药的浓度。

一、清洁、保护、收敛剂

硼酸　Boric Acid

【分类】 化学：硼酸。治疗学：清洁、收敛剂。

【指征和剂量】 ① 伴有继发感染的潮红肿胀或糜烂面、渗液多的急性皮炎和湿疹：3%硼酸溶液湿敷(取 6～8 层纱布浸泡于溶液中，取出轻拧至不滴水为度，敷于患处，持续 30 min 左右)，bid 或 tid。② 结痂和鳞屑性皮肤病：5%～10%硼酸软膏外用。③ 红斑、小丘疹为主的轻度皮炎：硼酸扑粉外用。

【作用机制】 能与细菌蛋白质中的氨基酸结合而发挥抑菌作用，但作用弱，对皮肤、黏膜无刺激。

【禁忌证】 婴幼儿禁用。

【不良反应】 大剂量外用可致吸收中毒，出现恶心、呕吐、腹痛、腹泻、头痛和视力障碍；长期应用可引起脱发和肾损害。

【注意事项】 ① 湿敷不能超过体表面积的三分之一；皮损面积较大，尤其有糜烂时，不宜用本药湿敷，以免硼酸大量吸收引起毒性反应。② 湿敷时应定时更换湿润纱布，保持适宜的温度、湿度和无菌。③ 天冷时湿敷，应注意保暖。

【患者用药指导】 只供外用。

炉甘石　Calamine

【分类】 化学：氧化剂。治疗学：保护、收敛剂。

【指征和剂量】 适用于无渗出的急性、亚急性皮炎和湿疹。15%洗剂摇匀后外涂，1 d 多次。

【作用机制】 无定形粉红或红褐色粉末，不溶于水，配制成洗剂，有轻度收敛和保护作用。

【禁忌证】 婴幼儿禁用。

【注意事项】 不宜用于毛发部位和糜烂渗出的皮损。

【患者用药指导】 只供外用,使用前洗剂充分振荡,使药物混悬均匀。

氧化锌 Zinc Oxide

【商品名或别名】 锌氧粉

【分类】 治疗学:保护、收敛剂。

【指征和剂量】 ① 皮肤潮红、肿胀、糜烂、少量渗出的急性皮炎和湿疹:40%氧化锌油剂,涂布(稍厚)于皮损表面,或用纱布包扎,qd 或 bid。② 亚急性皮炎和湿疹:25%氧化锌糊剂,外搽,搽后加扑粉,qd 或 bid。③ 溃疡和结厚痂处:15%氧化锌软膏,涂于表面加包扎,qd。

【作用机制】 矿物性粉末,有保护、收敛和吸湿作用,可配制各种外用剂型。

【注意事项】 ① 油剂使用时应将其调匀,然后外涂。② 渗液多时不宜使用。③ 糊剂不宜用于毛发部位。

【患者用药指导】 只供外用。

高锰酸钾 Potassium Permanganate

【商品名或别名】 PP粉

【分类】 化学:强氧化剂。治疗学:清洁、消毒杀菌剂。

【指征和剂量】 1∶5 000～10 000 溶液做湿敷和局部清洁,亦可用于坐浴。

【作用机制】 高浓度时有杀菌、收敛和除臭作用,低浓度溶液做湿敷和清洁用。

【不良反应】 易使皮肤和衣服着色,高浓度对皮肤有刺激和腐蚀作用。

【注意事项】 使用时必须注意配制的浓度,浓度过高容易造成局部灼伤。用于湿敷时注意事项同硼酸。

淀粉 Starch

【分类】 治疗学:保护剂。

【指征和剂量】 用于治疗老年性皮肤瘙痒症、泛发性神经性皮炎。淀粉浴一次 500 g,放入浴水中搅匀后沐浴。

【作用机制】 具有吸收皮肤分泌、使皮肤干燥、护肤、消炎和止痒作用。

硅油　Silicones

【分类】　治疗学：保护剂。

【指征和剂量】　配制成硅油霜外用。

【作用机制】　为有机硅氧化物的聚合物，可作为保护剂、润滑剂、延效剂、消泡剂和抗湿剂，亦有防晒作用，可作为软膏基质和配制其他剂型。

【患者用药指导】　只供外用。

鞣酸　Tannic Acid

【分类】　治疗学：收敛、保护剂。

【指征和剂量】　5%鞣酸软膏，用于擦烂、婴儿尿布性皮炎、褥疮和溃疡，亦可做遮光剂；10%～20%粉剂外用于手足多汗。

【作用机制】　极易溶于水，有收敛、止痒和促进溃疡愈合作用。

【患者用药指导】　只供外用。

硫酸锌　Zinc Sulfate

【分类】　治疗学：收敛剂。

【指征和剂量】　① 急性皮炎、湿疹：0.1%～0.5%水溶液湿敷。② 褥疮和下肢溃疡：5%软膏外用。③ 脂溢性皮炎、酒渣鼻和痤疮：与硫化钾配制成白色洗剂（硫化钾 40 g，硫酸锌 40 g，蒸馏水加至 1 000 ml）外用。④ 肠病性肢端皮炎、寻常痤疮：口服，成人 4～12 mg/(kg・d)，分 bid 或 tid 服；4 个月以上儿童，50 mg，tid；4 个月以下，剂量减半。

【不良反应】　口服可出现恶心、呕吐、食欲不振、胃肠炎、消化道出血、小红细胞症和低血浆铜蓝蛋白血症。

【注意事项】　溶液用于湿敷时注意事项同硼酸。

甲醛　Formaldehyde

【商品名或别名】　福尔马林

【分类】　治疗学：消毒防腐剂、收敛剂。

【指征和剂量】　5%～10%甲醛溶液和酯剂用于治疗手足多汗和腋臭症。

【作用机制】　甲醛为强烈杀菌剂，使蛋白变性凝固。5%～10%甲醛溶液和酯剂有收敛、止汗和除臭作用。

【不良反应】 偶见接触性皮炎。

【患者用药指导】 只供外用。注意浓度不应超过10%。

二、消毒抗菌剂

呋喃西林 Nitrofural

【商品名或别名】 呋喃新,硝基呋喃腙。

【分类】 治疗学:消毒抗菌剂。

【指征和剂量】 用于皮肤、黏膜、腔道的消毒,化脓性皮肤病皮损表面的消毒与清洗,常用于湿敷。

【制剂】 溶液:0.02%~0.2%。

【注意事项】 用于湿敷时注意事项同硼酸。

【患者用药指导】 本品的溶液只供外用。

溴苄烷铵 Benzalkonium Bromide

【商品名或别名】 新洁尔灭

【分类】 化学:季胺类阳离子型表面活性剂。治疗学:消毒抗菌剂。

【指征和剂量】 0.1%溶液用于消毒皮肤及治疗真菌感染;0.02%~0.05%溶液用于黏膜消毒及防止创口、擦伤面等感染。

【作用机制】 本品为无色或淡黄色透明液体,是常用的季胺类阳离子型表面活性剂,抗菌和去污力快而强,毒性低。稀溶液对组织无刺激性和致敏性,不污染衣物,性质稳定,易于保存,故应用较广。

【相互作用】 不可与重金属盐类、有机酸及其盐类、氧化剂、碘、磺胺类等消毒防腐药配伍。

【注意事项】 ① 浓度高的溶液有腐蚀性,与皮肤接触可刺激皮肤,甚至造成深度坏死;低浓度的溶液在封闭的敷料下长期接触皮肤,也有刺激性。② 应注意不可与重金属盐类、有机酸及其盐类、氧化剂、碘、磺胺类等消毒防腐药配伍。③ 避免用铝制容器存放溶液。

【患者用药指导】 只供外用。

酚 Phenol

【商品名或别名】 石炭酸,来苏尔

【分类】 治疗学：消毒防腐剂、止痒剂。

【指征和剂量】 ① 与炉甘石洗剂配制成1%酚炉甘石洗剂治疗轻度急性皮炎。② 与间苯二酚等配制复方间苯二酚搽剂治疗皮肤癣菌病。③ 高浓度(20%～50%)用于面部化学性剥脱，治疗雀斑、黄褐斑和小片斑秃。

【作用机制】 低浓度(0.5%～1%)用于止痒和治疗浅部真菌病；高浓度具有腐蚀作用。

【注意事项】 易从皮肤吸收，可致中毒，应谨慎使用。

【患者用药指导】 面部化学性剥脱疗法需由专科医师指导和监护，只供外用。

三、止 痒 剂

薄荷脑 Menthol

【分类】 治疗学：止痒剂。

【指征和剂量】 配制粉剂、洗剂、酊剂和软膏，治疗荨麻疹、痒疹、痱子、神经性皮炎、皮痒症等。

【制剂】 薄荷炉甘石洗剂：薄荷脑 1 g，炉甘石洗剂加至 100 ml。痱子粉：水杨酸 2 g，干明矾 5 g，硼砂 5 g，薄荷脑 1 g，氧化锌、滑石粉等量加至 100 g。

【作用机制】 微溶于水，易溶于乙醇，作用于皮肤感觉神经末梢，使皮肤表面产生清凉感觉，达到止痒目的。

【禁忌证】 此药对黏膜有刺激性，外用时应避免接触眼、口腔及外生殖器黏膜。

【注意事项】 此药常可引起局部过敏，造成接触性皮炎，一旦发生过敏应立即停用所有各种含薄荷的制剂。

达克罗宁 Dyclonine

【分类】 治疗学：止痒剂、表面麻醉剂。

【指征和剂量】 配制 0.25%～2%霜、糊剂、软膏或硬膏，治疗瘙痒性皮肤病。

【制剂】 1%达克罗宁霜：盐酸达克罗宁 1 g，单冷霜加至 100 g。达克罗宁薄荷霜：盐酸达克罗宁 1 g、薄荷油 1 ml，单冷霜加至 100 g。

【作用机制】 易溶于水和乙醇,穿透力强,毒性低。可外用黏膜,作为表面麻醉剂。

苯佐卡因 Benzocaine

【分类】 治疗学:麻醉剂、止痒剂。妊娠分类:C。

【指征和剂量】 配成3%～5%的软膏、乳膏(霜),用于烧伤、创伤(皮肤擦裂)等,以止痛止痒。

【作用机制】 本品为白色结晶粉末,难溶于水,溶于醇、油脂及稀盐酸。能麻痹感觉神经末梢,局部吸收缓慢,作用持久,有止痛、止痒的功效。

樟脑 Camphor

【分类】 治疗学:止痒剂。

【指征和剂量】 配制2%樟脑酯或10%樟脑软膏,用于治疗瘙痒性皮肤病和未溃破的冻疮。

【作用机制】 微溶于水,易溶于乙醇,有局部刺激作用,并反射兴奋中枢神经;低浓度有止痒作用。

【不良反应】 可有刺激反应或过敏反应。

【患者用药指导】 只供外用。

四、杀虫剂

百部 Radix Stemonae

【分类】 治疗学:杀虫剂。

【指征和剂量】 治疗头虱和阴虱病。配制25%百部酊外搽,bid或tid。

【作用机制】 有灭虱、止痒作用。

【患者用药指导】 只供外用。

六氯苯 Benzene Hexachloride

【商品名或别名】 六六六(用其丙体666,99%以上丙体666又称林达,Lindane),疥灵

【分类】 治疗学:杀虫剂。

【指征和剂量】 ① 疥疮:1%林达霜20 g,除头面部外,外搽全身皮肤,

一次性用完，24 h 后沐浴更换衣褥，为 1 个疗程，重复疗程需间隔 1 周以上。② 头虱：涂于干燥头发和头皮上，保留 3～5 min 后清洗，24 h 重复治疗。③ 阴虱：剃除阴毛后涂药于毛根处，时间及方法同治疗头虱。

【作用机制】 破坏疥螨中枢及周围神经系统，使其死亡。

【禁忌证】 2 岁以下儿童、孕妇和哺乳期妇女、肝肾功能障碍及癫痫病患者禁用。10 岁以下儿童和精神病患者慎用。

【不良反应】 过量或误食可致有机氯中毒，表现头晕、头痛、恶心、多汗、惊厥等，有肝脏损害的危险。

【注意事项】 ① 外用浓度在 0.1%～1%时，对人及高级动物毒性不大，但应防止污染食物、误服中毒。② 不宜涂于皮肤破损处，不宜与口、眼部接触。③ 注意防止本品与碱性物质或铁器接触。

【患者用药指导】 用药前后的衣裤和被褥等均应煮沸消毒，以防治愈后再感染。本药只供外用。

苯甲酸苄酯 Benzyl Benzoate

【商品名或别名】 安息香酸苯甲酯，灭疥灵

【分类】 治疗学：杀虫剂。

【指征和剂量】 ① 疥疮：治疗前洗浴或擦洗全身，然后再涂搽药，严重者从颈部向下全身搽药，qd，连用 3 d，同时消毒患者衣被。② 虱病：25%苯甲酸苄酯乳剂、搽剂局部外用。

【作用机制】 不溶于水和甘油，可与乙醇任意混合。灭疥效力确实而刺激性小。

【禁忌证】 禁用于破溃及感染的皮肤。

【不良反应】 对皮肤有刺激感。

【患者用药指导】 只供外用。

克罗米通 Crotamiton

【商品名或别名】 优力肤，优力斯，Eurax

【分类】 治疗学：杀虫剂。

【指征和剂量】 ① 疥疮：先行热水沐浴，用肥皂清洁皮肤，浴后自颈部以下外搽 10%本品霜剂或软膏，q12 h，并保留药物 3 d，第 4 d 入浴清洁皮肤，更换衣褥，为 1 个疗程。重复疗程需间隔 1 周以上。② 瘙痒性皮肤病：

外用10%本品霜剂,2～3次/d。

【作用机制】 经昆虫体表、呼吸器进入虫体内,作用于神经系统,先出现痉挛,最后麻痹而死亡;同时具有局部麻醉和止痒作用。

【禁忌证】 对本品过敏者、婴幼儿、孕妇和哺乳期妇女禁用。面部及急性炎症、渗出性皮肤病不宜使用。6岁以下儿童慎用。

【不良反应】 误食及透过皮肤大量吸收致高铁血红蛋白血症,偶见皮肤过敏。

【患者用药指导】 ① 治疗期间发生过敏,应即停药。② 不宜接触眼结膜。③ 只供外用。

甲硝唑 Metronidazole

【商品名或别名】 灭滴灵,耐瑞,柔乐克

【分类】 治疗学:抗菌剂、杀虫剂。妊娠分类:B。

【指征和剂量】 治疗酒渣鼻、毛囊虫病、寻常痤疮及皮肤厌氧菌感染。1%霜剂或0.75%凝胶,局部外用,qd或bid。口服及静脉用药指征和剂量参见“抗微生物药”章。

【作用机制】 本品具有抗厌氧菌作用,对滴虫、毛囊虫、阿米巴原虫、疥螨等有强大杀灭作用。其作用机制为药物在厌氧菌和原虫内产生细胞毒物质,抑制DNA合成,从而发挥抗菌和杀虫作用。

【禁忌证】 孕妇及哺乳期妇女、有器质性中枢系统疾病和血液病患者。

【不良反应】 暂时性皮肤干燥、瘙痒,偶见接触性皮炎、恶心、便秘、胃肠道不适。

【注意事项】 外用避免接触眼部,过敏者停用。

【患者用药指导】 用药期间应戒酒。

替硝唑 Tinidazole

【商品名或别名】 快服净

【分类】 治疗学:抗菌剂、杀虫剂。妊娠分类:B。

【指征和剂量】 适应证同甲硝唑。口服:0.5 g/次,bid,首次2 g,7 d为1个疗程。静滴:替硝唑葡萄糖注射液200～400 ml,qd或bid。

【药动学】 口服后吸收迅速,服药后2 h内血药浓度达峰值,体内半衰期为12～24 h。

【作用机制】 本品对原生动物如阴道毛滴虫、溶组织内阿米巴等均有活力，对大多数厌氧菌有特效。其抗厌氧菌及原生动物的机制为透过微生物细胞后，破坏DNA链或抑制其合成。用药后本品可分布到体内各组织，均达到临床有效浓度，效果优于甲硝唑。

【禁忌证】 血液病或有血液病史以及器质性神经疾病患者、妊娠3个月以内及哺乳期妇女、对本品过敏者禁用。

【不良反应】 毒性较小，剂量较大时可出现恶心、呕吐、厌食和金属味，较严重的出现皮疹、瘙痒、荨麻疹、血管性水肿和暂时性白细胞减少，罕见头痛、疲倦、有舌苔和深色尿，静脉给药部位偶见血栓性静脉炎。

【患者用药指导】 同甲硝唑。

依米丁 Emetine

【商品名或别名】 吐根碱

【分类】 治疗学：杀虫剂。

【指征和剂量】 主要用于阿米巴病急需控制症状者，及伴有全身反应的蜂、蝎、蜈蚣等蜇伤、毒鱼的刺伤。

① 蜂、蝎蜇伤：用3%～6%溶液皮下注射，或在蜇伤口上注入少许药液即可。② 毒鱼类刺伤：用3%溶液1 ml加4～9 ml生理盐水稀释后，在刺伤处皮下注射或蜇孔内注射。③ 皮肤阿米巴病：1 mg/(kg・d)，分2次深部皮下注射，6～10 d为1个疗程，如未愈，隔30 d后，重复使用。

【作用机制】 本品直接杀死溶组织阿米巴滋养体，兼有中枢及局部作用。

【禁忌证】 严重心脏病、肝肾功能不全及年老体弱患者、孕妇、婴幼儿。

【不良反应】 常见有恶心、呕吐、腹痛、腹泻、肌体无力等；对心肌亦有损害，表现为血压下降、心前区痛、心律失常、心力衰竭等。

【注意事项】 ① 注射前、后2 h必须卧床休息，检查心脏与血压有无变化。② 本药毒性大，不良反应严重，治疗阿米巴病应首选甲硝唑、替硝唑。③ 毒虫及毒鱼刺伤，应权衡利弊，对伴有全身症状，危及生命者方可使用，并密切观察不良反应。④ 如有心电图变化，应立即停药，否则易引起急性心肌炎而致死亡。

【患者用药指导】 必须在医师指导下使用。

五、外用抗菌剂

四环素 Tetracyclin

【商品名或别名】 盐酸四环素

【分类】 治疗学：四环素类抗生素。妊娠分类：D。

【指征和剂量】 用于寻常痤疮、口周皮炎、酒渣鼻、梅毒、淋病、非淋菌性尿道炎以及皮肤化脓性感染。

① 寻常痤疮和酒渣鼻：开始用0.25 g，qid，症状好转后减少为0.25～0.5 g/d的维持量，总疗程可达数月。② 早期梅毒：对青霉素过敏者可选用本品0.5 g，qid，连服15 d。③ 晚期梅毒：对青霉素过敏者可选用本药0.5 g，qid，连服30 d。④ 淋病：0.5 g，qid，连服7 d。⑤ 非淋菌性尿道炎：0.5 g，qid，连用10～20 d。⑥ 软下疳：0.5 g，qid，连服10～20 d。⑦ 皮肤化脓性感染：3％四环素软膏或霜外用。

【药动学】 参见“抗微生物药”章。

【作用机制】 为广谱抗生素，通过抑制蛋白质合成而产生抑菌作用，对革兰阳性菌、阴性菌都有显著作用。其中包括与性病相关的多种微生物，如淋球菌、沙眼衣原体、支原体、杜克雷嗜血杆菌、梅毒螺旋体等，对本品都有一定的敏感性，对病毒和真菌无效。

【禁忌证】 肝、肾功能不全者及孕妇、哺乳期妇女、儿童禁用或慎用。

【相互作用】 参见“抗微生物药”章。

【不良反应】 可引起消化道反应，长期大量应用可致二重感染；可有皮疹、药物热等过敏反应，影响牙釉质和骨骼生长发育。

【注意事项】 ① 疗程超过1周者，因四环素可增加肾脏对维生素B的排泄，应补充维生素B。② 不宜与青霉素合用，不宜与卤素、碳酸氢钠、含多价金属离子药物、凝胶类药、牛奶等同服。

红霉素 Erythromycin

【分类】 治疗学：大环内酯类抗生素。妊娠分类：B。

【指征和剂量】 适用于耐青霉素菌引起的感染和对青霉素过敏的患者。临床主要用于猩红热、白喉、丹毒、红癣、皮肤炭疽、寻常痤疮、淋病、梅毒、软下疳、非淋菌性尿道炎、金黄色葡萄球菌性皮肤感染(疖、脓疱疮)等，可代替四环素用于治疗妊娠妇女和儿童的衣原体感染。

① 早期梅毒：0.5 g，q6 h，连服 15 d。② 晚期梅毒：0.5 g，q6 h，连服 30 d。③ 非淋菌性尿道炎：0.5 g，qid，连服 7 d。④ 软下疳：0.5 g，qid，连服 10～14 d。⑤ 寻常痤疮：0.5 g，tid，4 周后 qd，晨顿服，共 8 周。⑥ 各种感染性皮肤病：1%红霉素软膏、凝胶剂外涂。

【药动学】　参见“抗微生物药”章。

【作用机制】　通过抑制细菌蛋白质合成而产生抗菌作用，抗菌谱与青霉素相似，对大多数革兰阳性和阴性菌均有很强的抗菌活性，对螺旋体、沙眼衣原体、解脲支原体、杜克雷嗜血杆菌和某些立克次体也有效，对革兰阳性厌氧菌敏感。

【相互作用】　参见“抗微生物药”章。

【不良反应】　主要是胃肠反应，如恶心、呕吐、胃绞痛、口舌痛、纳差；静滴时易引起静脉炎；肌注可引起局部疼痛和硬结。过敏反应罕见，表现为药物热、皮疹。

【注意事项】　① 肝功减退者慎用。② 用生理盐水或其他无机盐溶液配制可引起沉淀，需先用注射用水溶解，然后加到生理盐水或 5%葡萄糖注射液中静滴。

杆菌肽　Bacitracin

【分类】　治疗学：多肽类抗生素。

【指征和剂量】　配制 500～1 000 U/g 软膏外用治疗化脓性皮肤病。

【药动学】　参见“抗微生物药”章。

【作用机制】　抗菌谱与青霉素相似，对多数革兰阳性细菌有较强抗菌作用。抗菌作用不受脓血和坏死组织的影响。

【禁忌证】【相互作用】　参见“抗微生物药”章。

【不良反应】　口服和肌注后不良反应较多。局部应用不易发生变态反应，也不易产生耐药。

【注意事项】　参见“抗微生物药”章。

庆大霉素　Gentamicin

【分类】　治疗学：氨基糖苷类抗生素。妊娠分类：D。

【指征和剂量】　用于治疗皮肤化脓感染、小腿溃疡，尤其铜绿假单胞菌感染。外用0.1%霜剂、糊剂、软膏。

【药动学】 参见“抗微生物药”章。

【作用机制】 对铜绿假单胞菌有较强抑制作用。

【禁忌证】【相互作用】【不良反应】【注意事项】 参见“抗微生物药”章。

黏菌素 Colistin

【商品名或别名】 多黏菌素E,抗敌素,Polymyxin E

【分类】 治疗学:多肽类抗生素。妊娠分类:B。

【指征和剂量】 配制1%溶液、霜剂和软膏治疗皮肤铜绿假单胞菌感染。

【药动学】 参见“抗微生物药”章。

【作用机制】 对铜绿假单胞菌、大肠杆菌及大部分革兰阴性杆菌有抑菌作用。

【禁忌证】【相互作用】【不良反应】 参见“抗微生物药”章。

克林霉素 Clindamycin

【商品名或别名】 氯林霉素,氯洁霉素,氯林可霉素,特丽仙

【分类】 治疗学:林可霉素类抗生素。妊娠分类:B。

【指征和剂量】 主要用于治疗寻常痤疮。口服:0.15 g,tid或qid;外用:1%霜剂、洗剂,涂患处,bid。

【药动学】 参见“抗微生物药”章。

【作用机制】 为林可霉素的半合成衍生物,通过结合细菌的核糖体而抑制细菌的蛋白质合成。抗菌谱主要包括厌氧菌和某些革兰阳性菌,特别对金黄色葡萄球菌有效,对林可霉素、青霉素、红霉素、四环素耐药的细菌也有效。人型支原体、弓形体、沙眼衣原体及卡氏肺孢子虫对本品也敏感。抗菌活性比林可霉素强4~8倍。

【禁忌证】【相互作用】【不良反应】【注意事项】 参见“抗微生物药”章。

诺氟沙星 Norfloxacin

【商品名或别名】 氟哌酸

【分类】 治疗学:第三代喹诺酮类抗生素。妊娠分类:C。

【指征和剂量】 ① 无并发症的急性尿道感染:200 mg,q12 h。② 复杂

性尿道感染：400 mg，q12 h。③ 无并发症的急性淋病：单次口服 800 mg。④ 非淋菌性尿道炎(宫颈炎)：400 mg，bid，连服 10 d。

皮肤及软组织感染，如脓疱疮、毛囊炎、疖、蜂窝组炎、伤口感染等：1%软膏或乳膏外用涂患处。

【药动学】【作用机制】 参见"抗微生物药"章。

【禁忌证】 对本品过敏者、孕妇、哺乳期妇女及青春期前儿童、严重肾功能不全者禁用。有惊厥史者慎用。

【相互作用】 与利福平、氯霉素、呋喃妥因有配伍禁忌。

【不良反应】 参见"抗微生物药"章。

【注意事项】 ① 对衣原体、解脲支原体的效力很弱，对梅毒螺旋体无效。② 中度肾功能不全者(肌酐清除率 10～30 ml/min)，用量宜小于 400 mg/d。

莫匹罗星 Mupirocin

【商品名或别名】 百多邦

【分类】 化学：假单孢菌酸 A (pseudomonioacid A)。治疗学：抗生素。妊娠分类：B。

【指征和剂量】 用于各种细菌性皮肤感染，主要为革兰阳性球菌引起的皮肤软组织感染，如脓疱疮、疖、毛囊炎等原发性感染以及湿疹、皮炎、溃疡、外伤等皮肤病的继发性感染。

2%软膏外用涂患处，bid 或 tid，必要时可用敷料包扎或覆盖，5 d 为 1 个疗程，如未愈，可重复 1 个疗程。

【药动学】 本品经皮肤吸收入血的量微乎其微，即使吸收入血也迅速代谢为无活性的产物，并通过尿液排出体外，故本品仅作外用，不宜内用。

【作用机制】 主要通过抑制细菌的蛋白质和 RNA 合成，达到抑菌作用。它能在皮肤表层达到并保持很高的药物浓度，不易产生抗药性。抗菌谱广，对皮肤感染有关的各种球菌，尤其是葡萄球菌、链球菌有高度活性，对某些革兰阳性菌也有一定抗菌作用。与其他抗菌药物无交叉耐药性。

【禁忌证】 对本品及基质(聚乙二醇)过敏者禁用。有中度或严重肾损伤者、孕妇慎用。

【不良反应】 偶见局部烧灼感、蜇刺感及瘙痒等，一般不需停药。

【注意事项】 本品不宜于眼、鼻内使用。

夫西地酸 Fusidic Acid

【商品名或别名】 立思丁,富希酸,褐霉素,梭链孢酸

【分类】 治疗学:抗菌剂。

【指征和剂量】 适用于各种细菌性皮肤感染,主要用于革兰阳性球菌引起的皮肤感染,如脓疱病、疖肿、毛囊炎、甲沟炎、须疮、汗腺炎、红癣、寻常痤疮、创伤合并感染、湿疹合并感染、溃疡合并感染等。

2%软膏外用涂患处,并缓和地摩擦;bid 或 tid,必要时可用敷料包扎或覆盖,7 d 为 1 个疗程。

【药动学】 在正常皮肤条件下,夫西地酸渗透进入皮肤深层的量很低。但在皮肤病理条件下,夫西地酸易透入深层皮肤,进入感染病灶部位。目前尚无局部用药全身吸收的报道。一旦吸收,药物大部分经肝脏代谢,并由胆汁排泄消除。主要代谢产物有葡糖醛酸结合物、二羧基代谢产物、羟基代谢物、3-酮基代谢产物等,部分代谢产物具有一定程度的抗葡萄球菌活性。

【作用机制】 通过抑制细菌的蛋白质合成而产生杀菌作用,对一系列革兰阳性细菌有强大的抗菌作用。

【禁忌证】 对本品任何成分过敏者禁用。

【相互作用】 局部用药尚无药物相互作用的相关报道。

【不良反应】 偶有轻微刺激感,对腿部深度溃疡的治疗会伴有疼痛,但通常无须停药。罕见过敏反应。

【注意事项】 ① 夫西地酸对眼结膜有刺激作用,尽量避免在眼睛周围使用。② 当治疗严重皮肤感染或顽固性皮肤疾病时,应辅助进行抗生素的全身用药。

氯化氨基汞 Mercuric Aminochloride

【商品名或别名】 白降汞,Ammoniated Mercury

【分类】 治疗学:抗菌剂。

【指征和剂量】 2.5%氯化氨基汞软膏治疗脓疱病;与水杨酸配制柳白膏治疗银屑病;与硫黄配制硫汞酊治疗白癜风;与碱式硝酸铋配制复方氯化氨基汞霜治疗雀斑。

【作用机制】 Hg^{2+}能沉淀蛋白质,有抑菌作用,配制软膏或霜剂治疗传染性脓疱病、银屑病、雀斑、白癜风。

【不良反应】 外用偶见局部过敏现象。

【注意事项】 长期大面积应用，可致汞吸收中毒。

过氧化苯甲酰 Benzoyl Peroxide

【商品名或别名】 过氧化二苯甲酰，班赛

【分类】 治疗学：抗菌剂。妊娠分类：C。

【指征和剂量】 用于寻常痤疮、疖肿、痱子及各种溃疡和褥疮等。2.5%、5%、10%洗剂、霜剂或凝胶剂外用涂患处，bid。

【作用机制】 为苯甲酸衍化物，具有广谱抗菌作用，尤其抗厌氧菌性感染。外用治疗寻常痤疮，能穿透粉刺，释放新生态氧，破坏痤疮杆菌和抑制游离脂肪酸形成。与维生素A酸合用有协同作用。还有抑制革兰阳性细菌、革兰阴性细菌、念珠菌等作用，并对创伤皮肤和溃疡伤口具有促进细胞修复和伤口愈合作用。

【禁忌证】 对本品过敏者禁用。

【相互作用】 本药为强氧化剂，与维A酸类外用药同时使用会降低维A酸类药的效价。

【不良反应】 个别患者涂药后局部出现发红、瘙痒症状，停药后消失。

【注意事项】 避免接触黏膜。

【患者用药指导】 只供外用。

碘 Iodine

【分类】 治疗学：消毒杀菌剂。

【指征和剂量】 2%碘酊用于皮肤消毒，3.5%～5%碘酊用于成人术前皮肤消毒。

【作用机制】 本品能氧化病原体原浆蛋白的活性基团，并能与蛋白质结合使其变性沉淀，具有较强的杀细菌和杀霉菌的作用，并能杀死芽孢，是较好的皮肤、黏膜消毒剂。

【不良反应】 本品的稀释溶液对组织无毒性，但对伤口有刺激性。

【注意事项】 对碘有高度过敏的人，碘酊的皮肤涂擦可引起全身皮疹反应和高热。新生儿慎用。

【患者用药指导】 只供外用。

度米芬 Domiphen Bromide

【商品名或别名】 杜灭芬

【分类】 化学：季铵盐类表面活性剂。治疗学：抗菌剂。

【指征和剂量】 用于咽炎、扁桃体炎及溃疡性口炎。

【作用机制】 能为细菌所吸附，扰乱细菌的新陈代谢，从而起杀菌作用。对葡萄球菌、链球菌、大肠杆菌及白色念珠菌有抑制作用。

依沙吖啶 Ethacridine

【商品名或别名】 利凡诺，雷夫奴尔

【分类】 治疗学：杀菌防腐剂。

【指征和剂量】 外用：0.25%～0.5%溶液清洁创面，0.1%～0.2%溶液湿敷，用于各种创伤或黏膜的细菌感染、急性湿疹及皮炎、足癣感染等。1%～0.25%依沙吖啶锌氧油外用治疗化脓性皮肤病。

【作用机制】 对革兰阳性细菌及少数革兰阴性细菌，尤其是链球菌有较强的制菌作用。

【相互作用】 不能用生理盐水溶解本品，否则析出沉淀；本品遇碱类及碘液也析出沉淀。

【不良反应】 外用无刺激性，且毒性低，一般无明显不良反应。

【注意事项】 水溶液久置阳光下可变色。

【患者用药指导】 只供外用。

六、外用皮质激素制剂

氢化可的松 Hydrocortisone

【商品名或别名】 氢化考的松，氢考的松，考的索，可的索，醋酸氢化可的松

【分类】 治疗学：肾上腺皮质激素类抗炎剂。妊娠分类：C。

【指征和剂量】 用于各种非感染性皮肤炎症，因其不含卤族元素，外用较安全，可用于面部的皮损。0.1%霜剂外用涂患处，bid。

【制剂】 注射剂：每支 10 mg，25 mg，50 mg，100 mg。片剂：每片 10 mg，20 mg。乳膏剂、软膏剂：1%。涂膜剂：0.5%。

【作用机制】 属弱效外用激素，具有抗炎、抗过敏、稳定肥大细胞膜等

作用,特别是其能抑制炎症细胞趋化效应、减少炎症介质的释放。

【禁忌证】 禁用于皮肤结核、单纯疱疹、水痘、带状疱疹、体癣、股癣等皮肤感染性疾病。孕妇、高血压、糖尿病、骨质疏松、溃疡病、出血患者慎用。

【不良反应】 长期大面积外用可引起局部和全身性副作用。局部不良反应有毛细血管扩张、皮肤萎缩、激素性痤疮、紫癜、瘀斑,口周皮炎、多毛症、局部细菌和真菌感染,色素失调以及外源性库欣综合征。

【注意事项】 细菌、真菌、病毒感染者需配合有效的抗感染药,必要时方可谨慎应用。

曲安奈德 Triamcinolone Acetonide

【商品名或别名】 去炎松,肤疾宁,康宁克通-A

【分类】 治疗学:肾上腺皮质激素类抗炎剂。妊娠分类:C。

【指征和剂量】 0.025%、0.1%、0.5%软膏剂、乳膏剂:治疗神经性皮炎、脂溢性皮炎、特应性皮炎、接触性皮炎、湿疹、银屑病、扁平苔藓及类风湿性关节炎、肛门及外阴瘙痒等:外用涂患处,bid 或 tid。

注射用混悬液:疥疮结节,混悬液加 2 倍量 2%普鲁卡因注射液后,注入少量于结节基底部。囊肿型痤疮,混悬液加等量克林霉素注射液,囊内注射。斑秃、瘢痕疙瘩:将混悬液稀释 3 倍,缓慢多点注入皮损处,1 次/周。局部类风湿性关节炎,关节腔内注射:2.5～5 mg/次,剂量不超过 20 mg/次,不超过 75 mg/周。

【制剂】 乳膏、软膏、油膏:1.27 mg/g,15 g 或 50 g 装。

【药动学】 由皮肤吸收,以不同程度与血浆蛋白结合,经肝脏代谢,由肾脏排出。

【作用机制】 属中效外用激素,具有较强的抗炎、抗过敏、稳定肥大细胞膜等作用,特别是其能抑制炎症细胞趋化效应、减少炎症介质的释放。

【禁忌证】 禁用于细菌性、病毒性、真菌性皮肤病。孕妇、高血压、急性心衰、糖尿病、精神病、骨质疏松症、青光眼、肝肾功能不全等患者慎用。

【不良反应】 长期大面积外用可引起局部和全身性不良反应。局部不良反应有毛细血管扩张、皮肤萎缩、激素性痤疮、紫癜、瘀斑,口周皮炎、多毛症、局部细菌和真菌感染,色素失调以及外源性库欣综合征。

【注意事项】 ① 不宜用于面部,每周外用膏、霜剂不宜超过 50%,长期大面积外用注意不良反应。② 外用避免与眼接触。

糠酸莫米松 Mometasone Furoate

【商品名或别名】 艾洛松

【分类】 治疗学：肾上腺皮质激素类抗炎剂。妊娠分类：C。

【指征和剂量】 用于对肾上腺皮质激素有效的皮肤病，如银屑病、湿疹、特应性皮炎等。0.1%、0.5%乳膏或软膏外用涂患处，qd。

【制剂】 乳膏：0.1%，0.5%。软膏：0.1%，0.5%。

【作用机制】 是一种新合成含氯中效局部外用皮质激素类药，有消炎、止痒和消除红肿的作用，是一种在疗效增加的同时，但不良反应却不相应增加的卤化型药物。

【不良反应】 不良反应较少，长期使用可出现皮肤萎缩、多毛及色素减退、毛囊炎等。

【注意事项】 ① 孕妇及哺乳期妇女慎用。② 眼部勿用。③ 不宜应用本品进行封包疗法。④ 小儿不宜长期使用。

【患者用药指导】 只供外用。

丁酸氢化可的松 Hydrocortisone Butyrate

【商品名或别名】 丁酸氢化可的松17a丁酸酯，尤卓尔，来可得

【分类】 治疗学：肾上腺皮质激素类抗炎剂。妊娠分类：C。

【指征和剂量】 用于各型湿疹、过敏性皮炎、特应性皮炎、神经性皮炎、日光性皮炎、放射性皮炎、扁平苔藓、进行性掌跖角化症、银屑病等。0.1%软膏剂、霜剂外用涂患处，bid。

【制剂】 软膏、霜剂：0.1%，每支10 g。

【药动学】 经皮肤迅速吸收，在皮肤的浓度迅速达到高峰，向血转运后，被酯酶水解为氢化可的松。在消化道、肝、肾及膀胱分布较多，主要随粪便排泄。

【作用机制】 为外用肾上腺皮质激素类药。不含卤素，与炎症细胞亲和性强，局部抗炎作用强，在皮肤内分布率高，奏效快。其作用为：血管收缩作用；局部抗炎作用，与甾体受体结合力强，对全身的影响弱；细胞亲和性强；对脑垂体-肾上腺皮质功能的抑制作用弱。

【禁忌证】 禁用于对本品过敏者，皮肤结核、单纯疱疹、水痘、带状疱疹、体癣、股癣等皮肤感染性疾病，皮肤溃疡、烫伤、冻伤。孕妇、哺乳期妇女慎用。

【不良反应】 长期连续使用偶见药物性寻常痤疮样疹、酒渣鼻样皮炎、口周皮炎，面颊及口周等处潮红、丘疹、脓疱、皮肤萎缩、毛细血管扩张、鱼鳞病样皮肤变化、紫癜、多毛、色素脱失等。

【注意事项】 ① 勿长期封包使用，以免产生一系列不良反应。② 婴儿、儿童不可长期大量使用。③ 伴有感染的皮肤创面原则上不用。

【患者用药指导】 只供外用。

氯倍他索 Clobetasol

【商品名或别名】 丙酸氯倍他索，恩肤霜

【分类】 治疗学：肾上腺皮质激素类抗炎剂。妊娠分类：C。

【指征和剂量】 用于银屑病、扁平苔藓、盘状红斑狼疮、脂溢性皮炎、神经性皮炎、严重晒斑、湿疹、白癜风、皮肤瘙痒症等。0.02%，0.05%乳膏剂、软膏剂外用涂患处，qd 或 bid，必要时封包。

【制剂】 溶液：0.02%，0.05%。乳膏、软膏：0.02%，0.05%。每支 10 g。

【作用机制】 本品为泼尼松龙类似物，是一种强效的外用皮质激素类药，具有抑制细胞有丝分裂的作用，能有效地渗透皮肤角质层，加强药物作用。具有较强的抗炎、抗瘙痒和血管收缩作用，还能抑制表皮细胞的 DNA 合成和有丝分裂。其抗炎作用约为氢化可的松的 112 倍。无水钠潴留作用，有一定的促进钠、钾排泄的作用。

【禁忌证】 禁用于：① 孕妇、不足 30 个月龄儿童。② 早期皮肤感染性病变(细菌性、真菌性、病毒性、寄生虫性)，溃疡性病变，痤疮及酒糟鼻。③ 对本品过敏者。哺乳期妇女慎用。

【不良反应】 可有局部烧灼感、瘙痒、潮红、毛囊炎、皮肤干燥、皮肤萎缩、血管扩张等局部反应；大面积涂搽时，能大量吸收，引起全身不良反应。

【注意事项】 ① 大面积或密封式使用可能引起由于皮质激素疗法所致的全身性反应，不宜长期使用，每人每周使用剂量不宜超过 50 g，疗程不宜超过 2 周，长期大量用药者宜监测肾上腺皮质功能。② 12 岁以下儿童需要使用时应严密监护，妊娠初期 3 个月应避免使用。③ 不宜用于面部、腋窝及腹股沟处。④ 本品切忌进入眼内。

【患者用药指导】 只供外用。

哈西奈德 Halcinonide

【商品名或别名】 氯氟松,氯氟舒松,肤乐霜,乐肤液

【分类】 治疗学:肾上腺皮质激素类抗炎剂。

【指征和剂量】 用于湿疹、神经性皮炎、特应性皮炎、接触性皮炎、扁平苔藓、银屑病、各种瘙痒症等病。0.025%,0.5%,0.1%霜剂或0.1%溶液外用涂患处,bid或tid。

【制剂】 霜剂:0.025%,0.5%,0.1%。溶液:0.1%。涂膜剂:0.1%,每瓶10 ml。乐肤液:0.1%,每支10 ml,氯氟舒松软膏(肤乐霜):0.1%,每支10 g。

【作用机制】 为人工合成的含氯和氟局部用强效肾上腺皮质激素,具有较强的抗炎、抗过敏、止痒及血管收缩作用,并有抑制肉芽增生的作用。

【禁忌证】 禁用于细菌、真菌、病毒性皮肤病。孕妇慎用。

【不良反应】 局部可有烧灼感及引起毛囊炎、痤疮等。用于破损皮肤时可有刺痛感。

【注意事项】 不宜用于眼科及渗出性皮肤病。

【患者用药指导】 只供外用。

七、维 A 酸类

维A酸 Tretinoin

【商品名或别名】 维甲酸,视黄酸,维特明

【分类】 治疗学:维A酸类药。妊娠分类:C(外用霜剂),D(口服)。

【指征和剂量】 用于寻常痤疮,尤其是伴有皮脂增多的痤疮、各型鱼鳞病、毛发红糠疹、颜面单纯糠疹、毛囊角化病、掌跖角化病、汗孔角化病等角化异常性皮肤病;也用于银屑病、扁平苔藓、黏膜白斑、多发性寻常疣、皮肤基底细胞癌。

口服:10 mg,bid或tid。治疗银屑病、囊肿性痤疮0.5 mg/(kg·d),治疗毛发红糠疹2 mg/(kg·d)。外用:0.025%,0.05%,0.1%乳膏或软膏涂患处,bid。

【制剂】 片剂、胶囊、胶丸:5 mg,10 mg,20 mg。乳膏、凝胶、软膏:0.025%,0.1%,每支10 g,25 g,50 g。

【作用机制】 维A酸是维生素A在体内代谢的中间产物。它影响骨

的生长和上皮代谢，对表皮有去角质、抗增殖作用，其最基本的作用可能是与细胞蛋白质结合转移到细胞核内，调控基因的表达，从而能调节角质形成细胞的分化过程；它还能通过控制 T 细胞的活性，使外周血 T 细胞功能增强，调节免疫机能，增加迟发性变态反应，故可用于细胞介导的免疫缺陷疾病。此外，还可减少真皮中性粒细胞的趋化作用，故有抗炎作用。局部涂药对皮肤的穿透性强，能明显增强表皮细胞的更替。阻止体内某些致癌物质的活化，而有防癌作用。

【禁忌证】　禁用于孕妇及急性湿疹、皮炎处。肝、肾功能不全者慎用。

【相互作用】　不能与四环素及维生素 A 同时使用。

【不良反应】　内服可致畸胎，出现头痛、头晕、口干、唇炎、皮肤脱屑等不良反应，减量或口服谷维素或维生素 B_1、维生素 B_6 等可使反应减轻或消失。外用可引起局部发红、灼痛等刺激症状。

【注意事项】　① 服药期间须监测肝功能及血脂。② 外用浓度不得超过 3%，忌用于皮肤较薄的皱褶部位。

【患者用药指导】　① 妇女用药前后半年内应避孕。② 在使用维 A 酸时，应避免使用药物型肥皂和清洁剂、有干燥作用的肥皂及含高浓度的乙醇或收敛剂的化妆品，如刮胡水等。③ 本品宜在夜间使用，以防日光的刺激，治疗过程中应避免日晒，必要时可用避光剂。

异维 A 酸　Isotretinoin

【商品名或别名】　异维甲酸，顺式维甲酸，泰尔丝

【分类】　化学：3,7-二甲基-9-(2,6,6-三甲基-1-环己烯-1-基)2顺-4反-6反-8反-壬四烯酸。治疗学：维 A 酸类药。妊娠分类：X。

【指征和剂量】　用于对常规治疗无效的严重痤疮，尤其是对囊肿性及聚合性痤疮有特殊疗效，对毛发红糠疹、酒渣鼻、银屑病、红斑狼疮、硬皮病、汗管瘤、多发性脂囊瘤等亦有疗效。

口服：0.5 mg/(kg・d)，4 周后按疗效调整，剂量范围为 0.1～1 mg/(kg・d)，一般 12～16 周为 1 个疗程；需要第 2 个疗程时，中间停药 8 周，餐时或餐后立即服用；低剂量可 qd 口服，大剂量分数次服用。外用：涂搽患处，qd 或 bid，连用 6～8 周。

【制剂】　胶丸：每粒 10 mg。

【药动学】　本品口服后迅速由肠道吸收，2～4 h 后血浓度高峰，半衰期

为10～20 h,在肝脏或肠壁代谢,以原型及代谢产物由肾脏和胆汁排出。

【作用机制】 为维A酸的一种合成的立体异构体。由胃、肠道吸收,能促使上皮细胞增生及更新,抑制角质形成细胞的增生和分化过程,对皮脂腺的分泌有快速、较强的抑制作用,还能抑制胶原酶的形成及鸟氨酸脱羟酶的活性,抑制肿瘤发生。口服1～4 h血药浓度可达峰值。该药有嗜脂性,故与食物同服,其生物利用度比空腹服增加2倍。

【禁忌证】 孕妇、哺乳期妇女及肝肾功能不全、高脂血症者禁用。

【相互作用】 避免与维生素A及四环素同时服用。

【不良反应】 可发生皮肤、黏膜、唇、眼、鼻干燥、瘙痒、脱屑、头痛、厌食等,停药后均可消失。大量长期用药可致骨骼变化、关节痛、颅内压升高、视觉失调、血脂增高等。局部用药可引起皮肤发红、刺痛。

【注意事项】 本药有致畸胎作用,育龄期妇女或其配偶服药期间及服药前、后3个月内应严格避孕。育龄期妇女服药前、停药后应做妊免试验。

服药期间应每月监测肝功能、血脂,尤其是糖尿病、肥胖症、酗酒者。

【患者用药指导】 因可致畸,妇女用本品治疗中及停药后半年内应避孕。

阿维A酯 Etretinate

【商品名或别名】 依曲替酯,银屑灵,芳香维甲酸,芳香维甲酸乙酯,体卡松

【分类】 治疗学:维A酸类药。妊娠分类:X。

【指征和剂量】 主要用于治疗严重银屑病,尤其红皮病型银屑病、脓疱性银屑病,此外,对鱼鳞病、掌跖脓疱病、红斑角化症、毛发红糠疹、毛囊角化病、扁平苔藓、日光性角化、角化棘皮瘤、基底细胞癌等亦有一定疗效。

口服:成人初量0.75～1 mg/(kg・d),bid或tid,疗程2～4周,最大剂量不得超过75 mg/d,维持量通常为0.25～0.5 mg/(kg・d),通常服6～8周后达最佳效果。儿童0.5 mg/(kg・d),维持量0.1 mg/(kg・d)。

【制剂】 胶囊、片剂:每粒(片)2.5 mg,10 mg,25 mg。

【作用机制】 为第二代维A酸,是一种合成芳香维A类衍生物。动物实验证明,本品比维A酸类药疗效好,不良反应小。临床应用证实,对银屑病及角化不良症具有抑制表皮细胞增生、改善分化、抗角化等作用。并可抑制细胞溶酶体释放和中性粒细胞趋化性,使表皮细胞恢复正常代谢。

【禁忌证】 孕妇、哺乳期妇女及肝肾功能不全者、血脂过高者禁用。老人、糖尿病、酒精中毒患者慎用。

【不良反应】 常见有皮肤和黏膜干燥、唇炎、表皮皲裂、掌跖脱屑及瘙痒，偶见脱发、肝功能异常、血脂升高，颅内压升高等。

【注意事项】 ① 宜定期检查肝功、血脂。② 避免与维生素 A、苯巴比妥或四环素同服。

【患者用药指导】 本品有致畸副作用，生育年龄妇女停药后 3 年内不宜怀孕。

依曲替酸 Etretinate

【商品名或别名】 阿维 A，新体卡松

【分类】 化学：全反式-9-(4-甲氧-2,3,6-三甲苯基)-3,7-二甲基 2,4,6,8-壬四烯酸乙酸。治疗学：维 A 酸类药。妊娠分类：X。

【指征和剂量】 用于严重银屑病及各类皮肤角化不良病，如：红皮性银屑病、局部或全身性脓疱性银屑病，先天性鱼鳞病、毛发红糠疹、毛囊角化病等。成人银屑病：开始剂量为 25～30 mg/d，2～4 周后可根据临床疗效和耐受性决定维持剂量。一般在随后的 6～8 周内用 25～50 mg/d，以达到最佳疗效。角化性疾病：通常需要持续治疗，应服用可能的最低剂量，剂量可少于 20 mg/d，不超过 50 mg/d。

【制剂】 胶囊：每粒 10 mg。

【药动学】 服药后 1～4 h，本药的血浆浓度达到高峰。在与食物同时服时，经口摄入的本品利用度最佳。单一剂量的生物利用度效力约为 60%，但可因人而异(36%～95%)。本品同蛋白的结合可超过 99%，通过同分异构作用，葡糖醛酸化作用以及侧链分裂而被代谢。本品在血浆中的半衰期为 50 h，其中主代谢产物——顺阿维 A 酸的半衰期约为 60 h。其以代谢产物形式，约以相同等份经由肾脏与胆汁完全排泄。

【作用机制】 本品的活性成分阿维 A 酸是一种类似于维 A 酸的芳香族合成物质，可以使银屑病及角化疾病患者表皮细胞增殖、分化及角化正常。

【禁忌证】 育龄妇女、孕妇，哺乳期妇女，肝肾功能不全者，维生素 A 过高症、高血脂症及对本药过敏者禁用。

【相互作用】 本品与维生素 A 同服，可见维生素 A 过高症；与甲氨蝶呤合用,导致罹患肝炎的危险性增加;与四环素合用可增高颅内压,不可同时使用。

【不良反应】 较常见的不良反应有：唇干、唇炎和口角破裂,口腔黏膜干燥或发炎。偶见结膜炎、角膜炎、角膜溃疡,不能耐受角膜接触镜。肠道刺激症状,口渴,出汗,可逆性脱发,皮肤变薄及鳞屑。还可见有甲沟炎,指甲生长不良,肉芽肿,肌肉、关节、骨骼疼痛,转氨酶及碱性磷酸升高。三酰甘油及胆固醇增加,高密度脂蛋白减少,颅内压增高(头痛、视觉障碍)。骨化过度、骨骼外钙化,骨质变薄,骨质疏松和骨骺线提前闭合。

【注意事项】 虽然本品的半衰期约为 60 h,在体内仍有可能被代谢为半衰期较长的依曲替酯,因此对该药致畸胎作用的注意仍同依曲替酯,育龄期妇女或其配偶服药期间及服药前、后 3 年内应严格避孕。育龄期妇女服药前、停药后应做妊免试验。

【患者用药指导】 糖尿病、肥胖症、酗酒、脂类代谢障碍者慎用。

维胺酯　Viaminate

【商品名或别名】 乙氧碳基苯维生素甲酰胺

【分类】 治疗学：维 A 酸类药。妊娠分类：D。

【指征和剂量】 用于寻常痤疮、银屑病、颜面播散性粟粒狼疮、毛发红糠疹、毛囊角化症、掌跖角化症、鱼鳞病、扁平疣、黏膜白斑及蕈样肉芽肿等。

口服：25 mg,bid 或 tid,连用 4 周为 1 个疗程。外用：0.3%乳膏涂患处,qd、bid 或 tid。

【制剂】 胶囊：每粒 25 mg。乳膏：0.3%。

【作用机制】 维胺酯为国产的维 A 酸类衍生物,有调节和控制上皮细胞正常生长和分化作用,能提高细胞免疫和游离巨噬细胞的功能;能减少皮脂分泌达 80%~95%,停药后逐渐恢复到原水平;还能抑制角质形成细胞的角化过程,能使角化异常恢复正常及角质脱落;有抗炎、抑制癌症及抑制痤疮短小棒状杆菌的作用。

【禁忌证】 孕妇及肝功能不全、重症糖尿病、脂质代谢障碍者禁用。

【相互作用】 同维 A 酸。

【不良反应】 轻度口干、唇炎、头晕、恶心、面部干燥、食欲不振等,偶有肝功能异常、三酰甘油升高,但一般均能耐受,不影响治疗。

【注意事项】 禁止与维生素 A 同服。

【患者用药指导】 本品有致畸作用,用药前后半年内应避孕。

阿达帕林 Adapalene

【商品名或别名】 达芙文

【分类】 治疗学:维 A 酸类药。妊娠分类:C。

【指征和剂量】 用于成人及 12 岁以上儿童的寻常痤疮。0.1%凝胶剂外用涂患处,qn。

【制剂】 凝胶:0.1%,每支 15 g,30 g。

【作用机制】 本品是新合成的外用维 A 酸类药物,具有某些维 A 酸的生物活性,又具有其独特的生化特性。本品与维 A 酸一样结合特异性的核维 A 酸受体,但不与胞质维 A 酸结合蛋白结合。外用本品具有溶解粉刺作用,并能纠正表皮的异常角化和分化,从而抑制寻常痤疮的发生。作用机制主要是通过调节毛囊上皮细胞的分化,减少微粉刺的形成。同时可抑制多形核白细胞的趋化,抑制花生四烯酸经脂质氧化生成炎症介质,具有抗炎作用,可改善炎性皮损,使痤疮消退。

【禁忌证】 对本品过敏者禁用。

【相互作用】 不推荐与其他维 A 酸类药物同时使用。

【不良反应】 少数患者出现皮肤刺激症状,如红斑、烧灼感,多出现于用药 1~2 周内,减少用药次数或暂时停药可以减轻。

【注意事项】 应用本品时禁用维 A 酸类药物,但可以与红霉素、克林霉素、过氧苯甲酰类制剂配伍使用。

【患者用药指导】 只供外用。

他扎罗汀 Tazarotene

【商品名或别名】 炔维

【分类】 化学:乙炔类维 A 酸化合物。治疗学:维 A 酸类药。妊娠分类:X。

【指征和剂量】 用于治疗轻至中度寻常性斑块状银屑病:0.05%~0.1%凝胶剂外用,qd。

【作用机制】 为一种新的局部用维 A 酸制剂,选择作用于维 A 酸受体,针对银屑病的主要发病因素发挥作用:调节角质形成细胞的分化异常,改善角质形成细胞的增殖过度,促进炎症消退。

【禁忌证】 禁用于:① 孕妇、哺乳期妇女及短期有生育愿望的妇女。② 对维生素 A 或维 A 酸类药过敏者。③ 有日光灼伤、湿疹等皮肤病的患者。

【相互作用】 用药期间口服维生素 A 应慎重,因为他扎罗汀是维生素 A 的衍生物,两者并用有可能导致他扎罗汀副反应加重,体内维生素 A 含量超标等后果。

【不良反应】 主要不良反应是刺激局部皮肤,可表现为瘙痒、灼热、刺痛、红斑、刺激感、皮肤疼痛、湿疹、脱屑、皮炎、开裂、水肿、脱色、出血和干燥。

【注意事项】 ① 本品用量不宜过多,涂抹面积勿超过体表面积的 20%。② 眼周、鼻内,吹风及日晒引起的皮损或开放性伤口不宜用药,生殖器和皱褶部位慎用。③ 不宜用于湿润皮肤,用药后不能立即用绷带或衣物覆盖用药区域。④ 不要同时使用具有光敏性的药物,如:四环素、磺胺、氟喹诺酮等。

【患者用药指导】 ① 用药后常在第 1 周出现不良反应,使皮损表现更加严重,如红斑、灼痛、脱屑、瘙痒等,当皮肤适应后,这些症状会随治疗的持续而消失。② 用药期间的皮肤易受光线灼伤,要避免过多暴露于强光下。③ 本品会使皮肤变干燥,推荐使用润肤剂。④ 只供外用。

八、角质促成剂和松解剂

煤焦油 Coal Tar

【商品名或别名】 煤馏油,泽它

【分类】 治疗学:角质促成剂和松解剂。

【指征和剂量】 用于治疗银屑病、扁平苔藓、神经性皮炎、慢性及亚急性湿疹、脂溢性皮炎等。

5%~20%软膏、糊膏或 20%溶液剂外用。1%~5%浓度者用作角质促成剂,10%~20%用作角质松解剂,局部涂搽。1%洗剂(泽它洗剂)在使用前摇匀,将头发淋湿,取 5 ml 的洗剂倒在头上轻轻按摩,待泡沫变丰富后,保留 5 min,然后彻底冲净。

【制剂】 洗剂:1%,每瓶 60 ml,177 ml。

【作用机制】 系烟煤干馏副产品,含苯酚、煤酚等成分,为黑色液体,微溶于水。局部外用,能穿透完整皮肤,使感觉神经末梢麻痹,达到止痒、镇痛之目的,同时还具有轻度的兴奋作用和刺激作用。刺激基底细胞增殖,加速形成正常的角质层,不同浓度具角质形成、角质松解及防腐作用。

【禁忌证】 对本品过敏者禁用。

【不良反应】 偶见刺激,在极少数的情况下会对浅色毛发产生暂时性色泽改变,停药可消失。

【注意事项】 ① 本品系焦油类中作用较强者,但色黑有异臭,有光敏性和致癌等缺点,故不宜长期应用。② 此药对黏膜有刺激性,外用时应避免接触眼、口腔及外生殖器黏膜。③ 本品可能会污染衣物。

【患者用药指导】 只供外用。

糠馏油 Pityrol

【分类】 治疗学:角质促成剂和松解剂。

【指征和剂量】 治疗湿疹、皮炎。

【制剂】 2%～5%糠馏油鱼石脂锌氧油:糠馏油、鱼石脂各2～5 g,氧化锌油剂加至100 g。2%～5%糠馏油鱼石脂霜:糠馏油、鱼石脂各2～5 g,单冷霜加至100 g。5%～10%糠馏油鱼石脂糊剂:糠馏油、鱼石脂各5～10 g,氧化锌糊剂加至100 g。

【作用机制】 为米糠干馏所得黑色液体,刺激性小。

【相互作用】 与鱼石脂合用可加强疗效。

【患者用药指导】 只供外用。

鱼石脂 Ichthammol

【商品名或别名】 依克度,鱼石硫酸铵

【分类】 治疗学:角质促成剂和松解剂,消毒防腐剂。

【指征和剂量】 用于局部瘙痒、慢性及亚急性湿疹、皮炎、汗疱疹、脓肿、疖、痈、冻疮、烫伤、酒渣鼻等。

【制剂】 3%乳膏可作为止痒剂,涂患处,bid。1%～5%洗剂、油膏剂、糊剂用于湿疹、皮炎、汗疱疹等,bid。10%的糊剂、洗剂用于治疗冻疮、烫伤。10%～50%软膏用于局部消炎、消肿、治疗脓肿、疖肿、痈等,厚涂患处,qd或bid。

【作用机制】 对皮肤有缓和刺激和收缩局部血管的作用。根据治疗浓度不同而有角质促成、角质松解、止痒、促进化脓、消炎、消肿、收敛等作用。

【禁忌证】 对本品过敏者禁用。

【相互作用】 ① 水溶液可使生物碱及其盐类沉淀。② 水溶液遇明矾、硫酸锌、醋酸铅、硫酸铜、硝酸银、甘汞、升汞、氯化钠、氯化钾、氯化铵等即产生沉淀。③ 遇酸生成树脂状团块,与氢氧化碱及碳酸碱配合则放出氨气。

【不良反应】 个别患者涂药局部发红,停药后消失。

【患者用药指导】 只供外用。

蒽林 Anthralin

【商品名或别名】 地蒽酚

【分类】 治疗学:角质促成剂。妊娠分类:C。

【指征和剂量】 用于非进行期的银屑病,也可用于神经性皮炎、扁平苔藓、慢性湿疹、白癜风等。

0.1%,0.5%,1%霜剂、软膏或糊膏外用涂搽患处,qd,皮肤洗干净后,涂搽本品,视皮损厚薄程度和皮肤的耐受情况酌情掌握涂搽时间,一般保留10~30 min后擦掉。

【制剂】 霜剂、软膏、糊膏:0.1%,0.5%,1%。

【作用机制】 本品为人工合成的柯垭素类似物。外用透过表皮,通过对细胞代谢酶的调节,使酶失去活性,阻碍有丝分裂,抑制DNA的合成;同时还可使用角质形成细胞内的线粒体形态发生变异,功能受到影响;此外还能抑制聚胺的合成,抑制调钙蛋白活性,使表皮中cGMP下降,通过多种途径减缓表皮细胞分裂的增殖速率,使银屑病的病理结构趋于正常。作用强度比柯桠素大3~5倍,对真菌亦有杀灭作用。

【禁忌证】 对本品过敏者禁用。头面部、手部及黏膜忌用或慎用,肝肾功能异常者慎用。

【相互作用】 5%煤焦油或0.1%曲安奈德与蒽林合用可减少对皮肤的刺激。

【不良反应】 本品对皮肤有刺激和染色作用,有毒性,大量吸收可致中毒。

【注意事项】 对眼及黏膜有刺激性,切勿接触。

【患者用药指导】 只供外用,注意本品对皮肤及衣服的染色。

尿素　Urea

【商品名或别名】　脲，碳酰胺

【分类】　治疗学：角质促成剂和松解剂。

【指征和剂量】　外用于皲裂、银屑病、皮肤角化症、甲癣以及作为剥甲剂等。① 10%～20%乳膏或软膏剂用于鱼鳞病、手足皲裂、表皮角化症、银屑病等；局部涂搽，qd、bid 或 tid。② 20%～40%尿素软膏或纯尿素粉作为剥甲剂外敷、包扎，待病甲软化后将其剥离拔除，再继续外用药治疗，直至新甲生成。③ 10%尿素霜单用或与 1%氢化可的松或曲安奈德合用治疗瘙痒性皮肤病。④ 在多种制剂中加入一定浓度尿素，能促进主药的渗透吸收。

【作用机制】　本品作为外用药能使角蛋白溶解变性，吸收水分，并增加蛋白的水合作用；软化角质，促进药物的经皮吸收；浓度超过 20%有角质溶解及抗菌作用。

【禁忌证】　对本品过敏者禁用。

【注意事项】　① 本品忌与硝酸、亚硝酸盐、碱类、甲醛等配伍。② 本品水溶液久置易水解，放出氨及二氧化碳。

【患者用药指导】　只供外用。

尿囊素　Allantoin

【商品名或别名】　脲基海因，脲咪唑二酮

【分类】　治疗学：角质促成剂和松解剂。

【指征和剂量】　用于皮肤干燥皲裂、皮肤瘙痒、鱼鳞病、银屑病等鳞屑性皮肤病；也用于促进皮肤溃疡愈合，如淤积性溃疡等。1%乳剂或0.3%～1%霜剂、软膏剂外用涂患处，qd、bid 或 tid。

【制剂】　乳剂：1%。霜剂、软膏：0.3%～1%。

【作用机制】　尿囊素能增加皮肤角质细胞黏合质的吸湿能力，也能直接作用于角质蛋白分子，促使角质蛋白结合水的能力增加，吸收更多的水分，起到滋润皮肤的作用。同时也使角质蛋白分散、鳞屑离解、脱落，使皮肤变得光滑柔软。尿囊素兼有局部麻醉作用，能对刺激物起到缓和作用，达到止痒的效果。还有刺激上皮增生，促进肉芽组织的生长，促进伤口愈合的作用。

【不良反应】　未见有皮肤刺激、过敏及光敏反应报道。

【患者用药指导】　只供外用。

九、腐　蚀　剂

三氯醋酸　Trichloroacetic Acid

【分类】 治疗学：腐蚀剂。

【指征和剂量】 30％～60％溶液用于治疗扁平疣、寻常疣、跖疣、尖锐湿疣等。用玻璃棒蘸少量药液涂于患处，至局部发白，1次即可，1周病损自然脱落。至发白时可涂硫代硫酸钠溶液中和药液。

【作用机制】 无色结晶，有腐蚀、吸湿和收敛作用。易溶于水。

【注意事项】 健康皮肤禁涂药，皮损有糜烂、渗液暂时勿用药，须等皮损干燥后再用药。不宜用于面部。

【患者用药指导】 腐蚀时要保护皮损周围正常皮肤。

硝酸银　Silver Nitrate

【分类】 治疗学：腐蚀剂。

【指征和剂量】 用于腐蚀过度生长的肉芽组织、疣、皮赘和鸡眼。

【作用机制】 10％以上硝酸银液或硝酸银棒有腐蚀作用。

乳酸　Lactic Acid

【分类】 治疗学：腐蚀剂。

【指征和剂量】 与水杨酸配制脱甲软膏、治疗鸡眼、胼胝、角化过度型手足癣、甲癣和疣赘。

【制剂】 脱甲软膏：水杨酸 12 g，乳酸 6 g，凡士林加至 100 g。

【作用机制】 有消毒、杀菌作用，高浓度有腐蚀作用。

【注意事项】 用时要保护周围正常皮肤。

【患者用药指导】 只供外用。

十、细胞毒类药

氟尿嘧啶　Fluorouracil

【商品名或别名】 5－FU

【分类】 治疗学：细胞毒类药。妊娠分类：X。

【指征和剂量】 ① 治疗光线性角化、日光性唇炎、鲍恩病、Queyrat 红斑增殖病、鲍恩样丘疹病、尖锐湿疣、白癜风、淀粉样变、播散性表浅性汗孔角化症、寻常疣、扁平疣、银屑病、着色性干皮病、表浅性基底细胞上皮瘤等。2.5%～5%霜剂或软膏，涂患处，或用注射剂涂搽或湿敷患处，qd 或 bid。② 治疗角化棘皮瘤、瘢痕疙瘩。皮损内注射，本品 250 mg(5 ml)、曲安奈德 50 mg(5 ml)、1%利多卡因，按 1∶1∶1 比例配制，用助推器加压注射于皮损内，每 2 周 1 次，4 次为 1 个疗程。

【制剂】 氟尿嘧啶软膏、霜剂：2.5%，5%。氟尿嘧啶弹性火棉胶：5%。

【作用机制】 本品为嘧啶竞争性拮抗剂，在体内转变为氟尿嘧啶脱氧核苷酸，可抑制胸腺嘧啶核苷合成酶，干扰核酸和 DNA 的生物合成，也作用于 RNA，抑制免疫反应和肿瘤生长，具有选择性细胞毒作用。

【不良反应】 可有胃肠道反应，骨髓抑制，脱发，药疹。外用可致接触性皮炎、皮肤红肿、糜烂、炎症后色素沉着、甲床变黑，但可恢复。

【注意事项】 ① 孕妇、肝、肾功能不良、感染、心脏病、水痘、消化道出血患者慎用。② 面部损害用 0.5%～1%制剂，注意色素沉着，治疗前应告诉患者，以避免医疗纠纷。③ 角化明显疾病可用 5%～10%制剂。④ 用药期间定期查血常规。⑤ 用药期间出现毒性反应，立即停药。

【患者用药指导】 只供外用，本品对正常皮肤有一定的腐蚀性，外用时应尽量避免接触皮损周围的正常皮肤。

氮芥 Chlormethine

【商品名或别名】 恩比兴

【分类】 治疗学：细胞毒类药。

【指征和剂量】 本品的水、乙醇或二甲亚砜溶液，可用于治疗组织细胞增生症、多中心网状细胞瘤、光化性类网状细胞增生症、扁平苔藓及神经性皮炎等。外用治疗银屑病、白癜风、斑秃、蕈样肉芽肿等有较好的近期疗效。

用量：① 蕈样肉芽肿：10 mg 盐酸氮芥溶于 50 ml 生理盐水中，湿敷皮损处，15 min 后除去，用水清洗局部，qd，连续 4～7 次。② 银屑病、斑秃、白癜风：0.02%～0.05%酊剂，外搽局部，1～2 次/d。

【作用机制】 为最早用于临床的抗肿瘤药，氮芥通过与 DNA 链交叉联结，影响 DNA 的合成，抑制细胞的有丝分裂，具有较强的细胞毒作用。

另外,乙烯亚氨基能与巯基结合,激化酪氨酸酶,从而加速皮肤黑色素的形成。此外,尚有弱免疫抑制作用。

【不良反应】 外用可致接触性皮炎和皮肤色素沉着等。

【注意事项】 ① 孕妇慎用。② 不宜用于黏膜部位。③ 外用注意过敏反应,先少量应用,观察反应,如出现局部红斑、水疱,可适当稀释药液,或加入异丙嗪或地塞米松后应用。④ 长期应用有致癌性。

十一、免疫调节剂

干扰素 Interferon

【商品名或别名】 IFN

【分类】 治疗学:免疫调节剂。妊娠分类:C。

【指征和剂量】 用于治疗各种病毒感染性皮肤病及皮肤肿瘤、各型红斑狼疮、天疱疮、疱疹样皮炎、肥大细胞增生症等病,使用其与尿素配成的乳膏剂外用,可治疗银屑病、带状疱疹、扁平疣、寻常疣、尖锐湿疣、严重特应性皮炎等。

肌注、皮下注射,10 万 IU,2 次/周。

【作用机制】 干扰素是一种能抑制病毒复制的非特异性免疫活性物质、糖蛋白,无抗原性。内源性或外源性干扰素作用于未受感染细胞膜的受体,诱导生成多种胞质酶,选择性地抑制病毒的 mRNA 与宿主细胞核蛋白结合,影响病毒蛋白质合成,从而发挥抗病毒作用。主要生物作用为:调节机体的免疫监护功能,增加 NK 细胞、T 细胞杀伤力;增强巨噬细胞吞噬能力;直接抑制及杀伤肿瘤细胞,具有广谱抗病毒、抗肿瘤的生物效应。外用可影响角质形成细胞的增生分化,有轻度角质剥脱作用。

【禁忌证】 严重心脏病、肝、肾疾病、癫痫、中枢神经系统功能不佳者禁用。

【不良反应】 较多且广泛,主要有发热、寒战、乏力、肌肉痛、关节痛、食欲减退、睡眠障碍、血清丙氨酸转氨酶增高、低血压或高血压等不良反应,停药可恢复。严重不良反应是骨髓抑制,血小板、白细胞下降,还可出现自身免疫反应、心衰、肾衰等。

【注意事项】 ① 长期使用,定期检查血常规及肝功能。② 为减轻使用干扰素的不适感,可以在用前 1 h 使用吲哚美辛(消炎痛)、阿司匹林等。

咪喹莫特 Imiquimod

【商品名或别名】 明欣利迪，Aldara

【分类】 化学：非核苷类异环胺。治疗学：外用免疫调节剂。妊娠分类：B。

【指征和剂量】 用于尖锐湿疣，也可用于单纯疱疹等。

5%霜剂，外用：每周3次，睡前涂患处，用药6～10 h后，以中性肥皂清洗用药部位。疗程可用至16周。也可用于防止尖锐湿疣的复发。

【作用机制】 本品是一种新型外用免疫调节剂。作用机制尚未完全明了，其抗病毒活性不是直接的，但可以通过诱导细胞因子、活化免疫系统而达到抗病毒的目的。已证实本品可引起高水平干扰素(IFN)-α的产生，在人体外周血单核细胞内它也可诱导各种细胞因子，包括白介素(IL)-1、IL-6、IL-8，肿瘤坏死因子(TNF)-α和INF-α，且这种诱导是迅速和持久的，从而引起含病毒的细胞凋亡。另外也有研究证明：本品能激活朗格汉斯细胞从皮肤迁移至局部引流淋巴结，从而启动抗病毒的细胞免疫反应。

【不良反应】 用药后，局部常出现轻度至中度炎症反应(红斑)，通常可耐受，可能为治疗所必需的反应。该药的全身性不良反应少见，少数人用药后可能有疲劳、发热、流感样症状、头痛和肌痛等。

【患者用药指导】 只供外用。应注意本品外用可使避孕套和阴道隔膜变软，故使用时应避免性接触。

十二、遮 光 剂

对氨苯甲酸 Para-aminobenzoic Acid

【分类】 治疗学：遮光剂。

【指征和剂量】 配制5%洗剂、乳剂、凝胶剂外用。

【作用机制】 有遮光作用，吸收光谱为280～320 nm。

【不良反应】 偶见接触性皮炎和光敏性皮炎。

【患者用药指导】 只供外用。

二氧化钛 Titanium Dioxide

【分类】 治疗学：遮光剂。

【指征和剂量】 5%二氧化钛霜外用，预防日光性皮炎或作为红斑狼疮遮光剂。

【作用机制】 为天然矿物质,无臭、无味,不溶于水,是有效的物理性遮光剂,亦可作为扑粉和脂粉成分。

【患者用药指导】 只供外用。

水杨酸苯酯 Phenyl Salicylate

【商品名或别名】 萨罗,Salol

【分类】 治疗学:遮光剂。

【指征和剂量】 10%~20%软膏外用,预防光感性皮肤病。

【作用机制】 能吸收紫外线,不溶于水,溶于乙醇。

【患者用药指导】 只供外用。

羟氯喹 Hydroxychloroquine

【分类】 治疗学:抗疟药,免疫抑制剂,遮光剂。

【指征和剂量】 除用于治疗疟疾、原虫引起的肝病、类风湿性关节炎外,还可用于治疗红斑狼疮、皮肌炎、干燥综合征、结节病、多形性日光疹、扁平苔藓、狼疮性脂膜炎等。

口服:开始剂量,200 mg,bid;维持量,100~200 mg,bid,每次随餐或牛奶服用。限制用药量为小于 6.5 mg/(kg·d)。

【作用机制】 本品为抗疟药,还具有免疫抑制、紫外线吸收、抗炎、抑制某些酶的活性以及和核蛋白结合等作用,但作用机制尚不十分清楚。羟氯喹可抑制补体,对某些结缔组织病的治疗作用是由于该药在体内干扰了补体依赖性抗原抗体反应。

【禁忌证】 有视网膜病变者、已知对 4-氨基喹啉类药物过敏患者、妊娠妇女、儿童禁用。

【不良反应】 主要有中枢神经反应,如易怒、神经质、情绪变化、头痛、头晕、共济失调;神经肌肉反应,如眼外肌麻痹、骨骼肌萎缩、缺少深部肌腱反射、活动减退;眼部视网膜病变,产生视力模糊;血液学改变,如粒细胞缺乏;有致畸的可能。

【注意事项】 ① 有肝脏疾病患者慎用,治疗时应定期检查血常规及眼底。② 银屑病、卟啉症患者应用本药会使病情加重。

【患者用药指导】 治疗红斑狼疮,需要几周才能得到明显疗效,要取得整个疗效可能需半年或更多时间。

β胡萝卜素　Betacarotene

【商品名或别名】　倍他胡萝卜素

【分类】　治疗学：遮光剂。

【指征和剂量】　用于多形性日光疹、红细胞生成性原卟啉症、日光性荨麻疹、盘状红斑狼疮及皮肌炎的皮肤损害等。同时对心血管病及肿瘤有预防和抑制作用，也可作为药品和食品的着色剂。

口服：30～60 mg，tid。

【制剂】　片剂：每片 15 mg。胶囊：每粒 15 mg，每盒 20 粒。

【作用机制】　本品为维生素 A 的前身，在体外显示灭活新生态氧及抑制自由基的形成，用作口服防光剂。吸收后蓄积在所有可能发生光敏感的部位，可吸收 360～600 nm 的可见光谱，抑制光激发卟啉所产生的氧自由基，同时具有光屏障作用。并可保护吞噬细胞免受自身氧化的损害，促进 T、B 淋巴细胞的增殖，刺激增加 T 细胞的功能，促进某些白介素的产生，从而提高机体的免疫能力。

【禁忌证】　肝功能不良者禁用。

【不良反应】　服后可有皮肤黄染、腹泻及月经失调等。长期服用引起的毒性反应同维生素 A。

十三、脱　色　剂

氢醌　Hydroquinone

【商品名或别名】　对苯二酚，鸡纳酚，斑必治

【分类】　治疗学：脱色剂。妊娠分类：C。

【指征和剂量】　用于黑变病、黄褐斑、雀斑及色素沉着等。2%～5%软膏或乳膏外用涂患处，bid。

【制剂】　软膏、乳膏：2%～5%，每支 15 g。

【作用机制】　本品由苯胺氧化成对苯醌，再经还原制成，为脱色剂。它能阻断酪氨酸酶催化酪氨酸转变成二羟基苯丙氨酸（DPA），从而抑制了黑色素的生物合成，但不破坏黑素细胞及已形成的黑色素。

【不良反应】　对皮肤、黏膜有一定刺激性，浓度适宜，不良反应少。

【注意事项】 本品极易氧化变色,可适当加入抗氧化剂(如0.1%亚硝酸钠等),应避光保存。

【患者用药指导】 只供外用。

壬二酸 Azelaic Acid

【商品名或别名】 杜鹃花酸

【分类】 化学:天然直链饱和羧酸庚烷。治疗学:脱色剂。妊娠分类:B。

【指征和剂量】 用于黑变病、黄褐斑、雀斑和化妆品引起的色素沉着等。对寻常痤疮有较好疗效,对酒渣鼻及脂溢性皮炎也有效。

【制剂】 乳剂:1%。霜剂:10%~20%。

【作用机制】 在体外是酪氨酸酶的竞争抑制物,能抑制多巴和酪氨酸酶起反应,从而对结构功能紊乱、功能亢进或增殖的黑色素细胞有直接抑制和细胞毒作用,但对正常细胞很少有作用,因而有祛斑作用。对皮肤上的各种需氧菌和厌氧菌具有抑制杀灭作用,可作为外用抗菌剂,能显著减少皮肤细菌和滤泡内短小棒状杆菌类细菌的生长,使皮肤表面游离脂肪酸含量下降。对正常皮肤和痤疮感染的皮肤有抗角质化作用。

【禁忌证】 对本品过敏者禁用。

【不良反应】 可见局部刺激,如红斑、瘙痒、鳞屑和烧灼感,发生率5%~10%,一般较轻微和短暂。

【患者用药指导】 只供外用。

十四、非甾体类抗炎药

酮洛芬 Ketoprofen

【商品名或别名】 酮基布洛芬,法斯通

【分类】 治疗学:外用非甾体类抗炎药。妊娠分类:B。

【指征和剂量】 用于关节、肌腱,韧带或肌肉疼痛,炎症或损伤(关节炎、关节周炎症、关节滑膜炎、腱鞘炎、滑囊炎、挫伤、扭伤、脱位、半月板损伤、颈项僵硬、后背痛);浅表淋巴结炎、淋巴管炎、静脉周围炎、静脉炎以及皮肤红斑和炎症。外用:qd或bid,充分按摩使之易于吸收。

【不良反应】 长期局部用药可增加敏感性。

布洛芬　Ibuprofen

【商品名或别名】　芬必得(乳膏)

【分类】　治疗学：外用非甾体类抗炎药。妊娠分类：B。

【指征和剂量】　局部软组织疼痛及炎症，如扭伤、拉伤、劳损以及肩周炎、腱鞘炎、滑囊炎、腰背痛；类风湿性关节炎及骨关节炎。依患处面积大小，用本品适量在患处轻轻揉搓，tid 或 qid。

【作用机制】　抑制前列腺素的合成，从而发挥镇痛消炎作用。

【禁忌证】　对本品、其他非甾体抗炎药、丙二醇、羟基苯甲酸甲酯钠过敏者禁用。

【不良反应】　偶有皮肤瘙痒、发红、皮疹，用药片刻后即消失，一般不影响使用；极个别患者有轻度头昏及轻度胃肠道不适。

【注意事项】　本品不可用于皮肤破损部位。勿与眼睛及黏膜接触。不推荐孕妇、哺乳期妇女使用。

双氯芬酸二乙胺　Diclofenac Diethylamine

【商品名或别名】　扶他林(乳胶剂)

【分类】　治疗学：外用非甾体类抗炎药。

【指征和剂量】　用于肌腱、韧带、肌肉和关节创伤性炎症的局部治疗，如扭伤、劳损和挫伤；局限性软组织风湿病，如腱鞘炎、肩手综合征和滑囊炎；局限性风湿性疾病，如周围关节和脊柱的骨关节病，关节周围病变。2～4 g 外用，并轻轻揉擦，tid 或 qid。

【禁忌证】　皮肤损伤或开放性创伤处禁用。孕妇及哺乳期妇女慎用。

【不良反应】　偶可发生皮疹，皮肤瘙痒、发红。

【注意事项】　勿接触眼和黏膜。

依托芬那酯　Etofenamate

【商品名或别名】　优迈

【分类】　治疗学：外用非甾体类抗炎药。

【指征和剂量】　用于骨骼肌肉系统软组织风湿病，如肌肉风湿痛、肩周炎、腰痛、坐骨神经痛、腱鞘炎、滑囊炎、脊柱和关节软组织劳损、各种慢性关节炎，外伤如挫伤、拉伤。涂 5～10 cm 霜剂在疼痛部位，并用手轻轻按摩，tid 或 qid。

【不良反应】 罕见皮肤潮红。

【注意事项】 孕妇、哺乳期妇女和婴儿不推荐使用本药。

十五、复方制剂

复方克霉唑 Compound Clotrimazole

【商品名或别名】 荷洛松,Clotrasone

【分类】 治疗学:外用复方抗真菌药。妊娠分类:C。

【指征和剂量】 适用于治疗白念珠菌所致的皮肤念珠菌病,以及红色毛癣菌、须癣毛癣菌、絮状表皮癣菌和犬小孢子菌所致的手癣、足癣、股癣和体癣。

外用患处,早晚各1次。股癣、体癣和皮肤念珠菌病疗程2周,手、足癣疗程4周。

【制剂】 乳膏:5 g,10 g,15 g。每5 g含克霉唑50 mg,二丙酸倍他米松3.22 mg。

【药动学】 本品局部应用后克霉唑极少吸收,倍他米松的吸收有赖于表皮屏障的完整性。倍他米松吸收后由肝脏代谢,经肾排出。

【作用机制】 克霉唑的作用机制主要为高度选择性干扰真菌的细胞色素P450的活性,从而抑制真菌细胞膜上麦角固醇的生物合成。二丙酸倍他米松具有持久的抗炎、止痒和收缩血管作用。

【禁忌证】 禁用于:① 对本品任一组成成分过敏者。② 对其他皮质激素类药物或咪唑类药物过敏者。③ 眼科和尿布皮炎。

【不良反应】 偶可引起感觉异常、皮疹、水肿、继发感染。

【注意事项】 ① 本品不宜采用封包方式。② 伴有细菌感染时,应同时使用抗生素,如未达到预期疗效,应停用本药,直至细菌感染被充分控制。

【患者用药指导】 ① 避免接触眼睛。② 本品偶可引起局部皮肤过敏,一旦发生,应立即停药。③ 哺乳期妇女使用本品时应暂停哺乳。

复方硝酸益康唑 Compound Econazole Nitrate

【商品名或别名】 派瑞松,复方达克宁,复方益康唑,扶严宁,瑞方,益富清,硝酸益康唑/曲安奈德,ECONAZINE,Peverson,Pevisone

【分类】 治疗学:外用复方抗真菌药。

【指征和剂量】 用于皮肤癣菌、酵母菌等所致的炎症性皮肤真菌病及伴有真菌感染或有真菌感染倾向的湿疹样皮炎、甲沟炎、念珠菌性口角炎。

外用，每日早晚各1次，涂抹于患处，炎症性真菌病应持续至炎症反应消退，疗程不超过4周；治疗湿疹样皮炎时，疗程通常为2～4周。

【制剂】 软膏：15 g(含硝酸益康唑15 mg，醋酸曲安奈德1.65 mg)；乳膏、霜剂：5 g，10 g，15 g(均含1%硝酸益康唑，0.1%醋酸曲安奈德)。

【作用机制】 是由硝酸益康唑和曲安奈德组成的复方制剂，其中硝酸益康唑为广谱抗真菌药，对皮肤癣菌以及白色念珠菌等具有抗菌作用；曲安奈德是肾上腺素皮质激素类药，具有抗炎和抗过敏作用。

【禁忌证】 禁用于：① 对皮质激素类药物或咪唑类抗真菌药物过敏者。② 皮肤结核、梅毒或病毒感染(如水痘、各种疱疹)。③ 局部严重感染。

【不良反应】 偶见过敏反应，如皮肤烧灼感、瘙痒、针刺感等。

【注意事项】 ① 避免接触眼睛及其他黏膜处。② 避免在细嫩皮肤及面部过长时间使用，疗程应限制于3～4周内。③ 不宜用于小儿面部及婴儿垫尿布区域。

复方曲安奈德 Compound Triamcinolone Acetonide

【商品名或别名】 复方康纳乐，复方曲安缩松，Kenacomb，Kenacome

【分类】 治疗学：外用复方抗炎剂。

【指征和剂量】 用于湿疹、接触性皮炎、脂溢性皮炎、神经性皮炎及外阴瘙痒、肛门瘙痒等。

涂于患处，bid或tid。

【制剂】 乳膏、霜剂：5 g，15 g。每克含制霉菌素10万U、硫酸新霉素(相当于新霉素碱2.5 mg)、短杆菌肽0.25 mg和曲安奈德1.0 mg。

【作用机制】 具有消炎、止痒、抗真菌和抗细菌的作用。其中曲安奈德的主要作用为消炎、止痒和收缩血管；制霉菌素治疗念珠菌及其他酵母菌感染；新霉素与短杆菌肽抑制革兰阳性菌及阴性菌，且不易产生耐药。

【禁忌证】 禁用于：① 对本品所含各成分过敏者。② 除念珠菌外的其他真菌性皮肤病患者。③ 病毒感染性皮肤病患者。

【不良反应】 长期使用可能造成局部烧灼感、瘙痒、刺激、皮肤干燥、毛囊炎、皮肤萎缩、口周皮炎、痤疮样疹、继发感染等。

【注意事项】 ① 长期使用可导致菌群失调而引起二重感染，对此须同时使用其他抗菌药。② 新霉素有肾毒性和耳毒性,可引起新霉素吸收的大面积烧伤、营养性溃疡等患者应避免长期或大剂量使用。

复方卤米松 Compound Halometasone

【商品名或别名】 新适确得,复方适确得,复方卤美他松

【分类】 治疗学:外用复方抗炎剂。

【指征和剂量】 用于皮质激素有效且并发三氯生敏感细菌感染的炎症皮肤病,如脂溢性皮炎、接触性皮炎、特应性皮炎、局限性神经性皮炎、钱币状湿疹、皮肤擦烂及皮肤真菌病。

外用,qd 或 bid,薄层涂敷于患处,可轻轻揉擦。

【制剂】 乳膏:5 g,10 g(含卤米松 0.05%、三氯生 1%)。

【作用机制】 卤米松为糖皮质激素,具有抗炎、抗过敏、止痒、抗渗出和抗表皮增生作用。三氯生有广谱抗菌作用。

【禁忌证】 禁用于:① 对本品任一成分过敏者。② 皮肤结核、梅毒或病毒感染(如水痘、单纯疱疹、带状疱疹)。③ 预防接种时有皮肤反应(如种牛痘后)。④ 口周皮炎、寻常痤疮。

【不良反应】 ① 偶发:敷用部位刺激性症状如烧灼、瘙痒。② 罕见:皮肤干燥、红斑、皮肤萎缩。③ 三氯生可能引致接触性过敏反应。

【注意事项】 ① 无论患者年龄大小,均应避免本品的长时期连续性治疗。② 2 岁以下的婴孩,本品的治疗不应超过 7 d,用药面积不应超过体表面积的 10%。③ 应避免使用封包治疗。④ 不能用于没有急性炎症的细菌性或真菌性皮肤病。⑤ 禁用于有溃疡的部位、眼及眼周部位,应避免与眼结膜或其他黏膜组织接触;也不宜长期用于面部和皮肤皱褶区。

十六、钙调神经磷酸酶抑制剂

他克莫司 Tacrolimus

【商品名或别名】 普特彼

【分类】 治疗学:钙调神经磷酸酶抑制剂。

【指征和剂量】 适用于因潜在危险而不宜使用传统疗法,或对传统疗法反应不充分,或无法耐受传统疗法的中度至重度特应性皮炎患者,作为短期或间歇性长期治疗。

成人：0.03%和0.1%他克莫司软膏，外用患处，bid。儿童：0.03%他克莫司软膏，外用患处，bid。

【制剂】 软膏：每克含他克莫司0.03%或0.1%(W/W)，软膏基质为矿物油、石蜡、碳酸丙烯酯、白凡士林和白蜡。

【作用机制】 他克莫司治疗特应性皮炎的作用机制还不清楚。虽然对他克莫司的作用机制已有一定了解，但是这些发现与特应性皮炎的临床关系还不明确。他克莫司已被证实可以抑制T淋巴细胞活化，抑制皮肤肥大细胞和嗜碱粒细胞内已合成介质的释放，下调朗格汉斯细胞表面FCεRI的表达。

【禁忌证】 对他克莫司或制剂中任何其他成分有过敏史的患者禁用。

【不良反应】 外用本品可能会引起局部症状，如皮肤烧灼感、刺痛、疼痛或瘙痒。局部症状最常见于使用本品的最初几日，通常会随着特应性皮炎受累皮肤好转而消失。

【注意事项】 ① 封包疗法可能会促进全身性吸收，其安全性未进行过评价，故本品不应采用封包敷料外用。② 0.03%和0.1%浓度的本品均可用于成人，但只有0.03%浓度的本品可用于2岁及以上的儿童。

【患者指导】 ① 本品仅供外用，如果手部不是治疗区，在用药后应洗手。② 在使用本品期间，患者应减少或避免自然光或人工太阳光(UVA/UVB治疗)。③ 沐浴或淋浴后应等皮肤完全干燥后再应用本品。

吡美莫司 Pimecrolimus

【商品名或别名】 爱宁达

【分类】 治疗学：钙调神经磷酸酶抑制剂。

【指征和剂量】 适用于无免疫受损的2岁及2岁以上轻度至中度特应性皮炎(湿疹)患者。在症状和体征的持续期，在受累皮肤局部涂一薄层吡美莫司乳膏，bid。

【制剂】 乳膏：每克含10 mg吡美莫司，赋形剂含苯甲醇、十六醇、柠檬酸、单酰甘油和二酰甘油、油醇、丙二醇、十八烷基硫酸钠、氢氧化钠、十八醇、三酰甘油和水。

【作用机制】 吡美莫司是亲脂性抗炎症的子囊霉素巨内酰胺的衍生物，可细胞选择性地抑制前炎症细胞因子的产生和释放。吡美莫司与Macrophilih-12有高亲和性，能抑制钙依赖性磷脂酶神经钙蛋白。因此，能阻断T细胞内的炎症细胞因子的合成。

【相互作用】 尚不明确。

【禁忌证】 对吡美莫司或其他聚内酰胺类药物过敏或对任何一种赋形剂过敏者禁用。

【不良反应】 最常见的不良反应为用药部位烧灼感,常见的有用药局部反应(刺激、瘙痒和红斑)和皮肤感染(毛囊炎),不良反应通常发生在治疗早期,一般为轻度或中度,持续时间短。不常见的不良反应有病情和皮肤感染加重,如脓疱性皮炎、单纯疱疹、单纯疱疹性皮炎、传染性软疣、疣以及疖。

【注意事项】 ① 本品不能用于急性皮肤病毒感染部位(单纯疱疹、水痘)。如有皮肤细菌或真菌感染,应考虑适当的抗微生物治疗。在感染得到充分控制之前,应停止使用本品。② 本品可用于全身皮肤的任何皮肤部位,包括头面部、颈部和擦破的部位,但不能用于黏膜。③ 不宜用于封包疗法。④ 2岁以下儿童不建议用本药治疗。

【患者用药指导】 ① 在长期应用本品治疗特应性皮炎(湿疹)时,应在症状和体征一出现时即用,以预防病情加剧,应 bid 外用直到症状和体征消失;停药后若症状和体征再次出现,应立即重新使用,以预防病情加重。② 应避免药物接触眼睛和黏膜。如果不慎用于这些部位,应彻底擦去乳膏,并用水冲洗。③ 在用本品治疗期间,应避免皮肤过度光暴露,包括日光、PUVA、UVA或UVB治疗。

十七、其　　他

米诺地尔 Minoxidil

【商品名或别名】 长压定,敏乐啶,达霏欣

【分类】 治疗学:血管扩张药。

【指征和剂量】 用于斑秃、脂溢性脱发、早秃及其他脱发症。1%,2%,5%酊剂外用涂患处,3~5次/d,局部按摩3~5 min,连续数月。

【制剂】 酊剂:1%,2%,5%。

【作用机制】 为强效周围血管扩张剂,原用于治疗高血压,在治疗高血压中发现不良反应为多毛症。能扩张小血管,改善皮肤局部微循环,增加皮肤供血量,延长上皮细胞存活时间,使毛囊周围淋巴细胞浸润消失,促使毛发生长,使毳毛变为终毛。

【不良反应】 无严重不良反应，偶见皮肤瘙痒、接触性皮炎和光感性皮炎。局部外用后，血中米诺地尔浓度很低，一般不出现降血压作用。

【注意事项】 5%的制剂不用于女性患者。

非那雄胺 Finasteride

【商品名或别名】 保法止

【分类】 化学：全成4-氮甾体激化合物。妊娠分类：X。

【指征和剂量】 治疗男性秃发(雄激素性秃发)，能促进头发生长并防止继续脱发。推荐剂量为1 mg，qd，可与或不与食物同服。

【药动学】 本品是一种5α-还原酶抑制剂，对雄性激素受体无亲和力。

【禁忌证】 妇女和儿童及对本品任何成分过敏者禁用。

【不良反应】 临床研究中发生率不小于1%的不良反应有：性欲减退，阳痿，上市后报告的不良反应还有射精异常，乳房触痛和肿大，过敏反应，睾丸疼痛。

【注意事项】 用于治疗患有良性前列腺增生的老年男性秃发患者时，必须考虑到前列腺特异性抗原水平会降低约50%。

赤霉素

【商品名或别名】 奇酸，九二

【分类】 治疗学：生长刺激剂。

【指征和剂量】 用于斑秃、早秃及其他脱发症，慢性溃疡、烧伤创面、湿疹等。0.005%～0.05%溶液剂或0.02%软膏剂外用涂患处，bid。

【作用机制】 本品是从水稻恶病菌产生的一种物质中提炼而得的药物。是生长刺激剂，为农医两用激素类药物，在医疗上，本品能增强组织细胞的机体免疫力，促进毛发、肉芽及上皮细胞的生长，但无杀菌作用。

【制剂】 溶液剂：0.005%～0.05%。软膏剂：0.02%。赤霉素生发水：每1 000 ml内含赤霉素A320万U。

【相互作用】 内服可致肿瘤病变，男性乳房增大。

【注意事项】 仅供外用，切忌内服。

维生素E Tocopherol

【商品名或别名】 生育酚，产妊酚

【分类】 抗氧化剂。

【指征和剂量】 皮肤科用于治疗冻疮、小腿溃疡、各型紫癜、多形性红斑、结节性红斑、红斑狼疮、硬皮病、皮肌炎、带状疱疹及后遗神经痛、银屑病、萎缩纹及各种角化性皮肤病等。

口服：0.1～0.4 g/次，tid。肌注：0.2 g/d。外用：2%，10%乳膏或软膏涂局部，qd、bid或tid。

【作用机制】 是一种脂溶性的抗氧化剂，参与机体多种代谢过程。能保护细胞膜、防止细胞器退变，并增加皮肤毛细血管的血流量，增加血管对寒冷的抵抗力，维持毛细血管的正常通透性。外用有润肤、防护紫外线损伤和减缓色素或脂褐质沉积等作用。

【不良反应】 ① 大剂量长期应用可能出现恶心、免疫力低下、血栓、肺栓等。② 妇女长期服用出现月经量异常，导致乳腺癌。

补骨脂素 Psoralens

【商品名或别名】 补骨脂内脂，制斑素，敏柏宁，8-甲氧补骨脂素

【分类】 化学：呋喃骈香豆素类。治疗学：光敏剂。

【指征和剂量】 通常口服或外用后，加紫外线或日光照射治疗银屑病、蕈样肉芽肿、白癜风、斑秃、扁平苔藓、色素性荨麻疹和多形性日光疹。

8-甲氧补骨脂素片剂：初始剂量为10 mg，qd，渐增至20～40 mg/d，服药2～3 h后照射日光或长波紫外线，初照10～15 min，然后根据皮肤耐受力，每次增加5 min，直至30 min，最多不超过1 h。每周治疗2～3次。巩固治疗期每周1次，照射时间为0.5 h。75% 8-甲氧补骨脂素酊剂：将本品用75%的酒精稀释后涂于患处，1～2 h后照射日光或长波紫外线，初照0.5～1 min，然后每周增加1 min，出现明显红斑反应时，不再增加照射时间。qod或qd照射。

【制剂】 注射剂：每支1 mg/ml。片剂：每片10 mg。胶囊：每粒40 mg。溶液：25 mg/50 ml。制斑素注射液：每支2 ml，每盒10支。

【作用机制】 系由豆科植物补骨脂中提取出的一种有效成分，在日光和紫外光线作用下，与DNA结合抑制表皮DNA、RNA和蛋白质合成。补骨脂素中仅8-甲氧补骨脂素、5-甲氧补骨脂素和三甲基补骨脂素能使皮肤发生光敏感反应。口服8-甲氧补骨脂素产生红斑和晒黑作用比三甲基补骨脂素强，但局部外用较三甲基补骨脂素弱。

【禁忌证】 禁用于：① 对本品过敏者。② 严重肝肾功能不全者，心脏病或高血压的患者。③ 红斑狼疮，红细胞生成卟啉病，着色性干皮病及其他光敏疾病患者。④ 以往有皮肤癌，使用含砷药物或放疗的患者。⑤ 妊娠妇女和18岁以下的患者。

【相互作用】 不宜与磺胺药合用。

【不良反应】 少数患者服药后出现恶心；偶有头痛，头晕，皮肤瘙痒、精神抑郁、神经质、失眠。过度紫外线照射可引起日光性皮炎。个别患者可有雀斑或色素沉着。

【注意事项】 ① 服药后，白天需戴眼罩或能完全遮挡紫外线的墨镜防护。② 治疗产生红斑、水疱，应暂停治疗，恢复后再治疗，但晒太阳及照紫外线时间应缩短。③ 服药期间不宜进食具有光敏作用的蔬菜或水果。④ 涂用酊剂并照射后，应清洗患处，遮盖治疗部位，以免过度照射。

卡泊三醇 Calcipotriol

【商品名或别名】 钙泊三醇，多维力克，代维尼克，大力士

【指征和剂量】 用于寻常型银屑病，搽剂用于头部银屑病：将药膏外用涂于患处，搽剂少量搽于头部皮损，早晚各1次，生效后减量。每周用药不可超过100 g。

【制剂】 搽剂：30 ml。软膏：50 μg/g，15 g，30 g。

【作用机制】 本品是维生素D的衍生物，药效学性质与维生素D，活性代谢物骨化三醇相似。它能抑制皮肤角质形成细胞的过度增生和诱导其分化，从而使银屑病皮损增生及分化异常得以纠正。

【禁忌证】 对本品过敏者或钙代谢失调者禁用。

【不良反应】 常见的有病损及病损周围皮肤刺激反应，非皮损性红斑、浸润、脱皮，面部、头皮刺激反应和其他皮肤病。但通常较轻和短暂，很少需停药。高血钙症罕见，超量血钙升高，停药恢复正常。

【注意事项】 ① 本品可能对面部皮肤有刺激作用，故不宜用于面部，涂药后应小心洗去手上残留之药物。② 本品勿与水杨酸制剂同用。③ 单纯用搽剂每周用药不可超过60 ml，大力士软膏或霜剂每周用量不可超过100 g，若搽剂与药膏合用，两者用量皆应减少。④ 在动物实验中未发现本药有任何致畸作用。但本药在妊娠妇女中用药的安全性尚未完全确定。儿童也应慎用。⑤ 搽剂含可燃成分，应远离火源。

他卡西醇 Tacalcitol

【商品名或别名】 萌尔夫

【指征和剂量】 用于寻常性银屑病。将适量本药涂抹在患部,bid。

【制剂】 软膏:每支 10 g,每瓶 100 g。

【作用机制】 本品对表皮培养细胞及正常人或银屑患者患部取材的人表皮培养细胞有抑制 DNA 合成及抑制细胞增殖的作用。

【不良反应】 瘙痒、发红、刺激感、微痛感。

【注意事项】 ① 高龄者注意不要过量使用。② 孕妇或可能怀孕的妇女避免大量或长期大面积使用。③ 勿用于眼的角膜、结膜。

多磺酸黏多糖乳膏 Mucopolysaccharide Polysulfate Cream

【商品名或别名】 喜疗妥

【分类】 治疗学:外用抗炎药。妊娠分类:C。

【指征和剂量】 用于浅表情静脉、静脉曲张性静脉炎,静脉曲张和硬化术后的辅助治疗,血肿、挫伤、肿胀和水肿,血栓性静脉炎,由静脉输液和注射引起的渗出,抑制瘢痕的形成和软化瘢痕。

将 3～5 cm 的乳膏涂在患处并轻轻按摩,qd 或 bid。如有需要,可在医生指导下增加剂量。本品也适用于作为药膏敷料。治疗非常疼痛的炎症时,应把乳膏仔细地涂在患处及其周围,并用纱布或相似的材料覆盖。在用于软化瘢痕时,需用力按摩,使药物充分渗透入皮肤。

【制剂】 乳膏:每支 14 g。

【作用机制】 有效成分多磺酸黏多糖能迅速透过皮肤,在患处发挥作用。具有抗炎、促进水肿和血肿吸收,抑制血栓形成和生长、促进局部血液循环、刺激受损组织再生的功能,可迅速缓解疼痛和压迫感,减轻水肿和血肿。对皮肤无刺激性,耐受性良好。体内和体外生殖毒性实验均未显示任何诱导机体突变的迹象。尚无有关致癌危险性的调查。多磺酸黏多糖在剂量为 32 mg/kg 时无致畸性,但有胚胎毒性。

【禁忌证】 对乳膏任何成分或肝素高度过敏者禁用。开放性伤口和破损的皮肤禁用。

【不良反应】 偶见局部皮肤反应或接触性皮炎。

【注意事项】 不能直接涂抹于破损的皮肤和开放性伤口,避免接触眼睛或黏膜。

【患者用药指导】 不应与其他乳膏、软膏或局部喷雾剂同时应用于同一部位；贮藏于 30℃以下。由于含有对羟基苯甲酸，除非在医学监控下，本品不推荐在孕期或哺乳期应用。尚无多磺酸黏多糖局部应用于孕期或哺乳期妇女后对胎儿或婴儿造成危害的报道。

第二十六章　口 腔 科 用 药

一、牙体牙髓病用药

氟化钠溶液　Sodium Fluoride Solution

【分类】　化学：无机盐类。治疗学：防龋药。妊娠分类：C。

【指征和剂量】　用于新生恒牙防龋，浓度通常为2%。

隔湿，擦干牙面，以小棉球蘸本品涂擦牙齿2～3 min，每周1次，连续4次为1个疗程。以后每隔3年进行1个疗程，直至15岁，可使儿童龋患率降低40%左右。

【作用机制】　氟化物可降低釉质表层的溶解度，阻碍致龋细菌的生长和代谢过程，抑制糖蛋白在牙齿表面的吸附，可促进釉质的再矿化，从而提高牙齿的防龋能力。

【注意事项】　本品易腐蚀玻璃器皿，需置于聚乙烯塑料瓶中保存。

【患者用药指导】　① 坚持用药。② 配合其他的防龋措施，才能取得好的疗效。

氟化亚锡　Stannous Fluoride

【分类】　化学：无机盐类。治疗学：防龋药。妊娠分类：C。

【指征和剂量】　用于新生恒牙防龋，浓度通常为8%。

隔湿，擦干牙面，以小棉球蘸本品涂擦牙齿4 min，0.5～1年1次。

【作用机制】　有F^-和Sn^{2+}的双重抗龋作用。F^-的作用同氟化钠；Sn^{2+}作为表面活性剂可阻止细菌对牙面的黏附。并对致龋的变形链球菌有抑制作用。

【注意事项】　① 应在临用前配制，否则易氧化失效。② 应用本品涂擦牙齿后的30 min内不可进食或漱口，以免降低局部的有效浓度。

【患者用药指导】　同氟化钠溶液。

氟化钠甘油糊剂 Sodium Fluoride Glycerol Paste

【分类】 化学：氟化钠与甘油混合物。治疗学：牙本质脱敏药。妊娠分类：C。

【指征和剂量】 用于治疗感觉过敏的牙齿，常用浓度为75%。

用小棉球蘸本品少许，反复涂擦牙齿敏感处1～2 min。或用洁治磨光橡皮杯蘸本品少许反复摩擦过敏区1～2 min。

【作用机制】 由于F^-渗入牙齿硬组织中与钙盐结合，形成的氟化钙和氟磷灰石沉淀物，通过机械作用堵塞牙本质小管，从而降低外界刺激在牙齿中的传播速度和强度，达到脱敏目的。

【注意事项】 ① 用药后，应清水漱口。因为虽然此剂型和浓度的使用在安全范围内，但毕竟本品系剧毒药物。② 在制剂中加入着色剂以资识别。③ 因对玻璃有缓慢的腐蚀作用，故不宜长期储存在玻璃器皿中，应放在聚乙烯容器中。

【患者用药指导】 ① 此药脱敏的效果因人而异，有些患者需反复数次。② 如脱敏效果不显著，应由医生确定改用其他药物或方法。

脱敏糊剂 Desensitized Paste

【分类】 化学：多聚甲醛、氟化钠的混合糊剂。治疗学：牙本质脱敏药。妊娠分类：C。

【指征和剂量】 用于轻、中度感觉过敏牙齿。本品的剂型与牙膏相同，使用的方法和用量也与日常刷牙相同，bid。

【作用机制】 微量甲醛有促进继发性牙本质生成作用，并使表面神经纤维蛋白变性，阻滞刺激传导。氟化钠的作用同上。

【患者用药指导】 ① 此剂型与牙膏相同，使用安全方便。② 宜用软毛牙刷刷牙。③ 牙齿各面都要刷到，要注意反复多次，还可辅之以手指蘸糊剂在敏感牙面处反复摩擦。④ 效果是逐渐产生的，一般约需3个月。⑤ 停止其他造成牙体过敏的行为，如不良的刷牙方法、咬过硬的食物等。

樟脑酚液 Camphorated Phenol

【商品名或别名】 CP

【分类】 化学：樟脑、苯酚、95%乙醇。治疗学：消毒药。妊娠分类：C。

【指征和剂量】 ① 用于牙体窝洞的消毒：充填窝洞前用小棉球蘸本品擦拭。② 用于牙髓炎、根尖周炎的消炎镇痛：用小棉球蘸本品，置于已拔髓开放的窝洞内数分钟，有一定效果。③ 用于感染根管的消毒：用小棉球、棉捻或纸尖蘸本品后封入髓腔或根管内，用暂时性的材料密封窝洞 5～7 d 即可达到消毒作用。④ 用于牙周止痛：用棉捻蘸本品置牙周袋内，数分钟至半小时能缓解疼痛。

【作用机制】 樟脑有较好的镇痛和弱防腐作用，并可减轻酚的腐蚀作用和加强其渗透性。苯酚是原浆毒物，可使菌体蛋白变性，具有杀菌和镇痛作用。用于消毒窝洞和感染较轻的根管，牙周肿胀时敷于牙周袋中可止痛。

【注意事项】 本品放置过程中颜色易变深，应密闭避光保存，配制及储存的容器须干燥。

【患者用药指导】 本品味道较特殊，应预先告诉患者。

麝香草酚酊 Thymol Tincture

【分类】 化学：酚类衍生物麝香草酚、95%乙醇配制而成。治疗学：消毒药。妊娠分类：C。

【指征和剂量】 常用浓度为 25%。① 用于窝洞消毒：充填窝洞前用小棉球蘸本品擦拭。② 用于牙本质脱敏：脱敏时用小棉球蘸本品置于过敏区，再以烤热的牙胶充填器置于棉球上，届时会产生白雾。充填器与棉球的接触时间以患者对所出现的疼痛能够耐受为度，反复 2～3 次。③ 用于根管消毒：用小棉球、棉捻或纸尖蘸本品后封入髓腔或根管内，用暂时性的材料密封窝洞 5～7 d 即可达到消毒作用。

【作用机制】 麝香草酚系为酚类衍生物，防腐力强，刺激性小，能渗入牙本质小管内，对腐败物质有分解作用，并有轻微的镇痛作用。本品还能渗透入牙本质小管形成结晶，隔绝外界刺激。

【注意事项】 本品应新鲜配制，密闭避光保存以免挥发。

丁香油(丁香油酚) Clove Oil (Eugenol)

【分类】 化学：丁香油为丁香干燥花蕾中蒸馏而得到的一种挥发油，其有效成分为丁香油酚，在丁香油中占 80%以上。治疗学：安抚剂。妊娠分类：B。

【指征和剂量】 ① 用小棉球蘸本品置于龋洞中或急性牙髓炎开髓后

的穿髓孔处。② 与氧化锌按不同比例调匀后可分别作为牙髓充血患牙的安抚治疗;近髓窝洞的垫底和窝洞暂时封闭剂。③ 作为硝酸银的还原剂,用于牙齿的脱敏。

【作用机制】 丁香油有镇痛、消毒和防腐作用。

【患者用药指导】 单凭此药止痛效果不明显,应按医嘱进行其他相应的处理。本品味道较特殊,应预先告诉患者。

丁香油氧化锌糊剂 Zinc Oxide - Eugenol Paste

【分类】 化学:氧化锌、麝香草酚、丁香油等适量配制而成的糊剂。治疗学:护髓药。妊娠分类:B。

【指征和剂量】 取适量粉末,与液体调匀成糊状待用。① 深龋充填之前,近髓处洞底的铺垫。② 牙髓充血时作为安抚覆盖剂。③ 调整粉液比例后可做窝洞的暂封材料和根管充填料。

【作用机制】 丁香油有镇痛作用,氧化锌有收敛和消毒作用。

【患者用药指导】 本品有特殊味道,做窝洞的暂封材料应预先告诉患者。

洞衬剂 Cavity Lining

【分类】 化学:透明松香、氯仿配制而成。治疗学:护髓药。妊娠分类:B。

【指征和剂量】 备洞后,将本品少量涂布于洞底,立即吹干。

【作用机制】 本品作为牙髓刺激性充填物使用前的隔离保护层,也称护洞剂,目的是隔绝理、化刺激,保护牙髓。

【注意事项】 勿将本品涂于窝洞侧方边缘,因本品被唾液溶解后会形成缝隙,造成继发龋。

氢氧化钙糊剂 Calcium Hydroxide Paste

【分类】 化学:氢氧化钙、1,2 丙二醇等配制而成的糊剂。治疗学:护髓药。妊娠分类:B。

【指征和剂量】 用于保护牙髓或盖髓。

可直接覆盖于露髓处或洞底。临用时取适量粉剂与液体调成糊剂,置于露髓孔表面或窝洞底,外封氧化锌丁香油糊剂。

【作用机制】 具有强碱性的氢氧化钙有抑菌和中和炎症区酸性产物等作用,因本品含有大量的钙,可使初步软化脱钙的牙本质重新钙化,促进继发性牙本质生成。

【注意事项】 ① 使用时不可加压,以免对牙髓造成新的损伤。② 本品为强碱性药物,与其他抗生素合用时应注意,一般可与耐碱性的抗生素如磺胺类等配伍。③ 临用时配制,不宜久置。

钙维他

【分类】 化学:氢氧化钙、磺胺嘧啶、碘仿、盐酸丁卡因、水等成分调成的糊剂。治疗学:护髓药。妊娠分类:B。

【指征和剂量】 用于保护牙髓或盖髓。还具有抑菌、消炎、防腐、镇痛及促进牙髓愈合的作用。

可直接覆盖于露髓处或洞底,临用时,取粉剂与液体适量调成糊剂,置于露髓孔或窝洞底。

【作用机制】 氢氧化钙因具强碱性而可中和炎症区酸性物质和抑菌作用;钙可使初步软化脱钙的牙本质重新钙化,促进继发性牙本质生成;碘仿为温和的局部镇痛、消毒剂,与体液接触后产生少量的游离碘而有消毒作用;丁卡因能透过黏膜,为黏膜麻醉剂。

【注意事项】 同氢氧化钙。

抗生素糊剂 Antibiotic Paste

【分类】 化学:抗生素(常用为金霉素、四环素、土霉素、氯霉素等)与泼尼松、丁卡因等混匀配制而成。治疗学:消炎药。妊娠分类:X。

【指征和剂量】 用于炎性牙髓的消炎。

取本品适量直接覆盖于露髓处或窝洞底。

【作用机制】 抗生素为主要成分,故有明显的杀、抑菌作用;另有激素和麻醉药物,故有一定的消炎止痛的作用,适用于牙髓消炎。

【注意事项】 本品临时配用,不可久置;警惕药物过敏。

亚砷酸糊剂(乳牙用) Arsenous Acid Paste (for Deciduous Teeth)

【商品名或别名】 砒霜

【分类】 化学:三氧化二砷、普鲁卡因、酚等配制而成。治疗学:乳牙牙髓失活剂。妊娠分类：C。

【指征和剂量】 用于乳牙牙髓失活。

取本品针头大小封入窝洞内，24 h 以后可使牙髓失活，但封药时间不应超过 48 h。

【作用机制】 三氧化二砷为细胞原生质毒剂，与牙髓接触后能使牙髓中的神经、血管等组织破坏、坏死，使牙髓失去活力。

【注意事项】 ① 本品为剧毒品，应严加保管。② 不提倡本品用于前牙，因本品可引起牙髓出血，血液分解后会引起牙齿变色。③ 封药要严密，以防药物溢出，造成牙周组织的损害。④ 嘱患者按时复诊，以免造成尖周组织的损害。⑤ 万一出现了正常组织损伤，一定要及时、彻底清除坏死组织，并用碘制剂终止其损伤进程，反复换药至痊愈为止。

【患者用药指导】 ① 反复告诫患者，让其认识到按时复诊的重要性。② 封药后疼痛出现的规律要向患者交代清楚，以免引起恐慌。③ 嘱患者不要咬硬物，如果暂封物脱落或疼痛加剧时，立即复诊。

亚砷酸糊剂(恒牙用) Arsenous Acid Paste(for Permanent Teeth)

【商品名或别名】 砒霜

【分类】 化学：三氧化二砷、三(多)聚甲醛和丁卡因等配制而成。治疗学：恒牙牙髓失活剂。妊娠分类：C。

【指征和剂量】 用于恒牙牙髓的失活。

取针头大小的本品(约 5 mg)，封于恒牙露髓孔处，一般 48 h 可使牙髓失活。

【作用机制】 三氧化二砷为细胞原生质毒剂，与牙髓接触后能使牙髓中的神经、血管等组织、坏死，导致牙髓失去活力。

【注意事项】 同亚砷酸糊剂(乳牙用)。

【患者用药指导】 同亚砷酸糊剂(乳牙用)。

金属砷糊剂 Metallic Arsenic Paste

【分类】 化学：金属砷。治疗学：牙髓失活剂。妊娠分类：C。

【指征和剂量】 用于牙髓失活。

取本品适量，封于露髓孔处，一般 5～7 d 可使牙髓失活。

【作用机制】 金属砷与牙髓接触后形成氧化成亚砷酸，亚砷酸使牙髓失去活力。

【注意事项】 同亚砷酸糊剂。

多聚甲醛糊剂 Paraformaldehyde Paste

【分类】 化学：多聚甲醛、丁卡因、羊毛脂、石棉粉等配制而成。治疗学：牙髓失活剂。妊娠分类：C。

【指征和剂量】 用于牙髓失活。

取本品适量封于露髓处，10～14 d可使牙髓失活。

【作用机制】 本品作用于牙髓时，首先使血管壁麻痹，血管扩张、出血，形成血栓，引起血运障碍而使牙髓坏死，并有杀菌作用，从而使牙髓处于无菌的"干尸化"状态。

【注意事项】 ① 本品较三氧化二砷类的失活剂温和、安全。② 盐酸丁卡因不稳定，本品宜新鲜配制。③ 封药时间、疼痛规律等要向患者交代。

【患者用药指导】 同亚砷酸糊剂。

蟾酥糊剂 Bufo Secretion Paste

【分类】 化学：蟾酥、川乌、丁卡因等配制而成。治疗学：牙髓失活剂。妊娠分类：C。

【指征和剂量】 用于牙髓失活。

取本品适量封于露髓孔处，2～3 d后可使牙髓失活。

【作用机制】 蟾酥可使牙髓组织坏死，适用于牙髓失活。

【注意事项】 同亚砷酸糊剂。

【患者用药指导】 同亚砷酸糊剂。

干髓剂(乳牙用) Pulp Mummification Paste (for Deciduous Teeth)

【分类】 化学：麝香草酚、普鲁卡因、碘仿、甲醛、氧化锌等配制而成。治疗学：干髓剂。妊娠分类：C。

【指征和剂量】 用于乳牙牙髓组织干化。

将适量的干髓剂置于根管口轻压，使本剂与已失活的牙髓密切接触。

【作用机制】 甲醛可使牙髓血管麻痹，扩张，血栓形成，使未完全失活的牙髓彻底失活，酚能凝固蛋白质，并可减轻甲醛的激惹作用。本品可保持牙髓组织无活力、干燥和无菌的状态，即"干尸化"。

【注意事项】应注意不要损伤恒牙胚。

干髓剂(恒牙用) Pulp Mummification Paste (for Permanent Teeth)

【分类】化学：三(多)聚甲醛、硫酸锌、麝香草酚、氧化锌、三甲酚等搅拌，使其呈糊状。治疗学：干髓剂。妊娠分类：C。

【指征和剂量】 用于恒牙牙髓组织干化。

将适量的干髓剂置于根管口轻压，使本剂与已失活的牙髓密切接触。

【作用机制】 三(多)聚甲醛在糊剂中可缓慢地释放甲醛气体，渗入失活的根髓中，使之固定而成干髓。无水硫酸锌和氧化锌为收敛剂。麝香草酚能凝固蛋白质，可缓解甲醛的激惹作用。三甲酚为杀菌剂，其效力约比酚强4倍。本品可使牙髓组织保持无活力、干燥和无菌的状态，即"干尸化"。

【注意事项】 本品不能久存，因三(多)聚甲醛在糊剂中不稳定，应临用时调成糊剂。

【患者用药指导】① 嘱不用患牙咬硬物，必要时做冠修复。② 术后1年，如原症状未消失或出现新症状应复诊。由医生确定处理方案。

甲醛甲酚溶液 Formaldehyde Cresol Formocresol Solution

【商品名或别名】FC

【分类】 化学：甲醛溶液、三甲酚或甲苯酚、95%乙醇配制而成。治疗学：根管消毒药。妊娠分类：C。

【指征和剂量】 用于根管消毒和根髓组织固定。

用小棉球、棉捻或纸尖蘸本液适量置于髓腔或根管中，然后用暂时性的材料封闭窝洞，一般封药时间为7～14 d。

【作用机制】 甲醛有凝固蛋白的作用，甲酚为原生质毒，有杀菌、止痛的作用。

【注意事项】 ① 本品刺激性强，用小棉球、棉捻或纸尖蘸本品时要避免药液太多而溢出根尖孔，从而引发化学性根尖周炎。② 不宜连续多次使用，以免产生抗药性。③ 用暂时性的材料封闭时要注意严密，否则药液容易溢出。④ 密闭避光保存。

樟脑对氯苯酚 Camphorated Paramonochlorophenol

【商品名或别名】 樟脑酚

【分类】 化学:樟脑、对氯苯酚配制而成。治疗学:根管消毒药。妊娠分类:C。

【指征和剂量】 同甲醛甲酚溶液。

【作用机制】 本品杀菌力与渗透性较一般酚类强。抗菌谱广,对真菌也有效,腐蚀性和毒性较小,对热和光的作用稳定。因与樟脑配制降低了刺激性,并减缓了氯的释放,延长了抗菌效果。

【注意事项】 本品对根尖周组织有刺激作用,用量不宜过多。余同甲醛甲酚溶液。

木馏油 Creasote

【分类】 化学:酚和酚类衍生物的混合物。治疗学:根管消毒药。妊娠分类:C。

【指征和剂量】 同甲醛甲酚溶液。

【作用机制】 本品消毒作用和镇痛作用都比酚强,而刺激性小于酚和甲醛甲酚,遇脓液、坏死组织等有机物仍有消毒作用。

碘仿糊剂 Iodoform Paste

【分类】 化学:碘仿、丁香油等的混合物。治疗学:根管消毒药。妊娠分类:C。

【指征和剂量】 根管消毒、尖周组织消炎,三氧化二砷性尖周炎的解毒:用根管器械将其填入根管中,然后用暂时性的材料封闭窝洞,一般封药时间为7~14 d,必要时可多次换药。

【处方组成】 碘仿30 g,氧化锌31 g,丁香油2 ml,凡士林37 g。

【作用机制】 本品遇有机物时缓慢释放游离碘从而起到杀菌作用;能吸收创面的渗出物,适用于根尖周区渗出多和叩痛久不消失的病例;促进肉芽组织生长,使创口愈合;本品的刺激性小,对三氧化二砷引起的化学性根尖周炎有特效解毒作用。

氯胺T钠溶液 Tosylchloramide Sodium Solution

【商品名或别名】 氯亚明溶液

【分类】 化学:氧化剂。治疗学:根管冲洗剂。妊娠分类:B。

【指征和剂量】 ① 清理消毒根管:将本品滴入根管,用细拔髓针反复提插，再用3%过氧化氢液冲洗。② 防止感染物推出根尖孔：拔髓前滴入本品。

【作用机制】　氯亚明对正常组织无刺激性，能溶解坏死组织，杀菌作用强。

【注意事项】　本品宜新鲜配制，避光密闭保存。

次氯酸钠溶液　Sodium Hypochlorite Solution

【商品名或别名】　氯化苏打溶液

【分类】　化学：氧化剂。治疗学：根管冲洗消毒剂。妊娠分类：A。

【指征和剂量】　用于冲洗消毒根管。

将本品滴入根管，用细拔髓针反复提插，再用3%过氧化氢液冲洗，可反复多次，用毕一定要用生理盐水冲洗以免本品残留。

【作用机制】　本品含次氯酸钠，易分解并产生新生氧，从而起到杀菌、除臭、除污作用。适用于根管的预备和消毒。

【注意事项】　① 本品对软组织有腐蚀性，使用时应采取措施保护医务人员和患者的软组织。② 本品存放不能超过3个月。③ 本品有漂白作用，勿接触有色衣物。

根管糊剂　Pulp Canal Paste

【分类】　化学：氧化锌等药物配制的糊剂。治疗学：根管填充剂。妊娠分类：B。

【指征和剂量】　用于根管充填。

临时配制，取适量粉剂和液体，调拌成糊剂，置入髓腔及根管，可用以根管钻或螺旋充填器蘸取，填入根管内。

【作用机制】　本品作充填可在24 h内逐渐硬固，有消毒作用。本品是糊剂，可弥补牙胶尖等固体充填物根管充填时留下的缝隙。

【注意事项】　调制时要注意无菌操作。

CCQ糊剂　CCQ Paste

【分类】　化学：氢氧化钙、氧化锌、硫酸钡等配制而成。治疗学：根管填充剂。妊娠分类：B。

【指征和剂量】　① 用于根管充填：将本品导入根管。② 用于盖髓治疗：将本品置窝洞底或穿髓孔处。③ 用于活髓切断术：将本品置于活根髓断面。

【作用机制】 氢氧化钙为碱类药物，具有消炎、镇痛、消毒作用，可用作根管充填、盖髓、活髓切断等牙髓治疗。

牙髓塑化液Ⅰ Resinifying Solution of Dental Pulp Ⅰ

【商品名或别名】 酚醛树脂

【分类】 化学：酚醛类。治疗学：根管塑化剂。妊娠分类：B。

【指征和剂量】 用于弯细根管或有折断器械根管的充填。

临时取第1液1滴、第2液2滴，在瓷皿中混合后水浴加热至颜色变深，注入根管，充满为止，用小棉球吸除多余塑化液，所用注射器应立即清洗。

【作用机制】 经聚合反应成为酚醛树脂，使髓腔和根管闭塞，对根管进行塑化治疗是将其内残存的炎症、坏死组织塑化在根管中，把这些导致根尖周病的物质转化为无害物质。

【注意事项】 ① 仅限于后牙，因本品会导致牙齿变色。② 酚醛树脂在凝固前有较强的刺激作用，使用时应采取措施保护医务人员和患者的软组织。③ 限制根管器械的工作长度，以免塑化液溢出根尖孔引起根尖周炎。④ 本品X线不阻射，无法检查根管的充填程度，故根管器械工作长度的正确判断尤为重要。⑤ 采用本品进行的"牙髓塑化治疗"，因其远期效果较常规根管治疗术差，故应严格掌握适应证。只能作为一种选择而不能作为常规方法取代根管治疗术。

牙髓塑化液Ⅱ Resinifying Solution of Dental Pulp Ⅱ

【商品名或别名】 酚醛树脂

【分类】 同牙髓塑化液Ⅰ。

【指征和剂量】 用于弯细根管或有异物根管的充填。

用时取第1、第2液各0.5 ml，加入第3液0.12 ml，置弯头注射器中或塑料制小瓶盖中，摇匀或搅拌至发热，呈棕红色时注入根管使之充满，除去多余塑化液。所用注射器应立即清洗。

【作用机制】 同牙髓塑化液Ⅰ。

【注意事项】 同牙髓塑化液Ⅰ。

甲硝唑乙酰螺旋霉素糊剂　Metronidazole and Acetyl Spiramycin Paste

【分类】化学：抗生素。治疗学：空管治疗药。妊娠分类：C。

【指征和剂量】　用于空管药物治疗术。

将本品导入根管达根长的2/3处，垫基后永久充填。

【作用机制】　本品具有抗菌消炎的作用，使根管内保持无菌，促进根尖周组织炎症愈合和磷酸钙沉积，封闭根尖孔。

【注意事项】　采用本品进行的"空管药物疗法"，因其远期效果较常规根管治疗术差，故应严格掌握适应证。只能作为一种选择而不能作为常规方法取代根管治疗术。

二、牙周病治疗用药

盐酸米诺环素软膏　Minocycline Hydrochloride Ointment

【商品名】派丽奥

【分类】　化学：四环素类。治疗学：牙周病药。妊娠分类：D。

【指征和剂量】　对葡萄球菌、肺炎球菌等革兰阳性菌以及大肠杆菌、克雷杆菌、肠杆菌等革兰阴性菌具有广谱抗菌作用。主要能改善牙龈卟啉菌、中间型普氏菌、产黑色普氏菌、核梭杆菌和伴放线杆菌、所致牙周炎(慢性扁圆形牙周炎)的各种症状。

洁治或龈下刮治后，将软膏注满患部牙袋内，每周1次，连用4次。本品为一次性用品。

【制剂】软膏剂：每支10 mg/0.5 g。

【作用机制】　本品的主要成分有两个：盐酸二甲胺四环素和7-二甲胺四环素。盐酸二甲胺四环素能阻止细菌的蛋白合成而具有广谱的抗菌作用；7-二甲胺四环素能明显抑制与破坏牙周组织和形成牙周袋有关的胶原酶的活性。

【相互作用】　四环素类抗生素本身会使血浆凝血酶原低下，因此与抗凝血剂并用时，应减少用量。

【禁忌证】　对四环素类药物过敏者禁用。

【不良反应】局部有刺激，都是在牙周袋内注药后即刻出现的，随即消失属于一过性的。

【注意事项】①用药前应洁牙，使局部没有软垢、菌斑和牙石。②将药物送至袋底。③ 注入速度要慢以免疼痛。④ 用药期间一旦出现过敏反应(瘙痒、发红、肿胀、丘疹、水泡等)、局部出现耐药性、不敏感菌所致感染症应停止用药。⑤ 如症状不见改善,应改用其他疗法。

牙周塞治剂 Periodontal Pack

【分类】 化学:松香、氧化锌、鞣酸和氯己定粉等配成的膏状剂。治疗学:牙周病药。妊娠分类:A。

【指征和剂量】 用于牙龈创面的保护。

临时取适量粉剂与液体调成较干厚的糊剂,搓成条状敷贴于牙周病变处或手术区。

【作用机制】 鞣酸能凝固蛋白质,有较强的收敛、消毒和止血作用。加石棉可增加本剂凝固后的牢度。本品能保护创面,无刺激性。

【注意事项】 ① 敷药区的隔湿干燥是能否贴牢的前提。② 应向患者交代本品的保护方法,尽量延长其附着时间。③ 须配合其他牙周治疗。

牙周宁片

【分类】 化学:天然提取物。治疗学:牙周病药。妊娠分类:A。

【指征和剂量】 用于治疗牙龈炎、牙周炎等。

口服:开始量 240～320 mg,tid;维持量 80～160 mg,tid。

【制剂】 片剂:每片 40 mg。

【作用机制】 本品有消炎、止血、止痛作用,无不良反应。

【注意事项】 ① 须配合其他牙周治疗。② 要坚持按时服用。

碘甘油 Iodine Glycerin

【分类】 化学:氧化剂。治疗学:牙周病药。妊娠分类:C。

【指征和剂量】 浓度为 1%,用于治疗龈炎、牙周炎、冠周炎等。

冲洗牙周袋,擦干,用镊子尖夹取本品,送入牙周袋内,然后用棉球吸除多余的药液。

【制剂】 液体:每瓶 20 ml。

【作用机制】 有防腐、收敛和轻微腐蚀作用。其中的碘能氧化细胞质的活性基因,并与蛋白质的氨基结合,使之变性,从而杀死细菌。

【注意事项】 ① 碘有腐蚀性,称量时应放在玻璃器皿中。② 密封,避光贮存。③ 碘过敏者禁用。

牙周碘液 Dental Iodine Solution

【分类】 化学：氧化剂。治疗学：牙周病药。妊娠分类：C。

【指征和剂量】 用于治疗龈炎、牙周炎、冠周炎等。

冲洗牙周袋，擦干，用镊子夹取本品，送入牙周袋内，然后用棉球擦去多余的药液。

【作用机制】 碘具有较强的消毒防腐作用，能氧化细菌细胞质的活性基因，并与蛋白质的氨基结合，使之变性，从而杀死细菌。有防腐、收敛和轻微腐蚀作用。

【注意事项】 同碘甘油。

甲硝唑棒 Metronidazole Stick

【商品名或别名】 灭滴灵棒，牙康

【分类】 化学：咪唑类。治疗学：抗厌氧菌药。妊娠分类：B。

【指征和剂量】 用于牙龈红肿、出血、疼痛、肿胀，袋深5 mm以上的牙周病及冠周炎。

用镊子将药棒插入患牙牙周袋内，一般置入1～2根，于24～48 h后复诊。置换药棒，3次为1个疗程。

【作用机制】 甲硝唑对口腔内致病的厌氧杆菌有明显的抗菌作用。

【注意事项】 ① 药棒易折断，要细心操作。② 须配合牙周基础治疗。

三、口腔黏膜病用药

西地碘含片 Cydiodine Buccal Tablets

【商品名或别名】 华素片

【分类】 化学：碘类。治疗学：口腔黏膜病药。妊娠分类：D。

【指征和剂量】 用于细菌相关的各种口腔炎症，如口腔溃疡、牙龈炎、牙周炎以及慢性咽喉炎等。含化，1.5 mg，3～5次/d。

【制剂】 片剂：1.5 mg。

【作用机制】 本品在唾液作用下可迅速释放活性成分分子碘，直接卤化菌体蛋白质而杀灭各种微生物。

【禁忌证】 ① 孕妇及哺乳期妇女禁用。② 对本品过敏或对其他碘制剂过敏者禁用。③ 有甲状腺疾病患者慎用。

【不良反应】 ① 偶见皮疹、皮肤瘙痒等过敏反应。② 长期含服可导致舌苔染色,停药后可消退。③ 个别口腔溃疡较重患者含药后可出现一过性刺激感,但不影响疗效。

【注意事项】 ① 儿童须在成人监护下方能使用本品。② 用药疗效不佳以及出现任何不良反应时应考虑停药或换药。

茴三硫片 Anethol Trithione Tablets

【商品名或别名】 环戊硫酮片,正瑞

【分类】 化学:环戊硫酮。治疗学:口腔黏膜病药。妊娠分类:D。

【指征和剂量】 治疗舍格林综合征(口、眼、鼻干燥综合征)的干燥症状,纠正因服用某些药物(抗高血压药、利尿剂、安定剂、镇静剂、抗抑郁药、抗帕金森病等)及口咽区放疗治疗等原因引起的口干症状。

口服:25 mg,tid。

【制剂】 片剂:25 mg。

【作用机制】 显著增加毒蕈碱受体数量,明显提高包括腺体(唾液腺、泪腺)分泌量。也可拮抗由阿托品等M受体拮抗剂所致唾液腺分泌抑制。

【相互作用】 未见有关资料报道。

【禁忌证】 ① 黄疸、肝硬化、胆道及胆总管闭塞者禁用。② 孕妇和哺乳期妇女禁用。③ 老人、儿童慎用。

【不良反应】 偶有软便,如持续出现,可酌减服药次数,tid 改为 bid。

【注意事项】 ① 用药期间尿液呈明显黄色,属正常现象。② 用药期间如有不适或疗效不佳时可考虑其他治疗方案。③ 遮光密闭保存。

金霉素鱼肝油糊剂 Aureomycin Cod-liver Oil Paste

【分类】 化学:四环素类抗生素。治疗学:口腔黏膜药。妊娠分类:D。

【指征和剂量】 用于口腔黏膜糜烂或溃疡,常用浓度5%。

用棉签蘸本剂涂布患处,每日数次。

【作用机制】 本剂为消炎药,刺激性较小。

复方倍他米松散剂 Compound Betamethasone Powder

【商品名或别名】 三三粉

【分类】 化学：糖皮质激素类。治疗学：口腔黏膜药。妊娠分类：D。

【指征和剂量】 用于口腔黏膜溃疡面撒敷。

用本品适量撒敷于溃疡面。

【作用机制】 利用糖皮质激素的消炎、免疫抑制作用而起到止痛及保护创面的目的。

【患者用药指导】 如无倍他米松亦可改成醋酸泼尼松 5 mg。

口腔溃疡薄膜

【商品名或别名】 溃疡膜

【分类】 化学：消炎药与皮质激素的混合药。治疗学：口腔黏膜药。妊娠分类：D。

【指征和剂量】 用于治疗口腔黏膜溃疡、扁平苔藓等。

按溃疡面大小，取药膜贴敷，每日 3 次以上，临睡前使用效果最好。

【作用机制】 利用消炎药与皮质激素杀菌消炎、免疫抑制作用保护创面、消炎止痛和促进创面愈合。

【注意事项】 ① 用时应将薄膜剪成稍大于欲贴区。② 贴前要对欲贴区进行干燥。③ 贴后 0.5 h 内尽量避免餐饮，以延长贴附时间。

复方氯己定药膜 Compound Chlorhexidine Pellicles

【分类】 化学：氯己定、氢化可的松、达可罗宁等药制成的膜。治疗学：口腔黏膜药。妊娠分类：D。

【指征和剂量】 ① 用于复发性口疮、糜烂型扁平苔藓等创面的保护：本品剪下一块，形状类似而稍大于欲贴创面。② 用于牙周炎、冠周炎的消炎：剪成小条或小片放入牙周袋内，有窦道者可将膜剂从窦道口插入，q4～6 h。

【作用机制】 利用本品的杀菌消炎、免疫抑制作用消炎止痛、促进创面愈合。

【注意事项】 同口腔溃疡薄膜。

复方四环素泼尼松膜 Compound Tetracycline Hydrochloride and Prednisone Acetate Pellicles

【商品名或别名】 口疮膜

【分类】 化学：盐酸四环素、盐酸丁卡因、醋酸泼尼松、氢溴酸樟柳磷的复方制剂。治疗学：口腔黏膜药。妊娠分类：D。

【指征和剂量】 用于治疗复发性口疮、扁平苔癣、多形红斑、口腔血泡感染等口腔疾病。

用时将本品剪下一块，形状类似而稍大于欲贴创面，tid，临睡前使用效果较好。

【制剂】 薄膜：每盒 2 条。

【作用机制】 四环素对溶血性链球菌、草绿链球菌等有一定抗菌作用。醋酸泼尼松具有抗炎、抗过敏和抑制免疫等作用；氢溴酸樟柳碱具有改善局部微循环作用；盐酸丁卡因有局部麻醉作用。

【注意事项】 同口腔溃疡薄膜。

制霉菌素糊剂 Nystatin Paste

【分类】 化学：多烯类抗真菌药。治疗学：真菌性口炎治疗药。妊娠分类：B。

【指征和剂量】 用于治疗口腔黏膜真菌感染。

每日多次用棉签蘸本品涂敷真菌感染处。

【作用机制】 制霉菌素具有广谱抗真菌作用，与敏感真菌细胞膜上的甾醇结合，损伤膜的通透性，导致胞内物质外流，破坏细胞的正常代谢，抑制其生长。

【注意事项】 加强全身营养，调整局部卫生状态。

人工唾液 Artificial Saliva

【商品名或别名】 人造唾液

【分类】 化学：羧甲基纤维素、电解质等的混合物。治疗学：含漱剂。妊娠分类：A。

【指征和剂量】 本品含羧甲基纤维素、多种电解质与水分，用于干燥症患者口腔的润湿。用量根据需要而定。

【作用机制】 本品模拟正常人的唾液成分制成，使口腔中各组织器官尽量处在相对正常的环境,避免因口腔干燥而导致的不适感甚至疾病。

【注意事项】 本品只能缓解口干的症状,应配合其他药物或方法对因治疗。

醋酸地塞米松粘贴片 Dexamethasone Acetate Adhesive Tablets

【商品名或别名】 溃疡贴片

【分类】 化学:糖皮质激素类。治疗学:口腔黏膜药。妊娠分类:X。

【指征和剂量】 口腔黏膜溃疡伴剧烈疼痛者,取1片贴于患处。

【作用机制】 本品中的地塞米松具有抗炎、抗过敏作用,在患处被黏膜组织吸收后,可抑制局部血管的渗透性,降低毛细血管扩张,并使白细胞浸润与吞噬作用减弱,从而促进炎症消退,糜烂面愈合。本品中的高分子材料有良好的生物黏附性,对创面有机械的保护作用,还有使药物缓慢释放的作用。

【注意事项】 ① 医生教会患者使用本品的方法后,可由患者自行使用。② 应配合其他治疗方法。

【患者用药指导】① 使用贴片时一定要注意位置的准确,一旦贴上之后不要去除,否则可能因已贴紧而剧痛。② 贴前创面应适当干燥,这样才能贴紧;而贴片的另一面相对的黏膜软组织则要保持湿润,以免贴上。

四、常用口腔含漱剂

西吡氯铵含漱液 Cytel Pyridinium Chloride Gargle

【商品名或别名】 新欣爱诺

【分类】 化学:西吡氯铵。治疗学:漱口清洁抗菌药。妊娠分类:B。

【指征和剂量】 治疗口腔白色念珠菌感染,减少或抑制牙菌斑形成,用于口腔疾病的辅助治疗,或做口腔护理及口腔清洁用。

10~15 ml/次,强力漱口1 min,bid或qid;或取适量用于发泡和冲洗清洁口腔。

【作用机制】 西吡氯铵是阳离子型表面活性剂,具有亲水基(氯根)和亲脂基(十六烷基吡啶)两个基团,可以降低液体表面张力,当其吸附在细菌表面时,亲脂基与细胞膜卵磷脂中的磷脂结合,亲水基则伸到膜内疏水区,改变细胞膜的通透性,从而使菌体肿胀、破裂、溶解死亡。另外,西吡氯铵阳离子带正电,菌体蛋白质分子中的氨基酸在碱性条件下解离带负电,两相结合导致菌体蛋白质变性死亡。

【禁忌证】 对本品活性成分和其他成分过敏者禁用。

【不良反应】 目前尚未发现不良反应。

【注意事项】 若包装破损,请勿使用。

【患者用药指导】 每日刷牙前后漱口或需要时使用。

复方氯己定含漱液 Compound Chlorhexidine Gargle

【商品名或别名】 口泰

【分类】 化学:复方。治疗学:漱口清洁抗菌药。妊娠分类:B。

【指征和剂量】 口腔含漱,治疗牙龈炎、冠周炎,能抑制牙菌斑形成,缓解牙周炎症。

10～15 ml 漱口,bid 或 qid。

【处方组成】 含 0.12%氯己定、0.02%甲硝唑。

【制剂】 液体:每瓶 240 ml。

【作用机制】 本品有相当强的广谱抑菌、杀菌作用,对 G^{+} 及 G^{-} 细菌均有效。体外实验证明本品对龈炎、牙周炎、牙菌斑和唾液中的牙周病原菌有明显抑制作用,用本品漱口 tid,10 d 后,牙颈缘菌斑涂片中螺旋体和杆菌比例明显下降。培养检查表明,本品含漱 10 d 后,5 种主要可疑牙周致病菌(如产黑色素类杆菌等)的检出率明显下降。

【不良反应】 个别患者含漱后口腔有微热感或轻微刺激感,可很快消失。

浓替硝唑含漱液 Concentrated Tinidazole Gargle

【商品名】 替诺康

【分类】 化学:硝基咪唑类。治疗学:牙周病药。妊娠分类:D。

【指征和剂量】 用于治疗厌氧菌引起的牙龈炎、牙周炎和冠周炎等口腔疾病的辅助治疗。

含漱用:在 50 ml 温开水中加入本品 2 ml,强力含漱 1 min 后吐弃,tid。儿童剂量酌减。

【制剂】 漱口液:0.2 g/100 ml(0.2%)。

【作用机制】 口腔中厌氧菌的硝基还原酶与本品接触后,将药物分子中所含硝基还原成一种细胞毒,细胞毒通过抑制DNA的合成使细菌死亡。

【禁忌证】 ① 对本品或甲硝唑等硝基咪唑类药物过敏者禁用。② 孕妇和哺乳期妇女禁用。③ 过敏体质和血液病患者慎用。

【不良反应】 不良反应少见且轻微,偶有恶心、呕吐、口腔金属味、食欲缺乏等。

【注意事项】 ① 本品须按要求稀释后含漱。② 儿童须在成人监护下方能使用本品。③ 用药期间一旦发现有神经系统症状或疗效不佳时应改用其他药物。

复方硼砂溶液 Compound Borax Solution

【商品名或别名】 多贝尔溶液

【分类】 化学:硼砂与酚的混合物。治疗学:含漱剂。妊娠分类:D。

【指征和剂量】 为碱性的温和含漱剂,有抗菌、防腐、消毒和清洁作用。用于口腔炎、咽炎、扁桃体炎。应用本品时加4～5倍水稀释含漱,q6～4 h。

【处方组成】 硼砂15 g,碳酸氢钠15 g,液状酚3 ml,甘油35 ml,蒸馏水加至1 000 ml,食用红适量。

【作用机制】 硼砂遇甘油后,生成一部分甘油硼酸,遇碳酸氢钠发生气泡,生成甘油硼酸钠。液态酚和甘油硼酸钠均有消毒作用。

碳酸氢钠含漱液 Sodium Bicarbonate Gargle

【商品名或别名】 小苏打液

【分类】 化学:碳酸氢钠。治疗学:中和酸性药。妊娠分类:A。

【指征和剂量】 本品为碱性含漱剂,浓度为2%～5%。本品能消除分解产酸的残留凝乳或糖类,也能中和口腔内异常发酵产生的酸性物质;使口腔成为弱碱性环境,抑制念珠菌的生长和繁殖。

10～15 ml含漱,tid或qid。

【相互作用】 与过氧化氢溶液交替使用,可减少因过氧化氢的酸性引起牙齿脱钙和舌乳头肥大等不良反应。

【不良反应】 无毒性腐蚀性,局部使用不良反应少见。全身吸收过量会因钠的过量而影响酸碱平衡。

【注意事项】 与酸或酸性盐类药物等禁忌配伍。

氟化钠含漱液 Sodium Fluoride Gargle

【分类】 化学:氟化钠。治疗学:防龋药。妊娠分类:C。

【指征和剂量】 用于防龋,10 ml 含漱 1 min,qd。

【作用机制】 氟可进入釉质,作为氟化钙和氟磷灰石存在于牙组织中,具有抗酸作用,不易发生龋齿。同时,氟化物还可抑制口腔内乳酸杆菌的生长,减少乳酸杆菌的数目,抑制细菌产酸,减少牙齿脱钙。常用于防龋。

【禁忌证】 高氟症者禁用。

过氧化氢溶液 Hydrogen Peroxide Solution

【商品名或别名】 双氧水

【分类】 化学:氧化剂。治疗学:抗菌防腐除臭、根管冲洗消毒剂。妊娠分类:B。

【指征和剂量】 用于口腔厌氧菌感染:浓度为3%。如奋森龈口炎、口底蜂窝织炎、感染根管、牙龈脓肿、牙周袋内感染等清洗或含漱;口腔颌面部创伤的清洗常用1%～3%溶液;3%溶液与次氯酸钠溶液交替冲洗根管。用于根管的冲洗:将本品约5 ml 灌入带弯针头的注射器,将针头对准或插入根管口,以适度的压力注入本品,根据情况可重复数次。亦可用于牙周袋和冠周袋的冲洗。30%过氧化氢溶液涂擦可漂白牙面。

【制剂】 液体:每瓶100 ml,500 ml。

【作用机制】 过氧化氢为氧化剂,遇到组织中的过氧化氢酶时,立即分解而释出新生氧,具有杀菌、消毒、防腐、除臭和除污作用。当遇有机物(组织液、血液、脓液、细菌等)或在过氧化氢酶的作用下迅速分解,释放出新生态氧,使细菌体内活性基团氧化,干扰其酶系统而呈现抗菌作用,其中对革兰阳性菌和某些螺旋体等有效,对厌氧菌更佳。此外由于氧化发泡形成的缓和机械力,可以清除脓块、血块、坏死组织和压迫毛细血管轻微止血等功效。但由于分解反应快,新生态氧易转变成杀菌力弱的分子氧,使其作用减弱且短暂。过氧化氢溶液有3%和30%两种浓度,前者为常用消毒防腐药,后者有强腐蚀性,具氧化脱色作用。

【相互作用】 与有机物、碱、生物碱、碘化物、高锰酸钾和其他较强的氧化剂禁忌配伍。

【不良反应】 高浓度对皮肤及黏膜有刺激性灼伤。3%溶液为酸性,对黏膜亦有一定刺激,长期含漱会引起牙面脱钙或出现舌乳头肥大等不良反应。

【注意事项】 冲洗根管、龈袋和牙周袋时，注意压力不可过大，以免气泡和感染物进入根尖孔外的组织，引起疼痛和感染扩散。市售的3%过氧化氢溶液为酸性，对黏膜有一定刺激性，可加少量的小苏打溶液中和。避光、密闭、阴凉处保存。

【患者用药指导】 长期使用本品含漱，应与碳酸氢钠溶液交替含漱可中和酸性不良反应。

高锰酸钾 Potassium Permanganate

【商品名或别名】 灰锰氧，PP粉

【分类】 化学：氧化剂。治疗学：抗菌剂。妊娠分类：C。

【指征和剂量】 常用0.1%溶液清洗创伤。口腔临床常用0.02%溶液，用于口腔厌氧菌感染，如白念珠菌感染、坏死性龈口炎、牙周病等含漱或冲洗。

【作用机制】 高锰酸钾为强氧化剂，具有氧化剂的抗菌作用机制，而在不同pH值条件下氧化反应有所区别，在酸性溶液中本身被还原为无色的二价锰化合物，在中性或碱性液中被还原成褐色的二氧化锰沉淀。低浓度具有抗菌、收敛、止血、除臭等功效，高浓度则有刺激性与腐蚀性。其抗菌作用比过氧化氢溶液强。

【相互作用】 ① 与有机物接触，加热，酸性或碱性条件下均能加速其氧化反应。② 溶液呈紫红色，久贮出现棕黄色而失效。③ 与碘化物、还原剂及大多数有机物禁忌配伍。④ 若与甘油、蔗糖等还原性物质研合，会引起爆炸。

【不良反应】 多次含漱可使舌黏膜或牙龈染色。误服后出现中毒症状，如恶心、呕吐、黏膜水肿，甚至引起肝、肾、心血管系统损害，出现循环衰竭等，最小致死量为5～10 g，高浓度溶液、结晶或稀溶液反复使用亦会引起局部组织着色及腐蚀性灼烧等。

【注意事项】 水溶液宜新鲜配制，避光、阴凉处保存。

呋喃西林溶液 Nitrofural Solution

【分类】 化学：呋喃西林。治疗学：局部抗菌。妊娠分类：C。

【指征和剂量】 局部抗菌药。0.02%含漱治疗口腔炎；对于有肿胀、渗出的唇炎可局部湿敷，还可消毒清洗创面。

【处方组成】 呋喃西林 0.2 g,氯化钠 8.5 g,苯甲酸钠 1 g,蒸馏水加至 1 000 ml。

【作用机制】 能干扰细菌氧化酶系统而发挥抑菌或杀菌作用。对多种革兰阳性及阴性细菌有效。

苯唑卡因含漱剂 Benzocaine Gargle

【分类】 化学:苯唑卡因。治疗学:局部麻醉药。妊娠分类:C。

【指征和剂量】 口腔局部止痛,适用于口腔黏膜糜烂、溃疡剧痛影响进食等时使用。用时按 1∶10 加水含漱。

【处方组成】 苯唑卡因 5 g,甜杏仁乳剂 2 g,西黄芪胶 2 g,蒸馏水加至 100 ml。

【作用机制】 苯唑卡因不溶于水,有持久止痛作用。

盐酸普鲁卡因含漱剂 Procain Hydrochloride Gargle

【分类】 化学:盐酸普鲁卡因。治疗学:局部麻醉药。妊娠分类:C。

【指征和剂量】 本品含有麻醉剂,具有止痛作用。浓度为 1%。适用于口腔黏膜糜烂、溃疡剧痛影响进食等时使用。食前或痛时取适量含漱。

芳香含漱剂

【分类】 治疗学:漱口剂。妊娠分类:C。

【指征和剂量】 有芳香防臭作用,用于口臭患者含漱。

【处方组成】 麝香草酚 0.03 g,薄荷油 2 滴,95%乙醇 10 ml,甘油8 ml,橙皮酊 2 ml,蒸馏水 250 ml。

五、口腔颌面外科局部常用药

碘 Iodine

【分类】 化学:碘。治疗学:抗菌防腐药。妊娠分类:C。

【指征和剂量】 含碘制剂在临床上广泛用于皮肤、黏膜、器械的消毒和局部感染的治疗。1%～2%碘酊用于皮肤、口腔黏膜消毒;碘甘油用于牙龈炎、牙周炎、冠周炎、咽喉炎的局部涂布;碘酚、碘锌甘油(浓台液)和高浓度的碘酊,具有消炎止痛、腐蚀上皮和肉芽组织的作用,用于牙龈炎、牙乳头炎、牙周炎、冠周炎、牙龈窦道、牙周袋的局部用药。

【药动学】　能通过皮肤少量吸收，口服后能迅速转化成碘化物，以甲状腺球蛋白等形式贮存在甲状腺内，经弥散可进入胎盘，多数由尿排泄，少量从粪便、唾液、汗液和乳汁中排泄。

【作用机制】　碘具有强消毒防腐作用，因其能氧化细菌胞质的活性基团，抑制微生物代谢酶系统，并能直接碘化与蛋白质氨基结合使其变性，对细菌、病毒、芽孢、真菌、阿米巴原虫均有杀灭作用。其杀菌力与腐蚀性、刺激性均与浓度成正比。

【禁忌证】　对碘过敏者禁用。

【相互作用】　碘酊不宜与红汞同时使用，以免产生有毒碘化汞。与碳酸盐、生物碱、硫代硫酸钠、松节油、鞣酸、淀粉、水合氯醛、铅盐、汞盐等禁忌配伍。

【不良反应】　长期内服含碘的制剂，可出现精神抑郁、神经过敏、失眠、阳痿和黏液性水肿。碘中毒可出现头痛、结膜炎、喉头炎、气管炎、发热、无力等症状；碘过敏者呈轻度红斑、痤疮样疹、荨麻疹、化脓性或出血性疹等；服用过量碘可引起急性中毒症状，出现对消化道刺激腐蚀而引起的呕吐、腹泻、腹痛，1～3 d 后出现血尿，可因循环衰竭、喉头水肿而窒息，吸入性肺炎或肺水肿而致死，致死量为 2～3 g。

【注意事项】　应避光、密闭、阴凉处保存。

碘仿　Iodoform

【商品名或别名】　三碘甲烷

【分类】　化学：碘制剂。治疗学：杀菌消炎促进肉芽生长药。妊娠分类：C。

【指征和剂量】　为口腔科临床局部常用治疗药物，对感染创面有良好的抗菌与除臭作用，作用持久，无刺激性。碘仿软膏、碘仿甘油、碘仿糊可直接用于化脓性炎症；碘仿糊亦可用于根管治疗及砷性牙周坏死或砷性根尖周炎；碘仿纱条用于干槽症的牙槽窝，手术后上颌窦感染，脓腔排脓后的死腔填塞；碘仿海绵、碘仿氢氧化钙糊亦可用于切髓术。

【作用机制】　本品与组织液、血液、分泌物、脓液内含有的有机物、细菌氧化酶等接触后，缓慢地分解出游离碘，有杀菌作用。干燥粉末对组织刺激小，能吸收渗出液，保持创面干燥，促进肉芽组织新生和伤口愈合。

【相互作用】 与碱类,氧化剂、铅、银、汞、铁等盐类禁忌配伍。

【不良反应】 长期大面积创面上应用,碘吸收可引起全身中毒症状;偶见过敏者,出现红斑皮疹,严重者可引起头痛、神志昏迷、嗜睡、脉速微弱等。碘蒸汽在空气中最大限量为 0.6 mg/L。

【注意事项】 本品久贮或遇光可逐渐释放碘,并色泽加深。宜避光密闭保存。

碘仿牙槽糊剂

【分类】 同碘仿。

【指征和剂量】 具有防腐、镇痛、止血的作用,用于预防和治疗拔牙后的干槽症。适量碘仿纱布或碘仿明胶海绵,塞入牙槽窝内。

聚维酮碘 Povidone Iodine

【商品名或别名】 聚乙烯吡咯酮碘,PVP-I

【分类】 化学:碘复合物。治疗学:杀菌药。妊娠分类:C。

【指征和剂量】 市售药液浓度 5%。1%涂于患处,用于皮肤、黏膜消毒,疥疮、脓疮、癣等皮肤炎症及性病的预防治疗,阴道炎、宫颈糜烂、外阴瘙痒等妇科炎症,擦伤、烧伤、烫伤、刀伤等外伤消毒。口腔临床通常用 0.5%含漱 1 min,治疗创伤性口腔溃疡、冠周炎、牙周炎、口腔真菌感染等。

【作用机制】 为高效广谱抗菌药物,接触创面或患处后解聚出无机碘,杀灭各种病原微生物,对细菌、病毒、真菌、芽孢、酵母菌等均有效。对某些昆虫、螨虫、线虫等亦有效,本品具有较强渗透性,能通过创面深入到感染的深层呈现杀菌、消炎、镇痛、止痒,促进肉芽组织生长,加速创口愈合等功效。

【禁忌证】 对大面积破损创面、肾功能不全、甲状腺功能异常、碘过敏患者慎用。

【相互作用】 避免与碱性物质接触,以免失效。与过氧化氢溶液禁忌配伍。

【不良反应】 刺激性和毒性小,有局部过敏反应,对严重烧伤或大面积裸露部位使用,全身吸收后可引起高钠血症、代谢性酸中毒、肾损害等。

【注意事项】 宜避光、密闭保存。

附　录

一、传染性非典型肺炎(SARS)的治疗

传染性非典型肺炎，又称严重急性呼吸综合征，是由新型冠状病毒引起的急性传染病。目前虽然尚无治疗 SARS 的特效药，但通过氧疗和下列药物治疗，可减轻症状，减少并发症，提高治愈率。

1. 一般性治疗

(1) 休息，适当补充液体及维生素，避免用力和剧烈咳嗽。

(2) 密切观察病情变化(多数患者在发病后 14 d 内都可能属于进展期)。定期复查 X 线胸片(早期复查间隔时间不超过 3 d)及心、肝、肾功能等。每天检测血氧饱和度。

2. 对症治疗

(1) 解热镇痛：高热者给予冰敷、乙醇擦浴等物理降温措施。体温超过 38.5℃、全身酸痛明显者，可使用解热镇痛药。儿童忌用阿司匹林，因该药可能引起 Reye 综合征。

(2) 镇咳祛痰：咳嗽、咳痰者酌情给予复方甘草合剂、盐酸氨溴索、强力烯化黏素和乙酰半胱氨酸等药物。大剂量的盐酸氨溴索兼具治疗急性呼吸窘迫综合征(ARDS)的作用。

(3) 有心、肝、肾等器官功能损害，作相应处理。

3. 糖皮质激素的应用　现在主张在病程的第 1 周(病毒大量复制期)不用激素。在第 2～3 周适当应用激素有助于减轻临床症状、缩小肺部浸润灶、减轻肺纤维化。长期、大量应用激素易于并发曲霉菌等二重感染。

糖皮质激素的应用原则：① 年轻、无原发病、重症、肺部病灶进展迅速者，宜早期应用较大剂量激素，疗程不宜长。② 一般患者经过常规治疗病情仍在进展时，可考虑应用激素。③ 原有慢性病的老年患者，在积极治疗原发病、应用免疫调节剂的同时，可给予 3～5 d 中等剂量的激素。④ 一般

SARS患者的早期,不主张应用激素。

4. *抗病毒药物* 目前尚无抗SARS病毒的特效药物。

(1) 抗病毒药物的选择原则:① 抗RNA病毒或广谱抗病毒药物,因为SARS病毒属于单股正链RNA病毒。更昔洛韦抗DNA病毒,故不仅无效,反可使白细胞减少。② 以往治疗病毒性肺炎有效的药物,如利巴韦林、α-干扰素等。③ 以往预防上呼吸道冠状病毒有效的药物,如α-2b干扰素喷鼻腔。④ 多数临床报告治疗SARS有效的抗病毒药物,如利巴韦林+激素。

(2) 抗病毒药物的疗程:由于SARS患者的病毒血症一般在10~14 d,因此,抗病毒药物疗程不需要超过2周。2周后由于炎症递质(TNF-α、IL-1、IL-6和IL-8等)引起的伴有弥漫性肺泡损伤的全身炎症反应综合征(SIRS),即使继续应用抗病毒药物治疗也是无效的。联合抗病毒药物治疗方案可提高临床疗效,减少药物不良反应。可试用下列联合用药方案:① 利巴韦林0.5 g,静滴,q8 h,或利巴韦林0.2 g,口服,q8 h。② INF-α,100万~300万U,qd肌注。③ 膦甲酸钠(Foscarnet),非核苷类广谱抗病毒药,通过竞争性抑制核酸聚合酶,抑制病毒的复制。0.3 g加入5%葡萄糖液中静滴,q12 h。

5. *并发症的治疗*

(1) 积极纠正低氧血症:SARS病毒主要侵犯呼吸系统(气道、肺间质和肺实质),既可引起通气功能不全(Ⅱ型呼吸衰竭),也可引起换气功能不全(Ⅰ型呼吸衰竭)。早期可经鼻导管吸氧(2~3 L/min);及时应用无创通气(BiPAP或CPAP);必要时尽早采用有创通气(气管插管或气管切开),给予PEEP。

(2) 继发感染:可酌情选用抗生素。对于真菌感染可给予氟康唑或伊曲康唑治疗。

(3) 中性粒细胞蛋白酶抑制剂:西维来司钠(Sivelestat Sodium)等能抑制中性粒细胞所释放的弹性蛋白酶,避免或减轻由该酶引起的急性肺损伤和肺纤维化。

6. *中医中药治疗SARS* 治疗原则为:温病,卫、气、营血和三焦辨证论治。小柴胡冲剂等,可减轻症状、缩短病情和疗程。

(殷凯生)

二、甲型 H1N1 流感的治疗

2009 年 3 月起全球范围内迅速蔓延甲型流感疫情，世界卫生组织(WHO)初始将此型流感称为“人感染猪流感”，后将其更名为“甲型 H1N1 流感”。此次流感为一种新甲型 H1N1 流感病毒株所致，病毒基因中包含有猪流感、禽流感和人流感三种流感病毒的基因片段。绝大多数患者感染后自愈或者经治疗后痊愈，少数患者进展为重症或危重症，甚至死亡。

1. 甲型 H1N1 流感的一般治疗　主要包括休息，多饮水，密切观察病情变化；对高热病例可给予退热治疗，但儿童患者慎用阿司匹林类退热药物。

2. 甲型 H1N1 流感的抗病毒治疗　此种甲型 H1N1 流感病毒目前对神经氨酸酶抑制剂奥司他韦(Oseltamivir)、扎那米韦(Zanamivir)敏感，对金刚烷胺(Amantadine)和金刚乙胺(Rimantadine)耐药。

对于临床症状较轻且无并发症、病情趋于自限的甲型 H1N1 流感病例，无须积极应用神经氨酸酶抑制剂抗病毒治疗。对于发病时即病情严重、发病后病情呈动态恶化的病例，感染甲型 H1N1 流感的高危人群应及时给予神经氨酸酶抑制剂进行抗病毒治疗，尽可能在发病 48 h 以内(以 36 h 内为最佳)给药治疗。对于较易成为重症病例的高危人群，一旦出现流感样症状，不一定等待病毒核酸检测结果，即可开始抗病毒治疗，如孕妇在出现流感样症状之后，宜尽早给予神经氨酸酶抑制剂治疗。

治疗剂量：① 磷酸奥司他韦。成人用量为 75 mg，bid，疗程为 5 d。对于危重或重症病例，磷酸奥司他韦剂量可酌情加至 150 mg，bid。对于病情迁延病例，可适当延长用药时间。1 岁及以上年龄的儿童患者应根据体重给药：体重不足 15 kg 者，予 30 mg，bid；体重 15～23 kg 者，予 45 mg，bid；体重 23～40 kg 者，予 60 mg，bid；体重大于 40 kg 者，予 75 mg，bid。对于吞咽胶囊有困难的儿童，可选用奥司他韦混悬液。② 扎那米韦。用于成人及 7 岁以上儿童。成人用量为 10 mg 吸入，bid，疗程为 5 d。7 岁及以上儿童用法同成人。

3. 其他治疗

(1) 如出现低氧血症或呼吸衰竭，应及时给予相应的治疗措施，包括氧疗或机械通气等。

(2) 合并休克时给予相应抗休克治疗。

(3) 出现其他脏器功能损害时,给予相应支持治疗。

(4) 合并细菌和(或)真菌感染时,给予相应抗菌和(或)抗真菌药物治疗。

(5) 对于重症和危重病例,也可以考虑使用甲型 H1N1 流感近期康复者恢复期血浆或疫苗接种者免疫血浆进行治疗。

对发病1周内的重症和危重病例,在保证医疗安全的前提下,宜早期使用。推荐用法:一般成人 100~200 ml,儿童 50 ml(或者根据血浆特异性抗体滴度调整用量),静脉输入。必要时可重复使用。使用过程中,注意过敏反应。

(6) 糖皮质激素的应用:对于年轻、无原发病、重症、肺部病灶进展迅速患者,可以在疾病进展早期适量使用糖皮质激素,疗程不宜长。适当应用糖皮质激素有助于减轻临床症状、缩小肺部浸润灶、减轻肺纤维化,但长期、大量应用易于并发曲霉等二重感染。

4. 中医中药治疗

(1) 轻症辨证治疗方案:① 风热犯卫。常用中成药有疏风清热类中成药,如疏风解毒胶囊、香菊胶囊、银翘解毒类、桑菊感冒类、双黄连类口服制剂;藿香正气、葛根芩连类制剂等。② 热毒袭肺。常用中成药有清肺解毒类中成药,如莲花清瘟胶囊、银黄类制剂、莲花清热类制剂等。

(2) 重症与危重症辨证治疗方案:① 热毒壅肺。常用中成药有喜炎平、痰热清、清开灵注射液。② 气营两燔。常用中成药有安宫牛黄丸、血必净、醒脑静注射液等。

以上药物应在医师指导下使用;剂量供参考,儿童剂量酌减;有并发症、慢性基础病史的患者,随证施治。若见休克、多器官功能障碍综合征或合并其他严重疾病者,在应用西医治疗的同时,根据实际情况随证施治。

(李 军)

三、老年人的合理用药

目前世界人口正呈现急速老龄化趋势。估计到目前为止,60 岁以上的老人总数达到 14 亿,其中 10 亿生活在发展中国家,并以亚洲居多,老龄人口占世界总人口的比例到 2050 年预计将从现在的 10%上升到 15%。我国目前60岁以上的老年人将达到1.3亿，占全国人口的10%，已进入老年型社会。到2035年我国人口将进入老龄化高峰期，21世纪中叶中国老年人将超过4亿，占全国人口的25%。在老龄化过程中，75～80岁以上人口增长是最快的。据报道，大于65岁老年人平均患有7种疾病，最多可达28种。接受1种药物治疗的不良反应发生率为10.8%，同时接受6种不同的药物治疗时不良反应发生率可高达27%；大于60岁的住院患者发生不良反应者占全部不良反应的比例大于85%，而且不良反应发生率为中青年人的2～7倍。充分了解老年期各种器官生理和病理学的改变以及这些改变引起药动学和药效学的变化特点并分析药物相互作用在老年人中的规律是保证老年期合理用药的基础。为了提高老年患者临床用药和保健用药的治疗效果，减少药物的不良反应，做到合理用药，本节着重介绍老年期药动学的特殊性、老年人的用药不良反应、老年人的用药原则及注意事项、常见老年用药及其评价等内容。

(一) 老年期药动学的特殊性

老年人的药动学是研究老年机体对药物的吸收(absorption)、分布(distribution)、代谢(metabolism)和排泄(elimination)，即ADME过程的“量时”变化或“血药浓度时”变化的动态规律。只有很好地了解药物在老年机体内运转过程特点，才能做到提高药效，减少不良反应。

1. *老年人药物的吸收* 药物吸收是指药物未经化学变化而进入血流的过程。大多数药物都通过口服给药，经胃肠道吸收后进入血循环达到靶器官而发挥效应。如果老年人胃肠道环境和功能发生改变，就可能对药物吸收产生影响。

(1) 老年人由于胃肠黏膜萎缩及胃壁细胞分泌胃酸减少，影响药物的溶解度，进而影响药物的吸收量和吸收的速度。如地西泮(安定)类药物，必须在胃酸中水解为有效代谢物甲基地西泮才能发挥作用，老年人胃酸分泌减少，胃内酸性减弱，以致地西泮转化为甲基地西泮减少，血药浓度降低，生物利用度差而影响药效。苄青霉素和红霉素等抗生素在酸性环境中易于分解，老年人口服可能减慢其分解速度而增强其疗效。

(2) 老年人由于胃肠腺体绒毛萎缩变性，平滑肌退化且弹性降低，导致胃肠道张力低下，动力降低，蠕动减退，胃肠排空速度减慢，药物进入小肠时间延迟，也可使老年人药物在体内吸收增加，而增加其药效或增加其不良反应的发生。如左旋多巴因胃排空减慢而有效吸收减少，与此相反，维生素

B_2 主要在近端小肠吸收,由于胃排空减慢,可使其充分吸收而作用增强。

(3) 老年人由于心排血量减少而使胃肠道的血流量也相应下降,因此会影响并减慢其对药物的吸收速率,如地高辛、奎尼丁、普鲁卡因胺、氢氯噻嗪等药的吸收,尤在老年合并心功能不全时可吸收减慢,但有些药物如普萘洛尔,老年人口服后的生物利用度却较年轻人为高(是经门静脉及肝脏被吸收而进入体循环),血浓度、峰浓度升高,使作用强度增强,并易出现不良反应。由上可见,老年人因胃酸缺乏,胃排空减慢,肠肌张力增高,蠕动减少,胃肠血流量减少等都可使老年人的药物吸收能力下降。

2. *老年人药物的分布* 药物分布是指药物吸收进入体循环后向各组织器官及体液转运的过程。老年药物分布特点是:水溶性药物分布容积减少,脂溶性药物分布容积增大,与血浆蛋白结合率高的药物浓度升高,分布容积增大。

(1) 水溶性药物分布容积减少:由于老年人细胞功能减退,体液总量也随龄增而减少,且细胞内液比细胞外液减少更明显。20～60 岁期间,体液总量无论是绝对值或百分比均减少约 15%,某些水溶性高的药物,如安替比林、乙醇、吗啡、醋丁洛尔等,在体内的分布容积随年龄增长而减少。血药浓度的峰值比年轻者高约 70%,浓度增加而容易产生毒性。

(2) 脂溶性药物分布容积增大:人体的脂肪组织,随年龄增大而增加,非脂肪组织却随年龄增大而减少。男性脂肪组织由 18%增至 36%,女性由 33%增至 48%。因此老年人脂溶性药物分布容积增加。脂溶性高的药如地西泮、利多卡因等,它们的分布容积随年龄增长而增大,易在体内蓄积而出现中毒反应。

(3) 血浆白蛋白含量与药物分布关系:药物进入血循环后,均有不同程度的与血浆蛋白可逆地结合,而且结合与游离之间保持着动态平衡。只有游离的药物才能透过跨膜转运到达靶位产生药理效应。由于老年人血浆白蛋白随年龄增加而降低,如抗凝药华法林与血浆白蛋白结合减少,游离药物浓度增加而抗凝作用增强,毒性增大。因此,老年人使用华法林宜相应减少剂量。其他类似的情况还有保泰松、苯妥英和哌替啶等。血浆中还有 α-酸性糖蛋白(acidic glycoprotein, AGP),能与碱性药物结合,如普萘洛尔、利多卡因、奎尼丁、氯丙嗪、丙吡胺等,老年人血浆中 AGP 量较年轻人为多,应用碱性药物时应考虑及此。

(4) 几种药物在体内的相互作用:由于老年人往往同时使用多种药物,

这些药物对结合部位进行竞争使药物从血浆蛋白移位增多，造成药物分布发生变化。如 60～92 岁的老年人服用水杨酸盐，单用时游离水杨酸为 28%±6%，同时服用 2 种以上药物时则增加至 48%±8%。同样抗心律失常药胺碘酮与地高辛合用时，可使地高辛从结合蛋白中置换出来，导致地高辛游离型血浆浓度升高，进而容易发生强心苷的毒性反应。因此，对于白蛋白结合力高而治疗指数较低的药物，要注意血药浓度监测。

(5) 与红细胞的结合：药物在血液中并非均匀分布，除血浆外，药物还可与血细胞结合，特别是与红细胞的结合。这种结合能力，随年龄的增长而减弱，例如哌替啶在年轻人血中约有 50% 与红细胞结合。而老年人这种结合仅为 25%，所以老年人哌替啶血药浓度较高。

由上可见老年人药物分布的变化乃是由器官血液减慢、减少，体内脂肪量增加，体液减少，血浆及体液 pH 值的降低以及血浆蛋白如白蛋白减少等因素所引起的。

3. 老年人药物的代谢　药物代谢是指药物在体内发生质的改变，即化学结构改变。其药物学意义在于钝化药物作用，即由活性药物转化为无活性的药物（药物失活）；或是由无活性的药（例如某些"前药 prodrugs"）转化为有活性的药物（药物活化），或是由活性药转化为另一种活性代谢物；最终，药物经体内代谢后形成极性化合物，易溶于水，利于由经肾排泄，因此可以将总的药物代谢过程视为机体对药物的一种防御反应。

肝脏是药物代谢的主要器官。老年人肝脏有缩小趋向，肝细胞数量减少，纤维组织增生，血流量降低，肝细胞组织学改变明显，尤其细胞核的变化更明显。肝脏是药物代谢和解毒的主要场所，老年人的肝功能比青壮年降低 15%，代谢分解和解毒功能明显降低，也影响药物的代谢，且更容易受到药物的损害。

(1) 肝细胞的各种酶合成能力减少，酶的活性降低，药物转化速度减慢，半衰期延长，如苯巴比妥、哌替啶、阿司匹林、利血平等。

(2) 老年人肝合成蛋白能力下降，血浆白蛋白与药物结合能力降低，游离型药物浓度增高，药物效率增强。

(3) 老年人肝脏分解能力降低，增加药物的毒性，对于一些在肝脏分解的药物要适当减少药量，最好选择肝肾双通道排泄的药物，如吡哌酸、左氧氟沙星、贝那普利等。

(4) 老年人细胞色素 P450 系统能力下降，通过该途径代谢的药物，如氨茶碱、华法林、环孢素的血药浓度常增加,抑制细胞色素P450活性的药物,如红霉素等的不良反应可能增加。

(5) 老年人乙酰化速度可能减慢,生物转化率低,这可能使肝乙酰化后灭活的药物,如异烟肼、磺胺类的活性和毒性增加。

4. 老年人药物的排泄 大多数药物及其代谢产物都经肾脏排泄,其他排泄途径,还有胆、肠道、肺、唾液腺、乳腺、汗腺,但在排泄量和药物品种上都较少,比较次要。因此,肾脏功能好坏直接影响到药物的排泄。老年人肾实质重量减少,在大于40岁逐渐进行性下降,随年龄增长每10年肾小球滤过率约下降10%,内生肌酐清除率自大于50岁开始明显下降,80岁组较20岁组下降41%。肾小管浓缩稀释功能明显减退,尿最大浓缩能力大于50岁后每10年约下降5%;大于65岁的老年人排酸能力比青年人约低40%;但是并不是所有老年人的肾功能都随年龄增长而下降,其中不少研究对象肾功能随年龄增长却非常稳定,然而,老年人总体肾功能水平随增龄而有下降趋势。老年人肾功能减退使药物的排泄受到限制。肾毒性较大的氨基糖苷类抗生素的半衰期均随年龄增加而延长,如卡那霉素、庆大霉素、妥布霉素、阿米卡星等,老年人的内生肌酐清除率小于50 ml/min时,应减量或延长用药间隔时间,老年人最好避免使用这类药物。

大多数头孢菌素,如头孢呋辛、头孢他啶、头孢他嗪的肾排泄均随年龄增长而下降,老年人需适当调整剂量。同样,万古霉素主要经肾排泄,其半衰期在年轻人约为7.4 h,而在老年人可延长至12 h,因此,老年人应用该药时必须减量。

(二) 老年人用药的不良反应

老年人随增龄而日趋衰老,引起各种生理功能减退,各器官和组织衰老伴随慢性疾病增多,用药频繁、品种多、数量大,同时并用数种药物的现象极为普遍,引起药物不良反应的概率也明显增加。约33%与药物相关的住院和50%与药物相关的死亡发生在大于60岁的人中间。据统计,50~60岁的药物不良反应发生率为14.4%,61~70岁为15.7%,71~81岁为18.3%,80岁以上为24%。据国家药品监督管理局不良反应监测中心推算,我国每年至少有250万人因药物不良反应而入院,其中约19.2万人死亡。药源性死亡率约占住院死亡人数的25%,老年患者的不良反应明显高于其他年龄组,平均为22.2%。据统计,合用5种药物的不良反应发生率为4.2%，合用6～10种者为7.4%，合用11～15种者为24.2%，合用16～20种者为40%，合用21种以上者为45%。据作者临床实践观察，在老年人中10多种药合用者屡见不鲜，而且具备药物-药物和药物-疾病之间相互作用的机会。

1. *药物-疾病的相互作用* 药物所致的疾病恶化可发生在任何年龄组，但这种类型的相互作用在老年人中特别重要，因为它增加疾病的患病率，并且往往难以将隐匿的药物不良反应和疾病的作用区别开来(见附表1)。

附表1 老年人中药物-疾病相互作用

疾病或障碍	药 物	不良反应
心脏传导障碍	β受体阻滞剂、地高辛、地尔硫䓬类、维拉帕米、三环类抗抑郁药	心脏传导阻滞
慢性阻塞性肺病	β受体阻滞剂、阿片类药	支气管收缩、呼吸抑制
慢性肾功能不全	非甾体抗炎药(NSAIDs)，放射造影剂、氨基糖苷类	急性肾衰竭
心力衰竭	β受体阻滞剂、地尔硫䓬类、维拉帕米、丙吡胺	心力衰竭加重
痴呆症	金刚烷胺、抗癫痫药、左旋多巴、精神活性药、抗胆碱能药	神志迷糊和谵妄加重
糖尿病	皮质激素、利尿剂	高糖血症
青光眼	抗胆碱能药	青光眼加剧
抑郁症	乙醇、苯二氮䓬类、β受体阻滞剂、中枢作用降压药、皮质激素	诱发或加重抑郁症
高血压	NSAIDs	血压增高
低钾血症	地高辛	心脏毒性
体位性低血压	抗高血压药、利尿剂、安定药、三环类抗抑郁药，左旋多巴	头昏、跌倒、晕厥
骨密度减少	皮质激素	骨折
消化性溃疡病	NSAIDs、抗凝剂	上消化道出血
周围血管病	β受体阻滞剂	间歇性跛行
前列腺病	抗胆碱能制剂、α受体激动剂	尿潴留

2. *药物-药物相互作用* 有一个研究指出可走动的老年患者40%处在

药物与药物相互作用的危险处境,其中27%有潜在性严重危险(如奎尼丁-地高辛互相作用)。地高辛经常用于老年人,所以必须对该药认真注意,例如奎尼丁、胺碘酮和维拉帕米能降低地高辛从肾脏廓清。在老年患者因为心脏病、低钾血症和慢性阻塞性肺病的高发病率,也增加洋地黄中毒的危险。

在老年人中几种药物的联合应用,尤其引起血管张力和血管内容量状态之间的失平衡是发生体位性低血压跌倒或晕厥的常见原因。老年人中药物-药物相互作用举例见附表2、附表3和附表4。

附表2 老年人中药物-药物相互作用举例(药动学互相作用)

作用机制	药 物	相互作用药物	效 应
吸收减少	地高辛	抗酸药、考来烯、考来替泊	降低地高辛作用
改变胃排空速度	多数药	甲氧氯普胺、抗胆碱能药	增加药物吸收速度,减低药物吸收速度
血浆结合蛋白转移	华法林	阿司匹林、呋塞米、西咪替丁、奥美拉唑、甲硝唑	可能增加抗凝作用
抑制药物代谢	华法林	茶碱、甲氧苄胺-磺胺甲噁唑(TMP-SMZ)、西咪替丁、红霉素、环丙沙星、依诺沙星	增加抗凝、出血、茶碱中毒
诱导药物代谢	华法林	茶碱、巴比妥盐、利福平、卡马西平、苯妥英、利福平、卡马西平、吸烟	减少抗凝,增加呼吸困难
减少肾小管活性	甲氨蝶呤	水杨酸盐、青霉素、丙磺舒、其他有机酸	甲氨蝶呤毒性

附表3 老年人中药物-药物相互作用举例
(特异性受体介导药药效学相互作用)

作用机制	药 物	相互作用的药物	效 应
胆碱能受体的相加作用	苯扎托品	其他抗胆碱能制剂(如三环类抗抑郁药、抗组胺药等)	神志模糊,尿潴留
β受体的竞争性阻滞	沙丁胺醇	β受体阻滞剂	气管扩张效应降低

附表4 老年人中药物-药物相互作用举例
（非特异性受体介异药药效学相互作用）

作用机制	药 物	相互作用药物	效 应
对心脏传导的影响	β受体阻滞剂	维拉帕米、地尔硫䓬、地高辛	心动过缓、心传导阻滞
低血钾	地高辛	利尿药	洋地黄毒性
体位性低血压	利尿药	血管紧张素转化酶抑制剂（ACEI）、三环类抗抑郁症药、α受体阻滞剂、吩噻嗪类、血管扩张药、左旋多巴	跌倒、无力、晕厥
降低肾灌注	利尿药	非甾体类抗炎药(NSAIDs)	肾脏损害
对血小板功能、凝血和黏膜完整性的作用	阿司匹林	华法林	胃肠道出血

（三）老年人用药的原则及注意事项

老年患者应用药物治疗时，不良反应的发生率要比年轻人高，为了安全而有效的治疗，必须按照老年人用药的原则。

1. *必须明确是否需要用药*　老年人对精神刺激的易感性高，抵抗力低。由于生活环境的变化等，可能会引起恐惧、焦虑、悲伤、愤怒等情绪，从而导致发生失眠或其他精神症状。是否需要应用镇静药、催眠药或抗抑郁症药治疗尚需视情况而定，有时只需合理安排生活，适当的户外运动，亲朋好友给予热情关怀、细心照顾，一般可不需要应用中枢神经系统抑制药。

2. *必须正确选择药物*　只有明确诊断才能正确选择药物，但是对老年患者诊断有时较困难，如较难采集完整的病史而影响诊断，老年患者的症状及体征不典型，老年疾病呈慢性、进行过程，易发生并发症，易发生医源性疾病。因此，不可根据一些表面现象而轻易选择药物。

3. *必须应用适当的剂量*　应按老年患者的具体情况、病情的轻重、体重等考虑剂量，一般可应用成年剂量的50%，从小剂量开始，逐渐调整剂量。对有些药物如解热镇痛药、抗炎药、茶碱、抗癫痫药等，还必须监测血药浓度，给药间隔时间也应适当地延长。

4. 应选择适合的剂型　要以口服为主,如不宜应用片剂或胶囊的患者,可选用液体剂型,必要时注射给药。

5. 用药必须简单　一般应用1～3种药物,没有必要应用多种药物,必须注意避免发生药物相互作用,应经常修订治疗方案。

6. 应考虑可能出现的不良反应　除通常药物的不良反应外,老年人对许多药物都可能产生精神症状、体位性低血压等,而且对有些药物的毒性反应可能失去预兆症状。

7. 用药时间的决定　用药时间的长短应由病情及患者对药物的反应而定。一般都选用安全范围大的药物,以小剂量为维持剂量;若较长时间应用,应注意不良反应的发生,及时停药。

8. 必须提高老年患者对治疗的顺应性　因为提高治疗的顺应性,对于药物疗效的影响很大。这就要依靠医护人员及亲朋的热情关怀,使老年患者满怀信心地接受治疗,按时按剂量应用药物。

(四) 老年人常用药物及其评析

老年人的常用药包括利尿剂、抗高血压药、抗心律失常药、抗帕金森病药、抗凝剂、精神活性药、致低血糖症药和止痛药,在老年人中往往伴有不良反应。

1. 利尿剂　利尿剂广泛地应用于治疗老年患者的高血压和心力衰竭,这些药可增加发生低钾血症的危险。小剂量噻嗪类利尿剂(如12.5～25 mg的氢氯噻嗪或氯噻酮)能有效地控制高血压,而低钾血症和高糖血症的危险则较小。在老年人呋塞米的利尿作用是减弱的,因为该药分泌到肾小管(作用部位)减少;然而,与临床上联系有限,因为剂量是根据利尿效应来指导调整。剂量务必小心地调整以免不良反应例如氮质血症、体位性低血压和低钾血症发生。

2. 抗高血压药　在老年高血压患者中,5类抗高血压药物利尿剂、β受体阻滞剂、钙拮抗药、血管紧张素转换酶抑制剂(ACEI),血管紧张素Ⅱ受体阻滞剂(ARB)均可作为一线药物选用。但抗高血压药的选择往往要根据是否有药物-疾病或药物-药物的相互作用来指导用药。如慢性阻塞性肺病应禁用β受体阻滞剂,糖尿病患者忌用利尿剂,抑郁症患者禁用可乐定。有潜在体位性低血压的患者勿用血管扩张药和α受体阻滞药。近年来大量的随机化临床试验,包括国内的研究均指出,60岁以上的老年(包括大于80岁)

高血压患者均受益于降压治疗，脑卒中、冠心病发病率及心血管病的病死率显著低于对照组。应用抗高血压病药，可能引起体位性低血压，但如能应用适当的剂量，对中青年及老年患者都会一样的安全。血压必须缓慢降低(经周或月)，如将升高的血压很快降低，尤其是对于有心与脑受损患者，可能增加心肌梗死及脑卒中的发生。

3. 抗心律失常药　抗心律失常药在老年患者与年轻患者一样具有同样的适应证和效应。不过，由于药动学的改变，几种药物的剂量(如普鲁卡因胺、奎尼丁、利多卡因)在老年人中应予减少。另外，有些药(如美西律和 I_C 类药如恩卡尼和氟卡尼)其显著的不良反应随增龄而加重，由于 I_C 类药能增加死亡的危险，这些药已仅应用于治疗心室颤动，并应密切观察和随访心电图和治疗效应。地高辛廓清在伴有正常血清肌酐水平的老年患者中也要减量到平均的50%。所以维持量应从小剂量开始(0.125 mg/d)，并且应根据效应和血清地高辛水平来调整。地高辛过大剂量是洋地黄中毒最常见的原因之一，然而近年来洋地黄中毒的发生率已有下降，主要因为使用较小剂量之故。老年人也可以发生洋地黄中毒，这是因为增加了对地高辛敏感性的因素，例如肾衰竭、重度心脏病、阻塞性气道疾病、甲状腺功能减低、低钾血症以及酸碱不平衡。心脏中毒表现为增加自律性和传导异常。常见的非心脏毒性表现包括恶心、呕吐、厌食、眩晕和疲乏。中毒的治疗包括停止继续用药、纠正钾缺乏，如果中毒是严重的，应使用地高辛的特异性抗体片段。心室颤动可静脉内首选胺碘酮，其次为利多卡因。心脏传导阻滞可经静脉暂时性心脏起搏。

4. 抗凝剂　老年人因有心房颤动的高发生率，故常使用华法林治疗。虽然老化并不改变华法林的药动学，但对抗凝剂的敏感性因增龄而增高(最近研究不能证实老化本身能增加出血的危险)。因此，老年患者可能需要较小剂量(通常是＜3 mg/d)，然而只要没有禁忌证存在，不应妨碍老年人长期用小剂量华法林的预防措施[国际正常化比值(INR)在2～2.5]。应用华法林的禁忌证包括没有控制好的高血压、不稳的步态、有过跌倒史者、消化性溃疡病、胃肠道或其他部位有过黏膜出血、晕厥、惊厥、酒精中毒或有用药顺从性差的过去史。

5. 抗帕金森病药　左旋多巴的廓清在老年人中下降，而且患者对体位性低血压和神志不清亦更为敏感。所以老年人应用左旋多巴时剂量应保守一点，而且应深入地观察其不良反应，后者往往通过限制剂量而得到控制。

对左旋多巴的效应已下降的患者可从新的多巴胺能药而受益(如溴隐亭和培高利特),不过对服用左旋多巴出现神志模糊的患者对这些新的药物的耐受亦不好。患有帕金森病的老年患者可以有认知功能受到损害,所以抗胆碱能制剂应避免使用。

6. 降血糖药　降血糖药的剂量包括胰岛素和磺酰脲应调整到能防止高糖血症而不引起低糖血症。因为老年人往往有迟钝的代谢反应,所以低糖血症隐匿而不易表现出来。老化能降低胰岛素的廓清,但需要的剂量取决于胰岛素抗性的程度,这在非胰岛素依赖型糖尿病患者中变异很大。因此,能有效地控制糖尿病的胰岛素剂量变化很大。磺酰脲引起低糖血症的发生率可随增龄而增加。肾功能不全的患者,这类药的廓清主要通过肝脏代谢(如甲苯磺丁脲、格列吡嗪)。氯磺丙脲不予推荐,因为在老年患者会增加低钠血症的危险,如果发生中毒或低糖血症,该药的长效作用有危险,因为严重低糖血症发生在老年人中特别突出,所以磺酰脲类药的开始剂量应该要小,逐步地增加要慢。患者如能进食,食物控制仍然是治疗的主要手段。

7. 精神活性药　对激动的、神志不清的老年人应用抗精神病药物治疗时应该给予慎重评价,因为使用不合适、监护不充分与药物中毒有关。在易激动的患者中,虽然抗精神病药物可减轻激动和类偏执狂,但能使神志不清加重。另外,因为老年患者可增加不可逆的迟缓性运动失调,长期使用抗精神病药需要取得正式的同意。患者应该密切观察延缓性运动失调和其他不良反应的发生,例如体位性低血压、抗胆碱能作用、静坐不能(主动性运动不安)和帕金森病现象。抗精神病药物的开始剂量要小(通常为成人量的1/4),然后缓慢地增加。药物效应应定期地重新估计,尽快地减少剂量和停止治疗。这些药(还有其他精神活性药,例如长效的苯二氮䓬类和抗抑郁药)随着剂量增加出现跌倒和髋部骨折的危险亦增加。

8. 止痛药　鉴于在老年人中关节炎、关节疼痛的普遍存在,故非甾体抗炎药(NSAIDs)是属于最广泛使用的药物,并且NSAIDs的使用在增加。这些药物均吸收良好,与蛋白密切结合;几乎所有清除都是经过肝脏代谢。消化性溃疡和上消化道出血是NSAIDs治疗的严重后果;当治疗刚开始和剂量在增加时,危险性较大。虽然老化不像能增加由NSAIDs引致的胃肠道不良反应的危险性,但这些并发症在老年人中能相当程度地增加患病率和病死率。

NSAIDs 引起肾功能损害的危险性在老年人中增加，虽然其危险性相对较小，但监测血清肌酐的水平是合理的措施，特别是患者有合并其他危险因素时，例如心力衰竭、肾损害、肝硬化伴腹水、血容量不足或利尿剂的使用。

（程蕴琳）

四、艾滋病药物治疗

艾滋病的全称是获得性免疫缺陷综合征（acquired immunodeficiency syndrome，AIDS），是由人类免疫缺陷病毒（human immunodeficiency virus，HIV）感染引起的以严重免疫缺陷为主要特征的性传播疾病。临床上以淋巴结肿大、厌食、慢性腹泻、体重减轻、发热、乏力等全身症状起病，逐渐发展至各种机会性感染、继发肿瘤等而死亡。艾滋病的传播速度快、病死率高，目前尚无有效的治愈方法，在世界范围内扩展较迅速，并成为人类主要的致死性传染病之一。

目前，抗艾滋病治疗的目的为最大限度和持久地降低病毒载量（包括降低传染性）、重建和维持免疫功能以及降低 HIV 及艾滋病相关疾病的发病率和死亡率。

（一）抗反转录病毒治疗

1．*抗反转录病毒药物的种类和作用机制*　已批准生产的抗反转录病毒的药物共有三大类化学治疗药物，包括 5 种核苷类反转录酶抑制剂（NRTI）、2 种非核苷类反转录酶抑制剂（N－NREI）及 4 种蛋白酶抑制剂（PI）。这些药物的作用是阻止 HIV 在体内的复制、增殖。

（1）核苷类反转录酶抑制剂（NRTIs）：已用于临床的核苷反转录酶抑制剂有 5 个。它们是：齐多夫定（AZT 或 ZDV）[齐多夫定是第一个美国食品和药物管理局（FDA）批准的抗 HIV 药物]、双脱氧肌苷（ddI）、双脱氧胞苷（ddC）、司他夫定（D4T）及拉米夫定（3TC）。当上述药物联合应用（即几种药物不同组合）时，其疗效明显优于单独应用上述任何一种药物。NRTIs 的作用机制为在细胞激酶作用下磷酸化为叠氮胸苷三磷酸盐（AZT－TP），然后在 HIV 反转录酶作用下掺入到病毒 DNA 中，为一种链终止核苷类似物。

(2) 非核苷类反转录酶抑制剂(NNRTIs)：奈韦拉平(Nevirapine, NVP)相对便宜,可用于发展中国家中母婴传播的阻断;依非韦伦(Efavirenz,EFV)是第一个 qd 给药的抗 HIV 药物。还有 2 种药物是 Delavirdine 和 Loviride。NNRTIs 的作用机制为直接与反转录酶活性位点附近的氨基酸序列结合,使之失活。

(3) 蛋白酶抑制剂(PIs)：目前已用于临床的蛋白酶抑制剂有沙奎那韦(Saquinavir,为第一个获准临床应用的蛋白酶抑制剂)、英地那韦(Indinavir)、Ritonavir 及 Nelfinavir。PIs 的作用机制为蛋白酶的竞争性抑制剂,在病毒蛋白质合成时与其竞争作用底物。

2. 抗反转录病毒药物的基本使用标准和不良反应　见附表 5。

附表 5　抗逆转录病毒药物种类、用法和不良反应

类别	药物及缩写	推荐剂量	不良反应
NRTI	齐夫多定(Zidovudine, ZDV, AZT)	200 mg, tid 或 300 mg, bid	骨髓抑制[贫血和(或)中性粒细胞减少症],胃肠道反应,疲劳等
	去羟肌苷(地达诺辛)(Didanosine, ddI)	＞60 kg：250 mg；＜60 kg：125 mg,均 bid	胰腺炎、外周性神经病、恶心、腹泻
	扎西他滨(Zalcitabine, ddC)	0.375～0.75 mg, tid	外周性神经病、胃炎
	司他夫定(Stavudine, d4T)	＞60 kg：40 mg；＜60 kg：30 mg, bid	胰腺炎、外周性神经病
	拉米夫定(Lamivudine, 3TC)	2 mg/kg, bid	毒性小
	阿巴卡韦(Abacavir, ABC)	300 mg, bid	超敏反应(可能是致命性的)：发热、皮疹、虚弱、恶心、呕吐、食欲不振、腹泻和腹痛;也可能有呼吸系统症状(喉部疼痛、咳嗽等)
	Tenofovir, TDF	300 mg, qd	毒性小,神经衰弱、头痛、腹泻、恶心呕吐、胃肠胀气

（续表）

类别	药物及缩写	推荐剂量	不良反应
	双芝汰（AZT/3TC）	1片（AZT 300 mg，3TC 150 mg），bid	同AZT
	三协维（AZT/3TC/ABC）	1片（AZT 300 mg，3TC 150 mg，ABC 300 mg），bid	同AZT和ABC
NNRTI	奈韦拉平（Nevirapine，NVP）	200 mg，qd，14 d后改为200 mg，bid	皮疹、肝功能损害
	台拉韦定（Delavirdine，DLV）	400 mg，bid	皮疹、头痛
	依非韦伦（Efavirenz，EFV）	600 mg，qn	皮疹、焦虑、肝功能损害；孕妇禁用
PI	英地那韦（Indinavir，IDV）	800 mg，q8 h，空腹服	肾结石、胃肠道反应、头痛、血小板降低
	利托那韦（Ritonavir，RTV）	600 mg，q12 h，尽量与食物同服	胃肠道反应、感觉异常、肝炎、血糖升高
	沙奎那韦（Saquinavir，SQV）	硬胶囊（Invirase）400 mg，bid，应与RTV同服 软胶囊（Fortovase）1 200 mg，tid，与大量食物同服	胃肠道反应、头痛、转氨酶升高、血糖升高、脂肪重新分布和血脂异常；血友病患者可能有增加出血的危险
	奈非那韦（Nelfinavir，NFV）	750 mg，tid；或1 250 mg，bid；与食物同服	胃肠道反应、高血糖、脂肪重新分布和血脂异常；血友病患者可能有增加出血倾向
	安普那韦（Amprenavir，APV）	1 200 mg，bid（胶囊）；1 400 mg，bid（口服溶液）	胃肠道反应、皮疹、口腔感觉异常、肝功能损害、血糖升高、脂肪重新分布和血脂异常；血友病患者可能有增加出血的危险；孕妇、<4岁的儿童、肝或肾衰竭的患者、服用甲硝唑者禁用含丙烯乙二醇的口服溶液

(续表)

类别	药物及缩写	推荐剂量	不良反应
	克力芝(LPV/RTV)(Lopinavir/Ritonavif)	LRV 400 mg/RTV 100 mg(3个胶囊或5 ml溶液),bid	胃肠道反应、乏力、转氨酶升高、血糖升高、脂肪重新分布和血脂异常;血友病患者可能有增加出血的危险

3. 抗反转录病毒联合治疗方案

(1) HIV的耐药性：由于HIV本身快速的病毒突变和已有的多种变异病毒株的存在,故HIV对所有的单一疗法均较容易产生耐药性;但采用联合疗法,即同时使用多种药物,则病毒较难发生耐药,原因是病毒复制过程中同时发生多个突变的概率较小。故建议所有药物配伍应包括至少两种核苷类抗HIV药物的三联用药。但应注意如某些药物配伍将出现药物拮抗或出现严重不良反应(如d4T+AZT);此外,两种核苷类药物不能单独用于抗病毒治疗,因为其不能有效充分地抑制HIV的复制并有可能产生耐药性。

(2) 鸡尾酒疗法：1996年美籍华裔科学家何大一医生提出"鸡尾酒"式混合疗法,也称高效抗反转录病毒治疗(highly active antiretroviral therapy, HAART),即采用蛋白酶抑制剂与反转录酶抑制剂联合治疗,取得了良好疗效,大部分早期HIV感染者治疗后血液中检测不到HIV。晚期HIV感染者治疗后血液中HIV荷载降低,T细胞数值上升,部分患者病情明显好转。目前基本倾向此联合用药,联合治疗药物选择的标准：① 经证实实用有效。② 有协同作用。③ 无交叉耐受。④ 无蓄积毒性。⑤ 有实用性。

根据作用机制,其联合应用见附表6。二联治疗A+B;三联治疗A+B+C或A+B+D;四联治疗A+B+C+D或A+B+2×C。

附表6 抗反转录病毒联合治疗方案

A(NRTI)	B(NRTI)	C(PI)	D(NNRTI)
AZT	DDC	IDV	DLV
d4T*	DDI	NFV	LVD**
3TC	RTV	NVP	SAQ

注：*由于外周神经受损伤的危险增加,d4T和DDC不能联用。**生产公司已停止了进一步开发LVD。

(3) 开始 HAART 治疗的时机：国际上较为公认的 HAART 开始治疗的真正最佳时间尚无最后定论。但在估计疾病预后时，$CD4^+$ 计数可能是比病毒载量更为可靠的指标。成人 HIV 感染者 $CD4^+$ 细胞计数不大于 350/μl 时应该开始 HAART 治疗，因为早期治疗并不能清除病毒，也不一定取得较好的病毒学反应。一般认为 $CD4^+$ 细胞数大于 200/μl 时开始治疗的效果较理想；$CD4^+$ 细胞数在接近 200/μl 但不低于 200/μl 时开始治疗，在患者的免疫重建、进展到 AIDS 的危险性、患者存活率方面，效果和早期治疗相当；当 $CD4^+$ 细胞数小于 200/μl 后才开始治疗，则进展到 AIDS 的危险性大大增加。

国内学者则认为开始 HAART 治疗的最佳时机，也即开始抗 HIV 治疗的准则，包括：① 不管 $CD4^+$ 细胞计数以及病毒载量水平的高低，只要 HIV 感染者出现临床症状。② 病毒载量大于 30 000 拷贝/ml 血浆，$CD4^+$ 细胞计数小于 350/μl。③ 对于 $CD4^+$ 细胞计数大于 500/μl，并且没有症状的患者（包括急性感染者），通常将治疗延迟到出现明显的免疫系统损伤、而 HIV 感染的临床进展还相对缓慢时进行（附表 7）。

附表 7　HIV 慢性感染者开始抗反转录病毒治疗指征

临床分期	CD4 细胞计数	血浆 HIV RNA	建　议
有症状艾滋病	任何值	任何值	治疗
无症状艾滋病	＜200/μl	任何值	治疗
无症状期	200～350/μl	＞30 000(bDNA)或 ＞55 000(RT-PCR)	一般建议治疗，但存在争议。一些专家建议开始治疗，未经治疗者 30%以上在 3 年内发展为艾滋病 血浆 HIV RNA 不是很高时，一些专家建议延迟治疗，经常检测 $CD4^+$ 细胞计数和血浆 HIV RNA 水平，开始治疗的临床数据尚缺乏
无症状期	＞350/μl	＞30 000(bDNA)或 ＞55 000(RT-PCR)	许多专家建议延迟治疗，应予观察。未经治疗者，不足 15%在 3 年内发展为艾滋病

最近有人对免疫缺陷病毒感染及艾滋病的治疗提出间歇性治疗的方案,其理由如下:① 药物价格昂贵,尤其对发展中国家。② 有利于防止药物不良反应的发生。③ 有利于增强自身免疫。但可考虑间歇性治疗的有以下3种情况:① 在血清抗体阳转之前的阶段用药。② 在慢性感染的早期开始用药。③ 出现高度耐药株之前。应注意的是间歇性治疗仍处于研究阶段,尚不能在临床上推广应用。

(二) 免疫调节治疗

用于免疫调节的药物主要有4种。

(1) α干扰素300万IU皮下、肌内注射,每周3次,3～6个月为1个疗程。有抗病毒和免疫调节作用。

(2) 白细胞介素2(IL-2)250万IU,连续静滴24 h,每周5 d,共4～8周。可增加患者淋巴细胞数,改善免疫功能。目前采用重组IL-2。(1)与(2)均有发热等不良反应。

(3) 丙种球蛋白定期使用,能减少细菌性感染的发生。

(4) 中药,如香菇多糖、丹参、黄芪和甘草皂苷等具有调整免疫功能的作用。目前有些研究工作已证实某些中药或其成分,在体外实验能抑制HIV,具有良好应用前景。

(三) 常见并发症的治疗

1. *口腔念珠菌感染* AIDS患者常反复发生口腔念珠菌感染,有时延及扁桃体及咽后壁,可用制霉菌素片(每片50万IU)100万IU研碎加甘油、调成糊状局部涂,或调成黏稠糊状慢慢吞咽,或伊曲康唑200 mg/d,服用7 d,或氟康唑50～200 mg/d,服14 d,亦可静滴200～400 mg/d。

2. *卡氏肺孢子虫肺炎* 临床表现有呼吸困难,明显PO_2低(70 mmHg左右),X线胸片显示其病变不太典型,结合病史及HIV(+)史应考虑本病。可口服复方磺胺甲唑(SMZco)2～4片,tid或qid,恢复后尚需间断服用以防复发。长期服用时要注意血常规、尿常规和肾功能。国外用喷他脒(Pentamidine)4 mg/(kg·d),溶于150～200 ml 5%葡萄糖液中缓慢滴注,疗程3周,或喷他脒600 mg溶于6 ml注射用水中气雾剂吸入,qd,如治疗卡氏肺孢子虫肺炎,连续用3周。

3. *细菌性感染* 有反复发作的沙门菌感染,如血培养(+)可口服喹诺酮类药物。美国最近报道在AIDS患者中结核病和非典型分枝杆菌感染发病率很多，且进展迅速，可用异烟肼、利福平、吡嗪酰胺、链霉素或乙胺丁醇三联或四联抗结核治疗，强化治疗2个月，异烟肼、利福平巩固治疗4个月。用药过程中亦需注意肝、肾功能。

4. *隐球菌性脑膜炎*　治疗重点是降颅内压，可用20%甘露醇，或做脑室引流；抗生素方面可用两性霉素B首剂0.1 mg/d，以后逐日增加至0.6～0.7 mg/d，静注1～3个月，或半年。或氟康唑200～400 mg/d静滴，病情稳定后可改口服氟康唑。

5. *疱疹病毒感染*　带状疱疹可口服阿昔洛韦200 mg/次，5次/d，服10 d，或伐昔洛韦300 mg，bid，口服10 d。也有静滴制剂。单纯疱疹或巨细胞病毒感染可口服或静滴阿昔洛韦或伐昔洛韦，每日用量同前，疗程7～10 d。

6. *弓形虫病*　口服磺胺嘧啶(SD)100～200 mg/(kg·d)，分qid，疗程2～3周，和乙胺嘧啶首剂75 mg，以后25 mg/d，疗程2～3周。亦可口服螺旋霉素0.3～0.4 g，tid，疗程3～6周，但作用不太肯定。

7. *隐孢子虫病*　主要表现腹泻，目前尚无特效治疗，另有孢子球虫(Isospora)和小孢子虫(Microsporidia)均可引起腹泻、小肠吸收不良，诊断有时要做粪便涂片的特殊染色和电镜检查才能诊断。治疗是补充液体和电解质及调整免疫功能，可口服螺旋霉素0.6～1 g，qid，疗程3～6周，或口服甲硝唑400 mg，tid，疗程2～3周。

8. *肿瘤*　对发展较快的Kaposi肉瘤可用长春新碱(或长春碱)，博来霉素或多柔比星联合治疗，或干扰素，历时半年至1年，效果较好，亦可局部放疗。

（骆　丹）

五、小儿用药特点

(一) 小儿药物代谢上的特点

小儿用药必须根据药物吸收、分布、代谢和排泄等药动学参数来安排药物剂量。这种药动学参数随年龄而有变化。如新生儿体表面积相对较大，且皮肤娇嫩，皮肤局部用药较成人易吸收，并且吸收迅速。新生儿口服给药的吸收与成人不同,有些药吸收量和吸收速率增加,如半合成青霉素;有些药物吸收减少,如苯巴比妥;有些药物吸收缓慢,达峰时间延长,如阿司匹林、红霉素;有些药物的吸收与成人相仿,如地西泮、地高辛等。新生儿肌注或皮下注射易形成硬结而影响吸收。新生儿细胞外液容积较大,水溶性药物在细胞外液被稀释,浓度降低,所需剂量相对较大;新生儿脂肪含量低,脂溶性药物不能充分与之结合,血药浓度相对较高。新生儿使用血浆蛋白结合率较高的药物如地西泮、地高辛、水溶性合成维生素 K 等会引起药源性高胆红素血症。新生儿的肝脏尚未发育成熟,酶系统发育未趋完善,肾脏功能发育不全,影响药物的代谢与排泄,因此用药时应特别注意。

(二) 小儿给药剂量的计算

目前计算小儿药物剂量的方法很多,临床应用时要结合具体情况选择适当的剂量。

1. 根据体重(kg)计算

小儿剂量＝小儿体重(kg)×每日每公斤剂量

此方法简单,易于推广,但年幼儿剂量常偏低,年长儿则偏高,应注意。

体重的估算根据下列公式:

0～6 个月小儿体重(kg)＝出生体重＋月龄×0.7

7～12 个月小儿体重(kg)＝出生体重＋月龄×0.5

2～12 岁体重(kg)＝年龄×2＋8

2. 按成人体重及剂量计算

Clark 方法:儿童剂量＝儿童体重(kg)/50×成人剂量

Young 方法:儿童剂量＝儿童年龄/(12＋儿童年龄)×成人用量

Cowling 方法:儿童剂量＝(儿童年龄＋1)/24×成人用量

Dilling 方法:儿童剂量＝儿童年龄/20×成人用量

3. 按体表面积计算　此法较合理,适用于各种年龄的儿童,包括新生儿。

小儿剂量＝小儿体表面积×每日每平方米用量

体表面积的计算:

＜30 kg 体表面积(m^2)＝体重(kg)×0.035＋0.1

≥30 kg 体表面积(m^2)＝[体重(kg)－30]×0.02＋1.05

(三) 有关小儿用药的药物毒性问题

(1) 对小儿生长发育的影响,如四环素对正常生长的齿釉质有害,长期使用激素影响小儿的骨骼生长。

(2) 有些药物的潜在不良反应,如有患儿服用苯巴比妥、复方乙酰水杨酸等可出现多形型红斑。

(3) 有遗传性葡萄糖-6-磷酸脱氢酶(G-6-PD)缺乏时,服用磺胺药、水溶性维生素 K、氯霉素等后出现溶血性贫血。

(4) 光敏感,常在初次暴露时出现,如抗组胺药、磺胺药、四环素等。

(5) 伪膜性肠炎,如小儿较长时间运用林可霉素、克林霉素、氨苄西林易发生。

(6) 耳毒性,如有些特异体质的小儿,应用安全剂量范围内的氨基糖苷类抗生素、链霉素时可出现耳毒性。

(7) 肾毒性,如有些特异体质的小儿,应用安全剂量范围内的氨基糖苷类抗生素时可出现肾毒性,有些小儿在服用感冒通等药物或用高浓度的头孢拉定时可出现血尿。

(8) 球后视神经炎,有些特异体质的小儿用氯霉素、异烟肼、乙胺丁醇等药时会出现球后视神经炎。

(四) 可从人乳中排泄影响哺乳婴儿的药物

1. 抗生素类　红霉素、林可霉素等药乳药浓度高于血药浓度,可造成乳儿中毒,喹诺酮类可使乳儿产生溶血性贫血,异烟肼可导致乳儿肝中毒,氯霉素可引起乳儿骨髓抑制,这类抗生素哺乳期妇女应禁用。

2. 中枢神经系统抑制药　水合氯醛、地西泮、扑米酮等药物可使乳儿嗜睡,精神萎靡,巴比妥类药物在乳汁中排泄不多,但可促进其他药物的代谢。

3. 成瘾性镇痛药　吗啡、可待因在乳汁中浓度较高,婴儿对此类药很敏感,可发生呼吸抑制,也可成瘾。

4. 抗甲状腺药　碘及碘化物、硫脲嘧啶在乳汁中浓度较高,对婴儿甲状腺有抑制作用,引起乳儿甲状腺肿及甲状腺功能低下。

5. 其他　利尿剂呋塞米可使乳儿听神经受损害,抗凝血药苯茚二酮易通过乳汁,使婴儿出血,阿司匹林可通过乳汁,影响乳儿的血小板功能,阿托品可使婴儿心率增快。

(五) 孕妇用药可使胎儿致病的抗菌药物

链霉素：耳聋。四环素：牙釉质发育不良。

呋喃妥因：G-6-PD缺乏，溶血性贫血。

长效磺胺：高胆红素血症、核黄疸。

六、常用药物的治疗浓度、中毒浓度与致死浓度

药　物	治疗浓度(μg/ml)	中毒浓度(μg/ml)	致死浓度(μg/ml)
对乙酰氨基酚	10～20	400	1 500
氨茶碱	10～20	—	—
苯丙胺	0.02～0.03	—	2
巴比妥盐			
短效	1	7	10
中效	1～5	10～30	30
长效	1～10	40～60	80～150
溴化物	50	500～1 500	2 000
水合氯醛	10	100	250
氯氮䓬	1～3	5.5	20
氯丙嗪	0.5	1～2	3～12
氯普噻吨	0.04～0.3	—	—
可待因	0.025	—	—
地昔帕明	0.59～1.4	—	10～20
地西泮	0.5～2.5	5～20	>50
洋地黄毒苷	0.02～0.035	—	0.32
地高辛	0.000 6～0.001 3	0.002～0.009	—
苯海拉明	5	10	—
乙琥胺	25～75	—	—
格鲁米特	0.2	10～80	30～100
丙米嗪	0.05～0.16	0.7	2
利多卡因	2	6	—

（续表）

药　物	治疗浓度(μg/ml)	中毒浓度(μg/ml)	致死浓度(μg/ml)
锂盐	4.2～8.3	13.5	13.9～34.7
哌替啶	0.6～0.65	5	30
甲丙氨酯	10	100	200
美沙酮	0.48～0.86	2	4
噻吩甲吡胺	0.002	30～50	50
甲喹酮	5	10～30	30
吗啡	0.1	—	0.05～4
呋喃妥因	1.8	—	—
去甲替林	0.0012～0.0016	5	13
罂粟碱	1		
副醛	50	200～400	500
喷他佐辛	0.14～0.16	2～5	10～20
苯琥胺	10～15	—	—
保泰松	100	—	—
苯妥英	5～22	50	100
丙磺舒	100～200	—	—
普鲁卡因胺	6	10	—
丙氧吩	0.05～0.2	5～20	57
普萘洛尔	0.025～0.2	—	8～12
奎尼丁	3～6	10	30～50
水杨酸盐	20～100	150～300	500
磺胺	30～150	—	—
茶碱	10～20	—	—
硫利达嗪	1～1.5	10	20～80
华法林	1～10	—	—

七、医疗用毒性药品、麻醉药品、精神药品及有关管理规定

(一) 医疗用毒性药品

医疗用毒性药品（简称毒性药品），系指毒性剧烈、治疗剂量与中毒剂量

相近,使用不当会致人中毒或死亡的药品。

1. 毒性中药品种(包括原药材和饮片) 主要有:砒石(红砒、白砒)、砒霜、汞、生马前子、生川乌、生草乌、生白附子、生附子、生半夏、生南星、生巴豆、斑蝥、青娘虫、红娘虫、生甘遂、生狼毒、生藤黄、生千金子、生天仙子、闹阳花、雪上一枝蒿、红升丹、白降丹、蟾酥、洋金花、红粉、轻粉、雄黄。

2. 毒性西药品种(仅指原料药,不包括制剂) 主要有:去乙酰毛花苷丙、阿托品、洋地黄毒苷、氢溴酸后马托品、三氧化二砷、毛果芸香碱、升汞、水杨酸毒扁豆碱、亚砷酸钾、氢溴酸东莨菪碱、士的宁。

毒性药品的收购、经营,由各级医药管理部门指定的药品经营单位负责;配方用药由国营药店、医疗单位负责。其他任何单位或者个人均不得从事毒性药品的收购、经营和配方业务。医疗单位供应和调配毒性药品,凭医生签名的正式处方。国营药店供应和调配毒性药品,凭盖有医生所在的医疗单位公章的正式处方。每次处方剂量不得超过 2 d 剂量。

(二) 麻醉药品

麻醉药品是指连续使用后易产生身体依赖性、能成瘾癖的药品。国家食品药品监督管理局、公安部、卫生部 2007 年联合公布并于 2008 年 1 月 1 日施行的《麻醉药品品种目录(2007 年版)》,其中列出麻醉药品包括阿片类(吗啡、阿片、罂粟壳、罂粟秆浓缩物等)、可卡因类(可卡因)、大麻类(大麻)、合成麻醉药类(哌替啶、芬太尼、美沙酮、海洛因、二氢埃托啡等)及卫生部指定的其他易成瘾癖药品、药用原植物及其制剂。我国生产及使用的麻醉药品共 25 种(附表 8)。

附表 8 我国生产及使用的麻醉药品品种目录

名 称	名 称
阿法罗定(Alphaprodine)	美沙酮(Methadone)
可卡因(Cocaine)	吗啡(Morphine)
罂粟秆浓缩物(Concentrate of Poppy Straw)	阿片(Opium)
	羟考酮(Oxycodone)
二氢埃托啡(Dihydroetorphine)	哌替啶(Pethidine)
地芬诺酯(Diphenoxylate)	罂粟壳(Poppy Shell)
芬太尼(Fentanyl)	瑞芬太尼(Remifentanil)
氢可酮(Hydrocodone)	舒芬太尼(Sufentanil)

（续表）

名　　称	名　　称
蒂巴因（Thebaine） 布桂嗪（Bucinnazine） 可待因（Codeine） 复方樟脑酊（Compound Camphor Tincture） 右丙氧芬（Dextropropoxyphene）	双氢可待因（Dihydrocodeine） 乙基吗啡（Ethylmorphine） 福尔可定（Pholcodine） 阿桔片（Compound Platycodon Tablets） 吗啡阿托品注射液（Morphine and Atropine Sulfate Injection）

注：1. 本目录根据《麻醉药品品种目录（2007 年版）》，摘其中有“＊”的麻醉药品，均为我国生产及使用的品种；2. 上述品种包括其可能存在的盐和单方制剂；3. 上述品种包括其可能存在的化学异构体及酯、醚。

（三）精神药品

精神药品是指直接作用于中枢神经系统，使之兴奋或抑制，连续使用能产生依赖性的药品。依据精神药品使人体产生的依赖性和危害人体健康的程度，分为第一类精神药品和第二类精神药品。

国家食品药品监督管理局、公安部、卫生部联合公布的《精神药品品种目录（2007 年版）》中精神药品共 132 种，其中我国生产及使用的第一类精神药品 7 种、第二类精神药品 32 种（附表 9）。

附表 9　我国生产及使用的精神药品品种目录

名　　称	名　　称
第一类 丁丙诺啡（Buprenorphine） γ-羟丁酸（γ-hydroxybutyrate，GHB） 氯胺酮（Ketamine） 氯胺酮（Ketamine） 哌甲酯（Methylphenidate） 司可巴比妥（Secobarbital） 三唑仑（Triazolam） 第二类 异戊巴比妥（Amobarbital） 布托啡诺及其注射剂（Butorphanol and its injection）	咖啡因（Caffeine） 安钠咖（Caffeine Sodium Benzoate，CNB） 去甲伪麻黄碱（Cathine） 地佐辛及其注射剂（Dezocine and its injection） 芬氟拉明（Fenfluramine） 格鲁米特（Glutethimide） 喷他佐辛（Pentazocine） 戊巴比妥（Pentobarbital） 阿普唑仑（Alprazolam） 巴比妥（Barbital）

(续表)

名　　称	名　　称
溴西泮(Bromazepam)	硝西泮(Nitrazepam)
氯氮䓬(Chlordiazepoxide)	奥沙西泮(Oxazepam)
氯硝西泮(Clonazepam)	氨酚氢可酮片(Paracetamol and Hydrocodone Bitartrate Tablets)
地西泮(Diazepam)	匹莫林(Pemoline)
艾司唑仑(Estazolam)	苯巴比妥(Phenobarbital)
氯氟䓬乙酯(Ethyl Loflazepate)	替马西泮(Temazepam)
氟西泮(Flurazepam)	曲马朵(Tramadol)
劳拉西泮(Lorazepam)	唑吡坦(Zolpidem)
甲丙氨酯(Meprobamate)	扎来普隆(Zaleplon)
咪达唑仑(Midazolam)	麦角胺咖啡因片(Ergotamine and Caffeine Tablets)
纳布啡及其注射剂(Nalbuphine and its injection)	

注:1. 本目录根据《精神药品品种目录(2007 年版)》,摘其中有“*”的精神药品,均为我国生产及使用的品种;2. 上述品种包括其可能存在的盐和单方制剂(除非另有规定);3. 上述品种包括其可能存在的化学异构体及酯、醚(除非另有规定)。

(四)麻醉药品、精神药品管理

麻醉药品只限于医疗、教学和科研需要,设有病房具备进行手术或一定医疗技术条件的医疗机构使用麻醉药品、一类精神药品按照《麻醉药品和精神药品管理条例》第三十六条规定:医疗机构需要使用麻醉药品和第一类精神药品的,应当经所在地设区的市级人民政府卫生主管部门批准,取得麻醉药品、第一类精神药品购用印鉴卡(以下称印鉴卡)。医疗机构应当凭印鉴卡向本省、自治区、直辖市行政区域内的定点批发企业购买麻醉药品和第一类精神药品。

《处方管理办法》第十一条规定:执业医师经考核合格后取得麻醉药品和第一类精神药品的处方权,药师经考核合格后取得麻醉药品和第一类精神药品调剂资格。

医师取得麻醉药品和第一类精神药品处方权后,方可在本机构开具麻醉药品和第一类精神药品处方,但不得为自己开具该类药品处方。未取得麻醉药品和第一类精神药品处方资格的医师不得开具麻醉药品和第一类精神药品处方。

药师取得麻醉药品和第一类精神药品调剂资格后，方可在本机构调剂麻醉药品和第一类精神药品。

麻醉药品的处方注射剂不得超过 2 d 常用量，片剂、酊剂、糖浆剂等不超过 3 d 常用量，连续使用不得超过 7 d。

医生应当根据医疗需要合理使用精神药品，严禁滥用。除特殊需要外，第一类精神药品的处方，每次不超过 3 d 常用量，第二类精神药品的处方，每次不超过 7 d 常用量。

八、药物对妊娠安全性的分级标准

妊娠安全性分级标准是美国食品和药物管理局（FDA）颁布的，该标准是根据药物对胎儿的危险性而进行危害等级（即 A、B、C、D、X 级）分类，可供临床医师在给孕妇用药时参考。大部分药物的安全性级别均由制药厂按上述标准拟定；有少数药物的安全性级别是由某些专家拟定的（在级别字母后附有“m”者）。某些药物标有两个不同的安全性级别，是因为其危害性可因其用药持续时间不同所致。分级标准如下。

A 级：在有对照组的研究中，在妊娠 3 个月内的妇女未见到对胎儿危害的迹象（并且也没有对其后的 6 个月造成危害的证据），可能对胎儿的影响甚微。

B 级：在动物生殖性研究中（并未进行孕妇的对照研究），未见到对胎儿的影响。在动物生殖性研究中表现有不良反应，这些不良反应并未在妊娠 3 个月的妇女得到证实（也没有对其后的 6 个月造成危害的证据）。

C 级：在动物的研究证明它有对胎儿的不良反应（致畸或杀死胚胎），但并未在对照组的妇女进行研究，或没有在妇女和动物并行地进行研究。本类药物只有在权衡了对孕妇的好处大于对胎儿的危害之后，方可应用。

D 级：有对胎儿造成危害的明确证据。尽管有危害性，但孕妇用药后有绝对的好处，必须使用（例如孕妇受到死亡的威胁或患有严重的疾病），如改用其他药物，则虽然安全但无效，故应充分权衡利弊后使用。

X 级：在动物或人体研究中表明它可使胎儿异常，或根据经验认为在人，或在人及动物是有危害性的。在孕妇应用这类药物显然是无益的。本类药物禁用于妊娠或将要妊娠的患者。

九、处方中常用的外文缩写及含义(供参考)

外文缩写	含　义
药物剂型	
Amp.	安瓿(剂)
Aq.	水剂
Cap.	胶囊(剂)
Dec.	煎剂
emul.	乳剂
Extr.	浸膏
gtt.	滴剂
Inj.	注射剂
Liq.	液,溶液,液剂
Lot.	洗液,洗剂
Loz.	喉片
mist.	合剂
Ocul.	眼膏(剂)
Ol.	油剂
Past.	糊剂
Pil.	药丸,丸剂
pulv.	散剂,粉剂
Sol	溶液
Spt.	醑剂
Supp.	栓剂
Syr.	糖浆(剂)
Tab.	片剂
tr.	酊剂
ung.	软膏
剂量单位	
dos.	剂量

（续表）

外文缩写	含 义
gtt.	滴
U	单位
IU	国际单位
g	克
kg	千克、公斤
mg	毫克
μg	微克
L	升
μl	微升
ml	毫升
μm	微米
mm	毫米
m	米
q. s.	适量
ss.	一半
给药途径	
H 或 s. c.	皮下注射
im. 或 m	肌内注射
iv. 或 v	静脉注射
iv. gtt	静脉滴注
O. D.	右眼
O. S. 或 O. L.	左眼
OU	双眼
PO	口服
PR	灌肠
给药方法	
a. c.	饭前
am	上午
bid	每日 2 次
hs	睡前
pc	饭后
pm	下午

(续表)

外文缩写	含　义
prn	酌情而定
qd	每日 1 次
q3 d	每 3 日 1 次
qid	每日 4 次
qod	隔日 1 次
qh	每小时
q4 h	每 4 小时
q6 h	每 6 小时
q8 h	每 8 小时
q12 d	每 12 小时
qm	每晨
qn	每晚
sos	必要时
St. 或 Stat.	立即
其他	
aa	各,每个,各等分
ad	加,加至
add.	加至
Aq. dest.	蒸馏水
co.	复方
dil.	稀释,稀释的
D. S.	授予并注明用法
et	及
No.	数量
NS.	生理盐水
pH	酸碱度
Rp. 或 R	请取
S. 或 Sig.	标记,用法签

(邵志高)

中文药名索引

非 汉 字

A

B

C

D

E

F

H

J

L

M

N

O

P

Q

R

S

T

W

Y

Z

英文药名索引

非英文字母

B

C

D

E

F

G

H

I

J

K

L

M

N

O

P

Q

R

S

T

W

X

Y

Z